鲁克皮肤病学

Rook's Textbook of Dermatology

第9版

第2册

主　编　Christopher Griffiths　Jonathan Barker
　　　　Tanya Bleiker　Robert Chalmers
　　　　Daniel Creamer

总主译　李　强　刘　玮　王　刚　李承新

主　译　王　刚　侯麦花

副主译　施　辛　李　强　高　敏

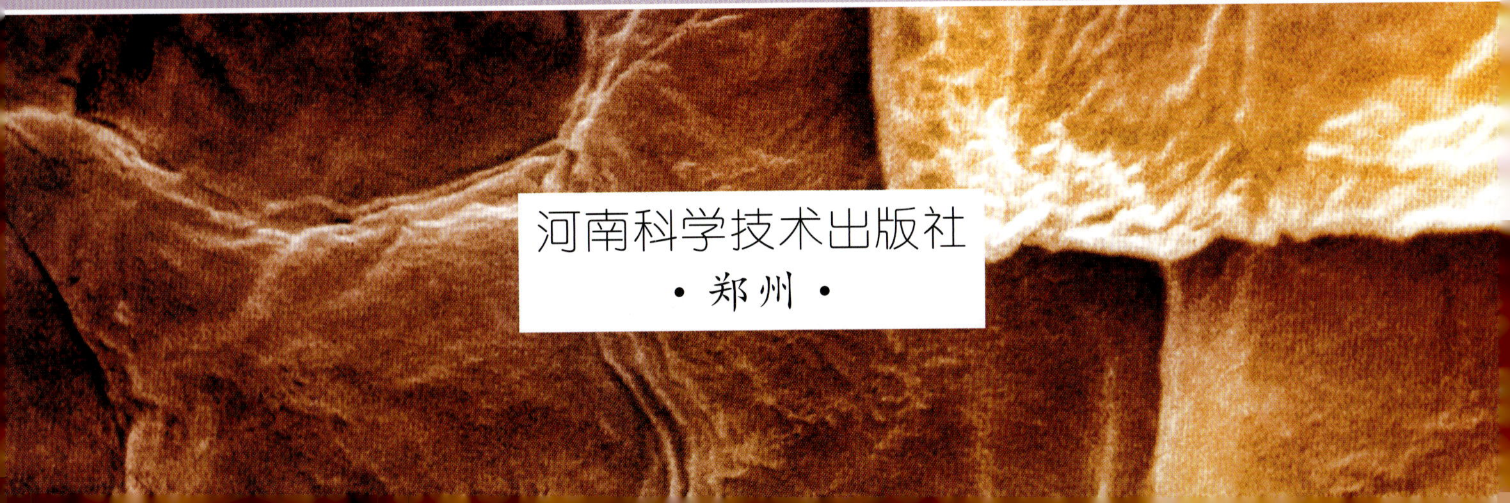

河南科学技术出版社

· 郑州 ·

内容提要

《鲁克皮肤病学》(*Rook's Textbook of Dermatology*)约880万字，被誉为皮肤病学圣经级巨著。本书由曼彻斯特大学萨尔福德(Salford)皇家NHS基金会皮肤病中心克里斯托弗·格里菲斯(Christopher Griffiths)等5位教授领衔主编，汇集了150名世界顶级皮肤病学专家参与编写而成。本书特点：①基础理论深入完整；②理论与临床相结合；③临床实用性突出；④约5000幅清晰彩图，每种疾病均用清晰的彩色图片展示相关皮肤病损害；⑤病种约4000种。全书内容包括皮肤科基础、皮肤科临床、性传播感染、皮肤外科学、皮肤美容等部分。对具体疾病逐项介绍了定义、病因、病理、临床表现、基础检查、诊断与鉴别诊断、治疗方法等。本书完整地介绍了皮肤科学的基础理论，基本操作技能及方法，世界皮肤科学新进展等。本书适合皮肤科医师、全科医师及皮肤科技术人员阅读参考。

图书在版编目（CIP）数据

鲁克皮肤病学/（英）克里斯托弗·格里菲斯（Christopher Griffiths）等主编；王刚，侯麦花主译. —9版. —郑州：河南科学技术出版社，2022.7

ISBN 978-7-5725-0817-2

Ⅰ.①鲁…　Ⅱ.①克… ②王… ③侯…　Ⅲ.①皮肤病学　Ⅳ.①R751

中国版本图书馆CIP数据核字（2022）第085025号

Rook's Textbook of Dermatology, 9th Edition, ISBN 978-1-1184-4119-0

This edition first published 2016

备案号：豫著许可备字-2021-A-0234

出版发行：河南科学技术出版社

北京名医世纪文化传媒有限公司

地址：北京市丰台区万丰路316号万开基地B座115室　　邮编：100161

电话：010-63863186　010-63863168

策划编辑：焦万田

文字编辑：郭春喜　杨永岐　韩　志　陈　鹏

责任审读：周晓洲

责任校对：龚利霞

封面设计：中通世奥

版式设计：崔刚工作室

责任印制：程晋荣

印　　刷：河南瑞之光印刷股份有限公司

经　　销：全国新华书店、医学书店、网店

开　　本：889 mm×1194 mm　1/16　　**总印张**：281.5　　**总字数**：8870千字

版　　次：2022年7月第9版　　2022年7月第1次印刷

定　　价：3398.00元（1、2、3、4册）

如发现印、装质量问题，影响阅读，请与出版社联系并调换

原著主编简介

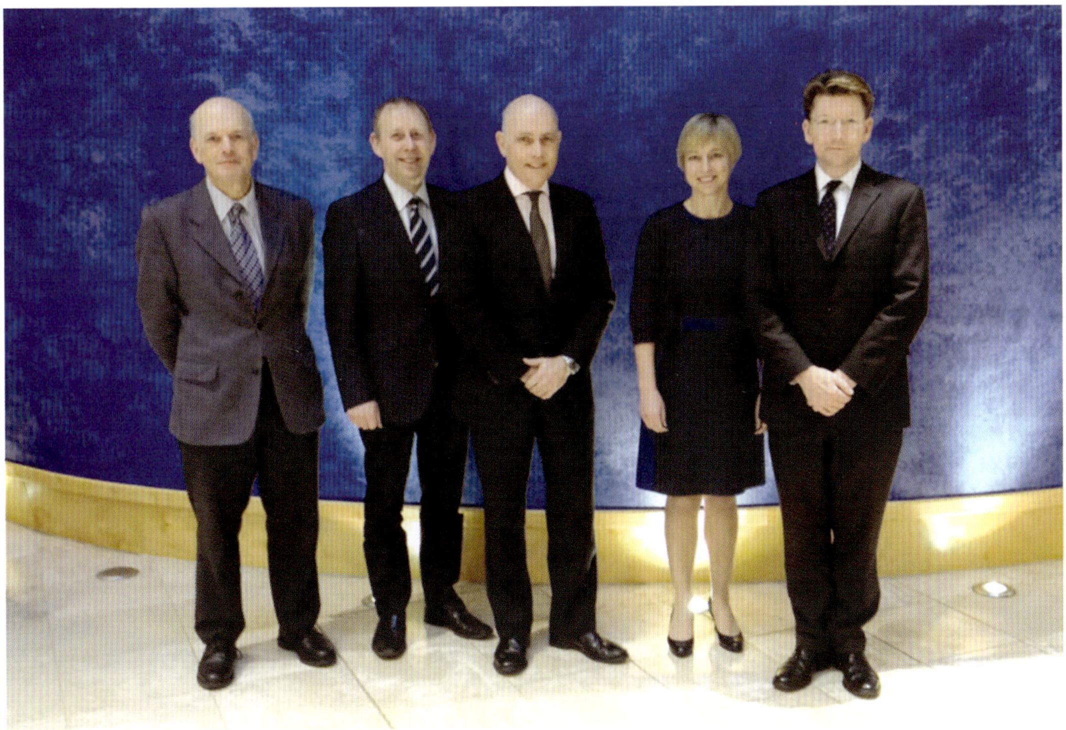

克里斯托弗·格里菲斯(Christopher Griffiths)教授，萨尔福德(Salford)皇家 NHS 基金会皮肤病中心，曼彻斯特大学(左 3)

乔纳森·巴克(Jonathan Barker)教授，伦敦国王学院(左 2)

塔尼娅·布莱克(Tanya Bleiker)教授，NHS 基金会德比教学医院(左 4)

罗伯特·查尔默斯(Robert Chalmers)教授，萨尔福德(Salford)皇家 NHS 基金会皮肤病学中心，曼彻斯特皇家医院(左 1)

丹尼尔·克里默(Daniel Creamer)教授，伦敦国王学院附属医院(左 5)

总主译简介

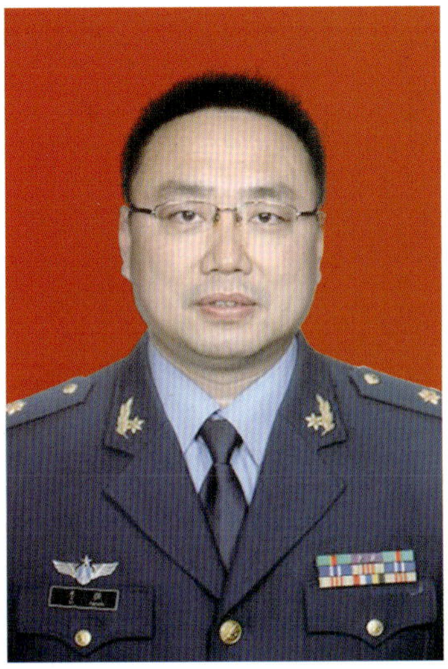

李　强　医学博士、博士后(日本),副主任医师,硕士研究生导师,空军特色医学中心皮肤科副主任。兼任中华医学会医学美学与美容学分会第八届委员会皮肤美容学组委员,中国医师协会皮肤科分会委员,中华医学会白癜风研究中心委员,中西医结合皮肤病分会青年委员。2007 年 9 月至 2009 年 12 月赴日本北海道大学医学研究科皮肤科分野做博士研究员工作。先后负责 2 项国家自然科学基金、1 项北京市自然基金、1 项军队后勤科研重点项目、1 项军医大学人才基金科研项目。以第一作者发表 SCI 论文 20 篇、统计源期刊文章 40 余篇,主编专著 4 部、副主编 3 部、参编 10 余部。

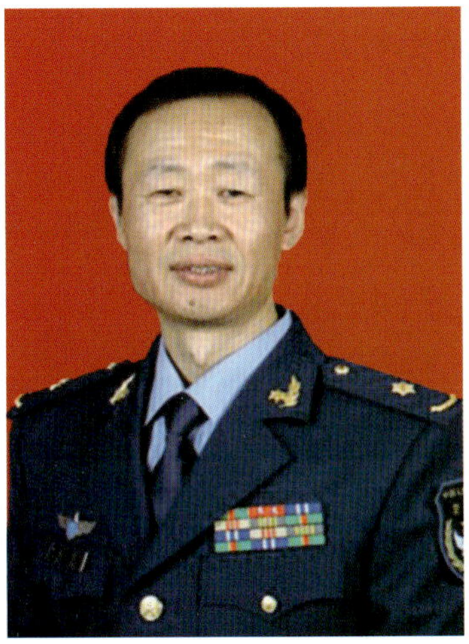

刘　玮　主任医师、教授、博士研究生导师,空军特色医学中心皮肤病医院院长、皮肤科主任。现任中央军委保健委员会会诊专家。兼任中国医师协会皮肤科医师分会顾问,中华医学会医学美学与美容学分会副主任委员,中国整形美容协会标准委员会会长,中国照明学会光生物及光化学委员会主任委员等。2019 年被评为国之名医(卓越建树)。《中华皮肤科杂志》《临床皮肤科杂志》《中国皮肤性病杂志》《中华医学美容杂志》等十余种期刊编委。长期从事皮肤病性病专业的医疗、科研和教学工作,主要研究方向为皮肤光生物学、化妆品皮肤不良反应及化妆品功效性评价,编写《化妆品皮肤病诊断标准及处理原则》等 7 项强制性国家标准。在国内外专业期刊上发表学术论文 100 余篇,主编及主译著作 20 余部,代表著作《现代美容皮肤科学基础》《皮肤科学与化妆品功效评价》。

总主译简介

王　刚　医学博士、主任医师、教授、博士研究生导师，空军军医大学西京皮肤医院院长、西京医院皮肤科主任。兼任中华医学会皮肤性病学分会副主任委员、实验学组组长，中国医师协会皮肤科医师分会会长，亚洲银屑病学会副理事长，*Eur J Dermatol* 和 *JID Innovations* 副主编。2005 年和 2007 年先后赴日本北海道大学和美国托马斯杰弗逊医学院做访问学者，从事合作研究工作。先后负责国家自然科学基金重点项目等国家级课题 16 项，以第一和通讯作者发表 SCI 论文 86 篇，主编专著 6 部，获得国家和省部级科技进步奖 7 项，入选第二届国之名医。

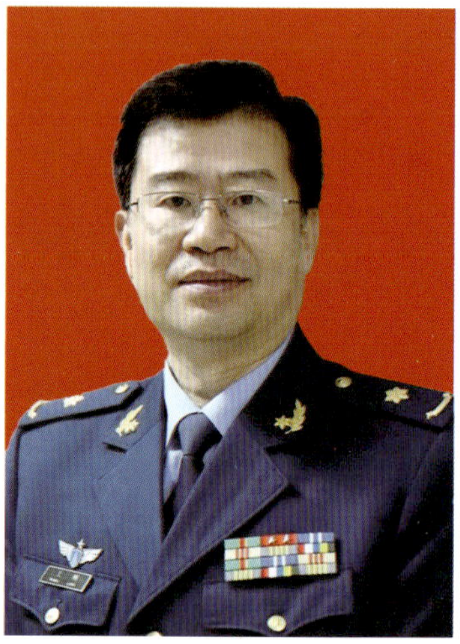

李承新　医学博士、博士后(美国)、主任医师、教授、博士研究生导师，解放军总医院第一医学中心皮肤科主任。兼任中国整形美容协会医疗美容继续教育分会会长，中国中西医结合学会变态反应专业委员会候任主任委员，中国整形美容协会激光美容分会副会长，全军皮肤病专业委员会副主任委员，北京市医学会皮肤性病学分会副主任委员等。曾获“教育部新世纪优秀人才”“中国人民解放军总后勤部科技新星”等称号。先后承担国家“863”计划课题 3 项、国家自然科学基金课题 6 项等十余项科研课题。发表论文 300 余篇，其中 SCI 收录 40 余篇。获国家科技进步三等奖 1 项、陕西省科技进步一等奖 2 项。

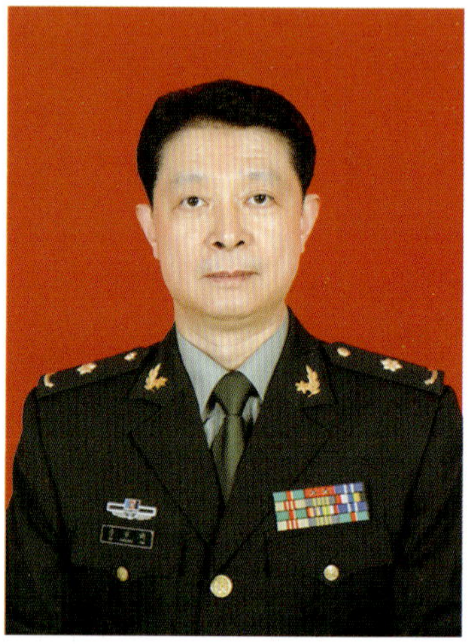

原著副主编名单

Anthony Bewley
BA(Hons), MB ChB, FRCP
Consultant Dermatologist, Department of Dermatology, Barts Health NHS Trust, London; and Senior Lecturer, Queen Mary College of Medicine, University of London, London, UK

Eduardo Calonje
MD, DipRCPath
Consultant Dermatopathologist, St John's Institute of Dermatology, Guy's and St Thomas' NHS Foundation Trust, London, UK

Tamara Griffiths
MD, FRCP, FAAD
Consultant Dermatologist, The Dermatology Centre, Salford Royal Hospital, Manchester, UK

Gregor B. E. Jemec
MD, DMSc
Professor and Clinical Lead, Department of Dermatology, Roskilde Hospital; Health Sciences Faculty, University of Copenhagen, Copenhagen, Denmark

Nick J. Levell
MD, FRCP, MB ChB, MBA
Clinical Director of Dermatology, Norwich Medical School, Norfolk and Norwich University Hospital, Norwich; National Specialty Lead Dermatology, National Institute for Health Research, London; Clinical Vice-President, British Association of Dermatologists, London, UK

John A. McGrath
MD, FRCP, FMedSci
Professor of Molecular Dermatology, St John's Institute of Dermatology, Division of Genetics and Molecular Medicine, Faculty of Life Sciences and Medicine, King's College London, London, UK

Graham Ogg
DPhil, BM BCh, FRCP
Professor of Dermatology, MRC Human Immunology Unit, Weatherall Institute of Molecular Medicine, University of Oxford; and Consultant Dermatologist, Oxford University Hospitals NHS Trust, Oxford, UK

Nick J. Reynolds
BSc, MB BS, MD, FRCP
Professor of Dermatology, Department of Dermatology, Royal Victoria Infirmary and Institute of Cellular Medicine, Newcastle University, Newcastle upon Tyne, UK

Robert P. E. Sarkany
FRCP, MD
Consultant Dermatologist and Head of Photodermatology, St John's Institute of Dermatology, Guy's and St Thomas' NHS Foundation Trust, London, UK

Eli Sprecher
MD, PhD
Professor and Chair, Department of Dermatology, Tel Aviv Sourasky Medical Center; and Department of Human Molecular Genetics and Biochemistry, Sackler Medical School, Tel Aviv University, Tel Aviv, Israel

Jane C. Sterling
MB BChir, MA, FRCP, PhD
Senior Lecturer and Honorary Consultant Dermatologist, Department of Dermatology, University of Cambridge, Addenbrooke's Hospital, Cambridge, UK

Hensin Tsao
MD, PhD
Head, Skin Cancer Genetics Laboratory/Wellman Center for Photomedicine; Director, MGH Melanoma and Pigmented Lesion Center/Department of Dermatology; Director, MGH Melanoma Genetics Program/MGH Cancer Center Massachusetts General Hospital, Boston, MA; Professor of Dermatology, Harvard Medical School, Boston, MA, USA

原著者名单

Christina Antoniou
MD
Professor of Dermatology, Department of Dermatology, University of Athens Medical School, Andreas Sygros Hospital, Athens, Greece
Chapter 132

Michael R. Ardern-Jones
BSc, MB BS, DPhil, FRCP
Dermatoimmunology, University of Southampton, Southampton General Hospital, Southampton, UK
Chapters 12, 41, 118

H. Ruth Ashbee
PhD
Principal Clinical Scientist, Mycology Reference Centre, Leeds Teaching Hospitals NHS Trust, Leeds, UK
Chapter 32

Matthias Augustin
MD
Director and Professor of Dermatology and Health Economics, Institute for Health Services Research in Dermatology and Nursing, University Medical Center Hamburg-Eppendorf, Hamburg, Germany
Chapter 6

Robert Baran
University of Franche-Comté, Nail Disease Centre, Cannes, France
Chapter 95

Richard J. Barlow
MD, FRCP
Consultant Dermatologist, St John's Institute of Dermatology, Guy's and St Thomas' NHS Foundation Trust, London, UK
Chapter 23

Saqib J. Bashir
BSc(Hons), MB ChB, MD, FRCP
Consultant Dermatological Surgeon, King's College, Hospital, London, UK
Chapters 123, 125

Tanya N. Basu
MA, PhD, MRCP
Consultant Dermatologist, King's College Hospital, London, UK
Chapter 38

Jürgen C. Becker
MD, PhD
Head of Department, Translational Skin Cancer Research (TSCR), German Cancer Consortium (DKTK), University Clinic of Essen, Essen, Germany
Chapter 145

Emma C. Benton
MB ChB, MRCP
Consultant Dermatologist, St John's Institute of Dermatology, Guy's and St Thomas' NHS Foundation Trust, London, UK
Chapter 4

John Berth-Jones
FRCP
Consultant Dermatologist, University Hospital, Coventry, UK
Chapter 18

Anthony Bewley
BA(Hons), MB ChB, FRCP
Consultant Dermatologist, Department of Dermatology, Barts Health NHS Trust, London; and Senior Lecturer, Queen Mary College of Medicine, University of London, London, UK
Chapters 84, 86

Balbir S. Bhogal
BMS, BSc, MSc
Head, Immunodermatology Laboratory, St John's Institute of Dermatology, Guy's and St Thomas' NHS Foundation Trust, London, UK
Chapter 3

Michael Bigby
MD, FAAD
Associate Professor of Dermatology, Harvard Medical School and Beth Israel Deaconess Medical Center, Boston, MA, USA
Chapter 17

Laurence M. Boon
MD, PhD
Coordinator, Center for Vascular Anomalies, Cliniques Universitaires Saint-Luc; Professor, Division of Plastic Surgery, Cliniques Universitaires Saint-Luc; Professor of Human Genetics, Human Molecular Genetics, de Duve Institute, Université catholique de Louvain, Brussels, Belgium
Chapter 73

Elena Borzova
DMedSci
Associate Professor of Allergy, Russian Medical Academy of Postgraduate Education, Moscow, Russian Federation
Chapter 44

Johnny Bourke
MD, FRCPI
Consultant Dermatologist, South Infirmary-Victoria University Hospital, Cork; Clinical Senior Lecturer, University College, Cork, Ireland
Chapters 61, 64, 97

Stephen M. Breathnach
MA, MB BChir, MD, PhD, FRCP, DipDerm(USA)
Consultant Dermatologist, St John's Institute of Dermatology, Guy's and St Thomas' NHS Foundation Trust, London, UK
Chapter 37

Aparna Briggs
MA, MB BChir, MRCP, DipGUM, DFSRH, DipHIV
Specialist Registrar in Genitourinary Medicine, Sheffield Teaching Hospitals NHS Foundation Trust, Sheffield, UK
Chapter 30

Christine Bundy
PhD, CPsychol, AFBPS
Senior Lecturer in Behavioural Medicine and Honorary Consultant Health Psychologist, Institute of Inflammation and Repair, University of Manchester, Manchester, UK
Chapter 11

Christopher B. Bunker
MA, MD, FRCP
Consultant Dermatologist, University College London Hospitals and Chelsea & Westminster Hospitals, London, UK; Professor of Dermatology, University College and Imperial College, London, UK
Chapters 31, 111

A. David Burden
MD, FRCP
Consultant Dermatologist, Western Infirmary, Glasgow; Professor of Dermatology, University of Glasgow, Glasgow, UK
Chapter 35

Nigel Burrows
MD, FRCP
Consultant Dermatologist, Department of Dermatology, Addenbrooke's Hospital, Cambridge University Hospitals NHS Foundation Trust, Cambridge, UK
Chapter 72

Eduardo Calonje
MD, DipRCPath
Consultant Dermatopathologist, St John's Institute of Dermatology, Guy's and St Thomas' NHS Foundation Trust, London, UK
Chapters 3, 137, 138

Rino Cerio
BSc, MB BS, LRCP, MRCS, FRCP(Lond), FRCP(Edin), FRCPath, DipRCPath, ICPath
Consultant Dermatologist and Director of Dermatopathology, The Royal London Hospital, Bart's Health NHS Trust, London; Queen Mary's Medical and Dental School, University of London, London, UK
Chapter 47

Kelly B. Cha
MD, PhD
Assistant Professor of Dermatology, Department of Dermatology, University of Michigan Health System, Ann Arbor, MI, USA
Chapter 143

Amy Y.-Y. Chen
MD, FAAD
Assistant Professor of Dermatology, Department of Dermatology, University of Connecticut School of Medicine, Canton, CT, USA
Chapter 100

Ai-Lean Chew
MB ChB, MRCP
Consultant Dermatologist, Guy's and St Thomas' NHS Foundation Trust, London; King's College Hospital, London, UK
Chapters 123, 125

Fiona Child
MD, FRCP
Consultant Dermatologist, St John's Institute of Dermatology, Guy's and St Thomas' NHS Foundation Trust, London, UK
Chapters 135, 140

Olivier Chosidow
MD, PhD
Professor and Chairman, UPEC-Université Paris-Est Créteil Val de Marne, Department of Dermatology, Hôpital Henri Mondor, Créteil, France
Chapter 34

Anthony C. Chu
FRCP
Professor of Dermatology, Hammersmith Hospital, Imperial College Healthcare NHS Trust, London, UK
Chapters 36, 87

Derek H. Chu
MD
Resident, Department of Dermatology, Children's Hospital of Philadelphia, Philadelphia, PA, USA
Chapter 63

Lis Cordingley
PhD, CPsychol
Senior Lecturer in Health Psychology, Institute of Inflammation and Repair, University of Manchester, Manchester, UK
Chapter 11

Ian H. Coulson
BSc, MB BS, FRCP
Consultant Dermatologist, Burnley General Hospital, East Lancashire NHS Trust IHC, Burnley, UK
Chapters 4, 94

Daniel Creamer
MD, FRCP
Consultant Dermatologist, Department of Dermatology, King's College Hospital, London, UK
Chapters 53, 119, 121

Robert Dawe
MB ChB, MD, FRCPE
Consultant Dermatologist and Honorary Reader, Photobiology Unit, University of Dundee, Ninewells Hospital and Medical School, Dundee, UK
Chapter 127

David A. R. de Berker
BA, MB BS, MRCP
Consultant Dermatologist, Bristol Dermatology Centre, Bristol Royal Infirmary, Bristol, UK
Chapters 89, 95

Pascal Delaunay
PharmD, PhD
Professor and Chairman, Department of Parasitology-Mycology, Centre Hospitalier Universitaire de Nice, Hôpital de l'Ardet, Nice, France; INSERM, Centre Méditerranéen de Médecine Moléculaire, Université de Nice-Sophia Antipolis, Nice, France
Chapter 34

Christopher P. Denton
PhD, FRCP
Professor of Experimental Rheumatology, Division of Medicine, University College London, London; Consultant Rheumatologist, Royal Free London NHS Foundation Trust, London, UK
Chapter 56

Nemesha Desai
MB BS(Hons), BSc(Hons), FRCP, PGCHE
Consultant, St John's Institute of Dermatology, Guy's and St Thomas' NHS Foundation Trust, London, UK
Chapter 92

Anne Dompmartin
MD, PhD
Coordinator, Consultation of Vascular Anomalies, Université de Caen Basse Normandie, Caen; Department of Dermatology, CHU Caen, Caen, France
Chapter 73

Christopher Downing
MD
Dermatologist, University of Texas Health Science Center, Houston, TX, USA
Chapters 33, 131

Reinhard Dummer
MD
Professor, Department of Dermatology, University Hospital Zurich, Zurich, Switzerland
Chapter 143

Alison B. Durham
MD
Assistant Professor of Dermatology, Department of Dermatology, University of Michigan Health System, Ann Arbor, MI, USA
Chapter 143

Jan Dutz
MD, FRCPC
Professor, Skin Care Centre, Vancouver General Hospital, Vancouver, BC, Canada
Chapter 51

E. Anne Eady
PhD
Principal Research Fellow, Department of Dermatology, Harrogate and District NHS Foundation Trust, Harrogate, UK
Chapter 90

David J. Eedy
MD, FRCP
Consultant Dermatologist, Department of Dermatology, Craigavon Area Hospital, Craigavon, UK
Chapter 85

Lennart Emtestam
MD, PhD
Professor, Department of Medicine Huddinge, Karolinska Institutet, Stockholm; Department of Dermatology, Karolinska University Hospital, Stockholm, Sweden
Chapter 147

Robyn Evans
MD, CCFP
Director, Wound Healing Clinic, Women's College Hospital; Lecturer, University of Toronto, Toronto, Ontario, Canada
Chapter 124

Khaled Ezzedine
MD, PhD
Doctor and Consultant, Service de Dermatologie et Dermatologie Pédiatrique, Hôpital St André, Bordeaux, France
Chapter 70

Paul Farrant
MB BS, BSc(Hons), FRCP
Consultant Dermatologist, Brighton and Sussex University Hospitals, Brighton, UK
Chapters 89, 107

Hiva Fassihi
MA, MD, MRCP
Consultant Dermatologist and Clinical Lead for the National XP Service, St John's Institute of Dermatology, Guy's and St Thomas' NHS Foundation Trust, London, UK
Chapter 78

Louise Fearfield
MA, DM, FRCP
Consultant Dermatologist, Chelsea & Westminster and The Royal Marsden Hospitals, London, UK
Chapter 120

Andrew Y. Finlay
CBE, FRCP(Lond, Glasg)
Professor of Dermatology, Department of Dermatology and Wound Healing, Cardiff University School of Medicine, Cardiff, UK
Chapter 16

Gary Fisher
PhD
Professor of Dermatology, University of Michigan Medical Center, Ann Arbor, MI, USA
Chapter 155

Carsten Flohr
FRCP, FRCPCH, MA, MPhil, DLSHTM, MSc, PhD
Reader and Consultant, St John's Institute of Dermatology, Guy's and St Thomas' NHS Foundation Trust, London, UK
Chapter 41

Paul D. Flynn
PhD, FRCP
Consultant Physician, Acute and Metabolic Medicine, Addenbrooke's Hospital, Cambridge; Associate Lecturer, Department of Medicine, University of Cambridge, Cambridge, UK
Chapter 62

John Frew
MB ChB, MRCP, FRCR
Consultant Clinical Oncologist, Northern Centre for Cancer Care, Freeman Hospital, Newcastle upon Tyne, UK
Chapter 24

Amit Garg
MD, FAAP
Associate Professor and Founding Chair, Department of Dermatology, Hofstra NSLIJ School of Medicine, Manhasset, NY, USA
Chapter 100

Caroline Gaudy-Marqueste
MD, PhD
Assistant Professor of Dermatology, Service de Dermatologie et Cancérologie Cutanée, Hôpital de la Timone, Marseille, France
Chapter 143

Andrew R. Gennery
MD, FRCPCH, MRCP
Reader in Paediatric Immunology and HSCT, Institute of Cellular Medicine, Newcastle University, Newcastle upon Tyne, UK
Chapter 82

Sam Gibbs
FRCP
Consultant Dermatologist, Great Western Hospital, Swindon, UK
Chapter 15

Mary T. Glover
MA, FRCP, FRCPCH
Consultant Dermatologist, Great Ormond Street Hospital for Children NHS Foundation Trust, London, UK
Chapter 117

Robert Gniadecki
MD, PhD
Consultant and Clinical Professor of Dermatology, Department of Dermatology, Bispebjerg Hospital and University of Copenhagen, Copenhagen, Denmark; and Division of Dermatology, University of Alberta, Alberta, Canada
Chapter 148

Chee-Leok Goh
MD, MB BS, MRCP(UK), MMed, FRCPE
Senior Consultant Dermatologist and Clinical Professor, National Skin Centre, National University of Singapore, Singapore
Chapter 159

Simone M. Goldinger
MD
Senior Physician, Department of Dermatology, University Hospital Zurich, Zurich, Switzerland
Chapter 143

Portia C. Goldsmith
MD, FRCP
Consultant Dermatologist, Barts Health and Homerton University Hospital, London, UK
Chapter 103

Mark Goodfield
MD, FRCP
Professor and Consultant Dermatologist, Department of Dermatology, Chapel Allerton Hospital, Leeds, UK
Chapters 51, 52, 54, 55

Kristiana Gordon
MB BS, MRCP, MD(Res)
Consultant in Dermatology and Lymphovascular Medicine, St George's Hospital, London, UK
Chapter 105

Patrick Gordon
FRCP, PhD, MB BS
Consultant Rheumatologist and Honorary Senior Lecturer, Department of Rheumatology, King's College Hospital, London, UK
Chapter 53

Michael Gossop
BA, PhD
Emeritus Professor, National Addiction Centre, King's College London, London, UK
Chapter 121

Clive E. H. Grattan
MA, MD, FRCP
Consultant Dermatologist, Norfolk and Norwich University Hospital, Norwich; and St John's Institute of Dermatology, Guy's and St Thomas' NHS Foundation Trust, London, UK
Chapters 42, 43, 44, 45, 46

Malcolm Greaves
MD, PhD, FRCP
Emeritus Professor of Dermatology and Honorary Consultant in Dermatology, Cutaneous Allergy Clinic, St John's Institute of Dermatology, Guy's and St Thomas' NHS Foundation Trust, London, UK
Chapter 83

Jean Jacques Grob
MD
Professor of Dermatology, Head of Dermatology and Skin Cancers, Service de Dermatologie et Cancérologie Cutanée, Hôpital de la Timone, Marseille, France
Chapter 143

Richard Groves
MB BS, FRCP
Head, Clinical Immunodermatology, St John's Institute of Dermatology, Guy's and St Thomas' NHS Foundation Trust, London, UK
Chapter 50

Girish Gupta
MB ChB, FRCP
Consultant Dermatologist and Skin Cancer Lead, Department of Dermatology, Monklands Hospital, Airdrie, UK
Chapter 142

Nadi K. Gupta
MB ChB, MRCP, DipGUM, DFFP, DipHIV
Honorary Senior Clinical Lecturer, University of Sheffield, Sheffield; Consultant Physician in Genitourinary Medicine, Sheffield Teaching Hospitals NHS Foundation Trust, Sheffield; Rotherham Hospital NHS Foundation Trust, Rotherham, UK
Chapter 30

Richard H. Guy
MA, PhD
Professor of Pharmaceutical Sciences, Department of Pharmacy and Pharmacology, University of Bath, Bath, UK
Chapter 13

Jürg Hafner
MD
Professor, Dermatologist, Angiologist and Phlebologist (SIME/FMH) and Senior Staff, Department of Dermatology, University Hospital of Zurich, Zurich, Switzerland
Chapter 104

Philip J. Hampton
MB BS, BMedSci, PhD, FRCP
Consultant Dermatologist, Newcastle Hospitals NHS Trust, Newcastle Upon Tyne, UK
Chapter 49

Catherine A. Harwood
MA, PhD, FRCP
Professor of Dermatology and Consultant Dermatologist, Department of Dermatology, The Royal London Hospital, London; Centre for Cutaneous Research, Blizard Institute, Barts and the London School of Medicine and Dentistry, Queen Mary University of London, London, UK
Chapter 146

Roderick J. Hay
DM, FRCP, FRCPath, FMedSci
Professor of Cutaneous Infection, Dermatology Department, King's College Hospital, London, UK
Chapters 26, 32, 93

Elisabeth M. Higgins
MA, FRCP
Consultant Dermatologist, King's College Hospital, London, UK
Chapter 117

Colin A. Holden
BSc, MD, FRCP
Consultant Dermatologist, Department of Dermatology, Epsom & St Helier NHS Trust, St Helier Hospital, Carshalton, UK
Chapter 41

S. Walayat Hussain
BSc(Hons), MB ChB, MRCP(UK), FRACP, FACMS
Consultant Dermatological Surgeon, Leeds Centre for Dermatology, Chapel Allerton Hospital, Leeds Teaching Hospitals NHS Trust, Leeds, UK
Chapter 20

Sally Ibbotson
MB ChB, MD, FRCPE
Clinical Senior Lecturer in Photobiology and Honorary Consultant Dermatologist, Photobiology Unit, University of Dundee, Ninewells Hospital and Medical School, Dundee, UK
Chapters 21, 22, 127

John R. Ingram
MA, MSc, DM, MRCP(Derm), FAcadMEd
Senior Lecturer and Consultant Dermatologist, Department of Dermatology & Wound Healing, Cardiff University, Cardiff, UK
Chapter 39

Alan D. Irvine
MD, FRCP, FRCPI
Consultant Dermatologist, Our Lady's Children's Hospital, Crumlin; St. James's Hospital, Dublin; and Trinity College, Dublin, Ireland
Chapters 76, 77, 79, 80

Peter Itin
MD
Professor for Dermatology and Venerology, Head of Department of Dermatology, University Hospital Basle, Basle, Switzerland
Chapter 67

Natalia Jaimes
MD
Attending Physician, Dermatology Service, Universidad Pontificia Bolivariana and Aurora Skin Cancer Center, Medellín, Colombia
Chapter 144

Gregor B. E. Jemec
MD, DMSc
Professor and Clinical Lead, Department of Dermatology, Roskilde Hospital; Health Sciences Faculty, University of Copenhagen, Copenhagen, Denmark
Chapters 92, 93

Melinda V. Jen
MD
Assistant Professor, Department of Dermatology, Children's Hospital of Philadelphia, Philadelphia, PA, USA
Chapter 63

Marc G. Jeschke
MD, PhD, FACS, FCCM, FRCSC
Professor, Ross Tilley Burn Centre, Sunnybrook Health Sciences Centre, Toronto; Department of Surgery, Division of General Surgery, Plastic Surgery, Department of Immunology, University of Toronto, Toronto; Sunnybrook Research Institute, Toronto, Ontario, Canada
Chapter 126

Timothy M. Johnson
MD
Lewis and Lillian Becker Professor of Dermatology, Professor of Otolaryngology and Surgery (Division of Plastic Surgery), Department of Dermatology, University of Michigan Health System, Ann Arbor, MI, USA
Chapter 143

Charles G. Kelly
MB ChB, MSc, FRCP, FRCR, FBIR, DMRT
Consultant Clinical Oncologist and Lead for Radiotherapy, Northern Centre for Cancer Care, Freeman Hospital, Newcastle upon Tyne; Deputy Degree Program Director and Honorary Clinical Senior Lecturer, Northern Institute for Cancer Research, Newcastle University, Newcastle upon Tyne, UK
Chapter 24

Cameron Kennedy
MA, MB BChir, FRCP
Consultant Dermatologist, Bristol Royal Infirmary and Bristol Royal Hospital for Children, Bristol; Honorary Clinical Senior Lecturer, University of Bristol, Bristol, UK
Chapter 108

Alexandra B. Kimball
MD, MPH, FAAD
Department of Dermatology, Massachusetts General Hospital, Boston, MA, USA
Chapter 156

George R. Kinghorn
OBE, MD, FRCP
Honorary Professor and Consultant Physician in Genitourinary Medicine, Sheffield Teaching Hospitals NHS Foundation Trust, Sheffield, UK
Chapters 29, 30

Veronica A. Kinsler
MA, MB BChir, MRCPCH, PhD
Consultant Paediatric Dermatologist and Academic Lead Clinician, Paediatric Dermatology, Great Ormond Street Hospital for Children NHS Foundation Trust, London, UK
Chapter 75

Brian Kirby
MD, FRCPI
Consultant Dermatologist, St Vincent's University Hospital, Dublin; Associate Clinical Professor, University College, Dublin, Ireland
Chapter 35

Eubee Koo
BS
Department of Dermatology, Massachusetts General Hospital, Boston, MA, USA
Chapter 156

Magdalene Krensel
MSc
Project Manager in Health Economics, Institute for Health Services Research in Dermatology and Nursing, University Medical Center Hamburg-Eppendorf, Hamburg, Germany
Chapter 6

Alison M. Layton
MB ChB, FRCP
Consultant Dermatologist, Department of Dermatology, Harrogate and District NHS Foundation Trust, Harrogate, UK
Chapter 90

John T. Lear
MD, FRCP
Consultant Dermatologist, Department of Dermatology, Manchester Royal infirmary, Manchester, UK
Chapters 133, 134, 141, 142

Laurence Le Cleach
MD
Consultant Dermatologist, Service de Dermatologie, Satellite Français du Cochrane Skin Group, Hôpital Henri Mondor, Créteil, France
Chapter 37

Haur Yueh Lee
MB BS, MRCP(UK), MMed(IntMed), FAMS(Derm)
Head of Department and Consultant Dermatologist, Department of Dermatology, Singapore General Hospital; Adjunct Assistant Professor, DUKE-NUS Graduate Medical School, Singapore
Chapters 118, 119

Jonathan N. Leonard
BSc, MD, FRCP
Consultant Dermatologist, Department of Dermatology, Imperial College Healthcare NHS Trust, London, UK
Chapter 109

Tabi A. Leslie
BSc(Hons), MB BS(Hons), FRCP(Lond)
Consultant Dermatologist, Royal Free Hospital, London, UK
Chapter 101

Nick J. Levell
MD, FRCP, MB ChB, MBA
Clinical Director of Dermatology, Norwich Medical School, Norfolk and Norwich University Hospital, Norwich; National Specialty Lead Dermatology, National Institute for Health Research, London; Clinical Vice-President, British Association of Dermatologists, London, UK
Chapters 1, 102

Fiona Lewis
MD, FRCP
Consultant Dermatologist, Wexham Park Hospital, Frimley Health; St John's Institute of Dermatology, Guy's and St Thomas' NHS Foundation Trust, London, UK
Chapter 112

Joyce Teng Ee Lim
MB BS, FRCPI, FAMS(Derm)
Senior Consultant Dermatologist, National Skin Centre, National University of Singapore, Singapore
Chapter 159

Dan Lipsker
MD, PhD
Professor, Faculté de Medicine, Université de Strasbourg, Strasbourg, France
Chapter 45

Diana N. J. Lockwood
BSc, MD, FRCP
Professor of Tropical Medicine, London School of Hygiene & Tropical Medicine, London; Consultant Leprologist, Hospital for Tropical Diseases, University College Hospital NHS Trust, London, UK
Chapter 28

Christopher R. Lovell
MB ChB, MD, FRCP
Consultant Dermatologist, Department of Dermatology, Royal United Hospital and Royal National Hospital for Rheumatic Diseases, Bath, UK
Chapters 45, 96, 154

Nicholas J. Lowe
MB ChB, MD, FRCP, FACP, FAmAcadDerm
Consultant Dermatologist, The Cranley Clinic, London, UK; Clinical Professor of Dermatology, UCLA School of Medicine, Los Angeles, USA
Chapter 158

Calum Lyon
FRCP
Dermatologist and Honorary Clinical Lecturer, York Hospital NHS Trust, York; Salford Royal Hospital NHS Trust, Salford, UK
Chapter 114

Vishal Madan
MD, FRCP
Consultant Dermatologist, Laser and Mohs Surgeon, Dermatology Centre, Salford Royal NHS Foundation Trust, Salford, UK
Chapters 23, 133, 134, 141, 142

Eleanor Mallon
MB BS, MD, FRCP
Consultant Dermatologist, Croydon University Hospital, Croydon; Honorary Senior Lecturer in Dermatology, St John's Institute of Dermatology, Guy's and St Thomas' NHS Foundation Trust, London, UK
Chapter 113

Juan Mañá
MD, PhD
Associate Professor of Medicine and Internal Medicine Clinical Chief, Department of Internal Medicine, Bellvitge University Hospital, Barcelona University, Barcelona, Spain
Chapter 98

Joaquim Marcoval
MD, PhD
Associate Professor and Consultant Dermatologist, Department of Dermatology, Bellvitge University Hospital, Barcelona University, Barcelona, Spain
Chapter 98

Ashfaq A. Marghoob
MD
Attending Physician, Dermatology Service, Memorial Sloan-Kettering Cancer Center, New York, NY, USA
Chapter 144

Alexander M. Marsland
BSc(Hons), MB ChB, FRCP
Consultant Dermatologist and Honorary Senior Lecturer, Salford Royal Foundation Trust and University of Manchester, Manchester, UK
Chapter 42

Marcus Maurer
MD
Professor of Dermatology and Allergology, Charité, Berlin, Germany
Chapter 43

Collette McCourt
MB, BCH
Clinical Fellow in Immunodermatology, Skin Care Centre, Vancouver General Hospital, Vancouver, BC, Canada
Chapter 51

John A. McGrath
MD, FRCP, FMedSci
Professor of Molecular Dermatology, St John's Institute of Dermatology, Division of Genetics and Molecular Medicine, Faculty of Life Sciences and Medicine, King's College London, London, UK
Chapters 2, 7, 71

Jane M. McGregor
MA, MB BChir, MRCP, MD
Senior Lecturer and Consultant Dermatologist, Department of Dermatology, The Royal London Hospital, London; Centre for Cutaneous Research, Blizard Institute, Barts and the London School of Medicine and Dentistry, Queen Mary University of London, London, UK
Chapter 146

Kevin McKenna
MD, FRCP
Consultant Dermatologist, Dermatology Department, Belfast Trust, Belfast, UK
Chapters 21, 22

Jemima E. Mellerio
BSc, MD, FRCP
Consultant Dermatologist and Honorary Senior Lecturer, St John's Institute of Dermatology, Guy's and St Thomas' NHS Foundation Trust, London, UK
Chapters 76, 77, 79, 80

Andrew G. Messenger
MB BS, MD, FRCP
Professor of Dermatology, Department of Dermatology, Royal Hallamshire Hospital, Sheffield, UK
Chapter 89

Dieter Metze
MD
Professor, Department of Dermatology, University Hospital Münster, Münster, Germany
Chapter 65

George W. M. Millington
PhD, FRCP
Consultant Dermatologist, Dermatology Department, Norfolk and Norwich University Hospital, Norwich, UK
Chapter 74

Sonja Molin
MD
Assistant Professor, Department of Dermatology and Allergology, Ludwig Maximilian University, Munich, Germany
Chapters 150, 151, 152, 153

Gentiane Monsel
MD
Professor and Chairman, UPEC-Université Paris-Est Créteil Val de Marne, Department of Dermatology, Hôpital Henri Mondor, Créteil, France
Chapter 34

Fanny Morice-Picard
MD, PhD
Doctor and Consultant, Service de Dermatologie et Dermatologie Pédiatrique, Hôpital St André, Bordeaux, France
Chapter 70

Andrew Morris
BM BCh, MA, PhD, FRCPCH
Consultant in Paediatric Metabolic Medicine, Manchester Centre for Genomic Medicine, Central Manchester University Hospitals NHS Foundation Trust, Manchester, UK
Chapter 81

Rachael Morris-Jones
BSc, MB BS, MRCP, FRCP, PhD, PCME
Dermatology Consultant, Dermatology Department, King's College Hospital, London, UK
Chapters 26, 93

Peter S. Mortimer
MD, FRCP
Professor of Dermatological Medicine, St George's Hospital, London, UK
Chapter 105

Richard J. Motley
MA, MD, FRCP, FAcadMEd
Consultant in Dermatology and Cutaneous Surgery, Welsh Institute of Dermatology, University Hospital of Wales, Cardiff, UK
Chapter 20

Megan Mowbray
BSc(Hons), FRCP, MD
Consultant Dermatologist, Department of Dermatology, Queen Margaret Hospital, NHS Fife, Dunfermline, UK
Chapter 107

Chetan Mukhtyar
MB, MSc, MD, FRCP, FRCP(Edin)
Consultant Rheumatologist, Norwich Medical School, Norfolk and Norwich University Hospital, Norwich, UK
Chapter 102

Colin S. Munro
MD, FRCP(Glasg)
Honorary Consultant Dermatologist, Queen Elizabeth University Hospital, Glasgow, UK
Chapter 66

Rabindranath Nambi
MD, DD, DNB
Consultant Dermatologist, Royal Derby Hospitals Foundation NHS Trust, Derby, UK
Chapter 122

Janakan Natkunarajah
MRCP(Derm)
Consultant Dermatologist, Kingston Hospital, London, UK
Chapter 120

Tim Niehues
MD
Professor of Paediatrics, Centre for Child Health and Adolescence, HELIOS Klinikum, Krefeld; Academic Hospital, RWTH, Aachen; Immunodeficiency and Rheumatology Centre, Krefeld, Germany
Chapter 82

Síona Ní Raghallaigh
MRCPI, MD
Clinical Research Fellow in Dermatology, Charles Institute of Dermatology, University College Dublin, Dublin, Ireland
Chapter 106

Stephanie Ogden
MRCP, PhD
Consultant Dermatologist and Honorary Senior Lecturer, Salford Royal Hospital, Greater Manchester, UK
Chapter 4

Vinzenz Oji
MD
Private Lecturer, Department of Dermatology, University Hospital Münster, Münster, Germany
Chapter 65

Rasha Omer
MB BS, MRCP, DTM&H, DipGUM, DipHIV
Specialist Registrar in Genitourinary Medicine, Sheffield Teaching Hospitals NHS Foundation Trust, Sheffield, UK
Chapter 29

Anthony D. Ormerod
MB ChB, FRCP(Edin), MD, FRCP(Lond)
Emeritus Professor of Dermatology, University of Aberdeen, Foresterhill, Aberdeen, UK
Chapter 49

Catherine H. Orteu
MB BS, BSc, MD, FRCP
Consultant Dermatologist, Department of Dermatology, Royal Free London NHS Foundation Trust, London, UK
Chapters 56, 57

David Orton
BSc(Hons), MSc(Allergy), MB BS, FRCP
Consultant Dermatologist, Hillingdon Hospitals NHS Foundation Trust, Uxbridge; Honorary Consultant Dermatologist, Royal Free London NHS Foundation Trust, London, UK
Chapter 128

Edel A. O'Toole
MB, PhD, FRCP
Professor of Molecular Dermatology and Honorary Consultant Dermatologist, Centre for Cutaneous Research, Barts and the London School of Medicine and Dentistry and Barts Health NHS Trust, London, UK
Chapter 10

Carol Ott
MD, FRCPC
Physician, Wound Healing Clinic, Women's College Hospital, Toronto; Geriatrics and Wound Care Clinics, Baycrest Hospital, Toronto, Ontario, Canada
Chapter 124

David G. Paige
MB BS, MA, FRCP
Consultant Dermatologist, Department of Dermatology, Barts Health NHS Trust, London, UK
Chapter 116

Amy S. Paller
MS, MD
Walter J. Hamlin Professor and Chair of Dermatology, Professor of Pediatrics, Departments of Dermatology and Pediatrics, Northwestern University, Chicago, IL, USA
Chapter 69

Ralf Paus
MD, FRSB
Professor of Cutaneous Medicine and Director of Research, Centre for Dermatology Research, Institute of Inflammation and Repair, University of Manchester, Manchester, UK; Head, Laboratory of Hair Research and Regenerative Medicine, Department of Dermatology, University of Münster, Münster, Germany
Chapter 149

Vincent Piguet
MD, PhD, FRCP
Clinical Professor of Dermatology, Department of Dermatology, Cardiff University; Consultant Dermatologist, University Hospital of Wales, Cardiff, UK
Chapters 31, 37

Elena Pope
MD, MSc, FRCP(C)
Staff Dermatologist and Associate Professor, Hospital for Sick Children, Toronto, Ontario, Canada
Chapter 136

William M. Porter
BSc, MB BS, MRCP
Consultant Dermatologist, Gloucestershire Hospitals NHS Foundation Trust, Gloucester, UK
Chapter 111

Frank C. Powell
FRCPI
Professor and Consultant, Charles Institute of Dermatology, University College Dublin, Dublin, Ireland
Chapters 91, 106

Charlotte M. Proby
MA, FRCP
Professor of Dermatology and Consultant Dermatologist, Skin Tumour Laboratory, Division of Cancer Research, Medical Research Institute, Jacqui Wood Cancer Centre, Dundee, UK
Chapter 146

Deepti H. Radia
BSc(Hons), MRCPI, FRCPath, MSc(MedEd)
Haematology Consultant, St John's Institute of Dermatology; Department of Haematology, Guy's and St Thomas' NHS Foundation Trust, London, UK
Chapter 46

Madhuri Reddy
MD, MSc
Director, Wound Healing Program, Hebrew Senior Life Instructor, Department of Medicine, Harvard Medical School, Boston, MA, USA
Chapter 124

Luis Requena
MD, PhD
Chairman of Dermatology and Professor of Dermatology, Department of Dermatology, Fundación Jiménez Díaz, Madrid, Spain
Chapter 99

Nicole Revencu
MD, PhD
Consultant Clinical Geneticist, Center for Human Genetics and Center for Vascular Anomalies, Cliniques Universitaires Saint-Luc, Université catholique de Louvain, Brussels, Belgium
Chapter 73

Nick J. Reynolds
BSc, MB BS, MD, FRCP
Professor of Dermatology, Department of Dermatology, Royal Victoria Infirmary and Institute of Cellular Medicine, Newcastle University, Newcastle upon Tyne, UK
Chapter 41

Bertrand Richert
MD, PhD
Clinical Professor, Dermatology Department, Brugmann – St Pierre and Children's University Hospitals, Université Libre de Bruxelles, Brussels, Belgium
Chapter 95

Franco Rongioletti
MD
Professor of Dermatology, Section of Dermatology, Department of Health Sciences (DISSAL), University of Genova, Genoa; Consultant in Dermatopathology, University of Genova, Genoa, Italy
Chapter 59

Adam Rubin
MD
Assistant Professor of Dermatology, Pediatrics, and Pathology and Laboratory Medicine, Hospital of the University of Pennsylvania, the Children's Hospital of Philadelphia and Perelman School of Medicine at the University of Pennsylvania, Philadelphia, PA, USA
Chapter 69

Malcolm Rustin
BSc, MD, FRCP
Consultant Dermatologist, Royal Free London NHS Foundation Trust, London, UK
Chapter 47

Thomas Ruzicka
MD
Professor and Chairman, Department of Dermatology and Allergology, Ludwig Maximilian University, Munich, Germany
Chapters 150, 151, 152, 153

Berthold Rzany
MD, ScM
RZANY & HUND, Private Practice for Dermatology and Aesthetic Medicine, Berlin, Germany
Chapter 157

Dana L. Sachs
MD
Professor of Dermatology, University of Michigan Medical Center, Ann Arbor, MI, USA
Chapter 155

Nazanin Saedi
MD
Assistant Professor, Department of Dermatology and Cutaneous Biology, Thomas Jefferson University, Philadelphia, PA, USA
Chapter 160

Robert P. E. Sarkany
FRCP, MD
Consultant Dermatologist and Head of Photodermatology, St John's Institute of Dermatology, Guy's and St Thomas' NHS Foundation Trust, London, UK
Chapter 60

Karin Sartorius
MD, PhD
Consultant Dermatologist, Department of Clinical Sciences and Education, Karolinska Institutet, Stockholm; Department of Dermatology, Södersjukhuset, Stockholm, Sweden
Chapter 147

Valerie P. J. Saw
MB BS(Hons), FRANZCO, PhD
Consultant Ophthalmologist, Moorfields Eye Hospital NHS Foundation Trust and UCL Institute of Ophthalmology NIHR Biomedical Research Centre, London, UK
Chapter 109

Enno Schmidt
MD, PhD
Consultant, Department of Dermatology, Lübeck Institute of Experimental Dermatology, University of Lübeck, Lübeck, Germany
Chapter 50

David Schrama
PhD
Group Leader, General Dermatology Department, University Clinic of Würzburg, Würzburg, Germany
Chapter 145

Stephan Schreml
MD, PhD
Attending at the Department of Dermatology, University Medical Centre Regensburg, Regensburg, Germany
Chapter 58

Crispian Scully
CBE, MD, PhD, MDS, MRCS, BSc, FDSRCS, FDSRCPS, FFDRCSI, FDSRCSE, FRCPath, FMedSci, FHEA, FUCL, FSB, DSc, DChD, DMed(HC), Dr.h.c.
Co-Director, WHO Collaborating Centre for Oral Health-General Health; Council Member and Examiner, Royal College of Surgeons of Edinburgh; and Emeritus Professor, University College London, London, UK
Chapter 110

Neil J. Sebire
BSc, FRCPath, MD
Professor of Paediatric Pathology, Paediatric Pathology Department, Great Ormond Street Hospital for Children NHS Foundation Trust, London, UK
Chapter 75

Rodney D. Sinclair
MB BS, MD, FACD
Professor of Medicine (Dermatology), University of Melbourne, Melbourne; Director of Dermatology, Epworth Healthcare, Richmond, Victoria; Director, Sinclair Dermatology, Research and Clinical Trials Centre, Melbourne, Australia
Chapters 89, 107

Catherine H. Smith
MD, FRCP
Professor of Dermatology and Therapeutics and Consultant Dermatologist, Skin Therapy Research Unit, St John's Institute of Dermatology, Guy's and St Thomas' NHS Foundation Trust, London, UK
Chapters 14, 19

Reinhart Speeckaert
MD, PhD
Dermatologist, Department of Dermatology, Ghent University Hospital, Ghent, Belgium
Chapter 88

Eli Sprecher
MD, PhD
Professor and Chair, Department of Dermatology, Tel Aviv Sourasky Medical Center; and Department of Human Molecular Genetics and Biochemistry, Sackler Medical School, Tel Aviv University, Tel Aviv, Israel
Chapter 68

Sonja Ständer
MD
Dermatologist and Dermatopathologist, Department of Dermatology, University Hospital Münster, Münster, Germany
Chapter 83

Irene Stefanaki
MD
Dermatologist, Department of Dermatology, University of Athens Medical School, Andreas Sygros Hospital, Athens, Greece
Chapter 132

Martin Steinhoff
MD, PhD, MSc
Professorial Chair, Department of Dermatology; and Director, UCD Charles Institute of Dermatology, University College Dublin, Dublin, Ireland
Chapter 8

Jane C. Sterling
MB BChir, MA, FRCP, PhD
Senior Lecturer and Honorary Consultant Dermatologist, Department of Dermatology, University of Cambridge, Addenbrooke's Hospital, Cambridge, UK
Chapter 25

Alexander Stratigos
MD
Professor of Dermatology, Department of Dermatology, University of Athens Medical School, Andreas Sygros Hospital, Athens, Greece
Chapter 132

Alain Taïeb
MD, PhD
Professor and Head of Department, Service de Dermatologie et Dermatologie Pédiatrique, Hôpital St André, Bordeaux, France
Chapter 70

Ruth E. Taylor
MRCPsych, PhD
Consultant Liaison Psychiatrist, Department of Liaison Psychiatry, Barts Health NHS Trust, London; and Senior Lecturer, Queen Mary College of Medicine, University of London, London, UK
Chapter 86

Fernanda Teixeira
MD, PhD
Consultant Dermatologist, Imperial College Healthcare Trust, London, UK
Chapter 87

Michael J. Tidman
MD, FRCP(Edin), FRCP(Lond)
Consultant Dermatologist, Department of Dermatology, Royal Infirmary of Edinburgh, Edinburgh, UK
Chapter 19

Thai Hoa Tran
MD, FRCP(C), FAAP
Research Fellow, Hospital for Sick Children, Toronto, Ontario, Canada
Chapter 136

Heiko Traupe
MD
Assistant Professor, Department of Dermatology, University Hospital Münster, Münster, Germany
Chapter 65

Kenneth Y. Tsai
MD, PhD, FAAD
Assistant Professor, Departments of Dermatology and Translational Molecular Pathology, University of Texas MD Anderson Cancer Center, Houston, TX, USA
Chapters 137, 139

Stephen Tyring
MD, PhD
Clinical Professor, University of Texas Health Science Center, Houston, TX, USA
Chapters 33, 131

Jouni Uitto
MD, PhD
Professor and Chair of Department of Dermatology and Cutaneous Biology, Thomas Jefferson University, Philadelphia; Director, Jefferson Institute of Molecular Medicine, Sidney Kimmel Medical College, Thomas Jefferson University, Philadelphia, PA, USA
Chapter 2

Hessel H. van der Zee
MD, PhD
Department of Dermatology, Erasmus Medical Center, Rotterdam, the Netherlands
Chapter 92

Nanja van Geel
MD, PhD
Dermatologist, Department of Dermatology, Ghent University Hospital, Ghent, Belgium
Chapter 88

Samantha Vaughan Jones
MD, FRCP
Consultant Dermatologist, Department of Dermatology, St Peter's Hospital, Ashford; and St Peter's Foundation Trust, Chertsey, UK
Chapter 115

Miikka Vikkula
MD, PhD
Coordinator, Center for Vascular Anomalies, Cliniques Universitaires Saint-Luc; Professor of Human Genetics, Human Molecular Genetics, de Duve Institute; Principal Investigator, Walloon Excellence in Lifesciences and Biotechnology (WELBIO), Université catholique de Louvain, Brussels, Belgium
Chapter 73

John J. Voorhees
MD, FRCP
Duncan and Ella Poth Distinguished Professor of Dermatology and Chair of Department of Dermatology, University of Michigan Medical Center, Ann Arbor, MI, USA
Chapter 155

Shyamal Wahie
MB BS, MD, FRCP
Consultant Dermatologist, University Hospital of North Durham, Durham, UK
Chapter 52

Sarah Wakelin
BSc, MB BS, FRCP
Consultant Dermatologist and Honorary Senior Lecturer, Imperial College Healthcare Trust, London, UK
Chapter 40

Stephen L. Walker
PhD, MRCP(UK), DTM&H
Clinical Lecturer, Faculty of Infectious and Tropical Diseases, London School of Hygiene and Tropical Medicine, London, UK
Chapter 27

Sarah Walsh
MB BCh, BAO, BMedSci, MRCP
Consultant Dermatologist and Clinical Lead, Department of Dermatology, King's College Hospital, London, UK
Chapter 119

Timothy S. Wang
MD
Associate Professor, Department of Dermatology, and Director, Cutaneous Surgery Unit and Micrographic Surgery and Dermatologic Oncology (Mohs) Fellowship Program, Johns Hopkins Health System, Baltimore, MD, USA
Chapter 20

Molly Wanner
MD, MBA, FAAD
Department of Dermatology, Massachusetts General Hospital, Boston, MA, USA
Chapter 156

Sheila Weitzman
MB BCh, FCP(SA), FRCP(C)
Senior Staff Oncologist and Professor, Hospital for Sick Children, Toronto, Ontario, Canada
Chapter 136

Jonathan M. L. White
BSc, MRCP(UK)
Consultant Dermatologist, Department of Cutaneous Allergy, St John's Institute of Dermatology, Guy's and St Thomas' NHS Foundation Trust, London, UK
Chapters 129, 130

Sean J. Whittaker
MD, FRCP
Professor of Cutaneous Oncology, Division of Genetics and Molecular Medicine, King's College London, London; St John's Institute of Dermatology, Guy's and St Thomas' NHS Foundation Trust, London, UK
Chapters 135, 140

Mark Wilkinson
MD, FRCP
Consultant Dermatologist, Leeds Teaching Hospitals NHS Trust, Leeds, UK
Chapter 128

Hywel C. Williams
DSc, FRCP, FMedSci
Professor of Dermato-Epidemiology and Director, Centre of Evidence-Based Dermatology, Nottingham University Hospitals NHS Trust, Nottingham, UK
Chapters 5, 17

Niall J. E. Wilson
BSc(Hons), MB ChB, FRCP, FRCPI
Consultant Dermatologist, Royal Liverpool and Broadgreen University Hospitals, Liverpool, UK
Chapter 94

Albert C. Yan
MD, FAAP, FAAD
Section Chief, Associate Professor, Department of Dermatology, Children's Hospital of Philadelphia, Philadelphia, PA, USA
Chapter 63

Victoria M. Yates
MB ChB, FRCP, DTM&H
Honorary Consultant Dermatologist, Formerly at The Dermatology Centre, Salford Royal NHS Trust, Manchester, UK
Chapter 27

Antony R. Young
BSc, MSc, PhD
Professor of Experimental Photobiology, St John's Institute of Dermatology, Division of Genetics and Molecular Medicine, Faculty of Life Sciences and Medicine, King's College London, London, UK
Chapter 9

Christopher B. Zachary
FRCP
Professor and Chairman, Department of Dermatology, University of California, Irvine, Irvine, CA, USA
Chapter 160

Joanna M. Zakrzewska
MD, FDSRCS, FFDRCSI, FFPMRCA
Consultant and Lead for Facial Pain, Facial Pain Unit, University College London Hospitals NHS Foundation Trust, London, UK
Chapter 84

Mozheh Zamiri
MD, MRCP
Consultant Dermatologist, Queen Elizabeth University Hospital, Glasgow, UK
Chapter 66

Christos C. Zouboulis
Prof.Dr.med., Prof.h.c., Dr.h.c.
Director and Professor of Dermatology and Venereology, Departments of Dermatology, Venereology, Allergology and Immunology, Dessau Medical Center, Dessau, Germany
Chapters 48, 90

Axel zur Hausen
MD
Chair, Department of Pathology, Maastricht University Medical Center, Maastricht, the Netherlands
Chapter 145

译委会名单（以姓氏笔画为序）

丁　明　空军特色医学中心皮肤科医师
王　刚　空军军医大学西京医院皮肤医院院长、主任医师、教授
王兴旺　南部战区总医院主治医师
冉玉平　四川大学华西医院皮肤科教授、博士生导师
朴永君　大连医科大学附属第一医院皮肤科主任医师、教授
刘　玮　空军特色医学中心皮肤病医院院长、主任医师
许　阳　南京医科大学第一附属医院主任医师
许德田　同济大学附属上海市皮肤病医院助理研究员
牟宽厚　西安交通大学第一附属医院皮肤科主任、主任医师
李　强　空军特色医学中心皮肤科副主任、副主任医师
李承新　解放军总医院第一医学中心皮肤科主任、主任医师
陈玲玲　江苏省苏州市立医院皮肤科副主任、主任医师
陈爱军　重庆医科大学附属第一医院皮肤科主任、副主任医师
单士军　厦门大学附属翔安医院主任医师
侯麦花　江苏省人民医院（南京医科大学第一附属医院）皮肤科教研室副主任、主任医师
施　辛　苏州大学附属医院皮肤科主任、主任医师
高　敏　安徽医科大学第一附属医院-医院教育处临床实践教育科科长、主任医师
高天文　空军军医大学西京医院主任医师
崔　勇　中日友好医院副院长、主任医师
蔡　宏　空军特色医学中心皮肤科副主任、副主任医师
魏爱华　首都医科大学附属北京同仁医院皮肤科、主任医师

秘书

丁　明　空军特色医学中心
王　涛　空军特色医学中心
王一宇　空军特色医学中心
池佼妮　空军特色医学中心
李智敏　空军特色医学中心
王姚俊　空军特色医学中心

译者名单（以姓氏笔画为序）

丁　明　空军特色医学中心
丁　薇　浙江中医药大学附属第三医院
于春水　四川省遂宁市中心医院
马　彦　山西医科大学第二医院
马　莉　厦门医学院附属第二医院
马一平　中国医学科学院皮肤病医院
马小莹　空军第九八六医院
马慧敏　首都医科大学电力教学医院
王　千　空军特色医学中心
王　月　民航总医院
王　刚　空军军医大学西京医院
王　伟　安徽省阜阳市人民医院
王　涛　空军特色医学中心
王　娟　陆军军医大学第一附属医院
王　颖　中国医科大学附属盛京医院
王　睿　解放军总医院第一医学中心
王　蕊　北京市鼓楼中医医院
王一宇　空军特色医学中心
王大光　南京医科大学第一附属医院
王子仪　中日友好医院
王文菊　成都市第二人民医院
王兴旺　南部战区总医院
王红梅　天津市中医药研究院附属医院
王明科　海军军医大学特色医学中心
王忠杰　北京泰美丽格医疗美容诊所
王春花　河南省南阳市第一人民医院
王思佳　南方医科大学南方医院
王姚俊　空军特色医学中心
王彦晰　空军特色医学中心
王艳青　山西医科大学第二医院
王晓露　中国科学院大学宁波华美医院
王清玉　武警北京总队医院
王毅侠　空军特色医学中心
云　晴　空军特色医学中心
巴　伟　解放军总医院第一医学中心
牛建荣　空军特色医学中心
毛　宁　安徽省太和县人民医院
方　圣　重庆医科大学附属第一医院
方润平　江西省上犹县人民医院
尹利莎　烟台芝罘医院
尹晓雅　空军特色医学中心
甘钊炎　首都医科大学附属北京同仁医院
石　航　深圳市儿童医院
石　琼　空军军医大学西京医院
叶张章　澳门科大医院
叶莉华　海口市人民医院
田洪青　山东第一医科大学附属皮肤病医院
田金兰　四川省遂宁市中心医院
史冬梅　济宁市第一人民医院
冉　昕　四川大学华西医院
冉玉平　四川大学华西医院
冉立伟　首都医科大学附属北京朝阳医院
丛　林　北京市美莱医疗美容医院
付　俊　橙蝶医美集团上海中心
冯仁洋　首都医科大学电力教学医院
冯文莉　山西医科大学第二医院
宁小荔　中日友好医院
宁静茹　空军特色医学中心
司佳薇　河南省南阳市第一人民医院
邢晓婧　解放军总医院第一医学中心
朴永君　大连医科大学附属第一医院
毕世鹏　空军特色医学中心
毕晓东　河南省南阳市第一人民医院
吕亚萍　山西白求恩医院
朱龙飞　西安交通大学第二附属医院
朱丽萍　苏州大学附属第一医院
朱晓玲　哈尔滨市第一医院
朱婷婷　苏州大学附属第一医院
乔　丽　空军特色医学中心
乔建军　浙江大学医学院附属第一医院
向　娟　重庆医科大学附属儿童医院
庄凯文　四川大学华西医院
刘　丹　空军特色医学中心
刘　方　首都医科大学附属北京朝阳医院
刘　玮　空军特色医学中心
刘　玲　空军军医大学西京医院

刘　艳　西安交通大学第二附属医院
刘　莎　南阳市第一人民医院
刘　腾　首都医科大学附属北京同仁医院
刘　毅　中国医学科学院皮肤病医院
刘子君　广州中医药大学第一附属医院
刘付倩　中山大学附属第一医院
刘仲荣　南部战区总医院
刘军麟　海南医学院第二附属医院
刘丽琴　中国科学院大学宁波华美医院
刘海霞　空军特色医学中心
刘建彬　空军特色医学中心
刘思萌　空军特色医学中心
刘梦茜　南京医科大学第一附属医院
刘鹏月　中国医科大学附属盛京医院
齐显龙　齐显龙医疗美容诊所
江　维　空军特色医学中心皮肤激光医学中心
池佼妮　空军特色医学中心
汤自洁　解放军总医院第一医学中心
汤庄力　浙江大学医学院附属第二医院
许　阳　南京医科大学第一附属医院
许丛丛　南阳市第一人民医院
许灿龙　空军特色医学中心
许静凯　中日友好医院
许德田　同济大学附属上海市皮肤病医院
孙　欣　首都医科大学附属北京佑安医院
孙中斌　新疆军区总医院
孙东杰　昆明医科大学第一附属医院
孙明强　沈阳市第七人民医院
孙晓颖　上海中医药大学附属岳阳中西医结合医院
牟宽厚　西安交通大学第一附属医院
严冬梅　空军特色医学中心
杜　娟　河北医科大学第三医院
李　凡　四川大学华西医院
李　鸣　95876部队医院
李　欣　上海中医药大学附属岳阳中西医结合医院
李　峥　广西壮族自治区皮肤病防治研究所(皮肤病医院)
李　娟　首都医科大学附属北京佑安医院
李　菲　空军特色医学中心
李　琳　中国医科大学附属盛京医院
李　琛　中山市人民医院
李　强　空军特色医学中心
李力翠　石家庄市藁城人民医院
李小红　郑州大学第一附属医院
李可可　中日友好医院
李永荷　空军特色医学中心
李安琪　解放军总医院第一医学中心
李志强　解放军总医院第三医学中心
李泓馨　首都儿科研究所附属儿童医院
李承旭　中日友好医院
李承新　解放军总医院第一医学中心
李晓欣　空军特色医学中心
李智敏　空军特色医学中心
李清扬　空军军医大学西京医院
杨　帆　中国医科大学附属盛京医院
杨　军　江苏省无锡市人民医院
杨　青　山东第一医科大学附属皮肤病医院
杨　枫　宁波大学医学院附属医院
杨　怡　解放军总医院第一医学中心
杨　静　山西医科大学第二医院
杨　璐　中国医学科学院皮肤病医院
杨庆琪　空军特色医学中心
杨宇光　解放军总医院第四医学中心
杨闰平　解放军总医院第六医学中心
杨京润　解放军总医院第一医学中心
杨宝琦　山东第一医科大学附属皮肤病医院
杨桂兰　深圳禾正医院
杨晓雯　苏州明基医院
肖学敏　福建医科大学附属协和医院
吴伟伟　海南省第五人民医院
吴良才　中山大学附属第六医院
吴朋娟　河南省南阳市第一人民医院
吴盼倩　昆明市儿童医院
何晓玥　四川省遂宁市中心医院
狄正鸿　中国医科大学附属盛京医院
应为红　浙江中医药大学附属第三医院
汪　奕　海南省第五人民医院
沙　爽　空军特色医学中心
沈　雪　成都市第二人民医院
沈长兵　北京大学深圳医院
宋冰冰　首都医科大学附属北京康复医院
宋育瑶　空军特色医学中心
张　龙　陆军军医大学陆军特色医学中心
张　松　空军特色医学中心
张　明　首都医科大学附属北京佑安医院
张　悦　中国医科大学附属盛京医院

张　悦　空军特色医学中心
张　萍　空军特色医学中心
张　敏　空军特色医学中心
张　斌　山东第一医科大学第一附属医院
张士德　福建中医药大学附属福鼎医院
张天骄　首都医科大学附属北京同仁医院
张伟刚　空军军医大学西京医院
张延浩　北京希诺谷生物科技有限公司
张江安　郑州大学第一附属医院
张希萌　中国医科大学附属盛京医院
张春韶　深圳市龙岗中心医院
张莉莉　同济大学附属同济医院
张继刚　火箭军特色医学中心
张朝霞　山东第一医科大学附属皮肤病医院
张燕飞　西安交通大学第二附属医院
陆捷洁　海南省第五人民医院
陈　垚　空军特色医学中心
陈　杰　空军特色医学中心
陈　鑫　96717 部队医院
陈玉欣　首都医科大学附属北京佑安医院
陈向齐　解放军第九〇〇医院
陈红清　广州和睦家医院
陈秀峰　空军特色医学中心
陈玲玲　江苏省苏州市立医院
陈柳青　武汉市第一医院
陈思倩　厦门大学附属福州第二医院
陈莹莹　河南省南阳市第一人民医院
陈爱军　重庆医科大学附属第一医院
陈晶晶　空军特色医学中心
陈嘉雯　上海交通大学医学院附属新华医院
范　星　安徽医科大学第一附属医院
范秀针　清远市人民医院
林志鹏　陆军军医大学陆军特色医学中心
罗　杨　海南医学院第二附属医院
罗　翔　成都市第二人民医院
罗玲玲　中国医学科学院皮肤病医院
罗娅珺　联合利华研究发展中心
岳红红　解放军总医院第三医学中心
周　艳　西安交通大学第一附属医院
周　蜜　上海中医药大学附属岳阳中西医结合医院
周春丽　陆军军医大学第二附属医院
周炳荣　南京医科大学第一附属医院
周琼艳　宁波大学医学院附属医院
周澜华　解放军总医院第一医学中心皮肤科
庞晓文　空军特色医学中心
郑力强　陆军第 81 集团军医院
郑思婷　浙江大学医学院附属第一医院
郑智心　中山大学附属第六医院
郑锦芬　深圳市慢性病防治中心，深圳市皮肤病防治研究所
郑新瑶　南方医科大学南方医院
单士军　厦门大学附属翔安医院
孟　晓　中国中医科学院广安门医院
孟如松　空军特色医学中心
赵　洋　北京市顺义区妇幼保健院
赵敏玲　广州贝漾美天医疗美容门诊部
赵敬军　同济大学附属同济医院
胡小平　北京大学深圳医院
胡莉芳　杭州市第三人民医院
钟剑波　浙江大学医学院附属杭州市第一人民医院
侯麦花　南京医科大学第一附属医院
施　辛　苏州大学附属第二医院
宫　姝　北京大学第一医院
费文敏　中日友好医院
贺　赞　解放军总医院第一医学中心
骆彦霏　海南省人民医院
秦　思　广东省第二人民医院
袁　超　上海市皮肤病医院
晋　亮　空军特色医学中心
夏　旋　中部战区总医院
夏艾婷　空军特色医学中心
夏汝山　南京医科大学附属无锡第二医院
顾　华　昆明医科大学第一附属医院
顾伟杰　空军特色医学中心
党　林　深圳市人民医院
徐　劲　空军特色医学中心
徐刚林　湖北省荆门市第二人民医院
翁文佳　首都医科大学附属北京佑安医院
奚志琴　山西医科大学第二医院
栾兴宝　首都医科大学附属北京佑安医院
高　敏　安徽医科大学第一附属医院
高天文　空军军医大学西京医院
高方铭　海南省人民医院
高金平　安徽医科大学第一附属医院
高艳青　首都医科大学附属北京佑安医院
郭　杰　空军特色医学中心

郭伟楠　空军军医大学西京医院
郭运达　61889 部队门诊部
唐利利　安徽医科大学第一附属医院
唐教清　四川大学华西医院
竞　艳　中日友好医院
涂　颖　昆明医科大学第一附属医院
涂云华　昆明医科大学第一附属医院
涂瑶筠　四川大学华西医院
陶　冶　空军特色医学中心
陶安琪　北京大学口腔医学院
黄　也　空军特色医学中心
黄　晨　南京医科大学第一附属医院（江苏省人民医院）
黄巧荣　北京同仁医院
黄显琼　陆军军医大学陆军特色医学中心
黄谢平　湖北省荆门市第二人民医院
崔　勇　中日友好医院
崔丽霞　海南医学院第二附属医院
符文好　海南省人民医院
梁齐飞　同济大学医学院
彭智鹏　南宁市第四人民医院
葛　格　解放军总医院第七医学中心
董海玲　空军特色医学中心
韩　科　海南省人民医院
韩　洋　中日友好医院
韩向春　天津市北辰区中医医院
韩秀萍　中国医科大学附属盛京医院
焦　彬　武警北京总队医院
焦　婷　中国科学院大学宁波华美医院
游　弋　陆军军医大学第一附属医院
雷　霞　陆军军医大学陆军特色医学中心
虞亦武　上海市同济医院
路雪艳　北京大学第三医院
鲍　丽　空军特色医学中心
解　方　解放军总医院第一医学中心
慕珍珍　中国医科大学附属盛京医院
蔡　宏　空军特色医学中心
裴晨晨　空军军医大学西京医院
廖宁馨　海南省人民医院
廖培羽　广东省深圳市人民医院
谭伟华　广州市第一人民医院
翟瑞洁　中国中医科学院广安门医院
樊　仪　北京市第六医院
樊一斌　浙江省人民医院
樊建勇　南部战区总医院
潘　之　甘肃省中医院
潘　芸　重庆医科大学附属第一医院
潘　毅　德国波恩大学
薛　珂　中日友好医院
薛亚东　哈尔滨医科大学附属第一医院
穆　欣　西安交通大学第一附属医院
穆　潺　重庆医科大学附属第一医院
戴韵佳　昆明市盘龙区人民医院
魏　萌　首都医科大学附属北京同仁医院
魏爱华　首都医科大学附属北京同仁医院

序　一

作为一门历史悠久的临床科学，皮肤病学具有临床病种多、皮疹表现千变万化等特点。许多全身性的系统疾病可以通过皮疹等外在表现“窥一斑而知全豹”，同一疾病在不同患者或不同时期又有不同表现，具有很大的不典型性和不确定性，皮肤科医师在临床实践中时刻要面临着如何正确诊断和处理。“工欲善其事，必先利其器”，一名好的皮肤科医师，面对复杂的皮肤病要做到诊断正确，除了要有扎实的基本功外，迫切需要有一部优秀的参考书作为指导。

《鲁克皮肤病学》(第 9 版)(*Rook's Textbook of Dermatology*)由美国威立出版社(Wiley-Blackwell)于 2016 年正式出版，曾荣获 2017 年度 PROSE 图书奖，被评为皮肤病学领域最权威的多卷本教学参考书。本书由全球 150 余位皮肤病专家联合编辑，全书共 14 部分，160 章节，880 多万字，涵盖病种约 4000 种、彩色图约 5000 幅，是全球最权威的皮肤病学教科书之一，具有极高的临床参考价值，其内容可为很多学者提供学术研究参考。本书第 1 至第 9 版已有法文、日文等多种语种版本，但至今尚无中文版面世。

作为我国皮肤病学科的一支重要力量，以空军军医大学为代表的军队皮肤病学科队伍近年来不断发展壮大并逐渐形成了独特的专科特色，其在学科发展、师资力量、科学研究等方面，一直位居国内本专业发展领域的第一梯队，在国内外专业领域具有较大的影响。在 2018 年中国医师协会皮肤科分会年会上，由空军军医大学、解放军总医院等单位牵头，联合全国 127 所大学附属医院的 280 余名资深皮肤科医师、博士研究生参与，启动了《鲁克皮肤病学》(第 9 版)的翻译工作，经过 3 年的艰苦努力，终于完成了这部书的中文翻译、互审、二审、修订、润色、编辑、校稿等一系列工作。该书将由河南科学技术出版社北京名医世纪文化传媒有限公司付梓出版，相信本书一定会成为广大皮肤科医师的一部重要的参考书。

出于对青年皮肤科同仁的欣赏，当本书的主译人员找到我时，“吾乐而序之”！

中国工程院院士　陈洪铎

二〇二一年八月八日

序　二

随着科技的进步和信息化的发展，现代皮肤病学进入了知识“大爆炸”时期，不仅内容快速增加而且变化日新月异，同时皮肤科临床医师也面临着日益繁重的医疗服务工作。在如此背景下，如何能更快速、便捷和高效地获取皮肤科的重要信息并准确地应用到临床实践中，就显得尤为重要。为顺应这一临床需求，由空军军医大学、解放军总医院等多家单位牵头，组织全国近300名专家、学者，历时3年共同编译完成的皮肤病专业著作《鲁克皮肤病学》(第9版)终于与读者见面了。

《鲁克皮肤病学》(*Rook's Textbook of Dermatology*)是全球皮肤科学界的经典专著，它以体量大、病种多、图文并茂而著称。本书的主译是目前活跃在我国皮肤科科研、临床诊疗一线的中坚力量，他们年富力强，经验丰富，是当代皮肤科领域的著名专家。参加本书翻译的有全国127所大学280余名中青年皮肤病专家和博士研究生，他们是我国皮肤科领域的后起之秀，是我国皮肤科未来的希望之星。好马配好鞍，这部集皮肤病之大成的专著的编译饱含了国内众多皮肤病专业机构和专业医务人员集体协作和集体智慧的结晶，体现了我国年轻一代皮肤科学工作者团结协作的精神。本书的翻译全程遵循了“忠于原著、精益求精”的思想，3年时间里，大家集思广益，按照国人的阅读习惯对版式进行不断优化，对文字进行反复润色，翻译、互审、二审、中文润色、文字修订……每一步都精雕细琢，每一个环节都是再学习、再创作、再提高的过程。“千淘万漉虽辛苦，吹尽狂沙始到金”，今天，当我们手捧这部装帧精美、有面子又有里子的好书，我们由衷地感谢全体编译人员的辛勤劳动。

一部好书能升华我们的思想、开豁我们的心智，它能让我们学会思考，使我们思想深厚、知识增长；一部好的专业书更是很多专业人士长期经验的总结，它能指导我们的实践，让我们在专业探索的过程中少走很多弯路。《鲁克皮肤病学》(第9版)正是这样一部好书，它基础理论完整、与临床结合紧密、实用性强，又有国内一流的专业队伍精心编译，相信一定能成为广大皮肤科医师得心应手的参考书。同时，我也要为我们专业的编译队伍点赞，有这样朝气蓬勃的专业队伍，相信这部书的编译出版只是万里长征的第一步，假以时日，他们一定会在皮肤科科研、诊疗等领域带给我们更多的惊喜，我国皮肤病学科的明天必将会更加美好！

中国工程院院士

二〇二一年五月八日

第 9 版前言

大家亲切地将第 9 版 *Rook's Textbook of Dermatology* 谓之“教材”，这标志着本书的结构和格式有别于传统。第 9 版的编辑团队发生了较大的变化，Tony Burns，Stephen Breathnach 已经退休了，Neil Cox 英年早逝，幸运的是，Chris Griffiths 成为团队中唯一保留下来的成员。我们谨向 3 位作者致以崇高的敬意，他们用自己的智慧、热情为本书前几版的成功发行倾注了大量的精力。

Rook's Textbook of Dermatology 是一部内容丰富、规模宏大的教科书，4 名主编远远不够，因此第 9 版成立了一个由 5 名主编及 12 名副主编组成的团队。本书的整体篇幅变化不大，但内容被重新改编成 14 个部分，共 160 章。皮肤学基础是新设立的内容，它不仅提供了一个全面的主题介绍，还有一个扩展的部分——皮肤美容。作者团队也得到了壮大，在保留了前一版本作者的基础上，又有新作者的加入。其中，有许多作者来自英国以外的国家，这为英国“本土化”的 *Rook's Textbook of Dermatology* 增加了非常重要的“国际范”。

本版最重要的一个变化是将其成功带入 21 世纪的出版界，这就要求将本书设计成既可用于传统印刷的图书，也可用于在线使用的电子书。因此，本书的模板将被分为两个层次，全部模板须进行重新编辑和格式修订。印刷版本与在线版本基本类似，主要区别在于，前者只打印关键的参考文献列表，而后者可获取完整的参考书目。这使我们能够增加图形和图片的数量，而且所有这些内容都可以下载为 PPT。我们还吸纳了关于第 8 版索引只在一册中印刷造成阅读不便的意见，确保第 9 版的每一册都有索引。

作为英国皮肤病学学会成员，很荣幸我们主编 *Rook's Textbook of Dermatology* 一书，并认识到自己需要承担的责任。因此，我们会非常谨慎地对待本书任何一部分的任何修改。皮肤病学作为一门不断发展的学科，正处于一个重要而激动人心的发展阶段。正如 Arthur Rook，Darrell Wilkinson，John Ebling 在 1968 年第 1 版 *Rook* 序言中所期盼的那样，尽快实现基础研究成果的转化，以对皮肤病学基础病理、发病机制有更充分的理解，让更多的患者得到更高质量的医疗救助。我们在第 9 版本中也将继续贯彻这一理念。

非常感谢来自 Wiley 的 Jenny Seward，Catriona Cooper，Nick Morgan，Charlie Hamlyn，Oliver Walter 和 Martin Sugden 等组成的优秀团队，他们为实现新版 *Rook* 出版做出了不懈的努力！还要感谢我们杰出的项目经理 Lindsey Williams 和编辑 Jane Andrew，Karen Stephenson，Jill Halliday，以及美工师 David Gardner 等。

Chris Griffiths
Jonathan Barker
Tanya Bleiker
Robert Chalmers
Daniel Creamer

第1版前言

近10年来，全球一直没有出版一部全面的、综合性的英文皮肤病学专著；近25年，英国也没有出版类似的著作。虽然，近期出版了很多最新的篇幅较短的皮肤病学文献和专著，但并不能完全满足读者需求。长期以来，以英文为母语的皮肤科医师需要一部既可用于日常工作参考，又可为其他专题专著和期刊文献提供指导的专著，于是本书就诞生了。本书不仅能用于皮肤科医师的临床培训、指导临床实践，也能满足其他医学领域对皮肤毒理学、皮肤美容学感兴趣的研究者的需求。

本书整合了大量最新的皮肤生理学、病理学的基础知识，为解决临床实际问题做了一些有益的探索，但离解决所有临床实际问题仍有较大的差距，因此，还需要我们付出更多的辛苦和努力。由于篇幅限制，本书仅保留部分密切相关的基础科学知识，确保这些章节的相对完整性，方便临床医师和其他工作者阅读。为了便于大家学习，本书重复使用了一些与各章节密切相关的资料，确保每个章节的独立性、完整性及可读性。

到目前为止，皮肤疾病的发病机制、发病诱因尚不完全清楚，无法根据病因做到皮肤疾病更为科学、更为合理的精确分类，因而本书仍然采用了传统的、实用的疾病分类方式。因为某些临床综合征会涉及多种病因，如果过分强调某一病因而忽视了其他病因，则容易产生误导。例如，大部分皮肤疾病在某种程度上会受到遗传因素的影响，还有很多皮肤疾病会由患者的情绪变化而诱发，如果简单地将上述的数百种疾病归类为遗传性皮肤病，将其他的数十种由情绪变化诱发的疾病归类为心身疾病，临床医师并不能从此分类中获益。

目前，人们会通过统计某疾病的发病率来揭示其发病因素，但是，现在报道的疾病发病率数据往往不是完全可靠，据此找到的疾病发病因素也不完全准确。因此，为了对种族及环境因素的评估更加科学，本书做了更细致的设计。

医师临床实践的有效性取决于其对疾病临床诊断的准确度。本书对疾病的临床表现和疾病的诊断、鉴别诊断进行了非常详尽的论述。组织病理学检查作为一种主要的辅助检查，可为疾病的最终确诊提供更全面的参考依据。

治疗方法非常关键，也必须实用。许多经验性疗法证明是有效的，我们不能因为其有效性未得到科学的解释而弃用。本书略去许多熟知的老药和新药，因为临床试验证实这些药物疗效不确切，或者其已被其他更有效、更安全的药物所取代。

本书附900余幅图片，但并没有为每种疾病提供插图。否则，本书的体量和价格都会大幅增加，而实用价值却没有多少提升。选用插图目的是为文字描述提供补充。个别病例没有加入插图的原因，可能是未找到合适的未出版的图片。

为方便读者查阅，我们提供了参考文献列表。本书省略了很多只具有历史意义的重要文章，简化了病史对现有概念和术语的理解。星号标记处提示该处提供了较多的参考文献和书籍。

我们写作团队的全体成员及特邀专家仔细阅读完全部章节，在此需要特别感谢 Wilson Jones 教授、R. S. Wells 博士及 W. E. Parish 博士在组织病理学、遗传学、免疫学相关问题上给予的巨大帮助。还有许多专家，分别在不同的章节中为我们提供过巨大的支持，一并予以致谢！书中如有未勘正的错误均由本书的编辑和作者负责。

我们非常希望本书能帮助到所有对皮肤病学感兴趣的人，无论您是临床医师还是研究工作者。本书如有不妥之处，欢迎读者提出宝贵的批评意见和建议，以使其再版时更加完善。

Arthur Rook，Darrell Wilkinson，John Ebling

译者前言

《鲁克皮肤病学》(第 9 版),被誉为皮肤病学圣经级巨著。本书由英国伦敦国王学院附属医院等多家医院,邀请 150 名世界顶级专家编写而成,由全球知名出版机构 Wiley-Blackwell 于 2016 年出版发行,先后历经 8 次修订再版,对近年来皮肤医学领域的新进展进行了补充与更新,是世界最权威的皮肤病学教科书。本书第 1 至第 9 版已有法文、日文等多种语种版本,但至今尚无中文版面世。因此,能够将这部内容丰富、实用性强、彩图精美的皮肤病学圣经级巨著向中国医师引荐,是我们翻译本书的初衷。

本书是一部百科全书式的著作,全书分为 4 册共 160 章,其特点:①基础理论深入完整;②理论与临床相结合;③临床实用性突出;④约 5000 幅彩图,每种疾病均用清晰的彩色图片展示相关皮肤病损害;⑤病种多,全书涵盖近 4000 种;⑥引用参考文献多,对日新月异的医学研究进展进行了跟进,使得我们对皮肤病的认识不断深入。本书完整地介绍了皮肤科学的基础理论、基本操作技能及方法,世界皮肤科学的进展等,内容包括皮肤科学基础、皮肤科临床、性传播感染、皮肤外科学、皮肤美容等部分,并逐项介绍了疾病定义、病因、病理、临床表现、基础检查、诊断与鉴别诊断、治疗方法等。

译者们采用分章节翻译,然后交叉校对的方式,要求符合汉语的表达习惯,并努力达到医学专著的“信、达、雅”标准,对每章节反复审校,包括翻译、一审、二审、终审、文字润色等。本书既适合年轻医师的系统学习,也适合高年资医师的知识扩充和资料查阅。尽管经过多轮校对,鉴于东西方文化、语言结构的不同,加上参编作者较多,各自对问题的见解及水平的差异,在翻译上可能会有疏漏或不准确之处,恳请各位专家、同行斧正。

由于本书内容涉及面广,与多个学科相关,故我们特邀全国皮肤科专家、教授、相关学者对专业问题给予了指导。本书的译作完成,凝聚了许多专家和同仁的心血,为此表示诚挚的感谢。

在本书的翻译过程中,我们得到了河南科学技术出版社北京名医世纪文化传媒有限公司的大力支持,在此深表感谢。希望这部宏伟译著出版后,能够对每一位从事皮肤病与性病的工作者有所帮助。

刘　玮

空军特色医学中心皮肤病医院院长

全军皮肤病研究所所长

2021 年 2 月

目 录

第一册

第二册

第三册

第四册

第 13 部分 系统性疾病与皮肤病

第 14 部分 皮肤美容

第4部分　炎症性皮肤病

35

第 35 章
银屑病与相关疾病

A. David Burden[1], Brian Kirby[2]

[1] Western Infirmary, Glasgow, UK

[2] St Vincent's University Hospital, Dublin, Ireland

定义

银屑病是一组常见的慢性、炎症性、增生性皮肤病,可伴有全身多系统受累。最典型的皮损包括红色、鳞屑性、边界清楚的浸润性斑块,好发于四肢伸侧和头皮。皮损范围和严重程度在不同个体、同一个体的不同时期均有较大差异。皮损形态不一。遗传和环境因素在病因和发病机制中发挥重要作用。

银屑病的形态、发病部位、自然病程、发病年龄、持续时间、发病因素等方面存在差异。在能够进行完整的病因学分类之前,框图 35.1 提供了一种有利于诊断和患者管理的分类。

本章分为斑块型银屑病、脓疱型银屑病和关节病型银屑病(银屑病关节炎)三部分。

斑块型银屑病

流行病学

发病率和患病率

在欧洲和美国,银屑病的患病率在儿童时期上升,而成人的患病率为 2%～3%[1,2]。不同人群银屑病患病率差异较大,从美国的 0.91%到挪威 8.5%不等[2]。这可能与不同人群研究的方法学、种族差异及环境因素等相关。据报道，成人年发病率在0.08%～0.23%[2]。以上数据主要指斑块型银屑病，对特殊类型银屑病的估计则缺乏有力的证据。这些特殊型银屑病约占患者总数的10%。

框图 35.1 银屑病分类

银屑病的临床表现（基于形态学或自然病程）
- 斑块型银屑病（寻常型银屑病）
- 急性点滴状银屑病
- "不稳定性"银屑病
- 红皮病型银屑病
- 脓疱型银屑病
- 不典型银屑病

其他特殊类型的银屑病（根据年龄或发病诱因）
- 线状和节段性银屑病
- 儿童和老年银屑病
- 光线加重的银屑病
- 药物诱发或加重的银屑病
- HIV 诱发或加重银屑病

特殊部位银屑病
- 头皮银屑病
- 毛囊银屑病
- 脂溢性银屑病
- 屈侧银屑病（反向性银屑病）
- 生殖器银屑病
- 非脓疱型的掌跖银屑病
- 银屑病甲
- 黏膜病变
- 眼部病变

种族

银屑病在纬度较高的国家和白人中更为常见。在美洲土著中则很少见[3]，一项研究发现，在拉丁美洲印第安人中患病率为0[4]。

发病年龄

该病有两个发病年龄高峰，一个是16－22岁，另一个为57－62岁。由此而产生了Ⅰ型和Ⅱ型银屑病的概念（见下文）[5]。35%的患者在20岁之前发病，58%的患者在30岁之前发病。在英国的一项研究中，平均发病年龄为33岁，75%的患者发病年龄在46岁之前[6]。

性别

虽然成年患者银屑病发病无性别差异，但有报道在女孩中发病较早[7-9]。严重银屑病患者队列研究一致显示，接受系统治疗的男性患者是女性的2倍，这提示男性患者病情较重[10,11]。

病理生理学

遗传学

目前已有有力的证据表明，遗传因素在银屑病发病中发挥重要的作用。Lomholt 对法罗群岛银屑病进行了分类流行病学研究，对1万多名居民的调查显示，银屑病患者亲属的患病率明显高于一般人群[1]。瑞典一项更大规模的研究证实了上述结论，其数据显示银屑病患者一级亲属患病率为7.8%，而对照组患病率为3.1%[2]。根据人口数据，父母双方均非银屑病、一方患银屑病及双方都患银屑病，其子女一生中患银屑病的概率分别为4%、28%和65%[3]。与糖尿病发病模型相似，银屑病发病时年龄的双峰表现可以提示银屑病也具有两种不同发病原因的疾病模型[4]。由此，Ⅰ型是遗传性的，与HLA密切相关（尤其是*HLA-C*:06:02），发病早且可能更严重。Ⅱ型为散发病例，与HLA无关，发病较晚，病情通常较轻。冰岛的一项研究证实了这些观点[5]。然而，一些研究则显示情况更为复杂[6]，而且在广谱家系中肯定会有些个体发病年龄晚。

对这些人群研究的支持来自于对银屑病多代家系研究的资料[7]。部分学者认为，家系数据符合低外显率的常染色体显性遗传模式；而又有部分学者则认为，其遗传模式更符合双隐性模式。大多数学者认为，这些数据符合多基因或多因子模式。有趣的是，银屑病的发展和严重程度可能受父母（患病方）性别的影响。有几项研究已发现父系优先效应的证据，而一项研究进一步表明，当疾病从父亲那里遗传时，发病年龄更早，这与"基因预测"一致[8]。

支持银屑病遗传基础的最可靠证据可能是对双生子患病一致性的观察。丹麦双生子登记组织调查研究显示，同卵双胞胎共患银屑病的概率为20%，而异卵双生子为9%，预估遗传度为68%[9]。澳大利亚[10]和挪威[11]双生子登记组织调查的结果与之相近。当同卵双生子共患银屑病时，其发病年龄、皮损分布和严重程度非常相似，提示遗传因素在以上方面发挥作用。然而，即使对年龄较大的双生子进行调查，共患病的概率依然没有达到100%，这提示环境因素在发病中发挥重要作用。银屑病家系不同的遗传程度和模式提示该病为一遗传性疾病谱系。谱系的一端是单个基因改变就可致病的罕见家系，而另一端为无明确家族史的常见病例。对于后者，可能是多基因改变且基因间相互作用及环境因素均为疾病表达所需[12]。

以上研究都基于斑块型银屑病，而对其他类型的遗传流行病学知之甚少。点滴状银屑病几乎都与 *HLA-C*:06:02 相关[13,14]，并被认为与Ⅰ型斑块型银屑病的发病密切相关。脓疱型银屑病的遗传学见 p35.33。

分子遗传学

经典的全基因组连锁分析对具有多个患者的银屑病家系进行研究，发现了至少 9 个染色体位点（*PSORS*1～*PSORS*9）与该病紧密连锁[1]。到目前为止，银屑病的主要遗传基因位于 *PSORS*1，这可能占已知遗传性的 35%～50%[2]，并在几乎所有的连锁研究中被重复出来[3]。*PSORS*1 位于 6p 染色体上的主要组织相容性复合体（MHC）内，在Ⅰ类区域内跨越约 300kb 的区段。MHC 区域广泛的连锁不平衡现象阻碍了该位点致病基因的鉴定。该位点的主要危险等位基因为 *HLA-C*:06:02，但 MHC 内部可能存在其他的独立易感基因，如 *MICA* 和 *MICB*[4,5]。银屑病的临床表型在 *PSORS*1 具有遗传异质性。因此，点滴状银屑病与 *PSORS*1 强关联[6]，而迟发性（>50 岁）斑块型银屑病则与该位点不相关[7]。

有趣的是，已被重复验证的 *PSORS*2，该位点于 1994 年首次定位于染色体 17q[2]，并于 2012 年通过外显子测序鉴定出基因 *CARD*14[8,9]。*CARD*14 杂合子功能获得突变，导致已受累的角质形成细胞中活化 B 细胞的核因子 κ-轻链增强子（NF-κB）活化，并随之产生趋化因子和炎症细胞的聚集。

将基因组水平上高通量基因分型的前沿技术应用于临床特征明确的银屑病样本的大规模病例对照关联研究发现了一系列可靠、可重复的易感基因。目前已有多项全基因组关联研究（GWAS）[10-16] 和 GWAS 的 meta 分析[17-19] 发现了 40 多个与银屑病发病相关的基因（表 35.1）。有趣的是，这些基因仅涉及数个有限的生物学通路，主要与抗原呈递、T 细胞分化（尤其是 Th17）、NF-κB 调节及表皮屏障干扰等通路相关（表 35.1）。这些基因中部分与其他自身免疫性疾病（如克罗恩病、强直性脊柱炎和乳糜泻）易感基因重叠，特别是与 Th17 分化和白细胞介素-17 反应相关的基因（如 *IL*12*B*、*IL*23*A*、*IL*23*R* 和 *TRAF*3*IP*2）[20]。这些基因多态性位点的相对危险度较低，因此难以对其风险等位基因进行功能鉴定。但有证据表明基因之间（表位）存在相互作用，如 *HLA-C* 和 *ERAP*1[16]，以及 *HLA-C*、*LCE* 和 *IL*12*B* 之间[21]。

表 35.1 已被验证的银屑病易感基因及其功能（缩写见正文）

基因	蛋白功能	通路	文献
HLA-C	MHC Ⅰ类抗原	抗原呈递	[10,11,15,16]
*ERAP*1	处理 MHC Ⅰ类配体的氨基肽酶	抗原呈递	[14,16]
*RUNX*3	Runt 域含转录因子	CD8 T 细胞生物学	[19]
*IL*12*B*	IL-12 和 IL-23 共有的 p40 亚基	IL-23 信号传导	[10,11,13,15]
*IL*23*A*	IL-23 p19 亚基	IL-23 信号传导	[10,16]
*IL*23*R*	IL 23 受体亚基	IL-23 信号传导	[10,15,16]
*TYK*2	酪氨酸激酶与细胞因子受体相关	IL-23 和 IFN 信号传导	[16]
*SOCS*1	是细胞因子信号传导抑制因子家族的成员	细胞因子信号传导（IL-17，IFN）	[19]
*IL*4，*IL*13	Th2 细胞因子	IL-4/IL-13 信号传导	[10]
*TRAF*3*IP*2（*Act*1）	衔接子介导 IL-17 诱导的 NF-κB 的激活	IL-17/NF-κB 信号传导	[13,15,16]
REL	NF-κB 亚基	NF-κB 信号传导	[16]
*TNIP*1	TNF 诱导 NF-κB 激活的抑制药	NF-κB 信号传导	[10,14,16]
*TNFAIP*3	TNF 诱导 NF-κB 激活的抑制药	NF-κB 信号传导	[10,16]

（续　表）

基因	蛋白功能	通路	文献
NFKBIA	NF-κB 激活的抑制剂	NF-κB 信号传导	[16,17]
FBXL19	假定的 NF-κB 激活的抑制剂	NF-κB 信号传导	[17]
CARD14	含半胱天冬酶募集域蛋白 14	NF-κB 信号传导	[19]
IFIH1/MDA5	固有抗病毒受体	IFN 信号传导	[16]
ZNF313/RNF114	E3 泛素连接酶	IFN 信号传导	[10,16,17]
DDX58	RIG-I 固有抗病毒受体	IFN 信号传导	[19]
NOS2	诱导的一氧化氮合成酶	固有抗细菌反应	[17]
IL28RA	IL-28 受体亚基	固有抗病毒反应	[16]
LCE3B/3C/3D	角质形成细胞结构蛋白	皮肤屏障功能	[11,12,15]
DEFB cluster	β-防御素	抗微生物及趋化	[17]
GJB2	间隙连接蛋白，连接素-26	细胞间电解质转运	[14]
PTTG1	后期促进复合底物	细胞周期控制/DNA 修复	[14]
CSMD1	肿瘤抑制基因	Unknown	[14]
SERPINB8	丝氨酸蛋白酶抑制剂	Unknown	[14]
ZNF816A	锌指蛋白	Unknown	[14]

第 4 部分

将遗传学信息应用于临床，以及从而对疾病管理带来的影响，均尚未有充分认识。目前，已知的银屑病易感基因分型位点只占遗传的很小一部分，对诊断还无指导意义，但已鉴定出具有重要遗传效应的罕见突变基因位点（如 *CARD14* 或 *IL36RN*），这些突变可能有助于银屑病的分型。随着人们对银屑病的遗传结构更全面的了解，对基因-环境交互作用的研究可能发现预防或改变银屑病自然病程的干预措施。

对银屑病遗传基础更加深入认识的最直接的结果，就是新药的设计、适应人群的选择及个体化的用药监测。易感位点可能提供有效的治疗靶点。在该领域，鉴于 *IL23R* 基因的风险单核苷酸多态性（SNPs）的相对危险度（OR）仅为 1.5，针对 IL-23/IL-17 轴的单克隆抗体对银屑病的疗效是令人鼓舞的。随着更多选择性治疗的出现，基因型不同的患者对治疗可能会出现反应差异。目前，有证据提示患者 *TNFAIP3* 多态性可能与对肿瘤坏死因子（TNF）α 拮抗剂的反应相关[22]，而 *HLA-C*:06:02 风险位点阳性的患者与阴性患者相比，对乌司奴单抗效果更好[23,24]。这些有待研究进一步证实。

环境因素

感染

100 年前就已经发现扁桃腺炎和银屑病之间有关联。目前已知银屑病可由链球菌感染诱发，尤其是点滴状银屑病常见，但也可见于斑块型银屑病患者[2]。扁桃腺中 T 细胞的单克隆增生是对链球菌定植的反应，在点滴状银屑病患者的外周血和皮肤中也发现了同样的 T 细胞库[3,4]。有学者认为，银屑病是一种由持续的细胞内链球菌感染引起的自身免疫性疾病。链球菌是兼性胞内细菌，常规抗生素治疗不能清除，这可能是抗生素治疗点滴状银屑病缺乏疗效的原因[5]。

扁桃腺切除术对一些患者有效。一项研究对 29 例伴咽喉痛，皮损加重的斑块型银屑病患者进行随机分配，扁桃腺切除术组的 15 例患者中 13 例患者随访 2 年病情明显好转，而对照组无明显好转。且与对照组相比，扁桃腺切除术组的皮肤归巢 T 细胞也减少了[6]。

HIV 感染可导致银屑病加重（见 35.16 页）。

药物

据报道，许多药物是银屑病诱发和（或）加重的因素[1,2]。然而，在对照流行病学研究中很少对其风险进行评估。相反，多项对个体的激发试验已证实特定物质与银屑病发病的因果关系。目前临床工作中可加重银屑病的最重要的药物主要包括锂盐、合成抗疟药、干扰素 α[3] 和 TNF-α 拮抗药[4]。小规模病例研究和病例交叉研究中报道[5] β-受体阻滞药、非甾体抗炎药物（NSAIDs）和血管紧张素转换酶（ACE）抑制药也可能加重银屑病，但尚未在大规模的基于人群的病例对照研究中证实[6]。银屑病伴有多种共患疾病，β受体阻滞药、ACE抑制药和非甾体抗炎药在银屑病患者中广泛应用，然而，在大多数情况下并未产生明显不利影响。

虽然银屑病患者口服糖皮质激素有效，但会出现快速的抗药反应和反弹现象。糖皮质激素的停用可能导致病情的反弹、进展为不稳定的银屑病，因此糖皮质激素应逐渐减量而不要突然停药[7]。

酗酒

有充分证据表明，过度饮酒与中度至重度银屑病有关[1-5]。芬兰一项5000多名患者的研究报告显示，因乙醇相关原因而入院治疗的银屑病患者死亡率高。乙醇相关死亡的标准死亡率男性为4.46%（95%置信区间，3.60～5.45），女性为5.60%（95%置信区间，2.98～8.65）[6]。银屑病在酒精性肝病患者和因酒精依赖而接受门诊治疗的患者中常见（15%）[7]。通过匿名问卷调查，大约30%的中度至重度患者酗酒[8,9]，爱尔兰的一项研究报告称，7%的患者有酒精依赖[9]。酗酒与严重皮损相关，增加了患者焦虑和抑郁程度，并增加心血管疾病的风险[10]。对于病情较严重的患者应考虑对酗酒情况进行筛查。酗酒与疾病有着密切的关系[2-4,6]。

吸烟

与正常人群相比，斑块型银屑病患者吸烟者较多，尤其对于女性而言[1-5]。吸烟的患者发生银屑病、银屑病皮损加重及出现银屑病关节炎的风险均增加[6]。烟草具有多种免疫学效应，从而导致银屑病的发生和持续[7]。证据表明，吸烟与掌跖脓疱病显著相关[7]。

精神因素

银屑病与精神因素之间存在着复杂的关系。据报道，高达80%的银屑病患者，心理困扰会导致其病情加重[1]。与普通人群相比，中度至重度银屑病中抑郁、焦虑和担忧程度增加[2]。在一项基于英国综合医疗研究数据库（UK General Practice Research Database）的大型流行病学调查显示，银屑病患者更有可能合并抑郁症（危险比1.39，95%可信区间1.37～41）、焦虑症（1.31，95%可信区间1.29～1.34）和自杀倾向（1.44，95%可信区间1.32～1.57）。大约20%的患者需要使用抗抑郁药物进行治疗[3]。

银屑病患者可能存在认知功能异常[4]。与对照组相比，银屑病的功能性脑磁共振成像异常，可能是由于炎症反应异常所致[5]。因此，我们可以设想一种心理障碍导致皮肤炎症反应异常，继而炎症导致中枢神经系统功能异常的情况[6]。银屑病与精神障碍之间相关的病理生理机制尚不清楚[1]。有证据表明，神经源性炎症在银屑病和银屑病关节炎中起重要作用[7]。神经系统和皮肤之间有许多解剖学和生理学的联系，称为“神经皮肤轴”或脑-皮肤轴[8,9]。其中包括P物质、降钙素基因相关肽[10]、神经生长因子[11]和促肾上腺皮质激素释放激素[12]。并且银屑病斑块中感觉神经纤维增多，提示这些关联可能在银屑病发病机制中发挥重要作用[9]。在咪喹莫特诱导的银屑病样炎症小鼠模型，对皮肤痛觉神经元亚群的药理消融术导致真皮树突状细胞IL-23生成减少，随后依赖Th17细胞的IL-23细胞因子减少，炎症减轻[13]。神经递质具有免疫调节特性，可能在银屑病斑块的维持中发挥作用[14]。这一假设得到了临床观察的支持，即感觉神经的切断可能导致麻醉区域的银屑病皮损清除[10,15]。

银屑病存在神经免疫皮肤轴，它可以触发和维持银屑病皮损的炎症。急性实验性心理应激可影响朗格汉斯细胞功能[16]和皮肤屏障功能[17]。在类似的研究中，与健康对照组相比，急性实验性心理应激导致银屑病患者外周血中皮质激素水平降低[18]。

同时患有的心理疾病可能会降低治疗效果。焦虑、异常程度的担忧会降低补骨脂素和UVA疗法的（PUVA）的疗效[4]。抑郁可能与乙醇摄入量增加有关，并增加了与银屑病相关的心血管疾病的发病率[19]。问题是对于心理问题的干预措施能否改善银屑病[20]。一项认知-行为治疗的对照研究对银屑病患者的心理变量和银屑病皮损严重程度指数（PASI）进行了评估。6周后，与对照组相比，银屑病患者的心理变量有显著改善，银屑病的PASI评分也有显著改善。该效应在研究后6个月仍然持续[4]。一项包含正念冥想、减肥、瑜伽和银屑病健康宣教的教育项目的对照试验表明，与非干预对照组相比，试验组患者的皮肤病生活质量指数（DLQI）和PASI均有显著改善。在研究结束后9个月，这种效应不再明显[21]。一项研究评估了正念冥想对接受PUVA治疗患者的作用，接受干预的试验组比对照组皮损清除的速度更快[22]。一项评估在线的认知-行为疗法的研究发现其在改善焦虑和生活质量评分方面是有效的，但在改善抑郁评分及PASI评分方面无效[23]。最近一项基于正念的认知疗法的随机对照试验显示，与对照组相比，接受干预的试验组患者主观的银屑病严重程度和生活质量均有所改善[24]。

对银屑病心理干预的研究进行系统回顾，发现目前尚无足够的证据证明心理干预会使银屑病受益[25]。尽管如此，这些研究依然提供了一些证据，支持心理问题和银屑病皮损存在重要的临床相关性。

日光

虽然日光通常对银屑病是有益的，但对 5%～20%的患者，日光可诱发该病（图 35.1），从而导致日光暴露区域在夏季病情加重。其中一些患者有多形性日光疹（PLE）病史，银屑病在 PLE 皮损内出现，呈 Koebner 现象[1]。

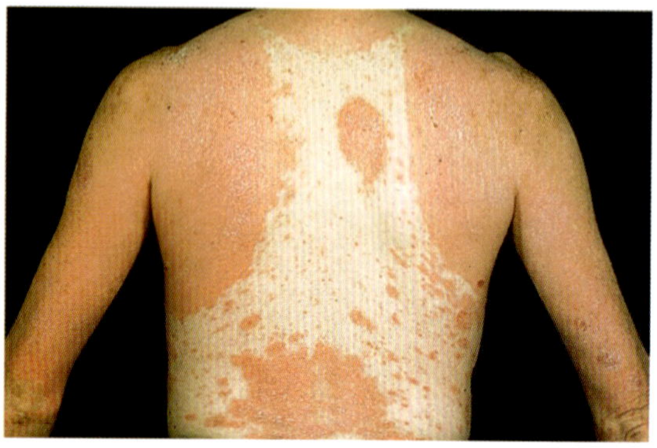

图 35.1 虽然日光通常对银屑病有益，但少数患者可由日光诱发皮损
（由英国伦敦圣约翰皮肤病研究所提供）

在一项针对 20 名英国患者的研究中发现，严重光敏性银屑病在年轻患者中出现，几乎只影响女性。虽然单色光谱仪的检测结果通常是正常的，银屑病皮损可能是由低剂量宽谱 UVA 照射直接诱导的，并非 Koebner 现象[2]。光化学疗法（PUVA）有助于这类患者[3]。

物理创伤

银屑病可发生在皮肤创伤和旧伤疤的部位，即 Koebner 现象，1877 年由 Heinrich Koebner 首次描述。银屑病的发病机制类似于伤口的加速愈合，有观点认为创伤可能启动激活固有免疫系统，随后特异性免疫激活、角质形成细胞增生和血管生成。多达 25%的患者在皮肤创伤部位出现银屑病皮损[1]，这在 HLA-C:06:02 阳性的患者中更为常见[2]。

发病机制

银屑病的病理改变包括表皮增生、真皮和表皮显著的炎症浸润、真皮血管增生、皮肤神经/神经递质组织异常。许多分子相互作用导致这些病理异常和皮损表现。

正常基底层的角质形成细胞增生、分化，在表皮层逐渐上升至角质层并出现衰老。整个周期在健康人大约需要 30 天。在银屑病斑块，基底层细胞增生、通过表皮层速度增快但分化程度降低。从而出现表皮突增长、棘层增厚和颗粒层缺失[1]。在活动期斑块，角质形成细胞从基底层通过表皮的时间只需 4～5 天。值得注意的是，银屑病患者的正常皮肤具有异常的表皮动力学[2,3]。

银屑病表皮角质形成细胞异常增殖提示这是银屑病的主要异常改变。尽管已知该病真皮和表皮存在炎症浸润，但在 20 世纪 80 年代初之前，角质形成细胞的异常一直被认为在银屑病发病机制中具有首要作用。环孢素对银屑病治疗有效提示活化的 T 细胞在银屑病的发病机制中发挥至关重要的作用[4]。然而，目前已知角质形成细胞表达新环素（与环孢素结合）和钙调磷酸酶，环孢素可能直接影响角质形成细胞产生细胞因子[5]。IL-2 DAB 是一种融合蛋白，可选择性地将白喉毒素传递给活化的 T 细胞，其在银屑病治疗中的有效性也为这一理论提供了证据[6]。

大量的免疫组织化学研究报道了银屑病皮损内的多种免疫细胞。与患者正常皮肤、健康对照皮肤相比，银屑病患者皮损中固有免疫系统的巨噬细胞、中性粒细胞、肥大细胞、浆细胞样树突状细胞、自然杀伤细胞的数量显著增多[7]。虽然银屑病患者正常皮肤的表皮中朗格汉斯细胞数量与正常人群基本相同，但是在 TNF-α 作用下其移出表皮的能力减弱[8]。

银屑病的免疫激活机制尚不完全清楚，目前已有数种机制被提出。对病毒感染和细胞内细菌的经典免疫应答包括 Th1 和 Th17 细胞因子及 $CD8^+$ T 细胞的存在。银屑病可能是由于对共生的病毒或细菌产生炎症反应并发生不适当的持续激活。已经提出了各种模型，将固有免疫系统激活与启动银屑病斑块形成相联系。皮肤的损伤或感染导致抗菌肽的产生和 Toll 样受体的激活增加。抗菌肽 LL-37 与自身 DNA 结合，从而导致 Toll 样受体 9 被绑定和激活，并诱导浆细胞样树突状细胞产生干扰素 α[9]。LL-37 也与自身 RNA 结合，诱导髓系树突状细胞产生 TNF-α、IL-6 和 IL-23[10]。这导致适应性免疫系统的 T 细胞活化，特别是 Th17 细胞的活化，进而激活角质形成细胞增殖并产生多种趋化因子和抗菌肽[10]。活化的 T 细胞包括 Th1、Th17 和 Th22 细胞，而 Th2 细胞缺乏。在银屑病斑块中 IL-2、IL-8、INF-γ、TNF-α、IL-15、IL-17、IL-22 和 IL-23（10、11）水平增加[10,11]；而 IL-4、IL-10 等 Th2 细胞因子明显缺失。T 细胞的活化是单克隆的，提示抗原特异性激活，但对银屑病抗原的自然属性仍不清楚。

T 细胞的细胞因子如 IFN-γ、TNF-α、IL-6、IL-22 可导致角质形成细胞增殖及趋化因子（如 CCL20 及 CCR6）和抗菌肽的生产[10,11,13]。IL-20 家族的细胞因子包括 IL-19、IL-20 和 IL-24 也会导致角质形成细胞增殖。这些细胞因子导致固有免疫细胞的激活，包括 IL-17 激活中性粒细胞、抗原呈递树突状细胞，进而激活 T 细胞和"炎症环"的自我循环延续[10,11]。调节性 T 细胞本应抑制"炎性环"的形成，但在银屑病中存在功能缺失[14]。因此，银屑病经常被描述为固有免疫系统、T 细胞和皮肤系统之间存在复杂的相互作用，其免疫反应与类风湿关节炎、多发性硬化症及 1 型糖尿病相似但又有其独特特点。

银屑病与其他免疫性疾病的差异非常有趣。银屑病尚未发现存在自身抗体。这与克罗恩病类似，但与风湿性关节炎、多发性硬化症及自身免疫性疾病如 Grave 病等不同，这可能与银屑病中缺乏 B 细胞活化相关。银屑病不发生组织破坏和瘢痕形成[15]。这可能与表皮再生功能相关。

组织病理学

早期的改变

真皮血管扩张、乳头水肿和白细胞浸润在银屑病早期皮损的表皮改变之前出现[1]。接着出现致密的角化过度、颗粒层消失和表皮轻度增生。角质形成细胞的有丝分裂象、海绵状水肿伴白细胞浸润可见于表皮的下部。在以正角化为主的角质层散在角化不全，伴有或不伴有中性粒细胞。在 Malpighian 层，中性粒细胞聚集形成特有的海绵状 Kogoj 微脓肿[2]（图 35.2）。表皮增生，表皮突呈棒状延伸，真皮乳头血管明显扩张、扭曲，且伴有单个核细胞和中性粒细胞浸润[1,3]。

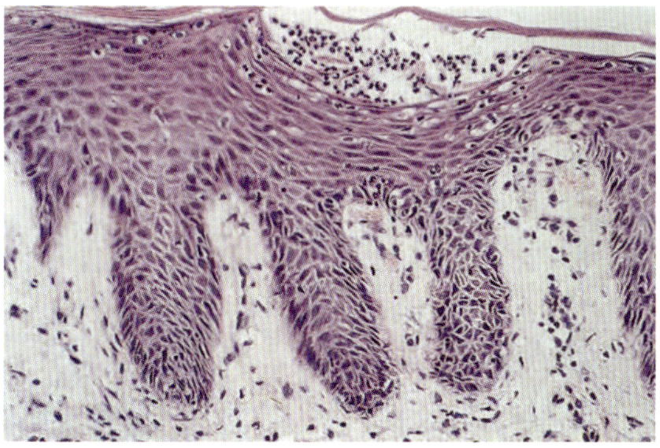

图 35.2　银屑病：表皮内海绵状脓肿（Kogoj）
H&E，×100。（由英国伦敦圣约翰皮肤病研究所提供）

成熟斑块的病理改变

角质层局部角化过度、角化不全、中性粒细胞聚集（Munro 微脓肿）（图 35.3），颗粒层变薄或缺失，表皮下层增生、出现 Kogoj 脓肿，表皮突延伸，乳头上表皮变薄等可见（图 35.4）。表皮突通常是棒状的，分枝或融合在其底部，单个核细胞于表皮下半部分浸润。乳头层扩张、扭曲的血管几乎触及变薄的乳头上表皮层，伴单个核细胞和中性粒细胞混合浸润，可见溢出的红细胞。表皮层白细胞浸润的现象在乳头上部位较为明显[3,4]。

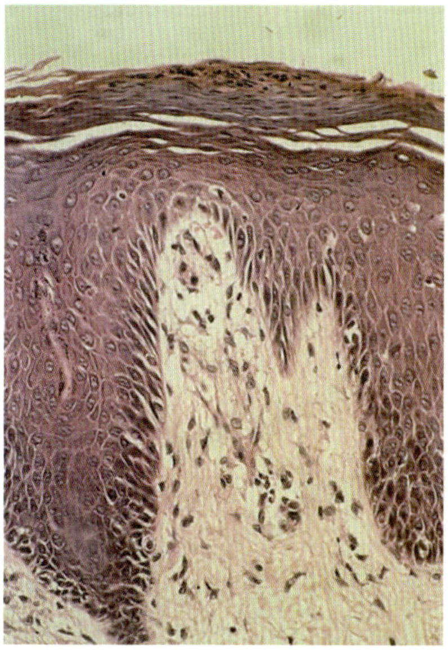

图 35.3　银屑病：皮损角质层 Munro 微脓肿形成
H&E，×200。（由英国伦敦圣约翰皮肤病研究所提供）

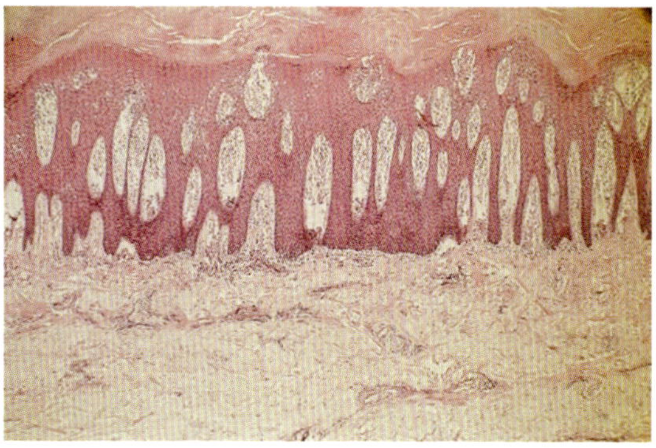

图 35.4　银屑病表皮不规则增生伴乳头上变薄
H&E，×50。（由英国伦敦圣约翰皮肤病研究所提供）

临床特征

病史

瘙痒通常是大多数银屑病患者都伴有的主要症

状，影响睡眠，导致生活质量下降[2,3]，虽然其程度没有特应性湿疹那么严重[1]。不稳定型、红皮病或脓疱型银屑病常伴有皮肤紧绷和灼烧感[2,3]，皲裂部位常有疼痛感，后者常出现在掌跖或皱褶部位[4]。鳞屑脱落是另一明显的症状，如头皮银屑病，常令人感到尴尬。该病皮损及症状可严重影响患者的人际关系、日常活动及职业，可通过相关的调查问卷来进行评估。

银屑病可于任何年龄首次发病，一般发病较早的患者更常伴有银屑病家族史。该病的病程、复发及缓解的频率因人而异。应询问发病诱因，并注意患者对之前治疗的反应。询问患者受累部位非常重要，因为患者很少提及一些特殊部位如肛周-外生殖器部位[5]。应详细询问患者病史，包括是否有常见共患疾病的症状，尤其注意询问关节症状。

临床表现

斑块型银屑病是银屑病最常见的类型，占所有病例的80%～90%[1]。该病为丘疹鳞屑性皮肤病，主要依据典型的皮损特征及分布特点而进行诊断。典型的病变是红色鳞屑性的斑块，边界清晰（图35.5）。斑块周围常环绕一圈发白的环状区域，即Woronoff晕或环（图35.6a，b）[2]。皮损单发或多发，数目不一。

当多发时，病变通常形态一致，相对对称地分布于头皮、躯干及四肢的伸侧。皮损直径从1厘米到数厘米不等，呈椭圆形或不规则形。小斑块可融合为大斑块，常见于腿部和骶部。皮损一般从中心开始消退，形成环状或弓形外观。线状和几何形状的皮损可因创伤引起的同形反应（Koebner现象）而出现（图35.7）。

斑块呈一种饱满的红色，有时称为“鲑肉色”（图35.8），色调特殊，与湿疹和单纯苔藓不同。颜色的识别对于掌跖部位和头皮银屑病的诊断具有重要价值。在浅色皮肤患者，皮损颜色也相对较浅，几乎呈品红色。在深色皮肤患者，皮损颜色几乎无典型特征（图35.9）[3]。斑块经治疗后红斑仍可持续数月。炎症后色素减退及色素沉着也很常见，偶尔斑块消退后雀斑样痣可持续存在（图35.10）[4]。

大部分银屑病斑块上覆盖银白色的鳞屑，其厚度有较大的差异（图35.11）。在局部治疗后和皱褶处的皮损鳞屑很少。当鳞屑不明显时，轻刮皮损常出现鳞屑，这有助于不典型皮损的诊断。剥除鳞屑后可见一层平滑而有光泽的红膜，伴点状出血，即真皮乳头上方的表皮被“撕裂”（Auspitz征，图35.12）。银屑

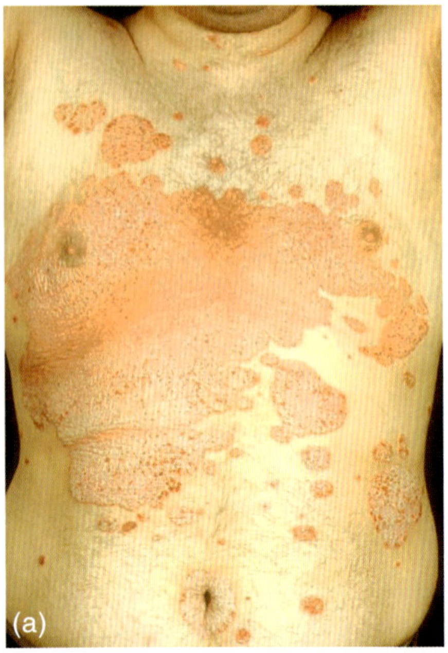

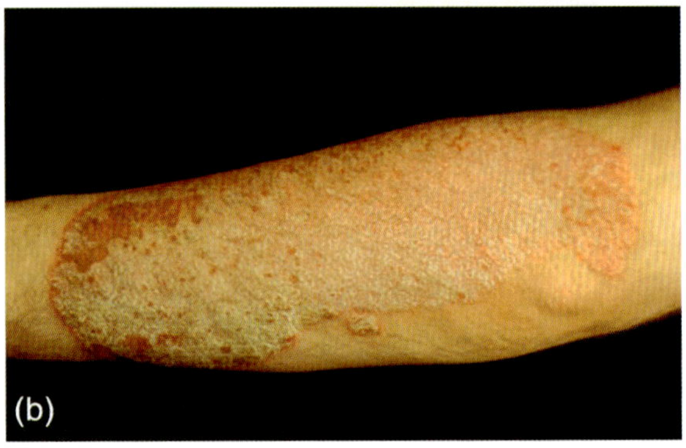

图35.5 （a，b）典型皮损为边界清楚的红色鳞屑性斑块

病表皮增厚的特征使病灶从皮肤凸起，易于触及。有证据表明，不同患者未经治疗的斑块厚度不同，但同一个体皮损厚度则相对恒定，可以用来预测对治疗的反应[5]。

这些有助于诊断的特征可能不会同时出现于同一个患者，且不一定出现在每一位患者，有时不典型或缺如。斑块状银屑病的多种形态学特征使一些学者尝试根据其表型进行重新分类，并推测该病包括几种不同的病种[5-7]。

特殊部位的银屑病

头皮银屑病

头皮是斑块状银屑病最常见的发病部位之一且通常为首发部位。头皮皮损可弥散分布于整个头皮，或呈大小不等的斑块散发[1]。斑块可非常肥厚，以枕部为著。斑块往往局限于毛发生长的区域，可延伸到发际线和耳周以外较小的范围。皮损区域头发生长速度正

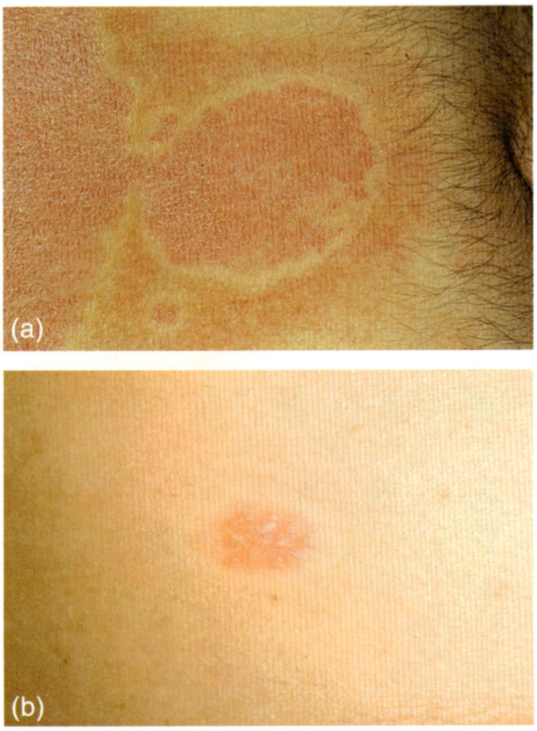

图 35.6　斑块周围常环绕一圈发白的环状区域，即 Woronoff 晕或环

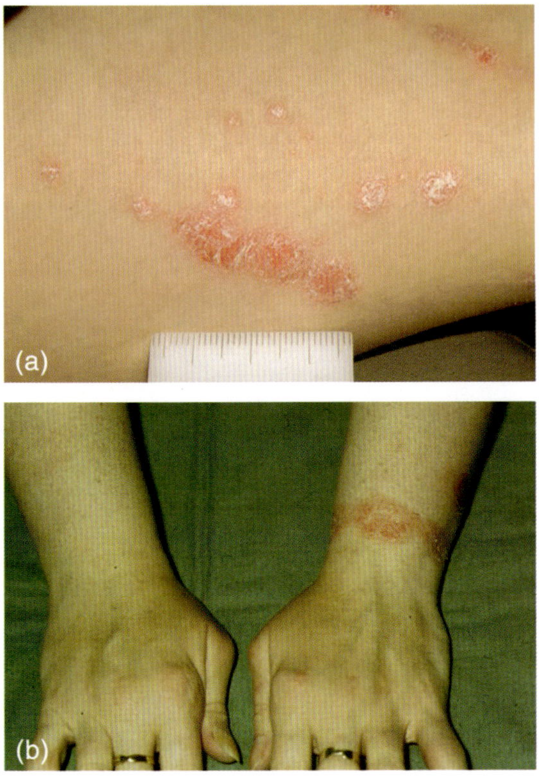

图 35.7　(a)Koebner 现象：划痕处出现银屑病；(b)手表摩擦诱发的银屑病

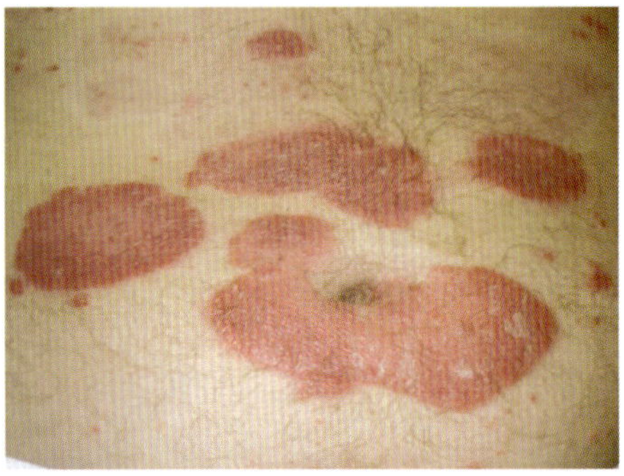

图 35.8　斑块颜色呈一种饱满的红色
（由英国伦敦圣约翰皮肤病研究所提供）

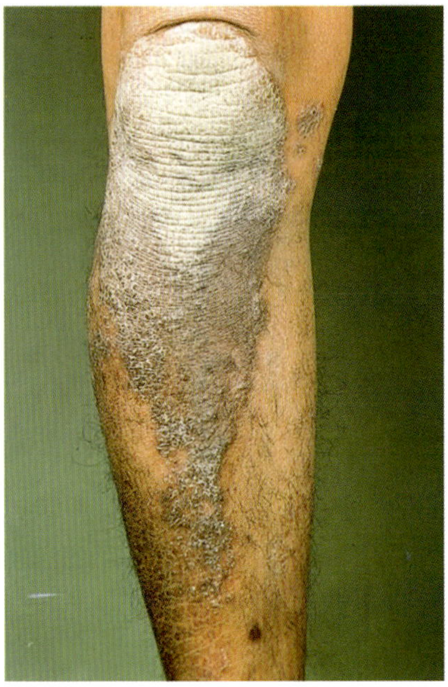

图 35.9　在深色皮肤的患者，皮损颜色无典型特征
（由英国伦敦圣约翰皮肤病研究所提供）

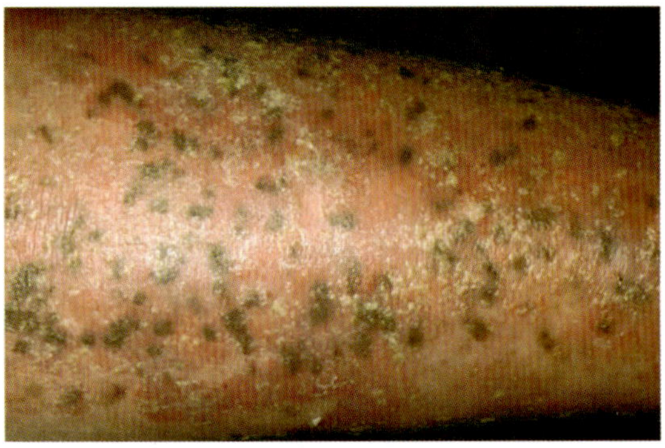

图 35.10　银屑病斑块中的雀斑样痣

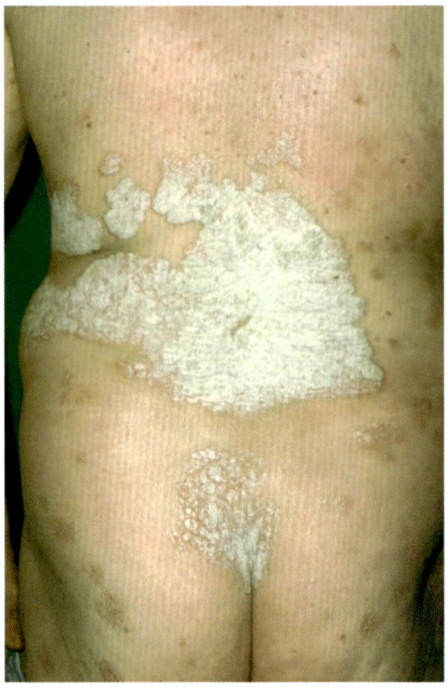

图 35.11　多数银屑病斑块覆盖银白色鳞屑，其厚度有较大的差异

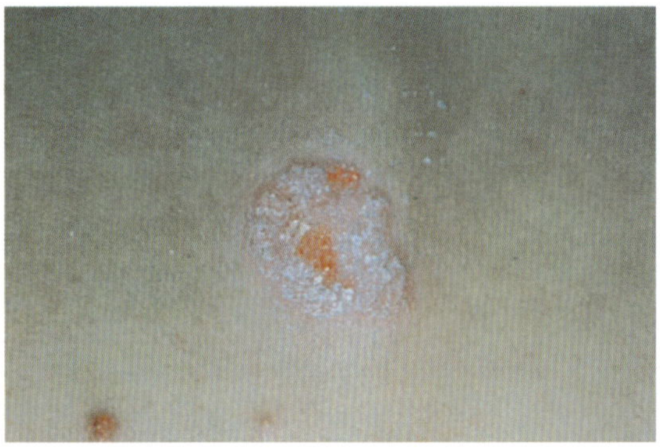

图 35.12　Auspitz 征

轻轻刮除乳头层上方表皮的薄屑，可见点状出血。（由英国伦敦圣约翰皮肤病研究所提供）

常[2]，很少引起脱发，但也偶有出现[3]。红皮病型银屑病与严重脱发相关，积极的局部治疗也会出现类似情况。有一种皮疹表现为石棉样鳞屑性斑块，鳞屑牢牢附着在头皮和相关毛发上，被称为石棉状糠疹（癣）[4]（图 35.13）。这种情况好发于儿童和年轻人，被认为是一种非特异性的反应，也可见于其他头皮鳞屑性皮肤病。它可能是银屑病其他症状出现之前的早期表现。石棉状糠疹可出现脱发，有时是瘢痕性的。

毛囊银屑病

银屑病可导致躯干、四肢的毛囊性损害（图 35.14），可单独出现，也可同时伴有斑块型银屑病。

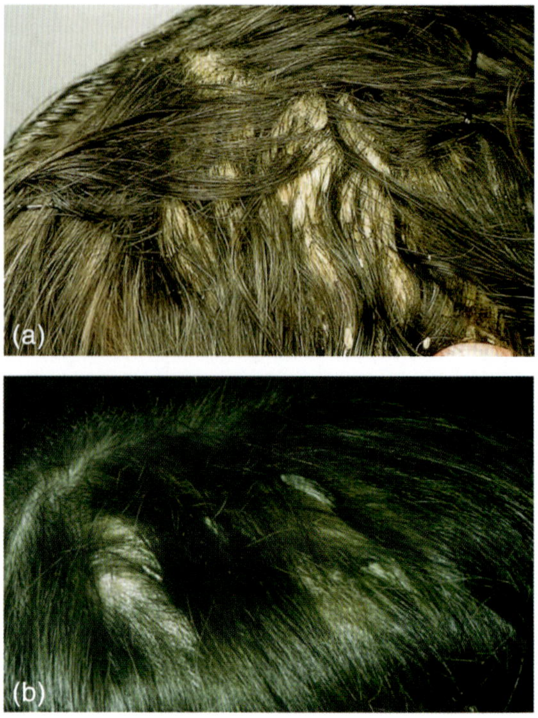

图 35.13　(a)该病常首先出现于头皮，可表现为石棉状糠疹；(b)以石棉状糠疹为表现的银屑病

（由英国伦敦圣约翰皮肤病研究所提供）

毛囊性银屑病皮损比点滴状银屑病典型病灶略小，可群集或散在分布[1,2]。对于儿童患者有时难以与毛发红糠疹区分。

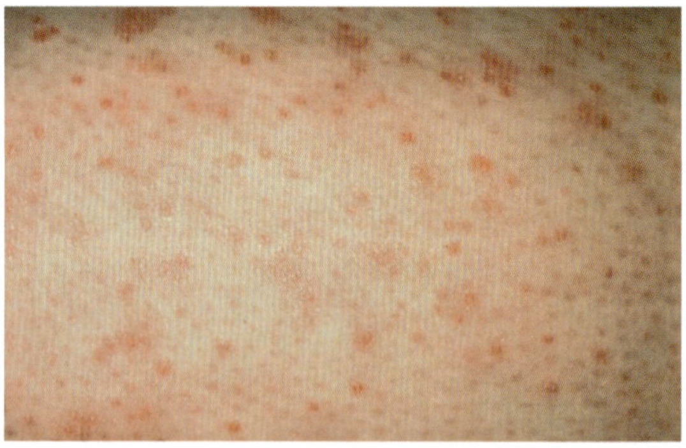

图 35.14　环绕毛囊口的银屑病皮疹（毛囊型银屑病）

脂溢型银屑病

通常表现为境界清楚的薄红斑片，鳞屑多少不一，分布于鼻周、外耳、眉间、发际线、胸前和肩胛区等脂溢性皮炎的好发部位[1]。可伴发于斑块状银屑病。但单独出现时，难以与脂溢性皮炎相鉴别，可能与银屑病 Koebner 现象有关。除皮脂溢出较多的区域外，面部受累在成人中并不常见且通常提示皮损在其他

区域的广泛分布[2]。

屈侧银屑病(反向性银屑病)

累及腹股沟、腋窝、乳房下(图 35.15)、臀沟、脐部(图 35.16)及其他皮肤皱褶部位的银屑病在老年人相对多见且与肥胖有关[1]。屈侧受累常见于伴有其他部位斑块型银屑病的患者。少数情况下,皮损仅局限于皱褶部位,有时被称为反向性银屑病[2]。反向性银屑病可以是原发性损害,也可继发于皱褶部位的感染性或脂溢性皮肤病的 Kobner 现象。对于抗细菌和抗真菌外用药无效时应考虑该病的可能性。皱褶区域的斑块较薄,鳞屑明显减少或消失,因此难以确诊。与其他区域的银屑病一样,该区域皮损也无汗[3],但周围皮肤的多汗症可引起浸渍和摩擦,从而改变皮损的外观,但其特有的颜色不变。皮损表面光滑,在皮肤皱褶较深的部位常形成裂隙,以臀沟部位常见。皮损通常边缘清楚,除非伴有继发感染或药物性皮炎,而后两种情况并不少见。使用餐巾的区域受累(银屑病餐巾疹)可能是婴儿银屑病的首发表现[4]。

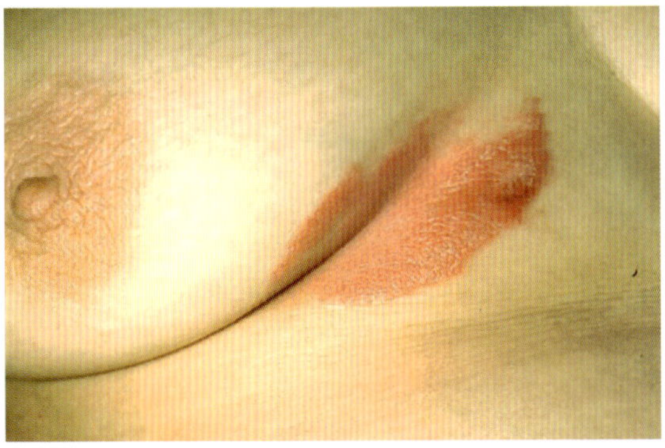

图 35.15　乳房下的屈侧银屑病

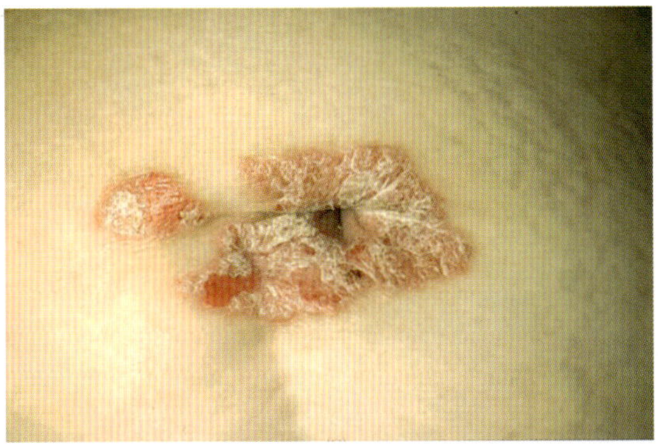

图 35.16　脐部的屈侧银屑病

外阴银屑病

由于外阴也可被认为是一种屈侧的皮肤,因此该部位的银屑病与屈侧银屑病相似。外阴银屑病虽可单独出现,但常伴有屈侧银屑病,较少伴有斑块型银屑病。该部位皮损可引起一些特殊的性功能问题[1,2]。

银屑病可累及阴囊和阴茎,但龟头皮损最常见。在接受过包皮环切术的患者,龟头皮损与其他部位的斑块相似。在未行包皮环切的患者,斑块缺少鳞屑,但皮损边界清晰且具有特征性的颜色(图 35.17)。由于该病与红斑增生病(增殖性红斑)及浆细胞性龟头炎临床表现类似,如果其他部位无典型皮损,则有必要进行病理活检。

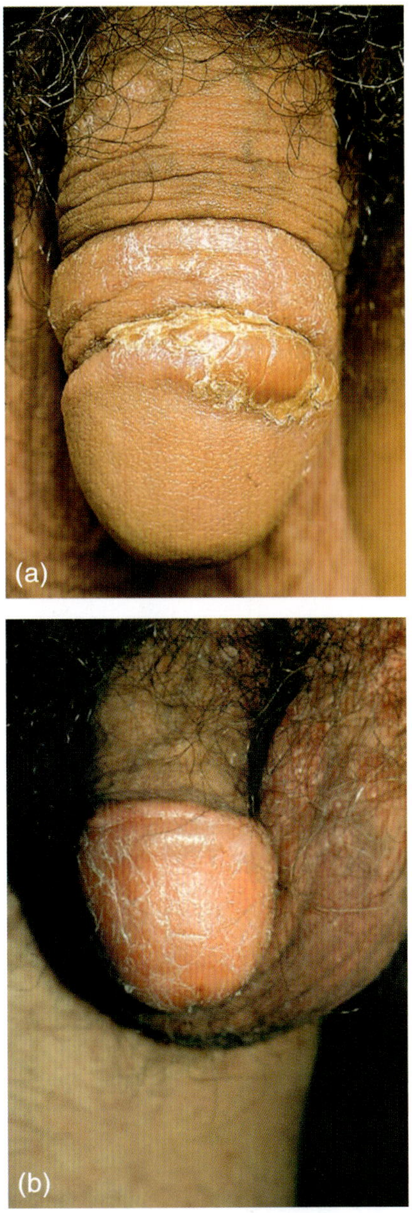

图 35.17　(a)接受过包皮环切术者的阴茎银屑病(由英国伦敦圣约翰皮肤病研究所提供);(b)接受过包皮环切术者的皮损具有银屑病的典型特征

女性外阴受累常伴剧烈瘙痒。以大阴唇部位的对称分布、界限清楚、无鳞屑的红色薄斑块最为常见(图35.18)。银屑病是儿童慢性外阴炎的常见病因之一,而成人患有慢性红斑性外阴炎且无阴道炎者应考虑到该病的可能性[3]。

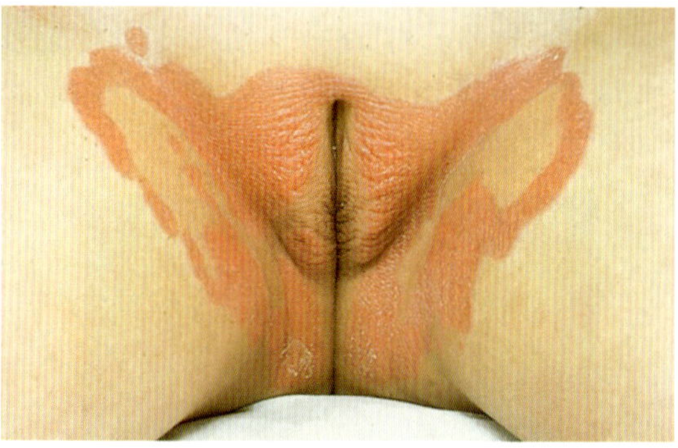

图35.18 位于大阴唇的银屑病斑块较薄且边界清楚
(由英国伦敦圣约翰皮肤病研究所提供)

非脓疱型的掌跖银屑病

银屑病在手掌和足跖可表现为典型的鳞屑性斑块,搔抓后可出细碎银色鳞屑(图35.19);也可表现类似单纯型苔藓及角化过度型湿疹的边界不清的斑块;或者表现为脓疱病;偶尔会以多种类型混合出现[1]。银屑病和湿疹通常难以鉴别,有时可能会交替出现。腕部、前臂或手掌处的皮损边界清晰且无水疱有助于银屑病的诊断(图35.20)。手指关节背面皮肤常增厚呈暗红色。在手足其他部位的皮损则具有银屑病的典型特征。可能与创伤或职业刺激有关[2]。

甲银屑病

银屑病患者的甲生长速度相对快一些[1]。甲营养不良可伴发于所有类型的银屑病,也偶可单独存在。对其发病率的估计相差很大。虽然临床上对于轻微的甲损害难以确定(如点状),但是通过超声检查在多达73%的斑块型银屑病患者中发现指(趾)甲损

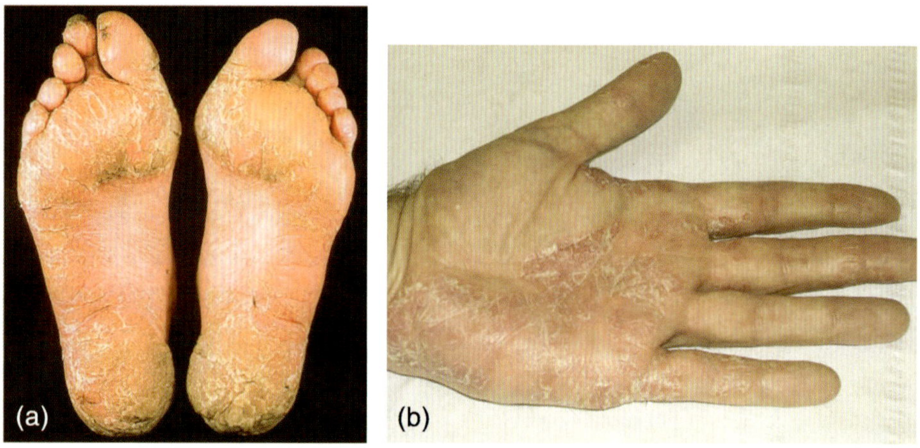

图35.19 (a)掌跖部位银屑病可表现为典型鳞屑性斑块(由英国伦敦圣约翰皮肤病研究所提供);(b)手掌上典型的银屑病斑块

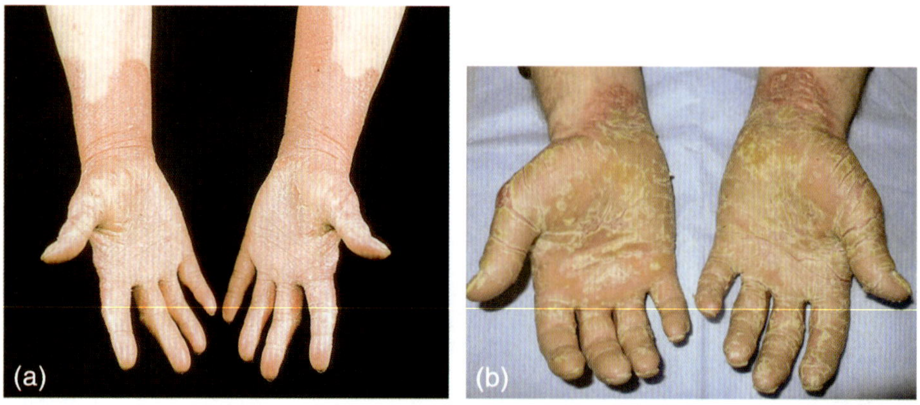

图35.20 (a)腕部或前臂皮损边界清晰且无水疱是有助于诊断的临床特征(由英国伦敦圣约翰皮肤病研究所提供);(b)严重的手掌银屑病

害[2]。在随机时间点，通过临床检查发现约有 40% 的病例伴甲损害[3]，患者一生中出现甲损害的概率更高。甲银屑病与皮损面积大、病程长、银屑病家族史及银屑病关节炎相关。在德国的一项研究中，银屑病关节炎发生率超过甲银屑病 2 倍[3]。

银屑病可累及甲母质、甲床和甲下皮等甲的任何部位。甲母质病变表现为甲板的点状凹陷、嵴状突起和沟槽。点状凹陷（图 35.21）是指甲病变最常见的表现，直径约为 1mm，有时呈纵向排列。甲床病变可表现为甲下"油滴样"改变，形态具有高度特异性（图 35.22）[4]。甲床病变还可引起甲下角化过度、碎片状出血和远端甲剥脱（图 35.23）。趾甲甲床的银屑病和甲真菌病在临床上难以鉴别，且常同时存在[5,6]。

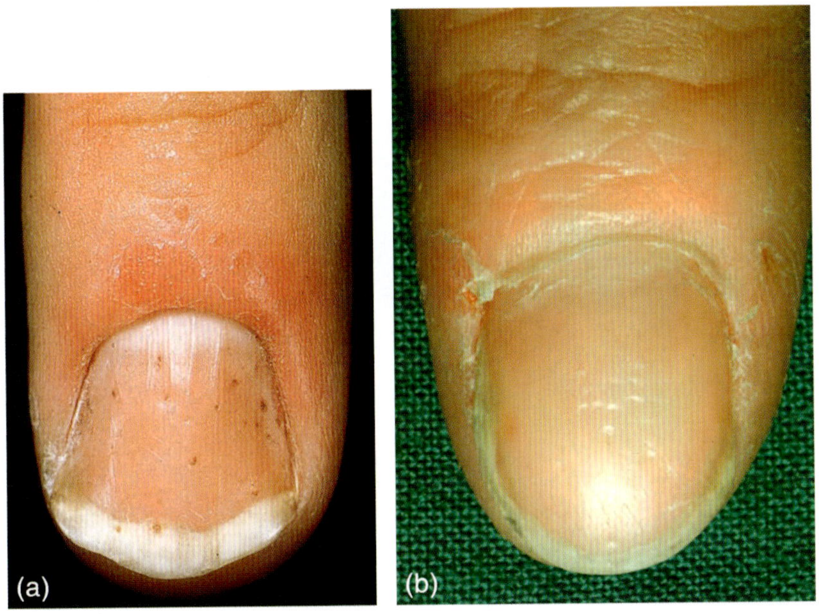

图 35.21 (a)银屑病甲呈点状凹陷（由英国伦敦圣约翰皮肤病研究所提供）；(b)银屑病指甲点状凹陷

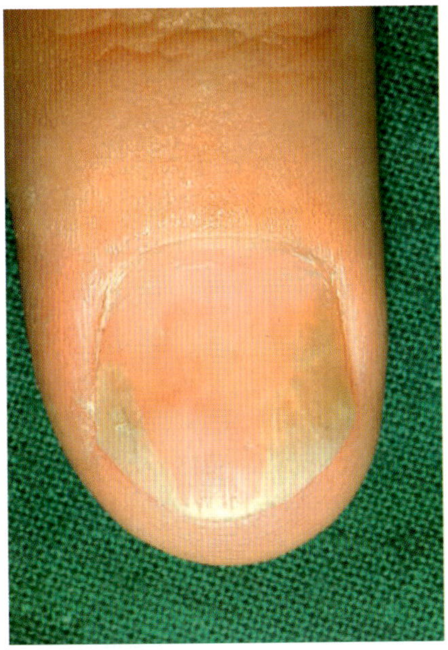

图 35.22 鲑鱼斑（"油滴"）伴甲远端剥脱

黏膜病变

银屑病是否累及口腔黏膜仍有争议[1]。真正的银屑病黏膜受累罕见。地图舌（良性游走性舌炎）（图 35.24）和裂纹舌在银屑病患者较健康对照者多见[2,3]。银屑病和地图舌均与 HLA-C:06:02 相关，提示两者存在关联性[4]。但地图舌是否为银屑病的口腔表现仍有待确定。

眼部病变

银屑病可直接影响或通过相关的免疫反应而间接影响眼部结构。眼睑或睑缘受累引起的睑缘炎及其相应表现，是银屑病最常见的眼部并发症。据报道，慢性非特异性结膜炎在银屑病中常见，眼干燥症也可见于该病[1]。角膜炎罕见。葡萄膜炎是一种重要的免疫介导的疾病，与皮损分布广泛的银屑病相关[2]且与银屑病关节炎相关性更强[3]。

临床类型（基于形态学及自然病程）

急性点滴状银屑病

表现为突然出现的泛发全身的点滴状小皮疹（图

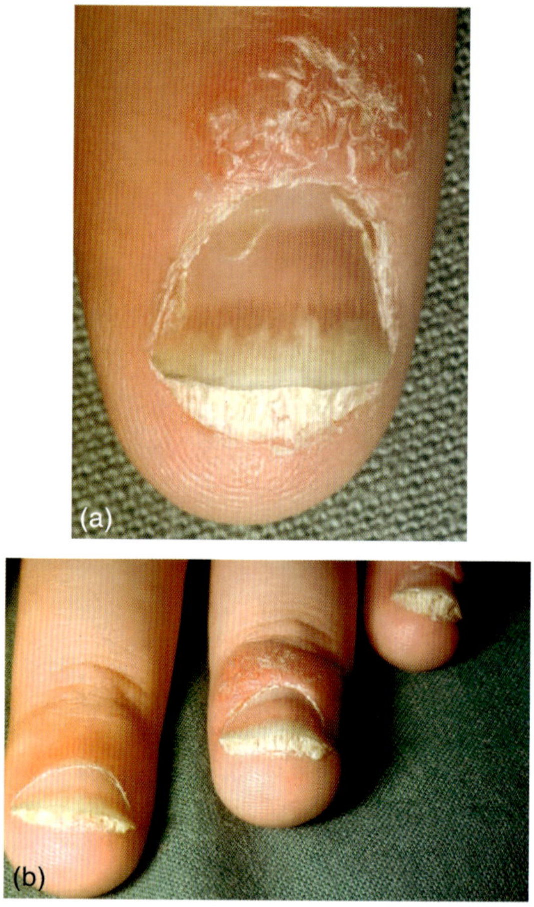

图 35.23 (a)银屑病甲下角化过度伴远端甲剥离；(b)明显的银屑病甲下角化过度

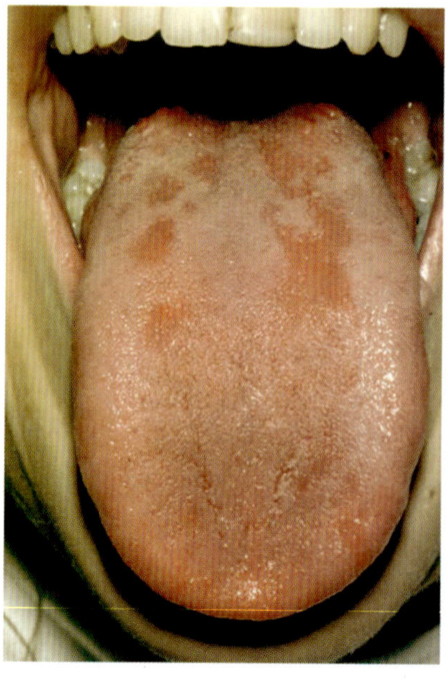

图 35.24 银屑病患者伴地图舌

35.25)。它应与小的斑块型银屑病和毛囊性银屑病相鉴别，后两者为慢性病程。一项研究中，约 12%的银屑病患者曾患急性点滴状银屑病[1]。该类型皮损常见于儿童和青年且可为该病的首发表现。可能是首次出现银屑病。常在 A 组链球菌引起咽炎数周后出现，约 60%患者血清学阳性[2]。在斑块型银屑病成年患者也可发生急性点滴状银屑病，这种情况在儿童期已发病的患者中更为常见[3]。

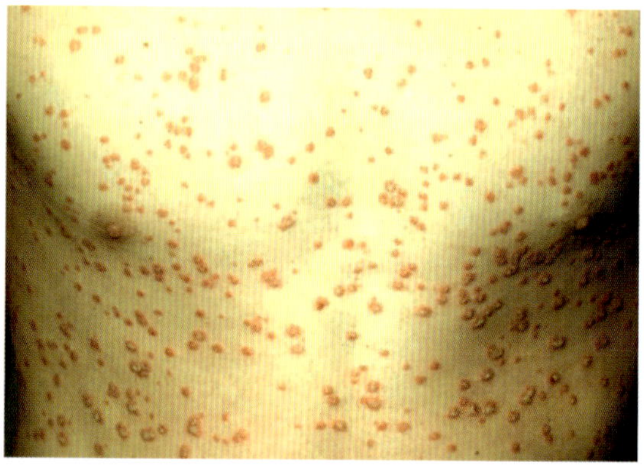

图 35.25 一青年男性点滴状银屑病患者，皮损分布广泛

急性点滴状银屑病早期皮损鳞屑较少。皮损直径 2～3mm 至 1cm，呈圆形或类椭圆形。它们或多或少相对均匀地分布于全身，以躯干和四肢近端为主，在面部、耳部和头皮相对较少，在足跖罕见。面部皮损较为稀疏、难以识别且迅速消退。虽然皮损通常数目众多，但偶尔仅有数枚出现，早期皮损颜色并不典型。主要根据鳞屑的特性、分布特点及近期感染的证据进行诊断。通常 3 个月左右皮损消退。较少数患者转为斑块型银屑病[4]。

不稳定性银屑病(活动性银屑病、炎症暴发期银屑病)

与长期稳定的斑块型银屑病相比，在一些患者或病程中某些阶段，病情活动性显著增加，皮损增大、变红(图 35.26)，并新发许多小斑块。患者可能主诉皮损疼痛或瘙痒。Koebner 现象在这一时期更为常见[1]。疾病的发展转归难以预测。皮损可恢复至稳定状态，或进展为局限性脓疱型银屑病或红皮病型银屑病。患者可能会反复出现稳定和不稳定状态交替的情况。已知的发病诱因包括停止系统应用糖皮质激素或局部应用强效糖皮质激素制剂、使用焦油或地蒽酚等刺激性的药物、急性感染、低钙血症等，可能与严重的情绪波动也有关。在疾病不稳定期，患者血清 IL-17 和 IL-1 受体拮抗剂水平较高[2]。

红皮病型银屑病

红皮病型银屑病较少见，占银屑病患者 1%～

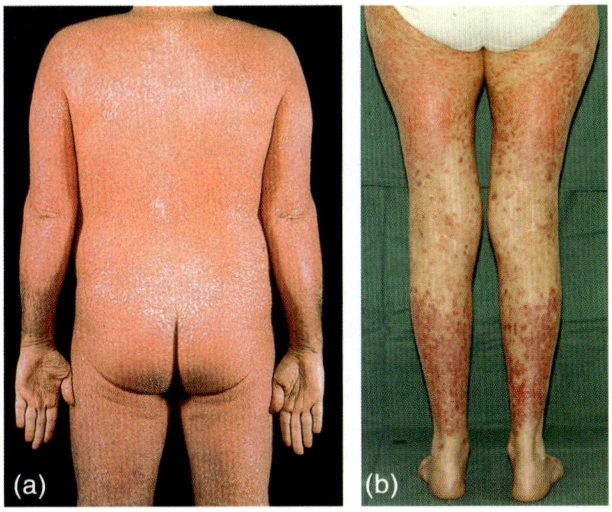

图 35.26 (a)急性不稳定性红皮病型银屑病(由英国伦敦圣约翰皮肤病研究所提供);(b)表现为分布广泛的焰火红色斑块的不稳定性银屑病

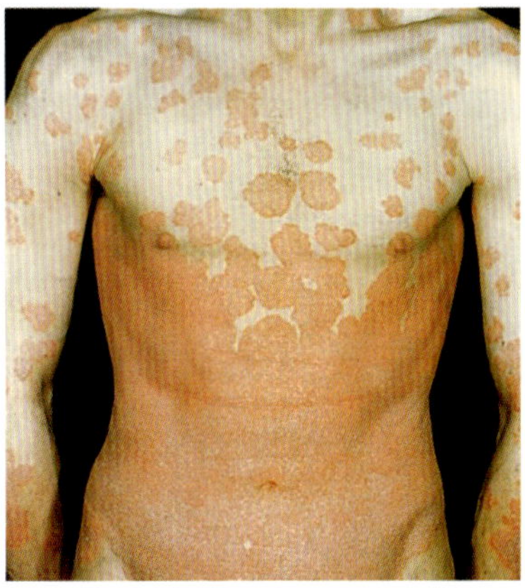

图 35.28 红皮病型银屑病可呈慢性病程,由泛发的斑块型银屑病逐渐进展而来
(由英国伦敦圣约翰皮肤病研究所提供)

2%,累及全身大部分或全部皮肤[1,2]。银屑病导致的红皮病约占红皮病总患者数的 25%[3]。该病可呈慢性,由斑块型银屑病逐渐进展而来(图 35.27)。也可呈急性,为不稳定性银屑病的一种类型(图 35.28)。病程慢性者,通常无系统症状,皮损具有银屑病的典型特征,局部有未受累的正常皮肤区域。对温和的局部治疗耐受性良好,总体预后良好。病情急性者通常由环境因素或治疗而诱发,这些因素主要包括系统性疾病、酗酒、应用抗疟药、局部药物刺激、紫外线照射及

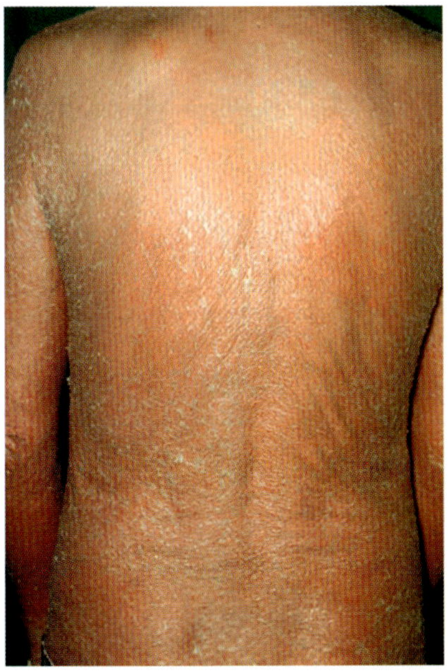

图 35.27 一红皮病型银屑病老年男性患者

停止系统应用糖皮质激素、环孢素及甲氨蝶呤等。

患者可发热并有系统性症状。重力性水肿常见。常伴剧烈瘙痒。全身皮肤可完全受累,缺乏银屑病典型皮损的特征性表现。该型与泛发性脓疱型银屑病有临床重叠现象。如未经治疗,则病程延长,反复加重,并有一定程度的死亡率。因皮肤功能丧失而导致的并发症主要有败血症[4]、低温或高热、低蛋白血症、贫血、脱水及充血性心衰等。

脓疱型银屑病

见 35.31 页。

不典型银屑病

银屑病作为一种常见的皮肤病,皮损是变化的,不典型银屑病是常见的。许多位于特殊位置的银屑病被报道,如累及指(趾)及指(趾)间型。疣状皮损尤其好发于腿部。蛎壳状(Rupioid)、象皮样(elephantine)、牡蛎壳样银屑病(ostraceous)有时被用来描述严重的角化过度型斑块。蛎壳状银屑病(rupioid psoriasis)指帽贝样的圆锥形斑块。象皮样银屑病(elephantine psoriasis)用来描述一类不常见的巨大、厚实且长期存在的鳞屑性斑块,通常分布于背部、上肢和臀部(图 35.29)。牡蛎壳样银屑病(ostraceous psoriasis)指一种环状的角化过度性病变,表面呈凹形,像牡蛎壳。

其他特殊类型的银屑病(根据年龄、发病诱因等)

线状和节段性银屑病

真正的线状或节段性银屑病,病变为单侧或沿 Blaschko 线分布,极为罕见(图 35.30)。当线状银屑病单独出现时,称为独立的线状银屑病;当线状银屑

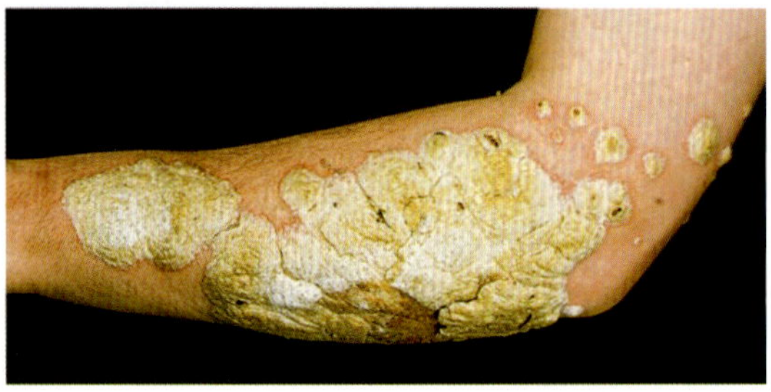

图 35.29　象皮样银屑病：伴重度角化过度的大斑块
（由英国伦敦圣约翰皮肤病研究所提供）

病与非节段性斑块型银屑病伴发时，称为叠加型线状银屑病（superimposed linear psoriasis），后者更为多见（图 35.31）。节段性病变通常早年发病，比伴发的非节段性银屑病皮损更严重，治疗也更困难[2,3]。节段性表现被认为是由银屑病易感位点杂合子的合子后丢失或合子后新突变引起的遗传嵌合现象[1]。

这一现象易与炎性线状疣状表皮痣相混淆，且需与非炎症型疣状表皮痣及前驱期带状疱疹部位的银屑病 Koebner 现象相鉴别。

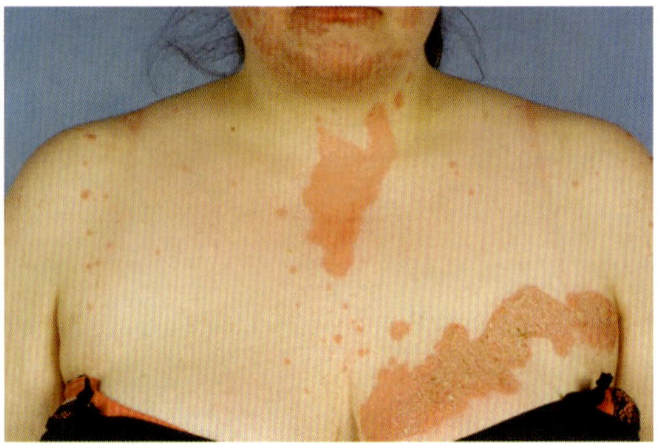

图 35.30　节段性银屑病

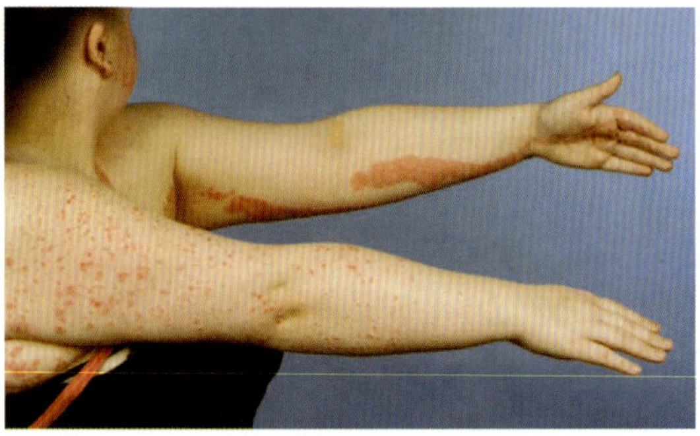

图 35.31　左上肢线状银屑病伴右上肢点滴状银屑病

儿童和老年银屑病

银屑病在儿童中常见，18 岁以内的累计患病率为 0.71%[1]。先天性银屑病非常罕见。一些研究显示女性患儿多于男性患儿[1,2]。儿童银屑病与肥胖、糖尿病等多种共患疾病显著相关[1,3]。尚无证据表明儿童期发病与成年病情严重有关[4]。

儿童银屑病的临床类型与成人相同，但各型构成比有所不同。由于皮损面积小或皮损不典型，婴儿银屑病较难确诊。使用餐巾的部位常常是最先受累的部位。无论是否伴有其他部位的皮损，2 岁以下儿童餐巾区银屑病最常见[5]，表现为边界清晰的红色斑片，无鳞屑附着[5]。该部位皮损应与刺激性接触性皮炎、脂溢性皮炎相鉴别。儿童餐巾区脂溢性皮炎的诊断存在一定问题，因为相当一部分患者在成年后发展成斑块型银屑病[6]。

点滴状银屑病在儿童发病率高于成人，尤其对于 12 岁以下的儿童[7]。在年龄较大的儿童中，斑块型银屑病是最常见的临床表现，面部和肛门生殖器部位发病者亦多见成人[5,7]。该病通常首发于头皮，可表现为石棉状糠疹（见图 35.13）。除了常见的临床类型，儿童期银屑病也可表现为其他几种类型。指（趾）间癣在儿童并不常见，脚趾间裂隙、糜烂可能是银屑病皮损。其他的屈侧银屑病也可出现（见图 35.18）。该病可与慢性睑缘炎表现类似，通常是单侧分布，于一侧眼睑出现一银屑病小斑块，延伸到眼睑边缘，或出现于近嘴角的脸颊处。儿童红皮病型银屑病和脓疱型银屑病少见。脓疱型银屑病可以是该病的首发表现，病程呈良性发展。虽然局限性脓疱型银屑病在儿童中极少见，但脓疱性角化不全病（一种慢性复发性鳞屑性脓疱性肢端皮炎，有时仅出现于一个甲周围）经常被证实为银屑病[8]。银屑病关节炎在儿童中相对少见。

对于老年银屑病，65 岁以后首次发病者比早年发病者皮损面积相对较小[9]。伴银屑病家族史者较少。斑块型银屑病伴明显头皮受累是最常见临床表现。反向性银屑病和红皮病型银屑病可能比早发性银屑病更为常见[10,11]，而点滴状银屑病和泛发性脓疱型银屑病较少见[9]。

药物诱发或加重的银屑病

见 35.4 页。

光线加重性银屑病

见 35.6 页。

HIV 诱发或加重银屑病

目前已知严重的银屑病、银屑病关节炎和 HIV 病毒感染相关。银屑病可以是 HIV 感染的首发表现，同样 HIV 感染也可导致原本已稳定的银屑病病情加重。斑块型银屑病是最常见的临床类型，好发于头皮和掌跖[1]。脂溢性银屑病、蛎壳状银屑病和红皮病型银屑病也很常见，几种类型皮损同时存在也并不少见[2]。银屑病在艾滋病相关免疫功能障碍的后期更常见，但也可在早期出现。HIV 感染导致银屑病加重的机制并不明确，而且还有些自相矛盾，因为辅助 T 细胞是 HIV 的主要靶细胞。可能的机制包括 HIV 导致调节性 T 细胞减少、记忆性 $CD8^+$ T 细胞数量增加、对树突状细胞数目的影响、作为超级抗原的 HIV 蛋白，以及银屑病与 HIV 病毒应答状态的基因变异存在重叠等[3]。一种说法是，HIV 影响外周血辅助性 T 细胞，对皮肤常驻的记忆性 T 细胞影响较小，后者在银屑病发病中发挥决定性的作用[4]。银屑病往往会随着病毒载量的减少而改善，尤其在高活性抗反转录病毒治疗时[5]。

鉴别诊断

根据上述银屑病的临床特征，一般足以做出诊断。但对于皮损不典型者，尤其在某些特殊的部位，或当该病与其他疾病共存或相互交替存在时，诊断较为困难。根据银屑病的类型和发病部位，需要鉴别的疾病见表 35.2。

表 35.2 不同类型及部位银屑病需要鉴别的疾病

慢性斑块型银屑病	点滴状银屑病	屈侧银屑病	红皮病型银屑病
单纯性苔藓	玫瑰糠疹	脂溢性皮炎	药物诱导
盘状湿疹	扁平苔藓	念珠菌性股癣	湿疹
扁平苔藓	慢性苔藓样糠疹	细菌擦烂	皮肤 T 细胞淋巴瘤/Sézary 综合征
毛发红糠疹	二期梅毒	变应性接触性皮炎	毛发红糠疹
鲍恩病		Hailey-Hailey 病	
体癣		朗格汉斯细胞组织细胞增生症	
皮肤型红斑狼疮			
蕈样肉芽肿			

脂溢性皮炎皮损颜色较浅，边界不清，表面覆以无光泽的糠状鳞屑。湿疹皮损有时呈银屑病样，尤其在腿部出现。手掌银屑病常被误诊为角化过度型湿疹。颜色、搔抓引起的鳞屑及边界清楚都是银屑病诊断的线索，特征性的指甲改变有助于疾病的确诊。当银屑病和扁平苔藓交替出现或合并存在时，往往难以诊断，尤其对于腿部、阴茎及手掌的肥厚性斑块难以鉴别。紫罗兰色、Wickham 条纹及口腔受累等是扁平苔藓的特征。单纯性苔藓可呈银屑病样皮损，以头皮和肘部皮损常见。加深的皮肤纹理、模糊的边缘及显著的瘙痒均是该病的特征且肘尖部位通常无皮疹。慢性苔藓样糠疹与点滴状银屑病皮损相似，但皮损通常分布不均匀，呈棕红色或橙棕色，覆以“云母样”鳞屑。念珠菌病颜色可呈与银屑病特征性颜色相似的亮深红色，以皮肤皱褶处尤为相似，但鳞屑往往局限于边缘内，大块皮损周围常可见脓疱、丘疹等卫星灶。股癣通常有清晰、多环形的边缘，但红色毛癣菌感染，尤其对于手癣，鉴别较为困难。糖皮质激素使用后鳞屑通常消失，需要通过真菌镜检和皮屑真菌培养进行诊断。

毛发红糠疹和继发性梅毒也须进行鉴别。毛发红糠疹与银屑病表现近似，尤其在红皮病状态。前者的颜色一般不太鲜明，深红色毛囊性损害易于识别，掌跖角化斑呈黄橙色。银屑病样梅毒疹对无经验者较难识别。如仔细查体，通常会发现湿疣、黏膜损害及梅毒的其他体征。位于掌跖的汗孔角化症、鲍恩病和佩吉特病的斑块、阴茎的红斑增生症也需与银屑病鉴别，但这些病变往往为单发。蕈样肉芽肿也可表现与银屑病类似。对于常规治疗无效的不典型表现的银屑病，应考虑该病的可能性，并进行相应的辅助检查如皮肤活检。此外，还应考虑两种炎症性皮肤病合并存在的情况，如银屑病患者同时出现过敏性接触性皮炎（及同形反应）。

严重程度分级

银屑病的生物学严重程度在不同患者之间差异很大，在一些患者随着时间而变化。对于疾病临床严重程度的评价，目前尚无证实有效或对临床有帮助的实验室标记。在最近一项综述显示目前存在 53 种评估银屑病严重程度的临床方法[1]，但无一是理想的。PASI(Psoriasis Area Severity Index)评分在临床试验和临床实践中应用最为广泛，其作为一种专业的评分标准已被多个欧洲临床治疗指南和系统性文献综述认可，可用于疾病严重程度和疗效的评价[1-4]。PASI 最初于 1978 年阿维 A 酯治疗银屑病临床试验中首次被用来评估疗效[5]。对头颈部、躯干、上肢和下肢等部位的皮损体表面积（affected body surface area，BSA）进行分别评估，并考虑到这四个区域体表面积的差异，分别采用校正因子进行校正。对各区域红斑、鳞屑、浸润的程度进行分级，综合评分范围为 0～72 分（表 35.3）。PASI 评分不适合评价斑块状银屑病以外的其他类型，如点滴状银屑病、脓疱型银屑病等使用皮损体表面积的百分比更合适。PASI 评分被认为具有非线性低响应分布的特点，因而对轻度银屑病的皮损变化缺乏敏感性[6,7]。PASI 评分计算较为复杂，静态医师总体评估评分（static Physician Global Assessment，sPGA）可能更适合于非专业化的评估[8]。后者对皮损红斑、鳞屑和浸润程度进行总体综合评估，评分范围为 5、6 或 7 分，从“皮损清除”到“非常严重”不等，该评估不包括对受累面积的评价。虽然标准化程度并不太高，但容易理解、使用简单方便。目前对于特殊部位的银屑病、脓疱型银屑病、儿童银屑病及深色人群患者有待相应的评价方法进行评估。

表 35.3 对每个区域红斑、鳞屑和浸润程度进行分级，综合评分为 0～72，即 PASI 评分

	厚度 0－4	鳞屑 0－4	红斑 0－4	×面积 0－6	总分
头部	a	b	c	d(a＋b＋c) ×0.1	＝A
上肢	e	f	g	h(e＋f＋g) ×0.2	＝B
躯干	i	j	k	l(i＋j＋k) ×0.3	＝C
下肢	m	n	o	p(m＋n＋o) ×0.4	＝D
					PASI＝A＋B＋C＋D

严重程度：0＝无，1＝轻度，2＝中度，3＝重度，4＝极重度。

皮损面积：0＝无，1＝0＜10％，2＝10％＜30％，3＝30％＜50％，4＝50％＜70％，5＝70％＜90％，6＝90％＜100％。

腋窝＝上肢，颈/臀＝躯干，外阴-腹股沟＝下肢。

除了 PASI、PGA 评分等对某一时间疾病临床活动性进行评估以外，还有对该病其他方面严重程度的评估。这些指标包括银屑病随时间推移的累积活动性、共患疾病（尤其是银屑病关节炎）、治疗反应性等，对健康相关生活质量（HRQoL）评分也非常重要。HRQoL 最常用的评估方法为皮肤病的生活质量指数（DLQI），它易于管理、验证及在临床试验和临床工作中应用[9]。该问卷包括 10 个问题，得分范围为 0～30 分，超过 10 分以上提示疾病对患者生活质量有严重的影响[10]。DLQI 局限性在于受患者年龄和性别因素的影响，而且对于疾病造成的心情、压力、睡眠、疲劳和成瘾行为等影响相对不敏感[11,12]。

最近发布了一些新的评价量表如 Skindex-17，而且一般生活质量评价量表如 SF-36 和 EQ-5D 已常应用于临床试验[13]。生活质量评分（如 DLQI）与银屑病严重程度评分（如 PASI）相关性不高，因为两者衡量的是疾病的不同方面[1]。面部、手部或生殖器的银屑病可能对生活质量有着与受累面积不成比例的影响，导致 HRQoL 评分较高而 PASI 评分较低。另外，低 PASI 和高 HRQoL 的不平衡提示合并抑郁，应考虑进行心理干预[14]。

银屑病的严重程度是连续分布的，虽然对其进行了分级，但阈值是任意、非标准化的。关于严重银屑病的定义，有学者以 PASI＞12 进行界定[15]，有学者指定为 PASI≥10 且 DLQI≥10[3,16]，也有学者定义为 PASI 或 DLQI＞10 或 BAS＞10％[17]。

并发症和共病

虽然银屑病从病史上看主要是一种对其他系统无危害的皮肤病[1]，但目前已逐渐认识到影响重要组织器官的多种系统性疾病在该病患者中的发病率和死亡率均升高[2]。疾病关联的模式已被确认，但这种“多发病率”的确切病因尚不明确，可能的原因包括遗传易感性的重叠、银屑病疾病本身的直接影响、银屑病治疗的影响及慢性病行为反应带来的后果等。也有一些证据显示某些疾病在银屑病中发病率减少，如皮肤感染较少见于早发性银屑病患者[3]。

免疫介导的炎症性疾病

银屑病关节炎是银屑病相关的最常见的炎症性疾病（见 35.40 页）。炎症性肠病（IBD）也很常见，这

一现象推动了对遗传机制研究的进程，尤其对固有免疫和关键 T 细胞分化通路方面。加拿大一项基于人群的研究显示，银屑病在 IBD 患者中约占 6%，并且在克罗恩病和溃疡性结肠炎中的患病率相似[1]。在一项对 33 981 名德国银屑病患者的研究中，克罗恩病(0.92%)或溃疡性结肠炎(1.09%)的患病率显著高于非银屑病人群[2]。另一项研究则显示，银屑病和银屑病关节炎患者发生克罗恩病而非溃疡性结肠炎的风险升高[3]。自身免疫性甲状腺炎、1 型糖尿病等其他免疫介导的疾病在同时患有银屑病和 IBD 的患者中发病率高于只有银屑病的患者[4]。

多项报道显示，银屑病与 CD 或 CD-相关抗体有关。最近瑞典一项基于人群的研究显示，在经活检证实的 CD 患者中银屑病发病风险增加了 2 倍[5]。以色列一项 12 502 名银屑病患者的病例对照研究也证实了这两种疾病存在相关性，其银屑病患者中 CD 患病率增加[6]。一些末端器官(end-organ)特异性自身免疫性疾病的发病风险可能增加，如斑秃、白癜风、荨麻疹、银屑病关节炎等，后者发病风险尤其增加[7]。

感染

众所周知，银屑病斑块上可能携带葡萄球菌[1]。应用不依赖细菌培养的现代分子生物学技术，在银屑病斑块检测出的微生物群与银屑病患者正常皮肤、正常人群皮肤的均不同[2]。尽管如此，银屑病皮损很少出现感染，屈侧银屑病偶尔会出现感染，尤其在皲裂出现时发生(如臀沟)。内源性抗菌肽(抗菌肽)的过度表达可能是银屑病皮肤对感染相对抵抗力较强的原因之一[3]。回顾性研究显示，银屑病可能是关节置换术中感染的危险因素[4]，因此骨科医师会推迟银屑病患者的择期手术，直到皮损得到充分治疗。

链球菌感染可以诱发银屑病。另外，一项前瞻性研究显示，银屑病患者咽炎的发生率是家庭成员的 10 倍，并且更易分离出咽喉炎相关的链球菌[5]。

心理障碍

银屑病与心理障碍有关，包括功能障碍性思维、病态的担忧、对耻辱的恐惧及对自我形象、个性和气质的心理影响等[1-4]。研究发现，重度银屑病男性患者比其他患者更容易酗酒，这可能与严重皮肤病引起的心理压力相关[5]。

银屑病也与精神病发病显著相关。在一项利用英国综合实践研究数据库(UK General Practice Research Database)的研究中，经年龄和性别校正，诊断焦虑、抑郁或“自杀倾向”(自杀意念、自杀企图或自杀)的危险比分别为 1.39、1.31 和 1.44。严重的银屑病患者(需要光疗或全身治疗者)中抑郁症的发病风险更高，约占 32%，在年轻人中更常见[6]。最近发表的一篇 meta 分析显示，接受三级医院治疗的患者中 28%有抑郁症状，且高达 19%的患者被临床诊断为抑郁症[7]。

癌症

有文献显示一些癌症和银屑病相关，但这些研究质量较低，没有充分考虑潜在的混淆变量[1]。这些与银屑病本身、治疗及严重程度的相关性并不明显。与银屑病相关性最强的是非黑素瘤皮肤癌，其在银屑病中的发病率高于一般人群[2]。目前已知高剂量 PUVA 可增加皮肤鳞状细胞癌(SCC)和基底细胞癌的发病风险[3]，这可能混合了其他免疫抑制治疗的因素，如环孢素、甲氨蝶呤[4]、肿瘤坏死因子 α 拮抗剂[5]的应用，且可能与高剂量 UVB 也有关[6]。

有一些证据显示，系统性淋巴瘤尤其是霍奇金淋巴瘤在银屑病中发病风险轻度增加[7]。虽然这种情况罕见，但其给进一步的治疗带来了重大的挑战。银屑病与肾、胰腺、结肠等其他器官癌症之间是否存在关联性仍不明确[8-11]。

代谢综合征及其组成疾病(高血压、高脂血症、肥胖、糖尿病)

代谢综合征(躯干肥胖、高脂血症、高血压和胰岛素抵抗)在一般人群中的发病率正在上升。代谢综合征与慢性炎症之间存在复杂的相互关系。在 2012 年英国一个代表性样本中，代谢综合征在银屑病患者中的患病率为 34%，明显高于无银屑病者 26%(OR 1.5,95% CI 1.40～1.61)[1]。最近发表的一项观察性研究的 meta 分析结果类似[2]。在皮损泛发者患病风险最高。许多以人群为基础的流行病学研究显示，银屑病与动脉高压[3-5]、高脂血症[6]、2 型糖尿病[7-9]和肥胖[10,11]具有统计学相关性。

肥胖呈最强关联性[1]，这在儿童银屑病中可见，且有早于银屑病发生的倾向[12]。成人肥胖似乎是银屑病发生的危险因素之一[11]。肥胖银屑病患者(BMI>30)比体型消瘦者的皮损更重[13]。肥胖可能降低治疗反应性，似乎是心血管疾病早期发展的主要原因之一[10,13,14]。银屑病的严重程度与胰岛素抵抗有关，针对胰岛素抵抗的药物可能对银屑病有效[13]。初步数据表明，通过低能量饮食或减肥手术，肥胖银屑病患者的体重减轻可改善生活质量，并可能改善银屑病的严重程度[15]。在一项针对接受系统治疗的超重或肥胖患者的随机试验中，干预组在 20 周内接受有监督的低热能饮食和有氧运动，与未接受干预的对照组相比，PASI 评分的改善具有显著差异[16]。

与类风湿关节炎等慢性炎症性疾病相比，有证据显示代谢综合征的相关组成疾病存在治疗不足、医师对疾病认识程度不够的情况[17]。据丹麦全国银屑病患者登记资料显示，28%伴有高血压的患者没有接受治疗[18]。

心血管疾病

严重银屑病患者较非银屑病患者更早死亡，而伴发的心血管疾病是主要原因[1]。银屑病显著增加中风(RR 1.21;95% CI 1.04～1.4)和心肌梗死(RR 1.22;95% CI 1.05～1.42)的发病风险[2]。上述风险在有严重银屑病皮损或银屑病关节炎的年轻患者中最高[3]。外周血管疾病、房颤和静脉血栓的风险也增加[4-6]。

血管病发病风险的增加可能很大程度上与一些行为(如吸烟，在银屑病患者中更为常见)及传统的心血管风险因素(如代谢综合征的组成部分)有关。关于银屑病对心血管疾病独立的影响，以及与传统风险因素共同作用下的影响，仍存在争议。一些流行病学研究显示，在校正了多个已知风险因素后，血管病发病风险仍会升高[7,8]。此外，银屑病患者接受系统性治疗(如甲氨蝶呤、TNF-α 拮抗剂)，与降低的心血管事件发生率相关[9,10]。该结论有待于前瞻性研究进一步证实。

肝胆疾病

据报道，肝病引起的死亡率在严重银屑病患者中显著升高[1]。非酒精性脂肪肝是最常见的肝病理改变，存在于高达50%的银屑病患者[2-4]。它与肥胖、代谢综合征及严重的银屑病相关。酒精性肝病也是常见的[5]。嗜中性胆管炎是导致泛发性脓疱型银屑病患者肝功能障碍的已知原因，偶尔也见于斑块型银屑病患者[6]。

其他

一些流行病学调查显示，慢性阻塞性肺病的风险增加，且该风险独立于吸烟等混淆因素存在[1,2]。急性呼吸窘迫综合征合并红皮病型银屑病、泛发性脓疱型银屑病罕有报道[3]。银屑病累及肾较为罕见，继发性淀粉样变、IgA 肾病等偶有报道[4]。银屑病还与高尿酸血症和痛风相关[5]。轻度银屑病患者对妊娠的结果似乎无影响，但在严重银屑病患者中自然流产、先兆子痫和低出生体重儿等发生率较高，但不同人群研究结果并不一致[6-9]。

病程和预后

斑块型银屑病病程慢性而又持久，经年不愈，部分患者炎症程度及范围不同，临床变异较大，有时与感染、饮酒、情感压力或气候等环境因素相关。同150年前一样，这些因素仍然不可预测。就某一病例而言，我们难以预测银屑病的持续时间、复发概率及治愈的时间点[1]。少数已有的纵向研究中，1/3～1/2的患者会出现自行缓解，已有缓解期可长达54年的报道[2,3]。银屑病自行缓解的原因尚不明确，即使是重症病例经过系统或生物治疗也可以维持长期缓解。不管疾病曾经彻底治疗与否或者应用过何种治疗方案，不再治疗的患者复发在所难免。复发间隔因个体及治疗方式不同而具有很大差异。一项研究显示，260名患者中仅有3名患者能维持大于或等于5年的无皮损期，大多数患者仅能维持6个月[4]。另一项研究中，95名患者中仅有3名无皮损期大于或等于5年，11%的患者很快复发[5]。相较于缓慢发病及泛发起病，点滴状银屑病预后更好，治疗后缓解期更长[6]。很少有研究评估点滴状银屑病首次发病后的长期预后。在一项研究中，15名点滴状银屑病患者经初始发病后，仅有5名患者10年后发展成斑块状银屑病[7]。另一方面，红皮病型及脓疱型银屑病的死亡率值得注意，关节病型发病率不容小觑。严重的斑块状银屑病患者平均寿命将显著缩短4～6年[8,9]。

检查

银屑病的诊断通常依据临床表现，目前没有可靠的诊断学试验。皮损活组织检查偶尔会有助于诊断非典型病例。一般的银屑病没有长期的实验室异常表现。超敏C反应蛋白可能会轻度升高，且在银屑病关节炎及泛发性脓疱型银屑病中呈高值水平[1,2]。全世界分层医学领域的研究焦点在于皮肤或外周血中针对疾病严重程度、自然病程及治疗应答情况的有效生物标记物鉴定。系统及生物治疗的启动和管理或许需要合适的检查与检验作为参考。应当对已知的共患疾病进行筛查，包括银屑病关节炎、代谢综合征及抑郁状态的评估。

治疗

总则

银屑病患者具有个体差异。治疗方案依据年龄、性别、职业、性格、一般健康状况、才智、资源，以及疾病类型、严重程度、皮损部位、疾病持续时间和自然病史等不同变量。患者可能会忽略泛发的银屑病皮损，而暴露部位的微小皮损可能更具影响。依据疾病严重程度及对个人的重要性选择合适的治疗方案。治疗不应该比疾病本身更危险、痛苦或无法耐受。安慰和情感支持非常重要，可以着重强调银屑病的良性本质和非感染性，以及各种行之有效的治疗方案。同患者对话，减轻他们的疑虑，不可低估消极信念管理的重要性。认知-行为治疗一开始是作为银屑病药物治疗的辅助手段，后来发现其与单用药物治疗相比可显著降低银屑病严重程度[1]。高度忧虑似乎会对 PUVA 疗效产生明显不利影响，是治疗结局的最佳预测因素[2]。SPA 治疗，即在日光照射强的区域，如以色列死海岸边休息和放松，可诱导疾病缓解[3]。

患者整体的身心健康值得关注。应积极查找并治疗已知的共患疾病，如银屑病关节炎、心血管疾病等。应强调有助于患者整体健康状况及治疗效果改善的生活方式及行为，如体重管理和戒烟。

银屑病仍然无法治愈，目前没有证据表明治疗可以改变银屑病的自然病程。应鼓励患者考虑务实的治疗目标，这可能比较主观，或者可以使用数字评分系统，如 DLQI。对于医师来说，应该客观记录治疗效果，使用合理的严重程度评分，如 PASI 和 PGA。将治疗分为两个阶段是有益的：诱导缓解期和其后的缓解维持期。在诱导缓解过程中，PASI 较基线降低 75%(PASI 75)已被广泛接纳为重度斑块型银屑病临床试验的最低有效标准。随着更加有效的治疗方法的应用，该标准上升到 PASI 90，或更倾向于 PASI 绝对低值(如 PASI$<$3)。然而医师必须从长计议，长期安全控制银屑病同样重要。在规划治疗策略时，治疗费用日益成为一个重要的考虑因素。银屑病治疗是一个发展迅速和治疗日益专业化的领域，应查看最新的地方和国家临床指南。

局部治疗

局部治疗是治疗局限性银屑病的主要方法。皮损广泛的银屑病患者也经常使用局部治疗，至少在选定的身体部位使用。局部治疗主要是润肤剂、糖皮质激素、维生素 D 及其类似物、煤焦油、地蒽酚和维 A 酸类(表 35.4)。对于不同类型的银屑病，除了疗效和不良反应的差异，其中一些制剂比其他制剂更易于应用。有必要为对一线治疗没有反应的患者提供更有效和耐受性更好的治疗。该领域的新进展包括外用 JAK 抑制剂，该药物尚未获得批准[1]。

外用糖皮质激素

外用糖皮质激素对银屑病具有确切疗效[1,2]。强效和超强效外用糖皮质激素是门诊患者应用最有效的局部单一疗法[3]。基于性价比，英国国家卫生与保健规范研究院(National Institute for Health and Care Excellence，NICE)将其推荐为一线外用治疗[4]。面颈部、皱褶及生殖器部位皮损治疗优选弱效及中效糖皮质激素，不稳定皮损、红皮病型和泛发性脓疱型银屑病也可应用。强效和超强效外用糖皮质激素适用于头皮银屑病[2]和斑块型银屑病较厚的皮肤部位，如手掌和足底。新的糖皮质激素剂型，尤其是泡沫制剂，比传统的乳膏或软膏更易使用，可用于头皮、躯干或四肢银屑病的治疗[5]。病灶区域皮内注射糖皮质激素是治疗小面积顽固性斑块的有效手段，如手背和指关节伸侧皮损。其效果可能会持续很长时间，数月之内不必重复注射。关于银屑病指甲的治疗，甲皱襞部位可以注射，但结果往往令人失望，其过程可能会比较痛苦[6]。

第 4 部分

表 35.4 局部治疗特点

治疗方法	相对效能	诱导皮损清除适宜度	缓解维持适宜度	患者接受性
外用糖皮质激素	√√√√	√√√	√	√√
维生素 D 衍生物	√√√	√√√	√√√	√√
精炼煤焦油	√√	√√	—	—
地蒽酚	√	√	—	—
他扎罗汀	√√	√√	√√	√√

外用糖皮质激素与其他局部治疗相比，短期外用不良事件发生率较低[1]。该类药物通常没有刺激性，不沾染皮肤和衣服，并具有易于应用的优点。它们经常与其他药物联合使用以中和刺激性。外用强效糖皮质激素联合卡泊三醇治疗局限性斑块型银屑病短期疗效最佳[3]。外用糖皮质激素的潜在不良反应众所周知，包括皮肤萎缩(图 35.32)、快速耐受、疾病反跳和全身性吸收，但是缺乏关于这些风险的量级评估数据[1]。因为长期使用糖皮质激素可能会加重疾病，谨慎的做法是限制其在稳定斑块型银屑病局限性皮损中的应用。外用强效糖皮质激素没有诱导疾病长期缓解的倾向，不像焦油或地蒽酚具有这样的潜力。

维生素 D 衍生物

维生素 D_3 的天然代谢产物 1,25-二羟维生素 D_3(骨化三醇)[1]及其合成衍生物卡泊三醇[2-4]和 1,24-二羟维生素 D_3(他卡西醇)[5,6]均显示对银屑病外用有效。该类药物的作用机制是通过维生素 D 受体介导调节表皮角质形成细胞的增殖和分化[1,7]，以及对

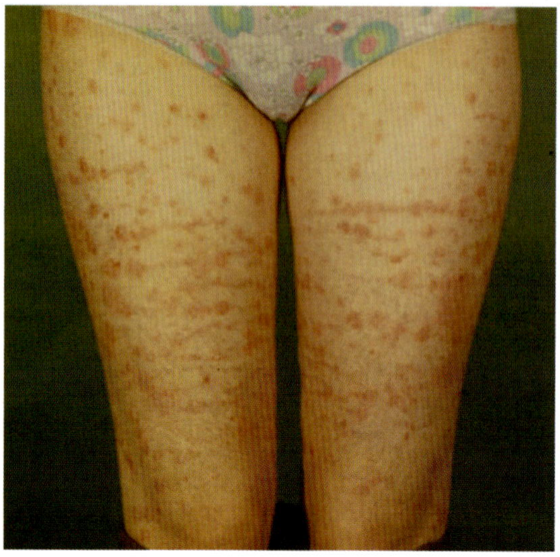

图 35.32 银屑病患者外用强效糖皮质激素引发的膨胀纹改变

免疫细胞发挥作用，促使斑块型银屑病 Th1 细胞因子谱向 Th2 细胞因子谱转化[8]。卡泊三醇和其他维生素 D 衍生物广泛应用于斑块型银屑病的局部治疗方案。对卡泊三醇的系统回顾显示，除了强效糖皮质激素外，卡泊三醇等效或优于其他可用的局部治疗方法[9,10]。报道显示，目前应用最广泛的衍生物卡泊三醇(50μg/g)软膏至少和 0.1% 倍他米松戊酸酯软膏[11,12]等效，治疗斑块型银屑病疗效优于短时接触地蒽酚[13]。儿童应用卡泊三醇(50μg/g)软膏给药剂量达每周 $45g/m^2$ 亦安全有效[14]。卡泊三醇的不良反应如局部刺激可能会影响 20% 的患者，对面部的困扰尤其严重。维生素 D 及其衍生物均有可能影响全身血钙稳态，引发高钙尿症和高钙血症[15]。应注意限制卡泊三醇(50μg/g)软膏用量，每周应＜100g 或＜$50g/m^2$，并监测血清和尿钙水平以免药物过量使用。

卡泊三醇乳膏似乎不如卡泊三醇软膏剂型有效[16]，但在美观方面更有吸引力。早晨使用卡泊三醇，晚上使用强效糖皮质激素如乌倍他索软膏治疗 2 周，效果优于每日使用同种药物 2 次[17]。基于此发现，一种稳定的 50μg/g 卡泊三醇和 0.5mg/g 倍他米松二丙酸酯软膏配方已获准应用。这种复方制剂的疗效优于单独使用卡泊三醇或倍他米松，且皮损清除率更高，起效更快[18,19]。该复方产品凝胶配方的引入提高了头皮银屑病应用的耐受性，对其他部位的斑块型银屑病亦有效[20]。

长期使用骨化三醇(3μg/g)软膏治疗斑块型银屑病具有近期疗效[1]。即使患者连续 3 个月大量应用上述药物多达 BSA 的 35%，其血钙或尿钙水平差别无显著统计学意义[21]。虽然可能会出现短暂的局部皮肤刺激，但面部和皱褶部位 3μg/g 骨化三醇软膏治疗的耐受性优于卡泊三醇软膏(50μg/g)[22]。

4μg/g 他卡西醇软膏每日 1 次对斑块型银屑病有效，但可能不如 50μg/g 卡泊三醇软膏有效[10]。

卡泊三醇和他卡西醇已经与其他疗法联合使用。卡泊三醇软膏提高了 PUVA 和 UVB 光疗的疗效[23,24]。由于 UVA 可以部分灭活卡泊三醇[25]，且卡泊三醇吸收 UVB[26]，不推荐在光疗照射前即刻应用卡泊三醇。他卡西醇软膏与 PUVA 联合使用时，应减少 UVA 剂量[27]，而骨化三醇联合 UVB 时，应减少 UVB 剂量[28]。50μg/g 卡泊三醇软膏与甲氨蝶呤联合使用可降低甲氨蝶呤累计剂量[29]。

地蒽酚

地蒽酚(Dithranol)是科桠素的一种合成衍生物，最初是从科桠树的树皮中提取出的。Unna 于 1916 年[1]首次报道地蒽酚治疗银屑病，并发现地蒽酚与水杨酸联合使用可提高前者的稳定性，该治疗方式继而开始被广泛使用。地蒽酚的作用机制可能与其抗角质形成细胞增殖和促角质形成细胞凋亡作用相关[2-4]，其也可减少中性粒细胞和淋巴细胞迁移[5,6]。

银屑病的地蒽酚疗法在 Ingram 方案中正式确立。住院患者进行焦油浴、亚红斑剂量 UVB 治疗，然后将融于水杨酸氧化锌糊剂中的地蒽酚外用在斑块上，浓度从 0.05%～0.1% 开始，谨慎增加，减小刺激，最大浓度达 4%[7,8]。这种黏性糊剂可以防止地蒽酚扩散刺激到周围皮肤。Ingram 方案的皮损清除率报道超过 95%，缓解时间为 6 个月或更长[7,9]。在一项对 224 名患者进行的随机对照试验中，Ingram 方案皮损清除率和缓解时间与 PUVA 相似[10]。20 世纪 80 年代，人们认识到地蒽酚可以在 100 分钟内穿透表皮，从而产生了短时接触地蒽酚的概念。加之住院病床的经济负担增加，促使了银屑病治疗日间护理中心的发展。门诊地蒽酚短时接触疗法不如住院治疗效果好[11]，但是性价比高[12]。它与外用维生素 D 衍生物在头对头的试验中有相似的效果[13]。每周 3 次短时接触地蒽酚效果可能与每周 5 次效果相当[14]。

皮肤可以被地蒽酚染成褐色(图 35.33)，治疗结束后约 2 周可逐渐消失。由于明显的刺激作用，地蒽酚一般不适用于面部或皱褶部位银屑病(图 35.34)。已有一些尝试让患者更能接受在家自行应用地蒽酚，这些产品包括霜剂和其他新配方，旨在减少刺激和染色[15,16]。虽然有所改进，但地蒽酚在银屑病门诊的使用已经减少[17]。地蒽酚具有高效价和优良的安全性记录，仍然应该在斑块型银屑病中提倡应用。

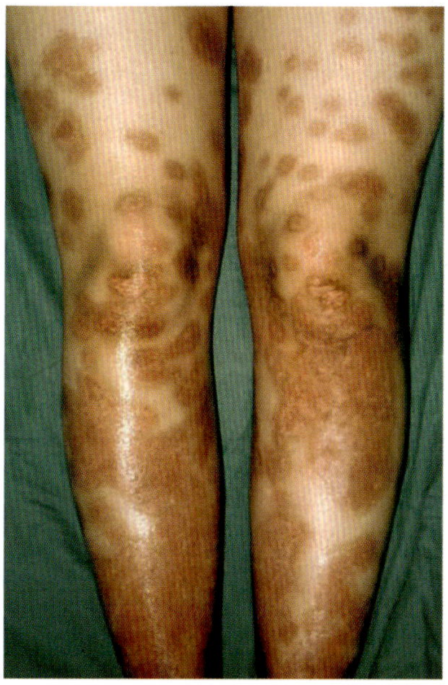

图 35.33 地蒽酚导致的皮肤染色

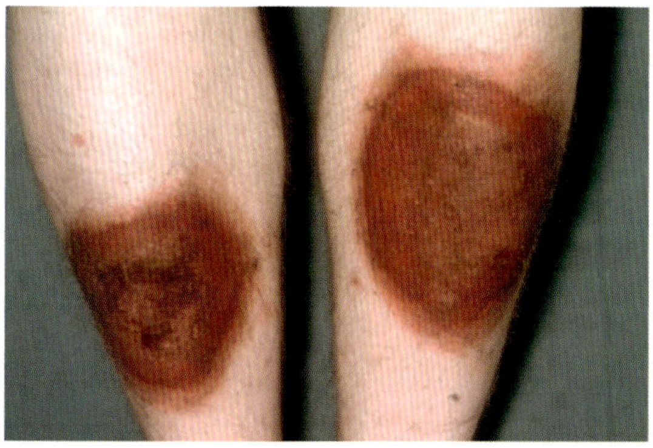

图 35.34 地蒽酚导致的皮肤刺激

煤焦油

煤焦油(coal tar)是煤蒸馏的副产物，含有以碳氢化合物为主的 10 万多种化合物。20 世纪 20 年代 Goeckerman 首次提倡煤焦油治疗银屑病，将其联合亚红斑剂量 UVB 应用于 24 小时住院患者基础治疗。在日间护理中心，改良 Goeckerman 方案清除患者 90%以上的皮损，平均缓解持续时间为 8 个月[1]。外用焦油制剂治疗的作用机制尚不完全清楚，但 Goeckerman 方案清除银屑病皮损与血清炎症细胞因子水平下降相关[2]。

近期中国台湾一项研究证实了煤焦油 5 小时/日联合窄谱 UVB(NB-UVB)治疗中重度银屑病的 Goeckerman 改良方案的疗效。银屑病患者治疗 4～6 周后，平均 PASI 从 27.1 降至 6.9，焦虑、抑郁和生活质量评分均有显著改善，平均缓解时间(PASI-75 维持时间)为 22 个月[3]。有许多报道称，改良 Goeckerman 方案在生物治疗抵抗的银屑病患者中取得了成功[4,5]。近年来，由于皮肤科住院病床的减少和日间护理中心患者的不便性，在住院和日间护理中心中使用局部焦油疗法的情况已大大减少。虽然银屑病治疗已取得了进展，但 Goeckerman 方案的有效性和安全性仍然令人印象深刻。

煤焦油在日间护理中心及住院患者之外的使用效果并不显著。有少数随机对照试验评估煤焦油新配方的疗效。在轻至中度疾病中，1%煤焦油溶液的疗效与卡泊三醇乳膏和 5%煤焦油乳膏相似[6,7]。外用煤焦油具有优良的安全性记录，即使应用几十年也没有严重不良反应[8]。偶有短期应用煤焦油引起毛囊炎和接触性过敏的报道[9]。

外用维 A 酸类

维 A 酸类对细胞增殖和分化具有多效作用，是银屑病理想的外用药物。早期研究采用外用全反式维 A 酸进行，治疗有效，但局部刺激是主要问题[1,2]。维 A 酸受体(RAR)选择性维 A 酸类药物的研发促进了对局部维 A 酸类药物作用的再认识。他扎罗汀是一种合成的类维 A 酸，其主要代谢物他扎罗汀酸与 RARs β 和 γ 结合[3]。他扎罗汀每日使用持续 3 个月，治疗斑块型银屑病的疗效明显优于对照组[4,5]。他扎罗汀的主要缺点是应用部位局部刺激，因而经常将他扎罗汀与强效外用糖皮质激素交替使用[6,7]。他扎罗汀可能是银屑病顽固性肥厚性斑块的最佳备选药物。

外用钙调磷酸酶抑制药

外用钙调神经磷酸酶抑制药他克莫司和吡美莫司最初用于治疗儿童特应性皮炎。这两种制剂对累及面部、颈部、皱褶和生殖器部位的银屑病有效[1-3]，其他部位的银屑病斑块封包条件下也可能有效。与外用糖皮质激素不同，该类药物的优势在于具有选择性，不易被全身吸收及出现皮肤萎缩，更适合长期使用。

光疗

窄谱 UVB

对于大多数中重度银屑病患者，推荐窄谱 UVB (narrow-band UVB，NB-UVB)光疗作为一线治疗[1]。宽谱 UVB 光源(290～320 nm)作为 Goeckerman 和 Ingram 疗法的一部分已使用近 100 年。银屑病治疗的最佳紫外线波长约为 312 nm[2]，此认识促使了 TL-01 灯的开发，其产生的波长为 311～313nm。NB-UVB 在 20 世纪 90 年代中期迅速发展，其更有效且耐受性更好，替代了宽谱 UVB 治疗[3,4]。NB-UVB 疗效与 PUVA 相当，皮损清除率(＜1%BSA)在 90% 以上，平均缓解时间 16 周[5,6]。NB-UVB 已与许多具有明显疗效的治疗方法联合使用，包括甲氨蝶呤、阿维 A、延胡索酸酯(FAEs)和生物疗法。服用环孢素的患者应避免使用 NB-UVB，以避免增加发生皮肤癌的风险[7]。很多因素决定了 NB-UVB 的治疗结果，银屑病的严重程度，对生活质量的影响和维生素 D 受体的多态性似乎可以预测使用 NB-UVB 治疗银屑病的疗效和缓解时间[6]。

中波紫外线红斑在 48～72 小时最为严重，这一现象与 NB-UVB 的剂量效应曲线相吻合，建议每周治疗 3 次。每周 3 次 NB-UVB 比每周 2 次 NB-UVB 更能迅速清除银屑病皮损[8]。英国光皮肤病协会已经发布 NB-UVB 的剂量方案指南[9]。初始剂量是根据皮肤光测试和最小红斑剂量(MED)或皮肤光学类型确定。患者对自己皮肤光学类型估计可能不准确，因此优选 MED 光试验。

NB-UVB 可引发急性红斑和瘙痒，在退行期斑块中很少出现水疱[10]。皮肤致癌的可能性尚不清楚，但动物研究表明，NB-UVB 的致癌性可能低于 PUVA，一些作者建议，NB-UVB 可以用于 PUVA 已达终身治疗最大次数的患者[9]。由于担心 SCC 风险增加，应避免照射阴囊和生殖器皮肤。需要进行纵向前瞻性研究来确定 NB-UVB 的长期不良反应。

中波紫外线对皮肤具有多效性，NB-UVB 的作用机制还不完全清楚。NB-UVB 部分通过增加维生素 D 含量[6]触发皮肤免疫调节，与 PUVA 类似，可诱导 T 细胞凋亡[11-13]，抑制表皮增生[14]。最近的研究表明，NB-UVB 通过诱导角质形成细胞凋亡参与对银屑病表皮过度增生的重塑和分化[15]。

NB-UVB 是一种高效的诱导银屑病缓解的治疗方法，具有长期安全性记录，在银屑病治疗中持续发挥重要作用。光疗需要定期到医院光疗科室进行，这限制了部分患者的光疗应用。

PUVA 光化学疗法

PUVA 是补骨脂素与长波紫外线(UVA 320～400nm)联合的缩写。补骨脂素与 DNA 结合，被 UVA 激活时会引起永久的 DNA 破坏，细胞死亡[1]。该疗法降低角质形成细胞的过度增殖，减少真皮抗原呈递细胞及血管生成，引起 T 细胞凋亡，清除银屑病皮损，诱导疾病缓解[2-4]。常用的补骨脂素有 8-甲氧基补骨脂素(8-MOP)、5-甲氧基补骨脂素(5-MOP)和三氧补骨脂素(T-MOP)。口服或外用补骨脂素与 UVA 联合使用，将 PUVA 局部浸浴与系统性口服 PUVA 进行比较的小型研究报告显示二者有效率相似，而浸浴 PUVA 更耗费时间和资源。浸浴 PUVA 的优点在于不会引起患者恶心，治疗期间无须佩戴 UVA 保护眼镜。

口服 PUVA 治疗根据给药方案在皮肤科中心进行。8-MOP 通常在 UVA 治疗前 2 小时按照 0.6mg/kg 给药，也可根据 BSA 给药。由于皮肤色素沉着和表皮增厚等 PUVA 反应的出现，剂量随治疗进展逐渐增加。通常每周进行 2 次 PUVA 治疗，平均治疗次数为 18 次。每周 2 次 PUVA 与每周 3 次 PUVA 有效性相当。UVA 初始剂量按最小光毒性剂量的 70% 计算，以 20% 递增至红斑出现。阴囊和生殖器皮肤对 PUVA 诱发的皮肤癌变更为敏感，应避免照射。

该治疗方案对银屑病的皮损清除率高达 90% 以上[5-8]，疗效显著。当使用保守分析(如意向治疗分析)报告 PASI-75 结果时，PUVA 仍然优于系统用药和生物制剂[9]，平均缓解时间(一名银屑病患者 50% 皮损复发的时间)约为 6 个月。关于使用 PUVA 治疗银屑病的指南已经出版[10]。

PUVA 可以引起急性和慢性不良反应，包括红斑和水疱，红斑于 72～96 小时达到高峰，水疱取决于照射剂量和皮肤光学类型。PUVA 也可引起神经源性瘙痒(PUVA 瘙痒)，常见于肤色较浅的皮肤类型，通常与剂量相关[11]。部分患者主诉银屑病皮损及表面正常皮肤下有蚁行感。PUVA 治疗若持续，瘙痒通常也会持续。PUVA 与非黑素瘤皮肤癌的发病率增加相关[12-14]，基底细胞癌和鳞状细胞癌(SCC)都是如此，鳞状细胞癌的发病率增加更为显著。SCC 风险随着累计治疗次数、UVA 总剂量增加而升高，肤色偏浅人群的 SCC 风险更高。环孢素的免疫抑制效应似乎也会增加这种风险。皮肤鳞状细胞癌的相对风险在一生中接受 250 次治疗后开始增加。因此，英国光皮肤病协会建议患者接受 PUVA 治疗不要超过 200 次。一项研究报告高剂量 PUVA(＞400 次治疗)与恶性黑素瘤风险增加相关，但这一发现尚未成功复制[15]。由于观察到 SCC 发病率增加，一些研究试图改良 PUVA 方案，使之更加有效。PUVA 与口服维 A 酸类药物联合应用有效，即称之为 re-PUVA。这使 UVA 应用总剂量减少，但缓解时间通常较短[16]。

PUVA 与小鼠白内障形成相关，但迄今为止，接受 PUVA 的患者白内障的相对风险与背景人群相同。尽管如此，仍然建议患者在治疗期间佩戴

UVA 防护塑料眼镜。补骨脂素具有致畸作用，建议患者即使是外用或浸浴补骨脂素治疗也应注意到这种风险。

PUVA 仍然是治疗中重度银屑病的主要治疗方法之一，但其使用正在减少。在英国 NB-UVB 已大部分取代 PUVA。NB-UVB 提供了很好的疗效与已知的毒性概况，也是治疗严重疾病的高性价比疗法。

系统治疗

开始系统治疗是患者和临床医师在考虑了现有治疗方案的风险-收益情况后的共同决定。一般来说，对局部治疗或光疗无应答的皮损泛发的患者使用系统治疗。然而，疾病的影响可能足以使患者与他们的皮肤科医师更早地选择系统治疗。治疗的便捷性（在是否选择系统性治疗方面）也可能发挥一定的作用（如参加定期光疗的能力）。尽管对银屑病的系统治疗进行了大量的随机对照试验，但大多数试验质量较差，持续时间短（时间长至 3 个月）。对于不同类型的银屑病，如脓疱型或红皮病型，很少有研究比较不同的干预措施和维持治疗的长期安全性、相对安全性或疗效。目前临床中的主要系统治疗方案包括甲氨蝶呤、环孢素、阿维 A、FAEs（表 35.5）。个体最佳治疗方案的选择取决于许多变量，包括患者年龄和怀孕计划，是否存在银屑病关节炎或其他并发症，以及银屑病的活动性和目前的严重程度。

表 35.5 系统治疗特点

治疗方法	银屑病相对效能	诱导皮损清除适宜度	缓解维持适宜度	患者接受性	银屑病关节炎相对效能
光疗	√√√	√√√	—	√√	—
甲氨蝶呤	√√	√√	√√	√√	√√
环孢素	√√√	√√√	√	√√√	√
阿维 A	√	√	√√	√	—
延胡索酸酯	√√	√√	√√	√	—
羟基脲素	√	√	√√	√√	—

甲氨蝶呤

氨基蝶呤（aminopterin）成功治疗银屑病最早见于 1951 年[1]。甲氨蝶呤（methotrexate）很快将之取代，该药物是一种更稳定的叶酸拮抗药，通过抑制二氢叶酸还原酶阻碍 DNA 合成[2]。虽然最初认为甲氨蝶呤能抑制角质形成细胞增殖，但它似乎能更大程度地抑制淋巴细胞增殖，并可能通过这一机制在银屑病和银屑病关节炎中发挥作用。甲氨蝶呤口服剂量最高可达每周 30mg，也可皮下或肌内注射[3]。每周 1 次皮下注射甲氨蝶呤广泛应用于类风湿关节炎和银屑病关节炎的治疗[4]。虽然尚未对该方案进行银屑病对照试验评估，但已有研究表明该方案可提高甲氨蝶呤的生物利用度，并可能降低其不良反应。低剂量的甲氨蝶呤可能有效，特别是对老年人，这可能与该年龄组患者肾排泄功能减退相关。甲氨蝶呤在肝代谢，具有明显的肝肠循环效应。现代使用甲氨蝶呤治疗银屑病时会补充叶酸。叶酸的使用剂量方案呈多样化表现[5]。

甲氨蝶呤常作为斑块型银屑病的首选系统用药，尤其是在伴有银屑病关节炎的情况下。尽管起效相对较慢，不太适合快速控制严重病情，甲氨蝶呤也用于局限性重度银屑病、泛发性脓疱型银屑病和红皮病型银屑病的治疗。关于甲氨蝶呤治疗银屑病疗效的早期非对照病例报道中，中至重度银屑病患者的皮损清除率达 80%[6]。新近的安慰剂-对照和活性药物对照研究显示，甲氨蝶呤疗效较前低。针对甲氨蝶呤和环孢素的小型研究发现，甲氨蝶呤每周 15mg 与环孢素 3mg/(kg · d)在第 16 周的疗效相似[7]，甲氨蝶呤 12 周内由 7.5mg 增加到每周 15mg 的疗效不如环孢素 12 周内由 3mg/(kg · d)增加到 5mg(kg · d)的疗效[8]。甲氨蝶呤也用作临床试验研发生物制剂阿达木单抗（adalimumab）和布雷奴单抗（briakinumab）的活性药物对照[9,10]。患者口服甲氨蝶呤每周 7.5mg，随着耐受性的提高和病情需要逐渐增加至每周 25mg，35.5%的患者在第 16 周达到 PASI-75，而安慰剂组为 18.9%[9]。在第二项应用类似甲氨蝶呤剂量策略的研究中，39.9%的甲氨蝶呤组（没有安慰剂组）在第 24 周观察到 PASI-75[10]。这些研究可能会因过早评估甲氨蝶呤治疗反应或药物剂量未达最佳标准而受到批评。甲氨蝶呤应用约 2 个月后就能看到病情改善，6 个月达到最大疗效。甲氨蝶呤的疗效差异部分可能与参与甲氨蝶呤转运和细胞功能的蛋白质的遗传多态性相关[3]。到目前为止,这些药物遗传学数据还不足以应用于临床。在服用甲氨蝶呤有效的患者中,长期的研究显示该药物具有持久安全性和有效性,一些研究报道了治疗 20 年或以上的患者疗效良好[11]。

甲氨蝶呤治疗银屑病可引起多种不良反应,包括恶心、骨髓抑制、黏膜炎和肝毒性。目前应用的每周 1 次低剂量甲氧蝶呤治疗银屑病与少数患者的肝纤维化相关[12]。一项系统回顾评估银屑病患者甲氨蝶呤肝毒性的结果显示,与对照组相比,试验组肝纤维化的风险差异有所增加(风险差异:0.22,95%置信区间:0.04～0.41),甲氨蝶呤累计剂量与肝纤维化的发生无相关性。该回顾认为关于这个问题的证据质量很差[13]。银屑病患者的甲氨蝶呤肝毒性情况比类风湿关节炎患者普遍[14,15],这可能是由于肥胖、酗酒和糖尿病等肝损伤的危险因素在银屑病患者中较多,且银屑病治疗剂量一般比类风湿关节炎大[14]。标准肝功能检验不足以监测患者肝纤维化的发展。在相当一部分患者中,肝纤维化时肝酶正常。过去一般推荐肝活检来筛查隐匿性纤维化,目前血清前胶原蛋白Ⅲ的氨基末端肽(PⅢNP)作为纤维化的一个生物学标记物减少了肝活检的需要[12]。虽然迄今为止,关于银屑病患者的证据水平有限[16],但指南推荐使用 PⅢNP 检测的方法[17]。肝纤维化的筛查和监测是一个快速发展的领域,已有新的无创标志物使用,如最近报道的瞬时弹性成像[18]。类风湿关节炎的一些研究表明,同时使用叶酸可减少肝酶异常[19]。没有长期的研究评估同时使用叶酸和甲氨蝶呤治疗银屑病在减少肝纤维化方面的疗效。肺纤维化在应用甲氨蝶呤的银屑病患者中报道很少[20]。这与类风湿关节炎形成鲜明对比,甲氨蝶呤在后者中引起的肺纤维化是一个很重要的问题。指南推荐在开始甲氨蝶呤治疗之前进行胸部 X 线检查,以筛查可能因甲氨蝶呤加重的原有肺部疾病[17]。

环孢素

在偶然注意到一项炎症性关节炎初步研究中的银屑病关节炎患者接受了环孢素(ciclosporin)治疗之后,1979 年有研究报道了环孢素对银屑病有效[1]。环孢素通过抑制钙调磷酸酶阻碍淋巴细胞产生 IL-2,导致 NF-κB 和多种细胞因子包括 IL-2、TNF-α、IL-8 等的减少。环孢素对银屑病有效的发现进一步增加了对银屑病发病机制模式的认识[2]。在此之前认为银屑病主要是一种由继发炎症引起角质形成细胞增生的疾病,环孢素的疗效证实了免疫异常在疾病中的首要地位,继而出现大量研究表明银屑病是一种免疫介导的疾病。钙调磷酸酶在表皮角质形成细胞等其他皮肤细胞类型中也有表达。在获得性和固有免疫系统中,(环孢素通过钙调磷酸酶间接)抑制活化 T 细胞核因子(nuclear factor of activated T cell,NFAT)信号通路可能对其治疗效果有重要意义。

双盲安慰剂对照试验证实了环孢素的早期疗效,并建议最大剂量为 5mg/(kg・d)[3,4]。环孢素 5mg/(kg・d)较 2.5mg/(kg・d)更有效[5]。环孢素制剂具有重要的临床意义。一项接受研究的 309 名患者中,第 24 周使用 Neoral® 公式评估 PASI 平均减少 79%,使用 Sandimmune® 公式评估 PASI 平均减少 72%,超过 80%的患者在第 16 周达到 PASI-75[6]。在一项包含 210 例患者的随机对照试验中环孢素 2.5～5mg/(kg・d)比阿维 A 酯更有效[7]。

有两个随机对照试验比较环孢素与甲氨蝶呤的治疗。在一项研究中,88 名患者随机分组接受环孢素 2.5～5mg/(kg・d)或甲氨蝶呤每周 15～22.5mg,两组患者的疗效相似,33%的环孢素组患者获得完全缓解,71%部分缓解,甲氨蝶呤组中的完全缓解和部分缓解的比率分别为 40%和 60%[8]。在另一项类似的比较研究中,Flystrom® 报道环孢素较甲氨蝶呤疗效更佳,对 84 名患者进行的研究显示 58%的患者达到 PASI-75[9]。

环孢素的不良反应与长期使用显著相关,主要表现是肾损害、高血压和可能增加的恶性肿瘤风险[10]。因此,不常规推荐环孢素应用于银屑病的维持治疗,其主要用于疾病需要迅速控制时的诱导缓解治疗,病情长期控制推荐过渡为不良反应更小的治疗方案[11]。

阿维 A

阿维 A(Acitretin)是阿维 A 酯(etretinate)的代谢产物。阿维 A 酯是最早用于银屑病治疗的维 A 酸类药物,因治疗窗窄和半衰期较长,现已由阿维 A 取代。阿维 A 与包括维生素 D 受体在内的类固醇超家族的核受体结合,降低角质形成细胞增殖[1],减少 Th17 细胞,同时增加调节性 T 细胞[2]。阿维 A 不是免疫抑制药,因此在其他系统性药物禁忌的临床情况下,如活动期恶性肿瘤时,也可以考虑应用。

虽然已经对阿维 A 酯进行了更广泛和充分的研究,但阿维 A 治疗银屑病的证据基础依然较少,质量较低。阿维 A 治疗银屑病的疗效呈剂量依赖性。NICE 指南建议阿维 A 剂量可以递增至 25～50mg/d,应用 4 个月后进行疗效评估[3]。低剂量阿维 A 作为单药治疗(10～25mg/d)的有效率低,一项研究显示每日剂量 50mg 或更多时才能获得显著疗效[4]。一项阿维 A 与阿维 A 酯的比较研究显示，127 名患者在服用阿维 A 0.54mg/(kg·d)持续 12 周后 PASI 改善了 76%[5]。Gisondi 等报道在一项针对 20 名患者的小型对照研究中，患者每天接受阿维 A 0.4mg/kg 治疗，24 周后 30%患者达到 PASI-75[6]。在与依那西普的一项比较研究中，阿维 A 0.4mg/(kg·d)可使 27%的患者在第 12 周时达到 PASI-75[7]。

阿维 A 的不良反应与皮肤黏膜相关，呈剂量依赖性。维 A 酸类可引起高脂血症，罕见肝炎发生。阿维 A 具有致畸性，在怀孕期间禁忌使用。阿维 A 具有亲脂性，可在脂肪组织中存在长达 2 年[1]。目前指南建议育龄期女性停止使用阿维 A 后 3 年内不得怀孕[8]，这使得大多数育龄期女性无法使用阿维 A。

有许多关于阿维 A 与其他治疗方式联合应用的报道。维 A 酸类和 PUVA 似乎具有协同作用。联合应用可减少疾病达到缓解所需的维 A 酸剂量和紫外线能量，且疗效显著，有报道 94%的患者完全缓解[9]。一项研究纳入 60 名患者，阿维 A 0.3～0.5mg/kg 联合 NB-UVB 或口服 8-甲氧沙林 PUVA 疗法，在第 8 周时 57%接受 re-UVB 治疗的患者达到 PASI-90，而 re-PUVA 组的 PASI-90 比率为 63%[10]。浸浴 PUVA 和阿维 A 联合也有类似的结果[11]。

延胡索酸酯(FAE)

1959 年，首次报道延胡索酸酯(fumaric acid esters，FAE)对银屑病有效[1]。德国 1995 年批准 FAE 治疗重度银屑病，2009 年批准其治疗中度银屑病[2]。FAE 在英国未获批准，但使用广泛。FAE 似乎对银屑病关节炎无效，但是对多发性硬化症有效且已获批准[3]。

该类药物发挥多种免疫效应。它们引起谷胱甘肽减少，继而使包括 IL-12 和 IL-23 在内的 Th1 细胞因子合成减少，Th2 细胞因子如 IL-4 增加[4]。FAE 还会引起朗格汉斯细胞功能改变和减少 NF-κB 合成，继而降低 TNF-α 和 IL-8 水平[5,6]。

延胡索酸酯复合物 Fumaderm® 是一种已上市的商业制剂，它含有富马酸二甲酯(活性成分)和三种富马酸单乙酯盐。根据给药方案可以逐渐增加至最大剂量 240mg，每日 3 次。除了已经发表的几个大型队列研究，很少有随机对照试验评估 FAE 的疗效。Fumaderm 应用 16 周后 PASI 有 50%到 80%的改善[7-10]。长期研究表明 Fumaderm 应用 16 周后疗效持续改善，一项针对 984 名患者的大型研究报告，多达 80%的患者应答良好[12]。患者对该药物的应答情况具有个体差异，一些患者使用低剂量 Fumaderm (<120mg/d)可长期控制病情[11]。

Fumaderm 可引起肠胃不适，通常表现为腹泻，约 60%的患者发生[12]。大多数患者的耐受性逐渐增强，可以逐渐提高给药剂量。30%的患者出现面部潮红，阿司匹林或抗组胺药物可能对此有效。一些患者可能会出现短暂的嗜酸性粒细胞增多，但更重要的不良反应是 FAE 可导致相当一部分患者淋巴细胞减少。目前的指南建议，如果淋巴细胞计数降低到 0.5×10^9/L 以下，则减少药物剂量[2]。如果淋巴细胞计数持续低于这一水平，则应进一步减少剂量，直到计数恢复或考虑停止 FAE 治疗。FAE 似乎不会引起贫血或血小板减少[2]。尽管 FAE 具有免疫抑制性，但在服药期间发生机会性感染的报道很少。一名患者在应用 Fumaderm 后又接受依那西普治疗，这名患者的结核病复发[13]。2 例应用 FAE 的患者出现进行性多病灶白质脑病[14,15]，这 2 例患者均出现 6 个月或更长时间的淋巴细胞减少($<0.5\times10^9$/L)。1 例服用 FAE 的患者出现卡波西肉瘤，停药后卡波西肉瘤病情缓解，淋巴细胞功能恢复正常[16]。与其他免疫抑制药类似，使用 FAE 应进行监测。在开始用药前应排除活动性感染，使用 FAE 过程中应注意监测系统性恶性肿瘤发生的可能。常规进行预防接种流感疫苗和肺炎球菌疫苗，并且应筛查宫颈癌等恶性肿瘤。

Fumaderm 可能导致蛋白尿，应定期筛查。大多数情况下蛋白尿稳定，不需要减少药物剂量和(或)停止用药。近端肾小管功能障碍可能偶尔发生，范科尼综合征(Fanconi syndrome)有罕见报道[17]。尽管认识到该药物会影响肾功能，进展到肾衰竭的病例在文献中没有报道。指南提出肾衰竭是 Fumaderm 治疗的禁忌证[2]。

羟基脲素(羟基脲)

羟基脲素(hydroxycarbamide)主要用于淋巴增生性疾病，但在过去的 30 年间或用于银屑病患者[1]。

目前尚无羟基脲素治疗银屑病的随机对照试验。由于缺乏证据和少数中心以外的临床经验，它很少使用。在一项回顾性研究中，Layton 等报道了 80 例重度银屑病患者中有 52 例(61%)的病情得到缓解，他们每天服用羟基脲素 0.5～1.5g[2]。在另一项小型研究中，31 名银屑病患者连续 36 周每日服用羟基脲 1～1.5g，其中 75%的患者 PASI 改善至少 35%，50%的患者 PASI 降低 70%或以上[3]。羟基脲剂量超过 1.5g/d 似乎没有任何益处。一些患者应用羟基脲后病情可在长达 10 年的时间内获得满意控制。

羟基脲价格低廉，耐受性良好。该药物治疗窗窄，可引起剂量依赖性骨髓毒性。它通过肾代谢，因此在肾功能受损的患者应谨慎使用[1]。与接受甲氨蝶呤治疗的患者相反，患者全血细胞计数检测的平均红细胞体积预计会增加，这并不需要担心。羟基脲已用于治疗 HIV 感染[4]，可能是银屑病合并 HIV 患者系统治疗的合适选择[5]。据报道，羟基脲与日光性角化病和鳞状细胞癌的发病率增加相关，其中大多数发生在具有骨髓增生性疾病的患者中，这类患者发生癌前皮肤病变的风险本身即有增加[1]。

阿普斯特

阿普斯特(apremilast)是小分子磷酸二酯酶 4 抑制药，调节促炎递质的产生。在一项二期临床试验中，患者服用阿普斯特 20mg，每日 2 次，29%的患者在第 16 周达到 PASI-75，而安慰剂组仅为 6%[1]。除了轻微的恶心和腹泻外，该药一般耐受良好。在撰写本文时，阿普斯特已经完成了银屑病的三期临床试验，并且最近获准应用于治疗银屑病和银屑病关节炎。

托法替尼

托法替尼(tofacitinib)是一种口服 JAK1 和 JAK3 抑制药，最近已被批准用于类风湿关节炎的治疗。该药物目前处于银屑病和银屑病关节炎后期研发阶段。在一项银屑病二期临床试验中，服用 5mg 每日 2 次的患者和服用 15mg 每日 2 次的患者，分别有 40.8%和 66.7%在第 12 周均达到 PASI-75，而对照组仅为 2%[1]。在撰写本文时，该药物已经完成了银屑病的三期临床试验。

普尼司莫

普尼司莫(ponesimod)是 1-磷酸鞘氨醇受体调节药(S1PR1)，该药物通过抑制 S1PR1 受体阻止 T 淋巴细胞从次级淋巴组织进入循环。普尼司莫已成功治疗多发性硬化症，目前正在进行银屑病的临床研发。一项对 326 名银屑病患者进行的二期随机双盲安慰剂对照试验显示，46%的服用 20mg/d 患者及 48.1%的服用 40mg/d 的患者在第 16 周均达到 PASI-75，安慰剂组为 13.4%($P<0.0001$)。与安慰剂组相比，试验组的心脏阻滞和肝功异常发生率增加[1]。

生物制剂治疗

生物制剂治疗现已得到认可并被批准应用于中重度银屑病。目前批准的药物有 TNF-α 抑制药(TNFi)和 IL-12/IL-23 p40 抑制药。基于许多精心设计的随机对照试验显示，生物制剂治疗短期疗效证据可靠。这些药物之间几乎没有直接的比较，但通过 Meta 分析的间接对比表明它们的短期疗效存在显著差异[2]。随着长期疗效和安全性数据的积累，生物制剂治疗的最佳优选顺序仍在不断优化[3]。在临床环境中需要谨慎解释从临床试验中获得的证据，这是由于一些因素如安慰剂对照试验持续时间有限，以及招募试验时制定了大量排除标准。更长期的安全性数据可以从精心设计的治疗注册数据库中获得，如英国皮肤科医师协会生物干预注册数据库[4]。例如，西班牙重度银屑病注册表中登记的 30%患者不符合大多数随机对照试验的条件(由于他们的年龄、银屑病类型或共患疾病)，而这一不合格组发生严重不良事件的风险增加[5]。登记员或登记员之间的协作更利于检测罕见的不良事件，如应用依法利珠单抗的患者出现的进行性多病灶白质脑病，依法利珠单抗是一种经系统药物研发项目批准使用的药物[6-9]，在这之后退出了市场[10]。

TNF-α 抑制药

TNFi 的出现彻底改变了重度银屑病的治疗。与以往的常规治疗方案相比，TNFi 具有独特的作用机制优势，因此当其他治疗方式失败时，该药物体现出与众不同的安全性和高应答率(表 35.6)。目前已批准三种 TNFi：阿达木单抗(adalimumab)、依那西普(etanercept)和英夫利西单抗(infliximab)。它们尽管具有相同的治疗靶点，但在众多方面存在差异，包括给药剂量、给药途径、作用机制、起效速度、治疗持续时间、免疫原性和安全性。各制剂在欧洲的适应证相同，限用于其他治疗方式(甲氨蝶呤、环孢素和光疗)无效或有禁忌证的中/重度银屑病。生物制剂的价格比传统的系统治疗费用高，因此进一步应用常常受限。

表 35.6 银屑病生物制剂在随机对照试验中的疗效对比

治疗方式	药物剂量	PASI-75 百分比
阿达木单抗	40mg，隔周 1 次	第 16 周 71%～80%
依那西普	25mg，每周 2 次	第 12 周 34%
	50mg，每周 2 次	第 12 周 49%
英夫利西单抗	5mg/kg，第 0、2、6 周	第 10 周 80%～88%
乌司奴单抗	45mg，第 0、4 周	第 12 周 67%
	90mg，第 0、4 周	第 12 周 66%～76%

PASI，银屑病皮损面积和严重程度指数。

随着银屑病治疗研究的发展，2000 年第一次发现 TNFi 的治疗潜力。偶然发现正在接受英夫利西单抗（具有 TNF-α 亲和力的人-鼠嵌合型单克隆抗体）治疗克罗恩病的一位女性患者的银屑病获得了显著改善[1]，之后的随机试验证实了英夫利西单抗与安慰剂相比在银屑病治疗中起效快、疗效好[2-4]。英夫利西单抗对银屑病甲病[4]和银屑病关节炎也有效[5]。与其他 TNFi 不同，该药物采用静脉输注，剂量以体重计算（第 0、2、6 周 5mg/kg，之后每 8 周 5mg/kg），通常在第一次应用后起效，诱导期（3 次静脉输注）完成后 80%的患者达到 PASI-75，57%的患者达到 PASI-90，而安慰剂组的这一比率分别为 3%和 1%[4]。该药物快速可靠的应答也特别适用于红皮病型银屑病和泛发性脓疱型银屑病等紧急情况[6,7]。虽然间歇性给药的持续性疗效较低[8]，但在维持阶段，随机对照试验中大多数病例的疗效可维持 50 周[4]。在 144 名丹麦银屑病患者注册队列研究中，70%的患者坚持使用英夫利西单抗 4 年[9]。抗药抗体（antidrug antibodies，ADA）在使用英夫利西单抗的患者中有较高比率的报道，这与血清药物水平较低、药物失效和输注反应的发生相关[8,10]。当英夫利西单抗与甲氨蝶呤合用时，血清中英夫利西单抗水平升高，ADA 发生率降低[11]。尽管推荐英夫利西单抗与甲氨蝶呤联合治疗类风湿关节炎，但该治疗方案尚未在斑块型银屑病中得到进一步研究。

依那西普是一种完全人源性可溶性 TNF-α 受体融合蛋白，它可以结合并中和 TNF-α，目前正在进行 3 个银屑病相关的三期临床试验[12-14]。该药物与英夫利西单抗相比起效较慢，在应用 4～8 周后疗效明显[13]。第 12 周时，34%接受 25mg 每周 2 次的患者和 47%～49%接受 50mg 每周 2 次治疗的患者达到 PASI-75，11%～12%的 25mg 组和 21%的 50mg 组达到 PASI-90[14]。治疗应答期持续至 24 个月，在此节点 59%的患者在接受更高剂量治疗后将会达到 PASI-75[12]。三期开放标签延长试验显示，依那西普在初始应答者中的持续疗效或长达 4 年，在 1～2 年部分疗效丧失[15]。随后的一项随机对照试验显示，37.5%接受依那西普每周 50mg[16]治疗的患者在第 12 周达到 PASI-75。依那西普的标准用量为 25mg 每周 2 次或 50mg 每周 1 次，另一种选择是 50mg 每周 2 次，可以连续使用 12 周，如果有必要的话，之后 25mg 每周 2 次或 50mg 每周 1 次，然而基于药物经济学原因该方案尚未经 NICE 批准。依那西普也是治疗儿童银屑病的有效方法，已被批准应用于治疗抵抗的中重度银屑病。在一项对 211 名年龄在 4－17 岁的银屑病患者进行的随机对照试验中，57%应用依那西普 0.8mg/kg 的患者在第 12 周达到 PASI-75，而接受安慰剂的患者中只有 11%达到 PASI-75[17]。依那西普的疗效可以维持至 96 周[18]。在成人患者的短期研究中，依那西普已与光疗[19]、阿维 A[20]或甲氨蝶呤[21]安全联合使用，且每次联合使用的疗效均优于单独使用依那西普。

阿达木单抗（一种具有 TNF-α 亲和力的完全人源性单克隆抗体）在银屑病治疗中显示较高的疗效，已被批准应用于银屑病关节炎、类风湿关节炎、多关节型幼年特发性关节炎、克罗恩病和溃疡性结肠炎。该药物治疗银屑病起效迅速，2 周时明显，12～16 周时效用最大。在三期临床试验中，接受标准剂量的患者（阿达木单抗第 0 周应用初始剂量 80mg，然后第 1 周开始 40mg 隔周 1 次）第 16 周时 PASI-90 和 PASI-75 比率分别为 71%～80%及 45%～51%[22,23]，然而高于标准剂量的（每周应用 80mg）治疗方案有效率更高[24]。三期临床试验的开放标签扩展试验已经证实，大多数初始应答者疗效可以持续 3 年[25]。阿达木单抗使用 16 周的疗效优于甲氨蝶呤（初始剂量每周 7.5mg，可耐受者逐渐增加至最高每周 25mg）[23]。接受阿达木单抗治疗的患者可能出现 ADA，这与药物血清水平降低和疗效降低相关。在一项小型研究中，第 4 周的阿达木单抗血清水平可预测 6 个月时的疾病治疗效果[26]。

IL-12/IL-23 p40 抑制药

乌司奴单抗是一个完全人源性 $IgG_1κ$ 单克隆抗体，作用靶点是 IL-12 和 IL-23 共同的 p40 亚基。2008 年的两项独立的随机对照试验证实了其对中至重度斑块状银屑病的疗效[1,2]，并因此获得许多国家的市场批准用于银屑病治疗。第一个试验中，患者在第 0、4 和 12 周时分别接受乌司奴单抗 90mg 或 45mg，67%的 90mg 组患者和 66%的 45mg 组患者在第 12 周达到了 PASI-75，而安慰剂组的这一比率为 3%[1]。在第二个关键试验中，接受乌司奴单抗 90mg 和 45mg 的患者中分别有 76%和 67%在第 12 周达到 PASI-75，而随机接受安慰剂的患者中这一比率为 4%[2]。在第二个试验中，69%的部分有效患者（定义为＞PASI-50，但＜PASI-75）注射乌司奴单抗 90mg 的频率由 12 周提至 8 周时，患者可在第 52 周达到 PASI-75[2]。有证据表明，体重增加时疗效降低，这与药物血清水平降低相关[3]。体重＜100kg 的患者在第 0、4 周应用乌司奴单抗批准剂量 45mg，然后每 12 周应用 1 次，体重超过 100kg 的患者用药间隔相同，用药剂量为 90mg。随后的随机安慰剂对照试验证实了乌司奴单抗在中国人群中的有效性[4]。乌司奴单抗的短期疗效优于依那西普 50mg 每周 2 次[5]。早期在英国/爱尔兰和丹麦使用乌司奴单抗的经验已证实其在常规临床实践中的有效性，这其中的许多患者对 TNF-α 抑制药治疗应答失败[6,7]。有初步证据表明，HLA-C：06：02 阳性的患者对乌司奴单抗的应答率更高[8,9]。尽管对于抗 IL-12/IL-23 治疗在短期内增加心血管不良事件的可能性仍存在未解决的争议[11-13]，最初三期临床试验开放标签延长试验的安全性数据显示，在长达 5 年的随访中，并没有显著的累计剂量药物警戒安全信号[10]。

乌司奴单抗还对银屑病关节炎[外周和中轴型疾病、指(趾)炎、附着点炎][14]和克罗恩病[15]的各方面都有治疗作用。

IL-17 抑制药

IL-17 细胞因子家族中有 6 种细胞因子，IL-17 A-F 和 5 种受体 IL-17 A-E。银屑病斑块中 IL-17A、IL-17C 和 IL-17F mRNA 水平升高，银屑病皮损中 IL-17A 阳性细胞数量较对照组增加[1]。银屑病 IL-17 的细胞来源有淋巴细胞，也有固有免疫细胞，如中性粒细胞、肥大细胞及固有淋巴样细胞[2]。目前有三种 IL-17 抑制药处于银屑病治疗的后期研发阶段[布罗达单抗(brodalumab)、依奇珠单抗(ixekizumab)和司库奇尤单抗(secukinumab)]。司库奇尤单抗和依奇珠单抗以 IL-17A 为靶点，而布罗达单抗靶向 IL-17 受体(IL-17RA)的一个亚基，从而阻断 IL-17A、IL-17F 和 IL-E(也称为 IL-25)。每种路径似乎都迅速而极其有效。在撰写本文时，这三种制剂的三期临床试验都已经完成，但仅有司库奇尤单抗的结果发表。

布罗达单抗是一种完全人源性 IL-17RA 单克隆抗体，已进行二期临床试验评估。按照剂量分组，在第 1、2、4、6 及 10 周各组分别皮下注射 70mg、140mg、210mg 或在第 1 天、第 4 周和第 8 周皮下注射 280mg，77％的 140mg 组和 82％的 210mg 组在第 12 周达到 PASI-75，安慰剂组则没有一个达到该标准；140mg 组中 72％的人达到 PASI-90，210mg 组中达到 PASI-90 的比率为 75％；210mg 组有 2 例出现明显的中性粒细胞减少。总的来说，该药耐受性良好且不良事件少[3]。依奇珠单抗是一种人源化的抗 IL-17A 单克隆抗体，已进行二期临床试验评估。按照剂量分组，在第 0、2、4、8、12 和 16 周各组分别皮下注射 10mg、25mg、75mg 或 150mg，第 12 周达到 PASI-75 的 150mg 组比率为 82.1％，75mg 组比率为 82.8％，25mg 组比率为 76.7％；150mg、75mg 和 25mg 组患者 PASI-90 比率依次为 71.4％、58.6％和 50.0％；150mg 组 PASI-100 比率为 39.3％，75mg 组为 37.9％[4]。52 周开放标签延长试验期间临床疗效一直维持[5]。

司库奇尤单抗是一种完全人源性 IL-17A 单克隆抗体，已经有两个三期随机临床试验对其进行评估[6]。给药剂量为 300mg 或 150mg(连续 5 周每周给药 1 次，然后每 4 周给药 1 次)，12 周时 PASI-75 比率分别为 77.1％～88.6％和 67％～71.6％，PASI-90 分别为 300mg 组 54.2％～59.2％、150mg 组 39.1％～41.9％，300mg 组的 PASI-100 达到 24.1％～28.6％，150mg 组的 PASI-100 达到 12.8％～14.4％。在直接比较研究中，两种剂量在第 12 周时都比依那西普 50mg 每周 2 次更有效。也有报道司库奇尤单抗对银屑病关节炎有效[7](见 35.45 页)。

拮抗 IL-23 p19 抑制药[古塞奇尤单抗(guselkumab)和替拉珠单抗(tildrakizumab)]正处于银屑病临床研发阶段[8,9]。

阶梯治疗

轻度银屑病，未患有银屑病关节炎[a]

一线治疗
- 煤焦油
- 地蒽酚
- 外用强效糖皮质激素
- 维生素 D 衍生物

二线治疗
- 局部 NB-UVB 或 PUVA
- 准分子激光

[a]按照字母顺序排序

阶梯治疗

中至重度斑块银屑病，未患有银屑病关节炎[a]

一线治疗
- NB-UVB 或 PUVA

二线治疗
- 阿维 A
- 阿普斯特
- 环孢素
- 延胡索酸酯(如果可以获得)
- 甲氨蝶呤

三线治疗
- 阿达木单抗
- 依那西普
- 英夫利西单抗
- 司库奇尤单抗
- 乌司奴单抗

[a]按照字母顺序排序

阶梯治疗

中至重度斑块状银屑病，伴有银屑病关节炎[a]

一线治疗
- 阿普斯特
- 甲氨蝶呤

二线治疗
- 阿达木单抗
- 依那西普
- 英夫利西单抗
- 乌司奴单抗

三线治疗
- 综合治疗

[a]按照字母顺序排序

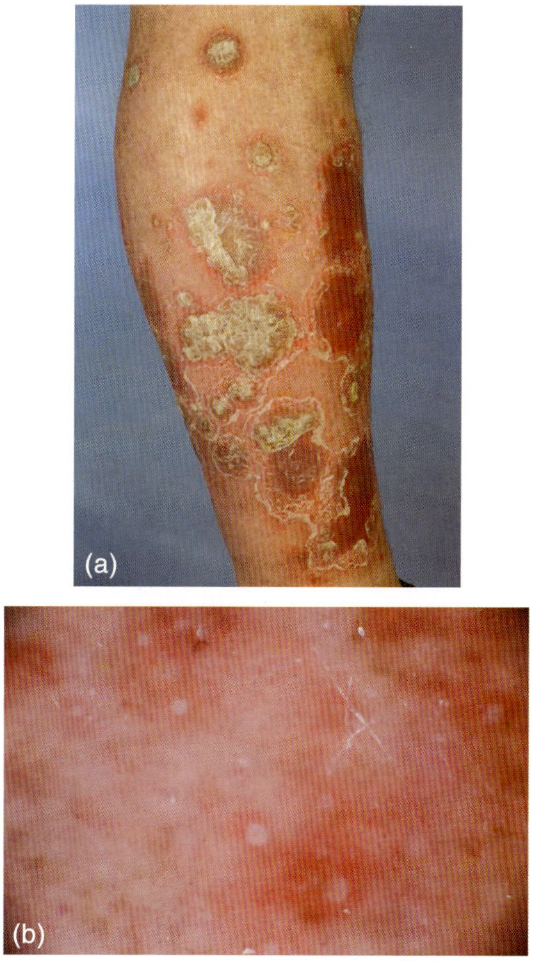

图 35.36　(a)炎症性不稳定型银屑病；(b)皮肤镜下脓疱近观

脓疱型银屑病

概述

表皮内中性粒细胞聚集是所有类型银屑病的组织学特征，但在临床实践中，术语"脓疱型银屑病"指那些出现肉眼可见脓疱的银屑病。脓疱可能在斑块型银屑病的皮损中激惹出现，是疾病不稳定时期的部分表现。这种现象更倾向认为是"带有脓疱的斑块状银屑病"，而不是脓疱型银屑病本身的一种表现形式(图 35.35)。在这种情况下，皮肤镜下更易看到脓疱(图 35.36)。

脓疱型银屑病包括一系列具有临床异质性的疾病，目前正在重新确定这些疾病在银屑病谱系中的位置，其分子遗传学基础正进一步得到阐释。将脓疱型

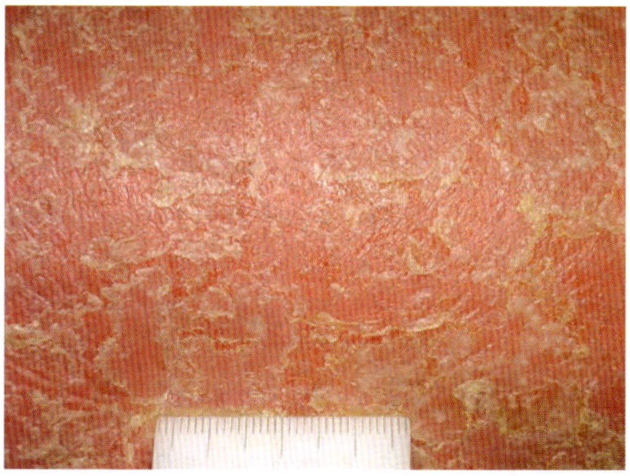

图 35.35　不稳定期银屑病中的脓疱——"伴随脓疱的银屑病"——而不是脓疱型银屑病

银屑病分为局限性和泛发性对临床有益，但临床表现有重叠，最近的分子遗传学研究揭示了 *IL36RN* 在局限性和泛发性脓疱型银屑病中的不同程度突变[1]。局限性类型的皮损通常局限在手足，呈慢性经过。泛发性类型可能累及全身，病程呈亚急性、急性，甚至是暴发性和威胁生命。

在对脓疱型银屑病进行完整的病因学和分子分类之前，传统分类如下。

1. *泛发性脓疱型银屑病*

临床分型(基于形态学和自然病程)

(1)急性泛发性脓疱型银屑病(von Zumbusch)。

(2)亚急性环状和旋涡状脓疱型银屑病。

其他特殊类型(基于年龄或发病诱因)

(1)妊娠期急性泛发性脓疱型银屑病(疱疹样脓疱病)。

(2)婴儿和青少年的泛发性脓疱型银屑病。

2. *局限性脓疱型银屑病*

(1)掌跖脓疱病。

(2)Hallopeau 连续性肢端皮炎。

泛发性脓疱型银屑病

定义

泛发性脓疱型银屑病以急性、亚急性或慢性发作性无菌性脓疱为主要特征，是银屑病的一类罕见极端类型，其所有的主要病理特征都很突出。泛发性脓疱型银屑病在临床表现上的发病年龄、疾病诱因、发病严重程度和自然病程等方面具有异质性。目前有几个公认的相互重叠的临床亚组，稍后概述。这些疾病与斑块型银屑病之间存在关联，有些患者在泛发性脓疱型银屑病发病前后可能有斑块型银屑病阶段，而在另一些患者中，任何时期均无斑块型银屑病表现，泛发性脓疱型银屑病是唯一表型。

流行病学

发病率和患病率

泛发性脓疱型银屑病罕见。据估计，法国人口的年发病率和流行率分别至少为 0.64/100 万、1.76/100 万[1]。日本的患病率估计为 7.46/100 万[2]。

发病年龄

发病高峰在 40—59 岁，但婴儿和青少年的病例也有报道[1]。泛发性脓疱型银屑病不伴斑块型银屑病的发病年龄更早一些[2,3]。

性别

在一些已发表的系列研究中，女性与男性的比例约为 2∶1[1-3]，但是所有队列研究的结果并不一致[4]。

相关疾病

炎症性多发关节炎很常见，在一个系列研究中，1/3 的患者最终受到影响[1]。代谢综合征也经常与之相关；一个大型系列研究报告的并发症包括肥胖(43%)、高血压(26%)、血脂异常(26%)和糖尿病(24%)[2]。

病理生理学

发病诱因

可能诱发或加重泛发性脓疱型银屑病的外部因素包括感染、局部或系统治疗、心理压力、妊娠和低钙血症。急性刺激最为明显，关于急性泛发性脓疱型银屑病最初的描述即是由外用治疗刺激引起[1]。煤焦油和地蒽酚如果在病情不稳定时使用不当，可能会引起脓疱[2,3]。最重要的刺激药物是糖皮质激素。有大量证据表明，停用系统性糖皮质激素可诱发泛发性脓疱型银屑病，局部封包状态下使用强效糖皮质激素也有相关性[2,4]。有报道称，停用环孢素可诱发泛发性脓疱型银屑病[5,6]。其他系统性药物偶尔也会诱发，包括特比萘芬[7-9]、普萘洛尔[10]、安非他酮[11]、锂[12]、保泰松[13]、水杨酸类[14]和碘化钾[15]。其中一些病例现在可能认为是急性泛发性发疹性脓疱病(AGEP)，这在已知有银屑病病史的患者中很难区分[16]。

病毒或细菌感染是常见的加重因素，在一个关于 16 例泛发性脓疱型银屑病患者的系列报道中，有 12 例存在该因素[17]。许多报道显示，心理压力会使病情恶化[18]。泛发性脓疱型银屑病可引起低钙血症，但也有报道称甲状旁腺功能低下引起的低钙血症可致疾病发作[19,20]。

组织病理学

急性泛发性脓疱型银屑病的炎症反应强烈。早期有淋巴细胞浸润，表皮和真皮乳头层明显水肿可引起海绵形成。大量中性粒细胞聚集导致形成海绵状脓疱(Kogoj)和融合的脓湖。棘层肥厚伴随表皮突延长。随着表皮更替加速，角质层很快出现角化不全及角层下脓疱脱落。亚急性期的组织病理学特征与急性期相似，但程度较轻。

遗传和环境风险因素

一项病例分析显示，在 35 名亚洲成人泛发性脓疱型银屑病中，29%的患者有斑块型银屑病家族史，11%的患者有脓疱型银屑病家族史[1]。具有亲缘关系的多发泛发性脓疱型银屑病已有报道，提示部分家族存在常染色体隐性遗传[2,3]。英国、德国、突尼斯、马来西亚、中国和日本人中报道了家族性[2]和散发性[3]泛发性脓疱型银屑病中存在 *IL36RN* 有害种系突变[4-8]。种群间的突变存在差异，有证据表明这是一种始祖效应；在欧洲，最常见的突变是由 p. Ser113Leu 替换 *IL36RN*，0.03%的欧洲健康人群存在该突变[8]。泛发性脓疱型银屑病(von Zumbusch)和 Hallopeau 连续性肢端皮炎可以见到同样的突变，而掌跖脓疱病较少见[8]。在北非人口中 p. Leu27Pro 在所有泛发性脓疱型银屑病患者中均呈纯合子状态，包括婴儿、青少年病例，以及疱疹样脓疱病患者[2]。有证据表明，基因型-表型具有相关性，因为 *IL36RN* 突变在同时患有或既往患有斑块型银屑病的泛发性脓疱型银屑病患者中所占比率低于单纯泛发性脓疱型银屑病患者；在日本，最常见突变(p. Arg10*)是以纯合子或复合杂合子的形式存在于约 80%的单纯泛发性脓疱型银屑病中，而仅有 10%的泛发性脓疱型银屑病患者既往患有斑块型银屑病[6]。具有 *IL36RN* 突变的泛发性脓疱型银屑病患者更易发生早发性疾病和系统性炎症反应[9]。HLA 中的斑块型银屑病风险等位基因更可能出现在伴有斑块型银屑病的泛发性脓疱型银屑病表型中[6,10]。

IL36RN 编码 IL-36 受体拮抗剂（IL36-Ra），后者主要在皮肤中表达，是三种 IL-1 家族中促炎细胞因子（IL-36α、β、γ）的拮抗剂。这些细胞因子激活信号传导通路，如 NF-κB 和丝裂原活化蛋白（MAP）激酶，并与 Th17 细胞因子和 TNF-α 之间相互调控[11]。IL-36 细胞因子也在斑块型银屑病皮肤中过度表达，与异常 IL-36 信号通路在皮肤炎症发生中发挥重要作用的观点一致，但其机制可能与泛发性脓疱型银屑病不同。一项大型队列研究显示斑块状银屑病患者中尚未发现 *IL36RN* 突变[12]。

偶有报道称泛发性脓疱型银屑病中存在 *CARD14* 基因突变，尤其是在同时患有斑块型银屑病的患者中[7,13,14]。

临床特征

病史

急性期通常缺乏前期症状，皮损部位可有烧灼疼痛感，脓疱反复形成伴随发热及全身不适，约 1/3 的患者发生关节疼痛[1]。

临床分型（基于形态学和自然病程）

急性泛发性脓疱型银屑病（von Zumbusch）

这种泛发性脓疱型银屑病以 Leo von Zumbusch 的名字命名，他描述了一对兄妹多年来反复出现急性红斑和脓疱，有时外用治疗可引起皮疹[1]。这是最急性和严重的泛发性脓疱型银屑病的表现形式，具有临床和遗传异质性。它可能作为唯一表型出现，也可能出现在斑块型银屑病、Hallopeau 连续性肢端皮炎或掌跖脓疱病之后。该疾病可能仅在妊娠期间出现，即疱疹样脓疱病，也可能是婴儿和青少年泛发性脓疱型银屑病的表现型。已提出的诊断标准包括反复发热及全身不适、多发孤立性无菌性脓疱、实验室异常（白细胞增多、红细胞沉降率升高和 C 反应蛋白升高），组织病理学上的 Kogoj 海绵状脓疱进一步支持诊断成立[2]。

该疾病已经分成两个主要类别[3]，一类是早期发病的斑块型银屑病经过多年后发展为脓疱型银屑病，有时是由撤用糖皮质激素或其他外部因素引起。另一类与斑块型银屑病关系密切性相对小一些，有时感染诱发脓疱型银屑病发作。疾病起初可呈非典型性表现，局限于肢端或皱褶部位，但可迅速、自发进展为泛发性脓疱型。

无论是哪种形式，皮肤烧灼感都可能为初期表现，皮肤变得干燥易脆。这些警示信号并不总是出现，之后可出现突发高热和严重不适，原有皮损变炽红，其上形成针尖大脓疱（图 35.37）。大片的红斑和脓疱扩散到之前正常的皮肤，尤其易累及皱褶和生殖器部位（图 35.38）。任何形态或种类的脓疱都可能发生，如孤立性脓疱、脓湖、环状皮损、红斑基础上的领圈样脓疱或泛发性红皮病。脓疱可反复发生，重叠交替出现，逐渐收敛干涸脱屑。

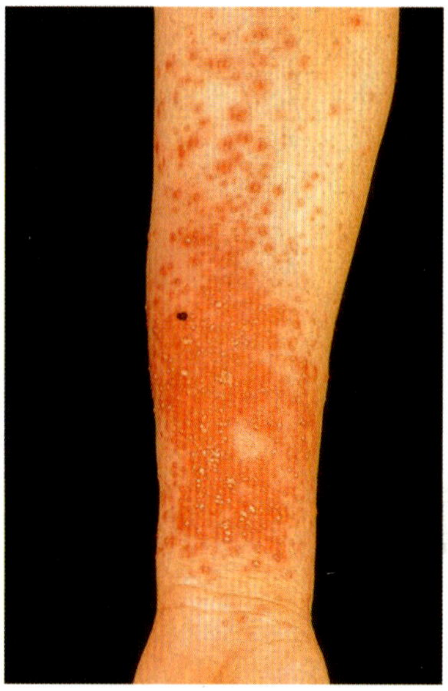

图 35.37　急性泛发性脓疱型银屑病：原先存在的银屑病斑块变炽红并有针尖大脓疱形成

（英国伦敦 St John 皮肤病研究所提供）

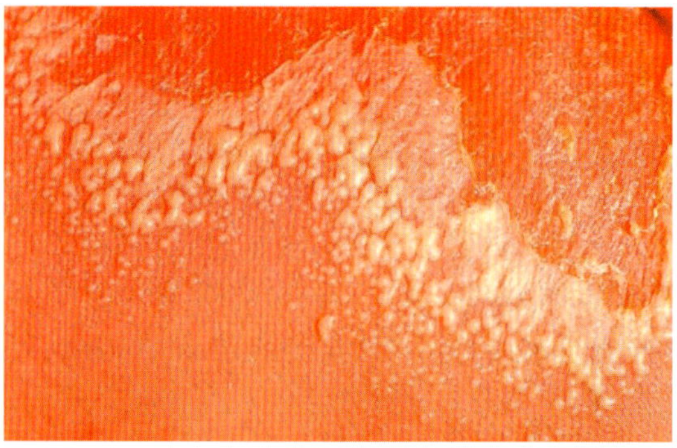

图 35.38　von Zumbusch 急性泛发性脓疱型银屑病

甲板变得肥厚或者因甲下脓湖与甲床分离。皮损可累及颊黏膜和舌，后者在临床表现和组织学上与地图舌难以区分。疾病可以在几天或数周内缓解，恢复到一般状态下的银屑病或是发展成红皮病。疾病复发常见。

亚急性环形泛发性脓疱型银屑病

环形或其他形式的皮损可见于急性泛发性脓疱型银屑病（von Zumbusch），但其在罕见的亚急性或慢性泛发分布的脓疱型银屑病中更具有特征性[1-3]。这是婴儿期和儿童早期泛发性脓疱型银屑病的普遍表现。患者一开始出现散在的红斑，并逐渐隆起、水肿，皮损缓慢向周边扩散，类似离心性环状红斑[4,5]，在红斑扩散边缘顶部出现脓疱，随着皮疹缓慢扩展，脓疱干燥，边缘留下鳞屑(图 35.39)。患者一般没有全身症状。

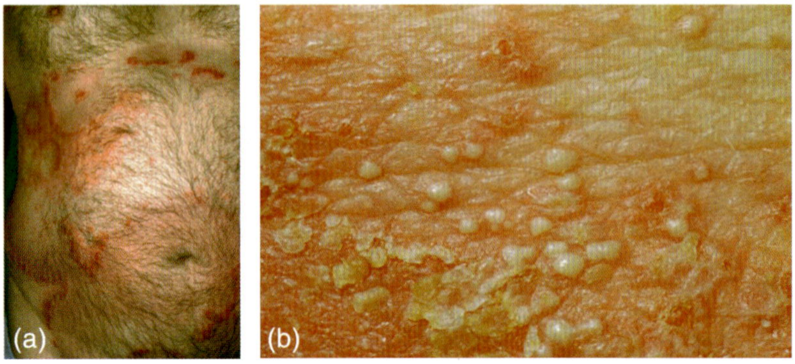

图 35.39 (a)亚急性泛发性脓疱型银屑病；(b)泛发性脓疱型银屑病的呈单一形态的非毛囊性脓疱(von Zumbusch)

一些作者提出一个相关疾病模式，Lapière 精确将之描述为复发的环状红斑型银屑病[6,7]。它可能单独发生(完全不同于认知范畴内的银屑病的任何阶段)，也可能是泛发性脓疱型银屑病的某一个阶段。偶尔也可在泛发性脓疱型银屑病中观察到线状脓疱型银屑病[8,9]。

其他泛发性脓疱型银屑病的特殊类型(基于年龄或发病诱因)

妊娠期急性泛发性脓疱型银屑病(疱疹样脓疱病)

Hebra 于 1872 年首次报道一种罕见疾病，即疱疹样脓疱病[1]，比 von Zumbusch 报道的泛发性脓疱型银屑病早了 37 年。随后这些疾病之间的关系引起了一些争议[2-4]。最近的分子遗传学研究支持疱疹样脓疱病是由妊娠状态引起或发生于妊娠期的泛发性脓疱型银屑病的观点[5]。

疱疹样脓疱病一般在妊娠晚期 3 个月发病，但也可能较早，已有妊娠第 1 个月[6]和产褥期[7]第 1 天患病的报道。疾病状态会持续至孩子出生，有时甚至会持续很长一段时间。该疾病具有泛发性脓疱型银屑病的临床特征，通常皱褶部位发病，对称性倾向明显，有时脓疱会成簇出现。皮疹通常开始于腹股沟-生殖器区域和其他皱褶部位，急性炎症性部位出现微小脓疱。这些皮损以离心性方式扩散，中央干燥，或形成斑块并扩散，部分区域消退后会遗留红褐色的色素沉着。舌、颊黏膜甚至食管可能受累，出现环形或糜烂性皮损，随后短暂出现脓疱。

发热为体质严重虚弱时的典型性表现，患者可因心脏或肾衰竭而发生死亡，已有谵妄、腹泻、呕吐和手足抽搐等症状的描述。疾病越严重和持续时间越长，胎盘功能不全导致死胎、新生儿死亡或胎儿畸形的风险就越大[3,4,8]。

该疾病特点是在之后的怀孕中复发[3,8]。多达 9 名孕妇出现复发，以及在之后使用口服避孕药过程中出现复发[3]。在一个病例报道中，尽管妊娠已经终止[6]，疾病仍然没有好转。

婴幼儿及青少年泛发性脓疱型银屑病

各种形式的脓疱型银屑病在儿童期少见，约占该年龄组重度银屑病的 1%[1-3]。一项对 104 例泛发性脓疱型银屑病患者的病例分析中，仅有 5 例为儿童[4]。虽然泛发性脓疱型银屑病可在儿童期任何年龄发病，但超过 25% 的病例发生在患儿出生 1 年内[5]。该病可以在出生后几周内发病，已有 2 例先天性泛发性脓疱型银屑病病例的报道[6]。

婴儿期发病常无系统症状，可自行缓解[5]，至少 1/3 的婴儿病例曾被诊断为脂溢性皮炎、尿布皮炎或突发性尿布银屑病[7-9]。脓疱型银屑病可长期局限于颈部等皱褶部位[10]。更严重的发热和毒性反应确实会发生，因此有必要采取积极治疗。

大多数儿童发病时年龄在 2—10 岁。这种疾病可能是 von Zumbusch 模式，但环状和旋涡状在这个年龄组更为常见[9-11]。von Zumbusch 型泛发性脓疱型银屑病发病突然，毒性强，可迅速发展成为红皮病。疾病发作通常在几天内缓解，但随后可能出现炎症反复。年龄较大的儿童病情类似于成人，可能是任一已知的疾病模式。

鉴别诊断

泛发的非毛囊性脓疱需要进行鉴别诊断。急性期出现的发热、白细胞增多和炎症标志物升高可能误诊为系统感染，有时会错误地导致免疫抑制治疗终止。最困难的鉴别诊断可能是 AGEP，该疾病是因药物发生的急性自限性反应，通常由抗生素引起[1]。之前报道的一些药物诱导的泛发性脓疱型银屑病现在可归类为 AGEP。角层下脓疱病（Sneddon-Wilkinson 病）仍有争议[2,3]。婴儿肢端脓疱病不会泛发，也与体质虚弱无关[4,5]。泛发性脓疱型银屑病与反应性关节炎中的脓疱的区别可能属于学术性问题。急性落叶型天疱疮与亚急性泛发性脓疱型银屑病类似，但可以应用组织学和免疫荧光检测方法进行鉴别。与胰高血糖素瘤的坏死性松解性游走性红斑相关的消瘦、舌炎和贫血有助于鉴别。短肠综合征[6,7]、Sweet 综合征[8]和白塞综合征有时会造成诊断困难。在免疫抑制人群中应注意鉴别葡萄球菌性皮肤感染、多发性脓疱疮及念珠菌病。

严重程度分级

泛发性脓疱型银屑病的严重程度因患者个体差异和患病时间而不同。根据红斑和脓疱形成程度、发热和检验异常（白细胞增多、炎症标志物升高、血钙降低和白蛋白低）[1]，疾病活动度在给定时间点分为轻度、中度或重度，但目前尚无确认的疾病严重程度评分系统。

并发症和共病

患者在急性期可出现全身不适，低血容量症和血量减少可引起急性肾损伤[1]。急性发作期可以出现严重的低蛋白血症，这可能与血浆蛋白移入组织[2]和肠道吸收不良相关[3,4]。低白蛋白血症和吸收不良可导致低钙血症[3]，治疗药物的吸收也可能受到影响，肝酶异常常见，在急性期有一半的患者可以发生[5]。嗜中性粒细胞性胆管炎可导致胆汁淤积性黄疸[6,7]。急性呼吸窘迫综合征（银屑病相关性无菌性肺炎）是一种罕见但可能被低估的疾病，2011 年回顾全球文献仅确诊 12 例[8]，在没有感染且口服糖皮质激素有效的情况下出现迅速进展的呼吸困难和缺氧。由于交叉感染，葡萄球菌感染可能会使泛发性脓疱型银屑病病情更加复杂。脓疱中偶有金黄色葡萄球菌生长，血培养阳性罕见。如果泛发性脓疱型银屑病持续时间较长，全身可出现毛发脱落。疾病高峰 2～3 个月后可出现休止期脱发。淀粉样变是一种罕见的晚期并发症[9]。

病程和预后

关于泛发性脓疱型银屑病的长期预后缺乏数据支持。一名急性泛发性脓疱型银屑病的男性患者在数年里的多次急性发作中存活了下来[1]。然而缺乏有效治疗时，急性阶段可发生死亡。Ryan 和 Baker 报道了 40 多年前成功治疗的 155 名各种类型的泛发性脓疱型银屑病患者的预后[2]，106 名随访患者中有 34 人死亡，其中 26 人死于该疾病或其治疗过程。到 2006 年，一项关于 99 名法国患者的队列研究的死亡率下降到 2%[3]。死亡率的明显下降归功于疾病的有效治疗，特别是口服维 A 酸类药物的应用及口服糖皮质激素使用的减少。亚急性环状和旋涡状的泛发性脓疱型银屑病预后良好，婴幼儿泛发性脓疱型银屑病预后亦较好[4]。

诱因明确的泛发性脓疱型银屑病（von Zumbusch）预后较好[5]，如妊娠期泛发性脓疱型银屑病。Hallopeau 连续性肢端皮炎发展而来的泛发性脓疱型银屑病似乎预后最差，11 例患者中有 7 例死亡，另有 1 例严重残疾[2]。极差的预后在某种程度上与患者的发病年龄相关，这类患者多为老年人。

检查

血沉和 C 反应蛋白通常升高。泛发性脓疱型银屑病初期可能会出现淋巴细胞绝对值减少，继而多核白细胞很快减少。血浆白蛋白、锌、钙可能异常降低。吸收障碍或许可以解释这些异常发现。

治疗

急性泛发性脓疱型银屑病通常需要在皮肤科住院治疗，给予外用及系统药物治疗、一般支持措施和去除可能的刺激因素。通过维持患者周围环境温度适宜避免患者热能过度丢失。增加液体摄入，保证每日足够尿量。外用的焦油和地蒽芬可立即停用，但是停止外用的强效糖皮质激素需要谨慎。连续数天外用稀释的糖皮质激素可能是最安全的过程，这是替代口服或注射糖皮质激素的更好选择，但属于临时性的。应使用合适的抗生素有针对性地治疗出现的感染。少数情况下，当妊娠期泛发性脓疱型银屑病危及母亲生命时，提示可能需要终止妊娠或提前分娩。

急性泛发性脓疱型银屑病大多数呈亚急性表现，如果没有需要立即处理的代谢性威胁，初始治疗应当保守，尤其是在婴儿及儿童期。住院卧床休息，轻度镇静，局部温和用药，补充蛋白质和液体，可能促使疾病自发缓解成相对稳定的红皮病型银屑病，甚至是斑块型银屑病。这种方法尤其适用于有刺激因素存在的情况。然而，这样的治疗方式需权衡利弊，因为反复的脓疱形成可能使患者精疲力竭，长期卧床亦存在血液凝滞和血栓形成风险，尤其是老年人应当注意。

局部治疗

通常情况下，温和的霜剂和溶液是最好的选择。弱效糖皮质激素霜剂可能对亚急性期皮损有益。禁忌使用焦油和地蒽芬。

系统治疗

大多数泛发性脓疱型银屑病需要进行系统治疗，但众所周知，鉴于该疾病罕见，关于其具体干预措施的高质量证据非常少。2003 年，日本发布了泛发性脓疱型银屑病的临床治疗指南[1]。2012 年，美国国家银屑病基金会发布了脓疱型银屑病临床治疗指南[2]。口服维 A 酸似乎是治疗的首选。385 名日本泛发性脓疱型银屑病患者中，阿维 A 对超过 80% 的病例有效，较口服糖皮质激素、甲氨蝶呤或环孢素更加有效[3]。2005 年的一项调查发现，89% 的法国皮肤科将阿维 A 作为一线治疗选择，且阿维 A 在泛发性脓疱型银屑病的广泛应用与疾病致死率降低相关[4]。严重的泛发性脓疱型银屑病需要大剂量阿维 A[1mg/(kg • d)]以快速控制病情，相对较轻的病例及维持缓解期应用 0.5～0.75mg/(kg • d)可以满足需要[1]。阿维 A 禁用于妊娠期泛发性脓疱型银屑病。

大剂量环孢素可使泛发性脓疱型银屑病得到快速控制，较低剂量维持疾病缓解[5-7]。环孢素推荐剂量范围为 3.5～5mg/(kg • d)[1]。甲氨蝶呤对约 60% 的患者有效，但是起效相对较慢[3,8]。重症患者口服甲氨蝶呤需严格注意剂量，该药物吸收不稳定，应当考虑注射应用。甲氨蝶呤口服剂量在每周 0.2～0.4mg/kg 应该已满足临床需要，使用应从低剂量开始。患者若病情严重，应经常复查肾功以免甲氨蝶呤过量应用。甲氨蝶呤已成功应用于儿童泛发性脓疱型银屑病[9]。应尽量避免口服及静脉应用糖皮质激素，只能在需要紧急控制并发症时使用（如急性呼吸窘迫综合征）或其他药物禁忌情况下，如妊娠状态时使用。氢化可的松（30～40mg/d）短期效果好，但是减量后易出现疾病的严重反跳，除非同时联合应用其他治疗方式（如阿维 A、TNF 抑制药）[8,10]。

> **阶梯治疗**
>
> **一线治疗**
> - 阿维 A（妊娠期泛发性脓疱型银屑病除外）
> - 环孢素
> - 甲氨蝶呤
>
> **二线治疗**
> - 阿达木单抗
> - 依那西普
> - 英夫利西单抗
> - 泼尼松（仅应用于特殊情况）
>
> **三线治疗**
> - 阿那白滞素

TNF 抑制药在泛发性脓疱型银屑病中的应用经验正在增加，已有关于应用英夫利西单抗的个案报道和小规模病例分析的支持[11-18]。对暴发性泛发性脓疱型银屑病来说，该治疗药物的快速起效使其成为一个富有吸引力的选择。新近的令人关注的进展包括有 IL-1 阻滞作用的阿那白滞素，该药物尚需进一步评估[19,20]，以及粒细胞/单一核细胞的吸附分离[21,22]。

掌跖脓疱病

定义和术语

患者一般表现为掌跖部位的红色及鳞屑性斑块，其内出现无菌性脓疱。这种疾病呈慢性经过，对治疗非常抵抗，可能是独立于斑块型银屑病的一种疾病。

> **同义名**
> - 慢性掌跖脓疱型银屑病
> - 掌和跖脓疱病
> - 持久性掌跖脓疱病

概述

掌跖脓疱病和斑块型银屑病的关系具有争议[1]。两种疾病共同出现的概率比预期要高得多（18%～24% 掌跖脓疱病患者发展成斑块型银屑病[2,3]）。但是典型的掌跖脓疱病多独立发生，不具有斑块型银屑病的特征性基因相关性表现。这提示掌跖脓疱病是一种在银屑病样皮肤疾病谱系内的独立疾病。

流行病学

发病率和患病率

总人口患病率为 0.01%～0.05%[1]。

发病年龄

成年早期发病，但发病高峰是在 30－50 岁，较斑块型银屑病发病年龄晚[1]。

性别

女性较男性发病率高，比例大约是 5∶1[1,2]。

相关疾病

已发现患自身免疫性甲状腺疾病及甲状腺抗体存在与掌跖脓疱病患者相关[1]。一些患者具有抗谷胶蛋白抗体。一项瑞典研究显示，123 名患者中，18% 的患者具有抗谷胶蛋白抗体，一些患者在进行无麸质饮食后病情得到改善[2]。一项日本研究发现，糖尿病患病倾向大为增加[3]。掌跖脓疱病是一组罕见疾病的最常见皮肤表现之一。该组疾病的特点是无菌性骨炎或滑膜炎，称为 SAPHO 综合征（滑膜炎、痤疮、脓疱病、骨质增生、骨炎；脓疱病性关节炎-骨炎)[4,5]，最常累及前胸壁，也会累及中轴骨骼。慢性复发性多病灶性骨髓炎常累及股骨和胫骨，该疾病可能是 SAPHO 综合征的儿童形式。

病理生理学

发病诱因

掌跖脓疱病发病通常没有明显的发病诱因。吸烟与该疾病明显相关，>90%的患者既往有吸烟史或目前有吸烟习惯[1]，部分患者在成功戒烟后疾病获得改善[2]。类风湿关节炎及克罗恩病患者接受 TNF 抑制剂治疗后可以出现银屑病样皮疹，掌跖脓疱病是其最常见的形态学改变之一[3,4]。

组织病理学

炎症细胞，包括 T 淋巴细胞、树突状细胞、嗜酸性粒细胞和肥大细胞在真皮浸润[1]。表皮内可以有颗粒层消失，棘层变薄[2]。早期皮损为水疱，逐渐上移变表浅时形成含有单一核细胞和中性粒细胞的脓疱[3]。早期水疱在表皮内汗腺导管内或其附近出现[4]，汗腺周围朗格汉斯细胞数目增多[5]。健康人群中的汗腺细胞具有免疫活性，可以表达 HLA-DR、IL-1α、IL-8 和 TNF-α。掌跖脓疱病皮损内过度表达 IL-17A、IL-8、TNF-α 和抗微生物多肽，这些物质部分来源于顶端汗管[4,6]。掌跖脓疱病皮损的汗管内表皮角质形成细胞的尼古丁乙酰胆碱受体染色模式改变，提示对尼古丁的异常反应导致患者掌跖脓疱病炎症反应[5]。

致病微生物

掌跖脓疱病的脓疱呈无菌性。一些日本研究学者认为，远隔部位的感染性病灶，尤其是扁桃体和口咽部感染与本病相关。这些学者发现，掌跖脓疱病患者扁桃体中皮肤淋巴细胞相关抗原(CLA)阳性 T 细胞生成增多[1,2]。回顾性病例分析显示，行扁桃体切除术的掌跖脓疱病患者中，有 60%的患者病情获得缓解[1,3]。

遗传学

掌跖脓疱病的遗传性尚不清楚。分子遗传学研究已证实其与斑块型银屑病遗传学不同。掌跖脓疱病与银屑病主要易感位点 *PSORS1* 及 *HLA-C*：06：02 不相关[1]。已经证实 139 名欧洲掌跖脓疱病患者中有 3 名具有 *IL36RN* 种系突变，出现 p. Ser113Leu 纯合置换，另外 4 名患者是杂合突变[2]。爱沙尼亚掌跖脓疱病队列研究报道的自噬基因(*ATG16L1*)多态性和 IL-19 家族成员的遗传相关性尚未被复制[3,4]。

临床特征

病史

患者瘙痒程度差异较大，更常主诉皮损部位有“烧灼感”。

临床表现

疾病临床表现为境界清楚的斑块，手部大鱼际是最常见皮损部位，小鱼际、掌心及手掌远端次之。足背、足背内外侧缘、足跟侧缘和足跟后部亦可累及，足底远端或整个足底累及较少。尽管有时可见甲下脓疱，但手指部位的皮损并不常见[1]。手足皮损多呈对称性，在其他新发皮损出现之前可有单个皮损持续存在数月。

皮损呈暗红色，有鳞屑，可形成裂隙，去除鳞屑(如治疗后)可见釉红色表面。斑块中可见较多脓疱，通常直径在 2～5mm。在疾病早期，皮肤镜可有助于鉴别斑块内的水疱和脓疱，皮损在皮嵴顶端出现[2]，新鲜脓疱呈黄色，陈旧性脓疱呈棕黄色，干涸后呈暗棕色。通常可见到各个阶段的脓疱(图 35.40)，最终脓疱干燥脱屑。小部分患者的躯体其他部位可有斑块状银屑病表现，程度轻且不典型[3]。

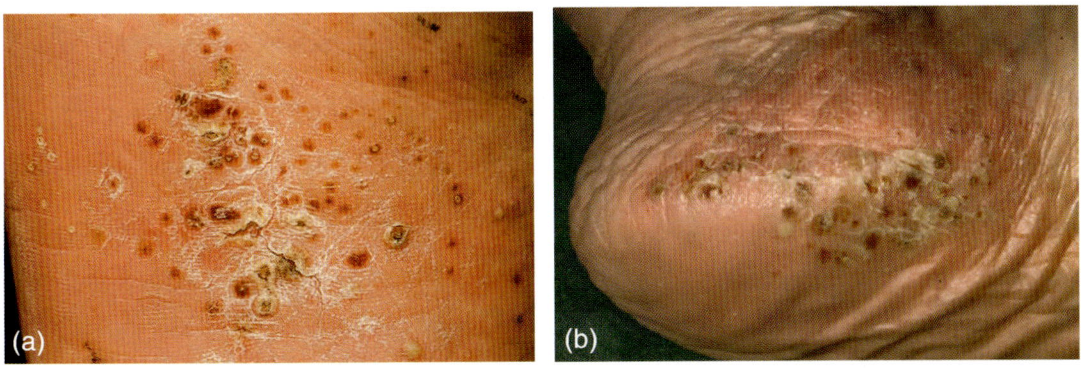

图 35.40 (a)掌跖脓疱病：通常情况下可以见到各期形态脓疱(英国伦敦 St John 皮肤病研究所提供)；(b)足跟掌跖脓疱病

第4部分

临床特殊类型

脓疱性细菌疹（安德鲁斯）（图 35.41）

这个术语最初用来描述手足急性单态性无菌性脓疱疹[1]，现在尚不清楚它是否是一个独立病种或者仅仅是掌跖脓疱病的急性变异形式。“细菌疹”一词提示远隔部位细菌感染激发了皮疹。

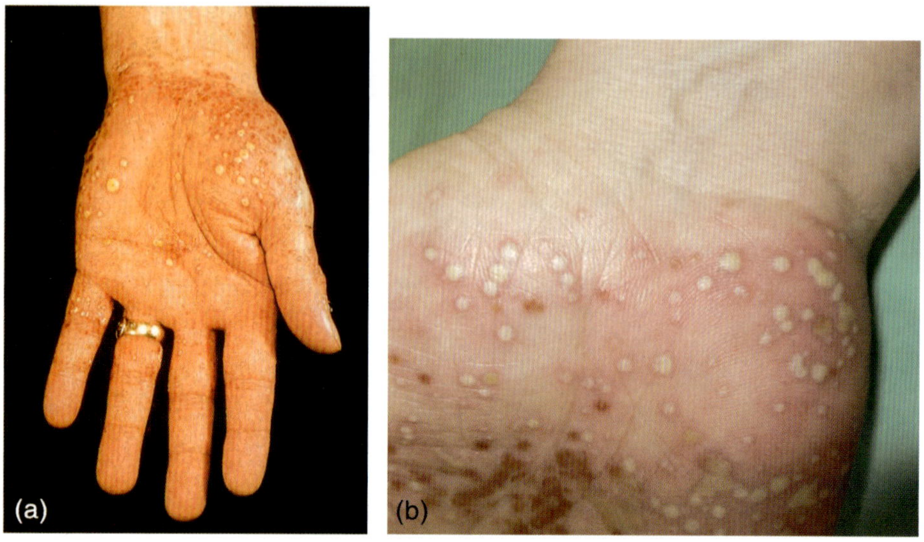

图 35.41　(a)急性掌跖脓疱病(英国伦敦 St John 皮肤病研究所提供)；(b)急性掌跖脓疱病

鉴别诊断

最常见的需鉴别诊断的疾病是皮肤真菌感染和湿疹。皮肤真菌感染通常为非对称部位，单侧发病，可累及趾缝。真菌镜检及培养、聚合酶链反应（PCR）可用于明确诊断。湿疹继发感染产生的脓疱疼痛更加明显，脓疱内容物的革兰染色及培养可明确诊断。鞋类中橡胶引起的变应性接触性皮炎不难鉴别，其典型表现是足背不受累及。慢性肢端脓疱病可见于黑人的新生儿群体，但不发生于成人，累及指（趾）和四肢伸侧，以及手心和足底。

严重程度分级

掌跖部位皮损面积虽然相对较小，但会明显影响患者身体功能和生活质量，关系不成比例[1,2]。目前没有经过充分验证的严重程度评分在临床中广泛应用。临床试验中，有时使用掌跖部位 PASI（ppPASI）或者新鲜脓疱计数[3,4]。

病程和预后

掌跖脓疱病病程较长，所有治疗方案都可能阻止不了疾病的缓慢进展。有时疾病确实可以自行缓解，但更多是暂时缓解而不能持久。一项针对 59 名患者的队列研究显示，只有 9 名患者缓解期超过 1 年[1]。

检查

通常基于临床表现做出疾病诊断。有时需行皮肤刮片以完善真菌检查，偶尔需要细菌学拭子检查及斑贴试验。

治疗

掌跖脓疱病难以达到有效治疗，医师和患者常常对治疗感到失望。目前迫切需要更加有效的治疗方案及更高质量的证据明确治疗方案的有效性及安全性。掌跖脓疱病与斑块型银屑病在免疫遗传学方面不同，这或许可以部分解释传统的银屑病治疗方案对掌跖脓疱病疗效不佳的原因。

局部治疗

局部治疗通常作为起始治疗，但是单一局部治疗通常对掌跖脓疱病无效。外用超强效糖皮质激素可能获得短期收益。亲水性凝胶剂型可提高中效糖皮质激素霜剂的疗效[1,2]。皮肤萎缩，尤其是足部内侧纵弓部位周围皮肤是显著风险因素。未有公开的对照试验证明卡泊三醇、煤焦油、地蒽芬及他扎罗汀的有效性。

光疗

研究显示，局部浸泡、涂抹补骨脂素凝胶的 PUVA 较安慰剂无治疗优势。口服 PUVA 在改善掌跖脓疱病方面通常有效，有时可暂时清除皮损。联合口服维 A 酸（re-PUVA）可以提高疗效，60％患者可以获得缓解[3]。有部分证据显示 Grenz 射线方法或准分子激光有效[5]。

系统治疗

系统治疗是获得疾病缓解的最佳选择。口服维 A

酸类药物可诱导疾病缓解，也可作为维持疗法。20 世纪 80 年代进行的大多数小规模临床试验是用来评估阿维 A 酯疗效的，当时阿维 A 尚未问世。这些试验证实 40%应用阿维 A 酯的患者获得了从好到优良的短期疗效[3]。一项研究证实阿维 A 30mg/d 疗效与之类似[6]。环孢素有效率更高一些，大多数患者短期应用环孢素 2.5mg/(kg · d)可起效[7]，一些患者在剂量低至 1mg/(kg · d)时可获得维持疗效[8]。药物应逐渐减量，避免突然停药，罕见病例可诱发泛发性脓疱型银屑病[9]。小型非对照病例分析证明甲氨蝶呤、来氟米特、阿利维 A 酸、FAEs 和氨苯砜对部分病例有效[10-13]。口服四环素和秋水仙碱可使小部分患者获得中度改善[10,14]。

生物制剂治疗

TNF 抑制药在掌跖脓疱病治疗中的有效性尚未得到充分评估。只有一项针对 15 名患者的小型随机对照试验研究了依那西普 50mg 1 周 2 次的疗效，结果显示试验组与安慰剂组在疾病改善或恶化方面无统计学差异[15]。偶有 TNF 抑制药有效的个案报道，但该药更多的是诱发或加重掌跖脓疱病[16]。针对 IL-12/IL-23p40 单克隆抗体乌司奴单抗的小型病例分析提示其可能对部分患者有效[17,18]，但小型安慰剂对照试验未证实该论断[19]。依法珠单抗和阿法赛特退出市场前，有个案报道显示其有效[20-22]。最近有报道显示 2 位对 TNF 抑制药和乌司奴单抗治疗抵抗的重症掌跖脓疱病患者对阿那白滞素(IL-1 受体拮抗药)部分有效[23]。

阶梯治疗

一线治疗

- 局部外用超强效糖皮质激素，± 封包

二线治疗

- 阿维 A
- 环孢素
- 口服 PUVA ± 阿维 A

三线治疗

- 甲氨蝶呤
- 延胡索酸酯
- 阿利维 A 酸
- 阿达木单抗
- 英夫利西单抗
- 乌司奴单抗

连续性肢端皮炎

定义和术语

该疾病罕见，皮损表现为慢性无菌性脓疱疹，初始影响指(趾)端，局部缓慢扩散，可能会进展为泛发性脓疱型银屑病。

同义名

- 肢端脓疱病
- 脓疱性肢端皮炎
- 顽固性肢端皮炎
- 匍行性皮炎

概述

Hallopeau 连续性肢端皮炎与银屑病，尤其是泛发性脓疱型银屑病之间的关系自 1890 年 Hallopeau 首次提出这个概念开始即争论不断[1]。Hallopeau 连续性肢端皮炎患者并不经常会额外出现斑块状银屑病。该疾病的皮损分布很有特点，软组织、甲及有时候末端指(趾)会出现局部破坏。

流行病学[1]

发病率和患病率

该类疾病罕见，仅在个案报道和小规模病例分析中有描述，其发病率和患病率未知。

发病年龄

该疾病可以在儿童中发生，青年中罕见。与掌跖脓疱病不同的是，老年患者易发病。

性别

女性中更多见。

相关疾病

Hallopeau 连续性肢端皮炎的临床表现可与掌跖脓疱病重叠，也可发展为泛发性脓疱型银屑病[1]。

病理生理学

组织病理学[1]

Hallopeau 连续性肢端皮炎的组织病理学特征与泛发性脓疱型银屑病相似，表皮内出现大量角层下中性粒细胞脓疱和海绵样脓疱，颗粒层增厚、角化不全、角化过度。真皮内淋巴细胞浸润，慢性疾病中真皮可以出现萎缩。

遗传学

对 9 个欧洲 Hallopeau 连续性肢端皮炎家庭的 *IL-36RN* 进行测序，发现 2 个无相关性的患者具有突变(一个为纯合子 p. Ser113Leu，另一个为复合杂合子 p. Arg35Trp/p. Ser113Leu)[1]。据报道，1 名患有 Hallopeau 连续性肢端皮炎的黎巴嫩男性检测到 *IL36RN* 突变(纯合子 p. Ser113Leu)，他的姐姐患有泛发性脓疱型银屑病(von Zumbusch)，但肢端并未累及，也发生了同样的 *IL36RN* 突变。这一发现支持了 Hallopeau 连续性肢端皮炎是泛发性脓疱型银屑病的一种局部变异的观点[2]。

第 4 部分

最近在 7 个无相关性的 Hallopeau 连续性肢端皮炎个体中发现 4 个有 *AP1S3* 种系突变，随后在少数泛发性脓疱型银屑病和掌跖脓疱病中也发现该突变[3]。*AP1S3* 编码衔接蛋白复合物 1 的 σ1C 亚基，该复合物参与反面高尔基网络和核内体之间的囊泡运输。这些突变的功能意义尚未确定，但可能与 TLR3 信号通路受损相关。

环境因素

微小创伤或指端感染常可能诱发疾病。口服糖皮质激素可能加速或加重疾病。

临床特征

病史和临床表现

手指或拇指易较足趾首先出现皮损表现，远端指(趾)出现红斑、鳞屑，形成脓疱，可累及甲襞及甲床，导致甲营养不良。皮损的近端边缘表皮剥蚀，形状不规则，经常出现浸渍，有时伴线状脓疱。鳞屑剥离或脓疱干燥后呈现为亮红色、光滑的、疼痛剧烈的指端。皮损缓慢向近端扩展，这通常需持续数年，最终可累及其他指(趾)。甲板最终可能完全破坏(图 35.42)，出现远端指(趾)骨质溶解等骨改变。指(趾)端可能变细并逐渐成为锥形，类似硬皮病。指(趾)部位血液循环继而受到影响，患者在寒冷的天气中不适感最为明显。Hallopeau 连续性肢端皮炎可能会发展成为泛发性脓疱型银屑病，尤其是老年人更易如此[1]。

鉴别诊断

在疾病早期阶段，需要排除葡萄球菌感染、牙髓感染、疱疹性瘭疽、皮肤真菌感染及接触性皮炎。念珠菌感染一般只在免疫功能不全的人群中发生。儿童需排除脓疱性角化不全症。

病程和预后

该疾病病程较长，发展缓慢，可能对所有治疗方案抵抗。自行缓解确有发生但更多是暂时的，而不是长期缓解。

检查

疾病诊断通常基于临床表现，应进行细菌培养(拭子)。

治疗

Hallopeau 连续性肢端皮炎治疗困难，相关循证证据匮乏，主要是个案报道。外用强效糖皮质激素可以改善症状[1]，亦有外用他克莫司[2]和卡泊三醇[3,4]有效的报道。在一些病例中阿维 A 或环孢素可能有效[5]。与掌跖脓疱病相反，TNF 抑制药在超过批准剂量或与系统用药联合时可发挥治疗作用[6]。一位对阿达木单抗和乌司奴单抗治疗抵抗的患者在开始应用 IL-1 受体拮抗药阿那白滞素 24 小时内脓疱得到快速清除[7]。

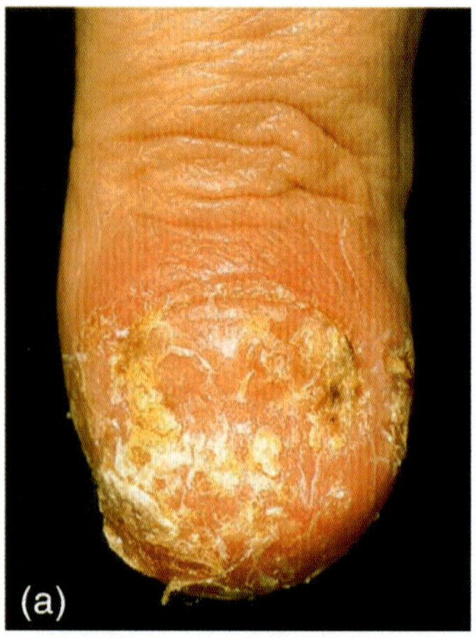

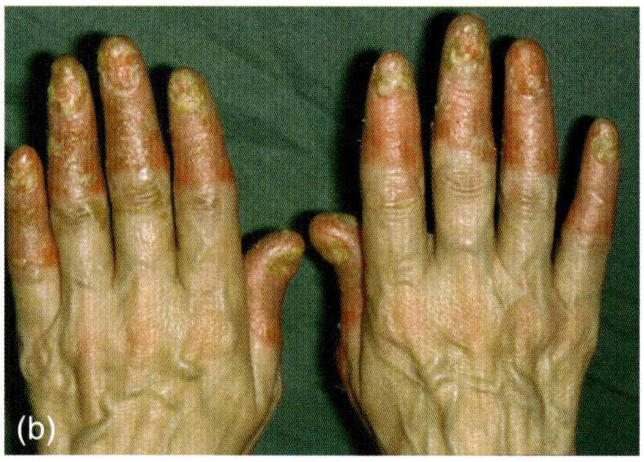

图 35.42 (a)连续性肢端皮炎甲板损毁(英国伦敦 St John 皮肤病研究所提供)；(b)急性期连续性肢端皮炎

> **阶梯治疗**
>
> **一线治疗**
> - 外用超强效糖皮质激素±封包
>
> **二线治疗**
> - 阿维 A
> - 环孢素
>
> **三线治疗**
> - 阿达木单抗

银屑病(性)关节炎

定义和术语

银屑病关节炎为血清阴性炎症性关节炎，中至重度银屑病患者中该疾病发生率高达 40%。其对关节具有破坏性并降低生活质量，患者出现疲劳等症状[1]。银屑病关节炎与患者生活质量降低及疾病负担相关，这与类风湿关节炎相似[2-4]。家庭成员患有银屑病及银屑病关节炎会提高其他家庭成员的遗传易感性[5]。

在风湿病学临床中，可以使用 CASPAR（银屑病关节炎分类标准）标准区分其他类型关节炎，敏感性 99%，特异性 91%（表 35.7）[6]。银屑病关节炎的诊断基于炎症性关节疾病表现（关节、附着点或脊柱），并符合下列部分或全部标准：现症银屑病，个人银屑病病史，一级或二级亲属中有银屑病家族史，甲银屑病，指（趾）炎（整个手指或足趾的炎症）（图 35.43），以及清晰的手足关节旁新骨形成的影像学证据。

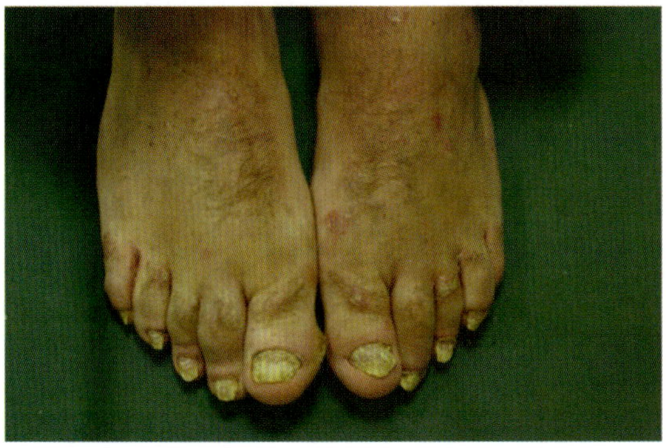

图 35.43 指（趾）炎

表 35.7 银屑病关节炎分类标准（CASPAR）

银屑病	目前患有银屑病	2
	银屑病个人史	1
	一级或二级亲属患有银屑病	1
典型银屑病甲损害		1
类风湿因子阴性		1
指（趾）炎	目前患有指（趾）炎	1
	指（趾）炎病史	1
关节旁新骨形成的影像学证据		1

银屑病关节炎患者必须具有炎症性关节病变（关节、脊柱或附着点），伴有以下五项中的至少 3 项，除第一项患有现症银屑病 2 分外，其余项目为 1 分。

银屑病关节炎具有临床异质性，基于 Moll-Wright 传统标准将其分类，亚型之间会有大量重叠[7]。可以表现为外周单一关节炎或非对称性寡关节炎，主要影响远端指（趾）间关节（图 35.44，与类风湿关节炎特点不同），对称性风湿病样模式，关节毁损（手足少见的严重变形性关节炎）（图 35.45），中轴受累的脊柱炎和（或）骶髂关节炎。尽管 Moll-Wright 标准原始分类仍有效，已提出多种改良分类[8]。非对称性寡关节炎是最常见的关节炎类型，对称性多关节炎次之，经常发现一种主要累及远端指（趾）间关节的疾病模式。银屑病关节炎患者中有 50%报道伴脊柱炎，少见的关节毁损型是最后一个分型。

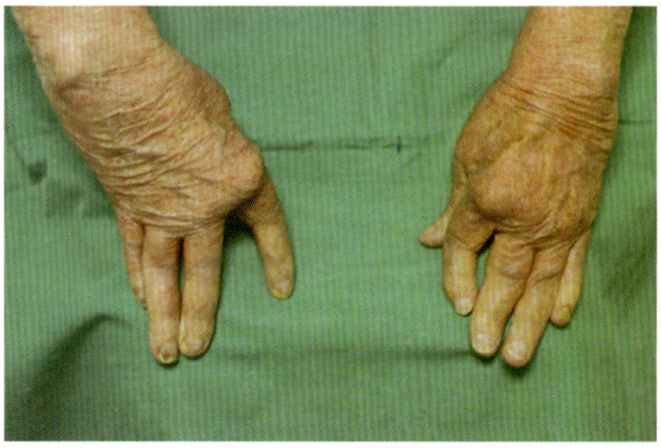

图 35.44 残毁性关节炎

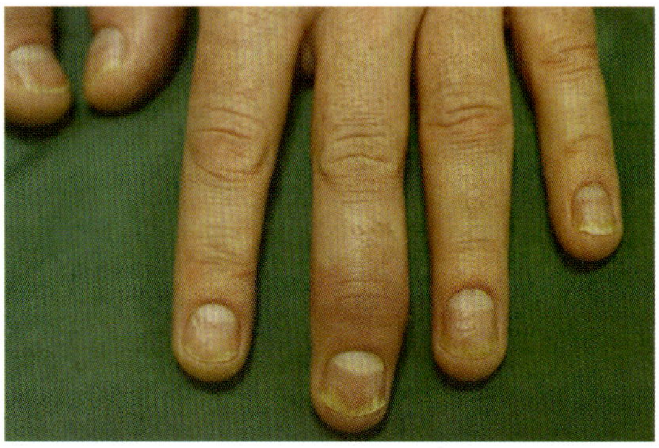

图 35.45 远端指间关节受累

同义名
• 银屑病性关节病

流行病学

发病率和患病率

银屑病关节炎的年发病率（0.01%～0.25%）和患病率（0.5～23.1/100 000）报道具有较大差异[1,2]。这可能反映了公布的研究之间种族差异及统计方法的区别。每百万人中有 3～5 名患者发生关节毁损[3]。这与附着点炎、指(趾)炎及严重的银屑病皮损表现相关,且无性别差异。

发病年龄

多数患者在 40 岁之前患银屑病关节炎,儿童时期发生的少见。尽管男性可能发生中轴型疾病较外周关节炎更多一些,但是发病率似乎没有性别差异。多数患者银屑病早于关节炎发生,70%患者银屑病皮损形成早于关节疾病,20%患者首先出现关节疾病,10%患者银屑病和关节症状同时出现[1]。

相关疾病

银屑病关节炎发展与银屑病皮损严重程度之间具有相关性。银屑病关节炎患者的患病率在伴有甲银屑病及头皮银屑病中更高[2]。

银屑病关节炎患者中眼科疾病发生率高达 30%,这些患者中的大部分患有结膜炎和葡萄膜炎,虹膜睫状体炎、干燥性角膜结膜炎和白内障也有报道[3]。尽管不如在银屑病中的研究充分,但银屑病关节炎与肥胖/代谢综合征及酗酒仍具有相关性[4,5]。早产儿心血管疾病亦与银屑病关节炎相关[6]。

遗传学

银屑病关节炎具有显著的遗传因素。尽管目前没有可信度高的双胞胎注册研究,但从对一级亲属再发风险率计算所得遗传度的评估来看,银屑病关节炎较皮肤型银屑病有更高的遗传因素[1]。皮肤型银屑病与银屑病关节炎皆与 MHC 等位基因相关,但是其关联本质似有差异[2],尽管均与 *HLA-C*:06:02 相关,但后者关联强度较前者小。银屑病关节炎也与一些 HLA-B 等位基因相关,尤其是 *HLA-B*13、*HLA-B*27、*HLA-B*38/39、*HLA-B*57 和 *HLA-DRB*1*04[3]。有证据显示,HLA 类型影响银屑病关节炎的临床表现。在银屑病关节炎的患者中,缺乏 B27 或 B39 的 HLA-C:06:02 与银屑病早发相关,且与银屑病皮损出现 10 年之后的银屑病关节炎发展相关。相反,HLA-B27 和(或)B39 与早期关节病变及银屑病皮损同时形成相关,且皮损较 HLA-C:06:02 阳性的患者相对轻一些[4]。

银屑病关节炎的全基因组关联分析复制了许多银屑病基因易感位点,但未发现任何新的关节疾病特异性位点。与银屑病相比,*TRAF3IP2* 在银屑病关节炎中的作用可能略高[5,6]。

病因

银屑病关节炎可能由单个关节或肌腱外伤引发,即所谓的深度同形反应。吸烟和过量饮酒也与疾病相关[1]。HIV 感染与银屑病关节炎的发生或恶化相关,而 HIV 感染患者的类风湿关节炎改善[2]。与皮肤型银屑病相反,链球菌感染、锂等药物或心理压力似乎不会引发银屑病关节炎。与银屑病相似,银屑病关节炎患者肥胖和代谢综合征的发生率增加[3]。

病理生理学

银屑病关节炎的病理生理学类似于银屑病,受累关节的滑膜和肌腱发生免疫活化。固有免疫细胞和适应性免疫细胞均被激活,过量产生多种细胞因子,包括 TNF-α、IL-17 和 IL-23。滑膜血管生成增加,且比类风湿关节炎更明显。炎症反应导致关节纤维化出现,可能存在骨侵蚀,同时异常新骨形成,导致关节畸形和功能丧失[1,2]。

关节的炎症过程与皮肤相比有重要差异。与皮肤相比,银屑病滑膜炎中 IL-17、Th17 细胞和 IL-23 的生成不明显[1]。病理生理学的不同可能影响了皮肤和关节对系统和生物制剂治疗的应答差异。

临床特征

银屑病关节炎的诊断很重要,每次问诊银屑病患者时都应询问关节症状。应当明确炎症性关节疾病的症状(晨僵和关节肿胀)。清晨背部僵硬可能是骶髂关节炎或颈椎病的唯一临床特征。足跟疼痛(跟腱附着点炎的一种表现)或足底筋膜炎也可能是一个表现特征。

临床查体可发现指(趾)炎(腊肠指)或关节肿胀压痛的证据,这可能会影响非对称部位的单个关节或同时影响多个关节,其征象可能很微小,诊断常常延迟。多达 80%患者出现银屑病甲改变。

大多数皮肤科医师不擅长关节查体,合理的方法是检查手足关节,以寻找关节肿胀或压痛和指(趾)炎的证据。即使是一个经验丰富的风湿病学家,银屑病关节炎的诊断仍可能具有挑战性。最近的研究表明,在银屑病专科门诊就诊的患者中,多达 30%的患者银屑病关节炎可能未能诊断[1,2]。已经开发了几种筛查问卷来帮助早期诊断银屑病关节炎,其中包括银屑病关节炎筛查评价(PASE)、银屑病流行病学筛查工具(PEST)和多伦多关节炎筛查问卷(ToPAS)[1,2]。评估这些筛查工具的研究表明,它们可能有助于皮肤科医师对患者进行恰当的风湿病学评估。

鉴别诊断

鉴别诊断包括早期类风湿关节炎、强直性脊柱炎、痛风、骨关节炎和纤维肌痛症。

严重程度分级

可以通过多种方法评估疾病的严重程度,包括美国风湿病学会(ACR)的关节肿痛计数。ACR-20 指的是肿胀和疼痛关节计数改善 20%,以及患者和医师的整体评估、疼痛、残疾和急性期反应物检测改善 20%。ACR-50 和 ACR-70 分别指这些标准改善 50%和 70%[1]。疾病活动度评分(DAS)是通过肿胀和疼痛关节评分以及血沉计算。银屑病关节炎反应标准(PsARC)定义为以下四种检测方式中至少两种明确改善,其他检测方式均未恶化:患者整体评估、医师整体评估、关节压痛计数和关节肿胀计数[2]。生活质量评分和指(趾)炎评分也已形成[2]。也已提出包括皮肤银屑病严重程度在内的综合指标[3,4]。银屑病关节炎的疾病严重程度评分多改编自类风湿关节炎,这类评分是否真的反映了银屑病关节炎的严重程度仍存在争议。尽管如此,授权机构批准银屑病关节炎新药仍要求具备 ACR 评分。

检查

检验包含炎症(包括 C-反应蛋白和血沉)、尿酸、类风湿因子和抗环瓜氨酸多肽(CCP)抗体的检测。手足普通 X 线片在检测侵蚀性损害中可能有用,但是在疾病早期诊断方面敏感性较低。其他的影像学检查如超声或磁共振成像(MRI)在评估附着点炎方面有用,MRI 是评估中轴型疾病的主要检查方法。

治疗

银屑病关节炎应由风湿病学家治疗。早期治疗很重要,因为早期干预可能阻止关节的不可逆性破坏。一些指南已经出版,为医师提供治疗方案,以帮助他们治疗银屑病关节炎[1-3]。银屑病关节炎的治疗方案选择不像皮肤病那样宽泛,并且受到关节疾病类型的影响(图 35.46)。

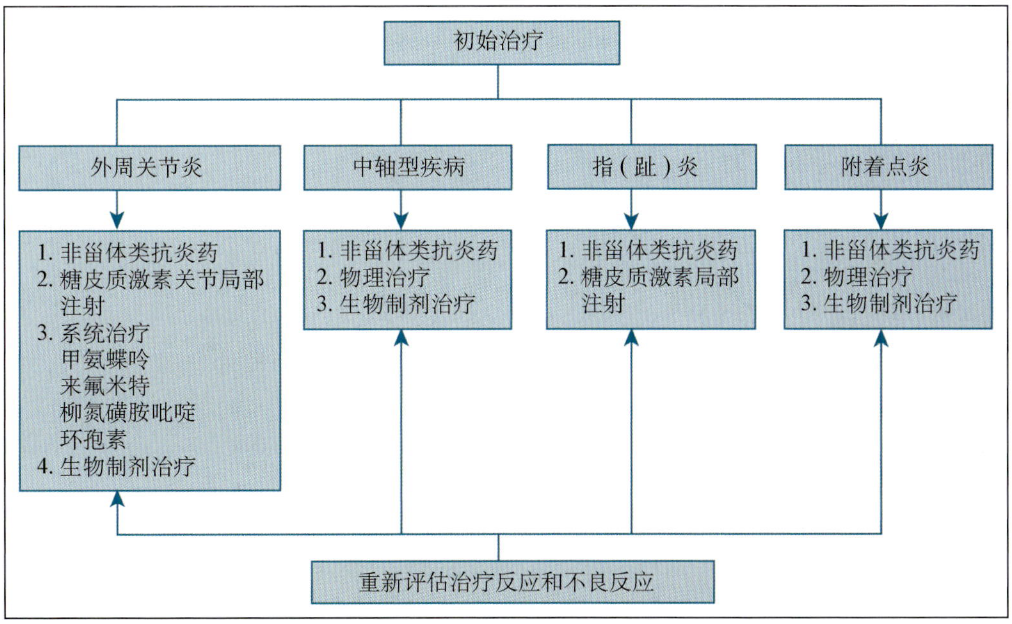

图 35.46 银屑病和银屑病关节炎研究评估协会(GRAPPA)关于银屑病关节炎的治疗指南

(采自 Ritchlin et al. 2009[1],经《风湿病学杂志》出版有限公司许可)

主要治疗方案有非甾体抗炎药、甲氨蝶呤、口服糖皮质激素、柳氮磺胺吡啶、来氟米特和 TNFi。乌司奴单抗和阿普斯特最近已获准用于银屑病关节炎的治疗。可以同时治疗皮肤病和关节炎的单个药物更加适合，这意味着在中至重度皮肤病患者的临床实践中，当前应首先选择甲氨蝶呤或 TNFi。

非甾体抗炎药是治疗轻度患者的主要药物。鉴于其潜在毒性，仅使用最低剂量用于短期控制症状[4]。口服糖皮质激素常用于控制银屑病关节炎急性发作，这可能会导致银屑病皮损不稳定，建议缓慢减少剂量，以尽量避免皮损恶化和(或)泛发性脓疱型银屑病的发生。关节注射糖皮质激素可以缓解症状，但几乎没有证据表明它们可以阻止骨重塑和纤维化。物理治疗也可能有益。

系统治疗

系统治疗外周型银屑病关节炎、附着点炎和指(趾)炎的证据有限[1-3]。已经在银屑病关节炎的几个试验中进行了甲氨蝶呤研究。在一项随机对照试验中，对活动性银屑病关节炎患者应用甲氨蝶呤 15mg 每周 1 次与应用安慰剂进行对照，尽管试验确实改善了患者症状，但是当使用 ACR-20 标准和 DAS-28 评分时，甲氨蝶呤与安慰剂相比没有益处[5]。这项试验的结果与几项较小规模研究的阳性结果形成了对比[6,7]。这些数据对甲氨蝶呤单药治疗银屑病关节炎患者急性滑膜炎症状的有效性提出了质疑。

与安慰剂相对照，来氟米特在银屑病关节炎中的疗效得到证实[8]，这在临床实践中也进一步得到了印证。然而，它并不经常对银屑病皮损产生有益的影响。

据报道，柳氮磺胺吡啶在银屑病关节炎的小型开放试验中显示有效，但在安慰剂对照试验中却令人失望。尽管如此，它仍在临床实践中使用。环孢素对银屑病关节炎的疗效尚未进行充分研究，一些指南不推荐使用环孢素[4]。中轴型疾病似乎对常规系统治疗抵抗。

磷酸二酯酶 4 抑制药阿普斯特已在银屑病和其他炎症疾病中显示出疗效，最近在美国和欧洲获得批准。在一项对 204 名银屑病关节炎患者的研究中，与安慰剂组相比，20mg 每日 2 次或 40mg 每日 1 次的阿普斯特在第 12 周时 ACR-20 改善更佳，20mg 每日 2 次组、40mg 每日 1 次组和安慰剂组的 ACR-20 的比率依次为 43.5%、35.8%和 11.8%。在这个小型研究中没有发现药物警戒安全信号[10]。一项对 504 名银屑病关节炎患者进行的三期试验比较了阿普斯特 20mg 每日 2 次、30mg 每日 2 次和安慰剂使用 16 周的疗效，ACR-20 的比率依次为 31%、40%和 19%，ACR-20 在药物剂量和安慰剂之间存在显著差异[11]。

JAK-2 抑制药托法替尼是一种口服小分子药物，目前正处于银屑病关节炎的临床试验阶段，其在美国获准治疗类风湿关节炎[12]。

生物制剂治疗

TNFi 彻底改变了银屑病关节炎的治疗方式。推荐 TNFi 应用于患有活动性银屑病关节炎的患者，该类患者受影响的关节超过 3 个，且至少两种系统治疗无效，或应用于对非甾体抗炎药和(或)局部注射糖皮质激素无效的中轴型疾病[13]。

与安慰剂相比，英夫利西单抗 5mg/kg 可以改善银屑病关节炎。在接受英夫利西单抗治疗的患者中，65%达到 ACR-20 的初级终点，而安慰剂组只有 10%，获益可维持 50 周[14]。研究也证明英夫利西单抗改善了患者的生活质量，阻止了疾病的影像学进展[15,16]，联合应用甲氨蝶呤可以延长治疗缓解时间[17]。

与安慰剂相比，依那西普 25mg，皮下注射，每周 2 次可以改善银屑病关节炎。一项为期 12 周的研究显示，接受依那西普治疗的 60 名患者中，87%的患者达到 PsARC，而安慰剂组只有 23%达到 PsARC，73%的患者达到了 ARC-20，而安慰剂组只有 13%的患者达到 ARC-20[18]。一项研究比较依那西普不同剂量对重度银屑病伴银屑病关节炎的疗效，患者应用依那西普 50mg 每周 2 次和 50mg 每周 1 次，结果显示依那西普剂量越大，PASI 结果越好，但两组患者在第 12 周时的 PsARC 反应类似(77% vs. 76%)[19]。虽然甲氨蝶呤和依那西普的联合应用提高了在类风湿关节炎中的疗效，但尚无对照试验评估这种联合治疗在银屑病关节炎中的作用。

与安慰剂组相比，阿达木单抗 40mg，皮下注射，2 周 1 次对银屑病关节炎有效。第 12 周时，接受阿达木单抗治疗的患者中有 58%达到了 ACR-20 的初级终点，而安慰剂组的患者中只有 14%达到。阿达木单抗改善患者的关节症状、生活质量和皮肤病情，还使疾病的影像学进展获得改善[20]。在银屑病关节炎中使用甲氨蝶呤联合该药物的对照研究尚未见到，但注册研究表明，加用甲氨蝶呤并没有额外获益[21]。

另外 2 种 TNFi，即戈利木单抗(golimumab)和赛妥珠单抗(certolizumab)，已获准应用于银屑病关节炎，但尚未开发用于治疗皮肤银屑病。在一项关于戈利木单抗治疗银屑病关节炎的安慰剂对照试验中，

48%的接受 50mg 4 周 1 次戈利木单抗治疗的患者及 46%的接受 100mg 4 周 1 次戈利木单抗治疗的患者皆达到 ACR-20 标准，而安慰剂患者的这一比率为 9%[22]。赛妥珠单抗是一种聚乙二醇化的人源性 TNFi 片段，对银屑病关节炎和克罗恩病均有疗效[22]。在一项三期临床试验中，368 名患者被随机分组，分别接受赛妥珠单抗 200mg 2 周 1 次、400mg 4 周 1 次或安慰剂 24 周。第 12 周时，赛妥珠单抗 200mg/2 周组 58%的患者达到 ACR-20 初级终点，相比之下，赛妥珠单抗 400mg/4 周组和安慰剂组分别为 51%和 24.3%。赛妥珠单抗改善了疾病的各个方面，包括生理功能和影像学进展。患者治疗 1 周后临床症状即明显改善[23]。

一项随机对照试验证明乌司奴单抗对银屑病关节炎有效。605 例患者随机依次于第 0、4、16 周和之后的每 12 周分组给予 45mg、90mg 乌司奴单抗或安慰剂，第 24 周时，ACR-20 在 45mg 组中达到 42.4%，在 90mg 组中达到 49.5%，而安慰剂组中仅 22.8%，疗效维持至 52 周。指(趾)炎和附着点炎及疾病的影像学进展方面也有改善[24,25]。

IL-17 及其受体拮抗药正处于临床试验阶段，尚未批准应用于银屑病关节炎的治疗。布罗达单抗是 IL-17 受体 A 单克隆抗体，在二期随机安慰剂对照试验中进行了评估。患者接受布罗达单抗 140mg、280mg 或安慰剂超过 12 周，ACR-20 在第 12 周的比率分别为 37%、39% 和 18%，疗效可维持到第 52 周[26]。对 42 例银屑病关节炎患者进行了 IL-17A 司库奇尤单抗治疗评估，患者接受 2 次静脉注射，每次 10mg/kg，间隔 3 周应用 1 次或给予安慰剂，初级终点为第 6 周的 ACR-20。第 6 周，司库奇尤单抗组(39%)和安慰剂组(23%)的 ACR-20 比率无差异，第 12 周，司库奇尤单抗更有效(ACR-20 为 39%，安慰剂为 15%)，但没有统计学意义。患者在生活质量和急性期反应物方面有显著的改善。正在对司库奇尤单抗治疗银屑病关节炎进行更深入的试验[27]。

阶梯治疗

一线治疗
- 非甾体类抗炎药
- 柳氮磺胺吡啶
- 甲氨蝶呤
- 来氟米特

二线治疗
- 依那西普
- 阿达木单抗
- 英夫利西单抗

三线治疗
- 戈利木单抗
- 赛妥珠单抗
- 乌司奴单抗

Resources

Further information

National Institute for Health and Care Excellence (NICE) guideline 2012. The assessment and management of psoriasis. Clinical Guideline. Methods, evidence and recommendations. NICE, 2012. http://www.nice.org.uk/Cg153

Scottish Intercollegiate Guidelines Network (SIGN) guideline. Diagnosis and management of psoriasis in adults. http://www.sign.ac.uk/guidelines/fulltext/121/

Patient resources

www.psoriasis-association.org.uk
http://www.papaa.org
http://www.irishskinfoundation.ie
http://www.psoriasiscouncil.org
http://www.grappanetwork.org
https://www.psoriasis.org
(All last accessed March 2015.)

(译者：杨青 尹利莎 一审：张朝霞 黄也 二审：王刚 三审：庞晓文 润色：陈垚)

参考文献

所有文献请查阅网址：www.rooksdermatology.com.
以下列出的是重要参考文献。

Plaque psoriasis

[1] Lomholt G. *Psoriasis. Prevalence, spontaneous course and genetics. A census study on the prevalence of skin disease on the Faroe Islands*. Copenhagen: GEC Gad. 1963; 31-3.

[5] Henseler T, Christophers E. Psoriasis of early and late onset: characterization of two types of psoriasis vulgaris. *J Am Acad Dermatol* 1985; 13: 450-6.

Genetics

[1] Lomholt G, ed. *Psoriasis: Prevalence, Spontaneous Course and Genetics. A Census Study on the Prevalence of Skin Diseases on the Faroe Islands*. Copenhagen: GEC Gad, 1963.

[4] Henseler T, Christophers E. Psoriasis of early and late onset: characterization of two types of psoriasis vulgaris. *J Am Acad Dermatol* 1985; 13: 450-6.

Molecular genetics

[8] Jordan CT, Cao L, Roberson ED, *et al*. PSORS2 is due to mutations in CARD14. *Am J Hum Genet*. 2012; 90: 784-95.

[19] Tsoi LC, Spain SL, Knight J, *et al*. Identification of 15 new psoriasis susceptibility loci highlights the role of innate immunity. *Nat Genet* 2012;44:1341-8.

Pathogenic mechanisms

[10] Lowes MA, Russell CB, Martin DA, *et al*. The IL-23/T17 pathogenic axis in psoriasis is amplified by keratinocyte responses. *Trends Immunol* 2013;34:174-81.

[11] Nestle FO, Kaplan DH, Barker J. Psoriasis. *N Engl J Med* 2009;361:496-509.

Presentation

[6] Griffiths CEM, Christophers E, Barker JNWN, *et al*. A classification of psoriasis vulgaris according to phenotype. *Br J Dermatol* 2007;156:258-62.

Classification of severity

[4] National Institute for Health and Care Excellence (NICE). *The Assessment and Management of Psoriasis. Clinical Guideline. Methods, Evidence and Recommendations.* NICE, 2012. http://www.nice.org.uk/Cg153 (last accessed March 2015).

Infection

[5] Gudjonsson JE, Thorarinsson AM, Sigurgeirsson N, Valdimarsson H. Streptococcal throat infections and exacerbation of chronic plaque psoriasis: a prospective study. *Br J Dermatol* 2003;149:530-4.

Metabolic syndrome and its components

[1] Langan SM, Seminara NM, Shin DB, *et al*. Prevalence of metabolic syndrome in patients with psoriasis: a population-based study in the United Kingdom. *J Invest Dermatol* 2012;132:556-62.

[16] Naldi L, Conti A, Cazzaniga S, *et al*. Diet and physical exercise in psoriasis: a randomized controlled trial. *Br J Dermatol* 2014;170:634-42.

Cardiovascular disease

[7] Gelfand JM, Neimann AL, Shin DB, *et al*. Risk of myocardial infarction in patients with psoriasis. *JAMA* 2006; 296: 1735-41.

Topical corticosteroids

[1] Mason AR, Mason J, Cork M, *et al*. Topical treatments for chronic plaque psoriasis. *Cochrane Database Syst Rev* 2013; Issue 3;CD005028.

[3] Samarasekera EJ, Swayer L Wonderling D, *et al*. Topical therapies for the treatment of plaque psoriasis: systematic review and network meta-analysis. *Br J Dermatol* 2013; 168: 954-67.

Methotrexate

[7] Heydendael VM, Spuls PI, Opmeer BC, *et al*. Methotrexate versus cyclosporine in moderate-to-severe chronic plaque psoriasis. *N Engl J Med* 2003;349:658-65.

[9] Saurat JH, Stingl G, Dubertret L, *et al*. Efficacy and safety results from the randomized controlled comparative study of adalimumab vs. methotrexate vs. placebo in patients with psoriasis (CHAMPION). *Br J Dermatol* 2008;158:558-66.

Biological therapy

[1] Griffiths CEM, Strober BE, van de Kerkhof P, *et al*. Comparison of ustekinumab and etanercept for moderate-to-severe psoriasis. *N Engl J Med* 2010;362:118-28.

TNF- α inhibitors

[4] Reich K, Nestle FO, Papp K, *et al*. Infliximab induction and maintenance therapy for moderate-to-severe psoriasis: a phase III, multicentre, double-blind trial. *Lancet* 2005; 366: 1367-74.

[6] Smith CH, Anstey AV, Barker JNWN, *et al*. British Association of Dermatologists' guidelines for biologic interventions for psoriasis 2009. *Br J Dermatol* 2009;161:987-1019.

[12] Leonardi CL, Powers JL, Matheson RT, *et al*. Etanercept as monotherapy in patients with psoriasis. *N Engl J Med* 2003; 349:2014-22.

IL-17 inhibitors

[1] Kirkham BW, Kavanaugh A, Reich K. Interleukin-17A: a unique pathway in immune-mediated diseases: psoriasis, psoriatic arthritis and rheumatoid arthritis. *Immunology* 2014; 141:133-42.

[6] Langley RG, Elewski BE, Lebwohl M, *et al*. Secukinumab in plaque psoriasis-results of two phase 3 trials. *N Engl J Med* 2014;371:326-38.

Pustular psoriasis

Generalized pustular psoriasis

Gender

[3] Choon SE, Lai NM, Mohammad NA, *et al*. Clinical profile, morbidity, and outcome of adult-onset generalized pustular psoriasis: analysis of 35 cases seen in a tertiary hospital in Johor, Malaysia. *Int J Dermatol* 2014;53:676-84.

Associated diseases

[2] Choon SE, Lai NM, Mohammad NA, *et al*. Clinical profile, morbidity, and outcome of adult-onset generalized pustular psoriasis: analysis of 35 cases seen in a tertiary hospital in Johor, Malaysia. *Int J Dermatol* 2014;53:676-84.

Genetic and environmental risk factors

[14] Sugiura K, Muto M, Akiyama M. CARD14 c. 526G>C (p. Asp176His) is a significant risk factor for generalized pustular psoriasis with psoriasis vulgaris in the Japanese cohort. *J Invest Dermatol* 2014;134:1755-7.

History

[1] Umezawa Y, Ozawa A, Kawasima T, *et al*. Therapeutic guidelines for the treatment of generalized pustular psoriasis (GPP) based on a proposed classification of disease severity. *Arch Dermatol Res* 2003;295(Suppl.):S43-54.

Acute generalized pustular psoriasis of pregnancy (impetigo herpetiformis)

[5] Marrakchi S, Guigue P, Renshaw BR, *et al*. Interleukin-36-receptor antagonist deficiency and generalized pustular psoriasis. *N Engl J Med* 2011;365:620-8.

Systemic therapy

[2] Robinson A, Van Voorhees AS, Hsu S, *et al*. Treatment of pustular psoriasis: from the Medical Board of the National Psoriasis Foundation. *J Am Acad Dermatol* 2012; 67: 279-88.

Palmoplantar pustulosis

Predisposing factors

[4] Denadai R, Teixeira FV, Steinwurz F, *et al*. Induction or exacerbation of psoriatic lesions during anti-TNF-α therapy for inflammatory bowel disease: A systematic literature review based on 222 cases. *J Crohn's Colitis* 2013;7:517-24.

classification of severity

[4] Chalmers R, H ollis S, L eonardi-Bee J, G riffiths C EM, M arsland A. *I*nterventions for chronic palmoplantar pustulosis. *Cochrane Database Syst Rev* 2006;Issue 1;CD001433.

Management

[5] Sevrain M, Richard MA, Barnetche T, *et al*. Treatment for palmoplantar pustular psoriasis: systematic literature review, evidence-based recommendations and expert opinion. *J Eur*

Acad Dermatol Venereol 2014;28 Suppl. ;5:13-16.

Genetics

[3] Setta-Kaffetzi N, Simpson MA, Navarini AA, *et al*. *AP1S3* mutations are associated with pustular psoriasis and impaired Toll-like receptor 3 trafficking. *Am J Hum Genet* 2014:94:790-7.

Psoriatic arthritis

[6] Taylor W, Gladman D, Helliwell P, *et al*. classification criteria for psoriatic arthritis: development of new criteria from a large international study. *Arthritis Rheum* 2006;54:2665-73.

[7] Moll JM, Wright V. Psoriatic arthritis. *Semin Arth Rheum* 1973;3:55-78.

[8] Veale D, Rogers S, Fitzgerald O. classification of clinical subsets in psoriatic arthritis. *Br J Rheumatol*. 1994;33:133-8.

Age at onset and associated diseases

[2] Eder L, Gladman DD. Psoriatic arthritis: phenotypic variance and nosology. *Curr Rheumatol Rep* 2013;15:316.

Genetics and pathophysiology

[4] Winchester R, Minevich G, Steshenko V, *et al*. HLA associations reveal genetic heterogeneity in psoriatic arthritis and in the psoriasis phenotype. *Arthritis Rheum* 2012;64:1134-44.

[6] Huffmeier U, Uebe S, Ekici AB, *et al*. Common variants at TRAF3IP2 are associated with susceptibility to psoriatic arthritis and psoriasis. *Nat Genet* 2010;42:996-9.

Causes

[3] Haroon M, Gallagher P, Heffernan E, Fitzgerald O. High prevalence of metabolic syndrome and of insulin resistance in psoriatic arthritis is associated with the severity of underlying disease. *J Rheumatol* 2014;41:1357-65.

Pathophysiology

[1] Nograles KE, Brasington RD, Bowcock AM. New insights into the pathogenesis and genetics of psoriatic arthritis. *Nat Clin Pract Rheumatol* 2009;5:83-91.

Classification of severity

[4] Her M, Kavanaugh A. A review of disease activity measures for psoriatic arthritis: what is the best approach ? *Exp Rev Clin Immunol* 2014;10:1241-54.

第 36 章

毛发红糠疹

36

Anthony C. Chu

Hammersmith Hospital, Imperial College Healthcare NHS Trust, London, UK

定义和术语

毛发红糠疹(PRP)是一组临床表现相似的丘疹鳞屑性皮肤疾病的统称，其发病机制尚未完全阐明。PRP 最初表现为红斑基础上的毛囊角化性丘疹，这些丘疹易于融合形成斑块，也可进展为红皮病，尤其多见于成人。疾病的分布、发病年龄和进展速度在患者之间存在显著差异，并且这些差异已被用于 PRP 的临床分型。

同义名
- 毛发糠疹
- 尖锐红苔藓
- 泛发多形性角化病
- 局限性角化病

概述

毛发红糠疹是一种原因不明的丘疹鳞屑性皮肤病。PRP 于 1828 年由 Claudius Tarral 首次描述，1889 年由 Besnier 命名[1]。Griffiths 将其分为五种临床类型[2]，最近又描述了与 HIV 感染有关的第六种类型[3]。

流行病学

发病率和患病率

毛发红糠疹较为少见，据估算，在英国一大型皮肤科中心就诊的患者中，患有本病者仅不到 1/5000[4]。

年龄

罕见的家族性 PRP 发病于儿童早期。获得性 PRP 的发病年龄呈双峰分布，分别在 10 岁和 50 岁达到高峰[4]。

性别

男女发病率相同。

种族

无种族差异。

相关疾病

尽管有一些病例报告称 PRP 与多种实体肿瘤

(包括喉癌、结肠癌、肾癌和肺癌)有关[5,6],但一般认为 PRP 与恶性肿瘤发病率的增加无关。

有报道称,毛发红糠疹与多种自身免疫性疾病(如系统性硬化症和自身免疫性甲状腺炎)相关[7-9],但相关报道较少,表明两者之间不太可能存在因果关系。

病理生理学

PRP 的发病机制尚不清楚。在一些家系中,罕见的遗传性 PRP 与 *CARD*14 基因的功能获得突变有关,*CARD*14 基因又可活化 B 细胞核因子 κ 轻链增强子(NF-κB)的激活因子[10]。而这种突变在散发性 PRP 中似乎很少见[11]。链球菌超抗原与儿童散发性 PRP 有关[12,13],PRP 还与 HIV 感染有关[3]。

病理学

PRP 的组织病理表现不是特异的,并且随着疾病的进展而变化。然而,它们确实可以用来鉴别银屑病及其他原因引起的红皮病。

皮肤病理表现为角化过度伴毛囊角栓。表皮可见正角化过度和角化不全交替出现,伴毛囊口两侧"肩部"的灶状角化不全,颗粒层呈片状或融合性增厚。可见棘层松解,且常局限于附属器上皮内[14]。真皮毛细血管扩张,但不如银屑病那般纡曲。真皮可见稀疏的淋巴细胞浸润,但无中性粒细胞(图 36.1)。

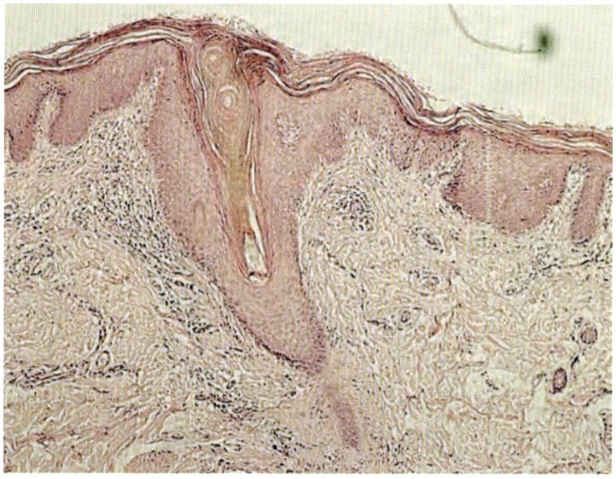

图 36.1　毛发红糠疹的组织病理

毛囊角栓,毛囊口两侧"肩部"棘层肥厚,灶状角化不全和真皮浅层轻度炎细胞浸润。

遗传学

家族性 PRP 是一种常染色体显性遗传病。最近的研究已将 PRP 致病基因定位于 17q25.3,该位点与银屑病的 *PSOR*2 易感性基因位点重叠。通过筛选候选基因,研究人员发现了 *CARD*14 基因杂合突变,该突变编码半胱天冬酶募集结构域家族成员 14。*CARD*14 可激活 NF-κB 信号传导,与炎症性疾病有关[10]。

临床特征

病史

常见的泛发性散发 PRP(Ⅰ型和Ⅲ型)往往急性发病。罕见的家族性 PRP(Ⅴ型,见后文)通常起病缓慢且呈渐进性加重。

临床表现

患者通常表现为境界清楚的橘红色、干燥、鳞屑性斑块,皮损可融合并广泛分布。弥散性皮损中常可见到夹杂着特征性岛屿状的正常皮肤,即所谓的"正常皮岛"。本病通常始于头皮,然后蔓延至全身其他部位。有时可进展为红皮病。疾病早期可出现瘙痒症状。

肘部、手腕和手指背部可出现典型的毛囊角化过度性丘疹,犹如肉豆蔻的碎粒。掌跖可增厚,出现裂隙,并伴有橙色改变。在Ⅳ型 PRP 中,该病主要局限于四肢。

临床类型

已描述了 6 种临床类型[2,3]。

典型成人型 PRP(Ⅰ型)

本型最常见且最易诊断,约占所有患者的 50%。男女发病率相同,以 40—60 岁发病率最高。发病常无明显诱因,头、颈或躯干上部首先出现细小鳞屑性红斑,数周内红斑进一步扩大,此时可能会被误诊为脂溢性皮炎。随着大量毛囊性红丘疹的出现,并且每个丘疹中央都有一个尖锐的角栓,才可以诊断。毛囊性病变最初散在分布,但之后可融合成两片、三片,甚至更多。起初无刺激感,但可能随着皮损扩大而刺激症状逐渐明显(图 36.2a)。

开始,毛囊与毛囊之间出现红斑,随后毛囊性病变逐渐隐没在浅橙色的红斑中,这些红斑常可从头部蔓延至足部。面部可见均匀一致的红斑和轻度睑外翻(图 36.3a)。红皮病常在 2～3 个月发生(图 36.2a)。病程久者可致外周水肿,老年人可诱发高输出量性心力衰竭。头皮可见弥散性糠秕状鳞屑。大多数情况下，直径为 1cm 的境界清楚且未受累的正常皮肤（即“正常皮岛”）具有诊断价值。有时也可见到境界清楚的岛状红斑。

掌跖角化过度，呈黄色（图 36.3b-d）。甲远端增厚、变色，可见裂片状出血，但与银屑病不同的是，甲板无营养不良，点状凹陷罕见[15]（图 36.3e）。

若未经治疗，大多数Ⅰ型 PRP 最终可在平均 3 年内自行消退（见病程和预后）。

非典型成人型 PRP（Ⅱ型）

本型约占 5% 的患者[4]。慢性病程，可持续数年。与Ⅰ型 PRP 相比，鳞屑的变化更明显：尽管都有毛囊周围鳞屑和掌跖角化症的表现，但许多Ⅱ型 PRP 患者可表现为湿疹样皮损，且角化症比其他型更严重，鳞屑更粗糙。本型通常不会像Ⅰ型那样从头到脚迅速进展，且很少发展为红皮病。

典型幼年型 PRP（Ⅲ型）

Ⅲ型 PRP 是儿童较常见的类型，约占 10% 的 PRP 患者。被认为与Ⅰ型 PRP 相对应，发病年龄在 5－10 岁[16]（图 36.2b）。通常在 1～2 年自行消退。部分Ⅲ型 PRP 患者可能发展为Ⅳ型，反之亦然[16]。有报道称，Ⅲ型 PRP 可于成年后复发[17]。

第4部分

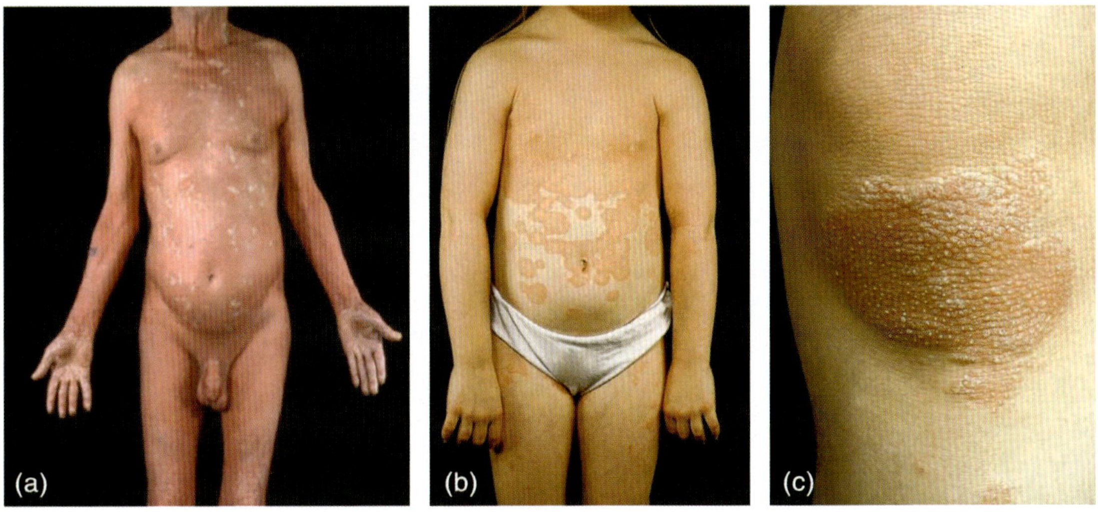

图 36.2 毛发红糠疹（PRP）

（a）Ⅰ/典型成人型；（b）Ⅲ/典型幼年型；（c）Ⅳ/幼年局限型。注：红皮病样Ⅰ型 PRP 的“正常皮岛”（a），Ⅲ型 PRP 从头至尾向下蔓延的橘黄色红斑（b），Ⅳ型 PRP 显著的“肉豆蔻碎粒”样毛囊角化性棘状突起（c）。

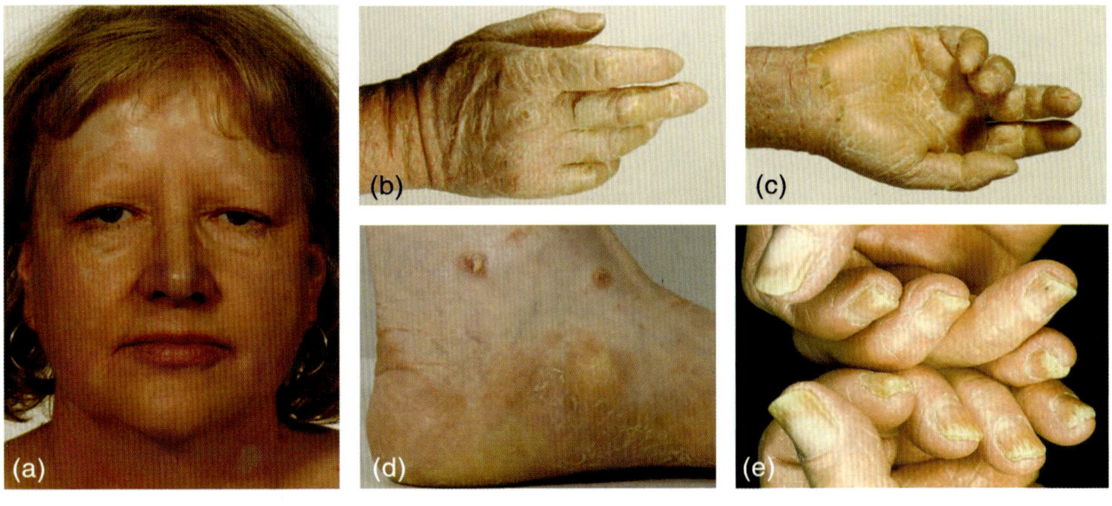

图 36.3 典型成人型 PRP

（a）面颈部融合的橘黄色斑片，伴有明显的“正常皮岛”；（b-d）手背和腕部可见明显的红斑和鳞屑，伴显著的橘黄色掌跖角皮症；（e）指甲增厚，甲下角化过度和裂片状出血。

幼年局限型 PRP(Ⅳ型)

本型约占所有 PRP 的 25%[4]。发生于青春期前的儿童中,通常在 12 岁以下[16]。最常见的特征是肘、膝部界限清楚的红斑和毛囊性角化过度(图 36.2c 和 36.4a,b)。躯干和头皮可见散在的鳞屑性红斑,还可见掌跖角化症(图 36.4c,d)。Ⅳ型 PRP 的预后尚不确定,但有报道称本型在青少年期可有所缓解。

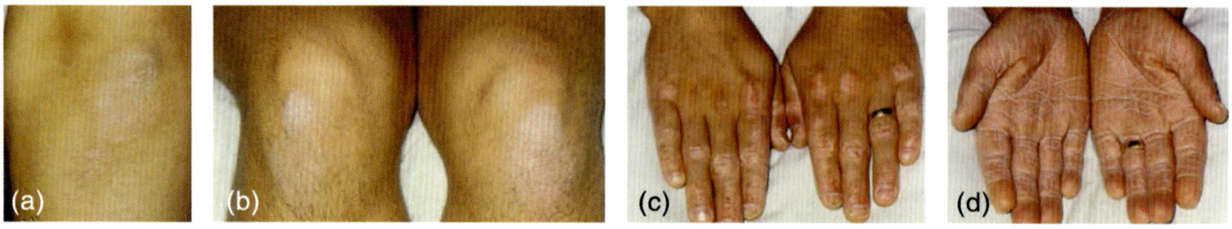

图 36.4　幼年局限型 PRP 可持续到成年,如图所示

(a,b)肘、膝局限性角化过度区可能不会有明显的毛囊角化过度;(c,d)手背、足背及掌跖均可明显受累。

非典型幼年型 PRP(Ⅴ型)

这种慢性儿童型占 5%[4]。家族性 PRP 最常见于此型,可能具有遗传异质性,很难与鱼鳞病和红斑角皮症相鉴别[18]。Ⅴ型 PRP 可发病于出生时或儿童早期,表现为红斑和角化过度。毛囊角化过度很明显,而且角化症很常见。也有关于手足硬皮病样病变的报道。

HIV 相关型 PRP(Ⅵ型)

随着艾滋病病毒的流行,Ⅵ型 PRP 越来越常见[3,19]。本型与Ⅰ型 PRP 相似,传统治疗手段对其无效,但抗反转录病毒治疗可能有效。据报道,1 例患者未予治疗 2 年后而自行缓解。部分患者的面部和躯干可见细长的丝状角化。已发现本型与躯干聚合性痤疮也有关[3,19]。

鉴别诊断

鉴别时应考虑到其他有红斑和毛囊角化过度的皮肤病。包括:

- 银屑病(表 36.1)。
- 可变性红斑角皮症。
- Sézary 综合征和其他 T 细胞淋巴瘤。
- 其他类型的红皮病。

Ⅳ型 PRP 与局限性角化病有许多共同的临床特征。

表 36.1　毛发红糠疹(PRP)与银屑病的比较

	PRP	银屑病
头皮鳞屑	糠秕状	黏着性
掌跖角皮症	很常见	少见
"正常皮岛"	典型	少见
甲凹陷和鲑鱼斑	无	常见
甲生长速度	较快	很快
表皮细胞更新	较快	很快
Munro 微脓疡	无	典型
血清阴性的关节病	罕见	常见
UVB 光疗	无效	有效
外用糖皮质激素	疗效有限	有效
甲氨蝶呤	因人而异	好
肿瘤坏死因子 α 抑制剂	因人而异	好或很好
白细胞介素(IL)-12/IL-23 抑制药	可能很好	很好

并发症和共病

红皮病患者的依赖性水肿和高输出量性心力衰竭的风险已得到公认。

病程和预后

病程和预后取决于 PRP 的分型。典型成人型 PRP(Ⅰ型)可在数周内从局限性病变发展为红皮病(图 36.5a-d),但大多数患者最终会自愈[2](图 36.6a-f)。对 46 例未经系统应用维 A 酸或生物制剂的患者回顾分析发现,80%的患者可以缓解,其中一半患者在 3 年内痊愈[20]。也有报道称,20 年后疾病可自行消退[1],但在一些患者中,病情可能会长期持续不缓解[2](图 36.5 和图 36.6)。典型幼年型 PRP(Ⅲ型)通常病程较短,平均 1 年左右缓解[2]。非典型 PRP(Ⅱ型和Ⅴ型)呈慢性病程,但通常比Ⅰ型和Ⅲ型的病变范围更局限。幼年局限型 PRP(Ⅳ型)的预后尚不明确,但可能持续多年不消退(见图 36.4)。

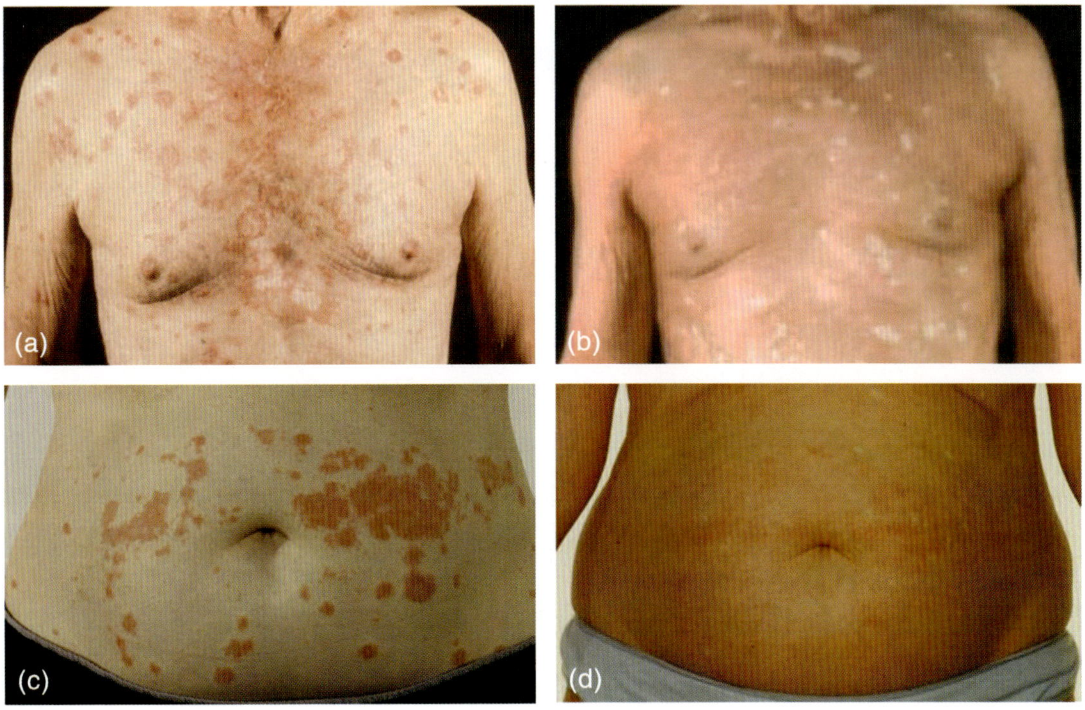

图 36.5 Ⅰ型 PRP 的进展

(a,b)老年男性,上躯干上部局限性脂溢性皮炎样皮疹进展到红皮病超过 4 个月;(c,d)53 岁女性,从躯干和四肢局限性炎症进展到红皮病超过 4 周。

检查

根据临床特征和组织学支持做出诊断,没有其他可证实的检查手段。

治疗

PRP 是一种罕见疾病,尚无针对治疗干预的大规模对照试验。因此,治疗建议都是基于一些病例报告、小样本系列研究和回顾性评价。当自行消退可作为疾病的疗效判断标准时,必须要权衡治疗成功和自行消退两者之间的关系。红皮病患者可能需要加强支持治疗,以防止体温过低、电解质失衡、蛋白质丢失和败血症。

在一项对 40 例 PRP 患者(其中 36 例为Ⅰ/典型成人型)的回顾性研究中,14 例未经系统或光照治疗即有明显的临床改善(较基线严重程度降低≥75%),只有 3 例似乎从多种形式的光疗中获益(仅部分缓解)。19 例患者只接受阿维 A 治疗,其中 5 例有显著改善,5 例部分改善。3 例患者经甲氨蝶呤治疗(其中 1 例与阿维 A 联用)后有显著改善[22]。

在一项关于Ⅰ型 PRP 患者对肿瘤坏死因子(TNF)拮抗剂应答的系统评价中,作者认为,在 15 例符合条件的患者中,其中 11 例对英夫利西单抗、阿达木单抗或依那西普有完全($n=10$)或部分($n=1$)应答[23]。值得注意的是,在采用 TNF 拮抗剂治疗时,大多数患者还在继续使用阿维 A 或甲氨蝶呤。尽管这种分析存在固有的选择性报告偏倚,但该评价确实表明这些药物可能比标准的系统治疗更有效。

一些病例报告显示,IL-12/23 抗体乌司奴单抗可显著改善 PRP。该药可抑制 NF-κB 通路的激活,而众所周知,家族性 PRP 患者存在 NF-κB 通路的过度活化。报道称,在开始治疗后 4 周内,1 例 *CARD14* 突变的家族性 PRP 患者[22]和一些散发病例都有了明显的改善。因此,这种药物可能成为首选,但仍需进一步的证据来证明它对本病的疗效。

润肤剂应广泛用于所有 PRP 患者,并成为治疗皮肤干燥和恢复屏障功能的重要手段。外用糖皮质激素可减轻瘙痒,但对 PRP 的病程无远期疗效。外用卡泊三醇和他扎罗汀被推荐用于Ⅳ型 PRP,但其疗效证据都是基于小样本的研究[29,30]。

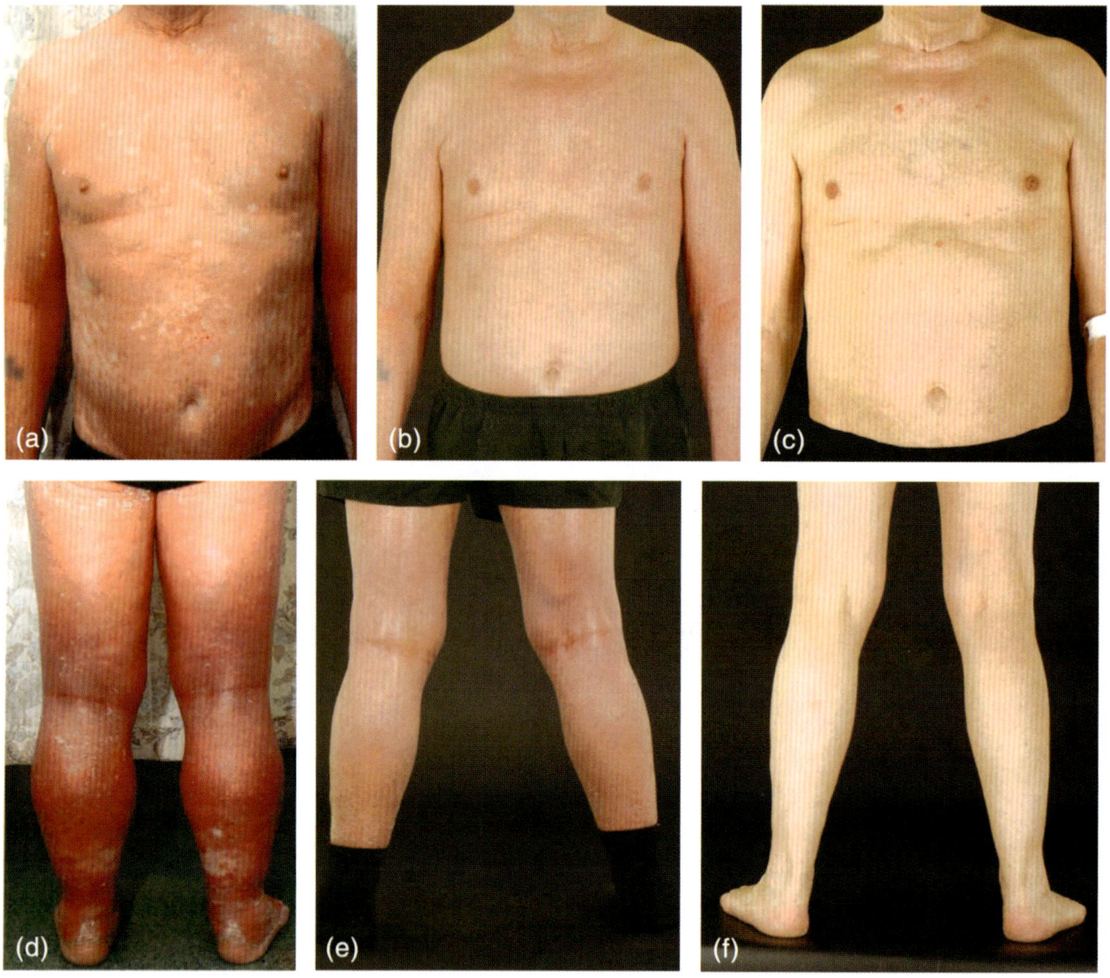

图 36.6 Ⅰ型 PRP 的消退

(a,d)60 岁男性首次发病 6 个月后进展为红皮病型 PRP:注意"正常皮岛"和下肢严重水肿;(b,e)阿维 A 治疗 12 周后显著改善;(c,f)发病 18 个月后完全消退并停止治疗。

如果需要进行系统治疗,应考虑使用阿维 A,剂量不超过每日 50mg。或者也可考虑使用甲氨蝶呤,剂量不超过 20mg,每周一次,顿服。但甲氨蝶呤对 PRP 的效果不如银屑病好,故推荐与阿维 A 联用[31]。

乌司奴单抗可能比其他药物更有效,从初步证据来看,对于严重的Ⅰ型 PRP,当阿维 A 或甲氨蝶呤治疗无效或不能使用时,可能应该优先考虑该药而非抗-TNF 类药物[24-28]。然而,在这种情况下,考虑使用 TNF-α 抑制剂也未尝不可。

有病例报告称,窄谱 UVB 光疗有效[32]。3 例对其他系统性治疗抵抗的重症患者,也从体外光化学疗法中获益[33,34]。在不能进行系统治疗的情况下,可以考虑这些干预措施。

阶梯治疗

一线治疗

- 润肤剂
- 外用糖皮质激素
- 阿维 A

二线治疗

- 外用卡泊三醇
- 外用他扎罗汀
- 甲氨蝶呤
- 乌司奴单抗

三线治疗

- TNF-α 抑制剂
- UVB 光疗
- 体外光化学疗法

Resources

Further information

Pityriasis Rubra Pilaris, the Dowling Oration , by Dr Andrew Griffiths, 2003 http://www.prp-support.org/wp/wp-content/uploads/2014/03/Griffiths-Dowling-Oration-2003.pdf (last accessed April 2015).

Patient resources

PRP Support Group http://www.prp-support.org/wp/ (last accessed April 2015).

（**译者**：汤自洁　**一审**：郑力强　**二审**：王刚　**三审**：汤自洁　**润色**：陈垚）

参考文献

所有文献请查阅网址：www.rooksdermatology.com.

以下列出的是重要参考文献。

[4] Griffiths WA. Pityriasis rubra pilaris. *Clin Exp Dermatol* 1980;5:105-12.

[10] Fuchs-Telem D, Sarig O, van Steensel MA, *et al*. Familial pityriasis rubra pilaris is caused by mutations in CARD14. *Am J Hum Genet* 2012;91:163-70.

[11] Li Q, Chung H, Andrews J, *et al*. CARD14 mutations in familial and sporadic pityriasis rubra pilaris: activation of NF-kappaB. *J Invest Dermatol* 2014;134:S56.

[22] Eastham AB, Femia AN, Qureshi A, Vleugels RA. Treatment options for pityriasis rubra pilaris including biologic agents: a retrospective analysis from an academic medical center. *J AMA Dermatol* 2014;150:92-4.

[23] Petrof G, Almaani N, Archer CB, Griffiths WAD, Smith CH. A systematic review of the literature on the treatment of pityriasis rubra pilaris type 1 with TNFantagonists. *J Eur Acad Dermatol Venereol* 2013;27:e131-5.

[28] Eytan O, Sarig O, Sprecher E, van Steesel, MAM. Clinical response to ustekinumab in familial pityriasis rubra pilaris caused by a novel mutation in CARD14. *Br J Dermatol* 2014;171:420-1.

第 37 章

扁平苔藓与苔藓样疾病

37

Vincent Piguet[1], Stephen M. Breathnach[2], Laurence Le Cleach[3]

[1] Department of Dermatology, Cardiff University; University Hospital of Wales, Cardiff, UK

[2] St John's Institute of Dermatology, Guy's and St Thomas' NHS Foundation Trust, London, UK

[3] Service de Dermatologie, Satellite Français du Cochrane Skin Group, Hôpital Henri Mondor, Créteil, France

定义

苔藓样皮炎是一种临床表现为扁平丘疹样皮损的炎症性皮肤病，组织学表现为真皮乳头处淋巴细胞呈带状浸润[1]。苔藓样皮炎的典型疾病是扁平苔藓，还包括其他具有苔藓样皮炎改变的疾病[2,3]。移植物抗宿主病通常具有苔藓样皮炎改变，将在第 38 章单独讨论。

扁平苔藓

概述

扁平苔藓(LP)是最典型、最具特征性的苔藓样皮炎,它是一种发生于皮肤黏膜的特发性炎症性皮肤病,具有复发及缓解周期的慢性病程。其患病率约占人口的 0.5%[1]。

流行病学

LP 的发病率在全世界成人中占 0.22%~1%。在伦敦和都灵,LP 约占所有新发皮肤病的 1.2%[2],哥本哈根为 0.9%[3],印度为 0.38%[4]。据报道,肥厚性 LP 在尼日利亚较常见[5]。与此相比,口腔 LP 更为常见,发病率为 1%~4%[1]。LP 好发于 40—60 岁的成年人,很少发生于儿童。在英国伯明翰儿童 LP 系列研究中发现,南亚裔比例较高[6]。LP 没有明显的种族倾向,但是在口腔 LP 中,印度次大陆血统的患者比例稍高[7]。家族性病例较少见,但其发生与 HLA-A3、-A5、-B7、-DR1、-DRB*0101 相关。

病理生理学

目前认为,扁平苔藓是 T 细胞介导的自身免疫病,其靶点可能是基底层角质形成细胞,可由多种因素诱发,如病毒、药物和接触性变应原。

免疫病理学

LP 浸润的淋巴细胞主要是 $CD8^+$ T 细胞和较多的 γ-δT 细胞,而后者在皮肤中很少见[1]。通过聚合酶链反应(PCR)分析 LP 中浸润的淋巴细胞的 T 细胞受体基因,发现通常为单克隆,可能提示了自身抗原的存在[2]。LP 的电子显微镜和免疫组织化学结果显示表皮中朗格汉斯细胞数量增多[3]。虽然自身免疫在 LP 中起重要作用,但其确切的发病机制尚不清楚。LP 的基因表达研究表明,Ⅰ型干扰素诱导的基因上调及出现特定趋化因子标记;CXCR3 受体的配体 CXCL9 在本研究中显著升高[4]。关于 LP 中 microRNA(miRNA)的全球遗传学研究发现,许多 miRNA 存在调节异常[5,6],其中也涉及 LP 中 Th17 通路异常[7]。LP 被认为是免疫介导的疾病[8],部分原因是苔藓样皮炎可能是移植物抗宿主病的皮肤表现[9-11]。动物实验发现,将克隆小鼠的自体反应性 T 细胞注射到受体动物体内后,受体动物会出现苔藓样皮炎[12]。LP 皮损中,真皮内浸润的 T 细胞包括 $CD4^+$ T 细胞和 $CD8^+$ T 细胞,而 $CD8^+$ T 细胞则可移入表皮。目前认为,细胞毒性 $CD8^+$ T 细胞可识别皮疹处角质形成细胞中与主要组织相容性复合体(MHC)Ⅰ类分子有关的某种抗原(目前尚不清楚),并将角质形成细胞裂解[13-17]。口腔 LP 患者的组织标本和外周血单核细胞中的 T 细胞受体库出现比例异常[2]。

趋化因子在苔藓样组织反应的病理生理学作用被认为与细胞毒性 Th1 细胞和浆细胞样树突状细胞的招募和局部活化有关。浸润的 $CD8^+$ T 细胞和角质形成细胞可表达多种不同的细胞因子[18-20]。RANTES(受激活调节正常 T 细胞表达和分泌因子)由 T 细胞分泌,可引起肥大细胞脱颗粒并释放肿瘤坏死因子 α(TNF-α),而 TNF-α 反过来可调节皮损中的 T 细胞 RANTES 分泌。这些机制可能引起 T 细胞浸润和临床疾病的慢性经过[21]。

角质形成细胞可能是导致本病的原因之一,并在 LP 皮疹处产生Ⅰ型干扰素[4]。角质形成细胞产生的细胞因子可上调 T 细胞表面黏附分子的表达和迁移[22-24]。LP 中 $CD1\alpha^+$ 朗格汉斯细胞和Ⅷα+因子增多[3,15,25],可能与 T 细胞抗原呈递有关。激活素 A 由促炎细胞因子诱导产生的转化生长因子 β(TGF-β)家族成员,可促进朗格汉斯细胞的分化及活化,激活素 A 在 LP 皮疹表皮及真皮上层数量增多[26]。表达细胞间黏附分子 1(ICAM-1)和血管细胞黏附分子 1(VCAM-1)的血管内皮细胞生长因子升高[15]。肥大细胞脱颗粒[27]和 T 细胞分泌的基质金属蛋白酶 9(MMP-9)[28]可能导致基底膜带破坏,使 $CD8^+$ T 细胞移入表皮。在凋亡的角质形成细胞附近可观察到颗粒酶 B+ T 细胞[29]。TGF-β 家族另一成员骨成形蛋白 4(BMP-4)的过表达,可能通过上调 p53、MMP-1、MMP-3,促进口腔 LP 上皮细胞的凋亡[30]。MMP-2、膜型 1MMP,尤其是 MMP-9 的过表达可能参与了口腔 LP 的恶化过程[31]。已经证实 c-Myc 的过表达参与了 LP 的恶化[32]。Myc 是一种转录因子,常在癌症中表达失调。已有文献对 LP 的免疫失调及细胞因子的表达进行综述[33]。

致病微生物学

一些研究表明,丙型肝炎病毒(HCV)与 LP 相关，特别是在日本和地中海人群中[34-39]。美国、德国、意大利、西班牙和伊朗等国也曾有报道，但观察结果未达成一致[40-43]。在法国、英国和印度均未发现 LP 与 HCV 的相关性[44]。HCV 在 LP 发病过程中的作用尚不清楚。有趣的是，四聚体检测分析显示，在口腔 LP 病变中检测到具有终末分化效应细胞功能特征的 HCV 特异性 $CD8^+$ T 细胞与 HCV（通过 PCR 检测）非常接近[45]。

其他病毒也参与了 LP 的发病机制，如乙型肝炎病毒（HBV）[46,47]、人类疱疹病毒 6 型（HHV-6）和 HHV-8[48]、水痘-带状疱疹病毒[49,50]。也有一些疫苗注射后发生 LP 的报道。一些患者注射乙肝疫苗后出现 LP，通常发生于在第二针注射后[51,52]。

遗传学

特发性 LP 可能具有遗传易感性。有一些家族性病例的报道[53-58]，文献报道家族发生率为 10.7%[56]。也有在同卵双胞胎中发生 LP 的报道[59,60]。有研究发现，与 HLA-A3、HLA-5 相关[61]，但也有报道未发现此关联[62,63]；同样也有发现与 HLA-B7 关联的报道[53]；犹太人 LP 和糖耐量降低人群的 HLA-A28[64]、HLA-DR1[65]、HLA-DR10[66]、HLA-DRB1 * 0101[67]有关。LP 的基因异质性提示，特发性皮肤 LP 和只累及黏膜的 LP 可能有不同的发病机制[68]。在中国 LP 患者队列中，报道了 LP 与 C Ⅱ TA（MHC Ⅱ 类反式激活因子）的多态性有关[69]。有研究报道 LP 和 TNF-α 基因多态性的关联性[70]。

环境因素

环境因素包括药物、接触性过敏原和其他可能与 LP 有关的因素。

- 药物。很多药物与 LP 或 LP 样皮疹有关。通常使用 LP 样皮疹或苔藓样皮炎这类术语描述具有 LP 特点的药物不良反应。导致 LP 和 LP 样皮疹的药物逐渐增多，包括以下几类：抗生素、降压药、抗疟药、抗抑郁药、抗惊厥药、利尿药、金属制剂、非甾体抗炎药（NSAIDs）及近年来新出的伊马替尼[71]、静脉注射丙种球蛋白[72]、依那西普[72]和阿达木单抗[73]等。这些药物反应将在第 118 章详细介绍。
- 银汞合金。有学者认为，口腔 LP 的另一个抗原是银汞合金中的汞[74]，然而最近的研究并没有证实 LP 和银汞合金之间存在明确关联[75]。
- 槟榔。槟榔在印度和东南亚比较普遍。可用于咀嚼的槟榔嚼块是一种由槟榔果和槟榔叶等物质组成的混合物，与口腔 LP 有关[76,77]。
- 扁平苔藓样接触性皮炎。在接触彩色显影剂的化学物质人群中，高达 25% 会出现 LP 样皮疹。目前的自动化设备大大减少了与这些物质的接触，由该原因导致的 LP 样皮疹现在已经很少见了[78]。可见两种类型的反应：急性（湿疹样）和亚急性（苔藓样）。对苯二胺斑贴试验呈阳性，其本质实为湿疹，但有可能发展为苔藓样皮炎[79]。接触汽车工业中使用的甲基丙烯酸酯后可发生 LP 样皮疹[78]，最近发现在沙发中存在的二甲基延胡索酸也与 LP 有关联[81]。
- 其他。LP 可由放疗引起，仅局限于放射部位[80]。焦虑、抑郁和压力在 LP 患者中较为常见[83]，可能是其发展的危险因素[84]。

临床特征

病史及临床表现

LP 的典型临床表现包括直径 1～3mm 的红色至紫色坚实有光泽的多角形丘疹。近观皮疹表面可见细小的白色网状条纹，称“Wickham 纹”（图 37.1）[1]。丘疹可孤立或群集分布，呈线状或环状排列。通常可见由真皮浅层黑素沉积导致的灰褐色色素沉着。环状皮损在阴茎部尤为常见（图 37.2），但并不是 LP 的主要类型，后期可出现萎缩[2]。毛囊周围出现类似毛周角化病的“尖刺状”皮疹（毛发扁平苔藓）并不少见（图 37.3）。毛发扁平苔藓通常只是 LP 的次要表现，但有时也可为主要表现。有报道称，LP 和白癜风可

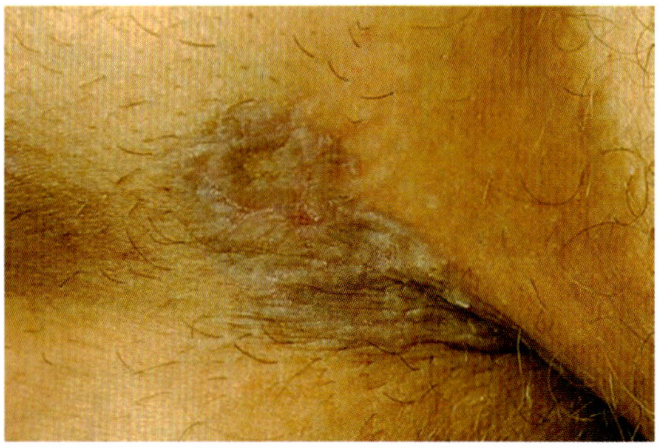

图 37.1　扁平苔藓 Wickham 纹
（由英国威尔士皮肤病研究所提供）

共同发病于同一部位[3]。LP 可累及身体任何部位，但最常见于手腕屈侧（图 37.4）、腰部和足踝。肥厚性皮损好发于踝部和胫前。掌跖受累时，常为质硬、表面粗糙的黄色皮疹（图 37.5）[4]。有文献报道发生于皱褶部位的糜烂性 LP，是 LP 少见的变异型[5]。线状 LP 通常沿 Blashko 线分布[6]。孤立性 LP 可见于单侧或双侧眼睑[7,8]或口唇[9-11]受累者。LP 可出现粟丘疹[12]。曾报道 1 例 LP 患者皮损只局限于放疗部位[13]。

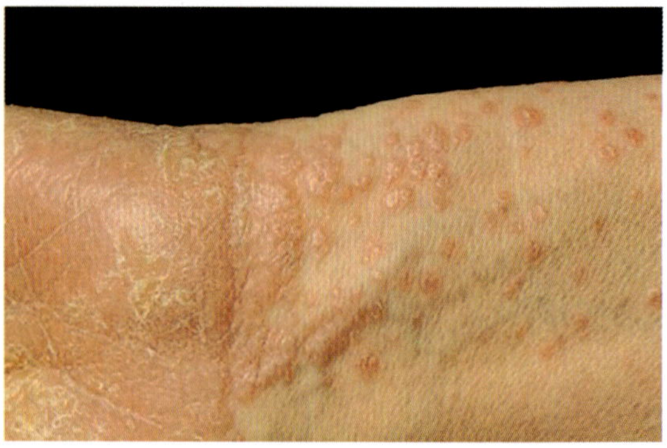

图 37.4 **扁平苔藓。手腕屈侧典型皮疹**
（由英国威尔士皮肤病研究所提供）

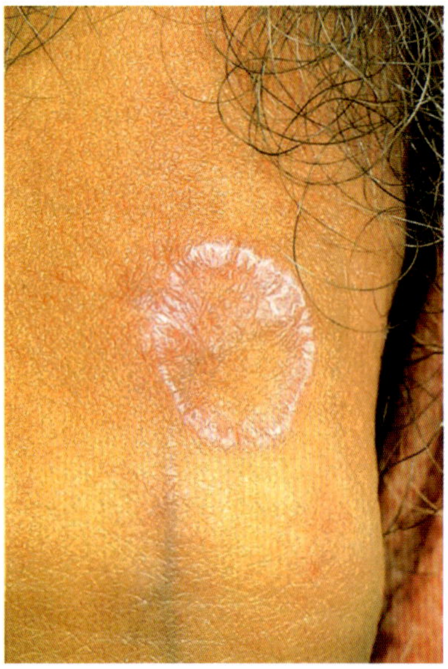

图 37.2 **阴茎的环状扁平苔藓**
（由英国伦敦国王学院圣约翰皮肤病研究所提供）

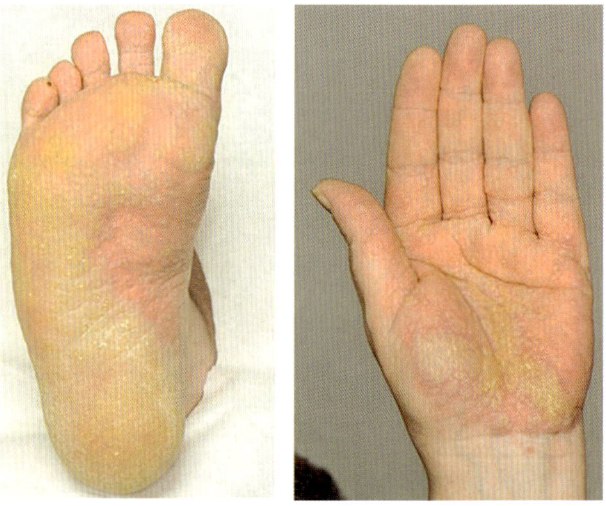

图 37.5 **掌跖扁平苔藓表现为角化过度性黄色斑块**
（由英国威尔士皮肤病研究所提供）

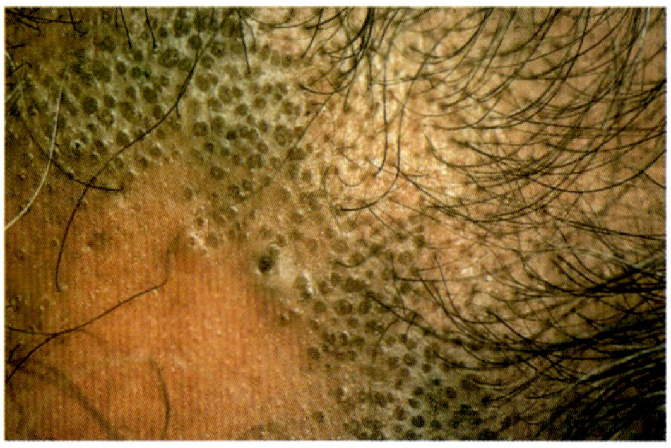

图 37.3 **前额发际线处毛发扁平苔藓，皮损表现为色素沉着、毛囊角栓**
（由英国伦敦国王学院圣约翰皮肤病研究所提供）

黏膜受累很常见，发生于 30%～70%的 LP 患者中，也可单独发生，不伴皮肤受累。但在黑人中并不常见。最常累及颊黏膜和舌，也可累及肛周、生殖器、喉部，甚至鼓膜和食管。颊黏膜处白色网状条纹具有高度提示意义（图 37.6）。面颊部内侧、牙龈边缘和口唇也可受累。舌部病变多为固定的白色斑块，通常略低于周围正常黏膜，多发生于舌体表面及边缘（图 37.7）。口腔溃疡性病变并不常见，溃疡性皮疹可能会向上皮瘤转化（图 37.8）。在深肤色人种中，口腔 LP 可有显著色素沉着[14]。糖尿病可能与口腔 LP 相关[15,16]。某些患者可同时罹患念珠菌病和 LP。

LP 通常伴有瘙痒，从偶尔的轻微刺痒到持续的严重瘙痒，可影响睡眠，几乎难以忍受；偶尔也可不伴瘙痒。肥厚性皮疹通常瘙痒剧烈，但反常的是，很少出现搔抓迹象，因患者常通过摩擦缓解瘙痒。没有明显皮疹的部位也可出现瘙痒。烧灼感和刺痛少见。口腔 LP 可有口腔不适、刺痛或疼痛；溃疡性皮疹疼痛更明显。热的食物和饮料会引起极大不适。

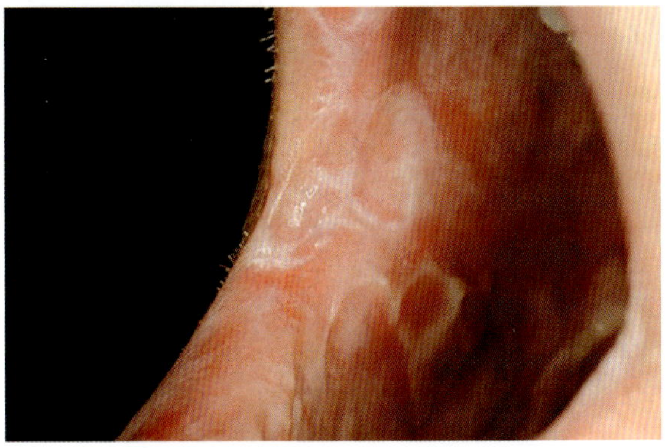

图 37.6 扁平苔藓颊黏膜白色网状花纹
（由英国威尔士皮肤病研究所提供）

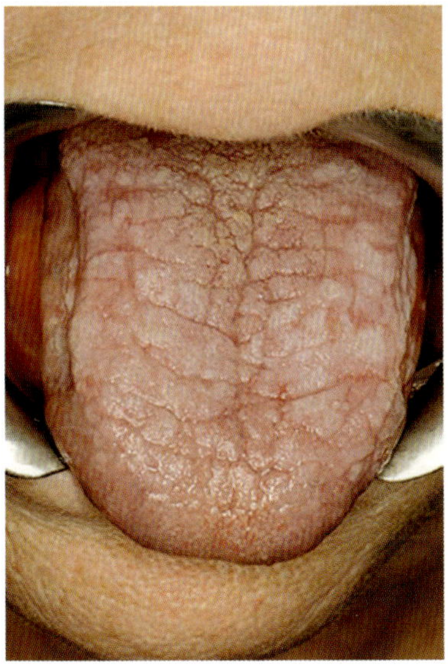

图 37.7 舌扁平苔藓表现为不规则固定的白色斑块
（由英国威尔士皮肤病研究所提供）

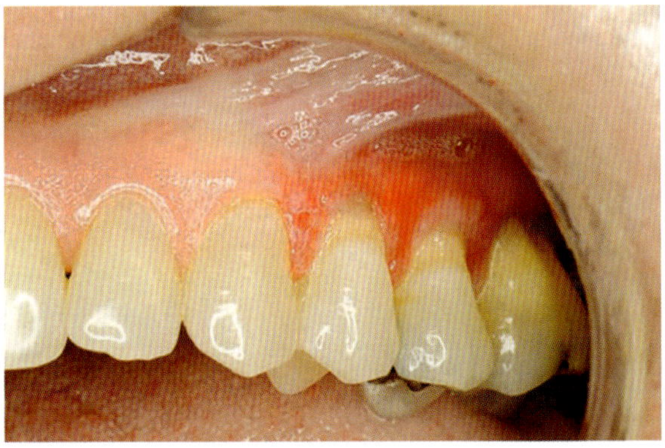

图 37.8 颊黏膜糜烂性扁平苔藓
（由英国威尔士皮肤病研究所提供）

临床亚型

黏膜为主的扁平苔藓

病变局限于口腔，或仅有少许皮肤受累，但并不少见[1-6]，约占所有 LP 的 15%。也有报道黏膜硬化性苔藓/扁平苔藓重叠综合征[1]。在印度南部喀拉拉邦的村民中，口腔 LP 的患病率为 1.5%[7]，可能与咀嚼烟草有关，其他流行病学研究显示患病率为 0.5%～2.2%[2,8]。虽然黏膜损害与皮肤并无差别，但由于仅局限于口腔，诊断难度较大。患者通常会先就诊于口腔科。目前公认的临床亚型包括网状、萎缩性、肥厚性和糜烂性 LP，以上几种类型可同时存在[2]。舌和颊黏膜皮损易被误诊为黏膜白斑，牙龈边缘的病变易被误诊为牙龈炎或慢性念珠菌病；牙龈炎可合并慢性念珠菌病。其他还需排除"烟斑"和白色海绵状痣，前者累及上腭，后者表现为黏膜增厚，不规则褶皱，触之柔软。这些主要发生在口腔底部，组织学上表现为表皮棘细胞空泡化。苔藓样药疹患者的口腔也可出现苔藓样皮疹（见第 110 章），牢记这点很重要。口腔苔藓样反应可能表现为颊黏膜不对称受累，并发生于牙齿银汞合金填充物附近。如果斑贴试验发现汞过敏，及时更换材料有助于缓解病情[9-14]。极少情况下，LP 病变可扩展至喉部及食管[15-19]。食管 LP 可导致吞咽困难和良性狭窄形成。

在年轻男性中，LP 病变有时局限于生殖器和（或）口腔[20,21]。生殖器损害通常具有特征性，可累及阴茎（见图 37.2）、龟头、包皮或阴囊。溃疡不常见，不难与梅毒鉴别。颊黏膜出现病变有助于进一步确诊。包皮环切术可能有助于 LP 皮损的消退[20]。

女性生殖器部位受累较常见[22-29]。外阴 LP 可单独发生，或仅合并口腔病变，也可是泛发性 LP 的部分表现。外阴 LP 临床表现可为细小的网状丘疹，或严重糜烂，伴有性交困难、瘢痕形成和正常外阴结构丧失。此时应和硬化性苔藓或黏膜白斑相鉴别，但当同时存在萎缩或阴道狭窄时，可能很难鉴别。最近提出了诊断标准[30]，包括境界清楚的阴道口糜烂/红斑，皮疹边缘角化过度和（或）周围皮肤 Wickham 纹，疼痛/灼热症状，瘢痕/失去正常结构，有阴道炎和其他黏膜受累。组织学表现为真表皮交界处境界清楚的炎症细胞带状浸润和基底层液化变性，其中炎细胞主要是淋巴细胞。外阴和阴道糜烂性 LP 同时合并牙龈炎称为外阴-阴道-牙龈综合征（图 37.9）[21,22]。外阴硬化性苔藓可伴发口腔苔藓样皮疹[31]。

第4部分

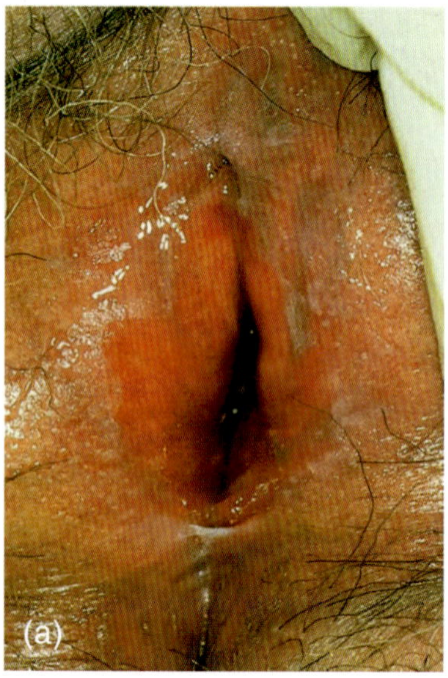

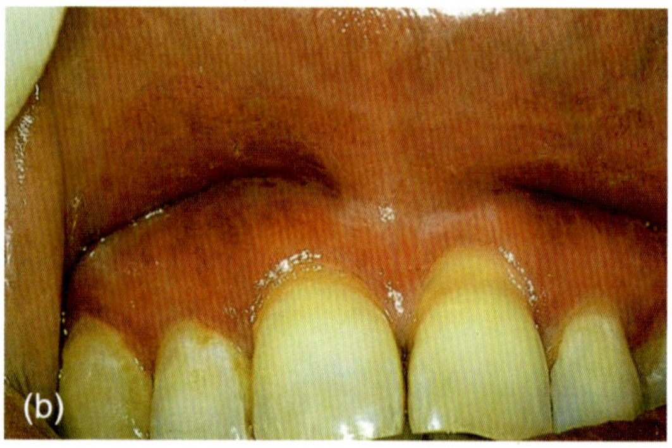

图 37.9 外阴-阴道-牙龈综合征患者同时表现为外阴炎(a)、牙龈炎(b)
(由英国伦敦国王学院圣约翰皮肤病研究所提供)

毛发扁平苔藓

同义名
- 毛囊扁平苔藓

毛发扁平苔藓通常伴有其他部位典型的 LP 皮疹,偶可单独发生,此时诊断较难。组织学特征包括:立毛肌和皮脂腺消失,真皮上部毛囊周围黏蛋白沉积,毛囊间黏蛋白减少,毛囊周围形成楔形瘢痕,真皮网状层血管和毛囊周围淋巴细胞浸润[1]。也有躯干部毛发脱落的报道[2]。头皮上的毛囊性病变伴鳞屑增多,可导致瘢痕性脱发(图 37.10)。只累及头皮者极少见。所谓 Graham Little-Piccardi-Lassueur 综合征包括三联征:多灶性头皮瘢痕性脱发、腋窝和(或)腹股沟非瘢痕性脱发及苔藓样角化性毛囊性丘疹[3-8]。该综合征和伴毛囊受累的 LP(毛发扁平苔藓)在临床、组织学和免疫荧光有共同之处,提示二者均为 LP 的变异型。毛发 LP 必须通过活检与毛周角化病、Darier 病、毛囊黏蛋白病、瘰疬性苔藓和累及头皮的红斑狼疮相鉴别。

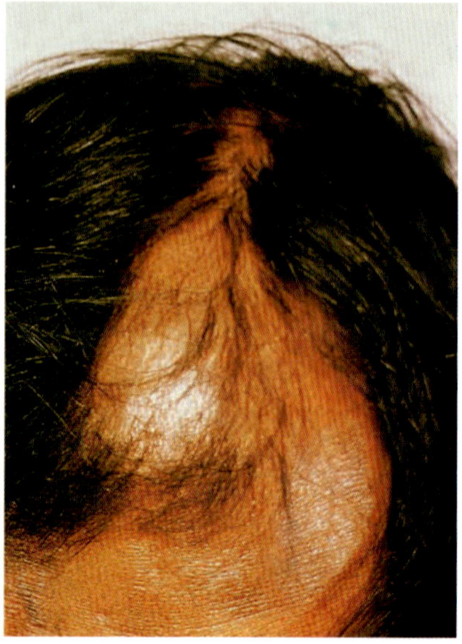

图 37.10 头皮扁平苔藓引起大片瘢痕性脱发
(由英国伦敦国王学院圣约翰皮肤病研究所提供)

前额纤维性脱发是一种头皮疾病,尤其影响老年女性,常累及眉毛。有学者认为,本病是毛发扁平苔藓的一种临床变异型[9],但大多数人认为它是一种独立的疾病[10],并且与皮肤和黏膜 LP 明确相关[11,12]。

肥厚性扁平苔藓

常呈亚急性发作,但偶尔刚发病就出现肥厚或疣状病变。最常发生于下肢,尤其是踝关节周围;静脉淤血被认为是发病原因之一(图 37.11)。肥厚性皮疹通常病程比较长,可持续数年。皮疹最终消退后,可遗留色素沉着和瘢痕,通常伴有一定程度的萎缩。必须与慢性单纯性苔藓和苔藓样淀粉样变(丘疹)进行鉴别。文献报道,肥厚性 LP 皮损上可出现多个皮角[1]、角化棘皮瘤[2,3]、恶变[4-6]及转移性鳞癌[7]。

掌跖扁平苔藓

发生于手腕屈侧或足踝部的 LP 占所有 LP 的 50%以上,但掌跖周围受累并不常见,且缺乏其他部位皮损的特征性形态和颜色,皮损呈黄色,触之较硬(见图 37.5)[1]。皮疹表现为泛发的斑片或点状角化[2]。有文献报道也可表现为水疱样丘疹[3]。常无瘙痒。皮损孤立发生时,诊断非常困难,需排除梅毒、银屑病、胼胝和疣。

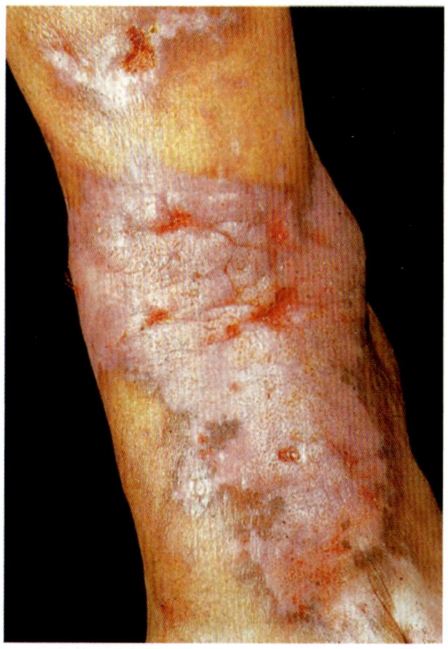

图 37.11 下肢和踝部长期慢性肥厚性扁平苔藓
（由英国伦敦国王学院圣约翰皮肤病研究所提供）

还有一种少见的慢性 LP，表现为单足或双足疼痛性、无菌性大溃疡[4]，伴渐进发展的永久性趾甲脱落；可继发蹼状趾[5]。在溃疡出现之前，足底皮疹可表现为类似苔藓样皮炎或银屑病改变，而不是 LP。尽管某些患者伴有瘢痕性脱发，但起病隐匿，没有 LP 的其他证据。

光线性扁平苔藓

同义名
- 亚热带扁平苔藓

光线性 LP 又称亚热带 LP，通常发生于热带地区深肤色人种的儿童或年轻人，几乎所有的病例都来自中东、东非或印度[6-10]。病变发生于暴露部位（通常是面部），表现为境界清楚的环形或盘状斑块，中央可见明显的色素沉着，周边绕以显著的色素减退区（图 37.12）。红斑光线性 LP 与口腔糜烂型 LP 及慢性活动性肝炎有关[11]。尽管目前尚无光诱导可致光化性 LP 的证据[13]，但日晒仍是光线性 LP 发病机制的关键[12]。本病可模拟黄褐斑皮疹[14]。组织病理表现不一：典型特发性 LP 的模式；显著湿疹样模式；以及介于二者之间的中间形态（苔藓样黑变病），可见灶状海绵水肿和角化不全[15]。所有模式都伴明显的色素失禁。若这些组织学表现混合存在，则可能不仅是 LP 的变异型。

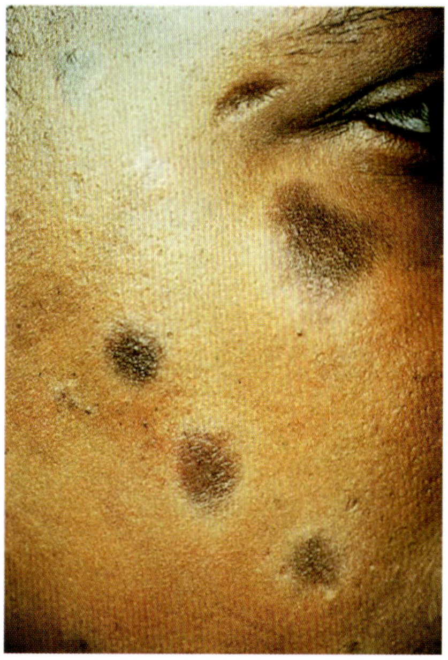

图 37.12 光线性扁平苔藓，面部境界清楚的钱币状色素沉着斑
（由英国伦敦国王学院圣约翰皮肤病研究所提供）

色素性扁平苔藓

为多发于印度和中东的一种色素异常性疾病，可伴或不伴典型 LP 丘疹[16-18]。斑状色素沉着主要累及面部、颈部和上肢，也可广泛分布，颜色呈浅灰色至黑褐色。大部分弥漫分布，也可呈网状、斑状或毛囊周围性[3,18]。一项病例系列研究发现，病程可从 2 月至 21 年不等[18]。有时皮损以间擦部位为著，尤其是腋下[19,20]。通常不累及黏膜和掌跖，但也有累及黏膜的文献报道[21]。有人认为色素性 LP 与 Bazex 肢端角化症有关[22]。

环状扁平苔藓

虽然 LP 常见小的环状皮疹，但也有病例报道可出现较大的环状皮疹。环状皮疹散在分布，常有狭窄的活动性边缘，中央凹陷，轻度萎缩（图 37.13）[23]。而边缘较宽、中心区域较小的情况很少见。环状皮疹是阴茎部位的特征性损害（见图 37.2），颊黏膜也可见类似皮疹。鉴别诊断包括环状肉芽肿。青年环状苔藓样皮炎是一种独立的疾病，表现为持续存在、无症状的红斑或环状斑片边缘呈红棕色，中央色素减退，主要分布于腹股沟和胁腹部，好发于儿童和青少年。组织病理学表现为苔藓样皮炎，表皮突可见坏死/凋亡的角质形成细胞。

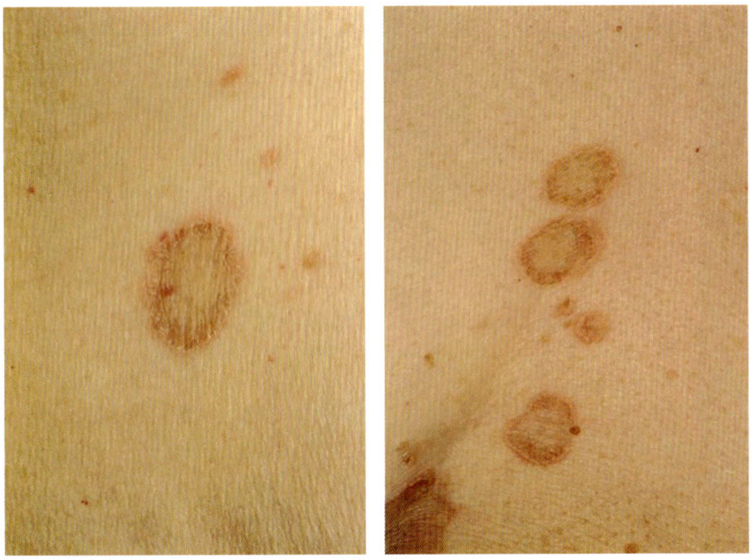

图 37.13 环状扁平苔藓
(由英国威尔士大学医院威尔士皮肤病研究所提供)

点滴状扁平苔藓

皮疹分布广泛,孤立存在,不融合,大(直径可达1cm)小(直径 1~2mm)不等,很少发展为慢性(图37.14)。需排除点滴状银屑病。

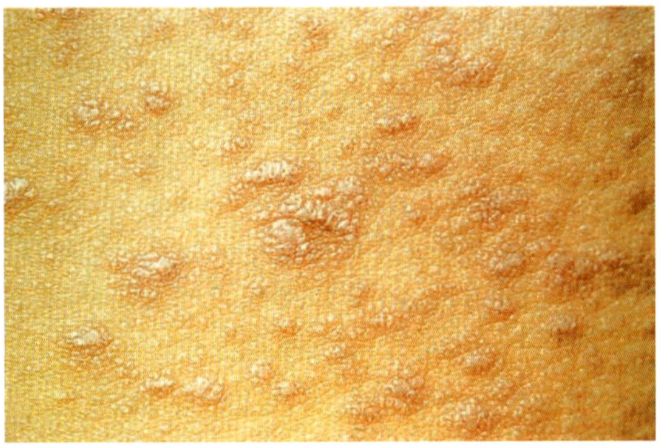

图 37.14 点滴状扁平苔藓
(由英国伦敦国王学院圣约翰皮肤病研究所提供)

急性和亚急性扁平苔藓并发的皮疹

小的皮疹广泛分布,部分融合,类似湿疹。皮疹颜色变化较明显,最初为红色,消退后迅速变为黑色。反复发生,病程与其他类型区别不大,最短病程为3个月。皮疹早期需与玫瑰糠疹鉴别,晚期需与湿疹鉴别。药物诱发的苔藓样皮疹也可以这种形式出现。

扁平苔藓/盘状红斑狼疮重叠综合征

通常认为盘状红斑狼疮(DLE)和 LP 是具有不同临床、组织病理学和免疫病理学特征的两种疾病,其中 DLE 的基底膜有 IgG 沉积[1,2]。然而,LP 和 DLE 之间也有相同点。此外,有一些报道称,患者可同时具有这两种疾病的特征[3-8]。发生于头颈部和躯干的慢性萎缩性 DLE 样皮疹可伴有口腔网状白斑,也可合并苔藓样或疣状皮损。可伴眼部受累[9]。泛发性 LP 与亚急性皮肤型 LE 有关[10]。

大疱性扁平苔藓和类天疱疮样扁平苔藓

Kaposi 于 1892 年首次描述了苔藓样红斑类天疱疮。以往大疱性扁平苔藓和类天疱疮样扁平苔藓主要依据临床和组织病理学特点进行鉴别[1],而现在可以使用免疫荧光检测方法(IMF)及免疫电子显微镜观察来鉴别。大疱性 LP 中,由于基底细胞层严重液化变性,只在 LP 皮损或皮损周围出现水疱[3]。组织学表现为表皮下大疱伴有典型的 LP 改变,直接和间接 IMF 均呈阴性[2,3]。水疱损害通常持续时间较短[2]。类天疱疮样扁平苔藓的皮疹常为急性或泛发性,随后在正常皮肤或皮损处突然出现水疱或大疱(图 37.15)[4-7]。有时类天疱疮样扁平苔藓的水疱仅发生在 LP 损害上[8]。补骨脂素联合 UVA(PUVA)可诱发类天疱疮样扁平苔藓[9],并可进展为结节性类天疱疮[10]。类天疱疮样扁平苔藓皮疹可与副肿瘤性天疱疮重叠[11,12]。类天疱疮样扁平苔藓组织学表现为表皮下水疱,而无 LP 相关证据[2]。直接 IMF 显示皮损周围基底膜带 IgG、C3 呈线状沉积[2,7]。免疫电子显微镜显示 IgG 和 C3 沉积于水疱底部,而不像大疱性类天疱疮沉积在水疱顶部[13]。免疫印迹法显示,类天疱疮样扁平苔藓中的循环自身抗体可与大疱性类天疱疮的 180kDa 抗原 C 端 NC16A 区内的抗原表位结合,也可与 200kDa 抗原结合[14-18]。类天疱疮

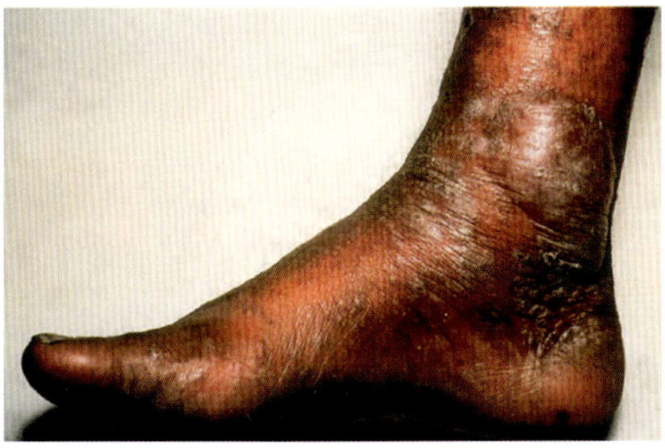

图 37.15　类天疱疮样扁平苔藓，踝部扁平苔藓皮疹周围出现大疱
（由英国伦敦国王学院圣约翰皮肤病研究所提供）

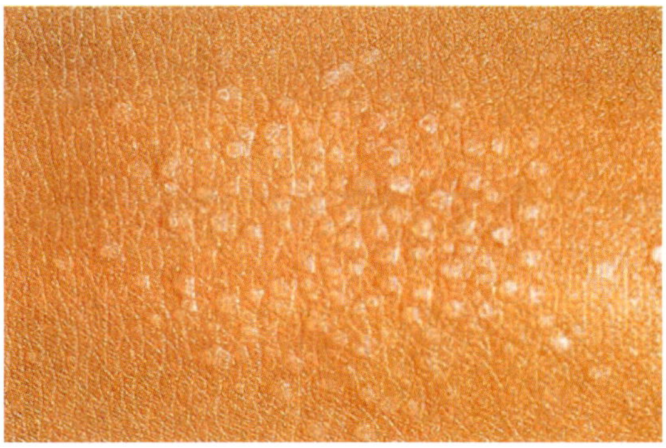

图 37.16　光泽苔藓，簇状针尖大小丘疹
（由英国伦敦国王学院圣约翰皮肤病研究所提供）

样扁平苔藓的病因不清，可能由于 LP 基底层液化变性，使基底膜抗原暴露，从而导致自身抗体形成。类天疱疮样扁平苔藓的平均发病年龄小于经典大疱性类天疱疮，且病情较轻。

光泽苔藓

光泽苔藓比特发性 LP 更少见，临床表现为针尖至针头大小的皮色平顶状丘疹，表面有光泽，常无症状。LP 早期的小丘疹在临床和组织病理上可能与光泽苔藓难以区分，因此有人认为光泽苔藓是 LP 的变异型。免疫表型研究也进一步证实了 LP 与光泽苔藓之间的关联[1]。然而，由于二者组织病理学和细胞因子的不同，一些作者认为光泽苔藓和 LP 是两种独立的疾病[2]。

典型的光泽苔藓丘疹较小，约针尖至针头大小，呈平顶或圆形，表面有光泽。常孤立散在，成群出现但不融合（图 37.16）。全身均可受累，好发于前臂、胸部、腹部、臀部和阴茎（图 37.17）。偶可全身泛发[3,4]。掌跖受累时皮疹可融合呈弥散性角化过度斑块，类似慢性皲裂性湿疹，也可表现为多发的孤立性小丘疹[5,6]。手掌部的丘疹可呈紫癜样，类似汗疱疹。此时其他部位可能没有光泽苔藓的典型皮疹，因此需行组织病理检查以明确诊断[5,7]。

光泽苔藓可呈线状排列，但极少见[8]。常有同形反应。皮疹呈肉色或红褐色。通常无自觉症状，但偶有剧烈瘙痒[4]。甲受累时可见甲点状凹陷[9]、甲纵嵴和甲纵纹增多，从而甲表面粗糙[5,10]。本病有一种变异型，称光化性光泽苔藓[11]。光泽苔藓偶可累及黏膜，且较 LP 少见。光泽苔藓需与瘰疬性苔藓相鉴别[12]，后者表现为躯干部位成簇的毛囊性丘疹，形成小片状；还需与毛周角化病鉴别，后者表现为四肢伸侧为主的毛囊角化性丘疹。怀疑光泽苔藓时，常可通过组织病理学检查明确诊断。光泽苔藓与 Crohn 病、21 三体综合征、先天性巨结肠[13]和 B 型 Niemann-Pick 病有关[14]。

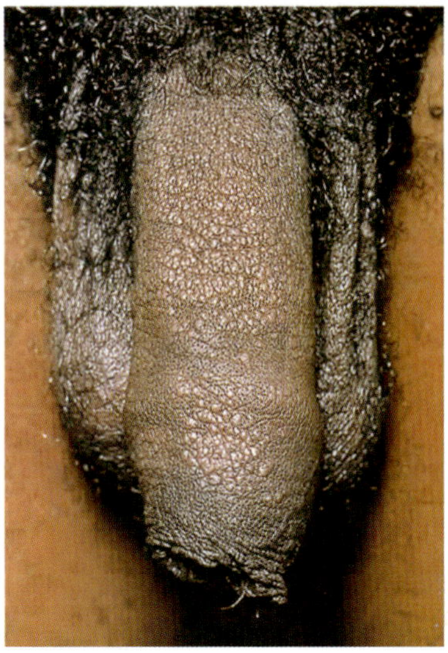

图 37.17　光泽苔藓，阴茎部位成簇的针尖大小丘疹
（由英国伦敦国王学院圣约翰皮肤病研究所提供）

光泽苔藓的直接 IMF 结果呈阴性[15,16]。然而，超微结构研究显示，光泽苔藓和 LP 发生了相同的变化[15]。典型丘疹的组织学表现具有特征性。丘疹的形成主要由表皮下境界清楚的致密炎症细胞浸润所致。浸润的细胞包括淋巴细胞和组织细胞及少量朗汉斯巨细胞（图 37.18）。有时可见大量浆细胞[17]。上覆表皮萎缩，偶有基底细胞层液化变性。浸润灶两侧表皮突延伸，环绕着浸润细胞团块。虽然其病理变化类似于结核样，但未形成真正的结节和干酪样坏死。手掌病变的组织学可见明显角化不

全，这点可与掌跖部 LP 相鉴别[7]。毛囊周围肉芽肿可发生在小棘状毛囊型光泽苔藓中，可模拟瘰疬性苔藓[12]。此外，还有穿通型光泽苔藓[18]。光泽苔藓很少以单一形态出现，而常伴随 LP 发生。其发病年龄明显小于于 LP，好发于儿童及青年。家族性光泽苔藓很少见[19]。

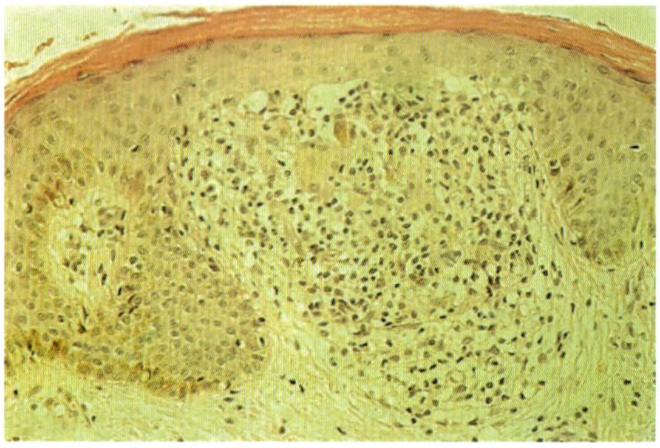

图 37.18 **光泽苔藓**
典型组织病理示局灶性致密的炎细胞浸润，可见少量巨细胞。放大倍数 100×（H&E）（由英国伦敦国王学院圣约翰皮肤病研究所提供）

Nékam 病

同义名
- 慢性苔藓样角化病
- 线状苔藓样汗孔角化症
- 念珠状红苔藓
- 疣状网状红苔藓

Nékam 病有多种同义名，表明至今对该罕见病尚未达成共识。本病好发于 20－40 岁成年人[1]，偶可累及儿童[2]。皮损表现为紫色的丘疹、结节，呈线状或网状排列（图 37.19），好发于四肢和臀部，并伴有面部的脂溢性皮炎样皮疹。Nékam 病最初与掌跖角化病有关。特征性皮疹为疣状的红丘疹，表面覆有角栓，难以去除，去除后可见不规则凹陷和明显的毛细血管襻[1,3]。在泛发性 Nékam 病中，皮疹常对称分布，主要累及肘窝、前臂伸侧、腰骶部、臀部、下肢屈侧、腘窝，较少累及口腔及生殖器。50%的患者可有口腔症状——复发性阿弗他溃疡、较大的慢性溃疡或红斑角化性丘疹是最常见的口腔皮疹特征[4]。甲受累时表现为甲增厚、甲纵嵴，且易患甲沟炎[5]。本病可继发于外伤[6]和红皮病[7]后。Nékam 病有一种特殊的变异型，表现为面部角化性红丘疹和斑块，可于夏季消退，曾报道有 2 例年轻同胞患本型[8]。组织学改变通常非特异，同慢性皮炎，但可见苔藓样特征[1,3]。有学者认为本病是 LP 的少见类型[1]，也有学者认为是独立的疾病[9]。文献报道了 1 例 Nékam 病，表现为汗孔角化症的组织学特征和淀粉样物质沉积，与本病是 LP 变异型的观点相反[10]。也有报道称，Nékam 病可能与肾小球肾炎和淋巴增生性疾病有关[4]。

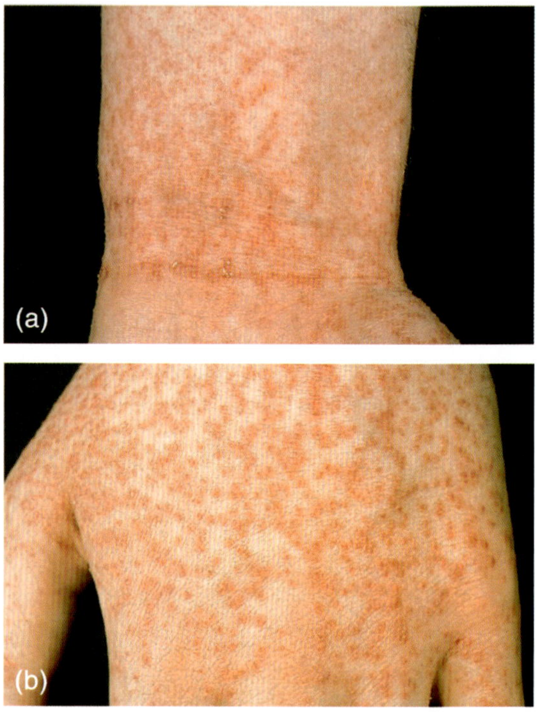

图 37.19 **Nékam 病，腕部掌侧(a)和手背(b)可见网状角化性红斑丘疹**
（由英国伦敦国王学院圣约翰皮肤病研究所提供）

并发症

毛发

LP 很少出现脱发，但头皮可出现小面积的萎缩性瘢痕性脱发斑（见图 37.10）[1-5]。由于炎症细胞浸润导致毛囊结构破坏，形成瘢痕。皮疹消退后数月可出现新的脱发区或原脱发区继续扩大，最终形成假性斑秃[2,5]；将此认为是一个独特的临床疾病可能最好不过了，因为许多独立的皮肤疾病可导致假性斑秃，LP 便是其中之一。毛发扁平苔藓多见于女性，约有一半患者会累及无毛皮肤、黏膜或甲[1]；也可发生于儿童[3]。毛发 LP 可出现成簇的粟丘疹和粉刺[6]。据报道，毛发 LP 与疱疹样皮炎有关[7]。

甲

甲受累者高达 10%，但通常是本病的次要特征[8,9]。大多数患者发生于 50－60 岁。甲长期永久性损害较少见[10]。手指甲比脚趾甲更易受累[10]，最初有 2 ～3 个手指甲受累，随后逐渐累及其余指甲。最常见的改变是由于甲板轻度变薄导致的甲纵沟和甲纵嵴(图 37.20)，通常发生于严重的泛发性 LP 中，但甲周可无 LP 皮疹。甲表面可见隆起的纵嵴[9]。甲皱襞背侧甲小皮与甲床的粘连可造成甲局灶性破坏(甲翼状胬肉)(图 37.21a)。很少出现甲完全剥脱；剥脱前，甲根部通常出现典型的 LP 临床表现。甲可部分再生或永久脱落(图 37.21 b)；第一足趾的趾甲最常受累。研究证实 LP 可导致儿童特发性甲萎缩[11]。儿童甲 LP 很少见[12]，但可能与儿童二十甲营养不良(特发性砂纸甲)有重叠，两者确切关系尚不清楚[13-18]。溃疡性 LP 较少见，可导致足底溃疡，常伴随数个趾甲永久性破坏。甲床 LP 可引起纵向黑甲[19]、色素沉着、甲下角化过度或甲剥离[9]，或者类似黄甲综合征的改变[20,21]。

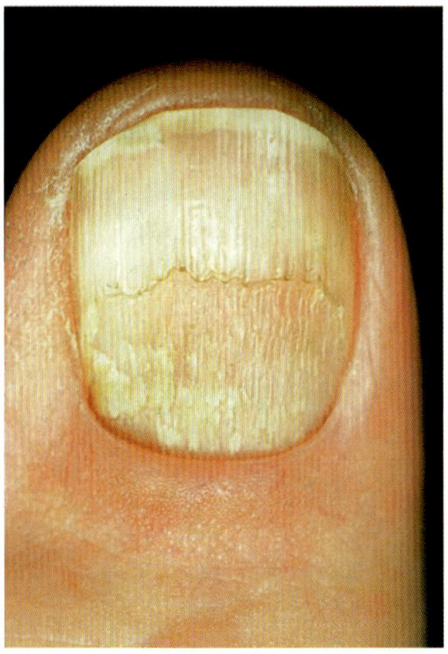

图 37.20 甲扁平苔藓，拇指指甲的甲板变薄、甲纵嵴
(由英国伦敦国王学院圣约翰皮肤病研究所提供)

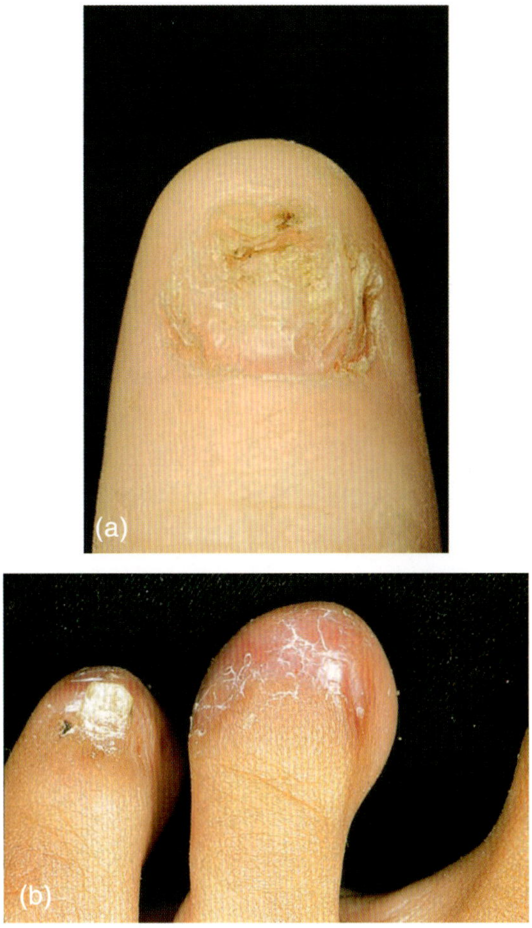

图 37.21 (a)严重甲扁平苔藓，表现为甲皱襞受累及早期翼状胬肉形成(由英国威尔士皮肤病研究所提供)；(b)严重的趾甲扁平苔藓
(由英国伦敦国王学院圣约翰皮肤病研究所提供)

黏膜

口腔病变基础上进展为鳞状细胞癌者并不常见，但确实是其危险因素，尤其是溃疡性病变[22-30]，但不同人群的发生率明显不同。皮疹可累及口唇(图 37.22)、颊黏膜或牙龈边缘。有学者认为，口腔 LP 中环氧酶 2 的高表达可能在鳞状细胞癌的发生发展

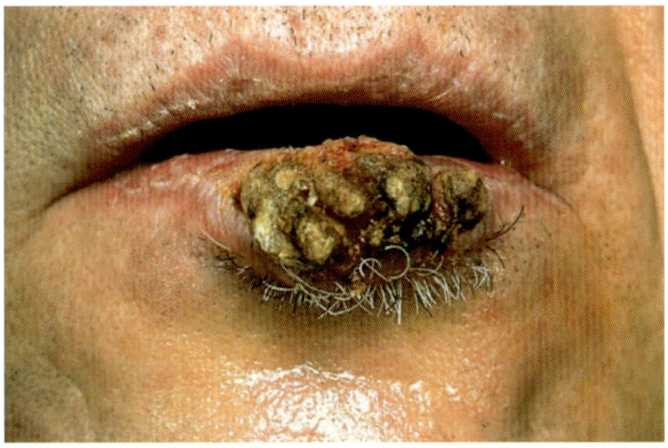

图 37.22 下唇扁平苔藓基础上发生的鳞状细胞癌
(由英国伦敦国王学院圣约翰皮肤病研究所提供)

中具有重要意义[31]。鳞状细胞癌发生于 LP 的皮肤病变[32]和肛门-生殖器病变[33-35]者较少见。据报道，可发生瘢痕性结膜炎[36]和泪小管阻塞[37]。

并发症

文献报道，特发性 LP 与免疫功能改变或紊乱有关，如溃疡性结肠炎[1-3]、斑秃[3,4]、白癜风[3]、皮肌炎[5]、硬斑病、硬化性苔藓[6]、系统性红斑狼疮[7,8]、天疱疮[7]和副肿瘤性天疱疮[9,10]。此外，LP 还与胸腺瘤[4,7,11,12]、甲状腺功能减退[13]，重症肌无力[2,3,12]、低丙种球蛋白血症[4,5,14]、原发性胆汁性肝硬化[15-17]（尤其是使用青霉胺治疗的患者）和原发性硬化性胆管炎[18]有关。关于 LP 和 HCV 感染已在发病机制部分进行了文献回顾。在意大利，可能由于乙型肝炎病毒和丙型肝炎病毒感染率较高，LP 患者更易患肝病，如慢性活动性肝炎[19,20]。HCV 相关的口腔 LP 患者易合并抗心磷脂抗体阳性[21]。在其他地方，LP 和慢性活动性肝炎或原发性胆汁性肝硬化的关联不明显，这可能是偶然现象[22-24]。总的来说，尽管 LP 与自身免疫有关，但大多数患者的寿命未受明显影响[25]。

LP 也与糖尿病有关[26]。LP 可发生于 Castleman 肿瘤（巨大淋巴结增生）[27]或泛发性苔藓样淀粉样变[28]患者。在某些文身反应中可出现 LP，特别是在同时存在对注射染料中汞过敏的区域[29,30]。

病程和预后

虽然少数患者发展迅速，数周内皮损可消退，但本病常隐匿起病。大多数情况下，丘疹可在数月后变平，通常留有色素沉着并持续数月或数年。颜色可逐渐从粉红色变为蓝色再变为黑色。遗留的色素沉着可能很明显，尤其是深肤色人种，而白种人几乎不发生。丘疹消退的同时也可出现新的丘疹。有些丘疹持续时间长，逐渐扩大并增厚，表面粗糙，呈紫罗兰色，即肥厚性 LP。愈后留有萎缩或瘢痕。偶有疣状皮疹。在南非黑人中也会出现色素脱失。

检查

组织病理是确诊 LP 最有用的检查方法。近来对皮肤镜的使用进行评估发现在某些情况下，使用皮肤镜可以更好地显示 Wickham 纹（图 37.23）[1]。LP 皮肤镜典型特点包括白色网状纹，周边红色小球[1,2]。组织学仍是确诊 LP 的检查手段[3,4]。早期可见表皮朗格汉斯细胞增多[3]，与真皮浅表血管周围淋巴细胞和组织细胞浸润有关，破坏真表皮交界处（DEJ）。轻度海绵水肿，基底层液化变性，DEJ 破坏，可见坏死的角质形成细胞（colloid 小体）[5]。典型的组织病理学特点见于充分发展的 LP 丘疹（图 37.24）[6]。丘疹中央呈致密的角化过度，棘层不规则肥厚，颗粒层不规则增生。棘细胞变大、变扁，颜色变浅[6]。口腔 LP 表皮通常增生[7]。特发性 LP 中很少出现角化不全，而药物引起的苔藓样反应与此相反。颗粒层局灶性增厚对应的是 Wickham 纹[8]。表皮坏死的基底层细胞成为 colloid 小体（直径为 15～20μm），可单独或成簇出现[9-11]。表皮突变平或消失（锯齿样外观），局部与真皮分离可形成Max Joseph腔（图37.25）。在陈旧

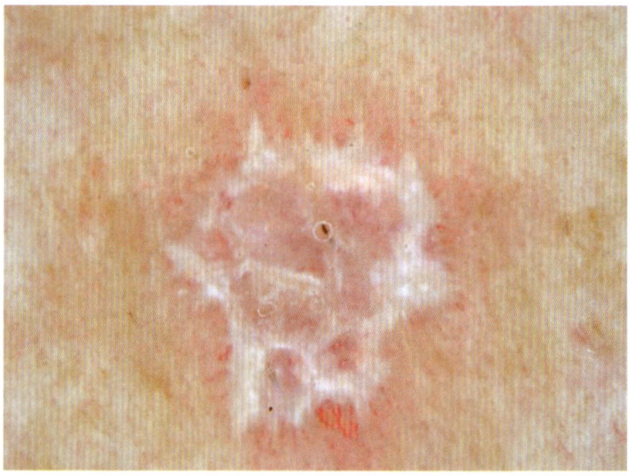

图 37.23 皮肤镜下典型 Wickham 纹

（由澳大利亚布里斯班昆士兰大学医学院 Alan Cameron 博士提供）

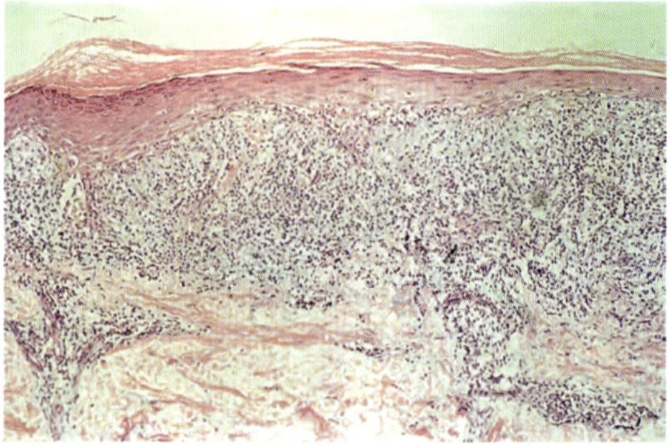

图 37.24 扁平苔藓典型的组织病理学

放大倍数 40×（H&E）。（由英国伦敦国王学院圣约翰皮肤病研究所提供）

性或肥厚性皮疹中，colloid 小体数量显著减少。在活动期 LP 中，淋巴细胞和组织细胞呈带状浸润，浆细胞极少见[12,13]，DEJ 界面破坏。表皮黑素细胞缺失或数量明显减少[6]，而色素失禁伴真皮内嗜黑素细胞是其特征。在静止期损害中，浸润的炎症细胞逐渐稀疏，伴嗜黑素细胞，稀疏的炎细胞分布于真皮乳头血管周围，可见血管扩张及周围纤维组织增生。

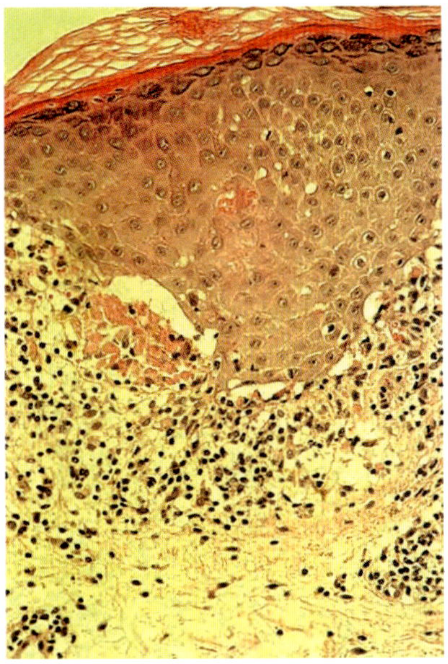

图 37.25 扁平苔藓：显微镜下团块状细胞样小体 放大倍数 100×。（由英国伦敦国王学院圣约翰皮肤病研究所提供）

肥厚性 LP 表皮呈假上皮瘤样外观，伴重度不规则的棘层肥厚。毛囊口可扩张，有时出现囊肿样外观。炎细胞浸润可能不呈带状，但连续切片常可见基底细胞灶状液化变性和 colloid 小体形成，colloid 小体常见于毛囊上皮周围。病程长者常可见炎症浸润周围伴真皮纤维组织增生。

萎缩性 LP 表皮明显变薄，几乎只有颗粒层，但是存在相对致密的角化亢进。表皮突通常完全消失，可见少量 colloid 小体。真皮乳头处纤维增生，弹性纤维减少。

毛发 LP 的炎症浸润更深，可达毛囊上皮基底层，可见毛囊口角栓(37.26)[14,15]。

黏膜 LP 表皮变薄，伴有角化不全，也可出现角化亢进[16,17]。上皮细胞可类似于皮肤的表皮变化，带状浸润的炎细胞中可见大量浆细胞，colloid 小体比典型皮肤丘疹性 LP 少。与网状型相比，红斑型口腔 LP 与细胞增殖有关[18]。有学者认为，口腔活检所示的表皮中重度不典型增生会增加癌症发生的

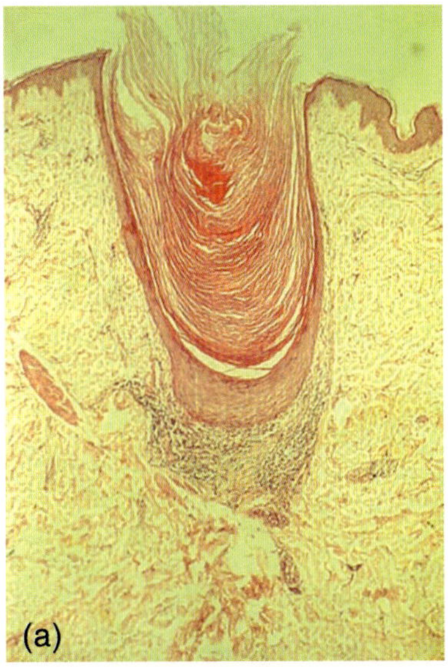

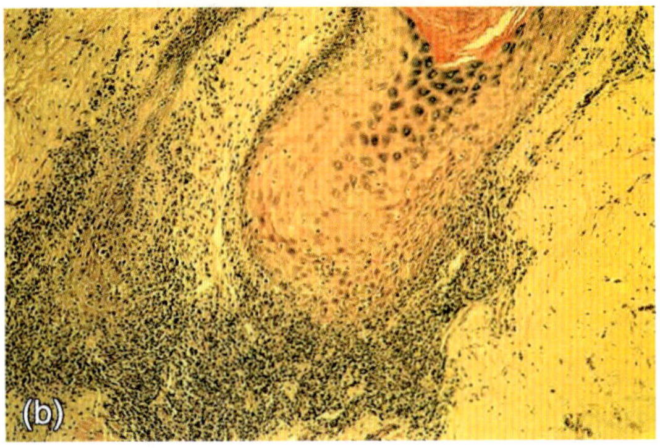

图 37.26 扁平苔藓：毛发显微镜下表现 (a)扫描视图。放大倍数 20×(H&E)。(b)高倍镜下。放大倍数 40×(H&E)(由英国伦敦国王学院圣约翰皮肤病研究所提供)

风险[19]。

大疱性 LP 很少见。水疱位于基底层和基底部角质形成细胞的细胞膜之间(即基底层内)[9]，因此表皮和带状浸润交界处出现较大分离。

直接免疫荧光显示免疫球蛋白 M(IgM)沉积(图 37.27)，偶有 IgG 和 IgA，代表凋亡的角质形成细胞，分布于 DEJ 周围及表皮下部，在 DEJ 区域有纤维蛋白沉积[16,20]。直接 IMF 研究可能有助于鉴别 LP 和红斑狼疮及类天疱疮样扁平苔藓[21,22]，可作为常规组织学检测方法[23]。

苔藓样皮炎的临床病理研究通常是为了提供一个特异性诊断[24]。苔藓样皮炎偶可泛发，临床类似于剥脱性皮炎，皮疹常由药物引起。

良性苔藓样角化病常单发，但也可多发[25-27]，表现为典型的淋巴细胞苔藓样浸润，偶有角化不全，表皮可见凋亡小体，角质形成细胞无异型性。组织学偶

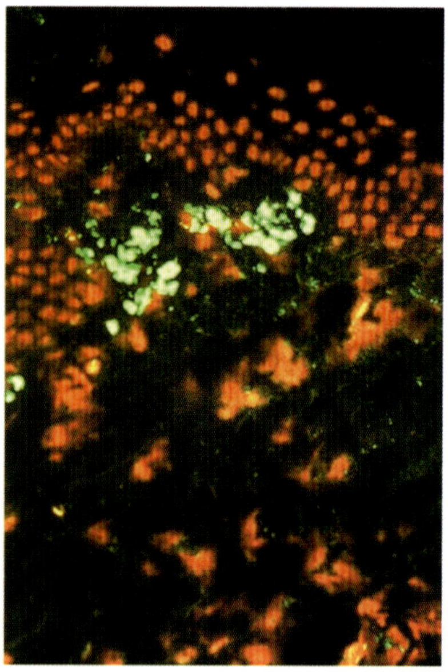

图 37.27 扁平苔藓

直接免疫荧光显微镜示抗 IgM 细胞样小体呈明亮的荧光。放大倍数 100×。(由英国伦敦国王学院圣约翰皮肤病研究所提供)

可表现为蕈样肉芽肿改变[28]。黑素瘤可能与苔藓样反应有关[29],有苔藓样变的原位黑素瘤组织学上可类似于良性苔藓样角化病[30]。

治疗

LP 的治疗具有挑战性,主要依据皮损部位,临床类型及严重程度进行治疗[1]。对于皮肤型 LP,皮疹可于 1~2 年自行消退,治疗目的是减轻瘙痒,加快缓解[2]。对于无症状的口腔 LP 暂不需治疗。然而,疼痛糜烂性 LP 可能需要积极的长期治疗[3]。甲和头皮受累时可引起瘢痕[4,5],生殖器[6]、食管和结膜受累时可导致狭窄和纤维化,因此需要及时治疗,避免瘢痕形成或危及生命。

LP 的主要治疗药物是糖皮质激素。总的来说,LP 治疗的证据水平较低[7]。目前仍然没有证据表明局部或系统应用糖皮质激素的具体疗效,但通常推荐糖皮质激素作为 LP 的一线治疗。治疗主要以临床经验为主。相比之下,对于口腔 LP 的治疗有若干随机对照试验研究(RCT)和 Cochrane 综述[7-9]。然而,这些试验大多规模较小,得出的结果不同,存在较高的偏倚风险。对于皮肤型 LP,只有少数小样本 RCT 研究。对于生殖器 LP、甲 LP、毛发 LP 或其他苔藓样皮炎,尚无相关 RCT 研究。

皮肤扁平苔藓

治疗目的是减轻瘙痒,缩短病程。

一线治疗

外用糖皮质激素是局限性皮肤 LP 的一线治疗。需使用超强效糖皮质激素软膏(0.05%丙酸氯倍他索软膏)每晚 1 次,直至缓解。如果 6 周后无缓解,推荐二线治疗。缓解后,最佳的维持治疗时间因人而异。对于肥厚性 LP,需使用超强效糖皮质激素封包治疗。口服糖皮质激素是治疗泛发性皮肤 LP 的一线药物:泼尼松龙 0.5~1mg/(kg·d),直至缓解(通常连用 4~6 周)。一项小样本 RCT 比较了强效糖皮质激素软膏单用和与口服泼尼松龙(30mg/d,连用 10 天)联合使用,结果显示口服泼尼松龙组皮疹清除时间明显短于单纯外用激素组(18 周 vs. 29 周)。激素治疗组的 2 例患者在停药后出现严重复发[10]。缓解后,口服糖皮质激素应逐渐减量。

二线治疗

一项 RCT 显示,阿维 A(30mg/d,连用 8 周)在第 8 周时的消退或缓解率显著高于安慰剂[11]。考虑到阿维 A 具有致畸性和引起黏膜干燥等不良反应,应将其作为治疗皮肤 LP 的二线药物。其他二线治疗包括光化学疗法和光疗。在一项小样本试验中,身体一侧每周进行 3 次 PUVA 治疗,而另一侧不使用任何治疗,结果显示,治疗侧仅有 50%的清除率[12]。在一项回顾性病例研究中,70%接受窄谱 UVB 治疗的患者在平均 3 个月内皮疹被清除[13]。PUVA 光疗也可与阿维 A 联合使用,但尚未对其相关性进行评价。光疗会增加深肤色人种遗留色素沉着的风险。口服糖皮质激素联合光疗也可作为二线治疗。

阶梯治疗

一线治疗

- 局限性皮肤 LP:超强效糖皮质激素软膏(0.05%丙酸氯倍他索软膏);外用强效糖皮质激素用于轻度 LP 或维持治疗
- 泛发性皮肤 LP:泼尼松龙 0.5~1mg/(kg·d),直至缓解

二线治疗

- 泼尼松龙 0.5~1mg/(kg·d),直至缓解
- 阿维 A 30mg/d,连用 8 周
- PUVA 或 UVB:每周 2~3 次,共 12 次,可单独使用或与系统维 A 酸联用

Adapted from Le Cleach and Chosidow 2012[1].

三线治疗

在一项前瞻性研究中，甲氨蝶呤治疗皮肤 LP 具有最佳证据水平。24 例患者中有 14 例在第 24 周得到完全缓解[14]。与其他皮肤病类似，甲氨蝶呤可作为泛发性 LP 的三线治疗药物。有四个 RCT 评价了灰黄霉素、羟氯喹或柳氮磺胺嘧啶的作用[15-17]。由于这些试验可能存在偏倚，灰黄霉素的研究结果与柳氮磺胺嘧啶的危及生命的不良反应结果差异较大，因此不推荐在皮肤 LP 中使用这些药物。

口腔扁平苔藓

治疗目的是促进糜烂面愈合，以减轻疼痛和可正常饮食。对患者的宣教应强调口腔 LP 常为慢性病程，具有治疗后缓解和复发的特征[4,7]。考虑到有发生鳞状细胞癌的高风险，因此还需向患者解释须长期进行定期的临床监测[18]。应避免进食乙醇、烟草，以及辛辣或酸性食物和饮料。建议保持良好的口腔卫生和专业的牙科护理。

一线治疗

外用糖皮质激素是治疗有症状的口腔 LP 的一线药物。两个小样本 RCT 比较了外用糖皮质激素的疗效，结果显示，外用糖皮质激素组的治愈率更高(醋酸氟轻松组 80% vs. 30%，倍他米松组 66% vs. 18%)[19,20]。在没有专门针对口腔皮损可用剂型的情况下，可以每天使用 3 次超强效糖皮质激素(0.05% 丙酸氯倍他索软膏)，手指戴上指套，将药物直接涂抹在糜烂面上。建议用药后 1 小时内不要进食。另外，对于泛发性、不太严重的病变或维持治疗，患者可以将 5mg 可溶性泼尼松龙片溶于 15ml 水中进行漱口，每天漱口 3 次。口腔念珠菌病是该治疗最常见的并发症[21]。如果 6 周后无明显改善，必须考虑二线治疗。缓解后，最佳的维持治疗时间因人而异。严重的糜烂性 LP 伴有严重饮食困难，并最终导致体重减轻，一线治疗是口服糖皮质激素[1 mg/(kg · d)]，直到缓解，一般连用 4～6 周。需缓慢减量，以防止复发。对于常见的口腔 LP 斑块样皮损，推荐外用维 A 酸作为一线治疗，可单独使用或联合外用糖皮质激素。三个小样本 RCT 比较了外用维 A 酸类药物(0.05%维 A 酸、异维 A 酸凝胶和他扎罗汀)与安慰剂的疗效，发现治疗组的改善率和治愈率明显高于对照组[22-24]。

二线治疗

对于糜烂性 LP，如果外用糖皮质激素后未见改善或改善不明显，推荐口服糖皮质激素作为二线治疗药物[1 mg/(kg · d)]，直至缓解，一般连用 4～6 周[21]。

三线治疗

在比较口服环孢素和外用糖皮质激素的四个 RCT 中，并未显示出优于外用糖皮质激素[8]。没有可用的外用制剂。两项试验比较了 0.1%他克莫司软膏与 0.5%丙酸氯倍他索软膏的疗效，其中一项研究发现他克莫司具有明显疗效[25]，并具有显著的统计学差异，另一项研究显示两者无差异[26]。一项 RCT 研究比较了 1%吡美莫司乳膏和 0.1%曲安奈德乳膏的疗效，结果显示二者无明显差异[27]。因此，外用钙调磷酸酶抑制药(环孢素、吡美莫司和他克莫司)并不优于外用糖皮质激素。目前美国食品药品监督管理局(FDA)规定，外用吡美莫司和他克莫司不应用于治疗癌前病变。因其本身有促进口腔 LP 恶化的风险，须谨慎使用。

> **阶梯治疗**
>
> **一线治疗**
>
> - *有症状的口腔 LP*：超强效糖皮质激素软膏(0.05%丙酸氯倍他索软膏)，每日 3 次，直至缓解，然后维持治疗
> - 外用强效糖皮质激素可用于轻度 LP 或维持治疗：5mg 泼尼松龙溶于 15ml 水中进行漱口，每日 3 次，适用于泛发性口腔 LP。可用倍他米松片剂(倍他米松磷酸钠)0.5mg 替代泼尼松龙片。
> - *严重糜烂性 LP*：泼尼松龙 0.5～1mg/(kg · d)，直至缓解
>
> **二线治疗**
>
> - *非糜烂性丘疹或斑块样白色皮疹*：外用维 A 酸类药物(0.1%维 A 酸或异维 A 酸洗剂/凝胶)，每日 2 次
> - *外用糖皮质激素无效*：泼尼松龙 0.5～1mg/(kg · d)，直至缓解
>
> **三线治疗**
>
> - *激素依赖或对激素治疗抵抗的糜烂性 LP*：系统应用免疫抑制药(如硫唑嘌呤、霉酚酸酯、甲氨蝶呤、环孢素、外用环孢素)
>
> Adapted from Le Cleach and Chosidow 2012[1].

此外，有 RCT 评价了其他几种治疗方法(姜黄素类化合物、透明质酸、吕宋果、马齿苋、口服番茄红素、皮损内注射卡介苗多糖核酸片段、沙利度胺、芦荟凝胶)[28-34]。两项比较局部芦荟和安慰剂的 RCT 的平均临床评分的合并估计值为风险比 1.34 (95% CI 1.10～1.62)[35,36]，而一项比较芦荟凝胶和 0.1%曲安奈德糊剂的 RCT 的平均临床评分在两组之间无差异[37]。这些治疗方法不推荐用于治

疗口腔 LP。

生殖器扁平苔藓

早期应用超强效糖皮质激素治疗(0.05%丙酸氯倍他索软膏,每日 1 次)旨在控制症状,防止生殖器黏膜出现粘连和瘢痕,但是预防瘢痕或复发的有效性尚未得到证实。阴道内隔日使用氢化可的松栓剂、泡沫或乳膏。初期可每日使用强效糖皮质激素,直至症状消退[6]。在维持治疗期间,使用频率和连用时间应根据皮疹变化进行调整。未割包皮的男性进行包皮收缩或切除手术,女性使用阴道扩张器以防止粘连形成。如果发生粘连,活动性病变完全清除后需进行手术。

毛发扁平苔藓

为了减轻疼痛和瘙痒,避免不可逆转的脱发,一线治疗是强效糖皮质激素(如 0.05%丙酸氯倍他索软膏,每日 2 次)。对于病情严重或激素药膏疗效不佳的患者,二线治疗为每月局部注射一次曲安奈德(0.5～10 mg/ml)或口服糖皮质激素[泼尼松龙 1 mg/(kg·d)]系统治疗[6,37,38]。

前额纤维性脱发

治疗效果有限,可供选择的治疗包括外用和皮内注射糖皮质激素、抗生素、羟氯喹、外用和口服免疫调节药、他克莫司和 5α 还原酶抑制药[38,39]。

甲扁平苔藓

甲 LP 的治疗证据仅基于回顾性病例研究,并取决于甲受累的数量。治疗目的是减轻疼痛,避免不可逆的甲瘢痕。接受肌内注射或口服糖皮质激素系统治疗和(或)局部皮损内注射或外用糖皮质激素治疗的 142 例患者中,有 2/3 的患者在 6 个月内治愈或有明显改善[4,40]。

当受累甲<4 个时,推荐的治疗方法是每日使用 2 次超强效糖皮质激素(如 0.05%丙酸氯倍他索软膏),或病变较严重时,每月甲周部位皮内注射 1 次曲安奈德(0.5～10 mg/ml)。

当累及 2 个或 3 个以上甲时,需系统应用糖皮质激素。有文献推荐口服泼尼松龙[0.5～1 mg/(kg·d)]治疗 4～66 周或肌内注射曲安奈德。尽管肿瘤坏死因子拮抗剂可能诱发 LP 样皮疹[42],但也有病例报告建议使用依那西普[41]。

严重糜烂性扁平苔藓

系统应用糖皮质激素是一线治疗药物[7]。系统应用免疫抑制药(如硫唑嘌呤、吗替麦考酚酯和甲氨蝶呤)作为糖皮质激素的辅助药物,用于需要长期系统应用糖皮质激素或对糖皮质激素无反应的糜烂性或可能发生瘢痕性 LP 患者。在两组对药物耐受及严重糜烂性 LP 患者的前瞻性研究中,19 例患者接受体外光化学治疗,其中 16 例得到完全缓解[43,44]。

光泽苔藓

由于本病常无症状,具有自限性,大多数情况下不需治疗。如果需要治疗,如阴茎部皮疹,建议外用氟化糖皮质激素,具有很好疗效[45]。日晒[46]、PUVA[47]、窄谱 UVB 光疗[48,49]和阿司咪唑[50,51]可使泛发性光泽苔藓的皮损消退。阿维 A 可有效改善掌跖部光泽苔藓[52]。

Nékam 病/慢性苔藓样角化病

本病为慢性病程,缓慢进展,对很多治疗方法抵抗,但在单独[53,54]或联合[55]阿维 A 的情况下,对光化学疗法显示出很好的疗效。据报道,阿维 A 酯[56]和光动力疗法[57]对其有效。

扁平苔藓/盘状红斑狼疮重叠综合征

环孢素[58]和阿维 A[59]对治疗 LP/DLE 重叠综合征具有一定疗效。

光线性扁平苔藓

已采用阿维 A、外用糖皮质激素[60]及环孢素[61]治疗光化性 LP。

大疱性扁平苔藓和类天疱疮样扁平苔藓

一些患者需要系统应用糖皮质激素或硫唑嘌呤治疗,但可导致死亡[60]。可联合使用糖皮质激素和阿维 A[61,62]。

线状苔藓

定义和术语

线状苔藓是一种自限性和无症状的特发性炎症性皮肤病,其特征是沿 Blaschko 线分布的粉红色或红色丘疹。通常发生于 5—15 岁儿童的四肢,孤立存在,一般 6～12 个月消退。可有炎症后色素减退并持续较长时间。病因尚不清楚,但大约 40%的患者有特应性背景。病例集中于家庭及冬天提示为一种传染性疾病；可能与病毒感染有关。

同义名
- 线状苔藓样皮炎
- 白色线状苔藓

流行病学

发病率和患病率

发病率和患病率尚不清楚，但在 1989 年 1 月至 2000 年 1 月，意大利博洛尼亚大学儿童皮肤科确诊了 115 例[1]。

年龄

50％以上的病例发生于儿童，通常年龄为 5－15 岁，但报道也有在婴儿早期和成人后发病的。

性别

女性是男性的 2～3 倍[1]。

相关疾病

线状苔藓多见于特应性皮炎患者；在最近的一项研究中发现，43％患者患有特应性皮炎[2]。

病理生理学

沿 Blaschko 线分布的特点体现了胚胎外胚层的迁徙模式（见第 7 章），可能由于受精卵的突变或杂合性的丧失导致皮肤的镶嵌现象，产生病理生理作用，也可能因环境因素或感染引起。因此，大约 40％的患者存在特应性背景值得思考。另一方面，在大多数患者中，线状苔藓在数月内消退，表明本病是一种暂时现象。因此有人提出，皮肤抗原嵌合和局部炎性 T 细胞反应同样与病毒感染或损伤有关[3]。

病理学

线状苔藓的组织学特点非特异，具体取决于疾病的分期[3]。常可见淋巴细胞和组织细胞带状浸润，并伴有表皮上部改变，包括角化不全和角化过度，类似扁平苔藓。早期改变为细胞间水肿，张力丝-桥粒复合体被拉长，表皮细胞松解。与海绵水肿一样，棘层肥厚也程度不等。50％的患者可见角化不良的角质形成细胞，类似于 Darier 病的“圆体”。基底层常有灶状液化变性。真皮水肿，血管和附属器周围有致密的淋巴细胞和组织细胞浸润。少量淋巴细胞进入表皮。

免疫组化示，浸润的淋巴细胞主要为 $CD8^+$ T 细胞，而非 $CD4^+$ T 细胞[3,4]。

遗传学

有家族性病例报道[1,5,6]，但这是否与同一种常见感染源接触有关仍有待确定。

环境因素

可能的诱因包括感染和创伤。例如，在意大利的 115 例回顾性病例中发现，大多数病例发生在寒冷季节，5 例有病毒感染的前驱症状，2 例既往有皮肤外伤史[1]。其他诱因包括水痘感染[7]、麻疹、腮腺炎和风疹疫苗接种[3]。

临床特征

病史

皮疹常突然出现，无自觉症状，偶有瘙痒且多见于成人。病程因人而异。皮损范围通常在 2～3 周达到高峰，但仍可逐渐扩大，持续数月。大多数患者可在 6～12 个月自行消退，部分病变可持续 1 年以上[8]。消退后可出现色素减退或色素沉着[1,2]，但后者较为少见。

临床表现

最初表现为突然出现小的、呈典型线状分布的苔藓样丘疹，丘疹为粉红色、平顶，孤立存在。在最近的一项来自西班牙 24 例患者的研究中，11 例表现为红色丘疹[2]。本病偶有水疱发生。但在这 24 例患者中，只有 2 例出现小水疱。皮疹可持续 1 周或更长时间，并迅速融合，形成暗红色至棕色、表面覆有细小鳞屑、宽为 2～20mm 的线状条带，通常不规则。偶见条带增宽，形成斑块，尤其是在臀部。皮疹可能只有数厘米长，也可能延伸至整个肢体，可以是连续的或间断的（图 37.28）。

苔藓样丘疹最初为粉红色，而非紫色，无脐凹或 Wickham 纹。深肤色人种可出现色素减退性丘疹，西班牙报道的 24 例患者中有 1/3 出现色素减退[2]。在对 190 多例患者的回顾中[2]，大约 30％的病例遗留

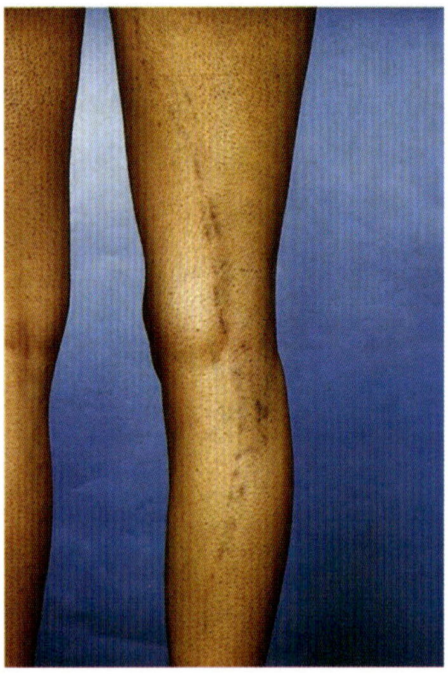

图 37.28 16 岁女性下肢内侧线状苔藓，组织学示慢性湿疹样改变

（由英国伦敦圣乔治医院 R. A. Marsden 博士提供）

永久的色素减退。炎症后色素沉着的报道较少（135 例患者中约 7%）[2]。

皮疹最常发生于四肢一侧，或颈部，但也可发生于躯干[1]。对 300 余例患者的回顾性研究显示，75% 以上累及四肢[2]。腹部、臀部和下肢受累时多出现单发皮疹，多发皮疹较少见，双侧受累更少见。甲受累时表现为甲纵嵴、甲裂、甲分离或甲脱失[1,9]。

临床亚型

西班牙巴塞罗那 24 例患者中，有 2 例表现为平行线状或带状分布（图 37.29）及泛发的对称性分布[2]。大部分是同一部位复发，但偶尔可在不同部位复发。

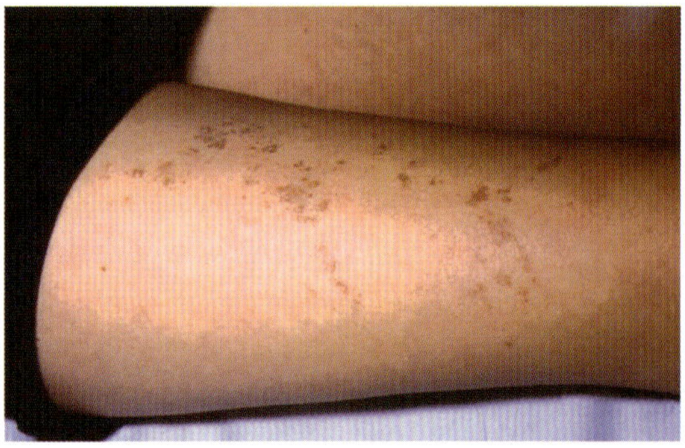

图 37.29 15 岁女孩下肢呈锯齿状分布、平行带状排列的线状苔藓

组织学表现为表皮角化过度，真皮-表皮交界处灶性液化变性；真皮浅层水肿伴慢性炎症细胞浸润。皮疹可自行消退。

鉴别诊断

鉴别诊断时，应考虑沿 Blaschko 线或呈带状分布的线状炎症性疾病，包括线状银屑病、线状 Darier 病、线状扁平苔藓、线状汗孔角化症和炎性线状疣状表皮痣（ILVEN）。线状分布的扁平苔藓和银屑病常可通过临床鉴别，即使在其他部位没有典型皮疹的情况下，也应寻找典型皮疹。特别是 ILVEN（第 75 章）与线状苔藓有许多相似的临床和组织学特征。然而，ILVEN 通常伴有瘙痒，即使在一段时间内有改善，但仍持续存在。色素减退的鉴别诊断包括线状白癜风或痣样色素减少症[2]。

病程和预后

大多数病程至少持续 6 个月，并在 1 年内消退，但无论是儿童还是成人，病变可能仅持续数周或持续数年[1,8]。本病可能长期存在和（或）复发，尤其是成人[1,10]。炎症后色素减退可能持续数年，特别是在深色皮肤类型 2 患者中。色素减退也可能是一些患者的主要表现[2]。成人线状苔藓病变更广泛，症状更明显，因此可能需要治疗（见下文）[10]。

检查

皮肤活检有助于明确诊断。

治疗

一般治疗原则

大多数儿童病例无症状并具有典型的自限性，因此无须治疗。对于伴有剧烈瘙痒的患者（通常是成人），外用糖皮质激素是一线治疗方法。然而，如果耐

阶梯治疗

一线治疗
- 观察和随访
- 外用糖皮质激素

二线治疗
- 外用他克莫司
- 外用吡美莫司

三线治疗
- 光动力疗法

药或担心外用糖皮质激素引起皮肤萎缩时，可考虑使用钙调磷酸酶抑制药。由于这种情况较少见，目前尚无相关临床试验研究，但个别病例报告和小样本病例研究称，他克莫司和吡美莫司均可迅速缓解症状并促进皮疹消退[4,10,11]。曾报道 1 例光动力疗法治疗有效的病例[12]。甲受累时，强效糖皮质激素封闭治疗可能有效。

（译者：李娟　一审：张明　二审：王刚　三审：汤自洁　润色：陈垚）

参考文献

所有文献请查阅网址：www. rooksdermatology. com.
以下列出的是重要参考文献。

Definition

[1] Darier J. *Précis de Dermatologie*, p. 118. Paris: Masson, 1909.

Lichen planus

Introduction and general description, Epidemiology

[1] Le Cleach L, Chosidow O. Clinical practice. Lichen planus. *N Engl J Med* 2012;366(8):723-32.

Pathophysiology

[4] Wenzel J, Peters B, Zahn S, *et al*. Gene expression profiling of lichen planus reflects CXCL9+-mediated inflammation and distinguishes this disease from atopic dermatitis and psoriasis. *J Invest Dermatol* 2008;128(1):67-78.

[6] Terlou A, Santegoets LA, van der Meijden WI, *et al*. An autoimmune phenotype in vulvar lichen sclerosus and lichen planus: a Th1 response and high levels of microRNA-155. *J Invest Dermatol* 2012;132(3 Pt 1):658-66.

Investigations

[1] Lallas A, Kyrgidis A, Tzellos TG, *et al*. Accuracy of dermoscopic criteria for the diagnosis of psoriasis, dermatitis, lichen planus and pityriasis rosea. *Br J Dermatol* 2012; 166(6): 1198-205.

Management

[1] Le Cleach L, Chosidow O. Clinical practice. Lichen planus. *N Engl J Med* 2012;366(8):723-32.

[7] Cheng S, Kirtschig G, Cooper S, Thornhill M, Leonardi-Bee J, Murphy R. Interventions for erosive lichen planus affecting mucosal sites. *Cochrane Database Syst Rev* 2012; Issue 2:CD008092.

[9] Lodi G, Carrozzo M, Furness S, Thongprasom K. Interventions for treating oral lichen planus: a systematic review. *Br J Dermatol* 2012;166(5):938-47.

Lichen striatus

[1] Patrizi A, Neri I, Fiorentini C, *et al*. Lichen striatus: clinical and laboratory features of 115 children. *Pediatr Dermatol* 2004;21:197-204.

[2] Peramiquel L, Baselga E, Dalmau J, *et al*. Lichen striatus: clinical and epidemiological review of 23 cases. *Eur J Pediatr* 2006;165:267-9.

第 38 章
移植物抗宿主病

Tanya N. Basu

King's College Hospital, London, UK

定义和术语

移植物抗宿主病(GvHD)是一种由供体具有免疫活性的T淋巴细胞针对免疫受损的受体宿主细胞上表达的抗原作用而引起的多器官疾病。主要受累的器官包括皮肤、肝和胃肠道(GI)。

GvHD是异基因造血干细胞移植的主要并发症之一,发病率为25%~80%[1,2]。确切的风险取决于多种因素,如供体和宿主之间人类白细胞抗原(HLA)的差异程度、预处理的强度和所用的GvHD预防措施等。

最初根据发病时间将GvHD分两种主要形式,即急性和慢性,之后又描述了这两种形式的重叠变异型。输注未经辐照处理的血液[如供体淋巴细胞输注(DLI)、实体器官移植和母胎淋巴细胞移植]后也可发生GvHD。

同义名
- 急性移植物抗宿主病(aGvHD)
- 慢性移植物抗宿主病(cGvHD)
- GvHD重叠综合征,有时称为急性GvHD合并慢性GvHD

概述

异基因造血干细胞移植(HSCT,为多能干细胞移植,其造血干细胞通常来源于亲缘或非亲缘供体的骨髓、外周血或脐带血)广泛用于血液系统恶性肿瘤、免疫缺陷和骨髓衰竭综合征等疾病的治疗。此外,对于其他危及生命的疾病,如多发性硬化症、克罗恩病、系统性红斑狼疮和系统性硬化症等[3,4],HSCT的应用也日益增多。

GvHD是异基因造血干细胞移植后发病率和非复发相关死亡率的主要原因。在大多数患者中,皮肤是GvHD累及的第一个也是最常见的部位。根据发病时间,GvHD通常分为急性和慢性。

- aGvHD—HSCT后100天之内发病。
- cGvHD—HSCT后100天之后发病。

然而,现在临床医师更倾向于根据其临床特征而非移植后的具体时间来定义急性和慢性GvHD。美国国立卫生研究院(NIH)的诊断标准[5]中还纳入了GvHD重叠综合征,可同时表现出急性和慢性GvHD的临床特征,有时称之为急性GvHD合并慢性GvHD。

对于正在接受治疗的血液系统恶性肿瘤患者,如何最大限度地减轻GvHD而不影响移植物抗肿瘤(也称为移植物抗白血病,GVL)的效应是当前研究的重点[6,7]。

流行病学

发病率和患病率

10%~80%的HSCT受体会发展为aGvHD,具

体取决于危险因素[8]。大型回顾性注册研究表明，受体 HLA 不匹配和选用非亲缘关系的供体会增加 aGvHD 的风险。此外，性别不匹配[进展为 2～4 级 aGvHD 的相对危险度(RR)为 2.0[9]]、全身照射(RR 值为 1.4)[10]和受体年龄较大(40 岁以上 RR 值为 1.4)[10]也会增加风险。

长期移植幸存者中，cGvHD 的 5 年累计发病率从 9%到 80%不等[1,11]。然而，由于诊断上的差异，对发病率的估计不是那么可靠。具体的危险因素包括受供体之间的性别不匹配、受体和供体的年龄较大、供体同种免疫(如既往妊娠)、aGvHD 病史和慢性粒细胞白血病移植[12]。口服他克莫司或甲氨蝶呤预防 GvHD 可降低 cGvHD 的风险[风险比(HR) 0.35][8,13]，降低预处理的强度也是如此(RR 值能否减少取决于潜在疾病和干细胞来源)[14]。

病理生理学

发病诱因

急性移植物抗宿主病

aGvHD 的病理生理学已得到充分的理解，已通过动物模型[15,16]进行了阐明，并得到了一些人类实验研究[17,18]的支持。aGvHD 可能来自以下三个阶段。

- 第一，预处理化疗或放疗产生的毒性会导致宿主组织损伤，从而释放出大量的炎性细胞因子，称为“细胞因子风暴”。
- 第二，移植物中供体的成熟淋巴细胞与表达不同抗原[如次要组织相容性抗原(MiHC)]的宿主和供体的抗原呈递细胞(APC)接触时，就会被这些细胞因子募集，引起供体淋巴细胞的活化和增殖。
- 第三，同种异体反应性 T 细胞扩增形成细胞毒性效应 T 细胞，进而诱导进一步的组织损伤并释放更多的炎性细胞因子。

慢性移植物抗宿主病

cGvHD 的发病机制尚不清楚。迄今为止，cGvHD 的复杂性还无法在小鼠模型中重现。其发病机制有以下两种理论[15]。

cGvHD 发病机制的“自身免疫”模型

GvHD 的临床表现与自身免疫性疾病有许多相似之处，因此学者提出了 GvHD 的自身免疫模型理论。GvHD 患者自身抗体(如抗核抗体、双链 DNA 抗体、平滑肌自身抗体)的阳性率很高，并且在自身免疫性疾病患者中也发现了致病基因的多态性[19-21]。

在 cGvHD 的自身免疫模型中，认为免疫耐受性降低可使针对宿主和供体之间共同的“自身”抗原的供体 T 细胞进行活化和增殖。小鼠模型表明，在宿主受损的胸腺(由于预处理方案、受体年龄或 aGvHD)中成熟的供体 T 细胞可从阴性选择中逃逸，然后在调节性 T 细胞(Tregs)介导下，逃逸外周免疫耐受机制。因此，与自身免疫类似，同种异体反应性 T 细胞和 Tregs 之间的不平衡可能导致 GvHD 的发展。为证实这一理论，研究者建立了 cGvHD 动物模型，发现同种异体反应性 T 细胞克隆[22]，这些致病性 T 细胞逃逸了胸腺耐受机制[23,24]。不过，仍需进一步研究以明确这些结果在人类中的相关性[25,26]。

慢性供体 T 细胞活化

第二个模型假设，大量不同抗原的存在可能只是引起供体 T 细胞的慢性刺激，从而导致组织损伤和 GvHD。该理论表明，虽然非多态性自身抗原与自身免疫性疾病有关，但不同的组织相容性抗原是针对 GvHD 患者的。研究发现，GvHD 患者自身抗体与 GvHD 的器官特异性表现无关[19]，也恰好支持这一理论。

此外，越来越多的证据表明，B 细胞和 T 细胞在 cGvHD 的发病机制中起重要作用。对 B 细胞作用的兴趣最初来自于临床观察，即 cGvHD 表型可能类似于 B 细胞介导的自身免疫性疾病，如硬皮病和 Sjögren 综合征[27]。为证明 B 细胞在 cGvHD 中的作用，学者们进行了相关研究，发现针对 B 细胞分子 CD20 的单克隆抗体利妥昔单抗可改善临床症状[28]，cGvHD 患者血清中检测到 B 细胞活化因子(BAFF)水平升高[29]，而在 B 细胞缺失的小鼠中不能诱导 GvHD[30]。

病理学

aGVHD 的皮肤组织病理学表现为苔藓样炎症过程，基底膜带淋巴细胞呈线状排列。虽然其病理改变无特异性，但典型改变为卫星状细胞坏死，由表皮内与淋巴细胞密切相关的凋亡的角质形成细胞和界面空泡样变组成。组织学与苔藓样药疹很难鉴别(图 38.1)。

皮肤组织学改变已被进行了严重程度分级(表 38.1)，尽管皮肤活检在预估临床严重程度或预后方面价值不大[31]。较轻的组织学分级可能无法与药物诱导的反应相鉴别。在药物反应和 GvHD 中均可见散在的嗜酸性粒细胞，而仅见大量的嗜酸性粒细胞(每 10 个高倍视野有 16 个)则应排除 GvHD[32]。

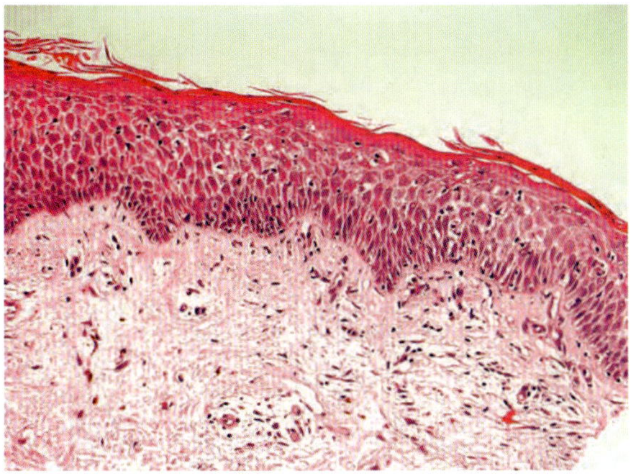

图 38.1 急性移植物抗宿主病的皮肤组织学改变
（由英国国王学院医院 J. R. Salisbury 博士提供）

表 38.1 急性移植物抗宿主病组织学严重程度的分级

组织学严重程度	描述
Ⅰ级	基底细胞空泡化伴或不伴单一核细胞浸润
Ⅱ级	单个角质形成细胞坏死，周围伴单一核细胞浸润
Ⅲ级	局部表皮细胞坏死伴大疱
Ⅳ级	真表皮完全分离

改编自 Pintar，2007[57]，经 Thieme 许可转载。

目前还没有理想的免疫组织生物标志物来诊断 GvHD 或预测其治疗反应，但这仍然是一个活跃的研究领域[33,34]。有前景的预后生物标志物包括弹性蛋白酶抑制因子，这是一种由角质形成细胞合成的蛋白，在 GvHD 皮肤中过度表达[35]。此外，白细胞介素 1 受体家族蛋白成员 ST2（抑癌蛋白 2），可能预测 aGvHD 患者对治疗的反应[36]。再生胰岛衍生蛋白 3α（Reg-3α）的水平在肠道 GvHD 患者中升高[37]。

cGvHD 的组织学改变取决于皮损的类型，可表现为苔藓样或硬皮病样。苔藓样 cGvHD 的组织学表现为角化过度、颗粒层增厚、棘层肥厚、表皮突呈锯齿状、界面皮炎和角化不良的角质形成细胞。附属器周围（尤其是小汗腺周围）可见明显的炎症细胞浸润（图 38.2）。

在 cGvHD 的硬化病变中，硬化性苔藓样皮损表现为表皮萎缩、水肿和真皮浅层胶原均质化（图 38.3）。硬斑病样皮损的表皮常无明显改变，真皮胶原纤维束增厚，附属器结构消失，脂肪间隔可能增厚，真皮与皮下组织交界处可见淋巴细胞浸润。

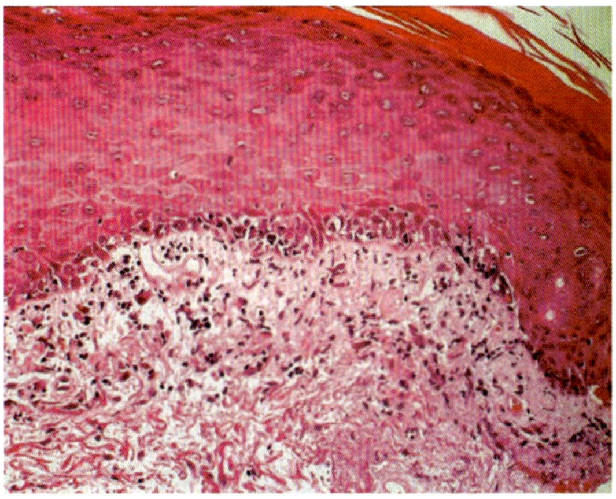

图 38.2 慢性苔藓样移植物抗宿主病的皮肤组织学改变
（由英国国王学院医院 J. R. Salisbury 博士提供）

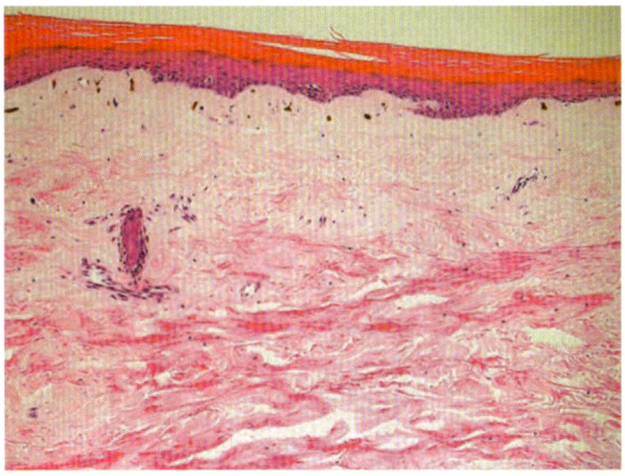

图 38.3 慢性硬皮病样移植物抗宿主病的皮肤组织学改变
（由英国国王学院医院 J. R. Salisbury 博士提供）

急性移植物抗宿主病

临床特征

病史

急性 GvHD 常发生于 HSCT 术后 2～4 周，但移植后任何时候都可出现。皮疹出现前可有瘙痒或烧灼感。患者可能诉有口腔或生殖器溃疡。恶心、呕吐、厌食、大量腹泻和腹痛等症状提示胃肠道受累。也可出现胆汁淤积症状，如深色尿、陶土样便及右上腹压痛。

临床表现

通常情况下，掌跖（图 38.4a，b）或耳部会出现红斑。皮损可累及光照后容易加重的面部、颈部（图 38.5a，b）和上背部，或呈毛囊中心性分布。

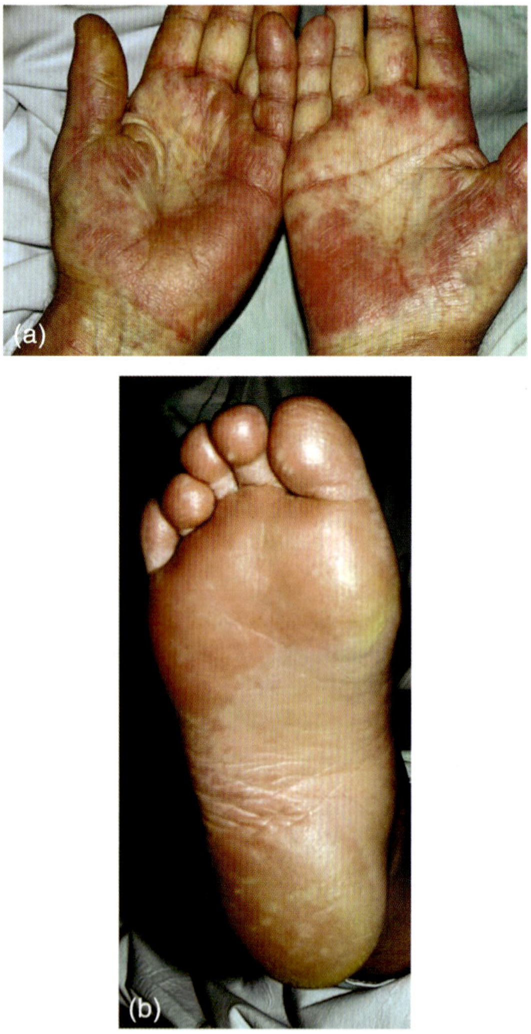

图 38.4　急性移植物抗宿主病的临床表现
(a)急性掌红斑;(b)足底红斑。

随着 aGvHD 的发展,皮损融合形成麻疹样外观。重者可出现全身红皮病(图 38.5c)、大疱和尼氏征阳性、大片表皮剥脱伴中毒性表皮坏死松解样表现。

口腔可出现口干、红斑和溃疡,但很难与化疗所致的黏膜炎症鉴别[15]。

鉴别诊断

鉴别诊断包括药物不良反应、病毒疹和植入综合征。

严重程度分级

最常采用经过验证的 Glucksberg 分期系统,以评估皮肤、肝和胃肠道的受累程度,并将其用于确定 aGvHD 的整体严重程度(等级)(表 38.2 和框图 38.1)。

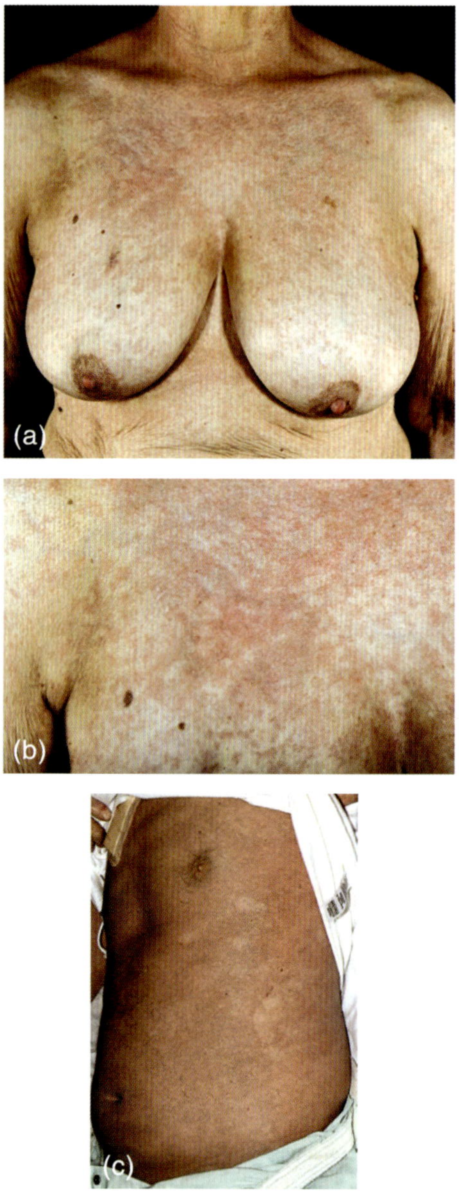

图 38.5　急性移植物抗宿主病的临床表现
(a)麻疹样皮损伴曝光部位加重;(b)麻疹样皮损伴毛细血管扩张(近观);(c)融合性红皮病。

表 38.2　急性移植物抗宿主病的严重程度分级,Glucksberg 评分

器官	分期	描述
皮肤	1	红斑和丘疹<25%体表面积
	2	红斑和丘疹占 25%~50%体表面积
	3	红斑和丘疹>50%体表面积或全身红皮病
	4	全身红皮病、大疱形成,常伴表皮剥脱
肝	1	胆红素 2.0~3.0mg/dl;SGOT 150~750U

（续 表）

器官	分期	描述
	2	胆红素 3.1～6.0 mg/dl
	3	胆红素 6.1～15.0 mg/dl
	4	胆红素＞15.0 mg/dl
肠道	1	腹泻＞30 ml/kg 或＞500 ml/d
	2	腹泻＞60 ml/kg 或＞1000 ml/d
	3	腹泻＞90 ml/kg 或＞1500 ml/d
	4	腹泻＞90 ml/kg 或＞2000 ml/d；或伴或不伴有肠梗阻的严重腹痛

改编于 Glucksberg 等，1974[58]，改编于 Thomas 等，1975[59]。经 LWW/马萨诸塞州医学会批准。

Glucksberg 评分：

Ⅰ级：1 或 2 期皮肤受累；无肝或胃肠道受累；ECOG PS 0。

Ⅱ级：1～3 期皮肤受累；1 期肝或胃肠道受累；ECOG PS 1。

Ⅲ级：2 或 3 期皮肤受累、肝或胃肠道受累；ECOG PS 2。

Ⅳ级：1～4 期皮肤受累；2～4 期肝或胃肠道受累；ECOG PS 3。

ECOG，美国东部肿瘤协作组；PS，体力状态；SGOT，血清谷草转氨酶。

框图 38.1 国际骨髓移植登记处（IBMTR）急性移植物抗宿主病的严重程度指数

该严重程度根据患者皮肤、肝和胃肠道各自分期的最高水平来划分

A-1 期皮肤受累；无肝或胃肠道受累

B-2 期皮肤受累；1～2 期胃肠道或肝受累

C-3 期皮肤、肝或胃肠道受累

D-4 期皮肤、肝或胃肠道受累

改编自 Rowlings 等，1997[60]。经 John Wiley & Sons 有限公司许可转载。

并发症和共病

口腔溃疡和腹泻可引起体重减轻和脱水，皮肤糜烂可继发感染。

病程和预后

GvHD 的严重程度与总生存率相关。0 至Ⅳ级 aGvHD 移植相关死亡率分别为 28％、27％、43％、68％和 92％[38]。

检查

急性皮肤 GvHD 的诊断具有挑战，主要基于临床表现。4mm 的皮肤活检组织行 HE 染色，有助于临床诊断，但病理无特异性。研究表明，皮肤活检并不能决定是否予以 aGvHD 积极治疗[39]。此外，aGvHD 可能存在血清嗜酸性粒细胞增多。目前迫切需要利用免疫组化和血清生物标志物以诊断和评估 GVHD 的治疗反应。

治疗

目前关于 aGvHD 治疗的随机对照试验很少，因此应尽可能地将患者纳入到试验方案中。Ⅰ级 GVHD 患者通常不需要全身治疗。对于局限于皮肤的Ⅰ级 aGvHD[皮损＜50％体表面积（BSA）]患者，建议外用糖皮质激素和润肤剂治疗[2]（表 38.3），并优化正在接受的预防 GvHD 的免疫抑制治疗（如确保环孢素有效治疗的血药浓度水平）。辅助抗组胺治疗可减轻瘙痒。外用他克莫司软膏可用于难治性Ⅰ级 aGvHD，但这并非经批准的适应证[2]。

除了Ⅰ级 aGvHD 的治疗措施外，Ⅱ至Ⅳ级 GvHD 患者（皮损＞50％ BSA，伴或不伴肝和胃肠道受累）还需要系统应用糖皮质激素治疗。尽管给药和治疗方案各不相同，但在英国，认为口服泼尼松龙 1 mg/kg 是Ⅱ级 aGvHD 的一线治疗，静脉滴注甲泼尼龙 2 mg/kg 用于治疗Ⅲ至Ⅳ级患者[2]（图 38.6）。对于治疗反应良好的患者，该剂量可连用数周，并在数月内逐渐减量。对于胃肠道受累的患者，排除感染（如巨细胞病毒）后可选用不被系统吸收的糖皮质激素倍氯米松。无临床改善或 GvHD 症状加重的患者在 7 天后视为对激素无反应，应咨询血液病专家进行二线治疗。

阶梯治疗

Ⅱ－Ⅳ期 GvHD[2]

一线治疗
- 糖皮质激素，如泼尼松龙 1 mg/kg 口服或静脉滴注
- 口服钙调磷酸酶抑制药

二线治疗
- 体外光化学疗法
- 吗替麦考酚酯
- 依那西普
- mTOR 抑制药，如西罗莫司
- 抗白细胞介素 2 受体抗体

三线治疗
- 间充质干细胞
- 阿仑单抗
- 喷司他丁

未来的治疗/试验
- 抗胸腺细胞球蛋白（如果在预处理期间未给予）
- 调节性 T 细胞过继免疫疗法

表 38.3 外用糖皮质激素治疗推荐用于Ⅰ级急性移植物抗宿主病

糖皮质激素	超强效，如丙酸氯倍他索	强效，如戊酸倍他米松	中效，如氯倍他松	弱效，如 1%氢化可的松
面部	一般应避免使用 2 次/日	2 次/日 4～12 周	2 次/日 6～12 月	2 次/日 可长期使用
全身	2 次/日，4～12 周	2 次/日，可能适用于长期治疗		
掌跖	2 次/日，可封包使用提高疗效	可能适用于长期治疗		

改编自 Dignan 等. 2012[1]。经 John Wiley&Sons Ltd. 许可转载

一般来说，建议儿童减少激素的使用。面部使用强效激素时，建议行皮肤科检查。长期外用糖皮质激素的不良反应包括：皮肤萎缩变薄、红斑、膨胀纹和色素沉着等。如果每周使用 50g 以上的强效激素，这一剂量可足以通过皮肤吸收，导致肾上腺功能抑制或库欣综合征。激素封包会促进吸收，大量较弱的激素可能也有同样的效果。

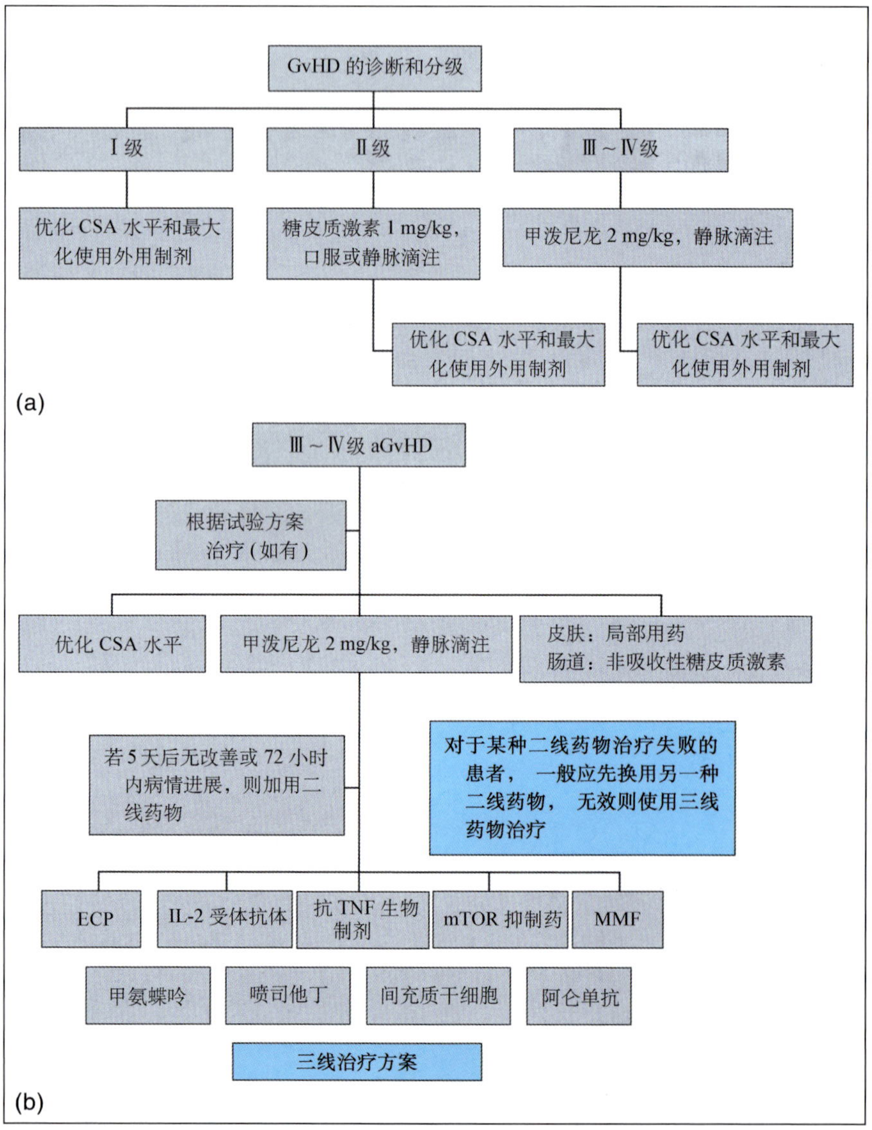

图 38.6 (a)总结急性移植物抗宿主病(GvHD)初始治疗方案。CSA，环孢素（改编自 Dignan 等，2012[1]。经 John Wiley & Sons 有限公司许可转载）。(b)Ⅲ至Ⅳ级急性移植物抗宿主病(aGvHD)的治疗方案(三线药物)

CSA，环孢素；ECP，体外光化学疗法；IL-2，白细胞介素 2；TNF，肿瘤坏死因子；mTOR，西罗莫司哺乳动物靶点；MMF，吗替麦考酚酯（改编自 Dignan 等，2012[1]。经 John Wiley&Sons 有限公司许可转载）

二线治疗包括吗替麦考酚酯(小型前瞻性研究表明,在激素耐药的 aGvHD 中有 50%～65% 的疗效[40])、依那西普[一种重组人肿瘤坏死因子(TNF)-α 受体抗体融合蛋白,TNF-α 常与 GvHD 的进展有关[41]]和体外光化学疗法(ECP)。ECP 通过分离法收集经 8-甲氧基补骨脂素处理及体外进行 UVA 照射后的自体外周血淋巴细胞,再回输至体内。ECP 的作用机制尚不清楚,但小鼠模型研究表明,它可能下调活化的 T 细胞克隆并增加调节性 T 细胞。目前很少有研究分析 ECP 在 aGvHD 中的疗效。一项前瞻性非随机性研究表明,82% 的皮肤型 aGvHD 患者和 62% 的胃肠道或肝受累的患者可完全缓解[42]。

mTOR 抑制药西罗莫司和抗白细胞介素 2 受体抗体也已使用。三线治疗包括阿仑单抗(抗 CD52 人源化单克隆抗体)、喷司他丁(嘌呤类似物)和间充质干细胞(MSCs)。间充质干细胞是来源于骨髓的细胞,可分化为间充质系列细胞,并增加 $CD4^+/CD25^+/Foxp3^+$ 调节性 T 细胞的数量。经体外扩增后不匹配的间充质干细胞可用于激素治疗抵抗的急性肠道型 GvHD,尤其适用于儿科患者[43]。

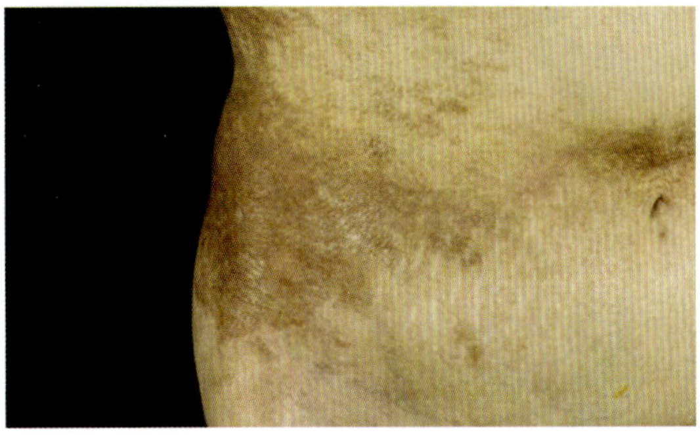

图 38.7 苔藓样慢性移植物抗宿主病的临床特征

沿腰带部位,两侧的苔藓样皮肤变化更为明显。

慢性移植物抗宿主病

临床特征

病史

慢性 GvHD 历来被定义为 HSCT 后超过 100 天发生。然而,经典的 cGvHD 可以在 100 天内出现。皮肤是最常见的受累部位,其次是黏膜,但几乎任何器官都可受累。患者可诉有皮肤干燥、紧绷或瘙痒。询问患者有无眼部不适、眼干及口腔不适很重要,这些症状通常在吃辛辣食物或使用牙膏后发现。患者在没有直接询问的情况下可能就有生殖器症状(如外阴阴道干燥、瘙痒等不适)的难言之隐。胃肠道症状(如恶心、腹泻和呕吐)、呼吸道症状(如呼吸短促,排除感染)和肌肉骨骼系统症状(如肌无力、活动受限)对这种系统疾病的诊治都很重要[44]。

临床表现

美国国立卫生研究院(NIH)的诊断共识已经确定了 cGvHD 的皮肤和皮肤外诊断标准[5]。具有诊断意义的皮肤表现包括皮肤(图 38.7)或口腔(图 38.8a、b)的扁平苔藓样病变、硬化性皮肤病变和皮肤异色症。其他明显相关的临床症状(不足以单独诊断)包括皮肤色素脱失、甲营养不良(图 38.8c)、脱发、口腔溃疡、黏液囊肿、口干症、角结膜干燥症和肌炎。

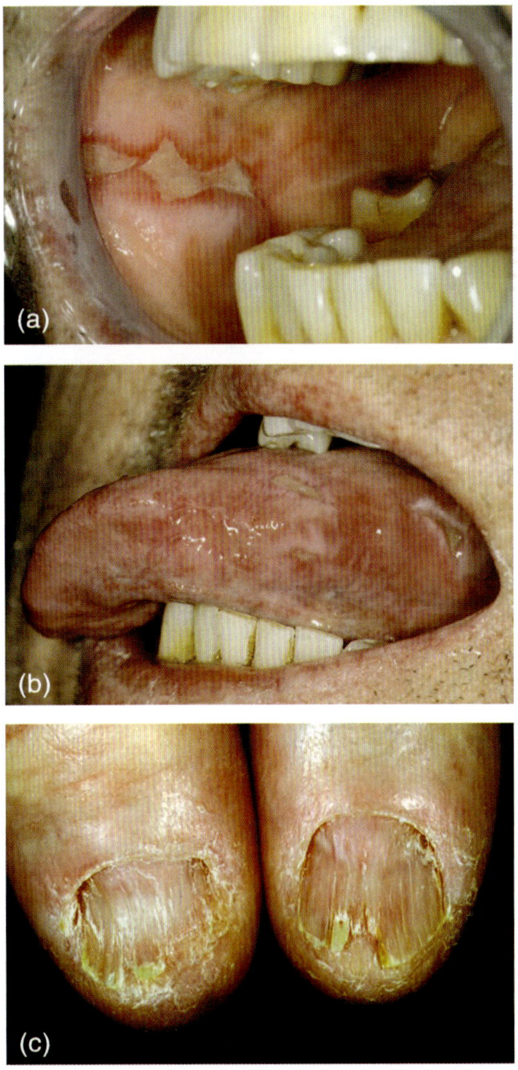

图 38.8 苔藓样慢性移植物抗宿主病(cGvHD)的临床特征

(a)口腔 cGvHD,伴有口腔黏膜苔藓样改变和沿咬合线的角化过度。(b)舌部苔藓样改变和溃疡。(c)cGvHD 的甲苔藓样变。

皮损可为硬化型或非硬化型，传统上分为扁平苔藓样或硬皮病样（图 38.9 和图 38.10 a，b）。在临床工作中，常可见扁平苔藓样的紫红色丘疹（可呈毛囊中心性）、硬皮病和皮肤异色症等多种混合表现，并伴有深筋膜受累，导致挛缩。大腿和上臂皮损可呈波纹状、橘皮样外观，类似于嗜酸性筋膜炎。可见皮肤沿着浅表血管或筋膜平面之间的“凹槽”[45]。此外，还可看到硬化性苔藓样、点滴状、色素减退的萎缩斑块（纤维化仅限于真皮乳头层时）和钱币状、硬斑病样的斑块（真皮发生纤维化时）。硬斑病样斑块可表现出局部受压或创伤部位的同形反应，如腰带、胸围线或先前的 Hickman 线部位[45]。非硬化性（表皮）表现也可出现，如湿疹样变异型[46]；已报道有丘疹鳞屑性、毛发红糠疹（PRP）样、表皮剥脱及毛囊角化病样等表现[47]。

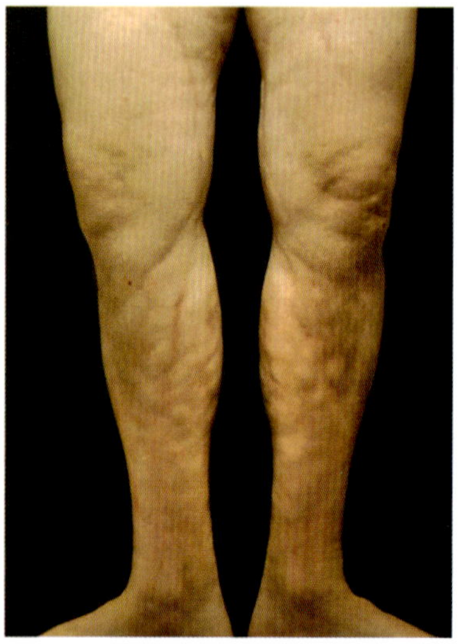

图 38.9 慢性硬皮病样移植物抗宿主病（GvHD）的临床特征

cGvHD 表现为腿部广泛硬皮病改变，呈橘皮样外观，皮肤及静脉滴注处有木质硬结。（由英国伦敦圣约翰皮肤病研究所 F. Child 博士提供）

就黏膜而言，口腔体征包括唇黏膜和颊黏膜上的黏液囊肿和 Wickham 纹。唾液腺损伤轻者出现口干，重者则导致龋齿[48]。因此，有必要进行系统的口腔检查。生殖器受累可导致女性阴道狭窄、阴唇融合和再吸收，男性包皮和阴茎龟头瘢痕形成。

此外，还可能出现瘢痕性或非瘢痕性脱发和甲的改变，包括甲营养不良、甲缺如和甲翼状胬肉等。

多学科团队协作对于仔细评估包括胃肠道、肝、呼吸系统、心脏和肌肉骨骼受累在内的皮肤外表现至关重要。

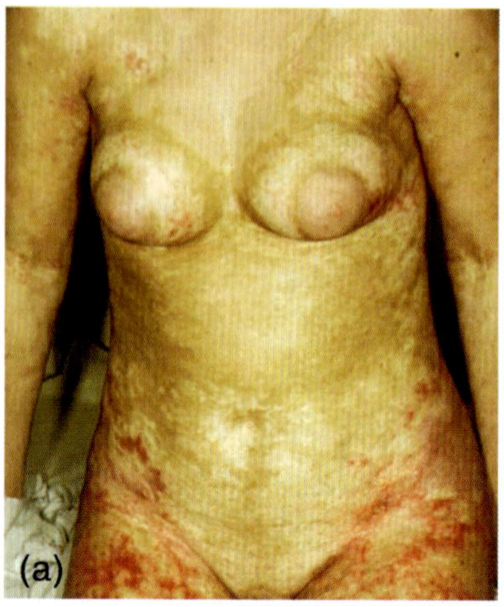

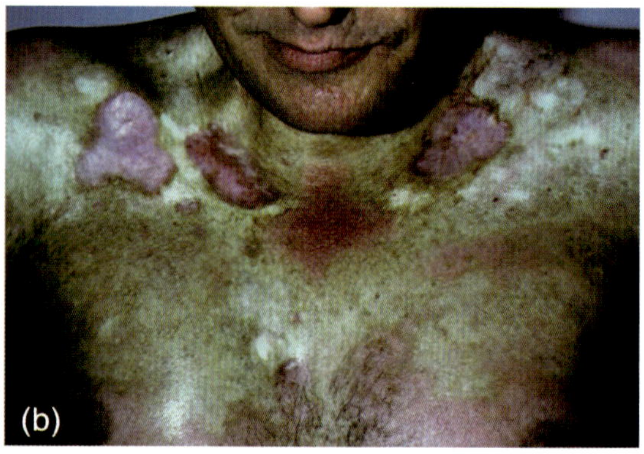

图 38.10 （a，b）慢性硬皮病样移植物抗宿主病（GvHD）的临床特征。慢性 GvHD 表现为广泛的硬皮病样改变

（由英国布里斯托尔皇家医院 C. Kennedy 博士提供）

慢性移植物抗宿主病临床变异型总结

皮肤特征

1. 硬化性
- 硬皮病样、深部硬化/嗜酸性筋膜炎样。
- 硬化性苔藓样。
- 硬斑病样。
2. 苔藓样
3. 表皮湿疹样、丘疹鳞屑样、PRP 样（个例）
4. 相关特征
- 口腔-苔藓样病变、小口畸形、黏液囊肿、干燥综合征、口腔疣状黄瘤（罕见）。
- 毛发-瘢痕或非瘢痕性脱发。
- 甲-甲营养不良、甲缺如、甲翼状胬肉。
- 眼黏膜和生殖器黏膜-糜烂、疼痛、扁平苔藓样或硬化苔藓样病变。
5. 皮肤外表现
- 肝。
- 胃肠道。

- 肺。
- 肌肉骨骼(筋膜炎、肌炎)。
- 其他,如脱髓鞘。

鉴别诊断

鉴别包括苔藓样药疹、放射性纤维化、硬皮病和硬斑病。

严重程度分级

已经制定出几种用于评定 cGvHD 严重程度的分级系统。经验证,NIH 的 cGvHD 共识标准最为广泛使用(表 38.4)。评分包括受累器官的数量、部位和严重程度。利用这些评分,可以评估轻度、中度或重度的整体分级。必须系统全面地仔细评估皮肤和黏膜的受累程度[44],并允许每 3 个月进行一次精确的分期,以便对治疗的反应进行评估。

并发症和共病

硬化症和筋膜挛缩可导致严重的活动受限和残疾,以及其他问题,如静脉通道开放困难。色素脱失和皮肤异色症可引起外观显著的变化。慢性 GvHD 患者的心理负担及疾病对生活质量的影响可能被低估了,因其不得不应对恶性肿瘤和异基因移植所带来的影响[49]。

表 38.4 慢性移植物抗宿主病的严重程度分级,美国国立卫生研究院(NIH)评分

	0 分	1 分	2 分	3 分
功能评分(ECOG,KPS 或 LPS)	无症状、活动能力完全正常(ECOG 0,KPS 或 LPS 100%)	有症状,能自由走动,但不能从事较重的体力活动(ECOG 1,KPS 或 LPS 80%~90%)	有症状,能自由走动及生活自理,日间不少于一半时间可起床活动(ECOG 2,KPS 或 LPS 60%~70%)	有症状,生活仅能部分自理,日间一半以上时间卧床(ECOG 3~4,KPS 或 LPS <60%)
皮肤-临床特征:斑丘疹、扁平苔藓样、丘疹鳞屑性或鱼鳞病样、色素沉着、色素减退、毛周角化病、红斑、皮肤异色症、红皮病、硬化、瘙痒、毛发受累、甲受累	无症状	<18% BSA,无硬化特征	19%~50% BSA 或有表面硬化特征(可被捏起)	>50% BSA 或深部硬化特征“紧绷”/不能捏起或活动受限、溃疡或严重瘙痒
口腔	无症状	轻度体征/症状,进食受限不明显	中度体征/症状,伴进食部分受限	重度体征/症状,进食严重受限
眼	无症状	轻度干眼症状(使用滴眼液<3/d 或无症状,但有干燥性角膜结膜炎的症状)	中度干眼症状,部分影响 ADL(使用眼药水≥3/d)或点状栓塞,无视力损害	重度干眼症状,严重影响 ADL 或无法工作或视力丧失
胃肠道	无症状	有症状(吞咽困难、厌食、恶心、呕吐、腹痛、腹泻),无明显体重减轻(<5%)。	有症状伴体重减轻 5%~15%	有症状伴体重减轻>15%,需营养支持提供更多卡路里或食管扩张
肝	LFT 正常	BR、AST 升高或 ALP<2×ULN	BR、AST 升高或 ALP 2~5×ULN	BR 或酶类≥5×ULN
肺	无症状	轻度症状(走一层楼梯即 SOB);FEV_1 60%~79%或 LFS 2	中度症状(在平地上行走时 SOB);FEV_1 40%~59%或 LFS 6~9	重度症状(静息时 SOB 或需吸氧)FEV_1 ≤39%或 LFS 10~12
关节/筋膜	无症状	四肢轻度紧绷,ROM 轻度降低,不影响 ADL	四肢紧绷或关节挛缩,筋膜炎引起的红斑,ROM 中度降低和 ADL 中度受限	挛缩伴 ROM 显著降低和 ADL 明显受限

（续　表）

	0 分	1 分	2 分	3 分
生殖道	无症状	轻度症状，不影响性交，妇科检查有轻度不适	中度症状，轻度性交困难或妇科检查不适	症状加重（狭窄、阴唇粘连或严重溃疡）和性交严重疼痛或阴道镜插入困难

改编于 Filipovitch 等，2005[61]。经 Elsevier 许可转载。

基于以上信息，总体严重程度分为轻度、中度或重度。

• 轻度 cGvHD——累及 1～2 个器官/部位，没有明显的功能影响。

• 中度 cGvHD——累及 3 个或 3 个以上的器官/部位，但无显著的功能受损；或至少 1 个器官/部位有显著的功能受损，但功能未完全损失。

• 重度 cGvHD—慢性移植物抗宿主病导致的大部分功能受损。

ADL，日常生活活动；ALP，碱性磷酸酶；AST，天冬氨酸氨基转移酶；BR，胆红素；BSA，体表面积；ECOG，美国东部肿瘤协作组；FEV_1，1 秒用力呼气量；GI，胃肠道；KPS，Karnofsky 功能状态；LFS，肺功能评分（包括 FEV_1 和肺的 CO 扩散能力）；LFT，肝功能检查；LPS，Lansky 功能状态；ROM，活动范围；SOB，呼吸急促；ULN，正常上限。

病程和预后

慢性 GvHD 是 HSCT 长期幸存者死亡和发病的主要原因。严重程度分级可用以评估预后[50]。尽管疾病复发率较低（RR 值为 0.5～0.6；95% CI 0.3～1.0），但慢性 GvHD 与异基因移植后较高的治疗相关死亡率有关（RR 值为 1.8～2.8，95% CI 1.3～4.1）[51]。轻度、中度和重度 cGvHD 患者的 2 年总生存率分别为 97%、86%和 62%[51]。

治疗

根据 NIH 共识标准，患者应分为轻度、中度或重度，应评估患者是否有其他器官受累[1]。对 cGvHD 患者采取多学科协作的治疗方法是至关重要的。需要皮肤科或血液科医师配合眼科、消化科、风湿病科、口腔科进行联合治疗，同时物理治疗和职业治疗也需纳入其中[1]（见表 38.3）。

轻度或局限性 cGvHD 可能不需要治疗。外用激素治疗对皮肤型 cGvHD 有效。如果皮损广泛或对激素抵抗，还可选择 PUVA 治疗（补骨脂素与紫外线光疗）[52]。

对于中重度患者，口服泼尼松龙 1 mg/kg 为一线治疗，常连用 2 周，4～6 周后可逐渐减量至 0.5 mg/kg，但对于激素如何减量目前尚无明确的指南[1]（图 38.11）。

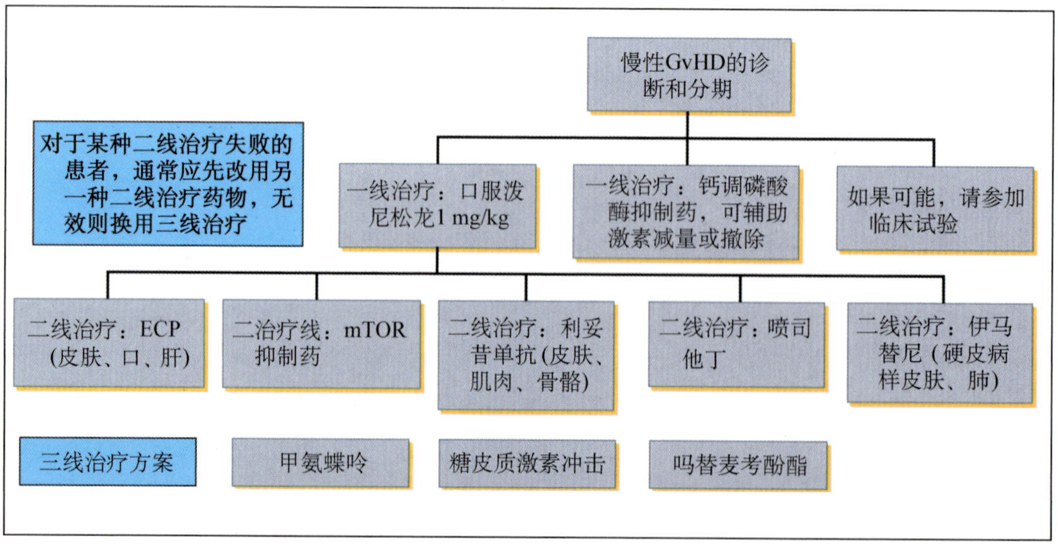

图 38.11　慢性移植物抗宿主病（cGvHD）治疗方案的选择，包括一、二、三线治疗方案

ECP，体外光化学疗法；mTOR，哺乳动物西罗莫司靶点。（改编自 Dignan 等，2012[1]）

如果泼尼松龙 1 mg/kg 连用 2 周后病情仍在进展，或 4～6 周后激素不能逐渐减量至 0.5 mg/kg，则应考虑二线治疗。必须权衡环孢素的使用与诱发恶性肿瘤复发和感染并发症（如 EB 病毒或巨细胞病毒引起）的风险。ECP 不具有免疫抑制作用，但在 cGvHD 中应用的证据仍然有限。一项前瞻性随机对照试验未达到其主要终点，但硬皮病样 GvHD 患者在 12 周时显示出临床改善趋势[53]。回顾性 Meta 分析表明，ECP 的总体有效率为 50%～65%（30%～35%完全缓解），25%～35%的患者可显著减少激素的使用[54]。其他治疗方案包括小分子酪氨酸激酶抑制药伊马替尼[55,56]也很有前景，将在本文提供的治疗流程中概述。

阶梯治疗

中重度 cGvHD[1]（见图 38.11）

一线治疗

- 糖皮质激素，如泼尼松龙 1 mg/kg，口服或静脉滴注—无标准化的减量方案
- 口服钙调磷酸酶抑制药——环孢素作为激素减量的辅助药物

二线治疗

- 体外光化学疗法
- 伊马替尼
- 西罗莫司
- 喷司他丁
- 利妥昔单抗

三线治疗

- 吗替麦考酚酯
- 大剂量糖皮质激素冲击
- 甲氨蝶呤

其他

- 羟氯喹、氯法齐明、环磷酰胺、阿仑单抗、抗 TNF 抗体、沙利度胺、阿法西普、维 A 酸类、硫唑嘌呤、间充质干细胞

Resources

Further information

Acute GvHD management guidelines: http://onlinelibrary.wiley.com/doi/10.1111/j.1365-2141.2012.09129.x/pdf.

Chronic GvHD management guidelines: http://onlinelibrary.wiley.com/doi/10.1111/j.1365-2141.2012.09131.x/pdf.

Patient resources

Leukaemia and lymphoma society disease information http://www.lls.org/diseaseinformation/managingyourcancer/treatmentnextsteps/typesoftreatment/stemcelltransplantation/graftvshostdisease/

Cancer Research UK information site http://www.cancerresearchuk.org/cancer-help/coping-with-cancer/coping-physically/gvhd/about-graft-versus-host-disease (All sites last accessed August 2014.)

（译者：汤自洁 一审：郑力强 二审：王刚 三审：汤自洁 润色：陈垚）

参考文献

所有文献请查阅网址：www.rooksdermatology.com.
以下列出的是重要参考文献。

[1] Dignan FL, Amrolia P, Clark A, *et al*. Diagnosis and management of chronic graftversus-host disease. *Br J Haematol* 2012;158(1):46-61.

[2] Dignan FL, Clark A, Amrolia P, *et al*. Diagnosis and management of acute graftversus- host disease. *Br J Haematol* 2012;158(1):30-45.

[5] Filipovich AH, Weisdorf D, Pavletic S, *et al*. National Institutes of Health consensus development project on criteria for clinical trials in chronic graft-versus-host disease: I. Diagnosis and staging working group report. *Biol Blood Marrow Transplant* 2005;11(12):945-56.

[33] Levine JE, Logan BR, Wu J, *et al*. Acute graft-versus-host disease biomarkers measured during therapy can predict treatment outcomes: a Blood and Marrow Transplant Clinical Trials Network study. *Blood* 2012;119(16):3854-60.

[36] Vander Lugt MT, Braun TM, Hanash S, *et al*. ST2 as a marker for risk of therapy-resistant graft-versus-host disease and death. *N Engl J Med* 2013;369(6):529-39.

[42] Greinix HT, Volc-Platzer B, Rabitsch W, *et al*. Successful use of extracorporeal photochemotherapy in the treatment of severe acute and chronic graft-versushost disease. *Blood* 1998;92(9):3098-104.

[44] Carpenter PA. How I conduct a comprehensive chronic graft-versus-host disease assessment. *Blood* 2011; 118 (10): 2679-87.

[47] Hymes SR, Turner ML, Champlin RE, Couriel DR. Cutaneous manifestations of chronic graft-versus-host disease. *Biol Blood Marrow Transplant* 2006;12(11):1101-13.

[51] Lee SJ, Klein JP, Barrett AJ, *et al*. Severity of chronic graft-versus-host disease: association with treatment-related mortality and relapse. *Blood* 2002;100(2):406-14.

[53] Flowers ME, Apperley JF, van Besien K, *et al*. A multicenter prospective phase 2 randomized study of extracorporeal photopheresis for treatment of chronic graft-versus-host disease. *Blood* 2008;112(7):2667-74.

第 39 章

湿疹性疾病

John R. Ingram

Department of Dermatology & Wound Healing, Cardiff University, Cardiff, UK

湿疹性疾病的评估、检查与治疗

湿疹

定义和术语

湿疹，来源于希腊单词"ε′κζεμα"，意为"煮沸"，是一种在各种皮肤病中见到的皮肤炎症的临床和组织学形态，具有广泛多样的病因。临床上，湿疹性皮肤病以不同程度的瘙痒和疼痛及不同程度的干燥、红斑、抓痕、渗出、裂隙、角化过度、苔藓样变、丘疹、鳞屑和水疱形成为特征。组织学上表现为一系列的表皮改变，包括海绵状水肿（表皮水肿），有不同程度棘层肥厚和角化过度及真皮中淋巴组织细胞浸润，这些改变也对应了湿疹的临床特点。

同义名

- 词语"皮炎"和"湿疹"通常被认为同义，虽然一些作者仍用"皮炎"来包含所有类型的皮肤炎症，他们认为所有的湿疹都是皮炎，但并不是所有的皮炎都是湿疹。使用术语"皮炎"时需要谨慎，因为有些患者会认为这意味着与职业相关。关于如何使用这些术语的国际共识一直在协商之中。

概述

为了构建我们对庞杂的湿疹性皮肤病的理解，许多分类系统已经被提出。当病因很明确时，推荐病因学的分类方法，如斑贴试验证实的变应性接触性皮炎。然而，通常情况下病因是难以明确的，以手部湿疹为例，在不同个体中可能存在不同的病因。另一种方法是利用皮损发生的形态来分类，如钱币状湿疹中的"钱币"来源于拉丁单词"nummus"，译为"钱币"。然而，湿疹的一种形态模式可以有不同的病因，如汗疱疹可以源于刺激性皮炎或者变应性接触性皮炎。另外，急性湿疹起病的形态倾向于水肿和渗出（图 39.1a），与以干燥、角化过度和苔藓样变为主要表现的慢性湿疹不同（图 39.1b）。

近来，国际疾病分类第十一次修订本（the International Statistical Classification of Diseases and Related Health Problems 11th Revision，ICD-11），正朝着基于病因、皮肤部位的复合化系统发展。框图 39.1 分列了有明确外源性原因的和认为病因更倾向于内源性的湿疹性疾病。外源性湿疹的管理方法是尽可能移除诱因，而内源性湿疹则更需要药物干预。列出的所有情况都在本章和后续章节中有定义和描述。一些主要特征是苔藓样变的疾病被普遍认为是湿疹性皮肤病，也包含在了本章内。湿疹是引起红皮病的

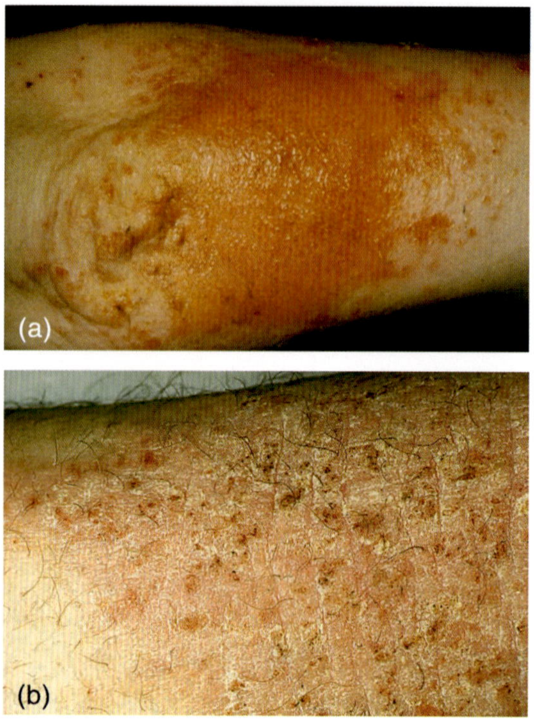

图 39.1 (a)前臂急性湿疹，伴有红斑和明显渗出；(b)前臂慢性湿疹

最主要病因，所以红皮病的临床表现也在此处讨论。

也有一些湿疹的病例不符合任何类型[3]，这种情况并不少见，被称为“未分类湿疹”[4]，这些患者可能预后差，疾病易于发展为慢性。在老年人群中，全身内源性湿疹并不少见[5]，但在其他人群中全身性湿疹往往是未分类湿疹。

流行病学

发病率和患病率

湿疹性皮肤病占所有皮肤病的很大比例。有很多关于特应性湿疹（见第 41 章）患病率的研究，但是关于其他类型的湿疹却相对较少。美国进行了一项关于皮肤病患病率的研究：以超过 20 000 人为样本，代表总体人口，并由专业的观察员仔细检查其皮肤疾病[6]。有近 1/3 的人患有明显的皮肤病，所有类型湿疹的总患病率是 18‰，其中 7‰ 为特应性湿疹，手部湿疹、出汗不良性湿疹和钱币状湿疹占比约 2‰。在瑞典斯德哥尔摩进行了一项针对公共卫生问题的人口调查，向 15 000 名成年居民发送了一份邮寄调查问卷，有 15% 的人在儿童时期有湿疹病史，其中女性手部湿疹、面部皮肤症状、对镍过敏的一年发病率分别是 8%、14%、15%[7]。基于人群的接触性过敏性皮炎研究表明，40% 的受试者表现出至少一种接触性过敏反应[8]。

框图 39.1 湿疹主要形式的分类

外源性湿疹
- 变应性接触性湿疹（见第 128 章）
- 癣菌疹
- 湿疹性多形性光疹（见第 127 章）
- 感染性皮炎
- 刺激性湿疹（见第 129 章）
- 光敏性接触性湿疹（见第 127 章）
- 创伤后湿疹

内源性湿疹
- 乏脂性湿疹
- 特应性湿疹（见第 41 章）
- 慢性浅表性鳞屑性皮炎
- 眼睑湿疹
- 手部湿疹
- 幼年跖部皮病
- 钱币状湿疹
- 白色糠疹
- 代谢性湿疹或湿疹合并系统疾病（见第 63 章）
- 脂溢性湿疹
- 静脉性湿疹

英国伯明翰皇家全科医师学院研究所 2006 年每周回报数据显示，非特应性湿疹的 1 年期患病率为 25‰[9]。关于湿疹的诊疗是基层医疗工作的主要部分。Horn[10] 记录了 1958—1985 年间 3000～4000 名患者在一家英国全科诊疗机构的 6819 次皮肤病咨询的细节，湿疹患者占比最多（全部咨询的 19%）。据贝尔法斯特的一家全科诊疗机构统计，在 8 周的观察期内，有 8% 的就诊者患有皮肤病，湿疹占其中的 25%，而湿疹中 63% 是外源性的[11]。

此外，许多湿疹病例需要转诊治疗。在英国，湿疹的诊疗占皮肤科二级保健总数的 10%[9]。新加坡的一个国家三级转诊中心记录并分析了 1989—1990 年间 25 448 个湿疹病例的情况（占这个中心新病例的 34%）[12]，其中有 67% 被归类为内源性，13.7% 是接触性皮炎，剥脱性皮炎占所有湿疹的 0.5%，1989—1990 年的内源性湿疹比例较 1973 年有所增加。

年龄和性别

特定亚型的湿疹更多见于特定的年龄段，许多婴儿和儿童的湿疹是特应性的。在美国国家健康与营养检查调查（NHANES）流行病学的调查中，特应性湿疹在 11 岁以下人群最常见，钱币状湿疹和汗疱疹也有记录，但不频繁。口周湿疹常见于患有特应性湿疹的儿童（见第 41 章），但也发生于非特应性体质的儿童。手部湿疹在特应性体质儿童中多见，在非特应性体质的儿童中不常见。几种特殊的湿疹改变形式主要见于儿童:如幼年跖部皮病和尿布皮炎。汗疱疹和特应性湿疹在老年人群中少见,而其他形式的湿疹更多见:钱币状湿疹尤其在冬天多见于老年男性,腿部乏脂性湿疹也很常见。尽管变应性接触性皮炎随着年龄增长发生率下降,但是在老年工人人群中,刺激性手部湿疹仍然是个令人烦恼的问题。第 128 章将全面讨论该主题。

种族

湿疹性皮肤病见于所有种族,但缺乏有关于非特应性湿疹种族区别的数据。

相关疾病

特应性湿疹,尤其是手部湿疹与一些非特应性湿疹样皮肤病相关(见第 41 章)。

病理生理学

目前,关于有些类型湿疹的发病机制已有大量研究,尤其是在变应性接触性皮炎、原发刺激性接触性皮炎和特应性湿疹方面。该研究领域的一个特殊挑战是区分非特异性共同途径与特定机制。触发因子、角质形成细胞和 T 淋巴细胞的相互作用在多数湿疹类型似乎非常重要。

变应性接触性皮炎反复发作的湿疹发展形态[14],将在第 128 章讨论。湿疹也可以由非过敏的方式引起,如刺激性接触性皮炎。刺激性皮炎中发生的三个主要过程是屏障功能受损,表皮细胞改变及炎症递质和细胞因子的释放。

特定的刺激物可导致影响表皮细胞更新为主的慢性反应,进而导致苔藓样变;而急性刺激反应中观察到的炎症递质和细胞因子释放与急性变应性接触性皮炎中所见到的类似[15]。关于两种反应的细胞因子谱是否不同存在争议[15-17]。实际上,已经提出可能需要对半抗原的刺激性反应以促进接触致敏[18]。

细胞因子释放激活免疫途径后,炎性细胞积累,导致组织学和临床上明显的形态变化。原发刺激性皮炎的组织学改变与在变应性接触性皮炎中所见到的相似,但进展更快,其程度主要取决于刺激物的浓度。细胞内和细胞间水肿均可在 3~6 小时弥散于整个表皮层,24 小时内可能会出现伴有细胞空泡化和核固缩的表皮坏死。更严重时,原发的表皮破坏可能进展为表皮下水疱。

正如本章后面部分和第 41 章讨论到的,基因研究证实了丝聚蛋白(一个 37 kDa 的细胞内蛋白质,结合并凝聚角蛋白细胞骨架,导致鳞屑形成[19])的重要性。丝聚蛋白基因的失功能突变导致皮肤屏障功能的破坏,与特性应湿疹和一些非特应性湿疹的亚型有关。

发病诱因

这些将在本章各亚型湿疹的相关节段中进行讨论。

病理

湿疹的组织病理学与其临床特点一样,都是可变的,这取决于疾病是急性还是慢性的[20-23]。

在急性期(图 39.2a),组织学变化以海绵样水肿为主。海绵样水肿是一种细胞间表皮水肿,可导致细胞间附着的拉伸和最终破裂,形成小疱。表皮小疱通常发生在不连续的病灶上,但在手掌和足底的小疱常会合并而变成大疱。表皮层可见不同程度的淋巴细胞浸润,有丝分裂活跃导致棘皮增厚,如果海绵样水肿程度较严重,则乳头上表皮松解可形成裂隙。细胞间水肿可能是弥散性的,通常在表皮中层最严重。单个细胞发生松解和破坏,细胞内可能出现空泡化,细胞核从细胞中心移位。皱缩的表皮细胞可能类似于组织细胞,表皮层水肿和水疱可见单核细胞浸润。

在亚急性期(图 39.2b),海绵样水肿形成和水疱的减少及不断增厚的棘层与角质层角化不全的形成有关,常包含凝固的血浆层和炎性细胞固缩核。

在慢性湿疹中(图 39.2c),角化过度逐渐代替角化不全,棘层肥厚较海绵样水肿显著,表皮中炎性细胞更少,但真皮的改变更加突出。表皮突变长增宽,然后形成苔藓样变。

真皮血管扩张在湿疹各个阶段都比较显著,毛细血管尤其容易受累,在苔藓样变时可能变得纡曲。嗜酸性粒细胞主要是淋巴组织细胞性的,虽然可能有多态性和嗜酸性粒细胞尽管在非常严重的湿疹中真皮层可能出现多核细胞和嗜酸性粒细胞,但主要还是淋巴细胞的浸润,而在湿疹性药疹中则常见嗜酸性粒细胞。合并感染时,表皮中可见多核细胞浸润。在严重苔藓化的湿疹、痒疹和剥脱性皮炎中,浸润的细胞混合在一起且可能非常致密,类似于肉芽肿。

摩擦或搔抓的创伤可引起浅表的糜烂、出血或表皮下纤维蛋白样改变。虽然在长期的湿疹发作期间总会出现一定程度的苔藓样变,但在特应性湿疹中更为突出,有时甚至会形成严重的角化过度和乳头瘤样增生。

当湿疹继发感染时,滤泡或角层下脓疱的形成可使其组织病理出现类似脓疱疮的表现,但在病变边缘仍然可见典型的湿疹变化。

尽管海绵样水肿和真皮淋巴细胞的浸润常存在于湿疹的某些阶段,这些性质的动态改变及继发改变可能使组织学诊断变得更加困难。除了海绵样水肿,

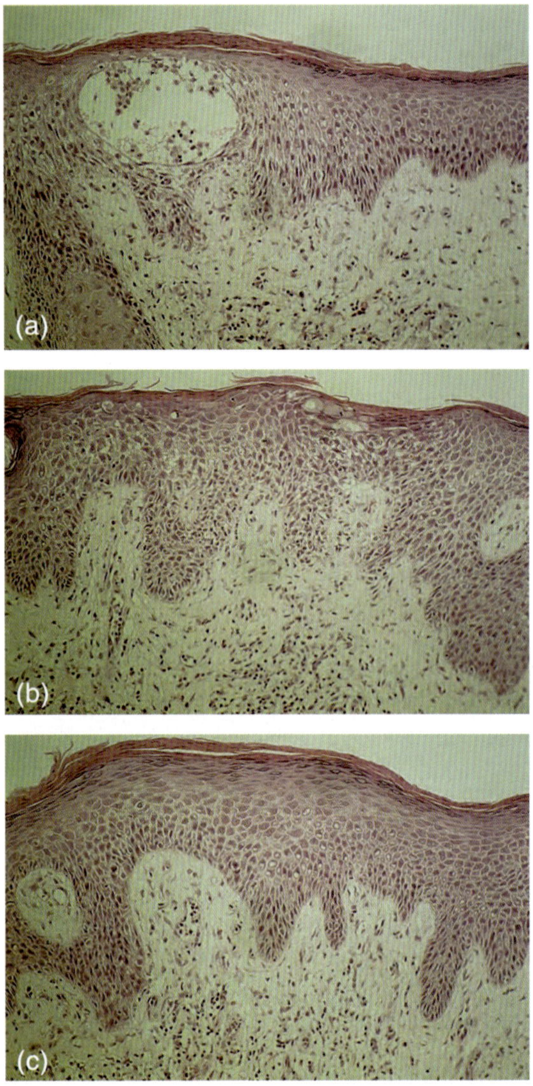

图 39.2 (a)急性湿疹：表皮明显的水疱形成，水疱中含有血清和中等数量的炎症细胞。放大倍数100×(H&E)；(b)亚急性湿疹：有不规则的棘层肥厚和斑片状海绵样水肿，伴有初期微疱的形成，一些淋巴细胞由真皮移入表皮。放大倍数100×(H&E)；(c)慢性苔藓样湿疹：有致密的角化过度、一些斑片状的角化不全和不规则的棘层肥厚。大部分表皮可见轻度的海绵样水肿，真皮上层可见淋巴细胞浸润放大倍数100×(H&E)。(由英国萨里吉尔福德的M. J. Cook教授提供)

以上提到的所有改变也可见于皮肤烧伤或单纯创伤的皮损。湿疹和银屑病的鉴别非常困难，尤其是掌跖部位。脂溢性皮炎尤其难以与银屑病鉴别，但若能发现Munro微脓肿则提示后者。通常，在临床上诊断困难的病例通常组织学表现也模棱两可。玫瑰糠疹的组织学特征与湿疹相同，但临床特点，特别是皮疹分布是具有特征性的。

不同临床亚型湿疹的组织病理学改变将在本章后半部分讲述。

致病微生物

尽管湿疹可能会合并细菌或病毒感染，但感染却不是引起多数湿疹亚型的原因(除了感染性皮炎，将在本章后面部分单独讨论)。第41章更详细地讨论了在特应性湿疹皮肤中葡萄球菌的定植和葡萄球菌毒素超抗原的产生可能导致湿疹加重的问题。

遗传学

丝聚蛋白突变与手部湿疹相关，由于镍或其他可能的致敏源导致的刺激性接触性皮炎和变应性接触性皮炎[24-26]将在相关章节中会进行详细的讨论。

环境因素

刺激物和过敏原可分别作为刺激性接触性皮炎和变应性接触性皮炎的发病诱因。

临床特征

病史

湿疹最主要的症状是瘙痒，可影响睡眠及其他方面的生活质量，也会显著影响其他家庭成员。采集病史时，记录职业和业余爱好是很重要的，因为这些可能与刺激物和过敏原暴露有关。

临床表现

急性湿疹表现为急性发作的、暴发性的典型的水肿、水疱，可能伴有渗出。在慢性湿疹中，红斑、鳞屑、抓痕和苔藓样变等稳定性病变则更多见。非特应性湿疹不同亚型的临床表现将会在本章后面部分讨论。

继发感染

炎症性湿疹的一个特征是它有从原发部位播散导致周身皮损的趋势[27]，这种现象经常被称为自身敏感，或更具体地可称为自身敏感性[28]，当原发湿疹位于腿部或足部时，更有可能泛发全身，也有从足部扩延至手部的趋势，反之亦然。湿疹可能只存在几天或已经数年，发生感染后原发部位皮损迅速加重，病程急速进展。这种继发皮损可能一开始由小的水肿性丘疹组成，但迅速湿疹化，群集的丘疱疹可融合成小斑块。有时，病变体现为红色斑疹或萎缩，通常对称分布。

继发皮损主要取决于原发皮损的进展，如果原发皮损急性炎症较重，则继发皮损发展迅速且可能遍及全身。如果患者休息好且局部皮损稳定，继发皮损将逐渐消退，但如果原发皮损复发，继发皮损也会迅速再发。在一小部分患者中，全身的继发皮损会进展为红皮病，演变为长期皮损。

条件性高敏

条件性高敏是一种局部皮肤炎症导致远处部位

及全身出现高度过敏的现象。有大量证据表明，与未患病的人相比，湿疹患者更容易受到轻度原发刺激。条件性高敏反应似乎与皮肤的局部皮肤局灶性炎症有关，这也可能解释一些临床现象，如湿疹患者（尤其是急性湿疹患者），更有可能在斑贴试验中出现假阳性结果。"怒背"综合征（背部斑贴试验呈强阳性，假阳性概率增加）就是一个例子。

有一些作用机制可能可以来解释湿疹远处播散和条件性高敏现象的产生。循环中激活的 T 淋巴细胞数量增加[29,30]，以及自体皮肤匀浆时，与对照组相比较，湿疹患者组外周血单核细胞显著增多，这提示可能存在异常的细胞介导的针对自体皮肤抗原的免疫反应[31,32]。

鉴别诊断

每种非特应性湿疹将会在本章后面部分进行探讨。

严重程度分类

尽管特应性湿疹有许多严重程度的判定标准，但对于非特应性湿疹的判定标准则相对较少。

并发症和共病

皮肤屏障功能的降低增加了细菌和病毒继发感染的风险。而疱疹性湿疹主要与特应性湿疹和纤维蛋白原基因突变有关（见第 41 章）。

病程和预后

湿疹往往遵循慢性进展-复发-缓解的过程。与每种非特应性湿疹亚型有关的问题将会在本章后面提到。

检查

大多数湿疹可从临床特征做出诊断。有时，检测总 IgE 水平对确定湿疹是否是特应性的具有帮助，尤其是当湿疹的分布不典型且没有其他典型的疾病背景时。可以通过拭子培养来确定可能引起继发感染的生物或者是否存在细菌耐药性，如耐甲氧西林金黄色葡萄球菌（MRSA）。当怀疑皮肤癣菌感染时，应行氢氧化钾制剂检查或将刮屑送到实验室进行显微镜检查和培养。显微镜或皮肤镜检查也有助于确定有无疥虫感染，这在原本存在湿疹的患者中易被遗漏。病理活检有时有助于确定湿疹性质，免疫荧光可以帮助识别如疱疹性皮炎等不太常见的情况，或在老年患者中识别大疱性类天疱疮的非大疱性表现。

斑贴试验在湿疹中的应用[33-35]

特应性湿疹、白色糠疹、脂溢性湿疹等内源性湿疹有典型表现时无须常规进行斑贴试验。斑贴试验在非典型或非对称的皮损，尤其是累及面部、手足的皮炎中更重要[35]。

在明显的内源性湿疹中，斑贴试验的阈值较低。无论是处方药或是自用药，局部用药通常会引起过敏从而加重皮损。有时，局部治疗被患者隐瞒或遗忘，或其引起的反应被局部同时使用的类固醇激素所掩盖。有时，斑贴试验阳性结果的物质是令人意想不到的，因为这些物质很"隐蔽"或者模糊，如香水、防腐剂、赋形剂、环氧树脂或橡胶化学品，这些物质通常在环境和局部药物中被人接触到。

当高度怀疑湿疹存在接触过敏原因时，除了检测常规的物质以外，一些潜在的其他过敏原也应检测——家庭植物、从鞋中释放的材料、磷倍半硫化物、丙烯酸酯等。特别是在条件性高敏的情况下，观察者必须警惕假阳性、刺激性反应的发生[36]。出于这个原因，应该在湿疹急性期消退后再行斑贴试验，或者是再重复阳性试验。如果怀疑发生了接触性荨麻疹，斑贴试验结果应在 1 小时后判读[37]。

即使斑贴试验判定与某种物质有相关性，也不一定能确保患者从环境中避免该物质后湿疹就会痊愈，因为这种过敏原可能只是几个促成因素之一。

尽管斑贴试验是用来检测过敏原的，许多物质测试时会产生刺激性，所以难以确定该物质是否与患者湿疹相关。须记住，许多局部药物会产生刺激性反应，如乙醇制剂和丙二醇。测试物质浓度和合适媒介的选择很重要[34]（见第 128 章关于斑贴试验的详述）。

治疗

在记录病史时，了解之前的治疗经验并评估患者将能够投入多少时间和精力来呵护他们的（或他们孩子的）皮肤很重要。另外需要注意的是了解患者对治疗方法可能产生的相关风险和潜在不良反应的态度。一个典型且常见的问题是患者会对于外用糖皮质激素产生过度焦虑。

治疗湿疹可以选择多种有效的方法，可以采用休息和使用润肤剂这样保守且非常安全的方法，也可以应用光疗及系统使用免疫抑制剂等较有风险的治疗方法。表 39.1 中列出了一些常用的治疗方法。一旦确定或怀疑某外源性因素，则需要避免接触。无论在什么情况下，需要避免接触刺激物，需用润肤剂和合理的衣着来保护皮肤。心理支持是所有治疗阶段的重要方面。

急性湿疹

湿疹的急速加重会引起患者很大的恐慌和焦虑，这种压力通常会因强烈的瘙痒和疼痛引起的睡眠不足而加重。充足的休息是必不可少的，皮肤科病房可以帮助患者抬高患肢，减少患手的使用，有助于病情康复。

表 39.1 湿疹治疗药物的适应证

治疗药物	急性	亚急性	慢性
休息，镇静	++	+	±
湿敷和浸透	++	±	−
湿性封包	++	+	±
贴敷辅料	±	+	++
镇静抗组胺药	++	++	+
润肤剂	++	++	++
糖皮质激素，局部	+	++	+
吡美莫司(局部用)	+	++	++
他克莫司(局部用)	+	++	++
焦油、鱼石脂等	±	+	++
聚乙烯封包	±	+	+
皮损内注射激素	−	±	+
习惯逆转疗法	−	±	+
X 线疗法	−	−	±
UVB 光疗	−	+	+
PUVA 光疗	−	+	+
UVA1 光疗	−	+	+
系统应用糖皮质激素	+	+	±
环孢素	+	+	±
硫唑嘌呤	−	+	+
甲氨蝶呤	−	+	+
阿维 A(手部湿疹)	−	+	+

PUVA，补骨脂和 UVA；UV，紫外线。

高度水肿、水疱和渗出性皮损如汗疱疹应用收敛剂效果很好，如 1∶10 000 的高锰酸钾溶液，或者选择含有收敛作用的醋酸铝的蒲洛溶液 BP。多用温和的润肤剂会使皮损部位感到舒适。中效或强效的外用糖皮质激素可以加速急性期皮疹的消退，应连续应用数日。外用钙调磷酸酶抑制药如他克莫司和吡美莫司也有治疗作用，0.1%浓度的他克莫司软膏药效与外用强效糖皮质激素类似[38]，而吡美莫司药效相对较弱[39]。实际应用时，封包疗法有助于保持局部药物渗入到合适的皮肤层次。利用湿性封包(如：Tubifast®)，即在湿敷料外面包一层干敷料效果很好，将敷料适当的降温会更有效，但应防备有使皮肤温度过低的风险。如需要，可以将润肤剂和其他药物一同封包。这种密封的方法会使糖皮质激素的渗透明显增多，同时提高药效，不良反应发生率也会相应提高。面部和生殖器部位应使用弱效或中效的糖皮质激素。对于手足部位的急性汗疱疹，至少在发病初期应使用强效或超强效的糖皮质激素。

当存在继发感染，或考虑皮肤金黄色葡萄球菌感染使湿疹皮损加重时，可口服抗生素治疗。局部应用抗生素或抗菌剂与激素联合使用疗效肯定。这些配伍只应在每种成分均有适应证时使用，以避免致敏物不必要的暴露及细菌耐药性的产生。

有镇静作用的抗组胺药如羟嗪可以进一步减轻瘙痒，同时，可能需要额外使用数日催眠药以保证睡眠。

亚急性湿疹

如果没有在 3～4 周将急性湿疹基本控制住，我们就需考虑是否存在长期致敏原接触或者是否需要更改治疗方案。在这些情况下，皮肤科日间病房复诊或入院治疗通常很有效。封包疗法在时常搔抓的遮挡区域通常有很大价值，如许多小腿湿疹。但使用时要非常谨慎，尽量使绷带敷料松紧适宜，避免引起不适或限制血流。将糖皮质激素用聚乙烯封包数日可能有助于减少瘙痒。再者也可以选择外用他克莫司或吡美莫司等免疫调节药。

慢性湿疹

慢性湿疹的一线治疗是频繁使用润肤剂，以及避免香皂或已经确定的相关过敏原的接触。慢性湿疹急性发作时，需每日外用糖皮质激素，药物强度的选择取决于湿疹的严重程度、皮肤部位、(儿童)患者的年龄。一旦急性发作得到控制，局部应用糖皮质激素的频率应该逐渐减少以防止再发，对于易感人群可以每周 2 次外用糖皮质激素来巩固缓解状态[40]。局部钙调磷酸酶抑制药的用法和外用糖皮质激素相同[40]，长期在面部等暴露部位应用糖皮质激素时需注意避免皮肤萎缩的发生。

煤焦油或页岩焦油(鱼石脂)通常用作含有焦油提取物的乳膏或浸有焦油膏的绷带使用，可以舒缓和减少瘙痒。封闭敷料和绷带联合焦油类使用可能有效。

各种形式的光疗包括窄谱紫外线 UVB[41]、补骨脂与 PUVA[41] 及 UVA1[42] 已成功用于对局部治疗抵抗的慢性湿疹，特别是对于特应性湿疹。

对于重症病例，可能需要口服免疫抑制药。系统应用糖皮质激素作用快，在 1～2 天可缓解症状，但治疗中断后可能存在湿疹复发的风险[43]。环孢素[43]、硫唑嘌呤[44] 和甲氨蝶呤[45] 的疗程可能较长，吗替麦考酚酯也可使用，但疗效证据仅限于临床试验[46]。所有这些系统治疗方法都需要进行仔细监测。维 A 酸是一种口服类视黄醇，最近在一项大型随机对照试验中获得许可来治疗慢性手部湿疹[47]。使用光疗和全身免疫抑制药治疗非特应性湿疹的证据很大程度上推断自特应性湿疹的试验室数据(见第 41 章)。

阶梯治疗

一线治疗

• 避免刺激物和过敏原，应用润肤剂和香皂替代物

二线治疗

• 局部应用糖皮质激素和钙调磷酸酶抑制药

三线治疗

• 光疗、口服免疫抑制药和维 A 酸(手部湿疹)

钱币状湿疹

定义和术语

钱币状皮炎表现为单一的、非特异的形态学特点，即边缘清楚的圆形或卵圆形的斑块，应与不规则形、边界不清的湿疹区分开来。然而，因为许多普通湿疹患者也会有一个或两个圆形椭圆形皮损，很少有钱币状皮炎患者仅有圆形皮损，所以区分二者会有些困难[1,2]。

同义名

• 盘状湿疹

• 钱币状皮炎

概述

钱币状皮炎经常被称为盘状湿疹，经历复发及缓解后往往转为慢性病程。因为缺乏关于这种非特应性湿疹亚型的专门研究，治疗盘状湿疹的证据很大程度上来自于对特应性湿疹的研究。

流行病学

发病率和患病率

美国进行了一项研究，被调查者超过 20 000 名，年龄 1—74 岁，由受训观察员检查皮肤，结果表明钱币状皮炎的患病率约为 2‰[3]。

年龄

钱币状皮炎好发于中青年女性，而在男性中则更常见于老年群体。

相关疾病

一些作者发现在钱币状皮炎的患者中，特应性疾病的发病率较高[4]，而其他疾病患者群里中并未发现此种情况[5]，且 IgE 水平常在正常范围内[6]。

病理生理学

发病诱因

见相关疾病部分。

病理学[7,8]

钱币状皮炎组织学通常为与其他亚型的湿疹不易区分的亚急性皮炎表现，即海绵样水肿和主要为淋巴组织细胞的浸润，在真皮浅层也可见嗜酸性粒细胞。

电子显微镜显示，重度的细胞间水肿可导致基底层细胞之间的桥粒数量减少，而棘层中的细胞桥粒则大部分被保留下来。

致病微生物

一些作者强调了感染的作用[9,10]与其他亚型的湿疹一样，即使没有感染的临床证据，皮损处葡萄球菌的大量定植可以使疾病加重[9,10]，而对葡萄球菌或微球菌的过敏反应可能至少是继发性传播的原因[11]。

基因

可能通过特应性存在间接联系(见上文相关疾病的部分)。

环境因素

约 1/3 的患者可能存在临床相关的潜在变应性接触性皮炎。在一个病例系列中，33% 的患者有临床相关的对橡胶化学品、甲醛、新霉素、铬和镍过敏的阳性结果[12]。通过与患者再次电话联系，当避免接触斑贴试验验证的过敏原后，13 个患者中有 8 个患者的钱币状皮炎得到了缓解[12]。

由环境湿度低导致的皮肤干燥与钱币状皮炎有关[14]，尤其在老年人群中[13]。也有报道称过度的乙醇摄入和钱币状皮炎有关联[15]。

少数钱币状皮炎的患者对芦荟[16]、脱毛膏[17]、汞[18]和口服用甲基多巴过敏[19]。另外，以金硫丁二钠和金诺芬形式的口服金属疗法以剂量依赖的方式与钱币状皮炎有关，停药后缓解，再服会复发[20]。

临床特征

临床表现

钱币状皮炎的典型皮损是在红斑基础上硬币形状的斑块，斑块由密集的薄壁水疱集聚而成。上述皮损可能发生在湿疹急性播散的阶段，由躯干或四肢的个别病变与局部斑块同时形成。在急性期，皮损为暗红色，渗出或结痂较多，极度瘙痒(图 39.3)，皮损逐渐进展到水疱减少、鳞屑增多的阶段，常中央消退，周围扩延，形成环形皮损。当皮损消退后，留有伴脱屑的干燥斑片。

经过 10 天至几个月时间不等，对侧肢体可能出现对称的镜像分布的继发皮损。这种疾病的一个显著特点是，表面上已经稳定的斑片可能会再次活跃起来，尤其在治疗过早终止的情况下。

临床亚型

钱币状皮炎有一些亚型。

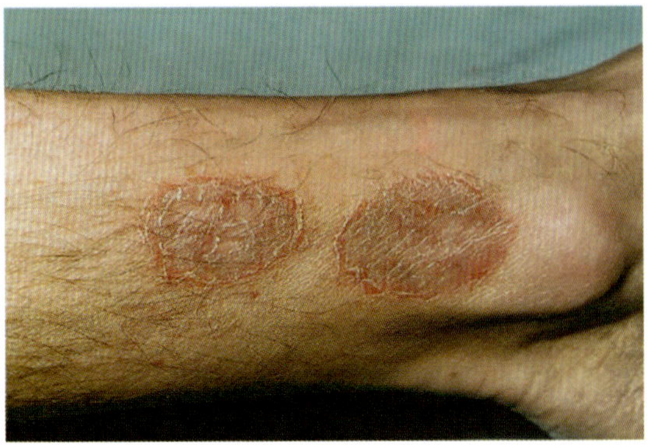

图 39.3 下肢的钱币状皮炎

（由美国萨里爱普森医院的 W. A. D. Griffiths 教授提供）

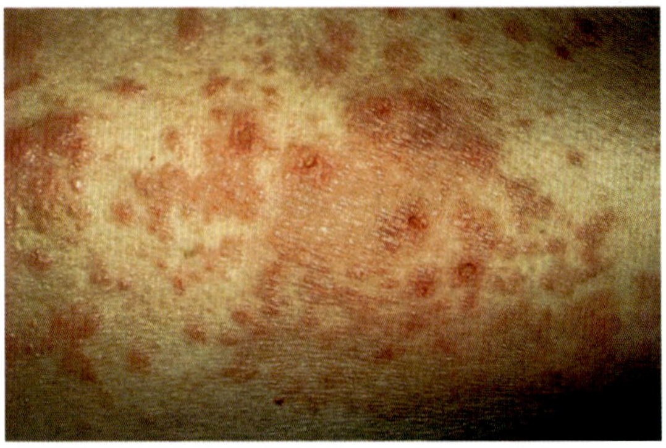

图 39.4 渗出型盘状和慢性苔藓样皮病

• 钱币状皮炎：渗出型。
• 钱币状皮炎：干燥型。
• 手部钱币状皮炎。
• 盘状渗出型和慢性苔藓样皮病。

在“渗出型”钱币状皮炎中，皮损类似于急性期湿疹的典型疾病形态，伴有浆液渗出和结痂形成。这种类型湿疹通常比较严重，需要口服抗生素治疗。

“干燥型”钱币状湿疹是不常见的类型，表现为胳膊或腿上的多形的、干燥的、伴鳞屑的、圆形或椭圆形的斑块，发生在手足掌上也会出现红斑基础上的散在小疱[21]。与其他类型的钱币状皮炎不同的是，干燥型钱币状湿疹痒感不明显，病程会持续很多年，偶尔复发加重或自行缓解，对治疗显著抵抗。

手部的钱币状皮炎可发生在手背、手指背侧或指缝，常为单发斑块，也可能发生在烧伤或局部化学刺激的部位。继发皮损可能发生在手、手指或前臂，但全身泛发不常见。这是一种常见的刺激性职业性皮炎，但也可能发生在没有职业性接触的情况下。患有手部盘状湿疹的女性有特应性疾病史的情况比其他类型湿疹更常见。

渗出型盘状和慢性苔藓样皮病[22]没有固定的诊断标准，它表现为泛发的极度瘙痒的皮损，特征为包括苔藓样变和渗出表现的盘状皮损，这两种表现可以彼此共存或快速交替（图 39.4）。经过数月或数年的慢性病程后，皮疹可自愈消退。这种类型湿疹主要发生于 40—60 岁成年男性犹太人。已经有 100 多例病例被报道[23]，但有些学者否认其是一个独立的疾病，并认为它是钱币状皮炎的一种变异表现[24]。过去 30 年来它作为独立疾病报道很少，这也支持了上述论点。

鉴别诊断

当钱币状皮炎的皮损中央消退时，会与皮肤真菌感染皮疹类似，二者鉴别的话可做皮屑镜检来确定有无菌丝存在。银屑病的皮损很干燥，鳞屑更明显，刺激性较轻。玫瑰糠疹可能暂时与钱币状皮炎相似，但通常会发现有前驱的斑片和特征性椭圆形斑片，皮损长轴平行于肋骨。

表 39.2 列出了在鉴别诊断中应考虑的多种类型盘状病变的诊断特征。

病程和预后

所有类型的钱币状湿疹都是慢性的，在部分缓解期间，斑块中央往往趋于消退（表 39.2）。复发可以发生在不同的间隔时间里，多数在一年中较寒冷的几个月更重。一个包含 325 例患者的综述表明，大多数病例的皮损要么在一年内消退，要么持续多年[25]。

检查

若皮损严重且持续存在，或斑片很少且非对称性异常分布，应怀疑外源性接触性皮炎。有时致敏物刺激可能引起这种盘状皮损。病史提示有上述情况时，应做斑贴试验。据印度的一系列研究报道[26]，56％的患者检测斑贴试验阳性，最常见的过敏物质是铬酸盐、镍、钴或香料。意大利最近的一项研究发现，致敏率最高的是硫酸镍（10.2％）、重铬酸钾（7.3％）和氯化钴（6.1％）[27]。

治疗

钱币状皮炎的一般治疗与其他亚型的湿疹一样，应避免接触刺激物。卧床休息和缓解压力有利于皮损的愈合。同时还应纠正周围环境干燥。

外用润肤剂和糖皮质激素治疗有效。在早期，需要应用强效或超强效的激素，并可以考虑与局部抗菌药或抗生素联合应用。按照惯例，非急性期皮损可以使用一些煤焦油膏或软膏，有时可长期联合使用焦油类和稀释的糖皮质激素。

严重的渗出性病例可口服土霉素或克拉霉素等广谱抗生素。

表 39.2　一些盘状皮肤皮损的诊断

疾病	分布	特点	组织学	病程和进展
体癣	四肢和躯干	圆形或椭圆形，痒，搔抓产生的鳞屑行真菌检查	PAS 染色可见到菌丝	在治愈之前缓慢进展和播散
钱币状皮炎	四肢多于躯干	圆形或椭圆形，瘙痒剧烈	湿疹表现，常呈明显的改变	可变、有波动或间歇
白色糠疹	面部、四肢近端	色素减退	非常轻度的湿疹样改变	1 年或更久后自行消退
慢性浅表性皮炎	四肢多于躯干	圆形或椭圆形，无浸润	表皮湿疹改变	非常慢性、良性，无波动
淋巴瘤前期皮损	侧腹部、躯干、四肢近端	有棱角，奇形怪状，浸润，瘙痒	可见真皮浸润	持续存在，可能进展为淋巴瘤

阶梯治疗

一线治疗

- 外用润肤剂、糖皮质激素±外用/口服抗生素

二线治疗

- 外用钙调磷酸酶抑制药

三线治疗

- 光疗（窄谱 UVB/PUVA），口服甲氨蝶呤等免疫抑制药[28]或口服类固醇激素

Resources

Patient resources

British Association of Dermatology：www. bad. org. uk/leaflets.

DermNet NZ，Discoid eczema：http://dermnetnz. org/dermatitis/nummulardermatitis. html.

Medscape，Nummular dermatitis：http://emedicine. medscape. com/article/1123605-overview.

NHS Choices，Discoid eczema：http://www. nhs. uk/conditions/Eczema-(discoid)/Pages/Introduction. aspx.

（最后访问日期为 2015 年 6 月）

乏脂性湿疹

定义和术语

这种类型的湿疹通常发生于老年人非常干燥的皮肤。

同义名

- 裂纹性湿疹
- 冬季湿疹

概述

乏脂性湿疹通常发生在老年人的腿、胳膊和手等皮肤干燥的部位。尤其在腿上，可以看到特征性的"碎瓷纹"，代表了裂纹状湿疹，这种湿疹主要因为冬季中央供暖，环境湿度下降而发作，其治疗应以保湿、恢复皮肤水分为主。

流行病学

发病率和患病率

最近一项针对日本养老院人群的研究发现，接受康复治疗的患者中乏脂性湿疹的患病率为 16.4%，长期住院治疗的患者为 41.2%，两组的平均年龄分别为 85 岁和 87 岁[1]。

年龄

乏脂性湿疹主要累及老年人，患病率随年龄增大而增加。

性别

没有足够的证据表明性别会影响乏脂性湿疹的发生。

种族

所有种族都会受累。

相关疾病

乏脂性湿疹可能是黏液性水肿的一个表现[2]。也有可能与锌缺乏有关[3]。

病理生理学

发病诱因

目前，被认为与乏脂性湿疹发病相关的因素有：①天生"干燥"的皮肤，终身皲裂的倾向；②随着年龄、疾病、营养不良或激素水平下降，皮肤脂质进一步减少；③外周环境含水量导致的皮肤水分蒸发增加；④角质层保水功能的缺失；⑤工业、家用清洁剂或溶剂引起的皮肤皲裂和脱脂（可能伴有细胞损伤）；⑥环境干燥、冷风增加水分流失；⑦反复轻微创伤导致炎症和表面水/脂质平衡的进一步瓦解。脱脂和受损的表皮接触刺激物和敏化剂，其经皮吸收增加，可能进一步损害和刺激皮肤。

第4部分

病理学

尽管乏脂性湿疹的发病被归咎于皮肤表面脂质的减少，但其皮肤变化的确切发病机制尚不清楚。在较重病例中，皮肤的氨基酸含量较低[4]，角质透明质衍生的天然保湿剂的减少也可能起到重要作用[5]。

许多发育不良、营养不良和皮肤萎缩的情况都会发生皮脂分泌不足，但不一定导致湿疹。过去，皮肤水分丢失所起的作用一直被低估了，蒸腾速率和脂质层之间的关系一直是许多研究的课题[6]。使用离体皮肤的实验结果显示，在去除这些脂质后，皮肤水分流失增加了 75 倍，而当脂质恢复时水分流失又恢复到正常水平，所以恢复皮肤脂质的治疗意义是显而易见的。

乏脂性湿疹的组织病理学特征为轻度的亚急性湿疹表现，伴有不同程度的真皮浸润。当继发水疱性或钱币状皮炎时，上述病理变化更为明显，这种病理变化可见于钱币状皮炎。

遗传学

迄今为止，文献中没有记载乏脂性湿疹特定的基因突变。

环境因素

患者通常将发病归因于一些小事或生活变化，如安装中央供暖或特别寒冷干燥的冬天[7]。在工业中，患者通常有 50～60 岁一直接触脱脂剂，可能会因为一些小的意外危害导致致残性皮炎。

利尿药有时是导致老年人发病的重要因素[8]。据报道，西咪替丁[9]和外用糖皮质激素[10]也会导致皮脂缺乏的皮肤病。

临床特征

病史

这种类型的湿疹通常瘙痒剧烈，特别是在晚上脱衣服后，并且随着温度的变化而加重。

临床表现

乏脂性湿疹好发于腿部、手臂和手部，皮肤常干燥且伴有少量鳞屑(图 39.5)。手背有互相交错的粗皮纹，指腹部皮肤干裂，皮肤可见扭曲的印痕，受压后会有长时间的凹陷(“羊皮纸样改变”)。皮损位于下肢时，表皮的皮损形态会更典型且深(“碎瓷纹”征和裂纹性湿疹)。在一些患者中，皮肤皲裂可能会出血。这种不规则网状结构的边界出现红斑，略微凸起，最终形成典型的湿疹变化。同样在手上局部区域出现皲裂或瘙痒，并最终形成湿疹性的斑片。

临床亚型

广泛累及躯干和四肢的皮疹较罕见，若出现应提高对恶性肿瘤的怀疑，目前已有与恶性淋巴瘤[11]、血管免疫母细胞性淋巴结病[12]、间变性胃腺癌[13]和乳腺球状细胞癌[14]相关的乏脂性湿疹的病例报道。

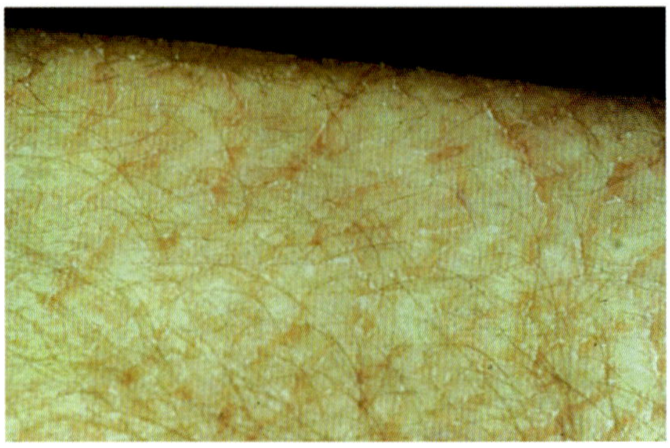

图 39.5 乏脂性湿疹

鉴别诊断

乏脂性湿疹具有特征的表现，因此鉴别诊断仅限于其他形式的湿疹。

严重程度分级

没有特定的程度分级标准。

并发症和共病

与所有类型的湿疹一样，由于皮肤屏障功能的降低，可能会发生继发感染。钱币状皮炎也可以继发于乏脂性湿疹，尽管两者的关系并不明确。

病程和预后

未经治疗病程通常为慢性，冬季复发，夏季消退，但最终会转变为永久性的。搔抓、摩擦或接触刺激物和致敏物会导致进一步的湿疹化或皮损扩大，或者出现更广泛的水疱伴鳞屑样。

检查

除非存在广泛的乏脂性湿疹，否则没有具体需调查的项目。

治疗

患者当前所处的环境需要调整，中央供暖尽可能增加湿度，并避免突然的温度变化。皮肤通常对毛制品的耐受较差，并且会因刺激而造成皮肤受损。最好限制患者洗澡频率且水温不宜过高。使用沐浴油或燕麦有利于皮肤修复，但要注意老年人使用沐浴油存在的潜在风险，因为这可能会使地面变得很滑。

洗澡后和白天应使用润肤剂，通常含有羊毛脂或石蜡的润肤霜是有效的。还应该使用肥皂替代品来减少肥皂的刺激。建议外用弱效的糖皮质激素，含有尿素(见第 18 章)的制剂非常适合这种类型的湿疹，因为尿素可促进水合作用。在较古老的疗法中，外用鱼石脂是有效的。

阶梯治疗

一线治疗

- 使环境湿润并且避免骤然的温度变化

二线治疗

- 润肤剂，含或不含尿素，沐浴油和肥皂替代品

三线治疗

- 外用弱效糖皮质激素；一项包括 40 名乏脂性湿疹患者的随机、空白对照试验发现使用 1% 的吡美莫司乳膏治疗 4 周后有效[15]

Resources

Patient resources

DermNet NZ, Eczema craquelé: http://www.dermnetnz.org/dermatitis/eczemacraquele.html (last accessed June 2015).

手部皮炎和湿疹

定义和术语

术语，手部湿疹，意味着皮炎主要局限于手部，其他区域只有轻微的受累。如果湿疹广泛分布，手似乎只是凑巧累及，则更考虑为手部受累。

同义名

- 角化过度手掌湿疹也称为"胼胝湿疹"；汗疱疹手部湿疹也被称为"手足的水疱性湿疹"。当汗疱症发生在手掌上时，它可能被称为"掌汗疱症"；当在足底时，叫作"跖汗疱"。术语"出汗不良性湿疹"作为汗疱疹手部湿疹的替代词已被删除，因为没有证据表明这种湿疹与汗腺或出汗有任何因果关系

概述

手部湿疹是一种常见且令人痛苦的疾病，由于它对手灵活性、手外观和手的社会功能的影响，使这种疾病对生活质量产生了特别的影响[1]。包括医疗诉讼、工人赔偿和残疾鉴定等高达 30% 的职业医疗事件涉及手部湿疹。到接触性皮炎专科门诊就诊的患者有 1/4 患有手部湿疹[2]。

没有某一个手部湿疹分类是完全令人满意的，与一般的湿疹性皮肤病一样，分类标准部分基于病因学，部分基于形态学（分别见于框图 39.2 和框图 39.3）。几种不同的临床表现可能属于同一种类型，但这种类型还可能有几种不同的病因；而相反的，一种病因有时还会引起几种不同的临床表现。

大多数手部湿疹的病因都是多方面的，这不仅使治疗更加困难，而且可能在法医学鉴定中引起相当大的问题，如判断职业性皮炎是否是由雇主过失造成的。

框图 39.2　手部湿疹：需要考虑的病因

外源性

- 接触刺激物
  - 化学（如肥皂、洗涤剂、溶剂）
  - 物理（如摩擦、轻微创伤、干燥冷空气）
- 接触过敏原：
  - 迟发型超敏反应（Ⅳ型）（如铬、橡胶）
  - 速发型超敏反应（Ⅰ型）（如海鲜）
- 摄入过敏原（如药物，可能是镍、铬）
- 感染（如手部创伤后的细菌感染）
- 继发传播（如足癣引起的皮肤癣菌反应）

内源性

- 特发性（如盘状、角化过度的手掌湿疹）
- 免疫或代谢缺陷（如特应性）
- 受心理因素影响：压力加剧，但可能不是致病因素
- 多汗症：出汗加重病情，但可能不是致病因素

框图 39.3　手部湿疹的形态学模式

- 围裙湿疹
- 慢性肢端皮炎
- 钱币状皮炎（盘状湿疹）
- 指尖湿疹
- "肠道"湿疹
- 角化过度手掌湿疹
- 汗疱疹
- 复发性局灶性手掌脱屑
- 环状湿疹
- "磨损"皮炎（干性手掌湿疹）
- 其他形式（如片状水疱鳞屑性皮肤病）

流行病学

发病率和患病率

轻度手部湿疹是非常常见的，几乎每个人的手部都会偶尔出现轻微的干燥和皲裂，约 25% 手部湿疹的患者从未寻求过医疗帮助[3]。这些手部轻微变化是否算作手湿疹，将影响着流行病学研究的统计结果[4]。

在进行的一项基于瑞典人群的回顾性研究中，研究者所报道的手部湿疹的粗发病率为每年每 1000 人 5.5 例[5]。一项对 1964—2007 年间的回顾研究发现，

手部湿疹点患病率约为 4%，一年患病率接近 10%，终身患病率为 15%[6]。

在高风险群体中，发病率甚至更高。在芬兰，从事潮湿工作的 617 名医院工作人员（包括护士、清洁工和厨房工作人员），有 44% 的人过去或现在有手部湿疹病史，28% 的人至少有过 2 次手部湿疹发作[7]。一项研究表明，理发师患手部皮炎的风险比普通职员高得多[8]。

年龄

对于女性，调查患者自诉的手部湿疹的患病率在年轻人中达到峰值，并且随着年龄的增长而下降。一项包括 10 950 名参与者的瑞典健康调查显示，女性手部湿疹的一年患病率从 19—29 岁女性的 12% 下降到 70—80 岁女性的不到 6%[9]。对于男性，关于年龄的影响存在相互矛盾的数据，一些调查报告没有变化，另一些调查发现患病率随着年龄的增长而减少[6]。

性别

女性手部湿疹的发病率是男性的 2 倍多，基于 7 项研究的结果显示，手部湿疹的中位年发病率女性为 9.6‰，男性为 4.0‰[6]。

种族

手部湿疹是所有种族的普遍问题。

相关疾病

手部湿疹在有特应性湿疹病史的人群中更为常见[10]。特应性湿疹在成人中最常见的部位是手，在其中一些患者中可能只涉及手。当青少年或年轻人接触到学校、业余爱好或职业刺激物时，这种特应性表现可能随着手部湿疹的发展而首次变得明显。虽然也可能涉及脚，但没有具体的典型形态[11,12]。特应性体质也可能表现为一种年轻成年人的手部盘状湿疹。

病理生理学

发病诱因

特应性体质、天生干燥的皮肤，或过量接触引起的过敏或刺激性皮炎，都是发病诱因。如下面的遗传学部分所述，目前已知的共同联系是丝聚蛋白基因突变。

压力在加重手部湿疹中的作用难以评估，而且疾病本身也会令人感到有心理负担[13]。可以确信的是，许多患者在急性焦虑、沮丧或悲伤时湿疹会出现急性加重的情况。激素水平的作用也很难评估，偶尔会出现经前期加重或怀孕期间加重的情况。

病理学

通常各种形态的手部湿疹主要是临床上的区别，而在组织学上无差异。明显增厚的角质层和大量汗腺的存在改变了手部湿疹的组织学特征。

致病微生物

不适用，除非存在继发细菌感染。

遗传学

双胞胎研究表明，遗传因素在手部湿疹的发展中起作用[14]，特应性体质是最常见的内源性因素[15]。丝聚蛋白基因的功能丧失突变支持与特应性的关联，并且与特应性体质受试者的手部湿疹的早期发作和持续性相关[16]。纤维蛋白基因突变的携带者比不携带突变的人更容易发生手指裂缝（皲裂）[17]。在一项针对 459 名职业刺激性接触性皮炎患者的 3 年前瞻性观察性队列研究中，与对照组相比，具有特应性和纤维蛋白原突变的患者会请更多的病假，其失业率是对照组的 3 倍。[18]。丝聚蛋白基因突变也与慢性刺激性接触性皮炎的易感性增加[19]有关，并且与以过敏性和刺激性接触性皮炎为特征的慢性手部湿疹有关[20]。

环境因素

接触刺激物是手部湿疹最常见的外源性原因[21]，而接触包括铬酸盐，环氧树脂胶和橡胶的过敏原也是重要原因（见第 128 章）。手部湿疹的所有类型都可能存在接触过敏。橡胶皮炎通常会累及手背（图 39.6），接触刺激性和特应性湿疹也可以累及手背[22]。某些职业特别容易引起手部湿疹：美发师、渔业工人、农民、建筑工人、牙医和其他医务人员、金属工人和餐饮业的职业湿疹问题引发了许多研究，用以确定其患病率并制定预防手部皮炎的方案。

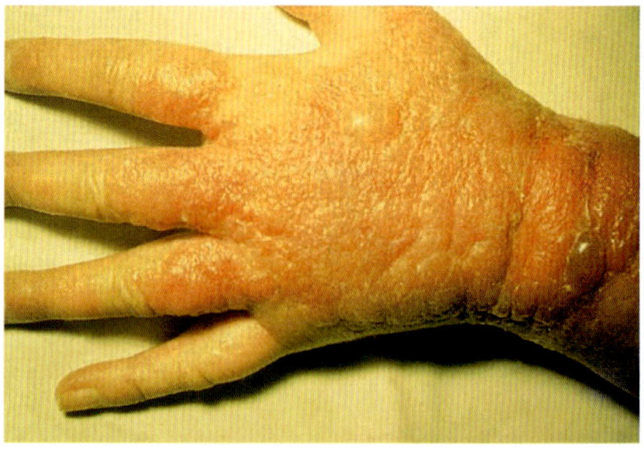

图 39.6 由于对橡胶手套接触过敏引起的大疱性湿疹

对某些蛋白质的 Ⅰ 型过敏反应也可能引起手部湿疹，尤其是那些处理海鲜的人，轻症时会引起手指的水疱性湿疹。在斯堪的纳维亚的一项研究中，有 1/3 的患有手部皮炎的餐馆食物处理人员存在海产品接触性荨麻疹[23]。在医护人员中，发现对乳胶手套中天然橡胶乳胶蛋白的反应比较特殊，患者接触后会发生接触性荨麻疹、鼻炎、哮喘或过敏等不同反应[24]。

据报道，经口摄入镍、铬或秘鲁香脂过敏原会引起或加重致敏受试者的手部湿疹，尽管这种现象的重要性存在争议[26]，冷空气和干燥环境也可能占部分因素[27]。

临床特征

病史

应特别注意患者的职业和业余爱好，因为这些可能提示潜在的接触过敏。职业相关的手湿疹患者可以通过休假来改善症状，目前的手部保护方式也应注意。

由于瘙痒、疼痛、灵活性丧失和社会功能受损，手部湿疹通常会对生活质量产生严重影响。接受斑贴试验的男女患者中中位皮肤病生活质量指数（DLQI）评分[28]分别为 7.0 和 8.0[29]。

临床表现

将结合下面的每个临床变异进行讨论。

临床亚型

角化过度手掌湿疹：是一种独立的特殊形态的手部湿疹，其特征是手指掌侧和手掌表面上具有高度敏感的过度角化的斑块，伴鳞屑、裂隙[21]（图 39.7）。角化手部湿疹在一些西欧国家非常常见，占永久性残疾抚恤金申请的 2%～5%。

汗疱疹：是一种手掌和足底湿疹，在这种类型的湿疹中，水肿液积聚形成可见的水疱或大疱（图 39.8）。由于这些部位的表皮较厚，水疱在破裂前往往变得相对较大。汗疱疹占所有手部湿疹的 5%～20%[21]。基于该病缓解和复发典型特征，是否应保留汗疱疹这一术语存在争议。没有缓解期的慢性复发性水疱可称为慢性水疱性皮炎。

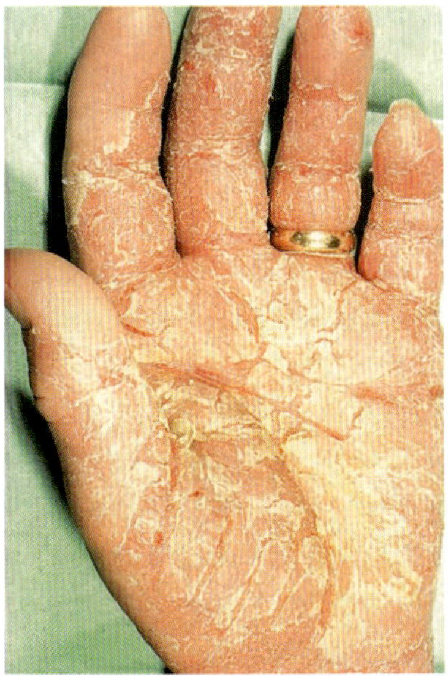

图 39.7　角化过度手掌湿疹

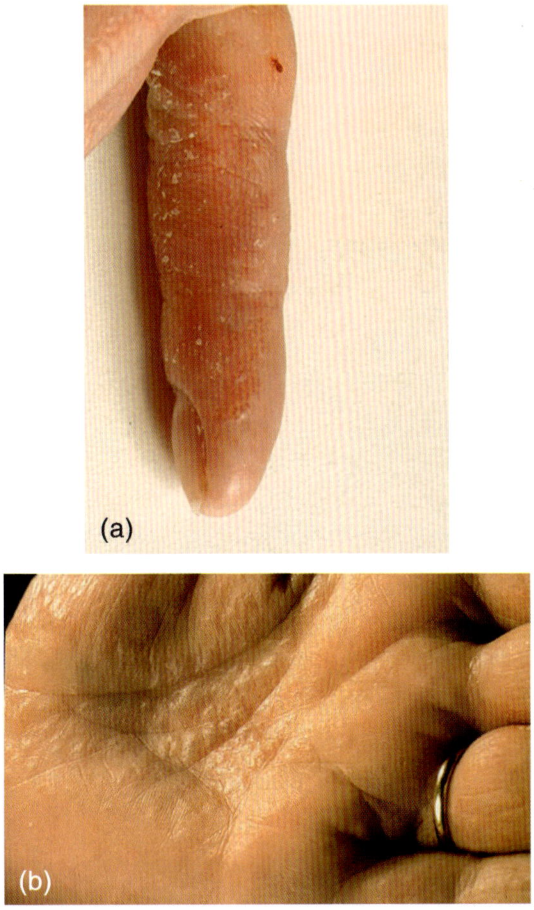

图 39.8　汗疱疹湿疹

（a）小水疱在手指的侧面聚集成水疱；（b）掌心的融合水疱。

围裙湿疹：是一种手部湿疹，累及两个或多个相邻手指的近端掌侧和掌指关节相邻的皮肤，因此类似于围裙（图 39.9）[3]。引起这种类型的手部湿疹的原因可以是刺激性的，也可以是过敏性或内源性的。

慢性肢端皮炎：是一种好发于中年患者的特异性综合征。为手足的慢性的角化过度的丘疹水疱性湿疹，伴剧烈瘙痒，湿疹的严重程度和 IgE 水平明显升高有关。患者无个人或家族特应性病史，该病对口服糖皮质激素反应效果好，而对局部治疗的反应较差。

钱币状皮炎：也称为盘状湿疹（见本章前面钱币状皮疹的部分）。

指尖湿疹：这种类型的湿疹呈现出一种特征性形态，皮疹累及部分或所有手指的指间掌侧，皮肤干燥、皲裂，有时会形成疼痛的裂隙（图 39.10）。通常发病

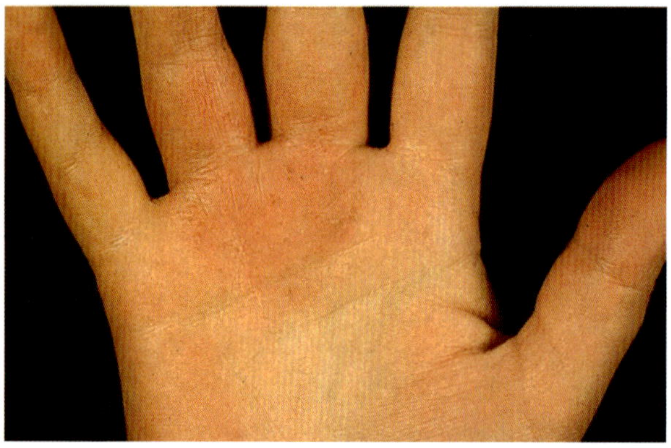

图 39.9 围裙湿疹，呈现出特征性的分布

局限，偶尔沿着手指的掌面延伸与手掌湿疹融合。可分为两种表现形态：第一种也是最常见的，好累及多数或全部手指，主要是惯用手发病，特别是拇指和示指，通常冬季加重，夏季缓解。指尖湿疹常常是累积性刺激性皮炎，其中脱脂剂与创伤为致病因素，斑贴试验时常为阴性或不相关的。第二种形态中，皮疹首先累及一只手的拇指、示指和第 3 指，通常是职业相关性的，可能是刺激性的（如报纸递送员工）或过敏性的（如对波兰的树脂），这种情况通常累及惯用手，但如果存在对洋葱、大蒜[30]和其他厨房产品过敏的情况，在切这些物品时常累及非惯用手。此时，斑贴试验和 20 分钟的接触测试可能有意义。

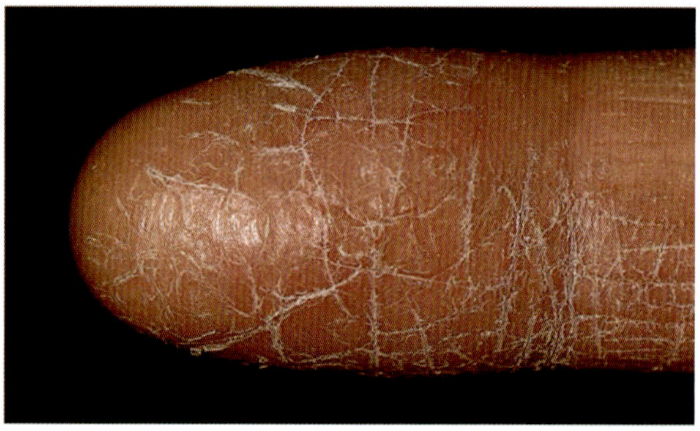

图 39.10 患有磨损性湿疹的患者的指尖湿疹
（由英国莱斯特皇家医院 D. A. Burns 博士提供）

"内脏"/屠宰场湿疹：剔骨和清洗猪尸体的工人有发生水疱性湿疹的风险，这种湿疹从指腹开始并扩散到手指的两侧，这是一种温和的自限性疾病，即使患者仍然在工作，皮疹也会在一两周后消退，但可以间歇性地复发。丹麦培根工厂的工人称之为"脂肪湿疹"，而几乎没有证据表明它是由脂肪引起的，患者对猪脂肪提取物的点刺试验均为阴性[31]。其发病机制尚不清楚，一些屠宰工人会因暴露于动物血液而发生接触性荨麻疹[32]。

斑片状水疱鳞屑性湿疹：有一大部分病例，双手会出现不规则的斑片状、水疱鳞屑性的混合皮损，通常不对称。与手部盘状湿疹相比，这种湿疹皮损的活动程度和分布都不相同。如果甲皱襞受累，则会常见甲改变。

复发性局灶性掌部剥脱：这种情况有时候是汗疱疹的较轻类型，也称作落屑性脱屑、剥脱性角质松解症或掌环状松解症。夏季，手指两侧、手掌或足底会出现小面积的浅层白色脱屑（图 39.11），皮疹常突然出现，并在剥落前膨胀，刺激症状不明显或很轻微，并且看不到水疱。这种情况也许并不罕见，但由于它相对无症状，患者往往不会找皮肤科医师就诊。有些病例中，疾病会继续发展，成为真正的汗疱疹。

戒指湿疹：这种特殊类型湿疹主要累及年轻女性，很少累及男性。这种情况通常在结婚或分娩不久后开始，敏感斑片从戒指（通常是宽阔的结婚戒指）下方皮肤出现，蔓延到中指和手掌的相邻区域。这种皮疹可能会局限于这些部位，偶尔也会在其他部位出现盘状的斑片，或者可能形成更弥散性的水疱性湿疹。初始皮损界限清楚，尽管斑贴试验中对镍、钴、铬的敏感性比预期更常见，但这些患者对金或铜并不过敏；对合金中的铂金也很少过敏。戒指湿疹被认为是香敏性的临床表现[33]。另一方面，戒指换到另一只手后，通常会在新部位出现湿疹，并且一旦累及，患者可能会发现，戴上戒指几分钟，甚至不清洗，都会引起过敏。这种类型的手部湿疹可能是由于戒指下方的肥皂和洗涤剂浓度较高所引起（戒指可以在浸入热水中的手指上收紧），但摩擦等微创伤也可能起加重作用。在极少情况下，戒指中的放射性物质也可以引起类似这种戒指湿疹的放射性皮炎[34]。

鉴别诊断

手部湿疹的诊断通常比较容易，但与银屑病的区别会有些困难，随着时间的推移其他部位的银屑病的发展会让二者差别变得明显。在某些情况下，甚至活检也不能明确将二者区分开。然而，对于大多数手部银屑病患者，其鳞屑的性质、关节受累、沿着手掌和手指边缘的边界为明显的"扇形"红斑、瘙痒的相对缺乏对明确诊断有提示意义，在没有甲皱病变的情况下，有银屑病家族史和甲凹点对诊断也有提示作用。

当手部湿疹范围广（图 39.12）或有继发感染时，可能会被误诊为手足癣。单侧手掌部鳞屑提示可能存在毛癣菌感染，有时在农民手部可见由疣状毛癣菌引起的盘状斑块。

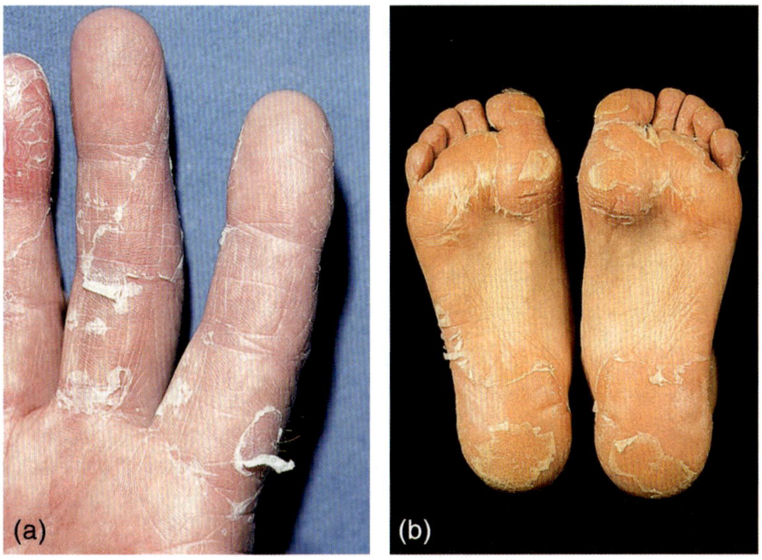

图 39.11 复发性局部掌剥脱

(a)手部已有皮损(由英国伦敦圣乔治医院 A. Marsden 博士提供);(b)足部皮损。

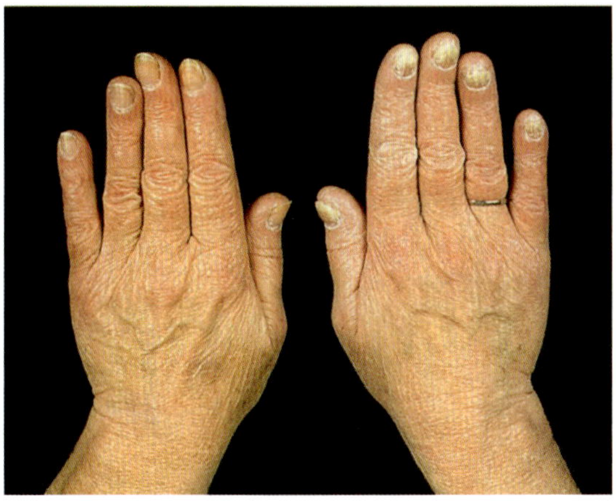

图 39.12 手部毛癣菌感染

局部类固醇治疗无效。注意指甲受累。

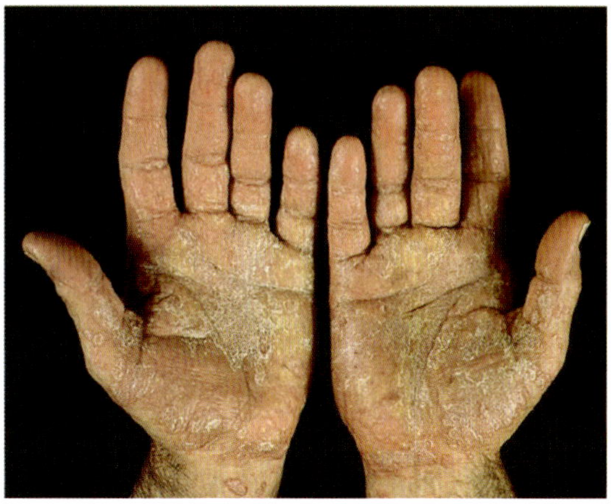

图 39.13 扁平苔藓酷似手部角化湿疹,但边缘清楚,左手腕上的病变是扁平苔藓的特征

扁平苔藓(图 39.13)和毛发红糠疹的皮疹可类似于手部湿疹,但前两种疾病通常可在身体的其他部位见到典型的皮疹。

汗疱疹可类似于掌跖脓疱病,临床上,这两种情况的区别在于前者存在水疱,后者具有特征性褐色的无菌性脓疱和斑点。手部继发于身体其他部位的细菌感染引起的脓疱性细菌疹不太常见。反复发作的汗疱疹可能会产生类似于寻常型银屑病的角化过度的皮损。类天疱疮、线性 IgA 皮病和妊娠期类天疱疮有时会出现类似于手掌汗疱疹的水疱。

需要强调的是,如手部湿疹诊断有疑虑时,有必要做全身皮肤检查。例如,可能有镍过敏或足癣的证据,或患者不知道的小片银屑病皮损。

严重程度分级

评估手部慢性湿疹严重程度的指南已被开发并验证,主要用于临床试验环境[35]。在日常实践中,临床医师可以通过皮肤病学指数来评估生活质量,以量化疾病严重程度。英国国家卫生与临床优化研究所(NICE)针对阿维 A 酸治疗慢性手部湿疹的指南要求测量 DLQI 评分[29,36,37]。

并发症和共病

可能发生于手部湿疹的继发细菌感染,通常与受累区域的突然恶化,疼痛和(或)渗出有关。在汗疱疹中,感染也可能表现为新发脓疱而不是水疱,通常与疼痛有关。

病程和预后

除非能够识别和去除可能的过敏原,否则个体手部湿疹的预后尚不确定。即使确定了相关的过敏原，也可能难以避免与过敏原如镍和香料的所有接触。特应性手部湿疹可能是所有类型手部湿疹中预后最差的一种[21]。一般来说，手背湿疹更容易消除，与手掌湿疹相比更不易复发。

在汗疱疹急性发作期后，约 1/3 的患者没有再发，1/3 患者有反复发作，其余患者病情会发展为慢性角化过度阶段。那些部分或全部由刺激物引起的手部湿疹预后特别差，除非这些刺激物可以完全去除。患有严重手部湿疹的患者在湿疹明显消退后数月内，通常对轻微刺激物仍然敏感。趾间皮炎已被证实是美发师更严重的手部皮炎的潜在前兆，患者通过识别这种症状可以进行早期干预，以预防疾病的进展[38]。

一项基于人群研究的问卷，调查了过去 15 年患有手部湿疹的 1115 人，其中 968 人填写了问卷，结果发现 44%的人在前一年曾有手部湿疹[39]。约 5%的手部湿疹导致了生活重大变化，如长假病假、提前退休或职业变化。

检查

手掌或足底不对称分布的鳞屑、局限水疱提示可能为皮肤癣菌病，应刮屑检查是否存在真菌。如果红斑限于一个或两个指缝、不对称分布或任何程度上涉及手背皮肤，必须考虑接触性皮炎的可能性，并通过斑贴试验进行检查。斑贴试验应以患者的职业和其他过敏原暴露为依据。如果戴乳胶手套立即有症状，则应行乳胶点刺试验排除 1 型乳胶超敏反应。

治疗

慢性手部湿疹

同其他皮肤部位的湿疹一样，慢性手部湿疹的治疗至少坚持 6 周，同时需要避免刺激物接触，经常使用润肤剂，必要时外用糖皮质激素。对于患有手部湿疹的患者来说，避免刺激物接触尤其困难，因为刺激物无处不在。患者教育很重要，可以通过印刷资料或在线咨询表来加强。手套通常可以提供最佳的防刺激保护，可以根据个人的特殊需求，就材料、尺寸和重量方面让患者选择最佳的手套。患者做家务时戴橡胶手套可以起到良好的保护作用，对于橡胶过敏的患者，应戴聚氯乙烯家用手套。应该注意的是，丙烯酸酯和环氧树脂等过敏原可以穿透乙烯基或橡胶手套[40]。破损的手套应立即丢弃，如果出汗使病情恶化，在保护性手套下面戴棉手套可能会有所帮助。

防护霜适用于防止职业相关的手部湿疹，但在实际生活中它们可能无法被有效应用[41]，关于其实际益处的争论仍在继续[42]。最近 Cochrane 对于预措施（如润肤剂和防护霜）预防职业性刺激性手部皮炎的综述发现，结果总体上是正相关的，但没有达到统计学意义[43]。

患者应经常使用润肤剂，润肤剂盒应放在家中和工作场所的方便取用的位置，以便随时使用。一般来说，润肤剂的选择是由患者决定的，以确保患者最大限度的依从性。洗手时应使用肥皂替代品代替肥皂。应提醒患者，在药店和商场出售的止痒剂或润肤剂等非处方制剂可能含有乙醇或丙二醇等刺激物。

除了极轻微手部湿疹病例外，所有手部湿疹患者都需要外用糖皮质激素，严重的手部湿疹可能需要强效或超强效的外用糖皮质激素。指尖的疼痛性裂隙是一个特殊的治疗问题，可以用糖皮质激素浸渍的胶带治疗，这有利于局部皮质类固醇的物理保护和局部释放。

在反应差、无反应的病例中，可考虑使用局部封包糖皮质激素，在睡前使用激素，并用胶带在手腕上密封聚乙烯手套后过夜，这可能是一种有效的治疗方法，但它会大大增加皮肤萎缩和继发细菌感染的风险，一旦湿疹改善得令人满意就应该停止。每日使用糖皮质激素改善后，可以安全地间歇使用强效糖皮质激素霜以防止皮疹复发[44]。

如果手部湿疹对局部糖皮质激素治疗没有反应，应该重新考虑诊断，特别是关于癣的可能性，应再次询问患者接触刺激物或过敏原的情况，并考虑对药物基质、防腐剂或糖皮质激素本身进行接触致敏的可能性，必要时进行斑贴试验。

局部应用钙调神经磷酸酶抑制药为治疗手部湿疹提供了进一步的选择。在一项有 16 名受试者的左/右比较试验中，局部应用 0.1%他克莫司治疗与糠酸莫米松的效果相似[45]。手掌对他克莫司的反应比在足底更好。

焦油膏用于慢性无反应病例，水杨酸软膏有时也有助于缓解角化过度和持续脱屑[46]。对于顽固的局限的手部湿疹斑块，曲安奈德（10 mg/ml）皮内注射也可能是有效的[46]。其他治疗包括 Grenz 射线，对于汗疱疹[47]，离子电渗疗法已成功使用[48]。

目前，维 A 酸、阿利维 A 酸（9-顺式维 A 酸）是慢性手部湿疹唯一获得许可的全身治疗方法。它与视黄醛衍生物 X 和视黄酸受体相互作用，并已在一项超过 1000 名受试者的大型安慰剂对照试验中证明可改善慢性手部湿疹[49]。在每天 30 mg 阿利维 A 酸治疗 24 周后，48%的患者手部湿疹清除或几乎清除，相当于需要治疗的数量(NNT)约 4(95% CI 2.63～4.25)[50]。黏膜皮肤不良反应比其他系统性类维生素 A 少见，最常见的问题是头痛，发生于 1/5 的患者中。在英国，根据医师的总体评估，DLQI 评分为 15 或以上，并且强效的局部皮质类固醇治疗失败，NICE 已经批准了对于患有严重慢性手部湿疹的患者应用阿利维 A 酸[37]。关于使用其他全身性药物治疗慢性手部湿疹，随机对照试验(RCT)数据有限。一项涉及 29 名患有角化过度性手部湿疹的患者的小型随机对照试验提示阿维 A 有一定的疗效[51]，但由于其半衰期长和致畸性，不适合应用于育龄妇女。一项 41 例患者的随机对照试验比较环孢素每日 3 mg/kg 与外用强效糖皮质激素，发现两组间没有显著差异[52]。一项 RCT 的简短报告报道每天 50 mg 硫唑嘌呤与外用一种非常强效的糖皮质激素联合，比较单独外用强效糖皮质激素，结果表明低剂量硫唑嘌呤可能有助于疗效[53]。

口服补骨脂素 UVA(PUVA)光疗和 UVB 疗法已用于治疗慢性手部湿疹，有限的 RCT 证据表明口服 PUVA 可能比 UVB 更有效[54]。尽管应用于手部湿疹证据有限，局部手部 PUVA 浸泡在临床实践中经常使用。一组病例证据表明，手部 PUVA 浸泡对角化过度手部湿疹的效果较差[55]。

急性手部湿疹

对于急性发作的手部湿疹，重要的是消除可能的诱因，如接触过敏原。应该大量使用润肤剂，如果皮损涉及渗出物或汗疱疹水疱，那么稀释高锰酸钾浸泡是有帮助的，大疱可以使用无菌注射器抽吸。如果发生继发性细菌感染，则需要系统使用抗生素，在等待培养和拭子的敏感性结果时，用氟氯西林进行经验性治疗以覆盖葡萄球菌通常是有效的。

阶梯治疗

一线治疗
- 手部护理建议
- 规避刺激物和过敏原
- 润肤剂
- 肥皂替代品

二线治疗
- 强效或超强效外用糖皮质激素

三线治疗
- 阿利维 A 酸/PUVA/硫唑嘌呤/环孢素/甲氨蝶呤

Resources

Further information

Diepgen TL, Elsner P, Schliemann S, et al. Guideline on the management of hand eczema ICD-10 code: L20. L23. L24. L25. L30. J Dtsch Dermatol Ges 2009;7(Suppl. 3):S1-16.

National Institute for Health and Care Excellence, Alitretinoin for the treatment of severe chronic hand eczema: http://guidance.nice.org.uk/ta177 (last accessed June 2015).

Patient resources

British Association of Dermatologists: www.bad.org.uk/leaflets.

DermNet NZ, Hand dermatitis: www.dermnet.org.nz/dermatitis/hand-dermatitis.html.

National Institute for Health and Care Excellence patient information regarding alitretinoin for chronic hand eczema: www.nice.org.uk/guidance/ta177.

(All last accessed June 2015.)

小腿皮炎和湿疹

定义和术语

ICD-11 将小腿皮炎湿疹分为静脉性湿疹、淤积性皮炎和变应性接触性皮炎。下肢静脉性湿疹包括静脉高压引起的各种皮肤变化。淤积性皮炎是由于小腿静脉回流减少而引起的皮肤变化。

同义名
- 静脉性湿疹又称静脉曲张性湿疹。湿疹和皮炎可互换使用

概述

静脉性湿疹和淤积性皮炎都是由小腿静脉回流功能障碍所致。这两种皮肤病有许多重叠之处，临床特征相同，其区别在于有无静脉高压。小腿变应性接触性皮炎是这两种皮肤病的常见并发症。

流行病学

发病率和患病率

据估计，静脉性湿疹和静脉淤血的合并患病率为 3%～11%[1,2]。

年龄

静脉性湿疹患者通常是中年人或老年人。

第4部分

性别

女性发病率较男性高，这可能是由于激素作用，以及妊娠期间深静脉血栓（DVT）形成的倾向。

种族

静脉性湿疹可见于所有种族。

相关疾病

如前所述，静脉性湿疹和变应性接触性皮炎之间存在联系。

病理生理学

发病诱因

静脉性湿疹更可能发生在深静脉血栓形成之后出现静脉淤滞时，静脉淤滞本身与肥胖、行动障碍和早期蜂窝织炎有关[2]。

病理学[3-6]

在静脉性湿疹中，受静脉高压的影响，下肢股静脉血氧含量升高，腿部静脉血液循环较正常快[7,8]。这些现象可以用受累部位动静脉分流的发生来解释，而使用带有放射性标记的大颗粒或微球追踪并没有为这种分流提供任何证据。

Browse 和 Burnand[4]为这个发现提供了另一种解释，他们认为是腓肠肌泵内的高动态静脉压力传递到小腿皮肤和皮下组织的毛细血管循环里，这使得局部毛细血管床扩张，内皮间隙变宽，从而使纤维蛋白原分子由血管逸出到组织液中，在毛细血管周围形成纤维蛋白鞘。这一层纤维蛋白可能会形成一种毛细血管屏障，阻止氧气和其他营养物质的扩散，而氧气和营养物质对皮肤的正常活力至关重要。一项使用正电子发射断层扫描的研究支持了毛细血管周围纤维蛋白阻碍氧气扩散的假说[9]。

也有人认为，静脉高压时的皮肤炎症可能是由于静脉中白细胞的隔离增加，从而导致蛋白水解酶和自由基的释放，造成组织损伤引起[5]。在正常受试者中，当静脉压力升高时，白细胞被隔离在肢体内，而在静脉功能不全的患者中，其作用增强，白细胞与内皮细胞的接触和黏附均增加[10]。这种效应可能与细胞间黏附分子 1（ICAM-1）和血管细胞黏附分子 1（VCAM-1）在受累皮肤中血管内皮上的表达增加有关[11]。

致病微生物

除涉及葡萄球菌和链球菌等常见微生物的继发性感染外，并没有相关致病菌。

遗传学

到目前为止，还没有发现任何有力的遗传学联系。

临床特征

病史

静脉性湿疹可突然发生或隐匿性地发展，也可能是深静脉血栓形成的晚期表现。

临床表现

静脉性湿疹和淤积性皮炎的皮疹特点都是红斑、鳞屑并经常伴有渗出，通常见于踝关节周围和小腿（图 39.14）。偶尔，类似的变化也发生在其他部位存在静脉高压时，如肥胖患者腹部下垂的皮肤或与上肢动静脉瘘有关[12]。湿疹经常伴有其他静脉高压的表现，包括特征性静脉扩张或静脉曲张、水肿、紫癜、含铁血黄素沉着和溃疡（图 39.15），或者小片白色的萎缩毛细血管扩张性瘢痕（“白色萎缩”）。这些变化以各种不同的组合形态出现，我们将在第 103 章中进行详细讨论。在足背或踝关节周围的扩张静脉束尤其常见。静脉湿疹可能也伴有表皮下血管增生，血管增生在踝关节周围产生紫色丘疹，类似于卡波西肉瘤[13]。

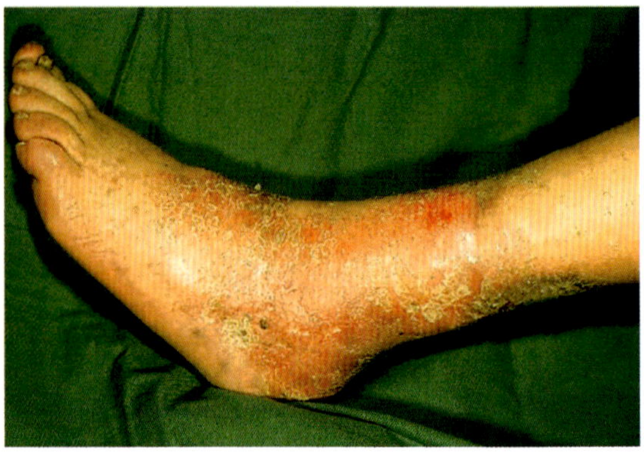

图 39.14 静脉(重力性)湿疹

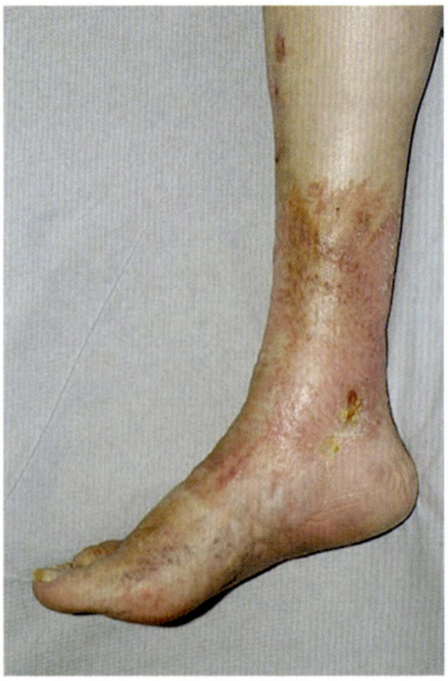

图 39.15 踝部静脉性湿疹伴内踝溃疡

临床亚型

即使未受明显的静脉功能不全的影响，另一条腿上也可能出现继发性湿疹斑片。可能进一步发生继发性全身泛发的湿疹，偶尔可进展为红皮病。

鉴别诊断

虽然大多数小腿湿疹的病例继发于静脉高压或淤积性皮炎，但必须注意的是，许多其他类型的湿疹也可能累及这一区域，在许多病例中，会存在多种致病因素。在儿童或青年中，特应性湿疹可表现为踝部周围或膝部后方的苔藓化斑块。下肢变应性接触性皮炎通常由外用药物引起（图 39.16），常需要进行斑贴试验。感染性溃疡可能合并感染性湿疹，由溃疡边缘向外扩展，应用适当的抗生素治疗有效。钱币样皮炎常见于小腿，通常发生在小腿前侧或前外侧。乏脂性湿疹通常见于老年人的双腿。

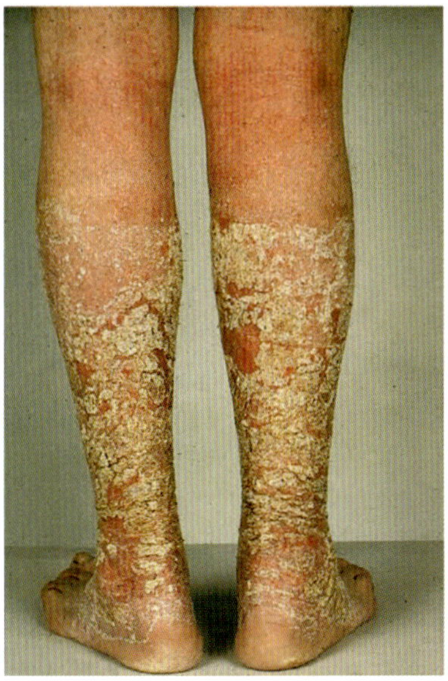

图 39.16 因对贴敷绷带过敏导致的小腿接触性湿疹

虽然小腿湿疹的确切原因尚不清楚，但与其他疾病通常可以很容易地鉴别出来。银屑病可能表现为腿部单个的、瘙痒的斑块，但通常会伴随更多的鳞屑边界清楚。如果其他部位没有特征性皮损，小腿肥厚性扁平苔藓有时会被误认为是湿疹。皮肤真菌感染可表现为弥散性红斑和鳞屑，特别是如果使用局部类固醇激素治疗后，会难以鉴别。在强阳光照射的气候下，多发的光化性角化症可能会导致小腿出现红色、过敏性的斑片。莱姆病晚期腿部会感觉沉重，皮肤增厚、发绀、瘙痒，可类似于静脉高压引起的变化[15]。

严重程度分级

目前尚无特定的静脉性湿疹或淤积性皮炎严重程度评分方法。

并发症和共病

变应性接触性皮炎：可表现为湿疹性皮疹，有线状清楚的边界，分布与外用治疗、伤口敷料或弹力袜相一致。变应性接触性皮炎是静脉湿疹的常见并发症，可能是由于炎性皮肤内存在大量的抗原呈递细胞[14]，并且长期接触外用治疗药物和穿弹力袜。变应原包括外用抗生素、外用类固醇激素、防腐剂、香料和橡胶促进剂。关于小腿的变应性接触性皮炎更多的细节在第 128 章讨论。

继发感染：通常表现为湿疹的突然加重。如果随后发生蜂窝织炎，患者会感到疼痛，皮温升高，受累部位肿胀，如进一步出现全身感染，患者则会出现乏力和寒战。抗生素的使用方式取决于感染的严重程度，轻微感染外用抗生素，中度感染口服抗生素，严重感染使用静脉内抗生素。

脂质皮肤硬化症：慢性静脉功能不全可导致脂质皮肤硬化，详情见第 103 章。

静脉溃疡：静脉性湿疹与静脉性溃疡之间存在联系，因为两者都是静脉高压的结果。静脉性湿疹和淤积性皮炎抑制了溃疡愈合，其中部分原因是小腿慢性肿胀。

病程和预后

静脉性湿疹是一种慢性疾病，常会反复发作。如果可以耐受，可通过有效的下肢加压得到长期的改善，或在某些情况下需要进行静脉曲张手术。

检查

考虑加压治疗前需进行踝肱压指数（ABPI）的测量。ABPI>0.8 表明适合用分级加压绷带，需警惕当存在糖尿病或动脉粥样硬化导致的血管钙化时，可能会得出一个错误的 ABPI 高读数（参见第 104 章）。

治疗

任何潜在的静脉高压和（或）足部水肿都应该尽早得到控制。应该鼓励肥胖者减肥。规律穿戴合适的高压力弹力袜或高压力绑带对疾病恢复有帮助，同时要小心避免在腿的顶部形成绑带皮炎。双腿应尽量有效地抬高。

外用弱效糖皮质激素可用于缓解刺激，强效皮质激素的使用应限制在几天内，因为它们可能有导致皮肤萎缩和增加溃疡的风险。据报道，外用他克莫司是有效的[16]。在适当的情况下，必须对细菌感染进行治疗，但应注意外用抗生素和防腐剂的致敏风险，所以使用全身抗生素可能更加合适。拭子培养出的细菌不一定起致病作用。如果创伤被认为是原因之一，而且患者无法控制搔抓，那么贴绷带可能对皮损

第4部分

愈合有所帮助。

> **阶梯治疗**
> **一线治疗**
> • 皮肤护理，包括腿部抬高，润肤剂和局部糖皮质激素的使用
> **二线治疗**
> • 弹力袜
> **三线治疗**
> • 转诊血管外科考虑手术干预

Resources

Patient resources

British Association of Dermatology: www. bad. org. uk/leaflets.

DermNet NZ, Venous eczema: www. dermnetnz. org/dermatitis/venous-eczema. html. Patient, Varicose eczema: www. patient. co. uk/doctor/Varicose-Eczema. htm.

National Institute for Health and Care Exellence, Clinical Knowledge Summaries, Venous eczema and lipodermatosclerosis: http://cks. nice. org. uk/venouseczema-and-lipodermatosclerosis. (All last accessed June 2015.)

眼睑皮炎和湿疹

定义

一种主要累及眼睑的湿疹。

病理生理学[1,2]

这是一种常见的临床表现。眼睑受累是特应性湿疹的一个非常常见的特征(图 39.17)，很多病例可能是不伴有其他表现的轻度特应性湿疹。可能同时存在脂溢性皮炎。部分病例的病因是对眼部化妆品、指甲油、香料、橡胶[3]或眼科药物[4]的各种成分的接触过敏。对眼镜镜架中镍的过敏可引起下眼睑附近的湿疹。而有些病例原因仍然不明。

治疗

当无法祛除病因时，用氢化可的松乳膏治疗往往有效。外用免疫抑制药(他克莫司、吡美莫司)在这种情况下也很有效，并且可以避免长期外用皮质激素引发的皮肤萎缩、酒渣鼻或眼内压增高的风险。

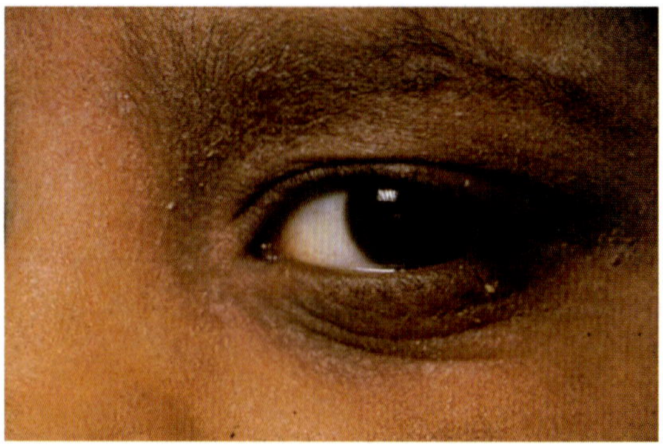

图 39.17 眼睑特应性湿疹(注意眶下 Dennie-Morgan 皱褶)

> **阶梯治疗**
> **一线治疗**
> • 避免接触变应原/刺激物(如果相关)；润肤剂
> **二线治疗**
> • 1%氢化可的松乳膏
> **三线治疗**
> • 他克莫司软膏(Protopic™)或 1%吡美莫司乳膏(Elidel™)

幼年跖部皮病

定义和术语

特征性表现为足底的前部有光泽的、干燥的、皲裂的皮炎。

> **同义名**
> • 前足底湿疹
> • 趾周皮病
> • 跖部干燥性皮炎
> • 特应性冬季足病

概述

此病在 1968 年首次被报道。从那以后，人们用各种各样的病名来描述它，每种病名取决于作者对其发病机制的观点及本病与特应性体质的可能相关性。“青少年跖部皮病”这个名称的优点是对病因不作任何假设。

流行病学

年龄

主要发生在 3－14 岁的儿童，偶尔见于成人或婴儿。

性别

男性儿童发病率略高。

相关疾病

有人提出该病与特应性体质有关，但证据可信性不足。在一项对照研究中，实验组病例的湿疹或其他特应性疾病的个人或家族史并不比对照组更常见[1]。

病理生理学[2,3]

组织学显示一种轻度的、非特异性的湿疹性变化。有时会发现有汗液堵塞。

遗传学

据报道，在同卵双胞胎中有同时患青少年跖部皮病的情况。

环境因素[1,2,5-8]

可能是时尚的改变，导致儿童鞋袜的组成成分的变化，从而引起这种疾病的发生。与棉花、羊毛和皮革等多孔性更强的天然材料相比，尼龙和塑料等合成材料的上蜡和褪色可能是此病的原因之一。然而，疾病的确切发病机制仍然不明确[5]。偶有穿着敞口皮凉鞋和棉质袜子的儿童发病。许多患这种疾病的儿童热衷于舞蹈或体育运动，这表明摩擦和出汗增多可能也起了一定作用。

临床特征

青少年跖部皮病的主要特征是足底前部皮肤表面发红和疼痛，皮肤外观光滑发亮、皲裂（图 39.18）。受累最严重的部位是跖骨球和脚趾垫，足弓非负重区一般不受累。脚趾缝一般是正常的，这有助于与足癣相鉴别。病变的对称性是一个显著的特征。这种疾病偶尔会影响到手部，导致手掌或指尖疼痛、发亮、皲裂。该病在特应性体质患者中更易发生[9]。

大多数病例在儿童期或青春期皮疹会自行消退，但也可能会持续到成年期[10]。

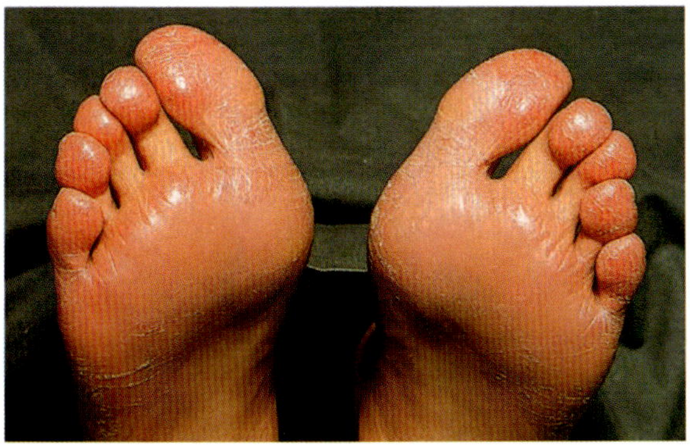

图 39.18 **青少年跖部皮病，可见前足底皮肤特有的光滑外观**

检查

一般临床表现可以确定诊断，如对诊断有所怀疑，可以做皮屑镜检排除真菌感染，进行斑贴试验排除鞋过敏。咨询鞋制造商关于鞋的成分可有助于识别潜在的变应原。

治疗

通常建议患者将无孔不透气的鞋子换成纯棉袜子、皮鞋或皮凉鞋，尽管这一方法可能无法解决根本问题[1,8,10,11]。各种外用制剂可能会有效，包括尿素制剂、水杨酸氧化锌糊、白软石蜡、焦油或他克莫司软膏，但没有一种单一制剂对所有病例都有效[2,12-14]。

阶梯治疗

一线治疗

- 改穿皮鞋和棉质袜子/敞口凉鞋

二线治疗

- 润肤剂；包括含尿素成分的膏剂

三线治疗

- 水杨酸氧化锌糊/焦油/他克莫司软膏（Protopic™）

各种特殊的湿疹样皮肤病

传染性湿疹

定义和术语

传染性湿疹是由微生物或其代谢产物引起的湿疹，当病原微生物被消除后，皮疹可以消退（图 39.19）。应该与感染性湿疹区别开来，感染性湿疹是由于其他原因引起的湿疹，出现继发性皮肤细菌或病毒感染（图 39.20）。然而实际上，两种疾病可以共存，很难明确区分。

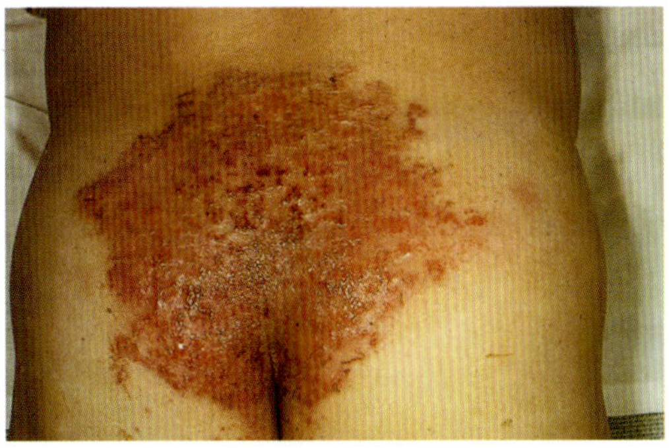

图 39.19 **非特应性男性患者的传染性湿疹**

局部皮疹组织学表现为湿疹，可以反复分离出金黄色葡萄球菌。外用皮质类固醇治疗无效，但口服氟氯西林后皮损迅速消退。

同义名

• 微生物性湿疹

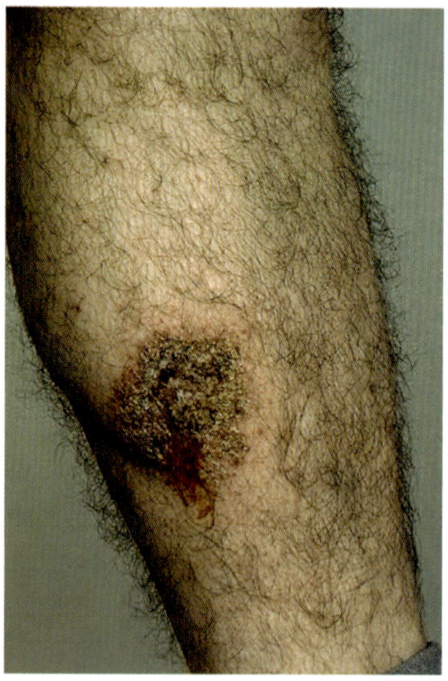

图 39.20 感染性皮炎

这名男子腿部有钱币样皮炎的斑块，继发感染了金黄色葡萄球菌。

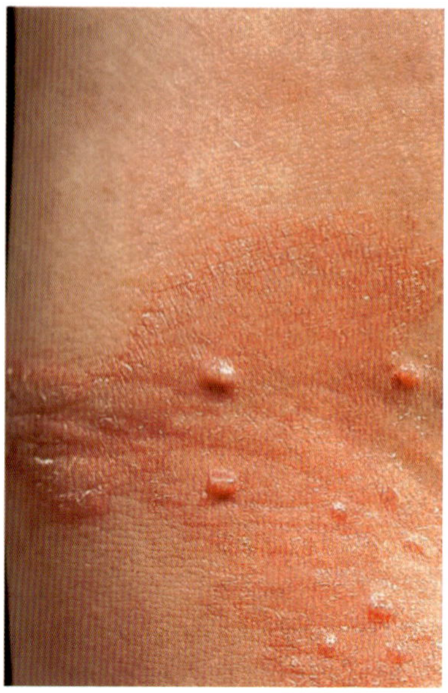

图 39.21 传染性软疣病灶周围出现湿疹化

发病前皮肤正常，当传染性软疣感染清除后，皮肤又恢复了正常。（由英国 Leicester 皇家医院的 D. A. Burns 博士友情提供）

概述

传染性皮炎是一种有争议的疾病，有些皮肤科医师从来不做这样的诊断，这是因为湿疹皮损处的菌群与正常皮肤的菌群在数量上存在差异[1]，微生物的存在并不能证明它们引起皮损。区分定植和感染可能非常困难，但静脉 C-反应蛋白水平的增加可能提供了一个有用的线索[2]。

然而，偶尔也会出现细菌或病毒侵入皮肤作为初发事件，其后出现的继发性湿疹可在明显感染区域之外蔓延数厘米。在传染性软疣病灶周围偶尔出现的湿疹斑片就是一个很好的例子（图 39.21）。传染性软疣的珍珠样丘疹是最初的皮疹，即使皮疹没有被抓伤或创伤，在几天后皮疹周围的皮肤可以发展出湿疹。当传染性软疣病灶消退时，湿疹通常会消失。类似地，人们偶尔会在感染的伤口周围看到湿疹，仅靠抗生素治疗就能完全消除。

病理生理学

微生物引起湿疹的机制尚不完全清楚。细菌抗原可促进皮肤细胞毒性反应，但这更有可能是使湿疹加重或慢性化的因素，而不是引发湿疹的因素[3-6]。细菌超抗原如葡萄球菌蛋白 A 和肠毒素 B[7] 可以是很强的免疫刺激物，能加重特应性湿疹病情（见第 41 章）。细菌抗原可能在包括钱币样皮炎在内的多种综合征中发挥这一作用，而不仅仅是传染性皮炎。培养的葡萄球菌涂布在人类皮肤上也会引起湿疹的迟发性过敏反应[7,8]。

来自全身性感染病灶的细菌抗原是否能引起湿疹尚未完全明确。然而，湿疹反应可以作为皮肤其他部位真菌感染的过敏反应出现，这一点似乎已为大家所接受。（见本章后的真菌皮肤病章节）。

病理学

传染性湿疹的组织学表现一般为亚急性或慢性湿疹变化，出现海绵形成合并棘层增厚、角化过度和灶状角化不全。真皮层表现为炎症性改变，表现为不同程度的多形核细胞和淋巴细胞浸润。在某些阶段，角质层下脓疱可能很明显。

临床特征

如前所述，传染性湿疹和感染性湿疹之间的区别是很难的。

感染性湿疹：感染性湿疹表现为红斑、渗出和结痂。可能有大量的渗出物并形成结痂，也可能渗出轻微，油腻、潮湿的鳞屑层层积累，鳞屑下可见皮肤红肿。边缘通常清晰，角质层常皲裂，形成领圈样包绕。向外扩展的皮损边缘往往有小脓疱，而在褶皱部位则会出现深而持久的皲裂。

传染性湿疹：传染性湿疹通常表现为进行性红斑，有时伴有微疱。它主要出现在伤口或溃疡周围，或其他类型的湿润性皮损周围。传染性湿疹在腿部静脉溃疡患者中较为常见，但必须注意将其与使用外用药物引起的接触性皮炎区分开。

由于革兰阴性菌的过度生长，足癣也可能发生湿疹样变[9]。感染性湿疹也可能合并慢性蛲虫感染、虱病或疥疮。目前尚不清楚湿疹化的发生在多大程度上与反复搔抓、继发脓疱疮或者对感染的直接反应相关。

临床亚型

足前部传染性皮炎是一种独特的湿疹类型，主要累及内侧脚趾背面的趾缝间隙。皮损可培养出葡萄球菌或链球菌，病灶对抗菌药或抗生素治疗有反应[10]。这种疾病尤其容易发生在卫生条件较差的患者，多汗、穿沉重鞋子的人更易患此病。在儿童，这种疾病必须与青少年跖部皮病相区分。

治疗

应寻找并尽可能消除感染的发病诱因。外用抗菌药物对细菌引起的轻度传染性湿疹有效，但有些情况下可能需要系统应用抗生素。出现急性渗出性皮损时，在开始的 2～3 天用高锰酸钾浸泡有效，同时联合系统使用抗生素。

阶梯治疗

一线治疗

- 针对主要病因（如溃疡）或改换鞋袜（若相关）

二线治疗

- 外用抗生素（症状轻微者）

三线治疗

- 系统使用抗生素（足前部型传染性湿疹同时使用高锰酸钾浸泡）

与人类 T-细胞白血病病毒 1 有关的儿童感染性皮炎

同义名

- 牙买加儿童感染性皮炎

1966 年[1]，Sweet 用传染性皮炎这个术语来描述在牙买加儿童中观察到的一种皮炎类型。之后，Walshe 记录了 25 名牙买加儿童的临床特征[2]，包括严重的渗出性湿疹，伴有头皮、眼睑边缘、鼻周、耳后区、腋窝和腹股沟的结痂，多有广泛的细小丘疹，长期流鼻涕，并能从鼻部和（或）皮肤中培养出金黄色葡萄球菌或 β 溶血性链球菌。皮疹对口服抗生素治疗有效，但停药后又复发。

LaGrenade 等在 1990 年的研究中发现[3]，在 14 名患有这种类型皮炎的儿童中，都存在人 T 细胞白血病病毒 1（HTLV-1）感染。后来的一份病例报告确认了 Sweet 和 Walshe 最初描述的一名儿童在 17 年后患成人 T 细胞白血病[4]。其中一些儿童还可能患热带痉挛性下肢轻瘫[5]。这种类型的皮炎可能是 HTLV-1 感染的一个重要早期标志[6]。

创伤后湿疹

湿疹性皮肤病很少表现出 Koebner（同形）现象。然而，偶尔也发生同形反应，湿疹也可能发生在没有湿疹病史个体的创伤部位，也可以发生在烧伤瘢痕部位[1]。

报道显示，在冠状动脉搭桥手术中，隐静脉移植供体部位发生皮炎[2,3]，皮疹为红褐色、轻度结痂和鳞屑性斑片，偶尔可见丘疱疹。组织学表现为亚急性海绵水肿性皮炎。这种疾病对外用皮质激素治疗有效，但在停止治疗后往往会复发。最初认为其病因与术后静脉淤滞有关。随后，有 2 例报道称与隐神经分布区域的感觉神经障碍相关[4]，皮炎发生在同一区域。在其他方面，这些病例与以前报告的病例相同。皮炎和感觉神经障碍在 2 年的时间内相继消失。

白色糠疹

定义

这是一种以色素减退为最明显特征的皮炎类型。在发生色素减退之前通常会有一些红斑和鳞屑，但这些症状常相对轻微。

流行病学

年龄

白色糠疹主要发生在 3－16 岁的儿童中。

性别

男性和女性发病几乎相当。

相关疾病

白色糠疹通常是特应性湿疹的一种表现，但它并不仅仅局限于特应性个体。

病理生理学

组织学改变不明显——有棘层增厚和轻度海绵形成，伴有中度角化过度和灶状角化不全。可能出现毛囊堵塞、海绵形成和皮脂腺萎缩[1-4]。在电子显微镜下，活跃的黑素细胞数量减少，在受累的皮肤中黑素小体的数量和大小均有下降[3]。虽然黑素减少，黑素细胞数量却没有降低，甚至相对于健康的皮肤其数量可能增加[5]。

临床特征[2,5-7]

其单个病灶为圆形、椭圆形或不规则的色素减退斑片，边缘通常不清楚。病变常为轻微红斑，并有细小鳞屑。最初，红斑可能很明显，甚至可能伴有轻微的浆痂。随后，红斑完全消退，医师常见的病变阶段仅表现为持续性的细小鳞屑和色素减退。患者通常在这个阶段就诊。色素减退斑一般在深色皮肤上更明显，而在浅色皮肤日晒后可能会变得更加明显（图 39.22）。

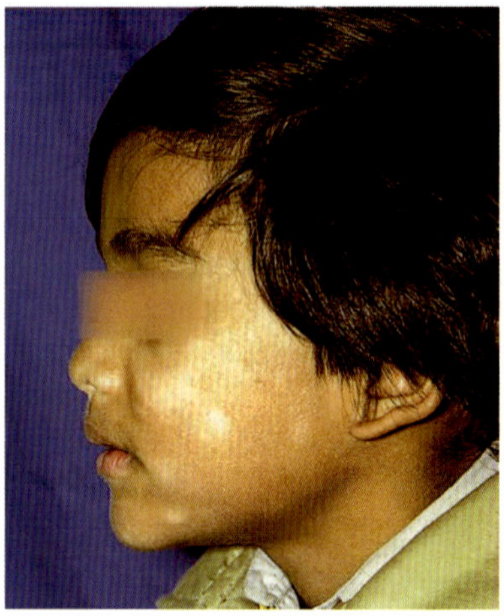

图 39.22 白色糠疹患者

受累的皮肤斑片未被晒黑，可能会首先引起患者的注意。（由英国伦敦 St George 医院 A. Marsden 医师友情提供）

通常表现为数个直径在 0.5～2cm 的斑片，但也可能更大，特别是躯干的皮损。在儿童中，病变常仅累及面部，最常见于脸颊、口周和下颌。有 20% 的儿童除面部外，颈部、手臂和肩膀也可累及。面部不受累而仅在躯干和四肢出现散在斑片的情况较少见。

鉴别诊断

通过患者年龄、细小鳞屑、皮损分布通常可以做出诊断。而明显的色素减退可误诊为白癜风。无色素痣最常于出生时或 3 岁以前出现，常表现为躯干的单个边缘清楚的色素减退病变[8]。然而，当无色素痣发生在面部和晚发病例时，这种疾病可能很难与白色糠疹鉴别。儿童特应性钱币样皮炎瘙痒剧烈，病灶更大、水肿更明显。在成人和年龄较大的儿童中，早期躯干病变可能被误认为是银屑病，但其典型分布和相对轻微的鳞屑可以排除这种诊断。蕈样肉芽肿虽然相对少见，但临床上可表现为类似于白色糠疹的皮损[9]。这种疾病在组织学上也同样难以区分，因此有时需要随访和重复活检。

病程和预后

其病程长短存在很大的差异性。大多数情况下持续几个月消退，一些病例可在所有的鳞屑消退后一年或更长时间表现为色素减退斑。每隔一段时间可能会有新病灶间断发作。常见的儿童面部白色糠疹的平均持续时间为一年或更长。

治疗

治疗的效果往往不太满意，主要是因为色素需要很长时间才能恢复。温和的润肤膏可以减少鳞屑，对于躯干上的慢性皮损，使用性质温和的焦油糊剂可能有效。如果炎症持续存在，外用弱效糖皮质激素是有帮助的。外用他克莫司和吡美莫司对面部特应性湿疹有效，如果需要的话，似乎可以证明对白色糠疹也有效[10]。

阶梯治疗

一线治疗
- 润肤剂

二线治疗
- 外用弱效糖皮质激素

三线治疗
- 外用他克莫司和吡美莫司

慢性浅表性鳞屑性皮炎

定义和术语

这是一种慢性疾病，特征性表现是在四肢和躯干出现圆形或椭圆形的红斑，伴有轻微鳞屑，组织学上表现为轻度湿疹样改变，很少或没有真皮浸润。

同义名
- 良性斑块型副银屑病
- 慢性浅表性皮炎
- 指状皮病
- 持续性浅表性皮炎
- 小斑块性副银屑病
- Radcliffe-Crocker 持久性黄红皮病

概述

以前这种疾病与各种潜在的淋巴瘤瘤前皮损一起被包含在“副银屑病”这一总称下[1-3]。为了将皮损不会进展为淋巴瘤的患者区分开来，Calnan 和 Meara[4]引入慢性浅表性鳞屑性皮炎这一术语，他们用来进行区分的特征表现如表 39.3 所示。Lambert 和 Everett[2] 对这一命名法进行了详细的讨论。

由定义可知此病在临床上为良性[4]。然而,在某些病例中,证明存在克隆性淋巴细胞浸润[5],这一特征表明其可能是一种顿挫形式的皮肤 T 细胞淋巴瘤[6]。Ackerman 进一步论证了这一观点,他认为即使顿挫型的 T 细胞淋巴瘤仍然是 T 细胞淋巴瘤,所以本病就是蕈样肉芽肿的临床表现[7]。

表 39.3 区分淋巴瘤前期(网状前期)皮疹和慢性浅表性鳞屑性皮炎的特征

淋巴瘤瘤前皮疹	慢性浅表性鳞屑性皮炎
不规则或有角形状	规则的圆形或椭圆形
细小鳞屑	较粗大鳞屑
可能易激惹	很少或不易激惹
可进展成皮肤淋巴瘤	不会进一步恶变
组织病理学改变	
无表皮湿疹	可能有湿疹样改变
可见真皮浸润	很少或没有真皮浸润

流行病学

年龄

大多数情况下为中年发病。

性别

男性比女性更常见。

种族

该疾病在所有种族中都有发生,在深色皮肤的人群中较少见。

病理生理学

病因尚不明确。

病理学

组织学无特征性改变。通常表现为非常轻微的湿疹性改变,包括灶状角化不全、轻度海绵形成、真皮内轻微的血管周围以淋巴细胞为主的浸润[3]。

临床特征

该病开始为隐匿出现的一个或多个红色伴少量鳞屑的斑片。腿部、躯干和手臂最容易受累(图 39.23),甚少累及面部、手掌和足底。斑片一般为圆形或椭圆形,但也有类似手指状的皮疹,尤其是在躯干上,这就产生了另一个名称“指状皮病”。这些斑片通常直径约 2.5 cm,有时会出现更大的皮疹,尤其在腿部。其颜色可呈粉红色、褐色或浅黄色。单个斑片可有看起来像卷烟纸样的轻微起皱。通常症状很轻微,但也可能出现瘙痒。

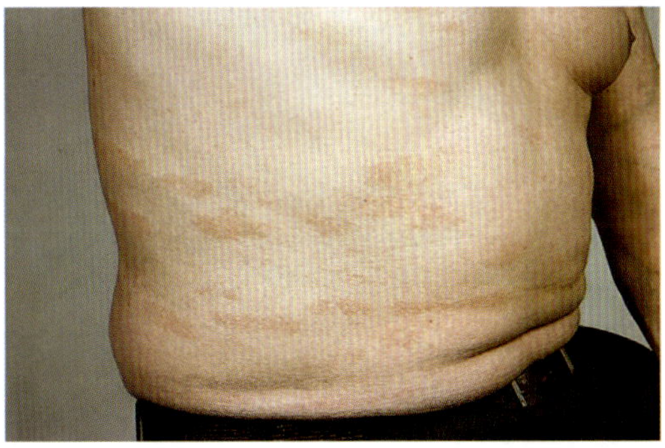

图 39.23 慢性浅表性鳞屑性皮炎

鉴别诊断

主要的鉴别诊断包括钱币样皮炎、湿疹样疾病、早期皮肤异色症和经典蕈样肉芽肿(Alibert)的早期阶段(见表 39.3 和第 140 章)。通常通过病史、临床表现、治疗反应和组织学可以确诊。一些最初诊断为慢性浅表性鳞屑性皮炎的病例后来发展为网状色素沉着或萎缩,这些病例可能需要重新分类为淋巴瘤瘤前皮肤异色病变。

病程和预后

其斑片在冬季较夏季更为明显,在自然光或人造日光照射下可暂时消退。通过适当的外用药物治疗皮疹也会在一段时间内清除,但在停止治疗时,会在相同或相邻的区域复发。在发展之后,皮疹通常保持静止,可持续一生,其间常伴随轻微的波动。少数患者的皮损会永久治愈无复发。

治疗

仅需对症治疗以达到减轻激惹的目的。外用弱效糖皮质激素软膏通常有效。必要时采用自然光照、窄谱 UVB 和 PUVA 可能有效,但往往很快复发。窄谱 UVB 也可以有效地诱导缓解,缓解时间可达数周至数月。

阶梯治疗

一线治疗
- 润肤剂

二线治疗
- 外用弱效糖皮质激素

三线治疗
- 光疗(窄谱 UVB/PUVA)

癣菌疹

定义

这是一种在远隔部位出现的对皮肤癣菌感染的反应[1-3]。

第4部分

概述

当确定存在皮肤癣菌感染，而且在癣菌疹皮损部位未发现真菌时应考虑这种诊断。当真菌感染根除后癣菌疹也随之消退会进一步支持该诊断。因此，皮肤癣菌疹是继发性的、远程的、无菌的皮损。这种命名类似于皮肤结核疹与结核病[1]，虽然所涉及的病理机制可能有所不同。

流行病学

发病率和患病率

一项研究表明，癣菌疹比较少见，因为在 1500 例皮肤癣菌感染的患者中只有 10 例发生癣菌疹[2]。而另有研究则认为癣菌疹可能更常见。在一项对癣菌疹病例的回顾性分析中，某皮肤科 2 年期间诊断了 37 例癣菌疹[4]。

临床特征

临床上可以见到各种类型的癣菌疹。当皮疹位于手上时，可在手指两侧出现对称性的湿疹性水疱，通常与足癣相关。湿疹性癣菌疹也可以模拟玫瑰糠疹的临床形态[1]。另有其他关于癣菌疹的描述，通常是单一病例报告，包括丹毒样皮炎、结节性红斑、离心性环形红斑、荨麻疹和红皮病。癣菌疹更容易与炎症性皮肤癣菌感染一起发生，如亲动物型的须癣毛癣菌[2]。治疗皮肤癣菌感染可以同时对其继发的皮疹有治疗作用[4]。酵母菌感染产生的类似过敏反应可称为念珠菌疹，此病的湿疹样反应一般局限于手或腹股沟[1]。

细菌感染可出现类似癣菌疹的表现。在一项研究中，临床上认为是典型癣菌疹的皮损上经常可以分离出金黄色葡萄球菌和 β 溶血性链球菌[2]。

晕皮炎

定义和术语

晕皮炎是一种发生在黑素细胞痣周围的环状湿疹。

> **同义名**
> - Meyerson 痣
> - Meyerson 现象

概述

Meyerson[1]报道了 2 例多发性围绕黑素细胞痣周围瘙痒、丘疹鳞屑性皮损的患者(图 39.24)。此后，20 多例类似病例被报道[2-4]，主要为年轻人。组织学显示良性痣周围有真皮层淋巴细胞和嗜酸性细胞浸润，其上可见棘层增厚、海绵形成和角化不全。一位患有发育不良痣综合征和 Behçet 病的患者接受干扰素 α-2b 治疗期间，发生了晕皮炎[5]。即使晕皮炎中心的痣没有消退，这种皮炎通常也会在几个月内自行消失。尽管有报道一名患者同时患有晕皮炎和晕痣色素脱失，且另有一位患者的皮损由晕皮炎进展为 Sutton 痣，但晕皮炎与 Sutton 晕色素脱失仍有所不同[6]。类似的变化在脂溢性角化病[7]和其他隆起性皮损周围并不少见[8]，称为 Meyerson 现象。

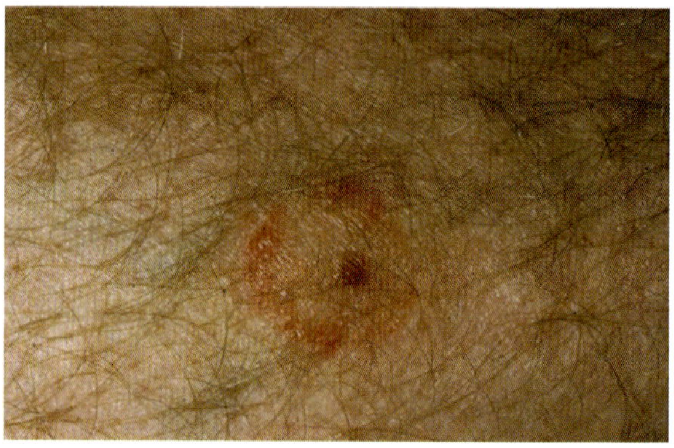

图 39.24　晕状皮炎，痣周围可见湿疹

Murray Williams 疣

1956 年，Williams 报道了在湿疹消退区域发生的多发脂溢性角化的情况，之后偶有报道[1,2]。多发性脂溢性角化症在湿疹消退后的几个月内出现，并在 5～6 个月逐渐消退。

其他相关性皮肤病

单纯苔藓和苔藓化

定义和术语

单纯苔藓是一种湿疹性皮肤病，其特点是数块明显苔藓化的斑块，或者通常仅为一块单一的皮损。

> **同义名**
> - 局限性神经性皮炎

概述

苔藓化是皮肤外观和纹理的变化，主要与瘙痒性皮肤病相关。早期或轻度苔藓化通常表现为在干燥性红斑的基础上，皮肤表面的纹理变得粗糙。随着病情的发展，皮肤明显增厚和角化（图 39.25）。苔藓化可自行发生，称为单纯苔藓，也可以是湿疹和其他炎性皮肤病的一个继发改变。

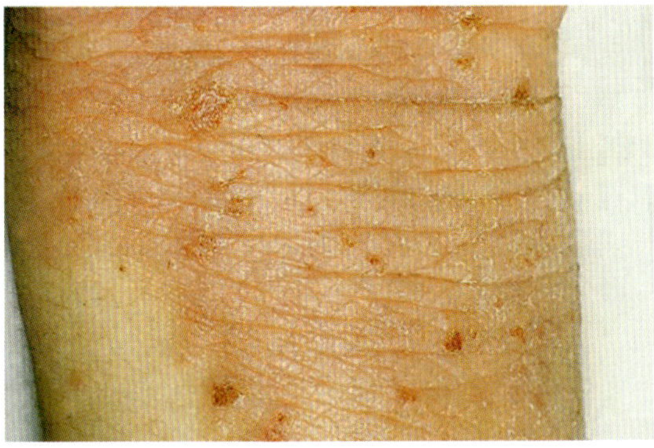

图 39.25 特应性湿疹患者手臂苔藓化

流行病学

年龄

单纯苔藓在儿童期并不常见，发病高峰出现在 30—50 岁，但在青春期以后的任何年龄均可发病。特应性湿疹的继发性苔藓化可发生在任何年龄段，大体上反映了特应性湿疹在特定年龄段的流行情况。

性别

女性比男性更易患病。

种族

没有确凿的证据表明其与特定的种族有关。

相关疾病

慢性单纯性苔藓的一种皮肤模式已经被认为是髓内肿瘤合并脊髓空洞症的早期表现[1]。

病理生理学

发病诱因

患单纯苔藓的患者在瘙痒刺激后比对照受试者更容易进行搔抓[2]。苔藓化是特应性湿疹的一种常见表现[3]，但并非见于所有特应性湿疹中，而且许多没有特应性皮疹的个体也会出现单纯苔藓。在易感个体，情绪紧张对单纯苔藓的发生发展及延续起着重要作用[4]。

病理学[5,6]

单纯苔藓的组织学改变随部位和病程的差异而有所不同。通常可见棘层增厚和不同程度的角化过度，表皮嵴变长，有时会出现海绵形成，偶尔有小面积的角化不全，表皮各层均有增生[7]。放射自显影技术显示，其标记指数超过了 25%，但其表皮通过时间比银屑病长[8]。

真皮层可见慢性炎症浸润，在更为慢性的病变中可出现一些纤维化。银浸染技术显示施万细胞增殖，这可能构成了浸润细胞的相当大的比例。

在更为慢性的皮损，尤其是巨大苔藓化皮损中，棘层肥厚和角化过度明显，皮嵴不规则但明显拉长和加宽。

遗传学

对于单纯苔藓没有特殊的基因相关报道，而苔藓化的特应性湿疹与丝聚蛋白基因突变有关。

环境因素

苔藓化可以由变应性接触性皮炎引发。在一个病例系列中单纯苔藓与染发剂[9]引起的变应性接触性皮炎有关。

临床特征

病史

在各种形式的苔藓化中，瘙痒都是很突出的症状，而且往往与客观变化的程度不成比例。瘙痒可以在高强度的发作中逐渐加重，搔抓最初可以让患者感到舒服，但其后搔抓会一直持续直到皮肤感到疼痛。

临床表现

在单纯苔藓中，皮损单发和多发的概率大致相同。几乎所有皮肤区域都可能受累，但最常见的是那些更容易触及的部位。通常好发部位是颈后、小腿（图 39.26a）和脚踝（图 39.26b）、颈部两侧、头皮、大腿上部、外阴、耻骨部或阴囊，以及前臂伸侧。苔藓化的湿疹和继发性苔藓化的发病部位一般是原发性皮肤病的发病部位，如特应性湿疹发生的四肢屈侧部位的苔藓化。

在单纯苔藓的早期，皮肤可见红斑和轻微水肿，正常皮纹加深。红斑和水肿逐渐消退，中央区域鳞屑增厚，有时伴有色素沉着。在这个中央斑块周围可见有苔藓样丘疹区，在最外围区域，是与正常的皮肤分界不清的轻微皮肤增厚和色素沉着。这些特征可能会因病灶的位置和病程而有很大程度的变化。在轻症病例中，尤其是在儿童的前臂和肘部区域，可以看到毛囊性湿疹样丘疹（图 39.27）。

临床亚型

颈后部的单纯苔藓（项部苔藓）通常仅见于女性，其斑块可能局限于颈后中线附近的一小块区域，也可能延伸到头皮和整个颈部。鳞屑较多，呈银屑病样，常频繁出现继发感染。耳后的褶皱区域也可以受累。鳞屑、结痂和裂隙通常比苔藓化的常见变化更明显。头皮的其他区域受累较少，临床表现为片状分布的脱屑、伴头发的扭曲及断裂。表皮增厚甚至可以形成结节。

如果苔藓化发生在皮下组织疏松的部位且表皮

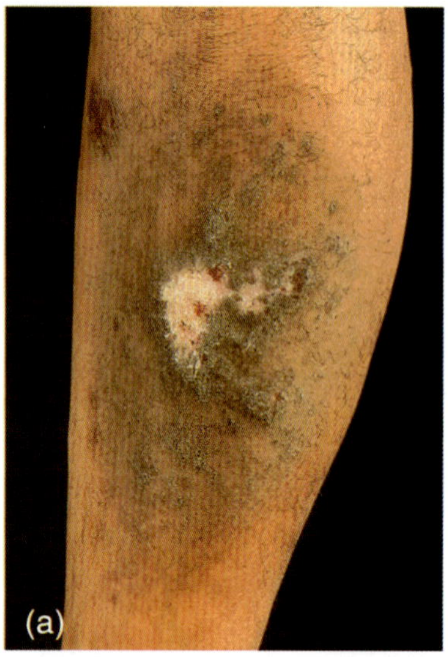

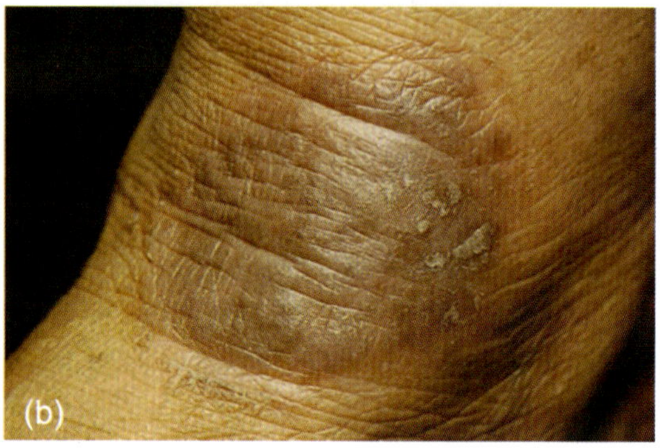

图 39.26　单纯苔藓

小腿部位(a)(英国 Leicester Royal 医院 D. A. Burns 博士友情提供);脚踝部位(b)

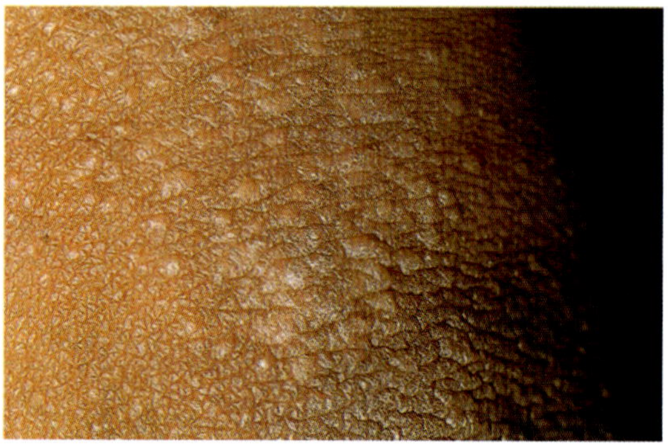

图 39.27　肘部邻近部位苔藓化的毛囊性丘疹

剥脱持续多年,可能会形成类肿瘤样斑块,表面可见疣状筛孔。这种变异型被称为 Pautrier 巨大苔藓[10],主要发生在生殖器腹股沟部。

"卵石状苔藓样变"已被应用于描述一种独特的临床变异,表现为散在的光滑结节,偶尔见于特应性皮炎、脂溢性皮炎及光皮炎患者。临床上表现可类似于扁平苔藓。

鉴别诊断

苔藓化的形态学诊断通常具有特征性。而与扁平苔藓、淀粉样变苔藓和银屑病鉴别时,可检查其他解剖部位是否有相同皮疹。然而,有时在临床或组织学上都不可能做出明确诊断。银屑病患者可能发生单纯苔藓,其组织学表现可结合这两种疾病的特征。

一旦确诊了皮肤苔藓化,就必须仔细研究其原因。继发性苔藓化可能合并许多不同类型的持续性皮损。它可以发生在小腿静脉功能不全情况下,也可发生在特应性湿疹、乏脂性湿疹、低等级慢性接触性皮炎和一些红色毛癣菌的慢性感染中。对称性皮损可能提示苔藓化继发于接触性皮炎。

并发症和共病

据报道,单纯性苔藓与抑郁症和分离性体验之间存在联系[11]。

病程和预后

单纯苔藓往往呈慢性病程,除非瘙痒-搔抓循环可以被打破。

检查

可以皮屑涂片查找真菌;怀疑变应性接触性皮炎应通过斑贴试验进行排查。

治疗

应仔细进行患者心理病史的采集,以发现任何潜在的问题。必须跟患者解释单纯苔藓的本质及说明需要改变搔抓的习惯。给予镇静抗组胺药可有所帮助,如果出现继发性感染,抗生素也很必要。强效或超强效外用糖皮质激素在某些病例中非常有效,但在其他一些病例中却似乎没有效果。如果能耐受的话,在胳膊或腿上可以使用锌糊剂封包,这样可以防止搔抓,同时提高皮肤的含水量。自黏性糖皮质激素胶带(如 Haelan® 胶带)通常可以有效治疗局限性病变。或者,也可以考虑短期使用强效糖皮质激素软膏做封包。5%多塞平乳膏对皮疹也有一定的改善[12]。

对于单发的、局限的慢性皮损,皮损内注射曲安奈德(10 mg/ml)可有效治疗。

有报道称,辣椒素乳膏治疗也有效[13]。

阶梯治疗

一线治疗
- 病患教育

二线治疗
- 外用糖皮质激素,包括浸渍过的黏性胶带

三线治疗
- 四肢用锌糊剂绷带或孤立皮损内曲安奈德注射

Resources

Patient resources

DermNet NZ, Lichen simplex: http://www.dermnet.org.nz/dermatitis/lichensimplex.html(last accessed June 2015.)

红皮病

定义和术语

“红皮病”一词可用于任何一种累及身体表面皮肤 90%以上的炎症性皮肤疾病。

> **同义名**
> • 剥脱性皮炎(尽管有时剥脱的程度比较轻微)

概述

把红皮病包括在本章中,是因为湿疹是其最常见的潜在病因。红皮病可能是湿疹病例的最初表现,或者更常见的是在长期湿疹的基础上出现。

流行病学

发病率和患病率

一项来自于荷兰皮肤科医师的调查,估计其发病率为 0.9/100 000[1]。

年龄和性别

在伊朗的一组包含 97 位患者的病例系列中,患者发病平均年龄为 46 岁[2]。男性与女性比例为 1.85∶1。

种族

没有任何关于种族差异的报道。

相关疾病

这取决于红皮病的基础病因。

病理生理学

发病诱因[3-7]

成人红皮病的主要病因可见表 39.4,并将在后面进行讨论。这些数据是根据几项已发表的研究结果得出的,并随着人口年龄的变化而有所不同。在年轻人中,如军人,有很大一部分比例的红皮病是由于药物过敏导致的[7]。容易引起红皮病的药物见于第 119 章列述。在一些社区,由于自行用药和使用如圣约翰草的草药,红皮病的发病率可能会更高[9]。在第 116 章中将讨论新生儿红皮病的病因。

表 39.4 成人红皮病的病因及相对患病率[3-7]

引起红皮病的病因	相对患病率(%)
各种湿疹亚型	40.0
银屑病	25.0
淋巴瘤和白血病	15.0
药物(包括保泰松、苯妥英钠、卡马西平、金制剂、锂、西咪替丁)	10.0
不确定病因	8.0
遗传性疾病(鱼鳞病样红皮病、毛发红糠疹)	1.0
落叶性天疱疮	0.5
其他皮肤病(扁平苔藓、皮肤真菌病、结痂性疥疮、皮肌炎)	0.5

其他罕见的红皮病病因包括结节病[10]、慢性家族性良性天疱疮[11]、类天疱疮[12]、中毒性休克综合征[13]、红斑狼疮[14]、血管免疫母细胞性淋巴结病[15]和皮肌炎[16]。在某些情况下移植物抗宿主病可发展为红皮病。日本曾报道了一些患者在大手术后发生了致命的红皮病,这些病例被认为是由输血引发的移植物抗宿主病所致[17]。

偶有报道在 HIV 感染后血清转化时出现红皮病[18]。在确诊的艾滋病患者中,红皮病可能由多种原因引起,包括脂溢性皮炎、淋巴瘤或其他未知原因[19]。然而,应该注意的是,在没有 HIV 感染的情况下,$CD4^+$ T 淋巴细胞减少与红皮病的发生有关[20]。

病理学

组织病理学检查可以帮助识别多达 50%的病例中红皮病的病因,特别是行多次皮肤活检[21]。组织学表现取决于炎症过程的严重程度和持续时间。在急性阶段,海绵形成和角化不全显著,而非特异性炎症弥散性浸润会引起不同深度的真皮层严重水肿。在慢性阶段,棘层增厚和皮嵴延长更为明显。

在由淋巴瘤引起的红皮病中,浸润可能逐渐呈现出多形性,并最终形成特殊的有诊断意义的特征,如在表皮-真皮交界处出现一条带状的淋巴细胞浸润,伴有不典型的脑回形单一核的细胞和 Pautrier 微脓肿[22]。然而,在另外一些病例,整个病程中病理表现都是非特异性的,识别起来很困难。Sézary 综合征患者常表现为慢性皮炎的一些特征,良性红皮病偶尔也出现淋巴瘤的一些病理特征。淋巴细胞浸润的免疫表型检查可能也无法鉴别良恶性,因为通常在良性和恶性红皮病中均表现出成熟 T 细胞的特征[23]。

在银屑病中，可以看到乳头瘤样增生和乳头区呈杵状改变；在落叶型天疱疮中，可见浅表的棘层松解。在鱼鳞病型红皮病和毛发红糠疹中，从精心挑选的部位反复活检可以发现其特征表现。

遗传

取决于其基础疾病。

临床特征

病史及临床表现

在原发湿疹基础上发生的红皮病或与淋巴瘤有关的红皮病通常突然发病。片状红斑迅速泛发全身，可伴有发热、寒战和不适感，也可能出现低体温。

红斑扩展迅速，可在 12～48 小时遍布全身。脱屑在 2～6 天后出现，通常鳞屑首先出现在屈侧皮肤，但鳞屑的程度和特征因病例而异。鳞屑可能很大或呈细小糠状。在这个阶段，皮肤呈鲜红色，发热且干燥，明显增厚。红斑的严重度可在数天甚至数小时内变化。瘙痒有时会比较严重，但紧绷感更具特征性。许多患者会有发冷的感觉，尤其是红斑增多的时候。

当红皮病出现数周后，头发和体毛可能脱落，指甲变得有嵴及增厚，也可能脱落。眶周皮肤炎症水肿导致眼睑外翻，继而发生溢泪。在更为慢性的病例中，可能会有色素紊乱，尤其是在黑人中经常可见片状或大面积色素脱失。

在不患有恶性淋巴瘤的情况下，淋巴结增大的程度变化很大，通常是轻微或中度增大，橡胶样硬度，但在某些病例中，增大可能非常明显。重点是这种皮肤病引起的淋巴结增大不能被误认为是淋巴瘤。在诊断困难的情况下，应行淋巴结活检，但必须告诉病理科医师患者的临床诊断是红皮病，以便做出可靠的组织学诊断。

临床表现会因基础疾病的性质、患者的年龄和一般身体状况而有所不同。

临床亚型

一般认为，临床变异分类的主要依据是红皮病的基础病因。Ofuji 丘疹型红皮病作为一个独特的临床变异也进行了讨论。

湿疹性皮肤病：湿疹的泛发常见于六七十岁，这个年龄段静脉湿疹很常见。然而，特应性的红皮病可能发生在任何年龄。现有病变的加重通常先于全身泛发，这是一种常见的进展模式。一般有剧烈瘙痒。部分老年患者血清 IgE 和乳酸脱氢酶水平升高，嗜酸性粒细胞增多[24]。

银屑病：红皮病型银屑病的临床表现可能是重度脱屑（图 39.28），但当红皮病明显进展时，往往就失去了银屑病本身的特征。在一些病例中，可能会间断成批出现粟粒样脓疱，并可能转变为泛发性脓疱型银屑病，特别是在外用强效皮质类固醇或系统皮质类固醇治疗的病例中[25]。情绪紧张、并发症和光疗过量也可诱发红皮病。

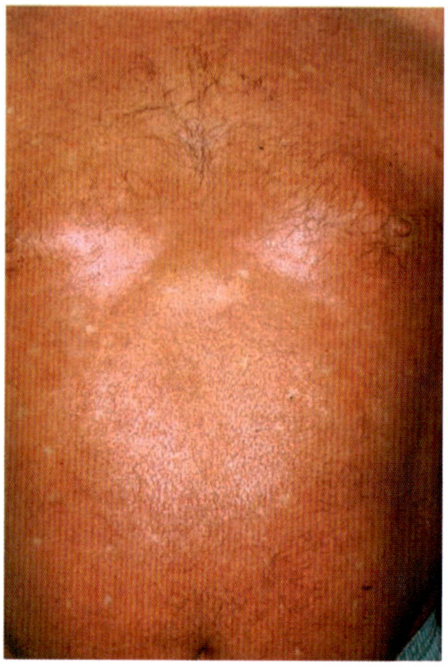

图 39.28 红皮病型银屑病

淋巴瘤、白血病及其他恶性肿瘤：皮肤 T 细胞淋巴瘤是引起红皮病最常见的恶性肿瘤（图 39.29），其次是霍奇金病。有报道称，非霍奇金淋巴瘤、白血病及骨髓增生异常也可诱发红皮病。红皮病与其他内脏恶性肿瘤的关联则较少发现[6]。

此型红皮病的临床特点也遵循前面描述的形态模式，但某些特征的加重应怀疑与淋巴瘤相关，即使是数月反复检查未能提供确切的证据，也不可轻易排除。许多这样的病例最终将会发现其患有的基础疾病。瘙痒通常很严重。红皮病是全身性的，皮肤的浸润可能非常严重以至于使患者外观变形。摩擦和搔抓可能会引起继发性的苔藓化。即使组织学上淋巴结未被淋巴瘤组织浸润，淋巴结增大仍可能相当严重。

受累皮肤的活检最初可能仅为非特异性改变，可能需要反复活检才能发现明显的非典型淋巴细胞浸润。皮肤活检进行 T 细胞受体基因重排分析，以确定浸润中是否存在克隆，这对诊断是有帮助的[26,27]。淋巴结活检对于淋巴瘤是有诊断意义的，但通常只表现为皮病性淋巴结增大的特征。同时可能伴有肝脾增大。可以进行白细胞分类计数和血液检查来确定是否有异常细胞。伴嗜酸性粒细胞增多可能提示霍

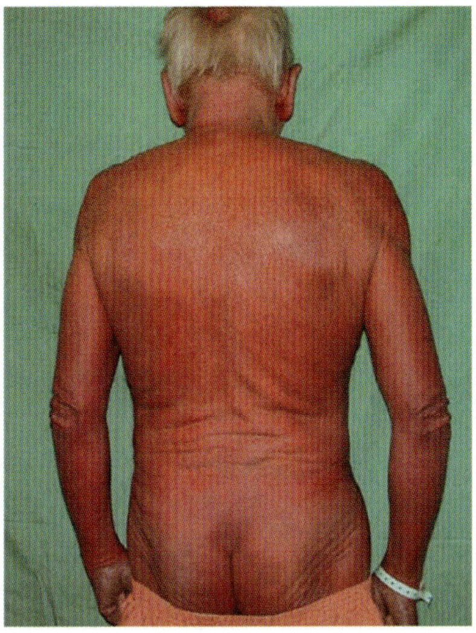

图 39.29　Sézary 综合征的红皮病

（由英国 Coventry and Warwickshire 大学医院 B. Dharma 博士友情提供）

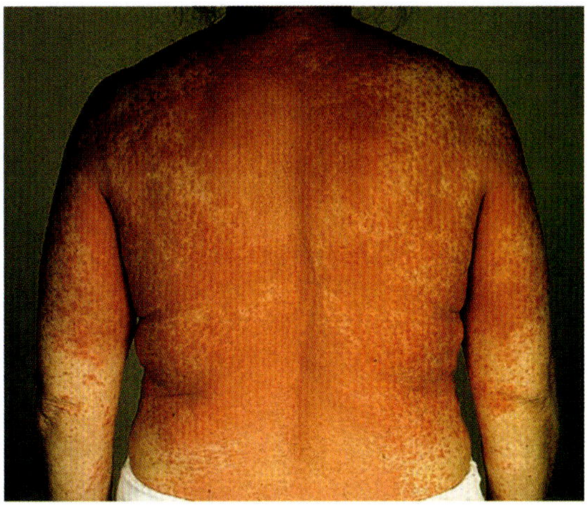

图 39.30　泛发的药疹

如果继续用药，皮损会迅速发展为红皮病。

奇金病。无论红皮病的病因如何，常可见到具有脑回状核的非典型性淋巴细胞（Sézary 细胞），当 Sézary 细胞占循环外周血单一核细胞的 20％以上时，对于皮肤 T 细胞淋巴瘤的白血病变异型，即 Sézary 综合征，就有诊断意义了。即使数量很少，只要有大型 Sézary 细胞（直径 15～20μm）就有诊断意义[28]。利用聚合酶链反应分析 T 细胞受体基因，以确定外周血中的克隆 T 细胞群，似乎可以为 Sézary 综合征提供高特异性诊断。此诊断方法的敏感性也很高，但如果最初检查为阴性，却仍然怀疑这一诊断，则需重复检查[28]。

药物性：多种药物可引起红皮病。其中比较常见的有保泰松、苯妥英钠、卡马西平、西咪替丁、金制剂和锂[29]。其皮疹初始可表现为全身泛发湿疹，或猩红热样、麻疹样红斑，通常伴有一定程度的激惹瘙痒，其严重程度逐步增加。红斑可能首先出现在屈侧皱褶部，也可泛发全身（图 39.30）。在不同病因引发的红皮病中，本组预后最好[3,30]，常在 2～6 周消退[31]。然而，需要记住的是，药物过敏的皮肤表现可能伴随着其他器官的受累，如血液系统异常，肝炎，肾炎或肺炎。其中一个例子是 DRESS 综合征（伴嗜酸性粒细胞增多与全身症状的药物反应；见第 119 章）。

病源不明的红皮病：随着检查的深入和观察时间的延长，不能发现明显基础疾病的红皮病病例比例逐渐减少，但在所有病例系列中其很少低于 10％[4,5,31]。皮肤的改变可能比淋巴瘤的其他表现早几个月甚至几年。如果排除这些病例，其余病因不明的慢性红皮病患者主要为老年男性，一般病程很长，伴随有局部皮损的暂时缓解，有时被称为“红人综合征”，其特征是有明显的掌跖角化、皮病性淋巴结增大和血清 IgE 升高[24,32]，重要的是，注意此病并非是已经确立的偶被称为“l'homme rouge”的红皮病型皮肤 T 细胞淋巴瘤。

长期性特发性红皮病最常见的三个病因可能是老年人的特应性湿疹、被患者忽视的药物摄入和淋巴瘤瘤前病变[4]。

鱼鳞病样红皮病：通常从出生或婴儿早期就有。

毛发红糠疹：红皮病型毛发红糠疹可能开始于童年或成年后。在膝部和肘部，以及手指和脚趾的背部，出现毛囊角质栓是其特征性皮损。许多病例可见红皮区域中散在分布岛状正常皮肤，角质栓可能在其边缘很明显。这些正常肤色的“皮岛”强烈提示该诊断，手掌和脚底的皮肤经常出现橙色的变色。

落叶型天疱疮：在发展为红皮病之前，通常先有面部和躯干上部的湿润的结痂性皮损。脱屑显著，并且呈湿润黏着状态。尤其是在四肢上，可能会成批出现薄壁的大疱。

扁平苔藓：红皮病型扁平苔藓非常罕见，但金制剂、奎宁等药物引起的苔藓样反应会导致红皮病发生。当最初的红斑和水肿消退时，可出现单个紫色丘疹。颊黏膜可出现典型花边状蓝白色条纹。

皮肤真菌病：泛发性红皮病很少由紫色毛癣菌等真菌的慢性感染引起。

挪威疥疮：特点是手脚结痂严重，指甲增厚，有时也可伴有全身红斑和鳞屑。这种疾病经常被误诊为红皮病型银屑病。在同一的环境中其他人出现疥疮，或护理患者的医务人员或护理人员中发生疥疮，可以提示该诊断。

Ofuji 丘疹性红皮病[33-37]：Ofuji 在 1984 年[33]描述了这种独特的红皮病类型。它与普通红皮病的不同之处在于，丘疹明显，一般不累及面部和皱褶部位，且常伴有强烈的瘙痒。目前还不清楚这是一种独立的疾病还是一种反应形式。尽管发现大多数病例是特发性的，但也有几例报道其发病与其他疾病有关。丘疹性红皮病常发生在老年人群，诊断年龄 57—100 岁，很多病例发生在八十多岁或九十多岁。主要是男性发病，男性女性比例估计为 4.7∶1[34]。

组织学表现一般是非特异性的，表皮一般有轻度的棘层增厚、海绵形成、角化过度和灶状角化不全。真皮有明显的淋巴细胞浸润，主要分布在血管周围，通常嗜酸性粒细胞明显增多。偶尔可见轻度淋巴细胞亲表皮性，出现浆细胞和多核巨细胞的情况则更为少见。免疫荧光阴性。

丘疹性红皮病一般初发为一种棕红色、平顶丘疹，皮疹逐渐融合（图 39.31a）。四肢和躯干均受累，面部和皱褶部位一般不累及。腹部褶皱处不受累的特征性表现被称为"甲板椅征"[35]，提示其分布类似于在甲板椅上长时间日晒导致的日晒伤的分布（图 39.31b）。皮损有时会沿着抓痕发展。瘙痒具有持续性的特征，程度从中度到非常严重不等。通常还能见到其他特征性表现，包括手掌和足底的角化过度及皲裂，以及良性的淋巴结增大。常有循环嗜酸性粒细胞增多和 IgE 升高，以及轻度的绝对或相对的淋巴细胞增多。在预后方面，丘疹性红皮病通常会持续多年，其中有些病例可以缓解。

有报道，丘疹性红皮病与恶性肿瘤有关，其中包括 T 细胞[36,37]和 B 细胞淋巴瘤[37]、胃癌[37]、肺癌[37]、结肠癌[38]、前列腺癌[34]和肝细胞癌[39]，表明这种皮疹有时可能是一种副肿瘤现象。也有一些报道称，丘疹性红皮病发展成了蕈样肉芽肿[34,40,41]，有一例病例在症状开始 11 年后发展成了蕈样肉芽肿[42]，因此在某些情况下，丘疹性红皮病似乎是皮肤 T 细胞淋巴瘤的一种表现；一例病例发展为银屑病[34]；也有报道称，丘疹性红皮病与 HIV 感染有关[43,44]；有一例报道，与胆源性败血症相关[45]。

在治疗方面，使用润肤剂、外用糖皮质激素和抗组胺药对某些病例有效，但起效缓慢。这种疾病对口服泼尼松龙反应良好，但有时需要大剂量使用。PUVA，包括药浴 PUVA，在一些报道中被证明是有效的。而硫唑嘌呤[46]、环孢素[47]和阿维 A 酯[48]可能有效。因为本病可能发展为皮肤 T 细胞淋巴瘤，并与恶性肿瘤有关，维 A 酸类或光疗可能优于免疫抑制药的治疗。然而，丘疹性红皮病有时治疗很困难。

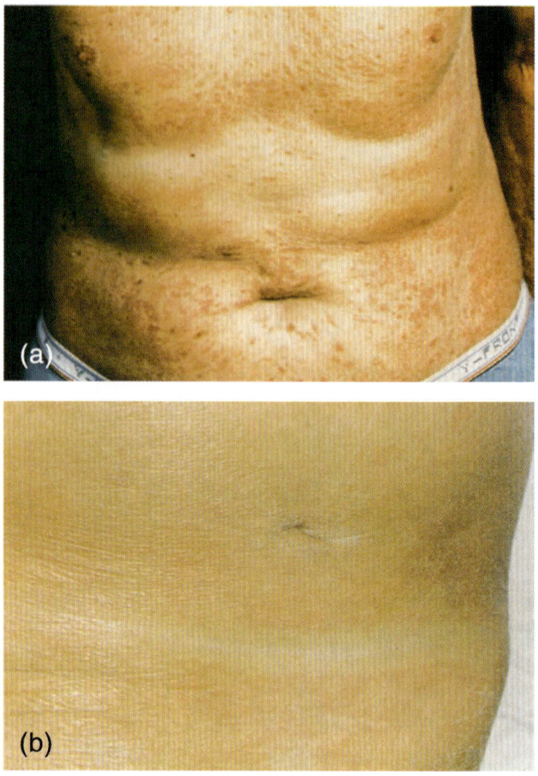

图 39.31 Ofuji 丘疹性红皮病（a）、丘疹（b）"甲板椅征"（身体褶皱部未受累）

（由英国 Edinburgh Royal 医院 M. J. Tidman 博士友情提供）

鉴别诊断

其可能的潜在病因见表 39.4。

严重程度分级

从定义上来说，红皮病累及超过全身 90% 的皮肤。

并发症和共病

红皮病的主要并发症是血流动力学改变和代谢紊乱。通过皮肤的血流量明显增加，这可能导致高输出性心力衰竭，尤其是在老年患者中[49,50]。皮肤灌注增加可能导致低体温[51]。蒸发作用造成的水分流失大大增加，大致与基础代谢率成正比。低白蛋白血症的部分原因是鳞屑剥脱造成的蛋白质损失增加，鳞屑剥脱每天可达 9 g/m^2 或以上[52]，进而导致外周水肿。免疫反应可能会发生改变，在没有 HIV 感染的情况下，表现为 γ 球蛋白增加或 $CD4^+$ T 淋巴细胞减少[20]。

病程和预后

红皮病是一种可能致命的疾病状态。目前的死亡率可能低于历史报道，从 18% 到 64% 不等[3,5,7]，但在老年人中，红皮病仍然风险很高。合并皮肤、皮下和呼吸道感染很常见，肺炎仍然是最常见的死亡原因[25]。由红皮病全身系统治疗导致的并发症也会增加死亡率。

更常见的红皮病，包括湿疹、银屑病引发的红皮病或不明原因的红皮病，可能会持续数月或数年，并常常伴随复发缓解交替的过程[25]。

检查

可以通过多次皮肤活检提高诊断率，来确定潜在病因，尽管如此，也常常缺乏特征性的组织学形态[53]。如前所述，如果怀疑有淋巴瘤，应检测皮肤或外周血中的 T 细胞克隆。

治疗

红皮病往往需要住院治疗，特别是急性严重病例，因为一些患者可能会出现严重的体内环境失衡。在这种情况下，需要密切监测蛋白质和电解质的平衡、循环状态及体温。应维持适当的液体摄入量，如果发生心力衰竭必须予以处理。应该撤掉所有可能会加重红皮病的非必需药物。监测患者感染情况，确保必要时及时给予抗生素。

针对皮肤炎症首先应使用油性润肤剂，恢复皮肤屏障功能。因为系统吸收大大增加，其他外用治疗应谨慎使用。大多数患者会在 1～2 周的时间得到改善，在此期间，红皮病潜在的原因可能被发现。进行系统治疗通常很必要，治疗取决于潜在病因的发现。银屑病引起的红皮病应避免系统使用糖皮质激素，避免向脓疱型转化[25]。

阶梯治疗

一线治疗

- 考虑住院或日间病房治疗
- 停止或更换可能是病因的药物
- 监测和纠正体内环境失衡，包括体温和液体平衡
- 治疗所有继发感染
- 频繁应用油性润肤剂

二线治疗

- 根据潜在病因进行系统性治疗

（译者：刘鹏月　李力翠　一审：路雪艳　杨帆　二审：施辛　三审：宫姝　润色：陈垚）

参考文献

完整的参考书目可以在 www. rooksdermatology. com. 找到。
以下列出的是重要参考文献。

Assessment, investigation and management of eczematous disorders

[9] Schofield J, Grindlay D, Williams H. *Skin Conditions in the UK: a Health Care Needs Assessment*. Nottingham: Centre of Evidence Based Dermatology, University of Nottingham, 2009.

[24] Thyssen JP, Carlsen BC, Menné T, *et al*. Filaggrin null mutations increase the risk and persistence of hand eczema in subjects with atopic dermatitis: results from a general population study. *Br J Dermatol* 2010; 163: 115-20.

[25] De Jongh CM, Khrenova L, Verberk MM, *et al*. Loss-of-function polymorphisms in the filaggrin gene are associated with an increased susceptibility to chronic irritant contact dermatitis: a case-control study. *Br J Dermatol* 2008; 159: 621-7.

[47] Ruzicka T, Lynde CW, Jemec GB, *et al*. Efficacy and safety of oral alitretinoin (9-cis retinoic acid) in patients with severe chronic hand eczema (CHE) refractory to topical corticosteroids: results of a randomized, double-blind, placebocontrolled, multicentre trial. *Br J Dermatol* 2008; 158: 808-17.

Dermatitis and eczema of the hands

[1] Moberg C, Alderling M, Meding B. Hand eczema and quality of life: a population-based study. *Br J Dermatol* 2009; 161: 397-403.

[6] Thyssen JP, Johansen JD, Linneberg A, Menne T. The epidemiology of hand eczema in the general population-prevalence and main findings. *Contact Dermatitis* 2010; 62: 75-87.

[19] De Jongh CM, Khrenova L, Verberk MM, *et al*. Loss-of-function polymorphisms in the filaggrin gene are associated with an increased susceptibility to chronic irritant contact dermatitis: a case-control study. *Br J Dermatol* 2008; 159: 621-7.

[36] Paulden M, Rodgers M, Griffin S, *et al*. Alitretinoin for the treatment of severe chronic hand eczema. *Health Technol Assess* 2010; 14(Suppl. 1): 39-46.

[43] Bauer A, Schmitt J, Bennett C, *et al*. Interventions for preventing occupational irritant hand dermatitis. *Cochrane Database Syst Rev* 2010; Issue 6: CD004414.

[49] Ruzicka T, Lynde CW, Jemec GB, *et al*. Effi cacy and safety of oral alitretinoin (9-cis retinoic acid) in patients with severe chronic hand eczema (CHE) refractory to topical corticosteroids: results of a randomized, double-blind, placebocontrolled, multicentre trial. *Br J Dermatol* 2008; 158: 808-17.

Dermatitis and eczema of specified sites

Dermatitis and eczema of the eyelids

[2] Amin KA, Belsito DV. The aetiology of eyelid dermatitis: a 10-year retrospective *analysis*. *Contact Dermatitis* 2006; 55: 280-5.

Juvenile plantar dermatosis

[10] Jones SK, English JSC, Forsyth A, *et al*. Juvenile plantar dermatosis-an eight year follow-up of 102 patients. *Clin Exp Dermatol* 1987; 12: 5-7.

第 4 部分

第 40 章

脂溢性皮炎

40

Sarah Wakelin

Imperial College Healthcare Trust, London, UK

同义名

- 脂溢性湿疹
- 脂溢性银屑病
- 糠秕孢子菌性皮炎
- 头皮屑
- 头皮糠疹

概述

脂溢性皮炎(SD)是一种常见的、反复发作的皮炎,以覆有浅表鳞屑的红斑为主要特征。本病易发生在皮脂腺分布集中的部位,如头皮、面部、胸前及肛周-生殖器区域。若仅发于头皮,炎症轻微或没有明显的炎症,则称为头皮屑或头皮糠疹,尽管没有确凿的证据,但通常被认为是最轻微的一种 SD。SD 好发生于皮肤皱褶区域,包括关节屈侧及乳房下方,通常对称分布。其瘙痒程度不等。SD 可见于幼儿,也可发生于青春期至成年期的任何阶段。发病原因尚未明确,但马拉色菌属(旧称糠秕孢子菌)的共生亲脂性酵母菌长期以来被认为与 SD 和头皮屑有关,通常认为是通过间接或可能的免疫机制致病的。

流行病学

SD 是一种常见的皮肤病,但由于缺乏有效的诊断标准,难以评估其在不同人群中的真实患病率。通常认为,该病在成年人群中的患病率为 1%~3%。1995—2002 年间对希腊一家教学医院 50 237 名首次就诊患者的回顾性病例研究报告中提到总患病率为 4%[1]。据估计,头皮屑影响世界上一半的青春期后人群[2]。大多数研究发现,SD 在男性中更为常见,并且 20 岁以上的男性的疾病检出率会急剧上升[1]。据报道,男性[1,3]在 30 岁左右发病率达到峰值,女性在 40[3]或 50 岁左右发病率达到峰值[1]。婴儿型的 SD 是公认的,但至于这是否是一个独立的疾病还是特应性湿疹的变种仍存在争议。

在人类免疫缺陷病毒(HIV)和人类 T 细胞白血病病毒(HTLV)感染的患者中,SD 的患病率更高,这暗示了其潜在的免疫失调作用。据报道,HIV 阳性者和艾滋病患者的 SD 发生率存在很大差异,在 17%~83%[4,5],巴西 HTLV-1 血清阳性患者的 SD 发生率增加了 2 倍[6]。医源性免疫抑制也增加了 SD 的发生率,如在一项肾移植受者的研究中所示,SD 的总患病率为 9.5%,移植时间越久的受者发生率越高[7]。在包括帕金森病在内的慢性神经系统疾病患者中，SD 的患病率亦有增加[8]，据报道 SD 是韩国脊髓损伤患者研究中最常见的湿疹形式[9]。

病理生理学

真菌与 SD 之间的联系最早是由 Louis-Charles Malassez 在 1874 年提出的[10]，其名称是酵母属，存在于 SD 和头皮屑的病变皮肤中。在后来的几年里，研究的重点转向了炎症变化和 SD 中细胞更新的增加，酵母被认为是一种偶然现象[11]。然而，Shuster 再次提出酵母的重要性，他指出用抗真菌药作用后会使 SD 症状缓解[12]。研究表明，SD 和头皮屑的复发与皮肤上微生物的再现有关[11]。

分子诊断技术的发展促使了马拉色菌的七个主要物种的鉴定，最近的研究表明，虽然从患者身上分离出了合轴马拉色菌、糠秕马拉色菌和斯洛菲马拉色菌[11]，但是球形马拉色菌和限制性马拉色菌与 SD 和头皮屑关系最密切。对球形马拉色菌和限制性马拉色菌的基因型的详细分析表明，与健康对照组相比，特定菌株与 SD 相关[13]。然而，这些酵母菌是正常皮肤微生物群的一部分，不是传统的病原体，因此它们引发疾病的机制也不清楚。

马拉色菌主要定植于皮脂腺的漏斗部，在此部位可自由摄取的脂类是其主要能源。它们通常以共生状态存在于皮肤中。这种平衡受到干扰的原因尚不清楚。有几种可能的促炎机制[14]。SD 患者体内的脂肪酶和磷脂酶分泌增加[15]，这可能导致油酸的形成，从而损害易感个体表皮屏障功能，并导致头皮皮肤剥脱，形成头皮屑[16]。免疫调节代谢物的产生也可能是相关的，如马拉西嗪和吲哚-3-乙二醛已经在与限制性马拉色菌相关的 SD 患者的皮肤上检测到[17]。这些代谢物可作为芳基烃受体、核受体和转录调节器的受体，具有多效性，包括调节 Toll 样受体功能[18]。无论是由于氧自由基产过剩或抗氧化剂不足，氧化刺激都被认为有助于 SD 的发病[19]。

角质形成细胞被马拉色菌细胞刺激后也可以产生促炎性[白细胞介素 1α(IL-1α)、IL-6、IL-8、IL-12、肿瘤坏死因子 α(TNFα)]和抗炎性(IL-4、IL-10)细胞因子，并且反应是特异性的[20]。这种复杂的免疫反应似乎受到用来保护酵母细胞壁的脂质的调节[21]。

与健康对照组相比，SD 患者的皮脂排泄率没有增加，但在 SD 患者中已检测到表皮表面脂质的多种异常。它们在正常皮肤区域的缺失表明它们可能与微生物有关，而不是内在原因[11]。头皮屑的超微结构研究表明，角质层脂质耗尽可能进一步导致亚临床炎症[2]。在 SD/头皮屑患者的头皮样本中，发现组织蛋白酶 S 和组胺水平升高[22]，这可能是导致此类患者头皮瘙痒的原因[23]。

遗传学

与特应性湿疹不同(见第 41 章)，对 SD 的遗传或疾病易感性基因鉴定方面的研究很少。对唐氏综合征患儿的研究中发现了 SD 患病率为 31%[24]。一个以色列犹太摩洛哥家庭被报道，患有一种常染色体显性脂溢样皮炎，被认为是由编码锌脂蛋白的 PSORS2 基因的突变从而引起银屑病样皮炎[25]。据报道，人类白细胞抗原(HLA)分型显示，SD 与 HLA-A * 32 和 HLA-B * 18 之间在统计学上存在显著相关性[26]。

环境因素

据报道，SD 更普遍发生在冬季并且在日晒后可以改善[27]，然而阿尔卑斯山脉指南中认为紫外线诱导的免疫抑制是 SD 发病率增加的基础[28]。

临床特征

病史

SD 通常在成人早期发病，伴有局部炎症和表皮皮屑剥落。受累部位可能无症状或剧烈瘙痒，自觉症状程度可能与临床表现不一致，尤其在头皮部位。此病最痛苦的就是其长期慢性反复的过程。

临床表现

面部 SD 通常会影响皮肤皱褶处(鼻唇、耳皱褶、眼睑和眉间区域)及眉毛内侧(图 40.1 和图 40.2)。在深色皮肤人种中，色素减退可能是一个突出的特征[29]。在鼻翼皱褶和鼻侧壁周围常有局部红斑并伴有皮屑剥落，外耳道有鳞屑或可同时伴有外耳炎症。可能继发细菌或念珠菌感染(图 40.3)。头皮的受累程度从轻微的没有潜在红斑的皮屑到明显炎症的暴发同时伴有厚重、黄色、油腻的鳞屑和厚痂剥落等程度不等；胡须处也会发生类似改变。SD 可能发生前眼睑边缘发炎(前睑缘炎)，并在睫毛上(通常在基部附近)出现片状碎屑。当这些松散的皮屑落入眼时，会导致结膜刺激和红眼症[30]。

在躯干部位，可能出现几种形式的 SD。男性中，

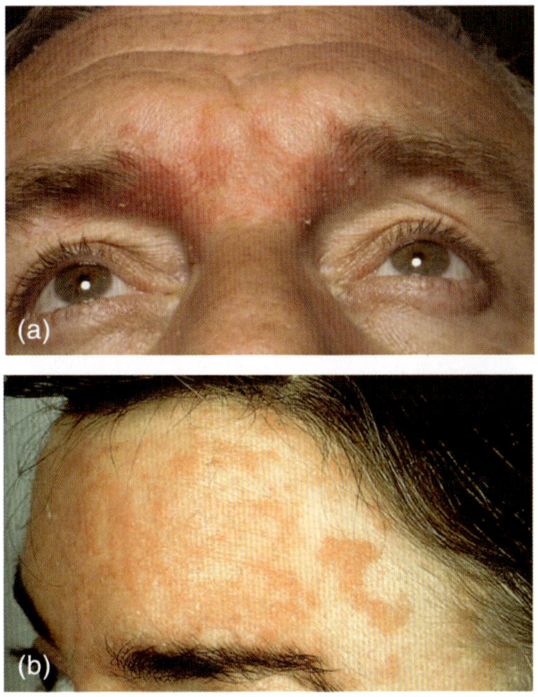

图 40.1 面部脂溢性皮炎
(a)内侧眉毛和眉间皱褶的特征性红斑和鳞屑;
(b)前额、眉毛和发际线弥散性受累。

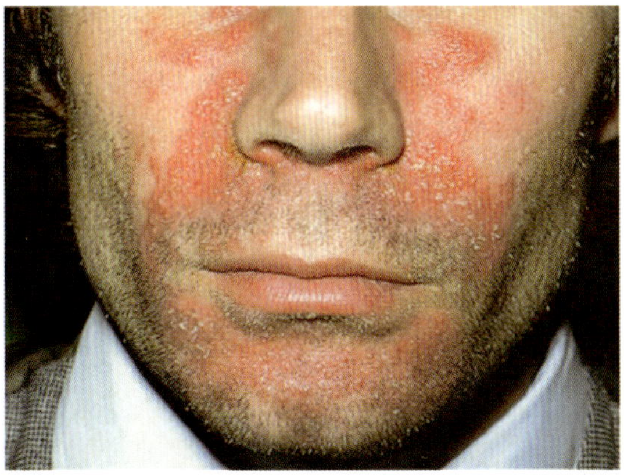

图 40.2 严重的面部脂溢性皮炎,主要累及鼻唇沟

累及胸前区呈花瓣状(花瓣形)皮损是典型且局限的病变(图 40.4)。更广泛的受累可能会延伸到上背部、脐部、腋窝、腹股沟及乳房下区域。在较大的皱褶处,病变区域可能呈现淡粉色、光泽性改变(图 40.5)。SD 的"糠疹样"改变包括泛发型红斑鳞屑状和花斑癣类似但比其病变范围更广泛,可累及从颈部到发根[31]。男女肛门生殖器都可能受累。内源性外阴皮炎通常不被进一步分类,但在一项研究中,40%的女性具有 SD 其他生殖器外特征性改变[32]。

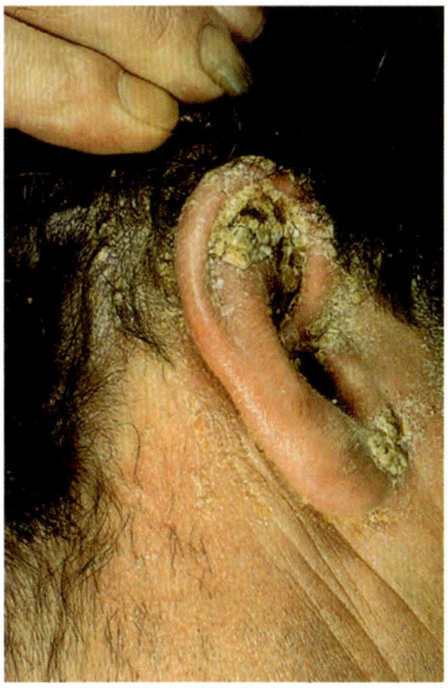

图 40.3 耳部脂溢性皮炎合并继发性细菌性感染

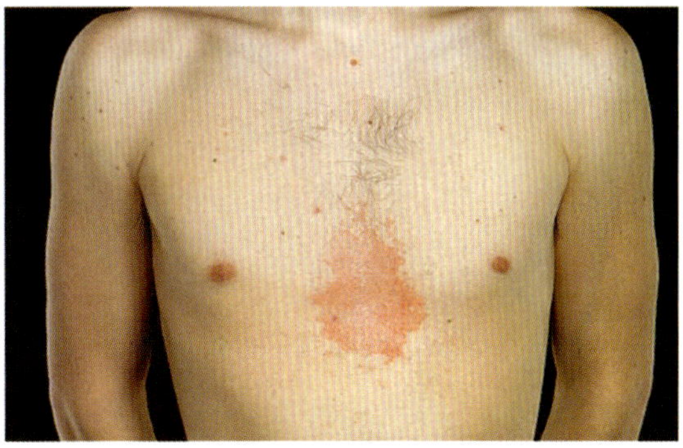

图 40.4 胸骨前区脂溢性皮炎
(由英国莱斯特皇家医院的 D. A. Burns 医师提供)

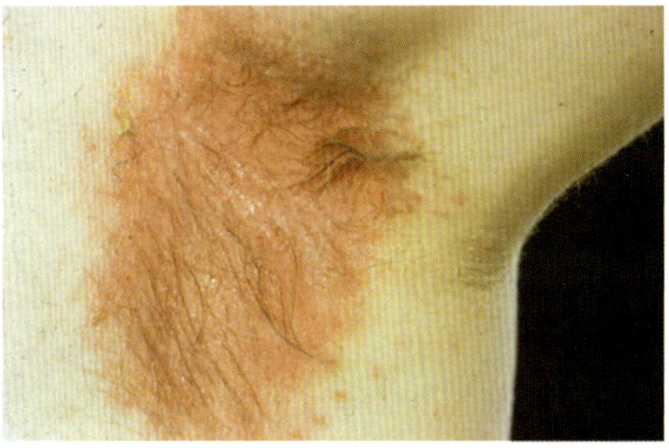

图 40.5 腋窝脂溢性皮炎
大面积的皱褶部位可能会继发感染。

第 4 部分

临床亚型

婴儿SD主要表现为摇篮帽和(或)餐巾皮炎。通常在3月龄时出现，8月龄时自动消失。眉毛、鼻侧区域和大的皱褶处的皮肤经常会受累，这种分布特点会被用来区分婴儿SD和特应性湿疹[33]。然而，一些作者认为婴儿SD和特应性湿疹之间的区别尚不明确，一项对患有SD的婴儿的回顾性研究发现，在短时间内出现特应性湿疹的典型特征的人数要高于预期[34]。关于婴儿SD和所谓的银屑病性餐巾纸皮炎的关系也存在争议。

在成人中，SD的发病可能与其他常见皮肤病有关，并且倾向于皮脂腺区域，包括痤疮、玫瑰痤疮、花斑癣和糠秕孢子菌毛囊炎[33]。大面积的SD可能很少演变成红皮病型剥脱性皮炎。

鉴别诊断

SD的诊断通常是较明确的，但在非典型病例中，需要与很多疾病鉴别。头皮鳞屑也是银屑病的一个常见特征，但在银屑病中，鳞屑通常更局限、更厚、偏银白色。需要进行常规的皮肤检查以寻找指甲的变化和典型的银屑病斑块。“脂溢性银屑病”一词已被用于描述具有SD分布模式的银屑病样鳞屑的患者，但这一命名的定义还不是很清晰。变应性接触性皮炎可能在头面部的不同部位模拟SD或使其复杂化，在非典型病例和眼睑皮炎患者中应考虑进行斑贴测试。轻微的毛囊角化病和慢性家族性良性天疱疮可能会被误诊为SD，因为它们的病变部位分别倾向于皮脂腺区和皮肤皱褶区域。在毛囊角化病中，病变呈更典型的圆顶形和丘疹状。如果怀疑可能为其中任何一种疾病，应进行皮肤活检。口周皮炎也会累及鼻唇沟，可能与表面鳞屑有关。受累的下唇外侧皮肤的小丘疹是特征性的，呈独特的菱形分布。落叶型天疱疮和红斑型天疱疮可能会影响面部和躯干等SD好发的区域；活检后如果诊断仍不明确，则需要进行免疫荧光检查。

玫瑰糠疹可出现SD的糠疹样皮损，但SD没有的前驱母斑及躯干以外的皮损是玫瑰糠疹典型的表现。早期的皮肤T细胞淋巴瘤可出现SD样病变。红癣可能与SD皱褶部位的红斑相似。

一系列药物可能会产生类似SD的皮损急性发作，包括那些含有巯基(卡托普利、D-青霉胺、硫代苹果酸金钠)[35]、锂、甲基多巴、氯丙嗪和西咪替丁的药物。对使用干扰素α和利巴韦林治疗丙型肝炎病毒感染患者的纵向研究发现，SD是最常见的黏膜皮肤并发症之一[36]。在接受重组IL-2治疗的患者中，报道了类似SD皮损的急性发作[37,38]和SD的复发[39]。SD也可能是新型化疗药物的皮肤不良反应之一，这些药物包括表皮生长因子抑制药厄洛替尼[40,41]、多激酶抑制药索拉非尼[42]和舒尼替尼[43]和BRAF抑制药维莫拉尼[44]。

婴儿中SD鉴别诊断包括组织细胞增多症、锌缺乏症、肢端皮炎性肠病和莱纳病。在这些疾病中，SD通常严重又广泛，与反复感染、发育不全和各种补体成分的缺乏有关。对于有头皮屑剥落明显的青春期前儿童，需要仔细检查脱发和断发情况，以排除头癣。在这个年龄段，虱病也是一种常见的传染病，头皮发痒的儿童需要仔细检查虱子及虫卵。

严重程度分级

SD和头皮屑的病情程度是多变的，而且没有有效的评分系统，所以许多研究只是使用描述性分类。一个土耳其研究小组提出了一个临床评分，称为脂溢性皮炎面积严重度指数(SDASI)，该评分基于银屑病面积严重度指数(PASI)[45]。

并发症和共病

SD是HIV最常见的相关皮肤病之一，在HIV疾病的早期发生[46]。因此，它可能是HIV感染的早期临床表现之一。SD是HIV几种“标志性疾病”之一，可用来敦促患者及时去检测HIV，以降低HIV感染晚期诊断的概率[47,48]。HIV感染晚期诊断会降低抗反转录病毒的治疗反应，也会增加HIV的传播率。在开始高活性抗反转录病毒治疗的HIV感染患者中，SD也可作为免疫重建炎症综合征表现的一部分[49]。

据患者反馈，SD发病之前通常出现压力性事件[50,51]。一项对150名精神疾病患者的研究发现，较高的SD发生率完全归因于抑郁症[52]。其他研究特别报道了患有SD的成年人的焦虑评分较高[51,53]。SD也与神经性厌食[54]、酗酒[55]及各种癌症有关。很难区分疾病、生活方式、营养和心理问题在SD发病机制中所发挥的作用。在65岁以上的患者中，被发现SD与年龄及丧失生活自理能力相关，提示衰老在其中的作用[56]。其他最新报道的疾病相关因素包括高血压[57]和较高的体脂率[58]。

生活质量

据报道，SD与其他炎症性皮肤病一样，会影响患者的生活质量。西班牙一项对多中心共2159名成人进行的研究显示，Skindex-29 全球平均评分为 20.5[59]，属于轻度损伤范围[60]。

病程及预后

虽然缺乏纵向研究，一般仍认为 SD 是一种慢性病，反复发作，需要长期治疗。

检查

诊断通常是依据临床表现，不需要进行诊断性化验检查。应对所有病例行 HIV 检测。

皮肤镜检查有助于鉴别头皮 SD 和银屑病，SD 显示出典型的树枝状血管、非典型血管而没有点状和小球状血管（银屑病的特征）[61]。

组织学无特异性，通常表现为银屑病和慢性皮炎的双重特征。海绵水肿是一个有意义的可被区别的特征，但在长期的病变中可能会变得不明显，这些病变具有银屑病样特征，包括毛囊角栓周围的角化过度、角化不全及明显的不规则增生的表皮突[33]。SD 的主要组织学病变"喷射性乳头"先后分别由 Civatte[62]，Pinkus 和 Mehregan[63] 发现，它涉及乳头层毛细血管扩张，并在表皮颗粒细胞迁移处引发海绵水肿。随着炎症消退，表皮角化过度，局部角化不全，从而导致脱屑增多。

治疗

SD 尚无确切的治疗方法。可能需要长期地维持治疗，但有些患者仅对急性发作期进行间歇性治疗。可以使用多种局部用药，很少需要全身治疗。尿素、丙二醇和乳酸等角膜剥脱剂可以减少脂垢、抑制真菌的生长，也可以减少头皮 SD 的症状，但可能导致皮肤刺痛[64]。局部抗真菌药物是主要的治疗方法，因为其安全性适用于所有年龄段。除了常用唑类制剂，新的唑系药物如舍它康唑已被报道对治疗 SD 有效[65]。新的制剂也可为患者提供更多的选择，如对 SD 患者长达 52 周的长期治疗中，2% 的酮康唑泡沫[66]的使用是十分广泛且有效。然而，一些球形马拉色菌和限制性马拉色菌菌株对唑类抗真菌药有耐药性，这可能会导致治疗失败[67]。尽管抗真菌制剂对马拉色菌无效，但据报道局部使用特比萘芬[68]和 naftitine[69] 对 SD 有效，表明可能涉及其他作用机制。广谱抗真菌药环吡酮胺在局部治疗头皮和面部 SD 方面也有效[33,70]。抗头皮屑洗发水中存在的其他活性剂包括抗真菌药吡硫翁锌和煤焦油。硫化硒已被用于治疗 SD，因为它具有杀菌活性和角质软化或角质溶解作用，并且可在各种配方中使用，如洗发水、洗剂、泡沫乳剂和混悬剂[71]。

与精神病学中使用的口服锂不同，局部用葡萄糖酸锂在 SD 中具有抗炎作用。一项针对面部 SD 患者的随机研究报告中显示，8% 葡萄糖酸锂比 2% 酮康唑更能有效全面地缓解症状[72]。体外研究表明，葡萄糖酸锂的治疗浓度对培养的角质形成细胞具有抗炎作用，通过使白细胞介素 10（IL-10）的表达和分泌增加，Toll 样受体 2（TLR2）和 TLR4 的表达减少来发挥功能[73]。据报道，针对面部 SD 中有效的其他治疗包括 4% 烟酰胺[74] 和 0.75% 甲硝唑凝胶[75]，而且对于可能并发痤疮/酒渣鼻的患者更为有效。吲哚-3-乙酸光动力疗法具有降低皮脂、抗炎和抗菌活性，已被建议成为治疗 SD 和痤疮的新选择[76,77]。在一项双盲研究中提示，对于婴儿 SD，含有甘草衍生物的保湿剂甘草查尔酮短期治疗与 1% 氢化可的松疗效相同[78]。

局部皮质类固醇可与抗真菌药物联合使用，以获得更强的抗炎作用，与抗真菌单一疗法相比效果更佳[79]。当局部抗真菌治疗失败时，英国国立卫生研究院（NICE）建议成人可短期局部使用弱效皮质类固醇（表 40.1）[80]。对皮肤萎缩的顾虑限制了皮质类固醇的长期使用，尤其是在诸如眼睑等敏感部位，局部钙调神经磷酸酶抑制药正逐渐成为一种有效的替代品，尽管在 SD 中还未被授权使用。对 SD 患者局部使用吡美莫司和他克莫司的研究发现，2 周内即可改善症状，即便停止治疗后 SD 复发，症状严重程度较前显著降低[81]。据报道，在成人面部 SD 患者中，每周 2 次 0.1% 他克莫司维持治疗 10 周可有效控制症状[82]。不良反应包括轻微的灼热和刺痛感。

口服抗真菌治疗偶尔被建议用于顽固性或广泛性 SD，但其有效性的证据有限，由于缺乏对照组及盲法研究，大多数研究质量较低[83]。伊曲康唑是最常见的口服治疗 SD 的抗真菌药，脉冲疗法通常可以得到良好的临床效果和抗真菌疗效。一项小型开放性研究报告表明，窄波 UVB 疗法改善了全部 18 名接受治疗的 SD 患者的症状[84]，但中位复发时间为 3 周，因此获益时间短暂。

展望未来，抗菌肽可能为 SD 提供另一种治疗选择[71]。在一种改良的合成抗菌肽 p5 的体外研究发现，其对糠秕马拉色菌的活性是酮康唑或伊曲康唑的 3～4 倍，并具额外抗炎特性，可抑制角质形成细胞表达 IL-8 和 TLR2[85]。

表 40.1 关于脂溢性皮炎治疗的 NICE 建议总结

脂溢性皮炎的类型	一线治疗	二线治疗	附加治疗
头皮和胡须	2%酮康唑洗剂或硫化硒洗剂，每周 2 次，治疗 1 个月，然后每周 1～2 次，用于症状控制	含吡硫翁锌、煤焦油或水杨酸的药用洗发剂	局部角质溶解剂或矿物/橄榄油去除头皮屑和痂皮 如果头皮出现严重瘙痒，可局部使用强效皮质类固醇，持续 4 周
成人的面部和身体	2%酮康唑乳膏每日 1 次/每日 2 次；1%克霉唑乳膏每日 2 次/每日 3 次；1%益康唑乳膏，每日 2 次；2%咪康唑乳膏，每日 2 次 如上文所述至少使用 4 周，然后减少频率使用	中效局部皮质类固醇 1～2 周	用含有抗真菌成分如 2%酮康唑的沐浴露洗浴，将棉签浸湿婴儿香波处理受累的眼睑
严重型	回顾诊断，参考专家会诊意见并行 HIV 检测		
婴儿	用婴儿洗发水轻柔刷洗去除头皮上的痂皮。每天用肥皂沐浴。必要时用凡士林或温热的植物油封包过夜	外用咪唑乳膏：1%克霉唑乳膏每日 2 次；1%益康唑乳膏每日 2 次；2%咪康唑乳膏，每日 2 次	局部使用皮质类固醇并非常规建议，但可用于某些患有尿布疹的婴儿

改编自国家健康与护理卓越研究所[80]。

(译者：云晴 一审：张春韶 张雅君 二审：施辛 三审：王清玉 润色：陈垚)

参考文献

所有文献请查阅网址：www. rooksdermatology. com.
以下列出的是重要参考文献。

[1] Palamaras I, Kyriakis KP, Stavrianeas NG. Seborrhoeic dermatitis: lifetime detection rates. *J Eur Acad Dermatol Venereol* 2012;26:524-6.

[11] Hay R. *Malassezia*, dandruff and seborrhoeic dermatitis: an overview. *Br J Dermatol* 2011;165(Suppl. 2):2-8.

[14] Gaitanis G, Velegraki A, Mayser P, Bassukas ID. Skin diseases associated with *Malassezia* yeast: facts and controversies. *Clin Dermatol* 2013;31:455-63.

[20] Gaitanis G, Magiatis P, Hantschke M, Bassukas ID, Velegraki A. The *Malassezia* genus in skin and systemic diseases. *Clin Microbiol Rev* 2012;25:106-41.

[26] Ramos-e-Silva M, Sampaio AL, Carneiro S. Red face revisited: endogenous dermatitis in the form of atopic dermatitis and seborrhoeic dermatitis. *Clin Dermatol* 2014;32:109-15.

[33] Gupta AK, Madzia SE, Batra R. Etiology and management of seborrheic dermatitis. *Dermatology* 2004;208:89-93.

[46] Chatzikokkinou P, Sotiropoulos K, Katoulis A, Luzzati R, Trevisan G. Seborrhoeic dermatitis-an early and common skin manifestation in HIV patients. *Acta Dermatovenereol Croat* 2008;16(4):226-30.

[71] Dessinioti C, Katsambas A. Seborrheic dermatitis: etiology, risk factors and treatments: facts and controversies. *Clin Dermatol* 2013;31:343-51.

[81] Cook BA, Warshaw EM. Role of topical calcineurin inhibitors in the treatment of seborrhoeic dermatitis: a review of pathophysiology, safety and effi cacy. *Am J Clin Dermatol* 2009;10:103-18.

[83] Gupta AK, Richardson M, Paquet M. Systematic review of oral treatments for seborrheic dermatitis. *J Eur Acad Dermatol Venerol* 2014;28:16-26.

41

第 41 章
特应性湿疹

Michael R. Ardern-Jones[1], *Carsten Flohr*[2], *Nick J. Reynolds*[3], *Colin A. Holden*[4]

[1] Dermatoimmunology, University of Southampton, Southampton General Hospital, Southampton, UK

[2] St John's Institute of Dermatology, Guy's and St Thomas' NHS Foundation Trust, London, UK

[3] Department of Dermatology, Royal Victoria Infirmary and Institute of Cellular Medicine, Newcastle University, Newcastle upon Tyne, UK

[4] Department of Dermatology, Epsom & St Helier NHS Trust, St Helier Hospital, Carshalton, UK

定义和术语

特应性湿疹(atopic eczema, AE),即特应性皮炎(atopic dermatitis, AD),是一种很难直接定义的疾病,因为缺少有诊断意义的检查,而且疾病的临床特征差异很大。下述的定义与目前多数共识一致:特应性湿疹是一种瘙痒性、慢性或慢性复发性炎症性皮肤病,常于儿童早期发病(通常在 2 岁之前)[1,2](框图 41.1)。皮损表现为红斑、瘙痒性丘疹或丘疱疹(婴儿有时可见水疱),可出现表皮剥脱及苔藓样变,并有特征性的屈侧分布(框图 41.2 及框图 41.1)。皮肤表现常与个人或其他家族成员的其他特应性疾病相关[1-3],出现丝聚蛋白突变的患者临床可见寻常型鱼鳞病、毛周角化、掌纹增多(见框图 41.2)。

同义名

- 这种疾病的历史性名称本就多种多样,而关于此的争论使命名更加混乱了(表 41.1)。随着对于本病与特应性及变应性免疫反应关系的了解逐渐深入,"特应性皮炎"成为大家所接受的名称。近来,"特应性湿疹"则应用更为广泛。某些分子生物标志物,如丝聚蛋白的水平,可能会成为疾病描述中更重要的部分

框图 41.1 英国改进的 Hanifin 和 Rajka 的特应性皮炎(湿疹)诊断标准

按照英国的特应性皮炎(湿疹)诊断标准,符合诊断的儿童必须具备

- 皮肤瘙痒(或家长叙述患儿有搔抓或摩擦皮肤情况)并符合以下数条中至少 3 条

1. 2 岁前发病(4 岁以下儿童不适用)
2. 褶皱处皮肤受累史,如肘窝、腘窝、踝前或颈周(10 岁以下儿童包括面颊)
3. 全身皮肤干燥史
4. 个人有其他特应性疾病史(或 4 岁以下儿童的一级亲属有特应性病史)
5. 可见的屈侧湿疹(或 4 岁以下儿童面颊/额部及肢体伸侧湿疹)

摘自 Williams 等,1994[14]。

框图 41.2 与丝聚蛋白状态相关的特应性湿疹的临床特征及其流行情况

- 瘙痒
- 斑块状红斑
- 丘疹或丘疱疹
- 湿疹样皮损伴结痂
- 苔藓样变及表皮剥脱
- 色素沉着或色素减退
- 皮肤干燥
- 继发感染

Brown *et al*. 2009[356]。

表 41.1 特应性湿疹曾用名

体质性痒疹	Besnier(1892)
泛发性神经性皮炎	Brocq(1902)
Besnier 痒疹	Rasch(1903)
体质性湿疹	Brocq(1927)
早期及晚期渗出性湿疹样疹	Rost(1928)
婴儿湿疹	
屈侧湿疹	
泛发性神经性皮炎及痒疹	
花粉症湿疹-哮喘性湿疹	
神经性皮炎	Rost 和 Marchionini(1932)
特应性皮炎	Wise 和 Sulzberger(1935)
内源性湿疹	Korting(1954)
体质性及特应性神经性皮炎	Schnyder 和 Borelli(1967)
特应性及体质性神经性皮炎	Wuthrich(1983)
单纯-混合性特应性湿疹	Wuthrich(1989)
特应型皮炎	Bos(1998)(2002)
外源性-内源性特应性湿疹	Wuthrich(1989)
IgE 介导的-非 IgE 介导的特应性湿疹	
变应性-非变应性特应性湿疹皮炎综合征	Johansson(2001)

(续 表)

改编自 Novak 等,2003[355]。

概述

特应性和非特应性湿疹

定义特应性湿疹的一个困难来源于,它与特应性反应关系的不确定,以及特应性反应本身的特点。特应性湿疹及引发过敏反应的疾病,如昆虫叮咬和食物过敏,可能与 IgE 抗体有关,因此归为特应性疾病。这种归类理由并不充分,因为特应性湿疹患者 IgE 水平可能是正常的(见后述)[4],而且特应性湿疹很少由一种特定的过敏反应引发。皮炎伴正常 IgE 水平的患者(内源性特应性湿疹或非特应性湿疹)是否可以从临床及预后上与外源性特应性湿疹区分开,仍存在争议。40%~90% 的患者(外源性 AE)变应原 sIgE 皮肤检测呈阳性,或血清中变应原 sIgE 滴度升高[5,6]。除了对变应原的致敏外,不是所有的特应性湿疹患者都有总 IgE 水平的升高,有些研究显示"非特应性"湿疹可能代表了多数儿童早期的特应性湿疹病例[6-8],但随着时间推移特应性的特征逐渐出现,在成人患者中内源性特应性湿疹仅占 5.4%[9]。

由于目前对特应性湿疹的理解认为表皮在发病机制中起主要作用(图 41.1),某些专家对以"特应性"命名本病产生质疑。欧洲过敏和临床免疫学学会提出了一个定义:"特应性是指个人或家族有针对低剂量变应原(通常为蛋白质)产生 IgE 抗体的倾向,而且会出现哮喘、鼻结膜炎或湿疹/皮炎的典型症状"[10]。基于此,世界过敏组织建议使用"湿疹"这一涵盖性术语作为总称,再分成特应性湿疹及非特应性湿疹[11]。但是,尽管有这些共识声明,本章仍使用单一术语"特应性湿疹"(包括内源性及外源性),因其与 ICD-11 命名相符合。

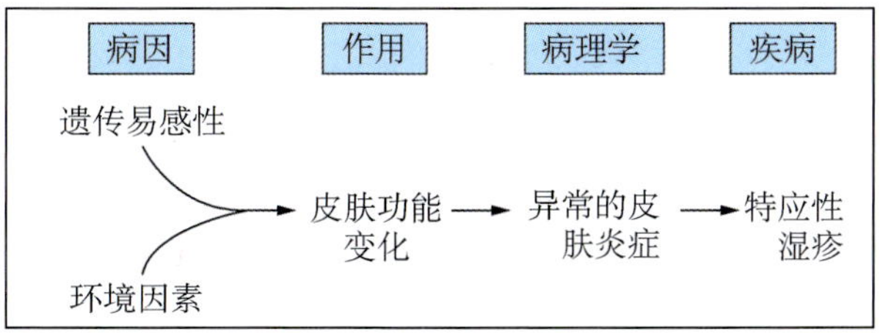

图 41.1 特应性湿疹病理生理学图解

诊断标准

Hanifin 和 Rajka[12]根据他们的临床经验提出了 AE 的主要和次要诊断标准，这些标准使得医院诊疗及实验研究中可以达到诊断的一致性，但是在大规模的人群研究中帮助不大[13]。其后，Williams 等成立了一个英国工作组致力于改进 Hanifin 和 Rajka 的标准，使其成为可重复的有效的特应性湿疹诊断标准，研究显示这一标准的阳性预测值为 80%，阴性预测值 97%[14,15]（见框图 41.1）。这些诊断指南在成人、儿童及非白种人特应性湿疹患者中均适用[16]，而且在人群研究中得到验证。这一诊断标准最初是被用于流行病学研究，因此去除了一些虽然在个体诊断中有用但在大规模人群评估中不甚常见的体征。近来，又有一些新的针对诊断标准的修改被提出，但这些修改尚未得到严格验证[17,18]。

流行病学

发病率和患病率

一些最有价值的特应性湿疹患病率及趋势的数据来自于国际儿童期哮喘和变态反应研究（International Study of Asthma and Allergies in Childhood，ISAAC）[19-22]。ISAAC 是目前规模最大和唯一真正采用全球性研究方法的过敏性疾病研究，包括来自 106 个国家的近两百万儿童。这些数据显示 6－7 岁儿童特应性湿疹患病率差异很大，由伊朗的低于 2% 到日本的高于 16%。对问卷调查的依赖导致结果不可靠，如症状性和报告性湿疹比率的差异。举个例子，在英国桑德兰的受调研者中，13% 确有 AE 的症状，但 27% 报道他们患有 AE。ISAAC 1 期和 3 期的目的是研究特应性湿疹的时间趋势，结果发现在 1 期中 13－14 岁青少年特应性湿疹发病高的地区（主要在一些高收入区域），患病率并没有显著增加或下降，而在多数发展中国家特应性湿疹的负担持续走高（图 41.2）[23]。大多数中心的研究数据显示 6－7 岁人群中，特应性湿疹症状有增加，且与人均国民收入无关。另外，近期一个针对 69 项横断面和队列研究的系统综述确认了特应性湿疹是目前世界范围的常见病，在很多发达国家终身患病率已超 20%[24]。也有证据显示，在低收入国家特应性湿疹的患病率呈上升趋势，尤其在非洲和东亚[24]。

成人特应性湿疹的患病率研究不多，但据报道，日本人群中的 AE 患病率从 20－29 岁的 10% 逐渐下降到 50 岁以后的 5% 以下[25]。欧洲和北美 20－44 岁成人的研究显示，特应性湿疹患病率在瑞士的 2.2% 到爱沙尼亚的 17.6% 变化，总体患病率 7.1%［95% 可信区间（CI）6.6%～7.7%］[26]。

严重程度

从公共卫生的角度来看，特应性湿疹严重程度分布比总患病率（可能包括很多轻症无症状患者）更有意义，因为疾病严重程度决定患者是否享用医疗卫生资源。很少有研究严密调查过社区中特应性湿疹的严重程度分布，但有迹象表明严重病例不多，在特应性湿疹中不足 5%[27,28]。

年龄和性别

在大多数病例中，特应性湿疹发病于婴儿期（常低于 2 岁）[14]，而在一些轻症的社区病例中发病年龄可能相对较晚，甚至到成人期发病[29]。既往有报道，特应性湿疹发病存在细微的性别差异，女性发病率稍高，但这一结果尚有争论[30]。

发病率和成本

特应性湿疹（全球患者人数：229 761 000）是全球发病率最高的 50 种疾病中的八种皮肤病之一，也是引致伤残调整生命年（DALYs）丢失的主要原因[31]。与其他皮肤病相比，AE 患者在通用伤残评估中得分通常最高，而且严重特应性湿疹的健康状态效用与类风湿关节炎、多发性硬化症和缺血性心脏病同等[32,33]。另外，生活质量下降与特应性湿疹严重程度直接相关[34]。精神心理的异常与长期的搔抓、失眠及对可见的皮损的羞耻感有关，它可能会在相当程度上影响患者家庭，而且它与注意缺陷障碍伴多动综合征的关系得到越来越多关注[35,36]。特应性湿疹也是一个高花费的疾病，每位患者平均每年花费 338 美元，如果合并其他特应性疾病花费会增加 2.5 倍[37]。

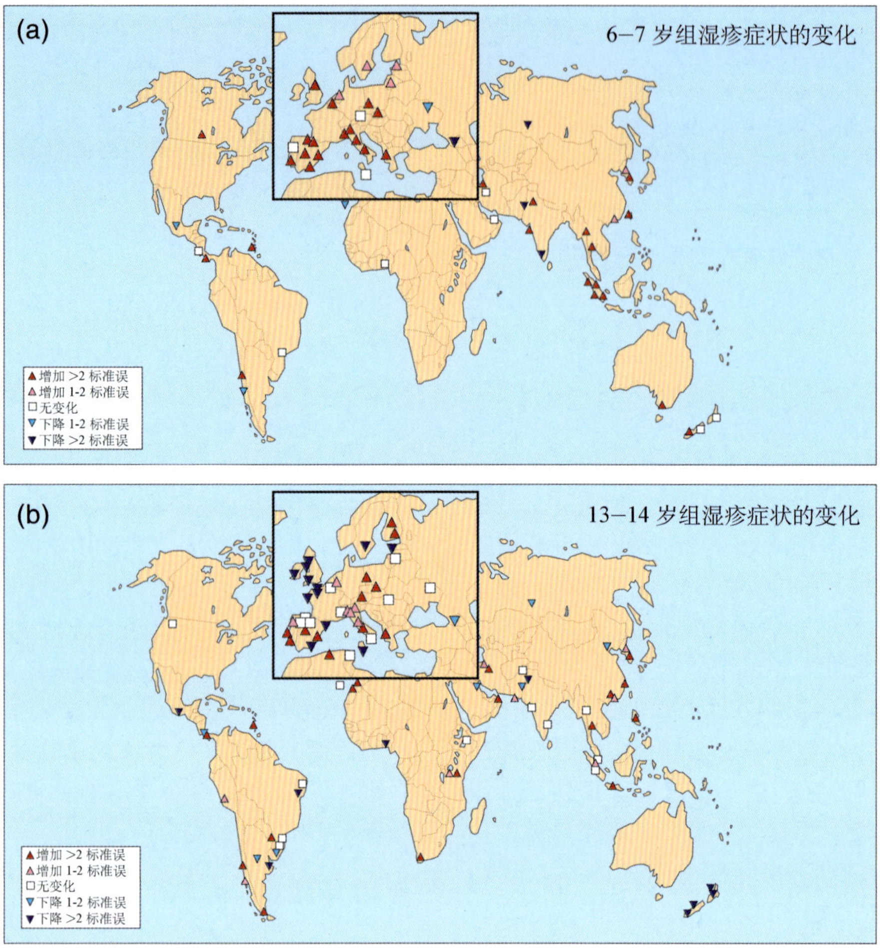

图 41.2　(a,b)国际儿童哮喘和变态反应研究国际哮喘与儿童过敏症研究(ISAAC)1 期和 3 期间 AE 症状患病率的全球变化

(经允许转载自《过敏临床免疫杂志》。来源:Williams 等,2008[23]。美国过敏、哮喘和免疫学会版权所有,Mosby 出版)

我们可以从患病率调查中学到什么

人群调查显示,特应性湿疹患病率在国家间及国家内均有显著性差异,提示环境因素,而非遗传因素,在发病中起主导作用[38]。通过研究一段较短时期的发病变化,如德国再次统一前后,可以帮助我们发现环境危险因素。国家统一后西德学龄前儿童特应性湿疹发病率稳定,而东德 6 岁以下儿童新诊断特应性湿疹病例则增至 2 倍有余,由 1991 年的 9.6%增至 1997 年的 23.4%[39]。类似的情况也见于发展中国家城市化过程中,同样对移民人群的研究发现,由发病率低的地区移民至发病率高的地区,其特应性湿疹患病风险通常会与新环境一致[21,40]。这些通过标准化方法学及诊断标准确定的疾病风险的变化,被归因于"西方"生活方式的采用[39,41]。然而,确切生活方式和其他环境因素还有待确定。

病理生理学

近来,人们逐渐意识到,像哮喘和支气管上皮功能异常一样,特应性湿疹不仅有免疫调节的异常,也存在表皮多种主要功能的异常(图 41.3)。下文将会详细讨论,丝聚蛋白缺乏易致皮肤屏障功能异常,而增多的 Th2 细胞因子[白细胞介素(IL)-4 及 IL-13]也能下调丝聚蛋白的表达,提示表皮和免疫系统通过一种复杂的相互作用彼此调节。

遗传学

孪生研究的数据反映了遗传因素在确定特应性表型表达中的重要性。同卵双胞胎发病的一致率为 0.72,而异卵双胞胎一致率仅为0.23[43-45]。可见,尽

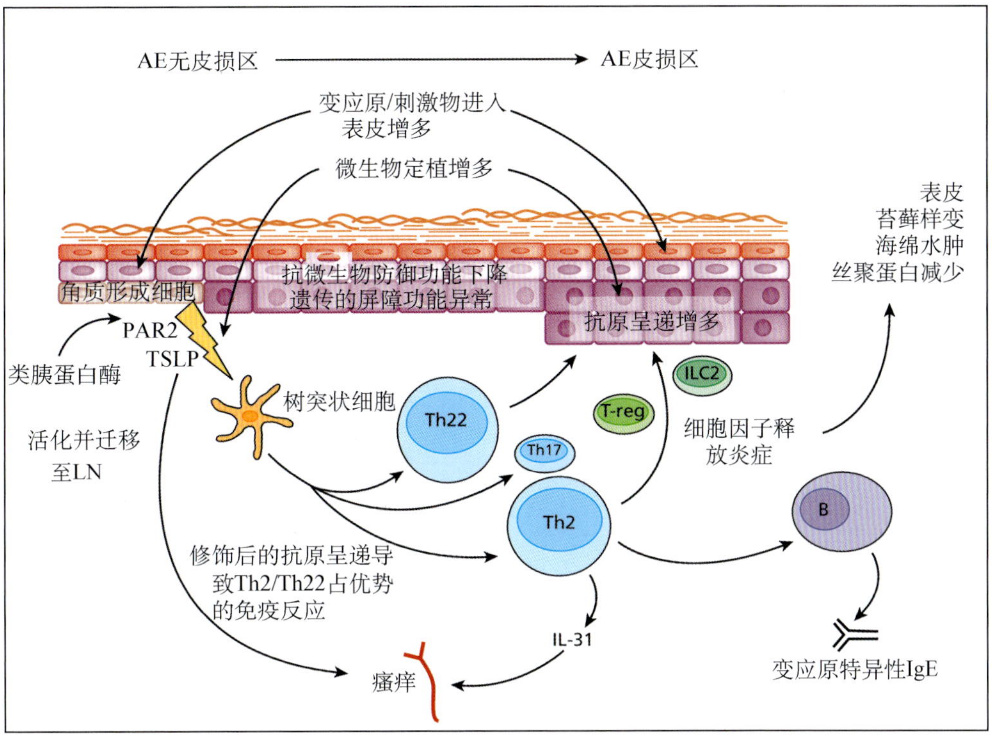

图 41.3　特应性湿疹(AE)的病理生理学

LN,淋巴结;TSLP,胸腺基质淋巴细胞生成素。

管遗传在发病中的主导作用毋庸置疑,在近 1/3 的患者中环境因素发挥了重要作用。

全基因组相关研究筛查了家庭成员的整个基因组以发现与疾病相关的染色体区域。目前有六个相关基因组筛查的研究,包括德国/斯堪的纳维亚($n=839$)[46],英国($n=383$)[47],瑞典($n=470$)[48],丹麦($n=424$)[49],日本($n=287$)[50]及法国人群($n=1317$)[51]。已发现很多位于 1q21,1q24,3p24,3q14,3q21,4p,4q22,5q13,11p14,13q14,15q14-15,15q21,17q21,17q25,18q 和 20p 染色体的易感基因,但 1q21 位点编码丝聚蛋白(FLG)基因的仅在一项研究中发现[47],且除 3p24(瑞典和丹麦群组中有显著性 LOD 值)外其他位点均无可重复性[48,49]。

全基因组关联研究(GWAS)对比了患病人群与对照人群。这些研究利用 DNA 芯片分析可对比高达 240 万单核苷酸多态性(SNP),并将 SNP 等位基因频率与疾病状态关联起来。到目前为止,共有 4 个 GWAS 研究检测了特应性湿疹的基因。这些研究确定了特应性湿疹与 FLG 基因的相关性,并发现了一些其他位点:2q12[52],3p21. 33[52],3q13. 2[52],5q22. 1[52,53],5q31. 1[52,54,55],6p21. 3[52,54],7p22[52],10q21. 2[52],11p15. 4[52],11q13. 1[52,54,55],11q13. 5[52,55,56],19p13. 2[52,55] 及 20q13[52,53,55]。对其他相关基因位点的探索正在进行中。需要注意的是,大多数 GWAS 发现的位点是非编码序列,因此这些序列在致病中的作用仍有待进一步阐明。然而,应用多种细胞的顺式调控原件图对炎症性疾病的分析发现 AE 与 Th2 细胞功能密切相关,这种作用可能是由非经典调节序列的修饰介导的,而不是转录因子表达介导[57]。

Cookson 等在 2001 年首次报道了一个惊人的发现:特应性湿疹的遗传易感基因位点与银屑病的重叠程度高于与哮喘的重叠,这是始料未及的,因为这两种病在临床上几乎是互斥的[47]。然而,在很多情况下,特应性湿疹和银屑病中多态性的遗传效应是相反的。这些结果是由近期的全基因组研究证实,62 个银屑病的 SNP 标志物中,13 个在特应性湿疹中得到显著性 p 值[54]。其中,有 8 个在这两种疾病中显示相反的相关风险。例如,IL-13 是过敏性疾病的特征性标志,IL-13 基因有两种 SNP(rs1295685,rs20541),它们在基因水平与银屑病及特应性湿疹呈显著相关,但在这两种疾病中的作用是相反的[54]。

超过 200 个研究发现特应性湿疹与候选基因呈正相关,却很少有负相关的情况,说明存在报道偏倚。

另外，由于研究人群在表型上的异质性，多数研究存在不足或难以进行对比[58]。近期对这些研究的分析发现在两个独立研究中仅有 13 个基因与疾病呈正相关：*FLG*，*IL4*，*IL4RA*，*SPINK5*，*CMA1*，*IL13*，*RANTES*，*CD14*，*DEFB1*，*GSTP1*，*IL18*，*NOD1* 和 *TIM1*，13 个中只有两个与免疫反应明确相关。其中，与 FLG 呈正相关的重复率是其他基因的 4 倍[58]。这些基因中的多数同时与其他疾病相关，尤其是哮喘、过敏性鼻炎和其他炎症性疾病。例如，*DEFB1* 与特应性湿疹、哮喘、慢性阻塞性肺疾病（COPD），HIV 及败血症相关；NOD2 多态性与特应性湿疹、Crohn 病及结节病相关[58]。一种新的方法，通过使用巧妙的通路分析法将基因与它们已知的功能和信号交互联系起来，发现与特应性湿疹相关的基因主要集中于抗原呈递和免疫应答通路或细胞信号/运动通路[58]。

特应性湿疹中丝聚蛋白遗传学与表皮屏障

没有皮肤屏障缺陷的个体，表皮完整性良好，经皮水丢失量（TEWL）低，针对微生物及环境变应原的保护充足。环境对皮肤屏障完整性的影响，如频繁使用清洁剂[59]、水的硬度[60]，会增加特应性湿疹发病的风险，其机制可能是通过减少天然保湿因子、增加皮肤 pH、上调蛋白酶活性[61]。

数据显示，特应性湿疹皮损部位皮肤屏障功能缺陷较无皮损部位重，两者均异于正常对照[62,63]且屏障功能缺陷与疾病严重度平行[64]。这一发现支持了皮肤屏障在特应性湿疹发病机制中至关重要的观点。自从 2006 年一篇里程碑式的论文发现了在约 50% 的严重特应性湿疹中存在 FLG 功能缺失性变异，特应性湿疹的研究焦点已转向表皮屏障[65]。丝聚蛋白是在 1q21 的表皮分化复合体（EDC）中编码，这一复合体中包括多种对皮肤屏障形成非常重要的蛋白，如兜甲蛋白、内皮蛋白、S100 蛋白及其他。前丝聚蛋白由大量重复的丝聚蛋白单体组成，在角质形成细胞中表达，它是颗粒层中角质透明颗粒的主要组成部分。目前报道的与特应性湿疹相关的 FLG 突变均是无义突变，即插入了提前终止密码子或移码，从而使前丝聚蛋白表达缺失或减少。角质形成细胞进行终末分化形成角质层的过程中，前丝聚蛋白去磷酸化后，被蛋白裂解酶和其他蛋白酶裂解[66]。这一过程需要 LEKTI 的抑制，一种在上皮和黏膜表面表达的丝氨酸蛋白酶抑制剂，并需要释放丝聚蛋白单体，这些单体聚合成角蛋白束并介导纤维细丝在角质层细胞和鳞屑中形成细胞支架。编码 LEKTI 的 SPINK5 的突变可导致 Netherton 综合征且此基因的变异也与特应性湿疹相关[67-69]。丝聚蛋白单体的代谢主要在角质层，会释放成分氨基酸，这些氨基酸具有吸湿性，有助于表皮保水能力（天然保湿因子）。富含组氨酸的蛋白进一步还原为反式尿刊酸及吡咯烷酮-5-羧酸（PCA）对于表皮 pH 梯度的维持非常重要[70]。在欧洲人群中至少发现了 20 种 FLG 的变异，但其中的两种（R501X 及 2282del4）占所有 FLG 等位基因的 80%，见于 7%～10% 的人群中[70]。在亚洲人群中，存在不同的 FLG 变异。FLG 功能缺失性变异的临床表现型见图 41.4。

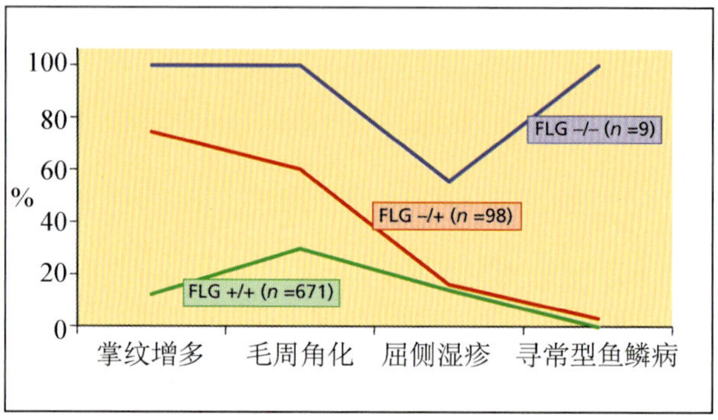

图 41.4 丝聚蛋白（FLG）

FLG 纯合子或复合杂合子突变（FLG－/－）、杂合子突变（FLG－/＋）及野生型（FLG＋/＋）的临床特点对比。（改编自 Brown 等，2009[356]）

约 30% 寻常型鱼鳞病患者同时患特应性湿疹。由此可见，FLG 突变状态对于特应性湿疹发病的风险。遗传学研究显示，这相当于比值比（OR）（纯合子或复合杂合子突变病例）为 85.9（20.1～367.6）[71]。确实，超过 30 个研究均已重复了 FLG 突变与特应性湿疹的关联性。多数研究都是病例对照研究，患者均来自皮肤科门诊（因此多数是严重病例）。Meta 分析评估的总体等位基因风险（携带一个 FLG 突变及一个野生型基因者特应性湿疹风险的增加）为 3.39～4.78[72,73]。然而，更能表明 FLG 无效等位基因导致 AE 的背景风险的家庭研究及人群研究 OR 值为 1.99～2.19[72,73]。一个汇集了高风险及低风险队列的 Meta 分析显示，20% 特应性湿疹患者携带 FLG 突变[72]，而丝聚蛋白杂合子突变者中仅 42% 发生特应性湿疹[74]。因此，即使特应性湿疹与 FLG 变异之间的强相关在复杂性疾病中是非常少见的[75]，特应性湿疹仍有与其他基因的显著相关，这可能反映了多种常见变异之间复杂的相互作用。研究表明，婴儿期的 AE 和对食物过敏原的敏感性与 FLG 突变的关系可预测儿童哮喘[76]。除了特应性湿疹，FLG 缺陷有引发疱疹性湿疹的风险[77]。

以蛋白质组学技术检测特应性湿疹皮肤的研究不多，结果显示表皮屏障蛋白表达减少，包括 S100/A11[78]，“天然保湿因子”减少。紧密连接是颗粒层重要的细胞黏附分子，它在角质形成细胞间构成了细胞旁屏障，能够调节经过表皮的水及溶质运动[79]。近期的研究也提示，紧密连接蛋白包括闭合蛋白 1 和 23，在特应性湿疹皮肤中表达水平低[80]。

一些老的特应性湿疹治疗方法使我们发现了药物诱导屏障修复的潜力。数据显示，皮肤应用煤焦油可通过芳香烃受体（AHR），上调单倍不足的角质形成细胞中丝聚蛋白至正常水平，并对抗 Th2 细胞因子下调丝聚蛋白的作用[81]。

脂质

我们早已知道细胞外脂质减少及神经酰胺生成不足是特应性湿疹表皮屏障缺陷的特征性表现。寻找 AE 脂质缺乏的遗传原因的早期工作尚未取得成果。然而，这些变化至少部分受表皮丝氨酸蛋白酶活性增强的影响，与 Netherton 综合征中类似（见第 65 章）[82]。这与丝聚蛋白缺陷的确切关联还不清楚，但角质层细胞扁平化、缺少天然保湿因子及脂质层减少可能介导了初始的皮肤屏障功能异常。

环境因素

气候

不同人群中特应性湿疹患病率差异的一个可能原因是气候，这一点并未得到太多关注。基于 ISAAC1 期数据，使用世界天气指南来源的不同研究地区的长期气候条件信息进行了生态学分析[83]。分析的变量包括纬度、海拔、平均室外温度及相对室外湿度。经人均国民生产总值（GNP）校准的结果显示，特应性湿疹的症状与纬度呈正相关，与年度室外温度呈负相关，与其他因素无相关。西班牙[84]和中国台湾[85]的横断面研究也支持这些发现，近期美国一项队列研究的生态分析显示发病与气候的直接影响有关，尤其是紫外线辐射[86]。UV 照射有免疫抑制的作用[87]，部分原因是它能促进皮肤屏障丝聚蛋白裂解产物反式尿刊酸转化为有免疫抑制作用的顺式尿刊酸同型异构体[88]，UV 照射也是特应性湿疹有效的治疗手段之一（见治疗部分）。

在现患 AE 中研究光斑因素的研究支持了这一观点，因为较低的室外温度，尤其是与皮肤刺激物结合使用，可导致疾病恶化，而室内气候无明显影响[89,90]。然而，室外气候与疾病加重之间的关系非常复杂，德国儿童中进行的一项小型的纵向研究显示，有些孩子病情在夏天加重，另一些则冬天加重[91]。室外温度、UV 照射、湿度及花粉计数的季节变化的作用是相互影响的，因此需要进行进一步的研究，其中还应将皮肤屏障功能、水合状态及皮肤细菌定植纳入研究范畴。

城市及农村生活

流行病学调查中另一个重要领域是针对有着相似种族构成和基因背景、地理位置相近的人群在患病率上存在显著差异的情况[92]。对 26 项研究进行的系统性综述表明，有充分证据显示城市比农村的湿疹患病率高，尤其在不发达地区[93]。在试图寻找与城市化相关的环境风险因素时，卫生相关暴露（寄生虫、细菌和病毒感染、疫苗接种、抗生素及农场环境）、环境污染（包括吸烟、变应原暴露及致敏）、饮食和婴儿喂养方面的差异引起了很多关注。

饮食

鉴于大多数发展中国家的 AE 和其他过敏症仍然很罕见，一个重要的问题是：大量摄入精细谷物、腌肉、红肉及饱和与不饱和脂肪酸会增加特应性湿疹发病的风险。ISAAC 3 期对这一问题进行了探索并且发现频繁进食新鲜水果（每周 1～2 次）对特应性湿疹发病有稳定的保护作用（校正的 OR＝0.81，0.67～0.97），而快餐的摄入（每周≥3 次，校正的 OR＝1.70，1.48～1.95）则有相反作用[94]。一项基于 ISAAC 数据的生态学分析也得到类似结论，特应性湿疹患病率与蔬菜、谷物蛋白、坚果蛋白及新鲜和冷冻鱼肉蛋白的人均摄入量存在稳定的负相关，经 GNP 校正后依然如此[95]。

后面这项研究的结果被一些纵向研究所证实，这些研究发现，母亲孕期鱼类的摄入量高会使孩子 5 岁以前的特应性湿疹发病率降低 25％～43％[96,97]。类似的发病风险下降也见于婴儿后期鱼摄入量高的孩子[98,99]。这些结果可能与鱼富含抗炎性 n-3 多不饱和脂肪酸（n-3 PUFAs）有关。近几十年来，西方饮食中 n-3PUFAs 含量变低而促炎症性 n-6PUFA，如亚油酸，含量增加[38,100]。

近期一项 Cochrane 系统综述评价了母亲孕期及哺乳期饮食干预对特应性湿疹的影响，结果认为母亲孕期进行任何饮食干预都不太可能降低孩子特应性疾病发病的风险，但有证据显示限制饮食对母体和（或）胎儿营养有不良影响。类似地，在哺乳期尚无有力的证据证明饮食调整能降低特应性湿疹或致敏的风险[101]。同样，也未发现膳食补充剂对特应性湿疹的影响[358]。

母乳喂养及延迟断奶

很多人提倡母乳喂养作为预防过敏（包括特应性

湿疹)的方法。例如,世界卫生组织(WHO)推荐婴儿完全母乳喂养 6 个月,多数欧洲的卫生部门提倡至少 4 个月纯母乳喂养以助于预防过敏性疾病[102]。因此我们可能想到,母乳喂养时间及婴儿断奶时间的不同可以部分解释不同人群中特应性湿疹发病率的差异。然而在发达国家及发展中国家进行的横断面研究,包括 ISAAC 2 期的 51 119 名学龄儿童,其数据未能为这一观点提供支持[21]。另外,对 27 项前瞻性队列研究人群进行的 meta 分析也未能发现纯母乳喂养益处具有显著性差异(合并的 OR 0.89,0.76～1.04)[103]。

肥胖及体育运动

现在越来越多在富裕环境生活的孩子出现超重问题。三项研究,包括一项英国的队列研究和一项基于 ISAAC 3 期数据的全球性的断面调查系列,发现在 13－14 岁人群肥胖与所有特应性湿疹(OR 1.42,1.23～1.64)及严重特应性湿疹(OR 1.94,1.52～2.46)均存在相关性,而在其他的一些横断面研究中未发现这种相关性[104-108]。ISAAC 分析也评价了看电视(≥5 小时)的影响,它与特应性湿疹发病呈正相关(OR 1.16,1.06～1.28),这种相关性在正常/低体重、超重、肥胖儿童中呈现剂量依赖性的逐渐增强趋势[109]。目前仍不清楚这种正相关是否是偶然现象,它可能是脂肪因子(如瘦素)介导的炎症所致,或与饮食因素有关,饮食可能通过氧化应激通路促进特应性湿疹的发生,因为去除抗氧化食物(如水果和蔬菜)的饮食与肥胖和特应性湿疹增多有关。

污染与烟草烟雾

近期中国台湾一项在超过 30 万名学龄儿童中进行的人群横断面调查对交通相关空气污染物进行了精密的客观测量,包括氮氧化物(NO_2)和一氧化碳(CO),结果显示空气污染可能增加特应性湿疹发病风险,但是这种相关性虽然有统计学意义,却很微弱(OR 1.12,1.04～1.22)[85]。类似地,西德一项在 3000 名学龄儿童中进行的队列研究进行了重复客观污染物测量,结果发现 NO_2 暴露与 6 岁时医师诊断的特应性湿疹存在正相关(OR 1.18,1.00～1.39)[110]。另外,法国在 6 个城市超过 5000 名学龄儿童中进行的横断面研究显示,特应性皮炎发病与细颗粒物存在更强的正相关(OR 2.51,2.06～3.06)[111]。其他更近期的研究发现与室外污染方式存在类似的正相关[110,112]。目前还没有证据显示后代的 AE 风险与孕期孕妇吸烟或产后环境烟草暴露有关[113-117]。

卫生假说

人们注意到微生物暴露可能影响特应性湿疹的发生,最初是因发现患病风险与家中兄弟姐妹的多少呈负相关,20 世纪 80 年代后期英国一项大型分娩队列研究首次描述这一现象,其后又在很多研究中得到证实[118-122]。关于微生物暴露与特应性湿疹风险的关系有两篇系统评价[123,124]。独立的风险因素,包括宠物及农场动物,因其与内毒素暴露可能存在关联,将在下文中简要讨论。

基础卫生

一项大规模出生队列研究(n＞10 000),Avon 父母与儿童纵向研究(ALSPAC),进行了与基础卫生相关的研究工作。研究发现,在 15 月龄时的一般卫生措施,如洗澡、使用家居清洁剂和湿巾的频率,与 2.5—3.5 岁特应性湿疹的发病风险增加呈弱相关,且疾病发病风险会随着卫生评分的增长而等比例上升(校正的 OR 1.04,95%CI 1.01～1.07)[59]。然而,日本一项包括 865 对母婴的队列研究则在每天洗澡与较少洗澡之间发现了相反的关联(校正的 OR 0.26,0.10～0.77)[125]。这些研究都没有考虑到卫生习惯、皮肤屏障基因突变遗传及皮肤屏障功能异常之间可能存在的基因环境相互作用,而且对微生物暴露并没有进行客观测量。

日间托儿所

已有一致的证据证明,进入日间托儿所与微生物暴露增加相关,尤其呼吸道感染。有一些队列研究报道 1 岁以内进入日间托儿所的儿童其特应性湿疹发病风险下降[126-128]。然而,其他研究发现了相反的结果[41,129,130],而且 2 岁以前进入日间托儿所被作为主要的风险因素来解释东德及西德之间特应性湿疹发病率的差异[130]。

农场环境及动物

关于农场环境及动物的影响已有大量的研究,但至今尚未发现居住在农场有确定的保护作用[131-136]。很有意思的是,2 岁以前进食未巴氏消毒的农场牛奶是特应性湿疹发病的独立保护性因素[134,135],即使在非农业家庭也是如此[137]。这种负相关是独立于变应性疾病的家族史的。只要生牛奶被煮沸,这种保护作用就会消失。未高温消毒的农场牛奶的这些作用的机制目前仍不清楚,可能与微生物沾染或未加工牛奶的其他成分有关[137-139]。另外,有些研究发现直接接触农场动物会降低童年特应性湿疹发病的风险[140],尤其是妈妈在孕期规律接触农场动物的,这种保护作用在产前和产后均有暴露时更强[140,141],提示围产期免疫系统的启动可能有非常重要的意义。

宠物

像农场动物一样,宠物也被认为是特应性湿疹发病的潜在保护因素。一项 meta 分析发现狗暴露有着几乎一致的保护作用(合并的 OR 0.61,0.50～0.74),尤其当暴露发生在童年时[142]。而对于猫暴露的作用则没有明确的结论。虽然同一个 meta 分析显示猫暴露也有保护性作用(合并的 OR 0.83,0.74～0.95),但研究的异质性显著。有趣的是,当考虑到 FLG 皮肤屏障突变遗传时,FLG 突变的儿童与野生型相比,特应性湿疹发病风险显著增高,这提示皮肤屏障异常可能促进了猫致敏并进而影响特应性湿疹发病[143-145]。

内毒素暴露

有些研究者认为,与农场动物和宠物暴露相关的疾病风险下降,尤其是孕期有暴露的,与内毒素(革兰染色阴性杆菌表面的一组脂多糖)有关,因为内毒素是 IL-10 和 γ 干扰素的诱导剂[146]。出生队列研究提示,高达 50%的特应性湿疹发病风险下降与内毒素暴露有关[124]。然而,这种作用可能仅限于内毒素暴露水平高时[21]。

蠕虫寄生

寄生蠕虫,如钩虫、蛔虫,是解释热带发展中国家农村和城市特应性湿疹发病率差异的可能原因,在这些国家的农村寄生虫感染依然流行,而一旦卫生条件的改善导致寄生虫的生活史被打断则传染明显减少。确实,某些横断面研究为此提供了依据,但是寄生虫与其对宿主免疫系统作用的关系非常复杂,与寄生虫的种类和虫荷(宿主侵袭性蠕虫及虫荷较高时免疫调节作用更强)及感染的时间(尤其当感染发生于童年或孕期)有关[147]。关于蠕虫感染对特应性湿疹发病保护作用的最强有力证据来自于一项双盲随机化对照的试验,在乌干达蠕虫流行地区的超过 2500 位孕妇进行孕晚期驱虫治疗,结果发现在干预组,1 岁以内特应性湿疹发病风险上升约 2 倍[148]。有趣的是,没有蠕虫暴露看起来并不影响 1 岁以后的特应性湿疹发病风险[149,150],这进一步支持了围产期免疫系统的启动能提供针对特应性湿疹的保护这一观点[147]。

儿童期感染和疫苗接种

寄生虫感染的这种保护性作用不适用于儿童期疫苗接种,包括卡介苗(BCG),或常见的病毒和细菌感染,这些感染是富裕地区常见的感染相关暴露[38]。对于出生前感染,一项英国的历史性队列研究使用了一个全科医师研究数据库,探索了孕期感染对后代特应性湿疹的作用,结果发现特应性湿疹风险轻度增加与两次或两次以上产前感染相关(校正的 HR 1.16,95%CI 1.07～1.26)[151]。然而,近期的一项基于前东德急性病毒性呼吸系统感染历史性数据的分析发现了相反的结果:特应性湿疹发病风险下降与产前病毒性呼吸系统感染暴露相关。这种作用尤其在孕晚期暴露时更强(校正的 HR 0.70,0.52～0.95)并延至产后 7 月龄[152]。但是这一发现在近期新西兰、荷兰、德国的队列研究中均未能重复,这些研究发现生命早期感染与其后特应性湿疹发病之间或者存在正相关或者不相关[124]。

儿童期特异性病毒和细菌感染相关的研究,如水痘、腮腺炎、百日咳和麻疹,大部分显示正相关或不相关,而美国一项病例对照研究则发现父母报告的 0—8 岁水痘感染与特应性湿疹发病风险下降 50%相关(校正的 OR 0.57,0.34～0.96),且这一作用删去在中重度特应性湿疹患儿中更强,并与变应性致敏风险下降相关[21]。然而,这些研究通常都依赖于父母报告的暴露,很少考虑疫苗接种史,也忽略了抗生素的使用这一重要的混杂因素。

抗生素

Schmitt 等探索了呼吸系统、胃肠道和耳部感染及抗生素与特应性湿疹发病风险之间复杂的相互关系,结果发现是抗生素与特应性湿疹发病风险增加有因果关系而不是感染本身[153]。一项近期体系化研究总结了 17 项关于产后抗生素暴露与后代特应性湿疹发病关系的研究,其结果显示在生命早期接受至少 1 个疗程抗生素治疗的人群,其总体发病风险增加 41%(合并的 OR 1.41,1.30～1.53)[154]。仅纳入纵向研究时($n=10$)这一相关性仍然显著(合并的 OR 1.40,1.19～1.64)。同时,存在显著的剂量效应关系,每增加 1 个疗程抗生素治疗,特应性湿疹发病风险增加 7%(合并的 OR 1.07,1.02～1.11),这一作用尤其在使用广谱抗生素(与青霉素相比)时更强。与抗生素使用相关的特应性湿疹发病风险增加可能是由于宿主微生物群的变化,引致婴儿免疫系统发育的变化或是增强了对环境变应原的免疫反应。

肠道及皮肤微生物组

有些使用传统培养技术的研究显示,在后期出现特应性湿疹发病的儿童中,其早期肠道微生物群中有更多的金黄色葡萄球菌和大肠埃希菌,而乳酸杆菌和双歧杆菌更少[155]。然而,与不依赖于培养的新技术(如新一代焦磷酸测序)相比,基于培养的研究方法漏掉了人体细菌的 80%,新的方法直接检测细菌 DNA,使我们对宿主肠道、皮肤、呼吸道微生物组与免疫系统的相互作用能有更深入的了解。

婴儿皮肤、肠道、呼吸道在子宫中是无菌的,出生后则迅速出现多种细菌的定植。毫不奇怪,环境因素,如生产方式和喂养方式(母乳喂养或配方奶,断奶时间),会影响出生后一段时间内宿主的微生物群[156]。另外,抗生素的暴露改变了宿主细菌群落的天然平衡并促进了"院内"感染菌种的出现,如葡萄球菌的某些类型。我们已知金黄色葡萄球菌是特应性湿疹中皮肤感染、病情加重和慢性化的主要原因之一[157]。也有动物模型相关的证据支持皮肤微生物群在皮肤免疫系统(失)调节中的作用[158]。在肠道表面,使用新一代焦磷酸测序已经发现在生命早期婴儿肠道微生物群多样性下降与婴儿期特应性湿疹发病风险增加存在相关性,尤其在高风险儿童[159]。我们期待更多使用新技术的基于人群的研究,帮助我们更多地了解在特应性湿疹发展过程中宿主微生物群如何影响有遗传易感性的皮肤屏障异常及环境因素。

免疫功能异常

多种原发性免疫缺陷,包括 Wiskott-Aldrich 综合征、高 IgE(Job)综合征及 Omenn 综合征,会出现湿疹样皮损,这提示免疫功能障碍本身就可以引起典型的特应性湿疹样皮肤炎症。然而特应性湿疹患者并没有系统性免疫功能不全,与正常对照相比,其血液中免疫组分处于平衡状态[160-162]。而且,特应性湿疹患者对系统感染和疫苗接种能进行正常免疫反应[163],并不会出现死亡率上升。因此,看起来更可能的情况是免疫功能障碍仅局限于皮肤。这一推论由后述详细的研究证实。

对特应性湿疹进展期皮损的病理活检发现,在疾病早期即出现 T 细胞浸润皮肤[164,165]。特应性湿疹早期皮损的浸润细胞以 T 淋巴细胞($CD4^+$:$CD8^+$ 比率 7:1)为主,也有嗜酸性粒细胞,虽然出现频率较低[166,167]。皮损处 T 细胞中大部分是 CLA^+(皮肤归巢受体)及 $CD45RO^+$,提示既往曾与抗原相遇[168,169]。细胞活化的标志,如 IL-2Rα(CD25)和 HLA-DR 也有显著表达[170]。

变应原特异性 Th2 细胞可能在特应性湿疹发病中至关重要,研究显示变应原能诱导特应性个体的淋巴细胞出现 Th2 反应,而正常对照则没有[171-173]。另外,在过敏性疾病的靶器官,包括皮肤中,Th2 细胞数量增多[174-176],调节 Th2 型免疫反应向 Th1 型转变则与病情改善相关[177-179],通过骨髓移植可以转移或纠正特应性体质[180-182]。趋化因子调节免疫细胞由血液至皮肤的循环而且特应性湿疹皮损中嗜酸性粒细胞趋化因子(CCL11)和 CTACK(CCL27)mRNA 的水平与疾病严重度相关。

特应性湿疹中 Th2 占优势的免疫反应已有大量研究结果的描述,与 AE 非病变皮肤或正常对照皮肤相比,特应性湿疹早期皮损性皮肤中表达 IL-4、IL-5 和 IL-13 的细胞数量上升[174,183]。特应性湿疹的细胞因子的特点至少部分解释了疾病的病理学:IL-4 和 IL-13 下调角质形成细胞中丝聚蛋白的表达,从而诱导表皮屏障的进一步破坏[42]。另外,IL-4 能下调皮肤防御素的表达[184]并上调细菌黏附分子的表达,这些均促进金黄色葡萄球菌在特应性湿疹中的定植[185,186]。

近期一项针对湿疹患者(有或没有 FLG 突变)的队列研究显示,湿疹患者的"无皮损"皮肤暴露于抗原可引发 AE 中 Th2 型反应,而健康对照个体则不会。而且,伴有或不伴 FLG 突变的个体 Th2 极化并没有明显差别[160]。因此,特应性湿疹表皮中免疫调节的改变可能在介导 Th2 型反应(对湿疹的发展至关重要)中起到关键作用,而这与丝聚蛋白缺陷所起的作用不同。我们有理由猜测表皮屏障功能破坏与表皮免疫功能变化都是特应性湿疹发病不可或缺的条件。

与急性特应性湿疹皮损不同,慢性皮损中 IL-5、粒细胞-巨噬细胞集落刺激因子(GM-CSF)、IL-12 及 IFN-γ 的表达占优势。IL-5 和 GM-CSF 的产生对于促进嗜酸性粒细胞和巨噬细胞的生长和存活非常重要,IL-12 对于生成 IFN-γ 的 Th1 细胞极化非常重要,这种细胞诱导角质形成细胞凋亡,与表皮海绵水肿有关[187]。IL-22(Th22 细胞产生)在特应性湿疹发病中的重要作用逐渐被认识到,在慢性特应性湿疹皮损中 IL-22 水平增高,它能促进角质形成细胞增殖、降低抗微生物蛋白的表达[188-190],并下调丝聚蛋白表达[191]。

特应性湿疹的研究目前没有发现来源于 AE 患者和正常对照之间的树突状细胞(DCs)的免疫功能有任何主要差异,但特应性湿疹的(DCs)存在高亲和力 IgE 受体(FcεR1)表达的明显上调[192,193],而 FcεR1 表达与总 IgE 相关[192],这是由于与 IgE 结合所致的细胞表面受体表达稳定化。

有强有力的证据显示,角质形成细胞来源的 IL-7 样细胞因子胸腺基质淋巴生成素(TSLP)是特应性湿疹发病中的主要因子,它能直接刺激神经元产生瘙痒[194]、通过增加 OX40 表达促进皮肤树突状细胞在表皮的活化以诱导炎症性 Th2 细胞的生成,Th2 细胞除了产生经典的 Th2 细胞因子(IL-4、-5 及-13)还会产生肿瘤坏死因子(TNF)-α[195]。表皮中 TSLP 过表达的小鼠会自发出现类似特应性湿疹的皮肤炎症。因此,表皮对于 Th2 型反应的调节可能是至关重要的。然而,TSLP 在特应性湿疹无皮损部位皮肤中的表达是正常的,由此看来这一通路的组分过度活化未必是 AE 的一种原发性功能障碍。

近来对 IL-17 在银屑病中主要作用的了解与 Th17 细胞缺乏会导致高 IgE 综合征（伴有湿疹样皮损）和葡萄球菌感染的易感性这一事实的最新认识[196]，表明 Th17 细胞功能缺陷符合特应性湿疹的表型。有趣的是，特应性湿疹中 IL-17 水平很高[197,198]，且 IL-17 可以通过下调丝聚蛋白的表达介导皮肤屏障功能异常[199]。然而，特应性湿疹患者循环中 Th-17 细胞数量正常，而且尽管与其他炎症性皮肤病（如银屑病）相比 IL-17 在特应性湿疹皮损中水平高，但仍有研究认为特应性湿疹皮肤的免疫表型重现了 Th17 细胞的相对缺陷[200,201]。

其他细胞因子也有参与，如 T 细胞产生的 IL-31 可以直接发信号至神经元介导瘙痒[202]，它也能抑制表皮分化[203]。因此，在特应性湿疹皮损中存在一个复杂的促炎网络，但我们对特应性湿疹（而非正常皮肤）中这一网络的确切诱发机制仍缺乏了解。现有的数据支持这一观点：即特应性湿疹免疫调节功能的变化是在表皮中介导的[204,205]。

特应性疾病中的调节 T 细胞

调节 T 细胞能平衡促炎环境。对调节细胞在特应性湿疹和变态反应中作用的关注起源于对以调节 T 细胞缺乏为特征的遗传性疾病，如免疫失调-多内分泌腺病-肠病-X 连锁综合征（IPEX 综合征）的观察，与自发性皮炎、高 IgE、食物过敏及其他异常相关[206]。

有证据表明，T-regs 对调节多种过敏症临床环境中的变态反应具有重要作用：T-reg 抑制气源性变应原敏感度[207-209]、牛奶过敏[210]和镍-过敏性接触性皮炎（ACD）T-reg 抑制气源性变应原敏感度[207-209]、牛奶过敏[210]和镍-过敏性接触性皮炎（ACD）[211]。另外，有研究显示变应原特异性免疫治疗（SIT）诱导的调节 T 细胞能引发对膜翅目昆虫毒液的耐受[212]。至于特应性湿疹，有报道显示应用糖皮质激素治疗能增加调节 T 细胞数量，这可能有助于持久的抗炎作用[213,214]。引发特应性湿疹病情加重的金黄色葡萄球菌，能产生超抗原，当被检测到时与特应性湿疹病情严重度相关。这些超抗原刺激 Th2 淋巴细胞反应[173]并能破坏调节 T 细胞的功能[215]，引致炎症反应增强。而且，近来通过对角质形成细胞表达核因子-κB 配体受体激活物（RANKL）的研究，上皮控制调节 T 细胞功能的作用也得到关注，RANKL 可能是调节 DC 控制调节 T-reg 细胞群的重要因素[216]。对于蠕虫寄生虫对特应性湿疹发病的保护作用，研究显示寄生虫能诱导系统性免疫调节作用，通过 Toll 样受体（TLRs）调节肠道树突状细胞，诱导调节 T 和 B、DC 和抗炎细胞因子［如 IL-10 和转化生长因子（TGF-β）］，这些细胞因子可能是针对过敏反应的重要保护性因素。但这些数据大都来自于动物实验，仍需人体试验的进一步证实[147]。

尽管有以上这些报道，但研究发现在特应性湿疹中外周血调节 T 细胞数量和抑制功能均正常[162,217]。Verhagen 等[205]发现，在特应性湿疹皮损性皮肤中 $FoxP3^+$ 细胞的数量下降，而 IL-10、转化生长因子 β（TGF-β）及其受体有表达，提示 $FoxP3^-$ 调节 T 细胞（Tr1）在特应性湿疹皮损中出现。

近期的研究显示，调节 T 细胞自身的调节在皮肤炎症中可能起到至关重要的作用，促肾上腺皮质激素释放激素（CRH）水平在特应性湿疹皮肤中升高，CRH 能下调 Tr1 细胞生成的 IL-10 量[218,219]。同样的，有研究报道在特应性湿疹皮损中反向调节诱导的 Th17 与调节 T 细胞群的失衡可能进一步加重了炎症[200]。

天然免疫细胞

自然杀伤细胞（NK）、γδ T 细胞和其他天然免疫细胞在 AE 研究中得到关注，因为其具有强大的分泌细胞因子的功能，包括典型的 Th2 型细胞因子。之前的研究发现，在特应性湿疹患者中分泌 1 型细胞因子的自然杀伤细胞、γδ T 细胞出现选择性凋亡，从而引发向 2 型细胞因子的偏移[220]。近期发现的一种天然免疫细胞（核细胞，天然淋巴样细胞，ILCs）能在特应性湿疹及变应原激发的人类皮肤中通过依赖 IL-33 的方式分泌 2 型细胞因子（ILC2s）。角质形成细胞和朗格汉斯细胞表达的上皮钙黏素与 ILC2s 表面的受体结合导致细胞因子分泌的下调。因此，在特应性湿疹及 FLG 基因敲除模型中出现的特征性的上皮钙黏附素表达的下降，可能是一个非常重要的机制，它使表皮屏障受损的皮肤中 ILC2 产生 2 型细胞因子增加[221]。

IgE，特应性，过敏及特应性进程

“特应性进行曲”这一术语描述了个体由特应性湿疹进展至其他特应性疾病的进程，包括过敏性鼻炎、食物过敏和哮喘。关于特应性湿疹与后续其他疾病的发生之间的联系已有很多的纵向研究[222-228]。各种特应性疾病之间的相互关系也有研究报道[229-232]。另外，尽管气道或肠道中没有丝聚蛋白的表达，FLG 基因突变、特应性湿疹早期发病与哮喘和特应性疾病发病风险增加（见前述）存在相关性，提示在特应性湿疹的皮肤疾病与哮喘和过敏性鼻炎发病机制可能存在一种联系。由特应性湿疹向其他特应性疾病进展的过程是因果关系还是反映了疾病共同的表现，

仍是目前争论的主要话题。有些研究者探索了特应性的影响，在一项包括9801位儿童的纵向研究中发现，出现这种进程的仅占7%[233]。有些研究显示，对早期的哮喘和致敏的调节能够去除特应性湿疹和哮喘的这种关联[234,235]，而其他研究则发现这种关联的去除仅发生于患哮喘的女孩[225]，这些研究都没有考虑到丝聚蛋白的状态。致敏是否应该作为一个混杂因素仍不确定。然而，很明确的是在有特应性湿疹和致敏的个体，儿童期哮喘发病风险增加。这个发现支持了这样一种可能性：通过皮肤的致敏对于哮喘的发病至关重要，特应性湿疹皮肤屏障功能异常是由于皮肤致敏的原因。因此，一些研究探索了特应性湿疹的一级预防方法[236]。这些研究主要集中于早期应用润肤剂[237,238]，一项108名来自特应性家庭的新生儿的随机开放性研究对比了0－6个月每天外用一次润肤剂与不用润肤剂，发现对照组儿童41.5%出现湿疹的临床表现，而润肤剂组为21.8%(P=0.028)[239]。

伴总IgE升高的特应性湿疹其IgE水平通常会达到很高的水平，高于特应性哮喘。IgE主要由肺和皮肤中的浆细胞产生。它迅速与肥大细胞、嗜碱性粒细胞、朗格汉斯细胞和嗜酸性粒细胞表面的高亲和力受体(FcεR1)结合。FcεR1:IgE将保持结合状态数周或数月。IgE也与一种低亲和力受体(FcεR2/CD23)结合，这一受体在很多细胞均有表达，包括角质形成细胞；典型的反应是，肥大细胞FcεR1:IgE与多价抗原结合引发内化和细胞活化，从而使颗粒中预生成的炎症递质(包括组胺)即刻释放及新合成的分子(包括前列腺素和白三烯)缓慢释放。组胺的释放引起血管扩张(典型的风团和潮红)及瘙痒，即皮肤出现荨麻疹。尽管荨麻疹在特应性湿疹个体中更常见，皮肤中肥大细胞脱颗粒并不认为是特应性湿疹中一个重要的病理机制。而皮肤其他表达FcεR1的细胞(如朗格汉斯细胞)上IgE结合的抗原的内化，能增强抗原摄取，以加工和呈递至T细胞。这种表达FcεR1/2的细胞和T细胞的相互作用可能对T细胞启动和变应原特异性T细胞增殖很重要。抗IgE治疗后气道和皮肤中T细胞介导的对变应原的迟发相反应会受到抑制，这进一步证明了IgE在增强T细胞反应中的作用[240,241]。

众所周知，B细胞类别转换产生抗体需要Th2细胞参与以生成IgE。因此，普遍的观点认为IgE的产生是变应原特异性T细胞启动并向Th2极化的结果。所以，特异性IgE升高可以作为变应原特异性Th2细胞出现的替代指标[173]。然而，可检测的特异性IgE水平的总和在特应性湿疹总IgE中占比例很小，提升了AE中sIgE与皮肤接触变应原无关的可能性。由此可见，特应性湿疹中总IgE水平升高的确切原因仍不清楚。对比丝聚蛋白缺陷的小鼠模型与野生型鼠，发现在丝聚蛋白缺陷的皮肤屏障下进行皮肤变应原暴露足以引发皮肤的炎症并产生变应原特应性IgE[242]。由家庭及病例对照研究得到的流行病学数据发现，丝聚蛋白突变与变应性致敏、过敏性鼻炎风险增加相关，并与特应性湿疹患者出现哮喘的风险相关[73]。然而，在丹麦的一项对来自丹麦普通人群的3335位成年人的研究中，未发现FLG状态与气源性变应原皮肤点刺试验反应之间的相关性[243]。德国一项更深入的研究得到类似的结果[244]。以上发现提示虽然FLG突变与特应性疾病相关，疾病表型的发展却依赖于其他因素，这些均支持这样一种观点：和皮肤屏障缺陷一样，免疫失调也是特应性湿疹发病中重要的一环[160,245]。

既往研究认为，总IgE、特异性IgE及IgE介导的变态反应的数量与特应性湿疹严重度相关。与IgE本身有关，患者会频繁出现对变应原的速发型过敏反应，引发组胺介导的典型的风团和潮红反应，如荨麻疹、血管性水肿、鼻炎、急性哮喘和过敏症。尽管不是所有特应性湿疹病例都有高IgE水平，目前针对标准环境变应原的IgE筛查并不全面，当吸入和食物变应原标准系列检查均阴性时，仍能检测到针对皮肤定植微生物的抗原及皮肤自身抗原的特异性IgE[246-248]。内源性及外源性特应性湿疹显示循环嗜酸性粒细胞的增多[6]。这引发了这样一个问题：有相同临床表型(特应性湿疹)，伴有和不伴IgE升高的患者之间，是否存在有意义的差异？答案我们仍不清楚。

关于高IgE水平的一个可能的解释是，金黄色葡萄球菌抗原诱导了IgE的产生[249]。葡萄球菌定植于特应性湿疹患者的皮肤，并已经从它们中分离出有超抗原特性的外毒素且有助于IgE的产生[250-252]。某些葡萄球菌外毒素是超抗原[253]，与特异性抗原相比能活化更多淋巴细胞，引发“超级刺激”。

尽管IgE介导的组胺释放在过敏性鼻炎和荨麻疹中有重要作用，目前认为它在特应性湿疹和慢性瘙痒中的作用非常有限[254]。因为通过微透析的方法发现在瘙痒时特应性湿疹和正常对照的组胺浓度没有差别[255]，非镇静性抗组胺药在特应性湿疹治疗中疗效欠佳[256,257]。尽管特应性湿疹的皮肤炎症主要是由T细胞介导，变应原特异性IgE的出现可能在T细胞抗原呈递过程及风团潮红引起的病情加重中有重要作用。因此，通过避免变应原来预防变应原特异性 T 细胞介导的炎症是特应性湿疹治疗中很重要的一部分。

IgE 在特应性湿疹中的作用通过对奥马珠单抗的研究得以更深入的阐明，奥马珠单抗是一种抗 IgE 的治疗，对哮喘有效[258]。尽管病例报道和小型研究显示奥马珠单抗对特应性湿疹有一定效果[259-267]，两项安慰剂对照的随机临床试验并没有发现疾病严重度的下降[268,269]（见治疗部分）。

因此，变应性致敏可能是特应性湿疹中的一个继发现象，它是疾病加重的一个重要发病诱因，也可能是疾病慢性化的重要诱因，但并不是主要缺陷。这一观点得到以下发现的支持：大量特应性湿疹患者从不会被环境变应原致敏，且妊娠期及产后进行变应原回避对于特应性湿疹的预防效果不佳[7,270-272]。

检测与特应性湿疹疾病加重相关的重要变应原的临床作用不大。多数气源性变应原，包括尘螨（见前述）和花粉，难以回避，这使得确定变应原回避效果的研究难以进行。即使动物变应原，如猫皮屑，也存在于户外环境中，其浓度水平足以引起致敏[273]。

食物过敏

未选择的婴儿特应性湿疹中相关的食物过敏的患病率为 30%～40%[274]，但引发特应性湿疹的食物过敏的患病率远低于 30%，而且尽管确切的比例不清楚，通过食物变应原回避得到疾病完全缓解的病例非常少。特应性湿疹患者出现食物引发的荨麻疹反应，因炎症递质释放的增多及搔抓，不可避免地会导致特应性湿疹的加重，因此食物变应原回避即使不是“治愈性”方法，可能对病情也有一定帮助。对牛奶、鸡蛋、小麦、大豆、花生和鱼的过敏性反应占了这一类反应的 85%[275,276]。双盲安慰剂对照食物激发试验的数据显示，超过 90%食物过敏反应在激发后 2 小时内发生，以荨麻疹为表现，常累及胃肠道和呼吸道[275,276]。然而，食物过敏引发的不伴荨麻疹的特应性湿疹是很低的。这一点在食物回避试验中曾有研究。尽管 meta 分析显示某些干预方法可能有一定帮助，如在高危婴儿中以部分水解乳清替代牛奶蛋白，但这一领域仍有很多争议[277-279]。近期的系统性综述认为，并没有高质量的证据支持回避饮食在特应性湿疹中的应用，包括不含蛋和奶的饮食、要素饮食、限制饮食[280]。其中一篇研究显示，51%鸡蛋过敏的儿童（阳性病史及鸡蛋特异性 IgE 阳性）在无鸡蛋饮食后湿疹显著缓解[281]。

针对诱发特应性湿疹的变应原的诊断性试验，其作用在食物过敏中得到很好的研究。一项前瞻性研究纳入了 107 位从未进食鸡蛋的特应性湿疹儿童，对比了皮肤点刺试验或血清特异性 IgE 检测与鸡蛋口服激发试验的结果。特异性 IgE 阳性且皮肤点刺试验阳性＞3mm 或血清特异性 IgE 0.35kU/L 对于诊断鸡蛋Ⅰ型变态反应既敏感又特异，同时我们还要注意到蛋黄口服激发试验阳性者中皮肤点刺试验或特异性 IgE 检测阴性者分别占 20%或 30%[282]。另外，口服激发试验阴性者中皮肤或血清检测阳性者占 6%。这些结果在其后的一系列研究中被重复，并且发现没有证据证明风团直径大小或特异性 IgE 水平能预测速发型或迟发型超敏反应的严重程度，很多 IgE 检测阳性者缺乏临床反应[283]。因此，即使在速发型超敏反应的范畴，诊断性试验与临床相关性的关联也不是很好，金标准依然是激发暴露试验。

为了进一步发现特应性湿疹中的变应原，“特应性斑贴试验”（APT）作为检测有临床相关性的变应性致敏的工具最初引起了大量关注[284]。然而它的应用目前仍有争议。免疫致敏和变态反应的出现，可以通过各种皮肤激发试验阳性反应体现出来，在多数特应性湿疹患者中可以检测到。胶带剥离后的皮肤施加皮内或皮肤斑贴试验能激发一种三相过敏反应[285,286]。15 分钟的速发的风团和潮红是皮肤肥大细胞释放组胺所致。晚期反应包括红斑和深在的水肿在 6～24 小时发生，迟发相反应出现在 48 小时。皮内激发后，会出现类似结核菌素试验的红斑丘疹反应，而斑贴激发后会出现典型湿疹样反应。斑贴试验阳性率的变化与胶带剥离后皮肤角质层通透性屏障破坏的程度及所应用变应原的浓度有关[287]。特应性斑贴试验已由欧洲特应性皮炎工作组（ETFAD）进行了标准化[288]。概括一下，特应性斑贴试验的蛋白质变应原以凡士林为基质，置于 12mm 直径的 Finn 小室中，贴敷于无刮伤、未经胶带剥离的上背部皮肤 48 小时。在 48 小时和 72 小时进行判读，按照 ETFAD 的指南评价红斑及丘疹的数量和分布模式。鉴于特应性斑贴试验能直接检测由变应原暴露所诱导的湿疹反应，特应性斑贴试验的结果被认为比皮肤点刺试验或 IgE 试验更为特异。这一点最初是通过对发病诱因的详细分析对比得到证明的，特应性斑贴试验的平均特异度 86%（对比 IgE 检测的特异度 64%～68%）。然而，可能由于变应原穿透皮肤的问题，特应性斑贴试验的灵敏度较特异性 IgE 检测低得多（27% vs. 65%～70%）[288]。这种特应性斑贴试验与 IgE 检测的灵敏度和特异度的不一致，在近期食物过敏研究中与口服激发试验的对比也得到类似的结果[289]。因此，对于食物过敏，如果口服激发试验可行，则进行特应性斑贴试验就没有太大帮助了。

变应性接触性皮炎

变应性接触性皮炎（ACD）是主要针对直接应用于皮肤的化学物质的免疫反应。尽管变应性接触性皮炎是需要考虑到的重要一点（见下文），而且它与特应性湿疹显示出类似的临床和组织学特点，但这两者的免疫表型不同，而且也没有迹象表明一般的特应性湿疹代表了一种至今未经确定的变应性接触性皮炎。

感染

特应性湿疹患者对某些皮肤感染存在特别的易感性[290]。最常见的皮肤感染是金黄色葡萄球菌感染。然而，在某些病例中人乳头瘤病毒引发的疣、真菌感染及病毒（如 HSV-1 和-2、牛痘、柯萨奇 A 及传染性软疣的痘病毒）也是常见的致病原，某些情况下会引发严重并发症。

特应性湿疹的天然免疫是受损的，研究发现角质形成细胞来源的抗微生物肽（抗菌肽 LL-37，β-防御素 2 和 β-防御素 3）[252,291,292]、中性粒细胞趋化因子 IL-8[291]和诱导型一氧化氮合酶（iNOS）[291]（通过释放 NO 介导病理性死亡[293]）水平下降。进一步的抗微生物功能缺陷源于异常的杀皮素衍生抗微生物肽（外汗腺产生）[294]。特应性湿疹患者汗液和眼泪中，重要的上皮抗微生物免疫球蛋白 IgA 的生成下降[295,296]，这可能解释了这些患者黏膜和皮肤表面葡萄球菌生长的一致性。

多数（>90%）特应性湿疹患者的皮肤拭子可检测到金黄色葡萄球菌，通常密度很高，且皮损处皮肤较无皮损处皮肤检出率高[297]。同时，与无特应性湿疹者相比，特应性湿疹患者皮肤的金黄色葡萄球菌更容易表达超抗原，且超抗原的水平与疾病严重度相关[298-300]。斑贴试验中同时暴露于葡萄球菌超抗原和屋尘螨能诱发湿疹样反应，这反映了超抗原所起的作用。但是，超抗原或者变应原单独并不能引起阳性反应，说明超抗原对变应原特异性反应能产生协同增强作用[301]。进一步研究显示，在体外暴露于葡萄球菌肠毒素 B（SEB）刺激的外周血单核细胞（PBMC）后，角质形成细胞通过上调人白细胞抗原（HLA）Ⅱ类分子和细胞间黏附分子 1（ICAM-1）的表达[173]而增强了 T 细胞抗原呈递能力，这证明葡萄球菌产物对人变应原特异性 Th2 反应有强有力的辅助作用。另外，葡萄球菌超抗原能降低人调节 T 细胞活性[215]而且能诱导 T 细胞类固醇耐受[302]，这些都可能是特应性湿疹病情加重的原因。

特应性湿疹患者单纯疱疹病毒（HSV）感染风险增加，皮肤播散性感染引发"Kaposi 水痘样疹"或疱疹性湿疹。虽然少见，但 HSV 一直被认为是一种并发症，在某些个体中更易感。对疱疹性湿疹的遗传基础的研究发现了多种风险基因，包括丝聚蛋白（复合无义突变，与对照组相比 OR 10.1，4.7～22.1，与无疱疹性湿疹的特应性湿疹患者相比 OR 2.2，1.3～3.8）[77]、TSLP[303]、干扰素调节因子（IRF）2（OR 0.46～0.66）[304]、IFN-α 受体 1[305] 和 IFN-γ 受体 1[305]。对免疫细胞表征基因表达（RNA 测序）的进一步研究显示，由 IRF3 和 7 抑制所介导的 IFN Ⅰ型和Ⅲ型的缺陷[306]。

一直以来，特应性湿疹病情的加重被认为与皮肤感染，尤其是金黄色葡萄球菌有关[307]。病情加重时皮肤微生物组的变化仅近期才得以通过不依赖培养的技术进行了详细研究[308]。这些研究确认了金黄色葡萄球菌增多与病情严重程度的相关性，并发现病情加重时金黄色葡萄球菌在皮肤占优势而且出现继发性微生物组多样性下降。另外，病情缓解与金黄色葡萄球菌下降和微生物多样性恢复相关。有趣的是，特应性湿疹病情加重时表皮葡萄球菌检出率也增高。我们知道，有临床感染的特应性湿疹需系统抗生素治疗，但是对于没有临床感染迹象的慢性特应性湿疹，长期抗微生物治疗的作用并不确切。

自身免疫

自身免疫在特应性湿疹发病机制中是缺乏充分研究的一个领域。在慢性特应性湿疹中，自身免疫可能是缺少抗原暴露的情况下炎症不断持续的一个原因。特应性湿疹存在很多自身抗原，并发现了针对自身抗原的自身反应性 T 细胞和 IgE，这些自身抗原与疾病活动度相关[247,309,310]。有研究显示，搔抓可能使角质形成细胞释放膜抗原及细胞内抗原，诱导针对自身蛋白的 Th2 反应及 IgE。这种自身反应性是一种原发的发病机制，还是继发于皮肤来源抗原的长期暴露，目前仍不能确定。然而，自身反应性一旦出现，就会促进疾病的慢性化及病情加重。近期的一项系统综述认为自身反应性，定义为针对自身蛋白的特异性 IgE 出现，明确出现于 25% 的特应性湿疹且与更严重的病例相关[247]。

药理学和血管异常

特应性湿疹的小血管倾向于出现收缩反应：

1. 皮肤划后出现苍白——白色划痕征。
2. 乙酰胆碱（ACh）后迟发变白。

3. 对烟酸酯的白色反应。

4. 受累皮肤对组胺的异常反应。

5. 指温低。

6. 暴露于寒冷时血管收缩显著。

这些发现是特应性湿疹特征性的表现。最初，关于特应性湿疹皮损处特征性的白色划痕征（治疗后消失）[311]是皮肤的炎症和水肿，还是血管收缩，是有争议的，但通过激光多普勒测试研究确定为后者[312]。看起来白色划痕征在疾病慢性化时更为明显[313]。目前仍然没有关于这一现象的确切解释。诱发瘙痒时组胺浓度的上升，不管是在特应性湿疹还是正常对照中都是相同的，但是瘙痒时 AE 的类胰蛋白酶显著增加，且与通过 AE 皮损中蛋白酶活化受体 2（PAR2）的信号上调有关[255]。近期的工作发现 PAR2 信号转导诱导 TSLP 表达，它是 AE 中调节瘙痒的一个重要上皮细胞因子，通过由 PAR2 信号转导介导的直接神经元信号转导[194]。

前列腺素 E_2 增多与特应性湿疹单核细胞中磷酸二酯酶（PDE）活性和 IL-10 产量上升有关[314-317]。人体至少有 11 种不同的 PDE 同工酶，其中 PDE_4 对免疫功能非常重要，且此酶的抑制在多种细胞中能介导抗炎作用，包括 T 细胞、B 细胞、单核细胞、巨噬细胞、中性粒细胞和嗜酸性粒细胞[318]。外用 PDE_4 抑制剂确实对特应性湿疹有治疗作用[314,319]。尽管早期在其他炎症性疾病（如哮喘）中的研究未得到满意的效果，近来发现对银屑病有良好疗效的新型 PDE_4 抑制剂[320]对特应性湿疹也有效[321]。

瘙痒

瘙痒的感觉在特应性湿疹中非常重要。毫无疑问，瘙痒与特应性湿疹的炎症性成分有紧密的联系，抗炎治疗如环孢素可以快速缓解瘙痒。但是这一观点也受到挑战，体外研究数据显示 NFAT 信号传导在角质形成细胞表达 TSLP（重要的瘙痒递质，见上文）中起到一定作用[194]，这个通路可以被环孢素抑制，这提示环孢素对瘙痒的作用可能并不依赖淋巴细胞。有意思的是，小鼠实验结果显示环孢素，即使在很高的浓度（10mg/kg），对 TSLP 水平也没有什么影响[322]。因此，特应性湿疹的瘙痒中很重要的一部分可能是由淋巴细胞介导的。近期小鼠实验发现表达胃泌素释放肽受体（GRPR）的神经元的特异性切除会导致在多种致痒原刺激下搔抓行为完全消失，但是疼痛的传导并没有缺失，说明痒的感觉可能是在表达 GRPR 的瘙痒特异性神经元中实现的[323]，虽然这一点还有待于在人体中证实。

组胺是我们了解最多的致痒原，因此虽然它与特应性湿疹的相关性很有限（见前述），得到的关注却是最多的。既往研究使用一种诱导瘙痒的组胺模型通过功能性磁共振成像（fMRI）发现在特应性湿疹皮损性皮肤中低温（25℃）可增加瘙痒强度（与无皮损 AE 皮肤或对照皮肤相比）[324]。而且，特应性湿疹的皮损出现瘙痒的迟发诱导，说明特应性湿疹中存在瘙痒信号传导的中央修饰。

非组胺能信号传导被认为与慢性瘙痒性疾病如特应性湿疹更有相关性。PAR2 在特应性湿疹皮肤中过表达[255]，它和 PAR4 均与肥大细胞类胰蛋白酶、胰蛋白酶、凝血酶诱发的瘙痒有关[254]。皮损中的神经肽，包括 P 物质（SP）和降钙素基因相关肽（CGRP）（常同时出现于无髓鞘的 C 感觉纤维）、生长抑素、血管活性肠肽（VIP）（它与 ACh 同时存在于节后交感纤维），以及肾上腺能纤维中的神经肽 Y（NPY）。对皮肤提取物的分析发现在特应性皮损中 VIP 含量显著上升[325-327]，SP 含量下降[326,328]，也有一项研究报道 SP 含量与正常对照相比并无变化[327]。近期研究发现，CGRP 介导的神经元调节对表皮厚度有一定影响[329]。

降钙素能耗竭痛觉神经末梢的 CGRP 和 SP，并能减轻特应性湿疹的瘙痒[330]。ACh，典型的神经递质，能引起血管舒张和出汗。ACh 在体外也可由角质形成细胞生成[331]。在特应性湿疹皮损性皮肤中 ACh 水平升高，特应性湿疹患者皮内注射 ACh 可诱发瘙痒而不是疼痛[332]。然而，抗胆碱能药物在特应性湿疹瘙痒的治疗中并未显示好的疗效。

近来得到关注的细胞因子，IL-31，在转基因小鼠的表皮过表达。同时出现逐渐加重的瘙痒、抓痕和皮炎[333-335]。另外，IL-31 在特应性湿疹表皮皮肤归巢 CLA 阳性的 T 细胞有强表达[336]，这是由 Th2 细胞诱导的[337]，而且 IL-31 水平与疾病严重程度相关[338]。IL-31 的受体由 AE 中的角质形成细胞和浸润性巨噬细胞表达[336]。目前发现的 IL-31 诱导剂中最强的是金黄色葡萄球菌超抗原[202]。

近期的研究使 AE 的免疫表型和临床发现更加接近：角质形成细胞合成的细胞因子 TSLP，直接驱动皮肤 Th2 免疫反应的核心，直接向初级传入神经元转导信号以引发瘙痒[194]。

出汗

很多患者发现出汗会诱发瘙痒并加重病情。这可能反映了在汗腺的神经调控中与神经肽释放相关的感觉改变。针对 ACh 的炎症反应的改变以往曾有

第4部分

描述，且与皮损处和健康对照组皮肤相比，异位性非皮损皮肤的汗腺周围神经纤维的数量增加[339]。目前认为，特应性湿疹患者对神经源性刺激的出汗反应出现了改变，尽管各项研究的发现缺乏一致性，且用以定量汗液产量的方法各异。对胆碱能性刺激的出汗反应，有一项研究发现，出汗量有下降[340,341]，而另一项研究虽然持续时间更长却发现出汗量正常[342]。

对于这些差异的可能的解释来自于 Eishi 等的研究[343]，他们不仅测量了汗腺的胆碱能性反应，也测量了通过轴突反射介导的远隔效应。结果发现，直接诱导的汗液产量与健康对照没有什么差别，而经过一个长的潜伏期后轴突反射诱导的出汗量有减少。有一项研究发现，对于肾上腺素能刺激的反应，在肾上腺素浓度低时特应性湿疹患者的出汗量和非特应性对照个体差不多，而在肾上腺素浓度高时非特应性个体出汗量增加，特应性湿疹患者出汗减少[344]。坐在一间高温房间内时，特应性湿疹患者对热应激的出汗反应减少[345]。然而，在踏车测力计上艰难骑行诱导的出汗，特应性湿疹患者和正常对照没有差别[346]。

出汗可能诱导瘙痒加重湿疹的另一个途径是：可能存在针对汗液成分的 IgE 介导的变态反应[347]。因此，自体汗液激发实验中，66 名患者中有 56 名(84%)出现阳性反应，而 27 名健康对照者中只有 3 名(11%)。而且，嗜碱性粒细胞通过 IgE 依赖的方式被诱导释放组胺[347]。出汗反应的本质可能是 IgE 介导的，尽管抗组胺药治疗无效不太支持这一观点[348,349]。

内分泌和心理因素

特应性湿疹患者常诉心理应激会加重病情，这在很多其他炎症性皮肤病中也有发现。Buske-Kirschbaum 等[350]发现，患复发性单纯疱疹的患者在应激时复发率显著上升，而且血浆 TNF-α 水平增高。心理社会应激对于特应性湿疹临床病程的作用及机制仍不清楚。志愿者进行正式应激测试时，如公开演讲和进行心算，会出现多种内分泌学的变化，包括肾上腺素、促肾上腺皮质激素(ACTH)、肾上腺皮质激素释放因子(CRF)和皮质醇生成增加，而生长激素、催乳素和黄体酮生成减少[351]。在特应性湿疹患者中应激诱导的游离皮质醇升高的水平较低[352]。

另一种可能调节特应性湿疹的体液因素是性激素。在一接受调查的 133 名患者中 1/3 声称在月经期前特应性湿疹有显著加重[353]。怀孕使 52%的女性湿疹恶化，而 24%的女性湿疹改善[353]。有这样一种假设：性激素影响对炎症性皮肤病易感性的可能途径是通过改变对糖皮质激素抗炎作用的敏感性。Rohleder 等[354]对比了男性和女性易感性的不同，他们如前文所述使志愿者接受应激，女性均在月经周期的黄体期进行测试。对糖皮质激素的敏感性是通过体外检测地塞米松对脂多糖刺激 IL-6 和 TNF-α 产量的抑制作用进行的。唾液中的皮质醇水平在两性中均有同等上升。然而在男性中，应激后 1 小时糖皮质激素敏感性显著增加，而在女性中则显著下降。同样地，应激后，男性中脂多糖诱导的细胞因子生成下降，而女性则增加。目前还不清楚引起这些变化的原因是男性中皮质醇产量增加对细胞因子生成的抑制，还是对脂多糖本身反应的变化。因此，特应性湿疹在月经期前的加重可能反映了对内源性皮质醇抗炎作用的敏感性下降。

临床特征

病史

大多数 AE 患者在儿童时期出现症状，多在 2 岁前发病[1](见框图 41.2)，通常在 2—6 个月时发病，但任何年龄发病都有可能，甚至有 2 个月前发病的情况。以瘙痒和慢性反复发作的一系列湿疹样损害为主要特征(见框图 41.1)。这种瘙痒可导致睡眠障碍、烦躁和痛苦。气候变暖、出汗、洗澡、运动、情绪变化及接触皮肤的羊毛衣服均可能加剧瘙痒。另外，可有炎症和疼痛的表现。

临床表现和亚型

本病在不同的年龄阶段，具有不同的皮损特点，如下所述。

婴儿期

皮损主要从面颊部开始(图 41.5)，可出现在任

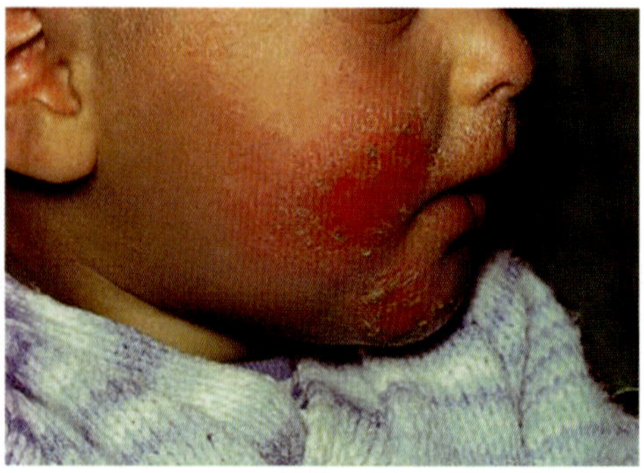

图 41.5 特应性湿疹：婴儿期

何部位，但一般穿尿布位置少见。当小孩开始爬行时，常累及暴露部位（图 41.6a），尤其是膝部和肘部伸侧（图 41.6b）。表现为红斑和散在或融合的水肿性丘疹。伴剧烈瘙痒，常因摩擦而渗出结痂。常见继发感染和淋巴结病。病程慢性易反复，会随患儿出牙、呼吸道感染、情绪变化和湿度等因素而变化。

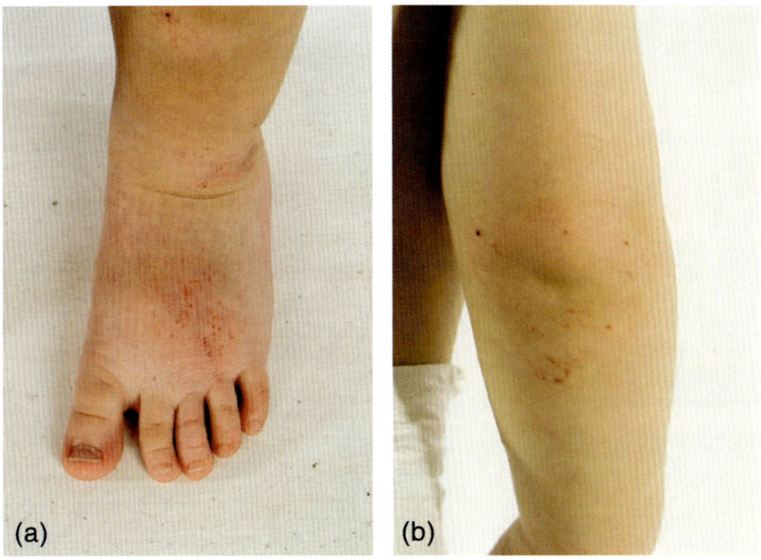

图 41.6　(a)致色素减退的皮炎；(b)婴儿伸侧皮炎

儿童期

18—24 个月以后，以最常累及肘窝和腘窝为特征（图 41.7a），皮损表现包括红斑、结痂、脱屑、色素沉着、色素减退及疣状苔藓样变等，根据皮肤类型不同而有所不同（图 41.7b～d），可出现在颈部、腕部和踝部（图 41.7e 和图 41.8）[2]。颈部两侧有时可见明显的网状色素沉着，被称为“特应性脏脖子”[3]（图 41.9）。出现这种皮损分布的解剖学原理尚未明确，有时也只累及单处皮肤。红斑和水肿性丘疹往往被苔藓化所代替。但一些 AE 患者即使在长期摩擦后也不会出现苔藓样变（图 41.10），这样的患者治疗上会比较困难。儿童期后期患者出现伸侧皮疹很少见，此类患者症状缓解需要更长时间。虽然这种伸侧皮疹多见于黑色人种或亚洲人种（图 41.11 和图 41.12），但这两种人种一般也表现为典型的皮损分布[4]。除了典型的丘疹和苔藓样变外，还可能出现带水疱的盘状湿疹（图 41.13a～d）。手部皮疹常伴渗出，有时可见甲改变（图 41.14 和图 41.15）。急性全身性或局部出现水疱提示继发细菌或病毒感染的可能。

成人期（图 41.16）

临床表现与儿童期后期基本类似[5]，有苔藓样变的表现，特别是屈侧部位和手部。通常，面部和手部皮损对成人而言会造成更多困扰，屈侧部位皮损造成的烦恼相对较少。局部皮损可能发生在乳头上，尤其是在青春期和年轻女性。唇红和邻近皮肤受累也是一种常见的特应性表现。滤泡样苔藓样疹（图 41.17a）常见于黑色人种和日本人。面部、上臂和背部的分布可能与局部的最大热出汗量或对马拉色菌的敏感性有关[6]（参见上一节的参考文献[289]）。

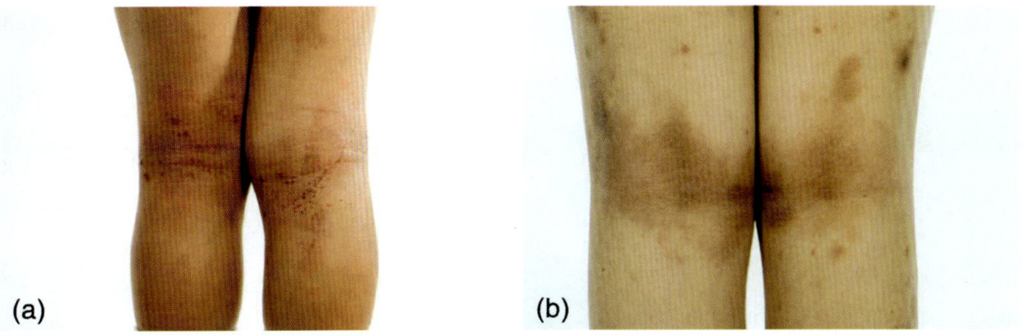

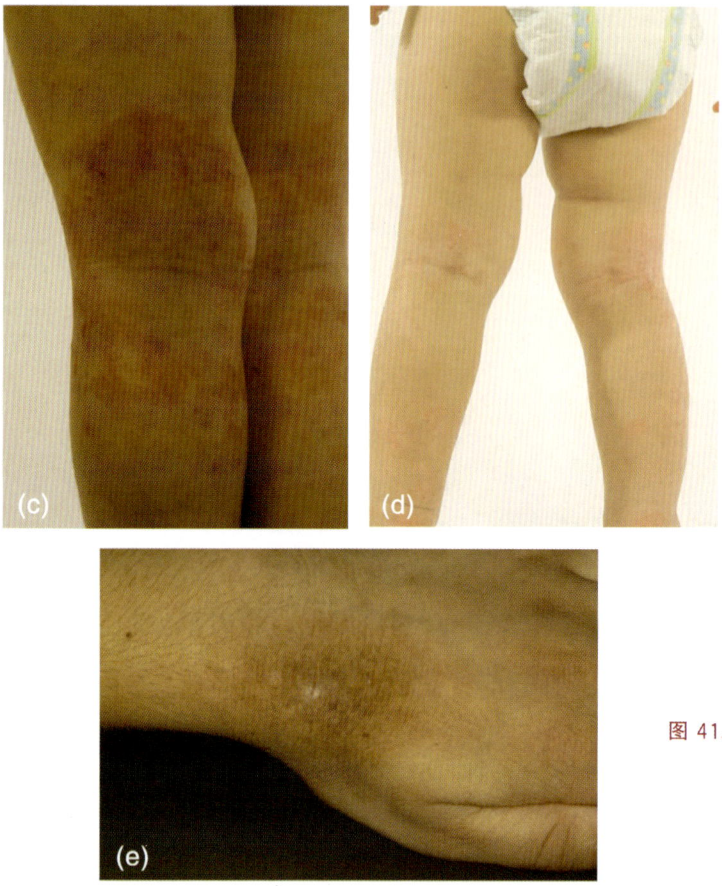

图 41.7 (a)腘窝苔藓样变、结痂和脱屑；(b)炎症后色素沉着；(c)引起色素减退的屈侧皮炎；(d)屈侧皮炎；(e)疣状苔藓样变

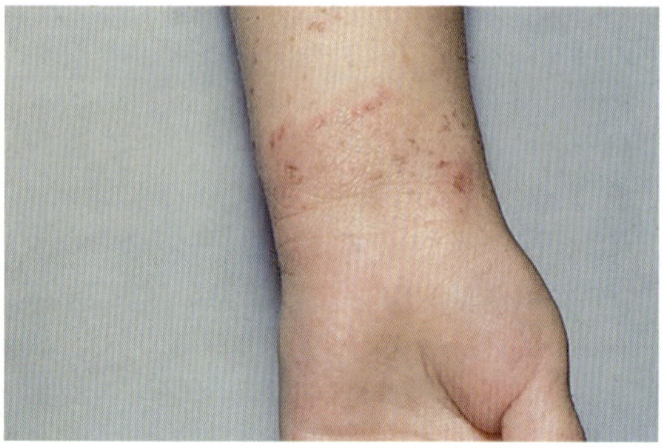

图 41.8 儿童腕部屈侧特应性湿疹

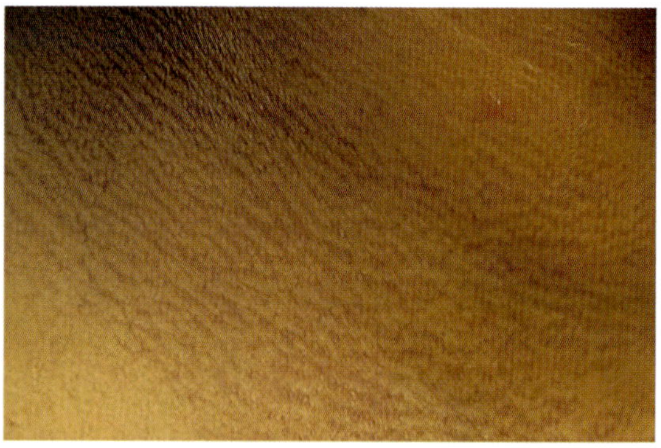

图 41.9 特应性"脏脖子"

长期特应性湿疹患者的颈部网状色素沉着。

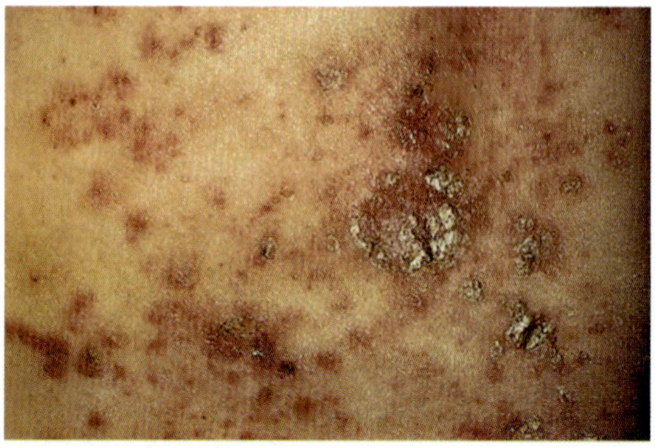

图 41.10 特应性湿疹

红斑、丘疹、抓痕、结痂和继发感染，轻度苔藓样变。

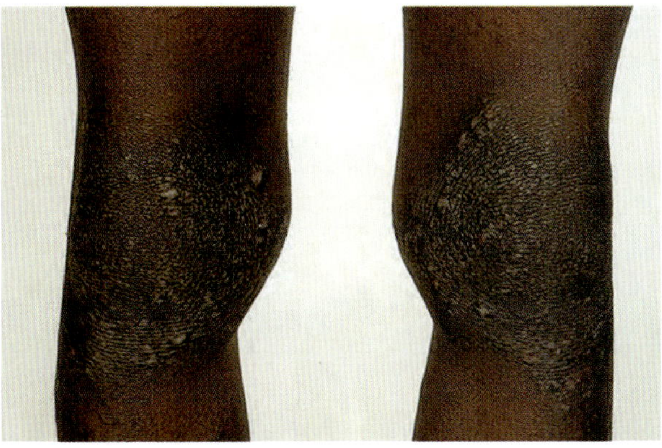

图 41.11　一个非洲儿童膝部明显的苔藓样变。腘窝不受累

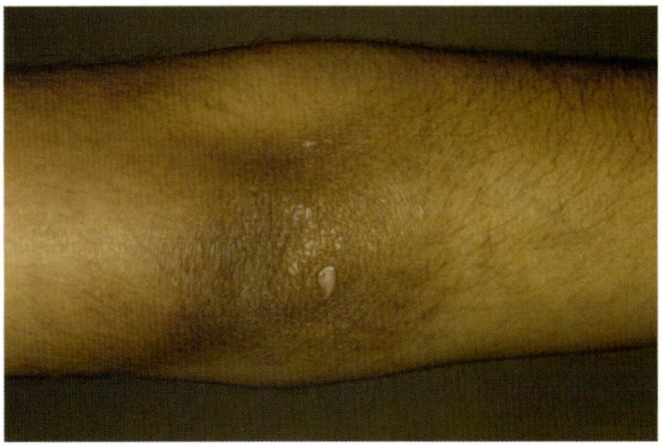

图 41.12　伸侧的持续性苔藓样变

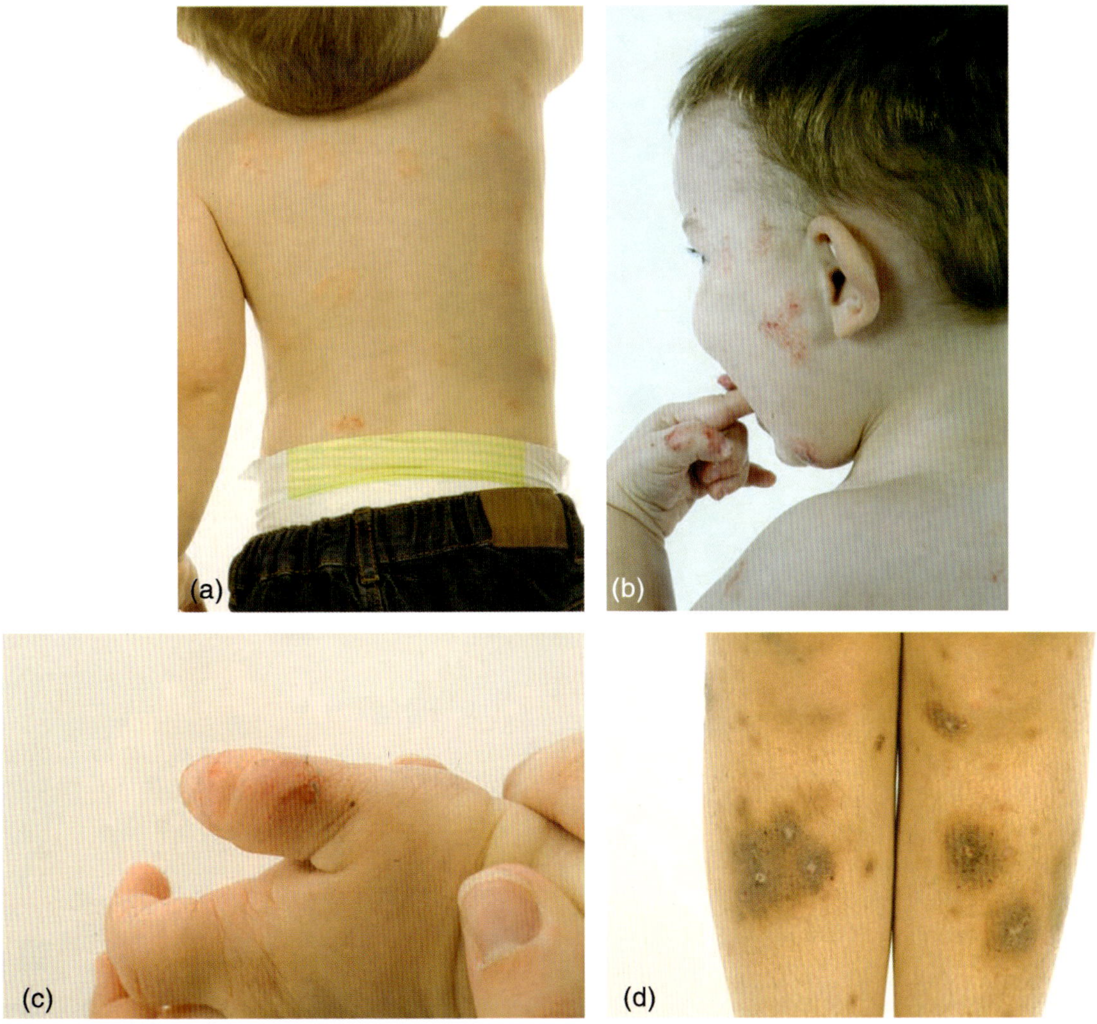

图 41.13　(a)特应性儿童的盘状湿疹;(b)面部的盘状皮损。唾液是幼儿的一种常见刺激物;(c)因吸吮加重的拇指盘状皮损;(d)盘状的严重炎症后色素沉着和苔藓样变

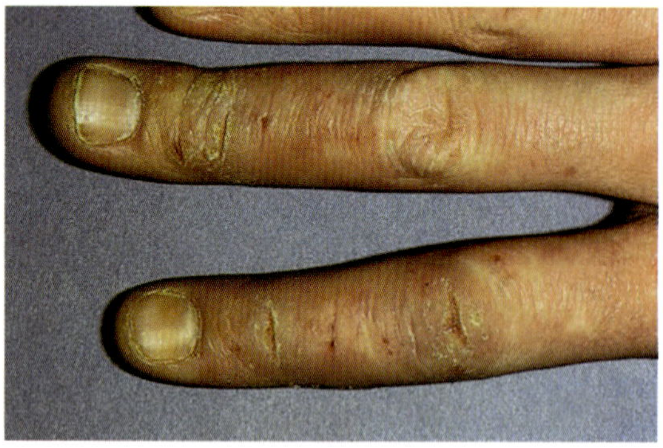

图 41.14　儿童手指部位的特应性湿疹

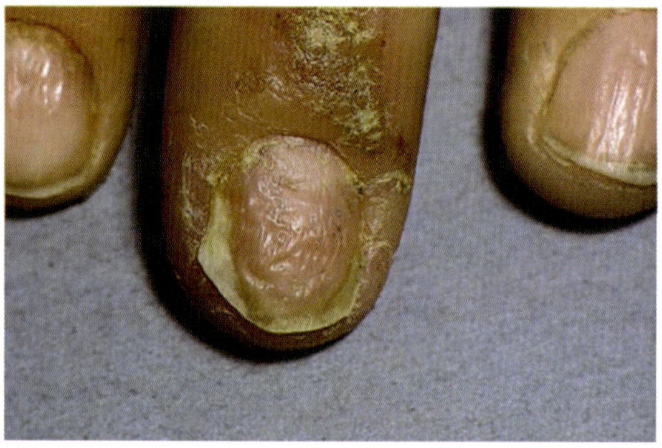

图 41.15　特应性湿疹患儿的甲受累

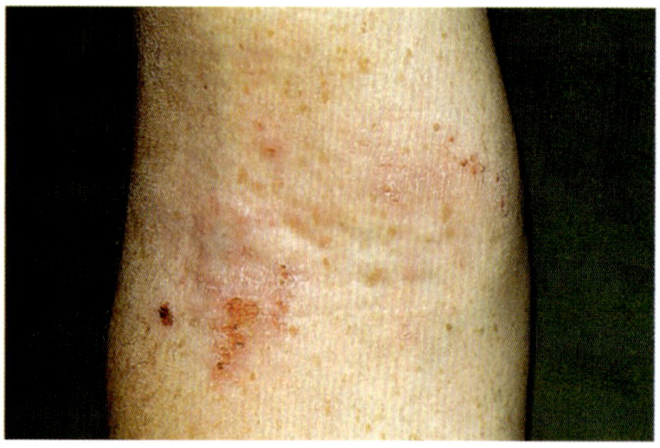

图 41.16　成人屈侧皮炎

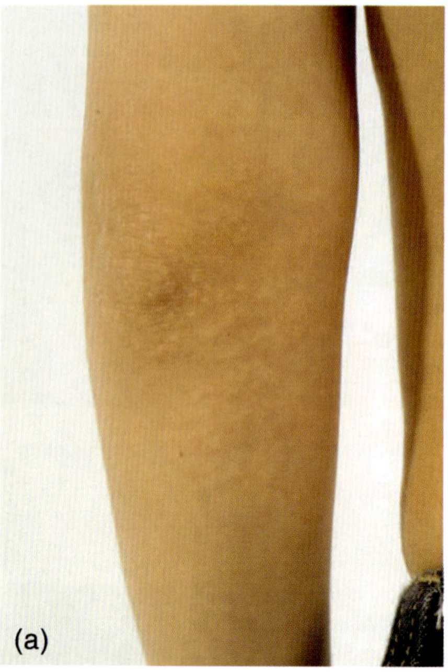

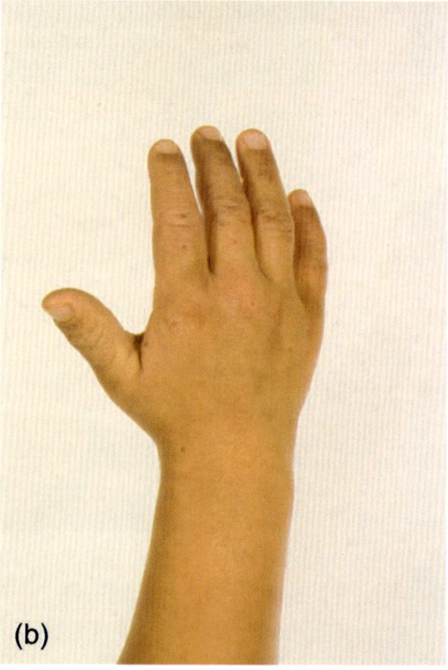

图 41.17　(a)滤泡样苔藓样变;(b)特应性手湿疹

成年 AE 患者还有光过敏的可能。此类患者的管理需同时兼顾普通 AE 和光过敏,只取其一并不能满足治疗。

特应性手湿疹

超过 50%的活动性 AE 患者会有手湿疹表现,且随着年龄的增长而增加[7]。AE 患儿常表现斑片状、有点水疱和苔藓化的湿疹。常伴甲改变,表现为粗糙凹陷甲和甲纵嵴。弥散性慢性苔藓化手湿疹在广泛性 AE 持续至成人期患者中更为常见(图 41.17b)。脚受累也很常见。

AE 的既往史,尤其是手受累,如果还与丝聚蛋白基因突变功能失活有关,则是发展为职业性皮炎的一个重要危险因素[8]。过敏可能是与食品相关职业的手部皮肤病的危险因素[9]。

诊断和鉴别诊断

诊断

AE 的诊断主要根据病史和临床检查。诊断标准最初用于流行病学调查和研究用途[1,2]。英国的诊断标准(见框图 41.1)已在成人和儿童的白种人和非白种人群中进行了严格的验证。

鉴别诊断

对于患者个体,必须考虑许多其他疾病。要始终排除疥疮,当其与已有 AE 重合出现时可能引起混淆。婴儿脂溢性皮炎与 AE 的鉴别在刚出生几个月时会很困难[3],但随着时间推移,两者的区别会变得明显。对于重症患儿,当有反复性全身性或耳部感染,以及发育不良、消化吸收不良或瘀点时,要考虑免疫缺陷状态。牙买加儿童复发性且伴感染的湿疹可能与人类 T 淋巴细胞病毒 1(HTLV-1)感染有关(见第 39 章)。几种罕见病(框图 41.3)中可出现与 AE 相似的皮疹,伴或不伴其他特应性疾病,有时伴 IgE 水平升高。

框图 41-3　可能有特应性湿疹样皮疹的罕见病

- 高 IgE 综合征
- 嗜酸性粒细胞增多症
- 丙种球蛋白缺乏症
- 无汗性外胚层发育不良
- 共济失调毛细血管扩张症
- Netherton 综合征(鱼鳞病、竹节状发)
- 苯丙酮尿症
- Wiskott-Aldrich 综合征(感染和血小板减少症)

成人的屈侧湿疹可能是其他类型湿疹,如镍过敏和职业性接触性皮炎继发的结果[4],有时儿童接触性皮炎也与 AE 相似[5]。

严重程度分级

有多个评估 AE 严重程度的评分标准。经验证最适用的有三种标准[1]——特应性皮炎积分(SCORAD)、湿疹面积和严重程度指数(EASI)和以患者为导向的湿疹测量法(POEM)——主要用于研究和临床试验。一些国家指南提出了相对简单的评估[2-4],如表 41.2 所示。

生活质量评估具有一些与 AE 严重程度相关的特征,如瘙痒程度和睡眠不足的影响[5],因此应采取一些指标来评估疾病对生活质量的影响。虽然有多种生活质量指标可用[2],但小孩、父母或看护者对皮损严重程度、瘙痒程度和睡眠影响以 0～10 分的标准进行全面评估可能是评估严重程度的简单临床辅助手段。

表 41.2　特应性湿疹[a] 的身心影响严重程度评估

皮损严重程度	对生活质量和心理健康的影响
无:皮肤正常,无活动性特应性湿疹	无:对生活质量没有影响
轻度:皮肤干燥,偶有瘙痒(有或无轻微红斑)	轻度:对日常活动、睡眠和心理健康的影响小
中度:皮肤干燥,常伴瘙痒、红斑(有或无脱屑和局部皮肤增厚)	中度:对日常活动和心理健康的影响中等,常影响睡眠
重度:皮肤广泛干燥,伴持续瘙痒、红斑(有或无脱屑、广泛性皮肤增厚、出血、渗血、裂隙和色素沉着改变)	重度:严重影响日常活动和心理健康,每天失眠

参考 Granlund 等,1995[4]。

[a]使用视觉评分量表(0～10 分)记录孩子/父母/看护者对过去 3 天的皮损严重程度、瘙痒程度、睡眠影响的评估。

并发症和共病

社会心理方面

AE 对患者及其家庭生活的许多方面均产生了深远的影响,其危害近于甚至超过哮喘和糖尿病[1-4]。湿疹造成的心理影响越来越受到重视,且可能需要专门的干预措施。对儿童而言,造成困扰的主要症状是瘙痒、沐浴时不适和失眠。中重度 AE 的瘙痒、搔抓和睡眠障碍导致生活质量下降与类风湿关节炎或多发性硬化症的影响相当。重症湿疹会引发家庭生活的困扰,导致疲惫、睡眠不足和情绪不良[5],并可能导致之后出现心理健康问题[6]。实际上,越来越多的人认为部分睡眠障碍可导致神经认知障碍。因皮肤外观异常而被人戏弄挑衅可能造成皮肤传染担忧和社交排斥。尤其在青春期,可能进一步导致对自我形象和自尊的消极影响[7]。AE 患者中可发现更多的特质焦虑和应激易感性问题[8]。这些多种因素一起容易造成重症患儿的行为障碍[9,10]。此外,迁延至成年的重症患者可能会形成特定的不稳定反应/行为模式以适应各种生活情况(适应不良图式)[11]。最近的一项流行病学研究表明了儿童 AE 和精神健康障碍之间的关联(尤其是注意力缺陷多动障碍,OR 1.87,95%CI 1.54～2.27)。抑郁、焦虑、行为障碍和自闭症的发病率随 AE 发病率增加而增加[12]。虽然没有心理机构的正式确认,但在西方人群中,激素恐惧症导致的治疗不足比过度使用更为严重。据报道,在法国诊所就诊的患者中，有 81%为连续就诊患者，其中 36%的患者承认不遵从医嘱[13]。

发育迟缓

发育迟缓可能与 AE 有关，但通常只限于重症患儿[14]。重症患儿的发育迟缓常出现在皮质类固醇治疗前，因此可归因于 AE。这种影响是否会持续到成人阶段尚未明确。目前怀疑与依赖于口服和局部类固醇治疗有关[15]。虽然局部类固醇的不当使用可抑制儿童和成人垂体轴(库欣综合征)[16-18]，但没有证据表明局部类固醇的合理使用也会对生长发育造成不良影响。

细菌感染

继发葡萄球菌或链球菌等的细菌感染实际上是临床表现的一部分[19]。即使没有明显可见的化脓性渗出物，也会导致疾病的恶化。泛发性脓疱病有时与卡波西水痘样疹非常相似。实际上，特应性人群的任何急性水疱样疹都提示继发细菌或病毒感染。

病毒感染

不管是活动期还是静止期的 AE 患者均易出现单纯疱疹病毒的急性全身性感染(疱疹性湿疹)，以卡波西水痘样疹为临床表现(图 41.18)[20]。这种感染可发展为伴高热和泛发性湿疹的严重全身性疾病。但是，也可能不累及全身，有时表现为局部湿疹，常常局限在原 AE 皮损处。单个皮损以特征性病毒性丘疱疹开始，但不一定呈明显的疱疹样形态。病程快速进展，大量的化脓性渗出物可能掩盖了初始的丘疱疹，或者表面散在的糜烂成为提示湿疹快速恶化的唯一线索。需与细菌脓疱病和水痘鉴别诊断，带状疱疹和水痘的表现与在一般人群中的表现一样。

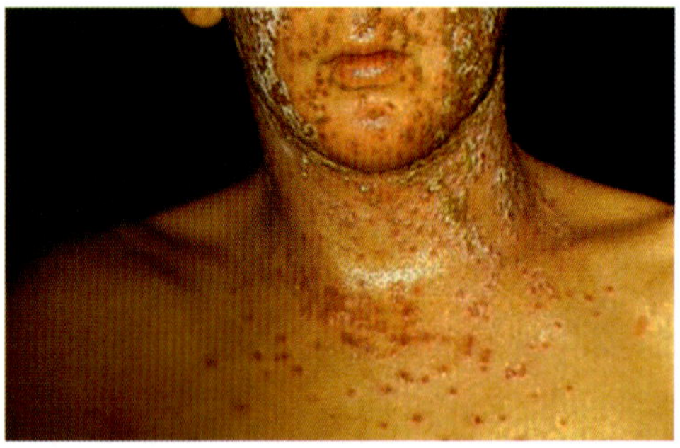

图 41.18 卡波西水痘样疹：疱疹性湿疹

最近对 9417 名美国儿童进行的一项流行病学研究表明，AE 患者中不仅寻常疣发病率较高，而且同时患 AE 和疣的儿童还与喉咙和胸部感染等非皮肤感染相关[21]。

AE 患者中传染性软疣的发病率尚不清楚。但临床上认为泛发性传染性软疣在特应性儿童中更为常见。

艾滋病 HIV 病毒感染可能会加重 AE，并且 AE 在艾滋病患者中复发也有报道[22]。也有发现类似于 AE 的疾病与 HTLV-1 感染相关，尽管这可能是偶然的[23]。

眼部疾病(见第 109 章)

AE 患者可出现多种眼部改变[24]。Dennie-Morgan 眶下皱褶(图 41.19)通常表现为下眼睑下的皮肤皱褶。但这并非 AE 的特异性症状，也常见于非特应性黑人儿童[25]。

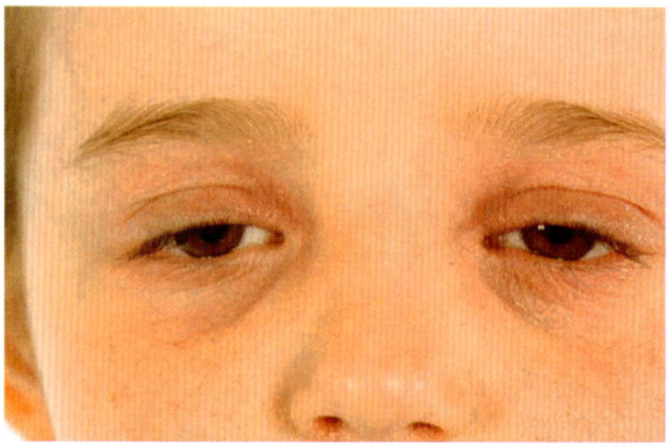

图 41.19 伴 Dennie-Morgan 眶下皱褶的眶周皮炎

结膜刺激是特应性人群的常见症状。如在花粉症中，可能是过敏反应引起的，或者可能是鼻或皮肤的非过敏性刺激引起的。称之为角膜结膜炎。

圆锥角膜[26]，或圆锥形角膜，是一种罕见的疾病。可独立发病，也可能与 AE 相关。是由于角膜退行性变，眼内压迫使角膜向外突出，而引起的明显视觉障碍。儿童期发病，几年后停止进展。佩戴接触镜有助于视力矫正。

与 AE 相关的白内障(图 41.20)被认为是由于摩擦和局部类固醇的使用而导致的。与 IgE 水平和 IFN-γR1 基因的多态性有一定关联[27]。虽然后囊下白内障和前囊膜下白内障都很常见，且按照人群患病率，后囊下白内障应是 AE 中最为常见的，但 AE 中前囊白内障的患病率明显高于全体人群中的患病率[28,29]。高达 10%的青少年和成人重症 AE 患者可能出现白内障，但总体而言并不常见。儿童早期到 30 岁都可发病，但发病高峰期在 15—25 岁。几乎总是双侧发病。裂隙灯检查结果具有特征性的，但不是诊断性的。在早期阶段，半透明小球和混浊出现在后囊前极及前囊下区域。最终表现类似于成熟期的皮质性老年白内障。虽然控制眼周湿疹很重要，但白内障的眼科治疗对 AE 并不特异。

并发视网膜脱落也有报道，特别是日本患者，似乎与创伤后的视网膜脱落表现一致[30]。

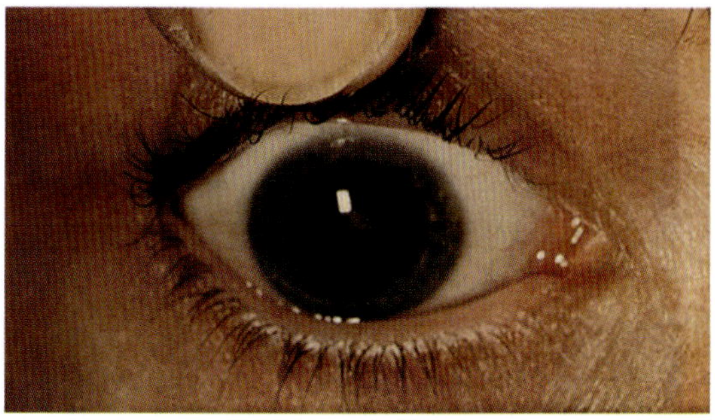

图 41.20　特应性白内障

淋巴瘤

英国的人群研究表明，AE 患者的各种癌症风险都有增加，包括全身性和皮肤淋巴瘤，且重症 AE 患者的淋巴瘤发病风险更高（OR 3.72，95%CI 1.40～9.87）[31,32]。但仍需在不同人群中进一步开展研究以确认这些发现。关于局部外用钙调神经磷酸酶抑制药治疗导致淋巴瘤风险的证据仍不足。

其他

外耳郭软骨假性囊肿出现在 AE 患儿中更常见[33]。

哮喘和过敏性鼻炎（图 41.21）

30%～50%的 AE 患者可并发过敏性鼻炎（花粉症）和哮喘[1,2]，发病年龄通常晚于湿疹。AE 是发展为过敏性气道疾病的危险因素，这可能是通过受损皮肤屏障蛋白质抗原的经皮致敏引起的：称之为"特应性进程"[2,3]。

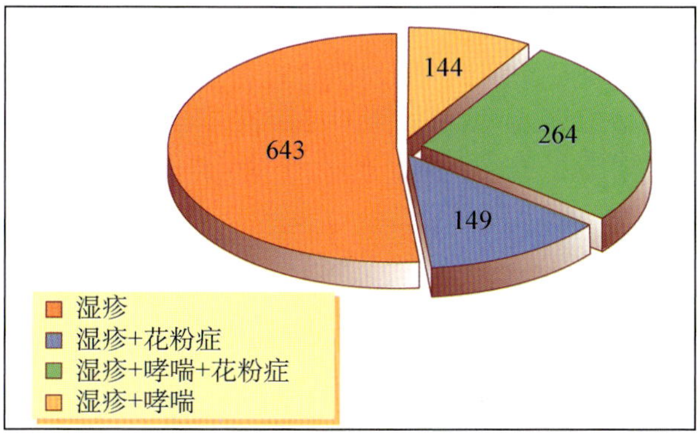

图 41.21　1200 例特应性湿疹患者特应性呼吸道症状的发病率

（来自 Rajka 1960-1[18]，经医学期刊许可转载）

干皮症

干皮症是 AE 的一个共同特征，在 AE 治疗中占重要地位。可能是因为角质层异常导致的 TEWL 升高而引起的，也可能与疾病活动有关[3]。干皮症也可能是异常神经酰胺和鞘氨醇合成的结果，在炎症发展过程中具有重要作用。寻常性鱼鳞病和毛周角化也可能与 AE 病情有关，而屏障蛋白丝聚蛋白的功能丧失变异可能是这些疾病与 AE 之间的共同联系（见框图 41.3）[4]。功能丧失的丝聚蛋白突变可能与 AE 的特定表型相关，并且可能是疾病持续存在的危险因素[5,6]。

其他湿疹模式

婴儿脂溢性皮炎

该病已在第 40 章进行了讨论。脂溢性皮炎通常比 AE 早发病，临床上也能对二者进行区分[7]。但也有一些患儿以脂溢性皮炎发病，之后发展为典型的 AE[8]。

过敏性接触性皮炎（参见上文）

显然，AE 患者比非特应性患者发生接触性皮炎的风险更高[9]，且 filaggrin 突变患者的风险可能还会增加[10]。但是，AE 是否会有更大的风险发展为 ACD 仍存在争议。尽管如此，AE 患者仍可能对多种接触性变应原（如局部用药）过敏，包括局部皮质类固醇、香料和金属[11]。此外，还存在蛋白质接触过敏的风险，如与橡胶手套中的乳胶相关的过敏[12,13]（参见第 128 章）。

舌舔性唇炎

同义名
- 口周湿疹
- "舌舔湿疹"

口周渗出性或裂隙性湿疹是 AE 患儿的常见表现。可能由于食物过敏引起，也可能出现在无特应性或过敏的儿童身上。皮损常在口周扩散一段距离，可能引起继发性感染和结痂，导致皮肤色素沉着（图 41.22a～c）。本病的持续存在，或许也是其诱因，可能是由于舌舔口周、吮吸拇指、流口水或没有防皲裂的习惯。使用强效皮质类固醇激素治疗容易使其发展为口周皮炎。规范使用 1%氢化可的松软膏治疗是最有效的。有报道，牙膏成分的接触过敏也是有可能的。

特应性患者有几种湿疹表现，但也存在于非特应性人群中。主要包括是伴水疱加重的湿疹和盘状湿疹。某些明确定义的疾病在特应性人群中更常见：如第 39 章讨论的白色糠疹和青少年跖皮肤病。结节性痒疹则常常会使过敏体质复杂化（第 83 章）。

AE 患者中常见耳郭皮炎，且耳郭裂隙还可作为 AE 的特异性临床表现[14]。

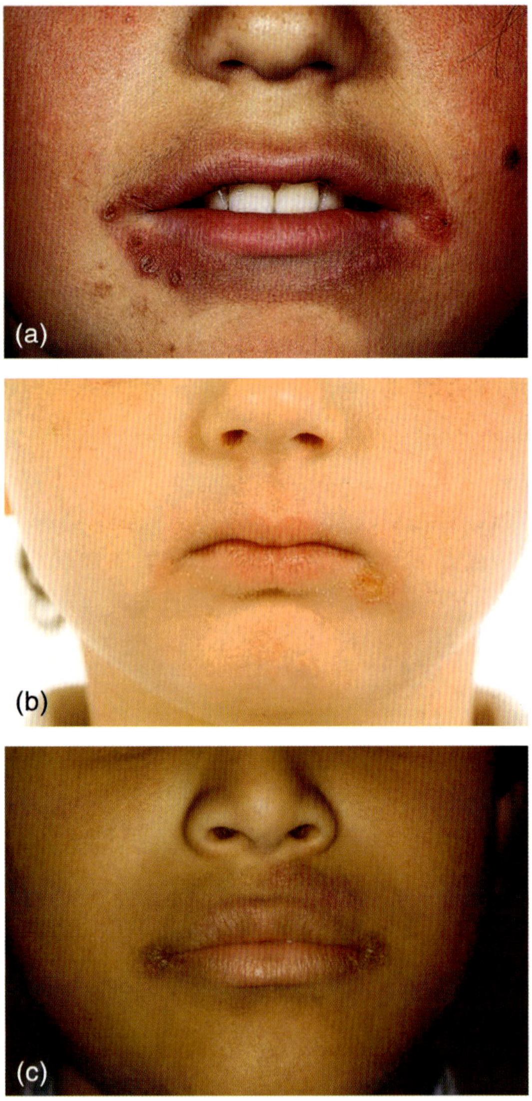

图 41.22 (a)舌舔性唇炎；(b)伴轻度脓疱的舌舔皮炎；(c)伴色素沉着的舌舔皮炎

食物过敏(参见上文)

食物过敏导致腹部症状在特应性疾病患者中更常见，但不仅出现于特应性人群中。食物过敏引起哮喘和过敏性鼻炎的可能性很小(见 41.13 页)。

斑秃

有报道曾表明，斑秃与特应性疾病和 AE 之间存在关联，但近期较大规模的研究并未证实这一点[15]。

荨麻疹

大多数荨麻疹的发病不是因为 IgE 或任何其他的过敏反应。有过敏史的荨麻疹在特应性患者中更常见(参见第 42 章)。如手上的接触性荨麻疹在 AE 中很少见，也可能表现为皮炎的急性发作[16]。乳胶蛋白过敏可出现在食品处理人员和屠宰场工人身上[17]，卫生保健人员中也有报道[12]。

病程和预后[1-5]

很少有纵向研究探讨 AE 的自然病程，不能将医院中研究的 AE 病例(定义为非常严重的)的预后等同于大多数在社区中较轻的 AD 病例的预后[6]。明确的人群研究表明，只有 60%的 AE 患儿在青春期后达到缓解[7,8]。但实际缓解率可能更低，因约 25%患者在成人期的某个阶段会有复发(如发展为刺激性手部湿疹)[9,10]。

提示预后较差的因素包括重度 AE、早期发病和并发哮喘或花粉症或有相关家族史[8,11]。德国一项队列研究对 1314 名 7 岁以下的儿童进行了追踪研究，该研究表明，1 岁时对食物和空气变应原过敏是另一重要的危险因素[11]。这些关联中至少有一部分归因于 FLG 基因功能缺失突变(参见遗传学部分)，因现在已证明其与早发性 AE、疾病严重程度/慢性病程和食物及呼吸道过敏均有关[12-15]。

本病多在早期发病(参见流行病学)，60%在 1 岁前发病，85%在 5 岁前发病[16]，男女之间无差异。可分三期：持续期(19%)，间歇期(38%)和缓解期(43%)[11]。持续期最有效的预测因素包括疾病严重程度和特应性家族史[11]。但是，社区确诊病例的发病年龄可能晚于医院研究报道的发病年龄[17]。报道的预测差异大是由于病例的筛选方式、诊断标准和许多其他变量不一造成的。本病在整个儿童期都有自发改善的普遍趋势，但在青春期通常会有轻微的复发。

很难对患病个体的预后进行预测。但重度 AE、早期发病、伴有哮喘、花粉热和 AE 家族史的患儿可能病程会更长[17]。2 岁时食物源性和吸入源性 IgE 抗体升高的儿童预后也可能较差[18]。这些不良预后因素可能与丝聚蛋白结构和功能异常有关[19]。

青少年的皮炎患者在成年后有持续性 AE 的风险较高[20]。

此外，职业性刺激性手部皮炎也是成年特应性患者的风险之一[21]。

疾病预防和职业建议

控制母亲、胎儿和新生儿的变应原暴露来预防疾病，用补充剂(omega-3 或-6)，益生元或益生菌或水解乳配方来改变新生儿的饮食，是多个临床试验的研究主题。但是，对过去十年研究的全面回顾显示，没有充分的证据表明这些干预措施对疾病有利[1]，尽管最近对在妊娠前后使用益生菌的研究显示了一些益处[2,3]。最近有一些建议声明，婴儿水解配方奶粉可能有保护性作用，但美国食品和药物管理局的健康声明审查的结论是，没有或很少证据支持这些声明[4]。现在的研究重点是表皮屏障及从出生开始使用润肤剂对其进行保护和令其快速愈合。对皮炎有效的早期治疗似乎可以防止特应性进程和自身免疫进程的发展[5]。一项多中心试验性研究显示，在高风险婴儿中，每天 1 次，持续 3 周到 6 个月的润肤剂使用，活动性湿疹的发展减少了 67%[6]。这些方法也需要进一步研究确认。

AE 通常会在青春期有改善。这通常是青少年决定他们应该从事什么职业的时期。应尽可能避免皮肤暴露于刺激性化学物质和造成身体创伤的职业。患 AE 的青少年，尤其是手部受累者，应该认识到工作环境潮湿或暴露于刺激物等有关职业的风险，如汽车修理工程、工程学、美发或护理等职业[7]。

检查

AE 很少通过辅助检查进行初步诊断。血清总 IgE、特异性 IgE（ImmunoCAP®；放射变态吸附试验）和点刺试验通常仅用于确认患者的特应性。系统评价认为没有证据表明此类检查可以增强 AE 的诊断[1]。

AE 的管理及其发病诱因的寻找（表 41.3 和表 41.4）主要用于临床治疗，对于轻度 AE、无症状或无过敏的儿童，常规筛查检验几乎没有价值[2]。

对有明显过敏反应[荨麻疹和（或）急性腹部症状]的儿童，皮肤点刺试验或特异性 IgE 检测可以明确可疑的食物过敏原。但是，对湿疹而言，也可能是非IgE介导的，进行IgE检测也没有帮助。金标准是食

表 41.3　特应性湿疹的一线治疗

严重程度	无	轻度	中度	重度
躯干部治疗	润肤剂	润肤剂 局部外用弱效皮质类固醇	润肤剂 局部外用中效激素（腋窝和腹股沟部位仅用 7～14 天） 夜间镇静类抗组胺药（影响睡眠时用） 口服抗生素（临床感染时用）	润肤剂 局部外用强效激素（腋窝和腹股沟部位仅用 7～14 天） 晚上抗组胺药镇静（影响睡眠时用） 口服抗生素（临床感染时用）
面颈部治疗	润肤剂	单用润肤剂或局部外用弱效激素	润肤剂 局部外用弱效激素 晚上抗组胺药镇静（影响睡眠时用） 口服抗生素（临床感染时用）	润肤剂 皮疹严重时，局部外用中强效激素仅 3～5 天 晚上抗组胺药镇静（影响睡眠时用） 口服抗生素（临床感染时用）

英国国立卫生保健研究所[1]。

表 41.4　病史初步评估

特应性湿疹病史	生活质量影响（使用视觉评分量表）	个人和家庭特应性疾病史	发病诱因（图 41.23）
发病年龄	患者/看护者对疾病严重程度的评估	哮喘	刺激暴露，如泡泡浴等
皮肤受累范围	睡眠影响	花粉症	皮肤感染
严重程度	瘙痒程度	食物过敏	干皮症
饮食习惯	家庭动力学影响	—	食物过敏原
季节变化	—	—	接触过敏原
既往治疗疗效	—	—	宠物或动物接触
目前的治疗	—	—	空气源性过敏原
皮疹出现频率	—	—	—
皮肤感染频率	—	—	—

物与安慰剂对照的双盲试验，但这在临床实践中很少使用。除皮肤点刺试验和血清 IgE 检测外，还有多种食物和空气过敏原检测。空气和食物过敏原的“斑贴试验”可以更准确地检测 AE 的晚期反应[3]，皮肤食物过敏原试验可能有助于管理合并 IgE 介导的接触性荨麻疹综合征的 AE 患儿[4]。

然而，最近的欧洲指南建议，对食物应激试验有明确反应的中重度患者才考虑限制饮食治疗[3]。此疗法需由专业机构实施。

如果有发育迟缓或怀疑是伴免疫缺陷的 AE，需采取相应检查，如免疫球蛋白及其亚类水平、IgE 水平、白细胞计数、血小板、补体水平和功能，以及 T 细胞、B 细胞和巨噬细胞的数量和功能。临床允许时，也可以考虑 HIV 或 HTLV-1 检测。

细菌和病毒拭子检测有助于明确 AE 恶化的原因。虽然 AE 皮肤的常见定植菌是金黄色葡萄球菌，但细菌培养可明确细菌的耐药性，并检测是否存在 β-溶血性链球菌。严重烫伤样或深层皮肤感染者提示有全身感染的风险，应进行拭子检测明确是否有分泌杀白细胞素（Panton-Valentine leukocidin，PVL）毒素的金黄色葡萄球菌的感染。单纯疱疹一般通过聚合酶链式反应来明确，但也可通过培养、Tzanck 涂片、免疫荧光检测或电子显微镜鉴定，但不应因检测延误治疗。

由斑贴试验阳性反应证实的 ACD 可被感染马拉色菌酵母菌的 AE 诱发[5-8]。研究表明，与戊酸倍他米松相比，用伊曲康唑根除马拉色菌的治疗可明显改善湿疹，表明过敏与马拉色菌的临床相关性[7,9]。斑贴试验还可帮助识别导致皮损恶化的接触过敏原，特别是在成人[10]中，局部外用药和润肤剂是频繁使用的致敏物，因此也应包含于斑贴试验检测项目中。斑贴试验对 AE 患儿的重要性越来越被广泛认可[11]。以前关于 AE 中 ACD 的患病率的研究得出了相互矛盾的结果，但是最近的研究表明，AE 中 ACD 的患病率至少与对照组一致[12]。除了镍过敏[13]，*FLG* 基因突变与并发 ACD 的 AE 患者之间缺乏关联[14]。这与实验数据一致，实验数据表明，由于 AE 皮肤对半抗原响应受损，斑贴试验可能会低估 AE 的免疫学敏感性[15]（参见第 128 章）。

疾病管理[1-3]

AE 是一种慢性病，疾病严重程度和发病年龄各不相同。应同时考虑患者年龄、性别、社会状况、受累部位和严重程度进行个体化治疗。制定医护人员与患者意见统一和共同协作的治疗策略。这些治疗期望在临床实践中可能很难实现[4]。但是，近年来已经涌现数种新的治疗方法，这些方法有望在不久的未来实现。

首次评估

初始评估在疾病所有时期都非常重要。虽然超过 80%的患者症状轻微，但全面了解患者的病史、家族史、发病诱因（图 41.23）和家庭环境等（见表 41.4）仍然重要。

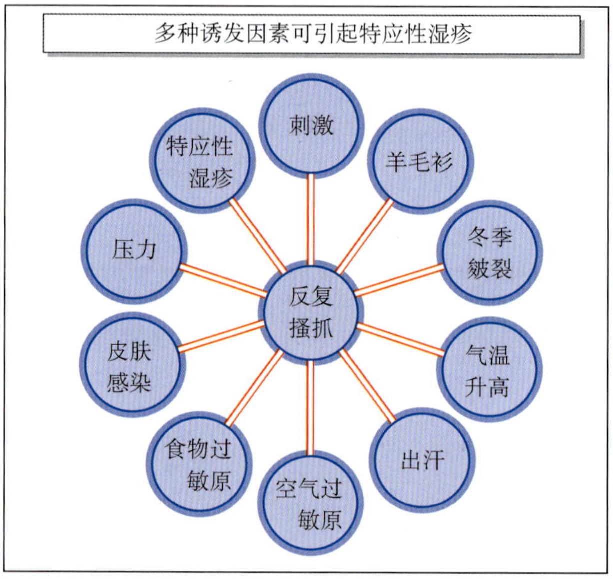

图 41.23　特应性湿疹的发病诱因

检查需全面评估皮肤的严重程度、并发症和共病（含眼、淋巴结），如有必要可包括呼吸和胃肠系统的检查。此外，还应考虑对患者生活质量影响的评估（见表 41.2）。

治疗（图 41.24）

一线治疗

在大多数患者中（为便于阐述，此处“患者”的含义还包括其父母和看护者），即使是重度皮炎，初始管理也包括患者建议和教育、减少发病诱因的建议、沐浴后使用润肤剂、润肤剂的常规应用和局部外用皮质类固醇抑制炎症以诱导缓解。解释屏障功能障碍在 AE 发病机制中的作用有助于强调润肤剂在治疗中的重要作用。缓解期保持润肤剂使用和重度患者维持局部抗炎治疗可减少皮疹复发（见后文）。基本也

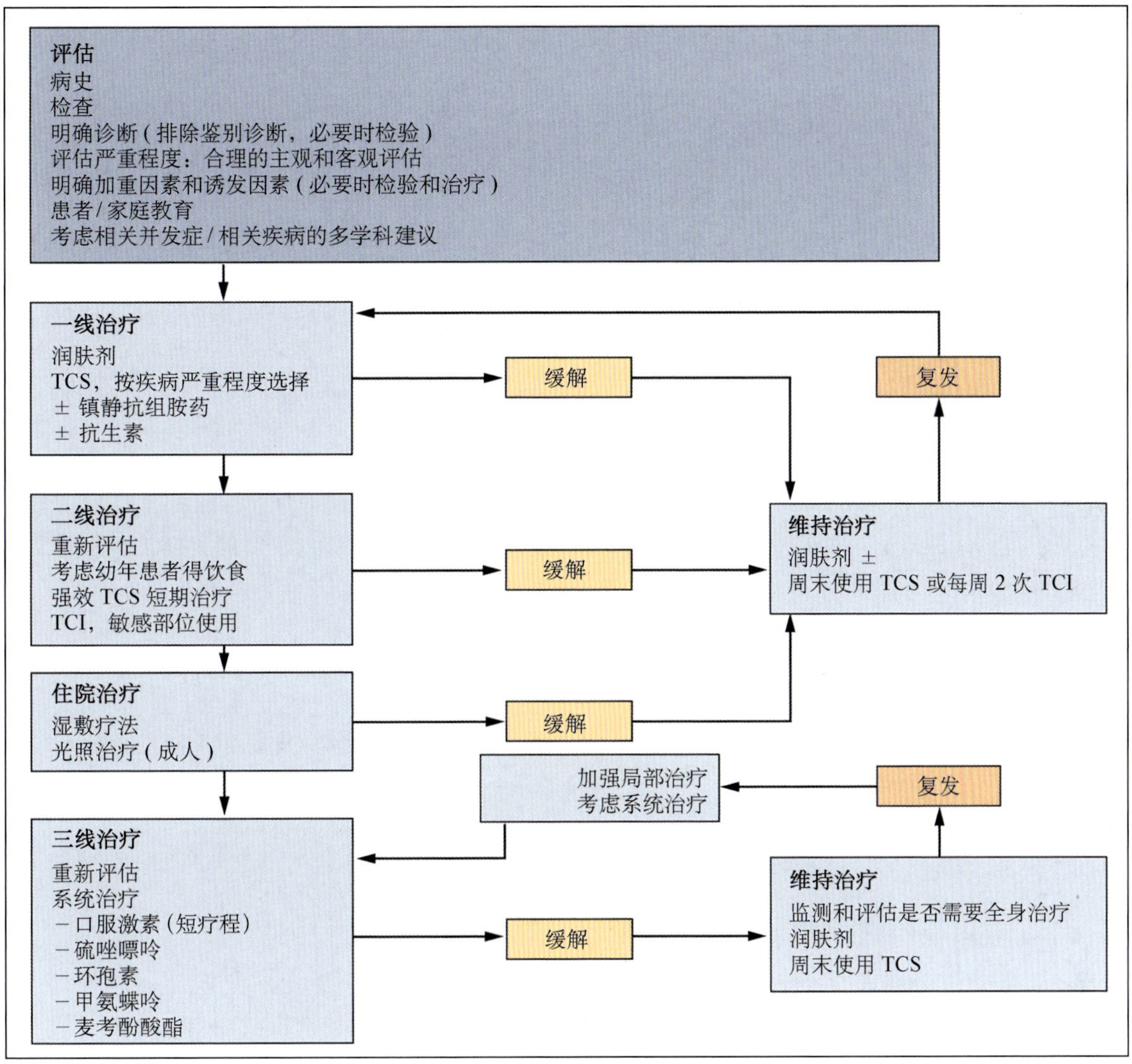

图 41.24　特应性湿疹治疗流程

TCI，局部钙调神经磷酸酶抑制药；TCS，局部外用激素。

可以以此开始家庭治疗方案。临床提示有感染时，可结合口服镇静抗组胺药和抗生素短期治疗。研究表明这种处理既有效[5,6]又安全[7]，但对此治疗方案的依从性较差[8]。通常，患者不愿意使用局部皮质类固醇治疗，即所谓的激素恐惧症[9,10]。因此，患者总会在咨询时提出不合理的要求，如过敏的确定和治疗（一般是饮食方面）和避免使用局部激素治疗。

一般建议与教育

制定治疗策略，需与患者讨论具体需求，统一可实现的预期目标。需包括多方面的改善，如缓解瘙痒、改善睡眠、减少学校/工作缺勤或改善家庭互动。

在有效控制病情和改善生活质量与安全长期治疗之间取得平衡是临床医师的责任。

来自医师、护士、药剂师、自助团体和国家支持团体的明确、一致的建议对治疗目标实现也非常有帮助。了解疾病当前知识、发病诱因的类型、治疗选择的利弊及局部外用药、绷带或湿敷的使用方法，可以改善患者依从性和协助控制疾病发展。然而，关于规范教育在改善患者预后方面的价值仍存在争议[1,3,11,12]。

避免发病诱因

一系列发病诱因的共同作用会使 AE 加剧（见表 41.3）。不同年龄段患者的发病诱因（图 41.25）有所不同，且个体患者在不同时间段也有所不同。

大多数患者皮肤干燥，会因肥皂和清洁剂刺激引起皮炎[14]。冬季加重，伴 *FLG* 缺失征象（见表 41.3）（掌纹症、毛周角化症或鱼鳞病）或父母具有这些特征的患者更易受累。避免刺激，使用肥皂替代品和润肤剂对这些患者尤为重要。一些简单的措施，如减少集

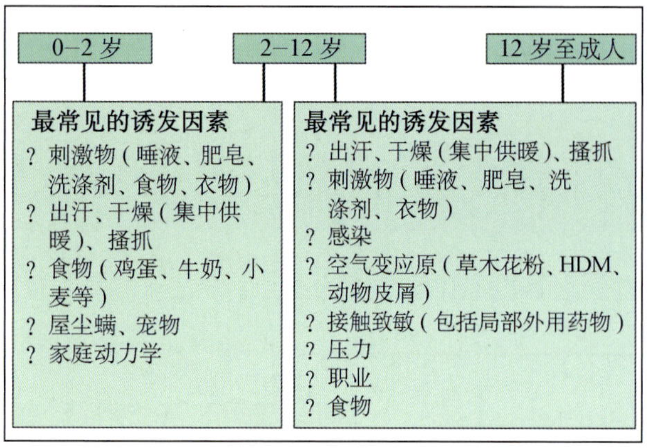

图 41.25　不同年龄段的发病诱因谱

（改编自 Katayama 等，2011[13]。经日本变态反应学会许可转载）

中供暖、避免卧室过热、避免羊毛与皮肤接触和穿棉质衣物也可以改善生活质量。

饮食控制疗法很少使用，但也应考虑讨论（参见食物过敏）。许多患者在就诊前就已开始限制饮食，因此饮食评估对于确认充足的营养状态是必要的。但如果有明确的食物过敏原，可以尝试饮食规避。空气过敏原也是加重因素之一（见空气过敏原），但对于大多数人一般不需要环境规避。

避免接触过敏原对 AE 有利的最有力证据是在家庭环境避免屋尘螨过敏原的研究。Tan 等[15]的安慰剂对照双盲研究探讨了去尘螨的组合方法（密封袋包装床垫、枕头和床上用品，高功率真空吸尘器和杀尘螨喷雾剂共同使用）的效果。结果表明，地毯和床上的尘螨抗原（Der p1）负荷显著降低。这对重度 AE 的成人和儿童（6 岁以上）具有很大的临床益处。然而，一项使用了基本类似设计的省略了杀螨和过敏原喷雾的德国研究[16]和荷兰的一项仅使用床上用品的研究[17]中，这些研究结果并未得到重复。

动物皮屑会加重 AE 并导致屋尘螨抗原水平增加，因此尽管早期接触狗可能具有保护作用，但也不鼓励饲养宠物。春季和夏季的皮炎发作，通常与花粉症有关。这种发作模式和年长患儿的面部皮损分布也有关（图 41.26a～d；见空气过敏原）。皮炎发作可能和环境中出现新的发病诱因或转换了新的环境（如新建筑、搬家或换儿童保育员）有关，因此需反复询问诱发史。

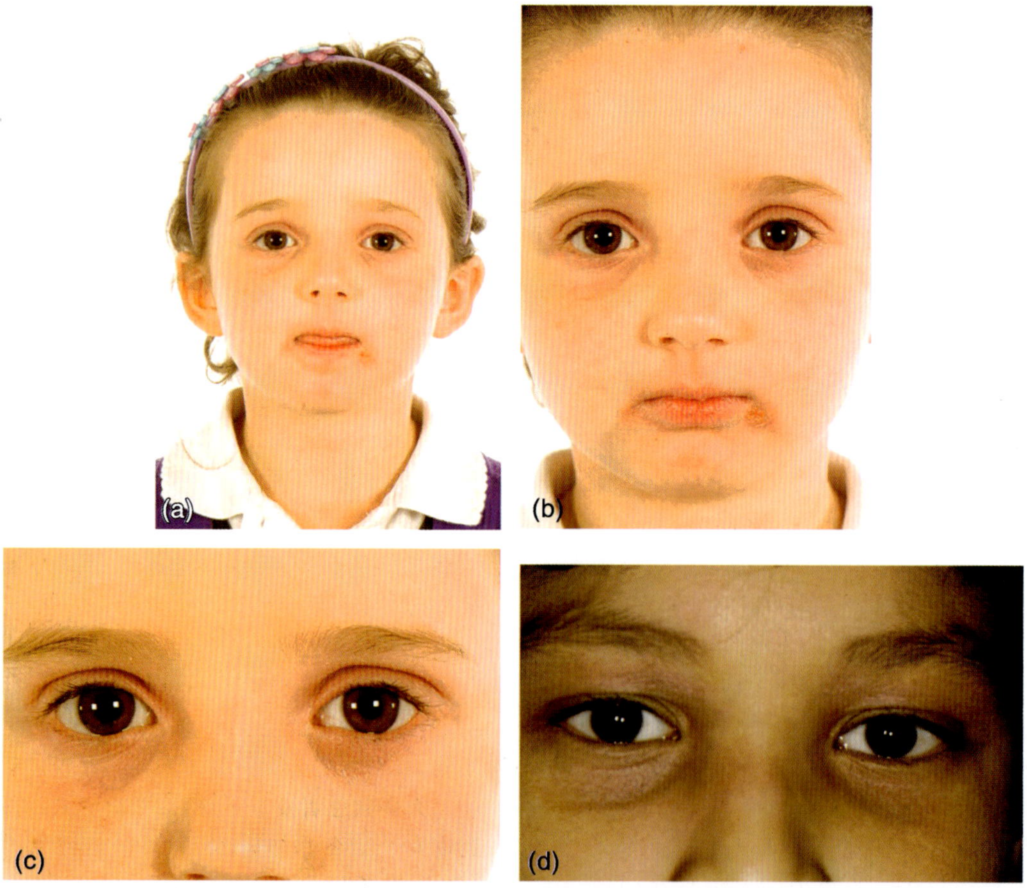

图 41.26　(a)伴舌舔唇炎的空气源性面部湿疹；(b)伴舌舔唇炎的空气源性面部皮炎；(c)大龄儿童的眶周皮炎；(d)亚洲皮肤的眶周皮炎

AE 不仅会因压力加重，而且受严重影响的孩子本身也是整个家庭的压力源。所以不要轻视医师在做出简单安慰和倾听家庭问题方面的作用。改变压力对治疗也有帮助，可以通过使用各种行为认知技术和团体疗法来改善皮炎[18]。

AE 不是儿童常规疫苗接种的禁忌证。虽然某些疫苗中含鸡蛋蛋白，但其含量很少，在实际中影响不大，除非儿童曾对鸡蛋蛋白有严重全身反应；如果有过敏的怀疑，应在有复苏设备的环境中监督进行疫苗接种。

需告知家长 AE 患儿感染单纯疱疹的风险，应避免活动性唇疱疹与患儿接触。

局部治疗

沐浴和润肤剂

沐浴一般可舒缓症状，沐浴后立即使皮肤保湿也是有帮助的。避免使用泡沫洗涤剂和肥皂，应用替代肥皂的润肤剂进行清洁[14]。分散性浴油会有帮助，但也不能维持皮肤湿润，还是要在沐浴后立即使用润肤剂。

经常润肤可软化皮肤，减少瘙痒[19]。能加强外用激素的效果[20,21]并减少用量[22]。炎症缓解时，持续使用润肤剂可减少发作的时间和频率[23]。

通常，慢性 AE 患者优先选用软膏，特别是苔藓样变突出者。一些患者对软膏过敏时，可选用油性较少的制剂。渗出性病变，短时间内先用乳膏或乳液，渗出减少后选用软膏。需注意避免使用含刺激物或表面活性剂的制剂，如十二烷基硫酸钠[24]。为确定个人最适合的润肤剂，可提供几种有效的选择，以便根据喜好做出选择。然后，建议患者足量（儿童每周150～250g，成人每周 500g）全天频繁使用。

没有证据表明润肤剂和外用激素的使用顺序会影响治疗效果。

由于人们认识到屏障功能对 AE 的重要性，因此研究了很多含神经酰胺的“设计性润肤剂”。有人认为这可以有效地修复屏障功能和抑制炎症。但是，与以标准石蜡为基质的润肤剂进行比较的研究非常有限[25,26]。最近一项对 124 名高危新生儿进行的随机对照研究，发现从出生开始每天使用润肤剂较不使用润肤剂的新生儿，在 6 个月时对 AE 的预防作用有明显的统计学差异[27]（见特应性进程）。

局部控制炎症

外用激素是 AE 炎症的主要治疗方法，在不滥用的前提下是非常安全的。普通公众和家庭医师对局部激素的潜在不良反应的担忧导致许多患者的治疗不充分[9,10]。

局部激素的强度和使用方式取决于皮炎的严重程度、治疗部位和患者的年龄（见图 41.24）。

晚上使用一次激素，早上使用润肤剂的治疗方式，可能与每日 2 次激素治疗的效果一样。在轻中度患者中，短期强效激素乳膏与持续弱效激素治疗的疗效和不良反应没有差异[28]。

激素抵抗或伴感染或结痂的皮炎对激素/抗生素或激素/抗菌组合的治疗可能有更好的反应。但是，如在治疗面积大的患儿中，大范围使用一些抗菌药如氯碘羟喹，可能存在潜在的全身毒性[29]。

监测激素应用

局部滥用激素，会引起激素不良反应。引起系统性并发症非常罕见[30]。建议对患者合理的使用量，如使用指尖单位衡量[31]。从远端指骨关节到手指尖端大小的软膏量可涂抹 2 个手掌大小的皮肤区域。也可以询问局部皮炎患者，标准的 30g 软膏持续使用多长时间；对于儿童，每周 10g 的使用量是足够的。如果是需要使用中强效激素的重度皮炎，则要监测患儿的身高和体重；但是，对生长发育的影响更可能是活动性皮炎而不是治疗引起的[32]。如果使用合适强度的激素，可使局部不良反应，如婴儿脸颊上的永久性毛细血管扩张和青少年的乳房、腹部和大腿的皮纹等最小化。眼周用药要尤其谨慎，因为局部激素可能会诱发青光眼[33]。如果确实担心激素不良反应，也可选用外用钙调神经磷酸酶抑制药，如吡美莫司和他克莫司（见后文）。

口服药物治疗

激素

口服泼尼松龙（通常 0.5 mg/kg）对重度 AE 具有有限但明确的治疗作用，但长期治疗的剂量可能产生显著不良反应。理想情况下，激素量应在数周内逐渐减少，以避免因类固醇戒断引起湿疹复发。一般口服激素具有良好的耐受性并且起效迅速，这对重度患者的治疗尤为重要。但短期局部外用强效或超强效激素（合理量），很少情况不能实现类似的迅速控制。由于停用激素后容易复发，对不能同时使用强效局部治疗的患者，口服激素更能获得临床受益，也使得患者更愿意选择间断口服激素治疗而摆脱局部治疗。口服激素治疗需要仔细监测激素的累积剂量，以避免不良反应。

瘙痒和抗组胺药

瘙痒是 AE 最难治疗的症状，目前尚无特异性止痒治疗；控制炎症可能是最有效的治疗方法[34]。使用抗炎制剂、润肤剂和避免发病诱因仍然是首选治疗。

H_1 受体拮抗药主要用于镇静[35]。严重的夜间瘙痒者，可睡前 1 小时服用羟嗪、异丙嗪或曲美嗪等。然而，次日可能引起嗜睡和注意力不集中等不良症状。偶尔可引起婴儿的逆转性兴奋。最好用于短期治疗，早期治疗直至局部治疗有效为止。大多数研究的结论是，非镇静性抗组胺药对 AE 的瘙痒几乎不起作用，但对某些伴过敏症者，如接触性荨麻疹或花粉症有一定作用[3,36]。

感染和抗生素（见感染的病理生理学）

虽然 90%的 AE 患者有金黄色葡萄球菌定植，渗出和脓疱也都意味着皮肤葡萄球菌感染，但有时也会有链球菌感染，且通常需要口服抗生素如氟氯西林或红霉素进行治疗。伴感染的反复发作的 AE 患者，可延长抗生素治疗、局部消毒、局部激素/抗生素混合药膏等使用，以减少鼻部和会阴葡萄球菌定植[37]。

虽然抗炎治疗可有效减少金黄色葡萄球菌的定植，但细菌定植仍会加重皮炎[38]。没有证据表明口服或局部外用抗生素、抗菌肥皂或沐浴添加剂对无临床感染的湿疹治疗有作用[39,40]。

单纯疱疹感染可用口服抗疱疹药物治疗。伴发热或毒性症状者，应静脉治疗。以前的一项研究充分证明，稀释的漂白水可减少金黄色葡萄球菌定植并改善疾病严重程度评分[41]。实际上，许多皮肤科医师都将高锰酸钾洗液广泛用于湿疹感染，尽管这种干预缺乏临床试验证据。但几乎没有证据表明长期系统或局部外用抗生素使用对慢性非感染性 AE 的有效性[42]。

维持治疗

大多数患者对初始治疗反应良好。随访过程中，在保证可行性前提下，继续避免发病诱因的暴露很重要。特别是儿童，需要在社交和身体发育之间取得平衡并避免发病诱因。

做好持续润肤，轻度患者长间歇性使用局部激素即可获得长期控制。更严重者，每周 2 次局部外用强效激素（周末者疗法）也可安全有效地减少 AE 复发[40]。如复发者，每天 1 次局部外用激素持续 1 周，再行周末者疗法。

局部外用钙调神经磷酸酶抑制药（他克莫司或吡美莫司每周 2 次）也用于维持治疗[40]。工作日使用他克莫司软膏加用局部激素周末疗法可改善重度 AE[43]。

二线治疗

治疗无效

治疗无效时，应先判断患者的依从性，治疗依从性不佳是重度 AE 患者[45]尤其是儿童患者[46]AE 管理中治疗无效的最常见原因[44]。患者对治疗的担忧，如激素恐惧症，可能会妨碍正常治疗[47,48]。确认是否有重要的发病诱因被遗漏了，以排除复发或耐药菌感染的可能，从而考虑更强效的治疗同样重要。

局部强效治疗

门诊患者使用局部外用激素治疗的效能可以在短期内增加。如无效，住院治疗以控制皮炎加重[49]，且住院时使用门诊治疗无效的相同治疗也常常能改善症状。

湿敷疗法

控制 AE 患儿重度症状的有效疗法。皮肤表面使用两层吸水性管状绷带包扎，内层预浸温水，外层干燥。敷料前，皮肤表面外用大量弱效激素。隔夜替换或每 12 小时更换一次。此法用于住院或短期门诊治疗。应密切观察，因为外用激素可抑制下丘脑垂体轴。仅敷料部位润肤是现在的常用方案，但效果稍差[50,51]。

重度苔藓样变部位可使用封闭性胶体敷料或粘贴绑带治疗，并可保留维持数天。

局部外用钙调神经磷酸酶抑制药

他克莫司和吡美莫司软膏自 2001 年起遵照 NICE 指南在英国获得许可[52]。他克莫司软膏仅用于成人（0.1%）和 2 岁以上（0.03%）中重度 AE 且不受外用激素控制的患者。吡美莫司乳膏可用于 2—16 岁儿童的激素耐药性面部皮炎。一般作为二线治疗在世界范围内使用，但使用条件各不相同。许多研究证明了它们的疗效，且它们的吸引力在于无皮质类固醇长期或不当使用时出现的皮肤萎缩、膨胀纹、毛细血管扩张和瘀斑的不良反应[1-3,53]。

0.1%他克莫司软膏与外用中效激素等效[54]，而吡美莫司乳膏较弱[53]。初次使用时均可能引起刺痛和灼烧。不适感通常会随持续使用而消退，因此可先在小范围内使用以提高患者治疗信心。对耐药性湿疹也有帮助，特别是在眼周、皮肤变薄的高风险区域及维持治疗的区域具有价值。

局部外用钙调神经磷酸酶抑制药引起淋巴瘤和皮肤癌的潜在风险也有被关注[7,55]。虽然这些问题仍存在争议，也确实需要与患者进行交代。但是，迄今为止，局部使用还是表现出了良好的安全性[56]。

过敏管理

80%AE 患者对常见过敏原呈现 IgE 高反应性。虽然体内和体外实验都证明了这种反应性的存在，但这种反应性与过敏原避免后临床改善的相关性尚不明确。这也导致了不同卫生机构有明显不同的临床建议[1-3]。但是，患者或看护者希望至少得到以下问题的建议。

食物（见食物过敏）

虽然 AE 专家门诊表示 30%～40% 的儿童会有某种形式的食物过敏[57]，但这不是皮炎加重的常见原因，且在年长儿童和成人中食物过敏并不常见。含 9 项随机对照试验的 Cochrane 系统评价得出结论，非选择性 AE 患者采用无牛奶或无鸡蛋的要素性或少量食物饮食没有任何益处[58]。但是也有一项研究发现，鸡蛋 IgE 阳性的婴儿在去鸡蛋饮食中获益。

一般和局部治疗效果不佳，尤其是既往对食物有速发性反应或胃肠动力紊乱（急腹痛、呕吐、排便习惯改变）或发育迟缓的患儿（通常是重度皮炎者），需考虑食物过敏的可能。无速发性反应时，IgE 放射变应原吸附试验检测帮助不大，可进行 3～4 周的改良排除饮食试验。通常，可以排除乳制品、牛肉、鸡蛋、鸡肉、鱼、小麦、柑橘和浆果类水果、食品添加剂、巧克力和坚果等。瘙痒减轻和皮炎改善则表明相关排除饮食有效。由儿科营养师判断饮食的合理性十分重要。如果相关饮食排除后无明显食物过敏原，则恢复正常饮食，并每隔 3～4 天重新引入可疑食物。需注意当重度敏感的食物被重新引入时，偶尔会出现严重的过敏反应[59]。

通常就诊前患儿就会因饮食不均衡（常常是牛奶规避）而出现营养不良。此时，由营养师协助彻底检查孩子的饮食状况非常重要。6 个月以内的重度皮炎且对合理治疗反应不佳者，可试用完全水解配方奶粉代替牛奶 6 周[1]。来源于其他物种的饮食、未变性奶（如山羊奶、绵羊奶）或部分水解配方奶粉是无效的。6 个月以下的婴儿不适宜喝豆浆。

建议所有母亲进行母乳喂养至少 6 个月。3 个月以上的母乳喂养可能对预防强家族史婴儿患上皮炎有帮助[60]。没有证据表明怀孕期间和母乳喂养期间的排除饮食是有帮助的[61]。

饮食管理对青少年帮助不大[58]，且由于假阳性反应，筛查试验在此年龄组（约 6 岁以上）也没有帮助。但一些患者可从无食品添加剂的饮食中获益[62]。

空气过敏原

虽然有多种空气源性过敏原可使 AE 加重[63]，但屋尘螨过敏原是最重要的一种[64]。有报道，完全清除室内屋尘螨过敏原后，儿童皮炎可得到临床改善[65,66]。但是，清除屋尘螨对成人 AE 患者获益不大[67]。

脱敏治疗

即使临床上明确了过敏原，脱敏治疗在 AE 患者管理中起到的作用仍非常有限[68]。过敏原特异性免疫治疗可以减少外用激素的使用量[69]，但仍需要进一步研究[70]。

过敏原规避时还要进一步考虑过敏原的耐受性。暴露水平和耐受性之间存在着复杂的关系，高水平的暴露对耐受性的诱导也很重要。因此，过敏原规避方案实际上可能会由于耐受性丧失而增加对偶然过敏原暴露的过敏反应。实际上，与后期暴露恰恰相反，1 岁以前与家猫的早期接触与对猫的持久耐受性相关，且没有哮喘风险[71]。

接触过敏

通常从病史中可快速识别接触性荨麻疹，并可建议避免致敏食物。一般不需要进行此类食物的过敏原检测（参见前面的检查）。

对氢化可的松、他克莫司和吡美莫司[72]等药物及香料的迟发超敏反应可能是导致治疗失败的原因，尤其是成人患者和眶周湿疹患者[73]，可选用斑贴试验进一步判断[74]。但是，由于刺激性，要解释特应性人群的斑贴试验结果可能会比较困难。因此，在斑贴试验之前，有必要先让患者住院治疗湿疹。一定要注意儿童也可能出现接触性过敏[75]。

光疗

多种类型的光疗法都经过了重度 AE 治疗的临床试验并证明了其有效性。包括宽谱紫外线 B（UVB）、窄谱 UVB、中高剂量 UVA1 及补骨脂素和紫外线 A（PUVA）[76-80]。目前，窄谱光疗是慢性病的首选方案[81]，在成人的治疗中得到了充分的证据支持，且窄谱 UVB 对儿童也有效。一个典型的 24 个疗程结束后，疾病活动度一般平均减少 30%～50%。而且，疾病改善可维持数月。应保持常规使用局部激素和润肤剂。在窄谱 UVB 光疗前，应对急性发作 AE 进行有效治疗，并应对继发性感染进行治疗。光疗前的病史筛查应排除光敏性湿疹。评估患者的最小红斑量有助于减少灼伤事件并优化剂量测定。一些研究表明，空调治疗柜可提高患者对光疗的耐受性[82]，但窄谱 UVB 的暴露时间通常有限。

中等剂量和高剂量 UVA1 通常仅用于专科病房，但 UVA1 也能改善急性 AE[83]。因担心有导致晚年皮肤癌的潜在可能，临床需考虑光疗和局部/系统免疫抑制药治疗的相对时。一般而言，光疗应限制在每年一次。

三线治疗

多种相关因素会导致需要开始系统治疗。包括疾病严重程度、受累部位、一线和二线治疗效果不佳

(包括 AE 反复发作[1])、一线和二线治疗的不良反应、患者选择、患者年龄和出现并发症。如光疗不切实际、无效或复发快,也需再次考虑系统治疗。如主要治疗方案导致无法接受的不良反应,如局部激素过度使用导致明显的皮肤萎缩或对钙调神经磷酸酶抑制药的不耐受,需重新制定治疗方案。

应充分告知患者系统治疗的相关信息,包括不良反应的表现和治疗的疗程。这对需要系统治疗来快速控制严重的 AE 急性发作十分重要。此时所应用的系统药物不一定适合更长期维持治疗。

由于缺乏针对中重度 AE 的认证药物及缺乏特别是关于长期维持治疗的试验数据而使系统治疗的选择变得复杂。

随机对照试验提供了环孢素、硫唑嘌呤、甲氨蝶呤和吗替麦考酚酯等的疗效证据。利妥昔单抗对重度耐药患者的疗效证据很少。虽然小部分病例报告提供了一些疗效证据,但仍缺乏支持益生菌、孟鲁司特或静脉注射免疫球蛋白功效的随机对照试验。

环孢素

系统性环孢素治疗对成人和儿童都是有效治疗手段。但治疗使用量范围较窄,建议初始剂量为 2.5～3.5 mg/(kg・d),最大日剂量为 5mg/(kg・d)[2]。经 6～8 周治疗,几乎所有患者湿疹严重程度可迅速下降约 55%[3-5]。但停止药物治疗后,会迅速复发[4]。英国的环孢素治疗疗程为 8 周。环孢素长期使用与不良反应增加有关[6]。但是,如果剂量可以低至或低于 2.5mg/kg,且肾功能和血压的定期监测结果允许,环孢素治疗可持续长达 1 年。但不建议炎症性皮肤病长期使用[7]。

低剂量环孢素可作为“超说明书”用药,用于儿童重症和难治性疾病的治疗选择[8,9],是欧洲最常用的一线系统药物[10]。但是,应加强监测,尤其是肾功能检查[2]。

硫唑嘌呤

短期使用硫唑嘌呤控制中重度 AE 得到了良好的证据支持[11,12]。起效较环孢素慢,治疗前 3 个月,疾病活动性改善约 1/3,与以患者为导向的症状(包括瘙痒和生活质量)的改善相一致[13,14]。停药后,临床改善可维持数月[14,15]。

硫唑嘌呤的剂量应根据患者药物代谢能力进行调整,这取决于红细胞中测定的硫嘌呤甲基转移酶(TPMT)的活性[2,11]。不用于 TPMT 缺失者;TPMT 活性正常或高者按 1～3mg/(kg・d)的量使用,TPMT 活性低者的使用量为 0.5～1mg/(kg・d)[11]。基于 TPMT 的测定剂量对 TPMT 活性低者似乎可以保持疗效,减少不良反应并具有潜在的安全性效应[11]。红细胞硫鸟嘌呤核苷酸(硫唑嘌呤的活性代谢物)水平的测量可作为常规检测,尤其可在 TPMT 水平低者中用于测定硫唑嘌呤的剂量[11]。接受硫唑嘌呤治疗的患者仍然需要定期进行血液监测,因为 TMPT 多态性仅占硫唑嘌呤诱导的中性粒细胞减少症的 65%[11]。记住硫唑嘌呤与普通处方药如别嘌醇间的药物相互作用同样重要[11]。硫唑嘌呤不耐受者可考虑巯基嘌呤,因为咪唑基团与硫唑嘌呤引起的胃肠道不良反应有关[11]。

虽然缺乏针对儿童的正式试验数据,但欧洲大约 1/5 的重度湿疹患儿使用硫唑嘌呤作为一线系统治疗药物[10]。尽管如此,鉴于对潜在的恶性肿瘤和光敏性风险的担忧,在儿童中应该谨慎使用长期治疗方案[16]。

甲氨蝶呤

有中等强度证据支持甲氨蝶呤用于 AE 治疗。可根据标准给药方案和对银屑病的监测来用药。在成人中,通常以每周 10mg 开始(在 5mg 测试剂量之后),每周增加 2.5mg,至每周最多 25mg 或直至达到治疗效应或受毒性影响的限制量。达到最大疗效大约需要 10 周。疗效可能与硫唑嘌呤相同[15]。此外,与硫唑嘌呤类似,可在停药后数月内维持症状改善。虽然目前缺乏正式的试验数据,但临床上认为甲氨蝶呤比硫唑嘌呤能更好地耐受,且可能对中重度患儿也具有临床疗效。

吗替麦考酚酸酯

硫唑嘌呤和(或)甲氨蝶呤治疗不佳或不耐受者,可考虑麦考酚酸酯作为四线治疗,最大使用量为 2g/d[2]。肠溶性麦考酚酸酯(每日 1.4g)与环孢素[3 mg/(kg・d)]一样有效,可维持治疗 30 周[17]。注意监测可能的不良反应,包括胃肠道紊乱、淋巴细胞减少症和贫血等。也有报道伴银屑病者肝感染的风险会增加。

维 A 酸(9-顺式维 A 酸)

可作为慢性手部湿疹患者有效的系统治疗方法。一项开放试验表明普通的 AE 患者也能从中获益[18]。

生物治疗

没有证据支持抗 TNF-α 治疗 AE 的疗效。奥马珠单抗是一种抗 IgE 单克隆抗体,能给哮喘带来治疗效益,且在开放试验中表现出不同的结果。最近一项包括 20 名患者的随机双盲对照试验显示,尽管血清 IgE 下降,但并没有临床效益[19]。但是另一项含 20 名患者的前瞻性先导性开放试验表明,根据 *FLG* 遗传状态可将治疗反应进行分层。*FLG* 野生型者比常见 *FLG* 无义突变者有更显著的临床疗效[20]。现在仍需要进一步的验证性研究。

一项针对 6 名患者的小型开放性研究报告，患者在间隔 2 周的前后 2 次 1000mg 利妥昔单抗输注治疗后获益，但缺乏验证性报告。度匹鲁单抗是一种完全人类单克隆抗体，与阻断 IL-4 和 IL-13 信号传导的 IL-4 受体的共同 α 亚基结合，可用于嗜酸性粒细胞水平升高的持续性哮喘治疗[21]。最近，第一项用于 AE 治疗的度匹鲁单抗的研究已经发表[22]。在 4 周和 12 周的研究中可观察到疾病活动度和患者症状的快速和剂量依赖性改善。例如，有 85％的患者的 EASI 疾病活动严重性评分（EASI 50）降低了 50％，而接受安慰剂的患者为 35％（EASI 50）。度匹鲁单抗治疗的患者未发现不良事件增加，尽管该试验的安全性不足。最近，针对成人的一项安慰剂对照的剂量范围研究（2b 期）重复了实验结果，83％的患者每周 1 次使用度匹鲁单抗 300 mg 可达到 EASI 50，无任何明显的安全性问题。剂量较低或次数较少的给药方案效果较差[23]。许多其他生物疗法正在积极研发，包括利勃珠单抗，一种特异性靶向 IL-13 的单克隆抗体，已在特应性哮喘中发挥作用[24]。

正在研发的靶向治疗药物包括局部磷酸二酯酶（PDE）抑制药和 PDE 4 的口服小分子抑制药阿普斯特[25]。

另一正在积极研发的研究反映疾病活动度和与临床治疗反应相关的潜在性生物标志物。但是目前为止，尚未发现可以有效地区分 AE 与其他炎症性皮肤病或有效地反映疾病活动以指导临床实践的生物标志物[26]。例如，某些报道但并不是前瞻性试验和研究[15,20]表明，包括血清 IgE 和血清/皮肤趋化因子（C-C 结构域）配体 17（CCL17）/胸腺和活化调节趋化因子（TARC）在内的 Th2 生物标志物[27]能反映疾病活动度[22]。但最近在成人中重度湿疹的度匹鲁单抗治疗随机对照试验中，超过 12 周的血清 TARC 变化与疾病活动（EASI）变化的无明显相关，但与瘙痒评分的变化呈中度相关[22]。

结论

总之，中重度 AE 的系统治疗包括短期使用环孢素来控制急性发作，但在治疗开始前需与患者达成一致认识。

虽然仍需进一步比较研究，但对于慢性的和稳定的中重度 AE 耐药患者，硫唑嘌呤和甲氨蝶呤均可作为一线选择。患者选择、患者年龄和并发症是初始治疗的重要决定因素。患者可能从一种药物转向另一药物。对硫唑嘌呤和甲氨蝶呤无效或不耐受的慢性耐药性患者，以吗替麦考酚酸酯作为第三线治疗。

（译者：路雪艳　韩秀萍　彭戈　**一审：**李力翠　张希萌　**二审：**施辛　**三审：**王清玉　**润色：**陈垚）

参考文献

所有文献请查阅网址：www. rooksdermatology. com.
以下列出的是重要参考文献。

Definition and nomenclature, Introduction and general description, Epidemiology, Pathophysiology

[20] Odhiambo JA, Williams HC, Clayton TO, Robertson CF, Asher MI, Group IPTS. Global variations in prevalence of eczema symptoms in children from ISAAC Phase Three. *J Allergy Clin Immunol* 2009;124(6):1251-8. e23.

[65] Palmer CN, Irvine AD, Terron-Kwiatkowski A, *et al*. Common loss-of-function variants of the epidermal barrier protein filaggrin are a major predisposing factor for atopic dermatitis. *Nat Genet* 2006;38(4):441-6.

[188] Gittler JK, Shemer A, Suarez-Farinas M, *et al*. Progressive activation of T(H)2/T(H)22 cytokines and selective epidermal proteins characterizes acute and chronic atopic dermatitis. *J Allergy Clin Immunol* 2012;130(6):1344-54.

[194] Wilson SR, The L, Batia LM, *et al*. The epithelial cell-derived atopic dermatitis cytokine TSLP activates neurons to induce itch. *Cell* 2013;155(2):285-95.

Clinical features

Classification of severity

[2] National Institute for Health and Care Excellence(NICE). Atopic Eczema in Children: management of atopic eczema in children from birth up to the age of 12 years, 2007 http://www.nice.org.uk/Guidance/CG57(last accessed May 2015).

Management

[18] Ersser SJ, Latter S, Sibley A, *et al*. P sychological and educational interventions for atopic eczema in children. *Cochrane Database Syst Rev* 2007;3:15.

[39] Birnie AJ, Bath-Hextall FJ, Ravenscroft JC, *et al*. Interventions to reduce *Staphylococcus aureus* in the management of atopic eczema: an updated Cochrane review. *Br J Dermatol* 2010;163:12-26.

Treatment

Third line

[2] Ring J, Alomar A, Bieber T, *et al*. Guidelines for treatment of atopic eczema (atopic dermatitis) Part II. *J Eur Acad Dermatol Venereol* 2012;26:1176-93.

[11] Meggitt SJ, Anstey AV, Mohd Mustapa MF, Reynolds NJ, Wakelin S. British Association of Dermatologists' guidelines for the safe and effective prescribing of azathioprine 2011. *Br J Dermatol* 2011;165:711-34.

[15] Schram ME, Roekevisch E, Leeflang MM, Bos JD, Schmitt J,

Spuls PI. A randomized trial of methotrexate versus azathioprine for severe atopic eczema. *J Allergy Clin Immunol* 2011;128:353-9.
[23] Thaci D, Simpson EL, Beck LA, *et al*. Efficacy and safety of dupilumab in adults with moderate-to-severe atopic dermatitis inadequately controlled by topical treatments: a randomised, placebo-controlled, dose-ranging phase 2b trial. *Lancet* 2015.

第 42 章
荨麻疹

Clive E. H. Grattan[1], *Alexander M. Marsland*[2]

[1] Norfolk and Norwich University Hospital, Norwich; St John's Institute of Dermatology, Guy's and St Thomas' NHS Foundation Trust, London, UK

[2] Salford Royal Foundation Trust and University of Manchester, Manchester, UK

定义

荨麻疹是一种表现为短暂性红斑、风团并伴有瘙痒症状的疾病,可伴发血管性水肿[1],而不仅局限于传统描述的风团。通常来说,荨麻疹可分为自发性和诱发性,二者也可相互重叠。

同义名

- 风团(荨麻疹)
- 血管性水肿(血管神经性水肿,Quincke 水肿)
- 自发性(一般或者特发性)荨麻疹
- 诱发性(物理性、胆碱能性和接触性)荨麻疹

术语

风团是用来描述一过性的、境界清楚、浅表呈淡红色或苍白色水肿的皮损,由于皮肤可逆性的血浆渗出,消退后不留痕迹(图 42.1),初发时通常表现为瘙痒且周围伴随红斑。

血管性水肿是用来描述真皮、皮下或黏膜下组织的深部水肿(图 42.2)。临床表现疼痛比瘙痒更为常见,边界不清,肤色正常。可发生于皮肤任何部位,尤其是口腔,持续时间比风团长。血管性水肿与风团表现不同,可能因为血管性水肿是肥大细胞介导的(如自发性荨麻疹),或者常由缓激肽介导的水肿(如遗传性血管性水肿,见无风团的血管性水肿)。

过敏性休克是一个急性、严重、危及生命的系统性变态反应,肥大细胞释放出变应性或非变应性的递质,导致全身系统的症状,常累及皮肤。

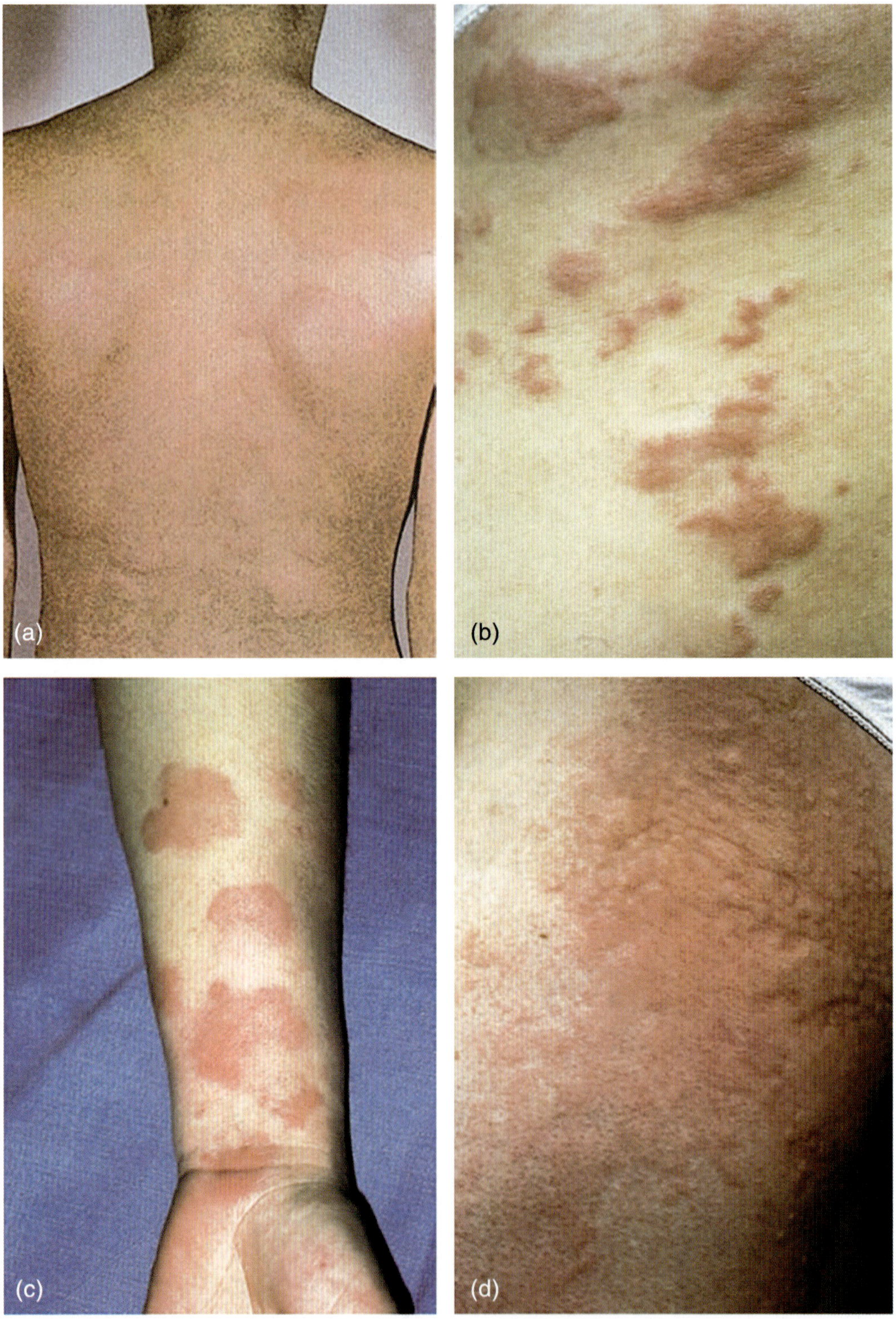

图 42.1 (a-d)不同类型荨麻疹皮损形态
[图(a)由英国剑桥阿登布鲁克医院提供;(b-d)由英国伦敦 St John 皮肤研究所提供]

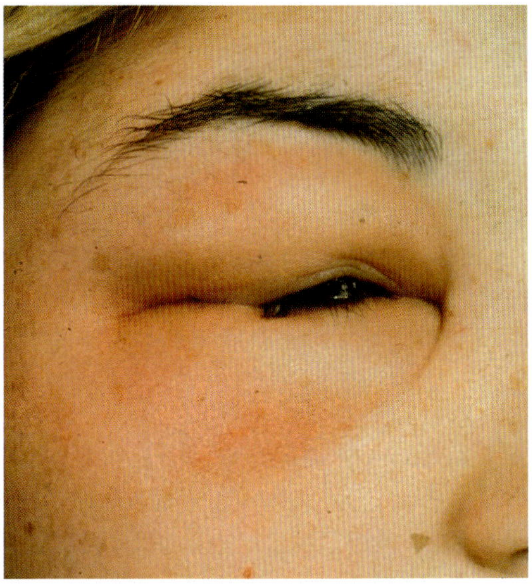

图 42.2 眼睑血管性水肿

（由英国伦敦 St John 皮肤研究所提供）

临床分类

荨麻疹按病程分为急性荨麻疹（6 周内皮损消退）和慢性荨麻疹（持续发作超过 6 周以上）。另外，也会有间歇性复发或偶发的荨麻疹[2]，一般将此类归为慢性荨麻疹[1,3]，但是这两类也可单独用来描述疾病临床表现，如由临床护理原因导致的急性间歇性或慢性间歇性荨麻疹。急性和慢性定义通常用于自发性荨麻疹，但是诱发性荨麻疹也有急性和慢性，这取决于病程长短。荨麻疹分型、皮损的鉴别诊断见框图 42.1.

框图 42.1 荨麻疹主要分型和皮损鉴别诊断

- 自发性荨麻疹（旧称为"普通荨麻疹"）
  - 急性
  - 间歇性（或偶发性荨麻疹）
  - 慢性（旧称为"特发性荨麻疹"）
- 诱发性荨麻疹（旧称为物理性和接触性荨麻疹）
- 鉴别诊断
  - 荨麻疹性血管炎
  - 遗传性血管性水肿
  - 自身免疫性荨麻疹

概述

荨麻疹早在希波克拉底时期被公认，真正的定义追溯到 18 世纪，Cullen 和 Bateman 描述荨麻疹的针刺感和灼热感的主观症状比喻为荨麻刺破皮肤的感觉[4]。

流行病学

发病率和患病率

早期研究认为，1/5 的人一生中会发生某种荨麻疹，但这个数据可能被高估[5]。有观点指出慢性自发性荨麻疹患病率在 0.5%～1%[5]，急慢性荨麻疹患病率较低，为 0.11%～0.14%[6]，这个数据似乎更合理，因为其终身罹患率在 0.6%[7]～1.8%[8]。

年龄

荨麻疹可以发生于任何年龄。急性自发性荨麻疹好发于儿童，但是慢性自发性荨麻疹发病高峰在 40—50 岁。

性别

慢性自发性荨麻疹女性多于男性，比例大约为 2∶1，但是急性自发性荨麻疹与诱发性荨麻疹则无明显性别差异。

种族

缺乏相关流调数据，但有报道指出种族或民族患病率无明显差别。

相关疾病

Leznoff 和 Sussman 首次提出慢性自发性荨麻疹与自身免疫性甲状腺疾病有关[9]，其他学者相继证实。两者关联度很大，高达 30%患者体内嗜碱性细胞组胺释放试验阳性，提示自身抗体介导了荨麻疹的发生[10]。也有证据显示，自身免疫性荨麻疹患者同时合并自身免疫病概率增加[11]。有人提出慢性荨麻疹与儿童腹腔疾病相关[12]。以往文献指出，慢性自发性荨麻疹可能与慢性感染相关，特别是口腔、肠道念珠菌感染，但是作者发现实际发生率很低。一项关于幽门螺杆菌感染与慢性荨麻疹的相关性数据发现：对比分析接受幽门螺杆菌治疗的病例与未接受幽门螺杆菌治疗的病例，前者荨麻疹发生率较低[13]。肠道寄生虫感染是慢性荨麻疹的致病因素，发达国家少见，但在某些国家常被认为是地方性流行病。慢性荨麻疹与感染之间的有关联的证据已被重新修订[14]。

第4部分

有学者认为，幽门螺杆菌感染与自体血清皮肤试验(ASST)阳性有关。他们注意到上呼吸道病毒感染与急性荨麻疹高度相关(47%)，而慢性荨麻疹与病毒、细菌、寄生虫、真菌感染之间缺乏相关证据。尽管也有报道认为荨麻疹与全身恶性肿瘤伴随发生，但是缺乏流行病学证据[15]。中国台湾健康保险调查数据研究发现，恶性肿瘤合并发生荨麻疹的风险显著升高(标化发病比 SIR 为 2.2)，尤其包括淋巴瘤在内的白血病(SIR 为 4.1)[16]。

病理生理学

荨麻疹是由肥大细胞介导的疾病，免疫和非免疫因素促进真皮内肥大细胞脱颗粒(图 42.3)。外源性过敏原与肥大细胞表面 IgE 受体特异性结合，形成桥联反应，诱发急性自发性荨麻疹，而Ⅰ型变态反应并不是慢性自发性荨麻疹的病因。微生物病原体相关分子模式(PAMPs)与肥大细胞表面 Toll 样受体结合，可能与急性荨麻疹发病有关，与其他病原学相比，这与急性病毒或细菌感染相关性更大，但是缺乏实验室证据。

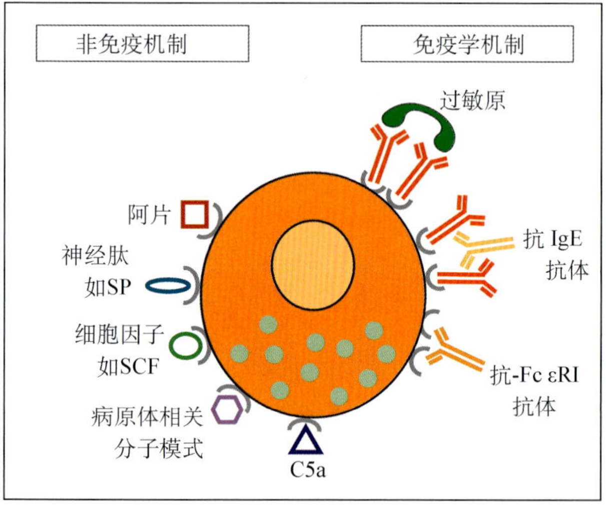

图 42.3 肥大细胞脱颗粒的免疫学和非免疫学因素

尽管体内肥大细胞非免疫和免疫刺激应答脱颗粒机制非常复杂，但尽可能探寻脱颗粒的诱因。SCF，stem cell factor，干细胞生长因子；SP，substance P，P 物质。

有确切证据表明，25%～30%的慢性自发性荨麻疹患者体内存在抗 IgE 或高亲和性 IgE 受体的功能性 IgG 自身抗体，导致健康受体体内嗜碱性粒细胞和体内外真皮肥大细胞脱颗粒[17-20]。补体 C5a 是肥大细胞脱颗粒的辅助因子[21]。IgG 亚类与炎症递质功能相关：IgG1 和 IgG3 与嗜碱性粒细胞释放组胺密切相关，而 IgG2 和 IgG4 并没有相关性[22]。慢性自发性荨麻疹的自身免疫假说认为，自身抗体激活是发病的直接因素，有间接证据支持这一假说[23]。部分慢性自发性荨麻疹血清中嗜碱性粒细胞活化因子上调[24]，抗 IgE 抗体脱颗粒反应减弱，血管性水肿缓解[25]。尽管Ⅰ型变态反应不是慢性自发性荨麻疹的关键启动因素，但是识别自身抗原或甲状腺过氧化物酶(TPO)的 IgE 抗体和疾病的相关性目前仍未确定[26]。

荨麻疹和血管性水肿是由肥大细胞自身合成炎症递质快速释放，造成真皮和皮下血管短暂的血管通透和血管扩张，组胺是主要的炎症递质。新合成的炎症递质包括前列腺素 D_2、血小板活化因子。肿瘤坏死因子 α(TNF-α)对黏附分子趋化急性炎症细胞(如中性粒细胞、嗜酸性粒细胞)和风团形成也起促进作用。嗜碱性粒细胞在起始阶段，通过缓慢释放组胺维持风团症状，其他细胞因子也参与该延迟效应。急性荨麻疹患者的外周血白细胞介素 8(IL-8)、白细胞介素 10(IL-10)水平升高[28]。对真皮层液体样本中进行微量透析，发现寒冷性荨麻疹中 IL-6 和 IL-8 水平升高[29]。目前，真皮浸润性 T 细胞的功能尚不明确，但在组织病理中以 Th0 淋巴细胞浸润为主[30]。皮损部位血管标记的表达增加。

H_1 受体激活可诱导皮肤瘙痒、充血、红肿、红斑和风团，H_2 受体激活也可以导致红斑和风团，但不出现瘙痒、充血、水肿。目前鉴定认为，H_3 受体存在于神经系统中，属于组胺的抑制性受体，活化后导致组胺的合成和释放减少(并未在人类皮肤中发现)。H_4 受体激活可导致小鼠搔抓行为[31]，但在人类并未发现此现象。与正常对照相比，慢性荨麻疹患者皮肤肥大细胞释放更多组胺，来应答非特异性脱颗粒媒介物质，如可待因和吗啡。并没有明确证据表明 N-甲基组胺可以降低慢性荨麻疹患者的皮肤组胺代谢，但是肠道的二胺氧化酶可以降低食物组胺的代谢。类胰蛋白酶与组胺的释放具有协同作用，它可以引起肥大细胞脱颗粒，并使 C3 裂解成 C3a 和 C3b。C3a 可以激活肥大细胞，C3b 可以激活补体旁路途径。

发病诱因

目前并没有自发性或诱发性荨麻疹发病诱因的相关报道，但也有基因多态性与阿司匹林过敏性荨麻疹有关，慢性自发性荨麻疹的自身抗体与 HLA-DR4

密切关系(见遗传学内容)。

病因学

尽管部分急性荨麻疹属于速发型超敏反应、感染、食物或药物不耐受的范畴,但仍有 60%以上的病因不明,可能是多因素的。在一个城市的皮肤科中心就诊的急性荨麻疹患者中,经检查仍有超过 50%无法找出病因。另外,最常见病因是上呼吸道感染,其次是药物摄入,食物过敏或不耐受少见。

大约 50%慢性自发性荨麻疹患者皮下注射自体血清会出现红色风团反应,被称为 ASST 反应[35],属于自身反应,通过嗜碱性粒细胞组胺释放实验检测发现,一半患者的外周血中可检测功能性自身抗体[36]。仅小部分患者出现食物假性过敏原或慢性感染加重病情而致病[37]。尽管 50%的慢性自发性荨麻疹自身抗体阳性,但此病因并未被证实,"特发性"不适用于所有慢性自发性荨麻疹。激发试验可找到诱因,肥大细胞释放的根本原因并不清楚,而接触性过敏性荨麻疹是由皮肤或黏膜接触过敏原,通过递质释放诱导局部肥大细胞脱颗粒。

急性自发性荨麻疹

过敏

某些药物、食品、血液制品、吸入物、移植物、假体都是潜在的过敏原(框图 42.2)。药物性急性荨麻疹很常见,常于给药后数小时内发生。需要注意的是,荨麻疹性药物反应(荨麻疹反应)并不是说急性荨麻疹一定是由药物引起的。例如,急性荨麻疹发生于抗生素治疗感染后,是感染本身还是药物引起的荨麻疹并不明确,这值得后期研究来证实或是排除抗生素过敏。

框图 42.2　急性自发性荨麻疹潜在致敏因素

- 自发的
- 感染的
  - 病毒:上呼吸道感染,乙型肝炎和丙型肝炎
  - 细菌:化脓性链球菌
  - 寄生虫:单线虫
- 食品:牛奶,鸡蛋,坚果,种子
- 药物:β-内酰胺抗生素
- 蜇伤:蜜蜂,黄蜂毒液
- 血液制品:输液
- 疫苗
- 接触物:乳胶

有人认为食物致急性荨麻疹很普遍,但未见有报道[38]。荨麻疹反应可能并不是因为食物本身,而是因为其他成分,如种子或调料。很少有过敏反应是由食物引起,除非是在运动后摄入,单独的食物或是运动都不会引起风团(食物依赖运动诱发的变态反应)[39]。常见致敏的物质包括小麦、榛子和贝类。小麦依赖运动引起的变态反应与抗 ω-5-麦醇溶蛋白 IgE 有关。

非过敏

1. *组胺释放*　非免疫性肥大细胞的组胺释放,多发生于首次接触,如吗啡、可待因、非去极化肌松药(如阿曲库铵)和抗生素(多黏菌素和万古霉素)。碘化的造影剂也可导致非过敏性变态反应,造影剂剂量、低或高分子右旋糖酐血容量扩充剂与过敏的关系目前尚不清楚,补体激活是严重右旋糖酐反应关键因素。

2. *假性过敏反应*　不耐受反应并不是针对某种特定物质,而是对无关物质发生反应,反应的严重程度与剂量相关。一般的致病药包括阿司匹林和其他非甾体抗炎药,抑制环氧化酶(COX-1)花生四烯酸代谢通路和促炎脂氧合酶途径生成白三烯 C4、前列腺素 E2/抑制 D4/E4 的生成,免疫抑制肥大细胞脱颗粒[40]。

乙醇诱发荨麻疹很少见,致病机制不明,其实质不是过敏反应[41]。乙醇类饮料可加重荨麻疹,但不是特应性反应。酒精中毒常用亚硫酸盐解毒,亚硫酸盐通常也不会引起荨麻疹和变态反应[42,43]。红酒可能含有一定浓度血管活性胺包括组胺,会加重荨麻疹,但是临床症状严重程度与组胺含量无太大相关[44]。

食物也可含有组胺等血管活性胺等物质(如奶酪、鱼、加工肉类、西红柿、菠萝、牛油果),也可直接释放组胺底物(如草莓)。鲭亚目鱼(加工过的金枪鱼、马鲛鱼、剑鱼)经过细菌组氨酸脱羧酶作用,分泌产生组胺,食用后会出现急性面色潮红、风团、呕吐、腹泻,被感染的鱼类组胺水平显著升高[45]。

感染

荨麻疹发生可能继发于非特异性病毒感染,如 EB 病毒[46]、急性乙型肝炎病毒感染、异尖线虫病(感染鱼类寄生虫的致敏个体)[47]、小儿咽部链球菌感染等,空肠弯曲杆菌感染较为罕见[48]。

慢性自发性荨麻疹

特发性

在自身免疫因素被确认之前,几乎所有的患者都被认为是"自发性"荨麻疹。大量临床经验认为慢

第 4 部分

性荨麻疹是一种多致病因素的疾病，临床表现中外界加重因素（见临床特征部分）远远高估于实际发病诱因。

变态反应

IgE 介导的变态反应一般不是慢性自发性荨麻疹的关键发病机制，但除了少数婴幼儿对未明的致敏食物过敏，常表现周期性风团，几周发病一次，但缺乏临床研究证据。

自身免疫

自身免疫性荨麻疹的提出主要基于直接和大量间接证据，并未经过动物模型验证。尽管日常临床工作中开展了操作方便的试验，如嗜碱性粒细胞组胺释放试验和嗜碱性粒细胞活化试验，但需要进行更深一步研究，寻找出更为简单、实用可靠的预测方法，来初步筛选自身免疫性荨麻疹，为选择免疫抑制治疗提供充分的证据。

假性过敏

30％以上的慢性自发性荨麻疹患者服用食品添加剂、天然水杨酸、胺类、辣椒、调味料、绿茶和乙醇后症状显著加重[37,49]，但实际的诱因尚未明确。一项为期 3 周假性过敏原饮食调查，可作为一种辅助诊断方法（表 42.1）。

表 42.1　假性弱过敏的饮食谱

食物类型	可食用	不可食用
糖类	有机的（不添加防腐剂）面包，土豆，大米，面粉（非自发面粉），不加蛋的面食，普通谷物（如粥，不加水果的牛奶什锦早餐，玉米片）	其他所有：如加蛋面食，面条，爆米花，水果牛奶什锦，薯片，油炸面点
脂类	奶制品，黄油，冷压植物油（如橄榄油，葵花籽油）	其他所有：如人造黄油，蛋黄酱，黄油替代品
日常食物	鲜奶，乳脂，白色奶酪（布里干酪），鲜乳酪，高德干酪（少量）	其他所有：如酸奶，切达干酪，斯提尔顿干酪，戈尔根朱勒干酪，帕尔马干酪
奶制品	新鲜肉类无添加剂，有机蛋	其他所有：如有机蛋，鱼，海产品，加工或是烟熏的肉类（如香肠、鲑鱼）
蔬菜	所有蔬菜和沙拉，除了以表右不可食用	番茄、土豆加工食品，豌豆，菠菜，甜椒，橄榄，蘑菇，蓟菜，大黄
水果	无	所有新鲜的，干的和糖腌的水果（糖渍樱桃）
草药、调味料、坚果	盐，糖，洋葱，葱，所有坚果（除非提示会致敏，不能食用胡桃）	其他所有：如咖喱，辣椒，大蒜，胡椒
甜食	除了蜂蜜	其他所有：如果酱，巧克力酱，糖果，口嚼口香糖
饮料	牛奶，水，咖啡，红茶（印度 & 锡兰）	其他所有：如啤酒，白酒，烈酒，草本或绿茶（日本或中国，果汁或果酒）

改编于 Zuberbier 等，1995[68]。

微生物感染

细菌感染，如口腔脓肿、窦炎、尿道和胆囊，感染类型不同，慢性荨麻疹关联性也不同。但通常来说，抗感染治疗并不能治愈荨麻疹。幽门螺杆菌胃部感染与慢性自发性荨麻疹有关联[13]，但在英国，二者相关性并不多见。线性风团与钩虫和类圆线虫移动路线相关。犬类弓蛔虫抗体与慢性荨麻疹有关联，但没有明确的因果关系。

组织病理学

荨麻疹组织病理学缺乏特征性，主要表现为血管和淋巴扩张，水肿，血管周大量炎性细胞浸润，包括淋巴细胞、嗜中性粒细胞和嗜酸性粒细胞（图 42.4）。在一项研究中，慢性荨麻疹风团组织中肥大细胞数目升高 10 倍以上[51]，但类胰蛋白酶和糜蛋白酶标记的实验并未佐证[52]。大多数风团，血管周围浸润很少，主要辅助性 T 淋巴细胞[53,54]，表达 Th0 分子水平如白细胞介素 IL-4、IL-5、干扰素 γ(IFN-γ)[29]。少数荨麻疹中，血管壁内和分布于真皮层的嗜中性粒细胞具有显著特征[55]。嗜酸性粒细胞可能发挥更重要的作用，激活标记染色发现，自发性荨麻疹的嗜酸性粒细胞内碱性蛋白大量沉积[56,57]。细胞类型的不同取决于风团时间和疾病基本病因。如果风团持续很久，通常会进行活组织检查，往往表现为迟发性压力性荨麻疹或荨麻疹性血管炎。迟发性压力性荨麻疹早期风团，表现为大量嗜中性粒细胞浸润，早期或晚期风团中嗜酸性粒细胞浸润较深，达到皮下脂肪组织。这些细胞改变与血管周细胞血管内皮细胞黏附分子 E 选择素有关，如细胞间黏附分子 1（ICAM-1）和血管周围细胞的血管细胞黏附分子 1（VCAM-1）。荨麻疹血管炎（微小静脉炎）组织学证据称为荨麻疹性血管炎（第见 44 章）。

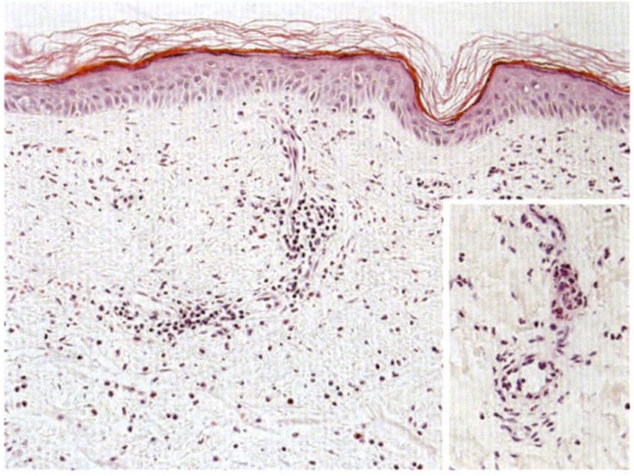

图 42.4 **慢性自发性荨麻疹组织学表现**

真皮水肿，轻中度血管周围、胶原间隙混合炎性细胞浸润，包括血管内中性粒细胞（右下角），无血管炎表现。（英国伦敦 St John 皮肤病学协会 Dr Alistair Robson 提供）

遗传学

人类白细胞抗原（HLA）DRB1 * 04（DR4）和其相关的等位基因 DQB1 * 0302（DR8）与慢性自发性荨麻疹致组胺释放的自身抗体滴度相关[59]。FcεRIα 启动子的基因多态性[60]、白三烯 C4 合成酶基因[61]和阿司匹林过敏性荨麻疹有关。也有报道认为，胆碱能性荨麻疹具有家族遗传特征。

环境因素

荨麻疹是一种全球性疾病，流行病学研究并未发现有明确的环境因素，除高度流行的微生物感染，如肠道寄生虫感染（热带国家），丙型肝炎（远东）或螺杆菌（西欧），但是没有证据表明高感染流行率与该地区荨麻疹发病率一致。

临床特征

自发性荨麻疹

采集病史

全面询问病史对于荨麻疹的评估、诊断意义重大，特别是有助于了解病因、加重因素及生存质量。一般来说，瘙痒性风团通常无先兆症状，24 小时内或超过 24 小时完全消退，个别巨大风团会持续较长时间。完善的健康相关生活质量评分，如皮肤病生活质量指数（DLQI）[62]，或是慢性荨麻疹专用生活质量问卷（CU-Q2oL）[63]，实用性较强，可作为患者初步评估的重要方法。

临床特征

伴发瘙痒的红斑风团，颜色不一，白色或粉红色，早期风团常隆起，真皮水肿，周围红晕。可以发生于身体任何部位，包括头皮、手掌、脚底，数量和大小不一，从几毫米到大面积，部分融合，无固定形状，如圆形、环形、匍形及奇异形状（见图 42.1）。少数严重水肿的皮损可形成大疱。患病时往往摩擦而不是搔抓，抓痕不明显，但常见有股内侧抓痕。夜间或月经前风团或瘙痒更重。

约 50％的自发性荨麻疹不定期地出现血管性水肿伴随风团，约 10％患者仅有血管性水肿，而不伴风团。血管性水肿与正常皮肤颜色相同，多好发于面部，累及眼睑和唇部，也会累及身体其他部位，如耳、颈、手、足和外阴。黏膜肿胀多发生于口腔黏膜和舌咽部，喉部少见。血管性水肿伴局部瘙痒感，部分有刺痛感，持续几个小时到几天，消退后不继发皮肤干燥脱屑，与接触性皮炎显著不同，接触性皮炎数天或 1 周后会消退，且会留下色素沉着。

加重因素（框图 42.3）

荨麻疹诱因多种多样，较难确定，但是慢性荨麻疹的非特异性加重因素有以下可能，如自发性荨麻疹可能与高温和衣物压力有关，去除该因素可以减少自发性荨麻疹的急性发作。

框图 42.3 自发性荨麻疹加重因素

- 物理的
  - 压迫
  - 过热（被动或主动）
- 感染，如上呼吸道感染
- 药物
  - 非甾体抗炎药（常见）
  - 阿片类（少见）
- 假性过敏原饮食
  - 天然水杨酸
  - 组胺
  - 食品添加剂
  - 调料
  - 乙醇
- 月经（尤其在月经前）
- 精神紧张

压力和热能

紧身衣或高温可诱发风团，但荨麻疹诱发实验常常阴性。

药物

阿司匹林及其他非甾体抗炎药(NSAIDs)，如双氯芬酸，通过非致敏性机制使荨麻疹和哮喘加重，出现荨麻疹或哮喘，二者不会同时出现[64]。不同研究中，由阿司匹林(乙酰水杨酸)加重的荨麻疹患者占的百分比为 20%～30%[40,65]。

假性过敏性饮食

大量报道认为，食品添加剂会加重慢性荨麻疹，个别报道发生率高达 33%[66]，但临床随机双盲实验并未证实[67]。通过对住院患者双盲安慰剂对照实验发现，低假性过敏原饮食及食品添加剂与荨麻疹的相关度仅为 19%[68]。常见的易过敏的食品添加剂柠檬黄(E102)和其他偶氮染料，包括日落黄(E110)、苯甲酸防腐剂(E210-219)、抗氧化剂丁羟甲苯(E321)、丁羟茴醚(E320)的关联度报道较少。亚硫酸盐(E223-228)、谷氨酸钠(E621)、山梨酸很少会加重荨麻疹，但会引起急性荨麻疹。对添加剂的敏感反应会随着荨麻疹的好转而逐渐减轻，甚至完全消失。药物的食用色素和防腐剂比食品中剂量少。最有价值的辅助诊断手段是食物激发试验，在疾病周期性活动和慢性持续性荨麻疹时期进行检测分析，详见表 42.2(St John 激发试验)。假性过敏原饮食不耐受反应与剂量相关。因此，不必全面限制饮食，慢性自发性荨麻疹痊愈即可适量进食。

感染

慢性荨麻疹常因病毒感染而加重感染，这可能是一种非特定循环效应炎性细胞因子或趋化因子。

月经周期与妊娠

荨麻疹月经前会加重，如果荨麻疹主要在或仅在月经前发生，说明可能是孕激素过敏[69]或罕见的雌激素过敏[70]。该情况通常有自身免疫疾病的背景，通过皮肤针刺试验和皮内注射试验证实是否孕激素过敏[71]。另外，自身免疫性孕激素荨麻疹与非免疫性机制相关[72]。慢性自发性荨麻疹通常在妊娠最后 3 个月痊愈，但在分娩后又会复发。

镍过敏

有研究认为，慢性荨麻疹与接触性物质过敏有关，此种接触性慢性荨麻疹斑贴试验阳性高达 41%[73]。在一项研究中，在无镍饮食 8 周内，镍过敏的慢性自发性荨麻疹疾病会减轻，但这些结论尚未被其他中心或进行随机对照研究证实。

心理压力

精神因素在部分患者中起到一定作用，在心理紧张时会有荨麻疹暴发[74]，心理因素常被错误地认为会导致血管性水肿，因为血管性水肿以往被称为“血管性神经性水肿”，开始被认为是某种特定诱因。精神因素的重要性很难科学被定性分析，往往会被过度夸大。一项研究指出，慢性荨麻疹患者常常表现为抑郁和焦虑[75]，而另一项研究中否定该观点[76]；抑郁会降低瘙痒阈值[77]，不可忽略其对慢性荨麻疹患者生存质量的影响[78]。

表 42.2 食物和药物胶囊添加剂(英国伦敦 St John 医院)

种类	添加剂名称	E 编号	剂量(mg)	胶囊编号
染色剂	枸橼酸	E102	10	1
	喹诺酮黄	E104	10	2
	荧光素	E127	5	3
防腐剂	山梨酸	E200	100	5
	苯甲酸钠	E211	1000	6
	4-羟基苯甲酸	E214～219	1000	7
	焦亚硫酸钠	E223	50	8
	硝酸钠	E251	100	9
抗氧化剂	羟基茴香二丁酯	E320	50	11
	丁基羟甲苯	E321	50	12
鲜味剂	谷氨酸钠	E621	200	14
对照	乳糖		200	4,10,13,15
阿司匹林	乙酰水杨酸		75	16
	乙酰水杨酸[a]		300	17

[a] 在剂量为 75 mg 服用无效时使用。

诱发性荨麻疹

诱发性荨麻疹是荨麻疹的一个独立亚型，在特定刺激下，诱导产生反复出现风团，该特征是其诊断和分类的基础(框图 42.4)。胆碱能性荨麻疹在机体温度升高或发汗时发生，所以也归类于诱发性荨麻疹，但是也可以在精神性出汗和味觉性出汗时发生。目前被接受的诱发性荨麻疹诊断流程总结如框图 42.5。

诱发性荨麻疹具体的发病率尚无流行病学资料，占所有门诊荨麻疹的 19%[79]，皮肤划痕症占 9%，胆碱能性荨麻疹占 4%。不同类型混合的诱发性荨麻疹或自发性荨麻疹的诱发性荨麻疹相同。例如，一部分慢性自发性荨麻疹患者会发生迟发性压力性荨麻疹。

框图 42.4 诱发性荨麻疹的分类——诱发刺激类型

机械性

- 皮肤摩擦
  - 直接
    - 皮肤划痕征(瘙痒)
    - 单纯性皮肤划痕征(生理学性,无瘙痒)
    - 胆碱能性皮肤划痕征
    - 红色皮肤划痕征
  - 延迟性
- 反复性
  - 获得性反复性血管性水肿
  - 家族性反复性血管性水肿

热能

- 冷接触
  - 直接
    - 初次冷接触荨麻疹(先天性)
    - 二次冷接触荨麻疹(冷凝集蛋白)
  - 延迟性(少见)
  - 局部性
- 热接触(少见)
- 寒冷环境
  - 反射性冷性荨麻疹(机体中心温度降低)
  - 寒冷依赖性胆碱能性荨麻疹(低温运动)
- 高温环境
  - 运动导致的过敏反应(仅有主动过热)
  - 食物和运动诱发的过敏反应(如进食谷物或虾后)

胆碱能性荨麻疹(发汗引起)

- 过热(被动或主动)
- 心理压力
- 辛辣食品

其他

- 日光
- 水源性
- 接触性荨麻疹
  - 过敏(免疫性)
  - 非过敏(非免疫性)

诱发性刺激导致的风团常在与皮肤接触处的数分钟内发生,且持续时间不超过 30～60 分钟(直接接触型,如皮肤划痕征和多数冷荨麻疹)。有时一个刺激很重要,会影响机体全身(反射类型,如降低机体中心体温会诱发冷荨麻疹,升高机体中心体温会诱发胆碱能性荨麻疹)。一些机械性荨麻疹类型中,在物理性刺激下会延迟几小时出现风团——如延迟性皮肤划痕征,延迟性压力性荨麻疹,以及罕见的延迟性冷荨麻疹。

如果刺激强度足够大或者患者很敏感,血管性水肿和一些类型诱发性荨麻疹递质释放可能导致全身性反应,但未在皮肤划痕征中发现。

框图 42.5 诱发性荨麻疹指南流程步骤

- 皮肤划痕征:皮肤接触刺激,5～10 分钟后读取
  - 平滑钝器击打上背部皮肤(最佳)
  - 标化皮肤划痕测量器(≤36g/mm^3)
- 延迟性压力性荨麻疹:2～6 小时后和第二天读取
  - 标化皮肤划痕测量器(100g/mm^{3}测 70 秒)
  - 加压(直径 1.5cm,2.5kg 大腿前,15 分钟)
- 冷荨麻疹:局部冷刺激,常于掌前臂,10 分钟后读取
  - 融化一薄塑料手套或塑料袋冰块,5～20 分钟
  - 温度测试®(Moxie,Berlin)5 分钟、10 分钟读取
- 热荨麻疹:局部热刺激,常于掌前臂,10 分钟后读取
  - 一杯温水或一铜烧杯,38～44℃ 5 分钟
  - 温度测试® 5 分钟、10 分钟读取
- 胆碱能性荨麻疹:发汗,5～10 分钟后读取在温暖环境中运动发汗
  - 盆浴、淋浴被动发热(最高温度 42℃)
  - 在温暖环境中运动发汗
- 日光性荨麻疹:阳光暴露或日光刺激,10 分钟后读取
  - UVA(2.4～4.2 J/cm^2)
  - 宽波段 UVB(0.024～0.042 J/cm^2)
  - 单波段光测试(特殊波长 UVB 和 UVA)
- 水源性荨麻疹:室温水与受损皮肤接触
  - 湿毛巾或湿布覆盖 5 分钟,5～10 分钟读取
  - 水浸 5 分钟,5～10 分钟读取
- 振动性血管性水肿:刺激后观察 10 分钟
  - 实验室涡流搅拌器
  - 其他相关振动刺激,如现场慢跑

物理因素导致的荨麻疹

物理性荨麻疹

皮肤划痕征

1. 皮肤划痕征(人工性荨麻疹) Lewis 首次提出三重应答反应,即局部红斑是毛细血管扩张,水肿、周围潮红是由摩擦皮肤后轴突反射引起的小动脉扩张[80],一般针对于慢性荨麻疹患者,这就是单纯性皮肤划痕征,低于 5%皮肤划痕征伴有严重瘙痒。将患者血清 IgE(或 IgM)注射入正常人体内会使诱发皮肤划痕征[81,82]。有研究认为,肥大细胞针对免疫球蛋白(尤其 IgE)注射产生的对皮肤机械性刺激反应,或者对血清内某种新抗原的过敏反应[83],神经肽可能参与该反应。

第4部分

皮肤划痕征可发生于任何年龄，好发于青少年，风团伴发瘙痒，衣物摩擦或皮肤抓痕，瘙痒严重程度与风团大小程度并不一致，夜间往往加重。刺激类型决定风团的形状（图 42.5），搔抓或摩擦后风团呈线状。慢性荨麻疹的患者可能会发生皮肤划痕征，但概率不会因此增加，与一些相关系统性疾病或食物过敏并无相关性[4]。皮肤划痕征往往是特发的，常继发于药物反应（如青霉素[84]）或寄生虫感染，包括疥疮。皮肤划痕征可能会持续几个月、几年，或者间歇性发作。

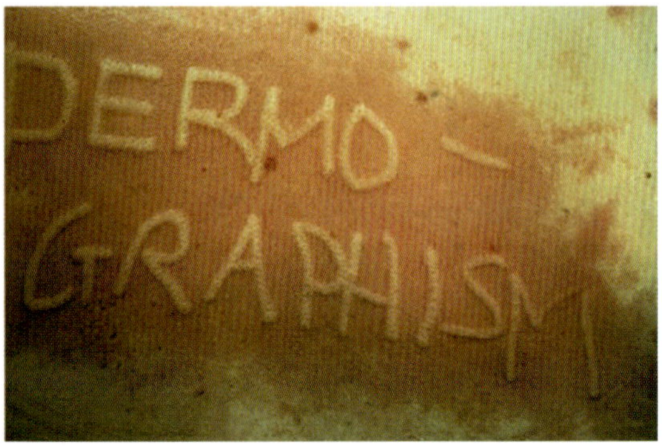

图 42.5 **皮肤划痕征 类似“皮肤书法”**
（由英国伦敦 St John 皮肤病研究所提供）

皮肤划痕征症状诊断简单，采用皮肤划痕计量仪，弹簧计量，可预设调节压力。顶端压力 < 36 g/mm²[85] 的皮肤摩擦 10 分钟内诱发瘙痒风团。H_1 抗组胺药常可用于治疗皮肤划痕征，但有些患者无效。

2. *皮肤划痕征其他类型* 现有很少类型皮肤划痕征，包括红色皮肤划痕征，反复摩擦会诱发点状风团[86]。胆碱能性皮肤划痕征见于一些胆碱能性荨麻疹患者，这类胆碱能性风团具有显著特征性，皮肤划痕反应呈现为布满点状风团的红色划痕。迟发性皮肤划痕征少见[87]，在正常消退的三级反应或快速的划皮反应，风团在同一地方反复出现，但常常表现为疼痛，且持续达 48 小时，其机制并不明确，但与压力性荨麻疹密切相关，压力性荨麻疹的迟发性皮肤划痕征反应很常见[88]。

值得注意的是，不是所有类型的皮肤划痕征都是荨麻疹。白色皮肤划痕征（由于皮肤轻微摩擦致毛细血管收缩）发生较常见，但更常见于接触性皮炎或特应性皮炎。黑色皮肤划痕征是皮肤在受到金属物品的压力变色导致。

迟发性压力性荨麻疹

迟发性压力性荨麻疹[89]的主要形式不常见，占所有荨麻疹的 2%，但在某种程度上，1/3 的慢性自发性荨麻疹患者压力是非常重要的加重因素。尽管患者并不自知情，大多迟发性压力性荨麻疹伴发慢性自发性荨麻疹。风团发生于持续压力作用部位的皮肤，持续 30 分钟至 9 小时，通常在 4～8 小时，最长持续 12～72 小时。

风团好发于紧身衣处、手部、臀、腰部（图 42.6）及足部。皮损处可能会瘙痒，但疼痛或剧痛较常见，尤其在足底和头皮。严重程度不同，会伴有系统不适症状，流感样症状，关节痛，肌痛和白细胞增多。症状与荨麻疹性血管炎或血管性水肿有时难以区分。

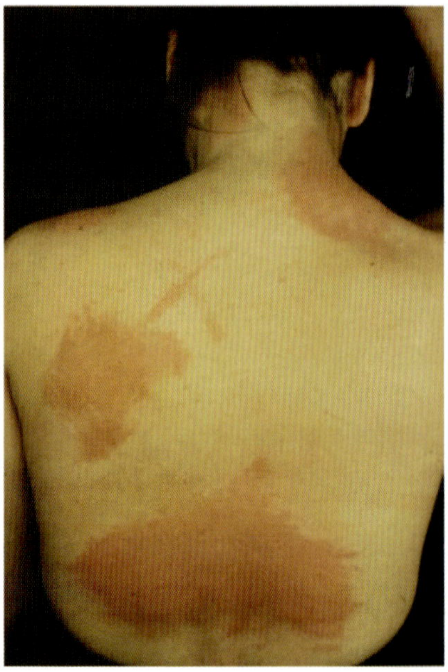

图 42.6 **靠背部慢性的延迟性压力性荨麻疹：上背部可见诱发性延迟性皮肤划痕征**
（由英国伦敦 St John 皮肤病研究所提供）

详细问诊即可诊断，也可采用客观的检查工具，将皮肤划痕测量器设定为 100g/mm² 垂直加压于上背 70 秒，或是末端直径 1.5cm、2.5 kg、20 分钟，或者 4.5 kg、15 分钟，置于后背或大腿[90]，6 小时后皮损部位出现硬结即为阳性反应。迟发性压力性荨麻疹在加压诱发皮损达 48 小时，部位会出现检测不应期。

振动性血管性水肿

振动性荨麻疹是荨麻疹的一种罕见类型，开始被描述为家族型[91]。任何振动刺激，如慢走、强力毛巾、使用除草机，都可能数小时内诱发局部红肿、瘙痒，至多持续几小时，症状严重者导致全身性红斑和头痛。通常，振动性血管性水肿可能由获得性方式发生[92,93]。

温度相关性荨麻疹

热接触性荨麻疹

这是一种最少见的诱发性荨麻疹[94,95]。局部皮肤温度从 38℃升到 44℃，持续 2～5 分钟在受测部分诱发风团，持续 1 小时，抗组胺药治疗有效，或者反复性热暴露诱发热耐受[96]。

冷接触荨麻疹

冷荨麻疹包括多种综合征的一组冷诱发荨麻疹[97,98]。特发性冷接触性荨麻疹患者最常见，占比 96%[99]，其他类型很少。一些特发性冷接触性荨麻疹患者，实质为与冷性荨麻疹患者血清抗体相关，包括自身抗体 IgE、IgM[100]。禁止冷水盆浴是治疗关键，要注意预防过敏反应和溺水的危险。小剂量镇静类抗组胺药治疗有效，或采用反复逐渐增加对冷的暴露时间，逐渐诱发冷耐受[101]，但耗时长、疗效不定。

原发性冷接触性荨麻疹

1. 急性　最常见，可发生于任何年龄，青壮年常见。可继发于非特异性上呼吸道病毒感染、感染性单细胞增多症，或昆虫叮咬。皮肤在冷暴露数分钟内发生瘙痒和风团且可持续达 1 小时，尤其凉风和冷雨诱发，饮凉水后口咽部肿胀。系统症状有脸红、心悸、头痛、喘息和意识丧失，冷水盆浴时可发生溺水。

皮肤划痕征、胆碱能性荨麻疹常与冷荨麻疹相关。冷荨麻疹平均周期为 6 年，[99]，但可能会持续很多年。辅助诊断可以用一薄塑料袋冰块于皮肤上融化 5～20 分钟，复温期间或 10 分钟内出现风团即为阳性(图 42.7)。有时较重的局部刺激，如将前臂置于冰水中更明显。测温装置是指(TempTest®，Moxie，Berlin)由温度阈值判断是否患病，冷刺激时间衡量疾病严重程度[102]。

2. 迟发性　这一类型很少见，是风团于冷接触后延迟几个小时后发生。有家族性报道[104]。

继发性冷荨麻疹

继发于冷凝蛋白的冷荨麻疹少见，发生率仅占 1%[99]。常与其他临床表现相联系，如雷诺现象、紫癜或皮肤坏死。冷球蛋白血症可能是自发性或发生于胶原血管病、慢性淋巴细胞增多症、骨髓瘤和感染性疾病，包括感染性单核细胞增多症，仅 3%的冷球蛋白血症患者会发生冷荨麻疹[105]。冷沉淀蛋白血液标本在送检实验室前一定要保温，主要针对抗原发病治疗。医院所有检验的血清中 3.4%会发生冷凝集[106]，3%患者有冷荨麻疹[107]，其余冷荨麻疹的相关性未知。冷凝集素与冷荨麻疹并不总是相关[108]。

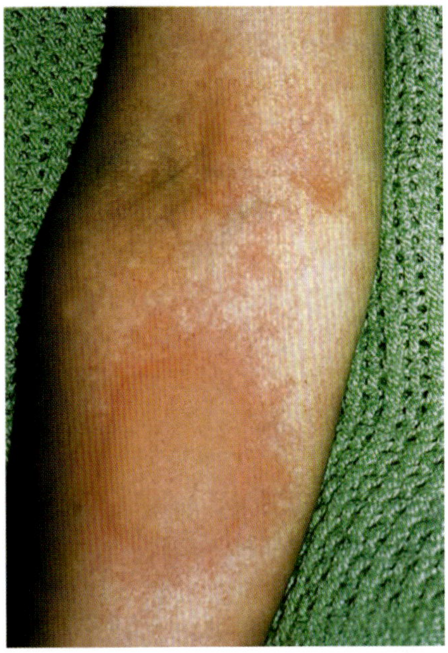

图 42.7　背部融化冰块 20 分钟后的风团
(由英国伦敦 St John 皮肤病研究所提供)

系统性冷荨麻疹

全身性冷荨麻疹，随着身体中心温度的降低，风团会随之增多，但局部冰块实验为阴性[109]。实验将患者置于 4℃冷藏室 30 分钟，冷诱导胆碱能性荨麻疹，在冷冻室加上运动可诱发风团。

家族性冷抗炎综合征

这种类型罕见，属于常染色体显性遗传，该基因突变也可致 Muckle-Wells 综合征(见第 45 章)，冰块实验阴性。

胆碱能性荨麻疹

胆碱能性荨麻疹是一种特殊类型，小风团的出现与出汗有关，在慢性荨麻疹中约占 5%，通常青少年程度较轻。风团由汗液刺激发生，可能是由中心体温升高，情绪或味觉刺激诱发。

发病机制至今不明，学者认为与胆碱能神经节后交感神经刺激汗腺产生汗液有关，血清中组胺水平升高。原先有人提出乙酰胆碱可以释放组胺，可能是通过间接途径，但只是推测。血清被动转移实验发现，受体免疫球蛋白抗体阳性[110]，该抗体可激活肥大细胞释放组胺。有研究认为是对汗液本身过敏[111]。基于皮内皮肤自体汗液和血清试验反应结果，可将胆碱能性荨麻疹分成两种亚型[112]。一些患者血清中测到蛋白酶抑制剂抗糜蛋白酶水平降低[113]。

该病常好发于青少年，冬季加重[114]。通常有家族性[115]且有遗传性过敏体质。运动数分钟内出现瘙痒风团，过热、情感受挫、食用辛辣食品也可诱发。风团直径在 1～3mm，伴或不伴有明显红斑（图 42.8）。有时红斑很明显，尤其在“面部潮红区”，且与风团融合或重叠。单侧光照有助于风团观察，尤其对于未光照侧。皮损持续数分钟或 1～2 小时。自发性荨麻疹与一些胆碱能性荨麻疹患者有关联。尽管斑丘疹风团与自发性荨麻疹中的胆碱能性荨麻疹很像，但斑丘疹风团可持续数小时，也有胆碱能性血管性水肿的病例报道[116]。持续性存在的胆碱能性红斑，类似系统性红斑狼疮红斑对称性分布于鼻部和四肢，运动后数量增加。个别红斑短暂存在，但长期存在于不同部位[117]，有描述称胆碱能非风团性瘙痒[118]。

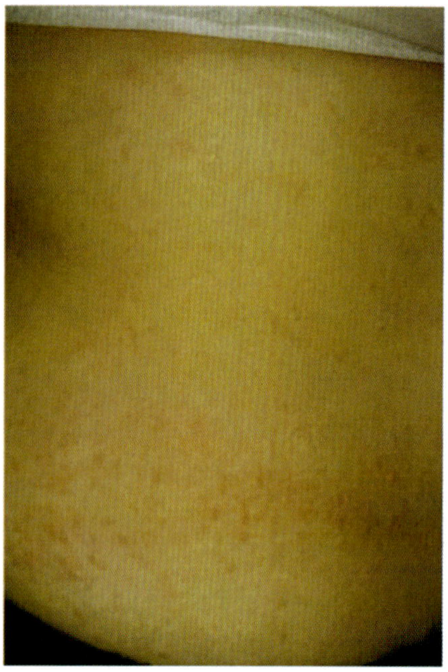

图 42.8 躯干部胆碱能性荨麻疹型皮损
（由英国诺福克和诺威治大学提供）

胆碱能性荨麻疹可通过激发试验辅助诊断，具体如下：42℃热水浴 15 分钟，升高身体中心温度 0.7～1℃，或在高温环境中运动，机体发热后出现红斑、瘙痒及风团[119]。部分患者在疾病严重期 24 小时内适度运动可以缓解病情，类似于脱敏。部分胆碱能性荨麻疹患者会发生面部潮红，衰弱或气喘等系统性症状[120,121]。极少数情况下，身体寒冷可能引发类似于全身性的胆碱能性荨麻疹暴发[122]。

运动诱发性过敏性反应

运动诱发性过敏性反应不是胆碱能性荨麻疹，也不由热水浴诱发。其发病很偶然且毫无预测性，表现为独立性[123]，有些病例可能被误认为是食物依赖运动诱发性过敏反应。

其他诱发性荨麻疹

日光荨麻疹

长或短波 UV 放射暴露部位形成明显风团[124-126]，数分钟发生，常于 2 小时内消退（图 42.9），多形性日光疹持续数天。也有迟发性类型[127]。日光性荨麻疹病因不明（先天性），仅次于卟啉病[128]。

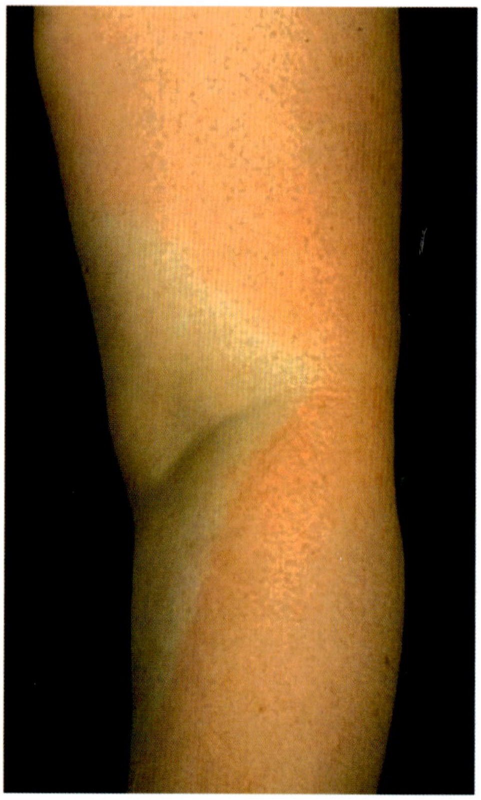

图 42.9 日光性荨麻疹

水源性荨麻疹

与任何温度的水接触可诱发暴发性类胆碱能性荨麻疹反应，虽然风团数量不多，但周围有大片红斑（图 42.10）[129]。其他荨麻疹也可由水源诱发，如冷荨麻疹，也包括胆碱能性荨麻疹和皮肤划痕征，它们是一种特殊的水源性瘙痒症，水诱发瘙痒，但不出现风团[130]。

接触性荨麻疹

现归类于诱发性荨麻疹[1]。接触性荨麻疹相当常见，但患者通常不太去医院就诊，除非有职业暴露的问题，如使用手套发生的乳胶过敏，这一型荨麻疹定义为由皮肤或黏膜接触诱导物所引起的荨麻疹。可以是过敏性或非过敏性（亦是免疫性或非免疫性）。暴露后能够引起接触性荨麻疹的化学物质、植物、动物和食物的种类很多[131]（框图 42.6）。

框图 42.6 一些接触性荨麻疹病因

- 过敏性(免疫性)
  - 食品
    - 牛奶
    - 鳕鱼
    - 猕猴桃
    - 花生
    - 调味料
    - 芹菜
  - 动物
    - 唾液
    - 飞蛾/毛虫
    - 尿液
  - 人类
    - 精液
  - 其他
    - 香水
    - 乳胶
- 非免疫性
  - 组胺释放
    - 钴
    - 二甲亚砜
  - 血管活性
    - 荨麻刺伤
    - 水母蜇伤
- 不确定的类别
  - 漂白剂
    - 过硫酸铵
  - 香水
    - 秘鲁胶树
  - 调味剂
    - 肉桂酸
    - 肉桂醛
  - 防腐剂
    - 苯甲酸
    - 山梨酸

过敏

变应原经皮肤或黏膜渗透,结合特异性 IgE 引起Ⅰ型速发型超敏反应,诱发肥大细胞脱颗粒释放组胺,引起急性局部风团和红斑,通常 2 小时内消退,也可发展至全身,如果是特别敏感的患者甚至诱发严重的过敏反应。如果是特应性的患儿,很容易误诊为既往湿疹的反复。风团发生于接触过敏原的部位,常见于手部和面部。最常见的过敏原是食物(如坚果、鱼、水果)或乳胶。如果有过敏史,可以通过 CAP 免疫荧光标记(以往为放射性过敏实验,RAST)或皮肤点刺试验明确诊断,治疗主要是最大限度地避免接触过敏原。

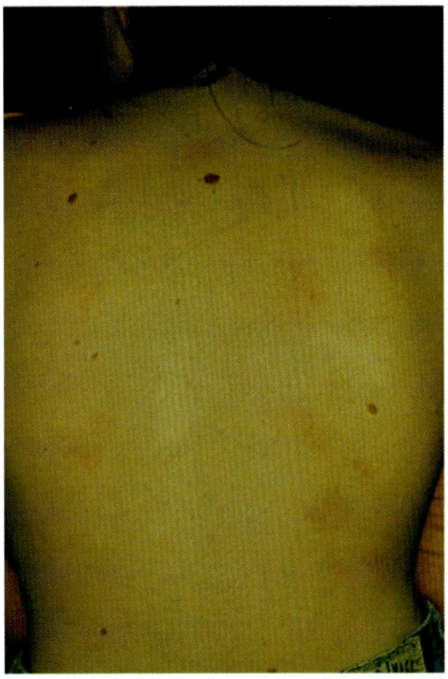

图 42.10 游泳后水源性荨麻疹

背部表现为小丘疹、风团,周围大片红斑。(由英国诺福克和诺威治大学提供)

口腔变态反应综合征是一种发生于口腔的急性接触性荨麻疹,特征是食用新鲜水果后出现急性瘙痒、水肿和灼热感,包括苹果、梨、樱桃、李子、芹菜、调味品、榛子等[132]。食用烹饪过的、脱水过的、去皮或瓶装的水果常不出现以上症状。这些症状可能是由于前纤维蛋白(一种植物中普遍存在的过敏原,包括草和北欧艾蒿),致病相关蛋白 10(PR10)(如 Betv1 是白桦花粉中的主要过敏原)和植物同种蛋白,尤其是水果的交叉反应引起。口腔变态反应综合征患者通常能够被同一种花粉引起呼吸道变态反应症状(花粉症)。诊断可以采用新鲜水果做皮肤针刺试验。利用标准的商品化试剂完成的免疫 CAP 和皮肤针刺试验可能呈阴性结果。幸运的是,此类患者很少发展为血管性水肿,往往不需要抗组胺治疗。

非过敏

这类接触性荨麻疹可能是由植物(荨麻)或动物(毛虫、水母)产生的血管活性物质直接注入引起的。常见原因是接触化妆品(肉桂醛、秘鲁橡胶)或食品添加剂(山梨酸或苯甲酸),如番茄酱。职业暴露包括理发师接触的过硫酸铵。反应可能需要 45 分钟才能出现,是由于前列腺素 D_2 的形成而不是组胺释放,因为可被 NSAIDs 抑制。相关检查可用针刺试验或斑贴试验,均需在 20 分钟而不是 48 小时后读取。

临床表现

详细病史采集对诊断很重要，评估任何可能的致病因素，因为风团常在就诊时已完全消退。除了标准化的调查问卷外，进行广泛的筛查对最终诊断几乎没有帮助[133]。详细了解病情，包括发病起始、持续时间及病程。风团持续时间和是否出现紫癜很重要。风团持续时间超过24～48小时尤其是疼痛或触痛的，提示是荨麻疹性血管炎或迟发性压力性荨麻疹，也可发生于自发性荨麻疹。紫癜提示荨麻疹性血管炎，尽管少见，但也可发生于自发性荨麻疹。荨麻疹风团皮肤镜检查可发现线状血管，与荨麻疹性血管炎的紫红色点状或小球状血管不同[134]。大多数荨麻疹无法通过比较风团位置、数量、形状来区分，但胆碱能性荨麻疹和皮肤划痕征的风团有各自的特点。胆碱能型荨麻疹的风团直径较小、形态较单一、持续时间较短，皮肤划痕征为线性风团。血管性水肿的发生需要引起注意，尤其在累及口咽部引起吞咽和呼吸困难时。要询问系统性症状，如身体不适、头痛、腹痛、关节痛、哮喘和昏迷，因为有时可能与皮损有关。可能的加重因素有物理因素，如热、冷、皮肤局部受压、摩擦和日光等，均需逐个排查。重点询问相关的近期的急性感染、药物、非处方药物、食物，尽管后者很少导致慢性荨麻疹。有特应性、自身免疫性或血管性水肿的家族史有助于诊断。

需要询问用药史，包括NSAIDs。

鉴别诊断

荨麻疹诊断不难。风团以是否可迅速消退及表皮是否正常进行区分。与荨麻疹鉴别诊断的疾病有丘疹性荨麻疹、多形红斑和暴发型疱疹。急性接触性皮炎、淋巴管性水肿和胶原血管病（如皮肌炎）与血管性水肿很像，但它们持续时间超过24～48小时。

严重程度分级

自发性荨麻疹的严重程度可根据基于持续时间超过1周的瘙痒和风团数量的42条荨麻疹活动评分（UAS7）进行评估[135]。DLQI常用于评估自发性和诱发性荨麻疹[59]。已研发出针对慢性荨麻疹患者健康相关的生活质量表[60]且被译成多种欧洲国家语言。

并发症和共病

荨麻疹没有显著的长期并发症，常自发缓解且不留下任何损伤，可持续数十年。值得注意的是，血管性水肿累及口咽部引起呼吸困难，但值得庆幸的是慢性自发性荨麻疹暂未有引起窒息的报道。

病程和预后

急性发作会持续数小时或数天，严重程度极高。暂无预测发病持续时间的方法。慢性荨麻疹在未明确诊断前可能持续数周、数月，甚至数年，或是数十年间间歇性发作。疾病严重程度在发病初期较重，随着病程发展逐渐缓解。新的皮损可每天出现，或无规律的间歇性出现，疾病周期性的恶化，可能与感染或服用NSAIDs有关。即使未采取诊疗措施，也可自愈。50%的患者只出现风团，在发病6个月内消退，但50%的患者出现血管性水肿，症状可能会持续10年之久[136]（图42.11）。一项来自新西兰三级转诊医院的研究显示，慢性荨麻疹预后较差，特别是寒冷性荨麻疹[137]。社区医疗治疗的患者预后明显强于需要转诊至二级、三级医院治疗的患者，儿童慢性荨麻疹研究显示了一个更为持久的病程，超过30%的患儿5年后仍需要持续治疗[138]。

检查（框图42.7）

急性荨麻疹

荨麻疹患者对特定的过敏原可产生威胁生命的过敏反应，如花生过敏，检测血清中特异性IgE的immunoCAP免疫荧光标记法或皮肤针刺试验均可帮助诊断。多数急性荨麻疹患者在病史中找不到明确诱因，检查也很难发现。有严重过敏史的患者行针刺试验潜在风险较大，可诱发过敏性休克，临床上皮肤针刺试验和免疫CAP荧光标记试验结果的相关性还需要进一步评估。

慢性荨麻疹

详细的出疹史、其他相关系统症状病史很重要。使用合适的检测方法鉴别相关的诱发性荨麻疹很重要，尤其是迟发性压力性荨麻疹。如果风团持续存在或者表现为疼痛，伴有发热或关节痛等系统性症状，荨麻疹性血管炎要考虑，而且建议选择持续12～15小时的自发性皮损进行皮肤组织活检。患者常认为是食物过敏，但这在成人慢性自发性荨麻疹中很少见。常规针刺试验对慢性荨麻疹无诊断价值。饮食记录会有助于诊断，尤其是阵发性荨麻疹，但需要注意的是，发病潜伏期可持续几分钟，也可以因饮食中

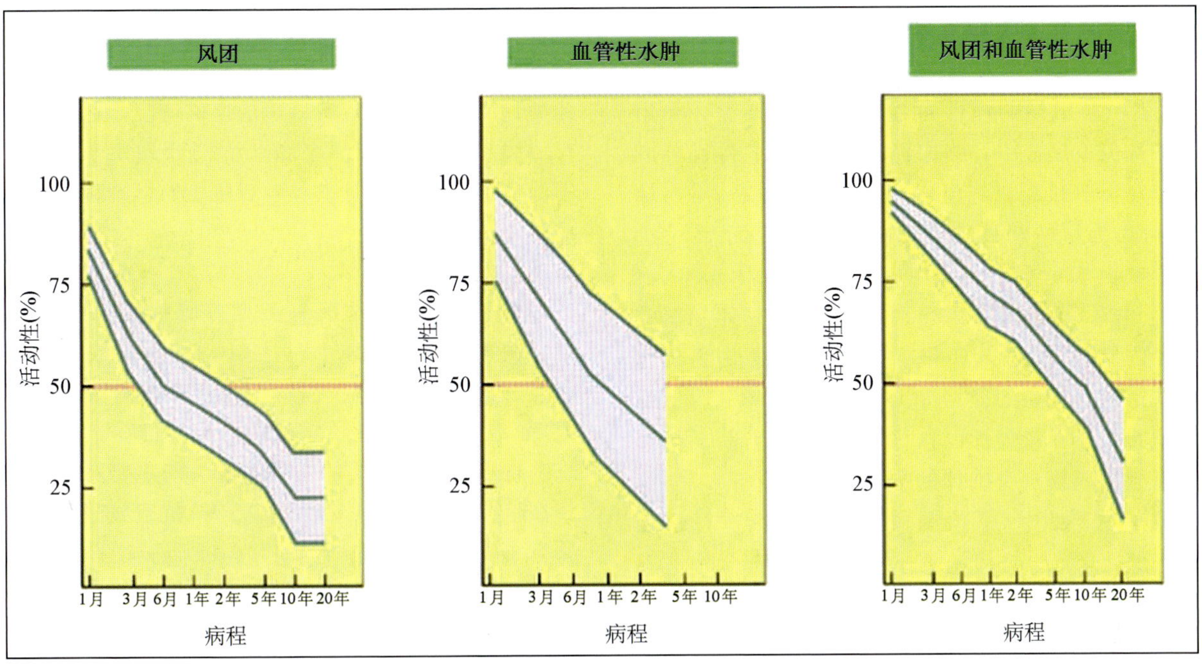

图 42.11 554 例住院患者荨麻疹自然病程

活动性荨麻疹比例,95%可信度,疾病病程(对数值)。

框图 42.7 自发性荨麻疹检查

急性

- 感染
  - 有咽部症状的用咽拭子
  - 其他合适的可疑病毒细菌感染标本
- 药物
  - 停用可疑药物
- 食物
  - 检测 IgE 致敏性(皮肤点刺试验或适合的免疫 CAP)

慢性

- H_1 抗组胺有效
  - 血常规,血沉
  - 其他临床相关指标
- H_1 抗组胺无效
  - 甲状腺自身抗体(所有患者)
  - 甲状腺功能检测(所有患者)
  - 临床表现相关的其他检查
    - C4 补体(血管性水肿无风团)
    - 非器官特异性自身抗体(如果存在与自身免疫性疾病相关的可能)
    - 嗜碱性粒细胞组胺释放试验或嗜碱性粒细胞激发试验(如果怀疑功能性自身抗体)

(续框图)

- 幽门螺杆菌(粪检抗原或尿素呼吸试验)
- 虫卵,包囊寄生虫粪检(出国旅游史)
- 胸部 X 线片(如果考虑为淋巴瘤)
- 其他测试无异常时行选择性筛查
  - 25-羟胆骨化醇(维生素 D)
  - D-二聚体
  - 3 周的假性过敏原微量饮食实验

的假过敏原而持续 24 小时,有些物质可能已被定期食用多年。如果患者怀疑食品添加剂过敏,或其减少摄入此物质或者进行无食物添加剂饮食后临床症状改善,可以实施安慰剂对照的单盲激发试验。最好在患者处于相对缓解期时进行,可不停止抗组胺治疗,尽管一般都推荐停止。每天编码测试物通过口服胶囊给予,安慰剂胶囊在不同类型添加剂之前服用。部分患者假变应原低剂量饮食治疗有效[68],尤其是在抗组胺治疗无效或不能接受此类药物治疗的患者。

尽管一些慢性荨麻疹患者白色念珠菌皮试阳性,而且抗念珠菌治疗有效(制霉菌素口服和阴道栓剂,两性霉素含片及无酵母饮食 2～4 周)[139],但作者没有此类的治疗经验。

应常规进行全血细胞计数和红细胞沉降率(ESR)检查。ESR 升高表明可能有潜在的系统性疾病(红斑狼疮、荨麻疹性血管炎、巨球蛋白血症、抗炎综合征),嗜酸性粒细胞增多需立即排查寄生虫疾病。甲状腺功能和甲状腺自身抗体检查非常必要而且有价值,因为约 14%的慢性自发性荨麻疹患者合并甲状腺自身免疫反应[9]。临床经验表明,重症慢性荨麻疹患者发生甲状腺自身免疫反应的比例更高,可高达40%,可作为组胺释放自身抗体的替代指标[140]。进一步检查由病史决定。常规生化检查、补体水平、血浆蛋白、电泳、血清免疫球蛋白、非器官特异性和器官特异性自身抗体、总 IgE 和特异性 IgE、皮肤测试和仔细寻找隐性感染的证据等[141]。尽管 ASST 看似是一个足够敏感和特异性的指标,但目前并无简易的针对血清组胺释放自身抗体的临床检测[142]。如果血管性水肿是主要症状,需检测血浆 C4 补体,进行遗传性或获得性 C1 酯酶抑制剂缺乏症的鉴别诊断。C4 补体含量减少甚至在 C1 酯酶抑制剂缺乏引起的血管性水肿不发作时,也无法达到正常水平。功能性C1 酯酶抑制剂在遗传性和获得性疾病中减少。如果皮肤风团持续时间超过 48 小时且抗组胺治疗无效时建议进行皮肤活检。要怀疑荨麻疹性血管炎或迟发性压力性荨麻疹。

治疗(图 42.12)

解释病因和明确注意事项,如穿宽松衣服、外敷薄荷润肤膏对治疗有益。患者应减少接触加重病情的因素,包括过热、精神压力和乙醇。尽量避免使用阿司匹林、含阿司匹林的复合物及其他非甾体抗炎药,对乙酰氨基酚可替代使用。必须服用抗炎药的阿司匹林过敏患者可耐受选择性 COX-2 抑制药。如果是食品添加剂、食用色素或防腐剂致病的,避免食用此类物质对某些患者有一定治疗价值。药物治疗可以有一线、二线和三线治疗,治疗的选择取决于先前方案的治疗反应及疾病对患者生活质量的影响程度。

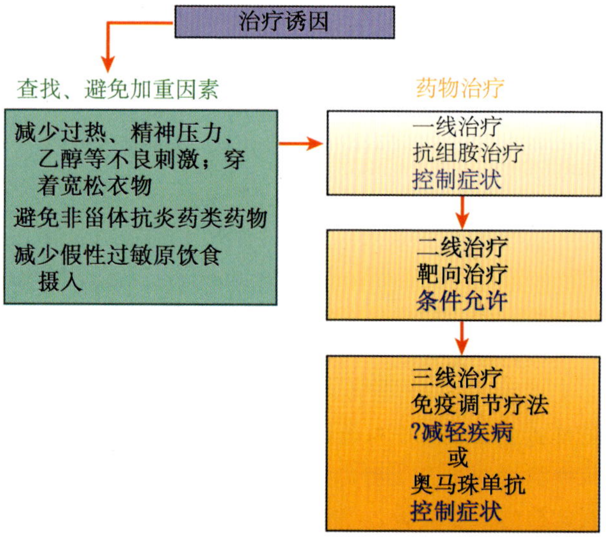

图 42.12 慢性荨麻疹的治疗流程

一线治疗(抗组胺药)

H_1 抗组胺药是所有类型荨麻疹的一线治疗药物。快速吸收,1～3 小时达到最高血药浓度。但有些通过肝代谢,有些代谢物活性比药物本身半衰期更久,如地氯雷他定是氯雷他定代谢活化物。

现阶段英国注册的二代抗组胺药主要药代动力学和临床特征总结于表 42.3 中。传统抗组胺药因为不良反应而使用受限,如服药后嗜睡、抗胆碱能性及儿童的反常性躁动等不良反应。清晨可能仍有镇静的遗留效应,需要提醒患者注意。羟嗪是最有效的传统抗组胺药。25mg 的羟嗪等效于 10mg 的西替利嗪。

第二代强效特异性低镇静 H_1 抗组胺药是目前首选的治疗方法。其主要优点是推荐剂量服药后嗜睡症状很轻,且抗胆碱能不良反应少,尽管一些患者仍会出现嗜睡症状。其至少与羟嗪的疗效相同,总体来说药物之间疗效也差异不大。没有证据表明长期服用会有耐受效应。更少见的是,抗组胺药有可能会加重荨麻疹,有西替利嗪的相关报道,但根据临床经验这些患者应该使用过绝大多数的抗组胺药。

阿伐斯汀(成人剂量 8mg,每日 3 次)迅速起效且持续有效,主要经尿液排泄。

西替利嗪(成人剂量 10mg/d)很少通过肝代谢,大多直接经肾排出,易吸收。在一些研究中与对照组相比具有更强的镇静作用,所以夜间服用更好。未有研究表明其活性对映异构体左西替利嗪对慢性荨麻疹有更好的疗效。

非索非那定(成人剂量 180 mg/d)是特非那定(现已退市)的活性代谢产物,但似乎临床相关剂量无心脏毒性,具有二代抗组胺药最宽的治疗窗口,服药后很少嗜睡。

氯雷他定(成人剂量 10 mg/d)是阿扎他定的衍生物。氯雷他定在肝经细胞色素 P450 代谢,目前为止,尚无临床证实的相关的药物相互作用被报道。它的代谢产物,地氯雷他定(成人剂量 5 mg/d)是否对荨麻疹有更好的临床疗效仍不清楚。

卢帕他定(成人剂量 10 mg/d)是低镇静抗组胺药,对慢性荨麻疹有疗效。不可与其他抑制 CYP3A4 的药物同时服用,如红霉素和环孢素。

表 42.3 目前英国许可的 H_1 抗组胺药

(a)药代动力学性质

药物	T_{max}(小时)	$t_{½}$(小时)半衰期时间		$5\times t_{½}$(日)	代谢途径
		成人	儿童		
阿伐他汀	1.5	1.5		<1	肾
西替利嗪	0.5～1	10		2	肾
左西替利嗪	0.9	8	6	2	肾
氯雷他定	1(餐后 2 小时)	(8.4)		(2)	肝(CYP3A4)
地氯雷他定	3	27		6	肝
非索非那定	1～3	11～15		3	胆管
咪唑斯汀	1.5	13		3	肝
卢帕他定	0.75	5.9		1.25	肝

(b)临床特性

药物	剂量(mg)	年龄(岁)[a]	嗜睡	代谢	相互作用	
					药物	食物
阿伐他汀	24	>12	−	−	−	−
西替利嗪	5～10	≥2	+/−	−	−	−
左西替利嗪	5	≥2	+/−	−	−	−
非索非那定	180	≥12	−	−	−	√
氯雷他定	5～10	≥2	−	+	+	+
地氯雷他定	1.25～5	≥1	−	+	−	−
咪唑斯汀	10	≥12	−	+	+	+
卢帕他定	10	≥12	−	+	+	√

a:英国许可;化学式类似的抗组胺药物颜色相同。

低镇静抗组胺药可控制荨麻疹症状,但不影响病程。个体反应不同,但与荨麻疹活动强度相关的足够的剂量和疗程很重要。一种抗组胺药物无效,可以试用另外一种。通常会建议失眠患者夜间加用镇静性抗组胺药,但有证据显示这样做并不比增加二代抗组胺药物剂量的疗效更好,反而有可能引起患者第二天的嗜睡症状[143]。部分患者 H_1 抗组胺药和 H_2 拮抗药联合用药比单独使用 H_1 抗组胺药疗效好,但是尚无实验证据支持。联合雷尼替丁(成人剂量 150mg,每日 2 次)比西咪替丁更常用,因为西咪替丁有抗雄激素的不良反应及潜在的药物交叉反应。常规做法是在低剂量无法控制症状时可增加二代抗组胺药物剂量到 4 倍。最新荨麻疹国际共识文件均强烈推荐[1]。

抗组胺药的不良反应

镇静嗜睡是传统抗组胺药物的主要不良反应,也可见于部分服用二代抗组胺药物的患者,尤其是使用剂量大于推荐剂量。随着特非那定和阿司咪唑退出市场,关于抗组胺药潜在的心脏毒性已不必太担心。治疗剂量的特非那定和阿司咪唑通过堵塞 HERG1 基因编码的主要 K^+ 心肌复极通道产生心脏毒性,这是这两个药物心脏毒性的分子机制[144]。咪唑斯汀,也是由肝 CYP3A4 限制性转化,也可一定程度阻塞 HERG1 通道,因此禁止与延长 Q-T 间期的药物配伍使用,如安碘达隆/奎尼丁及抗精神药、三环类抗抑郁药。同时,有电解质紊乱的患者也禁止使用。传统抗组胺药羟嗪和苯海拉明也可诱发 Q-T 间期延长,因此这些抗组胺药加大剂量时需谨慎。

妊娠期抗组胺药物的使用

抗组胺药可透过胎盘。未有明确证据表明这些药物有致畸作用,但仍建议避免在孕期服用,特别是妊娠前三个月。如果不可避免,氯苯那敏基于其长期的使用和安全性可被选择[2]。最新指南支持在权衡利弊的情况下,利大于弊的话,如果患者需要服用抗组胺药物,妊娠 3 个月后可使用西替利嗪和氯雷他定[3]。胎心监护已证实在孕妇用一代抗组胺药物治疗时,胎儿心率降低,这与药物的镇静作用有关,但是否有长期影响并不明确。

儿童抗组胺药物的使用

儿童抗组胺药物使用的原则与成人相同。剂量应该遵照相关厂家的推荐。

二线治疗(靶向治疗)

除了抗组胺药物，临床经验和有限的实验证实一些非适应证的药物，对特殊类型的荨麻疹有效。口服高剂量糖皮质激素对重症荨麻疹有效，如泼尼松龙 0.5mg/(kg • d)，使用 1～3 天可作为急救治疗，因为不良反应的危险需避免长期服用。口服糖皮质激素常用于控制严重迟发性压力性荨麻疹和荨麻疹性血管炎，但尽量选用低剂量和短程治疗。

其他二线治疗的选择受临床条件影响。白三烯受体拮抗药对阿司匹林过敏性荨麻疹有效，与抗组胺联合使用对迟发性压力性荨麻疹和自身免疫性荨麻疹有治疗价值[145]。多塞平，一种三环类抗抑郁药，有 H_1 和 H_2 类抗组胺活性，初始剂量是 10～30mg，夜间服用，但也会作用于 α 肾上腺素受体，不可与单胺氧化酶抑制药同时使用。可有助于改善失眠和焦虑，但用于治疗荨麻疹的剂量并无抗抑郁作用。达那唑对顽固性胆碱能性荨麻疹可能有效[146]，但男性比女性更容易耐受，因为其可能具有促男性化作用。有报道称，甲状腺素可减少一些临床治疗效果不好的甲状腺功能正常的自身免疫性甲状腺炎患者的荨麻疹发作次数[147]。柳氮磺吡啶[148]和氨苯砜[149]对迟发性压力性荨麻疹可能有效，尤其对于需要糖皮质激素控制疾病的患者[151]，但是这一方面的相关文献很少。氨甲环酸可抑制特发性、非组胺性血管性水肿[150]。窄谱光疗对于部分尤其是皮肤划痕征阳性的荨麻疹患者治疗有效[152]，尽管缺乏对照试验研究的证实。冷脱敏对冷接触性荨麻疹患者有效[153]。有相关文献报道，抗生素疗法对感染性荨麻疹有效[154]。慢性自发性荨麻疹患者口咽部出现血管性水肿很少见，组胺介导的非遗传性血管性水肿引起的呼吸窘迫是由口咽喉的血管性水肿导致，急救采用肌内注射肾上腺素，通过 β-肾上腺素受体刺激稳定肥大细胞，从而导致血管逐渐收缩。

三线治疗(免疫疗法)

重症持续性自发性荨麻疹患者传统疗法无效时可采用免疫疗法，但多为小样本无对照的观察研究。血浆置换改善 6/8 自身免疫性荨麻疹患者，仅维持 3～8 周[155]，说明功能性自身抗体与疾病活动度相关。静脉注射免疫球蛋白(IVIG)0.4 g/(kg • d)，5 天(共 2g)，改善 9/10 患者，其中 2 个患者维持 2 年不复发[156]。但后期 IVIG 临床实验效果不佳，因此需要进一步的 IVIG 安慰剂对照实验研究。环孢素[2.5～3.5mg/(kg • d)]，口服 1～3 个月可以改善或暂时性消除多数重症荨麻疹患者的症状[157,158]。其疗效被随机安慰剂对照实验[4 mg/(kg • d)连续 4 周]证实[159]。减少环孢素剂量，连续 4 个月，比口服 8 周疗效更好[160]，这一治疗的最佳药物服用剂量和服药疗程仍未明确。有开放性研究表明，他克莫司[161]和吗替麦考酚酯[162]对重症慢性自发性荨麻疹有类似疗效。也有文献报道甲氨蝶呤[163]和环磷酰胺[164]具有治疗作用。

四线治疗

奥马珠单抗(抗-IgE)三期临床研究显示，可用于 H_1 抗组胺治疗无效的慢性自发性荨麻疹[165,166]，且已被美国 FDA 和欧洲药品理事会批准。有报道对严重的诱导性荨麻疹患者有效[167]。继抗组胺药物之后，奥马珠单抗会广泛应用于临床，需在临床实践中逐渐摸索出合适的治疗剂量。

(译者：丁明　一审：李强　二审：王刚　三审：王一宇　润色：陈垚)

参考文献

所有文献请查阅网址：www. rooksdermatology. com.
以下列出的是重要参考文献。

[1] Zuberbier T, Aberer W, Asero R, *et al*. The EAACI/GA(2) LEN/EDF/WAO guideline for the definition, classification, diagnosis, and anagement of urticaria: the 2013 revision and update. *Allergy* 2014;69:868-87.

[17] Grattan CE, Francis DM, Hide M, Greaves MW. Detection of circulating histamine releasing autoantibodies with functional properties of anti-IgE in chronic urticaria. *Clin Exp Allergy* 1991;21:695-704.

[18] Hide M, Francis DM, Grattan CE, Hakimi J, Kochan JP, Greaves MW. Autoantibodies against the high-affinity IgE receptor as a cause of histamine release in chronic urticaria. *N Engl J Med* 1993;328:1599-604.

[59] O'Donnell BF, Neill CM, Francis DM, *et al*. Human leucocyte antigen class II associations in chronic urticaria. *Br J Dermatol* 1999;140:853-8.

[63] Baiardini I, Pasquali M, Braido F, *et al*. A new tool to evaluate the impact of chronic urticaria on quality of life: chronic urticaria quality of lifequestionnaire (CU-QoL). *Allergy* 2005;60:1073-8.

[78] O'Donnell BF, Lawlor F, Simpson J, *et al*. The impact of chronic urticaria on the quality of life. *Br J Dermatol* 1997;136:197-201.

[133] Kozel MMA, Mekkes JR, Bossuyt PMM, Bos JD. The effectiveness of a historybased diagnostic approach in chronic urticaria and angioedema. *Arch Dermatol* 1998;134:1575-80.

[136] Champion RH, Roberts SOB, Carpenter RG, Roger JH. Ur-

ticaria and angiooedema: a review of 554 cases. *Br J Dermatol* 1969;81:588-97.
[165] Maurer M, Rosén K, Hsieh HJ, *et al*. Omalizumab for the treatment of chronic idiopathic or spontaneous urticaria. *N Engl J Med* 2013;368:924-35.
[167] Metz M, Altrichter S, Ardelean E, *et al*. Anti-immunoglobulin E treatment of patients with recalcitrant physical urticaria. *Int Arch Allergy Immunol* 2011;154:177-80.

43

第 43 章 无风团的复发性血管性水肿

Clive E. H. Grattan[1], Marcus Maurer[2]

[1] Norfolk and Norwich University Hospital, Norwich; St John's Institute of Dermatology, Guy's and St Thomas' NHS Foundation Trust, London, UK

[2] Charité, Berlin, Germany

定义和术语

血管性水肿(angio-oedema)是皮肤和黏膜下组织的一种深在自限性的局部肿胀,其原因在于血管活性递质的暂时增加,导致了皮肤和黏膜下组织血管通透性增加。无风团的血管性水肿有别于伴发风团的血管性水肿。前者可能是不常见但非常重要的缓激肽诱导的血管性水肿,包括遗传性血管性水肿(HAE);而后者却归属于因肥大细胞脱颗粒导致的自发性或诱导性荨麻疹病谱中(见第 42 章)。缓激肽诱导的血管性水肿可能导致致命的喉部阻塞或肠梗阻,有时表现为急腹症。相比之下,肥大细胞递质诱导的血管性水肿是自发性荨麻疹的常见表现,可能不伴发风团。它会影响皮肤和(或)口咽,但慢性荨麻疹罕见喉部受累,肠道一般不会受到影响。

血管性水肿疾病谱包括 HAE 和获得性血管性水肿(AAE)。前者多是缓激肽介导的,通常与 C1-酯酶抑制剂(C1INH)缺乏或功能受损有关。后者则部分是肥大细胞递质介导,见于荨麻疹患者;部分是缓激肽介导的,见于获得性 C1INH 缺乏引起的血管性水肿,以及血管紧张素转换酶抑制药(ACE 抑制药)诱导的血管性水肿和非肥大细胞递质诱导的特发性血管性水肿。通过完善的病史采集和必要的血液学检查,通常可以区分不同亚型的血管性水肿,至少可以提出疑似诊断(表 43.1)。

同义名

- 血管性水肿在历史上被称为 Quincke 水肿或血管神经性水肿。由于获得性 C1INH 缺乏引起的血管性水肿以前称为 AAE,但现在 AAE 推荐用于所有类型的非 HAE[1]

表 43.1 无风团血管性水肿的不同类型

肥大细胞递质介导	缓激肽介导
慢性自发性荨麻疹 • 病因明确(自身反应性,感染,食物不耐受) • 病因不明确(特发性) 慢性诱导性荨麻疹(很少出现单纯的血管性水肿) • 震动性血管性水肿 • 胆碱能性荨麻疹	遗传性血管性水肿(HAE) • Ⅰ型(C1INH 浓度低) • Ⅱ型(C1INH 活性低) • HAE 伴有正常 C1INH(Ⅲ型) 获得性血管性水肿 • 获得性 C1INH 缺乏 • 药物诱导(如 ACE 抑制药) • 非肥大细胞递质诱导的特发性血管性水肿

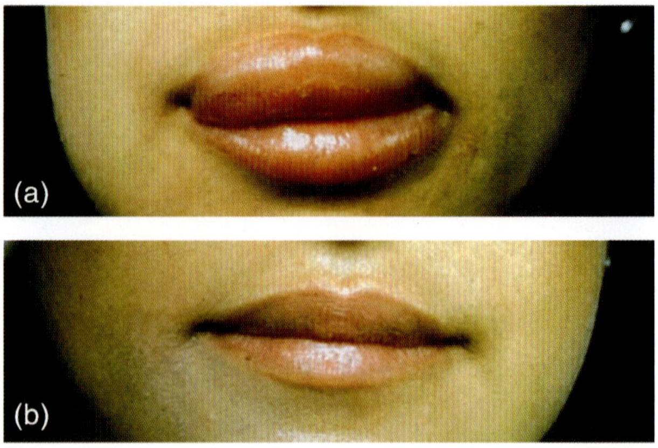

图 43.1 口唇部血管性水肿发作时(a)、发作 3 天后(b)
(英国伦敦 St John 皮肤病学院提供)

概述

无风团的血管性水肿累及皮下和黏膜下组织,却不累及真皮。尽管其几乎可以发生于身体的任何部位,但最常见的部位是嘴唇(图 43.1)、眼睑和生殖器,部分原因在于这些部位的真皮及皮下组织松弛。舌和咽也可能受到影响,但与缓激肽诱导的血管性水肿相比,这在肥大细胞递质诱导的血管性水肿中更不常见。患者的病变可能是单个或多个,也可能突然出现。通常不伴有瘙痒,病变可持续数小时至数天。

肥大细胞递质诱导的血管性水肿

无风团的血管性水肿主要是自发性的。不足10%的慢性自发性荨麻疹患者仅发生血管性水肿。延迟压力性荨麻疹的风团通常很深,可能类似于血管性水肿。

遗传性血管性水肿[2]

这是一种罕见的疾病,在无风团的血管性水肿病例中的占比不足 2%。此类患者通常有明显的家族史,但并非总是如此,因为高达 25%的病例似乎是由控制 C1INH(SERPING1)的基因新生突变引起的。然而,需要强调的是,荨麻疹家族史并不罕见,因为约20%的人一生中可能发生荨麻疹。作为偶发事件,HAE 患者也可能发生自发性荨麻疹。HAE 可分为 3 型:Ⅰ型,C1INH 浓度低;Ⅱ型,C1INH 浓度正常或升高,但 C1INH 功能活性低;近来描述的第三型 HAE 伴有正常的 C1INH,既往称为Ⅲ型 HAE,HAE 伴有正常的 C1INH 浓度和功能,诊断主要依赖于阳性家族史。

ACE 抑制药诱导的血管性水肿

ACE 抑制药可能通过抑制 ACE 导致缓激肽代谢减少,从而引起血管性水肿。大多数病例发生于 ACE 抑制药治疗后的 3 周内,少数病例也可以发生于治疗后的任意时间,甚至在治疗 10 年后出现。这是所有 ACE 抑制药的类效应,偶尔也可见于血管紧张素受体阻滞药。血管性水肿主要累及面部和口咽部,症状可能很严重,喉部累及可能是致死性的。

流行病学

发病率和患病率

肥大细胞递质诱导的血管性水肿,是目前最常见的无风团的血管性水肿,占自发性荨麻疹患者的10%以上。ACE 抑制药诱导的血管性水肿在接受治疗的患者中的比例高达 1%,且非裔加勒比人群发病率较其他人群高 3.5~4.0 倍[1]。HAE 大约可影响 1/50 000 的一般人群(即终身患病率为0.002%)。获得性 C1INH 缺陷极为罕见,它的患病率尚不明了。

年龄

肥大细胞递质诱导的血管性水肿可以发生于任何年龄,但与慢性自发性荨麻疹相似,更常见于 40—50 岁。超过 75%的 HAE 患者在 15 岁之前首次发作,但发病时间也可能会延迟到成年以后[3]。ACE 抑制药诱导的血管性水肿主要见于服用降压药的老年患者。

性别

肥大细胞递质诱导的血管性水肿和 ACE 抑制药诱导的血管性水肿[1]更常见于女性。Ⅰ型或Ⅱ型 HAE 发病无明显性别差异，但 C1INH 正常的 HAE 更常见于女性。

种族

除了 ACE 抑制药诱导的血管性水肿外，其余无风团的血管性水肿尚无已知的种族或民族倾向性。ACE 抑制药诱导的血管性水肿，在非裔加勒比族人中的发病率可高达 4%。

相关疾病

与自发性荨麻疹一样，肥大细胞递质介导的血管性水肿与甲状腺自身免疫相关[4]。尽管有研究认为 HAE 与包括干燥综合征和系统性红斑狼疮等在内的自身免疫病存在一定关联[5]，但大样本的病例对照研究并未发现 HAE 患者中自身免疫性疾病患病率的升高[6]。然而 HAE 疾病的严重程度和长期治疗的有效性，会受到患者的自身免疫性疾病的影响。

病理生理学

肥大细胞递质诱导的血管性水肿

H_1 抗组胺药物的疗效能证明，大多数病例的发病原因在于肥大细胞脱颗粒，但是在很多病例中肥大细胞脱颗粒的原因尚不明确。同自发性荨麻疹一样，部分患者可能是由于功能性自身抗体的产生、感染或食物不耐受导致（见第 42 章）。通常认为压力是肥大细胞递质诱导的血管性水肿的触发因素，但暂未被证实。少数类似 C1INH 缺乏的血管性水肿患者，检查正常，无家族史，且 H_1 抗组胺药物治疗无效，该类患者被认为是特发性非肥大细胞递质诱导的血管性水肿。但由于其诊断困难，对其认识甚少。

ACE 抑制药诱导的血管性水肿

虽然 ACE 抑制药主要通过抑制激肽酶Ⅱ导致缓激肽增加，但其涉及多种酶途径，其病理生理学比通常认为的要复杂的多（图 43.2）。

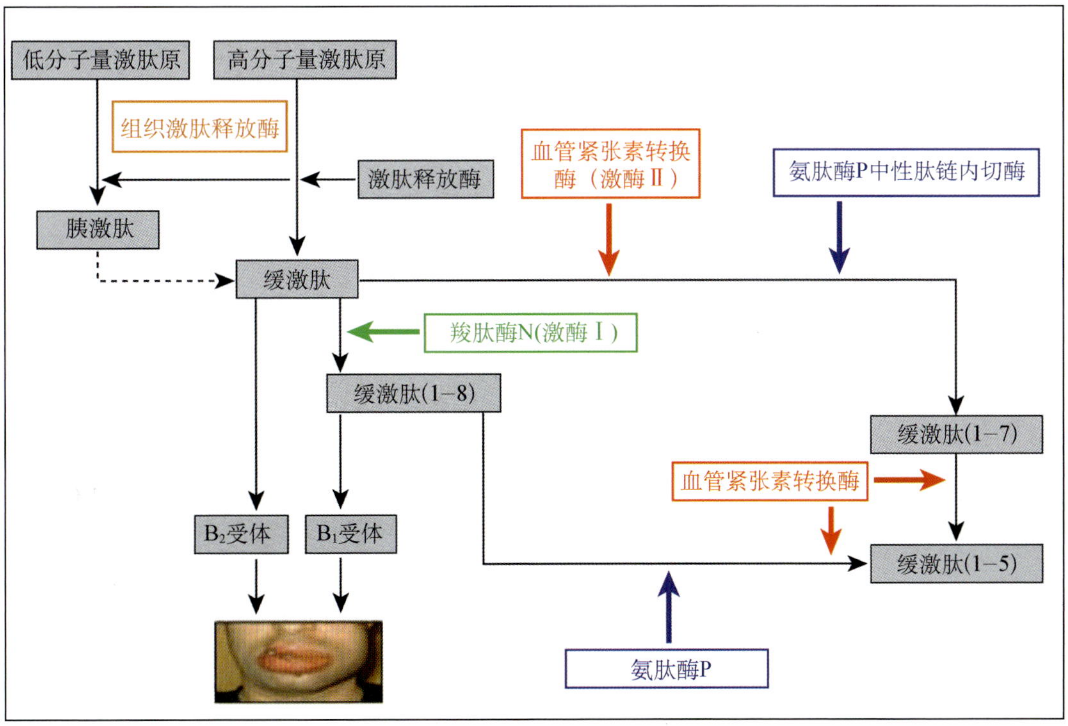

图 43.2 缓激肽的形成和分解

缓激肽主要由高分子量激肽原（HMWK）经血浆激肽释放酶形成。缓激肽与小血管内皮上的 B2 受体（B_2R）结合导致血管舒张和血管通透性增加。缓激肽通过多阶段过程分解，主要涉及血管紧张素转换酶（ACE），也称为激酶Ⅱ。

遗传性血管性水肿

Ⅰ型和Ⅱ型 HAE 的患者缺乏 C1INH 的天然抑制剂。该抑制剂合成是由遗传控制，并在肝中制备。它具有常染色体显性遗传的模式，且似乎需要 SERPING1 的两个等位基因的活性来维持正常水平。C1INH 的水平减少(Ⅰ型)；或在 15%的患者家庭中，尽管可以在免疫学上检测到正常数量的 C1INH，但它们却以非活性形式存在(Ⅱ型)。最近描述了第三种 HAE，最初称为雌激素依赖性血管性水肿，因为最初病例仅见于女性，但后来的亲属病例中也出现男性患病。该病诊断基于无风团的复发性血管性水肿家族史，患者具有正常水平的 C1INH，且不止一代患者。

C1INH 是被补体、激肽释放酶和纤溶凝血系统激活的第一组分的天然抑制剂。疾病发作是由激活 Hageman 因子的刺激所引发的，因此消耗了 C1INH 导致其缺乏。这种 C1INH 缺乏可以通过抗原检测，但是确诊Ⅱ型 HAE 则需要进行 C1INH 功能测定。患者补体成分(C2，C4 和 CH50)的水平几乎总是很低的，包括在疾病发作期间和发作之后，常常也出现在数次发作之间，以及在无症状携带者中。补体 C4 可用作初始筛选试验。临床严重程度与实验室异常之间尚没有明确的相关性。

获得性 C1INH 缺乏导致的血管性水肿

包括两型，1 型是由于淋巴增生性疾病(包括由于 C1INH 的分解代谢增加引起的副蛋白血症)持续激活补体所致。2 型是由于自身抗体识别 C1INH 并使其失活，而不触发其靶蛋白酶。两种形式都将降低抗原性和功能性的 C1INH 水平。

感染

有证据表明，胃部幽门螺杆菌的感染可能会破坏 HAE 的稳定性[8]。

遗传学

Ⅰ型和Ⅱ型 HAE 致病基因在染色体 11q 12.1 上，呈常染色体显性遗传。已经鉴定出了控制 C1INH(SERPING1)基因的 280 多种不同突变。在约 20%的Ⅲ型 HAE 患者中，F12 的功能增益突变与北欧血统有关[9]。

环境因素

在避孕和激素替代疗法中[10]，雌激素会加重所有类型的 HAE，但非甾体抗炎药(NSAID)则不会。

临床特征

肥大细胞递质诱导的血管性水肿

肥大细胞递质诱导的无风团的血管性水肿，与伴有风团的自发性荨麻疹的血管性水肿表现相同(见第 42 章)。口咽部受累不常见，喉部水肿罕见。不会发生腹部血管性水肿。

ACE 抑制药诱导的血管性水肿

肿胀局限于面部和口咽部。若不及时诊断和治疗，可能会发生喉部水肿，并可能致命。腹部症状很少见。

遗传性血管性水肿

在通过实验室检查确诊之前，HAE 的临床表现通常即可显著提示该诊断。患者一生中皮肤和黏膜反复出现肿胀，常常伴有恶心、呕吐、绞痛和泌尿系统症状。肿胀可能每隔几天或几周发作一次，也可能没那么频繁。腹部症状可能会在没有皮疹的情况下出现，从而导致诊断困难。在一项大样本研究中[11]，34%的患者接受过腹部手术。咽部、喉部甚至支气管的受累是很严重的，并决定了患者预后。皮肤和黏膜的病变通常是孤立的，并可能伴有疼痛，通常不痒。病变可能自发发生，也可在创伤后发生，牙外伤和插管尤其危险。一般不伴有风团，但许多患者可出现相当特异的网状红斑，这些红斑初期可能伴有轻微水肿[12](图 43.3)。一些患者有相对轻微的功能障碍，并可能在多年后得以改善。在现代治疗出现之前，20%以上的患者曾在中年早期即死于呼吸道阻塞，并且死亡风险持续存在[13]。

临床亚型

系统性毛细血管渗漏综合征(Clarkson 综合征)

这是一种罕见的综合征，表现为剧烈的反复发作的液体渗出，并进入到各个不同器官，包括可能累及皮肤。有报道其可伴有血管性水肿。继而可能发生严重的休克样状态，最终死亡率很高。还有一种是免疫球蛋白 G(IgG)副蛋白血症[14]。

伴有嗜酸性粒细胞增多的发作性血管性水肿(Gleich 综合征)[15]

已有文献报道了反复发作的血管性水肿伴有发

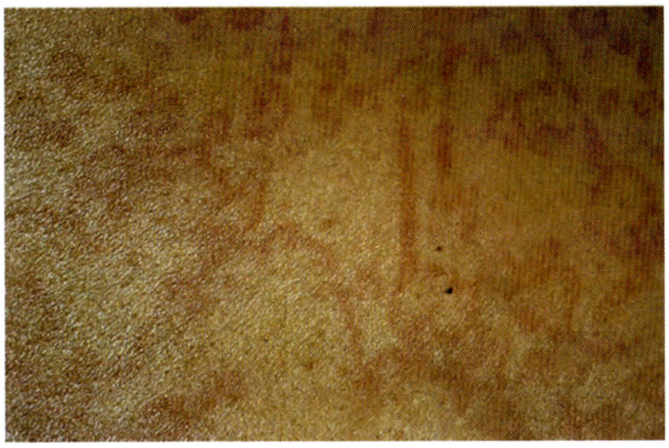

图 43.3　部分遗传性血管性水肿(HAE)家族中可以见到网状前驱性红斑

一位 38 岁女性患者躯干部可见非瘙痒性"鸡丝状"网状红斑/荨麻疹,数年来多次发作,每次发作持续数小时甚至数天。许多发作以后,24 小时内会伴随发生 HAE 典型发作,但并不完全如此。这些典型发作,可被病史和 C1-酯酶缺乏的实验室结果所证实。(由英国皇家德文和埃克塞特医院 A. P. Warin 博士提供)

热、血嗜酸性粒细胞增多和真皮嗜酸性粒细胞的浸润。与高嗜酸性粒细胞综合征(高嗜酸性粒细胞综合征是一种公认的并发症)相比,没有证据表明该疾病可系统受累或进展为心肌病。每次发作都可以用甲泼尼龙治疗缓解。在发作期间,部分患者血清 IL-5 升高[16],部分患者血清 IL-6 升高[17]。

鉴别诊断

无风团的血管性水肿的鉴别诊断包括口面部肉芽肿、皮炎(尤其是眼睑)、蜂窝织炎和特发性阴囊水肿。

疾病严重度评估及对患者的影响

近期发表了无风团的复发性血管性水肿患者的血管性水肿活动度评分[18]和生活质量评分系统[19]。它们同时也适用于伴有风团的复发性血管性水肿患者。

病程和预后

慢性肥大细胞递质诱导的血管性水肿通常会持续数月至数年。可常规性的自发缓解。HAE 会终身存在,其发作会因环境因素、生活方式、药物(特别是外源性雌激素和 ACE 抑制药)和内源性因素(如青春期和妊娠)而异。HAE 的主要风险是窒息和死亡[13]。治疗潜在的 B 细胞淋巴增生性疾病可能有助于 1 型获得性 C1INH 缺乏症的缓解。ACE 抑制药诱导的血管性水肿在停药后缓解,但停药后可能需要长达 6 个月的时间才能消退。原因尚不清楚。

检查

肥大细胞活化诱导的血管性水肿,包括自发性和诱导性两型。它们可出现于同一患者身上。通过 C 反应蛋白(CRP)和白细胞分类计数的检测,可排除严重的炎症性疾病。频繁发作和(或)长期患病的患者,需要找寻其潜在的病因。对于Ⅰ型和Ⅱ型 HAE 来说,检测补体 C4 是一种很有效的血液学筛查检测,特别是在疾病发作时。患者 C4 水平应该小于正常平均值的 30%[3]。功能性 C1INH 的检测对于诊断Ⅱ型 HAE 是必需的。C1INH 正常的 HAE 患者(Ⅲ型),C4 和 C1INH 都是正常的。C4 和功能性 C1INH 在获得性 C1INH 缺乏患者中较低,C1q 也较低。不同类型的无风团的血管性水肿的实验室特征,如图 43.4 所示。

治疗

肥大细胞递质诱导的血管性水肿的治疗与慢性自发性荨麻疹患者的治疗基本相同,但是可能出现口咽部症状,可使患者非常痛苦。非镇静类二代 H_1 抗组胺药物是一线治疗方案,应每日服用,直到疾病自发缓解。为了获得更好的疗效,可能需要服用高于标准剂量(直到高达 4 倍)[20](见第 42 章)。欧洲和美国已经批准奥马珠单抗(抗 IgE)用于治疗抗组胺药物抵抗的慢性自发性荨麻疹患者,应被视为三线治疗方案。第 42 章讨论了肾上腺素的紧急治疗和过敏反应。

针对 C1INH 缺乏导致的复发性血管性水肿的治疗是完全不同的,下面将对此进行讨论。H_1 抗组胺药、糖皮质激素和肾上腺素对 HAE 或获得性 C1INH 缺乏患者无效。雌激素疗法,如口服避孕药和 ACE 抑制药可能诱发或加剧 HAE[9],应避免使用。发作时的急症处理、短期和长期预防方案见框图 43.1。

遗传性血管性水肿的急症治疗

30 年来,按千克体重静脉滴注纯化血浆衍生 C1INH(pdC1INH)一直是口面部或喉部水肿和腹绞痛的主要治疗方法。现推荐使用20U/kg。现在鼓励患

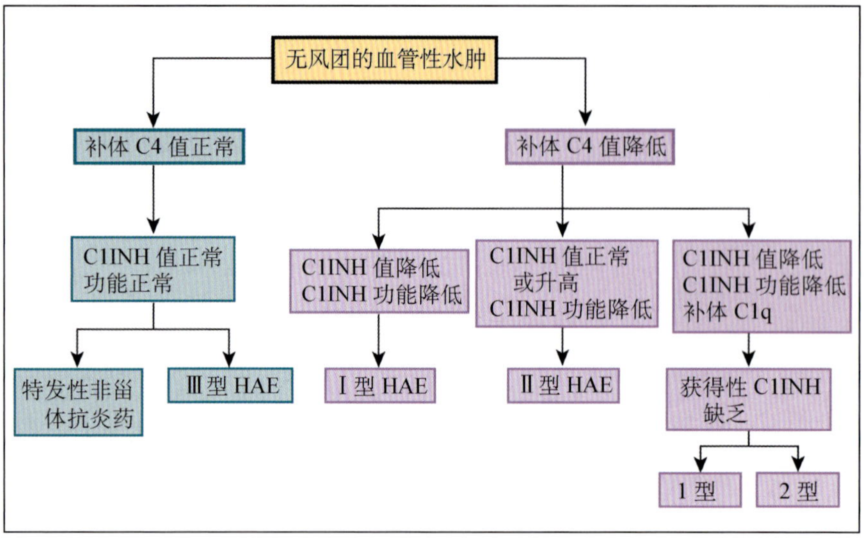

图 43.4 不同类型的无风团的血管性水肿的实验室特征
HAE，遗传性血管性水肿。

第4部分

框图 43.1 无风团血管性水肿的治疗总结

肥大细胞递质诱导的血管性水肿
- 同慢性自发性荨麻疹（见第 42 章）

缓激肽诱导的血管性水肿
- 遗传型Ⅰ，Ⅱ
- 正常 C1INH 的遗传型血管性水肿[a]
  - 急症
    - 艾替班特（Icatibant）（缓激肽受体 2 拮抗药）
    - 血浆来源的 C1INH
    - 重组的 C1INH
    - 艾卡拉肽（Ecallantide）（激肽释放酶抑制药）
  - 短期预防
    - 血浆来源的 C1INH
  - 长期预防
    - 血浆来源的 C1INH
    - 氨甲环酸
    - 合成代谢类固醇（达那唑，司坦唑醇）
- 获得 C1INH 缺乏症
  - 急症
    - 血浆来源的 C1INH
    - 艾替班特（Icatibant）（缓激肽受体 2 拮抗药）[a]
  - 预防
    - 血浆来源的 C1INH
    - 氨甲环酸
    - 合成代谢类固醇
    - ？利妥昔单抗[a]
    - ACE 抑制药诱导的血管性水肿
    - 停用和避免使用所有 ACE 抑制药
    - ？艾替班特（Icatibant）

[a]未经许可使用。

者在出现第一次发作的迹象时进行自我给药，因为这样可以更快地解决症状并减少肿胀进展的风险。输注药物后 30～90 分钟内应观察到症状缓解，但完全消退可能需要 6～8 小时。C1INH 也可以是由转基因兔奶制备的重组产物[21]。艾替班特（icatibant）是一种缓激肽受体 2 拮抗药，因为它是通过皮下注射给药，并且与 CINH 浓缩物具有相似的疗效，因此目前也是治疗的一种选择[22]。激肽释放酶抑制药艾卡拉肽（ecallantide）[23]仅在美国上市。如果无法获得其他产品，可以在紧急情况下给予含有 C1INH 的新鲜冷冻血浆。

遗传性血管性水肿的短期预防

应在有创医疗操作前给予血浆来源的 C1INH 浓缩液，特别是在全身麻醉情况下进行牙科工作或插管操作[3]。对于相对较小的牙科手术，如清洁牙齿，只要确保可获得 pdC1INH 即可。较高剂量的合成代谢类固醇和纤溶酶抑制剂也可用于短期预防，如在牙科手术前 48 小时和麻醉手术后 2～5 天[3]。

遗传性血管性水肿的长期预防

血浆来源的 C1INH 替代疗法，对于频繁发作的患者是首选的预防性治疗方法。大多数患者每周 2 次静脉输注（1000U）足以大大减少或完全阻止发作。减弱的雄激素/合成代谢药物常用于成年人，如达那唑和司坦唑醇，但是可能不起作用或不能耐受，尤其对于女性，她们不能接受雄激素不良反应（包括月经不调、痤疮和多毛症等)。它们在杂合子中剩余的功能性 C1INH 等位基因的控制下,刺激肝产生缺乏的抑制剂。通常的起始剂量是达那唑每日 100～200mg 或司坦唑醇每日 1.0～5.0mg[3]。然而,在一周中的几天间断地给予相当小的剂量可能就足够了(如 100mg 达那唑只在工作日服用,或 2mg 司坦唑醇每周 3 次服用)。需要根据临床反应评估剂量,而不是根据实验室检查的任何改变,因为即使 C1INH 水平仍然很低,临床症状也可能得以改善。长期治疗期间,应监测肝功能和血脂。建议每两年进行一次肝超声检查,以筛查持续使用合成类固醇治疗可能造成的肝细胞腺瘤[3]。Epsilon 氨基己酸(英国未上市),每日 12～18g,或相关的纤溶酶抑制药如氨甲环酸,每日 2.0～4.5g,对部分患者有效,但既往有血栓形成史或遗传性血栓形成倾向的患者禁用。它们不如达那唑或司坦唑醇有效,但可在 C1INH 无效和雄激素禁忌的情况下使用,尤其对于短期预防及儿童患者有效。

获得性 C1-酯酶抑制剂缺乏症的治疗

治疗可选择艾替班特(Icatibant)和 C1INH。达那唑对部分患者有效,但其对替代疗法治疗无效的自身抗体类型患者无效,而氨甲环酸和糖皮质激素可能有部分疗效。据报道,利妥昔单抗可具有持久的改善作用[24]。

(译者:马一平　一审:李峥　二审:王刚　三审:王一宇　润色:葛格)

参考文献

所有文献请查阅网址:www.rooksdermatology.com.
以下列出的是重要参考文献。

[1] Cicardi M, Aberer W, Banerji A, *et al*. classification, diagnosis and approach to treatment for angioedema: consensus report from the Hereditary Angioedema International Working Group. *A llergy* 2014;69:602-16.

[2] Zuraw BL. Hereditary angioedema. *N Engl J Med* 2008;359:1027-36.

[3] Gompels MM, Lock RJ, Abinun M, *et al*. C1 inhibitor defi ciency: consensus document. *Clin Exp Immunol* 2005;139:379-94.

[9] Bork K. Hereditary angioedema with normal C1 inhibitor activity including hereditary angioedema with coagulation factor XII gene mutations. *Immunol Allergy Clin N Am* 2006;26:709-24.

[11] Agostoni A, Cicardi M. Hereditary and acquired C1-inhibitor defi ciency: biological and clinical characteristics in 235 patients. *Medicine* 1992;71:206-15.

[13] Bork K, Hardt J, Witzke G. Fatal laryngeal attacks and mortality in hereditary angioedema due to C1-INH defi ciency. *J Allergy Clin Immunol* 2012;130:692-7.

[18] Weller K, Groffi k A, Magerl M, *et al*. Development, validation and initial results of the angioedema activity acore (AAS). *Allergy* 2013;68:1185-92.

[19] Weller K, Groffik A, Magerl M, *et al*. Development and construct validation of the angioedema Quality of Life Questionnaire(AE-QoL). *Allergy* 2012;67:1289-98.

[21] Choi G, Soeters MR, Farkas H, *et al*. Recombinant human C1-inhibitor in the treatment of acute angioedema attacks. *Transfusion* 2007;47:1028-32.

[22] Bork K, Frank J, Grundt B, *et al*. Treatment of acute edema attacks in hereditary angioedema with a bradykinin receptor-2 antagonist(icatibant). *J Allergy Clin Immunol* 2007;119:1497-503.

44

第 44 章
荨麻疹性血管炎

Elena Borzova[1], *Clive E. H. Grattan*[2]

[1] Russian Medical Academy of Postgraduate Education, Moscow, Russian Federation

[2] Norfolk and Norwich University Hospital, Norwich; St John's Institute of Dermatology, Guy's and St Thomas' NHS Foundation Trust, London, UK

定义和术语

荨麻疹血管炎(urticarial vasculitis)是一种罕见的疾病,临床上以荨麻疹皮损为特征,其组织学表现为白细胞碎裂性血管炎。临床结合病理是诊断所必需的。

同义名
- 荨麻疹性血管炎
- 荨麻疹性静脉炎
- McDuffie 综合征

概述

荨麻疹性血管炎是一种罕见的疾病,以反复发作的风团和白细胞碎裂性血管炎的组织病理学表现为特点[1]。如果系统受累,荨麻疹性血管炎则可导致相当高的发病率[2]。区分低补体性和正常补体性的荨麻疹性血管炎是很重要的,因为前者可能具有多系统受累,包括肾炎;而后者通常是良性的且最终是自限性的。荨麻疹性血管炎是一个复杂的动态过程,其病理生理学尚不完全清楚[3]。诊断依赖于皮肤活检,临床实践中该病的确诊对临床医师和组织病理学家都具有挑战性[4,5]。鉴于荨麻疹性血管炎可能涉及多系统,且需与其发病机制相关的可能疾病进行鉴别诊断,全面的实验室检查对荨麻疹性血管炎患者至关重要[4]。成功治愈荨麻疹性血管炎可能很困难,可选择的药物包括抗组胺药、非甾体类抗炎药(NSAIDs)、口服糖皮质激素、抗疟药和免疫抑制药[5,6]。最近,生物制剂已被用于治疗荨麻疹性血管炎[7]。

流行病学

发病率和患病率

尚未有荨麻疹性血管炎的终身患病率的研究,但可能在0.025%左右(预估为慢性荨麻疹患病率的5%)。这种罕见疾病发生在1%~20%的患有慢性荨麻疹的患者中[2,5,8]。因使用不同的诊断标准,导致慢性荨麻疹患者中荨麻疹性血管炎的报告率存在相当大的差异[5]。

年龄

荨麻疹性血管炎发病率在40岁时达到高峰[9,10]。低补体性荨麻疹性血管炎的发病高峰在50岁[11,12]。两种类型在儿童中都罕见[13]。

性别

女性发病率高于男性[9,10,14]。

种族

荨麻疹性血管炎的种族易感性尚不清楚,已有白人[10,14]和亚洲人群的相关报道[15]。

相关疾病

多种疾病与荨麻疹性血管炎相关[4,6,16],虽然尚不清楚两者之间是因果关系或仅是巧合。荨麻疹性血管炎常见于结缔组织病,包括系统性红斑狼疮[17]和干燥综合征[18]。慢性乙型肝炎和丙型肝炎是常见的相关疾病[10,19],尽管其他感染如传染性单核细胞增多症[20]和莱姆疏螺旋体病[21]也易伴发。血清病是一种急性荨麻疹性血管炎[6]。据报道,荨麻疹性血管炎与血液病(原发性冷球蛋白血症和特发性血小板减少症)和恶性肿瘤[霍奇金淋巴瘤、急性非淋巴细胞白血病、急性髓性白血病、免疫球蛋白A(IgA)骨髓瘤]有关[6,10,22]。一份病例报告中描述了荨麻疹性血管炎和结肠腺癌之间的关联[23]。

虽然Schnitzler综合征、Muckle-Wells综合征和Cogan综合征都报道了荨麻疹性血管炎[6,24],但现在认为Schnitzler综合征[25]和其他自身炎性综合征的组织病理学改变应被视为嗜中性荨麻疹性皮肤病(NUD)而不是血管炎(见第45章)。Muckle-Wells综合征是一种遗传性自身炎症性疾病,其特征是反复发作的风团、发热、关节痛和感音神经性聋[26]。Cogan综合征的特征是间质性角膜炎、听觉前庭障碍和系统性血管炎[27]。在大约10%的病例中可以看到这种情况,并且可能涉及大血管,表现为涉及主动脉瓣的Takayasu样血管炎,但也可涉及冠状动脉和肾的小血管。

病理生理学

荨麻疹性血管炎的病理生理学目前尚不完全清楚,主要原因在于荨麻疹性血管炎患者之间存在巨大的差异性,且缺乏疾病发生发展的序贯性组织学研究。许多因素参与该疾病的发病,包括循环免疫复合物、通过经典途径的补体激活、肥大细胞活化、促炎细胞因子的产生、内皮细胞活化和损伤,以及炎性细胞浸润、中性粒细胞核破裂和纤维蛋白沉积[2,3,28,29]。

荨麻疹性血管炎主要影响真皮浅层的毛细血管后小静脉。循环免疫复合物介导血管内皮的损伤[29]。血管壁内及其周围和真皮-表皮交界处的IgG、IgM和C3沉积是常见的特征[1,10,14]。

荨麻疹性血管炎中的低补体血症与经典补体途径的补体激活相一致,可能是由循环免疫复合物引起的[16,29]。HUVS患者通常具有针对C1q类胶原区和低水平C1q的IgG自身抗体[2]。

在荨麻疹性血管炎中观察到一系列自身抗体,包括抗核抗体、可提取的核抗原[17]、抗磷脂抗体[24]和抗内皮细胞抗体[30]。在荨麻疹性血管炎中偶有患者皮肤对自身血清具有反应性的报道[31],尽管尚未进行系统研究以确定这种情况的发生率。这些观察结果的致病重要性尚不清楚,进一步的研究可能会阐明其临床意义。

肥大细胞活化被认为是在血管炎病变形成的早期发生的[28],这与促炎性细胞因子肿瘤坏死因子-α的释放有关[28]。荨麻疹性血管炎患者的血清中IL-6和IL-1受体拮抗剂也会增加[7]。

荨麻疹性血管炎中内皮细胞的活化和损伤机制尚不清楚。显微镜下内皮细胞受累表现为肿胀和坏死[5,32]。内皮细胞活化是通过上调细胞黏附分子实现的[3,28]。在血管炎中,已知内皮细胞活化导致抗凝血和纤溶特性的丧失,从而导致受影响的血管出现纤维蛋白沉积和纤维蛋白样变性[33]。此外,内皮细胞的活化有助于将炎症细胞趋化进入血管周围浸润。尚未解决的问题是,这种激活是否是由抗内皮细胞抗体、补体激活或炎症细胞的迁移所引起的。

炎症浸润的动态性质已有文献报道[28,34]。在一例运动诱发的荨麻疹血管炎患者的连续活检中,嗜酸性粒细胞是在3小时内浸润的第一批细胞,其次是24小时内浸润的中性粒细胞[28]。组织学研究显示,嗜酸性粒细胞过氧化物酶和中性粒细胞弹性蛋白酶在细胞外沉积[28]。中性粒细胞浸润为主的白细胞碎裂是其常见特征。淋巴细胞被认为是在 48 小时以上的病变中血管周围浸润的主要细胞[2,34]。未来需要进一步阐明，淋巴细胞浸润与血管炎过程的真正相关性[35]。

发病诱因

关于荨麻疹性血管炎发病诱因的数据很少(参见后面的遗传学和环境因素)。

组织病理学

荨麻疹性血管炎的典型组织病理学特征是：①内皮细胞损伤、肿胀和血管壁完整性破坏；②受影响的毛细血管后静脉纤维蛋白沉积；③以中性粒细胞为主的血管周围白细胞碎裂性浸润；④红细胞外渗[5,36,37]。然而，这些特征可能都不存在，从而导致诊断不确定性。此外，公认的荨麻疹和荨麻疹性血管炎之间组织学变化的连续性也可能导致诊断的不确定[36.38,39]。

低补体血症性荨麻疹性血管炎患者与正常补体性荨麻疹性血管炎患者相比，前者更常见到病变血管内或血管周围的 IgG、IgM 和(或)C3 的沉积[10]。在真表皮交界处也可检测到免疫球蛋白沉积[14]。一些作者认为，70％的真表皮交界处免疫球蛋白沉积的患者会发展为肾小球肾炎[40]。

在正常补体性荨麻疹性血管炎中可能存在嗜酸性粒细胞占优势，而低补体血症性荨麻疹性血管炎患者则表现为中性粒细胞为主的血管周围浸润[41]和真皮中性粒细胞增多[10]。

血管周围淋巴细胞为主的浸润常见于 48 小时以上病变的皮肤活检标本中[2,34]。淋巴细胞性血管炎并不是荨麻疹性血管炎的常见特征[35]，这些病例的组织学诊断应基于血管纤维蛋白样变性的组织学证据[5]。

遗传学

荨麻疹性血管炎的遗传基础在很大程度上是未知的。目前尚不清楚 HUVS 是否是家族性的，但报道过在同卵双胞胎中 HUVS 的一致性[42]。最近，已经在具有常染色体隐性 HUVS 的两个家族中鉴定出编码内切核酸酶的 *DNASE1L3* 的纯合突变[43]。

环境因素

可能的原因包括药物、感染和身体因素。可导致荨麻疹性血管炎发病的药物包括西咪替丁、地尔硫䓬、丙卡巴肼、碘化钾、氟西汀、普鲁卡因胺和依那西普[5,6,16]。感染包括乙型肝炎、丙型肝炎、传染性单核细胞增多症和莱姆病。极少情况下，可由运动、暴露在阳光或寒冷环境等身体因素所引起[16]。

临床特征

病史

在某些情况下，感染或药物摄入可能先于荨麻疹血管炎的发病。患者主诉反复发作的风团，通常伴随疼痛而不是瘙痒，持续时间超过 24 小时，并且消退后可留下色素沉着斑(图 44.1)[2]。患者常常出现风团，伴有疲劳、不适或发热等症状[6]。

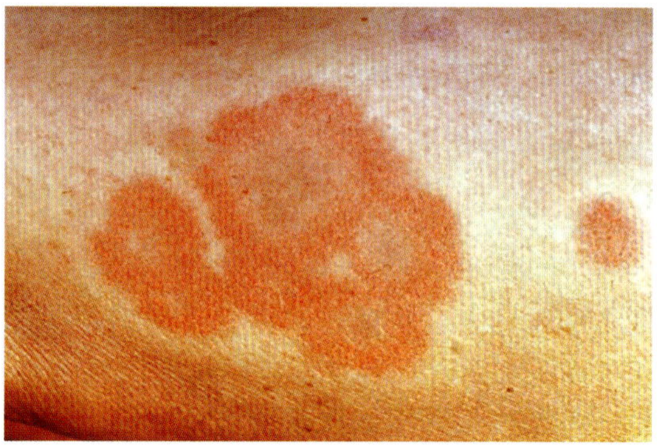

图 44.1　荨麻疹性血管炎皮损类似于慢性自发性荨麻疹。这些皮损有时会逐渐消退留下瘀斑

临床表现

在一些患者中，荨麻疹性血管炎的风团与慢性荨麻疹的风团无法区别。最近的研究表明，大约 20％对抗组胺药物治疗抵抗的慢性荨麻疹患者，可能是荨麻疹性血管炎的早期表现[8]。除了风团外，荨麻疹性血管炎的其他皮肤表现包括网状青斑、雷诺现象和偶发的大疱性皮损[5,6,29]。常常可以见到血管性水肿[2]。

常见关节受累；通常表现为关节痛和关节僵硬，极少情况下有关节炎或滑膜炎[6,9,29]。低补体性荨麻疹性血管炎患者可能出现胃肠道表现，包括恶心、呕吐、腹痛、肠出血或腹泻[29]。部分患者出现短暂或持续的镜下血尿和蛋白尿[10]。肺部症状可能包括咳嗽、呼吸困难或咯血[44]，偶尔也会发生慢性阻塞性肺病。在这些患者的肺活检中可见白细胞碎裂性血管炎的表现[16]。吸烟者肺部受累更严重[16]。其他临床表现可包括腺病、脾大或肝大[6]。可能发生罕见的神经系统病变(假性肿瘤、视神经萎缩)或眼部病变(巩膜炎、葡萄膜炎、巩膜炎、结膜炎)[16]。有趣的是,一些病例报告显示心脏瓣膜病及 Jaccoud 关节病与低补体性荨麻疹性血管炎明显相关[45]。

临床亚型

低补体性荨麻疹性血管炎往往比补体正常的荨麻疹性血管炎更为严重[24]。目前尚不清楚这些临床类型是否随着时间推移而转变[2]。因此,长期连续检测血清补体水平,对于区分正常补体性荨麻疹血管炎和低补体性荨麻疹血管炎是很重要的。

低补体性荨麻疹性血管炎综合征是一种独特的临床综合征,约占荨麻疹性血管炎患者的 5%[2],具有以下诊断标准:①活检证实的血管炎;②关节痛或关节炎;③葡萄膜炎或巩膜外层炎;④复发性腹痛;⑤肾小球肾炎;⑥C1q 减少或抗 C1q 自身抗体的存在[24]。确诊并非需要具有所有的系统症状。

鉴别诊断

在临床实践中,当皮肤活检中不存在血管炎的一些特征性组织病理学表现时,有时可能难以区分荨麻疹和荨麻疹性血管炎的皮损[36]。荨麻疹和荨麻疹性血管炎在组织学变化上存在病谱连续性,这已被一系列具有中间组织学特征的患者表现所证实[36]。这表明在这两种疾病之间可能没有明确的组织学区别。因此,引入了针对荨麻疹性血管炎的最低组织学诊断标准的概念[5]。一些作者提出,伴有或不伴有红细胞外渗的白细胞碎裂和(或)纤维蛋白沉积表现,可能足以在难以确诊的患者中做出诊断[5]。临床医师和组织病理学家对于荨麻疹和荨麻疹性血管炎之间的鉴别诊断存在困难,这反映了我们对这两种疾病的皮肤病理学的认识存在差距,并值得进一步研究。

由于现有方法的局限性,荨麻疹血管炎的某些组织病理学特征的检测可能比较困难。例如,通过电子显微镜可以更好地评估内皮细胞损伤,然而通过常规组织学检测却可能存在困难。皮肤活检中病变血管的表现特征,取决于通过血管的切片平面[46]。因此,仔细检查来自同一活检标本的几个切片,可能有助于识别病变的血管。进一步发展诊断方法,可以提高诊断困难的荨麻疹血管炎的确诊率。

严重程度分级

荨麻疹性血管炎的严重程度从轻微到危及生命各不相同。该病严重程度分级标准尚未达成共识。近来提出一个由患者自身评价的荨麻疹性血管炎活动度评分方案(UVAS),并用于临床研究[7]。仅皮肤受累的患者病情较轻。患有严重荨麻疹性血管炎的患者可伴有低补体血症、可全身受累或抵抗治疗。HUVS 是其最为严重的疾病类型[2]。

并发症和共病

荨麻疹性血管炎患者可能在疾病发作时或疾病进程后期出现肾受累(显微镜下血尿或蛋白尿),但很少发展为肾衰竭。肾活检可能显示肾小球肾炎[16]。直接免疫荧光显示真表皮连接处有免疫球蛋白或补体沉积的荨麻疹性血管炎患者,更易发生肾小球肾炎[39]。

慢性阻塞性肺病被认为是致命的荨麻疹性血管炎的晚期并发症[2]。

结缔组织病和血液系统恶性肿瘤是荨麻疹性血管炎常见的并发症[6](见随后的相关疾病所述)。在一些患者中,荨麻疹性血管炎可能是这些疾病的首发表现,而在另一些患者中,荨麻疹性血管炎可能与这些疾病同时发生。慢性病毒感染(乙型肝炎和丙型肝炎)是荨麻疹性血管炎的其他重要并发症。

病程和预后

对于大多数患者而言,荨麻疹性血管炎是一种自限性疾病,但部分患者可以持续数年之久[5]。正常补体性荨麻疹性血管炎患者病变往往局限于皮肤,往往呈良性过程,预后较好。相反,低补体性荨麻疹性血管炎患者往往病情严重,更常累及全身器官[2]。HUVS 的病情是最为严重的,伴有发展为系统性红斑狼疮的高风险[12,24]。在 HUVS 患者中,慢性阻塞性肺病或喉头血管性水肿可能是危及生命的并发症[2]。

荨麻疹性血管炎的预后取决于系统病变的存在与否。虽然已经报道系统受累是迟发性并发症,但其也可能在早期发生。在某些情况下,荨麻疹性血管炎可能先于血液系统疾病或结缔组织病的发生。超过 50%的 HUVS 患者会发展为系统性红斑狼疮[12]。

检查(表 44.1)

病变皮肤活检是诊断荨麻疹血管炎的基础(图 44.2)。可能需要进行多次皮肤活检,以确诊荨麻疹性血管炎[5]。除非怀疑有 HUVS,否则不建议常规进行冰冻切片的直接免疫荧光检查。所有荨麻疹性血管炎患者都应检查全血细胞计数、血生化指标和红细胞沉降率。尿液分析和肝功能检查对于全身受累的患者至关重要。可以观察到短暂或永久性的镜下血尿或蛋白尿。如尿液分析异常，应检查 24 小时尿蛋白及肌酐清除率。补体谱（CH50、C3、C4 和抗 C1q 抗体）检测对于区分正常补体性荨麻疹性血管炎和 HUVS 是重要的。荨麻疹性血管炎患者的抗体筛查应包括抗核抗体、抗可提取性核抗原抗体、类风湿因子和循环免疫复合物。检测乙型肝炎和丙型肝炎很重要。应根据患者的病史和临床表现，开展相关的实验室检测。例如，怀疑肺部受累可进行胸部 X 线检查和肺功能检查。如果怀疑有眼受累，应进行相关眼科检查。

表 44.1　荨麻疹性血管炎诊断相关检查

初步检查	进一步检查（根据临床表现）
皮肤活检（诊断性）	皮损的直接免疫荧光检查
全血细胞计数	CH50 抗 C1q 抗体
血沉	冷球蛋白
血生化	24 小时尿蛋白和肌酐清除率
补体 C3、C4（连续测定）	血清蛋白电泳
抗核抗体	胸部 X 线肺功能检查
抗可提取核抗原	视力评定与裂隙灯检查
乙型肝炎和丙型肝炎血清学	
循环免疫复合物	
尿液分析	

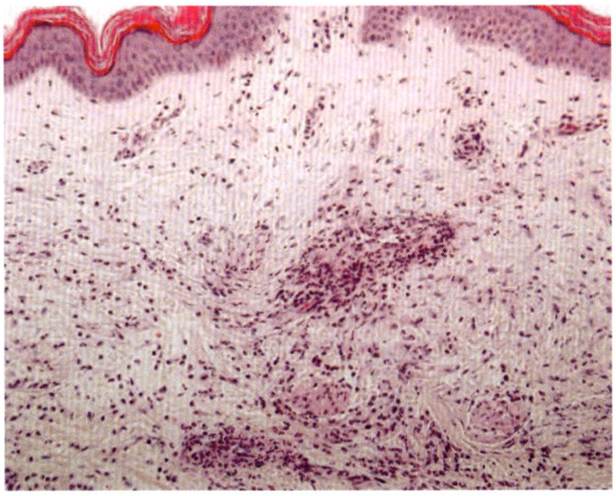

图 44.2　荨麻疹性血管炎

病变皮肤的组织病理学通常显示血管内和周围有密集的混合细胞浸润，主要是中性粒细胞、白细胞碎裂和纤维蛋白沉积相关的毛细血管后微静脉结构性血管炎。（H&E，高倍镜）

治疗

荨麻疹性血管炎的治疗主要是基于病例报告、小样本研究和少数的开放性非对照研究。对于梯级治疗荨麻疹性血管炎的方法尚没有普遍的一致意见。然而，可从已发表的专家意见和经验中获得一些指导[5,6,44]。

一般来说，荨麻疹血管炎的一线治疗包括 H_1 抗组胺药和非甾体抗炎药[6,44]（表 44.2）。对于无反应者，氨苯砜 75～100mg/d，秋水仙碱 1.0～1.5mg/d 和（或）羟氯喹 400mg/d，可用作二线治疗[6,44]。在无反应的患者中，糖皮质激素（40mg/d 或以上剂量的泼尼松龙）可用于短期治疗[5,6,44]。但鉴于其不良反应，应避免长期使用。对于严重的难治性病例，免疫抑制药环磷酰胺、硫唑嘌呤、环孢素和霉酚酸酯可能有效[6,16,44,47]。

表 44.2　荨麻疹性血管炎的治疗方案

一线治疗	二线治疗	三线治疗
非镇静类 H_1 抗组胺药物	氨苯砜	硫唑嘌呤
非甾体抗炎药	秋水仙碱	环孢素
	羟氯喹	霉酚酸酯
	短期糖皮质激素	甲氨蝶呤
	静脉注射免疫球蛋白	
	环磷酰胺	
	? 白细胞介素拮抗剂	
	?? 奥马珠单抗	

源于 Black 1995[5]，Soter 2000[6] and Berg et al. 1988[44]。

静脉注射免疫球蛋白、甲氨蝶呤，肌内注射金制剂和血浆置换等其他方法也已被用于治疗荨麻疹性血管炎[48-51]。

最近，一些个案报道或小样本研究中显示，部分生物制剂对荨麻疹性血管炎有效。阿那白滞素（IL-1 受体拮抗剂）有效治疗一例荨麻疹性血管炎[52]。一项开放研究显示，卡那金单抗（人源化抗 IL-1β）治疗有效[7]。一例并发皮肤型红斑狼疮的荨麻疹性血管炎患者应用抗 IL-6（托珠单抗）治疗，收到较好疗效[53]。最近报道一例正常补体性荨麻疹性血管炎，显示对奥马珠单抗（抗 IgE）有部分反应[54]。将来，将生物制剂纳入荨麻疹血管炎的治疗方案可能有助于克服使用常规疗法治疗荨麻疹血管炎的不良反应，特别是长期口服糖皮质激素引起的不良反应。

治疗的选择应考虑并发症和相关疾病。例如，患有系统性红斑狼疮的荨麻疹性血管炎患者可能对氨苯砜的治疗有反应[16]。丙型肝炎的治疗可以抑制荨麻疹血管炎[19]。根据系统累及和预后对患者进行分层管理，可能有助于将来制定更有针对性和个体化的治疗方案。

目前，迫切需要双盲安慰剂对照研究来评价传统和新的治疗方法治疗荨麻疹性血管炎的疗效。鉴于这种疾病的罕见性和复杂性，这需要通过多中心和多学科的协作来实现。从临床角度来看，有必要出台荨麻疹性血管炎的治疗共识，这将使这种罕见疾病的治疗方案更加协调和规范。

Resources

Patient resources

http://www. vasculitisfoundation. org/education/forms/urticarial-vasculitis/(last accessed November 2015).

（译者：马一平　一审：李峥　二审：王刚　三审：王一宇　润色：葛格）

参考文献

所有文献请查阅网址：www. rooksdermatology. com.
以下列出的是重要参考文献。

[2] Wisnieski JJ. Urticarial vasculitis. *Curr Opin Rheumatol* 2000;12:24-31.

[3] Mehregan DR,Gibson LE. Pathophysiology of urticarial vasculitis. *Arch Dermatol* 1998 Jan;134:88-9.

[5] Black AK. Urticarial vasculitis. *Clin Dermatol* 1999;17:565-9.

[6] Soter NA. Urticarial venulitis. *Derm Ther* 2000;13:400-8.

[7] Krause K, Mahamed A, Weller K, Metz M, Zuberbier T, Maurer M. Efficacy and safety of canakinumab in urticarial vasculitis: an open-label study. *J Allergy Clin Immunol* 2013;132:751-4.

[16] Venzor J,Lee WL,Huston DP. Urticarial vasculitis. *Clin Rev Allergy Immunol* 2002;23:201-16.

[24] Grotz W,Baba HA,Becker JU,Baumgärtel MW. Hypocomplementemic urticarial vasculitis syndrome: an interdisciplinary challenge. *Dtsch Arztebl Int* 2009;106:756-63.

[28] Kano Y,Orihara M,Shiohara T. Cellular and molecular dynamics in exerciseinduced urticarial vasculitis lesions. *Arch Dermatol* 1998;134:62-7.

[29] Gammon WR. Urticarial vasculitis. *Dermatol Clin* 1985;3:97-105.

[37] Carlson JA. The histological assessment of cutaneous vasculitis. *Histopathology* 2010;56:3-23.

第 45 章

自身炎症性疾病的皮肤表现

45

Dan Lipsker[1], Clive E. H. Grattan[2], Christopher R. Lovell[3]

[1] Faculté de Medicine, Université de Strasbourg, Strasbourg, France

[2] Norfolk and Norwich University Hospital, Norwich; St John's Institute of Dermatology, Guy's and St Thomas' NHS Foundation Trust, London, UK

[3] Department of Dermatology, Royal United Hospital and Royal National Hospital for Rheumatic Diseases, Bath, UK

概述

自身炎症性疾病(autoinflammatory diseases)是因为固有免疫系统异常激活导致的一组疾病,临床反复发作,多伴有发热和皮疹。皮肤特征包括荨麻疹反应、水肿、丹毒样皮损、脓疱病和坏疽性脓皮病。自身炎症性疾病大多数是罕见的单基因遗传综合征。研究发现,越来越多的复杂多基因因素通过影响先天免疫系统起重要作用。复杂的多基因自身炎症性疾病越来越多,固有免疫系统的异常发挥了重要作用。它们通常出现在疾病晚期阶段,包括施尼茨勒综合征和成人斯蒂尔病(AOSD)。在伴有荨麻疹或斑疹的自身炎症性疾病中,主要皮损为红色或粉红色斑疹,或为轻微隆起的斑块,水肿性斑块则非常罕见。开始即出现瘙痒的情况比较少见,但随着时间的推移可能会出现,但很少会出现剧烈瘙痒。常见皮肤划痕征阳性,病变很少波及面部和四肢。血管性水肿非常罕见。皮损在 24 小时内消退,不留痕迹。然而,活检显示真皮中血管周围或间质中中性粒细胞浸润,无血管炎或明显水肿改变。

所有疑诊的遗传性自身免疫性炎症综合征及相关的复杂疾病,诊断时需要结合临床和病理学,确诊则需要更多的特异性分析。皮肤活检几乎均提示炎症浸润。

急性期反应物、中性粒细胞和 C 反应蛋白(CRP)通常会升高。血清淀粉样蛋白 A 水平也增加,预示淀粉样变的风险增加,淀粉样变是许多自身炎症性疾病的主要并发症。未来将通过基因诊断来指导临床诊断。还有一些疾病则需要进行特殊检查,如诊断 Cryopyrin 病需进行听力测试。

单基因自身炎症性综合征

定义

单基因自身炎症综合征包括一组罕见的遗传性疾病，最常见的是家族性地中海热（FMF）[1,2]（表 45.1）。通常幼儿期发病，其特点是无明显诱因的反复发作。炎症反应可累及多个器官，尤其是皮肤、关节、眼和浆膜。因为遗传因素导致这些个体的先天免疫系统易于被外源性或内源性触发因素激活，产生过度的炎症反应。自身免疫指标为阴性。

概述

单基因自身炎症综合征包括周期性（遗传性）发热综合征和一系列脓疱性皮病构成的综合征。随着新的疾病/或遗传特征的发现，自身炎症性疾病谱的范围不断扩大，有的疾病仅发生在少数个人或家族中。表 45.1 总结了这些疾病中最相关的部分。通常根据临床标准，尤其是遗传方式、主要症状、皮疹类型、复发特点和持续时间等标准进行分类，或者根据遗传学异常进行分类。另一种有意义的分类方法是根据涉及的主要炎症通路及其对治疗的反应；尤其是通过对 IL-1 阻滞剂的治疗有无反应来区分。

对单基因自身炎症综合征进行详细的表型分析和致病基因的破译，创建了自身炎症性的新分类[3]。相同炎症机制的发现，有助于了解一些更常见的散发性或多基因疾病的共同点，它们的相关性远远超出我们对它们在这组疾病中所起作用的理解。皮肤病变可能是这些疾病的主要体征或主要临床表现之一，因此皮肤科医师熟悉它们非常重要。

流行病学

一些疾病如慢性婴儿神经皮肤关节（CINCA）综合征［新生儿发病的多系统炎症性疾病（NOMID）］开始于新生儿，而另一些疾病，则可在幼年至老年期首次出现。如 FMF 或肿瘤坏死因子（TNF）受体-相关周期性综合征（TRAPS）。表 45.2 总结了主要的单基因自身炎症综合征的流行病学和临床特征。

表 45.1 自身炎症性综合征：术语及国际分类

疾病	ICD-10	MIM	孤儿病	同义词
家族性地中海热（FMF）	E85.0	134640/249100	ORPHA342	周期性疾病 良性阵发性腹膜炎 良性反复性多浆膜炎 家族性阵发性多浆膜炎
肿瘤坏死因子受体 1 相关周期综合征（TRAPS）	E85.0	142680	ORPHA32960	家族性爱尔兰热 家族性周期性发热 常染色体显性周期性发热
家族性寒冷性自身炎症综合征（FCAS）	L50.2	120100	ORPHA47045	家族性寒冷性荨麻疹
Muckle-Wells 综合征	E85.0 L50.8	191900	ORPHA575	荨麻疹-聋-淀粉样综合征
慢性先天性神经皮肤和关节综合征（CINCA）/新生儿发病多系统炎症性疾病（NOMID）	G03.1 G44.8 L50.8 M08.9	607115	ORPHA1451	Prieur-Griscelli 综合征 婴儿发病多系统炎症性疾病（IOMID）
化脓性无菌关节炎、痤疮和坏疽性脓皮病（PAPA）综合征	—	604416	ORPHA69126	家族性复发性关节炎
IL-1 受体拮抗剂缺乏症综合征（DIRA）	—	612852	ORPHA 210115	无菌多灶性骨髓炎伴骨膜炎和脓疱病

（续 表）

疾病	ICD-10	MIM	孤儿病	同义词
甲羟戊酸激酶缺乏伴周期性发热和高 IgD 综合征	E88.8	251170/260920	ORPHA343	高 IgD 综合征
CANDLE	—	254060/256040	ORPHA325004/2615	Nakajo-Nishimura 综合征 亚洲自身炎症综合征
Blau 综合征	—	186580/609464	ORPHA90340	早发性结节病

表 45.2 自身炎症性综合征的流行病学、临床特征和治疗选择

(a)

疾病	遗传模式	主要种族	发病年龄	典型发病持续时间	典型发病频率
家族性地中海热	常染色体隐性遗传	东部地中海	儿童和青少年期	1～3 天	变化的
临床特征和治疗		秋水仙碱反应良好；四肢关节疼痛，丹毒样红斑		• 秋水仙碱 • 阿那白滞素	
肿瘤坏死因子(受体)相关周期性综合征	常染色体显性遗传	南欧其他少数族群	儿童/青少年、很少老年发病	>7 天，也有可能持续数周	变化的
临床特征和治疗		持续发热 转移性肌肉疼痛伴红斑；眶周水肿		• 激素 • 依那西普	

(b)

疾病	遗传模式	主要种族	发病年龄	典型发病持续时间	典型发病频率	典型/相鉴别的临床特征	治疗
家族性地中海热(FMF)	常染色体隐性遗传	东部地中海	儿童和青少年期	1～3 天	变化的	秋水仙碱反应良好 四肢关节疼痛 丹毒样红斑	• 秋水仙碱 • 阿那白滞素
肿瘤坏死因子(受体)相关周期性综合征	常染色体显性遗传	南欧其他少数族群	儿童/青少年 很少老年发病	>7 天，也有可能持续数周	变化的	持续发热 转移性肌肉疼痛伴红斑；眶周水肿	• 激素 • 依那西普
甲羟戊酸激酶缺乏伴周期性发热和高 IgD 综合征	常染色体隐性遗传	北欧	婴儿期	3～7 天	每 1～2 个月	可触及淋巴结；腹泻；疫苗诱发	• 激素 • 抗-TNF • 抗-IL-1
家族性寒冷性自身炎症综合征	常染色体显性遗传	北欧	儿童	24 小时	依靠在寒冷下暴露	暴露于寒冷下诱发 嗜中性粒细胞荨麻疹样皮病；结膜炎；口渴和出汗；对阿那白滞素治疗反应良好	• 避免寒冷 • 抗-IL-1
Muckle-Wells 综合征	常染色体显性遗传	北欧	新生儿/婴儿期	持续夜间加重	几乎每天	嗜中性粒细胞荨麻疹样皮病；听力丧失；对阿那白滞素治疗反应良好	• 抗-IL-1

（续　表）

疾病	遗传模式	主要的种族	发病年龄	典型发病持续时间	典型发病频率	典型/相鉴别的临床特征	治疗
慢性婴儿神经皮肤关节综合征	散发	北欧	新生儿/婴儿期	持续间歇性	持续变化的	嗜中性粒细胞荨麻疹样皮病；畸形；无菌性脑膜炎；对阿那白滞素治疗反应良好	• 抗-IL-1
化脓性关节炎、坏疽性脓皮病、痤疮综合征	常染色体显性遗传	北欧	儿童	间歇性	变化的	过敏反应 家族性坏疽脓皮病 儿童期游走性关节炎	• 抗-TNF • 抗-IL-1
IL-1 受体拮抗剂缺乏症综合征	常染色体隐性遗传	波多黎各；巴西；黎巴嫩；纽芬兰；荷兰；土耳其	新生儿/婴儿期	持续	持续	脓疱；溶骨性骨损伤；对阿那白滞素治疗反应良好	• 抗-IL-1
CANDLE	常染色体隐性遗传	日本；以色列，（德系犹太人），西班牙，北美洲，孟加拉国	婴儿	持续	持续	冬季加重 不典型髓样浸润 冻疮样病变；脂肪萎缩；基底节钙化	• 无有效治疗方案
Blau 综合征	常染色体显性遗传	未知	儿童	持续	持续	肉芽肿性皮炎；葡萄膜炎	• 激素 • 抗-TNF

FMF 和 TRAPS 是最常见的两种单基因自身炎症综合征。最常见的 FMF 患病率取决于遗传背景。西班牙系犹太人、土耳其人、亚美尼亚人和阿拉伯人的患病率最高，患病率为 1∶248～1∶1000，携带异常基因患病率为 1∶3～1∶7。据估计，德国儿童中 TRAPS 发生率为每 100 万人 0.56 个/年[5]。同一批德国研究人员发现，甲戊酸激酶缺乏（MKD）伴高 IgD 综合征（HIDS）的发生率为每 100 万人 0.39/年[6]。其他的单基因自身炎症性综合征更为罕见，其中一些疾病迄今仅在少数家族中被描述。

病理生理学

大多数单基因自身炎症综合征的皮损的病理学特征是嗜粒细胞性（无菌）皮肤病。嗜中性粒细胞性荨麻疹性皮病（NUD）是一个术语，用来描述伴中性粒细胞浸润的荨麻疹样皮疹，强烈提示某种单基因自身炎症综合征，或伴潜在自身炎症机制的复杂性疾病[7]。患者反复出现皮疹、发热和关节疼痛，并伴白细胞增多和 CRP 升高。核尘（白细胞碎裂）及类似于荨麻疹性血管炎样的中性粒细胞沿着胶原纤维束排列是其典型表现。间质中胶原纤维灶状变性，易被联想到间质性肉芽肿性皮炎。另外，真皮血管扩张及中性粒细胞浸润是 Cryopyrin 蛋白相关周期性综合征（CAPS）的特征性改变。

多种环境因素可诱发不同的单基因自身炎症综合征，包括创伤、低温和一般感染。在体外，这些疾病的特征是单核细胞自发性或被刺激后增加 IL-1 的释放。稍后将更详细地讨论。

遗传性周期性发热

Cryopyrin 蛋白相关周期性综合征

同义名
- 周期性发热综合征
- 家族性寒冷性自身炎症综合征（FCAS）
- Muckle-Wells 综合征（MWS）
- 荨麻疹-耳-淀粉样变综合征

概述

Cryopyrin 蛋白相关周期性综合征（CAPS）是一种典型的白细胞介素-1 介导的自身炎症性疾病[8]。

该综合征包括与 NLRP3/CIAS1 基因突变相关的三个部分的重叠：FCAS、MWS 和 CINCA/NOMID。在 CAPS 谱中，FCAS 最轻微，CINCA 最严重。在 NLRP12 突变的患者中出现了与轻度 FCAS/MWS 变异密切相关的综合征[9]。

病理生理学

这些常染色体显性疾病与 NLRP3/CIAS1 基因的主要错义突变有关，这些错义突变编码一种死亡区域蛋白，被称为 NLRP3、NALP3 或 cryopyrin。这种蛋白在皮肤和黏膜的上皮细胞、粒细胞、树突状细胞及 T、B 淋巴细胞中表达。多种“病原体相关分子模式”（通常称为 PAMPs），诱导 NLRP3 与死亡域超家族的其他成员结合，形成胞质蛋白复合物，被 Jürg Tschopp 命名为“炎性小体”[10]。炎性小体能激活 caspase 1，caspase 1 将无活性的 IL-1β 前体裂解为有活性的 IL-1β。同时上调核因子（NF）-κB，诱导 IL-1 基因表达和 IL-1β 蛋白过度产生。IL-1β 是一种主要的促炎症因子，也是 CAPS 的关键递质。这个假设已被证实，CAPS 患者使用 IL-1 阻滞剂（如阿那白滞素；表 45.2）后使得症状快速完全的缓解。

Cryopyrin 蛋白相关周期性综合征（CAPS）患者都有持续的中性粒细胞增多症、慢性贫血和急性期蛋白的升高。皮肤组织学显示血管周围和间质线状排列的中性粒细胞浸润[6]。

组织病理学

Cryopyrin 蛋白相关周期性综合征（CAPS）中，荨麻疹样皮疹的典型组织病理表现为血管内、血管、汗腺周围及间质中性粒细胞浸润。根据作者的经验，在 Schnitzler 综合征背景下的 NUD 患者中，常见白细胞碎裂，而在 CAPS 儿童中很少见。

临床特征

这三种疾病通常开始于新生儿或婴儿早期，伴有发热、疲劳、“流感样综合征”和皮疹。寒冷可诱发 FCAS 和部分 MWS 的患者出现潮红，而 CINCA 是持续性潮红。典型症状表现为，随发热和病情进展，躯干和四肢会出现一种非瘙痒性的对称性荨麻疹样皮疹，不伴血管性水肿（图 45.1）。

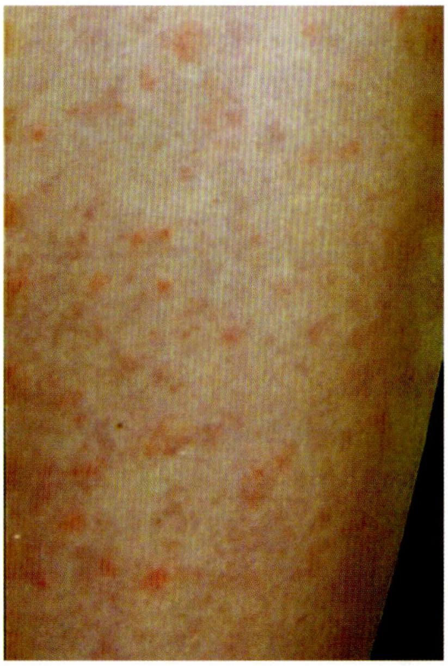

图 45.1 Cryopyrin 蛋白相关周期性综合征（CAPS） 家族性寒冷性自身炎症综合征患者暴露在寒冷环境后大腿持续数小时的非瘙痒性对称性皮疹。

家族性寒冷性自身炎症综合征（FCAS）的特点是受冷后 1～2 小时出现皮疹、发热、结膜炎、关节疼痛、极度疲劳、口渴、多汗等症状。上述症状可持续 24 小时。患者可能会出现大量出汗、口渴、头晕、恶心等症状[11]。

在荨麻疹-聋-淀粉样变综合征（MWS）中，寒冷依赖性的皮肤潮红不明显，但患者会出现神经性聋和多关节炎，并有 AA 淀粉样变性的风险。

慢性婴儿神经皮肤关节综合征（新生儿发病的多系统炎症性疾病）是最严重的 CAPS 综合征，表现为持续性皮肤潮红，伴中性粒细胞无菌性脑膜炎、畸形、智力障碍、神经性聋和变形性关节病。儿童在出生后的最初几周出现荨麻疹样红斑丘疹和斑块，皮损常固定。皮肤病变部位紧绷，皮疹稍高，一般不痒。面部改变具有特征性：额前突、面中部发育不全、鞍鼻等。关节痛可发展为大关节多关节炎，伴有关节肿大和功能丧失。影像学表现为软骨内骨化，导致关节出现钙化肿块[12]。在这些患者中，淀粉样变引起肾功能损害的风险最大。

诊断

诊断依据典型临床和生物学表现；检测出 NLRP3/CIAS1 基因常染色体显性突变对诊断有帮助，但这种突变不会出现在所有患者中。冷刺激试验（冰块、浸泡）可能是阴性的，因为暴露在冷空气中是通常的触发因素。

鉴别诊断

与 cryopyrin 无关的家族性寒冷性荨麻疹综合征的发作可能是即刻性的，如 PLCG2-相关抗体缺乏和免疫失调（PLAID）[13]，属于另一种单基因自身炎症综合征，也可延迟超过 6 小时发作。寒冷性荨麻疹在大多数情况下是“特发性”的。

第4部分

治疗

见表 45.2。

肿瘤坏死因子(受体)相关周期性综合征

同义名
- TRAPS
- 常染色体显性周期性发热
- 家族性爱尔兰热

概述

TRAPS 是一种常染色体显性遗传疾病，是常见的单基因自身炎症综合征，多种突变影响了 TNF 受体结合循环中 TNF 的能力。AA 淀粉样变性是 TRAPS 的一种令人担忧的并发症。

病理生理学

TRAPS 与 TNF 受体超家族 1A(TNFRSF1A)的基因突变有关，该基因编码 p55 TNF 受体(TNFR1)。许多突变会影响蛋白质的细胞外结构域，降低其从细胞表面裂解的能力，从而结合并抑制 TNF 循环。还有的突变可能影响其与 TNF 结合的亲和性，或诱导其留在内质网中。后者可以促进诱导 NF-κB 的激活，从而增加 IL-1β 的产生。最初的仅有 TNF 介导的自身炎症的假说并不能完全解释该综合征的病理生理学[12]，因为阻滞 IL-1 往往比阻滞 TNF[14] 更有效(表 45.2)。

组织病理学

真皮深部血管周围的单一核细胞浸润是其特征性的改变。病变皮肤活检通常显示血管周围及间质单一核细胞，包括 $CD68^+$ 组织细胞和 $CD3^+$ 淋巴细胞的浸润[15]。

临床特征

TRAPS 通常在儿童或青少年中发病，主要特征为持续 1～3 周(平均 13 天)的发热[15]，伴腹痛、胸痛、肌痛、关节痛、结膜炎和眼眶周围水肿[16]。60%～80%的患者有游走性红斑[17]。最常见的是分布于四肢的红色斑疹和斑块，融合和扩大成片状的水肿性斑块，伴有局部的肌肉压痛，提示炎症从肌肉延伸到皮肤。通常一次只有一个解剖区域受到影响。

已报道该病还具有各种与肌肉疼痛无关的皮肤表现，类似荨麻疹、遗传性血管性水肿或丹毒。炎症消退后可出现残留的瘀斑[15]。关节痛也可能发生，但很少发展成破坏性关节炎[18]。

诊断

诊断依赖于典型的临床表现，以及通过检测 TNFRSF1A 基因的常染色体显性突变。

治疗

见表 45.2。

家族性地中海热

概述

家族性地中海热(FMF)是一种与编码 pyrin 的 MEFV 基因突变有关的自身炎症性疾病。其能促进 IL-1β 的产生。

病理生理学

家族性地中海热(FMF)的病理生理学表现不如 CAPS 清楚。FMF 是一种与 MEFV 基因突变相关的常染色体隐性遗传病，可能有罕见的显性突变[19]。MEFV 编码 pyrin 蛋白，在调节 caspase 1 中可能起重要作用，从而进一步产生 IL-1β。

组织病理学

家族性地中海热丹毒样红斑的组织病理表现为真皮上部散在的中性粒细胞浸润[20,21]。可见白细胞碎裂，但没有明显的血管炎改变。除中性粒细胞外亦可见组织细胞和嗜酸性粒细胞。

临床特征

家族性地中海热(FMF)通常在儿童或青少年期发病(表 45.2)，一般在 30 岁之前，其主要表现为反复发热、腹痛，有时表现为急腹症、胸膜炎和大关节关节炎，持续 1～3 天。主要的风险是发展为 AA 淀粉样变性，但这种风险可以通过持续使用秋水仙碱来预防。诊断依据 Livneh 或 Tel Hashomer 分类标准(参见 www.rooksdermatology.com 上的框图 45.1)[22,23]。

50%以上的患者没有皮肤受累，出现症状较早的患者皮肤受累更为常见。最典型的皮肤改变是所谓的“丹毒样红斑”[20,21,24,25](图 45.2)。表现为皮温升高的肿胀性红斑，比局限性斑块更常见。红斑通常局限于

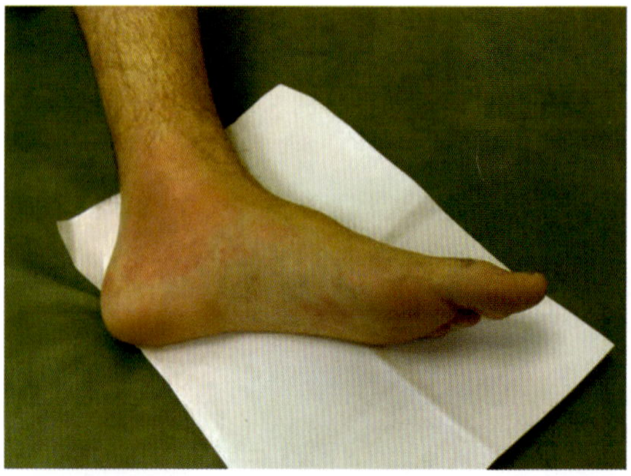

图 45.2 家族性地中海热(FMF)
踝关节水肿性发热，红肿。(由以色列泰尔哈希默 Barzilai 博士提供)

下肢远端，典型皮疹位于肩胛周围或足背。它可以是单侧的，也可以双侧对称。体力劳动似乎是一些患者的诱因。如果不知道 FMF 的发生背景，当患者出现发热后，可能很难与蜂窝织炎或结节性红斑鉴别诊断。

丹毒样红斑通常在 3 天内自行消退，尤其是卧床休息后。丹毒样红斑作为 FMF 的首发表现是非常罕见的，这种患者似乎属于不太严重的类型[24]。FMF 的其他皮肤表现包括急性阴囊炎、面部局限性红斑或者掌跖部位红斑并继发脱屑，还有面部、躯干及四肢散在分布的非血管性紫癜，或 IgA 相关血管炎性紫癜（过敏性紫癜），或结节性多动脉炎，上述情况在儿童中比成人更常见[26,27]。值得注意的是，FMF 患者发生血管炎的风险高[28]，因此诊断为 IgA 血管炎的儿童应排除 FMF 相关性血管炎的可能性[29]。

诊断

诊断依赖于检测到致病性常染色体隐性 MEFV 基因突变；还存在一种罕见的显性变异。

治疗

见表 45.2。

甲羟戊酸激酶缺乏伴周期性发热和高 IgD 综合征

同义名

- 部分甲羟戊酸激酶缺乏症（MKD）
- 高 IgD 相关的周期性发热
- HIDS（高 IgD 相关的周期性发热综合征）

病理生理学

甲羟戊酸激酶（MVK）基因突变可导致部分或完全无法代谢甲羟戊酸。MVK 在胆固醇和非固醇类异戊二烯的生物合成中起关键作用，类异戊二烯的缺乏与炎症性发作的易感性有关；长链脂肪酸的消耗也是一个可能的因素[30]。

MKD 是一种常染色体隐性遗传。根据所涉及的突变，MVK 的缺乏可能是部分的，也可能是完全的。部分 MKD 与反复发热有关，但并不总与免疫球蛋白 D（HIDS）的过度产生有关。完全缺乏（MVK 活性＜1%）可诱导甲羟戊酸尿，这种严重的疾病如果不治疗可导致患者短期死亡。这些疾病互相重叠，HIDS 和甲羟戊酸尿[31]之间存在连续谱。

临床特征

通常首次在婴儿期发病，几乎都在 3 岁前发病。反复发作 3～7 天，发热、寒战、头痛、多关节痛、腹痛伴腹泻，双侧颈部压痛性淋巴结增大。腋窝或腹股沟淋巴结增大和脾大发生的频率较低。免疫、手术、创伤和压力是经典的触发因素。对秋水仙碱无反应。成年期复发的频率降低。急性期反应物在炎症期间增加，IgA 和 IgD 水平的增加是疾病特征性的，但并不特异，IgD 水平可以正常。

约 2/3 的患者出现皮肤表现。已报道有不同类型的皮肤损害：红斑丘疹、斑丘疹性皮疹（有时称为“麻疹样”）、荨麻疹、紫癜和结节性红斑。斑疹、丘疹和斑块是间歇性的，有时伴有疼痛，皮损常固定。红斑消退后，留有色素沉着。躯干、四肢、臀部和面部均可受累。50% 的患者有阿弗他口腔溃疡。2 例患者均有毛细血管扩张的报道，但未明确其类型和解剖部位。

该病罕见并发淀粉样变，但患者发生严重感染（尤其是肺炎球菌）和巨噬细胞活化综合征的风险增加。同时发生肾错构瘤的风险也可能增加[33]。

甲羟戊酸尿症是一种罕见的重度 MKD，伴有形态异常、生长迟缓、严重神经功能障碍和反复发热，未治疗容易早期死亡；治疗依赖于骨髓移植。

诊断

诊断依据甲羟戊酸钠酸尿测定，发作时甲羟戊酸排泄增加。

治疗

见表 45.2。

儿童自身炎症性肉芽肿（Blau 综合征）

同义名

- Blau 综合征
- 早发性结节病
- 儿童肉芽肿性关节炎
- 幼年性系统性肉芽肿病
- Caspase 募集结构域蛋白 15 缺失
- *CARD15* 缺乏
- 家族性幼年性肉芽肿病
- Jabs 综合征

概述

这是一种罕见的常染色体显性遗传的多系统疾病，是由模式识别受体基因 NOD2（CARD15）突变引起的单基因自身炎症性疾病。曾以不同的名称被报道。Blau 和 Jabs 首次报道其为家族性肉芽肿性疾病，其特征是早发的慢性肉芽肿性关节炎，葡萄膜炎和皮疹常同时出现。散发性病例最初以早发结节病报道，但后被证明其为家族性遗传疾病，因为有患病母亲遗传给孩子的报道。肉芽肿性关节炎是一个统一的术语，但并不是所有儿童都表现出关节炎。儿童自身炎症性肉芽肿是一个不容易引起误解的术语。诊断是基于典型的临床病理特征，并检测 NOD2（CARD15）基因突变。

病理生理学

NOD2 是模式识别受体家族中的一员，参与固有免疫，抵御病原体入侵。据推测，这个突变的主要功能是促进炎症反应，最终增加 NF-κB 因子的活化，以及包括 IL-1β 和 IL-6 在内的炎症细胞因子的释放[34]。

临床特征

临床特征表现为患者早期发病，通常在 4 岁之前，表现为慢性肉芽肿性多关节炎和皮疹。关节炎主要影响外周关节（腕关节、膝关节、踝关节和指间关节近端），可能伴有腱鞘炎。80%的患者伴有葡萄膜炎，中位发病年龄在 4 岁左右[34]。

皮疹一般出现在出生后的前 10 年，有时可早至新生儿期，是一种泛发性丘疹。原发性病变是散在的肤色或淡黄色到红棕色丘疹，直径为 1～5mm。丘疹簇状分布，或呈线性排列，可以融合，常首先累及面部和四肢，然后播散到躯干。可自行消退，但易反复，可因毛囊性皮肤萎缩形成瘢痕。组织病理学上，真皮内可见非干酪性肉芽肿性炎症浸润。在 Blau 综合征患者中，鱼鳞病样皮肤改变、结节性红斑和白细胞碎裂性血管炎均有报道。

治疗

见表 45.2。

自身炎症综合征伴脓疱病

白细胞介素-1 受体拮抗物缺乏症

> **同义名**
> - 白细胞介素-1 受体拮抗物缺乏导致自身炎症性疾病
> - 无菌性多灶性骨髓炎伴骨膜炎和脓疱病
> - 白细胞介素-1 受体拮抗物缺乏（DIRA）

概述

DIRA 与先天性 IL-1 受体（IL-1Rn）拮抗剂的缺乏有关[35,36]。结果是 IL-1 介导的炎症过度反应。

临床特征

DIRA 常见于新生儿，伴发热、无菌脓疱性皮炎、多灶性骨髓炎和骨膜炎。出生时或出生 3 周内在红斑基础上出现成片的脓疱，形成黄痂[35,36]。病变局限或泛发，面部和头皮受累。有文献报道亦可出现眼前房积脓。皮肤可出现弥散性红斑和鱼鳞病，并伴有弥散性脱皮。口腔黏膜和指甲也可受累，如顶针甲和甲脱落[35]。儿童还可以出现坏疽脓皮病[35]。

诊断

诊断依赖于临床和影像学检查（肋骨和锁骨增宽，长骨的溶骨性病变），并通过检测 *IL-1RN* 基因的常染色体隐性功能性突变缺失支持[35,36]。

治疗

见表 45.2。

白细胞介素-36 受体拮抗剂缺乏症

> **同义名**
> - 白细胞介素-36 受体拮抗剂缺乏
> - 婴儿脓疱性银屑病

严重的早期发病的脓疱性银屑病与编码 IL-36 受体拮抗剂 *IL36RN* 的基因纯合或杂合突变有关。这在第 35 章中有详细的讨论。

化脓性关节炎、坏疽性脓皮病、痤疮综合征（PAPA）

> **同义名**
> - 家族性复发性关节炎
> - 化脓性关节炎、坏疽性脓皮病、痤疮（PAPA）综合征

概述

PAPA 综合征是一种罕见的常染色体显性脓疱性自身炎症性疾病，主要影响皮肤和关节[37]。这是由于 *PSTPIP1* 基因突变导致的，该基因编码了一种参与自身炎症通路的蛋白，该蛋白与 FMF 等其他炎症性疾病相关[38,39]。

临床特征

表现为儿童早期反复发作的疼痛、无菌性非中轴性关节炎，通常由创伤引起，偶尔导致明显的关节破坏。青春期开始关节症状渐消退，皮肤症状占主导地位。坏疽脓皮病表现是多样的，也可出现针刺反应。除上述症状外，每一个针刺反应阳性或有坏疽性脓皮病家族史患者都应该考虑 PAPA 综合征。从青春期开始，大多数会出现严重的结节性痤疮（见第 90 章）。化脓性汗腺炎也可能与之相关[40]。

诊断

PSTPIP 基因突变的基因检测。

治疗

见表 45.2。

复杂单基因自身炎症综合征

CANDLE 综合征

同义名

- 慢性非典型嗜中性粒细胞性皮肤病伴脂肪代谢障碍和高体温综合征
- Nakajo-Nishimura 综合征
- 关节挛缩-肌肉萎缩-小细胞性贫血-脂膜炎-诱导脂肪营养不良综合征

概述

该综合征在日本首次被报道为 Nakajo-Nishimura 综合征，其特征是干扰素通路信号异常。与 *PMSB8* 基因突变有关，该基因编码 β5i 免疫蛋白酶体亚基，后者在造血细胞中高度表达，参与蛋白质降解[41]。日本学者公布了诊断标准[42]。*PMSB8* 突变也在 JMP 综合征(关节挛缩、肌肉萎缩、小细胞性贫血和脂膜炎介导的儿童期发病脂肪营养不良)中发现，其临床特征与 CANDLE 相同[43]。

组织病理学

真皮内可见致密的单一核细胞、成熟和不成熟的中性粒细胞浸润，伴核碎裂[44]。真皮内有间质胶原变性。免疫组织化学显示单一核细胞过氧物酶阳性，Leder 染色阳性(改良萘酚 AS-D 磷酸酯法，可特异性识别早幼粒细胞到成熟阶段中性粒细胞的粒细胞系)或 $CD68^+$ 和 $CD163^+$，因此浸润细胞主要是成熟中性粒细胞/骨髓前体细胞(Leder 染色阳性)和活化巨噬细胞($CD163^+$)。除此之外，还有嗜酸性粒细胞浸润。

临床特征

发病早期阶段，患儿常因反复发热、皮疹和关节痛或关节炎到儿科就诊。多在出生后的 2 或 3 周内首次发生，然后在出生后第 1 年持续发作，面部和躯干及指骨间关节上有紫色斑或红斑，常为环状和水肿性斑块。每次发作持续数天至数周，常伴有紫癜或色素沉着[43,44]。

随后患儿眶周出现持续性青紫色水肿，腓骨及脚趾肿胀，形似冻疮；随后可出现以脂肪萎缩为表现的复发性脂膜炎。其他症状包括嘴唇变厚、多毛、口腔溃疡和肌肉萎缩。淋巴结增大、肝脾大、肝功能异常者多见。软骨炎和巩膜外层炎是进一步可能出现的并发症。

CANDLE 综合征是一种较为严重的疾病，目前尚无有效的治疗方法。高达 50% 的患者在成年前死亡。生存下来的患者并发肌肉萎缩、心律失常和扩张型心肌病的风险较高。

诊断

诊断依赖 *PMSB8* 基因突变的基因检测和基底节钙化成像。

治疗

见表 45.2。

Majeed 综合征

这是一种罕见的常染色体隐性遗传性单基因自身炎症性疾病，慢性复发性多灶性骨髓炎(CRMO)伴有红细胞生成障碍性贫血和嗜中性皮病，与 Sweet 综合征类似[45,46]。

复杂多基因自身炎症性疾病皮肤表现为荨麻疹、斑丘疹

Schnitzler 综合征

概述

Liliane Schnitzler 于 1972 年首次报道了这种综合征。它现在被认为是一种散发性获得性自身炎症性疾病，通常见于成人，典型的发病年龄为 50 岁或更大[47]。它的特征为反复发作的慢性荨麻疹伴持续性单克隆性免疫球蛋白 IgM 升高，加上至少两个以下特点：①复发性发热，体温超过 40℃；②骨或关节疼痛(特别是在髂骨或胫骨)；③淋巴结病；④肝大或脾大；⑤中性粒细胞升高；⑥CRP 升高或骨成像异常(如病态骨质，特别是膝关节周围)(表 45.3)[48-50]。关节痛很常见，但关节炎却很少见。

病理生理学

由于以下原因，Schnitzler 综合征现在被认为是迟发性获得性自身炎症综合征。

- 与 CAPS 的临床病理特征很相似。
- 患者外周血单一核细胞中出现自发的和脂多糖-诱导的 IL-1 高释放。
- 对 IL-1 抑制剂具有显著且即时的反应。

组织病理学

病理提示皮肤中性粒细胞浸润。

第4部分

表 45.3　Schnitzler 综合征患者的临床和生物学指标

	%
荨麻疹样皮疹	100
血沉升高(≥30 mm/h)	95
发热	93
单克隆 IgM 蛋白血症	89
Kappa 轻链	89
关节痛/关节炎	77
白细胞升高(≥10 000×10^9/L)	76
骨痛	68
骨形态学异常[a]	62
可触及淋巴结	47
瘙痒	45
肝和(或)脾增大	34

来自 Simon 等. 2013[52] © John Wiley & Sons。

[a]通常通过常规 X 线进行评估。

临床特征

首发症状通常是复发性荨麻疹样皮疹(图 45.3),一些患者也可能以骨和(或)关节疼痛为首发表现[51]。皮肤病变包括非瘙痒性的荨麻疹样斑疹、丘疹或斑块,好发于躯干部位,皮疹消退后可见褐色色素沉着。大多数患者会出现发热。因此,当患者有复发性荨麻疹、发热、乏力、全身不适、CRP 升高、关节痛、骨痛、淋巴结增大、肝大、脾大及皮肤活检提示中性粒细胞浸润,应考虑 Schnitzler 综合征可能[52]。免疫电泳检查是必需的。已报道过一种 IgG 变型的 Schnitzler 综合征,但是否为真正的 Schnitzler 综合征尚存在争议[53]。如上文所述,皮疹是一种典型的嗜中性荨麻疹性皮疹。最近已建立完善的诊断标准(Strasbourg 标准),总结见框图 45.2,强调了皮肤中性粒细胞浸润在诊断中的重要性[52]。

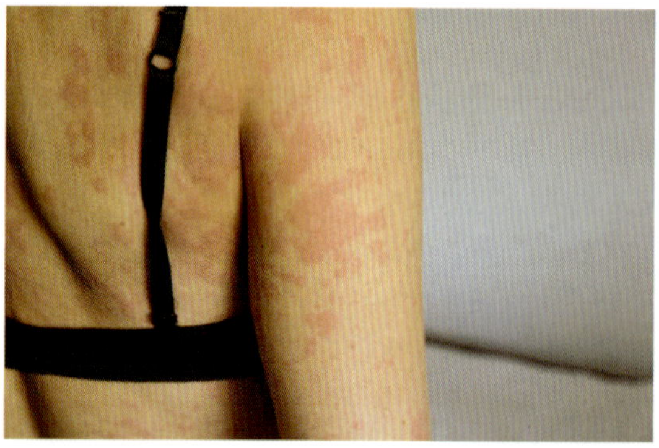

图 45.3　Schnitzler 综合征

非瘙痒对称性荨麻疹性暴发类似于慢性自发性荨麻疹。

框图 45.2　Schnitzler 综合征:Strasbourg 诊断标准

必要标准

- 慢性荨麻疹样皮疹阳性
- 单克隆 IgM 或 IgG

主要标准

- 反复发热[a]
- 伴或不伴骨痛的骨重建异常[b]
- 皮肤活检提示真皮中性粒细胞浸润[c]
- 白细胞增多症和(或)C 反应蛋白升高[d]

明确诊断

- 2 项必要标准和至少 2 项次要标准(IgM 型)和 3 项次要标准(IgG 型)

可疑诊断

- 2 项必要标准和至少 1 项次要标准(IgM 型)和 2 项次要标准(IgG 型)

From Simon et al, 2013[52]. John Wiley & Sons.

a:必须 >38℃,否则无法解释。经常出现,但不是必要的,与皮疹同时出现

b:骨扫描现象评价,MRI 或骨碱性磷酸酶升高

c:通常与“中性粒细胞浸润性荨麻疹性皮肤病”的描述一致[5];没有纤维坏死和真皮水肿

d:外周血中性粒细胞>10 000/mm^3 及 C 反应蛋白>30 mg/L

鉴别诊断

主要鉴别诊断为成人 Still 病(AOSD),但后者通常有铁蛋白浓度增高(糖基化的比例很低),且无单克隆免疫球蛋白血症[51]。通常需与低补体荨麻疹性血管炎、冷球蛋白血症和系统性红斑狼疮鉴别。

病程和预后

临床表现主要是疼痛、皮疹和发热,以及 CRP 持续升高,疾病的严重程度决定于发作的频率和强度。生活质量的下降、难治性的炎症性贫血和 AA 淀粉样变性是 Schnitzler 综合征严重的并发症[47,48,51]。

15%~20%的患者会出现 B 细胞淋巴增殖性疾病,比例接近于单克隆 IgM 丙种球蛋白血症患者。有过同时伴发自身免疫性周围神经病变、C4 缺乏症、肝结节再生性增生、弹性假黄瘤病、肾功能损害、抗心磷脂抗体和听力丧失的少数报道[47,48]。

病程较长,目前仅有 2 例患者出现自行缓解[47,54]。预后取决于 AA 淀粉样变性或血液增殖性疾病进展的程度。

治疗

见框图 45.3。

框图 45.3 Schnitzler 综合征的管理

患者生活质量无显著变化和炎症标志物无持续升高（C 反应蛋白<30 mg/L）

治疗

- 观察
- 秋水仙碱 1～2mg/d
- 反复关节或骨痛可以使用非甾体抗炎药治疗
- 可以使用培氟沙星
- 硫酸羟氯喹片 2×200 mg/d

随访

- 炎症指标：全血细胞计数，C 反应蛋白每 3 个月复查 1 次
- 意义未明的单克隆免疫球蛋白血症（MGUS）做常规推荐
  如果单克隆 Ig<10 g/L，每年 1 次
  如果单克隆 Ig<30 g/L 则每 2 年 1 次
  如果单克隆 Ig>30 g/L，则每 3 个月 1 次

血细胞计数，血清蛋白电泳，肌酐、钙（仅 mIgG 型）、乳酸脱氢酶和尿蛋白

患者生活质量出现显著改变或者炎症标志物持续升高（C 反应蛋白 >30 mg/L）

治疗

- 阿那滞白素 100 mg/d[a]

随访

- 炎症指标：全血细胞计数，C 反应蛋白每 6～12 个月复查 1 次
- MGUS：同上

From Simon *et al*，2013[52]. John Wiley & Sons.

[a] 一旦患者病情得到控制，尽量使用最低有效剂量。或者建议每隔一天使用阿那白滞素，或者降低给药剂量。

成人 Still 病

同义名
- AOSD
- Wissler-Fanconi 综合征

AOSD 比较少见，多见于年轻人和中年人，75%在 50 岁以前发病[55]。原因尚不清楚。患者表现为间歇发作的高热（>39℃）至少 1 周，严重的咽炎、淋巴结病、关节痛和鲑鱼斑（图 45.4），典型的发热特征为从夜间开始发热至晨间体温下降。

一般来说，AOSD 患者的关节炎不像系统性幼年特发性关节炎（SoJIA）那么显著。在成人中有两种亚型。除了经典的全身性发热外，还有一种更为惰性的变异型，以关节炎为主要表现[55]。还有一种变异表现为躯干、颈部、面部或四肢伸侧上出现持久的瘙痒丘疹和斑块[56-58]。

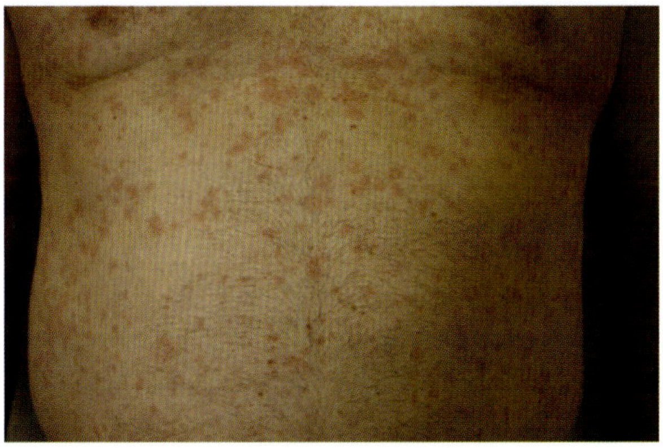

图 45.4 成人 Still 病：皮疹表现为一种淡鲑鱼色的斑丘疹

发病期间，中性粒细胞增多，血清铁蛋白水平非常高（约 1000μg/L），这有助于将其与其他复杂的自身炎症性疾病、荨麻疹性血管炎和感染性疾病区分开来。

系统性幼年特发性关节炎

同义名
- SoJIA
- Still 病

概述

SoJIA 常见于儿童。其表现类似于伴有高热和斑丘疹的 AOSD，但伴发关节炎是一个必需的诊断标准。自身抗体缺乏或 HLA 相关性表明，SoJIA 是一种多基因的自身炎症性疾病，而不是自身免疫性疾病[59,60]。

组织病理学

皮肤活检显示血管周围和真皮间质内的中性粒细胞和单核细胞浸润[57,58]。

临床特征

典型的特征包括每天 1～2 次的高热，躯干和小腿上鲑鱼斑随着体温升高出现，在体温下降后消失。可有咽喉痛、关节痛或浆膜炎史。

实验室检查通常显示中性粒细胞增多、铁蛋白升高和肝功能异常。少关节炎或多关节炎可能早于其他症状，且进展缓慢。

在儿童中，躯干、颈部、面部或四肢伸侧可见持续瘙痒性丘疹和斑块，表现为风团样或青紫色[56-58]。组

织学上，角质层中可见明显的角化不良[56,58]。在成人中也有类似报道。

治疗

尽管 IL-1 和 IL-6 阻断药如阿那白滞素等在治疗中发挥举足轻重的作用，但甲氨蝶呤仍一直是治疗青少年特发性关节炎的主要药物[61]。巨噬细胞活化综合征是 Still 病的潜在致命性并发症。噬血细胞性巨噬细胞的扩增和淋巴细胞的活化导致细胞因子风暴，需要特殊的抗细胞因子治疗，如 TNF 阻滞药阿达木单抗[62]。

SAPHO 综合征（滑膜炎、痤疮、脓疱病、骨肥厚、骨髓炎综合征）

> **同义名**
> • 滑膜炎、痤疮、脓疱病、骨肥厚、骨髓炎(SAPHO)综合征
> • 脓疱性骨肥厚性脊柱关节炎

概述

滑膜炎、痤疮、脓疱病、骨肥厚和骨髓炎之间的关系在 1987 年首次被报道[63]。与 CRMO 一样，它类似于单基因综合征如 Majeed 综合征等（见前），但尚未确定其遗传基础。SAPHO 综合征很少见，患病率不到 4/万。受影响的主要是女性儿童和青少年。

临床特征

皮肤表现在成人中比儿童更常见。嗜中性掌跖脓疱病是最常见的皮肤病。聚合性痤疮、暴发性痤疮和化脓性汗腺炎多见于男性[64]。坏疽性脓皮病和 Sweet 综合征少见。

大约 10% 的患者可伴有炎性肠病和全身症状，如发热[65]。肌肉骨骼的改变可以在没有皮肤损伤的情况下发生[63]。骨痛可能比较严重且反复出现，通常在晚上更严重。最常累及胸锁关节，也可累及其他部位，如胸椎和下颌骨。儿童中较常累及长骨[65]，成人可在远端关节出现滑膜炎[66-68]。出现软组织肿胀和红斑，可能被疑为化脓性骨髓炎。放射学特征也不能除外这种误诊，受影响的骨骼表现为骨硬化、皮质变薄、髓腔变窄、表面模糊不规则。骨组织学显示为无菌性炎症[67,68]。病变的骨中分离出了痤疮丙酸杆菌等微生物，但其意义尚不明确[69]。

治疗

肌肉骨骼症状的治疗包括非甾体抗炎药、糖皮质激素和双膦酸盐类，尤其是静脉注射帕米膦酸钠[70,71]。一些生物制剂已取得良好效果，包括抗 TNF 和抗 IL-1 药物，以及最近的乌司奴单抗（抗 IL-12/IL-23）[72,73]。

表 45.2 总结了主要自身炎症性综合征的治疗方案，框图 45.3 总结了 Schnitzler 综合征患者的治疗和随访指南。

自身炎症可能发挥重要作用的其他疾病

自身炎症在越来越多复杂性疾病的发病中发挥着重要作用，这些疾病包括白塞病（见第 48 章）、克罗恩病、复发性多软骨炎（见第 154 章）和各种嗜中性粒细胞性皮肤病（见第 49 章）。一些罕见的银屑病变型，如 DITRA（IL-36 受体拮抗剂缺乏症）（见早期）或 CAMPS（CARD14 介导的脓疱性银屑病），都是真正的自身炎症性皮肤病。

治疗

见表 45.2 和框图 45.3。

Resources

Further information

Eurofever Project http://www.printo.it/eurofever/index.asp (last accessed June 2015).

Kallinich T, Gattorno M, Grattan CE, et al. Unexplained recurrent fever: when is autoinflammation the explanation? Allergy 2013;68:285-96.

Krause K, Grattan CE, Bindslev-Jensen C, et al. How not to miss autoinflammatory diseases masquerading as urticaria. Allergy 2012;67:1465-74.

Patient resources

Autoinflammation Network (ANEV) http://www.autoinflammation.net/ (last accessed June 2015).

National Organization for Rare Disorders (NORD) https://www.rarediseases.org/rare-disease-information/rare-diseases (last accessed June 2015).

（译者：徐刚林　一审：陈柳青　二审：王刚　三审：王一宇　润色：葛格）

参考文献

所有文献请查阅网址：www. rooksdermatology. com.
以下列出的是重要参考文献。

[7] Kieffer C, Cribier B, Lipsker D. Neutrophilic urticarial dermatosis: a variant of neutrophilic urticaria strongly associated with systemic disease. Report of 9 new cases and review of the literature. *Medicine (Baltimore)* 2009; 88: 23-31.

[15] Toro JR, Aksentijevich I, Hull K, Dean J, Kastner DL. Tumor necrosis factor receptorassociated periodic syndrome: a novel syndrome with cutaneous manifestations. *Arch Dermatol* 2000; 136: 1487-94.

[19] Koné-Paut I, Hentgen V, Guillaume-Czitrom S, *et al*. The clinical spectrum of 94 patients carrying a single mutated MEFV allele. *Rheumatology (Oxford)* 2009; 48: 840-2.

[22] Livneh A, Langevitz P, Zemer D, *et al*. Criteria for the diagnosis of familial Mediterranean fever. *Arthritis Rheum* 1997; 40: 1879-85.

[25] Barzilai A, Langevitz P, Goldberg I, *et al*. Erysipelas-like erythema of familial Mediterranean fever: clinicopathologic correlation. *J Am Acad Dermatol* 2000; 42: 791-5.

[26] Samuels J, Aksentijevich I, Torosyan Y, *et al*. Familial Mediterranean fever at the millennium. Clinical spectrum, ancient mutations, and a survey of 100 American referrals to the National Institutes of Health. *Medicine (Baltimore)* 1998; 77: 268-97.

[32] van der Hilst JC, Bodar EJ, Barron KS, *et al*. Long-term follow-up, clinical features, and quality of life in a series of 103 patients with hyperimmunoglobulinemia D syndrome. *Medicine (Baltimore)* 2008; 87: 301-10.

[34] Wouters CH, Maes A, Foley KP, Bertin J, Rose CD. Blau syndrome, the prototypic autoinflammatory granulomatous disease. *Pediatr Rheumatol Online J* 2014; 12: 33.

[35] Aksentijevich I, Masters SL, Ferguson PJ, *et al*. An autoinflammatory disease with deficiency of the interleukin-1-receptor antagonist. *N Engl J Med* 2009 Jun 4; 360(23): 2426-37.

[42] Kanazawa N. Nakajo-Nishimura syndrome: an autoinflammatory disorder showing pernio-like rashes and progressive partial lipodystrophy. *Allergol Int* 2012; 61: 197-206.

[52] Simon A, Asli B, Braun-Falco M, *et al*. Schnitzler's syndrome: diagnosis, treatment, and follow-up. *Allergy* 2013; 68: 562-8.

第 46 章

肥大细胞增多症

Clive E. H. Grattan[1], *Deepti H. Radia*[2]

[1] Norfolk and Norwich University Hospital, Norwich; St John's Institute of Dermatology, Guy's and St Thomas' NHS Foundation Trust, London, UK

[2] St John's Institute of Dermatology, and Department of Haematology, Guy's and St Thomas' NHS Foundation Trust, London, UK

定义和术语

肥大细胞增多症是一种以皮肤和其他组织中出现大量肥大细胞为特征的罕见的获得性疾病。骨髓活检常显示异常的肥大细胞免疫表型，即有 *KIT* 基因突变的克隆性肥大细胞编码的干细胞因子受体(KIT)。

尽管皮肤型肥大细胞增多症和系统性肥大细胞增多症之间通常有区别，但大多数皮肤受累的成人经过全面检查会发现系统性疾病的证据。那些有皮损但没有经过系统性疾病检查的病例被称为“皮肤型肥大细胞增多症”。被确诊为系统性肥大细胞增多症的患者约 10％没有皮损。

同义名

- 世界卫生组织(WHO)分类中的斑丘疹性皮肤型肥大细胞增多症(MPCM)，包括色素性荨麻疹和持久性发疹性斑状毛细血管扩张(TMEP)。因为部分泛发色素性荨麻疹患者伴有明显的毛细血管扩张(图 46.1)，最初对 TMEP 的描述包括典型的色素性荨麻疹皮损(见下文临床表现)，所以这是符合逻辑的

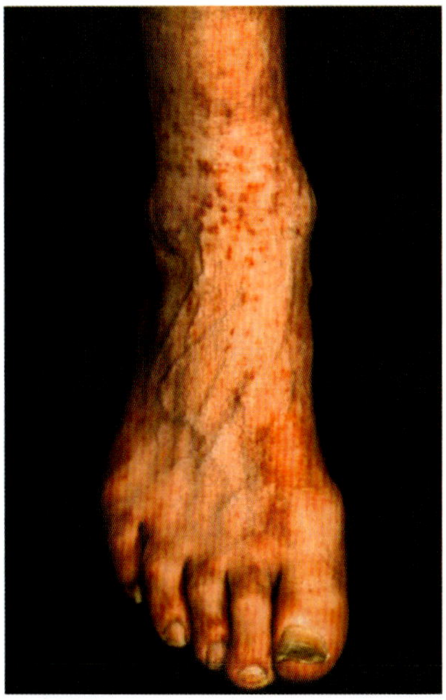

图 46.1　色素性荨麻疹患者
类似持久性发疹性斑状毛细血管扩张的弥散性红斑和毛细血管扩张。

分类

WHO 2008 年修订的肥大细胞增多症分类[1]，见框图 46.1。

框图 46.1 肥大细胞增多症分类(WHO 2008 年修订)

皮肤型肥大细胞增多症(CM)
- 斑丘疹性皮肤型肥大细胞增多症(MPCM)[a]
- 肥大细胞瘤
- 弥散性皮肤型肥大细胞增多症(DCM)

系统性肥大细胞增多症(SM)
- 惰性系统性肥大细胞增多症(ISM)
  - 稳定性惰性系统性肥大细胞增多症(被作为共识接受，但未纳入 2008 年肥大细胞增多症 WHO 分类)
- 系统性肥大细胞增多症伴相关性克隆性非肥大细胞血液病(SM-AHNMD)
- 侵袭性系统性肥大细胞增多症
- 肥大细胞白血病
- 肥大细胞肉瘤
- 皮肤外肥大细胞瘤

[a] WHO 分类中没有明确提出色素性荨麻疹和持久性发疹性斑状毛细血管扩张(TMEP)，它们应被当作斑丘疹性皮肤型肥大细胞增多症(MPCM)(见同义词)。

皮肤科临床见到的大部分病例是儿童皮肤型或成人惰性系统性肥大细胞增多症。相关性非肥大细胞血液病(AHNMD)不常见。侵袭性系统性肥大细胞增多症和肥大细胞白血病罕见。值得注意的是，WHO 分类没有提示一种形式可以自然地演变为另一种更严重的形式，虽然这种情况可能发生。

概述

1869 年，Nettleship 和 Tay 首次描述了肥大细胞增多症[2]。1878 年，Sangster 用“色素性荨麻疹”一词描述肥大细胞增多症的皮疹[3]，直到 1936 年 Sézary 才提出用“肥大细胞增多症”一词描述皮肤和系统受累的表现[4]。

对表现为皮肤损害的患者，皮肤型和系统性肥大细胞增多症的区别依赖于深入检查，包括骨髓活检和血类胰蛋白酶测定。大部分成人病例进行骨髓活检会发现系统受累，同时还会发现包括肠道和肝在内的其他组织器官受累(见下文系统性肥大细胞增多症的诊断标准)。

患者有皮肤损害但没有进行系统性疾病的检查时，可以使用“皮肤肥大细胞增多症”一词(如拒绝进行骨髓活检或血类胰蛋白酶低的成人患者)[5]。

发病机制

肥大细胞增多症的症状主要由肥大细胞递质释放引起。越来越多的证据表明，获得性 *KIT* 基因活化突变直接导致肥大细胞在组织中的聚集，KIT 可以编码干细胞因子的跨膜受体。KIT 活化可以促使组织中肥大细胞的生存和迁移增加。已知 KIT 蛋白的数个氨基酸变异，最常见的是细胞内 TK2 结构域的 D816V(图 46.2)。大约 90%成人系统性肥大细胞增多症病例有这个突变。细胞外、跨膜区和近膜区突变也有报道，尤其在儿童肥大细胞增多症中，常见的 D816V 突变并不总是存在[6]。6 例儿童病例中的 3 例发现新的密码子 839 位显性失活突变[7]。另一个研究对患者进行了皮肤活检，显示 42%的儿童皮肤型肥大细胞增多症发生了密码子 816 位(外显子 17)突变，44%病例发生了外显子 17 以外区域的突变。与自发性病例相比，家族性病例间也并没有明确的表型-基因型相关性[8]。KIT 还在造血干细胞和黑素细胞中表达，这可能和肥大细胞增多症伴发骨髓增生性疾病和骨髓增生异常性疾病有关，以及与色素性荨麻疹中经常伴发色素沉着也有关。

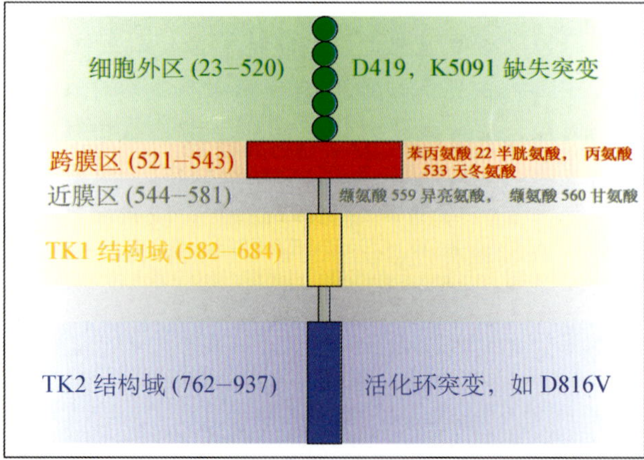

图 46.2 KIT 示意图，肥大细胞表面的干细胞因子受体

流行病学

发病率和患病率

肥大细胞增多症少见。在儿童和成人中终身患病率为 1∶10 000～1∶30 000,但尚无可靠数据。肥大细胞增多症的发病呈双峰分布,其中 1/3 发生在儿童期。

年龄

大部分儿童肥大细胞增多症在出生后 2 年内发病。成人病例一般发生在 30—60 岁[9]。

性别

没有性别差异。

种族

报道的肥大细胞增多症大多数是白种人,但尚不明确这是否意味着白肤色人群更容易患病,但也有报道偏倚的可能。

遗传学

截至 2001 年,据报道有家族性肥大细胞增多症的家庭超过 50 个[10],到目前为止,患病家庭数量肯定有所增加。报道的多数家庭表现为色素性荨麻疹,但其中一个家庭的三代人中出现了 4 例持久性发疹性斑状毛细血管扩张,表现为常染色体显性遗传。

相关疾病

尽管与皮肤型肥大细胞增多症相比,系统性肥大细胞增多症发生过敏的概率更高[11],但对吸入物、食物或点刺过敏原的特应性[12]或特异性敏感没有增加。约 20%惰性系统性肥大细胞增多症(ISM)的成人患者合并骨质疏松[13]。骨质疏松患者,尤其是男性,约 20%出现脊椎骨折。成年 ISM 患者一生中发生相关的非肥大细胞血液病的风险将随着欧洲权限网络登记数据的积累日臻清晰,目前估计约有 20%[14]。

病理生理学

病理学

皮肤

所有类型的肥大细胞增多症均可见真皮肥大细胞增生[15]。表皮大致正常,基底层色素增加。肥大细胞多呈椭圆形或梭形(图 46.3a),胞体大、成簇分布,可见甲苯胺蓝染色的异染颗粒(图 46.3b)。吉姆萨染色、类胰蛋白酶或氯乙酸酯酶染色均可很好地在福尔马林固定的活检样本中显示出肥大细胞(图 46.3a,内嵌图)。肥大细胞主要浸润于血管周围和真皮乳头层皮肤附属器周围。色素性荨麻疹中,肥大细胞数量是正常水平的 15 倍[16]。重要的是,在进行皮肤活检时需谨慎操作,尽量减少皮肤创伤诱发的脱颗粒反应。在活检皮损周围注射局部麻醉药可使得皮损产生更多可被染色的肥大细胞。肥大细胞瘤和皮肤型肥大细胞增多症可见肥大细胞浸润皮肤全层,或在真皮上部呈带状浸润,而在持久性发疹性斑状毛细血管扩张中,肥大细胞局限于浅层毛细血管和扩张的小静脉周围,数量仅稍多于正常水平。

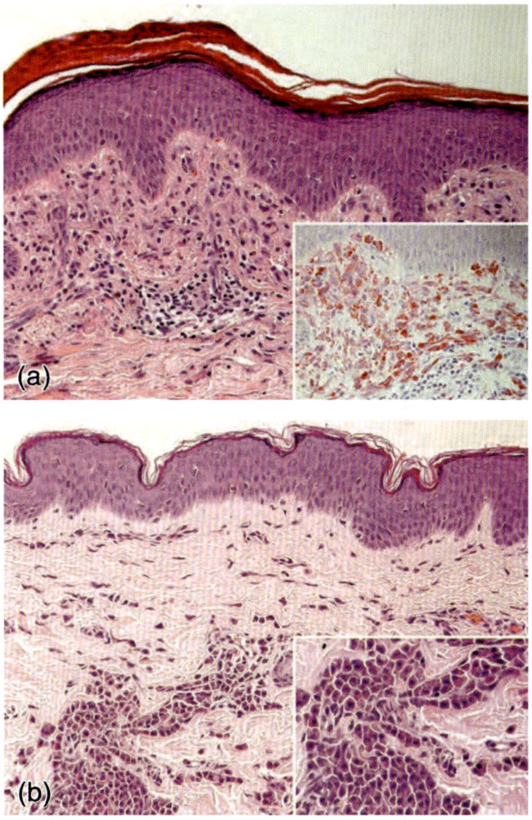

图 46.3　皮损组织病理

(a)成人色素性荨麻疹显示真皮乳头层血管和皮肤附属器周围以肥大细胞浸润为主(HE,×100),内嵌图为氯乙酸酯酶染色×400;(b)1 例儿童肥大细胞瘤皮肤活检显示真皮有大量界限清楚的成簇分布的肥大细胞(HE,×100),内嵌图显示细节 HE×200。(由英国伦敦 St John 皮肤病学院的 Alistair Robson 提供)

骨髓

骨髓受累的典型表现为骨髓活检可见肥大细胞局灶性聚集(图 46.4a),也可呈弥散性和梭形浸润(图 46.4b)。骨髓肥大细胞浸润常伴未成熟嗜中性粒细胞、吞噬的巨噬细胞、嗜酸性粒细胞和淋巴细胞数量的增多,偶伴纤维化[1,17]。克隆性肥大细胞特征性地共表达异常标志物:CD25 和(或)CD2 伴类胰蛋白酶、CD117 或两者均表达。CD30 阳性对预后评估的作用目前尚未明确。

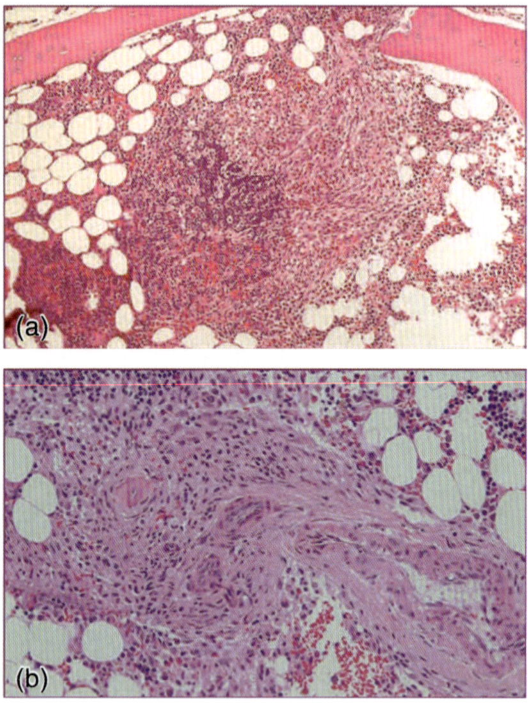

图 46.4 成人惰性系统性肥大细胞增多症患者骨髓活检

(a)肥大细胞局灶性聚集;(b)肥大细胞呈弥漫性和梭形浸润。HE,中倍。

临床特征

皮肤型肥大细胞增多症

斑丘疹性皮肤型肥大细胞增多症

色素性荨麻疹:是成人和儿童最常见的皮肤型肥大细胞增多症。报道的 67 例色素性荨麻疹患儿,84%在出生后第一年发病[18];成人病例最常见的发病年龄是 20—40 岁。皮损表现为大量斑丘疹、斑块或结节,红棕色或苍白色,形态单一,对称性分布于除掌跖外的身体任何部位,主要见于躯干(图 46.5)和大腿(图 46.6)。面部很少受累,但偶可见于儿童发际线和成人颈部。轻微摩擦儿童患者的皮肤数分钟可出现特征性的风团(Darier 征)(图 46.7),并导致局部瘙痒、红肿,1 个小时内可消退。轻微划过色素性荨麻疹皮损间正常皮肤不能诱发风团(图 46.8)。将标准化皮肤划痕仪设定为 0($20g/mm^2$),在皮损和皮损周边皮肤划过,可显示出选择性地出现在皮损内的风团,这在极年幼患儿中可以代替皮肤活检。然而 Darier 征并不总是阳性,尤其是病程漫长的成人色素性荨麻疹或儿童患者缓解期皮损;而且对于肥大细胞增多症,Darier 征也不是 100%特异,少见情况下它可以见于幼年黄色肉芽肿[19]和新生儿急性淋巴细胞白血病[20]。婴儿或儿童患者可出现水疱,且这可能是本病的显著特征,但消退后不留瘢痕。大疱性肥大细胞增多症不是特殊的临床类型,大多数情况下见于婴儿肥大细胞瘤和弥散性皮肤型肥大细胞增多症,原因是肥大细胞脱颗粒造成表皮下高度水肿。

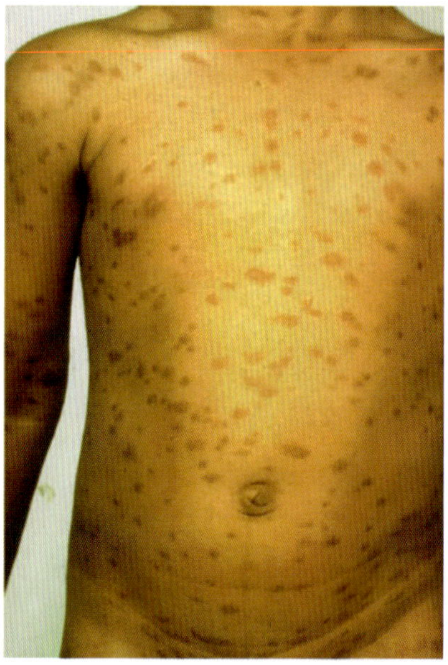

图 46.5 儿童躯干色素性荨麻疹皮损

(由英国伦敦 St John 皮肤病学院提供)

约 50%的患者出现皮肤潮红,乙醇不耐受和瘙痒发生率稍低[21]。其他症状包括冷热不耐受、反复腹泻、胃酸过多性消化不良和尿频。抑郁和头痛常见。常报道患者可出现哮鸣音,但实际上,它是肥大细胞增多症的罕见表现。晕厥通常是过敏反应的表现。早期研究表明,约 60%的成人患者有骨髓受累[22,23];但现在认为,有皮损的成人患者伴有惰性系统性肥大细胞增多症的比例可能高达 90%～95%[9]。通过活检发现惰性系统性肥大细胞增多症

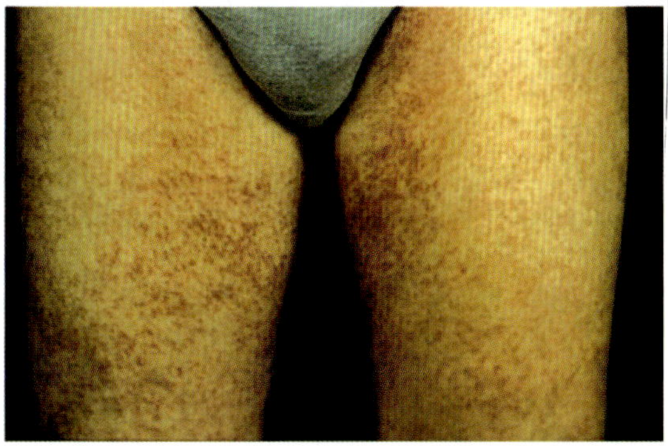

图 46.6　成人大腿色素性荨麻疹皮损
（由英国伦敦 St John 皮肤病学院提供）

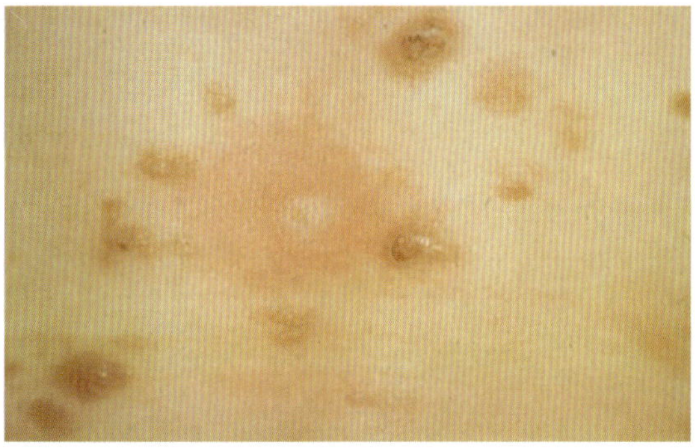

图 46.7　幼儿色素性荨麻疹结节状皮损 Darier 征阳性
（由英国诺里奇的诺福克和诺里奇大学医院提供）

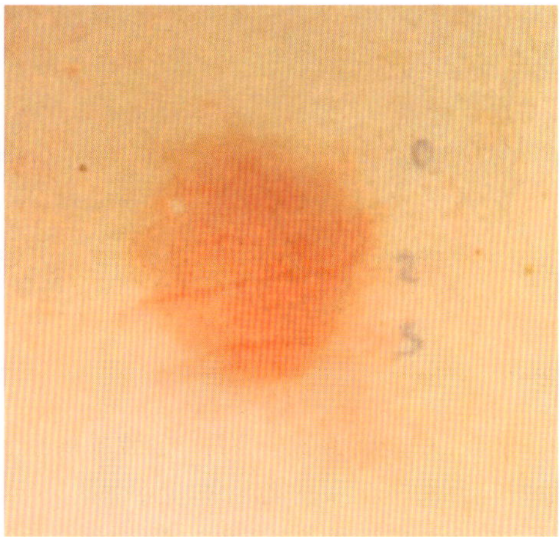

图 46.8　风团局限于色素性荨麻疹的皮损处，标准化皮肤划痕仪不同压力（0，2，5）划痕之间的皮肤没有风团

与症状或预后之间没有明确关系[22]。对成人斑丘疹性皮肤型肥大细胞增多症的骨穿、血液或皮肤标本进行敏感性分子基因检测，发现高达 95％患者有克隆性肥大细胞疾病。对确诊骨髓受累的 106 例成年患者进行 12～20 年的随访，观察到其中 12 例皮损消退或变浅，患者的健康情况也有所改善[24]。

持久性发疹性斑状毛细血管扩张：少见情况下，皮肤型肥大细胞增多症的主要临床表现为固定性红斑。患者多为成人，表现为好发于躯干的持久性红色斑疹，伴或不伴明显毛细血管扩张，可出现潮红，但摩擦后常不出现风团（图 46.9）。皮肤活检发现增多的肥大细胞可明确临床疑诊，虽然肥大细胞数量可能不多。持久性发疹性斑状毛细血管扩张是否包括合并色素性荨麻疹的患者，或只是局限于不合并色素性荨麻疹的患者[25]，单纯的持久性发疹性斑状毛细血管扩张是否因为局限于皮肤而预后更好，这两个问题尚有争议。皮损常持久存在，且对治疗无反应。

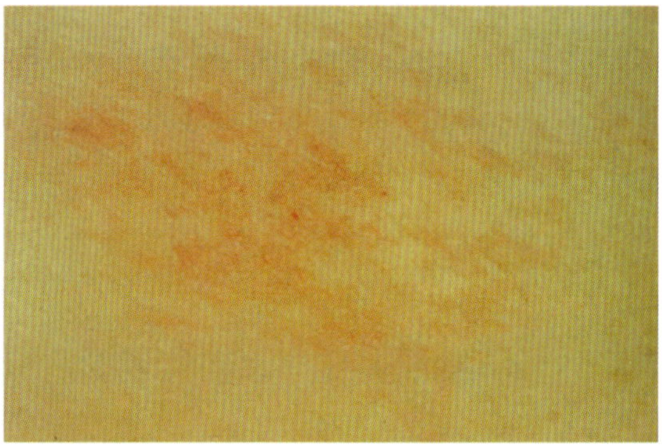

图 46.9　持久性发疹性斑状毛细血管扩张
（由英国伦敦 St John 皮肤病学院提供）

肥大细胞瘤

皮肤型肥大细胞增多症可表现为婴儿或儿童早期的红色、粉色或黄色的结节或斑块，直径 3～4cm（图 46.10）。皮损常孤立存在，大约 15％的幼儿表现为孤立皮损[26]。如果皮损多发，难以和结节性色素性荨麻疹鉴别。皮损受到摩擦易出现水疱，尤其是在婴儿尿布区，偶尔可见孤立的肥大细胞瘤受到摩擦引

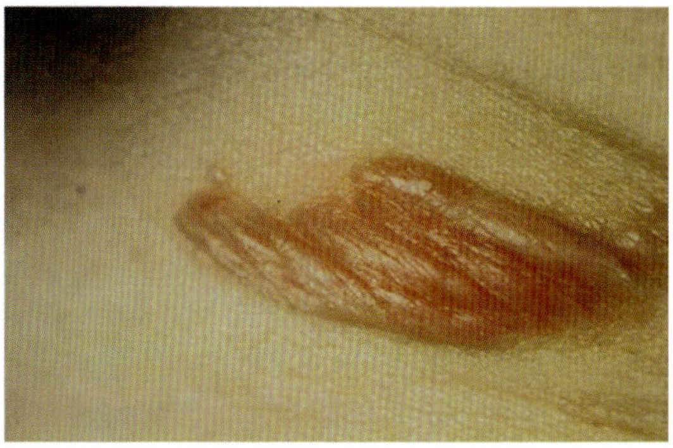

图 46.10　婴儿粉色肥大细胞瘤
（由英国伦敦 St John 皮肤病学院提供）

起潮红发作[27]。在儿童期的前几年，几乎所有肥大细胞瘤可自行消退。

弥散性皮肤型肥大细胞增多症

这是一种非常少见的肥大细胞增多症类型，肥大细胞弥散性浸润整个皮肤。常出现在新生儿期。皮肤均匀增厚且质地松软（图 46.11），表面光滑。皮肤颜色正常或接近红色，常无色素沉着。轻微创伤或搔抓后常见水疱形成，患儿瘙痒强烈。表皮可大范围缺失，也可类似脓疱疮。这种类型的肥大细胞增多症患者有系统受累和严重并发症的风险，如过敏反应和腹泻，但和其他类型儿童病患一样症状通常会自行缓解。

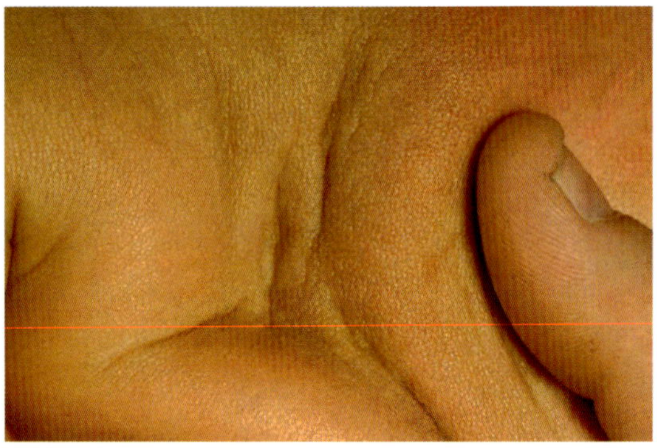

图 46.11 背部弥散性皮肤型肥大细胞增多症

系统性肥大细胞增多症

诊断系统性肥大细胞增多症患者必须满足 WHO 标准（框图 46.2）的至少 1 个主要条件和 1 个次要条件，或 3 个次要条件[1]。

不是所有确诊骨髓受累的患者都有症状，但有症状的患者通常会出现恶心、呕吐、腹泻、心悸、低血压、晕厥、头痛、呼吸困难和哮鸣的症状，时而感觉疲乏和“大脑不清醒”。这些症状部分由皮肤肥大细胞释放递质的远隔效应引起，部分由其他组织如胃肠道中肥大细胞浸润的局部直接效应引起。骨痛、骨囊肿、成年前的骨质疏松、骨硬化或自发性骨折应立即进行深入检查。

大部分成人色素性荨麻疹患者患有惰性系统性肥大细胞增多症。血类胰蛋白酶和尿甲基组胺或甲基咪唑乙酸（MIMA）可能是骨髓受累的有效标志物。持续的血类胰蛋白酶≥20μg/L 是 WHO 诊断系统性肥大细胞增多症的一条主要标准[1]。然而持续的血类胰蛋白酶升高不能确诊系统性肥大细胞增多症，因为它还见于其他情况，如慢性髓系白血病、骨髓增生异常综合征、特应性皮炎、慢性荨麻疹和肾衰竭（框图 46.3）[29]。

框图 46.2 系统性肥大细胞增多症 WHO 标准

系统性肥大细胞增多症被定义为骨髓活检符合 1 个主要条件和 1 个次要条件，或 3 个次要条件

1. 主要条件：骨髓或其他器官（非皮肤）有至少 15 个肥大细胞多灶性聚集
2. 次要条件
   - a 骨髓活检或其他组织＞25％梭形肥大细胞浸润，或骨髓涂片见＞25％不成熟或非典型肥大细胞
   - b 骨髓、血液或其他组织（非皮肤）*KIT* 活化突变（如密码子 816）
   - c 骨髓肥大细胞、血液或其他组织（非皮肤）共表达 CD117 和 CD2 和（或）CD25
   - d 血清类胰蛋白酶＞20μg/L（除外合并克隆性骨髓疾病）

框图 46.3 无皮损患者，血类胰蛋白酶持续升高的原因

血液学
- 系统性肥大细胞增多症
- 慢性髓系白血病
- 骨髓增生异常综合征
- 骨髓增生性肿瘤
- 其他：如嗜酸性粒细胞或嗜碱性粒细胞白血病

非血液学反应
- 慢性荨麻疹
- 特应性疾病

其他
- 肾衰竭
- 正常健康人

对没有肥大细胞增多症皮损、血类胰蛋白酶升高的患者进行评估的计算方法见图 46.12[29]。

尽管有惰性系统性肥大细胞增多症发展为系统性肥大细胞增多症并伴发相关性克隆性非肥大细胞血液病（SM-AHNMD）或侵袭性系统性肥大细胞增多症的风险，但文献报道这种情况少见，并且没有可靠的标志物来分辨风险高的患者亚群。肥大细胞白血病更可能就诊于血液科而不是皮肤科，具有外周血涂片改变，但没有淋巴结增大或器官增大等异常背景。

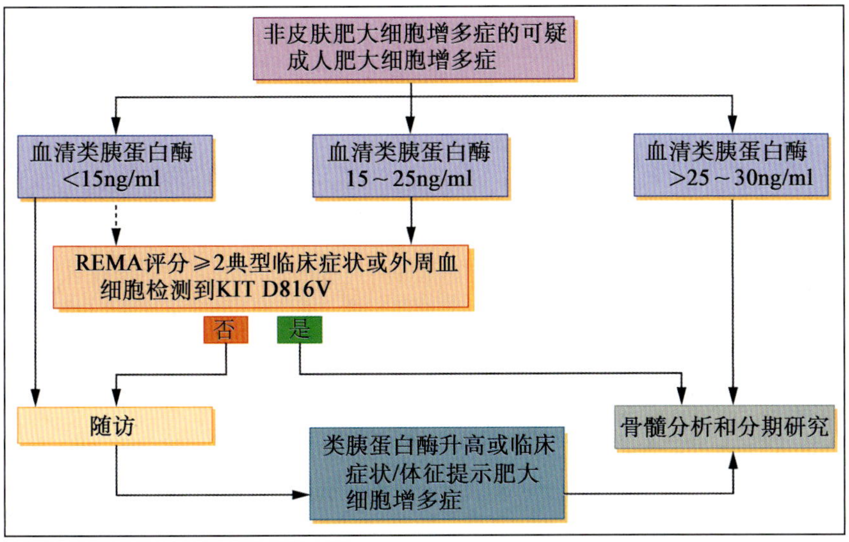

图 46.12　类胰蛋白酶升高的非皮肤肥大细胞增多症（MIS）患者评估示意图

REMA 评分：Red Española de Mastocitosis.

单克隆肥大细胞活化综合征

骨髓活检中肥大细胞有克隆能力［肥大细胞 CD25 表达和（或）KIT D816V 突变］但达不到系统性肥大细胞增多症诊断标准的患者，被称为单克隆肥大细胞活化综合征。这些患者有发展为系统性肥大细胞增多症的风险，因此需要随访。

肥大细胞活化综合征

那些有肥大细胞递质释放但达不到肥大细胞增多症诊断标准的患者，被称为肥大细胞活化综合征。“肥大细胞活化病”一词被指包括原发性克隆性肥大细胞病（肥大细胞增多症或单克隆肥大细胞活化综合征）、已知原因（如 IgE 介导的荨麻疹或过敏症）导致的继发性肥大细胞活化、非 IgE 介导的（如自身免疫性荨麻疹、物理性荨麻疹和伴慢性炎症或肿瘤性疾病的肥大细胞活化）或特发性的过敏症或荨麻疹[30]。患者表现出至少两个系统（如皮肤、呼吸系统、胃肠道、心血管系统）因肥大细胞递质释放导致的症状，抗相应递质的治疗有效，且有发作期肥大细胞递质释放的证据（血类胰蛋白酶升高或降低，或尿组胺分解产物包括甲基组胺、甲基咪唑乙酸或前列腺素 D_2 代谢产物前列腺素 11βPGF2α 升高），并排除其他肥大细胞活化性疾病，可考虑为特发性肥大细胞活化综合征。

检查

对婴幼儿，尤其是那些不大可能发生系统性疾病的单发肥大细胞瘤和 Darier 征阳性的患者，尽管进行医学观察即可，但通常需要行皮肤活检以明确皮肤肥大细胞增多症的临床诊断。肥大细胞瘤和色素性荨麻疹患儿如果一般状况良好，一般不需要全面的检查。询问病史、检查肝脾大与否、行全血细胞计数和分类、肝功能、类胰蛋白酶检查和皮肤活检（除非有充足临床原因不支持检查）就已足够。

有框图 46.4 表现的成人患者应该进行全血细胞计数、肝功能和类胰蛋白酶检查，一旦怀疑或确诊系统性疾病（图 46.13），需要每年进行检查。其他检查应以临床表现为指导进行。如果没有贫血、持续性白细胞增多、不明原因嗜酸性粒细胞增多、骨痛、肝脾增大或淋巴结增大的症状，骨髓活检不是必需的。血类胰蛋白酶检查是骨髓受累的有效替代标志物，但如无其他症状不能诊断系统性疾病[1]。尽管婴幼儿血类胰蛋白酶升高的意义并不明确[31]，对有皮损的成人患者来说，至少 2 次血类胰蛋白酶高于 20μg/L 可以作为行骨髓活检的参考。部分成人惰性系统性肥大细胞增多症患者的血类胰蛋白酶可低于 20μg/L。腹部超声检查可明确可疑的肝脾大，但不应作为常规检查的一部分进行。对确诊或疑诊的系统性疾病患者应进行骨密度和血清维生素 D 水平检测。初次评估伴有脊椎骨痛症状的系统性肥大细胞增多症患者，应进行胸腰椎 X 线检查。一些优秀的医学中心应用高敏感性突变分析，可以检测判断外周血白细胞 *KIT* D816V 突变，对于类胰蛋白酶处于临界水平的儿童或成人，可作为有用的、先于侵袭性检查的检测手段[32,33]。

框图 46.4 疑诊成人肥大细胞增多症的诊断工作流程

初次评估

- *病史采集*，包括详细询问
  - 过敏反应，包括叮咬反应
  - 肠道症状，包括消化性溃疡
  - 骨痛
- *体格检查*，包括
  - 从头到脚皮肤评估
  - 腹部检查和淋巴结检查
  - 血压和体重
  - 临床照片采集
- *标准化检查*，包括
  - 皮肤活检
    - 4mm 环钻皮损处无创取材
    - 局部麻醉（最好是环状阻滞）
    - 福尔马林保存，组织病理常规检查和肥大细胞染色
- 血液检查
  - 全血细胞计数
  - 临床化学检查
  - 类胰蛋白酶
  - ImmunoCAP 系统检测蜜蜂和黄蜂毒素（其他相关抗原，见病史提示）
- 影像学检查，非常规
- 尿液分析，非常规

进一步检查（由初次评估引导进行）

- 如果全血细胞计数异常（如原因不明的嗜酸性粒细胞增多、持续性白细胞增多），参考血液病学进行深入评估
- 如果随机类胰蛋白酶至少 2 次＞20μg/L，或临床高度怀疑系统疾病，参考分期工作包括
  - 骨髓活检和 *KIT* 突变分析（成人，儿童在临床必需时）
  - 双能 X 线吸收仪骨密度检查和维生素 D 检查（如果临床怀疑其他原因引起骨质疏松，参考风湿病学进行）
  - 如果怀疑惰性系统性肥大细胞增多症患者（尤其是男性）发生骨折或衰弱，胸腰椎 X 线检查
  - 如果肝脾大，腹部超声或必要时 CT 扫描
- 如果有可疑过敏性疾病病史：
  - 过敏原特异性和总 IgE（ImmunoCAP 系统）
  - 参考全面过敏评估
- 如果有消化性溃疡，参考胃镜
- 如果有骨痛，参考 X 线检查（并预约骨代谢病专家）
  - 如果血类胰蛋白酶最初水平大于实验室正常值范围，重复检查

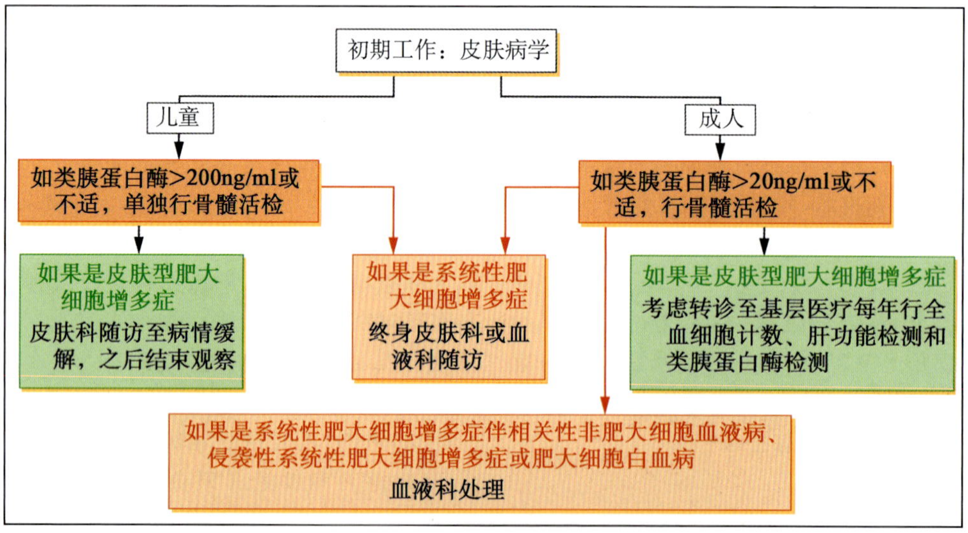

图 46.13 成人和儿童肥大细胞增多症随访示意图

治疗（框图 46.5）

大多数皮肤科就诊的皮肤型肥大细胞增多症或惰性系统性肥大细胞增多症患者的预后良好，尤其是儿童。因此，针对这种疾病的性质和预后对患者进行安慰是非常重要的。梅奥诊所对 159 名成年患者的回顾性研究表明，无论是否患有惰性系统性肥大细胞增多症，患者的生存时间并没有差异[34]。疾病的管理依赖于避免肥大细胞脱颗粒的发病诱因、应用抗肥大细胞递质药物控制症状、恰当时机的免疫治疗（如毒素过敏）和对引起严重血液或骨骼并发症的系统疾病的早期监测。目前没有治愈方法，但越来越多的证据表明，细胞减量治疗对器官功能不全（B 结果）或衰竭（C 结果）有益。

框图 46.5　肥大细胞增多症治疗汇总

- 避免肥大细胞脱颗粒的诱因（见框图 46.6）
- 治疗肥大细胞递质释放引起的系统和皮肤症状
  - H_1 抗组胺药物（和荨麻疹一致，允许超量使用）
  - H_2 抗组胺药物（胃酸过多）
  - 质子泵抑制药
  - 色甘酸钠（口服治疗肠道症状）
- 针对皮肤症状和改善皮损表现的治疗
  - 外用糖皮质激素（如 0.05%丙酸氯倍他索，每日 2 次，使用 6 周，治疗成人除面部以外其他部位色素性荨麻疹）
  - 外用 4%色甘酸钠霜用于儿童（如果能买到）
  - 窄谱中波紫外线治疗或光化学治疗（PUVA）
- 系统性肥大细胞增多症伴器官功能障碍或衰竭的细胞减量治疗
  - 口服糖皮质激素
  - α-干扰素
  - 克拉屈滨
  - KIT 酪氨酸激酶抑制药
    - 伊马替尼（对 D816V 阳性的系统性肥大细胞增多症患者无效）
    - 米哚妥林
    - 马赛替尼[正在进行的皮肤型肥大细胞增多症、惰性系统性肥大细胞增多症（SIM）和缓慢进展惰性系统性肥大细胞增多症（SSM 伴缺陷）的 3 期临床试验]
- 控制并发症
  - 骨质缺乏和骨质疏松
    - 补充维生素 D 和钙
    - 双膦酸盐类药物
  - 血液学症状（系统性肥大细胞增多症伴相关性非肥大细胞血液病的化疗方案）
  - 过敏症（对系统性肥大细胞增多症的成人和弥散性皮肤型肥大细胞增多症的儿童予以肾上腺素自动注射器）

多数皮肤肥大细胞增多症患者出现潮红和瘙痒是因为肥大细胞递质的释放。这可以由物理刺激诱发，如极端温度、毛巾擦拭、按摩或乙醇。肥大细胞脱颗粒潜在的发病诱因包括已知的抗原、非甾体抗炎药、阿片类药物、膜翅目昆虫毒液（甚至没有 IgE 过敏反应）、含碘造影剂（特别是离子型碘）、右旋糖酐和部分肌松剂（框图 46.6）。

框图 46.6　肥大细胞脱颗粒的潜在诱因

- 物理诱因（尤其是摩擦、热刺激或用力）
- 非甾体抗炎药物（如阿司匹林、布洛芬和双氯芬酸）
- 一部分全麻药物
  - 部分非去极化型肌肉松弛药，如阿曲库铵和美维库铵
  - 阿片类，如吗啡和可待因
  - 血浆增量剂，如右旋糖酐
  - 抗胆碱能药物，如东莨菪碱
- 放射造影剂（尤其是含碘离子型制剂）
- 昆虫或蛇的毒液（过敏或非过敏反应）
- 其他抗原，如乳胶
- 乙醇

高达 50%的成人和 20%的儿童患者经历过一次或多次过敏反应[11]。因此，对所有确诊或疑诊有系统性疾病的成人患者、泛发性皮肤型肥大细胞增多症的患儿和相关的 IgE 过敏症（如蜜蜂或黄蜂毒液）患者都应该予以肾上腺素自动注射器。当轻微的潮红或瘙痒性风团发作，且不合并呼吸困难和血压降低时，口服抗组胺药物有治疗作用。膜翅目昆虫叮咬的过敏症患者需终身进行毒素免疫治疗[35]。据报道，有患者全身麻醉时出现致命的心血管衰竭[36]。虽然全麻前常预防性应用糖皮质激素和抗组胺药物[37]，但不能阻止肥大细胞脱颗粒。

一线治疗

抗组胺药

非镇静性 H_1 抗组胺药是控制肥大细胞递质介导的症状的主要方法，并且可以超量使用。多数患者的瘙痒和潮红可用抗组胺药控制，但也有可能出现治疗耐受。酮替芬理论上具有稳定肥大细胞的作用，得到部分患者青睐，但其通常有明显的嗜睡作用。H_2 抗组胺药和质子泵抑制药用于胃肠道症状，包括消化

不良和腹泻。

二线治疗

肥大细胞稳定和抗炎药

色甘酸钠可以控制腹痛、恶心和腹泻；然而其无法通过肠道吸收达到治疗量，因此对全身症状无效[38]。据报道，阿司匹林和其他非甾体抗炎药可以改善一些患者由前列腺素介导的潮红，但是必须提醒患者：如果有任何不耐受病史，需要抗组胺药物保驾并进行初次应用观察。

光化学治疗和光疗

尽管 PUVA 疗法可改善瘙痒、风团和色素性荨麻疹的皮损外观[39]，但其疗效是暂时的，所以长期治疗的风险需要谨慎考虑。治疗机制尚不明确，但可能包括减少乳头层的肥大细胞和减少皮损内组胺含量[40]，同时由于晒黑而得到美观上的改善。如果无法耐受 PUVA，窄谱中波紫外线治疗对瘙痒也有效。

外用糖皮质激素

强效或超强效糖皮质激素保鲜膜封包外用 2 周，或不进行封包每天 2 次外用 6 周，或对孤立的肥大细胞瘤皮损内注射糖皮质激素，可以获得至少 1 年的肥大细胞清除和色素减退的效果[41]。持续治疗受限的重要原因是激素性萎缩。把治疗控制在美容要求不高的区域，如前臂和小腿，可以最小限度降低肾上腺皮质轴抑制的风险。

三线治疗

细胞减量治疗

侵袭性系统性肥大细胞增多症患者口服大剂量糖皮质激素可以暂时改善症状。据报道，干扰素 α-2a 和干扰素 α-2b 有助于改善系统性肥大细胞增多症的某些症状[42,43]，但不改善皮损的数量和外观。酪氨酸激酶抑制药，特别是伊马替尼，曾引起关注，但不幸的是它只对 D816V 突变阴性的患者（<10%的患者）有效。对晚期系统性肥大细胞增多症、症状性惰性系统性肥大细胞增多症或相应皮肤症状的患者[44]，有证据表明克拉屈滨可以部分缓解或控制症状，但该药可能引起显著骨髓抑制，且可能增加感染风险。体外试验有效的抑制药，包括米哚妥林和马赛替尼，现正处于 2 期或 3 期临床试验。米哚妥林是一种靶向 D816V 和野生型 *KIT* 的 *KIT* 抑制药。目前一项针对晚期系统性肥大细胞增多症/肥大细胞白血病和系统性肥大细胞增多症伴相关性非肥大细胞血液病的 3 期国际临床试验显示：在合理的安全性前提下，高达 60%的患者部分或完全缓解[45]。该药正在等待完整研究数据的完成和美国食品药品管理局的审查。系统性肥大细胞增多症伴相关性克隆性非肥大细胞血液病的患者通常需要对潜在的相关血液病进行治疗。

病程和预后

大多数肥大细胞瘤在儿童期缓解。大约 50%色素性荨麻疹患儿在青春期消退。对 67 例儿科病例的回顾显示：在超过 2 年的随访中有 5 例患者的症状缓解，20 例患者在平均 6 年的时间内得到改善但未消退[46]。未缓解的儿科病例和成年惰性疾病患者的预期相同。由于该研究没有终身随访的数据，该群体的预后难以估计，但是从大量患者的临床治疗经验中看出，肥大细胞增多症即使证实骨髓受累，也极少发展成为严重血液病[47]。10%的皮肤型肥大细胞增多症成人患者可以自行缓解[48]。患者担心的主要问题是发生过敏症和骨质疏松的风险。晚期肥大细胞增多症合并相关血液病的预后与相关的血液病有关，并且治疗将直接针对血液病。

Resources

Patient resources

http://www.ukmasto.org/last accessed June 2015.

（译者：李小红　一审：陈鑫　二审：王刚　三审：刘丹　润色：葛格）

参考文献

所有文献请查阅网址：www.rooksdermatology.com.
以下列出的是重要参考文献。

[1] Horny HP, Metcalfe DD, Bennett JM, *et al*. Mastocytosis. In: Swerdlow SH, Campo E, Harris NL, Jaffe ES, Pileri SA, Stein H, *et al*. eds. *WHO classification of Tumours of Haematopoietic and Lymphoid Tissues*, 4th edn. Lyon, France: IARC Press, 2008: 54-63.

[5] Valent P, Akin C, Escribano M, *et al*. Standards and standarization in mastocytosis: consensus statements on diagnostics. Treatment recommendations and response criteria. *Eur J Clin Investig* 2007; 37: 435-53.

[9] Brockow K. Epidemiology, prognosis, and risk factors in mastocytosis. *Immunol Allergy Clin North Am* 2014; 34: 283-95.

[11] Brockow K, Jofer C, Behrendt H, Ring J. Anaphylaxis in patients with mastocytosis: a study on history, clinical features and risk factors in 120 patients. *Allergy* 2008; 63: 226-32.

[14] Akin C, Valent P. Diagnostic criteria and classification of mastocytosis in 2014. *Immunol Allergy Clin North Am* 2014; 34: 207-18.

[17] Pardanani A, Tefferi A. Systemic mastocytosis in adults: a re-

view on prognosis and treatment based on 342 Mayo Clinic patients and current literature. *Curr Opin Hematol* 2010;17:125-32.

[29] Valent P, Escribano L, Broesby-Olsen S *et al*. Proposed diagnostic algorithm for patients with suspected mastocytosis: a proposal of the European Competence Network on Mastocytosis. *Allergy* 2014;69:1267-74, doi:10.1111/all.12436.

[30] Akin C. Mast cell activation disorders. *J Allergy Clin Immunol* Pract 2014;2:252-7.

[34] Lim KH, Tefferi A, Lasho TL, *et al*. Systemic mastocytosis in 342 consecutive adults: survival studies and prognostic factors. *Blood* 2009;113:5727-36.

[37] Royal College of Anaesthetists. Mastocytosis and anaesthesia, Advice for patients. Royal College of Anaesthetists, 2014 http://www.rcoa.ac.uk/system/fi les/MASTOCYTOSIS-2014_0.pdf(last accessed June 2015).

第 47 章

反应性炎症性红斑

Malcolm Rustin[1], *Rino Cerio*[2]

[1] Royal Free London NHS Foundation Trust, London, UK

[2] The Royal London Hospital, Bart's Health NHS Trust, London; and Queen Mary's Medical and Dental School, University of London, London, UK

概述

多种皮肤病可以表现为戒指样或环形皮疹，由此可以做出具体诊断(如体癣、环状肉芽肿、银屑病或环状结节病)。本章介绍一组不能完全通过形态鉴别且对诊断和治疗造成困难的疾病。这组疾病包括多形红斑(EM)、婴儿环状红斑、坏死松解性游走性红斑(NME)、离心性环状红斑、匍行性回状红斑和边缘性红斑。亚急性皮肤型红斑狼疮会在第 54 章讲述。每一种皮损都有特征性表现，EM 诊断通常比较容易且其潜在病因有限，而 NME 的诊断则要花费时间鉴别其不同临床表现。内科医师应该警觉轻度的边缘性红斑皮疹对风湿热诊断的重要性。因此，这些皮肤表现对形态各异的异质性疾病提出了挑战。

多形红斑

定义和术语

多形红斑(erythema multiforme，EM)、Stevens-Johnson 综合征(SJS)、中毒性表皮坏死松解症(toxic epidermal necrolysis，TEN 或 Lyell 综合征)一直被认为是一个疾病从轻到重的病谱分布。人们对这一概念进行了重新评估，并倾向于将轻症 EM 和重症 EM 作为一个病谱两极。本病通常发生在感染后(尤其是疱疹病毒感染)，有时与药物反应有关。在此基础上，SJS 和 TEN 可以与 EM 区分开，前者与药物过敏的关系更为密切，将在第 119 章进行讨论。SJS 和 TEN 被认为是同一种疾病不同严重程度的分型[1-5]。

EM 被认为是一种具有自限性的细胞毒性皮炎，是由细胞介导的对药物或感染最常见的超敏反应。临床表现为斑疹、丘疹或荨麻疹样皮损，以及典型的肢端虹膜样损害或“靶形损害”(图 47.1)。分布于手掌或躯干，口腔和生殖器黏膜亦可受累，出现糜烂。

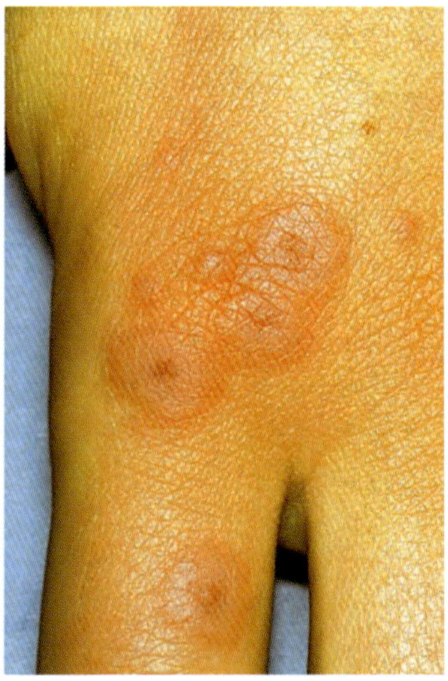

图 47.1 多形红斑典型的靶形皮损

另一方面，SJS 于 1922 年首次被描述，表现为躯干和黏膜广泛的 EM 皮疹（图 47.2），伴发热、乏力、肌痛和关节痛[6,7]。1956 年，Lyell 首次报道了 TEN[8]，其特征是大片状皮肤糜烂，伴有广泛的紫癜样斑疹或扁平的、不典型的靶样损害（图 47.3），伴有严重的结膜、角膜（图 47.4）、虹膜、颊黏膜、唇和生殖器黏膜损害[9,10]。

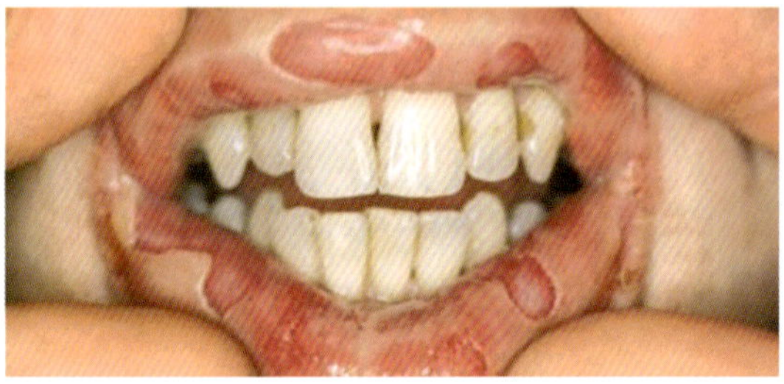

图 47.2　多形红斑口腔黏膜损害

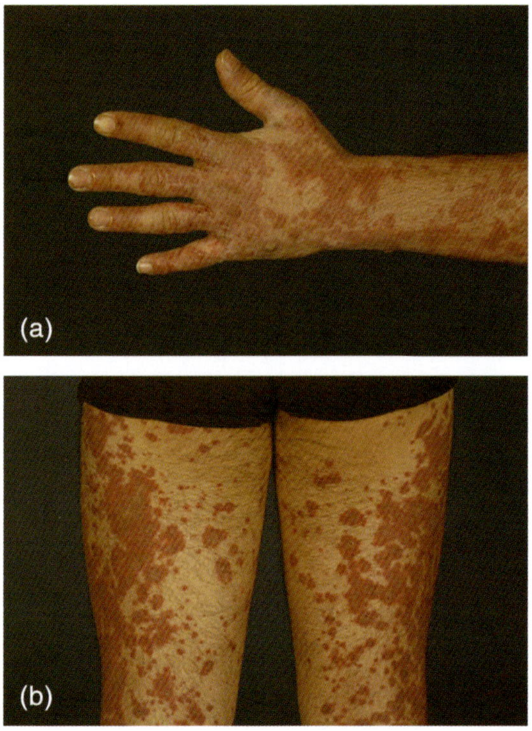

图 47.3　(a)33 岁亚洲多形红斑男患手背有广泛的急性炎症性靶形皮损，伴水疱；(b)白人成年男患大腿有多形红斑典型的靶形皮损

与 SJS/TEN 相比，轻症 EM 好发于年轻男性，反复发作，少有发热，黏膜损害轻，与胶原血管疾病、人类免疫缺陷病毒（HIV）感染或癌症无相关性。多达 10%的 SJS 病例与单纯疱疹有关[10]。SJS 有时会出

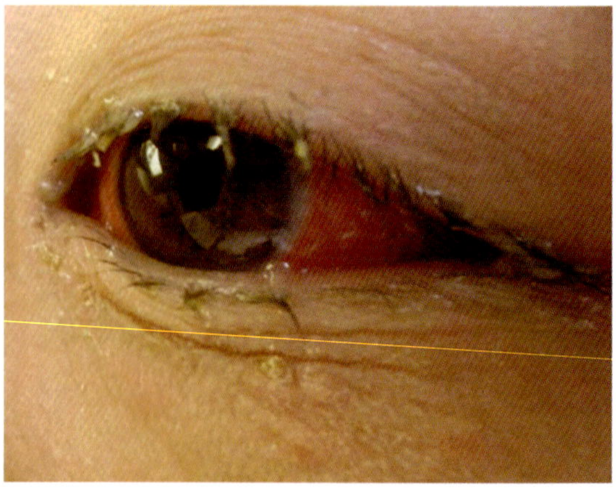

图 47.4　多形红斑眼部受累

现皮肤水疱和糜烂，覆盖面积不足 10%体表面积，这与 TEN 不同，在 TEN 中典型的片状糜烂超过体表面积的 30%以上。然而，有许多病例（成人 10%～20%，儿童更高的百分比），即使是经验丰富的临床医师和组织病理学家也无法对其进行分类，因为他们似乎具有这两组疾病的共同特征。

各个国家在严重皮肤反应的临床分类方面存在显著差异，提示需要对其进行准确的定义[11]。"急性播散性表皮坏死"（ADEN）一词被提出[12]，其中 ADEN 1 型对应 SJS，ADEN 2 型对应过渡性 SJS/TEN，这种类型的表皮脱离率在 10%～29%，ADEN 3 型对应成熟的 TEN。到目前为止，这种提议还没有得到广泛采纳。

病因学

免疫学

EM 的发病机制与多种发病诱因有关，且具有免疫学基础。人类白细胞抗原（HLA）研究发现，复发病例与 HLA-B62（B15）、HLA-B35 和 HLA-DR53 相关[1-3]。也有研究发现，本病存在皮肤和循环免疫复合物[4,5]、上皮细胞自身抗体[6]和桥粒斑蛋白 Ⅰ、Ⅱ自身抗体[7,8]，其中桥粒斑蛋白自身抗体会导致基底层上棘细胞松解。这些发现可能是疾病附带现象。免疫组织病理提示为迟发性超敏反应，并在真皮中发现 CD4 淋巴细胞，表皮中发现 CD8 淋巴细胞。疱疹病毒感染的患者外周血中的单一核细胞在体外诱导未感染的患者的真皮微血管内皮细胞，导致 CD54 和主要组织相容性复合体Ⅰ类分子表达上调，从而增加外周血单一核细胞与内皮的黏附作用[9]。疱疹病毒相关的 EM 皮损中还发现了单纯疱疹病毒（HSV）DNA[10,11]。外周血中的单一核抗原呈递细胞（巨噬细胞、真皮树突状细胞或朗格汉斯细胞）吞噬 HSV

DNA 并进行处理，将碎片输送到远隔皮肤部位。导致病毒蛋白 POL 介导的 SP1 激活，干扰素-α（IFN-α）促进了局部炎症部位的 SP1 靶基因（尤其是转化生长因子 β）的上调，并募集 HSV 特异的 CD4 Th1 细胞产生更多干扰素-α[12-14]。随后，炎症级联反应被启动，促使 IFN-α 诱导基因的表达，循环血中白细胞、单核细胞和自然杀伤（NK）细胞的趋化增加及自体反应 T 细胞的募集。推测药物半抗原特异性 T 细胞可能参与了药物诱导 EM 的病理过程。体外实验发现，从卡马西平诱发的 EM 患者患病时提取的外周血单一核细胞，显示其与细胞间黏附分子 1（ICAM 1）阳性的异体及自体角质形成细胞的结合增加。ICAM1 配体即淋巴细胞功能相关抗原-1（LFA-1）的抗体可完全抑制这种结合。穿孔蛋白阳性细胞可介导 EM 和 SJS[16] 的细胞凋亡。炎症病灶内的单一核细胞和其上方的基底角质形成细胞可表达单核细胞趋化蛋白 1（MCP-1）、RANTES（调节激活正常 T 细胞表达和分泌）、巨噬细胞 IFN-α 诱导的基因（Mig）和蛋白 10（IP-10）。这些细胞因子在 EM 急性炎症中对细胞特异性和局部单一核细胞募集发挥作用[17]。

发病诱因

框图 47.1 中列出了潜在的发病诱因[1-24]。在多达一半的病例中，未发现明确的发病诱因。最常见为前驱单纯疱疹病毒感染（面部或生殖器）[1-3] 或支原体感染[4,5]，尤其是累及结膜和角膜时；其次为其他病毒或细菌感染及疫苗接种。

药物反应

多形红斑是一种公认的皮肤药物不良反应[1-7]。然而，在对 EM 病例的前瞻性研究中，只有 10% 的病例与药物有关[2]。在另一项研究中，59% 的 EM 患者和 68% 的 SJS 患者发病前有用药史，尤其是头孢菌素[4]。但这类药物使用太频繁，药物牵涉的证据并不充分，至今这仍是一个有争议的领域；在这一点上，将一些反应描述为"多形红斑样"对诊断是没用的。确认药物过敏确实需要再次接触该药物，这可能会带来不可接受的风险，通常不会进行。

通过病例发现其中涉及的某些药物（框图 47.2），包括：磺胺类药物和复方磺胺甲噁唑、砜类药物、青霉素、利福平、巴比妥酸盐、乙内酰脲衍生物、卡马西平、吩噻嗪、吡唑啉酮衍生物（保泰松）、酚酞、氯磺丙脲、噻嗪利尿药。个例报告包括安替比林、对乙酰氨基酚[8]、芬布芬、舒林酸、塞来昔布[9]、罗非昔布[10]、依托昔布[11]、吡罗西康[12]、别嘌醇[13,14]、米安色林、喹硫平[15]、利培酮[16]、锂[17]、曲唑酮[18]、吲达帕胺和舍曲林[19]、安非他酮（amfebutamone）[20]、米诺地尔、坎地沙坦[21]、二甲双胍[22]、磺胺脒[23]、甲喹酮、羟嗪[24]、H_2 阻滞药罗沙替丁[25]、氨苄西林[26]、阿莫西林[13]、万古霉素[27]、氧氟沙星[28]、头孢他啶[29]、灰黄霉素[30]、特比萘芬[31,32]、苏拉明[33]、阿托伐醌和盐酸氯胍[34]，抗反转录病毒药物包括地达诺新[35,36]、黄体酮[37,38]、达那唑[39]、硬脑膜内醋酸泼尼松龙[40]、非诺特罗[41]、沙利度胺[42]、卡培他滨[43]、索拉非尼[44]、甲氨蝶呤[45]、粒细胞巨噬细胞刺激因子[46]，中药"冬令喉痛片"[47] 和光动力治疗的卟啉钠[48]。EM 有时也发生在疫苗接种后[49-55]。

框图 47.1 多形红斑的发病诱因

病毒感染[1]
- 单纯疱疹病毒[2,3]
- 支原体感染[4,5]
- 获得性免疫缺陷综合征
- 腺病毒[6]
- 巨细胞病毒[7,8]
- 乙型肝炎[9]
- 感染性单核细胞增多症[10,11]
- 腹股沟淋巴结肉芽肿
- 挤奶人结节
- 流行性腮腺炎
- 羊痘[12]
- 脊髓灰质炎
- 鹦鹉热
- 天花
- 牛痘
- 水痘[13]

细菌感染
- 记录的范围很广，包括立克次体[14]

真菌感染[15,16]
- 组织胞质菌病[17,18]

药物反应
- 包括接种疫苗

接触反应

其他
- 癌、淋巴瘤、白血病
- 肉芽肿性多血管炎
- 红斑狼疮（Rowell 综合征）
- 结节性多动脉炎
- 多形性日光疹[19]
- 怀孕，经前，"自身免疫性孕激素皮炎"[20]
- 结节病[21]
- X 线治疗[22-24]

框图 47.2　据报道诱发多形红斑的药物

抗生素
- 头孢菌素
  - 头孢他啶
- 红霉素
- 青霉素和氨苄西林
- 喹诺酮
- 利福平
- 磺胺类
  - 复方磺胺甲噁唑
  - 磺胺多辛-乙胺嘧啶
- 砜
- 四环素
- 氨硫脲

抗真菌或抗酵母菌药
- 灰黄霉素
- 制霉菌素
- 特比萘芬

抗反转录病毒药
- 阿巴卡韦
- 奈韦拉平

非甾体抗炎药
- 芬布芬
- 布洛芬
- 对乙酰氨基酚
- 吡唑啉衍生物：
  - 安替比林
  - 苯基丁氮
  - 非那宗
- 水杨酸盐
- 舒林酸

金属和其他元素
- 砷
- 溴化物
- 金
- 碘化物
- 汞

抗惊厥药
- 巴比妥酸盐
- 卡马西平
- 乙内酰脲衍生物
- 拉莫三嗪
- 三甲双酮

抗高血压药
- 呋塞米
- 肼屈嗪
- 米诺地尔
- 噻嗪类利尿药

抗精神病药
- 锂
- 米安色林
- 吩噻嗪类
- 曲唑酮

其他
- 别嘌醇
- 氯磺丙脲
- 可待因
- 环磷酰胺
- 达那唑
- 甲喹酮
- 氮芥
- 喷他佐辛
- 苯酚
- 黄体酮
- 局部制剂（见正文）
- 疫苗接种

外用制剂诱发多形红斑样反应

有关局部外用制剂过敏诱发多形红斑样反应的报道越来越多[1]。所涉及的物质通常为强效致敏物，如报春花[2,3]、毒常春藤[4]、多种杂草[5]、月桂油[6]、高良姜（辛辣食用泰国姜）[7]、二苯基环丙烯酮和溴芬[8-10]。多种外用药也可以诱导多形红斑样皮疹，包括秘鲁香脂、氯霉素、益康唑、乙二胺、呋喃唑酮、用于治疗烧伤的醋酸磺胺米隆乳膏、肌肉松弛药甲苯丙醇、新霉素、异丙嗪、莨菪碱、磺胺类、眼科抗胆碱能制剂（莨菪碱氢溴酸盐和托吡卡胺滴剂）、维生素 E、抗真菌药物吡咯尼群，以及原黄素、局部类固醇[11-12]、外用氮芥[13]、中草药倍半萜内酯[14]、丁苯羟酸[15]和保泰松[16]、硝酸甘油贴片[17]、茶树油[18]和对苯二胺、指甲花刺青中成分[19-21]。外用酮洛芬贴片引起光接触性皮炎，并继发 EM[22]。

据报道，使用橡胶手套[23]及斑蝥皮炎与 EM 相关[24]。此外，与多种环境物质接触可诱导 EM 样反应[25]，包括镍、甲醛、三氯乙烯、苯砜衍生物、杀虫剂甲基对硫磷、草甘膦杀虫剂[26]、环氧化合物、三硝基甲苯、切削油[27]和双酚 A[28]。

病理学[1-5]

虽然一些作者提到了 EM 的“表皮”和“真皮”亚型，但这只是反映了活检取样于皮损的不同发展阶段。最重要的变化是表皮内角质形成细胞灶状坏死，真皮上部呈苔藓样、带状或细胞毒性反应模式。EM、固定型药疹和 SJS 的病理表现基本一致，而 TEN 的坏死更广泛。病变始于真皮，表现为以血管为中心的混合炎细胞浸润，或细胞毒性淋巴细胞沿真表皮交界处连续带状分布。导致基底层角质形成细胞变性，继而出现鳞屑和角化不良。部分病例真皮炎性改变明显，间质及血管周围淋巴细胞与组织细胞浸润，真皮乳头水肿及血管扩张，如与药物有关则伴有嗜酸性粒细胞浸润。少数情况下可出现红细胞外溢，但不伴血管炎。基底层液化变性，淋巴细胞亲表皮，表皮下水疱形成。慢性病程通常出现单个坏死凋亡细胞（图 47.5）、色素失禁和真皮乳头嗜黑素细胞。这种改变尤其在具有“靶”样损害的典型 EM 中常见。在更严重的大疱性病例中，病理改变类似 TEN，可见表皮下大疱（图 47.6）和整个表皮坏死。口腔病变的组织学与皮肤相似，其病理改变可能也有相似的表现，如上皮显著退行性改变[6]。

EM 需区别于其他苔藓样细胞毒性皮肤病，包括：固定型药疹、移植物抗宿主病、日光性皮炎、严重

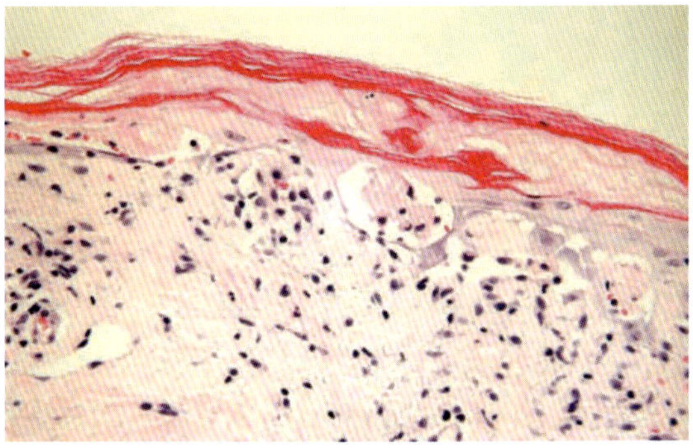

图 47.5　多形红斑病理改变

表皮坏死、亲表皮的细胞毒性淋巴细胞、基底层液化变性和凋亡细胞。放大 400×(H&E)

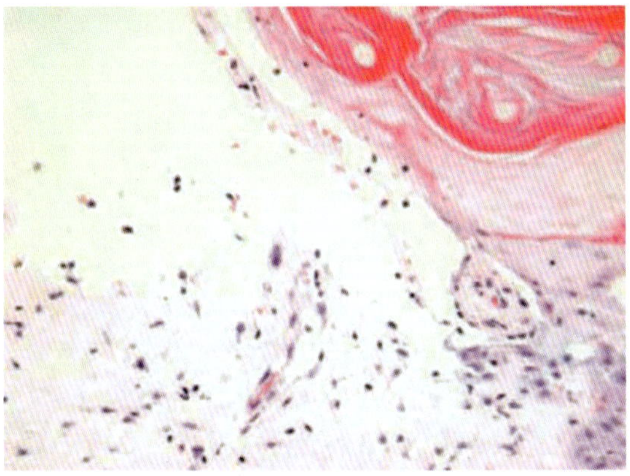

图 47.6　多形红斑表皮下水疱的组织学。放大 400×(H&E)

血管炎、凝血病和坏死松解性游走性红斑(胰高血糖素瘤综合征),这些疾病仅表皮上部有坏死倾向;扁平苔藓,表皮突呈“锯齿状”,表皮常被保留;盘状红斑狼疮,其表皮完整,血管周围浸润更明显,偶伴有纤维化和基底膜增厚。

临床特征[1-4]

EM 可以发生于任何年龄,包括新生儿[5,6]或幼儿[7]。通常疾病过程为在几天内暴发皮疹,并在 2～3 周消退。和单纯疱疹病毒感染相关的病例,复发常与疱疹发作相关。

轻症型多形红斑;丘疹或单纯型:约占病例的 80%。临床上,皮疹常表现为斑疹、丘疹或荨麻疹皮损,以及经典的“虹膜样”或“靶形损害”(见图 47.1),好发于肢体远端,亦可累及手掌或躯干,以及口腔(图 47.7)和生殖器黏膜。皮损呈暗红色、扁平或微隆起的斑丘疹,皮疹稳定或 48 小时内皮疹扩大可达直径 1～3cm。典型病例通常出现靶形(或虹膜)皮损。典型的靶形皮损直径<3cm,圆形,由 3 层组成:中央内带为暗色红斑或紫癜,中间带为水肿性隆起,颜色较浅,外带为边界清楚的红斑。而非典型靶形皮损只有 2 层。皮损在几天内相继成片出现,并在 1～2 周消退,偶留有色素沉着。皮疹数目不等。常见于手背、手掌、手腕、足和肘部和膝关节的伸侧,通常手部最重,面部很少受累。Koebner 现象常见,这可以解释一些奇怪的临床分布。黏膜可能出现红斑、糜烂或大疱。众所周知,光照后 EM 会加重[8]。

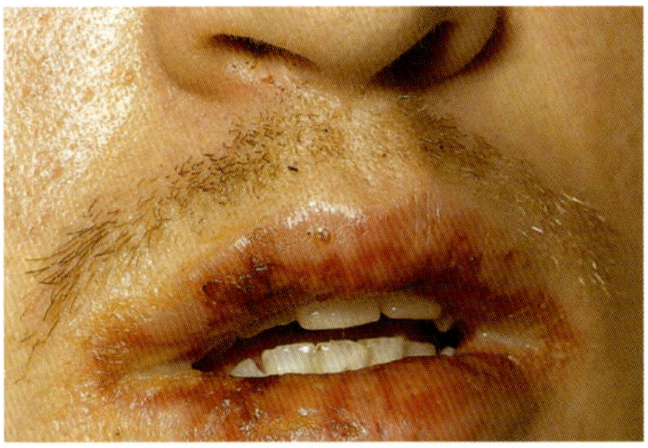

图 47.7　轻症多形红斑:黏膜皮损

限局性水疱大疱型:严重程度中等。皮损表现为红斑或斑块,常伴中央大疱和边缘小疱环(Bateman 虹膜疱疹)。黏膜常受累。这种类型的皮损往往呈典型的肢端分布,但皮疹数量不多。

重症型:这是一种严重的疾病,伴有更广泛的靶型损害和黏膜受累。通常突然发病,发疹前 1～13 天可出现前驱症状。

非典型病例:由于 EM 的诊断依赖于临床和病理表现,对于不典型病例诊断标准难以应用。然而,有些病例的临床表现不典型,但组织学却显示了其特征性改变。EM 样皮损在急性泛发性发疹性脓疱病中有报道[9]。直径数厘米的皮损可在数周或数月后保持稳定或缓慢扩大(持续性 EM)[10,11]。少数情况下,具有典型形态和病理学特征的皮损持续存在,而不是反复发作[10]。有沿 Blaschko 线分布的 EM[12]及轻症 EM 后出现播散性环状肉芽肿的报道[13]。

Rowell 综合征:该综合征包括红斑狼疮伴 EM 样皮损,斑点状抗核抗体、抗 La 或抗 Ro 抗体、类风湿因子阳性等免疫学表现[14-19]。然而,目前并未广泛接受这一综合征作为一个独立的疾病[19]。详情请参阅第 54 章。

鉴别诊断

EM 的鉴别诊断包括:药疹(如万古霉素诱发的线状 IgA 皮病)[20]、红斑狼疮、类天疱疮等自身免疫性大疱性疾病、不明原因的中毒性红斑[21,22]，以及干细胞移植红斑样皮损[23]。非典型 EM 和荨麻疹性血管炎临床上难以区别，但组织学有助于鉴别。川崎病（见第 26 章）可能与 EM 相似，但该病常表现有红唇、草莓舌、掌跖红肿，以及淋巴结增大，这些症状支持川崎病的诊断。口腔病变的鉴别诊断见其他章节（第 110 章）。

治疗[1,2]

局限的丘疹型和大疱型 EM 仅需对症治疗[3]。眼受累需要及早请眼科医师会诊。在较严重的病例中，良好的护理至关重要。在皮肤科病房、强化治疗单元或烧伤病房中，这类病例需要和 TEN 一样对待。系统应用糖皮质激素的价值仍存在争议[1,2,4,5]，但可以减轻诸如发热等系统症状。对于更严重的病例，可以使用初始剂量为 30～60mg/d 的泼尼松龙，在 1～4 周逐渐减量[6,7]。

即使在皮疹早期就予以使用阿昔洛韦等药物对单纯疱疹病毒感染引起的 EM 进行抗病毒治疗，但治疗往往无效。复发性病例的情况也是如此，即使是在疱疹复发的第一时间就用药。然而，长期使用预防剂量可能是非常有益的[8-10]。可能适当的用药剂量是 200 mg 每日 3 次，但也可能需要调整剂量。如果不服药，往往会复发。值得关注的是，一些不伴有明显疱疹病毒感染证据的复发性 EM 患者仍可以通过预防性使用阿昔洛韦得到帮助。这意味着复发性疱疹病毒感染可能与 EM 复发仍有关[11]。阿昔洛韦能够预防 EM 相关的复发性多关节炎[12]。Burnett 等发现，HSV DNA 聚合酶和 VP5 蛋白在 75% 的 HSV 相关 EM 患者中表达[13]。

在少数病例中，沙利度胺用于防止复发性 EM 的复发[14-16]。其他主要用于治疗特发性或疱疹后 EM 的药物包括氨苯砜[17,18]、硫唑嘌呤[17]、麦考酚酯[19]和环孢素[20]。

婴儿环状红斑

定义

婴儿环状红斑是否代表一个独立疾病，或仅仅是发生在年轻个体的离心性环状红斑（EAC），目前仍存疑。婴儿环状红斑临床形态与 EAC 相同，需要考虑 EAC 相关疾病，但潜在恶性肿瘤罕见。

概述

婴儿环状红斑于 1981 年首次被描述为一个独立的皮肤病[1]，且后续逐渐报道出了更多的病例[2-6]。皮损与 EAC 相同，表现为红斑、斑丘疹，扩大形成大小不一的单发或融合的环状斑块，主要分布于面部、躯干和肢体近端（图 47.8）。单个皮损持续 2 天到数天，每 5～6 周有类似的新疹发生。本病常发生于婴儿期或青少年期，有自限性，不伴相关的全身症状。被认为是常染色体显性遗传[7]。

流行病学

病理学

典型的病理表现同 EAC。表现为真皮血管周围和间质内淋巴细胞浸润（图 47.9）。有报道显示，嗜酸性粒细胞浸润[3,4]和相关的外周血嗜酸性粒细胞增多[8]。也有嗜中性粒细胞增多的报道[6,9,10]。

致病微生物

有关研究发现，患儿肠道有大量白念珠菌定植[11]，伴 EB 病毒[12]和马拉色菌感染[13]。

临床特征

临床表现

多环形、环形、红斑样斑块，每日向周边扩大 2～3mm，伴随中央消退。

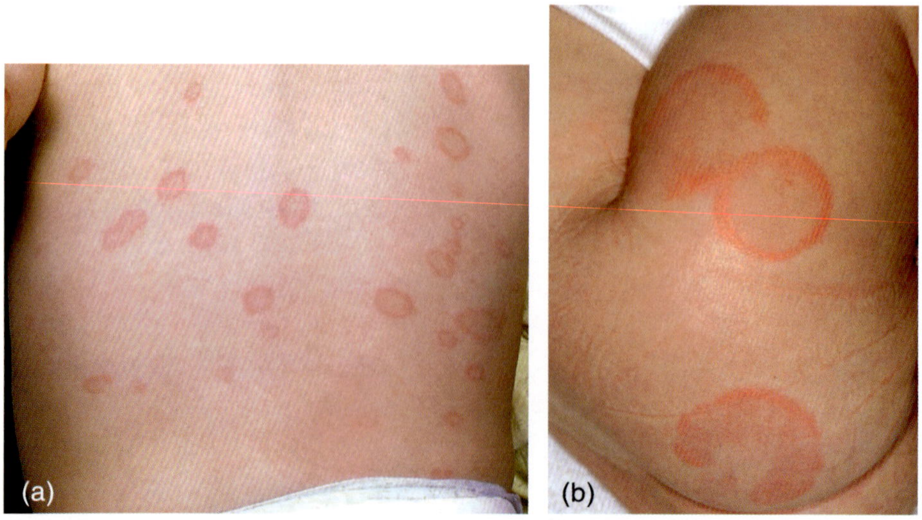

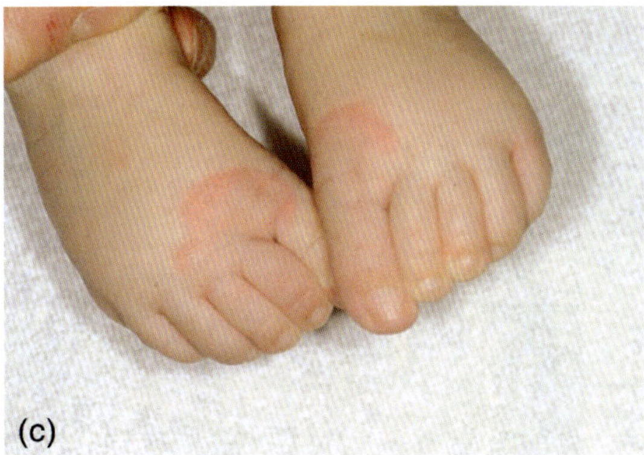

图 47.8 婴儿环状红斑散在皮疹位于背部(a)、大腿(b)和足(c)
(b 和 c 由英国诺丁汉女王医学中心皮肤科医师顾问 Jane Ravenscroft 提供)

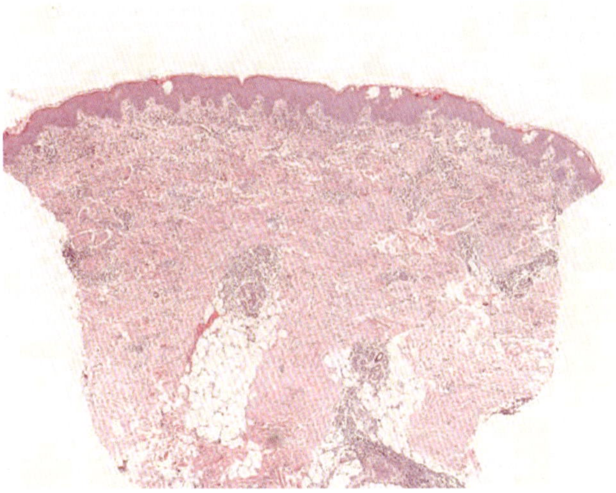

图 47.9 皮损组织病理显示真皮上方和血管周围淋巴细胞与组织细胞浸润
(由英国诺丁汉女王医学中心皮肤科医师顾问 Jane Ravenscroft 提供)

鉴别诊断

包括家族性环形红斑、荨麻疹、萎缩性回状红斑、新生儿红斑狼疮[14]、慢性游走性红斑、体癣、真菌病[14]、青年环状苔藓样皮炎[15]。

病程和预后

婴儿环状红斑具有自限性。

检查

包括皮肤鳞屑的显微镜检查和培养,检测抗核抗体包括 dsDNA 抗体和抗可提取核抗体(ENA)(Ro,La,Sm 和 RNP),行心电图(ECG)检查和皮肤活检。

治疗

阶梯治疗

一线治疗
- 治疗任何相关的感染

二线治疗
- 外用糖皮质激素

三线治疗
- 外用他克莫司

离心性环状红斑

定义和术语

离心性环形红斑(EAC)是一种以环形、多环形、红斑样斑块为典型特征的旋涡状红斑,其红斑边缘内侧附有鳞屑(图 47.10a)。皮损表现为浸润的斑丘疹,缓慢扩大成环形,而中央变平,逐渐消退。病变保持稳定或以不同的速度(通常每天 2~3mm)向四周不规则扩大形成弓形边缘[1-6]。EAC 皮损大小不等(最大直径 6~8cm),浸润的程度(从扁平到条索样)不等,表面可能覆盖鳞屑,或伴发水疱或无变化。皮损常多发,亦可单发,持续时间从几天到几个月甚至几年。瘙痒轻重不等,剧痒少见。好发于臀部、大腿和上臂,但可能累及任何部位。很少出现紫癜和色素沉着。

同义名
- 持久性红斑
- 持久性回状红斑
- 婴儿环状红斑
- 持久图状红斑
- 单纯回状红斑

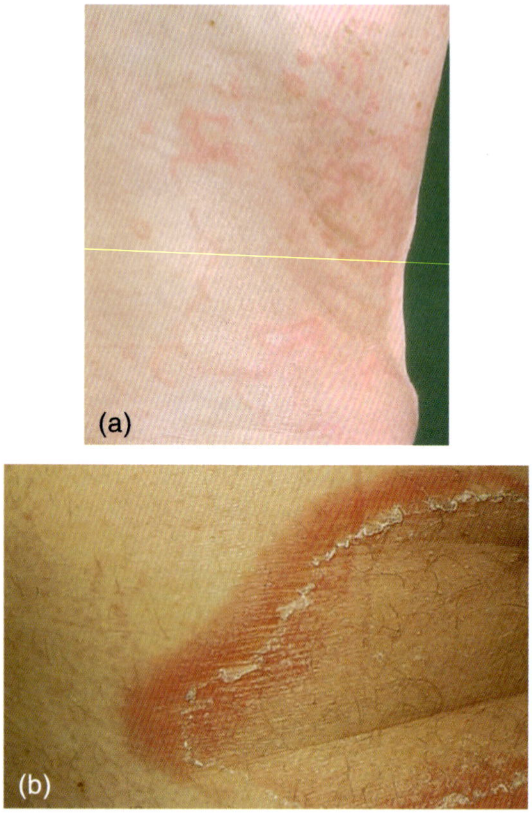

图 47.10 离心性环状红斑：(a)多环形皮疹一些有荨麻疹样边缘；(b)近距离观察皮损

概述

回状红斑的分类一直存在很大争议[7]，自最初描述以来，EAC 一词已发展到包括多种组织学和临床的变异型。几位作者提出回状红斑可分为两种类型，一种是浅表性（瘙痒、鳞屑），一种是深在性（非瘙痒、无鳞屑）。但在本章中，EAC 被认为包括除边缘性红斑、慢性游走性红斑和匍行性回状红斑之外的所有的回状红斑。

流行病学

发病率和患病率

每年每 10 万人中约有 1 例[5]。

年龄

可发生于任何年龄。

性别

没有性别差异。

种族

没有明显的种族差异。

相关疾病

EAC 是一种反应性过程，可能由药物或恶性肿瘤引起，但感染是最常见的潜在病因[3-6]。许多描述的相关病因可能是巧合。感染性因素包括病毒（EB 病毒）、细菌（链球菌感染、大肠埃希菌）、分枝杆菌、真菌（皮肤癣菌）或寄生虫。许多全身性疾病（甲状腺和肝）也与 EAC 有关，但大多数病例找不到潜在病因。

病理生理学

发病诱因

许多疾病状态都与 EAC 有关，这可能是巧合，或者是某些情况下疾病表现出的一种罕见的类似 EAC 的皮疹。最常见的潜在病因是合并感染，尤其是表皮皮肤癣菌的感染，与高达 48% 的病例有关。文献中描述的病因如表 47.1 所示[1-6,8-31]。

表 47.1 已报道的离心性环状红斑的病因及相关性

病因	相关性
特发性[1-6]	
家族性	家族显性遗传[8]，双胎[9]
婴儿期起病	婴儿环状红斑[10]
细菌感染[1-6]	分枝杆菌、链球菌、大肠埃希菌、梅毒、假单胞菌败血症[11]
病毒感染[1-6]	EB 病毒、HIV、单纯疱疹、带状疱疹[12]、传染性软疣[13]、病毒性肝炎
真菌感染[1-3]	念珠菌[14]、皮肤癣菌
寄生虫感染	蛔虫[15]、阴虱[16]
药物[1-6]	乙酰唑胺、阿米替林[17]、氨苄西林、氯喹、西咪替丁、复方磺胺甲噁唑、非那雄胺、金[18]、氢氯噻嗪、羟氯喹[19]、非甾体抗炎药[20]、青霉素、水杨酸盐、螺内酯
内分泌	自身免疫性黄体酮皮炎[21]、甲状腺功能亢进、妊娠
肿瘤形成	
角质形成细胞	鳞状细胞癌
血液学[3]	急性髓细胞性白血病、慢性淋巴细胞白血病[22]、嗜酸性粒细胞增多综合征[23]、淋巴瘤[24,25]、骨髓瘤
内脏肿瘤[3,5,26]	乳腺、支气管、鼻咽、卵巢、前列腺和胃癌
自身免疫[1,5]	自身免疫性肝炎、红斑狼疮、自身免疫性多内分泌腺病 1 型[27]、复发性多软骨炎[28]、干燥综合征[29]
其他	阑尾炎[30]、青霉病、胆汁淤积性肝病、炎症性肠病、结节病[31]

病理学

在 EAC 中可以看到一系列非特异性的组织学表现，临床与病理结合至关重要[32]。EAC 的特征性组织学改变是血管周围"袖套状"淋巴细胞与组织细胞浸润，可以是浅表的、深在的或混合性浸润（图 47.11）。病理变化可能完全在真皮内，而在其他情况下，表皮改变更明显（海绵水肿和角化不全）。对于这两种情况是代表两种不同的疾病，还是代表一个连续的范围，存在争议。有一项研究，对 73 例患者进行了 82 次活检，结果发现伴有真皮浅层浸润的 EAC 与真皮深层浸润的表型不同[6]。临床上，浅表型与领圈样脱屑相关，而深在型无此表现。组织学上，浅表型更容易出现海绵水肿、角化不全、表皮过度增生和真皮乳头水肿，而深在型则更常见袖套状浸润、噬黑素细胞和个别坏死角质形成细胞。然而，这两种模式似乎都没有任何一致的系统性疾病关联，活检的时间也与疾病演变无关。因此，这种组织学分类临床意义尚不清楚。

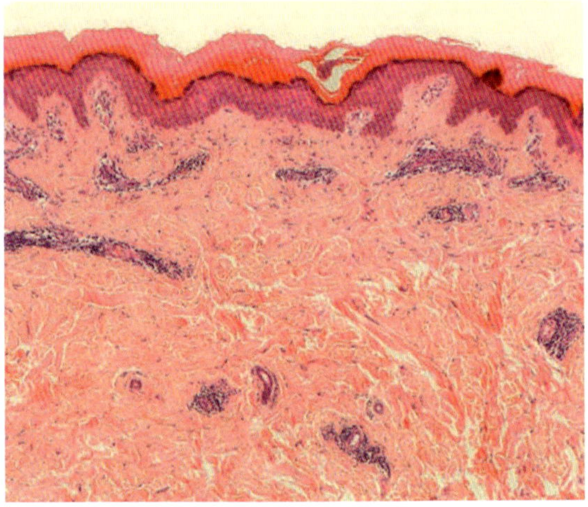

图 47.11 **离心性环形红斑组织学示血管周围淋巴细胞与组织细胞袖套样浸润**

（英国伦敦皇家自由医院 Florence Deroide 医师提供）

浅表血管周围偶见嗜酸性粒细胞。明显的外周嗜酸性粒细胞增多提示寄生虫感染可能性。一种类似 EAC 临床特征的非常罕见的皮疹，但伴有明显嗜酸性粒细胞浸润，被称为"嗜酸性环状红斑"[33,34]。有人认为，这实际上可能是 Wells 综合征（嗜酸性蜂窝织炎）的一种变异。有螺旋体染色阳性的 EAC 病例，表现为假淋巴瘤样反应模式，这扩展了 EAC 的病谱[35]。

遗传学

没有已知的遗传学因素。

临床特征

临床表现

表现为扩张的多环、环状、红斑斑块性皮疹，每天可扩大 2～3mm，伴随中央皮疹消退（见图 47.10）。

鉴别诊断

多种环形皮肤病需要鉴别诊断，包括体癣、亚急性皮肤红斑狼疮、环形结节病、坏死松解性游走性红斑、环状肉芽肿、皮肤 T 细胞淋巴瘤、面部肉芽肿、药疹、多形红斑、匍行性回状红斑、边缘性红斑和 Wells 综合征（嗜酸性蜂窝织炎）。

病程和预后

EAC 病程长短不等，从几天持续到几十年，平均 2.8 年。

检查

这些检查的目的是排除其他诊断，并确定潜在病因。由于真菌感染是最常见的病因，如果怀疑皮肤真菌感染，应进行感染皮肤和指甲的培养。病灶皮肤活检和直接免疫荧光有助于确诊和排除诊断。其他检查包括全血细胞计数、肝和甲状腺功能检测、腹部超声和胸部 X 线检查。患者还应检查抗核抗体、血清血管紧张素转换酶（ACE）和艾滋病病毒血清学。如果怀疑有恶性肿瘤，应进行 PET-CT 扫描。

治疗

阶梯治疗

一线治疗

首先要识别和治疗任何潜在的疾病，如果不能确定，外用中强效糖皮质激素或外用卡泊三醇[36]进行治疗是适当的

二线治疗

- 外用他克莫司[37]
- 光疗

三线治疗

- 氯喹或羟氯喹
- 系统使用糖皮质激素

匍行性回状红斑

定义

匍行性回状红斑是一种罕见的、独特的、有固定形态的皮疹，皮疹可移动、可触及，呈同心圆状、波纹状、"木纹"状红斑[1]。边缘附有鳞屑或领圈样脱屑。通常先累及四肢，可延及整个躯干。患者常有剧烈瘙痒，有时在红斑内出现鱼鳞病和大疱。皮损通常每天

第4部分

迁移约1cm。最初80%的病例具有相关的潜在内脏恶性肿瘤，特别是肺癌（约占病例的1/3），其他相关肿瘤包括食管癌、乳腺癌、肠癌、子宫癌、肾癌和胰腺癌[2-5]。6%的患者伴发组织来源不明的肿瘤。切除肿瘤往往可以使皮疹消退。

最近报道的匍行性回状红斑样皮疹如不伴发潜在肿瘤，可能和毛发红糠疹、银屑病、鱼鳞病、结缔组织病有关，偶尔由药物诱发[6-7]。

概述

匍行性回状红斑长期以来被认为是一种副肿瘤性皮疹，但在没有恶性肿瘤的情况下，也有类似或可能完全相同的皮疹，且组织学表现无确诊意义。临床表现独特的患者应进一步检查以排除潜在肿瘤。

流行病学

年龄

好发于40岁后，尤其是70—80岁，平均年龄63岁。但16—75岁发病均有报道。

性别

男女比例为2∶1。

种族

据报道，该病主要发生在白种人。

相关疾病

目前认为，大多数患者（80%）的匍行性回状红斑是一种副肿瘤性皮肤病，可能出现在恶性肿瘤诊断之前或之后。最常见的恶性肿瘤是肺癌（47%），其次是食管癌、乳腺癌、胃癌、肾癌、子宫颈癌、咽喉癌、膀胱癌、子宫癌和（或）子宫颈癌、胰腺癌、前列腺癌和血液肿瘤。治疗肿瘤可能会促使皮疹消退，肿瘤复发或转移可能导致复发。匍行性回状红斑也被认为与毛红发糠疹[8]、银屑病、鱼鳞病、分枝杆菌感染、结缔组织疾病（红斑狼疮、干燥综合征、类风湿关节炎和硬皮病）和嗜酸性粒细胞增多综合征相关，而无潜在恶性肿瘤。匍行性回状红斑样疹也可能是另一种皮肤病的表现，最终由组织学确诊（红斑狼疮、免疫大疱性疾病[9]、真菌病、可变性红斑角化症、荨麻疹样血管炎和嗜中性粒细胞性皮肤病）。临床与病理需密切联系。出现匍行性回状红斑是一种警示，提示患者可能存在潜在恶性肿瘤，即使目前诊断尚未确定。

病理生理学

病理学

组织学特征不具诊断价值。在真皮乳头层内可见浅层血管周围淋巴细胞与组织细胞浸润，偶累及深部血管，伴角化过度、角化不全、棘层肥厚和海绵水肿。IgG和C3颗粒沉积在皮损或非皮损部位的基底膜带，这一表现支持了免疫参与发病的观点。

临床特征

临床表现

规则波纹样红斑向外扩散形成一系列同心圆状、木纹状的带状红斑。其特征是在已有的皮损内出现环状、旋涡或波纹状，形成连续发疹的同心圆模式，边缘逐日迁移约1cm。边缘内缘常附有鳞屑，瘙痒明显。这与EAC更常见的“环形红斑”形成对比，EAC型的皮损通常是一个明显的环状或弧形红斑，可变但常无明显鳞屑，也非同心排列。手掌角化过度约占本病的10%，在副肿瘤和特发性病例中均有报道。

鉴别诊断

鉴别诊断包括EAC、多形红斑、坏死松解性游走性红斑、亚急性皮肤红斑狼疮、红斑狼疮、匍行性回状红斑狼疮、慢性游走性红斑、体癣、变异性红斑角化病、银屑病亚急性环状（Lapière）变异和毛发红糠疹。

病程和预后

取决于潜在的疾病。

检查

有价值的检查包括全血计数、生化检查、抗核抗体谱、胸部X线、乳房X线、子宫颈涂片、前列腺特异性抗原及胸部、腹部和骨盆的CT扫描。如果有需要，可以进行内镜或结肠镜检查。

治疗

阶梯治疗

一线治疗

- 确诊潜在疾病

二线治疗

- 治疗潜在疾病

边缘性红斑

定义

边缘性红斑是一种环状、多环状、匍行性的红斑损害。与心肌炎、移行性多关节炎、舞蹈病及皮下结节一起作为诊断风湿热的主要标准[1]。然而，仅约10%的风湿热患者会出现边缘性红斑[2-5]。皮疹呈粉红色或红色的斑疹或丘疹，呈圆形向外扩散。随着皮疹的发展，其边缘隆起，呈红色，中央消退。不痒不痛，患者常不予重视。皮损可在数小时内消退并复发，间歇性持续数周至数月。

概述

环状皮疹通常发生在躯干、上臂及大腿内侧，面部少见。皮疹不痛，罕见瘙痒，通常成片出现，持续数小时至数天。压之暂时褪色变白,并倾向于从身体的一个部位转移到另一个部位。本病与风湿热有关,但只发生在 1%～18%的患者中。

流行病学

发病率和患病率

边缘性红斑作为风湿热的皮肤表现之一,主要是发展中国家的疾病,随着社会经济条件的改善,发病率下降。

年龄

5—15 岁儿童最常见。

性别

无性别差异。

相关疾病

包括风湿热、鹦鹉热[6]和血管性水肿(获得性或遗传性 C1 抑制因子缺乏症)[7,8]。除了最近链球菌感染的证据,确诊风湿热要求满足 2 个主要标准或 1 个主要和 2 个次要标准(框图 47.3)。

框图 47.3 Duckett Jones 风湿热诊断标准

主要标准

- 心肌炎:全层心脏组织都受影响(心包、心外膜、心肌、心内膜)。患者可能有新的或变化的杂音,常见于二尖瓣反流,其次是主动脉瓣功能不全
- 多关节炎:一种典型的影响膝关节、脚踝、肘部和手腕的移行性关节炎。关节疼痛明显,抗炎药物对症状有效
- 舞蹈症:也被称为 Syndenham 舞蹈症或 St Vitus 舞蹈,表现为突然的、无目的的运动。这可能是急性风湿热的唯一表现,具有诊断意义。也可能包括情绪困扰和不当行为
- 边缘性红斑:一种非瘙痒性皮疹,通常累及躯干和近端肢体,但不累及面部。皮疹通常从中心区域转移至周围,边界清晰
- 皮下结节:通常位于骨骼或肌腱上方,无痛且坚实

次要标准

- 发热
- 关节痛
- 既往风湿热或风湿性心脏病
- 急性期反应物增多,如白细胞增多、红细胞沉降率和C-反应蛋白升高
- 心电图示 PR 间期延长

病理生理学

病理学

组织学特征是非特异性的,包括真皮乳头层和网状层上部血管周围中性粒细胞和单核细胞的多形性浸润[9]。常可见核尘,未见血管炎。部分病例无中性粒细胞浸润,以淋巴细胞和组织细胞浸润为主,表现为浅层血管周围散在的单一核细胞浸润。

致病微生物

主要是 β-溶血性链球菌感染,部分与鹦鹉热有关。

临床特征

临床表现

初起为红斑、丘疹(可能有荨麻疹),向外扩大并融合形成典型的匍行性或多环性皮疹。通常不痒,主要累及躯干和四肢近端,但也可能累及手和面部。其特点是发展迅速,12 小时内皮疹可达 2～10mm,1 小时内可发生变化,完全消退后又重新出现。

鉴别诊断

包括环状红斑、荨麻疹、中毒性红斑和多形红斑。

并发症和共病

风湿热是一种自身免疫性炎症过程,是链球菌感染的后遗症。在易感人群中,最常见 A 组溶血性链球菌咽部感染。该病表现为多关节炎、心肌炎、舞蹈病、边缘性红斑和(或)皮下结节。心肌炎是风湿热最严重的并发症,30%～45%的风湿热患者发生心肌炎,导致慢性风湿性心脏病,其特点是进行性和永久性的瓣膜病变。

检查

边缘性红斑是临床综合征的一部分,对此没有专门的检测方法。然而,为协助诊断,可以行下列检查:全血细胞计数、尿素和电解质、肝功能、红细胞沉降率、C-反应蛋白和铁蛋白、咽喉拭子、抗链球菌溶血素"O"滴度、血培养、心电图、超声心动图及皮肤活检。

治疗

阶梯治疗

一线治疗

- 阿司匹林或非甾体类抗炎药物
- 青霉素或红霉素

坏死松解性游走性红斑

定义和术语

坏死松解性游走性红斑(NME),常被认为是一种副肿瘤性皮损,与胰岛 α-细胞肿瘤(好发于胰尾部)或分泌胰高血糖素的"胰高血糖素瘤"相关。可能在确诊胰高血糖素瘤前数年出现皮疹,在组织病理学确诊之前可被误诊为非典型湿疹/银屑病样皮疹[1-5]。不同寻常的皮疹、新近发病的糖尿病和体重减轻三联

征应该想到 NME 诊断。本病可能发生在与多种内分泌瘤或分泌胰高血糖素的肿瘤（支气管癌或鼻咽癌）相关的胰高血糖素瘤的背景下，也可能发生在胰腺功能不全、乳糜泻和肠道吸收不良综合征、炎症性肠病、肝硬化、非胰腺恶性肿瘤和骨髓增生异常综合征[6]等无胰高血糖素分泌瘤（伪胰高血糖素瘤综合征）中。

同义名

- 胰高血糖素素瘤综合征
- 胰岛细胞瘤
- 假胰高血糖素瘤综合征
- 胰腺神经内分泌肿瘤

概述

胰腺神经内分泌肿瘤（NETs）是一组罕见的肿瘤，占所有胰腺恶性肿瘤的 3%～5%。按其分泌的激素分类（如胰岛瘤、胃泌素瘤、胰高血糖素瘤），且与包括低血糖、腹泻和消化性溃疡在内的多种临床症状相关。NME 是胰高血糖素瘤的典型皮肤表现，但也可能没有胰高血糖素瘤，而与其他疾病有关[7]。"胰高血糖素瘤综合征"的主要特征是 NME 和糖尿病。

流行病学

发病率和患病率

迄今为止，文献报道了 400 多例胰高血糖素瘤。据报道，估计每年的发病率为 2.4/100 000 000[8]，但其他作者报道的发病率为 1/2000 万[9]。

年龄

据统计，确诊病例发生于 19－84 岁，年龄中位数为 53.5 岁；从症状开始到确诊的中位时间为 39 个月[6]。

性别

无性别差异。

病理生理学

NME 的发病机制尚不明确，可能是因为高胰高血糖素水平导致氨基酸缺乏（特别是组氨酸和色氨酸）[3]，或者肠道蛋白丢失或吸收不良。人体缺乏必需脂肪酸和锌可能对发病起一定的作用，但锌水平异常或对锌补充的反应并不一致，氨基酸输液治疗可使皮疹消退[6]。如果病因是肿瘤，完整的肿瘤切除后所有的皮肤改变消退是该病特征[10]。纠正腹腔疾病继发的吸收不良通常是有效治疗[2]。

病理学

皮肤活检应在早期病变边缘进行，鉴于皮疹演变性质，可能需要连续活检。组织学表现为表皮角化不全伴颗粒层缺失，乳头状表皮坏死和松解，角质形成细胞空泡变性、角化不良，伴中性粒细胞浸润（图 47.12）。许多病例可能只是局部或弥散性角化不全，导致鉴别诊断繁杂。早期病变可表现为"角化不良性皮炎"，以真皮浅层血管周围炎、表皮轻度海绵水肿和角化不良或空泡化为特征[11,12]。真皮血管周围轻度淋巴细胞和组织细胞浸润。陈旧皮损表现为不同程度的角化不良、棘层肥厚和真皮淋巴细胞浸润。直接免疫荧光法显示免疫球蛋白、纤维蛋白原和 C3 染色阳性的凋亡角质形成细胞。组织学变化与急性锌缺乏相似，表现为细胞变性，在表皮基底层形成明显裂隙和水疱。

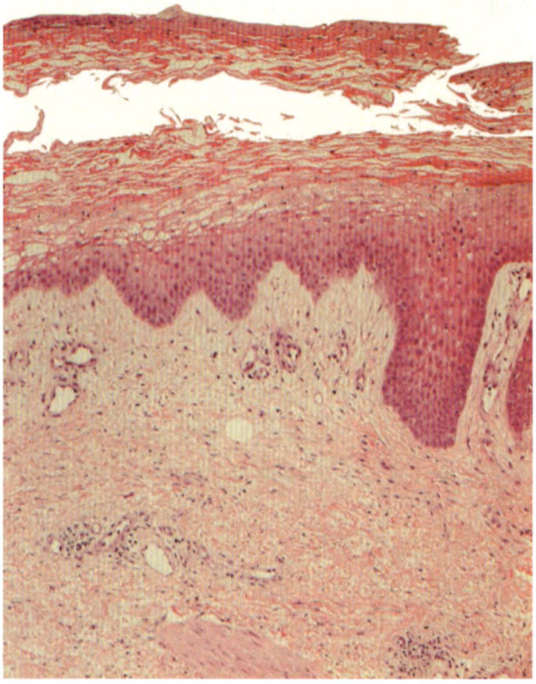

图 47.12 坏死松解性游走性红斑组织学显示表皮上层坏死、松解形成表皮内裂隙
（由英国剑桥 Addenbrooke 医院 Ed Rytina 医师提供）

临床特征

病史

大多数 NME 患者都有潜在的胰高血糖素瘤，患者表现为体重减轻（67%）、贫血（33%）、糖耐量异常（56%）、腹泻（20%）、静脉栓塞形成（10%）、乏力和口角唇炎及舌炎等口腔症状[9]。在无胰高血糖素分泌瘤（伪胰高血糖素瘤综合征）的 NME 患者中，潜在疾病包括慢性胰腺炎、酒精性肝病、胃肠道吸收不良、肝硬化和异常胰高血糖素分泌瘤，如支气管癌或鼻咽癌。

临床表现

坏死松解性游走性红斑最初可表现为非特异性瘙痒或轻微红斑，好发于腹股沟、生殖器或臀部（图 47.13）。随后离心性扩大成环状红斑，边缘有痂皮，可伴瘙痒、灼烧、疼痛、水疱或糜烂。皮疹常波动性或周期性变化，主要累及身体屈侧部位，如下腹部、腹股沟、臀部和大腿。可见湿疹样或银屑病样表现。皮疹中心区域 7～14 天消退，留下炎症后色素沉着。肛门周围和生殖器病变常见，1/3 的患者有口角唇炎和疼痛性牛肉色舌炎[8]。20％的胰高血糖素瘤患者还会出现神经和（或）精神障碍，如痴呆、精神病、躁动、偏执妄想、共济失调和反射亢进[13]。患者也可能出现血栓栓塞并发症，如肺栓塞或深静脉血栓形成，扩张型心肌病少见。

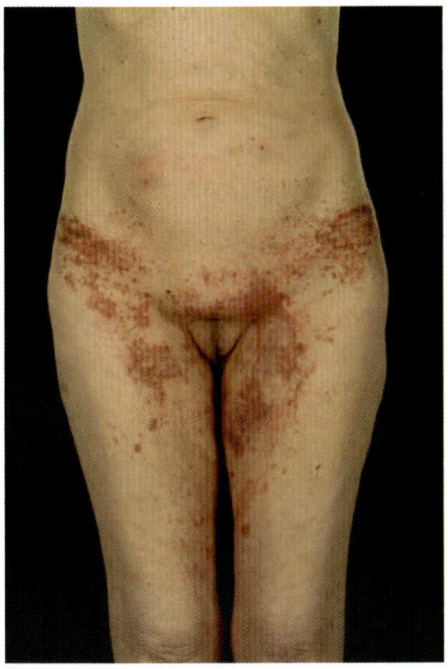

图 47.13　腹股沟部位的坏死松解性游走性红斑

临床分型

坏死松解性肢端红斑皮疹位于肢端（主要为手和足，但可累及前臂、膝部和小腿），边界清楚，颜色暗沉，周围有水疱形成，逐渐形成红斑角化病样慢性皮炎。组织学表现为坏死松解的过程，结合其发病部位和实验室检查（丙型肝炎血清阳性和胰高血糖素正常）可以确认诊断[14]。

鉴别诊断

鉴别诊断包括湿疹、脓疱性湿疹、银屑病、落叶型天疱疮、脓疱型银屑病的环形皮损及角层下脓疱病。

严重程度分级

根据外分泌胰腺腺癌分期算法，我们提出了胰腺 NETs 的 TNM 分期分类，但尚未得到验证[15]。

病程和预后

胰高血糖素瘤继发 NME 的患者中，约 50％在诊断时肿瘤已发生转移（转移到肝、区域或颈部淋巴结、骨骼和肺部），部分原因是诊断延迟。由于胰高血糖素瘤罕见，5 年生存率尚不清楚。然而，在一项研究中，12 名患者的总中位生存期为 66 个月[16]；而在另一项研究中，半数转移患者中位生存期为 10 年；甚至有的病例存活长达 21 年[17]。肿瘤完全手术切除后联合使用生长抑素类似物奥曲肽可使皮疹消失[5]。

检查

有价值的检查包括全血细胞计数、生化和葡萄糖、血清胰高血糖素水平、皮肤活检、腹部超声及胸部、腹部和骨盆 CT、PET-CT，以及腹腔轴血管造影和单光子发射 CT（SPECT）（图 47.14）。使用^{111}In-奥曲肽（奥曲肽是一种生长抑素类似物，因其过度表达生长抑素受体而用于 NETs）对生长抑素受体成像也利于临床诊断（图 47.15）。

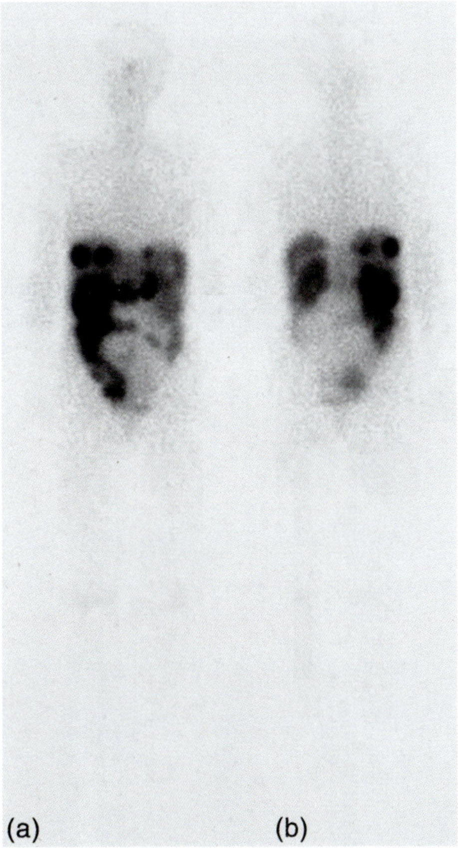

图 47.14　^{111}In-DTPA 奥曲肽造影显示在肝及上腹部不正常吸收

图像来源于胰高血糖素瘤继发坏死松解性游走性红斑的患者：腹侧图像（a）；背侧图像（b）。（由英国伦敦皇家自由医院 S. Navalkissoor 医师提供）

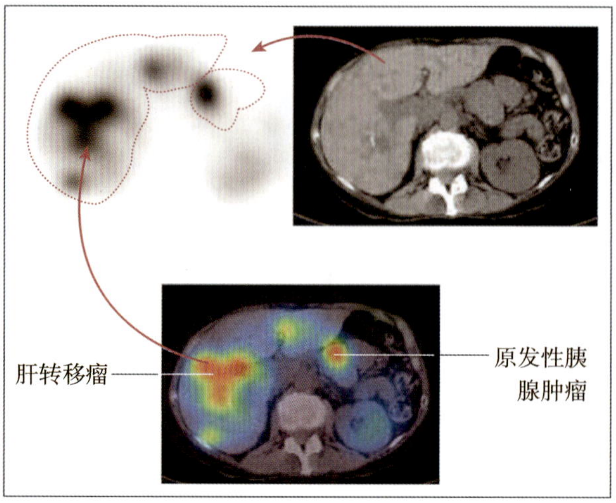

图 47.15 单光子发射计算机 X 线成像技术(SPECT),CT 和混合 SPECT/CT 显示原发性胰腺肿瘤和肝的转移

(由英国伦敦皇家自由医院 S. Navalkissoor 医师提供)

治疗

阶梯治疗

一线治疗

手术是治疗胰腺内分泌肿瘤的重要手段,但目前大多数胰腺内分泌肿瘤无法根治,因为发现时常已发生转移

二线治疗

生长抑素是一种由胃肠旁分泌细胞产生的多肽,可抑制激素如胰高血糖素的释放。长效生长抑素类似物(如兰瑞肽或奥曲肽)可以有效控制症状(图 47.16),但不影响肿瘤的生长

三线治疗

- 化疗包括氟尿嘧啶、达卡巴嗪、链霉素或阿霉素
- 肝转移肿瘤的栓塞治疗
- 肽受体放射治疗
- 依维莫司(口服的哺乳动物西罗莫司靶蛋白抑制药)[18]
- 苏尼替尼(多靶点的酪氨酸激酶抑制药)[19]

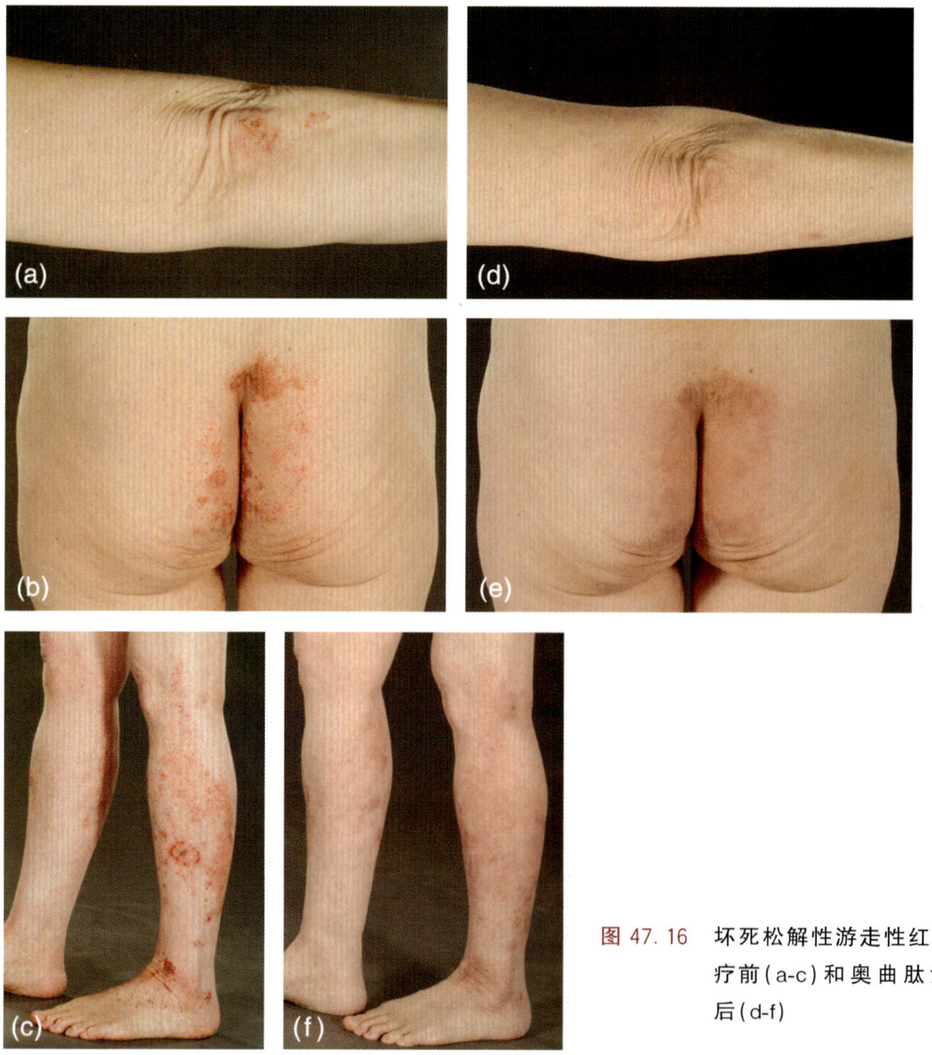

图 47.16 坏死松解性游走性红斑治疗前(a-c)和奥曲肽治疗后(d-f)

Eosinophilic cellulitis

See the online version (www. rooksdermatology. com) for details of this condition.

(译者:孙明强 一审:单士军 二审:王刚 三审:刘丹 润色:葛格)

参考文献

所有文献请查阅网址:www. rooksdermatology. com.
以下列出的是重要参考文献。

Erythema multiforme

Definition and terminology

[1] Bastuji-Garin S, Rzany B, Stern RS, *et al*. A clinical classification of cases of toxic epidermal necrolysis, Stevens-Johnson syndrome, and erythema multiforme. *Arch Dermatol* 1993; 129: 92-6.

[2] Roujeau JC. The spectrum of Stevens-Johnson syndrome and toxic epidermal necrolysis: a clinical classification. *J Invest Dermatol* 1994; 102: S28-30.

[3] Assier H, Bastuji-Garin S, Revuz J, Roujeau JC. Erythema multiforme with mucous membrane involvement and Stevens-Johnson syndrome are clinically different disorders with distinct causes. *Arch Dermatol* 1995; 131: 539-43.

[4] Roujeau JC. Stevens-Johnson syndrome and toxic epidermal necrolysis are severity variants of the same disease which differs from erythema multiforme. *J Dermatol* 1997; 24: 726-9.

[5] Auquier-Dunant A, Mockenhaupt M, Naldi L, *et al*. Correlations between clinical patterns and causes of erythema multiforme majus, Stevens-Johnson syndrome, and toxic epidermal necrolysis: results of an international prospective study. *Arch Dermatol* 2002; 138: 1019-24.

Aetiology

Immunology

[1] Duvic M, Reisner EG, Dawson DV, *et al*. HLA-B15 associates with erythema multiforme. *J Am Acad Dermatol* 1983; 8: 493-6.

[2] Käpgen E, Burg G, Wank R. Association of herpes simplex virus-induced erythema multiforme with the human leucocyte antigen Dqw3. *Arch Dermatol* 1988; 124: 1372-5.

[3] Schofield JK, Tatnall FM, Brown J, *et al*. Recurrent erythema multiforme: tissue typing in a large series of patients. *Br J Dermatol* 1994; 131: 532-5.

[4] Bushkell LL, Mackel SE, Jordan RE. Erythema multiforme: direct immuno-fluorescence studies and detection of circulating immune complexes. *J Invest Dermatol* 1980; 74: 372-4.

[5] Kazmierowski JA, Wuepper KD. Erythema multiforme: clinical spectrum and immunopathogenesis. *Springer Semin Immunopathol* 1981; 4: 45-53.

Annular erythema of infancy

[1] Peterson AO, Jarratt MD. Annular erythema of infancy. *Arch Dermatol* 1981; 117: 145-8.

[3] Herbert AA, Esterly NB. Annular erythema in infancy. *J Am Acad Dermatol* 1986; 14: 339-43.

[5] Toonstra J, de Witt RFE. 'Persistent' annular erythema of infancy. *Arch Dermatol* 1984; 120: 1069-72.

[6] Cox NH, McQueen A, Evans TJ, *et al*. An annular erythema of infancy. *Arch Dermatol* 1987; 123: 510-13.

[7] Beare JM, Frogatt P, Jones JH, *et al*. Familial annular erythema. An apparently new dominant mutation. *Br J Dermatol* 1966; 78: 59-68.

Erythema annulare centrifugum

[1] Harrison PV. The annular erythemas. *Int J Dermatol* 1979; 18: 282-90.

[2] Tyring SK. Reactive erythemas: erythema annulare centrifugum and erythema gyratum repens. *Clin Dermatol* 1993; 11: 135-9.

[3] Kim KJ, Chang SE, Choi JH, *et al*. Clinicopathologic analysis of 66 cases of erythema annulare centrifugum. *J Dermatol* 2002; 29: 61-7.

[4] Bressler GS, Jones RE. Erythema annulare centrifugum. *J Am Acad Dermatol* 1981; 4: 597-602.

[5] Mahood JM. Erythema annulare centrifugum: a review of 24 cases with some reference to its association with underlying disease. *Clin Exp Dermatol* 1983; 8: 383-7.

[6] Weyers W, Diaz-Cascajo C, Weyers I. Erythema annulare centrifugum: results of a clinicopathologic study of 73 patients. *Am J Dermatopathol* 2003; 25: 451-62.

[7] Hurley HJ, Hurley JP. The gyrate erythemas. *Semin Dermatol* 1984; 3: 327-36.

[32] McKee PH, Calonje E, Granter SR. Erythema annulare centrifugum. In: McKee PH, Calonje E, Granter SR. *Pathology of the Skin*. Amsterdam: Elsevier, 2005: 263-5.

Erythema gyratum repens

[1] Gammel JA. Erythema gyratum repens. *Arch Dermatol Syphilol* 1953; 66: 494-505.

[2] Thomson J, Stankler L. Erythema gyratum repens. *Br J Dermatol* 1970; 82: 406-11.

[3] Thomas I, Schwartz RA. Cutaneous paraneoplastic syndromes: uncommon presentations. *Clin Dermatol* 2005; 23: 593-600.

[4] Boyd AS, Neldner KH, Menter A. Erythema gyratum repens: a paraneoplastic eruption. *J Am Acad Dermatol* 1992; 26: 757-62.

[5] Eubanks LE, McBurney E, Reed R. Erythema gyratum repens. *Am J Med Sci* 2001; 321: 302-5.

[6] Rongioletti F, Fausti V, Parodi A. Erythema gyratum repens is not an obligate paraneoplastic disease: a systematic review of the literature and personal experience. *J Eur Acad Derm Venereol* 2014; 28: 112-15.

[7] Kawakami T, Saito R. Erythema gyratum repens unassociated with underlying malignancy. *J Dermatol* 1995; 22: 587-9.

[8] Almaani N, Robson A, Sarkany R, Griffiths WA. Erythema gyratum repens associated with pityriasis rubra pilaris. *Clin Exp Dermatol* 2011; 36: 161-4.

[9] Breathnach SM, Wilkinson JD, Black MM. Erythema gyratum repens-like figurate eruption in bullous pemphigoid. *Clin Exp Dermatol* 1982; 7: 401-6.

[10] Holt PJA, Davies MG. Erythema gyratum repens-an immunologically mediated dermatosis? *Br J Dermatol* 1977; 96: 343-7.

Erythema marginatum

[1] Dajani AS, Ayoub E, Bierman FZ, *et al*. Guidelines for the diagnosis of rheumatic fever: Jones criteria updated 1992. *Circulation* 1993; 87: 302-7.

[2] Abt AF. Erythema annulare rheumaticum. *Am J Med Sci*

1935;190:824-33.
[3] Keil H. The rheumatic erythemas; a critical survey. *Ann Intern Med* 1937-38;11:2223-72.
[4] Rullan E, Sigal LH. Rheumatic fever. *Curr Rheumatol Rep* 2001;3:445-52.
[5] Jamal M, Abbas KA. Clinical profile of acute rheumatic fever in children. *J Trop Pediatr* 1989;35:10-13.
[6] Green ST, Hamlet NW, Willocks L, *et al*. Psittacosis presenting with erythema marginatum-like lesions-a case report and a historical review. *Clin Exp Dermatol* 1990;15:225-7.
[7] Starr JC, Brasher GW. Erythema marginatum preceding hereditary angioedema. *J Allergy Clin Immunol* 1974;53:352-5.
[8] Farkas H, Harmat G, Fáy A, *et al*. Erythema marginatum preceding an acute oedematous attack of hereditary angioneurotic oedema. *Acta Derm Venereol* 2001;81:376-7.
[9] Troyer C, Grossman ME, Silvers DN. Erythema marginatum in rheumatic fever: early diagnosis by skin biopsy. *J Am Acad Dermatol* 1983;8:724-8.

Necrolytic migratory erythema

[1] Guillausseau PJ, Villet R, Kalloustian E, *et al*. Les glucagonomes. Aspects cliniques, biologiques, anatomopathologiques et thérapeutiques(revue générale de 130 cas). *Gastroenterol Clin Biol* 1982;6:1029-41.
[2] Soga J, Yakuwa Y. Glucagonomas/diabetico-dermatogenic syndrome(DDS): a statistical evaluation of 407 reported cases. *J Hepatobiliary Pancreat Surg* 1998;5:312-19.
[3] Chastain MA. The glucagonoma syndrome: a review of its features and discussion of new perspectives. *Am J Med Sci* 2001;321:306-20.
[4] Mullens EA, Cohen PR. Iatrogenic necrolytic migratory erythema: a case report and review of nonglucagonoma-associated necrolytic migratory erythema. *J Am Acad Dermatol* 1998;38:866-73.
[5] Van Beek AP, de Haas ERM, van Vloten WA, *et al*. The glucagonoma syndrome and necrolytic migratory erythema: a clinical review. *Eur J Endocrinol* 2004;151:531-7.
[6] Eldor R, Glaser B, Fraenkel M, *et al*. Glucagonoma and glucagonoma syndrome -cumulative experience with an elusive endocrine tumour. *Clin Endocrinol* 2011;74:593-8.
[7] Virani S, Prajapati V, Devani A, *et al*. Octreotide-responsive necrolytic migratory erythema in a patient with pseudoglucagonoma syndrome. *J Am Acad Dermatol* 2013;68:e44-6.
[15] Strosberg JR, Cheema A, Weber J, *et al*. Prognostic validity of a novel American Joint Committee on Cancer Staging classification for Pancreatic Neuroendocrine Tumors. *J Clin Oncol* 2011;29:3044-9.
[18] Yao JC, Shah MH, Ito T, *et al*. Everolimus for advanced pancreatic neuroendocrine tumors. *N Engl J Med* 2011;364:514-23.
[19] Raymond E, Dahan L, Raoul J-L, *et al*. Sunitinib malate for the treatment of pancreatic neuroendocrine tumors. *N Engl J Med* 2011;364:501-13.

第 48 章

白塞病

48

Christos C. Zouboulis

Departments of Dermatology, Venereology, Allergology and Immunology, Dessau Medical Center, Dessau, Germany

定义和术语

Adamantiades-Behçet 病(Adamantiades-Behçet disease, ABD),也称 Behçet 病(白塞病),是一种病因尚不明确的多系统炎症性疾病,被归类为全身性血管炎,以及可涉及所有类型和大小血管的嗜中性粒细胞性皮肤病。临床表现为频繁复发性口腔溃疡、生殖器溃疡、皮肤损害(丘脓疱疹、结节性红斑)和虹膜睫状体炎/后葡萄膜炎,偶尔伴有关节、血管、神经系统、胃肠道或其他系统的临床症状[1,2]。

同义名

- Behçet 病
- Behçet 综合征
- 恶性阿弗他溃疡

流行病学

发病率和患病率

ABD 在全球广泛发病,不同地区患病率不同,如亚洲中东部、东部的地中海国家(丝绸之路沿途)呈地方性流行,而北欧国家、非洲中南部、美洲、澳大利亚较少发病[3]。据报道,土耳其居民的患病率为 80～420/100 000,亚洲地区的其他地方患病率 7～30/100 000(日本:14～31/100 000;韩国:7.3/100 000;中国北方 14/100 000;沙特阿拉伯 20/100 000;伊朗 17/100 000),而欧洲南部的患病率为 1.5～7.5/100 000[3]。北欧和美国患病率极低,分别为北欧 0.27～1.18/100 000 和美国 0.12～0.33/100 000[3]。Behçet 病患病率的逐渐上升与其慢性病程有关。它的年发病率较低,在日本(1990)和德国(2005)每年新增病例 0.75～1.0/100 000[4]。

年龄

ABD 主要于 20—40 岁期间发病,然而较早及较晚发病的病例也有报道(如 1—72 岁均有发病患者)。青少年的患病率,不同种族相差 2%～21%,据报道,法国青少年的患病率约为 0.17/100 000。

性别

在过去的 20 年里,与既往土耳其和日本报道的男性为主要发病人群的现象相反,男性发病比例急剧下降。通过对韩国 1983—2012 年期间在医院确诊登记在册的 3674 个 ABD 患者的调查发现,男性患者比例及以生殖器溃疡、眼部受累、皮肤损害为主要表现的临床类型比例显著下降,然而患者的平均年龄呈逐渐升高的趋势,并且以关节、胃肠道和中枢神经系统症状为表现的临床病例比例也逐渐增加[5]。目前,男女发病比例相当。在阿拉伯人口中,男性患者依然占主导地位。然而,韩国、中国、一些北欧国家和美国则是女性患者占主导地位。

种族

主要见于有某几个种族的国家,包括土库曼人和蒙古人的后裔,后者受影响较大。

相关疾病

与复发性口腔溃疡(良性口腔溃疡)相关。

病理生理学

尽管目前遗传因素、感染因素、环境污染、免疫机制、内皮细胞和凝血机制等被广泛报道和研究,但本病的病因尚不清楚[6,7]。地方性 ABD 的发病主要沿着历史悠久的丝绸之路,某几个种族发病率较高,尤其是土耳其人和蒙古人的后裔。相关的免疫遗传学数据支持本病是随着这些古老游牧部落的迁移而出现的假说。另一方面,在同一种族中各地区发病率不同,这与患者的居住环境不同有关,提示地理环境可能为本病的另一个发病诱因。因此,遗传因素和(或)未知外源性物质的转移可能是本病发病范围扩大的原因。

病理学

ABD 的组织病理学特征是血管炎和血栓形成(图 48.1)。早期皮肤-黏膜皮损活检提示以嗜中性粒细胞为主的血管炎,表现为血管内皮细胞肿胀、红细胞外渗、白细胞破碎或充分发展的白细胞碎裂性血管炎,伴血管壁纤维素样坏死[1,4]。尽管一些报道认为本病的皮损病理变化主要为淋巴细胞性血管周围炎,但是这种病变更可能出现在陈旧皮损中。嗜中性粒细胞性血管炎是本病的主要组织病理学表现[8]。脉管血管炎可渗透到血管壁弹力层,导致大动脉动脉瘤的发生。

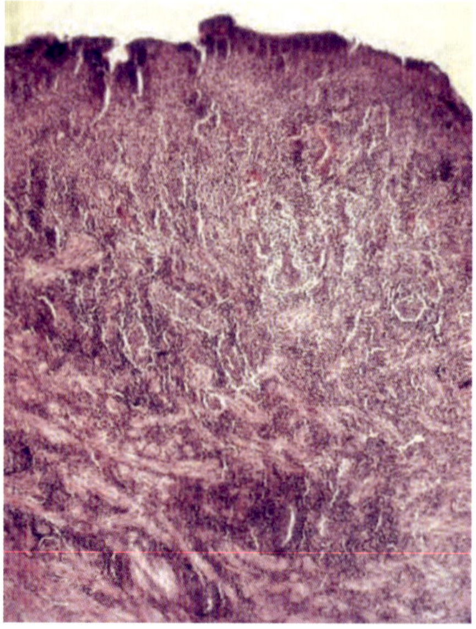

图 48.1　在 Adamantiades-Behçet 病患者的口腔溃疡中发现以中性粒细胞为主大量炎细胞浸润

致病微生物

ABD 没有传染性,没有关于其水平传播的报道。然而,有证据提示病毒和细菌感染参与免疫病理通路,最终导致了疾病的发生[6,7]。

病毒因素

ABD 的早期病因学研究提出了一种病毒或其他感染性病因学理论[3]。有文献报道,在本病患者外周血淋巴细胞中有部分转录的单纯疱疹病毒 1 型(HSV-1)DNA[6]。在患者的唾液、口腔及生殖器溃疡可以检测到 HSV-1 DNA,其血清中也发现了 HSV-1 抗体。

细菌因素

本病活动期被广泛认为与细菌感染有关,尤其是链球菌[6]。血红链球菌在本病患者口腔黏膜菌群中占主导地位,似乎是与本病发病最为密切的链球菌属是本病的发病诱因之一[9]。链球菌抗原和抗链球菌抗体常见于患者口腔黏膜和血清中。产免疫球蛋白 A 蛋白酶的血红链球菌被认为是口腔慢性感染的原因之一,这种慢性感染可导致 Behçet 病的发生。Behçet 病患者体内可检测到高滴度的血红链球菌抗原 KTH-1。另外有研究指出,暴露于链球菌抗原可能是引起疾病活动的主要因素[10]。在 ABD 患者血清中发现了发酵支原体 MALP-404 的脂蛋白,但在健康对照组中却未发现[11]。有趣的是,MALP-404 含有一种肽位点,可由人白细胞抗原 B51(HLA-B51)表达。ABD 患者中检测到可刺激中性粒细胞增加的促炎因子,这可能是由细菌通过 Toll 样受体 2(TLR2)刺激单核细胞导致的。此外,与对照组相比,活动性 ABD 患者的 TLR2、TLR3、TLR4 和 TLR8 的 mRNA 和蛋白表达水平显著升高[12]。

遗传学

ABD 的发病并不遵循孟德尔遗传定律[6,7]。研究发现，不同地域均有家族性发病，但在韩国(15%)比在日本或者中国(2%～3%)更为常见，而阿拉伯国家、以色列和土耳其(2%～18%)较欧洲(0～5%)常见。与父母或家族内人员在成年发生 ABD 的儿童相比较，父母或家族内人员在少年时期发病的儿童发病年龄更早。

在日本、中东和地中海国家，HLA-B51 与 ABD 存在显著相关性，然而在西方国家 HLA-B51 与 ABD 则无显著相关[13]。HLA-B51 等位基因似乎与预后差有关[14]。尽管 HLA-B51 可能通过特异抗原的呈递、微生物抗原的分子模拟及参与目前未知易感基因的连锁不平衡等途径，参与疾病的发展[15,16]，但其在疾病机制中的确切作用尚不清楚。已知的 24 个等位基因中，HLA-B5101 和 HLA-B5108 与 ABD 相关性最强[17]。共享氨基酸残基(去除 Bw4 表位)对于抗原结合和自然杀伤细胞相互作用至关重要[18]，并且据报道 Bw4 也会加重病情[19]。与本病可能相关的基因位于 6 号染色体，位于肿瘤坏死因子(TNF)基因与 HLA-B 或-C 基因之间的区域，这些基因包括主要组织相容性复合体类 Ⅰ 连锁 A 基因(A6 等位基因)和热休克蛋白(heat shock proteins，HSP)基因[7,15,17,20]。此外，一项新的易感性位点映射发现了新的敏感基因 6p22-23[17]。最近，全基因组关联分析研究发现疾病与 1p31.3[白介素 23R(IL-23R)/IL-12RB2]和 1q32.1(IL-10)有相关性[18,21]。研究发现，IL-8 基因与 ABD 呈现单体型关联性[22]。宿主效应分子基因编码的多态性可能与疾病易感性和(或)疾病的严重程度有关，如 IL-23R 曾被报道见于中国汉族人口[23]。新的疾病相关基因如与 *ERAP*-1、*CCR*1-*CCR*3、*KLRC*4 和 *STAT*4 也相继被报道[24]。

免疫遗传因素

免疫机制在 ABD 的发病中起着重要作用[6,7,17,20]。故本病归入自身免疫紊乱性疾病中[25]。

自身免疫机制

大部分 ABD 患者疾病活动期皮损的主要微观表现是免疫介导的闭塞性血管炎。针刺部位可出现这种组织病理表现(见临床特征章节)，早期是由于中性粒细胞的快速积聚(过度趋化)，后期则由 T 淋巴细胞及单核巨噬细胞介导。患者外周血及皮损处 T 淋巴细胞升高，且明确为 IL-12 诱导的以辅助性 T 细胞 1 为主的免疫反应[26]。疾病活动期患者的淋巴细胞也表达 CD29，并与血管内皮细胞结合。除了 T 淋巴细胞免疫功能受损，也存在 B 淋巴细胞活化障碍。循环免疫复合物增多、中性粒细胞迁移增强、T 细胞多样性提示可能存在多个针对特定抗原的免疫反应，并导致了不同的临床症状[27]。已经在 ABD 患者体内检测到的自身抗原有原肌球蛋白和 160kDa 的多肽-驱动结合蛋白[28,29]。

热休克蛋白

ABD 患者血清热休克蛋白抗体水平增高[30,31]。T 细胞对 60 kDa HSP 有应答，并且通过 T 细胞表位鉴定技术在 60 kDa HSP 内识别出 4 种不同的肽决定因子，后者被认为与本病的发病有关。

细胞因子调节

活动期 ABD 患者血清中各种细胞因子如 IL-1、IL-8、IL-12、IL-17、IL-22、IL-23 和 IL-33 及 TNF-α 有所增高[32-40]。特别是 IL-8 似乎起着重要的作用，它也可由内皮细胞释放，对炎症反应有显著影响，是疾病活动的敏感标志物[32-34,38,40]。细胞因子的释放可能取决于疾病所涉及的器官[30,31,33,37]。

内皮细胞

内皮细胞似乎是本病主要的靶细胞，也可能只是免疫系统病理变化的无辜受害者[41]。ABD 患者的血清中存在 IgM 型抗内皮细胞 α-烯醇酶的 47kD 细胞表面 HSP[10,42]。血浆内皮素 1 浓度显著升高，可能提示血管收缩功能受损和血管内皮细胞受损可直接导致其增加。血栓调节蛋白是一种血管内皮细胞表面糖蛋白，这种糖蛋白在 ABD 活动期患者的血浆中显著升高，有可能导致内皮细胞受损。

临床特征

发展史

希波克拉底(公元前 460—前 377 年)使用口腔阿弗他溃疡定义此病，可能是本病最早期的描述(传染病第Ⅲ卷，病例 7)。本病以希腊眼科医师 Benediktos Adamantiades 和土耳其皮肤科医师 Hulûsi Behçet 的名字命名，他们分别在 1931 年和 1937 年描述了具有这种典型临床症状的患者，并认为这是一种独立的临床疾病[43]。第一次讨论白塞病的国际多学科会议于 1964 年在意大利罗马举办，由两名皮肤科医师 M. Monacelli 和 P. Nazarro 组织。

临床表现

ABD 是一种慢性、复发性、多系统的疾病，偶尔可危及生命[1,4]。复发性口腔溃疡、复发性生殖器溃疡、皮肤损害、眼部病变和关节炎/关节病是最常见的临床特征。血管、神经、胃肠、精神、肺、肾和心脏的临床表现，以及附睾炎和其他临床症状也可能发生。典型临床症状通常在前驱症状出现后几个月内出现。急性多系统表现和多年的长期病程发展都有可能出现。

ABD 的诊断主要基于临床症状，因为它既没有特异性的实验室检查，也没有明显的组织学特征。诊断标准有几套，其中最常用的是国际研究小组的标准[44]及日本 Behçet 疾病研究委员会的标准[45]。然而，这些标准存在一些问题，包括它们在选择性和特殊性方面的功能，所以人们对这两项标准均进行了修订。目前发表的修订后 Behçet 病国际标准提供了最准确的诊断标准(表 48.1)[46]。

表 48.1 Behçet 病国际诊断标准(修订版)[46]

临床特征	评分[a]
眼部病变(反复发作)	2
口腔溃疡(反复发作)	2
生殖器溃疡(反复发作)	2
皮肤损伤(反复发作)	1
中枢神经系统损伤	1
血管表现	1
针刺反应[b]	1

[a] 得分：评分≥4 可诊断 ABD。

[b] 虽然主要评分系统中不包括针刺反应一项，不管针刺反应发生于任何部位，阳性结果可另外加 1 分。

临床亚型

皮肤黏膜损害

频发复发的口腔溃疡和生殖器溃疡是最常见的黏膜表现。超过 80%的患者以反复发生的口腔溃疡为主要临床症状(图 48.1)[1,4,20]。尽管复发性口腔溃疡是常见疾病，但只有少数患者发展为 ABD，且无法确定何人或何时发展成 ABD[47]。典型的临床表现为多发的、疼痛的、直径 1～3cm 大小、中央有淡黄色坏死基底和周边绕以红晕的溃疡(图 48.2)。口腔溃疡愈合后无瘢痕(92%)。生殖器溃疡虽然不会频繁复发，但是愈合后会有特征性瘢痕(64%～88%)(图 48.3)。口腔溃疡可于 4 天到 1 个月自行愈合，生殖器溃疡可能会持续更长时间。大的口腔溃疡也可能与咽部受累、吞咽困难，以及涉及咽部、喉部、气管或食管的呼吸困难或瘘管等问题有关。生殖器溃疡可发生在阴茎、阴囊、阴道、阴唇和尿道，也可发生在肛门、会阴和腹股沟区域。

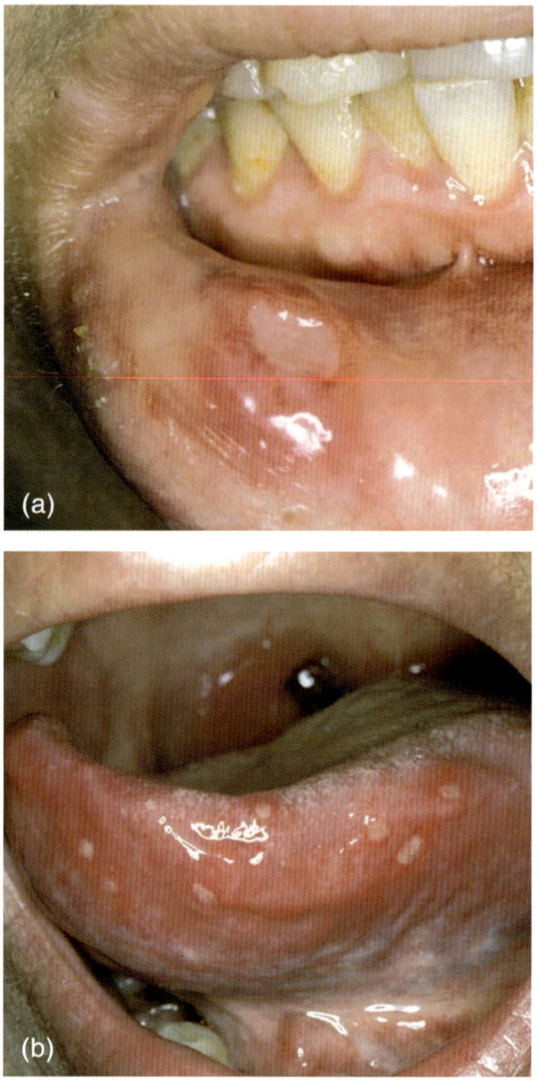

图 48.2 单发(a)与多发性(b)口腔溃疡

[图(a)摘自 Altenburg *et al*，2006[4]，经 John Wiley & Sons 允许转载]

应当被采纳为 ABD 诊断标准的皮肤损害包括脓疱性血管炎性皮损(包括针刺反应)、结节性红斑样皮损、Sweet 病样皮损、坏疽性脓皮病样皮损及坏死性小静脉炎引起的可触及性紫癜。所有皮损的早期表现均为嗜中性粒细胞性血管反应。痤疮样皮损或滤泡性小脓疱不应作为 ABD 诊断标准[8]。

系统性损害

眼部受累是 ABD 患者致残的主要原因。最具有诊断意义的病变是后葡萄膜炎(也叫视网膜血管炎)，这种改变会导致患者失明(图 48.4)。其他眼部病变

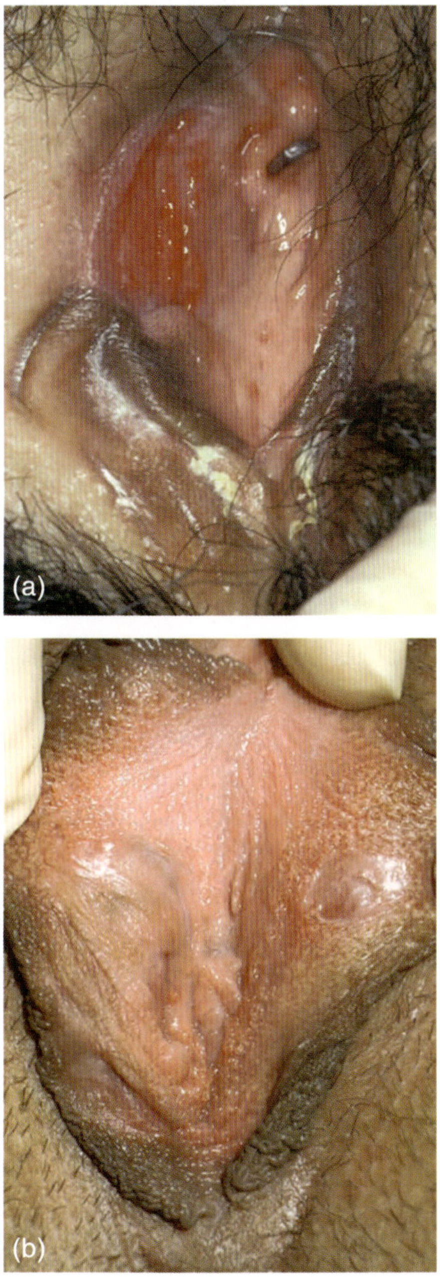

图 48.3　生殖器溃疡(a)愈合后留有明显的瘢痕(b)

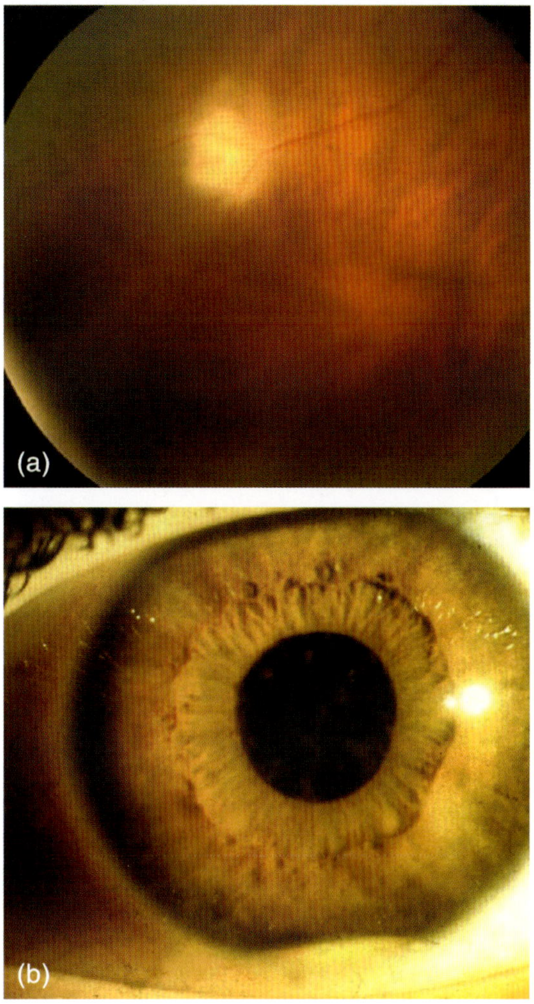

图 48.4　(a)后葡萄膜炎;(b)前房积脓

(摘自 Altenburg *et al*,2006[4]。经 John Wiley & Sons 允许转载)

包括前葡萄膜炎、眼前房积脓(脓液积于眼前房,但是由于及早治疗,这种症状并不常见)及继发性并发症,如白内障、青光眼和新生血管病变[48]。视网膜炎症常常导致血管闭塞,最后导致视网膜剥离。严重的玻璃体受累、慢性囊状黄斑水肿,可能伴有血管炎的参与,累及视神经可导致失明。复发性血管病变可最终导致缺血性视神经萎缩。

特征性关节炎是一种非侵蚀性、不对称、无菌的、血清阴性的累及少数关节的关节炎,然而,对称性多关节受累也很常见。关节表现通常首先发生在单个膝或踝关节,然后另一个关节表现为移动性单关节炎,逐渐同时累及两个关节,并最终影响几乎所有的关节。诊断时必须排除 HLA-B27 阳性的侵蚀性骶髂关节炎。

全身血管受累显著,包括静脉闭塞、静脉曲张、动脉闭塞和动脉瘤,通常呈游走性。发生大静脉血栓(下腔静脉、颅内静脉窦)或大动脉瘤的病例具有潜在致命性[1,4]。动脉受累相当罕见,通常以血栓的形式出现,较少发生由多中心动脉炎引起的动脉瘤。ABD 累及肺,主要以肺动脉瘤为主要特征,偶尔导致咳嗽和咯血。心脏受累包括心肌炎、冠状动脉炎、心内膜炎和瓣膜病。累及肾可出现广泛的表现,从微小病变型肾小球肾炎到增生性肾小球肾炎及快速进展性新月形肾小球肾炎均可发生。免疫复合物沉积被认为是肾小球肾炎的潜在发病机制。胃肠道不适是胃肠道溃疡的症状之一,但很少导致穿孔和腹膜炎

(0.5%)。需排除炎症性肠病。无生殖器溃疡的男性患者可表现为无菌前列腺炎和附睾炎。

约 10%的患者可能出现明显的神经系统症状且症状出现较晚。脑膜脑炎、脑静脉窦血栓形成、良性颅内高压、脑神经麻痹、脑干病变和锥体或锥体外病变均有报道。进行性病程、治疗后复发、反复发作和小脑症状或器质性病变均提示预后不良。神经系统症状通常表现为严重头痛。进一步的症状包括步态障碍、构音障碍、眩晕、复视、反射亢进、癫痫发作、偏瘫、共济失调或巴宾斯基征阳性。精神症状,如抑郁、失眠或记忆障碍,也是神经系统受累的迹象。

鉴别诊断[4,49]

有许多疾病需与之相鉴别(框图 48.1)。

框图 48.1 ABD 与其他疾病的鉴别诊断

- 眼皮肤/黏膜皮肤综合征
- 渗出性多形红斑及其变异型,包括 Stevens-Johnson 综合征
- Vogt-Koyanagi-Harada 综合征
- 反应性关节炎
- 大疱性自身免疫性疾病:寻常型天疱疮、瘢痕性黏膜类天疱疮、获得性大疱性表皮松解症
- 病毒感染(疱疹、柯萨奇、埃可)
- 梅毒
- 关节皮肤黏膜综合征
- 系统性红斑狼疮
- MAGIC 综合征(伴有软骨炎症的口腔及生殖器溃疡)
- 耶尔森菌病
- 关节病型银屑病
- 胃肠道黏膜/皮肤黏膜综合征
- 溃疡性结肠炎,克罗恩病
- 肺结核
- 肠道疾病相关性皮肤关节炎综合征
- 口腔溃疡
- 复发性溃疡性口腔炎
- 周期性中性粒细胞减少症
- 复发性口/唇/生殖器疱疹
- 生殖器溃疡
- 急性外阴溃疡(Lipschütz 溃疡)
- 性传播疾病
- 葡萄膜炎
- 其他类型的葡萄膜炎
- 关节炎
- 强直性脊柱炎
- 幼年型类风湿关节炎

(续框图)

- 中枢神经系统症状
- 多发性硬化
- 急性发热性嗜中性皮病
- 肺部疾病
- 结节病

严重程度分级

约 10%的患者出现严重的临床症状,包括失明、脑膜炎、咯血、肠道穿孔和严重关节炎等。不同的种族有 0~6%的致死率。中枢神经系统、肺及大血管受累和肠穿孔是危及生命的主要并发症;部分患者的死亡可能是免疫抑制治疗引起的。

并发症和共病

眼部和神经系统后遗症是致残的主要原因,其次是严重的血管和胃肠道表现。它们的致残效应可能是累积的。

病程和预后

ABD 的病程长短不一。从发病到明确诊断可能会延迟数年,并且严重影响预后[50]。皮肤黏膜和关节的表现通常最先出现。复发性结节性红斑和 HLA-B51 阳性是浅表血栓性静脉炎和视力下降的危险因素;浅表血栓性静脉炎、眼部病变和患者性别为男是系统性血管受累的危险因素[14,51,52]。早期积极治疗后葡萄膜炎可预防失明。HLA-B51 阳性、男性患者、全身受累症状过早出现是预后不良的标志[14]。儿童期发病不一定预示预后不良。研究发现,ABD 部分或者全部症状可自行缓解。针对 1990—1994 年和 2000—2004 年期间土耳其眼部受累患者的 3 年随访研究发现转诊患者病情较轻[53],这与韩国的报道一致[5]。眼球后段受累较少见,视力较好。随访研究显示,在前 3 年里葡萄膜炎发作的次数无明显差异,但在 2000—2004 年的研究组中失明患者更少,没有患者发展成为法律意义上的盲人,严重的眼部并发症患者也更少[53]。

检查

针刺反应试验

针刺反应试验阳性的表现是,使用 20G 规格的

针头皮内注射 0.1 ml 等渗盐溶液或无菌针头皮内刺入未经消毒的部位，48 小时内表现为＞2mm 的红斑丘疹或脓疱。皮肤针刺一般取前臂掌侧皮肤以 45 度角皮下刺入 3～5mm。非炎症性红斑为阴性反应。注射或损伤（如眼底区光凝后角膜区域的绒毛膜视网膜炎）引起的生殖器溃疡或口腔溃疡也被认为阳性反应。更广泛的针刺反应还包括血管吻合口周围动脉瘤的发生及溃疡受累肠段切除术后的局部复发。虽然针刺反应试验阳性是 ABD 的标志，但不具有特异性，因其也可见于坏疽性脓皮病、风湿性关节炎、克罗恩病和生殖器疱疹感染的患者。

影像学表现

50%的患者有关节受累的影像学证据[4]。头颅磁共振成像发现大脑有低密度灶或萎缩性改变。脑电图检查发现弥散性 α 波阳性。血管造影也可发现血管病变。

治疗

ABD 患者的治疗选择取决于疾病的部位和临床表现的严重程度[54]。复发性口腔溃疡通常用姑息性处理，如温和饮食、避免刺激性物质、使用强效糖皮质激素及局部麻醉药[55-61]。最近发现，局部外用 0.2%玻尿酸凝胶，每天 2 次超过 30 天，可有效治疗复发性口腔溃疡（框图 48.2）[58]。对于生殖器溃疡和皮肤损伤的局部治疗，可以连续 7 天外用糖皮质激素乳膏和抗菌性乳膏。疼痛性生殖器溃疡可以使用局部麻醉药膏。糖皮质激素局部注射（曲安奈德注射液 0.1～0.5ml/病灶）对顽固性溃疡效果较佳。糖皮质激素单次玻璃体腔注射对葡萄膜炎和囊状黄斑水肿也有疗效（曲安奈德 4mg）[59,60]。

皮损局部治疗效果差、全身受累和预后不良的患者适合全身系统性治疗[54,61-64]。随机、双盲、安慰剂对照试验研究发现一些化合物对上述患者治疗有效[56,64-89]（表 48.2）。一些证据等级较低的研究发现其他的治疗也是有效的（表 48.3）[2,20,54,90-106]。口服或静脉注射泼尼松可联合其他免疫抑制药、秋水仙碱、氨苯砜、柳氮磺吡啶或干扰素-α（IFN-α）。研究发现，ABD 眼部受损的患者联合使用糖皮质激素和环孢素对治疗具有协同作用。泼尼松是少数几种可以用于妊娠患者的药物。秋水仙碱可以联合免疫抑制药和 IFN-α 一起使用。使用氨苯砜、环孢素、IFN-α 或英夫利西单抗患者中断治疗后常迅速复发[74,91,93,98]。

预防

严重或进行性复发性口腔炎患者是潜在的 ABD 患者，应随访数年，特别是有家族史的患者。

疑似 ABD 的患者应尽早咨询专家意见。以全身受累为表现体征和（或）过早发病的男性患者预后差，应进行系统治疗。

框图 48.2 口腔溃疡的治疗

普通治疗

- 温和饮食
- 避免硬的、辛辣的或咸味的食物和刺激性化学物质，如烤面包、坚果、橙子、柠檬、西红柿、香料（胡椒、辣椒、咖喱）、乙醇或二氧化碳饮料、含十二烷基硫酸钠的漱口水和牙膏[a]
- 有报道认为，吸烟与口腔溃疡复发减少有关

局部处理

- 腐蚀性溶液（硝酸银 1%～2%；没药酊 5%～10%重量/体积；过氧化氢 0.5%；甲紫 0.5%）每日 1～2 次
- 抗菌消炎制剂（5%的氨来呫诺口腔糊剂，每日 1 次[a]；0.1%三氯生的漱口水和牙膏[a]；含淀粉糖苷酶和葡萄糖氧化酶的牙膏[a]；1%的海克替啶、1%～2%氯己定的漱口水；苄达明；甘菊提取物，含 3%双氯芬酸的 2.5%透明质酸[a]；0.2%透明质酸凝胶；四环素漱口水（250mg/5ml 的甘油溶液）每日 4～6 次，每次 2 分钟（孕妇慎用）；[a] 0.2%米诺环素漱口水；多西环素的氰基丙烯酸异丁酯制剂[a]
- 皮质类固醇（0.1%的曲安奈德黏膜用乳膏、软膏或糊剂；0.01%地塞米松黏膜糊剂或溶液）每日或每晚 1 次（软膏或糊剂）；局部注射曲安奈德混悬液（5～10 mg/ml）0.1～0.5ml/病灶
- 麻醉药（2%～5%利多卡因；1.5%甲哌卡因；0.5%～1%盐酸丁卡因凝胶或黏膜软膏）每日 2 次或 3 次（警告：过敏）
- 5-氨基水杨酸（5%乳膏）每日 3 次，可降低皮疹持续时间和疼痛强度
- 500mg 环孢素溶液漱口，每日 3 次，可以有效抑制局部免疫反应
- 硫糖铝混悬液 1g/5ml，每日 1 次[a]，用于口腔溃疡和生殖器溃疡

[a]小规模、随机、双盲、安慰剂对照试验。

表 48.2 A 级证据的 Adamantiades-Behçet 病系统性治疗方案(随机、双盲、安慰剂对照试验,另有说明的除外)

药物和参考文献	剂量	适应证
甲强龙[65]	每 3 周 40mg,肌内注射	结节性红斑(女性),无口腔、生殖器溃疡
瑞巴派特[66]	300mg/d,口服(警告:怀孕、哺乳避免使用)	口腔溃疡
秋水仙碱[67]	1mg/d,口服(注意:妊娠、哺乳期——诱发少精症)	口腔溃疡、生殖器溃疡、毛囊炎、结节性红斑
秋水仙碱[68]	1.5mg/d,口服	结节性红斑及关节痛
秋水仙碱[69]	1~2mg/d,口服	生殖器溃疡、结节红斑、关节炎(女性)、关节炎(男性)
秋水仙碱[70]		无效,未减少免疫抑制药的使用
秋水仙碱 vs. 秋水仙碱+苄星青霉素[71]	1~2mg/d,口服;120 万 U×3/W 肌内注射	联合治疗能更有效地减少关节炎发作的频率、口腔溃疡和结节红斑的病程和频率及生殖器溃疡的频率
秋水仙碱 vs. 秋水仙碱+苄星青霉素[72]	1mg/d,口服;120 万 U/月 肌内注射	联合治疗比单用秋水仙碱或青霉素更有效
硫酸锌[73]	300mg/d,口服	皮肤黏膜病变
氨苯砜[74]	100mg/d,口服(警告:怀孕、哺乳期避免使用;可导致高铁血红蛋白增加:抗坏血酸 500mg/d)	口腔溃疡、生殖器溃疡、皮肤损害、针刺反应、关节炎、附睾炎
硫唑嘌呤[75]	2.5mg/(kg·d)口服(注意:妊娠、哺乳期、严重肝病、骨髓抑制、严重感染、儿童避免使用)	口腔溃疡、生殖器溃疡、关节炎、新近发病的眼部疾病,预防新的眼病发展
IFN-α 2a[76]	6×10^6 U×3/周,皮下注射(警告:怀孕、哺乳期——诱发精神病症状,银屑病、肌病避免使用)	口腔溃疡、生殖器溃疡、丘疹脓疱性皮损、结节性红斑、关节炎
IFN-α[77]	1000 和 2000 U/d,皮下或肌内注射	无效
沙利度胺[78]	100mg/d 或 300mg/d 口服(注意:妊娠、哺乳期——诱发多神经病变;最小剂量在 25mg/d)	口腔溃疡、生殖器溃疡、丘疹脓疱性皮损
环孢素 vs. 秋水仙碱[79]	10mg/(kg·d),口服;1mg/d,口服(警告:哺乳期、肾功能不全——诱发病理性中枢神经系统疾病)	眼部病变、口腔溃疡、皮肤损害、生殖器溃疡
环孢素 vs. 传统治疗(泼尼松、苯丁酸氮芥)[80]	10mg/(kg·d),口服	眼部损伤(传统治疗在控制口腔溃疡、生殖器溃疡及关节炎方面更有优势)
环孢素 vs. 传统治疗(泼尼松、苯丁酸氮芥)[81]	10mg/(kg·d),口服	听力损伤(25%)
环孢素 vs. 传统治疗(泼尼松、硫唑嘌呤)[81]	5mg/(kg·d),口服	口腔溃疡、生殖器溃疡、皮肤损害、血栓性静脉炎、关节和神经系统症状
环孢素 vs. 环磷酰胺冲击治疗[83]	5mg/(kg·d),口服	视敏度
环磷酰胺+糖皮质激素 vs. 糖皮质激素[84]	每个月 1g,静脉注射;每个月 2g,静脉注射	联合治疗对眼部病变更有效
依那西普[85]	每 2 周 25mg,皮下注射(警告:妊娠、哺乳期避免使用)	口腔溃疡、结节性皮肤损害、丘脓疱样皮损(非针刺反应)
利妥昔单抗 vs. 细胞毒性药物联合治疗[86]	1000mg,静脉滴注,2 个疗程(间隔 15 日)	校正后疾病活动性总指数明显改善

（续　表）

药物和参考文献	剂量	适应证
阿昔洛韦[87]	800mg×5/d，连续 1 周＋400mg×2/d，口服连续 11 周	无效
阿扎丙宗[88]	900mg/d，连续 3 周，口服	关节炎
达力珠单抗（抗 CD25）[89]	每 2 周 1mg/kg，静脉注射	无效（眼部症状）

表 48.3　B 级证据（良好的公开临床试验）或 C 级证据（小规模公开临床试验）的 Adamantiades-Behçet 病系统治疗方案

药品	剂量	适应证
糖皮质激素[2,20,54]	5～60mg/d 等剂量的泼尼松 口服；100～1000mg/d，连续 1～3d 静脉注射（单独或联合使用），（注意：糖尿病患者可能导致精神症状）	活动性疾病急性加重（特别是葡萄膜炎、神经系统症状）
吲哚美辛[2,20]	100mg/d，口服	皮肤黏膜损害、关节炎
己酮可可碱[54]	300～400mg×1～3/d，口服	口腔溃疡（尤其是儿童）
伊索拉定[90]	2～4mg/d，口服	复发性口腔溃疡
环孢素[54,91]	3～6mg/(kg・d)，口服（血清：100～150 ng/ml；注意：哺乳期、肾纤维化患者可诱发病理中枢神经系统疾病）	葡萄膜炎、皮肤黏膜症状、血栓性静脉炎、急性听力损失
柳氮磺吡啶[54]	1.5～3g/d，口服	消化道溃疡
沙利度胺[54,92]	2mg/(kg・d)，口服；如有需要，可增加至 3mg/(kg・d)，或根据反应减少至 1～0.5mg/(kg・d)（注意：神经毒性）	肠受累（儿童）
他克莫司[54]	0.05～0.2mg/(kg・d)，口服（血清浓度：15～25 ng/ml）	难治性葡萄膜炎
IFN-α[93,95]	9×10^6 U×3/W 或 $(3\sim9)\times10^6$ U×5/W，皮下注射（3×10^6 U×3/W，皮下注射，维持剂量，注意：妊娠、哺乳期——诱发精神病体征、银屑病、肌病）$(1.5\sim3)\times10^6$ U×3/W，皮下注射，根据体重计算	眼部病变、长期视力预后、关节炎、血管病变 儿童皮质依赖性葡萄膜炎
环磷酰胺[2,20,54]	每个月 1g，静脉推注（注意：出血性膀胱炎给予美司钠 200mg）	葡萄膜炎、神经系统症状
环磷酰胺＋硫唑嘌呤＋泼尼松[96]	环磷酰胺每个月 1g，静脉注射（连续 6 个月）；硫唑嘌呤 2～3mg/(kg・d)，静脉注射（连续 2～3 个月）；泼尼松 0.5 mg/(kg・d)，静脉注射（连续 2～3 个月）	改善：视力（44%）、活动性后葡萄膜炎（73%）及视网膜血管炎（70%）；校正后总疾病活动度指数改善 72%
苯丁酸氮芥[54]	0.1 mg/d，口服（2 mg/d，维持剂量）（注意：累积毒性）	神经系统症状、葡萄膜炎、血栓形成、皮肤黏膜损害
甲氨蝶呤[2,20]	每周 7.5～20mg，口服（注意：怀孕、哺乳、骨髓严重抑制、肝功能障碍、急性感染、胃肠道溃疡、肾功能不全者避免使用）	严重的皮肤黏膜皮损、关节炎、渐进性精神病或痴呆症
甲氨蝶呤＋泼尼松龙[97]	每周 7.5～15mg，口服；0.5mg/(kg・d)，口服	改善：视力（46.5%）、活动性后葡萄膜炎（75.4%）及视网膜血管炎（53.7%）。总炎症活性指数改善 74%，校正后总疾病活性指数改善 69.4%

第4部分

（续　表）

药品	剂量	适应证
英夫利西单抗[98-104]	第1、7、14 和 28 天 5mg/kg，静脉注射，此后每 2 周/4 周/6 周注射一次（注意：孕妇、哺乳期避免使用）	急性葡萄膜炎、难治性后葡萄膜炎、神经系统症状、肠受累
阿达木单抗[105]	每 2 周 40mg，皮下注射	难治性眼部病变
Gevokizumab（IL-1β 抗体）[106]	0.3 mg/kg，静脉注射	严重的葡萄膜炎

阶梯治疗

皮肤黏膜病变

一线治疗

- 局部：抗菌药物、硫糖铝、糖皮质激素
- 全身：秋水仙碱、秋水仙碱＋苄星青霉素

二线治疗

- 局部：抗炎药、氨来沙诺
- 全身：糖皮质激素、氨苯砜、硫唑嘌呤、沙利度胺

三线治疗

- 局部：麻醉药、硝酸银
- 全身：硫酸锌、瑞巴派特、己酮可可碱、甲氨蝶呤、环孢素、IFN-α、肿瘤坏死因子（TNF）-α 抑制药

由于局部治疗的效果受发病部位所限，所以一般要联合系统治疗

阶梯治疗

眼部病变

一线治疗

- 局部：糖皮质激素＋扩瞳药±睫状肌麻痹剂类药
- 全身：糖皮质激素、环孢素、硫唑嘌呤

二线治疗

- IFN-α、TNF-α 抑制药

三线治疗

- 环磷酰胺、甲氨蝶呤

局部治疗单独用药仅限于轻度葡萄膜炎（前葡萄膜炎）患者

阶梯治疗

关节受累

一线治疗

- 秋水仙碱、秋水仙碱＋苄星青霉素或抗炎镇痛药

二线治疗

- 硫唑嘌呤、糖皮质激素

三线治疗

- 甲氨蝶呤、柳氮磺吡啶、IFN-α、TNF-α 抑制药

阶梯治疗

血管损伤

一线治疗

- 糖皮质激素

二线治疗

- 硫唑嘌呤、甲氨蝶呤、环磷酰胺、抗凝药、手术干预

三线治疗

- TNF 抑制药

阶梯治疗

中枢神经系统损伤

一线治疗

- 糖皮质激素

二线治疗

- 硫唑嘌呤、环磷酰胺、TNF 抑制药

三线治疗

- 甲氨蝶呤、抗凝药

阶梯治疗

胃肠道受累

一线治疗

- 柳氮磺吡啶、糖皮质激素

二线治疗

- 硫唑嘌呤

三线治疗

- TNF 抑制药

（译者：范秀针　一审：赵敏玲　二审：王刚　三审：刘丹　润色：葛格）

参考文献

所有文献请查阅网址：www. rooksdermatology. com.

以下列出的是重要参考文献。

[1] McCarty MA, Garton RA, Jorizzo JL. Complex aphthosis and Behçet's disease. *Dermatol Clin* 2003;21:418.

[2] Suzuki Kurokawa M, Suzuki N. Behçet's disease. *Clin Exp Med* 2004;4:10-20.

[3] Zouboulis CC. Epidemiology of Adamantiades-Behçet's disease. In: Zierhut M, Ohno S, eds. *Immunology of Behçet's Disease*. Lisse: Swets and Zeitlinger, 2003:1-16.

[4] Altenburg A, Papoutsis N, Orawa H, *et al*. Epidemiology and clinical manifestations of Adamantiades-Behçet disease in Germany-current pathogenetic concepts cepts and therapeutic possibilities. *J Dtsch Dermatol Ges* 2006;4:49-66.

[6] Zouboulis CC, May T. Pathogenesis of Adamantiades-Behçet's disease. *Med Microbiol Immunol* 2003;192:149-55.

[46] International Team for the Revision of the International Criteria for Behçet's Disease (ITR-ICBD). The International Criteria for Behçet's Disease (ICBD): a collaborative study of 27 countries on the sensitivity and specificity of the new criteria. *J Eur Acad Dermatol Venereol* 2013;28:338-47.

[54] Bonitsis NG, Altenburg A, Krause L, *et al*. Current concepts in the treatment of Adamantiades-Behçet's disease. *Drugs Fut* 2009;34:749-63.

[56] Alpsoy E. New evidence-based treatment approach in Behçet's disease. *Pathol Res Intern* 2012;2012:871019.

[63] Hatemi G, Silman A, Bang D, *et al*. Management of Behçet disease: a systematic literature review for the European League Against Rheumatism evidencebased recommendations for the management of Behçet disease. *Ann Rheum Dis* 2009;68:1528-34.

[64] Comarmond C, Wechsler B, Cacoub P, *et al*. Traitement de la maladie de Behçet. *Rev méd interne* 2014;35126-38.

第 49 章

中性粒细胞性皮肤病

Anthony D. Ormerod[1], Philip J. Hampton[2]

[1] University of Aberdeen, Foresterhill, Aberdeen, UK

[2] Newcastle Hospitals NHS Trust, Newcastle Upon Tyne, UK

坏疽性脓皮病

定义和术语

坏疽性脓皮病(pyoderma gangrenosum, PG)是一种少见的非感染性嗜中性粒细胞性皮肤病，常与潜在的系统性疾病相关。诊断基于其典型临床特征，并排除其他溃疡性皮肤病。

同义名

- 经典溃疡型
- 非典型包括
  - 造口周围型
  - 脓疱型
  - 大疱型
  - 非典型
  - 浅表肉芽肿型
- 亚型
  - 手背嗜中性粒细胞性皮肤病
  - 增殖性脓性口炎

概述

PG是一种反应性非感染性皮肤病，与其他嗜中性粒细胞性皮肤病有许多共同特征。尽管经典型PG最为常见，但也有不少其他的临床亚型(见下文)。目前已制定针对经典型和亚型的诊断标准。对于经典型PG，必须满足以下主要标准：快速进展的疼痛坏死性溃疡，具有不规则、紫红色、潜行性扩展的边缘；并排除皮肤溃疡的其他病因。此外，需要满足以下两个次要标准：①病史中有同形反应或临床出现筛状瘢痕；②与PG相关的系统性疾病；③组织病理学表现(无菌性皮肤中性粒细胞增多±混合炎症±淋巴细胞性血管炎)；④疗效(系统用糖皮质激素治疗显效迅速)[1]。尽管文献中作者所定义的这种快速反应(1个月内皮损改善50%)很少见到。

流行病学

发病率和患病率

基于英国综合实践研究数据库的一项以人群为基础的研究分析，该病发病率为0.63/10万(95%可信区间为0.57～0.71)[2]。

年龄

PG发病率随年龄而增加，患病年龄中位数在59岁(四分位距41—72岁)[2]。

性别

PG在女性中更多见，59%～76%的病例为女性[3]。

种族

PG与种族无关。

相关疾病

与其他嗜中性粒细胞性皮肤病一样，33%～50%的病例伴有公认的潜在疾病[4,5]，提示基础疾病与本病的联系。有证据表明，脓疱型PG主要与炎症性肠病(inflammatory bowel disease，IBD)相关；大疱型PG与血液系统恶性肿瘤相关；增殖型常不伴有任何潜在疾病[6]。

最常见的关联疾病是炎症性肠病[2,3,7,8]，其中克罗恩病与溃疡性结肠炎发病率相近，占20%～30%。类风湿关节炎与其他血清阴性关节炎本身可能与IBD相关，约占10%。血液系统恶性肿瘤与单克隆丙种球蛋白血病占5%，其他内脏恶性肿瘤占5%。

最近可见PG共患病的报道，这些疾病可能是因为患者敏感性增加，或PG直接导致，或治疗PG所引起，包括糖尿病、抑郁症、外周血管病和肥胖[3]。

此外，许多伴发疾病的病例报道由于较罕见，且与疾病发生重叠，因此无法明确其相关性，这些疾病包括甲状腺疾病、脊柱炎、骨关节炎、银屑病性关节炎、慢性活动性肝炎、丙型肝炎病毒感染、原发性胆汁性肝硬化、系统性红斑狼疮、补体缺陷、低丙种球蛋白血症、高免疫球蛋白E综合征、艾滋病、结节病、Takayasu动脉炎、化脓性汗腺炎、聚合性痤疮、慢性阻塞性肺病[3,9]。

近来，有人建议将共患PG、囊肿性痤疮与化脓性汗腺炎作为一个独立的疾病，以首字母缩写命名为PASH[10]。该综合征无遗传学异常和化脓性关节炎，而这两点是化脓性关节炎、脓皮病合并痤疮综合征(PAPA)的特征。

病理生理学

发病诱因

与其他血管炎一样，同形反应是一种由皮肤创伤诱发的皮疹或在受伤部位首先发生的现象。通常发生在外科手术伤口或穿透性损伤部位。吸烟与阑尾切除术是促进溃疡性结肠炎患者肠外表现(包括PG)的独立发病诱因[11]。

女性、高体重指数(BMI)和自身免疫性疾病人群易患造口周围型PG[12]。

组织病理学

皮肤活检以排除导致溃疡的其他病因。PG没有典型的组织病理学特征。早期皮损表现为中性粒细胞脓疱，但一般是非特异性的。典型表现包括皮损中央表皮和真皮出现坏死和溃疡，周围为密集的炎细胞浸润，其外有混合炎细胞及慢性炎细胞浸润[13,14]。每种临床亚型有相应的组织病理学表现。溃疡型PG的真皮和表皮内有大量中性粒细胞浸润，伴中性粒细胞脓肿形成；脓疱型PG有毛囊周围中性粒细胞浸润，伴角层下脓疱形成；大疱型有中性粒细胞浸润，伴表皮内水疱形成；增殖型PG伴有周围栅栏状组织细胞和巨细胞的肉芽肿反应[7]。

关于该病伴有血管炎的观点仍有争议。许多研究者报道了有中性粒细胞血管反应或白细胞碎裂性血管炎、纤维素样坏死、节段坏死性血管炎、肉芽肿性血管炎及淋巴细胞性血管炎[13,14]，这些可能继发于溃疡。如果血管炎是存在的，应该排除真正的血管炎及感染，包括对活检组织进行真菌、分枝杆菌和其他微生物的培养和染色。

PG的病理机制复杂且可能与多种因素有关，许多现象包括其与IBD的相关性，其对局部组织的侵袭性破坏与针刺反应，表明其可能诱发一系列炎症级联反应，包括激活固有免疫、自身炎症反应、白细胞介素(IL)-1β、肿瘤坏死因子(TNF)-α、IL-8、IL-23在内的细胞因子和促进中性粒细胞募集活化的趋化因子。PG的早期病理是形成中性粒细胞脓疱。组织破坏迅速且广泛。一旦皮肤出现溃疡，血管周围急慢性炎细胞浸润可能是继发于溃疡，而不是作为主要的反应存在。然而，对58例皮肤活检组织进行研究发现，轻至中度血管周围淋巴细胞浸润与早期皮损出现的内皮细胞肿胀有关[8]。皮损进一步发展成坏死，血管周围伴致密淋巴细胞浸润。PG筛查常采取并建议皮肤活检，但其病理表现无特异性且组织学上无法确诊。皮肤活检的意义在于排除其他类似PG的疾病(见鉴别诊断)[13]。PG通常与血管炎无关，但偶有药物诱发的PG患者c-ANCA或p-ANCA阳性的报道，代表药物是硫脲嘧啶[15]。在关于PG和ANCA特异性患者的报道中，有一例符合大疱型及溃疡型PG，有多发性关节炎，伴有一种新的针对天青杀素(azurophil)的ANCA，天青杀素是中性粒细胞嗜天青颗粒的抗菌成分[16]。针对这些蛋白的中性粒细胞抗体可能会干扰其抗菌活性，从而减弱天然免疫功能。最近曾报道一例PG患者伴针对h-lamp-2的c-ANCA[17]。

中性粒细胞在PG和其他嗜中性粒细胞性皮肤病中有重要作用。在15例Sweet综合征和PG患者中，81%的患者皮损处有中性粒细胞克隆增殖与浸润[18]。在5名PG患者中，中性粒细胞的趋化作用受损[19]。相反，在PG皮损中发现中性粒细胞趋化因子IL-8，且可以在动物模型中产生相似的皮损[20]。IL-8可能是由PG溃疡处的成纤维细胞产生[21]。高水平的IL-8、趋化因子(CXC)及其配体(CXCL)1/2/3和CXCL16能促进正常T淋巴细胞激活，并调节其表达与分泌(RANTES)；最近证实这些因子在PG皮损中存在过度表达[22]。

有关PG免疫荧光的结果存在争议，部分研究表明皮损处直接免疫荧光阳性[8,14,23]。血管周围或血管壁 C3 或 IgM 沉积最为常见，但在真皮-表皮交界处也可见 C3 沉积[23]。但是，其他研究指出其免疫荧光为阴性[24,25]，阳性结果可能是皮肤溃疡引起的非特异性反应。Callen 推测免疫复合物有助于病理诊断，这一点已在 2 名 PG 患者中证实[26]。Bister 等[27]研究 24 个皮肤活检组织发现，金属基质蛋白酶(MMP)特别是 MMP9、MMP10 及 TNF-α 的大量表达将导致迁移和修复所需的基质降解。他们还在 IBD 溃疡处发现 MMP 的类似表达。因此，TNF-α 被认为是一个重要的治疗靶点。

Brooklyn 等[28]对 5 名 PG 患者皮损和外周血的抗原谱进行研究发现，T 细胞克隆性扩增是其重要的发病机制。他们在其中的 4 名患者身上发现皮损及外周血中 T 细胞克隆性扩增。在 PG 伴血液病及脾增大的患者身上也发现 γ、β T 细胞受体的克隆性扩增[29]。引起 T 细胞应答的抗原仍未知，可以是自身抗原、微生物抗原或共有表位。在皮肤、结肠黏膜和胆管上皮中发现一种自身抗原，即 M(r)40 K 上皮自身抗原，其被认为可能是与 IBD 肠外表现相关的自身抗原[30]。细胞免疫缺陷包括皮肤对念珠菌、链激酶和纯化的蛋白质衍生物的无反应性，以及淋巴细胞产生巨噬细胞抑制因子(MIF)减少[31]。

IL-1β 及其受体在 PG 中过度表达，PG 参与遗传性自身炎症综合征如 PAPA 和 PASH 的发生[22]，均提示 PG 的固有免疫被激活[32]。

致病微生物

尽管目前没有明确的病原体能导致 PG，但在一名曾患 PG 的 IBD 患者身上注射热灭活的大肠埃希菌可以复制出大疱型 PG 样皮损[33]。这提示存在于易感个体皮肤的肠道抗原可能发挥重要作用，但是不符合 Koch 曾提出的因果假设。

遗传学

PG 发病机制的线索也来自 PG 和 PAPA 综合征的相关性研究，在 PAPA 综合征患者的 15 号染色体上发现 *PSTPIP1/CD2BP1* 基因突变[34]，该基因编码脯氨酸/丝氨酸/苏氨酸相互作用蛋白 1。这种自身炎症综合征(见第 45 章)与其他 cryopyrine 蛋白相关综合征(如 CD2BP1)一起被称为脯氨酸-丝氨酸-苏氨酸磷酸酶相互作用蛋白 1(PSTPIP1)，其可与 pyrin 蛋白结合[35,36]。因此，炎症负性调节因子的缺乏将 PAPA 综合征与家族性地中海热的病理学联系起来[37]。兄弟姐妹共患 PG[38]和家族性病例提示遗传因素的作用[39]。

环境因素

25%的 PG 在皮肤穿透性损伤部位发生同形反应。

临床特征

发展史

1916 年，Brocq 首次报道了 PG[40]。1930 年，Brunsting 等做了进一步描述[41]。1976 年，Greenstein 等研究了 IBD 患者 PG 的发病情况[42]。

临床表现

PG 可以有不同的临床表现。如前所述，已提出经典溃疡型 PG 的诊断标准[14]并对其进行修正[43]。

临床亚型

经典溃疡型 PG[4,44-46]

这是 PG 中最常见且最易识别的类型，初起为小而软的红蓝色丘疹、斑块或脓疱，进展成具有特征性紫红色、潜行性扩展边缘的疼痛性溃疡(图 49.1)。溃疡底可能有肉芽组织、坏死组织或脓性渗出物。皮损可单发或多发，好发于下肢(70%)，其他部位亦可受累，包括生殖器和黏膜。溃疡愈合常形成萎缩性筛状瘢痕。伴随症状包括发热、不适、肌痛和关节痛。

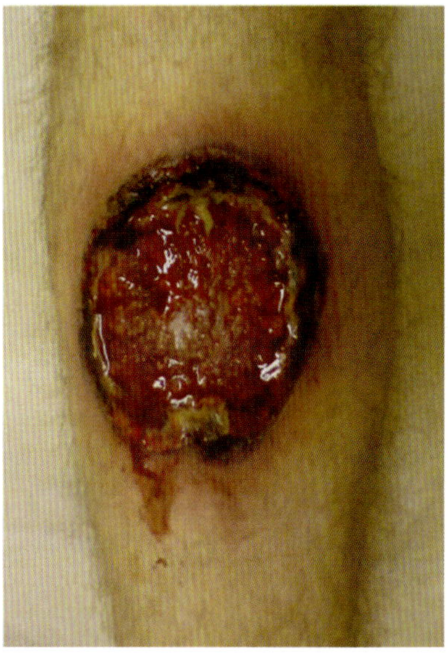

图 49.1 经典型坏疽性脓皮病

造口周围型 PG

造口周围型 PG 可能是器具创伤和排泄物刺激引起的同形反应，最常见于活动性 IBD 患者的回肠造口周围[12]，高 BMI、女性及伴自身免疫病者患病风险更高[12](图 49.2)。

脓疱型 PG

脓疱型 PG 常发生于 IBD 的急性加重期[47-49]。在正常皮肤上形成散在疼痛性脓疱，周围绕以红晕[50]。皮损常在四肢伸侧呈散在分布。该疾病谱需要与其他 IBD 相关的疼痛性脓疱病相鉴别[51]，包括

第 4 部分

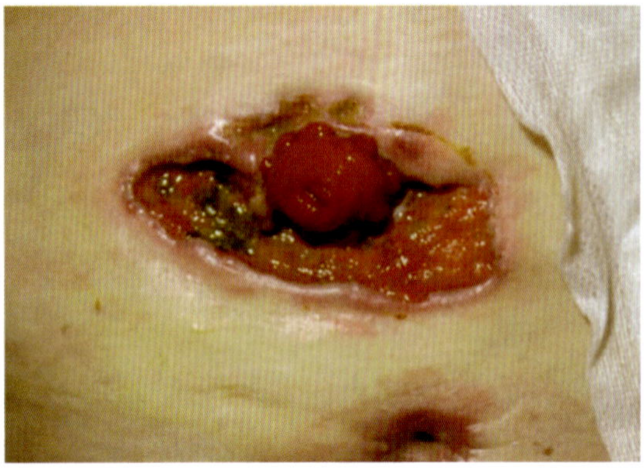

图 49.2　造口周围型坏疽性脓皮病

肠相关皮炎-关节炎综合征(BADAS)、角层下脓疱性皮病和增殖性脓性口炎,其主要表现为黏膜部位的脓疱。

大疱型 PG

该疾病非典型的亚型表现为迅速发生的浅表性出血性大疱,常位于上肢。它与 Sweet 综合征的临床和组织病理学相似,但其特征是可发生溃疡且愈后留有瘢痕。大疱型 PG 与骨髓增生性疾病密切相关[52]。Bennett 等将一组发生在较大年龄组、皮损分布于上肢、伴发血液系统恶性肿瘤且能快速消退的大疱性 PG 称为非典型 PG[4]。其他报道发现大疱之间能相互融合形成溃疡[53,54]。PG 可以先于骨髓增生性疾病发生,对大疱型 PG 患者进行检查时应高度怀疑是否伴发血液系统恶性肿瘤[55,56]。

浅表肉芽肿型 PG

这一类型 PG 的皮损表浅,组织学上有肉芽肿形成[57,58]。大多数病例最初表现为单个浅表性溃疡,皮损隆起,有肉芽肿性边缘(图 49.3)。对 2005 年的所有病例进行回顾性研究发现[58,59],皮损常位于躯干(52%),且具有潜在系统疾病的发生率更低。该类型治疗反应性更好。虽然 39%的患者需要系统应用糖皮质激素,但许多患者通过局部外用或病灶内注射糖皮质激素、米诺环素或氨苯砜也可治愈。极少数病例需要使用其他免疫抑制药。

手背嗜中性粒细胞性皮肤病

见第 49.10 页。

皮肤外 PG

PG 并不只发生在皮肤。尽管罕见,PG 和其他嗜中性皮病也可累及其他器官,通常形成无菌性脓肿,最常发生在肺部[60-62]。此外,PG 也可能累及骨骼[63-64]、肝[65]、心脏、大脑、胃肠道[66]和肌肉[67]。有关其他嗜中性粒细胞性皮肤病产生的无菌性脓肿综合征见本章后的详细论述。

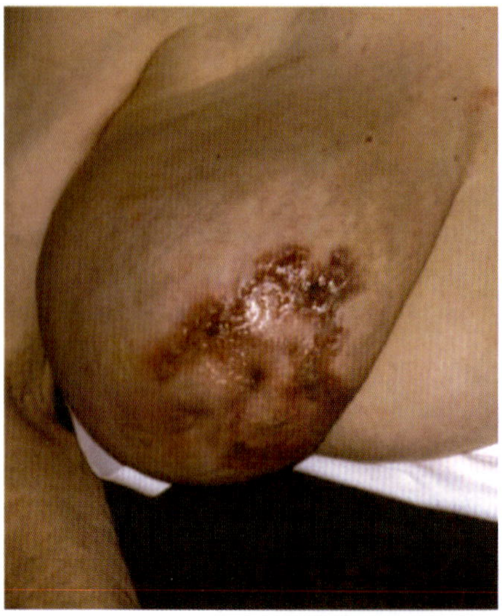

图 49.3　浅表肉芽肿型脓皮病

鉴别诊断

PG 是一种排除性诊断,有许多与 PG 表现相似的疾病。Weening 等对 90 名模拟 PG 样皮损的患者进行了回顾性分析[68]。对于非典型 PG,皮肤活检和皮损组织培养至关重要,鉴别诊断需要就这两方面开展针对性检查。鉴别诊断包括血管闭塞性或静脉性疾病、血管炎、癌症、原发感染、药物诱导或外源性组织损伤,以及其他炎症性疾病、真菌、非结核性杆菌和机会性感染[69]、孢子丝菌病[70]、镰刀菌病、蕈样肉芽肿[71]、毛霉病[72]、组织胞质菌病[73]、芽生菌病[74]和药物诱发如尼可地尔[75]。

严重程度分级

测量皮肤溃疡大小或伤口最长径及测量垂直最大宽度可用于指导治疗。长度×宽度×0.785[76]可用于计算形似椭圆的皮损,该公式在临床试验中可作为一种测量方法,是伤口愈合的一个重要预测因素,以及临床研究中的一个混杂因素。目前已有用于量化 PG 炎症程度的炎症量表[77],近期试验对其进行修正,将炎症渗出程度加入量表[76]。

并发症和共病

PG 的 8 年死亡率明显超过 16%[3]。一项针对英国大型数据库(包括 313 例 PG,病程超 16 年)的流行病学研究中,将死亡的相对风险与正常个体和不伴 PG 的 IBD 患者或不伴 PG 的类风湿关节炎患者进行比较。PG 患者的死亡风险比正常对照组高 3 倍,比 IBD 组高 72%,与类风湿关节炎对照组相比,临界值增加[2]。这表明 PG 存在独立的危险因素,但无法确定是否由 PG 的并发症引起,如感染、使用强效免疫抑制剂治疗 PG 或这些因素共同作用。

先前已讨论了相关疾病。患者可能发生腿部溃疡的风险增高，或伴发其他慢性炎症相关的疾病，包括贫血、肾功能损害、甲状腺疾病、肥胖、糖尿病[78]、抑郁症和外周血管病[3]。

病程和预后

PG 是一种慢性病，通常需要数月或数年才能完全消退[78,79]。愈合后有 16%～61% 的病例会复发[5,80,81]，因此应考虑长期系统性预防治疗。

实验室检查

应以全面的临床评估为指导。皮肤活检无法明确诊断 PG，除典型病例外，所有病变常需进行皮肤活检，以排除类似 PG 的其他疾病。许多类似疾病往往是感染性的，因此建议对活检组织进行细菌、非结核性杆菌、病毒和真菌培养，以排除其他病因。鉴于存在潜在疾病和其他系统受累的可能，全面检查还应包括淋巴结有无肿大、血细胞计数、生化指标、血培养、溃疡组织培养、胸部 X 线、其他有指示意义部位的 X 线、内镜检查、骨髓穿刺和 CT 扫描[50]。

治疗

PG 的治疗通常很复杂，并且取决于伴随症状、相关疾病及病变的部位和程度。

PG 治疗的证据基础几乎全是报道性的，并且易受发表偏倚的影响。推荐的治疗方法各异，正说明达到满意的疗效较为困难。优秀的综述包括系统评价[82]和专家意见，将不同药物的受益、危害和成本考虑在内[83]。有系列病例报道评估 PG 的治疗效果[5,79,80,84]。

一线治疗

由于 PG 常发生在下肢，而且可能与血管疾病和肥胖有关，治疗上应该考虑为伤口愈合提供最有利的条件，包括在某些情况下对伤口进行湿敷。支持疗法包括及时更换敷料、缓解疼痛及局部外用药物，使伤口保持清洁和湿润。对于较小的皮损，局部外用强效糖皮质激素[85]，糖皮质激素局部封包治疗[85]和局部外用他克莫司[86,87]也有效。

二线治疗

对于更严重的病变或对简单的治疗方法无反应的 PG 患者，通常需要系统治疗，糖皮质激素是最常用且最主要的治疗方法。单独系统使用泼尼松和环孢素，或在随机对照试验（RCT）中联合使用，都是优选的治疗方法[82,83]。在一项大型多中心 RCT 中，121 名患者分别采用环孢素 4 mg/(kg・d)或泼尼松 0.75 mg/(kg・d)治疗，对两者的治疗效果进行比较发现，这些单一疗法的疗效间没有差异，只有 50% 的患者在超过 6 个月的后续治疗中获得完全治愈[88]。其他许多抗炎药或免疫抑制剂被用作替代疗法，联合应用或维持治疗（表 49.1）。

表 49.1 坏疽性脓皮病的治疗

口服	生物制剂	其他
泼尼松 0.5～1g/kg	英夫利西单抗	皮肤移植
环孢素 5mg/kg	阿达木单抗	粒细胞分离
泼尼松和环孢素联合	依那西普	外用色甘酸钠
泼尼松 1g/d 冲击治疗，持续 5 天	乌司奴单抗	外用尼古丁
甲氨蝶呤	抗 IL-1α 阿那白滞素	高压氧
吗替麦考酚酯	IVIG	
氨苯砜	外用血小板衍生生长因子	
四环素		
沙利度胺		
他克莫司		
环磷酰胺		
苯丁酸氮芥		
硫唑嘌呤		
秋水仙碱		

三线治疗

尽管越来越多的证据表明，抗 TNF 生物治疗应该更多地被作为一线治疗（特别是对那些与 IBD 相关的患者），但出于治疗成本的考虑，大多数患者首先接受非生物制剂疗法。在一项系统性评价中，抗 TNF 生物制剂疗法的治愈率达 92%，尽管这可能受到报告偏倚的影响[89]。越来越多的证据表明，抗 TNF 疗法优于口服泼尼松。在一项回顾性观察性研究中，67 名 IBD 相关的 PG 患者中，76%接受口服糖皮质激素治疗，31 名接受抗 TNF 治疗（英夫利西单抗或阿达木单抗）的患者中有 29 名（93.5%）在 4～8 周后获得完全治愈，而口服泼尼松的患者 38%在 1～3 个月后获得治愈。自 2000 年以来，英夫利西单抗或阿达木单抗在该系列病例的使用率达 75%。在 14%的病例中，生物制剂作为一线治疗[90]。在一项 RCT 研究中，随机化使用英夫利西单抗为其有效性提供了强有力的证据[91]。尽管阿达木单抗在病例报告[97-100]和 3 例患者的系列病例报告中也表明是有效的[101]，总体而言英夫利西单抗治疗成功的系列报道比其他生物制剂更多[92-96]。病例报告和小规模的一系列病例研究发现依那西普也是有效的[102-105]。然而，也有在接受依那西普[106]和阿达木单抗[107]治疗的过程中发生 PG 的报道。据报道，乌司奴单抗同样有效[108]。用 IL-1RA 抗体已成功治疗 PG 相关的 PAPA 综合征患者，包括阿那白滞素[109]和卡那津单抗[110]。阿那白滞素治疗 PASH 综合征有效[111]，另有一名伴脊柱关节病的 PASH 综合征患者对英夫利西单抗治疗有应答[112]。在一个系列病例报道中，10 名患者中有 7 名对静脉注射免疫球蛋白（IVIG）有应答[113]。

其他治疗

尽管在炎症反应阶段应该避免手术，并且手术常可诱导 PG 发生，但如果在系统治疗后炎症已经消退，如使用糖皮质激素治疗后，皮肤移植可以取得非常好的疗效[114,115]。

Sweet 综合征

定义和术语

Sweet 综合征是一种炎症性皮肤病，特征性皮损是非瘙痒性、有疼痛的红色斑块和丘疹，常分布在上肢、躯干上部、头颈部。通常伴发热和外周血白细胞增多，女性多见。组织学表现为真皮水肿伴致密中性粒细胞浸润。目前可分为 3 种临床类型：经典型、恶性肿瘤相关型和药物诱发型。病因尚不明确。

> **同义名**
> - 急性发热性嗜中性粒细胞性皮肤病
> - Gomm-Button 病

概述

1964 年，R. D. Sweet 报道了 8 例女性患者，出现红色斑块、发热且无特殊感染[1]。所有病例的组织学特征都表现为中性粒细胞浸润。在过去 50 年里，对 Sweet 综合征的临床疾病谱的认识已不断加深，但其确切病因仍不明。糖皮质激素仍然是其主要的治疗选择。导致中性粒细胞产生增加并向组织迁移的细胞信号通路受很多因素的影响，因此 Sweet 综合征的确切病因可能很复杂。Sweet 综合征是中性粒细胞产生失控，随后在皮肤甚至在其他器官中浸润的结果。对疾病的易感性可能是获得性或遗传性的。女性多见，这为病因的进一步研究提供了线索。目前已明确的 3 种临床类型的 Sweet 综合征如下。

- 经典型。
- 恶性肿瘤相关型。
- 药物诱发型。

流行病学

发病率和患病率

Sweet 综合征可在全世界范围内发生。关于经典型 Sweet 综合征的发病率或患病率，至今没有准确数据。Cohen 和 Kurzrock 试图估计与恶性肿瘤相关的病例比例。对 15 个研究中心的数据进行回顾分析发现，448 名患者中有 96 名（21%）患有血液系统或实体器官恶性肿瘤[2]。一项针对英国患者的研究发现，16%的病例伴相关恶性肿瘤[3]。

年龄

该病可以发生在任何年龄，但以 30—60 岁多见[4]。

性别

该病多见于女性，男女比例为 1∶4。

种族

该病没有种族差异。文献报道中日本病例多见，但这可能是受发表偏倚影响。

相关疾病

许多疾病与经典型及恶性肿瘤相关型 Sweet 综合征有关（表 49.2）[3,5,6]。Sweet 的早期报道指出其与非特异性胃肠道或呼吸道感染有关。呼吸道链球菌感染、沙门菌和耶尔森菌引起的胃肠道感染及分枝杆菌感染都被证实是 Sweet 综合征的诱因。其他报道指出的相关疾病有炎症性肠病[7-9]、结节病[10-12]、类风湿关节炎[13]、白塞病[14]和结节性红斑[15]。

Cohen 等指出，10%～20%的 Sweet 综合征患者伴发恶性肿瘤，其中绝大多数为血液系统恶性肿瘤[6,16]。Sweet 综合征可以作为副肿瘤现象存在，也可以作为恶性肿瘤的早期征兆。急性髓细胞性白血病和早幼粒细胞性白血病是最常见的恶性肿瘤，其次是慢性粒细胞性白血病[17]、多发性骨髓瘤[18,19]和骨髓增生异常综合征。实体肿瘤包括泌尿生殖系[20]、乳腺、胃肠道、前列腺[21]和喉部肿瘤。

确定哪些 Sweet 综合征患者可能伴有恶性肿瘤并需要进一步检查是十分困难的[22]。当 Sweet 综合征与血液系统恶性肿瘤相关时，绝大多数能在其发生之前被诊断出来。然而，在一项针对 Sweet 综合征伴实体肿瘤的患者研究中，30 例患者中有 20 例 Sweet 综合征先于恶性肿瘤发生[16]。几乎所有最初未确诊的肿瘤都能在 Sweet 综合征发病后的 12 个月内被发现。恶性肿瘤相关型 Sweet 综合征常伴血小板计数异常和贫血，这与特发型 Sweet 综合征有所不同。恶性肿瘤相关型 Sweet 综合征的皮损更多表现为水疱、大疱或溃疡[16]。

药物诱发型 Sweet 综合征在下文的环境因素部分进行了描述。

表 49.2 列出了与 Sweet 综合征相关的多种疾病。

表 49.2 Sweet 综合征相关的各种疾病

分类	实例	说明
感染	链球菌所致呼吸道感染 胃肠道感染（特别是沙门菌、耶尔森菌） 分枝杆菌感染（包括疫苗接种） 其他	上呼吸道感染、沙门菌及耶尔森菌感染很可能致经典型 Sweet 综合征 另见有关人类粒细胞微粒孢子虫病的报道 上呼吸道感染，沙门菌和耶尔森菌感染很可能致经典型 Sweet 综合征
炎症性肠病	溃疡性结肠炎 克罗恩病	很可能致经典型 Sweet 综合征
内分泌疾病	妊娠 自身免疫性甲状腺疾病	妊娠和甲状腺疾病可能与 Sweet 综合征相关
免疫疾病	胶原血管病：红斑狼疮，干燥综合征，其他 其他：自身免疫性血小板减少性紫癜，天疱疮	
血液系统恶性肿瘤及相关疾病，免疫缺陷病	急性髓系白血病	有力证据表明与白血病和骨髓增生异常性疾病相关
	骨髓增生异常症，红细胞增多症 再生障碍性贫血 Fanconi 贫血 单克隆丙种球蛋白病 淋巴瘤（各种类型，不常见） 慢性肉芽肿病 先天性缺陷：中性粒细胞减少，T 细胞免疫缺陷，补体缺陷	一些研究显示与副蛋白血症显著相关；慢性肉芽肿病也有报道
其他恶性肿瘤	泌尿生殖系 乳房 胃肠道 前列腺 喉部 其他	除了血液系统恶性肿瘤，与其他恶性肿瘤没有特定关联
其他疾病	结节病 类风湿关节炎 Still 病 SAPHO	有许多关于结节病的报道

(续 表)

分类	实例	说明
药物	众多,最为公认的是: • 集落刺激因子(包括新近发现的聚乙二醇化类型) • 促中性粒细胞成熟药物(全反式维 A 酸) • 其他血液病治疗(甲磺酸伊马替尼,硼替佐米) • 避孕药 • 丙硫氧嘧啶 行脾放疗后的血液系统恶性肿瘤物理治疗	大多数与集落刺激因子相关的 Sweet 综合征发生在血液系统恶性肿瘤患者,但这一类型也可见于其他患者(如先天性免疫缺陷患者) 与血管炎一样,可能存在硫尿嘧啶导致的 ANCA 阳性
其他嗜中性粒细胞性皮肤病及相关疾病	坏疽性脓皮病 手背嗜中性粒细胞性皮肤病 持久性隆起性红斑 复发性多软骨炎 中性粒细胞性汗腺炎 角层下脓疱性皮病 结节性红斑 白塞病 血管炎(各种类型)	在某些情况下,几种类型可同时或先后发生
Sweet 综合征的黏膜表现	口腔或生殖器黏膜溃疡 眼部炎症尤其是结膜炎,也见结节性巩膜外层炎	口腔病变,尤其是伴血液系统恶性肿瘤及结膜炎主要见于经典型 Sweet 综合征
嗜中性粒细胞性皮肤病的系统表现及更深层受累	骨骼,肌肉,肌腱,神经 Sweet 综合征,心脏,肺,肝,肠,脾,肾,皮下(Sweet 脂膜炎)	
Sweet 综合征的少见表现	获得性皮肤松弛症,真皮中层弹性组织松解,弹性细胞增多症	有几个关于获得性皮肤松弛症的病例

SAPHO,滑膜炎(synovitis)、痤疮(acne)、脓疱病(pustulosis)、骨质增生(hyperostosis)、骨髓炎(osteomyelitis)。

病理生理学

发病诱因

疾病的易感性可能是遗传性或获得性。目前已有兄弟姐妹患病的报道[23],但具体遗传因素仍不清楚。与 Sweet 综合征相关的疾病通常是过度炎症反应性疾病,其中包括存在促炎反应的恶性肿瘤。而且,在这种过度炎症反应条件下,调节促炎反应的细胞信号通路和细胞因子的产生或许可以降低中性粒细胞的增生阈值。

组织病理学

中性粒细胞是血液中数量最多的白细胞类型。它们以每天 $5\times10^{10}\sim10\times10^{10}$ 的速度产生,半衰期为 6~8 小时[24]。组织释放的信号和控制跨内皮迁移的因子调节其向组织的定向迁移。仅骨髓中性粒细胞产生增加并不足以诱发 Sweet 综合征,这一点可以从它仅与一小部分急性髓细胞性白血病相关的病例报道中得到证实。最近报道了血管周围巨噬细胞在控制中性粒细胞跨内皮迁移中的重要作用,为 Sweet 综合征发病机制的研究提供了另一个可能线索[25]。因此,组织的中性粒细胞数量由以下因素控制。

- 细菌或真菌诱发中性粒细胞迁移。
- 骨髓粒细胞生成。
- 骨髓中性粒细胞储存。
- 骨髓释放(以及从肝和脾的边缘粒细胞池中转移出来)。
- 跨内皮迁移。
- 中性粒细胞破坏率。

任一因素的变化都可能影响 Sweet 综合征的发生。

Sweet 综合征发病机制的研究模型是外部或内部因素诱发的,引起细胞信号和细胞因子产生改变,导致中性粒细胞产生增加并向皮肤迁移，有时也可以迁移至其他组织。促使中性粒细胞定向转移至组织中以对抗感染的分子序列事件被研究得越来越清晰[24]，但导致 Sweet 综合征发生的调节失控机制仍不清楚。研究已经证实许多细胞因子在 Sweet 综合征中表达增加，包括 IL-1、IL-3、IL-6 和 IL-8[6,26]。这些表达是非特异性的，因为这些细胞因子在其他炎症性疾病中表达也增加，在恶性肿瘤中，IL-1 和 IL-6 的表达增加[27]。据报道，活动性 Sweet 综合征患者的粒细胞集落刺激因子（GCSF）水平升高[28]。GCSF 可由多种组织产生，包括内皮细胞、巨噬细胞和免疫细胞。骨髓中的粒细胞前体和成熟的中性粒细胞可表达 GCSF 受体。GCSF 的功能包括促进祖细胞向髓系转化、粒细胞前体的增殖、缩短通过粒细胞区室的时间及促进骨髓中成熟细胞的释放[24]。

导致中性粒细胞在皮肤或有时其他组织中过度浸润的确切机制尚不清楚。经典型 Sweet 综合征发病机制之一可能是：个体可能无法及时或有效地对感染做出反应，强烈刺激原促使粒细胞迁移及中性粒细胞产生增加，随后发展为 Sweet 综合征[28]。在易感个体中，某些感染因子引起的组织损伤可能导致正常中性粒细胞募集过程失调，血管周围巨噬细胞和血管内皮释放过量的 GCSF。一旦正常稳态失去平衡，其他免疫细胞的募集可能导致 GCSF 过量释放的恶性循环，随后在临床上表现为 Sweet 综合征。

其他发病诱因和相关因素也可能起作用。一项研究检测患有活动性或非活动性 Sweet 综合征患者的血清 GCSF 水平，发现活动性 Sweet 综合征患者血清 GCSF 显著升高[28]。

值得注意的是，在药物诱导型 Sweet 综合征中，已有报道因针对 GCSF 的治疗性给药引发的病例[29]。

GCSF 在许多恶性肿瘤如胆管癌[30]和骨髓增生异常综合征[31-35]中表达增加。在各种癌症和实验性癌细胞系中也观察到 GCSF 的增加[36-38]。GCSF 产生增加可能在 3 种类型的 Sweet 综合征中均发挥作用。由于其他细胞因子的变化，患者对低于正常水平的 GCSF 的敏感性增加是另一种可能。单一机制不可能解释该病的多种表现。

同形反应是指局部轻微创伤后可诱发皮损。有证据表明，被细胞因子激活的内皮细胞进一步激活了中性粒细胞[39,40]。破坏和刺激内皮细胞可导致中性粒细胞活性增加，促进 Sweet 综合征发生。

在一些 Sweet 综合征病例中观察到 cANCA 升高，一般认为这一发现不具有重要意义。非特异性 cANCA 升高可见于各种炎症性皮肤病[6]。

典型且具有诊断意义的组织病理学特征是真皮乳头显著水肿，真皮致密中性粒细胞浸润，可以看到表皮下疱。参与浸润的其他细胞还有淋巴细胞、嗜酸性粒细胞和组织细胞。浸润常为弥散性，但可在血管周围和真皮层呈带状分布。虽然白细胞碎裂常见，且也可见到内皮肿胀不伴纤维素性坏死，但是并无真正的血管炎。尽管被覆表皮常是正常的，但某些情况下，中性粒细胞可以从真皮移至表皮。有时也可移至脂肪组织[41,42]。

致病微生物

大多数经典型 Sweet 综合征患者伴发热与感染史。上呼吸道感染常先于皮损 1～3 周发生[6]。耶尔森菌引起的肠道感染也有报道[43]。Rarer 报道的相关感染因素包括结核病[44]、弯曲杆菌感染[36]和孢子丝菌病[45]。还有很多致病微生物相关的报道。

遗传学

尚无 Sweet 综合征遗传关联性方面的描述。

环境因素

药物诱发型 Sweet 综合征是一种公认的现象。它可分为两种主要类型：①GCSF 相关；②其他药物。GCSF 诱发的 Sweet 综合征更常见[29,46,47]。对于其他药物，只能通过再次给予药物刺激致使 Sweet 综合征复发来证实这种关联性。这种方法显然难以实施，使得许多药物与疾病的相关性难以确定。Walker 和 Cohen 研究药物暴露与疾病之间的间隔时间，他们认为药物摄入与临床症状之间应该存在密切关系[48]。

Cohen 对药物诱发型 Sweet 综合征进行了详细的总结[6]。可能的关联药物包括抗生素、抗癫痫药、高效抗反转录病毒疗法（HAART）、抗高血压药、化疗药、集落刺激因子、避孕药、利尿药、非甾体抗炎药（NSAIDs）和维 A 酸类药物。

除 GCSF 外，其他药物引起的 Sweet 综合征并没有为发病机制提供明确的解释。据报道，多种不同种类的药物与 Sweet 综合征有关，提示有多种诱发疾病的机制，或者并非都是这些相关药物引起[6]。在大多数情况下，没有进行再次药物诱发会降低因果关系的可靠性。

临床特征

病史

临床病史可以确定 Sweet 综合征的类型。详细询问必须确定以下内容。

- 既往发热或感染史。
- 当前或既往恶性疾病。
- 药物使用情况。

临床表现

典型皮损是疼痛性的红色丘疹、结节，继而形成斑块分布在头部、颈部、躯干上部和上肢。恶性肿瘤相关型 Sweet 综合征皮损分布可能更为广泛。通常形成水肿性斑块，并且随着疾病进展，上覆假性水疱（图 49.4）或假性脓疱。也可发生真性水疱与真性脓疱，随后发展成溃疡。患者经常伴发热并感到不适，但也有患者可能无明显不适感。图 49.5 和图 49.6 为 Sweet 综合征的典型红色斑块。

据报道，约 1/3 患者伴关节痛。结膜炎和巩膜外层炎等眼部受累情况也较常见[49]。口腔和生殖器受累少见。

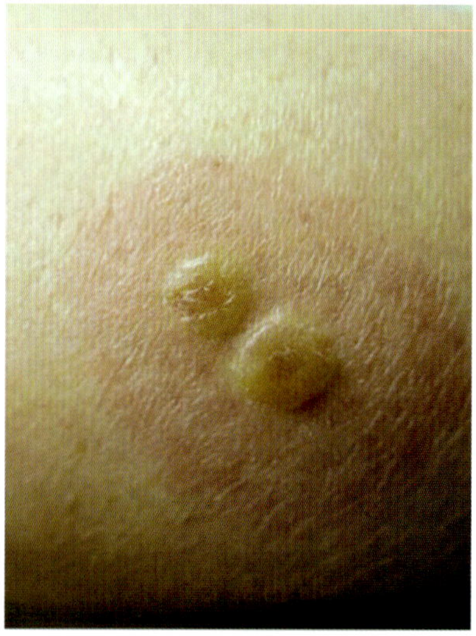

图 49.4 Sweet 综合征（假水疱可发生在炎性斑块基础上）

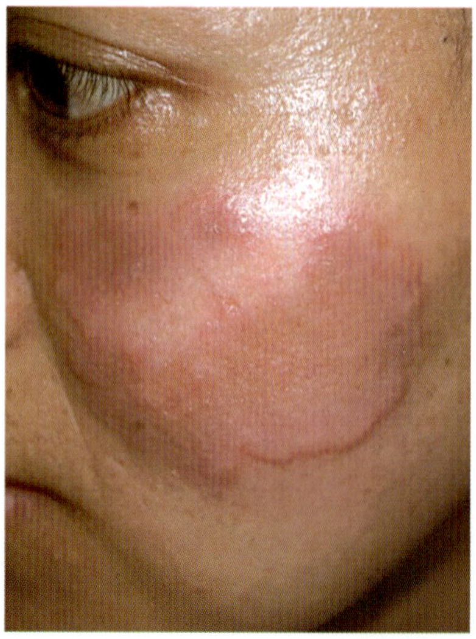

图 49.5 Sweet 综合征（面部常受累）

Sweet 综合征可累及许多器官[6]。其他器官受累被称为皮肤外 Sweet 综合征。中枢神经系统受累或"神经性 Sweets"可能包括良性脑炎、无菌性脑膜炎、脑干病变和精神症状等[50,51]。呼吸系统受累可能包括支气管中性粒细胞性炎症或伴有大量中性粒细胞的无菌性肺脓肿[52]。

皮损通常在 3 个月内可自行消退，未经治疗的病例皮损可能出现波动性加重。

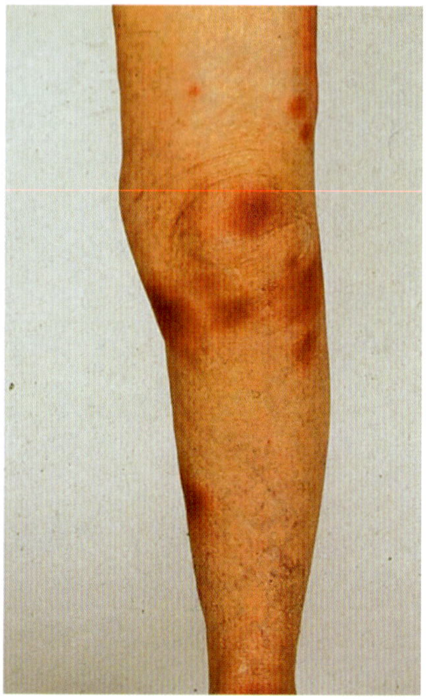

图 49.6 Sweet 综合征（下肢泛发性红色皮损）

临床亚型

手背嗜中性粒细胞性皮肤病

该病被认为是 Sweet 综合征的亚型，临床皮损、组织学表现、HLA 类型[53]、人群分布和相关疾病与 Sweet 综合征相似[54]。该病的特征性表现是手背有蓝色或出血性丘疹、大疱和结节。50%的病例可在其他部位出现 Sweet 综合征的典型皮损，并且对泼尼松或氨苯砜治疗敏感。临床上与坏疽性脓皮病特别是大疱型和脓疱性血管炎难以鉴别[53-56]。许多病例与骨髓增生性疾病、隐匿性恶性肿瘤、IBD 和类风湿关节炎有关。有人提出这一亚型与恶性肿瘤的关系可能更为密切[57]。

图 49.7 为手背嗜中性粒细胞性皮肤病的典型表现。图 49.8 为手背嗜中性粒细胞性皮肤病的大疱亚型，难以与坏疽性脓皮病区别开来。

皮下型 Sweet 综合征

该病表现为四肢（通常是下肢）的结节性红斑样

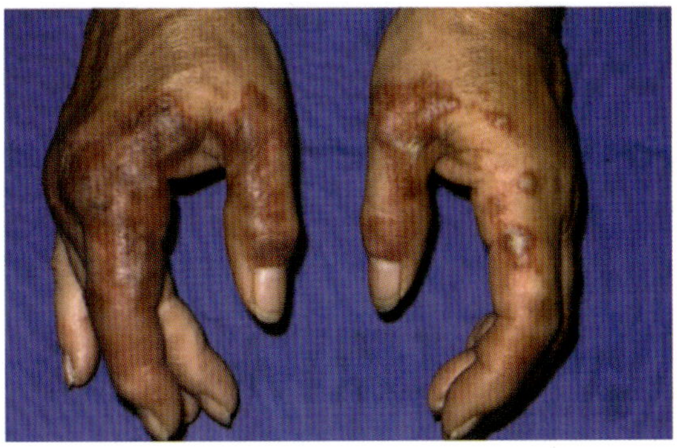

图 49.7 手背嗜中性粒细胞性皮肤病

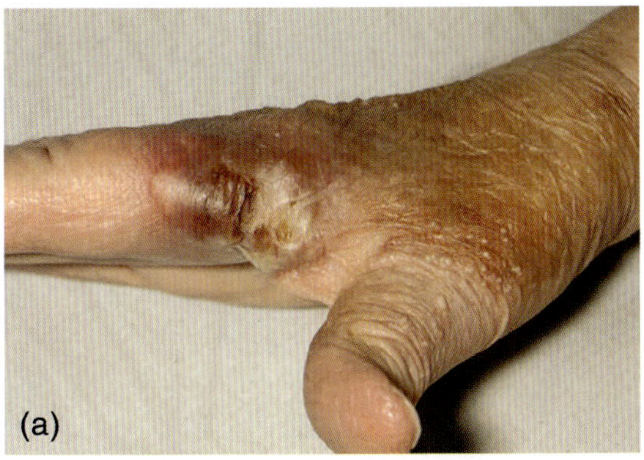

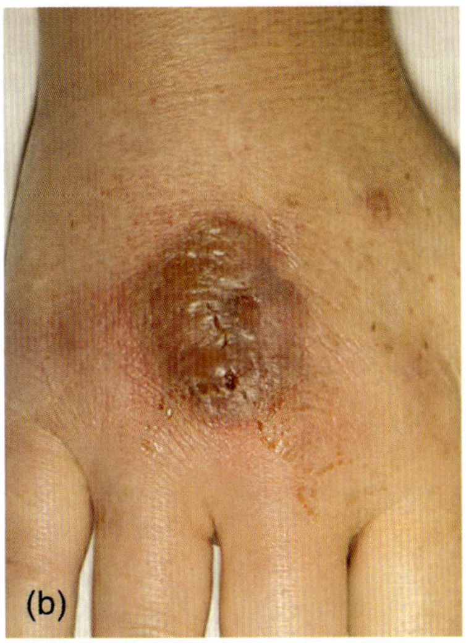

图 49.8 手背嗜中性粒细胞性皮肤病的大疱亚型

损害，疼痛性皮下结节。有许多报道指出，伴血液系统恶性肿瘤的 Sweet 综合征患者，其组织学上常为非典型病变[6,58]。皮下型 Sweet 综合征充分体现了这一点。

组织细胞样 Sweet 综合征

Sweet 综合征这一异型的特征是皮损中有大的组织细胞样单一核细胞（即形似组织细胞）浸润。免疫组化显示髓过氧化物酶阳性，表明其是未成熟的骨髓细胞和中性粒细胞前体[59]。该病与血液系统恶性肿瘤相关，也有特发性和药物诱发型病例报道。临床表现可与经典型 Sweet 综合征类似，或表现为皮下结节性红斑样损害。

目前已提出 Sweet 综合征的诊断标准。患者必须符合两个主要标准与两个次要标准（框图 49.1）[60]。

框图 49.1 Sweet 综合征的诊断标准

主要标准

1. 急性发作的典型皮损
2. 组织病理学表现符合 Sweet 综合征

次要标准

1. 发热（体温>38℃）
2. 伴恶性肿瘤，炎症性肠病或妊娠，前驱呼吸道或胃肠道感染
3. 对系统性糖皮质激素或碘化钾（KI）治疗反应好
4. 发病时异常的实验室检查结果（需要 4 条中的 3 条：血沉>20mm/h，白细胞>8.0×10^9/L，外周血中性粒细胞比例>70%，CRP 升高）

鉴别诊断

Cohen 详细描述了一系列 Sweet 综合征临床和组织学上需要鉴别的疾病[6]。需要考虑以下疾病。

1. 临床

- 传染性疾病：丹毒、蜂窝织炎、单纯疱疹。
- 炎症：脂膜炎、坏疽性脓皮病、梅毒、肺结核。
- 肿瘤：转移。
- 反应性红斑：结节性红斑、多形性红斑、荨麻疹。
- 系统性疾病：白塞病、狼疮、短肠综合征。
- 血管炎：持久性隆起性红斑、结节性多动脉炎、面部肉芽肿。

2. 组织学

- 皮肤白血病。
- 白细胞碎裂性血管炎。
- 中性粒细胞性汗腺炎。

严重程度分级

Sweet 综合征没有正式的疾病严重程度评分系统。应详细记录皮损类型及其分布，是否存在皮肤外症状（如眼部疾病），以及与 Sweet 综合征相关的任一症状史，如发热、呼吸短促、关节痛、肌痛或关节炎。

并发症和共患病

在绝大多数情况下，Sweet 综合征愈后无后遗症。溃疡或治疗不及时的严重皮损可能导致瘢痕

形成。

病程和预后

如果不进行治疗,皮损通常会在 3 个月内自行消退。大约 1/3 的病例会出现复发。对糖皮质激素的治疗反应往往十分敏感。

实验室检查

基本检查包括以下内容。

- 皮肤活检。
- 常规血液检查、全血细胞计数、肝肾功能检查、C 反应蛋白和红细胞沉降率。

应以临床表现为指导进行其他检查,包括甲状腺功能检查、类风湿因子和抗链球菌溶血素“O”抗体滴度的测定。应根据当地指南排查所有可能恶性肿瘤。在没有明确病因的情况下,应考虑行进一步检查以排除潜在恶性肿瘤。美国癌症协会针对无症状患者的癌症筛查提出了一般性建议,并且每年都会进行更新[61]。1993 年,Cohen 等提出 Sweet 综合征应开展的具体检查,他们在 2007 年对其进行了再次总结[6]。最重要的部分是完整的临床病史采集和全面检查,包括检查淋巴结和口腔。女性患者应检查乳房与骨盆,男性患者应检查前列腺与睾丸。50 岁以上患者应考虑行乙状结肠镜检查。根据病史与临床表现个体化制订下一步检查。

治疗

一线治疗

对于局部轻微病变,可以尝试外用药治疗。大多数患者需要系统用药,而泼尼松龙是最常用的首选药物。应遵从指南提出的预防骨质疏松的合理建议。如果在 3 个月后没有缓解,应加用非激素类药物。

二线治疗

没有证据可以明确氨苯砜、碘化钾和秋水仙碱这三种非糖皮质激素应该首先选用哪一种。使用氨苯砜前需对体弱患者的葡萄糖-6-磷酸脱氢酶(G6PD)活性进行预先评估,并密切监测血红蛋白水平以判断是否溶血。较为谨慎的一种方法是选择可发挥疗效的较低剂量,如使用 50mg 的治疗剂量,这需要一定时间才能见效,但不会引发溶血。剂量为 100mg 或更多时,则会出现血液学不良反应。

由于存在胃肠道不良反应,如恶心、呕吐和腹泻,患者对秋水仙碱的耐受性可能很差。不良反应通常与剂量有关。

三线治疗

吲哚美辛等非甾体抗炎药可能有效。1997 年的一项研究使用吲哚美辛治疗了 18 名患者,在 7~14 天,18 名患者中有 17 名皮损得到清除[67]。

据报道,包括苯丁酸氮芥、环磷酰胺、TNF 拮抗药、沙利度胺、氯法齐明和干扰素-α 在内的多种其他药物也有效[6]。支持这些药物有效的研究数据来自病例报告和小规模研究。

> **阶梯治疗**
>
> **一线治疗**
> - 系统用糖皮质激素(0.5~1mg/kg,连续 4~6 周)
> - 轻度局部皮损可以外用强效糖皮质激素[62]
>
> **二线治疗**
> - 氨苯砜(每日 50~100mg)[63]
> - 碘化钾(300mg,每日 3 次)[64]
> - 秋水仙碱(0.5mg,每日 3 次)[65,66]
>
> **三线治疗**
> - 环孢素[68]
> - 氯法齐明[69]
> - IVIG[70]

肠道疾病相关性皮炎-关节炎综合征

定义和术语

肠道疾病相关性皮炎-关节炎综合征(BADAS)为脓疱性血管炎皮损伴肠盲襻或其他原因导致肠内容物淤滞。

> **同义名**
> - 肠道疾病相关性皮病-关节炎综合征

概述

1971 年首次提出本病,患者因过度肥胖行空回肠吻合术,出现脓疱性皮肤血管炎和血清病样反应[1-3]。现在该病范畴扩大,包括 IBD、消化性溃疡手术后形成盲襻[4],或其他原因(如贲门失弛缓症或与预防性结肠造口)导致肠内容物淤滞所形成的同一综合征。近来报道,PASH 综合征即由坏疽性脓皮病、痤疮和化脓性汗腺炎三者组成的疾病,可继发于肠道吻合减肥术[5]。

流行病学

病理生理学

肠道抗原相关的循环免疫复合物引起的血管损伤被认为是皮肤病变的发病机制。在这些患者中,胃肠道释放的肽聚糖可能是免疫复合物介导的血管损伤的抗原刺激因子[1]。部分病例对抗生素治疗敏感即支持了这一观点,并且已证实免疫复合物的存在[4,6]。

发病诱因

BADAS 可能与空肠-回肠旁路术[1-3,7]、胃切除术[4]、盲襻(Bilroth Ⅱ or Roux-en-Y 形吻合术)[4,8]、预防性回肠肛管贮袋术[9]及胆胰分泌转流术有关[10]。

该病也与其他肠道疾病相关:溃疡性结肠炎[4]、克罗恩病[4]、结肠憩室炎[11]、空肠憩室[12]、阑尾炎[13]和贲门失弛缓症[14]。

某些情况下是多种因素共同作用(如 IBD 手术)。在大多数与手术相关的情况下,短路肠襻或盲襻与肠道相邻,但以无功能肠段分隔开来[9]。

组织病理学

BADAS 患者脓疱性血管炎的早期真皮层血管改变与 Sweet 综合征[4,6-8]和白塞病患者的组织病理类似。有几例病例在临床和病理表现上与其他嗜中性粒细胞性皮肤病重叠。

临床特征

临床表现

BADAS 的皮损开始为一个小的黄色斑疹,然后形成丘疹,而后在紫色基底上发生脓疱,常见于上肢和躯干上部(图 49.9)。脓疱直径为 0.5～1.5cm(图 49.10),常分批出现,每批持续至 2 周,并可间隔数月再次发生[1,4,7]。也会出现较大的结节性红斑样损害,类似坏疽性脓皮病样的脓疱病变。BADAS 也有与其他嗜中性粒细胞性皮肤病一样的针刺反应性损害。皮损可先于发热、流感、肌痛或胃肠道不适等系统症状发生。影响手、腕和其他外周关节的关节痛或非侵蚀性多关节炎很常见(图 49.11);眼部受累如巩膜外层炎[15]及血尿或蛋白尿[7,13]也可能发生。严重的皮肤损伤和显著的系统表现则很少见到[16]。

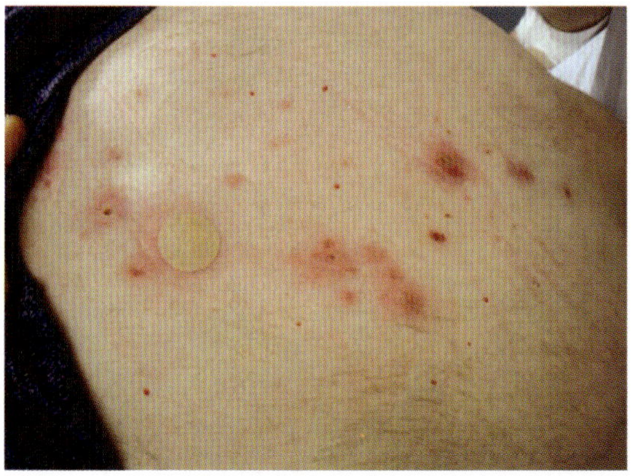

图 49.9 BADAS 表现为躯干部位成批红紫色基础上的大脓疱

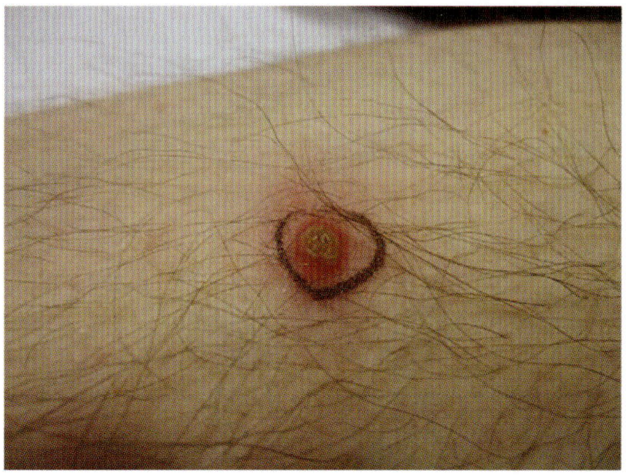

图 49.10 BADAS 的典型初发皮损,表现为红斑基础形成深在性脓疱

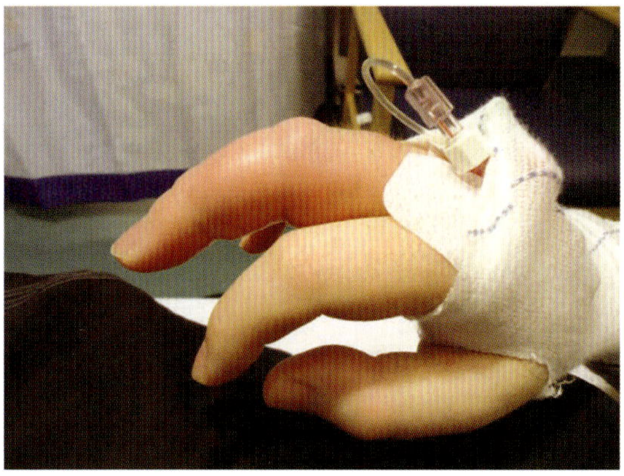

图 49.11 BADAS 伴急性远端关节炎,同时有疼痛与肿胀

鉴别诊断

BADAS 与白塞病(见第 46 章)都有口腔溃疡与脓疱性血管炎损害,因此区分两者十分重要。

检查

应对皮损进行临床病理学评估,但难以确定是白塞病还是两者之一的早期病变;一些患者可能具有一系列嗜中性粒细胞性皮肤病的特征。应取脓疱疱液进行微生物检测。与传统 Sweet 综合征不同,BADAS 患者有免疫复合物引起的肾小球肾炎,可能存在血尿或蛋白尿,因此建议进行尿常规检查[7]。

治疗

对于肠道吻合术后 BADAS 患者,外科将肠解剖学纠正常可消除症状和体征。在其他情况下,如盲襻患者,可能难以进行外科纠正,因此症状缓解的可能性较小。

一线治疗

四环素、甲硝唑、环丙沙星或红霉素可以控制

BADAS 的全身症状[1,6,10]，这进一步证明细菌定植在诱发 BADAS 全身反应中的重要作用。

二线治疗

BADAS 的治疗通常不需系统应用糖皮质激素，但可根据皮肤、关节或全身症状严重程度而定，或为了同时治疗 IBD 而合理应用。其他治疗方法包括口服秋水仙碱[17]、氨苯砜[15]和吗替麦考酚酯[9]；系统性免疫抑制药需与适当的抗生素联合应用。

角层下脓疱性皮病

定义和术语

角层下脓疱性皮病是一种罕见的嗜中性粒细胞性皮肤病，角层下形成无菌性脓疱，多发生在躯干和四肢近端屈侧。

同义名

- Sneddon-Wilkinson 病

流行病学

发病率和患病率

该病是仅有 200 例病例报道的罕见病。

角层下脓疱性皮病发病高峰在 40—60 岁。

性别

角层下脓疱性皮病好发于女性，比例大约为 4∶1。

相关疾病

角层下脓疱性皮病与良性单克隆丙种球蛋白病[免疫球蛋白 A(IgA)常见，偶见 IgG][1]、IBD[2]、多发性骨髓瘤、淋巴瘤、PG[3]、类风湿关节炎[4]和包括系统性红斑狼疮在内的结缔组织病有关。

病理生理学

角层下脓疱性皮病的发病机制尚不明确。该病的特征表现是角层下中性粒细胞积聚。本病也发生在 IgA 型骨髓瘤患者局部注射重组人粒细胞-巨噬细胞集落刺激因子(GM-CSF)的皮肤处[5]。TNF-α 的过量表达与发病时中性粒细胞的激活有关[6]。因此，角层下脓疱性皮病与其他嗜中性粒细胞性皮肤病有许多共同之处。尽管大多数病例的免疫荧光阴性，但该病也被认为与天疱疮的表型重叠。在该病的一个亚组中，IgA 沉积在真皮上层，且直接沉积于抗桥粒芯蛋白 1 细胞外区域[7-9]。IgA 天疱疮与经典型角层下脓疱性皮病的关系尚不清楚[10,11]。

组织病理学

早期病变组织有血管周围炎，偶伴嗜酸性粒细胞浸润。脓疱位于表皮角层下而不是表皮内，无海绵水肿和海绵状脓疱，陈旧性皮损可见棘层松解[12,13]。经典型免疫荧光阴性[14]，但在疾病亚型中 IgA 可为阳性[15-17](图 49.12)。

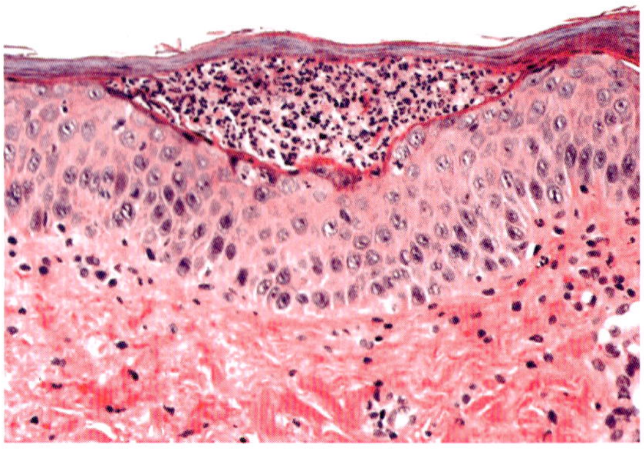

图 49.12　角层下脓疱性皮病

组织学示角层下中性粒细胞积聚。表皮角层下形成脓疱，无海绵水肿与棘层松解。(由英国阿伯丁皇家医院 Ehab Hussain 医师提供)

致病微生物

脓液细菌培养呈阴性。

临床特征

发展史

1956 年首次描述了角层下脓疱性皮病[12,13]。

临床表现

皮损可迅速发生，持续数天或数周。皮损主要分布在躯干和肢体近端屈侧，包括腋窝、腹股沟、乳腺下方、颈部，面部和黏膜损害少见(图 49.13)。皮损表现为椭圆形的豌豆大小的发生在正常皮肤或红斑基础上的松弛性脓疱(图 49.14)。疱液具有特征性分层现象，上部澄清，下部浑浊。脓疱可散在或簇集分布，并融合呈环形或匍行性。连续性皮损可以发生在同一部位[13]。皮肤皱褶部位的脓疱可能会发生破裂，从而使病变分布不清(图 49.15)。

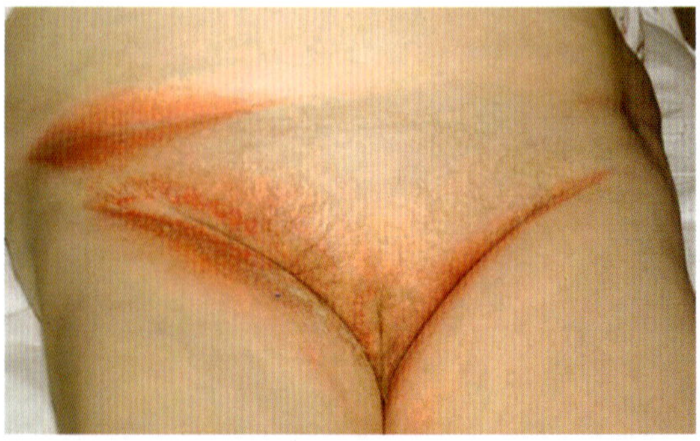

图 49.13　角层下脓疱性皮病，易分布在皮肤皱褶部位尤其是腹股沟区

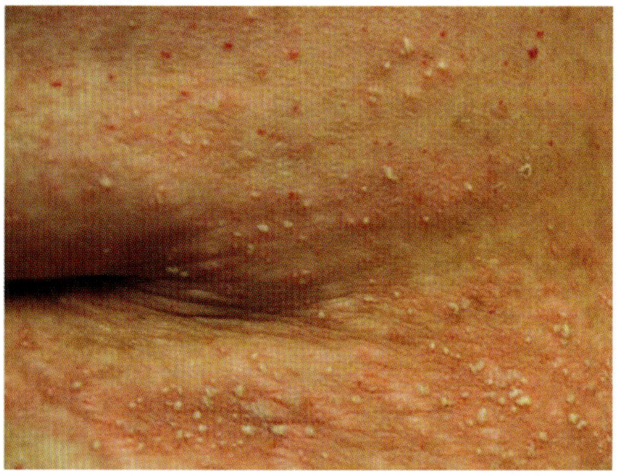

图 49.14 典型角层下脓疱性皮病的皮损表现

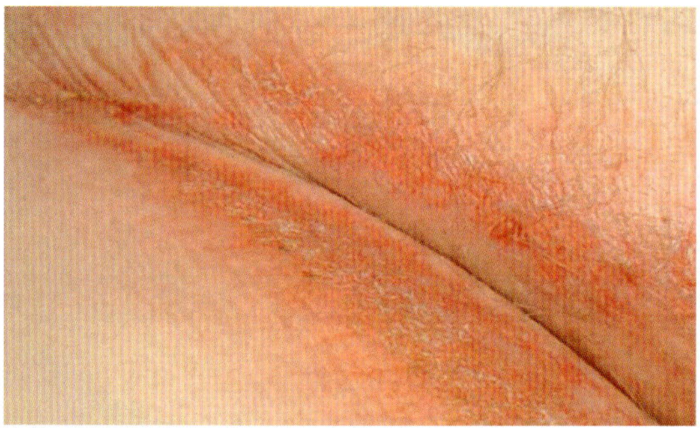

图 49.15 角层下脓疱性皮病

脓疱在皮肤皱褶部位发生破裂使病变分布不清。

鉴别诊断

本病需与脓疱疮、脓疱型银屑病、落叶型天疱疮、疱疹样皮炎、IgA 天疱疮和急性泛发性发疹性脓疱病(AGEP)相鉴别。

角层下脓疱性皮病与脓疱性银屑病在组织病理学上很难区分,脓疱型银屑病在组织学上具有特征性海绵状脓疱[18],而角层下脓疱性皮病没有这一特征[19,20]。这些特点也有助于与伴药物使用史的发热患者发生的 AGEP 相鉴别。免疫荧光检查可与天疱疮鉴别。曾有个案报道,23 名最初诊断为角层下脓疱性皮病的患者,有 10 名在发病后 3~40 年发展成典型的脓疱型银屑病或慢性斑块型银屑病[21]。

病程和预后

本病为慢性良性过程,平均持续 5.8 年[12],伴严重相关疾病的患者预后可能较差。

检查

检查应包括皮肤活检。关键在于对早期脓疱进行活检和免疫荧光检查,避免在水疱破裂后的皮损取样。皮肤拭子的细菌培养可用来排除脓疱疮,基于临床症状开展病理学相关实验室检查。建议进行排除骨髓瘤和其他相关疾病的检查[22]。

治疗

与其他嗜中性粒细胞性皮肤病一样,需考虑针对疾病本身及其相关疾病的治疗。大多数情况下,推荐治疗的理论基础不可靠,并且在病例报道中,经典型角层下脓疱性皮病与角层下脓疱性皮病型 IgA 天疱疮难以鉴别。因为其中涉及自身体液免疫,不同亚型对治疗的反应可能不同。

一线治疗

氨苯砜 50~150mg/d 可使皮损部分或完全缓解[23]。

二线治疗

有些患者对外用或口服糖皮质激素治疗敏感,但总体来说这些治疗并不是特别有效。使用阿维 A[24]和他卡西醇治疗有效[25]。

窄波 UVB 光疗[26]被证实十分有效,其疗效与补骨脂素 UVA(PUVA)[27,28]或维 A 酸及 PUVA(RePUVA)相近[29]。一名病变严重的患者使用环孢素联合泼尼松治疗有效[30]。

三线治疗

有报道酮康唑治疗有效[31]。也有关于单独或联合使用抗 TNF 治疗[32]有效的报道,其中包括依那西普[33,34]。曾用阿达木单抗与吗替麦考酚酯联合治疗过一名 IgA 天疱疮患者[35]。个案报道用英夫利西单抗治疗难治性患者[36]效果显著,但持续短暂。而在另外两个病例报道中患者对其治疗反应非常敏感,其中一例患者发病与狼疮相关,使用英夫利西单抗与泼尼松及硫唑嘌呤联合治疗;另一例[37]则联合阿维 A 和间歇性系统用糖皮质激素。

其他嗜中性粒细胞性皮肤病及其亚型

增殖性脓性皮炎-口炎

同义名

- 真菌样脓皮病
- 增殖性脓皮病

定义

增殖性脓性皮炎-口炎是一种与 PG 不同的疾病,表现为口腔黏膜增厚伴多发脓疱,红斑基础上形成“蜗牛行迹”样浅表溃疡(可发生在任何部位,但舌部受累少见)。

病理生理学

尽管该病与其他嗜中性粒细胞性皮肤病有相似之处，但其临床和组织学表现不同。

发病诱因

口腔病变与 IBD 尤其是溃疡性结肠炎密切相关[1]。与白血病、淋巴瘤、糖尿病、聚合性痤疮、化脓性汗腺炎、弥散性蜂窝织炎、免疫抑制和营养不良也相关。

组织病理学

组织学上形成含大量嗜酸粒细胞的上皮内和（或）上皮下脓肿[2]。虽然深部组织有伴中性粒细胞的混合性炎症细胞的浸润，但仍以嗜酸粒细胞浸润为主，并且常伴外周血嗜酸粒细胞增多。

病因可能包括免疫和微生物感染，但其发病机制尚不清楚。多种细菌都可能致病，该病可能是针对感染的一种异常反应。曾在一名患者中发现针对 BP230 抗原的抗体[3]。

临床特征

如果发生皮损，则常累及身体屈侧，临床上易误诊为增殖型天疱疮，表现为疣状斑块上有脓疱形成，但组织学上为假上皮瘤样增生和中性粒细胞微脓肿形成，免疫荧光呈阴性[4,5]。手背部也可见到相关病变，形似嗜中性粒细胞性皮肤病，以及类似于 Sweet 综合征的皮损。皮损可能为针刺反应性损害。

实验室检查

诊断线索包括部分病例 IgE 增高，50%～90%的病例出现嗜酸粒细胞增高。

治疗

一线治疗

病因不明情况下可以使用抗生素，不推荐应用糖皮质激素或抗中性粒细胞治疗。口腔病变可能对外用糖皮质激素[6]或他克莫司治疗敏感[7]；在外用治疗无效的情况下，系统用泼尼松通常有效[8,9]。

二线治疗

氨苯砜治疗无效的情况下可使用泼尼松和环孢素[10]。口服硫唑嘌呤与糖皮质激素联合，以及阿达木单抗单药治疗也均有效[11]。甲氨蝶呤和英夫利西单抗可联合治疗与克罗恩病相关的患者[12]。

皮肤皱褶部位无菌性脓疱病

同义名

- 与自身免疫病相关的无菌性脓疱病
- 无菌性脓疱病
- 与红斑狼疮或其他自身免疫病相关的毛囊性脓疱病或增殖性脓性皮炎

概述

该病大多数发生于系统性红斑狼疮患者中[13,14]，也可见于乳糜泻和其他自身免疫病患者中，如自身免疫性甲状腺疾病[15,16]和自身免疫性肝病[13]。该病与克罗恩病[17]、干燥综合征和 IgA 肾病也有关联[18,19]。

病理生理学

个案报道皮损处有广泛的基因表达[20]。

临床特征

皮损快速进展成为可部分融合的小脓疱，主要发生在身体屈侧，小的皮肤皱褶部位也常受累，如面部或头皮（导致脱发）[21]（图 49.16～图 49.18）。

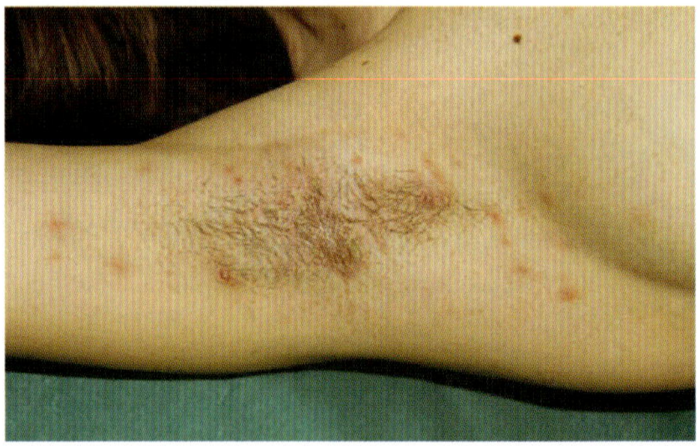

图 49.16 皮肤皱褶部位无菌性脓疱病

患者腋窝处可见无菌性脓疱、糜烂、结痂。（由意大利米兰大学 IRCCS 医院 A. V. Marzano 教授提供）

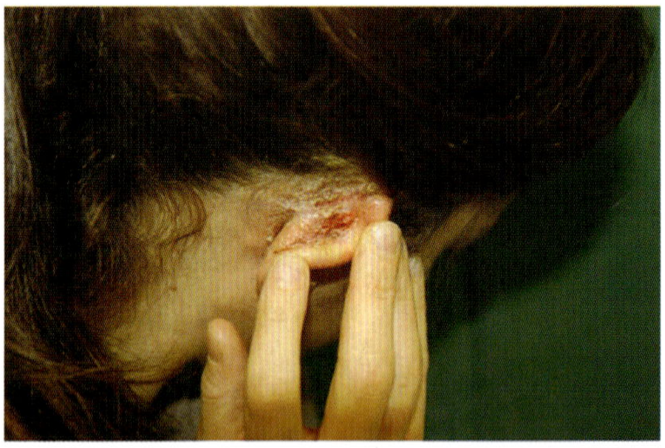

图 49.17 皮肤皱褶部位无菌性脓疱病

耳后大片糜烂和结痂。（由意大利米兰大学 IRCCS 医院 A. V. Marzano 教授提供）

检查

组织学上可见表皮内中性粒细胞及破溃处细胞外渗，伴海绵状脓疱形成和真皮中性粒细胞浸润。直接免疫荧光的结果差异很大，IgM 与 C3 染色呈阳性，IgG 染色较少呈阳性，可沉积在内皮或狼疮带。p53、Bcl-2 和 CD8 的免疫组化可能有助其与脓疱型银屑病和皮肤红斑狼疮鉴别[22]。

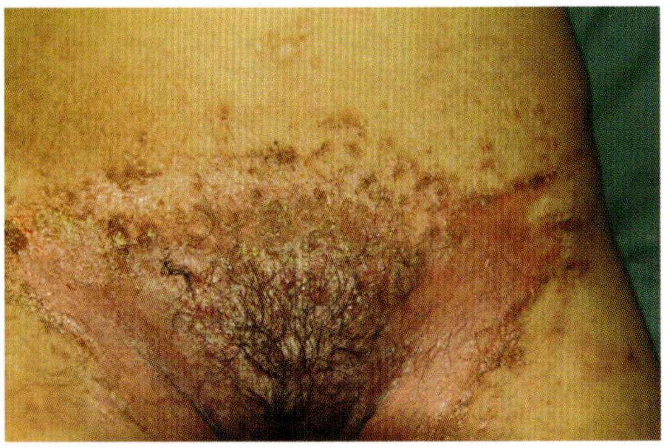

图 49.18 腹股沟皱褶部位无菌性脓疱病

糜烂性和渗出性病变，表面部分结痂，皮损累及对侧腹股沟褶皱部并延伸至生殖器区域。（由意大利米兰大学 IRCCS 医院 A. V. Marzano 教授提供）

诊断标准

目前已提出以下诊断标准。主要标准包括累及一个或多个皮肤主要皱褶部位的脓疱病，包括生殖器区域中的一个或多个小皱褶，组织学上表现为表皮内海绵状脓疱形成和真皮中性粒细胞浸润，未破裂的脓疱细菌培养呈阴性。次要标准包括与一种或多种自身免疫病相关，抗核抗体 1∶160 或更高，并存在自身抗体[抗可提取的核抗原（ENA）、抗 dsDNA、抗平滑肌、抗线粒体或抗内膜抗体[14]]。

鉴别诊断

需要与角层下脓疱性皮病、脓疱型银屑病和头皮糜烂脓疱病[23]相鉴别。

治疗

一线治疗

大多数患者口服糖皮质激素治疗有效。

二线治疗

有时使用氨苯砜和环孢素治疗；2 名患者口服锌剂治疗有效。部分患者外用糖皮质激素和秋水仙碱也有效。一些患者使用西咪替丁和抗坏血酸被认为是一种安全的治疗方法[14]。1 名患者使用阿那白滞素治疗后皮损完全缓解，可见 IL-α 与疾病发生有关[20]。

无菌性脓肿综合征

概述

与许多嗜中性粒细胞性皮肤病一样，该病可以形成全身性无菌性脓肿，并可在皮损出现之前发生。目前多使用中性粒细胞性脓肿综合征这一术语来描述这种现象，其发生通常与 IBD 相关[25,26]。关节、肺和腹腔内可见中性粒细胞浸润或脓肿形成，骨骼、肌肉、淋巴结、眼和脑部也可能受累。该综合征并不是特指 PG，而是包括白塞病[28]在内的中性粒细胞疾病概念的一部分[27]。

病理生理学

38 例无菌性脓肿综合征患者中，57%与克罗恩病相关，20%与嗜中性粒细胞性皮肤病相关，这一特性与某些情况下 *PSTPIP1* 基因启动子的突变有关，类似在 PAPA 综合征中发现的突变[29]。

治疗

系统使用糖皮质激素通常是一种有效的治疗方法。有使用依那西普治疗后，继而用糖皮质激素与英夫利西单抗联合治疗的报道[30]。

（译者：乔建军 郑思婷 一审：史冬梅 二审：王刚 三审：刘丹 润色：葛格）

第4部分

参考文献

所有文献请查阅网址：www. rooksdermatology. com

以下列出的是重要参考文献。

Pyoderma gangrenosum

[1] Su WP, Davis MD, Weenig RH, Powell FC, Perry HO. Pyoderma gangrenosum: clinicopathologic correlation and proposed diagnostic criteria. *Int J Dermatol* 2004;43:790-800.

[2] Langan SM, Groves RW, Card TR, Gulliford MC. Incidence, mortality, and disease associations of pyoderma gangrenosum in the United Kingdom: a retrospective cohort study. *J Invest Dermatol* 2012;132:2166-70.

[3] Binus AM, Qureshi AA, Li VW, Winterfield LS. Pyoderma gangrenosum: a retrospective review of patient characteristics, comorbidities and therapy in 103 patients. *Br J Dermatol* 2011;165:1244-50.

[7] Callen JP, Jackson JM. Pyoderma gangrenosum: an update. *Rheum Dis Clin North Am* 2007;33:787-802, vi.

[10] Braun-Falco M, Kovnerystyy O, Lohse P, Ruzicka T. Pyoderma gangrenosum, acne, and suppurative hidradenitis(PASH)-a new autoinflammatory syndrome distinct from PAPA syndrome. *J Am Acad Dermatol* 2012;66:409-15.

[12] Wu XR, Mukewar S, Kiran RP, Remzi FH, Hammel J, Shen B. Risk factors for peristomal pyoderma gangrenosum complicating inflammatory bowel disease . *J Crohns Colitis* 2013;7:e171-7.

[22] Marzano AV, Fanoni D, Antiga E, *et al*. Expression of cytokines, chemokines and other effector molecules in two prototypic autoinflammatory skin diseases, pyoderma gangrenosum and Sweet's syndrome. *Clin Exp Immunol* 2014;178:48-56.

[41] Brunsting LA, Eckerman W, O'Leary PA. Pyoderma gangrenosum: clinical and experimental observations in five cases occurring in adults. *Arch Dermatol* 1930;22:655-80.

[89] Agarwal A, Andrews JM. Systematic review: IBD-associated pyoderma gangrenosum in the biologic era, the response to therapy. *Aliment Pharmacol Ther* 2013;38:563-72.

[91] Brooklyn TN, Dunnill MG, Shetty A, *et al*. Infliximab for the treatment of pyoderma gangrenosum: a randomised, double

blind, placebo controlled trial. *Gut* 2006;55:505-9.

Subcorneal pustular dermatosis

[8] Lutz ME, Daoud MS, McEvoy MT, Gibson LE. Subcorneal pustular dermatosis: a clinical study of ten patients. *Cutis* 1998;61:203-8.

[12] Sneddon IB, Wilkinson DS. Subcorneal pustular dermatosis. *Br J Dermatol* 1956;68:385-94.

[13] Sneddon IB, Wilkinson DS. Subcorneal pustular dermatosis. *Br J Dermatol* 1979;100:61-8.

[18] Wolff K. Subcorneal pustular dermatosis is not pustular psoriasis. *Am J Dermatopathol* 1981;3:381-2.

[21] Sanchez NP, Perry HO, Muller SA, Winkelmann RK. Subcorneal pustular dermatosis and pustular psoriasis. A clinicopathologic correlation. *Arch Dermatol* 1983;119:715-21.

[23] Cheng S, Edmonds E, Ben-Gashir M, Yu RC. Subcorneal pustular dermatosis: 50 years on. *Clin Exp Dermatol* 2008;33:229-33.

[26] Orton DI, George SA. Subcorneal pustular dermatosis responsive to narrowband (TL-01) UVB phototherapy. *Br J Dermatol* 1997;137:149-50.

[27] Bauwens M, De CA, Roseeuw D. Subcorneal pustular dermatosis treated with PUVA therapy. A case report and review of the literature. *Dermatology* 1999;198:203-5.

[37] Voigtlander C, Luftl M, Schuler G, Hertl M. Infliximab (antitumor necrosis factor alpha antibody): a novel, highly effective treatment of recalcitrant subcorneal pustular dermatosis (Sneddon-Wilkinson disease). *Arch Dermatol* 2001; 137:1571-4.

Other neutrophilic dermatoses and variants

[1] Femiano F, Lanza A, Buonaiuto C, Perillo L, Dell'Ermo A, Cirillo N. Pyostomatitis vegetans: a review of the literature. *Med Oral Patol Oral Cir Bucal* 2009;14:E114-17.

[2] Hegarty AM, Barrett AW, Scully C. Pyostomatitis vegetans. *Clin Exp Dermatol* 2004;29:1-7.

[10] Brinkmeier T, Frosch PJ. Pyodermatitis-pyostomatitis vegetans: a clinical course of two decades with response to cyclosporine and low-dose prednisolone. *Acta Derm Venereol* 2001; 81:134-6.

[13] Mendez-Flores S, Charli-Joseph Y, Saeb-Lima M, Orozco-Topete R, Fernandez SM. Amicrobial pustulosis of the folds associated with autoimmune disorders: systemic lupus erythematosus case series and first report on the association with autoimmune hepatitis. *Dermatology* 2013;226:1-4.

[14] Marzano AV, Ramoni S, Caputo R. Amicrobial pustulosis of the folds. Report of 6 cases and a literature review. *Dermatology* 2008;216:305-11.

[20] Amazan E, Ezzedine K, Mossalayi MD, Taieb A, Boniface K, Seneschal J. Expression of interleukin-1 alpha in amicrobial pustulosis of the skin folds with complete response to anakinra. *J Am Acad Dermatol* 2014;71:e53-6.

[21] Lagrange S, Chosidow O, Piette JC, Wechsler B, Godeau P, Frances C. A peculiar form of amicrobial pustulosis of the folds associated with systemic lupus erythematosus and other auto-immune diseases. *Lupus* 1997;6:514-20.

[24] Marzano AV, Menicanti C, Crosti C, Trevisan V. Neutrophilic dermatoses and inflammatory bowel diseases. *G Ital Dermatol Venereol* 2013;148:185-96.

[26] Wallach D, Vignon-Pennamen MD. From acute febrile neutrophilic dermatosis to neutrophilic disease: forty years of clinical research. *J Am Acad Dermatol* 2006;55:1066-71.

[28] Andre MF, Aumaitre O, Grateau G, *et al*. Longest form of CCTG microsatellite repeat in the promoter of the CD2BP1/PSTPIP1 gene is associated with aseptic abscesses and with Crohn disease in French patients. *Dig Dis Sci* 2010;55:1681-8.

第 50 章

免疫性大疱病

Enno Schmidt[1], Richard Groves[2]

[1] Department of Dermatology, Lübeck Institute of Experimental Dermatology, University of Lübeck, Lübeck, Germany

[2] Clinical Immunodermatology, St John's Institute of Dermatology, Guy's and St Thomas' NHS Foundation Trust, London, UK

概述

免疫性大疱病是一组以抗体介导的自身免疫应答引起皮肤组织结构破坏，导致皮肤及黏膜发生水疱为特征的疾病。抗体靶向结合位于半桥粒和基底膜带（类天疱疮组）、桥粒蛋白（天疱疮组）及表皮型和组织型转谷氨酰胺酶（疱疹样皮炎）。如果不及时治疗，免疫性大疱病可有较高的致病率和致死率，因此需要及时准确诊断和治疗。治疗方案主要包括糖皮质激素、具有激素助减作用的免疫抑制药（如硫唑嘌呤和吗替麦考酚酯）及免疫调节药（如氨苯砜和四环素类）等。对于病情严重和（或）难治的患者，可应用静脉注射免疫球蛋白、免疫吸附和抗 B 细胞药物利妥昔单抗。

表皮内免疫性大疱病

天疱疮

定义

天疱疮是一组慢性自身免疫性大疱性疾病，其特征为存在抗桥粒黏附蛋白的抗体。

概述

“天疱疮（pemphigus）”一词来源于希腊语 *pemphix*，其含义为水疱或气泡。天疱疮可以分为一些亚型，它们相关的自身抗原特征已经被识别。主要致病抗体是抗桥粒芯糖蛋白 1 和 3 的抗体，其抗原是钙黏素家族中钙依赖的细胞与细胞间的黏附分子，参与形成桥粒。各种天疱疮疾病的临床特点和免疫病理学特征总结在表 50.1 和表 50.2。

流行病学

发病率和患病率

天疱疮发病率较低，但在全世界范围内并不一致，从每年 0.05/100 000 至 2.7/100 000 不等[1,2]。虽然不同亚型发病率存在地区差异，但寻常型天疱疮（PV）总体来讲是较常见的类型；PV 在欧洲、美国和印度比较普遍，而落叶型天疱疮（PF）在巴西和非洲更常见。来自英国的最新数据表明，PV 的发病率可能在增长[3]，其背后原因不明。

年龄

PV 可发生于任何年龄，但是更常见于 40－60 岁。然而，不同国家间存在一定差异[4]。在伊朗、印

表 50.1 表皮内免疫性大疱疾病:典型的临床特征

疾病	患者年龄	皮损分布	黏膜累及	皮损	相关疾病	治疗	预后
寻常型天疱疮	中年	头皮、面部、躯干上部,可泛发	咽部、结膜、生殖器	松弛水疱、糜烂、屈侧增殖性皮损	自身免疫性疾病、胸腺瘤	糖皮质激素、细胞毒性免疫抑制药、利妥昔单抗	不同,可缓解
增殖型天疱疮	中年	屈侧	咽部、结膜、生殖器	增殖性斑块、水疱、脓疱、糜烂	同寻常型天疱疮	糖皮质激素、细胞毒性免疫抑制药、维A酸、利妥昔单抗	不同,可缓解
落叶型天疱疮	中年	头皮、面部、胸部、上背部,罕见泛发的"脂溢性"	无	鳞状丘疹、结痂、糜烂、红皮病	同寻常型天疱疮	糖皮质激素、细胞毒性免疫抑制药、利妥昔单抗	良性和慢性
地方性落叶型天疱疮	儿童、年轻人	头部、颈部、泛发	无	松弛性水疱、糜烂、疣状皮损、红皮病	糖皮质激素、细胞毒性免疫抑制药	远离乡村地区病情会好转	
细胞间IgA皮病	成人,儿童	肘窝、腹股沟、面部、头皮、四肢近端	无	松弛性脓疱,排列成环形或圆形	IgA单克隆免疫球蛋白病	氨苯砜、糖皮质激素、细胞毒性免疫抑制药	慢性、发展缓慢
副肿瘤性天疱疮	成人,儿童	上半身、掌跖	严重黏膜炎	多形性大疱、糜烂、"靶形"损害	淋巴增殖性疾病、Castleman病、其他恶性肿瘤	肿瘤切除、糖皮质激素、细胞毒性免疫抑制药、利妥昔单抗	差

表 50.2 表皮内免疫性大疱病:免疫病理学和免疫遗传学

疾病	直接免疫荧光	抗体类型	靶抗原	抗原分子量(kDa)	表位	定位	免疫遗传学
寻常型天疱疮/增殖型天疱疮	细胞间	IgG(偶有IgM、IgA)、C3	桥粒芯糖蛋白3,有时桥粒芯糖蛋白1、桥黏素	130	胞外域氨基端	桥粒	DRB1 * 0402 DRB1 * 1401
落叶型天疱疮	细胞间	IgG、C3	桥粒芯糖蛋白1,有时桥黏素	160	胞外域氨基端	桥粒	HLA-DRB1 * 14
地方性落叶型天疱疮	细胞间	IgG、IgM	桥粒芯糖蛋白1,有时桥黏素	160	胞外域氨基端	桥粒	数个易感基因,在DRB-1基因中有相同氨基酸序列DRB1 * 0102 DRB1 * 0404, * 1402或 * 1406
副肿瘤性天疱疮	细胞间和表皮下	IgG	多种(桥粒芯糖蛋白、桥粒斑蛋白、包斑蛋白、周斑蛋白、BP230)	多样	多样	桥粒、基底膜带、单层上皮和移行上皮	未知

度北方和巴基斯坦，寻常型天疱疮发病年龄相对较低（平均 40 岁）[5-7]。在突尼斯的地方性 PF 患者中，年轻女性更常见[10]。虽然天疱疮在儿童期很罕见，但也有报道过年仅 3 岁的儿童患者[8]。儿童患者通常易发展成 PV 而不是 PF，并且病情可能会更严重[4]。

性别

天疱疮似乎男女发病没有差异，虽然有报道表明女性更易患病[7,10,11]。

种族

PV 在所有种族中均有报道，但在德系犹太人、地中海、伊朗和印度人群中更常见[12]。遗传学差异因素可能起重要作用。

相关疾病

PV 可伴有许多其他自身免疫性疾病，特别是甲状腺疾病和风湿性关节炎[13]。最近报道了伴有包括 PV、甲状腺疾病、风湿性关节炎和 1 型糖尿病在内的一组疾病[14]。副肿瘤性天疱疮常伴随恶性血液疾病，其后将有详细描述。

病理生理学

天疱疮靶抗原和桥粒芯糖蛋白补偿假说

天疱疮的主要靶抗原是桥粒芯糖蛋白（Dsg）1 和 3，表达于皮肤和黏膜组织；（综述见参考文献[15]；见第 2 章）。然而这两种蛋白分布于不同的上皮细胞，如 Dsg1 表达于全层表皮，而 Dsg3 只表达于基底层和与其相邻的上一层表皮。在口腔上皮中，Dsg3 表达于所有细胞层，而 Dsg1 表达水平较低。Dsg1 和 Dsg 3 相互协作，因此仅有抗 Dsg1 抗体不能破坏口腔黏膜，然而 Dsg1 在 Dsg3 较少的皮肤上有着显著性作用[16]。相反，由于 Dsg1 表达水平低，针对抗 Dsg3 的抗体可导致严重口腔黏膜大疱。因此，仅有抗 Dsg1 抗体的 PF 患者，表现为皮肤水疱而不伴黏膜损伤。而以抗 Dsg3 抗体主导的 PV 患者，通常有明显的黏膜水疱。

天疱疮抗体

天疱疮的主要组织结合抗体是免疫球蛋白 G（IgG），能被直接免疫荧光（IF）或间接 IF 检测发现（图 50.1）。IgM、IgA 和 IgE 抗体不常见。目前有证据表明天疱疮血清 IgG 具有致病性。与此同时，早期的观察表明，细胞间抗体滴度与疾病严重程度一致[17]。随后，采用天疱疮血清纯化 IgG 抗体进行的小鼠被动转移实验可以诱导水疱形成，伴有典型的天疱疮组织学和免疫学特征[18]。在体外，天疱疮患者血清中纯化的 IgG 可以直接引起单层培养的角质形成细胞互相分离[19]。

有大量证据支持 Dsg1 和 Dsg3 是天疱疮致病性抗体的靶抗原，同时也存在其他的靶抗原。因此，部分活动期天疱疮患者采用直接 IF 或间接 IF 检测细胞间抗体阳性，但采用特异性的酶联免疫吸附实验（ELISA）检测桥粒芯糖蛋白抗体呈阴性。关于这种现象的一种解释是，某些患者中的抗体并非以桥粒芯糖蛋白为靶抗原，而是结合桥黏素、桥粒斑珠蛋白、E 钙黏素及乙酰胆碱受体[20]。实际上，达 85% 的天疱疮患者体内可发现抗乙酰胆碱受体抗体[21]。这些抗体通过诱导黏附分子磷酸化和阻止桥粒重组来破坏桥粒连接。

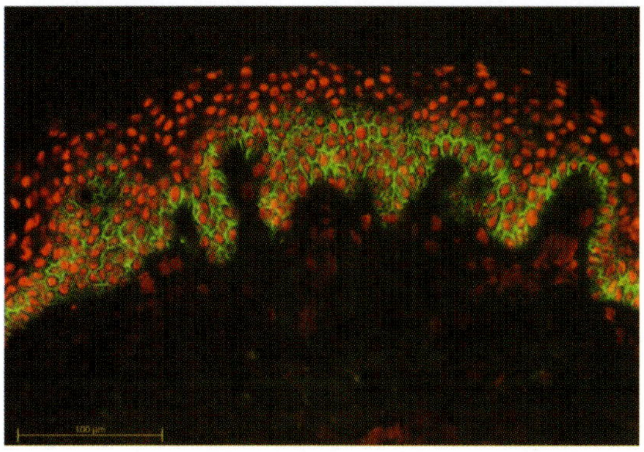

图 50.1　寻常型天疱疮直接免疫荧光检查结果。抗体沿表皮角质形成细胞的细胞膜沉积

在副肿瘤性天疱疮中（综述见参考文献[22]）有足够证据证明，除 Dsg1 和 Dsg3 外，抗体还可结合多种表皮抗原。这些抗体不仅可直接靶向桥粒蛋白如桥粒斑蛋白 1、2、包斑蛋白和周斑蛋白，而且还可结合半桥粒的组成结构，如 230kDa 的大疱性类天疱疮（BP）抗原 1。因此，副肿瘤性天疱疮患者的组织直接 IF 检查既具有天疱疮特征，又具有基底膜标记特征（图 50.2）。

棘层松解

PV 的核心病理过程为角质形成细胞彼此分离，称为棘层松解。然而棘层松解并非天疱疮的特异性

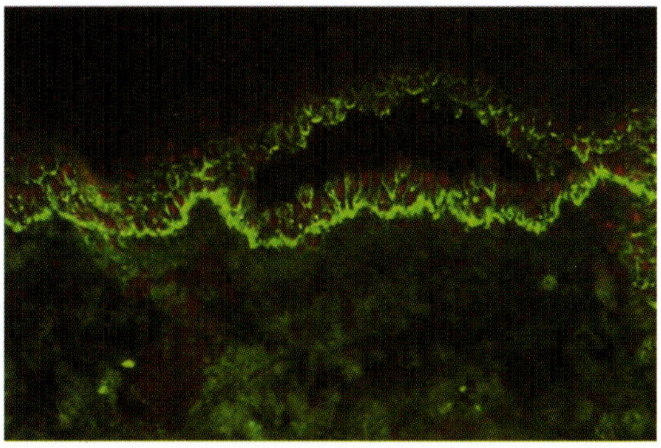

图 50.2　副肿瘤性天疱疮直接免疫荧光检查结果

同寻常型天疱疮一样，抗体沉积在细胞间，由于多种抗体反应存在，同时有基底膜带抗体沉积。

表现，该病的所有类型都有一定程度的棘层松解。目前发现有许多机制与棘层松解有关，包括抗 Dsg 抗体空间位阻[23]、蛋白酶激活和细胞间信号传导破坏[24]。细胞凋亡也起一定作用，能够在天疱疮患者皮损中[25]和培养基内加入 PV-IgG 的角质形成细胞中检测到细胞凋亡[26]。天疱疮抗体能诱导角质形成细胞分泌 Fas 配体等参与细胞凋亡的因子。然而凋亡在天疱疮皮损发展后期及棘层松解发生后才能见到。最近，一个新词语“apoptolysis”已经能够解释天疱疮棘层松解和角质形成细胞破坏[27]。自身抗体与天疱疮抗原结合后有一系列的事件发生，导致表皮生长因子受体激活、细胞死亡级联、基底细胞萎缩、结构蛋白退化、棘层松解的细胞凋亡。

棘层松解的真正机制更可能是多种分子及结构变化事件的组合，还需要进一步阐明。

遗传学

天疱疮的遗传基础是复杂的。罕见报道有家族性病例[28,29]。一些研究显示，低滴度的抗 Dsg 抗体在高达 70%的 PV 患者健康亲属中可以检测到[30,31]，表明遗传控制相关免疫应答。

大量人群研究显示，天疱疮的主要遗传关联是与 HLA-Ⅱ类等位基因相关。多个人群研究显示，PV 与 HLA-DRB1＊04 和＊14 及 DQB1＊0503 和 DQB1＊0302[12]（见表 50.2）等位基因强相关。天疱疮还与某些 HLA-Ⅰ类等位基因相关，包括 HLA-A10 和 HLA-B38[32,33]。

有趣的是，已经证明 Dsg3 多态性与 HLA-Ⅱ天疱疮易感等位基因相关，这与 PV 的发生有关[34]。其他可能有关的非 HLA 基因包括免疫球蛋白重链[35]和天疱疮相关细胞因子基因如白细胞介素-10（IL-10）[36]。

虽然主要组织相容性复合体（MHC）明确与天疱疮易感性相关，但这不能单独解释疾病发展，因为①并非所有天疱疮患者都有疾病相关等位基因；②天疱疮患者的健康亲属可能有相关 HLA 等位基因，但未发病。这支持了天疱疮很可能是多因素伴多基因遗传的疾病。

环境因素

直到发现了地方性天疱疮（巴西天疱疮，综述见文献[37-39]），人们才意识到环境因素在天疱疮的发病机制中具有作用。地方性天疱疮在世界上数个地方被发现，尤其是在巴西和突尼斯的乡村。这类疾病的临床和免疫学表现与 PF 非常相似，但倾向影响儿童和青年人，而非老年人，后者中多为散发性 PF。患者大部分居住在邻近河流区域，黑蝇（蚋属）被认为与 PF 的发病机制有关。在地方性区域，高达 50%的当地正常人有抗 Dsg1 型抗体。

一些报道显示，吸烟可能对天疱疮起保护或有益的作用[40-42]。人类角质形成细胞含有乙酰胆碱的烟碱受体和毒蕈碱受体[43]，这些受体可以调节角质形成细胞间的黏附作用。

农药也可能是天疱疮的发病诱因，可以增加暴露个体患病的危险性[41]。有机磷农药阻断乙酰胆碱分解途径，从而导致乙酰胆碱积聚，引起表皮细胞与细胞间黏附丧失[44]。涉及接触性天疱疮的农药主要包括草甘膦[45]和二氢二苯基三氯乙烯[46]。

有研究认为，饮食与天疱疮的发生也有一定关系但很难证明。虽然大蒜被认为是天疱疮的发病诱因[47]并已被证明在体外引起棘层松解[48]，但仍有争议。

药物诱导性天疱疮

药物诱导的天疱疮罕见。尽管非巯基药物包括血管紧张素转换酶抑制药和格列本脲也能诱导天疱疮，但大多数药物诱发的天疱疮与含巯基的药物相关，如青霉胺[49]。此外，其他含酚基的药物，如头孢菌素、利福平、吡啶醇、苯巴比妥和阿司匹林，也能诱导天疱疮的发生。PF 和 PV 两种亚型均可出现。

青霉胺是最常见的诱发天疱疮的药物，服用该药的患者中 3%～10%可出现该疾病，通常发生于服药 1 年左右[50]。青霉胺诱发的天疱疮常出现在患有其他自身免疫疾病的个体中，如风湿性关节炎，表明免疫失调可能是一个潜在的因素。HLA-B15 在青霉胺诱导的天疱疮患者中的表达增多，表明遗传因素也起到一定作用[52]。在一些患者中仅停药就可以使疾病缓解，但其他患者可能需要糖皮质激素和免疫抑制药治疗。

临床特征

寻常型天疱疮

几乎所有患者均有黏膜损害，50%～70%的 PV 患者伴有口腔损害。这些症状可能早于皮肤损害数月发生，或也可能是患者的唯一表现。口腔内完整的大疱很罕见，患者常见的是边界不清、形态不规则的颊部和上腭糜烂，愈合很慢（图 50.3）。糜烂周围延伸伴表皮脱落。其他黏膜表面也可受累及，包括结膜、鼻咽、喉部、食管[53]、尿道、外阴和子宫颈[54]。

大多数患者有皮肤损害。皮损偶尔局限于一处，但多数分布广泛。疾病好发于头皮、面部、颈部、胸部上侧和背部（图 50.4）。松弛性水疱发生于正常皮肤或红斑基础上，疱液透明。疱内容物可变浑浊或水疱破裂，糜烂边缘扩大，丧失越来越多的表皮，并产生疼

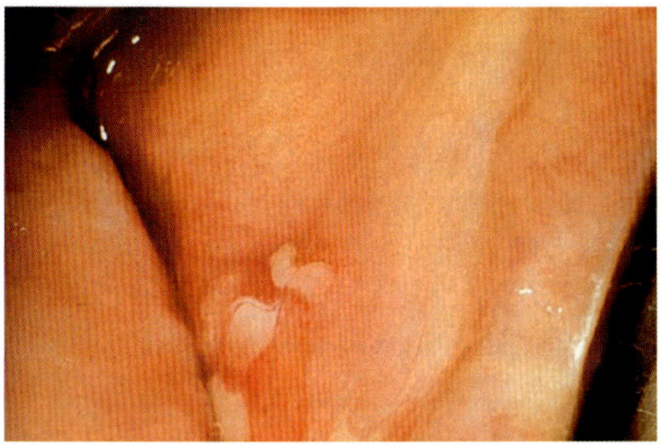

图 50.3　寻常型天疱疮(1)

黏膜损害是寻常型天疱疮的早期表现，常早于皮肤症状。（由英国剑桥 Addenbrooke 医院 R. J. Pye 医师提供）

痛感(图 50.5)。该阶段，在边缘处手指稍用力即能将外观正常表皮与患处剥离，留下糜烂面，称为尼氏征阳性，但这并不是天疱疮的特异性表现。愈合时不留瘢痕，但治疗过程中可出现色素沉着。

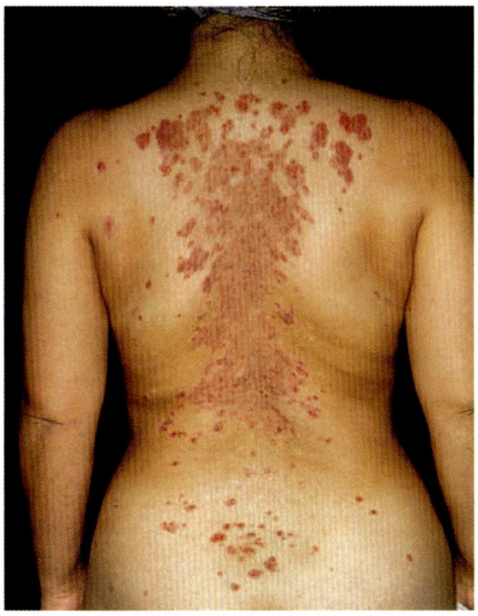

图 50.4　寻常型天疱疮(2)

除头皮外，皮肤损害还常影响胸背部。（由英国剑桥 Addenbrooke 医院 R. J. Pye 医师提供）

皮肤褶皱处皮损可能形成增殖性肉芽肿(图 50.6)，屈侧 PV 可发展为其变异型即增殖型天疱疮。天疱疮常出现甲营养不良、急性甲沟炎和甲下出血[55,56]。尽管有抗 Dsg3 的抗体存在，但偶有患者有典型 PV 表现局限于皮肤而无黏膜损害[57,58]。此外，部分患者可以有从 PV 转到 PF 的表现和免疫学转换，反之亦然[59-61]。

天疱疮的病情可能在妊娠期和产褥期恶化，在这

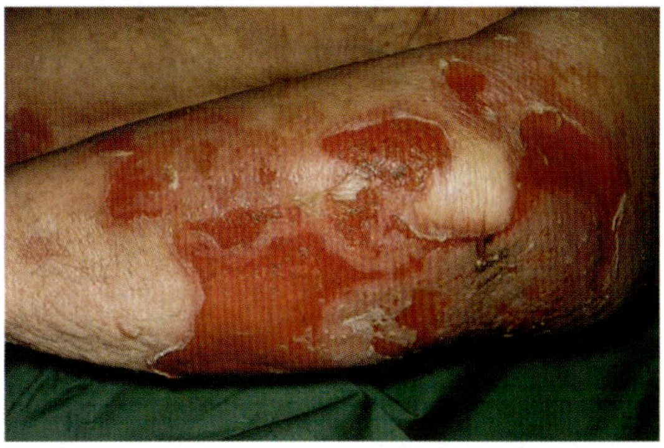

图 50.5　寻常型天疱疮(3)

由于大疱发生于表皮，容易破溃，经常形成广泛的糜烂面。（由英国剑桥，Addenbrooke 医院 R. J. Pye 医师提供）

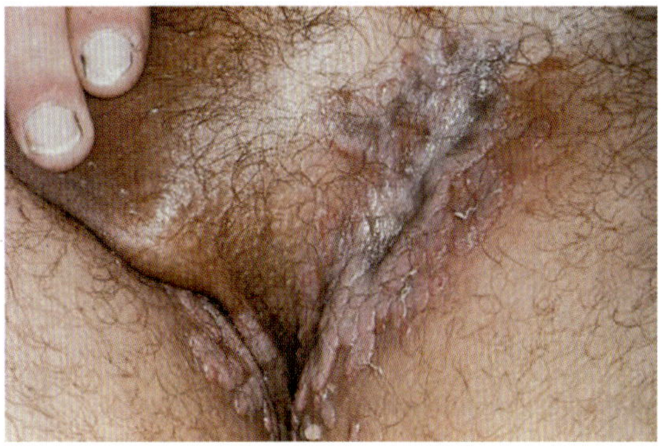

图 50.6　增殖型天疱疮

增殖性损害通常发生于屈侧，常不伴水疱。（由英国剑桥 Addenbrooke 医院 R. J. Pye 医师提供）

些时候应严密观察。部分患者最初发生在妊娠期。妊娠期严重天疱疮可导致胎儿早产和死亡，但很难将治疗的作用和疾病本身的影响区别开来[62,63]。通常来说，虽然新生儿天疱疮可能出现并伴黏膜或黏膜皮肤病变，但一般是短暂的[62]。

落叶型天疱疮

通常 PF 病情轻于 PV，但可能更难管理。PF 通常发病隐匿、皮损分散，常表现为头皮、面部、胸部和上背部等“脂溢”区域的鳞屑性皮损(图 50.7 和图 50.8)。单个皮损通常具有领圈样的鳞屑。局限性的疾病发展缓慢。由于皮肤分裂的位置表浅，小的松弛性水疱很容易破裂，水疱可能不明显。鳞屑去除后暴露边界清楚的结痂性糜烂面，周围有红斑，有时边缘可见小的水疱。严重情况下，患者可能发展具有结痂、渗出性的红皮病状态(图 50.9)。

虽然 PF 相关抗体可以穿过胎盘，但新生儿通常不会受到影响。但也曾有 2 例新生儿 PF 的报道，其

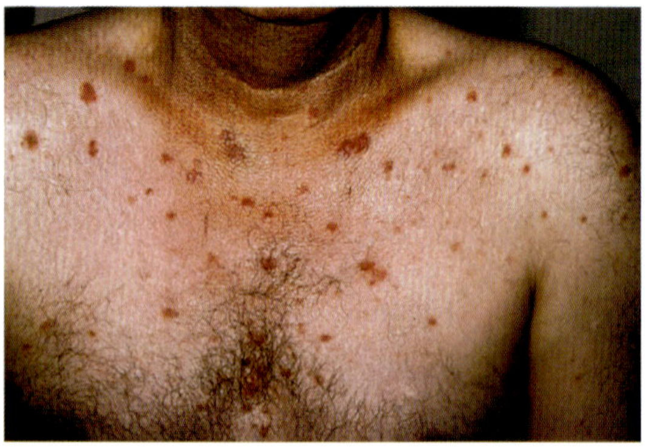

图 50.7 落叶型天疱疮(1)
浅表糜烂,通常没有明显的大疱。

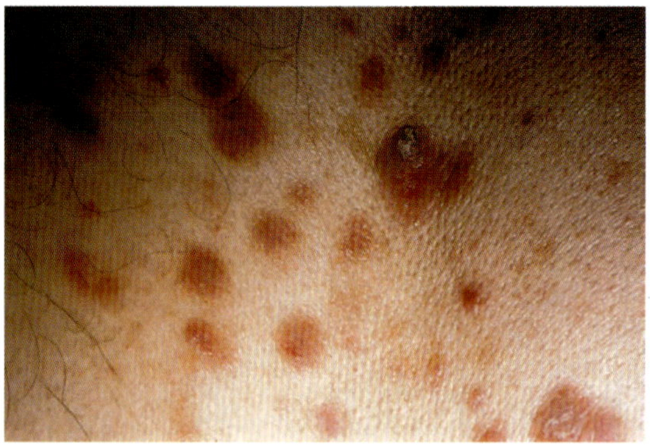

图 50.8 落叶型天疱疮(2)
皮损通常较表浅,有时呈领圈样表现。

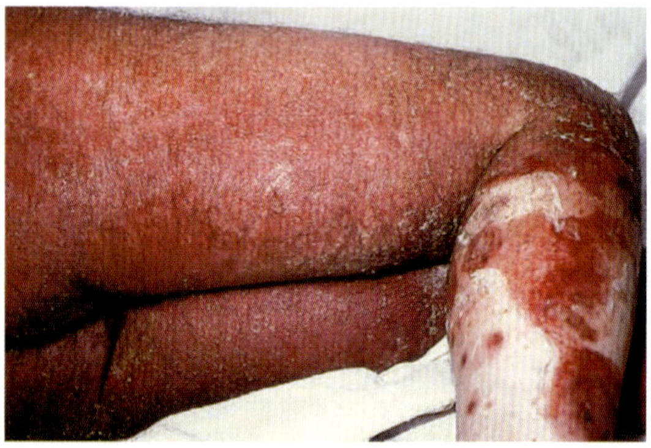

图 50.9 落叶型天疱疮(3)
偶尔皮损泛发呈红皮病状态。

母亲及新生儿均具有非常高的抗体滴度。

临床亚型

增殖型天疱疮

增殖型天疱疮是 PV 的一种罕见类型,特点是增殖性糜烂,皮损易发生在身体屈侧[64](见图 50.6)。临床上通常分为两型:重的 Neumann 型和轻的 Hallopeau 型[65]。同 PV 一样,患者具有抗 Dsg3 循环抗体。在某些病例,增殖型天疱疮患者的抗体可与桥黏素分子发生反应[66,67]。

增殖性的皮损改变包括角化过度、乳头瘤样增生和棘层增厚。一些基底层上的裂隙内可见到嗜酸性粒细胞,但棘层松解细胞很少见到。表皮内嗜酸性粒细胞脓肿可见于陈旧性皮损。Neumann 型的早期皮损表现为:基底层上的棘层松解,以及无嗜酸性粒细胞的表皮内水疱。嗜酸性海绵样水肿和嗜酸性微脓肿在 Hallopeau 型早期脓疱型皮损中是很常见的。真皮内可见大量淋巴细胞、嗜酸性粒细胞浸润及少量嗜中性粒细胞。

该病主要累及中年人。口腔黏膜几乎都有受累,舌面可出现脑回样改变。另外,虽然增殖性皮损可发生在身体任何部位,但主要见于屈侧。在 Neumann 型中,小水疱、大疱破裂形成肥厚的颗粒状糜烂,容易出血。皮损逐渐扩展形成增殖性包块,有血浆和脓液渗出,边缘可见小的脓疱。边缘的糜烂处可形成新的增殖性皮损,最后变干燥,出现角化过度及裂隙。在 Hallopeau 型中,皮损初起是脓疱而非小水疱,但这些皮损快速发展形成增殖性斑块。

疱疹样天疱疮

疱疹样天疱疮是一种罕见且临床表现不典型的天疱疮亚型,临床上类似于疱疹样皮炎[68]。临床表现为红斑基础上泛发的簇集分布的瘙痒性红斑和小水疱。活检表现为角层下脓疱、嗜酸性海绵水肿或疱疹样皮炎的特征,通常没有棘层松解,但是 IF 显示细胞间染色阳性。患者具有抗 Dsg1 或 3 的 IgG 自身抗体,并且一些患者的血清可以识别桥黏素 1 或 3[69,70]。该病可以演变成典型的 PF 或被认为是前驱性 PV[71]。总的来说,其临床病程是良性的。

红斑型天疱疮

红斑型天疱疮是一种局限型 PF,最初由 Senear 和 Usher 描述[72]。患者同时具有红斑狼疮和天疱疮的免疫学特点:基底膜带 IgG 和 C3 颗粒状沉积,表皮细胞间 IgG 和 C3 阳性,同时伴有循环抗核抗体。抗体识别 Dsgs、Ro、La 和双链 DNA 抗原[73]。发展为系统性红斑狼疮的病例很少见。红斑型天疱疮可能与重症肌无力或胸腺瘤有关[74]。

鼻部和面颊上蝶形分布的红斑鳞屑性皮损与皮肤型红斑狼疮或脂溢性皮炎表现类似。日光照射可能会加重该病。躯干上的皮损,无论局部还是全身,都与 PF 相似。

副肿瘤性天疱疮

据报道,副肿瘤性天疱疮与多种肿瘤有关,几乎全部来源于血液系统[22]。最常见的相关肿瘤是非霍奇金淋巴瘤，但是和慢性淋巴细胞白血病、Castleman 病、胸腺瘤和 Waldenström 巨球蛋白血症也有关系。IF 的改变是具有特征性的，同时具有天疱疮和类天疱疮的特征，意味着抗表皮细胞的循环抗体具有广谱的识别结合作用[75]。早期的组织病理改变通常为苔藓样[76]。

副肿瘤性天疱疮的临床特征为严重的口腔炎，可能形成瘢痕的结膜炎，以及食管、生殖器黏膜和屈侧皮肤受累，伴有其他部位的大疱性和糜烂性皮损[77]。某些患者呼吸道可能受到严重影响。除了多形性红斑样损害和苔藓样损害，皮肤损害可以表现为类似 PV 的糜烂和松弛性水疱，或类似大疱性类天疱疮的紧张性大疱。

IgA 天疱疮

根据组织病理学，IgA 天疱疮共分为两型：表皮内嗜中性粒细胞性皮病型和角层下脓疱性皮肤病型，两者在临床上均无法与经典的角层下脓疱病（Sneddon-Wilkinson 病）相鉴别[78]。两者均以表皮内 IgA 的沉积为特征，并且在部分患者中，可检测到抗表皮 IgA 循环抗体的存在。在表皮内嗜中性粒细胞性皮肤病型 IgA 天疱疮中，抗体可能是作用于桥黏素 1[79]，而角层下脓疱性皮肤病型 IgA 天疱疮的作用靶点仍不清楚。部分患者具有抗 Dsg1 或 3 的 IgA 抗体[80,81]。

该病主要见于成年人，也有儿童发病的报道[82]。两种组织病理学类型的皮损均表现为红斑或正常皮肤基础上出现的松弛性的水疱或脓疱。皮损可能伴有剧烈瘙痒，主要表现为中间有正常皮肤的旋涡状或环形皮损，逐渐发展为结痂或鳞屑性红斑。腋窝、腹股沟为好发部位，躯干、面部、头皮和近端肢体也可能受累。部分患者与 Sneddon-Wilkinson 病难以鉴别，其他患者表现非常像 PF 或疱疹样天疱疮。有报道 1 例儿童 IgA 天疱疮的皮损发生在屈侧，皮损表现为渗出和疣状斑块，类似增殖型天疱疮[83]。该病黏膜受累不常见。大部分呈慢性发展的病程。

报道最多的与角层下型 IgA 天疱疮有关的疾病是单克隆 IgA 免疫球蛋白病，这一点与经典的角层下脓疱病相同。另外还可能与 HIV 感染[84]、炎症性肠病[85]、类风湿关节炎和巯基类药物使用有关[86]。

鉴别诊断

寻常型天疱疮

伴有黏膜病变的患者可能会初次就诊于牙科、口腔外科或妇科。糜烂性皮损可能类似于疱疹性口腔炎、多形红斑、阿弗他溃疡、扁平苔藓或黏膜性类天疱疮。口腔中的水疱通常存在时间短，并且糜烂处的活检常无法确诊。当患者皮肤出现水疱或糜烂时，诊断则相对容易，但需要排除类天疱疮及其变异型、线状 IgA 皮病和多形红斑。类天疱疮的水疱通常比天疱疮更紧张，且可能是出血性的。发生在屈侧的增殖性、脓疱性皮损需要与慢性感染或 Hailey-Hailey 病（良性家族性天疱疮）相鉴别。类似于增殖型天疱疮的增生性斑块也可能发生于 IgA 天疱疮和副肿瘤性天疱疮中，慢性增殖型天疱疮的角化过度性皮损可能与皮肤肿瘤类似。PV 组织病理学的鉴别诊断包括：Darier 病、Hailey-Hailey 病（家族性良性慢性天疱疮）和暂时性棘层松解性皮肤病（Grover 病）。除了间接 IF 阴性外，上述疾病有其特征性的病理学改变。嗜酸性海绵样水肿可能是天疱疮或类天疱疮的早期病理学改变。IF 对确定诊断是必须的。

落叶型天疱疮

PF 临床表现类似于脂溢性皮炎或脓疱疮，但组织病理学和免疫病理学有特征性的表现。红斑型天疱疮需与脂溢性皮炎和慢性皮肤型红斑狼疮相鉴别。有时 PF 在临床表现和组织病理学上同疱疹样皮炎相类似，但通过免疫病理学可以将两者区分开来。在皮损的早期，组织病理学可能无法确诊。嗜酸性海绵样水肿是其早期表现。如果怀疑天疱疮，应该行 IF 检查。

副肿瘤性天疱疮

大多数患者早于天疱疮的发生即已诊断出潜在（或治疗中）的恶性肿瘤，但并不绝对。临床上的鉴别诊断包括 PV、多形红斑、移植物抗宿主病、扁平苔藓和包括单纯疱疹在内的病毒感染。

严重程度分级

目前已经有多种严重程度指数被用来标准化地评估自身免疫性水疱病患者的病情，包括天疱疮疾病面积指数（PDAI[87]）、自身免疫性大疱性皮肤病严重程度评分（ABSIS[88]），但是均未得到广泛的应用[89,90]。然而，随着共识的发展，这些评估工具将在临床试验和监测个体患者的治疗反应等方面展现其应用价值。

病程和预后

各种类型的天疱疮通常表现为慢性病程，平均病程为 10 年[91]。然而患者之间的差异性较大。多种因素影响该病的病程，包括初始皮损的部位及严重程度，口腔受累则提示病程较长[92-94]。免疫学上，Dsg1、3 抗体的存在预示病情更加活跃[95]。英国最新文献表明，长病程可能与早年发病及亚洲血统有关[96]。

检查

组织病理

最早的组织学变化包括细胞间水肿和基底层细胞间连接的丧失。基底层上的表皮细胞与基底细胞分离，形成裂隙和水疱。基底细胞仍然附着于基底膜上，但彼此分开，像站在水疱底部的"一排墓碑"一样。

水疱腔内可见圆形的棘层松解细胞，这可以通过水疱基底部或口腔皮损处制作涂片发现（Tzank 法制片）。裂隙可以延伸到皮肤附属器的壁中。某些病例的水疱发生早于嗜酸性海绵水肿。真皮浅层可有轻微的、浅表的、混合性炎细胞浸润，包括嗜酸性粒细胞。

直接免疫荧光

直接 IF 是诊断黏膜天疱疮最准确的方法[97,98]。如果没有快速冰冻和储存组织的设备，可以将标本置于 Michel 培养基中，然后转移至合适的实验室[99]。

天疱疮直接 IF 表现为皮损周围皮肤的所有表皮细胞间出现 IgG 沉积，常伴 C3 沉积（见图 50.1）。IgG1 和 IgG4 是最常见的亚类；IgM 和 IgA 出现的频率低于 IgG。

血清学实验

超过 80％患者可以通过间接 IF 检测到血液循环中的天疱疮自身抗体。使用多种底物可以提高实验灵敏度，食管黏膜底物检测抗 Dsg3 抗体灵敏度高[100]，正常人皮肤检测抗 Dsg1 抗体灵敏度高。大鼠膀胱是一种缺乏 Dsg 蛋白的移行上皮，是一种可用于诊断副肿瘤性天疱疮的间接 IF 底物[101]。

近来，采用重组 Dsg1 和 Dsg3 建立了敏感性和特异性均高的天疱疮 ELISA 血清学诊断方法[102]。使用 ELISA 方法，超过 95％的 PV 患者可检测到抗 Dsg3 抗体，约 50％患者可检测到抗 Dsg1 抗体。采用合适的稀释度，抗 Dsg ELISA 可用于疾病活动的监测[103,104]。文献报道，在热灼伤、中毒性表皮坏死松解症[106]及天疱疮患者的一级亲属[107,108]中可以检测到类似天疱疮的循环抗细胞间抗体。

治疗

由于天疱疮组疾病较为少见，关于该病的有益的随机对照试验进展较缓。然而，系统应用糖皮质激素仍然是主要的治疗方法，通常与有激素助减作用的免疫抑制药联合使用。有许多关于治疗的综述[109-111]。

局部治疗

伴有口腔受累和轻度皮肤受累的患者可能会在局部阶段保持数月。强效激素局部外用或皮损内注射激素可减少口服激素的需要。保持良好的口腔卫生包括治疗牙周病是非常重要。

对于水疱泛发的患者，必须予以强化护理。皮损泛发且同时伴有免疫抑制的患者发生机会感染是导致患者死亡的主要原因，高锰酸钾和局部外用抗菌药可降低发生皮肤感染的风险。多使用润肤剂可减少皮损处的摩擦压力。

糖皮质激素

泼尼松龙和激素助减药物是大多数 PV 的初始治疗方案。泼尼松龙 0.5～1mg/(kg·d)联合辅助免疫抑制药加上适当的局部治疗可以控制多数患者的起初病情[112]。使用更高剂量的糖皮质激素并不能得到更好的疗效[113]。糖皮质激素剂量应维持到出现临床疗效。

皮损泛发的患者可能需要更积极的使用免疫抑制药来抑制水疱产生，治疗这类患者的主要困难是在大剂量糖皮质激素治疗的相关风险和不能很好控制病情之间实现平衡。在这种情况下，1g 甲泼尼龙或 100mg 地塞米松静脉冲击是可以使用的更安全的替代方案，通常与静脉注射免疫球蛋白、免疫吸附或血浆置换联合使用。虽然糖皮质激素冲击在一些研究中被证明有效[114]，但在其他研究中并未证实有益[115,116]。

硫唑嘌呤

硫唑嘌呤已被广泛应用于治疗天疱疮，多个病例显示其疗效明显，剂量为 2～3mg/(kg·d)。泼尼松龙联合硫唑嘌呤治疗的死亡率和缓解率较单纯使用泼尼松龙更佳[117]。一项关于天疱疮治疗的随机对照试验发现，硫唑嘌呤是最有效的激素助减药物，其次是环磷酰胺（冲击疗法）和吗替麦考酚酯[118]。另一项试验发现，硫唑嘌呤和吗替麦考酚酯同样有效[119]。硫唑嘌呤潜在的不良反应包括骨髓抑制、恶心和肝功能异常。因此，血液监测是必须的，特别是在治疗的早期阶段。硫唑嘌呤的毒性在巯嘌呤甲基转移酶（TPMT）活性低的患者中更为常见，因此在用药前应尽可能检查该酶的活性[120]。对于 TPMT 活性低的患者，应相应调整硫唑嘌呤的剂量。

吗替麦考酚酯

吗替麦考酚酯（1～3g/d）作为激素助减药物在天疱疮的治疗中是有效的[119-121]。吗替麦考酚酯是一种麦考酚酸的前体药物，通过抑制肌苷单磷酸脱氢酶选择性地作用于 T、B 淋巴细胞。一项比较硫唑嘌呤和吗替麦考酚酯的双盲随机对照研究证明，两种药物疗效无显著差异，但吗替麦考酚酯不良反应更少，起效更快[119]。吗替麦考酚酯的不良反应包括骨髓抑制和胃肠道症状，并且同硫唑嘌呤一样，患者需要在早期治疗阶段进行密切监测。通过使用肠溶缓释型的麦考酚酸代替吗替麦考酚酯可以减少胃肠道症状。

环磷酰胺

环磷酰胺是一种抗 B 细胞活性的有效药物，对天疱疮和其他抗体介导的自身免疫性疾病具有明显的治疗作用[123,124]。环磷酰胺的使用受其较多的不良反应限制，包括性腺衰竭、出血性膀胱炎、骨髓抑制和膀胱癌风险增加。因此，环磷酰胺通常作为对硫唑嘌呤或吗替麦考酚酯等常规免疫抑制药无效的患者的替代治疗方案。有方案采用每月 1 次的环磷酰胺和地塞米松静脉冲击，联合小剂量的环磷酰胺每日口服治疗[125]。

静脉注射免疫球蛋白

静脉注射免疫球蛋白（IVIG）与其他大多数天疱疮的治疗方法相比较，没有免疫抑制的副作用，因此IVIG 在天疱疮的治疗中越来越受重视。常用剂量为2g/kg，3～5 天输注完毕，可能需要较长时间的每月 1 疗程的持续治疗[126]。其作用机制尚不清楚，但除了具有抗独特型作用外，它可能对致病性自身抗体有稀释作用[127]。日本一项新的"脱离方案的时间"的多中心双盲对照试验证实了其治疗的有效性[128]。虽然IVIG 通常耐受性良好，但可引起头痛、流感样症状和低血压。IgA 完全缺乏的患者可能会发生过敏反应，须在用药前予以排除。

利妥昔单抗

多个病例系列研究证实，在天疱疮患者中使用抗CD20 单抗即利妥昔单抗清除 B 淋巴细胞的治疗有效。有数个治疗方案，包括每周 375mg/m^2，连用 4 周；最近提出的 2 次输注各 1g，间隔 2 周[129-131]。利妥昔单抗的作用机制可能是通过 B 细胞的调节通路，因为负责抗体产生的浆细胞不表达 CD20 分子。有趣的是，利妥昔单抗治疗后 T 细胞对 Dsgs 的反应受到了抑制[132]。利妥昔单抗的起效时间通常在第一次输注后 8～16 周，但也可能需更长时间。疗效可能持续12～18 个月。利妥昔单抗可联合传统的糖皮质激素和免疫抑制药辅助治疗，但需要注意避免过度的免疫抑制和感染风险的增加。一些诊疗中心采用免疫吸附联合利妥昔单抗治疗[133]。

利妥昔单抗治疗天疱疮的不良反应并不常见。可能会发生输液反应，但不如其用于治疗 B 细胞恶性肿瘤时频繁。使用利妥昔单抗有感染发生的报道[134]，要注意在使用前进行严格的病毒筛查，避免病毒性肝炎的再激活[135]。

免疫吸附和血浆置换

最早于 1978 年开始通过血浆置换来去除循环抗体[136]，理论上说在天疱疮的急性期应该有显著的疗效，但其他研究显示血浆置换并未带来明显改善[137]。最近文献报道，使用含有蛋白 A 或其他免疫球蛋白结合物的吸附柱选择性免疫吸附 IgG[138-140]可以有效缓解天疱疮患者的皮损，但需要同时使用糖皮质激素和激素助减药物进行免疫抑制治疗，以防止抗体合成的反弹。

其他治疗

虽然最初的病例报道提出了环孢素治疗天疱疮有效[141,142]，但最近的研究对此提出了质疑[143]。使用环孢素漱口可能有助于严重口腔天疱疮的治疗[144]。

金制剂可能对天疱疮有一定的作用[145,146]，但其毒性作用限制了它的使用。氨苯砜可以作为某些轻度患者的辅助治疗手段[147]，最近一项前瞻性的安慰剂对照研究证明，氨苯砜具有一定的激素替代作用[148]。氨苯砜可能对疱疹样天疱疮有明显的疗效。阿维 A 可以联合泼尼松龙用于治疗增殖型天疱疮[149]。

尽管有人认为甲氨蝶呤有激素助减作用，但现已较少使用。中等剂量甲氨蝶呤可能有助于糖皮质激素依赖患者减药[150]。

其他已经用于治疗天疱疮的方法包括体外光照疗法[151,152]、肿瘤坏死因子（TNF）抑制药英夫利昔单抗[153]和阿达木单抗[154]，这些方法均被报道治疗有效，尽管自身免疫性大疱病已被文献报道是 TNF 阻滞所导致的[155]。联合或不联合烟酰胺的四环素类抗生素可以用来作为激素助减药物[156,157]，对某些病例有效。

Resources

Management guidelines

Harman KE, Albert S, Black MM; British Association of Dermatologists. Guidelines for the management of pemphigus vulgaris. *Br J Dermatol* 2003 Nov;149(5):926-37.

Hertl M, Jedlickova H, Karpati S, et al. Pemphigus. S2 Guideline for diagnosis and treatment-guided by the European Dermatology Forum (EDF) in cooperation with the European Academy of Dermatology and Venereology (EADV). *J Eur Acad Dermatol Venereol* 2014 Oct 22.

Joly P, Bernard P, Bedane C, Prost C, Ingen-Housz-Oro S. Centres de référence desmaladies bulleuses auto-immunes. Société Française de Dermatologie. [Pemphigus. Guidelines for the diagnosis and treatment. Centres de référence des maladies bulleuses auto-immunes. Société Française de Dermatologie.] *Ann Dermatol Venereol* 2011 Mar;138(3):252-8.

Patient resources

There are a number of patient support groups that provide useful information, including:

The International Pemphigus and Pemphigoid Foundation http://www.pemphigus.org

The Pemphigus Vulgaris Network http://www.pemphigus.org.uk

All last accessed August 2015.

表皮下免疫性大疱病

概述

这些大疱性疾病包括类天疱疮和疱疹样皮炎。类天疱疮以针对真皮-表皮连接(DEJ)的结构蛋白的自身抗体为特征,而疱疹样皮炎中的自身抗原是表皮型转谷氨酰胺酶[1,2]。基底层角质形成细胞的细胞骨架通过 DEJ 的蛋白质与真皮的细胞外基质相连(见第 2 章)。类天疱疮自身抗体与其靶抗原的结合导致表皮和真皮的分离。目前在大疱性类天疱疮(BP)和获得性大疱性表皮松解症(EBA)中有关上述这一复杂过程的研究已经取得了相当大的进展。

表皮下大疱性疾病具有一些临床特征,如紧张的水疱和糜烂,与天疱疮形成鲜明对比的是其尼氏征阴性,即非皮损部位的摩擦不会导致表皮内破坏和可见的糜烂。另外,它们在临床表现、靶抗原、自身抗体同种型和免疫病理学方面有很大差异。更为重要的是,它们的预后和治疗可能有很大差异,因此这需要准确诊断。

已经在分子水平上鉴定了大部分不同亚型 BP 的靶抗原,包括到目前为止最常见的类天疱疮、黏膜性类天疱疮、线状 IgA 皮病、妊娠类天疱疮、扁平苔藓样类天疱疮、抗 p200/层黏连蛋白 γ1 类天疱疮、大疱性系统性红斑狼疮、EBA 和瘢痕性类天疱疮(表 50.3)。此外,有报道少数类天疱疮患者具有以下特征:肾功能不全,具有针对Ⅳ型胶原 α5 链的自身抗体或针对特性尚未完全明确的抗原(其中包括 105kDa、168kDa 和 285kDa 蛋白)的自身抗体[3-7]。新的靶抗原仍在不断被发现,DEJ 中许多尚未明确或未发现的分子可能为表皮下大疱病的自身抗原。

大疱性类天疱疮

定义

BP 不仅是表皮下免疫性大疱性疾病组中最常见的疾病,而且一般来说,也是最常见的自身免疫性大疱病。主要累及老年人,但较年轻的患者也可能会出现,往往开始发病时出现瘙痒性的荨麻疹样和红斑样皮损。之后,在红斑和正常皮肤上出现的紧张性水疱为其临床特征。仅少数患者黏膜受累,并非主要症状。皮损活检的组织病理学显示表皮下裂隙。自身抗体主要是 IgG,识别 DEJ 中的两种蛋白,其中识别 BP180(ⅩⅦ型胶原)的自身抗体几乎见于所有的患者,而识别 BP230 的见于约一半的患者。BP 的临床特征和免疫病理学总结见表 50.3。

表 50.3 类天疱疮自身抗体特异性和诊断相关的临床症状

疾病	抗体	诊断相关的临床症状
大疱性类天疱疮(BP)	**BP180 NC16A**,*BP230*	紧张性水疱、糜烂、剧烈瘙痒、老年(>75 岁);无明显黏膜受累
黏膜性类天疱疮(MMP)	**BP180,层黏连蛋白 332**,*BP230*,α6β4 整合素,层黏连蛋白 311[a]	明显黏膜受累
线性 IgA 疾病	**LAD-1**,BP230(IgA 反应性)	紧张性水疱、糜烂;无明显黏膜受累
妊娠性类天疱疮	**BP180 NC16A**,BP230	红斑、丘疹、罕见小水疱、剧烈瘙痒;妊娠期或产后发生
抗 p200/层黏连蛋白 γ1 类天疱疮	**p200 抗原层黏连蛋白 γ1**	紧张性水疱、糜烂;年龄<75 岁;无明显黏膜受累
获得性大疱性表皮松解症(EBA)	**Ⅶ型胶原**[b]	机械性大疱(像大疱性表皮松解)和炎性型(像 BP 或 MMP)
大疱性系统性红斑狼疮(SLE)	**Ⅰ型:Ⅶ型胶原型**[b] Ⅱ型:BP180、BP230、层黏连蛋白 332	SLE 表现;紧张性水疱、糜烂;无明显黏膜受累;对氨苯砜有极好的反应
扁平苔藓样类天疱疮	**BP180 NC16A**、BP230	扁平苔藓皮损上孤立的紧张性水疱
瘢痕性天疱疮	*BP180*、BP230、层黏连蛋白 332	水疱和糜烂,愈后伴有瘢痕和(或)粟丘疹,无明显黏膜受累

改编自 Schmidt 和 Zillikens,2013[2]。

主要靶抗原用粗体表示;对于斜体的靶抗原,可提供商用检测系统。

[a] 层黏连蛋白 311 与层黏连蛋白 332 共享 α3 链,是共同靶抗原。

[b] FDA 没有批准。

概述

1953 年，Walter Lever 首次将 BP 与天疱疮区别开来，他描述了表皮内裂隙形成和角质形成细胞之间细胞黏附的丧失（棘层松解）作为天疱疮的组织病理学标志。他创造了“pemphigoid”这一术语，这目前通常是代表表皮下裂隙的形成[8]。10 年后，Jordon 等证明在 BP 中存在着针对 DEJ 蛋白，可与组织结合的血清自身抗体[9]。有关 BP 发病机制的进一步里程碑式研究包括对半桥粒靶蛋白 BP180（ⅩⅦ型胶原，也称为 BPAG2）和 BP230（BPAG1-e）的免疫学特征、基因克隆及抗 BP180 自身抗体致病性的认识[10-14]。

流行病学

发病率和患病率

根据研究人群的不同，报道的 BP 发病率在每年每百万人中有 2.5～66 个新病例。罗马尼亚报道的发病率最低（每年每百万人中有 2.5 人）[15]，其他发病率低的国家还有科威特（每年每百万人中有 2.6 人）[16]、波兰（每年每百万人中有 4.5 人）[17]和新加坡（每年每百万人中有 7.6 人）[18]。在苏格兰、意大利、德国和瑞士，发病率为每年每百万 10.0～14.0[19-21]，而在法国瓜德罗普岛和美国明尼苏达州奥姆斯特德县发病率较高，最近估计每年每百万人中有 22～24 例新病例[22-24]。根据全科医师数据库[25]，英国的发病率甚至更高，为 66/100 万。有趣的是，在德国、法国、美国奥尔姆斯特德县和英国，BP 的发病率似乎在过去 10 年内大幅增加（2～4.8 倍）[19,22,24-27]。这可能是由于人口老龄化的增长、退行性神经系统疾病（显示为 BP 的主要危险因素）患病率的增加[28-30]及与 BP 相关的利尿药和精神病药物的使用增加[28,31,32]。此外，诊断技术的改进，以及前驱症状和非典型 BP 更早地被诊断出，也是可能的原因。

年龄

BP 是主要影响老年人的疾病，平均发病年龄在 69—83 岁[22,30,33-36]。中国报道了平均发病年龄稍低，为 64 岁[37]。在 80 岁以上的人中，发病率随着年龄的增长而显著上升，达到每百万人每年 190～312 人[19-21,25]。随着全球许多地区人口年龄结构的变化，在未来几十年里，预计将有更多人罹患 BP。在 50 岁以下的人中，很少发生 BP（年发病率＜0.5/100 万）[19,21,25,38]。在儿童和青少年中只有大约 80 例 BP 的报道[39,40]。然而，以色列的一项回顾性研究估计 BP 在 1 岁以下婴儿中的发病率约为每年 23.6 例/100 万[41]。

性别

女性占微弱优势，52%～60%的 BP 患者为女性[22,25,35,36]。然而，在标化年龄后，男性的发病率更高[22,38]，这是因为女性的预期寿命普遍较高，BP 的发病率随着年龄的增长而增加。

种族

不同国家之间的发病率差异很大（见上文）。目前还没有一个国家中不同种族的 BP 发病率数据。因此，遗传因素和环境因素都可能导致发病率的较大不同。此外，不同的诊断标准和医疗系统可能会影响该病报道的发病率。

相关疾病

神经和精神疾病包括认知障碍、帕金森病、中风、癫痫、多发性硬化、单相和双相情感障碍与 BP 相关[28-30,33,34,42-44]。在所有 BP 患者中，有 1/3～1/2 患有神经系统疾病（比值比 2.4～10.6）[28-30,33,42]，这大大增加了老年患者的疾病负担。这些发现很有意义，因为靶抗原 BP180 和 BP230 都在中枢神经系统中表达[45,46]，并且在编码 BPAG1 各种亚型（包括上皮亚型 BP230）的肌张力障碍基因突变的小鼠中可发生严重的肌张力障碍和感觉神经变性[47]。一项基于国家健康保险数据的研究，在中国台湾患者中报道了银屑病与 BP 的相关性（比值比 2.0）[43]。一些病例报告描述了 BP 与自身免疫性疾病及癌症的共患情况[48,49]。然而，一项病例对照研究发现 BP 患者中自身免疫性疾病的患病风险并没有增加[50]，而在另外两项病例对照研究中，超过 1700 例日本 BP 患者中只观察到与胃癌的低相关性[51,52]。最近，在德国和英国进行的两项基于患者登记的研究，在超过 1700 名和 4700 名 BP 患者中，分别确定了与血液系统恶性肿瘤（各种淋巴瘤和髓细胞性白血病）的明显关联性，以及与淋巴细胞性白血病的弱关联性[53,54]。

病理生理学

抗 BP180 的体液和细胞自身免疫的致病重要性已被证实。体外实验和各种动物模型研究显示，Fc 受体非依赖和 Fc 受体介导的作用机制对于 BP 的水疱形成都是非常重要的且后者更重要。更具体地说，在 DEJ 上补体激活和肥大细胞的激活显然是吸引中性粒细胞和巨噬细胞聚集于 DEJ 的关键。随后释放活性氧和各种蛋白酶，然后诱导真皮-表皮分离（图 50.10）。以肥大细胞、中性粒细胞、补体激活和细胞因子网络为靶点的治疗，可能成为该病新的治疗途径[55]。

自身抗体

几乎所有 BP 患者的自身抗体均可结合 BP180（也称为ⅩⅦ型胶原和 BPAG2）（见第 2 章）[56]。其细胞外的第 16 个非胶原结构域（NC16A）直接与细胞膜相邻，是 BP 的免疫显性区，可被 75%～90%的 BP 患

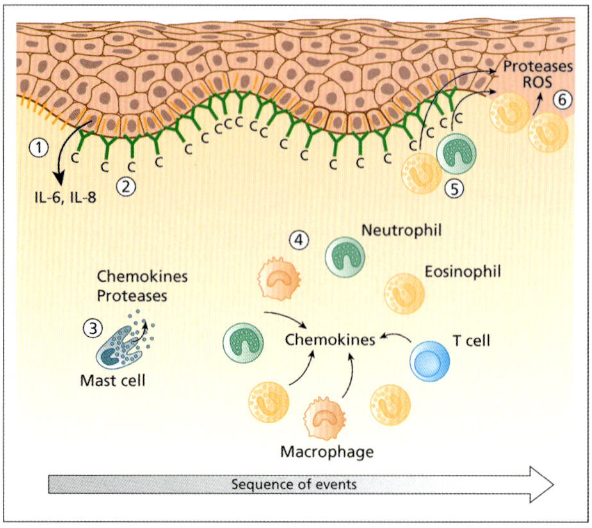

图 50.10 导致大疱性类天疱疮水疱形成的事件顺序

抗 BP180(橙色)的自身抗体(绿色)结合引发 Fc 非依赖事件,导致基底角质形成细胞分泌白细胞介素(IL)6 和 IL-8,以及 BP180 的内化和表达下降①。补体在真皮-表皮交界处(DEJ)②激活,肥大细胞脱颗粒③。补体激活和趋化因子变化触发炎症细胞向真皮上皮浸润④。它们分泌的额外炎症递质进一步增加了炎症反应。最后,DEJ 的粒细胞释放活性氧和蛋白酶⑤,最终诱导真皮-表皮分离⑥。(改编自 Schmidt 和 Zillikens,2013[2]© Elsevier.)

者的自身抗体所识别[57-63]。通过研究血清中 BP180 NC16A 特异性 IgG 抗体水平与 BP 患者疾病活动的相关性[56,60,63-66],进一步证明了抗 BP180 NC16A 反应的重要性。IgG4 和 IgG1 是抗 BP180 NC16A 抗体的主要 IgG 亚型[67]。大多数患者同时具有抗 NC16A 区域外表位的 IgG 抗体[56,68,69],而初始反应似乎只针对 NC16A[70]。IgG 与 C 端抗原决定簇的反应似乎与黏膜受累和严重的皮损有关,而细胞内结构域的反应则主要导致早期临床表型[69,71]。

除了 IgG,大多数 BP 患者都有抗 BP180 的 IgA 和 IgE 反应[67,72-75]。抗 BP180 NC16A 的 IgE 抗体与 BP 的严重性、需较长时间缓解及更强治疗的病情相关[72]。

BP230(也称为 BPAG1-e 和 BPAG1)可被 50%~70%的 BP 患者血清所识别[76-82]。与 BP180 相似,BP230 上的 B 细胞表位分布也不均匀,其更多地位于球形 C 端结构域[56,80,83]。大多数 BP 患者的血清中除了有 IgG 抗体外,还可检测到针对 BP230 的 IgE 抗体[84]。

细胞免疫应答

与体液免疫应答相比,细胞免疫应答在 BP 中并未被广泛研究[85]。针对 BP180 胞外域 NH_2-末端部分的 T、B 细胞反应与严重的 BP 相关,而针对中心部分的反应则在少数局限性疾病患者中更为常见。反之,针对 BP230 的 COOH-末端和 NH2-末端球形域的 T、B 细胞免疫应答比例<50%[86]。BP180 胞外域的应答受 DQβ1 * 0301 等位基因的限制[87,88]。BP 患者的自身反应性 T 细胞可产生 Th1/Th2 混合细胞因子谱[86,87]。BP 患者中 $CD4^+$ $CD25^+$ $Foxp3^+$ 的调节 T 细胞、自然杀伤 T 细胞和自然杀伤细胞数量是正常,而 γδT 细胞数量是减少的[89,90]。活动期患者的外周滤泡辅助性 T 细胞(已知对 B 细胞活化起关键作用的 T 细胞亚群)的数量高于健康志愿者和缓解期 BP 患者,且其与血清抗 BP180 抗体水平相关[91]。

细胞因子和趋化因子

在 BP 患者的血清和(或)疱液中 IL-1β、IL-2、IL-4、IL-5、IL-6、IL-8、IL-10、IL-15、IL-16、IL-17、IL-21、嗜酸细胞活化趋化因子、单核细胞趋化蛋白 4(MCP-4)、TNF-α 和 CCL-18 的水平升高(综述见参考文献[92,93])。血清 TNF-α、IL-6、IL-8、IL-15、IL-21 和 CCL18 水平与 BP 患者皮损的严重程度相关[91-93],表明这些递质具有病理相关性。皮肤淋巴细胞相关抗原阳性并表达 IL-4 和 IL-13 的细胞在 BP 患者外周血中增多,提示 Th2 型细胞因子在 BP 中具有重要作用[94]。最近,Th17 细胞在 BP 中的潜在作用也得到了重视[95]。

功能相关的致病机制

研究通过体外培养人角质形成细胞、体内人体皮肤冰冻切片及建立各种动物模型,获得有关 BP 功能相关的致病机制数据。

当用抗 BP180 IgG 处理正常人角质形成细胞时,观察到细胞信号传导的发生,导致 IL-6 和 IL-8 呈剂量和时间依赖性释放[96]。在同一细胞模型中,观察到在抗 BP180 IgG 作用下,BP180 呈现内在化及表达增加,且角质形成细胞附着力减弱[97,98]。使用抗 BP180 IgE 处理细胞后,也出现了 IL-6 和 IL-8 的释放,及半桥粒数量减少(见图 50.10)。

将正常人皮肤的冰冻切片与健康志愿者的白细胞共孵育时,BP180 NC16A 特异性 IgG 诱导真表皮分离[100]。这种作用由自身抗体的 Fc 部分和中性粒细胞上的 Fcγ 受体ⅡA 和ⅢA 介导,导致基质金属蛋白酶 9 和中性粒细胞弹性蛋白酶的释放[100-102]。这两种酶都存在于 BP 患者的疱液和活检皮损中,并且能够降解 BP180[103-105]。

将鼠源且与人 BP180 NC16A 结构域同源的兔 IgG 注射到新生的野生型小鼠体内,小鼠产生了与 BP 患者相似的临床、组织病理学和免疫病理学变化[13]。在这个模型中,水疱的形成依赖于补体的激活[106,107]、肥大细胞的脱颗粒[108]、巨噬细胞[108]和中性粒细胞[109]的募集及各种蛋白酶的释放，包括纤溶酶原/纤溶酶系统[110]、肥大细胞蛋白酶 4[111]、基质金属蛋白酶 9[112]、α_1-蛋白酶抑制剂[113]和中性粒细胞弹性蛋白酶[65-68,114,115]。更具体地说，在水疱形成的早期阶段，基质金属蛋白酶 9 主要由纤溶酶激活，后者由组织纤溶酶原激活剂和(或)尿激酶纤溶酶原激活剂激活纤溶酶原而形成。纤溶酶和肥大细胞特异性丝氨酸蛋白酶 4 可激活基质金属蛋白酶 9，然后使中性粒细胞弹性蛋白酶的生理抑制剂 α_1-蛋白酶抑制剂失活。中性粒细胞弹性蛋白酶的活性不受控是导致 DEJ 结构蛋白降解，包括 BP180 降解的原因(见图 50.10)。最近，在建立的成年小鼠模型中证明了 FcγR ⅡB、FcγR Ⅲ和 FcγR Ⅳ的重要性[116]。

随后，进一步完善小鼠模型，以探索 BP 其他的致病机制。在这些模型中，三种在小鼠皮肤中表达人 BP180 的转基因小鼠模型极好地复制了人 BP 的基本特征[14,117,118]。在其中一个模型中，将人 BP 的 F(ab′)$_2$ 片段注入 Col17 人源化小鼠时，会导致小鼠皮肤脆弱，这使得 BP 模型的补体依赖性被质疑[119]。随后，开发了两种不依赖于注入抗 BP180 抗体的“主动性”小鼠模型：用重组小鼠 NC15A 免疫野生型小鼠；在第二个模型中，Rag-2$^{-/-}$/COL17$^{m-/-,h+}$ 小鼠(表达人 BP180 的免疫缺陷小鼠)从野生型小鼠中获得脾 T 淋巴细胞，通过移植 COL17$^{m-/-,h+}$ 小鼠皮肤产生免疫反应，随后产生抗 BP180 抗体和水疱表型[120,121]。在后一种模型中，NC16A 反应性 CD4$^+$ T 细胞的重要性证实了之前的人细胞体外研究，显示 NC16A 反应性 CD4$^+$ T 细胞受 HLA-DQB1＊301 等位基因的控制[87,122]。

通过临床观察和两个小鼠模型实验提供了 IgE 自身抗体致病作用的体内证据[123,124]。抗 BP180 NC16A 的特异性 IgE 抗体与严重的人 BP 相关，与皮肤病变程度相关[67,72,73]。糖皮质激素治疗抵抗的 BP 患者对奥马珠单抗反应良好。奥马珠单抗是一种抑制 IgE 结合其高亲和力受体的人源化单克隆抗体[125,126]。

与 BP180 相反，针对 BP230 的自身抗体的致病相关性仍然难以确定：报道过两种动物模型，研究抗体与 BP230 致病相关性；然而，动物模型没有水疱的形成[127]或结果不一致[128]。关于血清抗 BP230 自身抗体与疾病的相关性的研究一直是矛盾的，大多数研究发现血清中抗 BP230 抗体水平与疾病活动之间没有相关性[56,70,78]。然而，鉴于 BP230$^{-/-}$ 小鼠除了轻微的皮肤脆弱外，还出现了神经缺陷和感觉神经元变性[47]，并证明了 BP 与神经系统疾病之间的关联[28-30]，针对 BP230 的自身免疫反应可能不仅参与 BP 患者的皮肤表型，也可能参与皮肤以外的表型。

发病诱因

引起 BP 发生的诱因包括创伤[129,130]、烧伤[131]、皮肤移植[132,133]、放射治疗[134,135]和紫外线辐射[包括日光[136]、UVA1[137]、补骨脂素和 UVA(PUVA)[138]及光动力疗法[139]]。此外，约有 20 例病例报告描述了疫苗接种与 BP 发生的关系，最常见的是流感疫苗接种[130,140]。然而，西班牙一项超过 9 年的流行病学研究发现，流感疫苗接种期的后 10 周，与一年中的其他时间相比，BP 的入院率并没有增高[141]。

许多病例报告都描述了由药物诱发的 BP，最常见的是呋塞米[142]。然而，在三项对照研究中，仅发现 BP 与螺内酯(比值比 2.3)、含有脂肪族侧链的吩噻嗪(比值比 3.7；95%可信区间 1.2～11.3)和髓襻利尿药(调整后的比值比 3.8；95%可信区间 1.5～9.7)的弱相关[31,32,143]。因此，应仔细评估这些药物的使用情况。

病理学

组织病理学

皮损组织病理学光镜检查通常显示表皮下水疱，在真皮乳头及 DEJ 区域有密集的嗜酸性粒细胞浸润，常还有中性粒细胞、巨噬细胞和 T 淋巴细胞浸润(图 50.11)。组织病理学表现可因皮损类型的不同，或皮损发生时间长短，而有很大的差异。电镜下可见透明层内发生分裂。

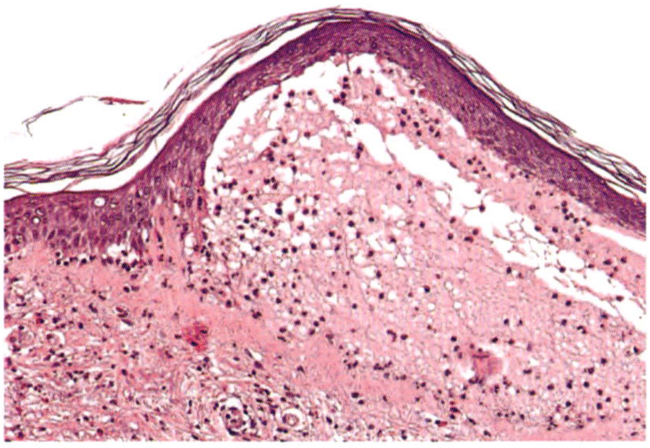

图 50.11　大疱性类天疱疮的组织病理学

皮损活检显示表皮下裂隙，真皮上部致密的嗜酸性粒细胞和中性粒细胞炎性浸润。(H&E，400×)

组织结合的自身抗体

通过皮损周围皮肤活检的直接 IF 检测，几乎所有患者都可以观察到与皮肤组织相结合的自身抗体。沿 DEJ(图 50.12)可见 IgG(IgG4 和 IgG1 是主要的亚类）和（或）C3 的线性沉积，以及少数患者 IgA 和 IgE 沉积（图 50.12）[144]。在所有类天疱疮中都观察到了这种抗体结合。为了进一步对抗 DEJ 染色进行区分，可以进行 n 型和 u 型分析[145]（见图 50.12，嵌入图）。在高倍放大的薄切片（4μm）中，IgG 沉积呈锯齿状，顶部的拱形闭合，称为“n-锯齿”模式。在除 EBA 外的所有类天疱疮中，均可见 n 锯齿模式。或者，活检标本用 1 M 氯化钠溶液处理，可在透明层水平上诱导出 DEJ 分裂[146]。在 1M 氯化钠诱导的分裂皮肤上检测自身抗体特异性，这与间接 IF 检查相似（见下文；图 50.13）。此外，通过激光扫描共聚焦显微镜对计算机辅助的荧光重叠抗原映射法（FOMA）[147]，以及双 IF 标记与组织结合的特定 DEJ 抗原进行分析[148]，虽然这些检测方法不是常规使用的，但是可用于把 BP 与抗层黏连蛋白 332 类天疱疮、抗 P200 类天疱疮和 EBA 鉴别开来。

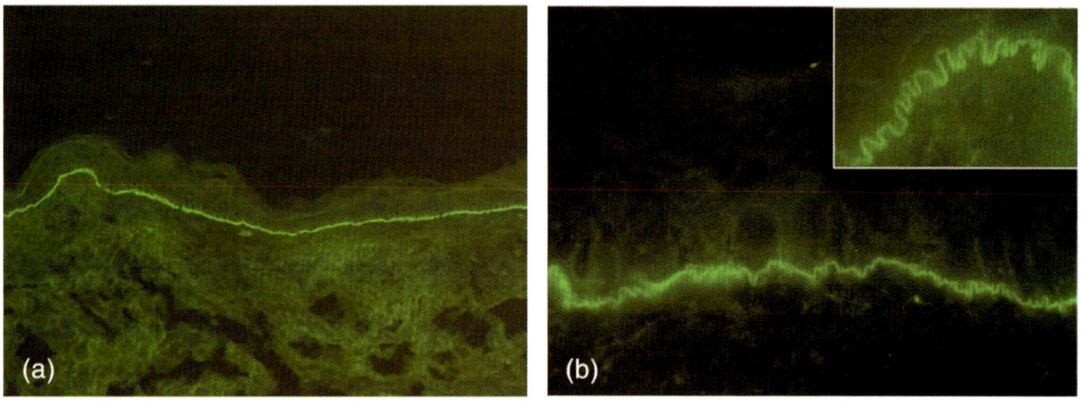

图 50.12 大疱性类天疱疮的直接 IF 镜检

在皮损周围的组织活检中，可以看到免疫球蛋白 G（IgG）在真皮-表皮交界处的线性结合（a）。在更高的放大倍数和薄切片（4μm）中，IgG 沉积不再是线性的，而是看起来是弯曲的、在顶部封闭的拱形，被称为“n 形锯齿”样图案（b；嵌入图）。

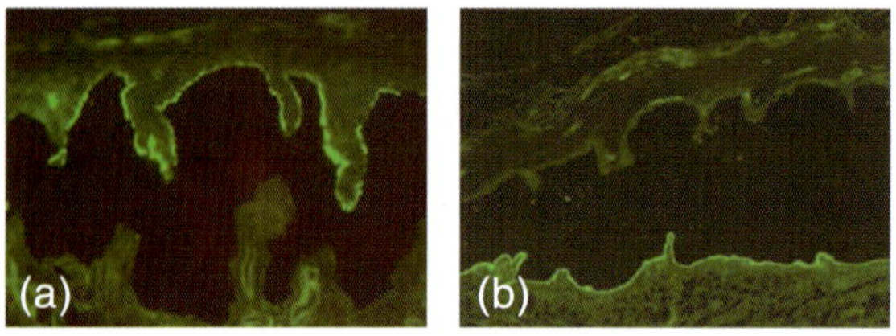

图 50.13 类天疱疮中自身抗体的血清学筛查：在 1M 氯化钠溶液盐裂的人皮肤上进行间接 IF 镜检

针对 BP180、BP230 和 α6β4 整联蛋白的自身抗体在盐裂的顶部显示出线性结合（a）。结合层黏连蛋白 332、层黏连蛋白 γ1/p200 抗原和Ⅶ型胶原的抗体标记在底部（b）。特定病症和相应的靶抗原显示在 a 图的左侧和 b 图的右侧。

血清自身抗体

先前已经描述了血清自身抗体的主要特征（参见病理生理学部分）。循环自身抗体可通过以下方法检测：①使用猴食管上皮、1M 盐裂人皮肤和商业成品的 IF BIOCHIP™ 生物芯片的进行间接 IF 镜检；②免疫电镜[149]（不是常规可利用的）；③商业成品的 ELISA 检测系统；④使用细胞来源或重组形式的 BP180 和 BP230 进行各种院内 ELISA、免疫印迹和免疫沉淀分析[144]。

传统的间接 IF 镜检以猴食管上皮为底物，敏感性为 60%～70%[9,81,150]。正常人皮肤在 1M 氯化钠溶液中培养，可诱导真表皮交界分裂，敏感性为 70%～95%[82,150-153]。此外，在该技术中，BP 自身抗体与皮肤内人工裂隙的顶部结合，因此可以与抗层黏连蛋白 332 类天疱疮、抗 p200 类天疱疮和 EBA 中的自身抗体鉴别（见图 50.13）。食管和盐裂皮肤上的直接 IF 的结合信号主要源于抗 BP180 抗体，而间接 IF 信号与抗 BP230 抗体相关[154,155]。最近，市场出现一种生物芯片 BIOCHIP™（德国，吕贝克，欧蒙）。这种间接 IF 检测可以在单个孵育区域内同时分析几种底物，包括猴食管、盐裂皮肤、BP180 NC16A、BP230 的 C 端延展区、Dsg3 和 Dsg1。与需很多步骤的常规程序相比，这种生物芯片显示出几乎与之相同的诊断价值（图 50.14）[156]。也可使用 BP180NC16A 和 BP230 特异性 ELISA 检测系统[62,63,80,157]。两种 BP230ELISA 检测系统均基于重组 C 端片段，其中一个 ELISA 检测系统也可与 N 端片段结合。与单独应用 BP180 ELISA 相比，通过联合使用 BP180 和 BP230 ELISA，诊断敏感性可从 4%～8% 提高到 87%～91%[80-82]。低血清水平的抗 BP180 或抗 BP230 抗体也可见于约 4%的未患 BP 的皮肤病患者中，尤其在瘙痒性皮肤病患者中[158-160]。在最近一项较大规模的前瞻性研究中，发现抗 DEJ 抗体的慢性瘙痒患者的数量与健康志愿者相比并无差别（未发表的数据）。在血清抗 DEJ 抗体水平较低的患者中，需进行直接 IF 检查来排除 BP。

以前，检测抗 BP180 和抗 BP230 的血清反应性依赖于免疫印迹法和免疫沉淀法，检测中使用细胞来源的 BP180 和 BP230，包括培养的角质形成细胞、人表皮、胎盘羊膜[10,12,161-163] 和条件培养基培养的人角质形成细胞的提取物及各种重组形式[58,164-167]。实际上，通过组合不同的检测方法，可以在几乎所有 BP 血清中找到针对 BP180 和（或）BP230 的自身抗体[56,166]。目前，免疫印迹和免疫沉淀研究仅在特殊情况下才应用，主要用于研究。

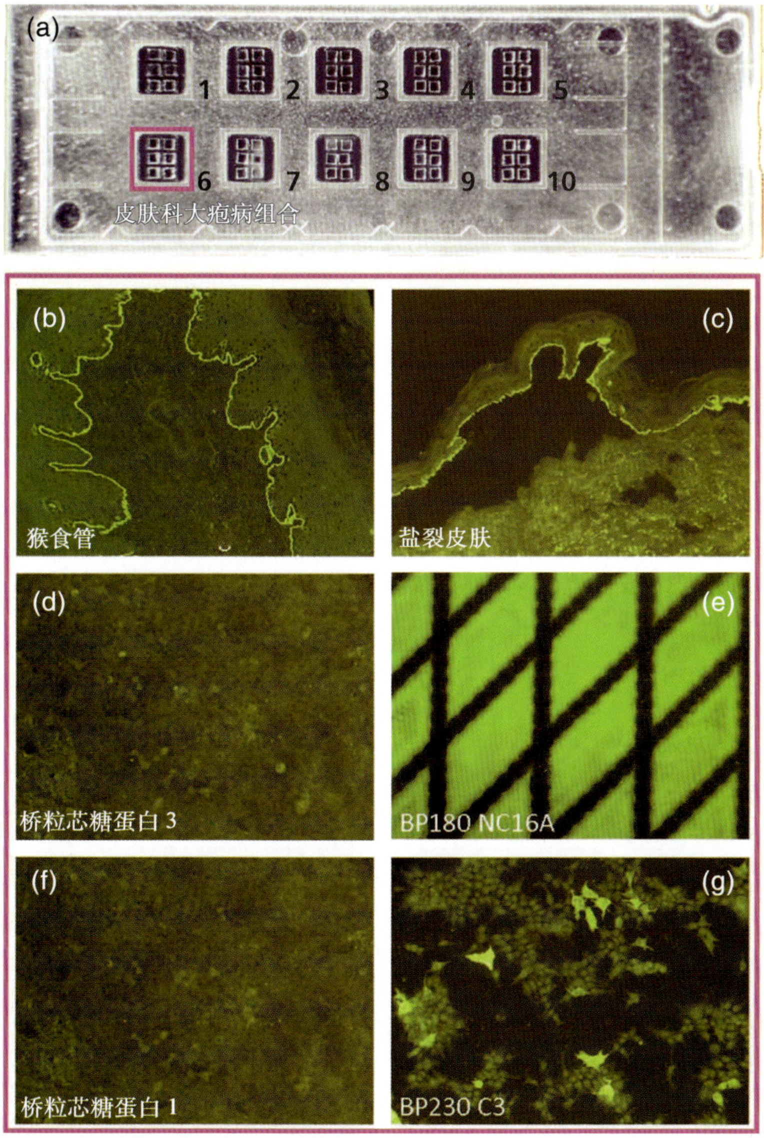

图 50.14 类天疱疮中自身抗体的血清学筛查：使用 BIOCHIP™ 进行间接 IF 显微镜检查

将各自具有六种不同生物芯片的 10 个孵育区域放置在标准尺寸的载玻片上（a）。该技术允许同时检测针对各种底物的自身抗体，包括猴食管、盐裂人皮肤、重组 BP180 NC16A 和表达桥粒芯糖蛋白 1、3 胞外域的哺乳动物细胞，以及疑似自身免疫性水疱病患者中 BP230（b-g）的 C 端。在这里，来自大疱性类天疱疮患者的血清与猴食管及盐裂人皮肤的顶部结合，正如预期的那样，结合的是 BP180 和 BP230，而不是桥粒芯糖蛋白 1 或 3。这种商业成品的检测方法与传统的多步骤检测方法具有高度一致性，以及与相应的 ELISA 有着相似的特异性和敏感性[156]。（改编自 van Beek et al，2012[156]，获得 BioMed Central© van Beek 等许可）

遗传学

关于BP遗传背景的数据很少,且部分不一致。在21名白人患者中检测到BP与DQB1 * 0301显著相关[168],这一观察结果部分证实了$CD4^+$ T细胞对体外BP180的初次应答受限于DQB1 * 0301[87]。另有一项针对74名白人患者的研究,发现了DQB1 * 0301仅在男性患者中与BP相关[169]。与对照组相比,在中国北方的25名患者中检测到DRB1 * 08和DRB1 * 08/DQB1 * 06的频率较低[170]。相反,在23名日本BP患者中,发现HLA-DRB1 * 04/DQA1 * 0301/DQB1 * 0302、DRB1 * 1101/DQA1 * 0505/DQB1 * 0302、DRB1 * 1101和DQB1 * 0302与BP相关[171]。目前正在进行针对不同人群的全基因组关联研究,以进一步阐明BP的遗传易感性。

环境因素

到目前为止,还没有发现BP存在任何环境因素的影响。发病诱因见前(在发病诱因中)。

临床特征

病史

在泛发的紧张性水疱出现之前,通常有前驱性的非大疱时期。这种前驱期可持续数周甚至数月。这个阶段的临床诊断非常困难。典型的症状表现为轻微到难治性的瘙痒,甚至可能没有皮损。在前驱期,以搔抓后出现的丘疹、湿疹样或荨麻疹样皮损、出血性结痂和表皮剥脱为主。

临床表现

大疱性时期的临床特征是剧烈的瘙痒,伴随着外观正常或红斑性皮肤上泛发的紧张性水疱和小疱(图50.15)。常会出现出血性结痂、荨麻疹样及浸润性的红斑,偶呈环状或图形状(图50.16)[172]。水疱直径可达数厘米,含有清亮的疱液,偶见血性疱液,尼氏征阴性。几乎均伴有无法抑制的瘙痒[150]。水疱通常对称分布,并且可持续数天。机械刺激后出现糜烂的黄色或出血性结痂。好发部位包括腹部和四肢屈侧[173]。在间擦部位可出现增殖性斑块,10%~20%的病例会发生口腔损害[173,174]。眼、鼻、咽、食管、肛门及生殖器区域的黏膜很少受到影响(综述见参考文献[175,176])。不出现严重的多重感染,皮损愈合后就不会形成瘢痕。在先前出现水疱的部位,红斑可能持续数周或数月。粟丘疹很少出现。

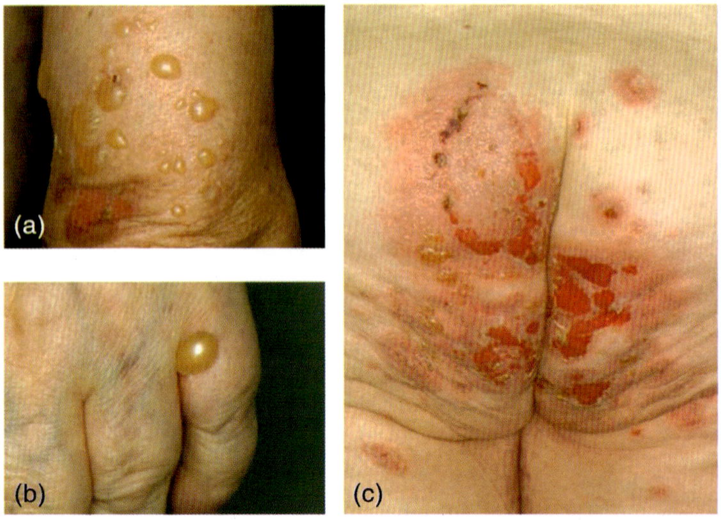

图50.15 经典的大疱性类天疱疮

手臂(a)、手(b)和臀部(c)的紧张性水疱和糜烂。水疱可以发生在红斑(a,c)或其他正常皮肤(b)上。

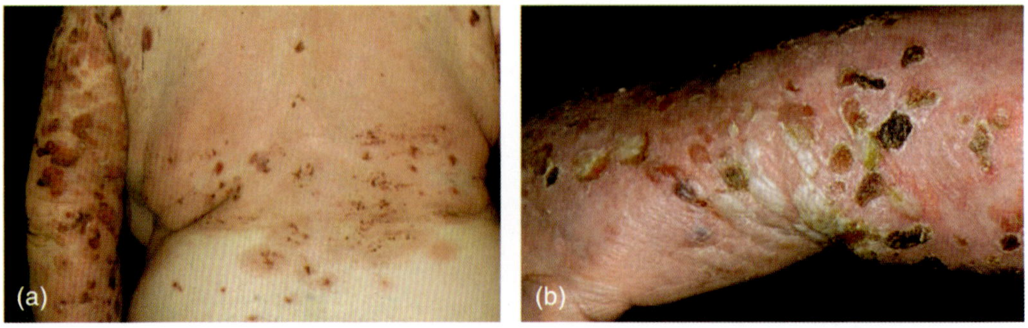

图50.16 经典的大疱性类天疱疮

背部、左臂(a)和左手(b)上出现紧张性水疱、糜烂和部分出血性结痂。

临床亚型

BP 的皮肤表现可以是高度多形性的，因此依此可分成不同的临床亚型（综述见参考文献[176]）。在所有的临床亚型中，皮损周围组织的直接 IF 镜检均显示 DEJ 处的 IgG 和（或）C3 的线状沉积。目前未发现与 BP 经典亚型不同的特异性血清自身抗体。

BP 不同的临床亚型有着多种不同的名称，如汗疱疹样型[177]、结节性痒疹样型[178,179]、痒疹型[180]、红皮病型、坏疽性深脓疱病样型[181]、间擦疹样型、丘疹型、湿疹型、淋巴瘤样丘疹型、增殖型[182-184]、小疱型[185]和中毒性表皮松解样型类天疱疮[186,187]（图 50.17 和图 50.18）。一些亚型，如痒疹型、丘疹型、湿疹样型、小疱型和红皮病型类天疱疮，后来可能会发展出现紧张的水疱，并转变为经典亚型。在最近的一项前瞻性研究中，大约 20%的 BP 患者在诊断时呈现非典型表现[174]。

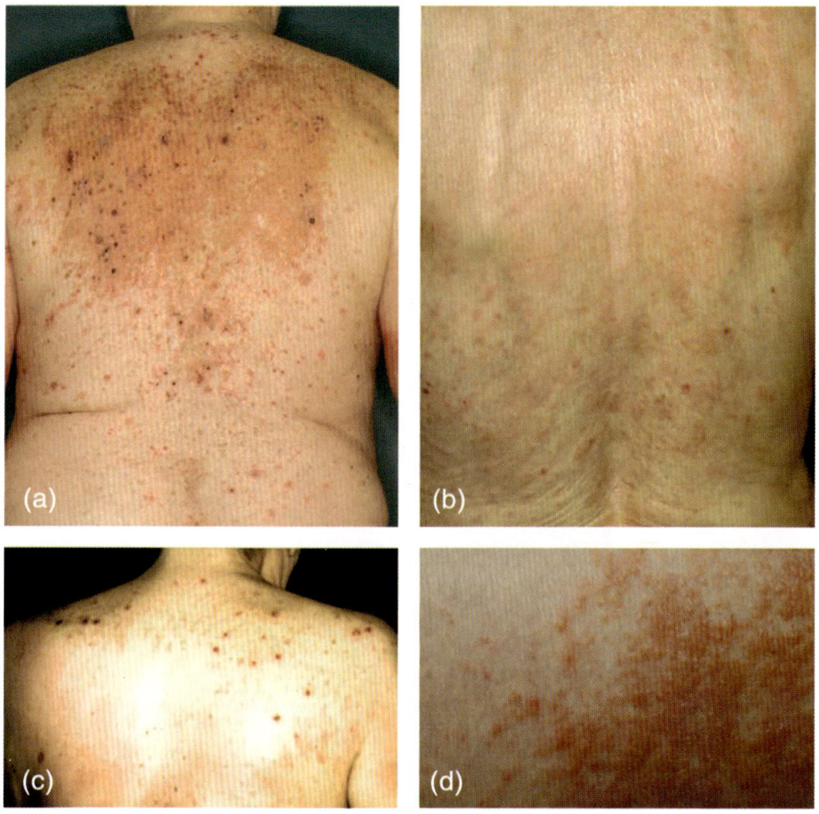

图 50.17　**大疱性类天疱疮的临床亚型**

伴有一些糜烂和结痂的湿疹样皮损(a,b)，伴有多个抓破丘疹的痒疹样亚型(c)和丘疹样亚型(d)。

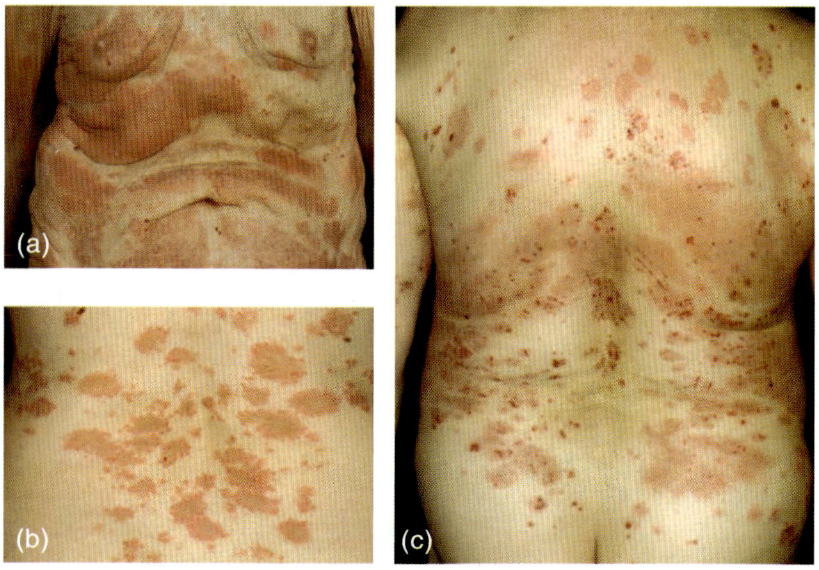

图 50.18　**大疱性类天疱疮的临床亚型**

荨麻疹样和红斑斑块(a-c)伴有糜烂和表皮脱失(c)。

局限性大疱性类天疱疮

在一些患者中，该病局限于某些身体部位，最常见的是下肢，特别是胫前区[188-190]。其他好发区域，如身体屈侧、手掌、足跖、生殖器区域、脐部[191,192]及瘘口和血液透析瘘管周围（图 50.19）（另见发病诱因）。局限性皮损可以保持局限性，也可发展为经典 BP。

儿童大疱性类天疱疮

据报道，儿童 BP 的发生有两个高峰：出生后第 1 年（婴儿 BP）和 8 岁左右[41]。有多个病例报告 BP 发生与先前接种疫苗密切相关，其中大多数都在婴儿时期发生。但由于在该年龄段疫苗接种率很高，因此难以确定因果关系。在患病婴儿中，皮损通常分布在肢端，尤其是掌跖部位[41]。在年龄较大的儿童中，几乎

第4部分

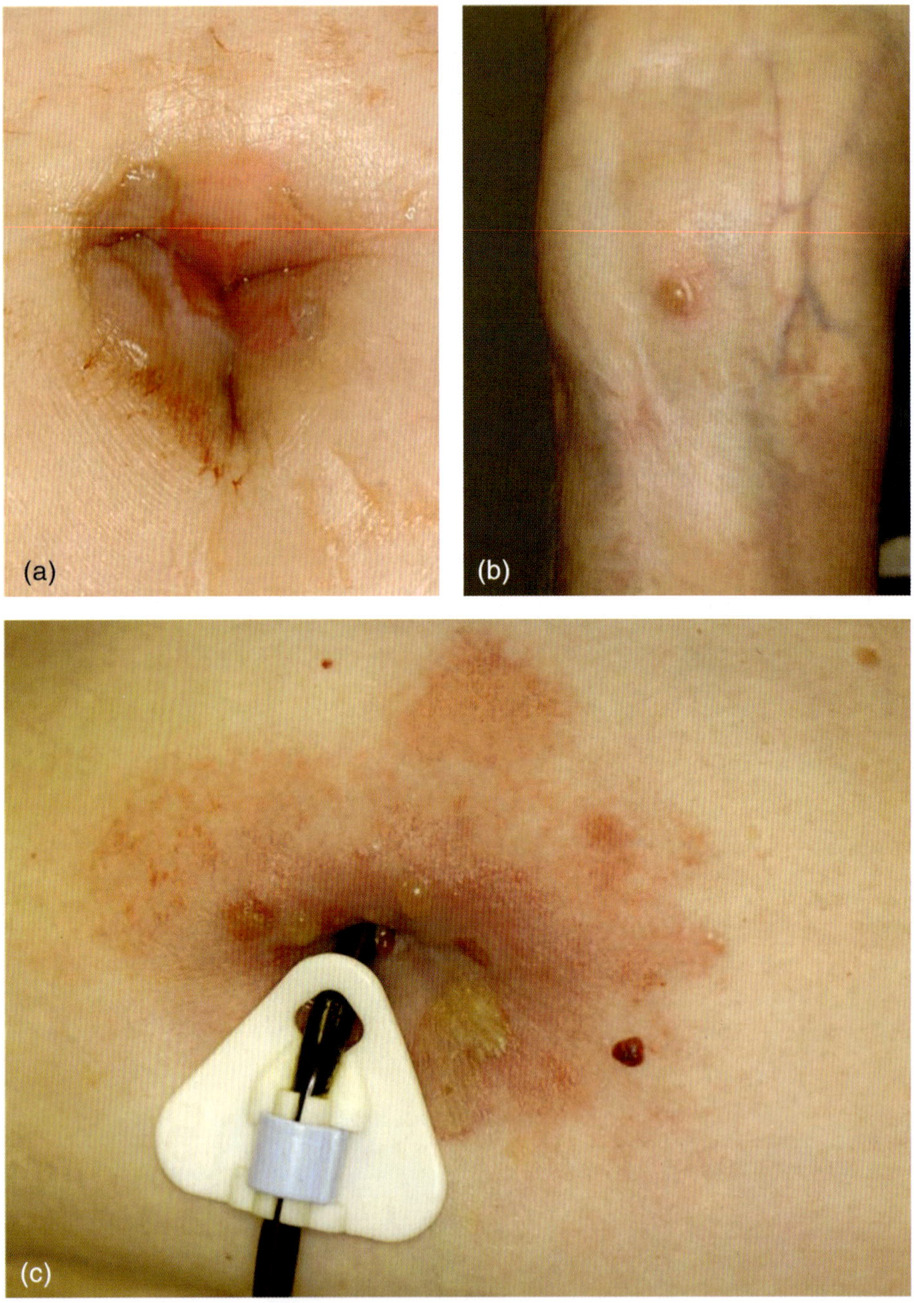

图 50.19　局限性大疱性类天疱疮

（a）局限于脐部区域的紧张水疱和糜烂面；（b）出现在大手术部位的单个紧张型水疱；（c）局限于经皮内镜下胃造口术部位的湿疹、糜烂面和紧张水疱。

一半病例有生殖器区域受累[41]（图 50.20）。据报道，儿童 BP 和成人 BP 之间没有免疫病理学差异。自身抗体主要针对 BP180 的 NC16A 结构域[193]。一般来说，患有 BP 的婴儿和儿童在治疗后的数周至数月内可缓解，预后良好。对于治疗，通常使用系统糖皮质激素联合氨苯砜或磺胺吡啶[194]。

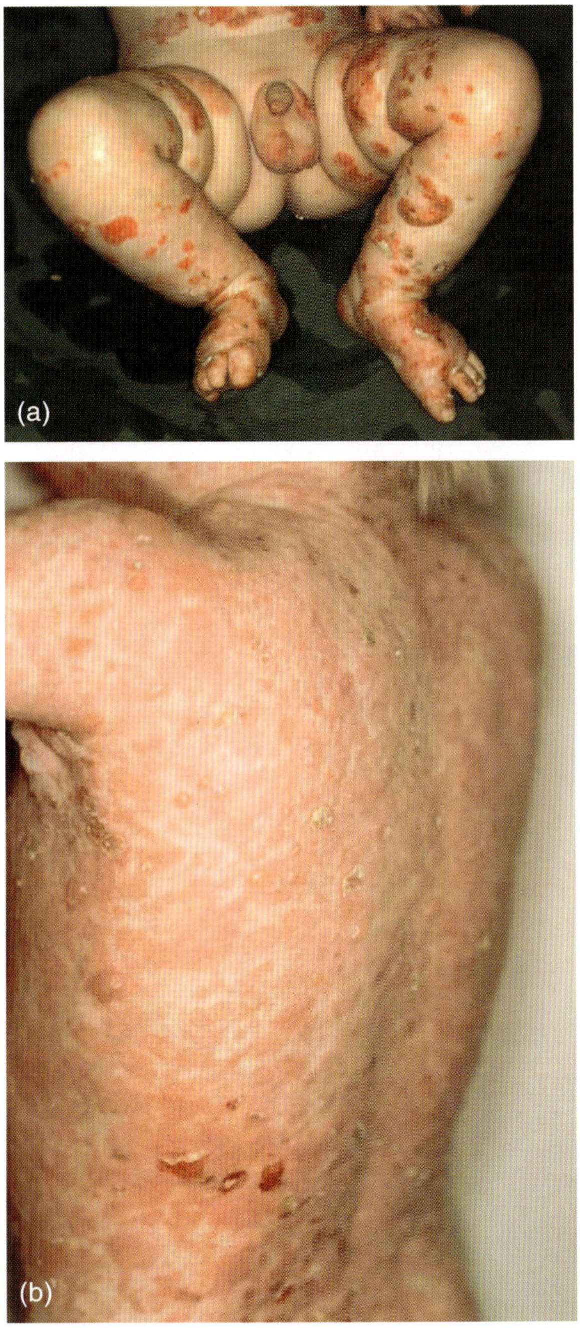

图 50.20　**儿童大疱性类天疱疮**

（a）散布于婴儿下腹部、生殖器和下肢的紧张水疱、糜烂面和结痂；（b）1 名 3 岁男孩背部的泛发性红斑、多个小水疱和一些糜烂面。

临床表现

鉴别诊断

BP 必须与其他类型的自身免疫性大疱病相鉴别（见辅助检查；图 50.21）。诊断要点已总结在表 50.3。总的来说，天疱疮组疾病可以通过典型的临床表现（尼氏征阳性）和免疫病理学特点来鉴别。黏膜性类天疱疮与 BP 的主要区别是前者为黏膜受累为主[195]。然而，BP 与线状 IgA 皮病、获得性大疱性表皮松解症和抗 p200/γ1-层黏连蛋白类天疱疮的鉴别仅依靠临床表现和组织病理学特点是不够的，还需要进行直接 IF 显微镜检查（对线状 IgA 皮病来说）和血清学检查（对后两者）。直接 IF 及血清学检查（抗转谷氨酰胺酶 1、2 抗体及抗麦胶蛋白 IgA 抗体阳性）对于疱疹样皮炎的诊断是必要的[172]。

此外，在 BP 的无水疱阶段，或在不典型的病例中，其临床表现可以类似于其他疾病，如局限性或泛发性药疹、接触性皮炎、变应性皮炎、痒疹、荨麻疹、荨麻疹性血管炎、虫咬反应、疥疮、臁疮，甚至是苔藓样糠疹。这些疾病需通过详细的病史、临床评估、组织病理学特点、直接 IF 显微镜检查和血清学检查与 BP 进行鉴别诊断[172]。

严重程度分级

最近，一个国际专家小组提出了一种疗效评价方法，即 BP 疾病面积指数（BPDAI），可用于临床研究和临床评分[196]。该指数主要记录以下皮损的严重程度：①12 个身体区域的皮肤损害，包括典型皮损如糜烂和水疱，非典型皮损如红斑、荨麻疹及其他；②黏膜病变；③瘙痒症。

并发症和共病

BP 患者患肺部感染和栓塞的风险是对照组的 3 倍[197,198]。前文已经详述了 BP 与神经、精神类疾病及银屑病的相关性（参见相关疾病）。

病程和预后

未经治疗的 BP 患者在数月或数年内会经历一个慢性的、自限性的过程。皮疹可在几个月内缓解，也可持续数年。大约一半的患者会复发[172]。在缺乏治疗时，重症患者、合并有痴呆及血清抗 BP180 NC16A 抗体水平高的患者更容易复发[199,200]。疾病病程通常为 3～6 年，大多数患者在停止治疗后可完全缓解。

第 1 年的死亡率为 10%～40%，与年龄和性别匹配的对照组相比，死亡率高出 2～6 倍[22,25,33,37,174,201]。不同人群（门诊或住院患者、不同国家、二级或三级转诊中心）及使用不同治疗方案的 BP 患者的死亡率不同。采用泼尼松龙 1mg/（kg · d）进行治疗的重度患

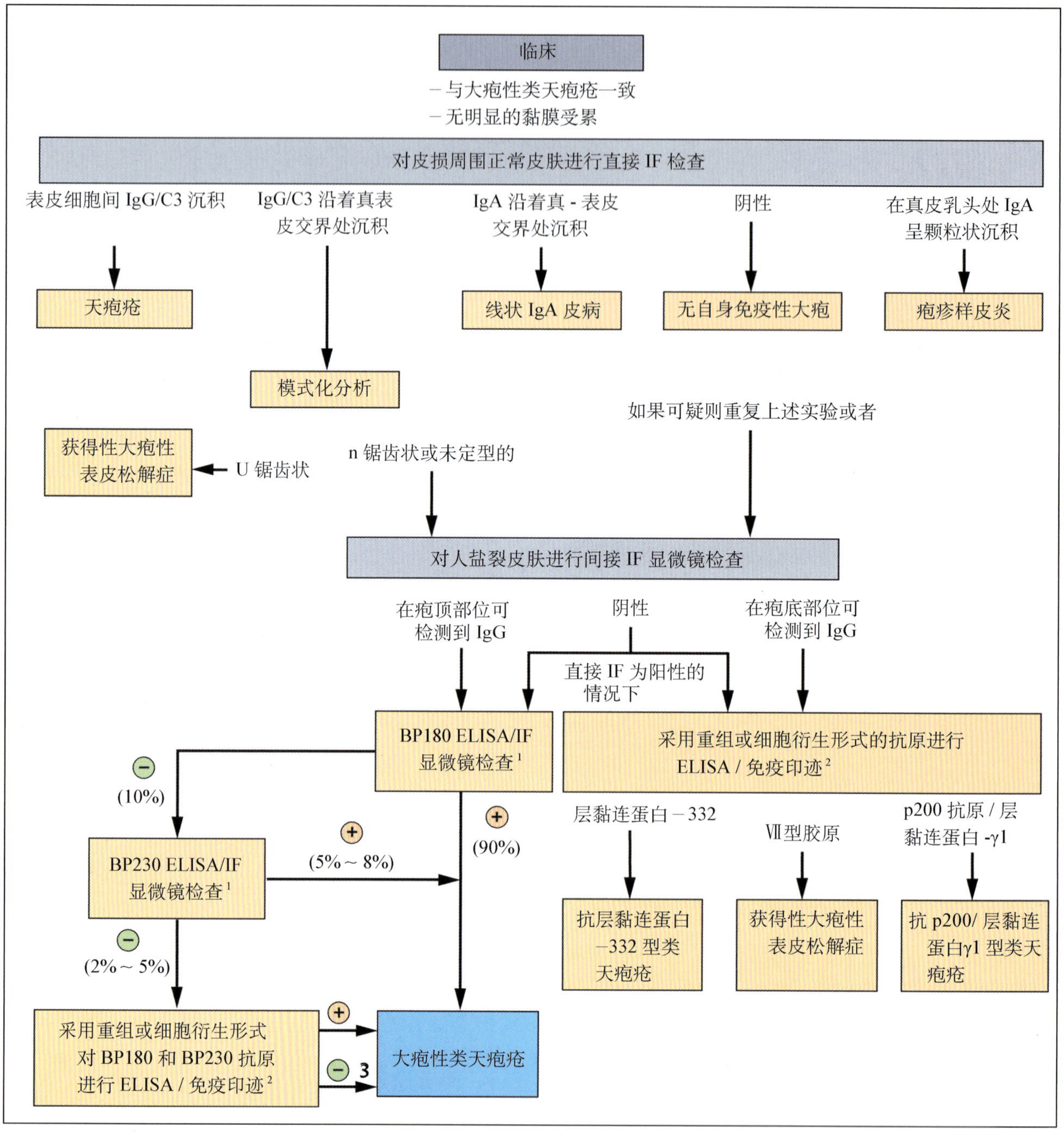

图 50.21 大疱性类天疱疮的诊断路径

对活检周围皮肤的直接免疫荧光(IF)显微镜检查仍然是诊断的金标准。大约 90%的患者可以根据临床表现和血清学检查进行确诊。①该检测方法可以购买商业成品;②该检测方法只有部分专业诊断中心可以提供;③直接 IF 检测阳性及间接 IF 可检测到 IgG 沉积在盐裂皮肤的表皮侧,或通过直接 IF 可检测到 n 锯齿状或未定型的 IgG,同时对层黏连蛋白-332、p200 型抗原、γ1-层黏连蛋白和Ⅶ型胶原无反应性。ELISA,酶联免疫吸附试验。

者,第 1 年死亡率可高达 41%[202],而外用Ⅳ级糖皮质激素联合口服甲泼尼龙 0.5 mg/(kg・d)和氨苯砜的患者,第一年死亡率只有 8%[203]。

导致死亡的危险因素是高龄(>80 岁)、病情较重、大剂量泼尼松龙(> 35mg/d)、人血白蛋白水平低于 3.6g/dl、Karnofsky 评分≤40,以及合并有心脏病、糖尿病或神经系统疾病[33,35,36,204,205]。

检查

BP 的诊断主要基于临床表现、直接 IF 镜检和血清学检查结果的综合考虑(图 50.22)[2,144,172,206]。最近，德国皮肤病学会出版了 BP 的诊断指南[207]。直接 IF 镜检和血清学检查已在前文细述（参见病理学）。大约 90％的患者可根据临床表现、商业成品的 BP180、BP230 特异性血清学检测结果（如 ELISA）及间接 IF 镜检进行诊断[80-82,144,156]。

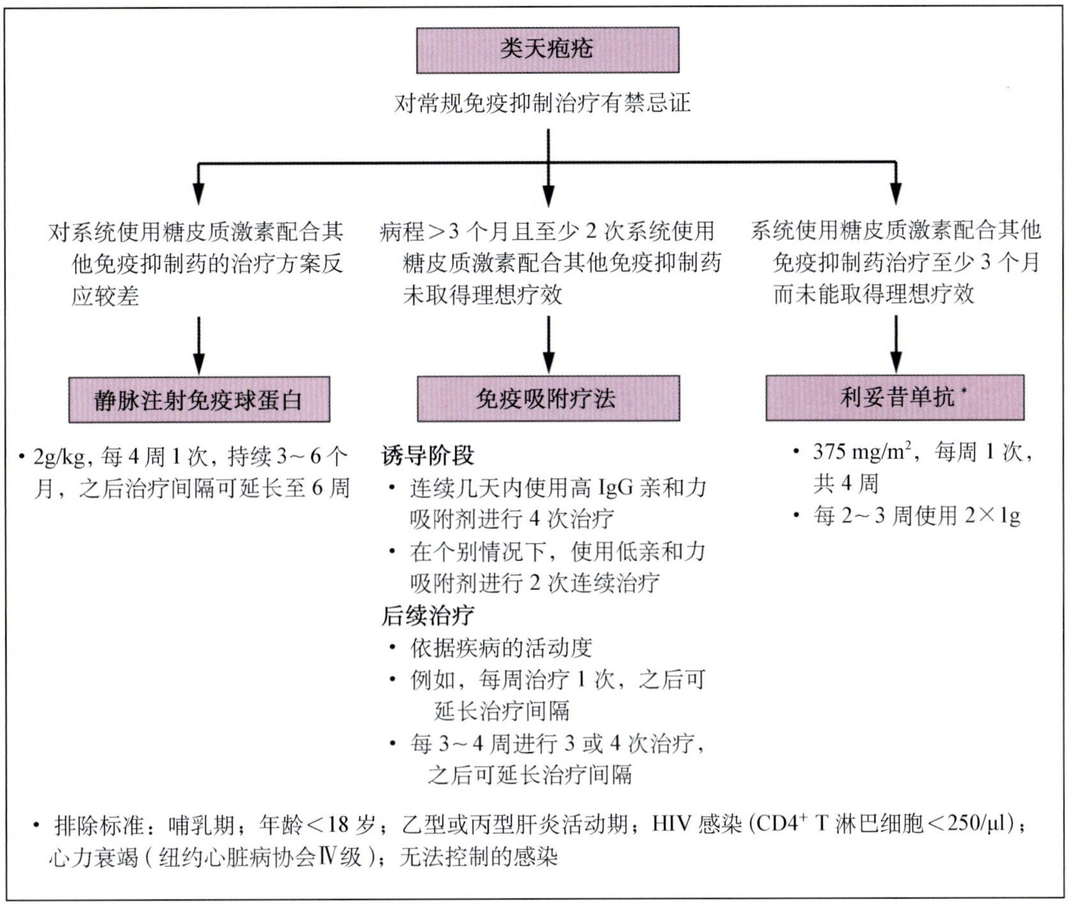

图 50.22 采用静脉注射免疫球蛋白（IVIG）、免疫吸附疗法和利妥昔单抗治疗难治性类天疱疮疾病的适应证和治疗方案。本图表是根据四个不同的自身免疫性大疱病国际专家共识总结的[233-235,237]

虽然组织病理学表现不能将 BP 与所有其他类天疱疮区别开来，如抗层黏连蛋白 332 型黏膜性类天疱疮和抗 p200/γ1 层黏连蛋白型类天疱疮。然而，BP 的组织病理学谱可使病理学专家通过直接 IF 镜检和血清学结果来获得一个明确的诊断。如果这些检查结果都为阴性，则需要考虑其他诊断（参见鉴别诊断）。可通过在福尔马林固定的 BP 活检组织中检测到呈线状沉积于 DEJ 的 C3d 来确诊 BP[210]，但该方法不如对冰冻切片进行直接 IF 检查敏感，并且其检查结果易受到病变部位的影响。

治疗

治疗的目的是用最小剂量的药物来抑制病情活动。BP 患者通常具有以下特点：高龄、具有多种并发症、同时使用多种药物、容易出现药物不良反应。

局部及系统应用糖皮质激素是主要的治疗方法。所有类型的患者均应考虑局部外用超强效的糖皮质类固醇激素（如 0.05％丙酸氯倍他索软膏）。对于局限性 BP 患者，皮损处外用超强效糖皮质激素通常就足够了。

随机对照试验

截至目前，总共只有 9 个有关 BP 治疗方法的对照前瞻性研究文章发表，这其中包括口服糖皮质激素（数个研究）、全身长期外用超强效糖皮质激素（2 个研究）、硫唑嘌呤（2 个研究）、血浆置换疗法（2 个研究）及使用吗替麦考酚酯、烟酰胺联合四环素（表 50.4）[211]。

表 50.4 大疱性类天疱疮的对照性前瞻性试验

年份[文献]	干预	例数	结果	评价
2009[212]	中度病变：外用 0.05%丙酸氯倍他索 40g/d，共 1 年（大剂量），与外用 0.05%丙酸氯倍他索 30g/d，4 个月（低剂量） 泛发性病变：低剂量与高剂量方案	312	中度病变：低剂量组死亡率和严重不良反应低 2 倍，低剂量组的复发率更高（51% vs. 32%） 泛发性病变：不良反应和疗效无差异	1 年死亡率 28%～45%
2007[238]	甲泼尼龙 0.5mg/(kg·d)加硫唑嘌呤 2mg/(kg·d)与甲泼尼龙 0.5mg/(kg·d)加吗替麦考酚酯 2g/d 对比	73	所有皮损的愈合时间及累积糖皮质激素剂量无差异（主要终点），硫唑嘌呤组肝酶升高的患者更多	
2002[202]	中度病变：外用 0.05%丙酸氯倍他索 40g/d，共 1 年，与泼尼松龙 0.5mg/(kg·d)相比 泛发性病变：外用 0.05%丙酸氯倍他索 40g/d，共 1 年，与泼尼松龙 1mg/(kg·d)相比	341	中度病变：疗效和不良反应无差异 泛发性病变：外用药组 1 年的死亡率（主要终点）和严重不良反应较低，外用激素后更多的患者无新发水疱	标志性研究表明，外用糖皮质激素的疗效及长期高剂量（1mg/d）激素的风险性
1994[239]	烟酰胺 3×500mg/d 加土霉素 4×500mg/d 与泼尼松龙 40～80mg/d 相比	20	土霉素组不良反应更低，疗效无差异	患者数目少
1993[240]	泼尼松龙 1mg/(kg·d)与泼尼松龙 1mg/(kg·d)加 100～150mg/d 硫唑嘌呤及泼尼松龙 1mg/(kg·d)加血浆置换术（2 周内 4 次，1～5 倍的血浆量）	100	疗效无差异（4 周后疾病控制和 6 个月后）；硫唑嘌呤组不良反应更严重	由于 30%的严重不良事件，在 6 个月后进行中期分析后中止研究，14%的患者死亡
1993[241]	泼尼松龙与甲泼尼龙均应用 1～1.5mg/(kg·d)等量的泼尼松龙	57	5 天后疗效无差异，10 天后甲泼尼龙组瘙痒更少，10 天内有 4 个严重的不良反应	双盲，仅随访 10 天
1984[242]	泼尼松龙 0.75mg/(kg·d)与泼尼松龙 1.25mg/(kg·d)对比，然后逐渐减量	46	21 天和 51 天后（皮损完全愈合）疗效和不良反应事件没有差异	
1984[243]	泼尼松龙 0.3mg/(kg·d)与泼尼松龙 0.3mg/(kg·d)加上血浆置换（2 周内 8 次，1.5 倍血浆量）对比。1 周后无反应者，1mg/(kg·d)泼尼松龙	41	血浆置换组疗效更显著（更多患者以初始剂量治疗，降低了糖皮质激素的累积应用量）	血浆置换仅轻度不良反应
1978[244]	泼尼松龙 30～80mg/d 与泼尼松龙 30～80mg/d 加硫唑嘌呤 2.5mg/(kg·d)	25	随访 3 年，硫唑嘌呤组的糖皮质激素累积剂量更低	长期随访组

Joly 等的研究发现，对于中度 BP 患者来说，外用 0.05%的丙酸氯倍他索软膏（40g/d，连续使用 12 个月并逐渐减量）可以取得与口服泼尼松龙 0.5mg/(kg·d)一样的效果和安全性[202]。在后续的研究中发现，对于中度 BP 患者来说，外用小剂量的强效糖皮质激素（10～30g/d，连续使用 4 个月并逐渐减量）与外用大剂量的糖皮质激素在控制病情的时间上没有差异，且药物不良反应更少，但更容易复发[212]。对于重度患者来说（每天新发水疱＞10 个），与长期外用强效糖皮质激素相比，口服泼尼松龙[初始剂量为 1.0mg/(kg·d)]会导致更严重的药物不良反应[202]。这两项研究结果建议将口服泼尼松龙[0.5 mg/(kg·d)]或外用强效糖皮质激素作为 BP 的初始治疗方案。然而对于患有神经功能障碍的老年患者而言，应用新的治疗理念，即长期全身外用强效糖皮质激素，是十分困难的。针对 BP 的临床随机对照试验总结在表 50.4 中。

采用氨苯砜、多西环素和 IVIG 的对照试验目前正在分析或招募中。

其他临床研究

针对口服苯丁酸氮芥(前瞻性研究)、氨苯砜、甲氨蝶呤和低剂量环磷酰胺(均为回顾性研究)已经进行了大量的非对照研究[203,213-216]。在小样本及个别病例研究中,已经报道了使用红霉素[217]、环孢素[218]、来氟米特[219]、利妥昔单抗[220-222]、免疫吸附疗法[223-225]、大剂量 IVIG[226-228] 和奥马珠单抗[126] 成功治疗 BP 的案例。

治疗指南

法国自身免疫性大疱病转诊中心、英国皮肤科医师协会、德国皮肤病学会和欧洲皮肤病与性病学会提出了 BP 的治疗指南[229-232]。法国中心推荐将长期全身外用 0.05%丙酸氯倍他索软膏(每天新发水疱＜10 个的患者:30g/d;每天新发水疱＞10 个的患者:40g/d)作为一线治疗[229]。英国同行提出了 2 种针对轻度患者的首选治疗方案:一是局部外用 0.05%丙酸氯倍他索软膏,可以选择联合使用泼尼松龙进行治疗[0.3mg/(kg · d)];二是局部外用糖皮质激素,并联合使用具有抗炎作用的抗生素,如多西环素、四环素、米诺环素和红霉素[230]。对于中度和重度患者来说,建议:①外用 0.05%丙酸氯倍他索软膏(每天全身涂抹 2 次,每次使用 5～15g);②系统使用泼尼松龙 0.5～1.0mg/(kg · d),配合局部外用糖皮质激素;③系统应用抗炎类抗生素配合局部外用糖皮质激素。欧洲指南遵循法国的局部外用糖皮质激素治疗的推荐。除此以外,还推荐重症患者和轻型患者分别使用 1.0mg/(kg · d)和 0.5mg/(kg · d)的泼尼松龙进行治疗。对于患有并发症的患者来说,可以加用或单独使用四环素±烟酰胺、硫唑嘌呤、吗替麦考酚酯、氨苯砜、苯丁酸氮芥和环孢素[231]。

图 50.22 总结了使用利妥昔单抗[233]、免疫吸附疗法[234]和静脉注射免疫球蛋白[235-237] 治疗 BP 的专家建议,这其中包括适应证和治疗方案。

多数临床医师在治疗局限性或轻度 BP 时都会选择单独外用超强效糖皮质激素(请参见阶梯治疗)。对于中度或重度患者来说,推荐全身外用强效糖皮质激素和(或)口服泼尼松龙 0.5mg/(kg · d)(请参见阶梯治疗)。根据个人经验,该方案还可以联合应用硫唑嘌呤、苯丁酸氮芥、氨苯砜、甲氨蝶呤、麦考酚酸或四环素(按字母顺序排列)。针对使用甲泼尼龙[0.5 mg/(kg · d)]、氨苯砜联合外用糖皮质激素治疗的 BP 患者的大样本研究发现,1 年内死亡率仅为 8%[203],因而作者建议将氨苯砜作为联合治疗方案,如果有禁忌证而不能使用氨苯砜,可使用多西环素替代。对于顽固性患者,可以使用免疫吸附治疗/血浆置换术、利妥昔单抗或 IVIG(参见阶梯治疗)。

阶梯治疗

大疱性类天疱疮的管理流程[a]

局限性和轻度的大疱性类天疱疮[b]

- 局部外用超强效糖皮质激素,每天 2 次

中度类天疱疮[b]

一线治疗

- 全身皮肤外用超强效糖皮质激素,每天 2 次

二线治疗

- 全身皮肤外用超强效糖皮质激素,每天 2 次

联合(按字母排序)

- 硫唑嘌呤 2.5mg/(kg · d)(硫嘌呤甲基转移酶活性正常者),或
- 氨苯砜 1.0～1.5mg/(kg · d),或
- 多西环素 200mg/d±烟酰胺 2g/d,或
- 甲氨蝶呤 10～20mg/周,或
- 麦考酚酯[吗替麦考酚酯 2g/d,肠溶麦考酚酸(Myfortic®)1.44 g/d],或
- 泼尼松龙 0.5mg/(kg · d),逐渐减量,或泼尼松龙联合硫唑嘌呤、氨苯砜、多西环素、甲氨蝶呤、麦考酚酯(参见前文)

重度类天疱疮[b]

一线治疗

- 全身皮肤外用超强效糖皮质激素,每天 2 次,同时合用硫唑嘌呤、氨苯砜、多西环素、甲氨蝶呤、麦考酚酯(参见前文)
- 或全身皮肤外用超强效糖皮质激素,每天 2 次,同时合用泼尼松龙 0.5mg/(kg · d),逐渐减量,或泼尼松龙联合硫唑嘌呤、氨苯砜、多西环素、甲氨蝶呤、麦考酚酯(参见前文)

二线治疗

- 如果使用口服泼尼松龙治疗反应不佳,可将剂量增加至 0.75 mg/(kg · d),如果治疗反应仍然不足,可将剂量增加至 1.0mg/(kg · d)

三线治疗

- 可联合使用免疫吸附疗法、利妥昔单抗或 IVIG(见图 50.22)

[a] 不同指南之间的差别较大[229-232];该表主要反映了德国皮肤病学会的指南[232]。

[b] 对于 BP 活动度的定义尚未达成普遍的共识。局限性和轻度疾病:皮损面积＜10%;中度疾病:皮损面积为 10%～30%;重度疾病:每天新发皮损＞10 个或皮损面积＞30%。

黏膜性类天疱疮

定义和术语

国际共识会议将黏膜性类天疱疮(mucous membrane pemphigoid,MMP)定义为一种体内含针对真表皮结合处(DEJ)成分的自身抗体,且主要累及黏膜的免疫性大疱性疾病[1](见表 50.3)。以前的瘢痕性天疱疮为 MMP 的同义词。目前,瘢痕性天疱疮仅指一种少见的临床类型,黏膜为其非主要受累部位,皮损呈愈合后瘢痕表现[1]。MMP 的新定义使其与线状 IgA 皮病(患者体内抗 DEJ 抗体主要为 IgA)和获得性大疱性表皮松解症(epidermolysis bullosa acquisita,EBA,患者体内为针对Ⅶ胶原的自身抗体)[2]有一些重叠(图 50.23)。

同义名

- 良性 MMP
- 瘢痕性类天疱疮:2002 年以前用作 MMP 的同义词[1]
- 口腔类天疱疮:仅限于口腔病变的患者
- 眼部类天疱疮:仅限于结膜病变的患者

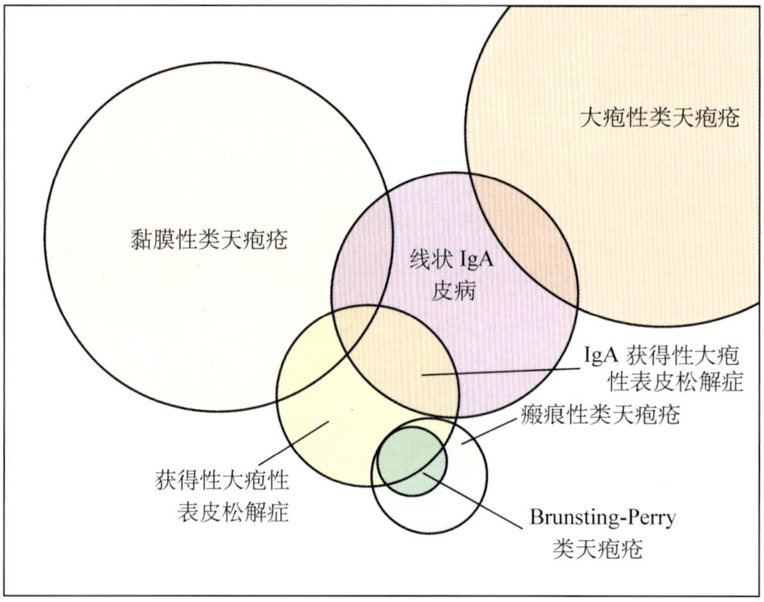

图 50.23　黏膜性类天疱疮、线状 IgA 皮病、获得性大疱性表皮松解症(EBA)、瘢痕性类天疱疮和大疱性类天疱疮诊断有重叠

Brunsting-Perry 类天疱疮可看作瘢痕性类天疱疮或 EBA 的一个亚型。环的大小近似代表了疾病的发生率。

概述

MMP 是中欧第二种最常见的自身免疫性大疱病,主要累及黏膜,最常被累及的为口腔黏膜,其次是结膜、鼻咽、皮肤、肛门、喉部和食管[1,3,4]。喉部和食管累及可发生严重并发症;结膜损害可导致瘢痕形成,可明显损伤视力,最终引起失明。

本病由 Walter Lever 于 1953 年将其与天疱疮和大疱性类天疱疮鉴别开来,称为良性黏膜性类天疱疮或结膜类天疱疮[5]。早年 Wichmann(1798)、Cooper(1858)、Morris 和 Roberts(1889)、Thost(1911)都曾报道过本病[6-8]。

根据其临床表现,以及皮损周围皮肤活检,通过直接免疫荧光在 DEJ 处检测到线状 IgG 和(或)IgA 和(或)C3 沉积,即可确诊[1]。相对于 BP,其血清中自身抗体仅为低滴度。约一半患者,盐裂人皮肤后间接免疫荧光镜检(类天疱疮的血清抗体的标准筛查试验)为阴性[9,10]。已在分子水平发现 MMP 患者体内的六种靶抗原:BP180、BP230、层黏连蛋白 332、α6β4 整合素的两个亚单位和Ⅶ胶原纤维[2]。含有层黏连蛋白 332 结合抗体的患者中 30% 与恶性肿瘤有关[11]。抗 α6β4 整合素 α6 和 β4 亚单位的自身抗体与层黏连蛋白 332 的致病相关性已在体外和体内得到证实[12-16]。其临床特点及免疫病理总结见表 50.3。

流行病学

发病率和患病率

20 世纪 90 年代初,在德国和法国发病率分别为每百万人口每年 0.9 和 1.3。10 年后,德国发病率每百万人口每年增加到 2.0[17-19]。英国每百万人口每年眼部 MMP 的发病率为 0.8[20]。

年龄

MMP 是一种好发于中老年人的疾病,平均发病年龄 60—65 岁[4,21-24]。也可累及儿童和青少年[25]。

性别

通过总结大量病例,女性患者更多见,为男性的 1.5～2.3 倍[21,24]。

种族

未发现明显的地理位置及种族发病倾向。

相关疾病

在数个患者队列中,约 30%的抗层黏连蛋白 332 抗体患者出现实体癌[11,26,27]。MMP 患者中,除了体内有抗 α6β4 抗原的患者外,其他靶抗原均与恶性肿瘤无关[28-30]。已发现一些患者与其他自身免疫病,如类风湿关节炎、系统性红斑狼疮和结节性多关节炎有关[1]。

病理生理学

在分子水平,发现 MMP 患者有 6 种不同的靶抗原:BP180(占 75%的患者[9,13]);BP230(占 25%);层黏连蛋白 332[32](既往称为层黏连蛋白-5 和表皮整联配体蛋白;占 20%～25%[9,33]);α6 整合素;β4 整合素;Ⅶ型胶原蛋白(见图 50.10 和表 50.3)。已有较多的报道提示患者可能存在针对多种抗原的抗体[31,34-36],特别是抗 BP230 抗体通常出现在抗 BP180 和抗 β4 整合素抗体阳性的 MMP 患者中[31,34]。BP 中 50%抗 BP180 抗体阳性血清的靶抗原是 NC16 端区域,而与 BP 相反,MMP 主要识别 BP180 的 C-端抗原表位,而不是 NC16 端[9,31,34,37,38-41]。在大概 1/3 的 BP180 抗体阳性血清中,发现存在针对 BP180 胞内其他表位域的免疫反应[9]。在绝大多数层黏连蛋白 332 抗体阳性的患者中,α3 链是靶抗原[42]。针对 α6 整合素的自身抗体主要发现在具有口腔皮损的患者中,β4 整合素抗体主要存在眼部受累的患者中[43-45]。有趣的是,β4 整合素抗体主要与其胞内结构域反应[46],因此可能导致 DEJ 部分受损。

MMP 的自身抗体可能是 IgG 和 IgA,或两者共同存在[9,10,47-49]。在 19 例病例中,1/3 的患者仅有抗 BP180 的 IgA 抗体[9]。具有 IgG 和 IgA 双重自身抗体和层黏连蛋白 332 抗体阳性,均与严重的临床表现相关[33,50]。疾病活动性与多种 BP180 表位抗体和 HLAⅡ类等位基因 DQB1＊301、DRB1＊04 和 DRB1＊11 相关[10,31]。也有报道在个别 MMP 患者中发现抗层黏连蛋白 332 的 IgA 和 IgE 抗体[51,52]。

MMP 自身抗体的致病性在体内外已有研究报道。抗层黏连蛋白 332 IgG 转移到新生或者成年小鼠中后,小鼠出现皮肤和黏膜下水疱,临床表现、组织病理和免疫病理特点与人类 MMP 相似[14]。值得注意的是,与 BP 不同的是,注射抗层黏连蛋白的 Fab 片段也可导致皮损形成,且在缺乏补体、肥大细胞或 T 细胞的小鼠中也可诱导损伤。提示这类抗层黏连蛋白 332 抗体导致小鼠表皮松解并不依赖于 Fc 片段[12,14]。在口腔黏膜和眼结膜的器官培养中,α6β4 整合素的 α6 和 β4 亚单位抗体可致黏膜 DEJ 分离[15,16,44,53]。把抗 β4 整合素胞内成分的兔 IgG 注射到新生小鼠中诱发表皮下水疱[54]。这些数据显示眼部皮损活动性和血清抗 β4 整合素自身抗体水平有相关性[55]。

MMP 中关于 T 细胞的研究数据比较有限。针对一组患者的研究,发现在 NC16A 多肽刺激下,外周 T 细胞释放 γ-干扰素[56]。

随着黏膜疾病的发展,可致瘢痕形成,所以在活检和培养的结膜成纤维细胞中进行了大量有关纤维化的研究。发现了各种促纤维化因子,包括热休克蛋白 47、结缔组织生长因子、转化生长因子(TGF)-β、IL-4、IL-5、IL-13 和 TNF-α[57-59]。

发病诱因

目前没有发现发病诱因。推测存在抗层黏连蛋白 332 的 MMP 患者与实体肿瘤相关,肿瘤组织中病理性表达层黏连蛋白 332 可能会促发自身免疫性疾病。

病理学

组织病理学

应对完整和新鲜的水疱进行组织病理检查。不应对糜烂的皮损进行活检。口腔水疱活检表现为上皮下水疱形成,皮肤水疱表现为表皮下水疱,但是缺乏具有诊断意义的特征性改变。与 BP 相比,MMP 中皮肤淋巴组织细胞浸润,嗜酸性粒细胞浸润通常较少。MMP 不能基于组织病理学与其他类的天疱疮疾病鉴别开来[7,60]。疾病后期,可能出现 MMP 的特征性改变-纤维化。结膜出现上皮化生,出现许多杯状细胞,在固有层出现淋巴细胞浸润,伴有浆细胞和肥大细胞,固有层纤维化伴随炎症细胞浸润,黏膜下出现肉芽组织[61]。

组织结合自身抗体

皮损周围组织通过直接免疫荧光镜检可见组织结合自身抗体。IgG、C3 和(或)IgA 在基底膜带(DEJ)呈线状沉积,结合临床表现具有诊断价值(见图 50.13)。在所有类天疱疮疾病中,除了 EBA,均可以看到 n-锯齿状结构。活检组织用 1M 氯化钠溶液进行处理，在真表皮连接处的透明层出现人工分裂[63]。通过间接 IF 镜检可以在 1M 盐裂皮肤上检测到特异性抗体（见下；见图 50.14）。进一步的方法是通过激光扫描共聚焦显微镜分析双重免疫标记的真表皮连接处与组织结合的抗原[64]，但该方法并不常规使用，可用于将抗层黏连蛋白 332MMP 与大疱性类天疱疮、抗 p200 类天疱疮和Ⅶ型胶原蛋白抗体鉴别开来。

血清自身抗体

血清自身抗体的主要特征见前（见病理生理学章节）。常规使用的检测血清自身抗体的方法是在 1M 盐裂人皮肤组织上进行间接 IF 镜检（见图 50.14）。它的敏感性是 50%～70%，与大疱性类天疱疮相比，其敏感性要低得多[9,65-67]。根据靶抗原的不同，抗原抗体反应可以在表皮侧（绝大多数），也可以是真皮侧或者两者兼有（图 50.14）。使用缺乏层黏连蛋白 332 或者Ⅶ型胶原表达的大疱性表皮松解症患者的皮肤与正常皮肤进行间接 IF，来检测这两种抗原的抗体[68]。或者还可以使用猴食管黏膜、BIOCHIP™（图 50.15），以及检测 BP180、BP230 抗体的 ELISA 系统（均为商用）。此外，还可以使用细胞衍生或重组形式的 BP180、BP230、层黏连蛋白 332、α6β4 整合素、Ⅶ型胶原进行间接免疫电子显微镜检测[69]（很少使用）、各种自制 ELISA、免疫印迹和免疫沉淀分析。

遗传学

已有报道，MMP 与 HLA-DQB1 * 03(01)[70-75]、DRB1 * 04[74] 和 DRB1 * 11(01)[73,74] 的相关性。相反的是，HLA DRB1 * 02 等位基因的出现频率则明显减少[73]。已发现 MMP 伴有眼部病变与 HLA-DQB1 * 03（01）[70,72,76-78]、DRB1 * 04[72] 和 HLA-B12 相关[79]。

环境因素

目前还没有发现相关的环境因素。

临床特征

病史

MMP 主要累及口腔（占 85% 的患者），其次是眼结膜（65%）、皮肤（25%～30%）、鼻腔（20%～40%）、肛门-生殖器（20%）、咽（20%）、喉（5%～10%）和食管（5%～15%）[1,3,4]。除了口腔黏膜，其余累及部位可出现瘢痕性修复。

口腔病变的程度不同，从轻微的几乎无症状的糜烂和慢性齿龈炎，到广泛的极度疼痛的溃疡均可发生（图 50.24）。鼻腔皮损可表现为血痂和鼻出血，最后可导致毁容性纤维化改变和中隔膜穿孔；咽损害表现

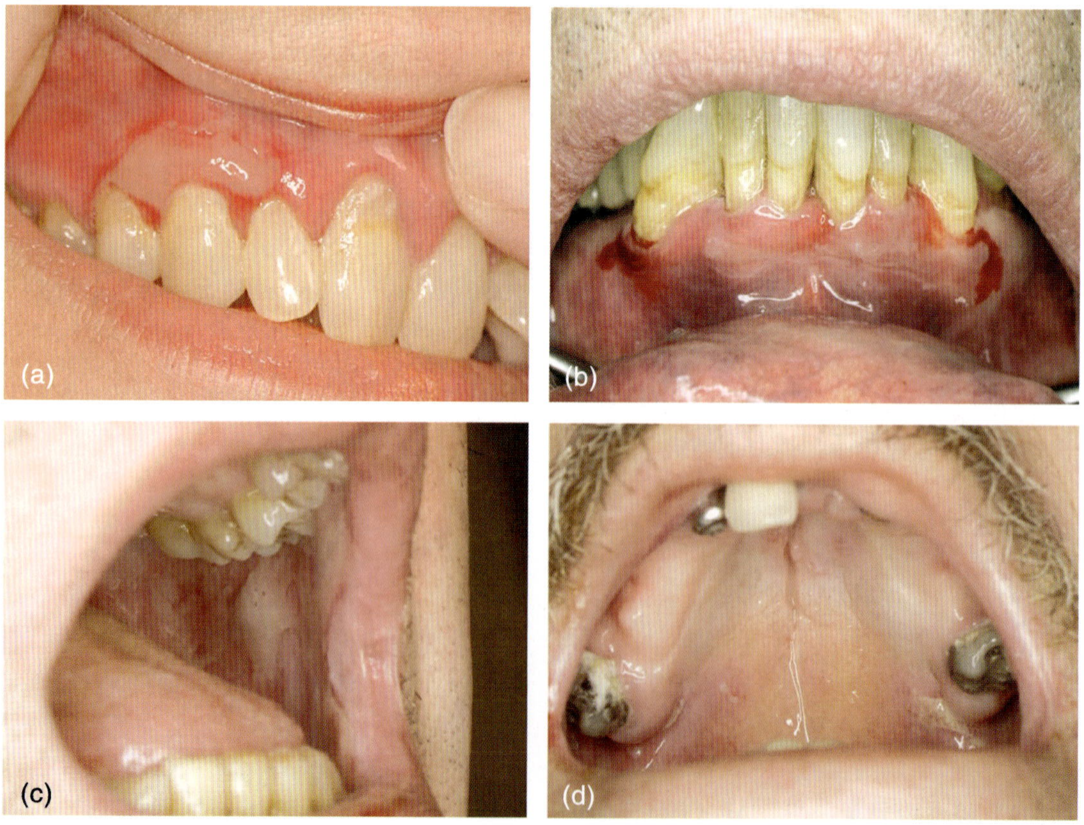

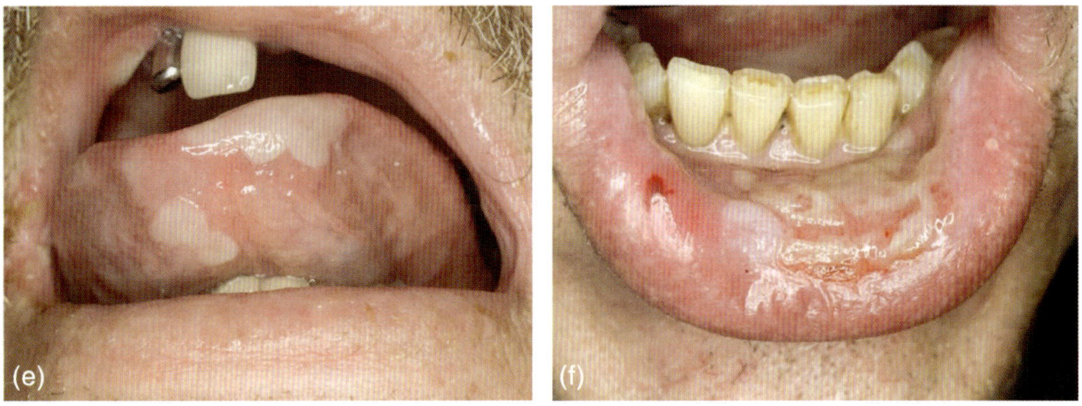

图 50.24 (a-f)黏膜性类天疱疮的口腔病变

为咽痛;喉部受累最初表现为嘶哑。食管病变的症状有吞咽困难、吞咽痛和胃灼热。生殖器损害通常表现为糜烂(图 50.25)。瘢痕形成可能导致阴唇融合及包皮与阴茎间粘连收缩,其终末期瘢痕形成后可能与硬化性苔藓难以区分[80]。皮肤损害表现可能与大疱性类天疱疮相似,可有瘢痕性愈合和粟丘疹形成(图 50.26)。

眼部损害早期常为单侧,出现轻微的症状如灼烧、干燥和异物感,病情发展可引起瘢痕形成,导致下穹缩短、睑球粘连、倒睫和新生血管形成,最后造成失明(图 50.27)(参考文献[57,61,81]中总结)。通常在病程 2 年内累及双眼[3]。所有 MMP 患者应该由眼科医师通过裂隙灯和穹深度测量无发现有无细微改变(图 50.28)。穹深度是疾病活动性的客观临床参数。发病初期眼部没有受累的患者,在第一个 5 年内,每年发生眼部病变的风险是 5%[4]。重要的是,大约 30%的抗层黏连蛋白 332 阳性的 MMP 患者存在实体肿瘤,所以这种亚型的患者需要进行全面检查,以排查恶性肿瘤[11]。

临床亚型

口腔类天疱疮

当 MMP 病变局限于口腔,称为口腔类天疱疮。Bhol 等率先发现针对 α6β4 整合素 α6 链的抗体[44]。

眼类天疱疮

当 MMP 病变局限于眼结膜,称为眼类天疱疮,大约占 20%的患者。该疾病中,Tygai 等发现该亚型的主要自身抗体是抗 α6β4 整合素的 β4 链抗体[45]。

外阴类天疱疮

该亚型的特点为局限于青年女性外阴的复发性水疱,该型罕见报道,一般不会导致瘢痕形成[82,83]。通常对局部外用糖皮质激素反应良好。

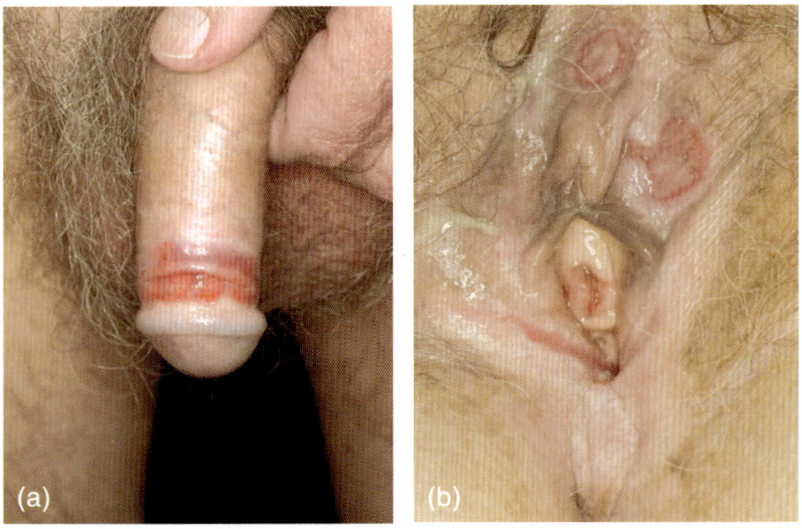

图 50.25 黏膜类天疱疮的生殖器受累:男性(a);女性(b)

第4部分

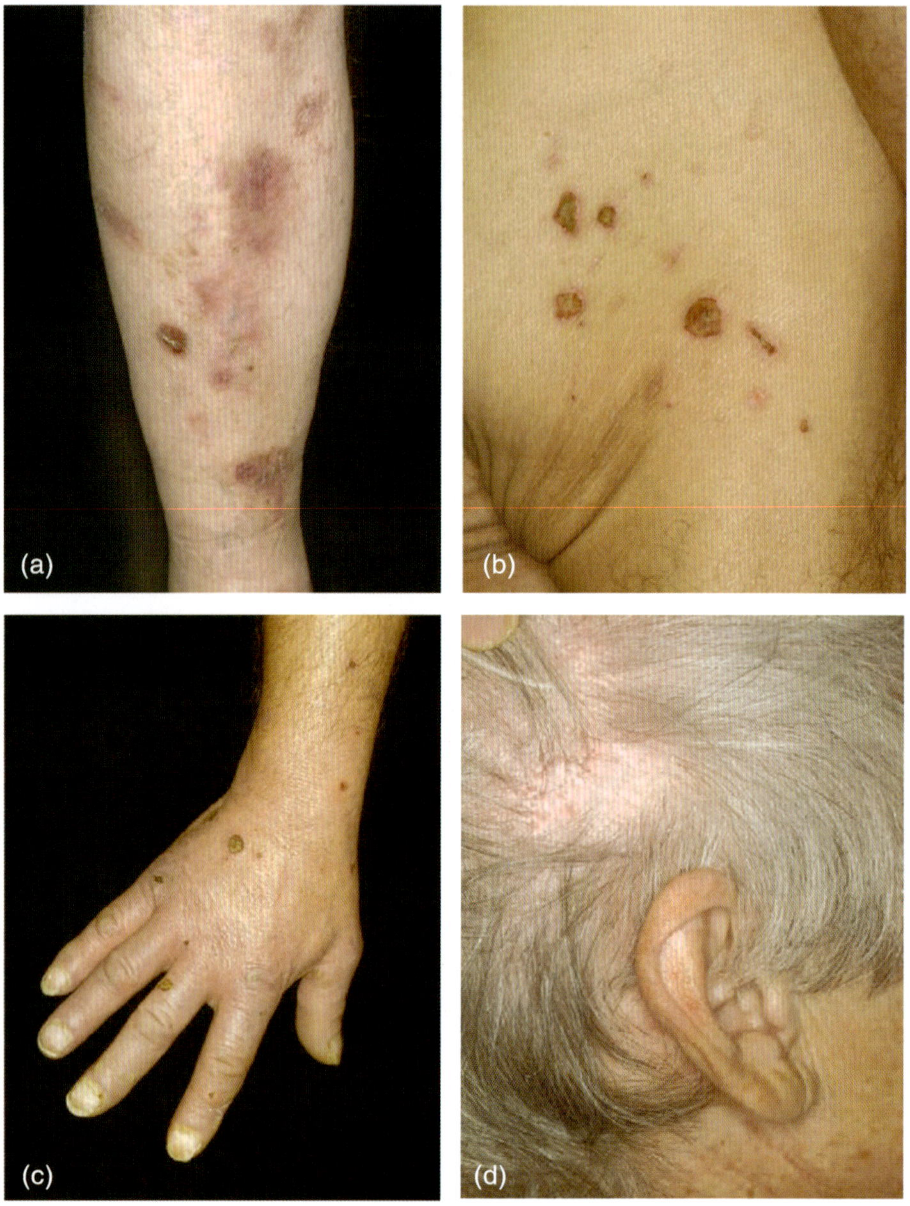

图 50.26 黏膜类天疱疮的皮肤损害

右侧小腿胫前皮肤棕褐色斑、糜烂和结痂(a)；右侧臀部糜烂、溃疡和萎缩性瘢痕(b)；右手皮肤较多结痂皮损(c)；右侧枕部萎缩性斑状瘢痕(d)。值得注意的是，所有患者同时存在显著的黏膜病变(未显示)。

鉴别诊断

口腔病变可能最先出现，所以必须与寻常型天疱疮、副肿瘤性天疱疮、口腔扁平苔藓、白塞病、Stevens-Johnson 综合征和细菌性齿龈炎鉴别[4]。通过直接 IF 显微镜和血清学指标可排除天疱疮，通过组织病理可排除扁平苔藓和 Stevens-Johnson 综合征，或当累及皮肤和指甲时更容易进行鉴别。

对于 MMP 眼部受累患者，特别仅累及眼结膜(眼类天疱疮)和直接 IF 显微镜阴性(20%眼类天疱疮)的患者，其诊断较困难。需除外眼酒渣鼻、慢性抗青光眼治疗、结膜扁平苔藓、Stevens-Johnson 综合征、中毒性表皮坏死松解症、干燥综合征、移植物抗宿主病、慢性过敏性结膜炎、严重的特应性皮炎、创伤及病毒和细菌感染[4,20,57,81]。

严重程度分级

已有针对 MMP 眼部受累严重程度分级的相关推荐。Foster 等的分级相对简单，也被皮肤科医师使用[84]。Mondino 和 Tauber 分级系统测量穹深度，并

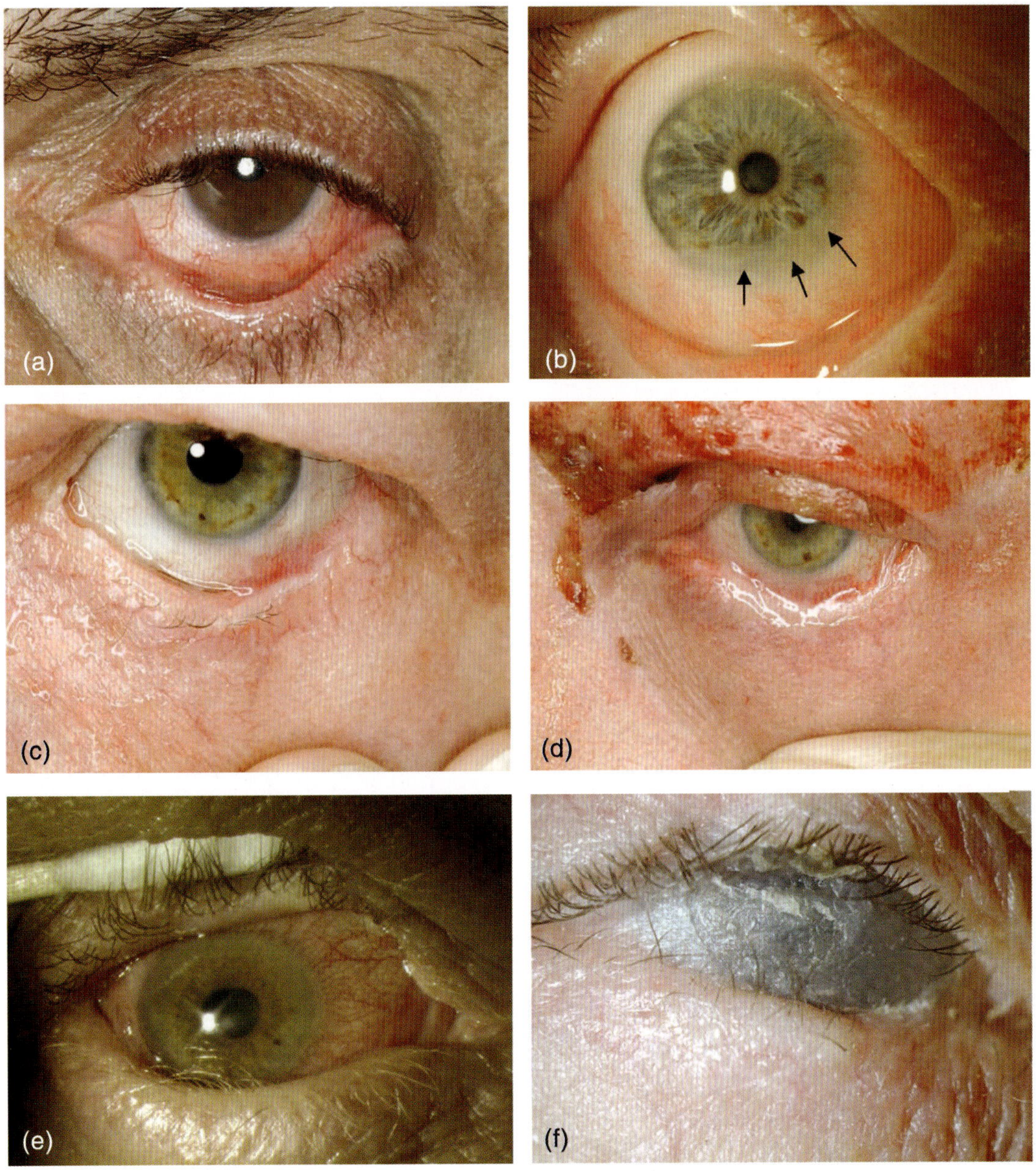

图 50.27 黏膜类天疱疮的眼部病变

(a)疾病早期结膜充血，下穹缩短，皱襞消失(Foster Ⅱ，Mondino Ⅱ，Tauber Ⅱb)；(b)在疾病早期，结膜炎症和角膜缘瘢痕(黑色箭)(Foster Ⅱ，Mondino Ⅰ，Tauber Ⅱa)；(c)颞侧穹消失，睑球粘连，睫毛消失(Foster Ⅲ，Mondino Ⅲ，Tauber Ⅱd)；(d)下穹完全消失，部分睑球粘连，睫毛消失(Foster Ⅲ，Mondino Ⅳ，Tauber Ⅱd，Ⅲb)；(e)弥散性结膜充血和下眼睑内翻，睫毛刷到角膜(倒睫)，因为下睫毛没有外翻，所以不能进行分期；(f)疾病晚期病变，"冰冻球面"和覆盖干燥表面的角蛋白(Foster Ⅳ，Mondino Ⅳ，Tauber Ⅳ)。

(b、e、f，由英国伦敦 Moorfields 眼科医院的 J. K. D. Dart 博士提供)

能更好地记录疾病进展(表 50.5)[85-88]。一个国际专家小组提出了一种针对结果测量和临床评分的系统，即 MMP 疾病面积指数。该指数记录了 12 个皮肤解剖部位，头皮、黏膜的 10 个位点，以及双眼的病变严重程度[89]。

并发症和共病

眼部炎症和纤维化可导致泪管破坏、角膜溃疡及角膜翳，最终失明。如果喉部受累严重，可使喉部狭窄，并危及生命，需要气管切开[90]。已有报道患者中耳受累可导致聋[22]，慢性口腔和食管病变可导致恶

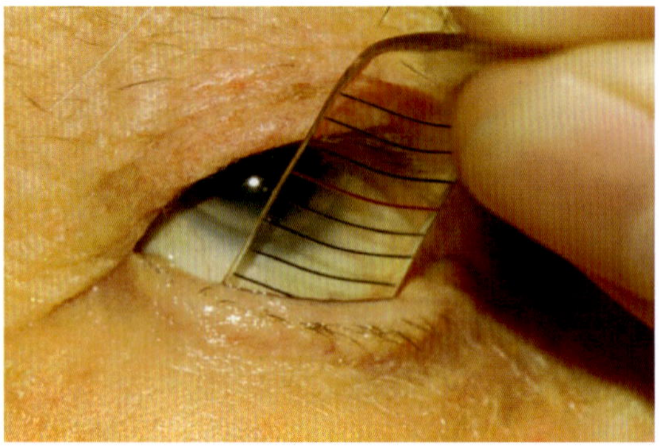

图 50.28 穹测量

由经验丰富的眼科医师测量穹深度客观评价眼部疾病的活动度。(由德国杜塞尔多夫大学的 G. Geerling 博士提供)

表 50.5 黏膜性类天疱疮的眼病变分类

分期	Foster et al.[84]	Mondino et al.[85-87]	Tauber et al.[88]
Ⅰ	结膜下瘢痕/纤维化	下穹缺失 0～25%	结膜下瘢痕/纤维化
Ⅱ	穹缩短	25%～50%	穹缩短 a-d 描述下穹消失深度 a:0～25% b:25%～50% c:50%～75% d:75%～100%
Ⅲ	睑球粘连	50%～75%	睑球粘连 a-d 描述了睑球粘连的水平方向累及程度 a:0～25% b:25%～50% c:50%～75% d:75%～100%
Ⅳ	睑缘粘连	75%～100%	睑缘粘连

性肿瘤[91]。大概 30%的抗层黏连蛋白 332 的 MMP 患者可伴有实体肿瘤[11]。

病程和预后

MMP 是慢性进行性疾病,该疾病通常会持续多年,分为活跃期、进展期和静止期。与 BP 和线状 IgA 皮病不同,MMP 罕见自行消退,局限于口腔病变者除外[7.92.93]。拥有双重抗 DEJ IgG 和 IgA 的患者病变更严重,病程更长[10]。

检查

诊断基于临床表现、直接 IF 镜检和血清学检查三者结合(图 50.29)。与 BP 不同,MMP 组织结合的自身抗体及循环中的自身抗体均通常较少,所以诊断较困难和复杂。眼部受累时,与有经验的眼科医师密切合作是诊断、治疗和随访的必要条件。直接 IF 显微镜检测可看到 IgG 和(或)C3 及少量的 IgA 沿基底膜带线状沉积,不能与 BP 鉴别。眼 MMP 患者使用直接免疫荧光镜检自身抗体的失败率高达 20%[4]。活检部位的选择很关键,口腔病变患者和眼类天疱疮患者,推荐选择完整的颊黏膜进行活检。怀疑有眼类天疱疮的患者需要进行眼结膜活检。因为眼结膜活检有使疾病加重风险,应避免浸润麻醉,且活检组织大小限于 2mm×3mm,选择上穹和异色边缘组织进行活检,而且建议外用糖皮质激素和抗生素治疗 1 周后进行活检手术。

对盐裂皮肤进行间接 IF 镜检,根据抗原的位置不同,可以看到表皮和(或)真皮染色的人工分裂。与 BP 不同,MMP 血清抗基底膜带抗体的滴度低(1∶10～1∶40)及百分比低(50%～80%)[3,9,31,34,94],大概 60%的 MMP 血清可检测到 IgA 自身抗体及在 1/3 的患者血清中,自身抗体的反应性仅限于 IgA 亚型[9]。由于间接 IF 灵敏性较低,即使间接 IF 阴性,建议进一步使用抗原特异性检测系统去检测血清自身抗体。

使用各种 BP230 和 BP180 的重组片段和细胞衍生形式[包括 BP180(LAD-1)的可溶性胞外域],以及商用 ELISA 系统来检测抗 BP230、BP180 的自身抗体[9,31,34,37-41]。

血清层黏连蛋白 332 抗体可用各种方法检测到,但目前仍无商业成品。最实用的方法是用培养的人角质形成细胞的细胞外基质,以及从培养角质形成细胞的培养基中纯化的层黏连蛋白 332,分别进行免疫印迹和 ELISA。最敏感的方法是对放射性同位素标记的角质形成细胞进行免疫沉淀[33,95,96]。缺乏层黏连蛋白 332 的皮损可进行间接 IF 镜检[68]。使用牛牙龈裂解液的免疫印迹法可以检测 α6β4 整合素的特异性抗体[43-45]。

治疗

MMP 治疗困难的三个原因:①仅有三个对照治疗试验报道;②严重患者,特别是眼部病变患者,对免疫抑制治疗的临床反应较差;③与其他类天疱疮疾病不同,MMP 结膜纤维化是不可逆的,当治疗延迟或无效时,可造成永久性损伤[1,61]。实际上,即使炎症成功控制后,在一段时间内结膜瘢痕仍会继续形成。

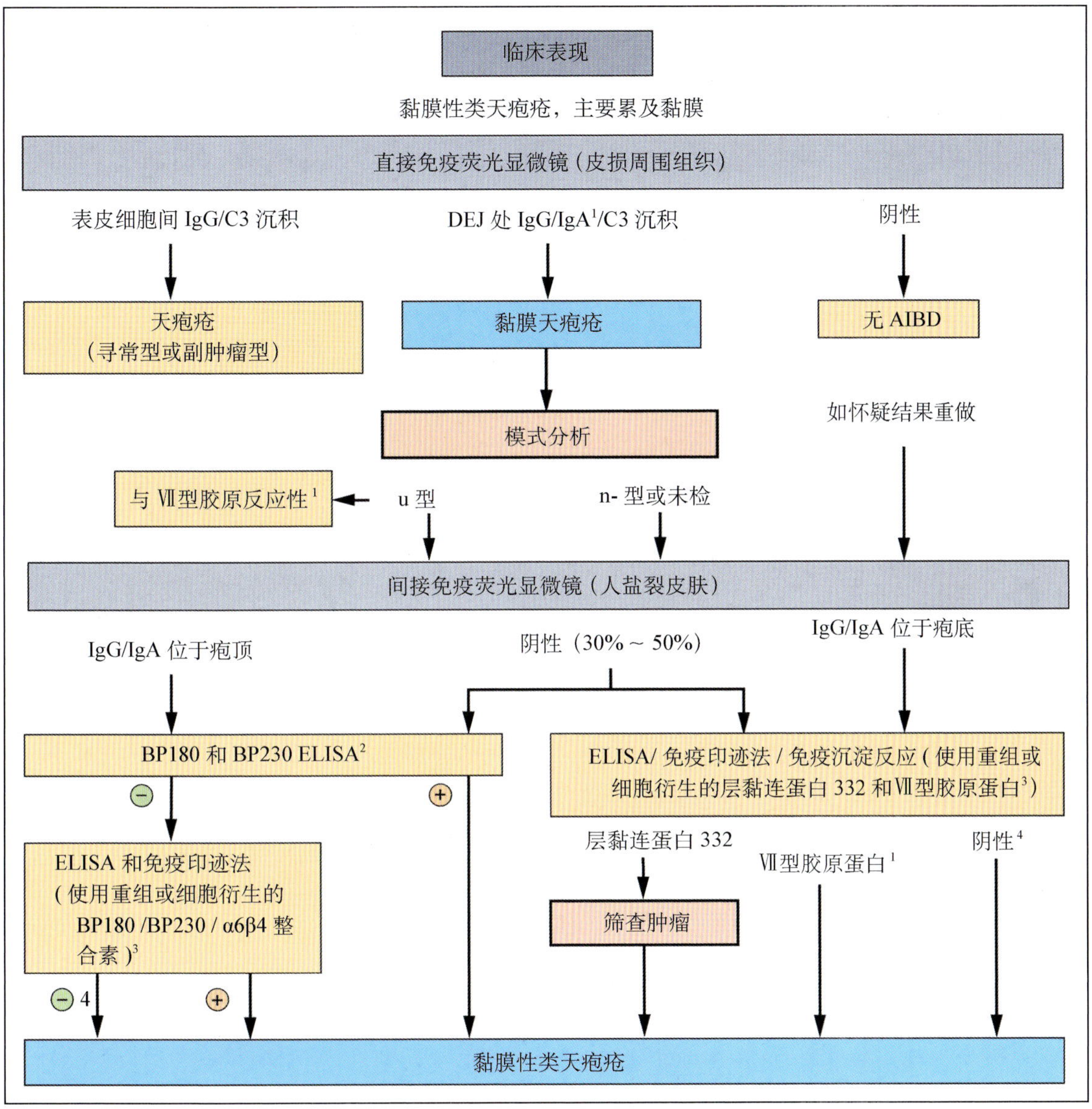

图 50.29　黏膜类天疱疮诊断路径

①与线状 IgA 皮病（具有特异性 IgA）和 EBA（对抗Ⅶ型胶原抗体）重叠（见图 50.1）；②市场上可买卖（IgG 抗体）；③只在专门的诊断中心可使用；④直接和（或）间接免疫荧光显微镜检测阳性。AIBD，自身免疫性大疱性皮肤病；DEJ，真皮-表皮连接处；ELISA，酶联免疫吸附法。

随机对照试验

在 3 个报道的试验中，仅对眼部累及的患者进行了研究。24 例患者的研究报道发现，使用环磷酰胺 2mg/d 加泼尼松龙 1.0mg/(kg·d)治疗，比单用泼尼松龙 1.0mg/(kg·d)效果更好。另一临床试验共纳入 40 名患者，对 14 例患者使用氨苯砜 2mg/(kg·d)，和 20 例使用环磷酰胺 2mg/d 的患者，进行治疗疗效比较[61,97]。最近的一项研究，包括 30 例埃及 MMP 患者，发现静脉用抗肿瘤坏死因子药物——己酮可可碱联合糖皮质激素和环磷酰胺冲击治疗，比仅使用糖皮质激素联合环磷酰胺冲击治疗更有效[98]。

其他临床研究

大样本非对照试验发现，磺胺类药物达普酮、磺胺吡啶和磺胺甲氧嘧啶对口腔、眼和普通 MMP 有效[97]，环磷酰胺对眼、口、普通 MMP 有效[97,99]，米诺环素对口腔 MMP 有效[97]，局部外用丝裂霉素对眼 MMP 有效[100,101]，甲氨蝶呤对眼 MMP 有效[102]，吗替麦考酚酯对眼 MMP 有效[103]，IVIG 对眼、口腔 MMP 有效[104-106]。Cochrane 协作网对 2005 年及之前的研究进行了全面的综述[107]。此外，依那西普和英夫利西单抗成功治疗过个别患者[108-111]。

针对 115 例眼部损害（223 只患眼）病例的回顾性研究报道指出，治疗最有效的药物是环磷酰胺，其次是吗替麦考酚酯、硫唑嘌呤和氨苯砜。吗替麦考酚酯的不良反应最小，硫唑嘌呤不良反应最大[112]。在一个针对 15 例患者的类似研究中发现，使用秋水仙碱联合泼尼松龙 40mg/d 治疗，比硫唑嘌呤、环磷酰胺、四环素和氨苯砜更有效[113]。

在严重治疗抵抗的 MMP 患者中，使用利妥昔单抗，可治愈口腔皮损，但不能阻止眼部疾病的进展[114]，数据来自对 40 余位患者的研究，主要是普通 MMP[115-119]，最大的研究病例数是 25 例[117]。大概 70% 的患者所有损害治愈，仅比治疗抵抗的天疱疮少 10%[118,120]。大概有一半的 MMP 患者复发[115,119]。

治疗指南

根据 MMP 国际共识会议及自身免疫大疱病法国会议中心所提供的指南[1,121]。“低风险”患者（病变局限于口腔，有或无皮肤受累），推荐强效糖皮质激素局部外用，四环素联合烟酰胺、氨苯砜。如果无效，建议单独口服泼尼松龙[0.5mg/(kg·d)]或者联合硫唑嘌呤 100～150mg，每日 1 次。“高风险”患者（任何部位黏膜受累）即眼、食管或者喉受累且病情进展迅速的患者推荐使用泼尼松龙 1.0～1.5mg/(kg·d)联合环磷酰胺[1～2mg/(kg·d)口服，或者间隔 3～4 周/500～1000mg 静脉输注][1]。中度病例，使用氨苯砜 50～200mg/d 治疗[1]。

无喉部累及和无眼部严重受损的患者（Foster Ⅰ和Ⅱ），法国指南同时建议局部使用糖皮质激素或口服氨苯砜；如果无效，则使用磺胺嘧啶（单独或与氨苯砜合用）、吗替麦考酚酯、硫唑嘌呤、环磷酰胺、IVIG 或依那西普。对于严重眼部受累的患者，建议氨苯砜联合静脉环磷酰胺 750mg/m^2、依那西普、IVIG 或利妥昔单抗加泼尼松龙 0.5～1.0 mg/kg[1,121]。眼部疾病的治疗，包括局部和外科治疗，在其他部分进行描述[57,81]。

治疗规则

MMP 的治疗因其严重程度和受累部位而异。局部治疗至关重要，可能足以将口腔和生殖器疾病控制在可接受的水平[122]。这些部位容易继发念珠菌感染，必要时应使用抗真菌治疗。建议保持口腔卫生，包括指导患者及专业的牙周治疗，可显著减少 MMP 患者的牙周斑块和口腔出血[123]。在眼部受累时，需要与有经验的眼科医师密切合作，以监测眼部病变的活动性，进行局部治疗及手术治疗，防止倒睫[57,81]。建议的治疗方案在阶梯治疗中有详细说明。难治性患者可选择利妥昔单抗[124]、免疫吸附[125,126]和 IVIG[127,128]（见图 50.22）。

阶梯治疗

黏膜性类天疱疮治疗原则

口腔类天疱疮

一线治疗

- 专业口腔卫生[123]（B）和
- 局部外用中效或强效糖皮质激素（C）

二线治疗

- 加用氨苯砜 1.0～1.5 mg/(kg·d)(B)
- 和（或）磺胺吡啶/磺胺甲氧嗪 1 g/d(B)
- 或者抗炎性抗生素，如多西环素 200mg/d 或米诺环素 50mg/d±烟酰胺 2g/d

三线治疗

- 加用泼尼松龙 0.5mg/(kg·d)逐渐减少(C)

在结膜、喉部或食管无快速进展的普通 MMP

一线治疗

- 氨苯砜 1.0～1.5 mg/(kg·d)(B)＋泼尼松龙 0.5 mg/(kg·d)(B)

二线治疗

- 吗替麦考酚酯 2g/d，肠溶麦考酚酸（Myfortic®）1.44g/d (B)＋泼尼松龙 0.5 mg/(kg·d)逐渐减量(B)

三线治疗

- 类似快速进展。

普通 MMP 伴有结膜、喉部或食管病变迅速进展

一线治疗

- 环磷酰胺[口服 50mg/d 和（或）静脉注射 500～750 mg/3～4 周][a](B)加泼尼松龙 1.0～1.5 mg/(kg·d)逐渐减量[b](B)。

二线治疗

- 吗替麦考酚酯 2g，每日 1 次；肠溶麦考酚酸（Myfortic®）1.44g/d(B)＋泼尼松龙 1.0～1.5 mg/(kg·d)逐渐减量(B)

三线治疗

- 加用免疫吸附(C)、利妥昔单抗(B)或 IVIG(B)（见图 50.22）

[a] 在疾病获得控制后，可使用吗替麦考酚酯 2g/d，肠溶麦考酚酸（Myfortic®）1.44g/d。

[b] 或者可予静脉地塞米松冲击（100mg，连续 3 天，3～4 周 1 次）。

证据等级：A：随机对照研究；B：质量较差的对照研究和较大病例试验；C：小样本试验，个案报道，专家意见。

线状 IgA 皮病

定义和命名

根据该病主要的免疫病理特征，将其定义为表皮下水疱性疾病，其仅有或者主要是 IgA 在基底膜带呈线状沉积(表 50.3)。线状 IgA 皮病(linear IgA disease,LAD)是在婴幼儿和儿童中最常见的自身免疫水疱性疾病。针对这个年龄组患者,已经使用过几个术语来描述该病(参见同义名)。后来人们发现该病在儿童和成人中的免疫病理学表现上是相同的,尽管有些临床特征可能略有不同,因此建议都采用 LAD 命名。在基底膜带有双重 IgG 和 IgA 沉积的患者与 BP 有部分重叠,病变主要累及黏膜的患者与 MMP 存在重叠,基底膜带抗Ⅶ型胶原蛋白的 IgA 沉积患者部分与 EBA 重叠(图 50.23)[1]。

同义名
- 线状 IgA 大疱性皮病

成年人
- 成人线状 IgA 皮病
- IgA 大疱性类天疱疮

儿童
- 儿童慢性大疱病
- 儿童期线状 IgA 皮病
- 儿童良性慢性大疱性皮病

概述

紧张性水疱、小水疱和环状红斑是该病的临床特征。水疱通常呈环状排列,呈“皇冠珠宝”样,伴有黏膜病变。儿童和成人具有相同的皮损形态;在儿童中,疾病出现得更突然且两者好发的部位不同[2,3]。

1975 年,Chorzelski 和 Jablonska 首先通过直接 IF 显微镜检查发现基底膜带 IgA 呈线性沉积,使得 LAD 与疱疹样皮炎的分类区别开来[4-6]。基底膜带主要或仅有 IgA 线性沉积仍是 LAD 的诊断标志[1]。至于其他类天疱疮疾病疑似 LAD,可在人盐裂皮肤上通过间接免疫荧光镜检血清 IgA 抗体[7,8]。免疫显性表位定位于 BP180 的胞外域[9,10]。也有报道,可有抗Ⅶ型胶原、BP230、层黏连蛋白 332 和各种非分子特征抗原的抗体[11-15,16,17,18]。

临床特点和免疫病理特点的总结见表 50.3。

流行病学

发病率和患病率

据报道,中欧、新加坡和科威特每年每百万人中发生 0.25~1.0 例 LAD[19-22]。绝大多数患者是成年人。在马来西亚、印度、泰国、突尼斯、马里、南非和乌干达等发展中国家,发病率似乎更高[23-29]。推测可能是与人口年龄分布不同有关,在这些发展中国家,多达一半的人口是未成年人[23]。

年龄

LAD 是儿童最常见的免疫大疱性疾病,两个发病高峰为 5 岁以下和 60－65 岁[2]。

性别

女性发生率稍高[2],但缺乏大样本研究。

种族

没有观察到地域或种族差异。

相关疾病

与一般人群相比,LAD 患者的淋巴增生性疾病和非淋巴样恶性肿瘤及溃疡性结肠炎的发生率略高[30-32]。此外,关于 LAD 的伴发疾病也有较多病例报道[3]。

病理生理学

主要靶抗原是 BP180 的胞外域。最初发现的两个靶抗原,即 Zone 等报道的人表皮和真皮提取物中的一种 97kDa 蛋白,称为线状 IgA 大疱性皮病抗原(LABD97),Marinkovich 等发现的人角质形成细胞条件培养上清液中的一种 120kDa 蛋白,称为线状 IgA 抗原 1(LAD-1)[9,10]。后来发现,这两种抗原都是 BP180 的 C 末端片段[33,34](图 50.30)。两种抗原的 N 端均定位于 BP180 的 NC16A 区域内[35]。LAD-1 具有不同的 N 端,因为该片段从细胞表面脱落至少需要三种不同的脱落酶介导(ADAM 9,10 和 17)[36],在 Asp514 和 Ala531 之间产生具有不同切割位点的 BP180 片段[34,35,37](图 50.30),其中有些是新的表位抗原[37]。与 BP 和 MMP 相比,BP180 NC16A 区域仅是 20% 的 LAD 患者的靶抗原区域[38]。仅针对 NC16A 区域表位的 IgA 只在个别患者中报道[38,39]。大多数患者在 BP180 胞外域有多个表位[38,40]。同时,在 LAD 患者中发现 NC16A 特异性 T 细胞[41]。

据报道,该病的 IgA 抗体仅有 IgA1 型[42]。在大多数患者中,除 IgA 抗体外,还存在抗基底膜带抗体-IgG 亚型[43,44]。事实上,除了抗 BP180 的 IgA 抗体外,大多数 LAD 血清也含有针对 BP180 的 IgG 抗体[40,45]。有趣的是,在大多数 BP 血清中,也可以检测到 BP180 IgA 抗体[45]。因此,这两种疾病可以看作是一个连续疾病谱的不同端点,其中有一些临床特征是重叠的[45](见图 50.23)。这一观点得到了一项研究的支持,即抗基底膜带免疫反应物的同型性与患者的年龄有关:在较年轻的患者中,IgA 自身抗体占主导地位,而在老年患者中,IgG 亚型为主[23]。对于免疫反应物 IgG 和 IgA 相同的患者,建议诊断为“混合型免疫大疱性皮肤病”或“线状 IgA/IgG 大疱性皮肤病”[43,46](参见后面的临床亚型)。

LAD 中水疱形成的机制尚不完全清楚,可能涉及 IgA 和补体介导的中性粒细胞趋化。最早认为自身抗体的致病作用是与LAD血清预孵育后,受刺激

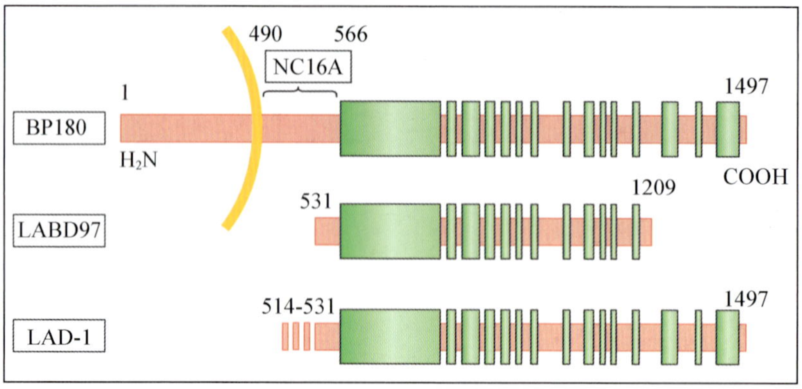

图 50.30 BP180(Ⅶ型胶原)及其细胞来源片段在线状 IgA 皮病(LAD)血清中识别的示意图

大多数 LAD 血清含有针对两个 BP180 胞外域两个片段的 IgA 反应。97kDa 线状 IgA 大疱性皮肤病抗原(LABD97)和 120kDa 线状 IgA 疾病抗原 1(LAD-1)。LABD97 存在于人表皮和真皮的提取物中，通过 ADAM 9、10 和 17 及依赖特异性 ADAM，LAD-1 从培养的人角质形成细胞的膜结合全长的 BP180 中脱落，有不同的 N 端。仅约 20%的 LAD 血清中发现针对第 16 非胶原区(NC16A)细胞外部分的 IgA 抗体，发现该区域是大疱类天疱疮和妊娠期类天疱疮的免疫优势区。绿色盒子：胶原区；黄色：细胞膜。上面的分子描述氨基酸的数量。

的中性粒细胞黏附在 EDJ 处沉积[47]。同样的是，培养的人皮肤样本进行 LAD 血清孵育可导致真皮-表皮分离[48]。这两种方法都不能排除血清蛋白酶或 IgG 抗体的直接作用。单克隆 LAD-1IgA 抗体注射到移植人皮肤的 SCID 小鼠上，导致部分小鼠表皮下分裂，这是首次直接证明在 LAD 疾病中 IgA 抗体的致病潜力[49]。

连同 BP180 抗体，在一些 LAD 血清中可以发现 BP230 的免疫反应性 IgA[15,50]。在药物引起的 LAD 的血清中，可发现抗 BP180、BP230 的 IgA 自身抗体[51]。已报道有较多病例的血清中抗体主要为或者仅有抗Ⅶ型胶原的 IgA 抗体[12,16,52]。这些患者也可能被诊断为 IgA 型 EBA(见图 50.23)。在 2 例患者，分别有针对层黏连蛋白 332 的 IgA 抗体，与针对层黏连蛋白 332 的 IgA 和 IgE 抗体[13,14]。也有报道个别患者的血清中仅有抗 p200 抗原的 IgA 抗体[53]。

发病诱因

LAD 可由多种药物引起，最常见的是万古霉素，其次是非甾体抗炎药物和青霉素[2,30,54-58]。其他各种药物也与 LAD 的发生有关[3,59]。LAD 还没有像 BP 的对照研究报道。此外，感染、创伤、疫苗接种、紫外线照射和家庭建筑工作也被报道为发病诱因[2,30,58,60-62]。

病理学

病灶活检的组织病理学典型表现为表皮下分裂和真皮乳头中性粒细胞浸润，可像疱疹样皮炎一样形成典型的微脓肿。真皮上部血管周围可见一些 $CD4^+$ 淋巴细胞和 $CD30^+$ 淋巴细胞浸润，可见嗜酸性粒细胞[2,63,64](图 50.31)。其他类天疱疮疾病，包括 BP、MMP 和抗 p200 类天疱疮，也有类似的改变。在表皮和血管周围积聚 IL-8，而 IL-5 则在水疱部位积聚[64]。

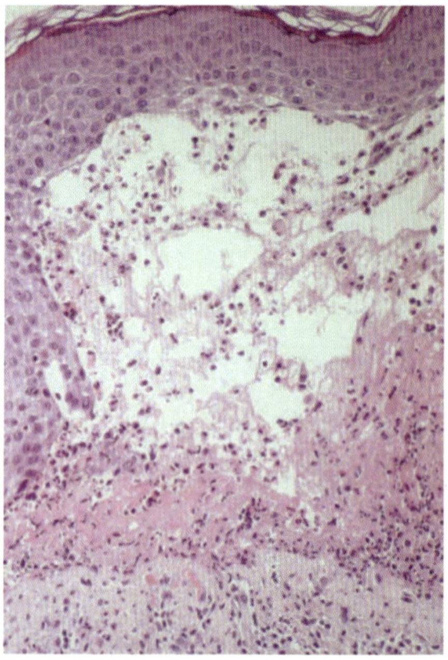

图 50.31 线状 IgA 皮肤病的组织病理学

HE 染色显示表皮下裂隙，水疱腔内及真皮下层密集的中性粒细胞、嗜酸性粒细胞和部分淋巴细胞浸润，大疱类天疱疮、黏膜性类天疱疮和抗 p200 类天疱疮也有类似的组织病理学表现。

直接 IF 显微镜可检测到皮损周围组织的自身抗体。在 DEJ 处 IgA 呈线性沉积，常伴有较弱的 IgG 和(或)C3 染色，这些表现具有诊断价值(图 50.32)。抗Ⅶ型胶原自身抗体为 U 型锯齿状模式(图 50.40)。在所有其他的自身抗体疾病中，均观察到 n 型锯齿状分布[52,65,66](见图 50.12)。

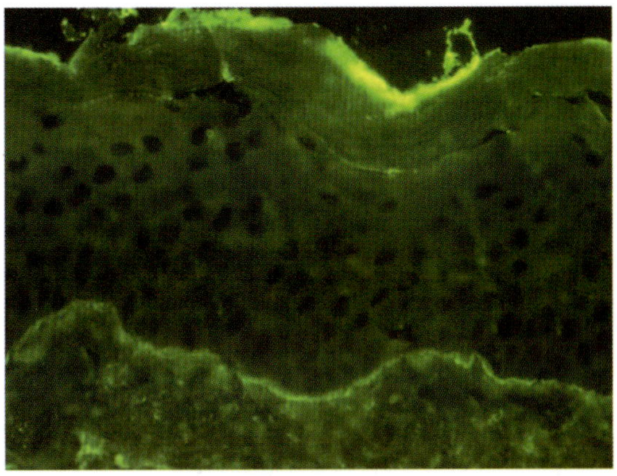

图 50.32　线状 IgA 皮肤病皮损周围组织的直接免疫荧光显微镜。基底膜带 IgA 呈线状沉积

遗传学

LAD 遗传易感性研究的唯一发现，是与 HLA-B8、HLA-Cw7、DR3、DR2 和 TNF2 等位基因的相关性，以及儿童 LAD 与 B8、DR3、DQ2 和 TNF2 基因存在相关性[67]。此外，20 名南非儿童 LAD 患者(均是非洲黑人)中 5 名有 B8 等位基因，该等位基因在该人群中不常见[25]。

环境因素

到目前为止还没有发现相关的环境因素。触发因素在“发病诱因”一节中有描述。

临床特征

临床表现

儿童和成人皮损是相似的，包括紧张性水疱、荨麻疹性斑块、糜烂和红斑(图 50.33 及图 50.34)[2]。水疱和小疱通常呈环状分布，在病变边缘水疱排列成所谓的“珍珠串”“皇冠珠宝”或“珠簇”状(图 50.35a)[3]。值得注意的是，这一征象并非 LAD 的特征性改变，在 BP 中也可见到(图 50.35b)。患者的瘙痒症状程度不等，可无症状到伴严重瘙痒。儿童患者病变的发生较成人更为突然，除了躯干和四肢等好发部位外，往往还累及口腔周围和会阴。成人皮损主要累及四肢和躯干[2]。黏膜受累比较常见(约 70%的患者)，主要出现口腔糜烂和溃疡；鼻结痂和生殖器损伤也可能发生[2]。当患者以黏膜病变为主时，需与 MMP 鉴别(见图 50.23)。对于眼瘢痕患者，应诊断为 MMP 比较合适的。与 BP 相似，LAD 愈合通常不会产生瘢痕，除非出现广泛的重复感染。粟丘疹也不常见。

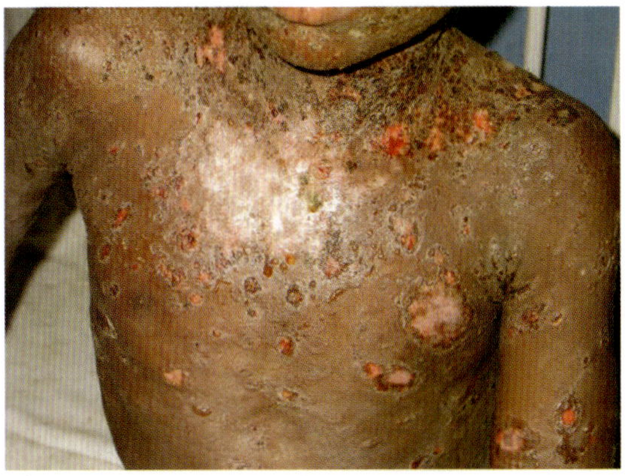

图 50.33　线状 IgA 皮肤病

乌干达儿童躯干糜烂和紧张性的水疱，面部也有累及。

临床亚型

混合型免疫大疱病与线状 IgA/IgG 皮肤大疱病

直接或间接免疫荧光显微镜检查发现在 DEJ 处 IgA 和 IgG 均有沉积的患者建议以该名称命名[43,46,68]。该亚型没有特征性的临床表现。由于在大多数 LAD 患者中也可以发现 DEJ 处 IgG 自身抗体[40,43-45,68]，且大多数 BP 血清中也含有 IgA 自身抗体，这些病例可能代表了 LAD-BP 疾病谱的中心。

鉴别诊断

在儿童患者中，大疱性脓疱可能与 LAD 早期病变相似。遗传性大疱表皮松解症通常出生时出现，家族史有助于诊断。成人患病时，可能与不典型的多形红斑、神经性表皮剥蚀和瘙痒混淆。

这两个年龄组的患者均需与疱疹样皮炎(抗表皮或组织转谷氨酰胺酶抗体 IgA 在真皮乳头呈颗粒状沉积)、BP(DEJ 处自身抗体主要是 IgG 型，BP180、BP230 抗体阳性)、MMP(主要累及黏膜)和 EBA(抗Ⅶ型胶原阳性)鉴别诊断。这些疾病的主要临床和免疫病理特征见表 50.3。

严重程度分级

LAD 目前还没有一种疾病活动评分系统。BP 疾病活动性指数可作为 LAD 个体患者或临床研究的替代指标。

并发症和共病

目前没有发现具体的并发症和共病。

病程和预后

LAD 患者治疗反应良好。2～4 年后可能出现复

第4部分

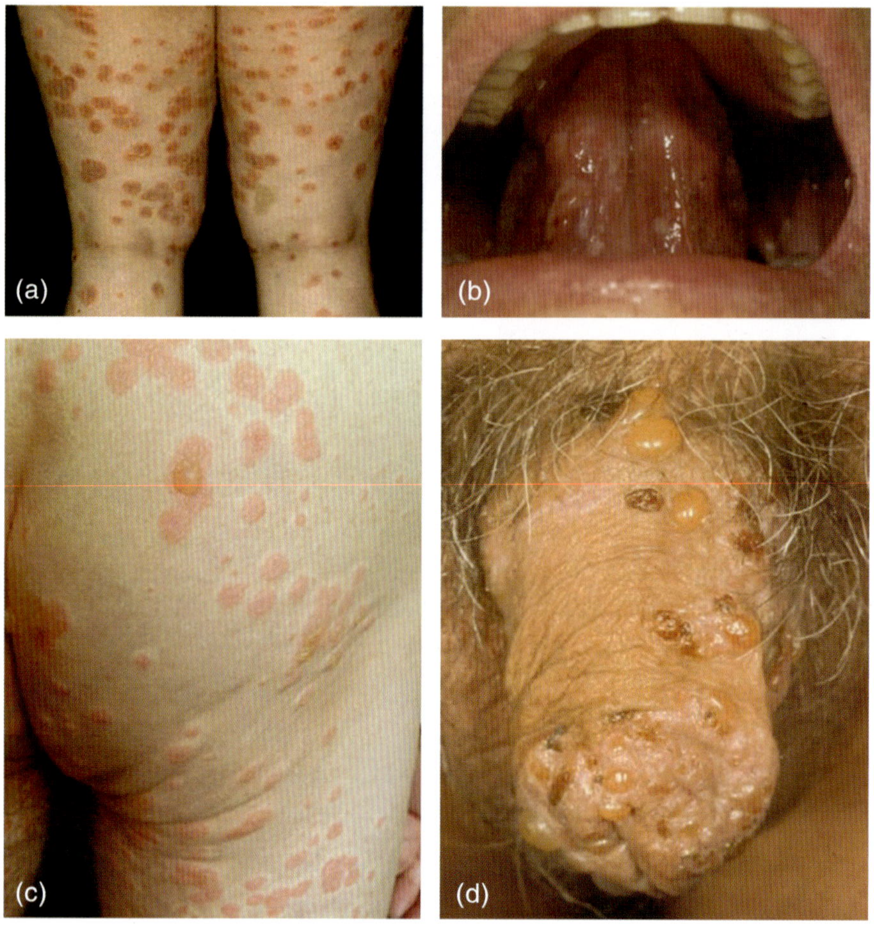

图 50.34 线状 IgA 皮肤病

大腿上呈环状分布的紧张性水疱(a)，舌部糜烂(b)，右侧臀区红斑和水疱(c)，成年患者阴茎上的紧张水疱和结痂糜烂(d)。

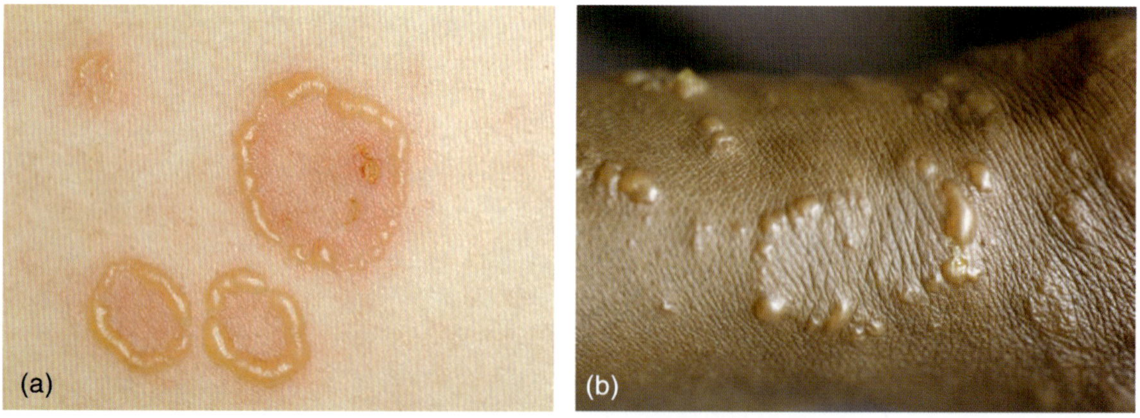

图 50.35 “珍珠串”或“珍珠戒指”征象

在线状 IgA 皮肤病(a)中，水疱呈环形或位于病灶边缘的外观很常见，但它不是特征性改变，也可在 BP 中观察到(b)。

发，通常比疾病初发时轻。患者在怀孕期间病情可得到改善，产后几个月内可能复发[69]。大多数儿童在发病 2 年内完全缓解，只有极少数持续到青春期[2,70,71]。药物诱导的 LAD 通常在停药后 4～8 周痊愈，有些病例可持续几个月[72]。

检查

诊断是基于临床表现结合直接 IF 显微镜检查。DEJ 处主要或者仅有 IgA 沉积是 LAD 的诊断特征。当病变主要累及黏膜时需与 MMP 鉴别。当出现瘢痕性眼病或喉、食管病变时，大多数临床医师会诊断为 MMP（伴有 IgA 免疫反应）。

通过以猴食管黏膜为底物的间接免疫荧光显微镜检测血清自身抗体，使用 1 M 盐裂人皮肤为底物检测结果更敏感且更有意义。盐裂皮肤检测通常显示低滴 IgA 结合（1∶10～1∶40），敏感性为 60%～70%[8,18,38]，并可区分抗 BP180/BP230 抗体（表皮侧结合）和抗Ⅶ型胶原抗体（真皮侧结合；图 50.13）。水疱液可以作为血清的替代品，水疱液在儿童中更容易获得[73]。

为了更好地检测血清自身抗体的特异性，可使用各种试验，但这些化验均无商业化成品。使用表皮和真皮提取物（97kDa 蛋白），培养角质形成细胞的条件培养基（LAD-1）[9,74,75]和各种重组片段[40,74,76]，通过免疫印迹法和 ELISA 检测抗 BP180 细胞外域抗体（97kDa 蛋白）[10]。抗Ⅶ型胶原血清抗体的测定方法见 EBA 部分。

治疗

目前还没有前瞻性临床对照试验，或较大的系列病例报道。患者通常对治疗反应良好。在少数的病例中，超强效的糖皮质激素外用就足够了。氨苯砜 1.0～1.5mg/(kg·d) 被视为一线治疗，可与局部糖皮质激素联合使用[1,78]。使用氨苯砜前应先排除葡萄糖-6-磷酸脱氢酶缺乏症。氨苯砜最常见的不良反应是贫血（可预期血红蛋白减少 1～2g/dl）、高铁血红蛋白血症和肝酶升高。粒细胞缺乏症很少见，但可能是致命的，至少需要每月进行一次血细胞计数；如果发热，则需要排除粒细胞缺乏症[79]。磺胺吡啶和通常耐受性更好的磺胺甲氧基吡啶是氨苯砜的替代品。一些患者可能需要同时使用低剂量泼尼松龙[0.25～0.5mg/(kg·d)]来抑制水疱的形成[78]。在难治性患者中，红霉素、秋水仙碱、氟氯西林、甲氨蝶呤、环孢素、四环素、烟酰胺、硫唑嘌呤和吗替麦考酚酯已有成功治疗的报道[80]。

> **阶梯治疗**
>
> **一线治疗**
> - 氨苯砜＋超强效外用糖皮质激素±泼尼松龙 0.25～0.5mg/(kg·d)
>
> **二线治疗**
> - 其他磺胺类药物（磺胺吡啶、磺胺甲氧基吡啶）
> - 抗炎性抗生素（如土霉素、多西环素）±烟酰胺
>
> **三线治疗**
> - 吗替麦考酚酯（2g/d；1.440mg/d）
> - IVIG 每个月 2 g/kg
> - 免疫吸附

抗 p200 类天疱疮

定义和术语

抗 p200 类天疱疮（Anti-p200 pemphigoid）是一种独特的表皮下大疱性皮肤病，其特征是对 DEJ 处 200kDa 蛋白（p200）产生自身抗体，可使用人真皮提取物进行免疫印迹法检测。临床表现与 BP 相似，但往往发病年龄较轻。最近发现 90% 的抗 p200 类天疱疮患者的血清可识别层黏连蛋白 γ1 的重组 C 末端[1]。

> **同义名**
> - 抗层黏连蛋白 γ1 类天疱疮（anti-laminin γ1 pemphigoid）

概述

1996 年，Zillikens 和 Hashimoto 首次报道抗 p200 天疱疮[2,3]。随后，电镜显示 p200 蛋白是一种酸性非胶原 N 连接糖蛋白，该蛋白位于半桥粒外的下透明层内[2-6]。p200 蛋白不同于 DEJ 处的主要目标抗原（包括 BP180、BP230、α6β4 整合素、层黏连蛋白 332、层黏连蛋白 331、Ⅶ型胶原和巢蛋白）[7-9]，p200 由角质形成细胞和真皮成纤维细胞合成[9]。2009 年，Dainichi 等报道 90% 的抗 p200 类天疱疮抗体血清中含有抗层黏连蛋白 γ1 的 C 末端 245 个氨基酸抗体，并命名为抗层黏连蛋白 γ1 类天疱疮[8]。

层黏连蛋白是交叉型或 T 形异三聚体，由三种不同的蛋白链组成，分别是层黏连蛋白 α、β 和 γ。层黏连蛋白是细胞外基质糖蛋白，是基底膜的主要成分。它们通过 N 端与巢蛋白相互作用，且通过 C 端与基底膜聚糖和整合素相互作用[10]。层黏连蛋白 γ1 是各种层黏连蛋白的复合物，包括层黏连蛋白 111、211、121、213、221、212/222、311、321、411、421、511 和 521，其中层黏连蛋白 311、321 和 511 在 DEJ 中表达[11]。

使用人真皮上部提取物，通过蛋白免疫印迹检测 p200 蛋白自身抗体做出诊断[1,2]。该检测依赖于真

皮提取物的质量且只有在少数实验室才可进行。90%的抗 p200 类天疱疮患者血清可检测到抗层黏连蛋白 γ1 抗体，使用层黏连蛋白 γ1 的重组 C 端进行 ELISA 检测，这大大提高了该病的诊断率[8,12]。这个检测十分重要，因为抗 p200 类天疱疮的血清自身抗体标记在盐裂人工水疱的真皮一侧，容易与 EBA 混淆。与 EBA 相比，抗 p200 类天疱疮患者对外用或口服中剂量糖皮质激素反应良好[1]。

其临床特点和免疫病理总结见表 50.3。

流行病学

发病率和患病率

抗 p200 天疱疮是一种罕见的慢性自身免疫性疾病，约有 50 例患者发表在英文文献上[7,13]。实际发病率很可能要高得多，许多患者可能被诊断为 BP 或 EBA。我们的常规自身免疫实验室数据支持这种可能性，尽管不能除外存在误差，但我们在 2011 年和 2012 年间就检测出 41 例抗 p200 血清学阳性者。同一时期有 8 例患者先前被诊断为 EBA[1]。

年龄

所有报道的患者和我们自己的患者的年龄从 50 岁到 91 岁不等，平均为 69 岁[1]。

性别

所有报道的患者和我们自己的患者中，73%为男性，27%为女性。

种族

没有可靠的数据。

相关疾病

大约 30%的已报道病例与银屑病有关，几乎所有病例都是日本人[7,13]。

病理生理学

抗 p200 类天疱疮的主要免疫表位区在层黏连蛋白 γ1 的 C 末端[8,12,14]。另外 1/3 的血清还与 245C 末端氨基酸外的抗原表位有免疫反应[14]。10%的患者血清中没有发现抗层黏连蛋白 γ1 抗体[8]。大多数自身抗体属于 IgG4 型，已有报道个别患者仅有抗 p200-IgA 抗体，抗层黏连蛋白 γ1 抗体阴性[15]。在抗 p200 类天疱疮中，分子间表位的扩展似乎相对频繁，各种报告显示，可伴随针对 BP180、BP230、层黏连蛋白 332 和Ⅶ型胶原，分别产生自身免疫抗体[7,16-20,22]。

为了研究 IL-8 在患者组织病理学中真皮上部中性粒细胞浸润中的作用，Iwata 等测定了抗 p200 类天疱疮 IgG 作用下培养的人角质形成细胞中 IL-8 的释放，与 BP-IgG 相比，用抗 p200 IgG 孵育的细胞无 IL-8 释放[23]。这些结果表明，在这两种类天疱疮皮损中中性粒细胞聚集的机制不同。

最近，用患者血清或者 IgG 孵育的人体皮肤冷冻切片，随后用健康志愿者的白细胞孵育的体外模型，显示 BP、EBA 和抗 p200 类天疱疮的患者血清能诱导真皮-表皮分离[14]。值得注意的是，抗 p200 类天疱疮 IgG 对各种形式层黏连蛋白的 C 末端 γ1 及整个层黏连蛋白 γ1 分子的亲和纯化，在这个模型中没有受到影响[14]。有趣的是，耗尽抗层黏连蛋白 γ1 抗体与有层黏连蛋白 γ1 抗体的患者血清，导致真表皮分离的程度相同[14]。同样，研究人员转移抗鼠层黏连蛋白 γ1 IgG 或用重组小鼠层黏连蛋白 γ1 的到免疫小鼠中，无法在小鼠身上诱发该临床疾病[14,24]。随后，大约 1/3 的抗 p200 类天疱疮的血清中有抗层黏连蛋白 γ1 的 N 端抗体，在冰冻切片模型中证明其能诱导真皮分离[14,25]。

综上所述，体内外数据对抗 p200 类天疱疮中抗层黏连蛋白抗体 γ1 抗体的致病性提出了各种质疑。另一个令人困惑的研究结果来自于对患者皮肤的直接 IF 显微镜观察，含有 γ1 链的层黏连蛋白不只出现在 DEJ 处[26]，真皮血管表达一些含有 γ1 的层黏连蛋白，但几乎从不被染色。这些现象可以解释为皮肤 DEJ 特异性层黏连蛋白 γ1 的特定剪接变体或转录后的修饰。另外，层黏连蛋白 γ1 被患者的自身抗体识别，但真正的抗 p200 类天疱疮的自身抗原仍有待进一步明确。

发病诱因

无报道。

病理学

与所有类天疱疮疾病一样，病灶活检的组织病理学特征是表皮下分裂，真皮上部有中性粒细胞聚集[27]（图 50.36）。在一些患者中出现中性粒细胞和嗜酸性粒细胞混合浸润，有时在真皮乳头层出现微脓肿[7,27]。重要的是，其组织病理学特征不能与其他类天疱疮疾病鉴别[27]。

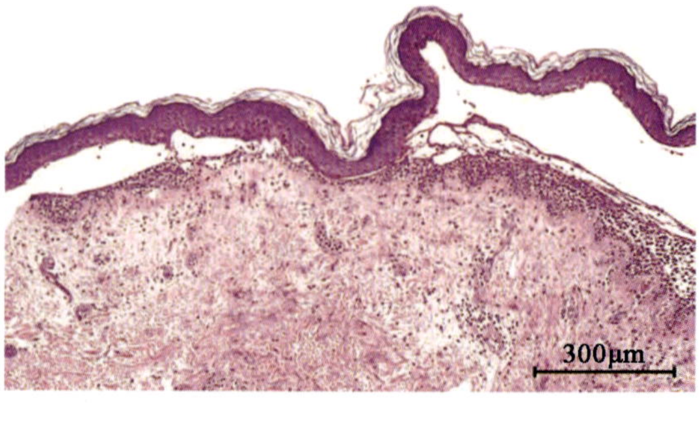

图 50.36 抗 p200 类天疱疮病灶 HE 染色组织病理学。表皮下分裂，以及水疱下密集中性粒细胞浸润

如同在所有类天疱疮疾病中一样，直接 IF 显微镜能观测到皮损周围组织的自身抗体，显示为 DEJ 处的线性 IgG 沉积。模式分析为 n 型锯齿状模式(见图 50.12)。在个别患者中出现单一 IgA 沉积[15]。

遗传学

无可用数据。

环境因素

无报道。

临床特征

临床表现

大多数患者在红斑或正常皮肤上出现紧张性水疱，类似 BP[7,18,20](图 50.37)。与 BP 相似，抗 p200 类天疱疮有不同的临床表现，让人联想到线状 IgA 皮病、疱疹样皮炎或汗疱疹(图 50.38)[7,15,29]。在一些患者中，累及口腔和(或)生殖器黏膜[7,16,23]。病变通常无愈合瘢痕，极少出现粟丘疹[7]。

第4部分

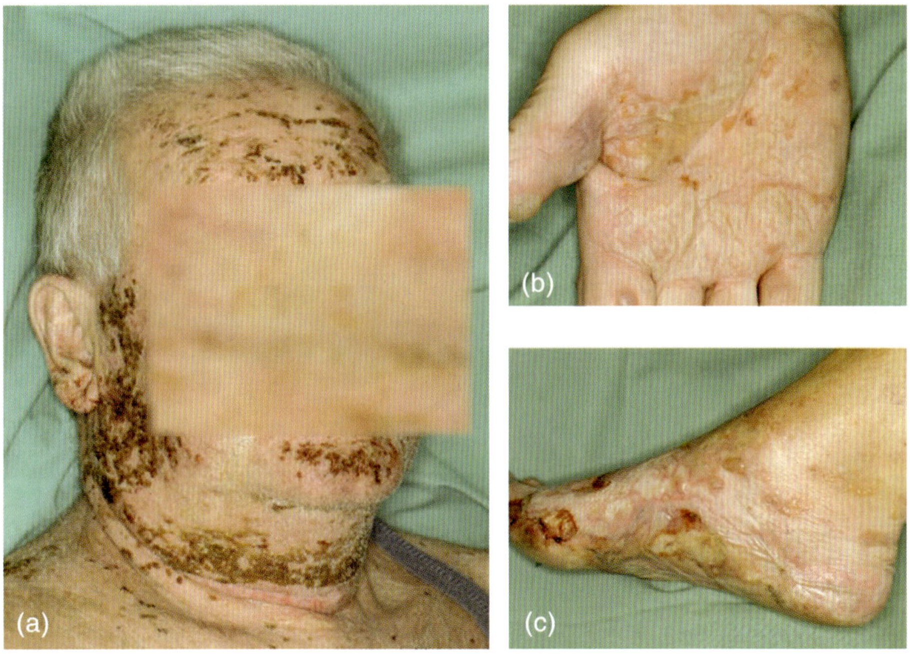

图 50.37　抗 p200 类天疱疮

面部(a)、手掌(b)、足(c)糜烂、出血结痂和紧张性水疱。

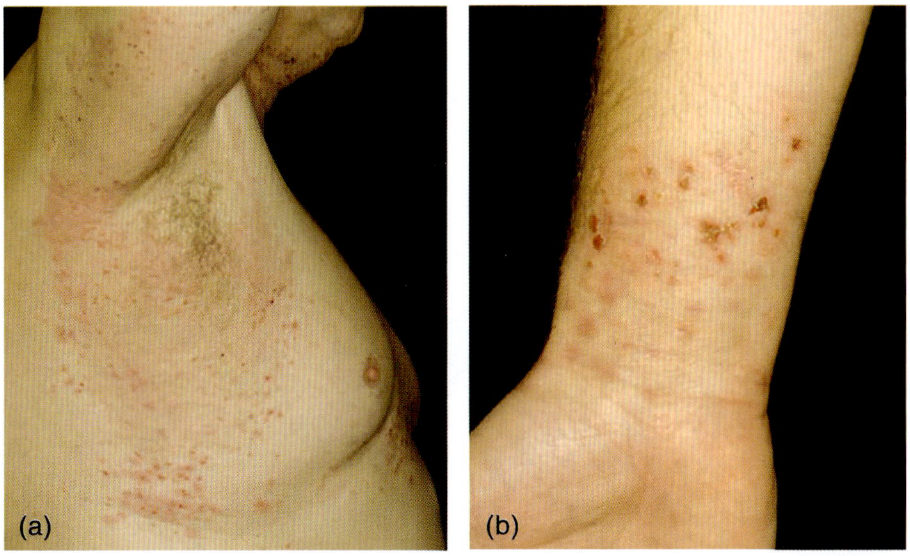

图 50.38　52 岁患者右侧腋窝有部分剥脱的红斑和丘疹(a)，右侧腕部水疱和红斑丘疹(b)

临床亚型

无报道。

鉴别诊断

临床上需要与 BP 及线状 IgA 皮肤病鉴别。由于间接 IF 镜检盐裂皮肤发现 IgG 自身抗体标记在人工水疱的真皮侧，因此需与 EBA 鉴别。可通过检测 p200 抗体和(或)层黏连蛋白 γ1 抗体排除 EBA。

严重程度分级

无报道。

并发症和共病

无具体的并发症和共病报道。

病程和预后

这种疾病通常对治疗反应迅速。在中度病例中，仅局部使用强效糖皮质激素可能就已足够。

大多数患者在逐渐减少使用免疫抑制药物后，仍处于缓解期。但有少数患者在免疫抑制药物减量过程中出现复发，需要治疗数月或数年[7]。

检查

诊断基于临床表现结合直接 IF 显微镜及血清学检测，1M 盐裂正常人皮肤进行直接 IF 镜检，发现自身抗体标记在人工裂隙的下层(见图 50.13)。使用正常人皮肤提取物进行免疫印迹试验，检出血清抗

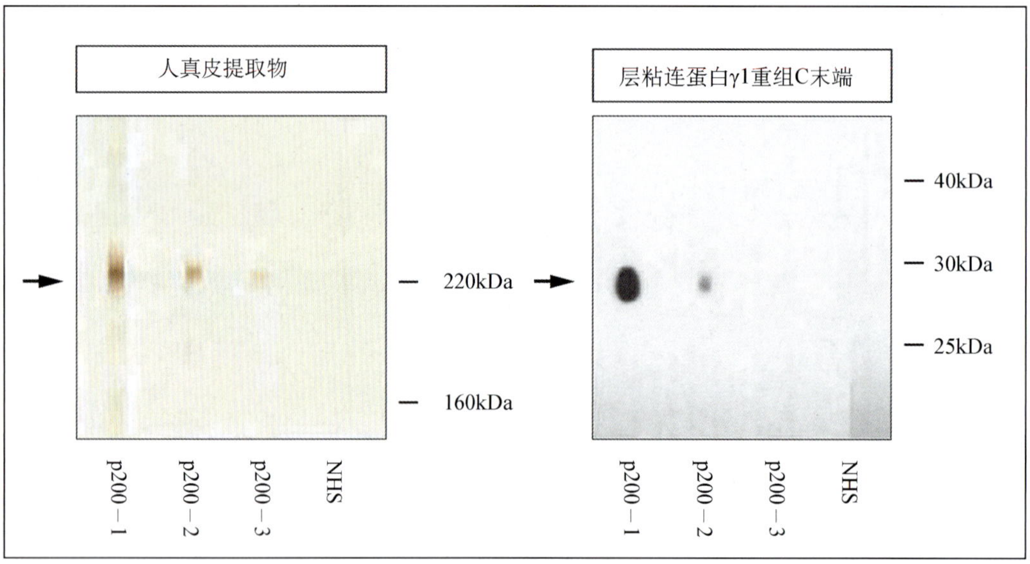

图 50.39 抗 p200 类天疱疮：抗 p200 和层黏连蛋白 γ1 自身抗体

人真皮提取物进行蛋白免疫印迹试验，3 例患者均可识别出 200 kDa 蛋白(p200-1-3)。在两例患者中识别抗层黏连蛋白 γ1(p200-1，p200-2)，p200-3 患者无抗层黏连蛋白。分子量标记的移动位置显示 p200 抗原(a)和层黏连蛋白 γ1 的 C 末端(b)。NHS，正常人血清。

p200 抗原的自身抗体[1,2]和(或)检测到抗层黏连蛋白 γ1 抗体做出最后的诊断。免疫印迹检测层黏连蛋白重组 C 末端(1364～1609 个氨基酸)的敏感性约 90%，ELISA 的敏感性和特异性分别为 69% 和 98.7%[8,12]，正在等待商业检测成品的上市。因为不是所有的患者血清都能检测到抗层黏连蛋白 γ1 抗体，所以抗层黏连蛋白 γ1 类天疱疮的命名仅适用于该抗体阳性患者。

治疗

大多数患者接受的治疗为泼尼松 0.5mg/(kg·d)，并逐渐减量。氨苯砜、四环素、硫唑嘌呤、环孢素单独或联合泼尼松龙也可用于本病的治疗中[7]。已有报道局部外用糖皮质激素、IVIG、乌司奴单抗、血浆置换或免疫吸附成功治疗的个案[7,30-33]。

阶梯治疗

一线治疗

- 全身表面使用超强效糖皮质激素或
- 泼尼松龙 0.5 mg/(kg·d)，并逐渐减量＋
- 氨苯砜 1.0～1.5 mg/(kg·d)或
- 抗炎抗生素，如多西环素 200 mg/d，土霉素 2g/d±烟酰胺 2g/d

二线治疗

- 泼尼松龙 0.5 mg/(kg·d)逐渐减量＋
- 硫唑嘌呤 2.5mg/(kg·d)(TPMT 活性正常)

三线治疗

- 使用 IVIG 或免疫吸附

获得性大疱性表皮松解症

定义

获得性大疱性表皮松解症(epidermolysis bullosa acquisita,EBA)是一种临床异质性的表皮下水疱性疾病,其定义为出现Ⅶ型胶原的自身抗体[1]。在以 IgA 为主的抗Ⅶ型胶原抗体患者和以黏膜受累为主的患者中,分别与 LAD 和 MMP 存在重叠(见图 50.23)。

概述

EBA 是一种罕见的类天疱疮,血清抗Ⅶ型胶原抗体阳性。有两种主要的临床亚型:所谓的经典或机械大疱型,最初由 Roenigk 等描述,类似遗传性营养不良性 EB[2];另一种为炎症型,类似 BP、LAD 或 MMP[3-5]。我们现在所称的 EBA 最早的病例很可能是由 Elliot 在 1895 年报道的,当时他报道了 2 名成年患者出现皮肤脆性、糜烂和水疱,并伴有瘢痕及粟粒形成[6]。1970 年,Roenigk 等提出 EBA 的临床诊断条件包括:①家庭或个人皮肤水疱史阴性;②成人发病;③类似遗传性营养不良性 EB 的皮肤病变;④排除所有其他的水疱性疾病[2]。3 年后,通过直接 IF 显微镜观察到 EBA 患者的 DEJ 处 IgG 和 C3 线状沉积[7]。20 世纪 80 年代初,直接免疫电镜将 Ig 定位在致密下层,可与 BP 相鉴别[8,9]。1984 年,Woodley 等将 DEJ 处的 290kDa 蛋白描述为 EBA 血清自身抗体的靶点[10],4 年后该靶抗原被确定为Ⅶ型胶原[1]。

通过检测抗Ⅶ型胶原抗体进行诊断。检测血清抗Ⅶ型胶原抗体的 ELISA 和免疫荧光镜检试剂盒目前已上市[11,12]。重要的是,只有一半的 EBA 患者循环自身抗体可以检测到,推荐使用直接 IF 显微镜检测Ⅶ型胶原特异性抗体,其呈 u 型锯齿状[13]。近年来,有着基于多种体内外模型的研究进展,对 EBA 炎症变异体的发病机制有了较为深入的了解[14]。临床特征及免疫病理如表 50.3 所示。

流行病学

发病率和患病率

在中欧、科威特和新加坡,预估 EBA 的发病率为每年 0.2～0.5/100 万[15-19]。

年龄

该疾病可发生在任何年龄,报道的平均发病年龄为 44 岁和 54 岁[20,21]。相当多的患者(估计 5%)是儿童和青少年[20,22-27]

性别

无明确的性别差异。

种族

在两项研究中,EBA 在非洲裔黑人中有更高的发病率(分别占患者人数的 66%和 54%)[28,29]。

相关疾病

而美国和法国的两个系列病例报道,EBA 与炎症性肠病(IBD)相关,特别是克罗恩病,分别为 25%和 16%;但是针对 30 名韩国患者的研究报道没有发现这种相关性[21,29,30]。最近对所有报道的 EBA 和 IBD 的病例进行了回顾性分析[31]。两项研究显示分别在 6%和 60%的 IBD 患者体内检测到了Ⅶ型胶原抗体[30,32]。在口腔、食管、小肠和结肠中均有Ⅶ型胶原的表达。在两种 EBA 小鼠模型中,约 20%的动物出现肠道炎症性病变[33]。在个别患者中报道了与其他系统性疾病的相关性,如类风湿关节炎、糖尿病、冷球蛋白血症和银屑病[34-36]。最近研究发现,约有 8%的 EBA 患者与血液恶性肿瘤相关,如淋巴瘤[37]。Ⅶ型胶原抗体也是大疱性系统性红斑狼疮的特征性抗体(见大疱性系统性红斑狼疮)。

病理生理学

EBA 的自身抗原为同源三聚体Ⅶ型胶原,是锚定纤维的组成成分(见第 2 章)[1,10]。其 N 末端 145kDa NC1 区域被确定为免疫显性区域,抗原表位分布于该区域的所有部位[1,38-41]。只有极少数对 C 末端 NC2,或中央胶原区域出现免疫反应[24,42,43]。除了Ⅶ型胶原特异性抗体外,偶有发现患者的分子间表位扩展可与其他 DEJ 处抗原反应,如 BP180、BP230、laminin 332 和 p200 抗原[20,44-46]。

自身抗体在 EBA 中的致病性已得到明确的证实。血清中抗Ⅶ型胶原抗体的水平与患者的疾病活动度相关,患病母亲通过胎盘转移将自身抗体转移到新生儿,可观察到新生儿暂时性发病[47,48]。此外,已经建立出不同的体内外模型,使得该病的病理生理学得到较明确的理解[40,49-54]。在这些模型中,将患者或兔抗鼠Ⅶ胶原蛋白 IgG 与皮肤切片共同孵育,导致真皮-表皮分离;或注射到小鼠体内,出现了类似人 EBA 的临床免疫病理表现。这些模型适用于探讨Ⅶ型胶原抗体诱导的组织破坏过程。在重组小鼠 NC1 基因域的免疫易感小鼠模型中,80%的小鼠引发了长期的自身免疫应答,导致表皮下水疱性皮肤病[50]。该模型可以研究 T 细胞依赖的免疫耐受缺陷的过程[55]。此外,该模型适合探讨抗炎递质的作用,当皮损出现后,随机分组的小鼠分别应用抗炎递质和对照物质进行研究。例如,通过热休克蛋白 90 抑制 T 细胞增殖,致免疫介导的小鼠模型疾病消退[56]。在人 EBA 中,关于 T 细胞的作用仅有少数的研究报道,显示 T 细胞与 B 淋巴细胞识别相同的 NC1 区域[57]。此外,中性粒细胞被确定为主要的效应细胞,其通过小鼠 Fcγ

受体Ⅳ与皮肤组织Ⅶ型胶原特异性抗体的Fc相互作用被招募及激活[52,58,59]。

可溶性Fcγ受体ⅡB最近被证明可以抑制实验性小鼠EBA疾病的进展[60]。强调自身抗体糖基化在自身抗体与其Fcγ受体及补体激活的相互作用中至关重要[61,62]。此外,IL-1的激活和替代补体级联反应对DEJ处中性粒细胞的趋化非常重要[63,64]。最后,它们通过释放活性氧、弹性蛋白酶和基质金属蛋白酶9,诱导真皮-表皮分离[65,66]。与BP相比,肥大细胞似乎与该病变的形成无关[67]。基于中性粒细胞和补体活化、细胞因子网络及自身抗体糖基化的治疗作用,可能为这种难治性疾病开辟新的治疗途径[68]。

发病诱因

青霉素、万古霉素联合庆大霉素、紫外线辐射和金属接触性过敏均被认为是发病诱因[69-72]。

病理学

与所有类天疱疮组疾病一样,其组织病理学特征是表皮下水疱。根据临床亚型的不同,真皮的炎症浸润是不同的。机械大疱型EBA炎症浸润稀少,而炎症型EBA中中性粒细胞、嗜酸性粒细胞、单核细胞和淋巴细胞密集浸润,类似炎症性BP[35]。水疱的裂解面可能位于致密层内,相当于直接电镜观察到的自身抗体沉积部位,也可能位于透明层内[8,9,73]。水疱裂隙位于透明层内可以解释为,透明层作为DEJ中最薄弱的部位最易被蛋白水解酶水解。

通过直接IF显微镜发现IgG和(或)C3在皮损周围DEJ处呈线性沉积。Jonkman及其同事介绍的模式分析对EBA的诊断有重要贡献。通过将镜检图像放大600倍,线性结合处显示出u-锯齿状图案,具有草状外观的Ig沉积[13](图50.40)。这种模式是EBA所特有的,因为只有大约一半的患者能够检测到循环自身抗体。在所有其他类天疱疮疾病中,均可见n形锯齿状分布模式(见图50.13)。在组织活检中,如果锯齿状图案的分析仍不能确定,更复杂的替代方法包括计算机辅助荧光覆盖抗原定位(FOAM)[74];双重IF标记组织块,并用激光扫描共聚焦显微镜分析明确DEJ处的抗原[75];用1M氯化钠溶液诱导透明层水平的人工裂解,随后用间接免疫荧光显微镜检测自身抗体[76](见图50.13)。

在一些患者中用直接IF镜检发现仅有或者主要是IgA沉积[77-80]。最近的一项更大的研究显示,大约1/3的EBA患者显示仅有IgA免疫反应,另外1/3的患者具有IgA和IgG自身抗体的双重免疫反应[20]。这些患者可能被诊断为IgA-EBA,或者由于重叠的诊断标准,被诊断为LAD(见图50.23)。

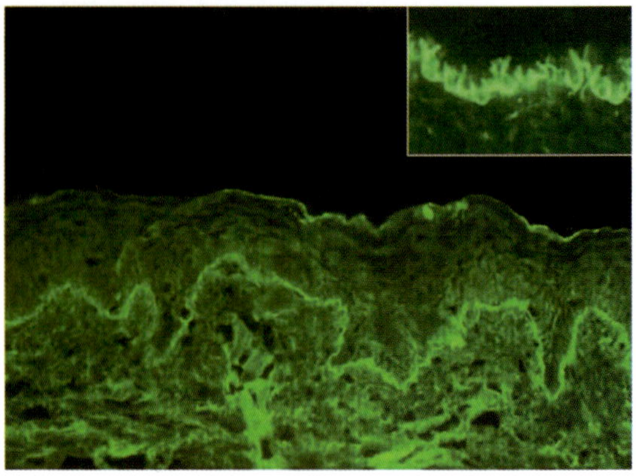

图50.40 获得性大疱性表皮松解症患者皮损周围活检标本的直接免疫荧光图像

IgG在表-真皮结合处呈线状沉积。可见其U形分布(插图)。

遗传学

EBA与HLA-DR2(相当于HLA-DRB1*15)和DRB1*15:03相关,后者是普通人群中常见的等位基因[28,29]。与对照组相比,韩国患者携带DRB1*13基因更常见[81]。最近,在免疫诱导的EBA小鼠模型中,描述了HLA(H2s)和非HLA基因与疾病易感的相关性[82,83]。

环境因素

到目前为止,还没有发现与本病相关的环境因素。触发因素见前(发病诱因)。

临床特征

临床表现

EBA分为两种主要的临床形式,经典的机械大疱型(1/3的患者)和炎症型[2,20,21,84,85]。经典的机械大疱型在严重时类似于遗传性营养不良性EB,在病情轻时,则类似迟发性皮肤卟啉病[2]。临床特征为外伤易发部位的皮肤脆弱、糜烂、水疱、结痂和瘢痕,如手、指节、肘部、膝盖和足趾(图50.41和图50.42)。可出现瘢痕性脱发和指甲脱落[2]。炎症型类似于其他类的天疱疮疾病,如BP(占EBA一半患者)、MMP(5%～10%)和LAD(5%～10%)[20,21](图50.43和图50.44)。然而,经典型和炎症型可存在于同一患者中,EBA患者的临床表现可能在病程中发生变化[86-88]。亚型之间的区别在某种程度上仍然是人为定义的。这两种亚型都可发生在成人(图50.41和图50.43)和儿童(图50.42和图50.44)中。大约一半的患者会黏膜受累[20](图50.42和图50.43)。由于诊断重叠,呈现MMP样表现的患者,即黏膜病变占主导地位的患者,也可能被诊断为MMP[89](见图50.23)。

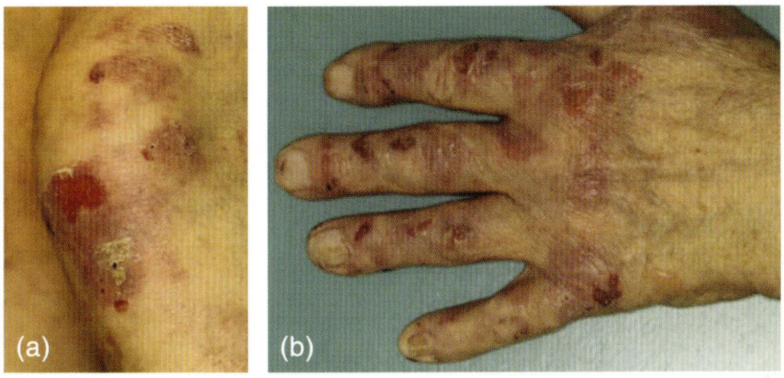

图 50.41 **获得性大疱性表皮松解症:机械大疱型**

75 岁男性患者,左膝红斑、糜烂和结痂(a)及左手伸侧易受创伤部位红斑斑块、萎缩性瘢痕、粟丘疹、结痂和紧张水疱(b)。

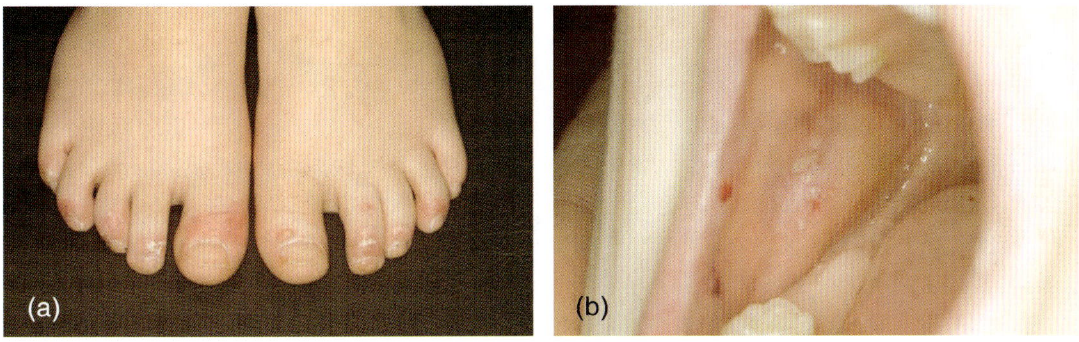

图 50.42 **儿童机械大疱型获得性大疱性松解症**

5 岁男童足趾背侧易受创伤部位出现红斑、糜烂、紧张性水疱(a),颊黏膜出现糜烂(b)。

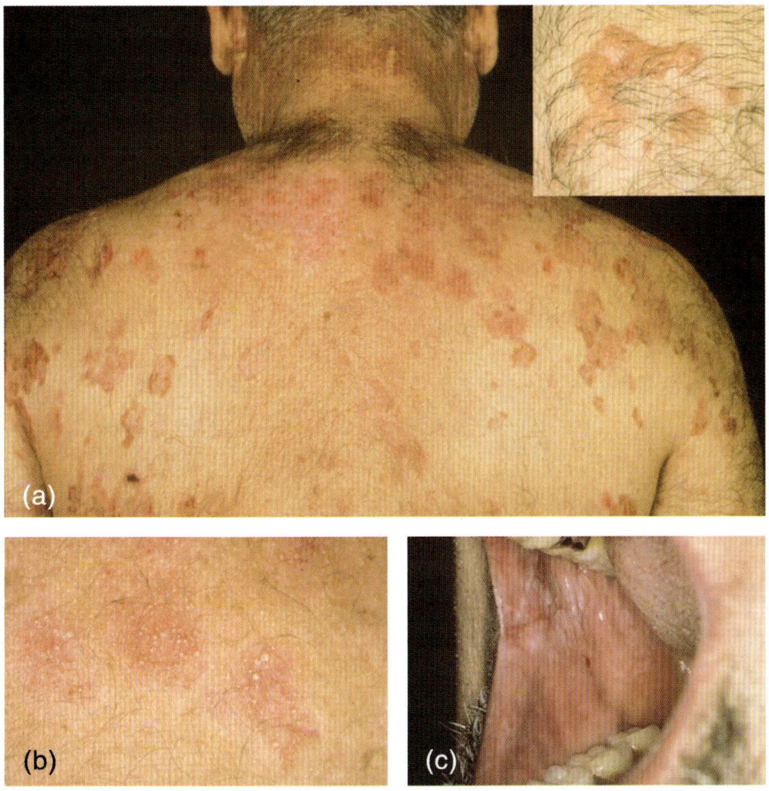

图 50.43 **炎症型获得性大疱性松解症**

糜烂和紧张性水疱(插图)上背部(a)、粟丘疹(b)和颊黏膜糜烂(c)。

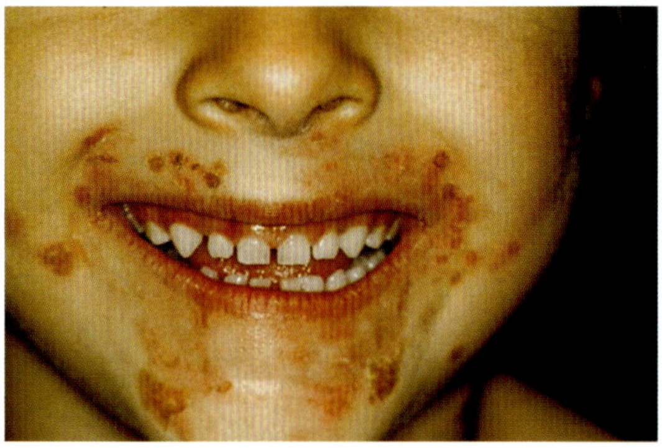

图 50.44　炎症型儿童获得性大疱表皮松解症，口周黄色结痂和糜烂

临床亚型

Brunsting 和 Perry 报道了表皮下水疱性自体免疫性疾病和头颈部皮肤损伤出现瘢痕性愈合的患者[90]。这些患者最好归类为瘢痕性类天疱疮的一种亚型[89]（见非常罕见的类天疱疮疾病）。在一些 Brunsting-Perry 表型的患者中，已经发现了针对Ⅶ型胶原的自身抗体[20,21,91-93]。这些患者也可划入 EBA[20,21,35]（见图 50.23）。

鉴别诊断

机械大疱型的患者需要与营养不良型大疱性表皮松解症（家族史，直接 IF 镜检）和迟发性皮肤卟啉症（尿中卟啉，直接免疫荧光镜检）鉴别。炎症型 EBA 需与 BP（与 BP180 反应）、MMP 和 LAD 鉴别。MMP 和 LAD 疾病也存在重叠的诊断（需要进行鉴别诊断）。我们建议对所有具有Ⅶ型胶原抗体的患者诊断为 EBA。如果出现眼瘢痕，或喉部、食管受累，这些患者最好归类为 MMP。

严重程度分级

EBA 目前还没有有效的疾病活动评分系统。

并发症和共病

类天疱疮组疾病没有报道过特殊的并发症和共患病。

病程和预后

EBA 是一种慢性复发性疾病，除了眼、食管、喉受累的 MMP，通常较其他类天疱疮疾病更难治疗[94]。与成人相比，患有 EBA 的儿童预后较好[23,27]。机械大疱型和炎症型对治疗反应无差异[21]。

检查

诊断基于临床表现、直接 IF 显微镜和血清学检查（图 50.45）。

直接 IF 显微镜的诊断价值包括模式分析，前面已经详细介绍（见病理学）。

如所有类天疱疮疾病，在 1M 氯化钠裂解人正常皮肤上进行间接 IF 检测 EBA 血清自身抗体，敏感性约为 50%[20,21]。在该实验中，EBA 中的自身抗体标记在人工裂隙的底部（见图 50.13）。重要的是，检测 IgA 抗体是必要的，因为大多数 EBA 患者血清含有 IgA[20,95]。在大约 15% 的 EBA 患者中，发现血清抗体只有 IgA。在这组患者中，患者更容易出现炎症型 EBA[20]。为了进一步鉴别和诊断 EBA，有两种商业成品检测试剂盒用于检测抗Ⅶ型胶原的 IgG 自身抗体[11,12]。一种是基于 NC1 表达的人细胞的间接 IF 显微镜检查（Euroimmun，Lübeck，Germany），另一种是基于 NC1 和 NC2 区域的 ELISA（MBL，Nagoya，Japan），检测敏感性分别为 92% 和 94%。然而，在这些研究中，只包含使用间接 IF 显微镜观察人盐裂皮肤的血清反应。血清Ⅶ型胶原特异性抗体检测的替代方法有真皮提取液免疫印迹法、人胎盘羊膜免疫印迹法或人工培养的 A431 细胞免疫印迹法，以及遗传性 EB 缺乏Ⅶ胶原皮肤的间接免疫荧光镜检法[96-98]。如果血清学结果为阴性，直接免疫荧光镜检的模式分析也不能确定，诊断的金标准则为直接免疫电镜显示 Ig 沉积部位[8,9,99]。或者对皮损周围组织进行活检，使用红色标记抗Ⅶ型胶原蛋白和绿色标记 IgG 进行 FOAM[74]。

治疗

针对 EBA 的治疗具有挑战性。与大多数其他类天疱疮疾病相比，EBA 的疾病活动性更难控制，目前尚无前瞻性对照试验[34,94,100-103]。主要治疗方法是系统使用糖皮质激素[泼尼松龙 0.5～2.0mg/(kg·d)，视病情轻重而定]联合秋水仙碱[104-106]和氨苯砜[100]。对于难治性或重症患者，环孢素、硫唑嘌呤、吗替麦考酚酯、金制剂、环磷酰胺、体外光诱导、抗 CD25 治疗（达克珠单抗、巴利昔单抗）[107,108]、血浆置换/免疫吸附[109]、IVIG[110]和利妥昔单抗[111,112]被成功应用于约 80 例患者中（综述[101-103,113]）。

儿童患者多联合应用系统糖皮质激素[泼尼松龙 1 mg/(kg·d)]和氨苯砜治疗。

治疗推荐

日本和澳大利亚学者推荐泼尼松龙 0.5～1.5 mg/(kg·d)（视病情活动度而定）联合秋水仙碱 0.5～3.0mg/d，加或者不加氨苯砜 1～2mg/(kg·d) 作为一线治疗[34,102]。对于难治性患者，建议使用环孢素、吗替麦考酚酯、IVIG、血浆置换/免疫吸附、IVIG 和利妥昔单抗[34,102]。美国学者 Gurcan 和 Ahmed 强调系统，使用糖皮质激素对 EBA 的疗效差，并提出如下治疗原则。

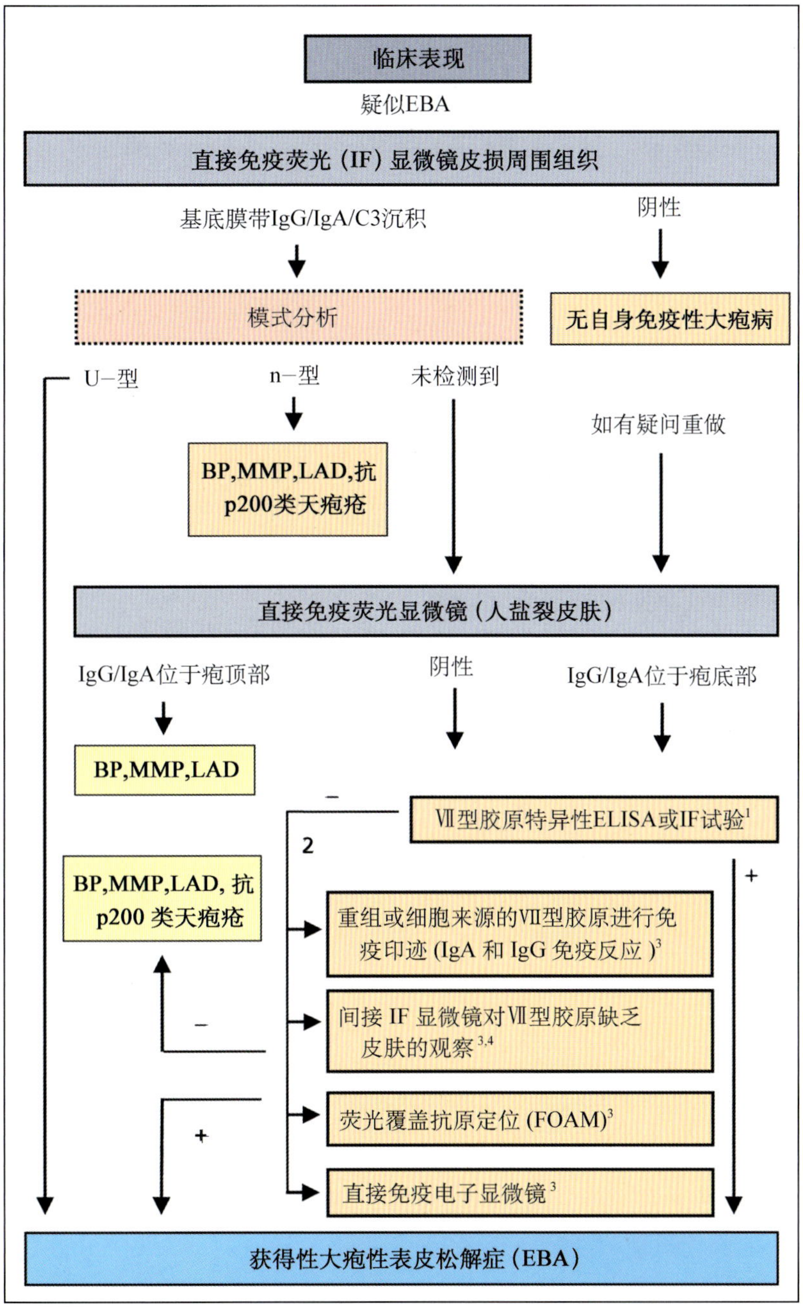

图 50.45 获得性大疱性表皮松解症(EBA)的诊断路径

①商用;②视可用性而定;四种检测方法中任何一种的阳性均可诊断EBA;③只能在专业实验室使用;④来自营养不良性大疱表皮松解症患者。BP,大疱类天疱疮;ELISA,酶联免疫吸附法;IF,免疫荧光;LAD,线状 IgA 皮病;MMP,黏膜性类天疱疮。

- 在部分患者或儿童患者中:氨苯砜、秋水仙碱、氨苯砜+秋水仙碱+低剂量泼尼松龙、IVIG 和(或)利妥昔单抗。
- 中度或皮肤黏膜疾病:氨苯砜、IVIG、利妥昔单抗、IVIG+利妥昔单抗(无支付限制);＜6 周的泼尼松龙、环孢素、吗替麦考酚酯、吗替麦考酚酯+免疫吸附、IVIG 和(或)利妥昔单抗(有经济方面的限制)[113]。

阶梯治疗

一线治疗

- 泼尼松龙 0.5～2.0mg/(kg·d)(视病情严重而定)+秋水仙碱 0.5～3.0mg/d(最高剂量为不导致腹泻)±氨苯砜 1.5mg/(kg·d)

二线治疗

- ＋ 吗替麦考酚酯(2g/d;1.440mg/d)或
- ＋ 环孢素 3～6mg/(kg·d)

三线治疗

- 免疫吸附±
- IVIG 每个月 2 g/kg 或
- 利妥昔单抗 2×1 g

大疱性系统性红斑狼疮

定义和术语

大疱性系统性红斑狼疮(bullous systemic lupus erythematosus,BSLE)是一种发生在 SLE 患者中的自身免疫性真皮下水疱性疾病[1-3]。水疱和糜烂并不局限于 LE 皮损处,往往出现在阳光暴露的皮肤上,愈合后无瘢痕形成。大多数 BSLE 患者有针对Ⅶ型胶原的抗体,被命名为Ⅰ型 BSLE;Ⅱ型 BSLE 的特点是对 DEJ 的其他抗原产生抗体[4-6]。在 SLE 患者中,BSLE 通常累及非洲裔的妇女。大疱病变通常对氨苯砜治疗反应迅速[7]。

同义名

- SLE 的大疱性皮疹
- 水疱大疱型系统性红斑狼疮

概述

BSLE 是一种临床和免疫病理上独特的表皮下自体免疫大疱性疾病,出现在 SLE 患者中。

20 世纪 80 年代的诊断标准包括:①根据美国风湿病协会标准诊断 SLE;②水疱主要但并非只出现在阳光暴晒的部位;③与疱疹样皮炎相似的组织病理学;④直接 IF 镜检示 DEJ 处的 IgG、和(或)IgA、和(或)C3 线性或颗粒状沉积,电镜示基底层下免疫反应物[1-3]。Gammon 等认识到,大多数 BSLE 患者与 EBA 患者具有针对相同抗原的自身抗体[4],后来被鉴定为Ⅶ型胶原[8]。20 世纪 90 年代中期,Gammon 和 Briggaman 及 Yell 等提出了更广泛的定义,并将 BSLE 细分为Ⅰ型(抗Ⅶ型胶原抗体)和Ⅱ型(对 DEJ 的其他抗原产生抗体)[5,6]。同时,在 BSLE 中发现抗 DEJ 其他靶抗原的自身抗体,包括抗 BP180、BP230 和层黏连蛋白 332 抗体[9,10],并报道 SLE 患者可伴发 BP、LAD 或 MMP[5,11-13]。

1889 年首次报道了与 BSLE 相似的病例,1973 年一例患者直接 IF 显微镜阳性,随后 1982 年 Hall 等收集了 BSLE 系列病例,并认识到氨苯砜治疗的有效性[7,14]。

诊断仍基于 Camisa 及其同事的标准[1-3]。血清中抗 DEJ 成分的自身抗体可使用现代诊断分析方法检测[15]。直接 IF 显微镜作为实用性工具进行锯齿模式分析,用于鉴别组织结合的Ⅶ型胶原自身抗体(u-锯齿模式)及所有其他 DEJ 的抗体(n-锯齿模式)[16,17]。BSLE 的临床特点及免疫病理如表 50.3 所示。

流行病学

发病率和患病率

在法国和新加坡,BSLE 的发病率估计在每年 0.22～0.26/100 万,而在德国和科威特的三项流行病学研究中均未发现病例(18－22 岁)。1%～2% 的 SLE 患者发生本病[23-25]。然而,也有报道多达 10%的 SLE 患者出现大疱性皮疹[23,26],因此在 SLE 患者中的发病率可能高于 1%～2%。在大量的免疫大疱性疾病患者血清中,1%～2%被确定为 BSLE[16,22,27]。

年龄

大多数患者发病年龄在 20、30 或 40 岁,反映了 SLE 的年龄分布规律[27]。然而,BSLE 也可能影响儿童和 60－70 岁的患者[27]。

性别

BSLE 女性多见,反映了 SLE 的性别分布规律。

种族

虽然 BSLE 与 SLE 类似,可发生在所有种族中,但在非洲裔黑人中发生 BSLE 的风险更高[11]。

相关疾病

没有特定的疾病与 BSLE 相关。

病理生理学

Ⅰ型 BSLE 的靶抗原为Ⅶ型胶原,与 EBA 一样[4,8]。BSLE 中的自身抗体主要与 NC1 区域结合,尤其是纤维连接蛋白样区域[28]。在各种体内外模型中证实了抗Ⅶ型胶原抗体的致病性[29-35],详述见前(见获得性大疱性表皮松解症)。在Ⅱ型 BSLE,可以没有自身抗体,也可在患者血清中检测到针对 DEJ 中除Ⅶ型胶原之外的其他结构蛋白的抗体,如抗 BP180、抗 BP230、抗层黏连蛋白 332 抗体[5,9-13,36]。我们可以推测，就像扁平苔藓样类天疱疮中所讨论的(见非常罕见的类天疱疮疾病)，LE 皮肤病变中典型的界面皮炎可能触发了 DEJ 蛋白和谷氨酰胺转氨酶的自身免疫反应，从而导致第二种自身免疫疾病——BSLE。或者个别患者中介导一些自身免疫性疾病发生增加的其他因素可能也起作用。因此，可以解释 SLE 与天疱疮或疱疹样皮炎的相关性[5]。

发病诱因

发病诱因仅在个别患者中有报道，包括药物(肼屈嗪、青霉胺、甲巯咪唑)和 UVB 辐射[37-40]。

病理学

组织病理学表现与疱疹样皮炎类似，表现为表皮下裂隙，真皮上部致密中性粒细胞浸润，有时在真皮乳头上部形成微脓肿及真皮水肿[3,6,7,41]。此外，黏液沉积通常见于真皮网状层，有时还可表现为白细胞破裂性血管炎[42]。没有皮肤 LE 的基底层空泡化改变。

皮损周围组织直接 IF 显微镜显示 IgG 在 DEJ 处呈线性(约 40%)或颗粒状(约 60%)沉积。70%～80%的活检组织中发现 IgM、IgA 和(或)C3 在 DEJ 处呈线状或颗粒状沉积[38]。在主要的 BSLE 形式(Ⅰ型)中，可以看到 u-锯齿状模式[16](图 50.40)。类似于 EBA，通过免疫电镜观察到免疫反应物定位在致密层下[6]。裂解面通常位于 Ig 沉积区，裂解面位于透明层的患者也有报道[43]。这些差异最好的解释是不同自身抗体的特异性，这在最初的报道中并没有被进一步的研究探索。

遗传学

在美国的一项病例报道，显示Ⅶ型胶原自身抗体(在 BSLE 和 EBA 中)与 DRB1 1501 等位基因[25]相关。

环境因素

到目前为止，还未发现相关的环境因素。触发因素见前(发病诱因)。

临床特征

病史

本病急性发作，通常表现为 SLE 患者发生泛发性水疱和大疱[27]。

临床表现

原发性病变包括在正常或红斑基础上出现紧张性水疱和大疱，疱液清或呈血性(图 50.46 和图 50.47)。且红色斑块可形成环状或靶形损害。病灶通常好发于曝光部位、颈部、躯干上部和四肢近端。与其他类天疱疮疾病相比，面部更易受累，在一些患者中面部可以是唯一的受累部位[43,44]。临床上，BSLE 可与 BP、LAD、疱疹样皮炎、EBA 表现类似。当该病与Ⅶ型胶原自身抗体相关时(Ⅰ型 BSLE)，患者则分别被描述为 EBA 的经典机械大疱型和炎症型[16,27]。该病通常不累及黏膜，无瘢痕或粟丘疹形成。没有瘙痒或瘙痒不明显，可出现烧灼感。有趣的是，大疱性皮疹的发生并不一定与系统性疾病活动性相关[6,7,27]。

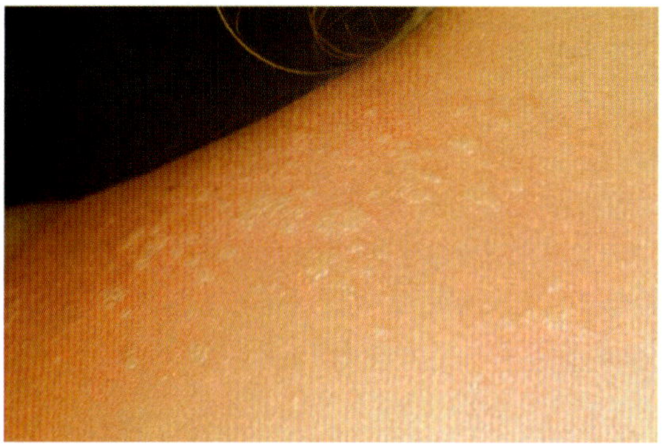

图 50.46 大疱性系统性红斑狼疮。红斑皮肤上的紧张水疱

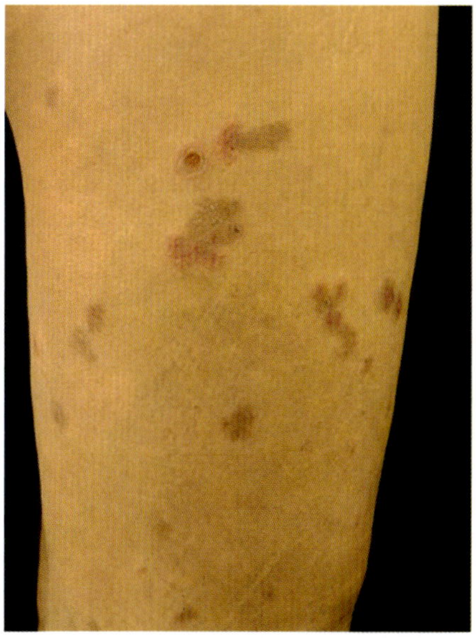

图 50.47 大疱性系统性红斑狼疮
系统性糖皮质类固醇激素开始治疗后数天，出现红斑、斑块及松弛的水疱。(由德国美因茨大学 K. Steinbrink 博士提供)

鉴别诊断

SLE 偶尔会因系统性疾病的高度活动性而发生水疱皮疹，这种患者组织病理学显示基底膜带广泛的空泡化，伴表皮下裂隙和真皮上部单一核细胞浸润。

第4部分

光敏或药疹可诱导出现水疱，通过直接 IF 显微镜观察 DEJ 处 IgG、IgM 和 IgA 呈带状沉积，无线状或颗粒状 Ig 沉积[5]。其他类天疱疮疾病，如 BP、LAD、EBA、抗 p200 类天疱疮以及疱疹样皮炎，可根据有无 SLE 病史与 BSLE 鉴别。SLE 诊断基于美国大学风湿学标准。一般 BSLE 通常预后良好，对氨苯砜治疗的反应迅速。

严重程度分级

尚无确定的 BSLE 疾病活动评分系统。

并发症和共病

该类天疱疮疾病没有相关的并发症和共病被报道。

病程和预后

在大多数患者，这种疾病是暂时性的。与其他类天疱疮不同（除了妊娠期类天疱疮），BSLE 常可完全消退，且不易复发，与系统性疾病活动性无关[27]。

检查

诊断仍以 Camisa 的标准为基础，在更大的患者群体中进一步观察，并开发检测血清自身抗体的新方法[1-3,5,6]。除了水疱性皮疹，BSLE 诊断的基本条件是存在 SLE，以及 DEJ 处线性或颗粒状 IgG 和（或）IgA 和（或）C3 沉积。组织病理学有助于疾病的诊断，通常显示在真皮上部较多中性粒细胞浸润和表皮下裂隙形成。血清自身抗体主要针对Ⅶ型胶原（Ⅰ型 BSLE），但针对 BP180、BP230 和 laminin 332 的抗体也有报道[5,9,10,12,13,36]（图 50.48）。在 2 例 BSLE 患者发现，血清抗Ⅶ型胶原 IgG 水平与大疱病变程度相一致[45,46]。在 1 名患者中发现，大疱性皮疹出现前 3 个月可检测到血清低水平自身抗体[45]。

治疗

氨苯砜对 90%左右的 BSLE 患者有效，可在数天或数周内改善临床症状[27,47]。事实上，对氨苯砜治疗的快速反应是 BSLE 区别于伴有类天疱疮 SLE 的特征之一。对氨苯砜治疗无反应的患者，提倡使用泼尼松龙和硫唑嘌呤[6,48,49]。个别患者对甲氨蝶呤（每周 10mg）或利妥昔单抗的治疗有效[50,51]。

阶梯治疗

一线治疗

- 氨苯砜 1.0～1.5 mg/(kg・d)

二线治疗

- 泼尼松龙 0.5～1.0mg/(kg・d)（视病情轻重而定）＋硫唑嘌呤 2.5 mg/(kg・d)（正常 TPMT 活性）或吗替麦考酚酯（2g/d；1.440mg/d）

三线治疗

- 甲氨蝶呤每周 10～15mg
- 利妥昔单抗 2×1 g

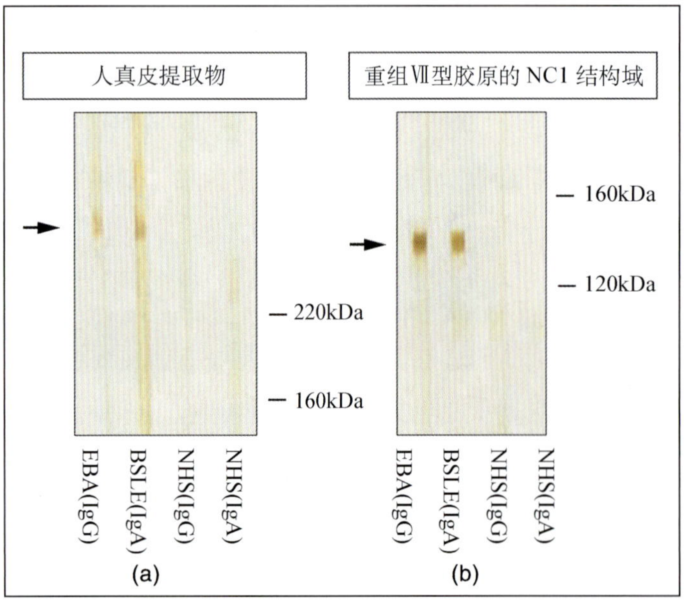

图 50.48 大疱性系统性红斑狼疮（BLSE）血清自身抗体

Ⅰ型，通过免疫印迹发现 IgA 自身抗体标记真皮提取物中的 290 kDa Ⅶ型胶原蛋白（a）和 140 kDa Ⅶ型胶原蛋白的重组 NC1 区域（b）。该患者的临床表现如图 50.47 所示。EBA，获得性大疱表皮松解症；NHS，正常人血清。

罕见的大疱性疾病

扁平苔藓样类天疱疮

扁平苔藓样类天疱疮(lichen planus pemphigoides,ICD-10:L43.1)总是与扁平苔藓同时出现,成人和儿童均可受累[1-3]。目前文献报道不足 50 例。与 BP 相比,该疾病:①受累患者年龄相对较轻(平均发病年龄在 40 岁左右);②主要发生在四肢;③特异性靶向 NC16A 区域内的 C-末端表位;④病情较轻。由于这些原因,扁平苔藓样类天疱疮可以被认定为类天疱疮疾病中的一个独立病种[5]。

就像 BSLE,推测以扁平苔藓为代表的慢性界面皮炎可能触发对 BP180 的免疫应答。因为扁平苔藓病情充分控制后,扁平苔藓样类天疱疮才能缓解。

诊断基于扁平苔藓病灶外的紧张性水疱(图 50.49),直接 IF 显微镜发现基底膜带 IgG 和(或)C3 的线性沉积及循环抗 BP180 和 NC16A IgG 抗体。治疗扁平苔藓,避免基底膜带自身免疫过程进一步发展。另外,治疗方法可采用 BP 的治疗原则。

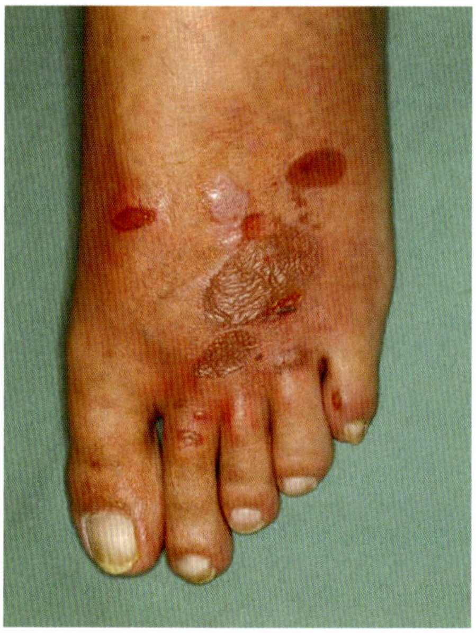

图 50.49 扁平苔藓样类天疱疮

糜烂、红斑,部分破裂,水疱干燥,左脚有紧张性水疱。此外,可见扁平苔藓皮损。值得注意的是,糜烂和水疱与扁平苔藓皮损是独立存在的。

瘢痕性类天疱疮

瘢痕性类天疱疮(cicatricial pemphigoid)这一术语以前曾用于 MMP 的患者[6]。在一次国际专家会议之后,瘢痕性类天疱疮一词目前仅用于类天疱疮的一种罕见亚型,黏膜很少受累,而皮损呈瘢痕性愈合[6]。该疾病患者如通过直接 IF 检测抗体呈 u 形锯齿状分布,或检测到血清抗 Ⅶ 型胶原自身抗体,则将其归类为 EBA(图 50.50 和图 50.51;见图 50.23)。

布鲁汀-佩里类天疱疮(Brunsting-Perry pemphigoid) 目前被认为是瘢痕性类天疱疮的临床亚型。到目前为止,报道不足 100 名患者。1957 年,Brunsting 和 Perry 描述了一组无黏膜累及,表现为头颈部表皮下水疱、糜烂、出血结痂和萎缩性瘢痕的患者[7]。这种疾病常见于中老年人群。

皮肤损伤主要分布于头部、颈部和上躯干(图 50.52 和图 50.53)。黏膜也可以累及,但不是好发部位[8-10]。直接 IF 镜检示基底膜处 IgG 和(或)C3 呈线状沉积。布鲁汀-佩里类天疱疮可能是一种异质性疾病,有多种靶抗原,包括 Ⅶ 型胶原、BP180、BP230、层黏连蛋白 332 和桥粒斑蛋白[9-19]。其中 Ⅶ 型胶原蛋白是最常见的靶抗原,因此在这些患者中表现为局限性 EBA[8,9,17,18]。与此相一致的是,在大多数布鲁汀-佩里类天疱疮患者中,电镜显示在透明层下有裂隙形成。在个别患者中,外伤[21]、口服呋塞米和阳光曝晒[21]与疾病发病相关。鉴别诊断包括鳞状细胞癌、基底细胞癌[23]、脓皮病、头皮糜烂性脓疱病和人工皮炎。治疗通常包括局部外用糖皮质激素。据报道,外用他克莫司和外用糖皮质激素联合秋水仙碱或氨苯砜有良好疗效[14,16,24]。

抗 Ⅳ 型胶原类天疱疮

Ghohestani 等报道了 3 例泛发性水疱和肾功能不全的患者[25,26]。通过病变组织病理学检查,发现表皮下裂隙和真皮上部致密嗜酸性粒细胞浸润。直接免疫荧光显微镜检测显示,2 名患者基底膜带 IgG 呈线性沉积,1 名患者 IgA 呈线性沉积,3 名患者 C3 呈线性沉积。1M 盐裂试验示 IgG/IgA 沉积在人工裂隙底部。血清自身抗体与肾小球基底膜、Ⅳ 型胶原蛋白的 α5 链(在所有三个患者)、Ⅳ 型胶原蛋白 α5 和 α6 链(在一个患者)有免疫反应[25,26]。

第4部分

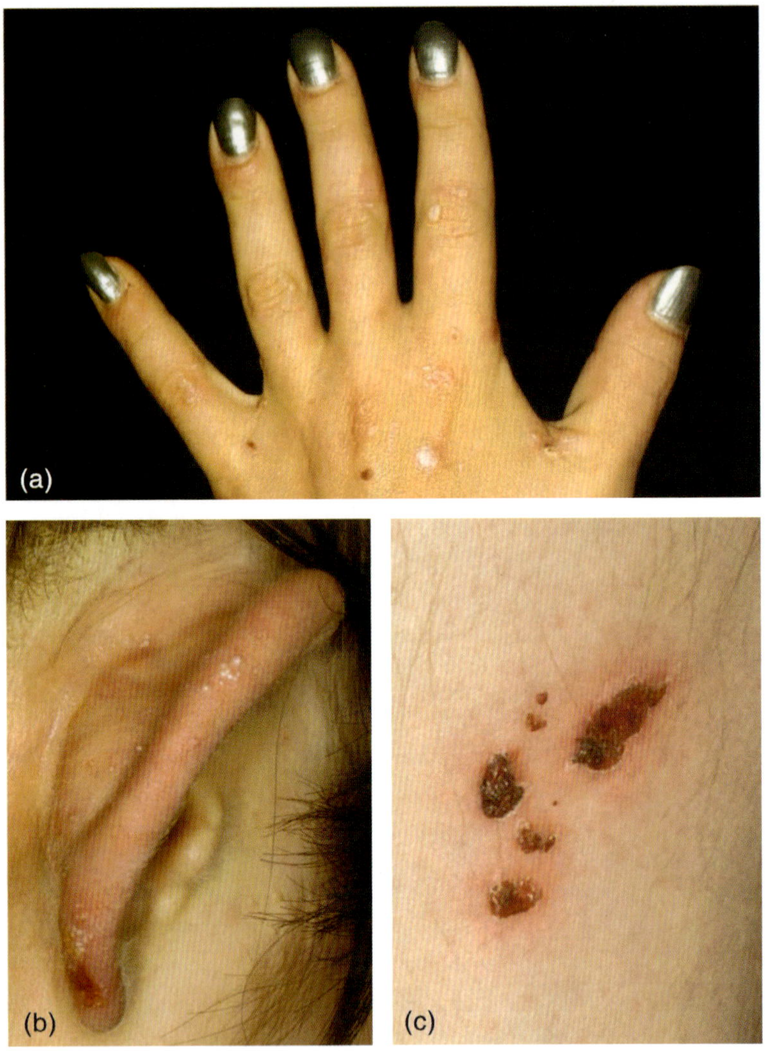

图 50.50 瘢痕性类天疱疮

一名 36 岁妇女，拇指和环指之间有紧张的水疱，左手背侧一些萎缩性丘疹和斑疹(a)，右耳粟丘疹、结痂和糜烂(b)，以及右腿结痂(c)。未累及黏膜(未显示)。直接免疫荧光(IF)显微镜显示在真皮-表皮交界(DEJ)处 IgG 和 C3 呈线性沉积。间接免疫荧光镜检发现血清自身抗体标记在人盐裂皮肤的表皮侧，各种酶联免疫吸附试验(ELISA)和免疫印迹分析没有检测到 BP180、BP230 和 α6 整合素的免疫反应。

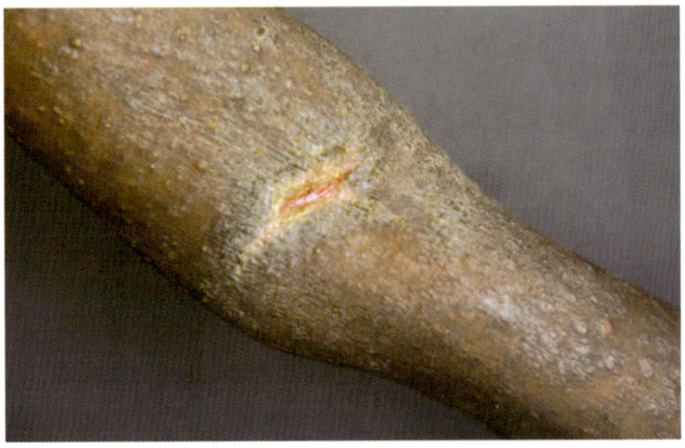

图 50.51 瘢痕性类天疱疮

一名 24 岁乌干达男子的右臂出现紧张性水疱、糜烂、粟丘疹和瘢痕。无眼结膜累及，出现少许口腔黏膜病变。血清有 BP180、BP230 和层黏连蛋白 332 免疫反应[32]。

抗 105 kDa 类天疱疮

Chan 和同事描述了 2 名患者，年龄分别为 59 岁和 85 岁，出现泛发性水疱，分别类似多形红斑和 BP[27-29]。2 名患者均有严重的口腔病变，其中一名患者累及咽、食管和眼结膜，无瘢痕或粟丘疹形成。病灶活检示表皮下裂隙，真皮乳头层致密中性粒细胞浸润，与疱疹样皮炎相似，直接 IF 镜检示基底膜带 IgG 和 C3 呈线性沉积[27-29]。2 例患者的血清自身抗体在人盐裂皮肤的真皮侧，并通过培养的角质形成细胞和人皮肤提取物行免疫印迹法发现该抗体与 105kDa 大小的蛋白有免疫反应。并在 1 例患者中，检测到自抗体与 BP230 有免疫反应[27-29]。随后对目标抗原进一步细化，但不能识别特异性分子[30,31]。

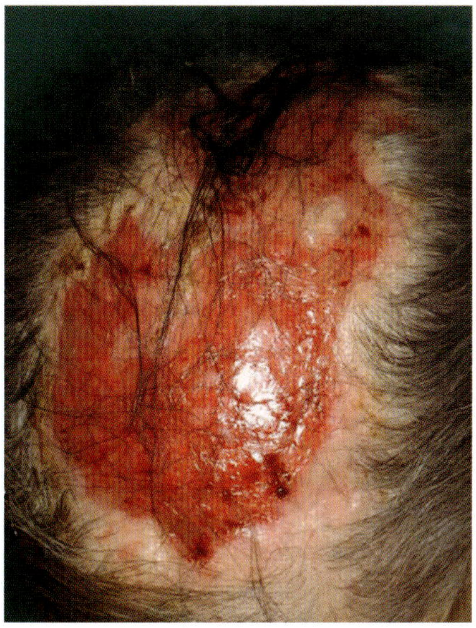

图 50.52 布鲁汀-佩里类天疱疮

一名 76 岁妇女头皮上的糜烂和结痂。通过直接免疫荧光（IF）显微镜观察真皮-表皮交界处（DEJ）IgG 和 C3 呈线性沉积，血清自身抗体识别 BP180 多个抗原表肽（NC16A，LAD-1，C 端）和 BP230。

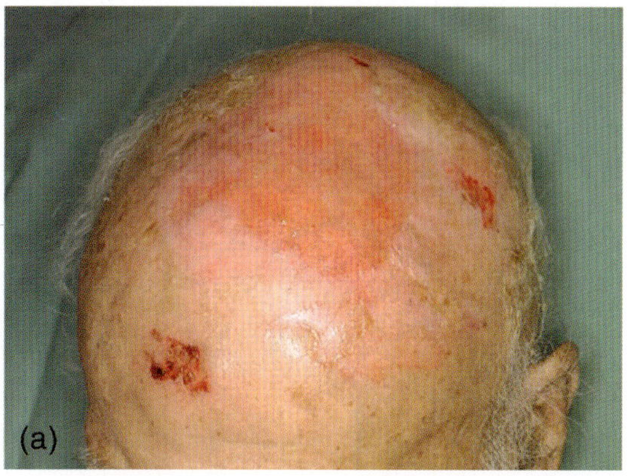

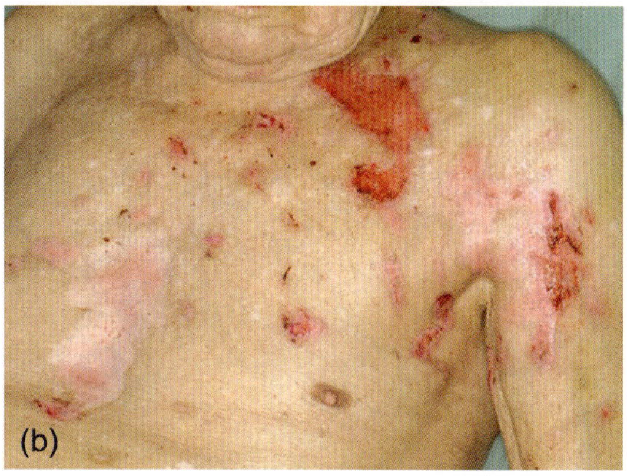

图 50.53 布鲁汀-佩里类天疱疮

95 岁男性头皮(a)、胸部和左上臂皮肤糜烂，以及萎缩性瘢痕(b)。IgG 和 C3 在真皮-表皮交界处（DEJ）呈线性沉积。血清自身抗体特异性标记在盐裂皮肤的表皮侧，并与 BP180-NC16A 出现免疫反应。

Resources

Further information

British Association of Dermatologists' guidelines for the management of pemphigus and the management of bullous pemphigoid www. bad. org. uk/health-careprofessionals/clinical-standards/clinical-guide-lines

French guidelines (protocoles nationaux de diagnostic et de soins) for the management of pemphigus, management of bullous pemphigoid, management of mucous membrane pemphigoid, management of linear IgA disease, management of epidermolysis bullosa acquisita and management of dermatitis herpetiformis www. has-sante. fr

Guidelines of the German Dermatological Society for the diagnosis of pemphigus and bullous pemphigoid and treatment of pemphigus and bullous pemphigoid www. awmf. org/leitlinien

All last accessed August 2015.

Patient resources: support groups

UK www. pemfriends. co. uk and www. pemphigus. org. uk

Germany www. pemphigus-pemphigoid-selbsthilfe. de

Italy www. assoc-apai. org and www. pemfigo. it

France www. pemphigus. asso. fr

Turkey www. turkdermatoloji. org. tr

Australia www. blisters. org. au

Canada www. pemphigus. ca

International Pemphigus and Pemphigoid Foundation[33]

All last accessed August 2015.

疱疹样皮炎

定义和术语

疱疹样皮炎（dermatitis herpetiformis）是一种慢性、瘙痒剧烈的皮肤疾病，与麦胶蛋白敏感性肠病有关。真皮乳头内有抗谷氨酰胺转氨酶 IgA 沉积，导致中性粒细胞浸润和水疱形成。

同义名

- Duhring-Brocq 病。

概述

疱疹样皮炎最早由 Duhring 于 1884 年报道[1]。它是一种慢性自身免疫性水疱疾病，可致严重的瘙痒性皮疹，主要累及伸侧皮肤[2,3]。特征性的水疱通常不明显，因为皮损瘙痒后被搔抓剥落及破坏。疱疹样皮炎与麦胶蛋白敏感性肠病(GSE)密切相关[4,5]。这两种疾病都具有抗转谷氨酰胺转氨酶的 IgA 自身抗体，在疱疹样皮炎患者中，该抗体沉积于真皮乳头上部。疱疹样皮炎的治疗包括严格避免进食麦胶蛋白食物，并使用磺胺类药物如氨苯砜。

流行病学

发病率和患病率

该病在北欧后裔中最为常见，患病率为每 10 万人中有 1.2～39.2 人发病，年发病率为每 10 万人中 0.4～2.6 人[6,7]。英国最近的一项基于大量人口的研究表明，尽管 GSE 的发病率在 1990－2011 年期间有所上升，但该期间疱疹样皮炎的发病率从 1.8/10 万下降到 0.8/10 万[8]。有趣的是，疱疹样皮炎患者的死亡率低于预期，这可能是由于他们的饮食结构调整所致[9]。

年龄

一些研究发现，疱疹样皮炎在男性中更常见[10]，男性与女性比值为 1.5～2∶1[11]。

种族

主要发生在北欧后裔，在亚洲和非洲人群中最不常见，尽管偶有病例报道[12]。有趣的是，这种疾病的发病率和流行率在北美欧洲后裔人群与北欧人群相似。表明遗传因素在疾病易感性中的重要性[11]。亚洲疱疹样皮炎患者往往在皮肤上呈现独特的纤维状 IgA 沉积模式，且很少与 GSE 相关[13,14]。

相关疾病

疱疹样皮炎与 GSE 的相关性最常见。然而，疱疹样皮炎患者，GSE 的严重程度差异很大，可能无临床症状或轻度症状[15,16]。因此，所有的疱疹样皮炎患者都应由胃肠科专家检查及研究。疱疹样皮炎可增加小肠淋巴瘤的风险[17]。

自身免疫性疾病趋向相互关联，可能是由于遗传易感性因素，疱疹样皮炎也不例外。最常见与自身免疫性甲状腺疾病相关[18,19]，所有疱疹样皮炎患者均应筛查甲状腺疾病。此外，疱疹样皮炎患者并发 1 型糖尿病[20]、Addison 病[21]、白癜风[18]的风险增加。

病理生理学

疱疹样皮炎和 GSE 的病理学基础是由于抗谷氨酰胺转移酶自身抗体，主要是 IgA 型[2]。在 GSE 中，主要的靶点是组织型转谷氨酰胺转移酶[22]，而在疱疹样皮炎中，越来越多的证据表明表皮型转谷氨酰胺转移酶 3(TG3)可能是主要抗原[23]。这两种蛋白在酶结构域上具有显著的同源性，并在正常表皮中表达，其中 TG3 在角质化包膜的交联和维持中发挥重要作用[24]。

疱疹样皮炎的炎症和瘙痒的发病机制尚待充分阐明[25,26]。机制假说包括角质形成细胞释放 TG3 到真皮乳头，结合循环 IgA 抗体；或者 TG3 和 IgA 的循环复合物沉积到皮肤上。随后中性粒细胞浸润，导致透明层内发生炎症和分离。

遗传学

多项研究表明，疱疹样皮炎与某些 HLA 类型之间存在关联，尤其是 HLA-DQ2，其次是 HLA DQ8[27,28]。使用 HLA DQ8 转基因小鼠，并给予麦胶蛋白刺激后出现 GSE，证实了 MHC 在发病机制中的关键作用[29,30]。全基因组关联研究发现其他非 MHC 基因也与 CSE 相关，包括肌球蛋白 IXB、IL-12、IL-23 和 CCR3[2]，虽然这些与疱疹样皮炎(或 GSE)发病机制的相关性尚不清楚。GSE 或疱疹样皮炎患者的一级亲属更容易罹患其中一种或另一种疾病，因此需要进行家族筛查[31,32]。同卵双胞胎的疾病发生一致率超过 0.9[33]。

环境因素

参与 GSE 和疱疹样皮炎发病的主要环境因素是膳食中的麦胶蛋白及其成分麦醇溶蛋白[2]。有趣的是，tTG 负责将肠黏膜中的麦胶蛋白修饰成一种更具免疫原性的形式，能够更好地与 HLA-DQ2 结合[34]。与疱疹样皮炎相关的其他环境因素包括碘暴露(碘暴露可导致该病的突然发作[35])和吸烟(吸烟可能改善该病)[36,37]。

临床特征

病史

疱疹样皮炎患者的主要症状是瘙痒。皮疹最典型分布在伸侧，如肘部、膝盖、臀部和头皮。也可出现伴发疾病的症状，如 GSE，出现腹胀、腹泻和其他胃肠道不适症状，或伴发其他自身免疫性疾病，包括甲状腺功能减退。

临床表现

疱疹样皮炎的特征性皮疹是位于伸侧的成组性红斑丘疹和水疱(图 50.54)。该病瘙痒明显，所以罕见完整的水疱，患者可能只是出现糜烂面[38]。病变往往是对称的，愈合无瘢痕。患者可能出现手掌和足跖点状紫癜[39,40]。黏膜可能受累[41]。也有报道牙齿异常，尤其是牙釉质凹点[42,43]。有趣的是，GSE 患者的一级亲属也可能显示牙釉质缺损[44]。

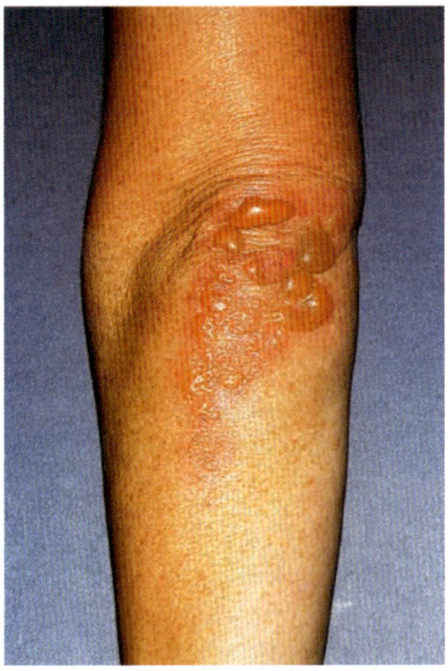

图 50.54　疱疹样皮炎，肘部完整的大疱
（由英国剑桥阿登布鲁克医院 Dr R. J. Pye 提供）

鉴别诊断

疱疹样皮炎的鉴别诊断包括许多瘙痒性和水疱性疾病，包括线性 IgA 病、类天疱疮、湿疹和疥疮。由于疱疹样皮炎的皮损通常是非特异性的，对于原因不明或难治性瘙痒性疾病，应进行皮肤活检，并进行直接免疫荧光检测。

并发症和共病

疱疹样皮炎的主要并发症和共病与 GSE 相关，与发生小肠淋巴瘤的风险有关[45]。GSE 可致吸收不良，出现贫血、体重减轻和骨质疏松症。儿童可出现身材矮小。

GSE（导致疱疹样皮炎）可能很少与包括共济失调和神经病变在内的神经系统变化相关[46,47]。

病程和预后

疱疹样皮炎是一种慢性疾病，需要患者长期无麦胶蛋白饮食。那些能够做到这一点且疾病控制有效的患者，有较好的长期生存率[9]，并且能够减少或停用氨苯砜治疗。最近的数据表明，对无麦胶蛋白饮食反应差的 GSE 患者，预后也差[48]。虽然该病是一种慢性疾病，但已公认其症状可缓解，而且在 40 岁以上的成人患者中更为常见[49]。

检查

疱疹样皮炎的诊断主要依据临床表现、组织病理学、直接 IF 和血清学检测[3]。疱疹样皮炎完整水疱的组织病理学表现为表皮下水疱，真皮乳头上部中性粒细胞浸润，常伴有血管周围炎细胞浸润。因为瘙痒明显，临床上水疱少见，所以组织病理可能看不到皮肤裂隙。

直接 IF 样本最好取自皮损周围皮肤，因为病变组织可能丢失特征性变化[50,51]。诊断性表现为真皮乳头处 IgA 呈颗粒状或纤维状沉积（图 50.55）。IgA 纤维样沉积与亚洲人群的疱疹样皮炎患者相关。也可同时出现 C3 与 IgA 沉积。

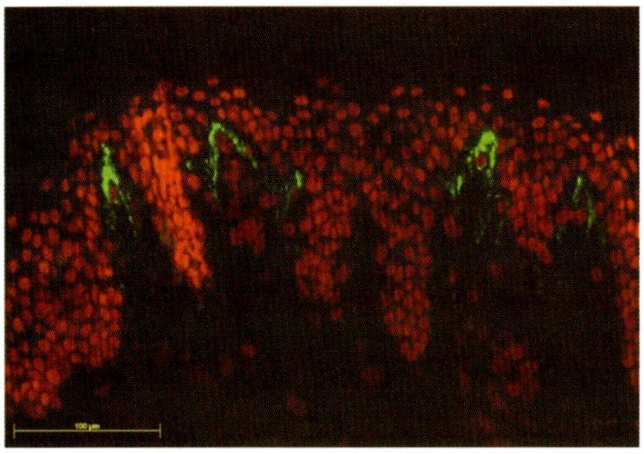

图 50.55　疱疹样皮炎
直接免疫荧光显示真皮乳头内颗粒状 IgA 沉积。

治疗

疱疹样皮炎的治疗尚无随机临床试验。因此，治疗是基于临床经验和系列病例报道（见阶梯治疗）。

疱疹样皮炎长期治疗的基础是严格遵守无麦胶蛋白饮食[52-54]。随时间的变化，这不仅能改善皮肤症状，而且在相关的 GSE 疾病治疗中也是必不可少的。应该记住的是，皮肤症状的改善可能是缓慢的，需要几个月或几年的时间。患者最好咨询有经验的营养师，他们将能够提供适当的支持，因为保持严格的无麦胶蛋白饮食是困难的。无掺杂的纯燕麦不会造成问题，但患者需要避免接触所有小麦、大麦和黑麦。有效地避免麦胶蛋白，解决了显性或亚临床的 GSE 症状，可出现良好的效果，并可能降低淋巴瘤发生的长期风险[55]。由于疱疹样皮炎对无麦胶蛋白饮食治疗反应缓慢，在短期到中期内大多数患者需要药物干预来控制疾病。氨苯砜和相关的磺胺类药物已被证明是非常有效的，通常在治疗开始的几天内就能抑制瘙痒[15]。值得注意的是，氨苯砜对相关的 GSE 的胃肠道方面没有作用。

氨苯砜在疱疹样皮炎中的作用机制是对中性粒

细胞功能和募集的影响[56]，一般每日剂量为 25～150mg[57]。尽管可能发生溶血[58]、高铁血红蛋白血症[59]和粒细胞缺乏症[60]等血液学不良反应，但其总体耐受性良好。因此，患者需要定期监测血液，尤其是在治疗的早期阶段。非血液学的不良反应包括严重的药物过敏反应（"氨苯砜超敏反应综合征"[61]）和周围神经病变[62]。葡萄糖-6-磷酸酶（G6PD）缺乏的患者更容易出现氨苯砜的不良反应[63]，G6PD 活性应尽可能在治疗前进行检查，尤其是在高危人群中。同时给予西咪替丁，通过抑制细胞色素 P-450 酶，可减少氨苯砜的不良反应[64-66]，并可能对一些患者有帮助。氨苯砜应与无麦胶蛋白饮食联合使用。随着时间的推移，只要患者能够坚持无麦胶蛋白饮食，就有可能减少或停用氨苯砜且不复发。

其他磺胺类药物对疱疹样皮炎也有疗效，包括磺胺甲氧嘧啶[67]、磺胺吡啶[68]和磺胺嘧啶[69]。其作用机制与氨苯砜类似，对氨苯砜不能耐受的患者可能有一定的疗效。然而，在撰写本文时，磺胺甲氧嘧啶尚未用于临床。系统应用糖皮质激素获益有限，尽管局部外用糖皮质激素在短期内可能有减少瘙痒的作用。

目前，只有一个疱疹样皮炎的英语治疗指南[53]，其他为荷兰语[70]、法语[71]和西班牙语指南[72]。

阶梯治疗

疱疹样皮炎的治疗流程

一线治疗
- 无麦胶蛋白饮食
- 氨苯砜 25～150mg/d
- 强效糖皮质激素外用

二线治疗
- 磺胺甲氧嗪 0.5～1.5g/d（联合无麦胶蛋白饮食）

三线治疗
- 磺胺吡啶 250～750mg/d
- 或柳氮磺胺吡啶 1～2g/d（联合无麦胶蛋白饮食）

（**译者**：杨宝琦 胡莉芳 **一审**：李清扬 付俊 侯麦花 **二审**：王刚 **三审**：晋亮 **润色**：葛格）

参考文献

所有文献请查阅网址：www.rooksdermatology.com.
以下列出的是重要参考文献。

Intraepidermal immunobullous diseases

[3] Langan SM, Smeeth L, Hubbard R, Fleming KM, Smith CJP, West J. Bullous pemphigoid and pemphigus vulgaris-incidence and mortality in the UK: population based cohort study. *BMJ* 2008;337:a180.

[15] Waschke J. The desmosome and pemphigus. *Histochem Cell Biol* 2008;130:21-54.

[22] Anhalt GJ. Paraneoplastic pemphigus. *J Investig Dermatol Symp Proc* 2004;9:29-33.

[37] Diaz LA, Sampaio SA, Rivitti EA, *et al*. Endemic pemphigus foliaceus(fogo selvagem). I. Clinical features and immunopathology. *J Am Dermatol* 1989;20:657-69.

[38] Diaz LA, Sampaio SA, Rivitti EA, *et al*. Endemic pemphigus foliaceus(fogo selvagem): II. Current and historic epidemiologic studies. *J Invest Dermatol* 1989;92:4-12.

[96] Saha M, Bhogal B, Black MM, Cooper D, Vaughan RW, Groves RW. Prognostic factors in pemphigus vulgaris and pemphigus foliaceus. *Br J Dermatol* 2014;170:116-22.

[102] Schmidt E, Zillikens D. Modern diagnosis of autoimmune blistering skin diseases. *Autoimmun Rev* 2010;10:84-9.

[109] Kasperkiewicz M, Schmidt E, Zillikens D. Current therapy of the pemphigus group. *Clin Dermatol* 2012;30:84-94.

[128] Amagai M, Ikeda S, Shimizu H, *et al*. A randomized double-blind trial of intravenous immunoglobulin for pemphigus. *J Am Acad Dermatol* 2009;60:595-603.

[129] Joly P, D'Incan M, Musette P. Rituximab for pemphigus vulgaris. *N Engl J Med* 2007 Feb 1;356:521, author reply 521-2.

Subepidermal immunobullous diseases

Bullous pemphigoid

[2] Schmidt E, Zillikens D. Pemphigoid diseases. *Lancet* 2013;381:320-32.

[13] Liu Z, Diaz LA, Troy JL, *et al*. A passive transfer model of the organ-specific autoimmune disease, bullous pemphigoid, using antibodies generated against the hemidesmosomal antigen, BP180. *J Clin Invest* 1993;92:2480-8.

[25] Langan SM, Smeeth L, Hubbard R, Fleming KM, Smith CJ, West J. Bullous pemphigoid and pemphigus vulgaris-incidence and mortality in the UK: population based cohort study. *BMJ* 2008;337:a180.

[29] Langan SM, Groves RW, West J. The relationship between neurological disease and bullous pemphigoid: a population-based case-control study. *J Invest Dermatol* 2010; 131: 631-6.

[58] Giudice GJ, Emery DJ, Zelickson BD, Anhalt GJ, Liu Z, Diaz LA. Bullous pemphigoid and herpes gestationis autoantibodies recognize a common non-collagenous site on the BP180 ectodomain. *J Immunol* 1993;151:5742-50.

[64] Schmidt E, Obe K, Brocker EB, Zillikens D. Serum levels of autoantibodies to BP180 correlate with disease activity in patients with bullous pemphigoid. *Arch Dermatol* 2000; 136: 174-8.

[202] Joly P, Roujeau JC, Benichou J, *et al*. A comparison of oral and topical corticosteroids in patients with bullous pemphigoid. *N Engl J Med* 2002;346:321-7.

[207] Schmidt E, Goebeler M, Hertl M, *et al*. S2k Guidelines for diagnosis of pemphigus vulgaris/foliaceus and bullous pemphigoid. *J Dtsch Dermatol Ges* 2015;13:713-27.

[230] Venning VA, Taghipour K, Mohd Mustapa MF, Highet AS, Kirtschig G. British Association of Dermatologists' guidelines for the management of bullous pemphigoid 2012. *Br J Dermatol* 2012;167:1200-14.

Mucous membrane pemphigoid

[1] Chan LS, Ahmed AR, Anhalt GJ, *et al*. The first international consensus on mucous membrane pemphigoid: definition, di-

agnostic criteria, pathogenic factors, medical treatment, and prognostic indicators. *Arch Dermatol* 2002;138:370-9.
[2] Schmidt E, Zillikens D. Pemphigoid diseases. *Lancet* 2013; 381:320-32.
[11] Egan CA, Lazarova Z, Darling TN, Yee C, Cote T, Yancey KB. Anti-epiligrin cicatricial pemphigoid and relative risk for cancer. *Lancet* 2001;357:1850-1.
[25] Wojnarowska F, Marsden RA, Bhogal B, Black MM. Chronic bullous disease of childhood, childhood cicatricial pemphigoid, and linear IgA disease of adults. A comparative study demonstrating clinical and immunopathologic overlap. *J Am Acad Dermatol* 1988;19:792-805.
[32] Domloge-Hultsch N, Gammon WR, Briggaman RA, *et al*. Epiligrin, the major human keratinocyte integrin ligand, is a target in both an acquired autoimmune and an inherited subepidermal blistering skin disease. *J Clin Invest* 1992; 90: 1628-33.
[37] Balding SD, Prost C, Diaz LA, *et al*. Cicatricial pemphigoid autoantibodies react with multiple sites on the BP180 extracellular domain. *J Invest Dermatol* 1996;106:141-6.
[50] Setterfield J, Shirlaw PJ, Bhogal BS, Tilling K, Challacombe SJ, Black MM. Cicatricial pemphigoid: serial titres of circulating IgG and IgA antibasement membrane antibodies correlate with disease activity. *Br J Dermatol* 1999;140:645-50.
[81] Saw VP, Dart JK. Ocular mucous membrane pemphigoid: diagnosis and management strategies. *Ocul Surf* 2008;6:128-42.
[107] Kirtschig G, Murrell DF, Wojnarowska F, Khumalo NP. Interventions for mucousmembrane pemphigoid and epidermolysis bullosa acquisita. *Cochrane Database Syst Rev* 2009:CD004056.
[117] Le Roux-Villet C, Prost-Squarcioni C, Alexandre M, *et al*. Rituximab for patients with refractory mucous membrane pemphigoid. *Arch Dermatol* 2011;147:843-9.

Linear IgA bullous dermatosis

[1] Schmidt E, Zillikens D. Pemphigoid diseases. *Lancet* 2013; 381:320-32.
[8] Wojnarowska F, Collier PM, Allen J, Millard PR. The localization of the target antigens and antibodies in linear IgA disease is heterogeneous, and dependent on the methods used. *Br J Dermatol* 1995;132:750-7.
[9] Marinkovich MP, Taylor TB, Keene DR, Burgeson RE, Zone JJ. LAD-1, the linear IgA bullous dermatosis autoantigen, is a novel 120-kDa anchoring filament protein synthesized by epidermal cells. *J Invest Dermatol* 1996;106:734-8.
[16] Marinkovich MP, Taylor TB, Keene DR, Burgeson RE, Zone JJ. LAD-1, the linear IgA bullous dermatosis autoantigen, is a novel 120-kDa anchoring filament protein synthesized by epidermal cells. *J Invest Dermatol* 1996;106:734-8.
[33] Pas HH, Kloosterhuis GJ, Heeres K, van der Meer JB, Jonkman MF. Bullous pemphigoid and linear IgA dermatosis sera recognize a similar 120-kDa keratinocyte collagenous glycoprotein with antigenic cross-reactivity to BP180. *J Invest Dermatol* 1997;108:423-9.
[34] Zone JJ, Taylor TB, Meyer LJ, Petersen MJ. The 97 kDa linear IgA bullous disease antigen is identical to a portion of the extracellular domain of the 180 kDa bullous pemphigoid antigen, BPAg2. *J Invest Dermatol* 1998;110:207-10.
[37] Nishie W, Lamer S, Schlosser A, *et al*. Ectodomain shedding generates Neoepitopes on collagen XVII, the major autoantigen for bullous pemphigoid. *J Immunol* 2010;185:4938-47.
[38] Zillikens D, Herzele K, Georgi M, *et al*. Autoantibodies in a subgroup of patients with linear IgA disease react with the NC16A domain of BP1801. *J Invest Dermatol* 1999; 113: 947-53.
[52] Buijsrogge JJ, Diercks GF, Pas HH, Jonkman MF. The many faces of epidermolysis bullosa acquisita after serration pattern analysis by direct immunofluorescence microscopy. *Br J Dermatol* 2011;165:92-8.
[78] Ng SY, Venning VV. Management of linear IgA disease. *Dermatol Clin* 2011;29:629-30.
[80] Kasperkiewicz M, Meier M, Zillikens D, Schmidt E. Linear IgA disease: successful application of immunoadsorption and review of the literature. *Dermatology* 2010;220:259-63.

Anti-p200 pemphigoid

[1] Goletz S, Hashimoto T, Zillikens D, Schmidt E. Anti-p200 pemphigoid. *J Am Acad Dermatol* 2014;71:185-91.
[2] Zillikens D, Kawahara Y, Ishiko A, *et al*. A novel subepidermal blistering disease with autoantibodies to a 200-kDa antigen of the basement membrane zone. *J Invest Dermatol* 1996;106:1333-8.
[3] Chen KR, Shimizu S, Miyakawa S, Ishiko A, Shimizu H, Hashimoto T. Coexistence of psoriasis and an unusual IgG-mediated subepidermal bullous dermatosis: identification of a novel 200-kDa lower lamina lucida target antigen. *Br J Dermatol* 1996;134:340-6
[8] Dainichi T, Kurono S, Ohyama B, *et al*. Anti-laminin gamma-1 pemphigoid. *Proc Natl Acad Sci* USA 2009;106:2800-5.
[9] Hofmann SC, Voith U, Sasaki T, Trueb RM, Nischt R, Bruckner-Tuderman L. The autoantigen in anti-p200 pemphigoid is synthesized by keratinocytes and fibroblasts and is distinct from nidogen-2. *J Invest Dermatol* 2008;128:87-95.
[12] Groth S, Recke A, Vafia K, *et al*. Development of a simple enzyme-linked immunosorbent assay for the detection of autoantibodies in anti-p200 pemphigoid. *Br J Dermatol* 2011; 164:76-82.
[13] Dainichi T, Koga H, Tsuji T, *et al*. From anti-p200 pemphigoid to anti-laminin gamma1 pemphigoid. *J Dermatol* 2010; 37:231-8.
[14] Vafia K, Groth S, Beckmann T, *et al*. Pathogenicity of autoantibodies in anti-p200 pemphigoid. *PLoS One* 2012; 7:e41769.
[24] Koga H, Ishii N, Dainichi T, *et al*. An attempt to develop mouse model for antilaminin gamma1 pemphigoid. *J Dermatol Sci* 2013;70:108-15.
[25] Florea F, Bernards C, Caproni M, *et al*. Ex vivo pathogenicity of anti-laminin gamma1 autoantibodies. *Am J Pathol* 2014; 184:494-506.

Epidermolysis bullosa acquisita

[2] Roenigk HH Jr, Ryan JG, Bergfeld WF. Epidermolysis bullosa acquisita. Report of three cases and review of all published cases. *Arch Dermatol* 1971;103:1-10.
[10] Woodley DT, Briggaman RA, O'Keefe EJ, Inman AO, Queen LL, Gammon WR. Identification of the skin basement-membrane autoantigen in epidermolysis bullosa acquisita. *N Engl J Med* 1984;310:1007-13.
[13] Vodegel RM, Jonkman MF, Pas HH, de Jong MC. U-serrated immunodeposition pattern differentiates type VII collagen targeting bullous diseases from other subepidermal bullous autoimmune diseases. *Br J Dermatol* 2004;151:112-18.
[29] Zumelzu C, Le Roux-Villet C, Loiseau P, *et al*. Black patients of African descent and HLA-DRB1 * 15:03 frequency overrepresented in epidermolysis bullosa acquisita. *J Invest Dermatol* 2011;131:2386-93.

第4部分

[36] Ludwig RJ. Clinical presentation, pathogenesis, diagnosis, and treatment of epidermolysis bullosa acquisita. *ISRN Dermatol* 2013;2013:812029.

[48] Kim JH, Kim YH, Kim S, *et al*. Serum levels of anti-type VII collagen antibodies detected by enzyme-linked immunosorbent assay in patients with epidermolysis bullosa acquisita are correlated with the severity of skin lesions. *J Eur Acad Dermatol Venereol* 2012;27:e224-30.

[52] Sitaru C, Mihai S, Otto C, *et al*. Induction of dermal-epidermal separation in mice by passive transfer of antibodies specific to type VII collagen. *J Clin Invest* 2005;115:870-8.

[53] Woodley DT, Chang C, Saadat P, Ram R, Liu Z, Chen M. Evidence that anti-type VII collagen antibodies are pathogenic and responsible for the clinical, histological, and immunological features of epidermolysis bullosa acquisita. *J Invest Dermatol* 2005;124:958-64.

[62] Hirose M, Vafia K, Kalies K, *et al*. Enzymatic autoantibody glycan hydrolysis alleviates autoimmunity against type VII collagen. *J Autoimmun* 2012;39:304-14.

Bullous systemic lupus erythematosus

[1] Camisa C, Neff JC, Rossana C, Barrett JL. Bullous lichen planus: diagnosis by indirect immunofluorescence and treatment with dapsone. *J Am Acad Dermatol* 1986;14:464-9.

[3] Camisa C, Sharma HM. Vesiculobullous systemic lupus erythematosus. Report of two cases and a review of the literature. *J Am Acad Dermatol* 1983;9:924-33.

[4] Gammon WR, Woodley DT, Dole KC, Briggaman RA. Evidence that antibasement membrane zone antibodies in bullous eruption of systemic lupus erythematosus recognize epidermolysis bullosa acquisita autoantigen. *J Invest Dermatol* 1985;84:472-6.

[5] Yell JA, Allen J, Wojnarowska F, Kirtschig G, Burge SM. Bullous systemic lupus erythematosus: revised criteria for diagnosis. *Br J Dermatol* 1995;132:921-8.

[6] Gammon WR, Briggaman RA. Bullous SLE: a phenotypically distinctive but immunologically heterogeneous bullous disorder. *J Invest Dermatol* 1993;100:28S-S.

[9] Chan LS, Lapiere JC, Chen M, *et al*. Bullous systemic lupus erythematosus with autoantibodies recognizing multiple skin basement membrane components, bullous emphigoid antigen 1, laminin-5, laminin-6, and type VII collagen. *Arch Dermatol* 1999;135:569-73.

[10] Doebelin B, Dalle S, Balme B, Kanitakis J, Thomas L. Bullous systemic lupus erythematosus with autoantibodies recognizing bullous pemphigoid antigen 1. *Br J Dermatol* 2005;153:232-3.

[11] Sebaratnam DF, Murrell DF. Bullous systemic lupus erythematosus. *Dermatol Clin* 2011;29:649-53.

[17] Vodegel RM, Jonkman MF, Pas HH, de Jong MC. U-serrated immunodeposition pattern differentiates type VII collagen targeting bullous diseases from other subepidermal bullous autoimmune diseases. *Br J Dermatol* 2004;151:112-18.

[27] Vassileva S. Bullous systemic lupus erythematosus. *Clin Dermatol* 2004;22:129-38.

Very rare pemphigoid disorders

[1] Zaraa I, Mahfoudh A, Sellami MK, *et al*. Lichen planus pemphigoides: four new cases and a review of the literature. *Int J Dermatol* 2013;52:406-12.

[2] Davis AL, Bhogal BS, Whitehead P, *et al*. Lichen planus pemphigoides: its relationship to bullous pemphigoid. *Br J Dermatol* 1991;125:263-71.

[3] Willsteed E, Bhogal BS, Das AK, Wojnarowska F, Black MM, McKee PH. Lichen planus pemphigoides: a clinicopathological study of nine cases. *Histopathology* 1991;19:147-54.

[4] Zillikens D, Caux F, Mascaro JM, *et al*. Autoantibodies in lichen planus pemphigoides react with a novel epitope within the C-terminal NC16A domain of BP180. *J Invest Dermatol* 1999;113:117-21.

[5] Schmidt E, Zillikens D. Pemphigoid diseases. *Lancet* 2013;381:320-32.

[7] Brunsting LA, Perry HO. Benign pemphigold; a report of seven cases with chronic, scarring, herpetiform plaques about the head and neck. *AMA Arch Derm* 1957;75:489-501.

[8] Joly P, Ruto F, Thomine E, *et al*. Brunsting-Perry cicatricial bullous pemphigoid: a clinical variant of localized acquired epidermolysis bullosa? *J Am Acad Dermatol* 1993;28:89-92.

[24] Mittal RR, Kullar J, Sethi PS. Brunsting perry cicatricial pemphigoid. Indian*J Dermatol Venereol Leprol* 2000;66:304-5.

[25] Ghohestani RF, Hudson BG, Claudy A, Uitto J. The alpha 5 chain of type IV collagen is the target of IgG autoantibodies in a novel autoimmune disease with subepidermal blisters and renal insufficiency. *J Biol Chem* 2000;275:16002-6.

[27] Chan LS, Fine JD, Briggaman RA, *et al*. Identification and partial characterization of a novel 105-kDalton lower lamina lucida autoantigen associated with a novel immune-mediated subepidermal blistering disease. *J Invest Dermatol* 1993;101:262-7.

Dermatitis herpetiformis

[1] Duhring LA. Landmark article, Aug 30, 1884: Dermatitis herpetiformis, by Louis A. Duhring. *JAMA*. 1983;5 p.

[2] Bolotin D, Petronic-Rosic V. Dermatitis herpetiformis. Part I. Epidemiology, pathogenesis, and clinical presentation. *J Am Acad Dermatol* 2011;64:1017-24, quiz 1025-6.

[3] Bolotin D, Petronic-Rosic V. Dermatitis herpetiformis. Part II. Diagnosis, management, and prognosis. *J Am Acad Dermatol* 2011;64:1027-33, quiz 1033-4.

[5] Guandalini S, Assiri A. Celiac disease: a review. *JAMA Pediatr* 2014;168:272-8.

[17] Hervonen K, Vornanen M, Kautiainen H, Collin P, Reunala T. Lymphoma in patients with dermatitis herpetiformis and their first-degree relatives. *Br J Dermatol* 2005;152:82-6.

[22] Dieterich W, Ehnis T, Bauer M, *et al*. Identification of tissue transglutaminase as the autoantigen of celiac disease. *Nat Med* 1997;3:797-801.

[23] Sárdy M, Kárpáti S, Merkl B, Paulsson M, Smyth N. Epidermal transglutaminase (TGase 3) is the autoantigen of dermatitis herpetiformis. *J Exp Med* 2002 Mar 18;195:747-57.

[31] Hervonen K, Hakanen M, Kaukinen K, Collin P, Reunala T. First-degree relatives are frequently affected in coeliac disease and dermatitis herpetiformis. *Scand J Gastroenterol* 2002;37:51-5.

[52] Cardones ARG, Hall RP. Management of dermatitis herpetiformis. *Immunol Allergy Clin North Am* 2012;32:275-81, vi-vii.

[53] Caproni M, Antiga E, Melani L, Fabbri P, Italian Group for Cutaneous Immunopathology. Guidelines for the diagnosis and treatment of dermatitis herpetiformis. *J Eur Acad Dermatol Venereol* 2009;23:633-8.

第 51 章

红斑狼疮

Mark Goodfield[1], Jan Dutz[2], Collette McCourt[2]

[1]Department of Dermatology, Chapel Allerton Hospital, Leeds, UK

[2]Skin Care Centre, Vancouver General Hospital, Vancouver, BC, Canada

概述

红斑狼疮(lupus erythematosus,LE)通常可分为两种主要的临床类型:盘状红斑狼疮(discoid LE,DLE)和系统性红斑狼疮(systemic LE,SLE);还有第三种亚型称为亚急性皮肤型红斑狼疮(subacute cutaneous LE,SCLE)[1,2]。尽管一些作者[3]喜欢把皮肤型 LE 称为 DLE,但考虑到此命名已被长期使用,并且能避免与 SCLE 相互混淆,我们将继续使用 DLE 这一命名。其他作者[4]则建议将 LE 分为三型:皮肤型 LE、中间型 LE 和 SLE,但这一分类目前仍存在争议。DLE 可再细分为局灶型(皮损限于下颌以上的面部、头皮及耳部)和广泛型(皮损可泛发全身各个部位)[5,6]。虽然血液学和血清学异常在广泛型 DLE 中更常见,但这两亚组 DLE 的自然病程基本类似,可能是同一疾病的不同亚型。SCLE 是介于 DLE 和 SLE 之间的中间类型[7]。

相较而言,更具有争议的观点是 DLE 和 SLE 是否属于同一疾病的不同表现,支持这一观点的证据总结如下。

1. SLE 和 DLE 的皮肤损害在临床和组织学上难以区分。

2. 某些临床表现可同时见于这两类疾病(表 51.1)。

3. 两者均可见类似的血液学、生物化学与免疫组织化学异常(表 51.1),但在 DLE 中上述异常的发生率较低。

4. DLE 患者有时候会进展成为 SLE。

表 51.1 DLE 和 SLE 患者临床和实验室差异的比较

	盘状红斑狼疮 (n=120)(%)	系统性红斑狼疮 (n=40)(%)
皮疹	100	80
关节痛	23	70
发热	0	40
雷诺现象	14	35
冻疮	22	22
外周循环不良	26	32
红细胞沉降率>20mm/h	20	85
血清球蛋白>3g(%)	29	76
红斑狼疮细胞	1.7	83
抗核抗体	35	87
均质型	24	74
斑点型	11	26
核仁型	0	5.4
抗体沉积	4	42
Wasserman 反应阳性	5	22
类风湿因子阳性	15	37
Coombs 直接试验阳性	2.5	15
白细胞减少	12.5	37
血小板减少	5	21

5. SLE 患者在疾病缓解期可发生典型的 DLE 皮损[8]。

6. 狼疮性脂膜炎在临床和病理上属一种独立疾病，在 DLE 和 SLE 中均可见。

上述似为非常强有力的证据，但以下的临床观察仍需要合理的解释。

1. DLE 患者发生 SLE 的危险性较低，为 1.3%[9]～6.5%[2,10]。广泛型 DLE 患者发生 SLE 的危险性(22%)远高于皮损局限于头颈部的 DLE 患者[10]。在一些临床研究中[11]，随访近 30 年也未发现这种转变。一项 127 例 SLE 患者的回顾性研究显示[12]，有 8 例患者在 2—29 岁发生过盘状皮损。

2. 尽管实验室异常常见于广泛型 DLE[10,14]，但是这些异常本身并不代表患者更易发生 SLE[13]。研究发现介于 DLE 和 SLE 间的中间型 LE 与无并发症 LE 的预后相同[11]。

3. 在 SLE 患者的未受累皮肤处可见免疫球蛋白和补体沉积，但不见于 DLE 患者[15]。

4. 大部分 DLE 患者在暴露于紫外线照射、应激、外伤等因素时，并不会发生系统性疾病。

5. SLE[16]的年龄和性别分布与 DLE[17]显著不同。基于这一现象，有人提出[2,18]遗传易感性决定了发生一型或是两型 LE 的风险水平，而且这些风险可能与一个或多个涉及 X 连锁基因的基因型有关[19,20]。这些易感等位基因的性质仍未阐明，但可以肯定的是与编码炎症因子的基因多态性有关[21]。

6. 目前可以从 DLE 和 SLE 的组织相容性抗原研究中进一步证实，这两者属于遗传背景不同的疾病[22]。在 15—39 岁的女性 DLE 或 SLE 患者中，HLA-B8 的表达率有明显差异，不同的表达率意味着患者倾向于罹患 SLE 或 DLE，或者同时罹患两病。由 DLE 转变为 SLE 及伴发盘状皮肤损害的 SLE 患者对于两种疾病均具有遗传易感性。然而具有 DLE 特异性基因型的患者即使暴露于各种环境因素(如药物)、细菌或病毒感染、UV 照射及应激下，也不会转型为 SLE。这些现象最近也得到分子遗传学数据的进一步的证实[23]。

从目前来看，虽然前述的一些研究证实了 HLA-B8 与 SLE 发病的联系[22]，但并不能确定特定患者的遗传模式，也不能精确预测少数伴发 DLE 样皮损的患者中哪些会转变为 SLE。自身抗体虽不是 LE 最主要的病因[24]，但能反映出细胞介导的自身免疫应答。特异性抗体可与某些特定的临床表现有关，如抗 Ro 抗体易导致新生儿 LE；狼疮抗凝物与血栓形成有关。特定抗核抗体的合成能力可能与其他遗传因素有关，这也可以解释为何在某些活动性 LE 患者中检测不到这类抗体。假设 DLE 中出现血清学异常，预示其倾向转型为系统性疾病，那么在这类患者中的性别比就应该与 SLE 患者相似，然而实际并非如此，伴有实验室检查异常的 DLE 患者和实验室检查无异常的患者之间性别比无明显差异。

从临床表现、自然病程、年龄与性别分布及组织相容性抗原研究等方面分析，可以肯定的是，伴有血液学异常和血清学异常的 DLE 患者与 SLE 不同，是一种具有不同遗传背景的独立于 SLE 的疾病。

盘状红斑狼疮(DLE)

定义和术语

DLE 是一种良性的炎症性皮肤病，最常累及面部和头皮，典型表现为界限清楚、大小不等的鳞屑性红斑，愈合后会遗留皮肤萎缩、瘢痕形成及色素异常。此疾病亦可泛发而累及面部与头皮以外的部位。组织学改变具有特征性。大约半数 DLE 患者可有血液学和血清学改变，这提示病因可能与自身免疫有关。本病与 SLE 构成一个谱系疾病的两端，DLE 主要累及皮肤；而 SLE 可以同时累及皮肤与内脏器官[1]。

同义名

- 慢性皮肤型红斑狼疮(chronic cutaneous lupus erythematosus)
- 慢性盘状红斑狼疮(chronic discoid lupus erythematosus)

概述

DLE 是 LE 疾病谱系中的一种疾病，其他的皮肤型红斑狼疮还有亚急性皮肤型红斑狼疮和急性皮肤型红斑狼疮。后者多见于系统性红斑狼疮，常伴有严重的内脏损害。第四种亚型是肿胀型狼疮，目前仍难以将其归为狼疮的亚型[2]。总的来说，皮肤型狼疮的组织学特征是界面皮炎伴淋巴细胞浸润，而在肿胀型狼疮中无界面皮炎。这种情况也同样见于 Jessner 淋巴细胞浸润。现多数学者认为，淋巴细胞浸润实际上是皮肤型狼疮的真皮变异型，可先于经典 DLE 发生，但与 DLE 具有相似的遗传易感性，治疗方案也类似，亦可发生于已诊断明确的 DLE 患者[3]。

经典型 DLE 容易形成瘢痕，所以早期诊断与积极治疗极为重要，这样才能避免不可逆的远期后遗症。

流行病学

发病率和患病率

一项来自斯堪的纳维亚的大型研究显示，皮肤型红斑狼疮的发病率为4/100 000[4]，其中80%为DLE病例。美国的一项队列研究表明其发病率约为70/100 000[5]。

年龄

尽管DLE可以发生于任何年龄，但高发年龄在女性中为40岁左右，在男性中略微推后[7]。例如在一项大型临床系列研究中，3%的患者发病年龄<15岁，2.5%的患者则在70岁后发病[6]。

性别

男女性发病比例为1:2[6,7]。

种族分布

与欧洲血统的美国人相比，DLE更好发于亚裔、非裔美国人、加勒比黑人及西班牙裔美国人；在英国，亚裔患者更常见[6]。与白种人相比，非裔美国人、亚裔患者的病情更为严重[7]。

相关疾病

已报道过与DLE相关的疾病有：卟啉症（包括迟发性皮肤型[8]、变异型[9]、急性间歇性及红细胞生成性原卟啉病[10]）、天疱疮、重症肌无力及胸腺瘤[11]等。

病理生理学[12]

DLE患者的皮肤炎症系由Ⅰ型和Ⅲ型IFN介导的Th1为主的炎症反应，以淋巴细胞浸润为主（图51.1）[13]。这种炎症模式反映了皮肤病毒感染的固有免疫应答，继而发生表皮损伤、基底膜增厚及瘢痕组织形成，同时毛囊干细胞缺失[14]。优势细胞亚群有CD4和CD8 T细胞、产生IFN的天然浆细胞样树突状细胞（PDC），这些细胞的数目与瘢痕的严重程度相关[15]。IFN-α主要由PDC产生[16]，而IFN-γ则由角质形成细胞分泌[17]，这两种IFN可诱导角质形成细胞表达炎性趋化因子，以及表达介导细胞凋亡的肿瘤坏死因子相关凋亡诱导配体（TRAIL）分子与其受体[18]。DLE皮损部位皮肤的基因阵列研究显示，IFN-γ相关的基因相对富集。调节性T细胞数量减少[19]，虽然B细胞数目有限，但其仍是T细胞活化的重要促进因素，尤其是在不易形成瘢痕的皮肤型狼疮中[20]。引发此类炎症的刺激因素包括UV照射、热休克蛋白、Toll样受体及其他DAMP（危险相关性分子模式）分子[21]。

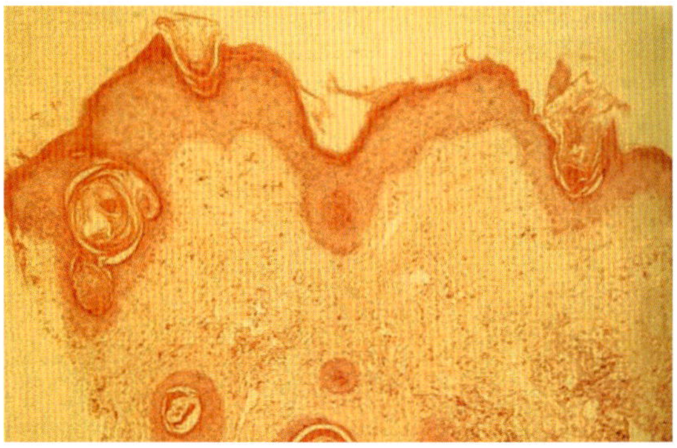

图51.1 盘状红斑狼疮，可见表皮萎缩、毛囊角栓、基底层液化变性、表皮下结缔组织水肿、透明样变及明显炎性浸润（放大倍数：40×）

发病诱因

发病诱因如框图51.1所示。

病理学

不同临床类型的LE呈现出基本类似的组织学表现（图51.2）；LE的各个亚型在组织学上难以区分开来[33]，其主要特征如框图51.2所示[34]。

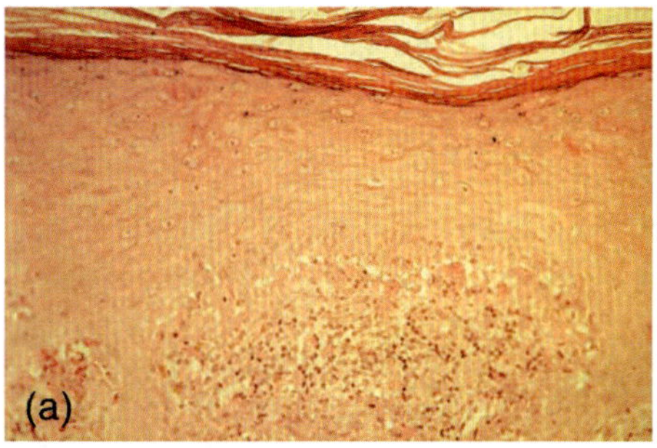

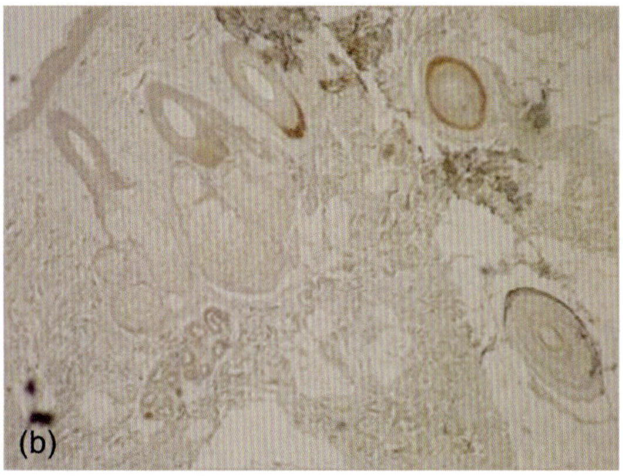

图51.2 盘状红斑狼疮（DLE）

（a）基底层变性，可见以淋巴细胞为主的浸润；（b）CD8染色显示在未受累的毛囊隆突部可见干细胞。（放大倍数：40×）

在急性皮肤型红斑狼疮皮损中，角化过度与真皮浸润并不明显；而以真皮水肿、液化坏死与萎缩为主。在肿胀型皮损中，真皮炎性浸润非常致密，有时呈类似肉芽肿样改变。真皮可见黏蛋白沉积，或弥散或局限，可形成结节样皮损[35,36]。虽然常见毛囊口角栓，角栓亦可堵塞汗腺腺管或见于其他皮肤结构。

第4部分

框图 51.1 DLE 发病诱因(受累患者的比例)

- 创伤(11%)[22],包括X线[23]和透热疗法[24]
- 应激(12%)
- 紫外线照射(5%)[25],包括PUVA[26]和激光[27]
- 感染(3%),包括带状疱疹和既往天花疫苗接种[28]
- 药物:许多药物与DLE的发病或加重有关,如异烟肼、青霉胺、灰黄霉素及氨苯砜[29-31]
- 季节病情加重,多发生在冬季(10%)和夏季(50%)
- 冷暴露(2%,但17%的患者报告冷暴露后病情加重)[32]

除已经标注的文献来源外,其他数据均来自英国利兹Chapel Allerton医院。

框图 51.2 皮肤型红斑狼疮的组织学特征

- 淋巴细胞界面皮炎伴基底细胞层液化变性
- 凋亡的角质形成细胞
- 基底膜增厚(以盘状狼疮为甚)
- 血管及附属器周围淋巴组织样细胞浸润
- 毛囊角栓
- 真皮层黏多糖增多
- 表皮萎缩

病原微生物

越来越多的报告显示,可能有多种微生物的参与(皮肤型)LE的发病,并可致狼疮加重,如细菌、病毒等,然而迄今为止,均未得到证实[37]。

遗传学

4%LE病例有家族史[38],在同卵双生儿中或两个及以上其他家庭成员中有报道过此病。近期在双生子中[39]及一项针对患者及其亲属的大型队列研究中显示,多形性日光疹(PLE)与DLE显著相关,提示这两种疾病可能存在共同的遗传背景[40]。组织相容性抗原表达率的差异[41,42]支持多个基因型的学说。已报道的相关基因型有HLA-B7、-B8、-Cw7、-DR2、-DR3和-DQw1[43],但未得到一致认可;其中可使相对危险度增加的组合有:HLA-Cw7、-DR3和-DQw1,以及HLA-B7、-Cw7和-DR3。与SCLE及DLE同时相关的扩展单倍型为HLA*01、B*08、DRB1*0301;而A*03、B*07、DRB1*15单倍型则仅与DLE相关[43]。与健康对照组相比,15—39岁伴发皮肤损害的患者不论性别都有HLA-B7表达率增加;而40岁以上的女性患者中HLA-B8的表达率增高[41]。

临床特征[44]

患者通常表现为皮疹,而雷诺现象、冻疮或末梢循环不良等病史也很常见。在英国利兹Chapel Allerton医院就诊的120例DLE患者中,14%有雷诺现象;22%有冻疮;另有26%的患者病史中未发现确切的雷诺现象而有末梢循环不良。关节疼痛可能同时发生。尽管乏力并不罕见,然而大多数患者无全身不适,即使是泛发性皮肤损害的患者[45]。

临床表现

大部分患者的损害仅局限在头部和颈部(局灶型DLE);但少数患者的损害较为泛发,可累及皮肤的任何部位(广泛型DLE)。

局灶型DLE

面部和头皮是最常累及的部位。最常见的损害是局限型或盘状损害(图51.3),好发于颊部、鼻梁、耳部、颈侧及头皮。伴发头皮损害者中近1/3的患者可发生脱发[46],常为永久性(图51.4)。眉弓处皮损稀疏,多为局部红斑。皮损初起时常表现为界限清楚的红色斑片,大小不一,直径从几毫米到10~15cm,多数皮损上覆黏着性鳞屑,去除鳞屑后可见扩张的毛囊皮脂腺管的角化栓,这种现象被称为"锡钉"征(tintack sign),亦可见于局限性落叶型天疱疮[46]。皮损表面常呈褐黄色外观,因为毛囊口角栓而触感粗糙。疣状损害既可发生于面部和头皮,也可见于掌跖部而导致行走困难(图51.5)[48,49]。

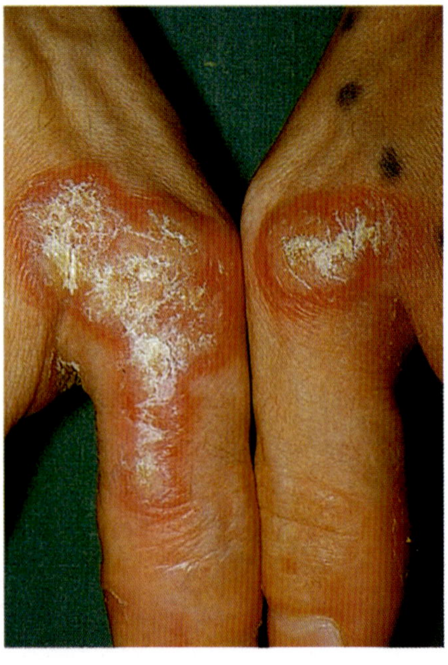

图 51.3 局限性盘状红斑狼疮,可见指端典型脱屑性损害

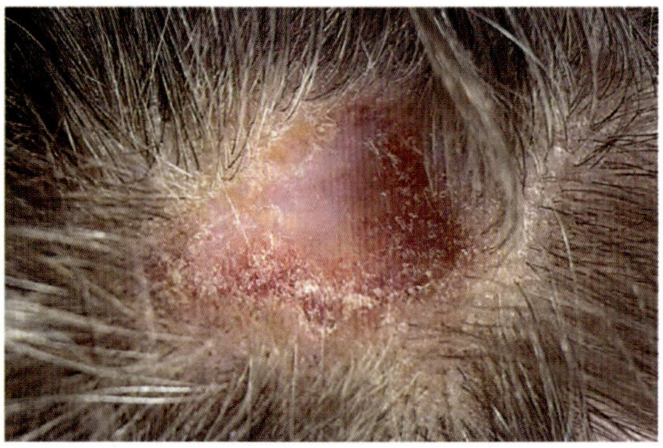

图 51.4　局限性盘状红斑狼疮，头皮可见毛囊角栓

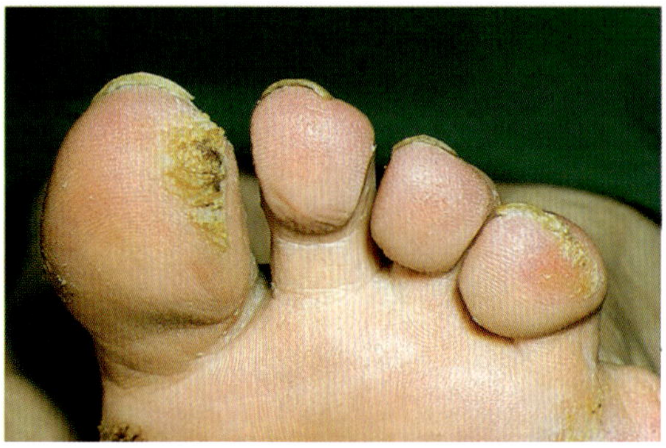

图 51.5　足部慢性红斑狼疮的疣状损害

皮损迁延数月或经过治疗后可变平、完全消退而不遗留瘢痕。多数情况下会遗留色素减退的萎缩性瘢痕(图 51.6a)；特别在面部可见局限性筛状瘢痕形成(图 51.6b)。较宽的毛囊性凹陷主要发生于外耳部的耳甲与三角窝处(图 51.7)，这在大约 1/3 的 DLE 患者中可见[50]，在 SLE 患者中亦可见到。在大约 7.5%的 DLE 患者中，皮损可酷似玫瑰痤疮，难以鉴别。在玫瑰痤疮患者中可检测出低滴度的抗核抗体(ANA)，致使临床处理较为复杂，但无实际的临床相关性[51]。与真正的玫瑰痤疮不同的是，此类患者常无脓疱(图 51.8)，有时需要行病理活检来鉴别 LE 和玫瑰痤疮。

肿胀性损害亦可发生，可见局部组织肿胀、坚实，局部皮温升高、紧绷(图 51.9)，这一类型的皮损直径可达数厘米，甚至累及整个颊部或单侧肢体。DLE 的另一种临床类型是环状萎缩性斑块[52]，见于面部、颈部及耳后。斑块中央凹陷、硬化，皮损类似硬斑病、硬化性苔藓或“环状萎缩性斑块”[9]。

瘢痕形成

常见瘢痕形成，可呈萎缩、肥厚、筛状或痤疮样[53]。色素异常亦很常见，尤其是肤色较深的人群

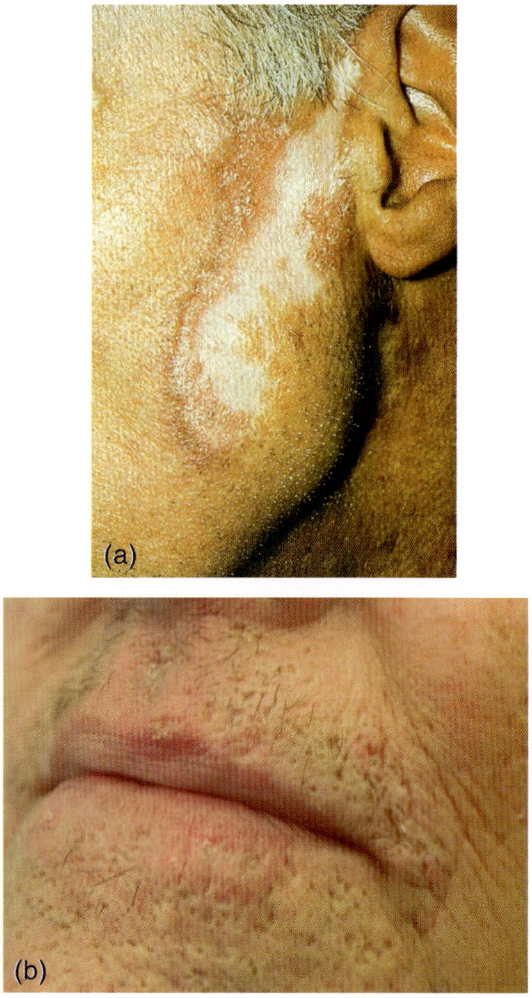

图 51.6　盘状红斑狼疮(DLE)瘢痕形成

(a)耳前 DLE，瘢痕伴色素沉着；(b)DLE 中的筛状瘢痕。

(图 51.10)；白斑区与色素沉着区相互交织；这些区域并不会都形成瘢痕，而是可逆性炎症后反应。一旦形成瘢痕，就不会发生进一步的炎症，因此复发常从瘢痕周围的红色区域开始。斑块中可伴有钙化[54]。耳部皮损可导致显著的萎缩和瘢痕(图 51.11)。

广泛型 DLE

DLE 典型损害可泛发于躯干及四肢，或局限于身体的其他部位，最常见于女性，通常为吸烟者。损害外观与丘疹鳞屑型 SCLE 无法区别；但大部分患者可发生瘢痕。这一类型的损害表现为持续性、治疗抵抗、伴发严重心理问题。英国利兹 Chapel Allerton 医院 DLE 患者中有 6%的人发生手背(图 51.12a)、掌部或足趾部损害(图 51.12b)[55]。膝前及足跟部可发生紫红色斑块。上肢和手部可发生非瘙痒性、角化过度性丘疹结节样损害，类似角化棘皮瘤、肥厚性扁平

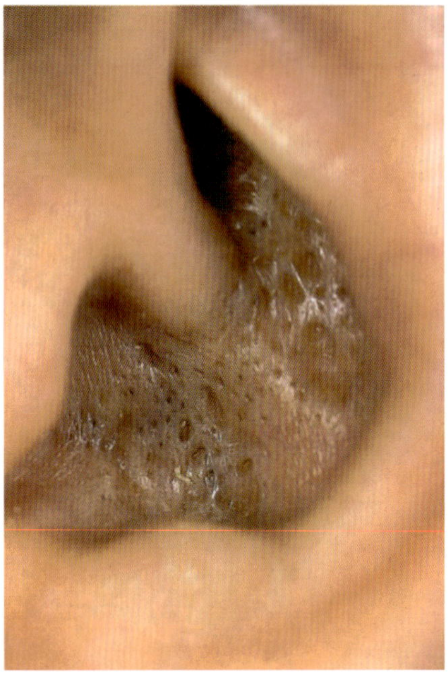

图 51.7 耳部盘状红斑狼疮的典型皮损

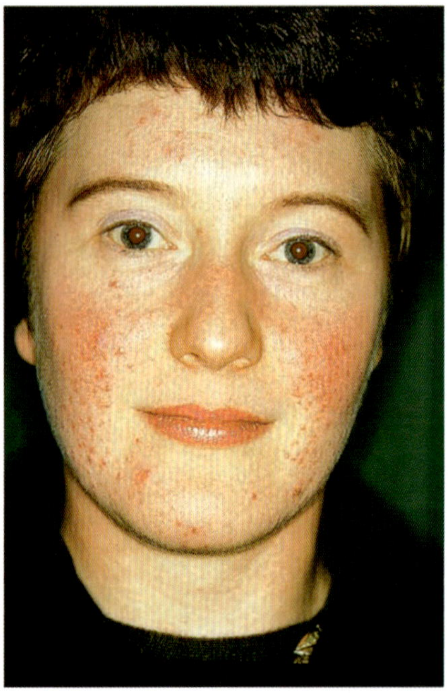

图 51.8 玫瑰痤疮样损害可见于7.5%的盘状红斑狼疮患者

苔藓或结节性痒疹;有时皮损可呈银屑病样外观。其他病例中角化过度轻微。此外,播散型 DLE 可导致网状毛细血管扩张,常见于上肢、下肢及小腿腓肠肌,但亦可泛发。这种毛细血管扩张可能与“红斑狼疮样毛细血管扩张”(lupus erythematosus telangiectoides)类似,此症是由 Crocker 首先报道(图 51.13)[57]。另

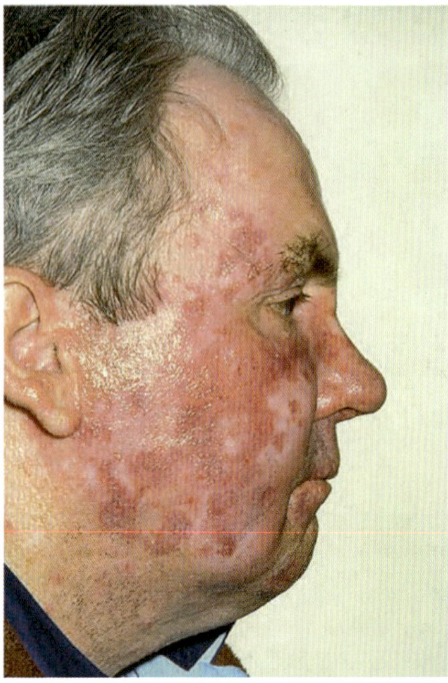

图 51.9 盘状红斑狼疮,面部肿胀性损害

有一种环状损害被称为“匍行性回状红斑狼疮”(lupus erythematosus gyratus repens),即临床上表现为游走性回状环形红斑;病理特征则符合红斑狼疮的表现(图 51.14),但狼疮带试验呈阴性[58]。这一临床亚型可伴有恶性肿瘤。

大疱性损害罕见[59]。动脉炎样损害类似于 Degos 综合征,偶可发生播散性白色萎缩,有报道称可见沿 Blaschko 线分布的线状损害[60]。

DLE 的其他临床类型

冻疮样狼疮

此型狼疮既可发生于 DLE 患者,也可见于 SLE 患者[61]。大约6%的皮肤型红斑狼疮患者可在足趾和手指部位发生冻疮样损害(图 51.15),主要累及女性患者,偶尔会泛发。常在妊娠期加重[62]。某些患者可能有冷纤维蛋白原血症或冷凝集素综合征。患者常可检出抗 Ro 抗体[61],但在明确诊断 DLE 的患者中则缺如。此类患者多为吸烟者或合并外周循环严重不良伴低血容量者。某些患者中偶见一个或多个手指萎缩变细、末端指骨过度伸展及甲营养不良(图 51.16),指(趾)明显萎缩、红斑及 X 线下可见簇状骨质吸收。此型患者中有15%可转化为 SLE。

深在性红斑狼疮(狼疮性脂膜炎)

此型临床上罕见,其炎性浸润主要(并不总是)发生在真皮深层(图 51.17)[63]。表皮变化较细微,仅在显微镜下可见,正常皮肤下可出现多个坚实、境界清楚的结节,结节直径1cm到数厘米不等,可伴脂肪

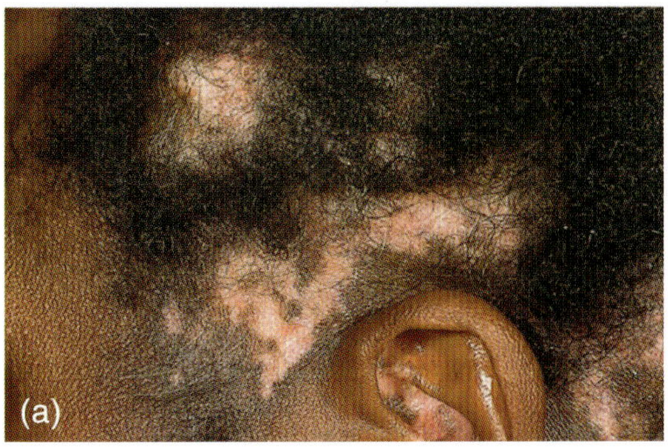

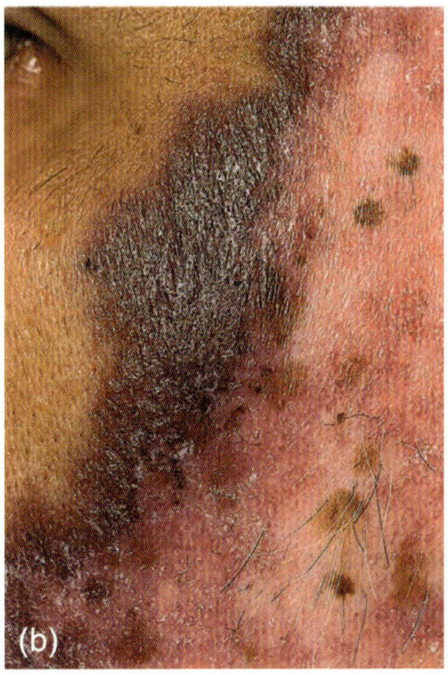

图 51.10 盘状红斑狼疮(DLE)的色素改变

(a)1 例黑人患者的头皮斑片;(b)1 例亚裔 DLE 患者,受累部位边缘可见明显色素沉着。

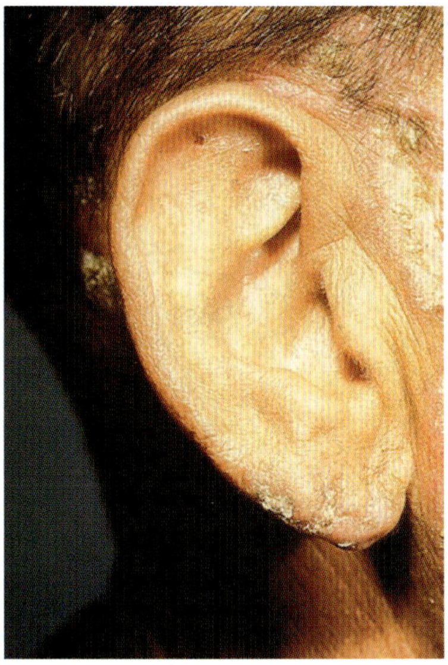

图 51.11 耳部盘状红斑狼疮伴瘢痕、萎缩

萎缩。3%~5%的 DLE 患者可发生深在性红斑狼疮[64],但从组织学改变来看,比例最高可达 30%[65]。Kaposi 在 1883 年报道了狼疮患者的皮下结节[66];而 Irgang[67] 在 1940 年首次使用"深在性红斑狼疮"这一命名。一些作者[68]则考虑这些损害可能是结节病的表现,目前多数认为其是狼疮的一种亚型[69],相比之下其与 DLE 关系更为密切[70]。

鉴别诊断

DLE 与 SLE 间的关系已在本章的概述部分讨论过。两者均有类似皮损。对于那些伴有自身抗体阳性及全身症状轻微的广泛播散性 DLE 患者,难以将其准确诊断为 LE 的具体类型。这些患者可能符合美国风湿病学会(ARA)的 SLE 诊断标准,故讨论这些患者的"疾病进展"意义不大。

环状萎缩性斑块型 DLE 可能与硬斑病或硬化性苔藓表现类似[50]。Jessner淋巴细胞浸润则易与LE

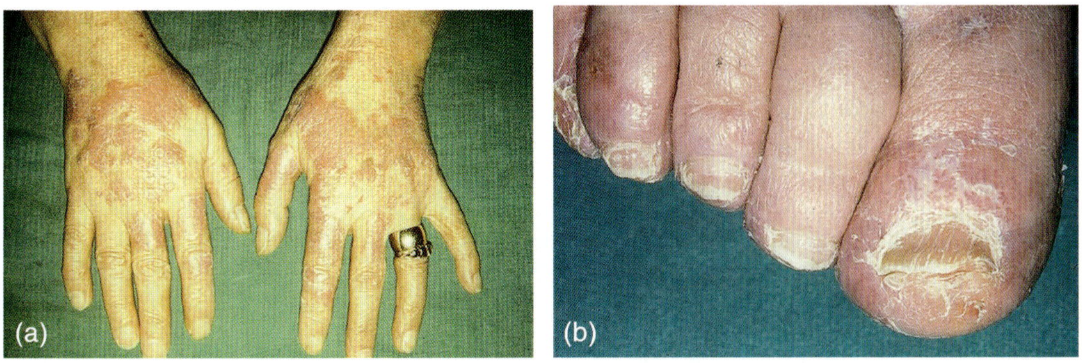

图 51.12 播散性盘状红斑狼疮

(a)手背部斑块;(b)足趾部特征性红斑与脱屑。

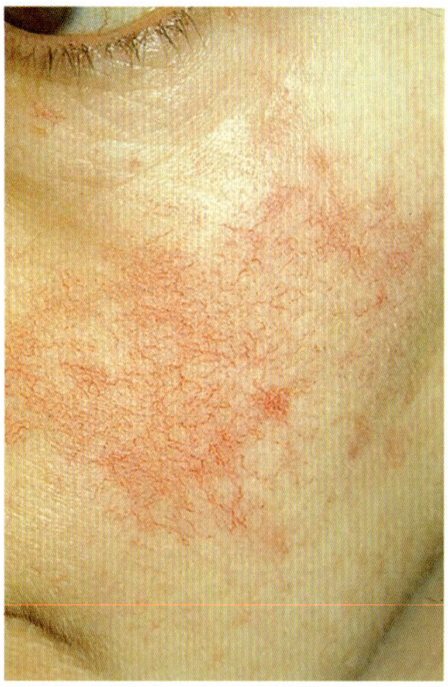

图 51.13　颊部红斑狼疮伴毛细血管扩张

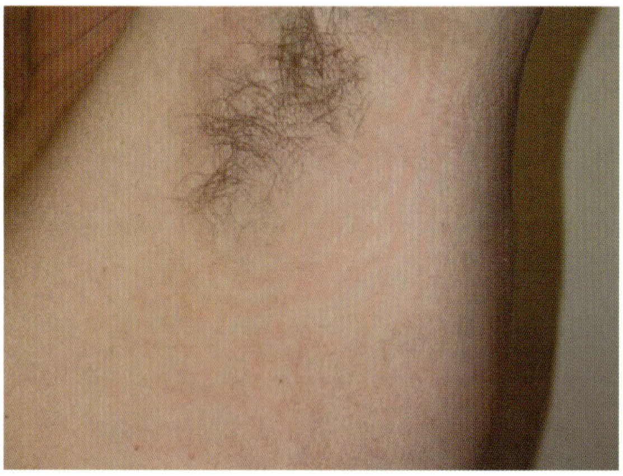

图 51.14　红斑狼疮伴回状红斑

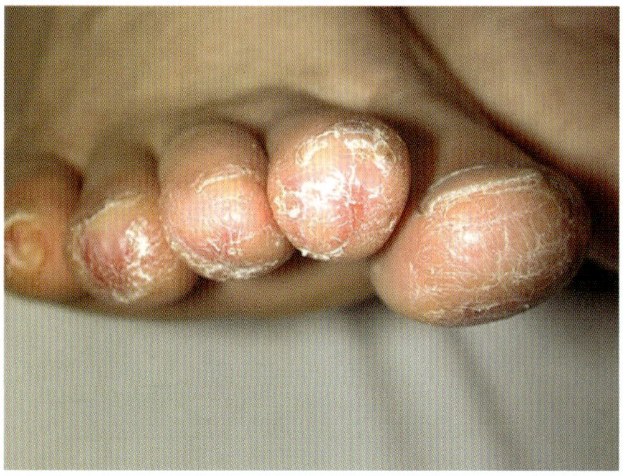

图 51.15　Ro 抗体阳性的 SLE 患者，冻疮样损害

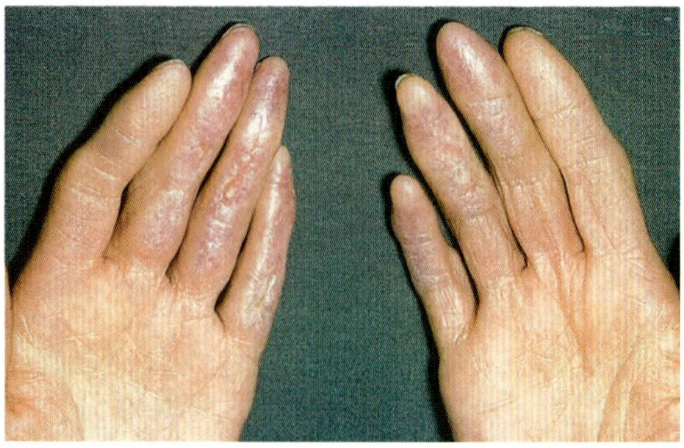

图 51.16　手指的不寻常盘状红斑狼疮

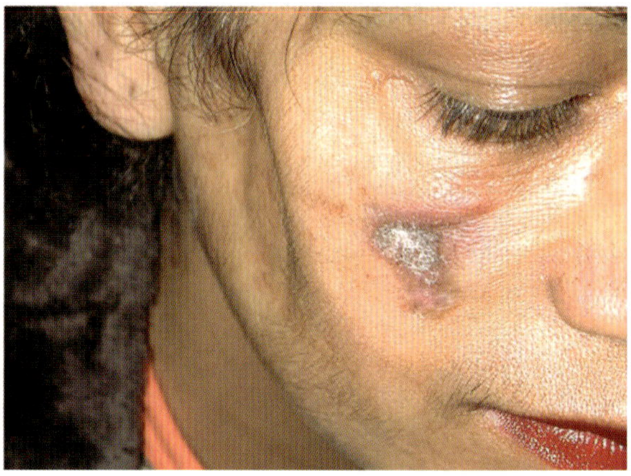

图 51.17　深在性红斑狼疮

的急性局限性水肿性皮损相互混淆，但前者的组织学改变有助于与后者相鉴别，且在 Jessner 淋巴细胞浸润中不会发生真皮-表皮交界处的免疫球蛋白沉积。目前对于 Jessner 淋巴细胞浸润和 DLE 间的关系仍有不同的意见，一些作者相信 Jessner 淋巴细胞浸润可能是典型皮肤狼疮的前驱表现[71]。光斑贴试验则提示皮肤的良性淋巴细胞浸润也可能是皮肤型 LE 的进展型[72]。网状红斑黏蛋白综合征（见第 59 章）在临床和组织学方面类似 DLE，亦可被 UV 照射诱发，但二者属于两种截然不同的疾病[73]。

根据皮损的表现及病史还必须排除其他疾病的可能，如接触性皮炎、脂溢性皮炎及银屑病。寻常狼疮亦可与 DLE 表现相似，而寻常狼疮的损害常发生于年轻人，极少呈对称分布，可表现为溃疡，通常形成典型的“苹果酱”样结节。类脂质渐进性坏死可在面部导致类似 DLE 的皮损。玫瑰痤疮样 LE 可依靠无脓疱及组织病理表现，与玫瑰痤疮区别开来。

在 12%的诊断为假性斑秃的瘢痕性脱发患者中，可发生慢性 DLE[741]。在唇部、舌部、头皮及颊黏膜处的损害可与扁平苔藓相混淆；而且某些患者的皮肤在临床、组织学及免疫学上兼具二者的特征[75]。LE-LP 重叠综合征除了有 LE 样损害外，还可见苔藓样丘疹、疣状损害、无甲症及扁平苔藓样的口腔、外阴损害。扁平苔藓患者从免疫病理或 HLA 分型上并没有 LE 的特征[76]。LE-LP 重叠病例可兼有两种疾病，抑或属于 LE 的亚型；疣状皮损倾向于后者，并可见 LE 的免疫荧光表现[77]。

腿部及足部的 LE 可有冻疮的临床表现。结节病的斑块和嗜酸性肉芽肿的皮损难以区分，只有通过组织病理来明确诊断。偶尔皮肤癣菌感染可引起 DLE 样皮损[78]。

DLE 与斑块型多形性日光疹(PLE)很难区分，但在 PLE 中常无抗核抗体表达及真皮-表皮交界处免疫球蛋白沉积，这一点对鉴别诊断大有裨益[79]。PLE 可与 DLE 并存，或在 DLE 出现之前存在数年。婴儿在颊部及鼻梁处可有边界清晰的伴细小鳞屑的红色斑块，日晒后可加重；或在面部尤其是眼周出现一过性皮疹，伴毛细血管扩张，其临床与组织病理均与 LE 类似[80]，这些皮疹可能属新生儿红斑狼疮的一部分表现(见本章稍后部分的介绍)。在 Bloom 综合征中也可见面部 LE 样皮疹伴日光敏感(见第 12 章)，系常染色体隐性遗传。在比例匀称的侏儒症患者中可发生遗传性毛细血管扩张性红斑，类似 LE 呈蝶形分布；其皮肤改变多在婴儿期发生，与外胚层及中胚层发育缺陷有关[81]。

严重程度分级

目前普遍采纳的评价疾病严重程度的系统是皮肤红斑狼疮疾病范围与严重程度指数(CLASI)，它可以同时评估疾病的活动程度与皮损的严重程度，在临床与研究中很实用[82]。

病程和预后

总体来说，LE 病程呈慢性迁延，易复发并在春夏季加重。某些患者的病情轻微，可自行消退。如果不经治疗，大多数患者会遗留瘢痕，病情也会反复发作，多年不愈。极少数患者会暴发性发作，但会在受累部位造成明显的永久性损伤[56]。

检查

可行皮肤病理活检以确诊；同时应检测抗 ANA 与可提取核抗原(ENA)抗体，来评估患者是否存在系统受累。常规血液学、生化检查及尿蛋白检测非常敏感，可作为基础性检查。需要口服抗疟药物系统治疗的患者必须进行眼部检查。

治疗

初诊时应对患者进行全面检查，以确诊患者属于 DLE 的具体亚型，以及判断预后，同时还可以确定疾病进展前的情况。尽量避免过劳、精神应激及疲劳，询问有无抑郁症状(常与面部瘢痕有关)。瘢痕性损害可以采用化妆遮盖。嘱患者避免过度暴晒、使用针对 UVA、UVB 的防晒产品，阳光强烈时最好是每 2～3 个小时外搽一次防晒霜[83]。血管扩张药，特别是钙通道阻滞药如硝苯地平，可有效治疗雷诺现象及冻疮样损害[84]。静脉用前列环素在冬季非常有效，通常在口服治疗炎症性皮损前使用。

一线治疗

即使不接受系统性治疗，外用疗法常能控制甚至治愈皮损。单独使用 0.025%氟轻松或 0.1%倍他米松-17-戊酸酯霜即可显效，且不会诱发表皮萎缩[85]。虽然总的来看强效糖皮质类固醇激素均可有效治疗 DLE 皮损，但目前只有少数证据确认孰优孰劣。封包治疗可提高疗效。顽固病例可采用皮损内注射糖皮质类固醇激素[86]，即使是发生在嘴唇、口腔和耳部的皮损。外用钙调神经磷酸酶抑制药诸如他克莫司，可作为治疗局限性 DLE 的糖皮质类固醇激素替代剂[87]。

二线治疗(表 51.2)

对于病情严重、皮损泛发或伴瘢痕形成的 DLE 患者，尤其是累及头皮者，口服泼尼松通常是最有效的初始治疗；剂量为 0.5mg/(kg · d)，用药 6 周后可以迅速减量，通常起效快速，且可减少瘢痕形成。随后可使用慢效药物，如抗疟药物。应尽量避免长期口服糖皮质类固醇激素，因为可引起较多的不良反应；对于少数维持疗法无效的患者则仍可考虑口服皮质类固醇，同时须注意骨保护，可服用双膦酸盐类药物预防骨质疏松。至于顽固性损害，可给予静脉冲击疗法，甲泼尼龙 500～1000mg/d，连用 2～3 日。

一线的系统疗法应与抗疟药物联合应用。开始时多数患者可给予羟氯喹 200mg，每日 2 次，待疗效显著时可减量为 200mg，每日 1 次[88]。磷酸氯喹同样有效，剂量为 250mg，每日 2 次。多数皮肤科医师偏好先使用羟氯喹，因为在每日剂量不超过 6.5mg/kg 时，极少发生不良反应，特别是眼毒性。然而氯喹的等量安全剂量并不清楚，推测可能相当于 4mg/(kg · d)氯喹碱。虽然氯喹可出现累积毒性，但在使用羟氯喹时极罕见[89]。基于此原因，羟氯喹治疗的疗程可长达半年，而病情严重的患者则需要及时处理，而不能仅依靠羟氯喹治疗。米帕林同样有效且无眼毒性[90]，但因其可致全身皮肤黄染，常作为储备用药；其可单独使用，亦可与其他抗疟药物联合应用而发挥协同效应[91]。治疗期间应进行相应监测，如眼部疾病史及Snellen表测试等；眼电图及视网膜电

表 51.2 可有效治疗 DLE 的口服药物

药物	每日剂量	作为一线药物的有效率(%)	作为二线药物的有效率(%)	不良反应
羟氯喹[88,100]	200～400mg	60～75	20	见框图 51.4
氯喹[101]	200～400mg	60～75	20	见框图 51.4
阿维 A[102]	25～100mg	50～75	15～20	皮肤干燥、脱发、肝功能/血脂异常、骨性关节强直
金诺芬[103]	3～9mg	50	15～20	胃肠道不适、血液学、肾及肝功能异常
氨苯砜[104]	50～150mg	25～50	10～20	皮疹、溶血、氨苯砜综合征
甲氨蝶呤[105]	5～30mg	—	25～50	胃肠不适、肝炎、肝纤维化、肺纤维化
环孢素[106]	2.5～5mg/kg	—	30～50	高血压、肾功能异常
柳氮磺胺吡啶[107]	1.5g	—	5～15	
异维 A 酸[108]	20～80mg	—	15～20	
沙利度胺[93,94]	50～150mg	80～90	40～50	眩晕、便秘、致畸、多神经病变
氯法齐明[109]	50～150mg	40～60	5～15	
苯妥英钠[110]	200～300mg	—	—	
硫唑嘌呤[111]	75～200mg	—	20～30	
环磷酰胺[95]	50～200mg	—	—	
麦考酚酯[112]	0.5～3g	—	40～50	骨髓抑制、肝炎
米帕林[113]	100～200mg	50～60		肝炎、皮肤黄染

图对临床裨益不大[89]。有关抗疟药物的不良反应见框图 51.3。

框图 51.3 抗疟药物反应

轻微反应
- 恶心、呕吐
- 腹痛

严重反应
- 角膜沉积
- 视网膜病变
- 腭部、甲及下肢色素沉着
- 头发漂白
- 剥脱性皮炎
- 苔藓样皮疹
- 肌无力
- 锥体外系自主运动
- 神经病变
- 精神性综合征
- 肌病

三线治疗

对于那些经外用皮质激素、抗疟药物与防晒产品治疗无效的病例，口服沙利度胺、甲氨蝶呤及麦考酚酯则是最有效的三线治疗药物，但是表 51.2 中所列出的口服药物只在某些患者中起作用[92]。沙利度胺在剂量为 100mg/d 时的疗效与更高剂量时的疗效相当；如果将其用于起始治疗，其有效率可达 80%～90%。但是其作为二线治疗时，有效率则仅接近 50%[93,94]。因为其可致多神经病变及致畸形，多采用短程治疗(1 个月的剂量)，所有生育年龄女性必须同时严格避孕，并需要每月进行妊娠检测。

静脉用免疫球蛋白可用于治疗难治性 DLE 病例[95]及脂膜炎。极罕见的情况下，可使用环磷酰胺静脉冲击治疗，剂量为 10mg/kg，治疗间隔为 3～4 周；并常与静脉用甲泼尼龙联合应用[96]。最近针对特定细胞因子的生物制剂亦被用于 DLE 的治疗，然而其中最有效的生物制剂——依法利珠单抗[97]，因其可引起进行性多灶性脑白质病而被撤出市场。

利妥昔单抗[98]和贝利木单抗[99]已用于 SLE 的试验性治疗，且对皮损有效；但个人经验认为，B 细胞拮抗剂对盘状损害的疗效并不显著。

Resources

Further information

NHS Choices，Lupus：www.nhs.uk/conditions/Lupus.

Patient resources

British Association of Dermatologists: www.BAD.org.uk.

DermNet NZ: www.dermnetnz.org/.

亚急性皮肤型红斑狼疮

定义

亚急性皮肤型红斑狼疮(subacute cutaneous lupus erythematosus,SCLE)是首先由 Sontheimer 等在 1979 年报道的一种特殊类型的狼疮[1]。患者主要表现为皮肤疾病,常预后良好;与此型密切相关的血清学标志是针对 Ro/SS-A 抗原的自身抗体。

概述

此型狼疮在临床与免疫学上具有特征性,常在日晒后加重,并伴有一定程度的系统受累。大约半数 SCLE 患者符合 ARA 的 SLE 诊断标准[2],最常见的临床表现是关节炎;也可发生发热、疲劳感、中枢神经系统受累。肾受累轻微且罕见,然而近期的一项研究提示高达 16%的 SCLE 患者有肾受累[3]。

流行病学

发病率和患病率

在斯德哥尔摩,抗 Ro/SS-A 抗体阳性的 SCLE 的发病率约为每年 0.7/100 000,患病率则为 6.2~14/100 000[4]。在欧洲的一项数据库研究也显示,在已登记的 1002 例皮肤型 LE 中共有 236 例系 SCLE 患者(占 23.5%),这一占比偏高可能与重复上报有关[5]。

年龄

本病主要累及所有年龄段的成年人,但亦有报道 SCLE 的儿童病例[6]。

性别

在前述的斯德哥尔摩研究中,共纳入 1323 例抗 Ro/SS-A 抗体阳性的 SCLE 病例,其中 85%为女性[4]。

相关疾病

某些 SCLE 患者亦可同时罹患 Sjögren 综合征[7]、类风湿关节炎、Sweet 综合征[8]、克罗恩病[9]、扁平苔藓[10]、银屑病[11]、遗传性血管性水肿[12]、迟发性皮肤卟啉症[13]、谷胶敏感性肠病[14]、中毒性表皮坏死松解症[15]、包涵体肌炎[16]、钙化性狼疮性脂膜炎[17]以及菊池病(坏死性淋巴结炎)[18]。有时 SCLE 患者在起病后可发生硬斑病[19]及营养不良性皮肤钙化[20]。少数患者可见因黏蛋白沉积所致的皮损[21]。

病理生理学

抗 Ro/SS-A 抗体是此型狼疮的普遍表现。LeFeber 于 1984 年提出抗 Ro/SS-A 抗体可能具有致病性[22],因为他发现亚致死量的紫外线照射可诱导培养的人角质形成细胞合成并在细胞表面表达 Ro/SS-A 抗原。1988 年,则在成人与新生儿表皮中证实有 Ro/SS-A 抗原表达[23]。后续的研究也证实紫外线照射能增加角质形成细胞表面 Ro/SS-A 抗原的表达[22,24],而且雌激素亦有协同效应[25]。由此可以推测:在光敏性狼疮中,紫外线照射可增加角质形成细胞合成并随后在细胞表面表达出 Ro/SS-A 抗原,该抗原与抗体结合后启动疾病[26]。进一步支持这一假说的是,SCLE 患者的光敏感与抗 Ro/SS-A 抗体滴度及皮损表达 Ro/SS-A 抗原相关[27]。虽然此假说非常吸引人,但它不能解释①为何其他抗 Ro/SS-A 抗体阳性的患者(如 Sjögren 综合征)并无光敏感现象;②抗 Ro/SS-A 抗体的滴度极少反映疾病活动程度[28]。然而有一项研究提示,在合并系统受累的 SCLE 患者中抗 Ro/SS-A 抗体的滴度高于无系统受累者[29]。

药物诱导的 SCLE 的发病机制

药物诱导的 SCLE 常见,但与药物诱发的其他皮肤疾病有所不同:①用药后发病常较迟,表现在首次发病和随后的药物使用后发病均有延迟,说明缺乏免疫致敏现象;②停药后皮损则缓慢消退[30]。降压药(如噻嗪类和钙通道阻滞药)、特比萘芬是最常见的可诱发 SCLE 的药物。具体机制尚未阐明,可能与光诱导现象[31]及药物的反应性代谢产物直接导致表皮细胞毒性有关[30]。

自身抗体状态

SCLE 最初描述为 ANA 抗体阴性的狼疮,因为患者自身抗体筛查时常呈阴性,这主要还是因为试验中所用的底物并不含有此类型患者自身抗体所针对的相关抗原。使用培养的人细胞系作为底物后,SCLE 患者中大约有 60%可检出均质型 ANA,约 80%可检出抗 Ro/SS-A 抗体[1],女性患者中滴度较高[32]。另外,约有 16%的患者可检出抗心磷脂抗体[33]。

发病诱因

如框图 51.4 所示,许多药物可引起 SCLE,或使患者的病情加重;高达 65%的 SCLE 病例可由药物诱发[58-60]。药物诱发型 SCLE 与特发型 SCLE 多有不同,而且具有特征性。与特发型相比,药物诱发型多发生于老年患者(中位年龄为 59 岁),且病情较轻;常累及面部,表现为大疱型及多形红斑型。

病理学

从组织病理来看,SCLE 可与 DLE 鉴别开来,表现为:表皮明显萎缩,轻度角化过度;基底膜增厚;毛

框图 51.4　可诱发亚急性皮肤型红斑狼疮的药物

- 噻嗪类利尿药[34]
- 灰黄霉素[35]
- 特比萘芬[36]
- 钙通道阻滞药[37,38]
- 他莫昔芬[39]
- 醋丁洛尔[40]
- 兰索拉唑[41]
- 他汀类药物[42]
- ACE 抑制药[43]
- 依那西普[44]
- 依法利珠[45]
- 英夫利昔单抗[46]
- 卡马西平[48]
- 桂利嗪[49]
- 吸入型噻托溴铵[50]
- 安非他酮[51]
- 多西他赛[52]
- 噻氯匹定[53]
- 金制剂[54]
- 萘普生[55]
- 螺内酯[56]
- 化肥与含有枯草的杀虫剂[57]

囊角栓及炎性浸润[61]。50%以上的病例，尤其是那些抗 Ro/SS-A 抗体阳性者，可有胶样小体形成和表皮坏死[62]。特征性的病理表现是在表皮基底层可见 IgG 在细胞间和细胞内呈颗粒状沉积[63]。已经证实与 SCLE 相比，毛囊皮脂腺萎缩是 DLE 的唯一预测指标[62,64]；层黏连蛋白和Ⅶ型胶原在基底膜的过度表达仅见于 DLE，而不是 SCLE[65]。大约 60%的病例在皮损表皮下有免疫球蛋白沉积，而且在丘疹鳞屑型皮损(88%)中比环状皮损(29%)中更常见。最近的研究显示，表皮基底层中表达 CCR4 的细胞和细胞毒性 T 细胞的数目增多；同时可发现角质形成细胞凋亡[66]、受累皮肤处 TNF-α 染色呈强阳性[67]。

遗传学[68]

人类白细胞抗原(HLA)在疾病的易感性中可能起着一定的作用。在 SCLE 患者中最常见的单倍型是 HLA-DR3 和 HLA-B8；其中 DR3 与环状皮损及抗 Ro/SS-A 抗体的表达密切相关[69]。最近的一项研究显示，SCLE 与 HLA-A1、B8、DR3、DQ2、DRw2 及 C4null 单倍型相关[70]。HLA-DR2 与患者发病年龄稍大及丘疹鳞屑型皮损相关[71]。补体基因位于 HLA 基因区域，而且 SCLE 患者存在补体 C2、C3 和 C4 缺陷[72]。最近有报道称，单一核苷酸的多态性可导致 SCLE 患者 C1q 抗原水平降低，这是 HLA 区域外的唯一与疾病相关的遗传基因[68]。

最近亦有研究显示，SCLE 与 TNF-α 308A 多态性相关，这一异常可能有致病作用，或可作为与其他自身免疫疾病相关的 HLA-A1、B8、DRB1 * 0301 单倍型的标记[73]。有关 Ro60 外显子的研究旨在确定基因序列的改变是否与 SCLE 相关，但是这些研究并未发现 SCLE、DLE 及对照者之间的差异[74]，也未鉴定出哪些患者系药物诱发的疾患。

环境因素

除已知的与 UV 暴露有关之外，SCLE 还可发生于 PUVA 治疗银屑病[75]、放射治疗[76]及 IFN-1α[77]治疗期间。

临床特征

病史

患者常有既往日光诱发的皮肤病史，最典型的是多形性日光疹。在特征性皮疹出现之前，可见雷诺现象。患者亦可有轻微关节痛，但是在皮疹出现之前极少发生症状明显的关节炎。

临床表现

SCLE 约占所有 LE 病例的 10%，起病时可见非瘢痕性丘疹鳞屑型皮疹(2/3 的病例，图 51.18a)，或环状-多环状皮损(1/3 的病例)[68]。皮损常发生于腰以上的部位，多见于颈部、躯干及臂外侧(图 51.18b)，多沿 Blaschko 线分布[78]。皮损边缘部位可见水疱、结痂，偶可见大疱[79]，可能与同时存在的迟发型皮肤卟啉症有关[80]。毛囊栓塞和角化过度并不显著，皮损消退后可遗留灰白色色素减退及毛细血管扩张。色素改变常可完全消退。约半数患者可发生弥散性非瘢痕性秃发和光敏感。其他临床表现包括口腔溃疡(尤其是腭部)、网状青斑及甲周毛细血管扩张。另有报道称，SCLE 可发生糠疹样皮损[22]、红皮病[81]及皮肤异色病样皮损[82]。

临床亚型

除以上所述的典型皮损外，SCLE 患者可出现冻疮样皮损和血管炎，尤其是同时患有 Sjögren 综合征者。环状皮损偶可类似于 Rowell 综合征的损害，或继发于隐匿型恶性肿瘤的环状红斑[83]。

鉴别诊断

最常见的鉴别诊断见框图 51.5。

并发症与共病

荨麻疹样血管炎、慢性间质性肺炎及低钾性四肢麻痹可与 SCLE 相关[84-86]。偶见报道的相关性疾病有乳腺癌[87]、脑膜瘤[88]、肝细胞癌[89]、Hodgkin 病[90]、肺

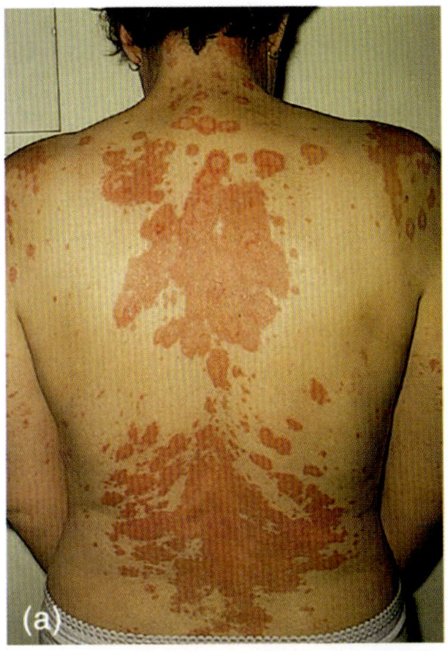

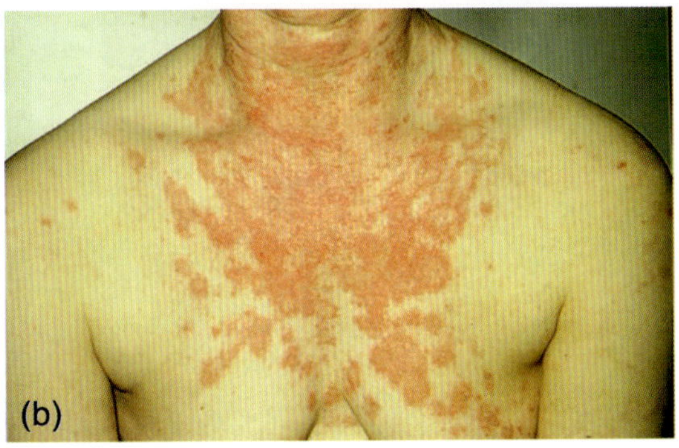

图 51.18 亚急性红斑狼疮

(a)背部丘疹鳞屑性皮损;(b)胸前环状-多环状皮损。

癌[91]、前列腺癌[92]及头颈部鳞状细胞癌[93]。有的患者可进展为 SLE,且合并严重的内脏损害[68,94]。

框图 51.5 亚急性皮肤型红斑狼疮的鉴别诊断

- 皮肌炎
- 急性或盘状红斑狼疮
- 离心性环状红斑
- 匍行性环状红斑
- 多形红斑
- 环状肉芽肿
- 扁平苔藓
- 银屑病
- 体癣

病程和预后

18%的皮肤型 LE 患者在起病 3 年后可出现系统症状,其中大部分是 SCLE 患者[59,60]。一项来自美国的研究[95]显示,皮肤型 LE 平均在 8 年后有 12.2%会进展为 SLE,其中没有一例在起病时诊断为 SCLE。

检查

在明确诊断后,患者应接受全面检查以排除 SLE 内脏疾病。

治疗

患者应避免紫外线照射,尤其是位于北纬地区的春季,因为 SCLE 患者在每年的第一个紫外线照射增强的季节病情会迅速复发。

一线治疗

大多数患者的皮损可被使用防晒霜[96]、外用或皮损内注射糖皮质类固醇激素[97,98]、外用吡美莫司[99]和他克莫司[100]有效控制。

二线治疗

若上述疗法不能奏效,抗疟药常可有效治疗 SCLE[101]。可选用羟氯喹或氯喹(硫酸氯喹或磷酸氯喹),但从眼部不良反应来看,羟氯喹更安全且所需的监测较少。最近研究证据表明,若长期使用羟氯喹超过 7 年或累积剂量过大时,仍有眼部不良反应的发生风险[102]。另一种抗疟药-米帕林虽无眼部不良反应,但可致皮肤黄染。研究证实,联合应用多个抗疟药物比单用时更有效[103],此方案对吸烟者不显效[104]。

三线治疗

抗疟药治疗无效的患者可考虑使用口服糖皮质类固醇激素或甲泼尼龙[105]、阿维[106] A、异维 A 酸[107]、氨苯砜[108]、口服或静脉应用甲氨蝶呤[109-111]、沙利度胺[112,113]、UVA[114]、长期使用头孢呋辛酯[115]、麦考酚酯[116]、静脉用免疫球蛋白[117,118]、依那西普[119]。

Resources

Patient resources

DermNet NZ, Cutaneous lupus erythematosus: dermnetnz. org/immune/cutaneous-lupus. html.

Lupus Foundation of America: www. lupus. org.

Lupus UK: www. lupusuk. org. uk.

St Thomas' Lupus Trust: www. lupus. org. uk. (Large UK hospital with wide experienceand useful patient information.)

系统性红斑狼疮(SLE)

概述

系统性红斑狼疮(systemic lupus erythematosus,

SLE)是一种以多器官炎症为特征的系统性疾病，最常累及皮肤、关节和大小血管，伴有免疫学异常。主要的临床表现包括发热、皮疹和关节炎，亦可累及肾、肺、心脏及神经系统，病死率较高。SLE 的首个分类标准由 ARA 于 1971 年提出，并在 1982 年做出修订[1]。系统性狼疮国际临床协作组(SLICC)确认的 17 项标准与 1982 年 ACR 标准相比，其用于诊断 SLE 时的敏感性提高，而特异性略有降低[2]，特别是狼疮的皮肤表现被重新定义。根据 2012 年 SLICC 分类标准，患者必须满足至少四项标准，包括至少一项临床标准、一项免疫学标准，或此患者在 ANA 或抗双链 DNA 抗体(抗 dsDNA 抗体)阳性的情况下患有经活检证实的狼疮性肾炎；对于患者而言，SLICC 标准可作为 SLE 的诊断指南(表 51.3)。

表 51.3 系统性狼疮国际临床协作组 SLE 分类标准(2012)[a]

临床标准	定义
1. 急性皮肤型狼疮	包括颧部红斑、大疱性狼疮、中毒性表皮坏死松解样损害、斑丘疹、不伴皮肌炎的光敏感皮损；或亚急性皮肤型狼疮
2. 慢性皮肤型狼疮	包括经典的盘状皮损、肥厚型(疣状)狼疮、狼疮性脂膜炎(深在性狼疮)、黏膜狼疮、肿胀型红斑狼疮、冻疮样狼疮、盘状狼疮/扁平苔藓重叠
3. 口腔溃疡	不明原因的腭部、颊部、舌或鼻黏膜溃疡
4. 非瘢痕性秃发	不明原因的弥散性头发稀疏、毛发脆性增加伴断发
5. 滑膜炎	两个以上的关节受累，表现为关节积液、肿胀、疼痛；晨僵 30 分钟以上
6. 浆膜炎：胸膜炎或心包炎	胸腔或心包积液持续一天以上，或胸膜/心包摩擦音
7. 肾疾患：持续性蛋白尿(>0.5μg/d)或细胞管型	
8. 神经疾患	癫痫、精神障碍、多发性单神经炎、不明原因的脊髓炎或急性意识障碍
9. 溶血性贫血	
10. 白细胞减少(<4000/mm^3 至少一次)或淋巴细胞减少(<1000/mm^3)	
11. 血小板减少(<100 000/mm^3 至少一次)	
免疫学标准	
1. ANA 阳性	
2. 抗 dsDNA 抗体阳性(若采用 ELISA，则应该高出参考范围 2 倍以上)	
3. 抗 Sm 抗体阳性	
4. 抗磷脂抗体阳性	
5. 补体减少(C3、C4 或 CH50 水平降低)	
6. Coombs 直接试验阳性而无溶血性贫血	

根据 Petri 等 2012 年的报道修订[2]。

[a]此标准可累积，不需要同时出现。如果患者满足四项临床与免疫学标准(包括至少一项临床标准)，或 ANA 或抗 dsDNA 抗体阳性患者存在经活检证实的符合 SLE 改变的肾炎时，即可将其归类为系统性红斑狼疮。

ANA，抗核抗体；抗 dsDNA 抗体，抗双链 DNA 抗体；ELISA，酶联免疫吸附试验。

流行病学

发病率与患病率

SLE 并不多见，在英国伯明翰的一项研究表明，SLE 在白种人的患病率约为 30/100 000；而在加勒比黑人中为 200/100 000[3]；推测发病率为每年 3.8/100 000。相比而言，在人群中诊断每一例 SLE 病例时，可发生 6 例恶性贫血和 10 例白血病病例。一项来自新西兰的研究显示，SLE 多发于华人和新西兰籍波利尼西亚人[4]。SLE 的疾病表现在不同族群亦有所不同，非洲裔美国人和西班牙裔的内脏损害发生率最高[5]。近期的一项研究证实，与白种人相比，非洲裔美国人 SLE 病例在诊断时年龄较轻，肾疾病更常见，且易进展为终末期肾病[6]。家族性病例不常见，但患者亲属发生其他自身免疫病，如甲状腺疾病和类风湿关节炎的概率增高[7-8]。

年龄

本病倾向于在成年早期发病，女性出现首发症状的高峰年龄是 38 岁(黑人女性为 35.5 岁；白人女性则为 40.7 岁);男性患者的高峰发病年龄是 44.2 岁[9]。所有年龄段的疾病表现基本相同,但浆膜炎与 Sjögren 综合征在老年患者中更常见[10]。

性别

大多数作者认同,SLE 患者中女性远超男性,比例在 7∶1～15∶1[11]。男性狼疮患者更常发生肾疾病、皮损、外周血细胞减少、浆膜炎、神经系统受累、血栓形成及血管炎[12]。

病理生理学

病理学(框图 51.6)

SLE 的原发损害为纤维素样坏死、胶原蛋白硬化、坏死、嗜碱性小体形成及血管内皮增厚。碱性(苏木素)小体系均质性物质的积聚体,苏木素染色呈蓝色;Feulgen 染色法呈 DNA 阳性,此物质与 LE 细胞(吞噬坏死细胞核物质的中性粒细胞)中的均质性核物质类似(图 51.19)。

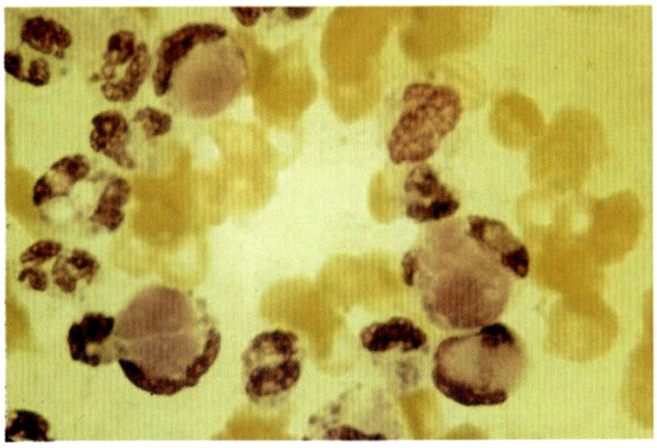

图 51.19 红斑狼疮细胞被吞噬的核物质呈均质状,将多形核挤至一侧

框图 51.6 系统性红斑狼疮的病理特征

大体解剖特征
- 胸膜炎
- 心包炎
- Libman-Sacks 心内膜炎
- 淋巴结增大
- 脾大
- 以上特征均缺如

显微解剖特征
- 皮损(90%)及未受累皮肤(60%)可发生免疫球蛋白与补体沉积于真皮-表皮交界处
- 心内膜、肾小球及其他部位可见苏木素小体
- 脾可见动脉周围纤维化
- 肾中可见线圈样损害

大体解剖表现

即使患者有广泛的临床表现,且疾病具有致命性,非常遗憾的是,在尸体解剖时大体解剖表现常缺如。有时终末期改变与感染使得病理变化非常模糊。常见的大体解剖表现有胸腔炎,伴有粘连和渗漏、心包炎,尤其是在因尿毒症死亡的病例中。Libman-Sacks 心内膜炎所出现的疣状增生具有诊断意义(图 51.20)[13],其为小而坚实的疣状赘生物,直径可达 0.5cm,可附着于心脏两侧瓣膜及邻近心室的心内膜、腱索及乳头肌。有时在疣状损害处可并发亚急性细菌性心内膜炎。

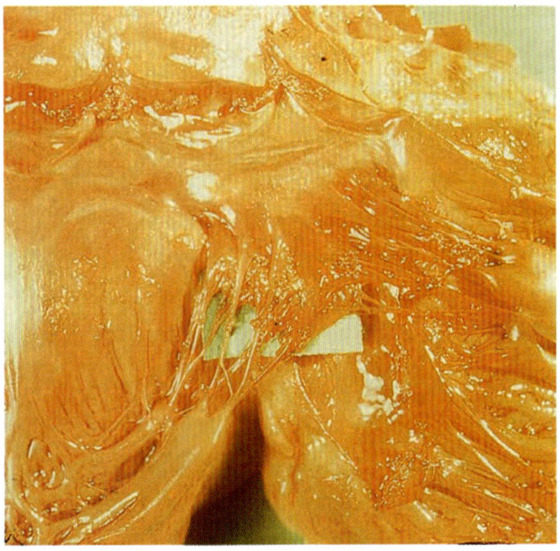

图 51.20 Libman-Sacks 心内膜炎,可见心瓣膜处的疣状赘生物

显微解剖表现

病理学诊断通常需要组织学检查,有时组织学改变只能通过免疫组化来证实(图 51.21)[14]。

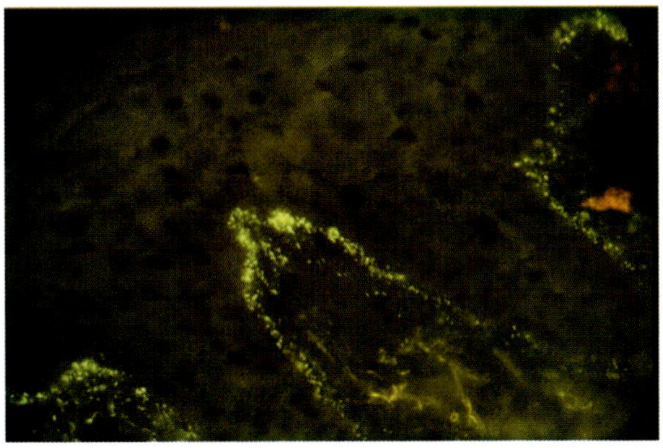

图 51.21 SLE 患者真皮-表皮连接处可见免疫球蛋白冲击

皮肤病理改变[15]

目前对于 SLE 的皮肤病理特征尚无单一标准，多个病理特征的组合有助于病理诊断。其实在 SLE 患者的皮肤组织病理与其他各型 LE 特异性皮肤病变(急性皮肤型 LE、SCLE 及慢性皮肤型 LE)基本相似，有助于 SLE 的临床诊断而不能确定皮肤型 LE 的临床分型。在急性皮肤型 LE 中，可见稀疏的真皮炎性细胞浸润、局灶性表皮基底层液化变性及真皮上层水肿[16]。有报道称亦可发生表皮坏死[17]；真皮水肿，在真皮-表皮交界处有时可见水疱形成，同时伴表浅血管扩张及血管周围淋巴细胞浸润[18]。经单克隆抗体染色证实，这些浸润细胞富含 T 细胞和 Ia 阳性细胞，而 B 细胞和巨噬细胞较少；其中辅助性/诱导性 T 细胞与抑制性或细胞毒性 T 细胞的数目相等[19]。所有皮肤型狼疮中浆细胞样树突状细胞增多、1 型 IFN 相关蛋白如 MxA 的表达增强[20]。近来有研究表明，可见中性粒细胞浸润，同时在真皮血管周围及间质可见中性粒细胞及细胞碎片，是一种新的皮肤组织改变，系 SLE 系统受累的指标之一[21]。

免疫组织病理

狼疮带试验(LBT)历史上曾用于 SLE 的辅助诊断[22]，其特异性为 10.5%～78.9%，敏感性则视所采用的诊断标准不同而处于 47.8%～97.8%[22]。其原理是经免疫荧光法显示免疫球蛋白(主要是 IgG；IgM 和 IgA 较少见)和补体(C1q、C3)沉积于真皮-表皮交界处；这种沉积首先在皮损处发现[23]，后在外观正常的 SLE 患者的皮肤中亦可见狼疮带试验阳性[24]，在 DLE 和 SLE 皮损处的阳性率超过 80%，但有时在红斑及紫癜性损害中可能先发生基底膜异常[25]。免疫沉积在曝光部位更常见；急性皮损通常呈阳性反应，然而在早期及后期此试验可呈阴性。若可同时检出 IgG、IgM 和 IgA，诊断为 SLE 的可能性较大；IgG 与 IgM 同时检出更为常见，亦提示诊断。如果病理活检标本取自曝光部位的皮肤，尤其是腕背及上臂时，则有 3/4 的急性 SLE 病例的未受累皮肤处可见基底膜现象；而在非曝光部位的病理活检标本中只有约 50%的阳性率，此类患者可能伴有严重的肾疾患，且长期生存时间降低[26]。非曝光部位 LBT 阳性是鉴别 LE 患者的一项特异性标准。除了真皮-表皮交界处有免疫沉积物外，近 1/3 患者的基底层细胞核与表皮下层细胞还可见细胞核沉积物，通常为斑点型 IgG 沉积[27]。

内脏器官

内脏器官的镜下典型特征包括心脏瓣膜及其他部位的苏木素小体、脾动脉周围纤维化和肾的线圈样损害。淋巴结增大常与正常结构的潴留相关，同时亦可见坏死与苏木素小体 50%以上的 SLE 患者可发生肾疾病，这同时也是致病率与致死率的最强的总体预测指标[28]。补体 C3、C4 水平下降与活动性 SLE 及肾疾患均有相关。肾中的线圈样改变系因肾小球襻的毛细血管基底膜增厚与透明变性；虽然这种改变在其他疾病，如系统性硬化、慢性肾小球肾炎及恶性肾硬化亦可发生，但多局限于部分肾小球。肾小球毛细血管基底膜增厚及小动脉中层网状组织的改变与 IgG 和 C3 的沉积相关。国际肾脏病学会(ISN)分类系统依据光镜、免疫荧光及电镜下肾受累的部位及严重程度，将狼疮性肾炎(LN)分为 6 型[29]：Ⅰ型，为系膜轻微病变型 LN，光镜下肾小球正常；免疫荧光和电镜下可见系膜区免疫沉积物。Ⅱ型，为系膜增生性 LN，可见系膜细胞增多。Ⅲ型与Ⅲ型，分别是局灶增殖性 LN 和弥散增殖性 LN，可见毛细血管内细胞增生、炎症伴内皮下免疫沉积。此两型 LN 需要免疫抑制药治疗。Ⅴ型，即膜性 LN，此时可见肾小球毛细血管壁弥漫性增厚，易发生肾静脉血栓形成及肾病综合征。Ⅵ型为终末期硬化性 LN。所有发生肾小球肾炎(活动性蛋白尿)的狼疮患者均应行肾脏病理活检，以期准确分期，并指导治疗(表 51.4)。

表 51.4 狼疮性肾炎的国际肾脏病学会(ISN)分类

型别	定义
Ⅰ型	系膜轻微病变型 LN：光镜下见正常肾小球；而免疫荧光可发现系膜免疫沉积物
Ⅱ型	系膜增生性 LN：系膜细胞增多而在 20%病例中无内皮下沉积物；肾衰竭罕见
Ⅲ型	局灶增殖性 LN：内皮下和(或)毛细血管外节段性和(或)广泛性免疫沉积物，25%肾小球肾炎病例中受累肾小球＜50%，肾衰竭少见
Ⅳ型	弥散增殖性 LN：40%的肾小球肾炎病例中受累肾小球≥50%，肾衰竭常见
Ⅴ型	膜性 LN：在 10%病例中光镜下可见广泛性或节段性内皮下免疫沉积物，肾衰竭少见
Ⅵ型	终末期硬化性 LN：≥90%的肾小球发生硬化

遗传学

目前有足够的证据表明，遗传因素在 SLE 的发病机制中起重要作用[30]。历史文献报道在同卵双生子中可同时发生 SLE 的概率为 65%[31]，然而大多数 SLE 病例并无家族史。补体经典途径罕见突变可致补体缺乏及 DNA 降解缺陷，这均有可能导致 SLE 的发生。C1q 缺陷可在 93%的个体中引起 SLE 样的疾患(见第 102 章)。与之类似的是,大多数伴 C1R/C1S 缺陷或 CD4 缺陷,以及约 25%的伴 C2 缺陷的个体可发生 SLE[32]。*TREX*1(3′-修复外切核酸酶 1)基因突变与 Aicardi-Goutières 综合征的发病相关,此综合征系伴发低补体血症及 ANA 形成的一种神经变性疾患[33,34]。约有 2.7%的 SLE 患者亦可发生此基因的移码突变或无义突变,与其神经系统表现有关。在 *TREX*1 敲除后的小鼠模型中,内源性逆因子来源的 DNA 积聚可诱导 IFN-α 产生,最终导致自身免疫[35]。

在多个家系中,SLE 的发病并不遵循简单的孟德尔遗传定律。因此,多个遗传相关性研究中只有少数几个遗传位点得到证实。最近的连锁分析、候选基因研究及全基因组相关研究(GWAS)均用来定位与鉴定 SLE 易感基因,已经证实的 35 个以上的遗传位点,可分为四组免疫相关途径:固有免疫应答、免疫复合物清除、适应性免疫应答及表观遗传学修饰(表 51.5)[36]。HLA Ⅱ类分子对抗原呈递给 CD4 T 细胞,以及增强依赖 T 细胞的抗体应答非常重要。过去 30 年一直有人研究有关 HLA 基因与 SLE 的相关性,在白种人群中,最一致的相关基因是 HLA-DR2 与 HLA-DR3[37]。在 SLE 患者中,HLA 等位基因与自身抗体谱中的特定抗体有关,抗 Ro/La 抗体与 DR3、DR2 间具有最强相关性(连锁不平衡)[38]。

GWAS 鉴定出的 SLE 危险位点与其他自身免疫病相似。许多自身免疫病如类风湿关节炎、系统性硬化、1 型糖尿病、炎症性肠病及 Behcet 病等,均有共同的危险位点,其中包括调控适应性免疫应答的 HLA Ⅱ类基因、*PTPN*22 及 *TNFSF*4 基因;调控固有免疫应答的 *IRF*5、*STAT*4 及 *TNFAIP*3 基因[30]。

自身抗体

非器官特异的自身抗体是 SLE 的特征性标志[40]。在患者中可发现许多自身抗体;然而某些是疾病特异性的,如抗 dsDNA 抗体和抗 Sm 抗体;某些更常见,如抗核抗体和抗 Ro 抗体。SLE 中的自身抗体既可能是由胚系基因编码,亦可能是体细胞突变的产物。分泌自身抗体的 B 细胞可被高水平的 B 淋巴细胞刺激物(BLys;亦称为 B 细胞活化因子,BAFF)激活;此生长因子对于依赖 T 细胞的 B 细胞的生存尤为重要,从而促进自身抗体的产生。临床试验证实,针对 BAFF 的单克隆抗体-贝利木单抗可改善 SLE 患者的皮肤、黏膜与关节症状,并经 FDA 批准用于 SLE 的治疗(见此节的疾病治疗篇)[41]。

表 51.5 通过易感基因分析鉴定出的重要免疫学通路

通路	相关基因
固有免疫应答	
TLR/IFN 信号转导	*IRF*5*I*7、*STAT*4、*TLR*7*I*8、*IRAK*1、*ACP*5、*SPPI*
NF-κB 信号转导	*TNFAIP*3、*TNP*1、*PRKCB*
免疫复合物清除	
补体成分	*C*1*Q*/*RIS*、*C*4*A*&*B*、*C*2、*C*3、*CFHR*3&1、*CR*2
吞噬作用	*FCGR*2*A*、*FCGR*3*A*、*FCGR*2*B*、*FCGR*3*B*、*ITGAM*
DNA 降解	*TREX*1、*DNASE*1
适应性免疫应答	
抗原呈递	*HLA*-*DR*2&*DR*3、HLA Ⅲ类基因
T 细胞信号转导	*PTPN*22、*TNFSF*4、*CD$ $*
B 细胞信号转导	*BLK*、*BANK*1、*LYN*、*ETS*1、*PRDM*、*IKZF*1
细胞因子	*IL*10、*IL*21
表观遗传学修饰	
DNA 甲基化	*MECP*2
其他基因	
作用未明	*PXK*、*XKR*6 及其他基因

根据 Deng 和 Tsao 2013 年报道修订[30]。

IFN,干扰素;NF-κB,核因子 κB;TLR,Toll 样受体。

在 SLE 患者中,含有 DNA 与 RNA 产物的抗原-抗体复合物可以分别通过刺激 TLR9 和 TLR7,激活固有免疫系统[42],最终可使树突状细胞释放 IFN-α 和 TNF-α;继而促进 T 细胞产生 IFN-γ、IL-6 及 IL-10。与此同时,分泌自身抗体的细胞被抗独特型抗体及调节性 T 细胞下调。现有证据表明,器官非特异性自身抗体,如抗 DNA 抗体与抗 RNA 抗体,并非主要的致病性抗体,因为①这些抗体与疾病的临床表现并没有特定的相关;②并不是所有的 SLE 病例均可检出这些抗体;③这些抗体的滴度与疾病的活动程度无关。相反的是,抗 Ro 抗体或相关的抗体在新生儿 LE 的皮疹与心脏传导阻滞的发病中发挥着一定作用[44](见本章的后续小节)。抗磷脂抗体,包括狼疮抗凝物,则与 SLE 患者中的血栓形成及流产有关联(见本章的并发症与共病一节)。在狼疮精神疾病患者中还可检出抗核糖体 P 蛋白的抗体[45]。

其他免疫因素[46]

SLE 患者Ⅰ型干扰素的产生失调,主要是 IFN-α,进而使自身反应性 B 细胞、T 细胞被树突状细胞激

第4部分

活[47]。利用基因芯片技术可将 SLE 患者分为 IFN-α 基因表达强、中、弱三种类型；随后可分为 IFN-α 中和作用后反应良好者与反应不良者[48]。IFN-α 调节异常还可导致固有免疫系统活化与血管疾病，这些均常见于 SLE 患者。除记忆性 B 细胞及外周循环中浆细胞数目增加，并与疾病活动程度相关外[49]，在 SLE 患者中还存在其他细胞系的缺陷，如调节性 T 细胞亚群的功能缺陷[50]；细胞毒性 $CD8^+$ T 细胞为优势亚群，而不是抑制 B 细胞应答及针对常见抗原的淋巴细胞转化应答的 T 细胞亚群[51]。T 细胞和 B 细胞的早期信号转导事件得以放大[46]。最新的研究认为，IL-2 是调节性 T 细胞而不是总体 T 细胞的主要活化因子[52]。在 SLE 患者中，外周血白细胞 IL-2 的产生存在障碍，调节性 T 细胞对活化 B 细胞的抑制效应减弱；自身反应性 T 细胞的寿命延长[53]。

环境因素

与 SLE 起病有关的环境因素有曝晒、紫外线辐射、吸烟、感染及药物（如 TNF 抑制剂等）[54]。硅及溶剂也可能与 SLE 的起病有关[55]。一项芬兰的病例对照研究表明吸烟与 SLE 显著相关[56]。

紫外线辐射

午间曝晒后起水疱或皮疹与 SLE 的起病有关[55]，以多形性日光疹及瘙痒为特征的光敏感现象与 SLE 所伴发的更为严重的系统性疾患相关[57]，所以在 60%的病例中可见 UV 辐射会引发或加重 SLE[58]。UVB、UVA 光斑贴试验显示 SLE 患者的最小红斑量降低，且发生皮肤损害[59]。UV 辐射加重 SLE 病情的作用机制仍未被完全阐明。研究表明，UV 介导 DNA 氧化性损伤，诱导对 3′-修复外切酶-1 所介导的降解的抵抗性，从而导致局部所产生的Ⅰ型 IFN 增加[60]。

感染、应激及内分泌因素

其他可诱发 SLE 起病的因素有：细菌感染、病毒感染及精神或躯体应激状态。有关儿童病例的研究提示 EB 病毒感染可能是启动 SLE 的激发因素[61]。

雌激素、泌乳素、睾酮被认为可调节 SLE 的发病与活动[62-64]。含有雌激素的避孕药、月经初潮提前及绝经期使用雌激素均会增加 SLE 的危险[62]。患有 Kleinfelter 综合征的男性，SLE 的发病率增加，可能与内分泌因素有关[65]。泌乳素也是一种免疫调节剂：其可干扰 B 细胞耐受的诱导、增强 B 细胞对各种抗原增殖性应答[66]。SLE 患者的泌乳素水平升高；而免疫活性细胞所分泌的促性腺激素释放激素（Gn-RH）可使泌乳素增加，提示为一种自分泌效应[64]。

药物[67]

目前研究比较透彻的诱发 SLE 的药物[68,69]是降压药肼苯达嗪；然而药物诱发 SLE 与自发产生的 SLE 有以下不同点：黑色人种少见；多发生于老年人；肾和中枢神经系统较少受累；常缺乏抗 DNA 抗体，而常伴抗组蛋白抗体[70]。现已知肼苯达嗪可抑制补体 C4 的结合，补体活性无法得到控制，这样就可以解释肼苯达嗪诱发狼疮样综合征的发病机制[71]。最近的研究亦表明，普鲁卡因胺和肼苯达嗪均为 DNA 甲基化的强力抑制药，其中普鲁卡因胺可抑制 DNA 甲基转移酶 1[72]；而肼苯达嗪则可抑制细胞外信号调节性激酶（ERK）的信号转导通路[73]；二者最终均导致自身反应性 T 细胞的活化增加。据此可推测，药物介导的 DNA 甲基化改变可能启动大多数药物诱导的 SLE 的发病过程。

药物诱导的 SLE 的皮肤受累表现可呈血管炎、大疱性或多形红斑样损害，或类似坏疽性脓皮病。药物治疗过程伴 ANA 阳性时不必停药，除非患者出现狼疮综合征的临床表现[74]。米诺环素诱导的 SLE 少见[75]，但是使用米诺环素的确有较高的危险度[优势比（OR）为 4.23][76]；常发生于服药 2 年后，所以使用米诺环素超过 1 年以上者，应监测 ANA 和肝功能试验。其他药物，尤其是抗惊厥药，亦可诱发 SLE 样综合征（表 51.6）。现已证实针对 TNF-α 的生物制剂可诱发 ANA；偶可诱发出狼疮的临床症状[67]。在这些患者中，关节症状比皮肤表现更常见，其中某些患者换用另一种 TNF 抑制剂后耐受良好[77]。

表 51.6 可诱发系统性红斑狼疮样综合征的药物

药物类型	高危险	中度危险	低危险	极低危险
抗心律失常药	普鲁卡因胺（15%～20%）	奎尼丁（<1%）		丙吡胺、普罗帕酮
抗高血压药	肼苯达嗪（5%～8%）		甲基多巴、卡托普利、醋丁洛尔	可乐定、米诺地尔、依那普利、吲哚洛尔、拉贝洛尔、哌唑嗪
抗精神病药			氯丙嗪	氯普噻吨、苯乙肼、碳酸锂

（续　表）

药物类型	高危险	中度危险	低危险	极低危险
抗生素			异烟肼、米诺环素	呋喃妥因、头孢吡肟
抗惊厥药			卡马西平、丙硫氧嘧啶、青霉胺、柳氮磺胺吡啶	乙琥胺、保泰松、苯妥英钠、非甾体抗炎药、扑痫酮、氯噻酮、氢氯噻嗪
抗高胆固醇血症药				阿托伐他汀、氟伐他汀、洛伐他汀、普伐他汀、辛伐他汀
质子泵抑制药				兰索拉唑、奥美拉唑、泮托拉唑
化疗药物				紫杉醇类、环磷酰胺、阿霉素、氟尿嘧啶、阿那曲唑、多柔比星、硼替佐米
抗血小板聚集药				噻氯匹定
生物制剂				依那西普、IL-2、阿达木单抗、英夫利昔单抗、干扰素-α、干扰素-β

改编自 Dalle Vedove et al，2012[67]．

IFN，干扰素；IL，白细胞介素；NSAIDs，非甾体类抗炎药。

临床特征

SLE 病例的临床特征如表 51.7 所示。由于其临床与血清学的多样性，SLE 几乎可累及任何一个器官，临床表现则千变万化。已有大量病例研究报道[78-87]，并对这类研究进行回顾[88]，尽管 SLE 病例中以女性为主，器官受累与预后在不同性别间亦有明显区别；数位作者报道在男性 SLE 患者中器官损害程度更严重[89-91]，特别是肾功能不全/衰竭[89-93]。在一项大型队列研究（Hopkins 队列）中[90]，男性患者更易发生血液学和血清学异常，发生心肌梗死的危险增加，其原因可能在于高血压频发及狼疮抗凝物阳性；此外，男性患者易发生癫痫[90,91]，而皮损较少，尤其在白种人群中[90]。

表 51.7　系统性红斑狼疮（SLE）的临床特征

临床特征	SLE 病例中的发生率（%）
发热	90
关节炎与关节痛	90
皮肤损害	80
肾脏受累	67
淋巴结增大	50
胸膜炎	40
雷诺现象	35
心包炎	25
肝大	25
中枢神经系统受累	25
腹部症状	20
脾大	15

临床表现

本病的起始表现各异[94]。最常见的就诊时症状是关节痛后伴发皮肤损害，大型病例系列则报道 57%的患者以皮损为就诊时的症状[95]。浆膜炎与肾异常则相对少见；在 1000 例具有早期及后期表现的大型队列研究中发现，大部分表现更常发生于随访的第一个 5 年间[96]。暴发性病例常有明显的全身症状，伴有发热、体重减轻、厌食、不适及关节疼痛，随后可出现皮肤损害。另一方面来看，疾病的演变呈渐进式，开始时只有局部皮损，后可发生系统受累[97]。许多患者在诊断时临床表现并不确切。因为大多数患者是女性，所以性别是一个重要的诊断要点。SLE 患者的全身症状常见，80%的患者报道有疲乏[99]。同样，发热也很常见，尤其是活动期 SLE 患者[94]。虽然 50%的病例可见体重减轻[99]，但是某些患者可出现体重增加，利兹系列研究中 18%的病例确实有这种情况，特别是病史较长者。18%的患者有月经不调；75%的患者则有停经。迟发性 SLE 系指 50 岁后才发病者，较少见（可信区间为 12%～18%）[100]。

临床亚型

57%～85%的患者可在病程某一阶段发生皮肤损害（图 51.22）[101-103]，具体发病率因不同系列研究而异。英国人群中的典型皮肤表现如表 51.8 所示[104,105]。Gilliam 将 LE 相关的皮肤疾患分成两类：①LE 特异性皮损，具有 LE 界面皮炎的特征性组织病理表现；②LE 非特异性皮损，缺乏 LE 的组织病理改变，这些损害亦可发生于其他结缔组织病。相比之下，非特异性皮损与 SLE 的相关性更强[106]，尤其在临床表现显著者中[107]。

第4部分

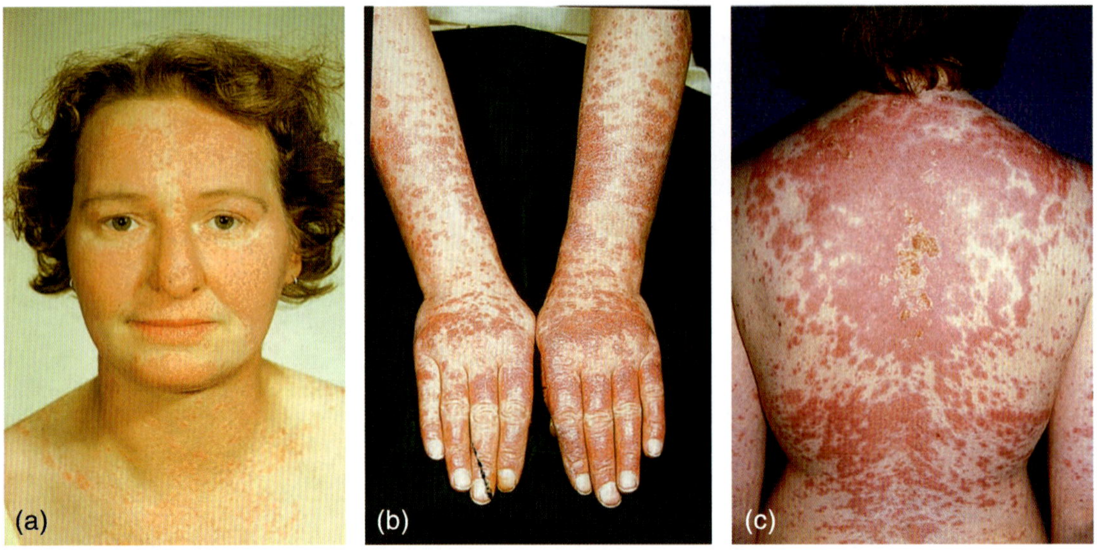

图 51.22 系统性红斑狼疮

(a)面颈部典型的对称性、轻微脱屑性红斑；(b)手背与前臂处红斑，在 DLE 患者亦可发生类似损害，注意指甲远端有氯喹治疗所致的色素沉着；(c)整个背部受累。

表 51.8 73 例 SLE 患者的皮肤表现

皮肤表现	在 SLE 中的发生率(%)
蝶形红斑(ACLE)	51
面部水肿	4
亚急性皮肤型 LE	7
慢性 DLE	25
DLE 瘢痕性秃发	14
非瘢痕性秃发	40
冻疮样狼疮	20
口腔溃疡	31
大疱性皮损	8
光敏感	63
雷诺现象	60
慢性荨麻疹(>36 小时)	44
皮肤血管炎	11
网状青斑	4
巩膜外层炎	4
唇炎	4

根据 Yell 等 1996 年的报道修订[104]。

阴影部分所标出的皮肤表现均为 LE 特异性皮肤改变，组织病理符合皮肤型狼疮；其余的皮肤表现则为 LE 非特异性表现。

ACLE，急性皮肤型红斑狼疮；DLE，盘状红斑狼疮；LE，红斑狼疮。

狼疮特异性改变[108]

根据就诊时的典型皮损，狼疮特异性改变可分为三组，包括慢性皮肤型 LE(chronic cutaneous LE，CCLE)、SCLE 及急性皮肤型 LE(acute cutaneous LE，ACLE)。CCLE 包括局限型 DLE、泛发型 DLE、肥厚型 DLE、深在性狼疮及肿胀性狼疮。SCLE 则可表现为环状与银屑病样损害、急性局限型与泛发型 LE 及中毒性表皮坏死松解(TEN)样损害。伴发上述 LE 特征性损害的患者可仅有皮肤疾患；若其满足新的 SLICC 标准，则可诊断为 SLE。局限型与泛发型 DLE 发生 SLE 的危险分别为 5%和 20%；而肿胀性狼疮患者极少发生 SLE。据报道，在 2%～3%的 SLE 患者中可见狼疮性脂膜炎[109,110]；相反，狼疮性脂膜炎患者可有 35%的机会在发病前、同时或随后被诊断为 SLE，因此对于此类患者应该密切观察以防发生系统性疾患[111-113]。在 SCLE 患者中 SLE 的发生率约为 50%，而仅有 10%～15%出现严重器官受累[114]。

ACLE 常与活动性 SLE 相关[115]；然而小部分患者会偶尔发生复发性 ACLE[116]。皮肤红斑是最常见的特征，尤其是在曝晒部位(图 51.23a)。在局限型 ACLE 中，面颊部双颧处可见蝴蝶样红斑或散在斑丘疹伴细小鳞屑或水肿，通常不累及鼻唇沟(图 51.23b)。泛发型 LE 则可表现为面部、躯干上部及肢端处的弥散性或丘疹性红斑，需与病毒疹或药疹相鉴别[115]。光敏感现象非常多见，一项来自英国的 73 例 SLE 病例研究中观察到其阳性率为 63%[117]。日光可诱发或加重既有疾病[118]。荧光灯发出的 UV 辐射[119]、来自复印机的UVA[120]及长期暴露于室内光源[121]均有可能导致病情加重。因为皮肤型LE中UV诱发损害的潜伏期常可达数周，光敏感阴性病史并不能排除对光线敏感，患者可能并没有留意到两者间的关系[108]。此外，尽管皮肤表现更常见于夏季或UV暴露后数天至数月，患者可在强烈日晒后3～6个月出现系统性疾病活动程度增加[118]；尤其是面部水肿，可类似接触性皮炎、脂溢性皮炎、皮肌炎或丹毒，亦可发生在拔牙后[122]。偶尔在曝晒后可发生更为急性的大疱性损害，有时呈出血性[115]。极为重要的是，泛发性LE的皮损与CCLE的泛发型常不累及远端指间、近段指间及掌指关节，借此可与皮肌炎相鉴别(图51.24)[115]。

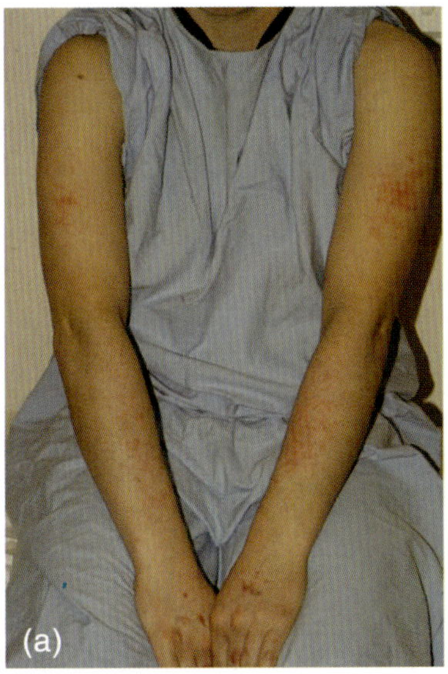

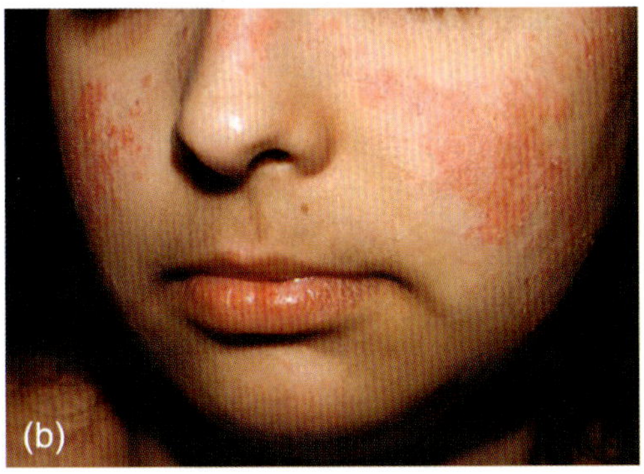

图51.23 系统性红斑狼疮，可见双臂(a)、面部(b)的急性皮肤型狼疮

表皮坏死或急性凋亡性全表皮松解综合征[123]外观上与TEN相似[115,118]，此型皮损必须与SLE患者药物诱发的TEN相鉴别[118]，患者常有活动性系统疾患，如脑炎和肾炎[118]。还有病例有多形红斑样皮损(Rowell综合征)(图51.25)。

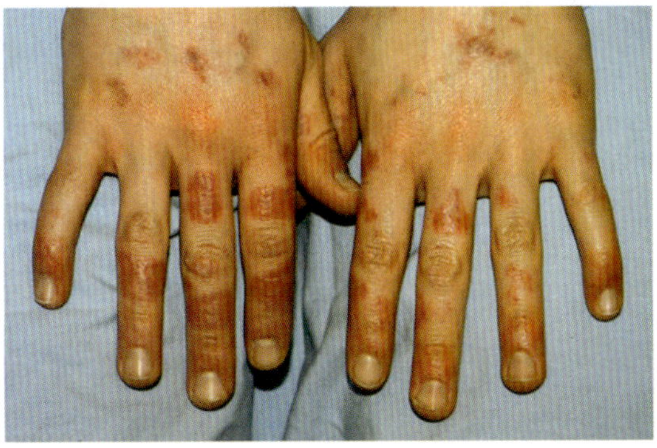

图51.24 系统性红斑狼疮，双手部可见特征性盘状皮损，而指间关节处未受累

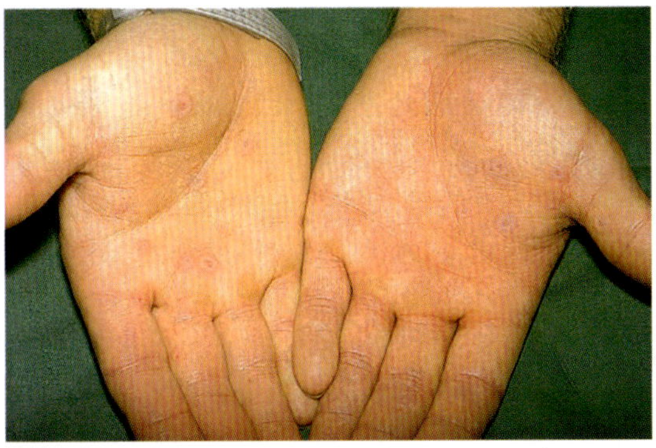

图51.25 盘状红斑狼疮，环状损害酷似多形红斑并与特征性免疫异常相关(Rowell综合征)

类似慢性盘状皮损的损害，可作为10%的患者起病时的表现；而且发生于患者病程中的某一时间点[114,115]。

冻疮样狼疮是一种罕见的CCLE，可分为家族型，多发生于儿童期，呈常染色体显性遗传[124]；散发型，常累及中年妇女。50%的冻疮样狼疮病例与DLE相关，在30%以上的病例中，病情可持续至寒冷季节以后。冻疮样狼疮患者中伴发冻疮损害者约有20%会发展成为SLE[116]。这些皮损可发生溃疡，有时还可呈角化过度性角皮病样改变[125]。在家族性冻疮样狼疮及SLE患者中有报道可见*TREX*1基因突变[106,126]，*TREX*1可编码一种可降解胞质DNA的细胞内DNA酶，进而阻止细胞内在性Ⅰ型IFN应答通路的活化[106]；在Aicardi-Goutieres综合征患者中亦可见类似突变，其临床表型包括肢端冻疮样狼疮皮损及进行性神经疾患[127]。

狼疮非特异性改变[128]

有时皮损较轻微。在手掌部大鱼际与小鱼际处可见红斑，易与肝疾病并发的掌红斑相混淆[128]。网状掌红斑则与抗磷脂综合征相关。与 SLE 相关的非特异皮肤改变包括：甲改变、毛发改变、血管炎、荨麻疹样皮损、黏蛋白沉积病、大疱性皮损和黏膜损害等，详见以下的小节。

甲改变

已在 SLE 患者中报道过的各种甲改变，包括甲皱褶红斑、裂片状出血、甲半月潮红及甲周角化过度(图 51.26a)[129]；其他改变则包括甲纵嵴、甲剥离、无甲、甲母质角化异常所致的点状或线状白甲等(图 51.26b)[130]。在非洲裔美国人 SLE 患者中最常见到的是蓝-黑色甲色素沉着，推测与黑素沉积增加有关[131]。这种色素异常可呈弥散性或沿纵向分布；某些药物亦可导致这种异常，如抗疟药，偶可与甲氨蝶呤、环磷酰胺及金制剂相关(图 51.27)[130]。毛细血管镜检查显示毛细血管呈丝状出血[132]。在 76%的同时罹患 DLE 和 SLE 患者中可见甲皱褶毛细血管扩张与红斑；而仅患 DLE 者缺乏这些变化，这一体征提示系统性疾病活动[106]。此外，虽然毛细血管襻断裂及毛细血管扩张最常见于系统性硬化与皮肌炎，此改变亦可见于 SLE 患者，并与雷诺现象及抗 U_1 核糖核蛋白抗体(抗 U_1-RNP 抗体)强烈相关[133]。

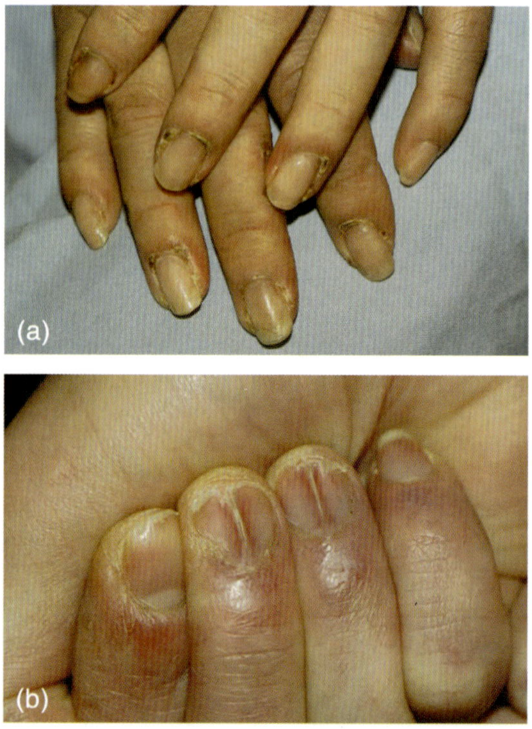

图 51.26 系统性红斑狼疮：(a)甲皱褶广泛坏死；(b)甲纵嵴

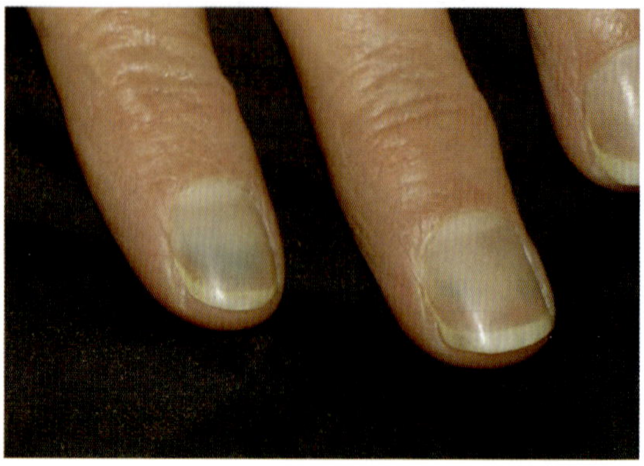

图 51.27 抗疟药物治疗所致的蓝甲

毛发改变[134]

毛发改变可分为瘢痕性与非瘢痕性。SLE 中最常见的非特异性皮肤表现是弥散性、非瘢痕性秃发，也称为休止期秃发。超过 60%的 SLE 病例可发生秃发[1]，既可是一过性的、也可在疾病活动增强时[135]。另外，秃发可为迁延性并与疾病活动相关，系统疾病发作 2~3 个月后，发际处毛发干枯、易脆，被称为"狼疮发"(图 51.28)[134-136]。斑秃亦多发，占大约 10%的 SLE 患者[137]；但是近期有证据显示，SLE 患者的斑片状非瘢痕性秃发与斑秃不同[138]。永久性瘢痕性秃发则与 DLE 中所见的秃发类似[134]。

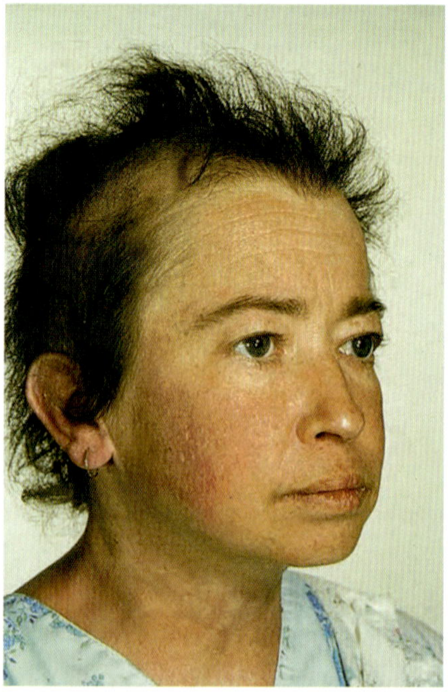

图 51.28 蓬乱的"狼疮发"伴弥散性脱发

皮肤血管反应[139,140]

血管反应对于 SLE 的诊断极为重要，因为其常提示血管病理变化。血管反应可分为血管炎与血管病变，由于对二者的处理有明显差异，故鉴别诊断非常重要。血管炎系由血管壁的原发性炎症及纤维蛋白导致的继发性血管堵塞所致；血管病变则表现为血管壁狭窄（如缺血性变化），或血栓栓塞所致的非炎性管腔堵塞[141]；然而这两者的临床表现有时非常相似，可同时发生。

血管炎：在 SLE 中，皮肤的小动脉与小静脉常受累及。受累血管的大小与炎症的严重程度决定了疾病的临床表现。SLE 相关的血管炎最常累及皮肤，表现为小血管白细胞碎裂性血管炎，受累部位可见瘀点、紫癜[142,143]，可发生于 8%～11% 的 SLE 患者中[143,144]。在诊断 SLE 相关的白细胞碎裂性血管炎前，需排除其他可能的病因，如药物、感染等。中等和（或）大型血管受累时则可表现为网状或星状紫癜，伴有或不伴坏死与溃疡；皮下结节（图 51.29）[141,145]。其他临床表现有坏疽、甲周梗死、裂片状出血、荨麻疹及大疱性损害[140]。指（趾）坏疽[146]可呈急性发作或隐性发展，合并血管炎、血管病变的患者出现坏疽是血栓形成所致。

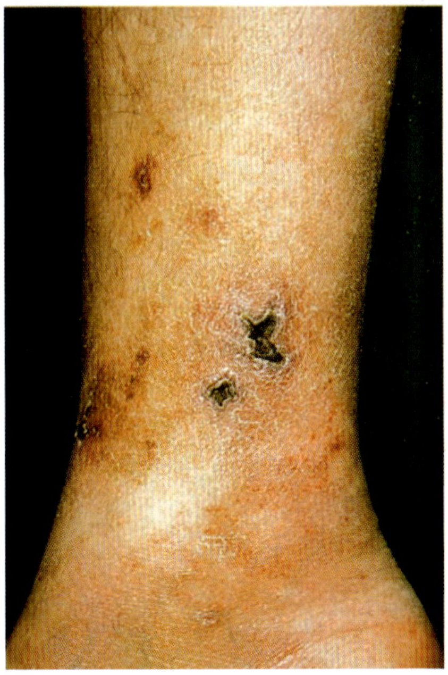

图 51.29　系统性红斑狼疮，小腿溃疡伴结痂、坏死

血管病变：雷诺现象可见于 25%～60% 的 SLE 患者，而且是最常见的非特异性表现。其特征是指（趾）部位的可逆性血管痉挛，常因寒冷刺激所致的三相颜色改变，即寒冷可诱发指（趾）苍白；后变青紫伴疼痛、麻木；复温后则局部潮红[140,141]。LE 与雷诺现象的预测指标有甲周持续性毛细血管扩张；拇指、耳、鼻、趾受累；指腹部冰凿状或凹点状瘢痕及高滴度的 ANA、抗 RNP 抗体及抗核仁抗体[140]。此外，SLE 伴发的雷诺现象还与偏头痛[147]和肺动脉高压[148]相关。

网状青斑可见于 35% 左右的 SLE 患者，可伴有或不伴抗磷脂抗体综合征[145]。就诊时表现为鱼网状、斑驳状青紫色改变，压迫后可变白；好发于臀部、双下肢，其次则是前臂外侧，躯干部则少见（图 51.30）[107,139]。网状变色系因真皮细小动脉血流缓慢所致低氧合作用及真皮小静脉中低氧合血液积聚所致[107]。葡萄状青斑（livedo racemosa）依其“破网状”表现而与网状青斑相鉴别，现被认为是 SLE 病情严重的特征之一，系因血管中存在胆固醇与纤维蛋白栓子及钙化所致[107,139]。同时伴有 SLE 和抗磷脂抗体综合征患者中的网状青斑可能是中枢神经系统受累的前驱症状[150]；此类患者还可发生网状紫癜性斑块，可伴溃疡；以及瘀斑、紫癜、指（趾）坏疽及血栓性静脉炎[107,139]。由于细小血管更易闭塞，所以皮损多发生于肢端[139]。灾难性抗磷脂抗体综合征（catastrophic antiphospholipid syndrome，CAPS）罕见（<1%），但死亡率较高，可达 50%。CAPS 指抗磷脂抗体综合征出现播散性血管内凝血，表现为暴发性紫癜[151]。诊断依据包括①至少三个器官有血栓形成；②至少一个器官有小血管闭塞的组织学表现；③抗磷脂抗体阳性；④临床表现发展急剧[140]。

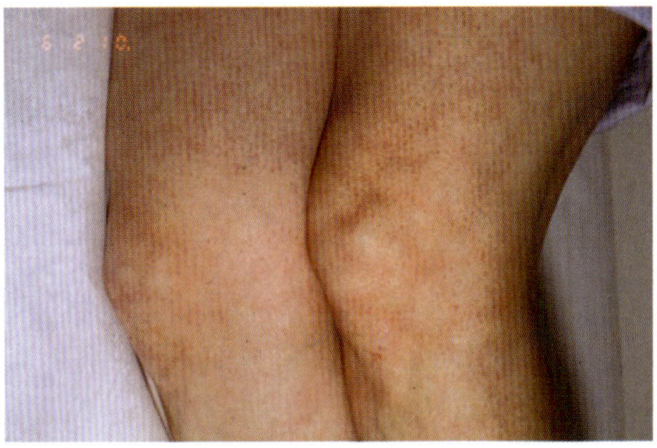

图 51.30　系统性红斑狼疮，广泛的网状青斑

SLE 患者还可发生白色萎缩样损害，即下肢出现疼痛性象牙白色星状瘢痕。抗磷脂抗体综合征患者亦可出现类似 Degos 病（恶性萎缩性丘疹病，见第 101 章）的损害，表现为细小、瓷白色萎缩性斑疹，损害周围可有红斑与毛细血管扩张，亦可发生于抗磷脂抗体阳性的患者（图 51.31）[139]。伴有 Degos 病样的 SLE 患者往往呈良性病程，不会出现 Degos 综合征中常见的

典型内脏受累(消化道及中枢神经系统受累);现多数认为,Degos 病的临床与组织学表现存在广泛重叠,其皮损代表多种血管病变的终点,而不是一种独特的病种[152]。此外,还可发生原发性皮肤松垂,因局部弹性纤维缺乏而导致局部皮肤出现疝囊样松垂[145]。

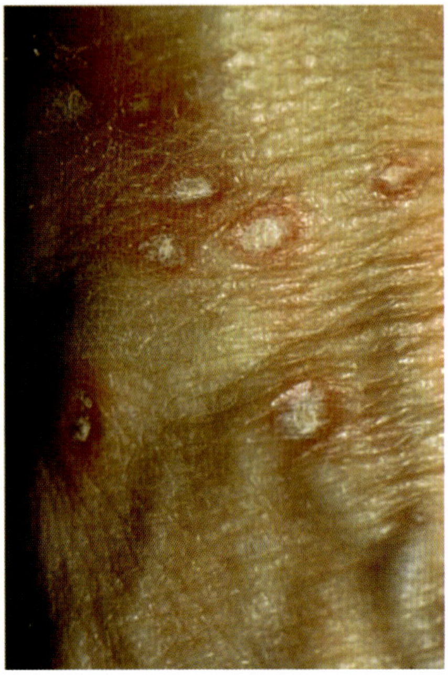

图 51.31 系统性红斑狼疮,Degos 病样皮损

其他原因所致的血管病变:在 25%的 SLE 患者中可有冷球蛋白,伴发Ⅱ型或Ⅲ型冷球蛋白血症[150](见第 148 章)。Ⅱ型或混合型冷球蛋白血症常表现为小血管炎症所致的可触及性紫癜,重症病例可有溃疡与坏死。此类患者更易伴发 HCV 感染、类风湿因子、低补体血症及皮肤血管炎[150]。由于动脉硬化性斑块自发性破裂,或血管内操作所释放出的胆固醇晶体可形成胆固醇栓子,可游走至小血管而阻断血流。指(趾)血管的表现亦可类似于 SLE 血管炎或抗磷脂抗体相关性血管病变,在指(趾)尖出现紫癜性梗死[139]。在伴有终末期肾病的 SLE 患者中还可发生钙化[153]。红斑肢痛症的特征性表现为手足部烧灼性疼痛,多因受热及肢体下垂而症状加剧,患处有红斑和皮温增高[139];可分为原发性与继发性(如 SLE 或血液恶性肿瘤等),可能系微血管动静脉间旁路所致[141]。

荨麻疹[154]:一项纳入 73 例 SLE 患者的临床研究显示,44%的患者可有荨麻疹性损害,其中某些损害实际上就是荨麻疹样血管炎[155]。低补体血症性荨麻疹样血管炎[156]在临床上可见疼痛性荨麻疹样损害,可持续 24 小时以上,消退后可遗留炎症后色素沉着,组织学上呈白细胞碎裂性血管炎[154]。常用于治疗 SLE 的抗炎治疗亦可被用来处理慢性荨麻疹[157],而有报道称抗疟药可诱发物理性荨麻疹,如水源性荨麻疹,因此准确的用药史至关重要。

黏蛋白沉积病[158]

虽然在皮肤型狼疮患者的皮肤病理活检标本中常见黏蛋白沉积,但在 SLE 中还可发生特异性黏蛋白沉积病变。曾有报道,称在患者的真皮中的黏蛋白沉积可引起丘疹或结节性皮损,但缺乏 LE 的病理学特征[159],这说明此损害可能是一种独立的疾病,并成为 LE 的就诊症状[160];在躯干、前臂、头颈部等处可见多发性、无症状的正常皮色的丘疹,其可单独发生,或可与 SLE、SCLE 及 DLE 相关(图 51.32)[107,161]。首先应与本病相鉴别的疾病是肿胀型 LE,主要依据临床与组织病理检查[158];其他鉴别诊断包括网状红斑性黏蛋白病、硬化性黏液性水肿、黏液性水肿性苔藓及甲状腺疾病相关的黏蛋白沉积病[107]。

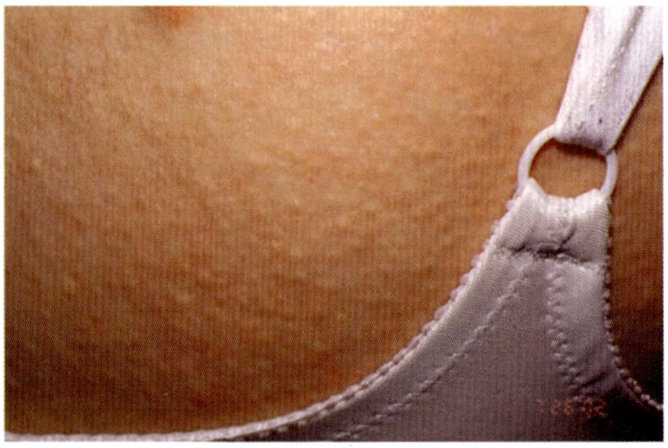

图 51.32 系统性红斑狼疮,背部多个丘疹(黏蛋白沉积症)

其他结缔组织的改变[162]

营养不良性钙化罕见,既可与狼疮性脂膜炎[163]也可与 SLE 相关,常发生于四肢及臀部,常在行放射学检查时发现无症状的结节。钙化局部的皮肤偶可发生溃疡,并排出石灰样物质[162]。SLE 中皮肤钙化的机制尚未阐明,可能的原因有坏死及凋亡细胞中钙离子浓度增加、继发于创伤或组织损伤等[164]。大约 5%的患者可有皮下结节[165],主要发生在近端指间关节和腕部背侧,也可见于肘部、膝部、枕部与手指屈侧,其可与类风湿结节相似,羟氯喹治疗有效[166];其中有些结节的组织病理与典型类风湿结节相同[167],而其他则可能因血管炎与血栓形成所致[168]。

色素改变

色素改变并不少见,SCLE 与 SLE 可导致色素减退。此外,抗疟药物可引起皮肤呈蓝-黑素沉着,现认为这种色素异常可能与含铁血黄素沉积有关[169]。米帕林治疗所致的皮肤黄染在停药或剂量调整后可恢复正常。

大疱性损害[170,171]

SLE 中水疱性损害少见，可分为以下三类。

1. SCLE 和 ACLE 中表皮与真皮分离而形成表皮下大疱，系因表皮基底层液化变性及真皮水肿所致（TEN 样 ACLE 和 Rowell 综合征）[171-173]。

2. 有与 SLE 相关的多种自身免疫性疱病，包括疱疹样皮炎、寻常型天疱疮（红斑型天疱疮）、落叶型天疱疮、副肿瘤性天疱疮、大疱性类天疱疮、假性卟啉症、获得性大疱性表皮松解症及 IgA 疱病[171]。

3. 大疱性 SLE（BSLE）是一种独立亚型，系由自身抗体诱发的非特异皮肤型 SLE，导致表皮下大疱[174]。

BSLE 的诊断需要存在以下条件：①SLE 诊断明确；②在曝光部位（但不限于此处）发生水疱、大疱性损害；③组织病理显示表皮下水疱及真皮上部嗜中性粒细胞浸润；④直接免疫荧光检查（DIF）则可在基底膜带检出免疫球蛋白与补体沉积[170,175]。DIF 显示在基底膜带处有线状 IgG（±IgA、IgM 或 C3）沉积；而 LE 界面皮炎则呈颗粒状沉积。盐裂皮肤经间接免疫荧光检查（IDIF）或 DIF、免疫印迹法、免疫沉淀法、酶联免疫吸附试验（ELISA）或免疫电镜检查均可发现抗Ⅶ型胶原抗体[174]。

临床上来看，大疱性损害主要分布于正常或红斑性曝光部位或屈侧皮肤，亦可泛发，愈合后可伴粟丘疹形成（图 51.33）。水疱形成常与 SLE 系统受累平行，特别是肾损害[174]。鉴于 BSLE 只发生在 SLE 患者中，ANA 试验常为阳性，并可检出抗 dsDNA 抗体、抗 Sm 抗体、抗 Ro 抗体、抗 La 抗体及抗心磷脂抗体[174]。低补体血症、蛋白尿或细胞管型及血液学异常均提示 SLE 疾病活动[174]。

可单独使用氨苯砜治疗，或氨苯砜与泼尼松龙联合应用。疗效显著，多在 1～2 天停止出现新疱[174]。然而停用氨苯砜后会快速复发，重新开始治疗即可获得缓解[176]。

红斑型天疱疮兼有天疱疮和 LE 的免疫学特征，临床表现为鳞屑性红斑、角化过度或结痂，日晒后加重。皮损在颊部呈蝶形分布，有时可类似 Senear-Usher 综合征，累及躯干脂溢部位[177]。DIF 显示在曝光部位皮损周围皮肤的表皮细胞间，以及真皮-表皮交界处，均可见免疫球蛋白与补体沉积，而非曝光部位沉积相对较少。80%～100%的患者可检出天疱疮样抗体与抗核抗体，而没有抗 DNA 抗体和抗 ENA 抗体；同时还可检出针对桥粒芯蛋白 1、3 的抗体[177]。

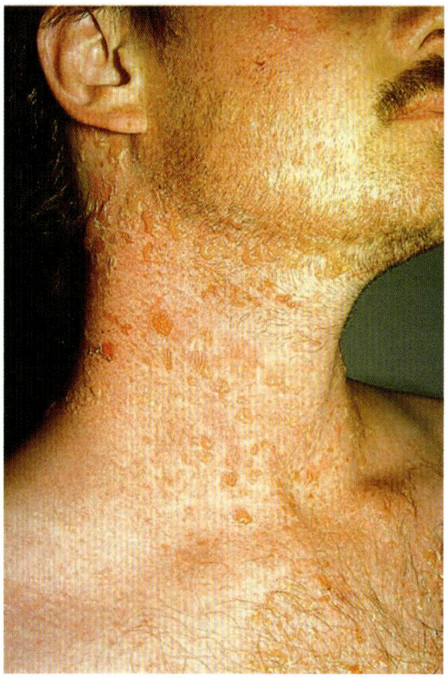

图 51.33 面颈部大疱性红斑狼疮

红斑型天疱疮多自然发生，亦可由药物诱发，如青霉胺、普萘洛尔、卡托普利、吡硫醇、硫普罗宁。单独外用糖皮质类固醇激素即可治疗本病，但有时可能需要系统应用糖皮质类固醇激素、免疫抑制药或氨苯砜。

黏膜损害[178]

口腔及鼻咽部溃疡是区分 SLE 患者的 SLICC 中的一项标准，并与疾病活动增加有关（图 51.34）[179]。此类损害常为非特异的浅表损害，多成批出现[180]。LE 溃疡多无疼痛，常累及硬腭。非狼疮性溃疡，如复发性阿弗他口炎，可累及 20%左右的普通人群，伴有明显疼痛，损害的直径可由数毫米（小溃疡）到数厘米（大溃疡）[181]。复发性阿弗他口炎多发生于 SLE 患者，其与 LE 的非疼痛性溃疡不同，往往与系统疾病活动程度无关[181]。DLE 患者亦可见黏膜损害，多分布于颊黏膜，也可累及硬腭及下唇唇红缘[182,183]，分为三型：红斑型、盘状损害伴溃疡、二者兼有型[180,184]。损害的形态多变，如在急性黏膜损害中，以红色斑片、硬腭处红斑、溃疡、水疱或糜烂为主[107]。对于盘状损害，初起时红色斑块，后可扩大为慢性斑块[185]，表现为中心区域红色斑块，边界为不规则的白色边缘，界限清楚，可有毛细血管扩张[184,186]，这与口腔扁平苔藓类似[185]。浅表性硬腭损害呈蜂窝状外观[185,186]，组织病理显示为富含淋巴细胞的界面黏膜炎[186,187]，DIF 表现与皮肤型 LE 相同[187]。大约 6%的 SLE 患者可发生唇炎，唇部呈银白色外观，伴红斑、脱屑及唇红缘模糊[188]。一项纳入 87 例 SLE 患者的研究报道，有 6.9％的黏膜损害会发生恶性转化，可能与年龄较大(＞60 岁)有关[107,189]。鉴于这些患者存在转化为鳞状细胞癌的危险，故对于任何经久不愈或不规则的溃疡性黏膜损害，应及时行病理活检。

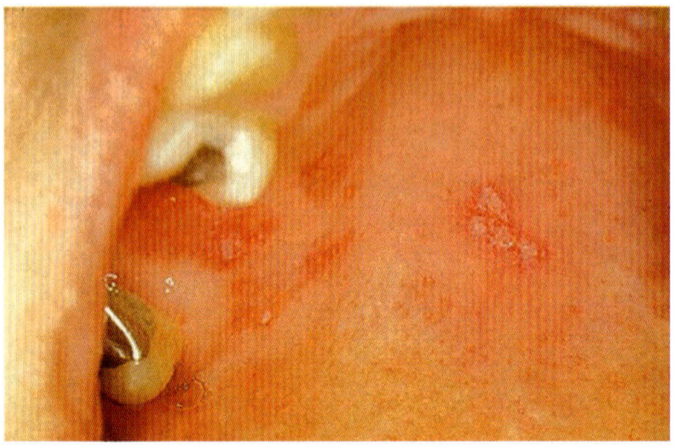

图 51.34 系统性红斑狼疮：上腭受累

鉴别诊断

SLE 的临床表现多种多样，常被称为“伟大的模仿者”[109]。诊断时需要多名医师的评估。现行的 SLICC 分类标准，虽不是诊断标准，对于每个病例的敏感性和特异性分别为 94％和 92％[2]。许多疑似结缔组织病患者在详细检查后仍然难以分型。

需与 SLE 的鉴别的结缔组织病有类风湿关节炎、混合结缔组织病、未分化结缔组织病、菊池-藤本病、急性病毒综合征(细小病毒、EB 病毒、传染性单核细胞增多症、HIV)、白塞病、家族性地中海热、无肌病性皮肌炎、药物诱发的狼疮等。对于疑似 SLE 病例就诊时，常要考虑与这些疾病鉴别。1/3 的 SLE 患者可与许多自身免疫病并存，使诊断变得复杂，如抗磷脂抗体综合征、类风湿关节炎、硬皮病、Sjögren 综合征、自身免疫性肝炎、银屑病、原发性胆汁性肝硬化、甲状腺疾患及糖尿病等[191]。

在经过临床评估后，若患者诊断为 SLE 的可能性仍较大时，应行 ANA 检测，此试验诊断 SLE 的敏感性为 95％～100％[192]，现已有 ANA 试验的相关指南[192]。患者 ANA 阳性可作为诊断的首要标准[193]。一项纳入诊断为 SLE 的士兵的队列研究发现，平均在确诊前 3.3 年，自身抗体即可出现阳性[194]。未分化结缔组织病指的是那些有疑似 SLE 症状而不能确诊的病例。

ANA 阳性对于未行 ANA 检测的 SLE 患者至关重要。然而 ANA 阴性的患者也可以被诊断 SLE。SLE 患者的 ANA 阴性率为 1％～5％[195]。ANA 阴性的 SLE 的概念出现在现代显微镜的使用及使用 HEP-2(喉)细胞之前，常见于光敏感及抗 SSA/Ro 抗体阳性的患者[196]。固相法可使 SLE 的假阴性率增高。在一项比较 IDIF 与固相法检测 SLE 患者的自身抗体的研究中发现，IDIF 检测 ANA 与 ELISA 检测抗 dsDNA 抗体水平的阳性率分布为 81％和 47％；而固相法(Bioplex)的检出率则分别为 76％和 32％[197]。目前对于临床疑似 SLE，以及经 ELISA 或固相法检测过的病例，多推荐免疫荧光法来检测 ANA。在 ANA 滴度可疑时，可行狼疮带试验，以证实患者未曝光部位真-表皮交界处有无免疫沉积物[198]。

并发症和共病

关节炎[199,200]

大约 90％的 SLE 患者可在病程中发生关节受累，关节痛比关节炎更常见。约有 25％的患者可有类风湿样关节畸形，伴有局部软组织肿胀，尤其是指背、手背及腕背部，而 X 线下关节侵蚀并不多见。与类风湿关节炎相比，患者的关节畸形相对少见，而软组织肿胀更加明显。偶可见侵蚀性对称性多关节炎，伴类风湿关节炎样的畸形，有学者将其命名为类风湿狼疮(rhupus)[201]，此类患者可与存在抗环瓜氨酸肽抗体的狼疮性关节病变相互鉴别[202]。有一项临床系列研究显示，13％的患者可发生 Jaccoud 关节病变，表现为手部严重畸形，伴尺侧移位及天鹅颈样变形，疼痛较轻且功能良好；另有 11％的患者发生肘部固定性屈曲挛缩[203,204]。在此综合征中的类风湿关节炎样畸形的发病原因是腱鞘炎，而不是滑膜炎症所致。肌腱病变可导致跟腱断裂[205]。肘部、肩部、膝部及足部均可受累，有时可有软组织结节，提示有钙化形成。有关 SLE 与类风湿关节炎的鉴别特征详见表 51.9。

表 51.9 SLE 与类风湿关节炎的鉴别特征

鉴别特征	SLE(％)	RA(％)
变形性关节炎	25	常见
皮下结节	5	25
X 线下关节侵蚀	罕见	常见
肾受累	常见	罕见
红斑狼疮细胞阳性	80	15
抗核抗体阳性	90	20
类风湿因子阳性	40	80

肌肉改变[200]

约有 50％的 SLE 患者可有肌肉疼痛，且易与关节炎所致的疼痛相混淆。肌无力相对少见，可能与类固醇肌病或其他药物不良反应有关。5％～10％的患者还可发生炎症性肌病，而与特发性炎症性肌病难以区分[206]。

骨骼改变[200]

5%～30%的 SLE 患者可发生缺血性骨坏死[207,208]。骨骺端的血流受阻可导致骨坏死及软骨下骨折。危险因素有雷诺现象、血管炎、抗磷脂抗体综合征及应用糖皮质类固醇激素。现认为糖皮质类固醇激素可促进骨细胞脂肪发生与脂肪浸润，进而促使其发生细胞凋亡。糖皮质类固醇激素的剂量和疗程长短与缺血性骨坏死的危险程度相关；最常累及的部位是股骨头及髁部[209]，亦可累及膝部、踝部、肱骨、跖骨及腕骨，常为双侧及多关节受累。对于患者出现单个或多个关节持续性疼痛，而其他系统疾病活动并不明显时，应该考虑此诊断；X 线检查可正常，但需要行 MRI 或骨核素闪烁显像检查来确诊[210]。外科治疗方法包括髓芯减压术、骨移植及人工关节置换术。因静脉淤滞而使骨髓内高压，最终导致缺血性坏死；故髓芯减压术可成功治疗本病[211]。若减压术无效或在疾病晚期，则可行全髋关节置换术。

骨质疏松及其所致的骨折危险性增高是 SLE 患者的另一个重要的骨相关疾患[21]。在 SLE 患者中骨质疏松的患病率可达到 50%，而骨折的发生率则为 20%。骨质丢失的危险因素有慢性炎症、应用糖皮质类固醇激素、维生素 D 缺乏、卵巢功能衰竭及同时罹患甲状腺疾病。因此，鉴别这些危险因素、定期检测骨密度及适当的治疗均至关重要。

心脏[213]

心血管疾病是 SLE 的主要预后预测指标之一，而且与疾病的晚期死亡率升高有关[214]。胸膜炎与心包炎在疾病初起时的患病率为 17%，累积发病率则为 36%[214]。典型的心包炎可表现为心动过速、胸骨后不适及体位性疼痛[213]。继发于 Libman-Sacks 心内膜炎的有明显临床症状的瓣膜功能异常仅见于 1%～2%的 SLE 患者[215]，最常累及心脏左侧的瓣膜。依损害所在的部位不同，可闻及收缩期或舒张期杂音，在受损的心瓣膜上还可并发细菌性心内膜炎。

冠状动脉疾病是长期患有 SLE 者的最常见死因[216]。抗磷脂抗体可预测与其他危险因素无关的动脉粥样硬化。年轻的女性 SLE 患者发生心肌梗死的风险逐渐增加[217]。糖皮质类固醇激素治疗可增加发生冠状动脉疾病的风险，原因在于高脂血症、高血压及体重增加，因此服用 30mg 泼尼松龙的患者，与未服用糖皮质类固醇激素的疾病活动程度相当者相比，其在 2 年内发生心血管疾病的风险增高 60%[218]。极为罕见的是心肌受累导致的心力衰竭[219]。

肺部[220,221]

肺部受累的发生率不一。一过性胸膜炎是最常见的临床特征，2/3 的病例可发生胸腔积液，偶可为血性积液。放射学检查可显示胸膜增厚。肺部受累相对少见，表现为一过性浸润，有时呈网状及斑驳状改变(图 51.35)。急性狼疮性肺炎可有呼吸困难与发热，较少见，发生率在 1%～19%，也可能是 SLE 的就诊时的表现[222]。胸部 X 线检查可见弥散性肺泡浸润，好发于肺底部。此时必须考虑的鉴别诊断有弥散性肺出血[223]与肺部感染[220]。肺减缩综合征是 SLE 的特征性肺部疾病，实质上是一种肺实质并无病变的限制性肺病，表现为肺活量降低，放射学检查可见膈肌抬高和肺底部不张[224]。研究发现其发病机制可能与膈肌纤维化有关[225]。与系统性硬化相比，SLE 患者极少发生肺动脉高压，病因多样，如血管痉挛、血管炎及血栓闭塞等。

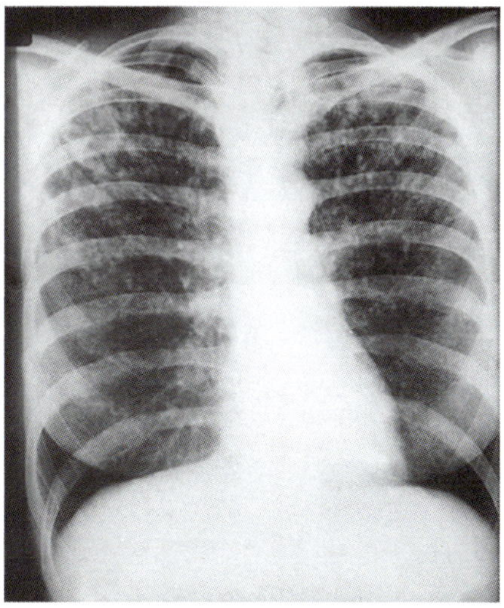

图 51.35 系统性红斑狼疮的肺部浸润

经皮质激素治疗近 2 年后痊愈。

肾改变[226]

SLE 的肾改变对于预后的评估非常重要(详见下节——病程与预后)。狼疮性肾疾病占终末期肾衰竭的 3%，而且是 SLE 的主要死因之一。定期进行检查，如尿液分析、血压监测、肾功能评估及早期肾病理活检均极为重要[227]。肾功能急剧恶化通常与高滴度抗核抗体、DNA 结合率增加及血清补体水平降低密切相关。病程多有变异，蛋白尿及管型可持续数年而肾功能并无明显恶化[227]。肾损害多发生于起病后头三年[228]，在年轻患者中更常见且严重。然而 SLE 患者可在确诊后 30 年左右才出现肾损害。肾病综合征和肾静脉栓塞均已被证实与膜型肾炎（ISN 分类Ⅴ型）相关，故对于每一位伴有血尿、蛋白尿或血清肌酐水平升高的患者均应行肾病理活检[226]。

胃肠道[229]

大约 50% 的 SLE 患者可出现胃肠道症状，通常为轻微症状，如食欲减退、恶心及呕吐等。腹痛可能系由肠系膜血管炎、肝胆疾病、胰腺炎或其他与 SLE 无关的因素如胃肠炎及阑尾炎所致。在活动期 SLE 合并腹痛的患者中，血管炎占 53%[230]，因此应及时进行详尽的检查，如全血细胞计数、淀粉酶、血液生化及腹部 X 线检查。食管蠕动功能异常也很常见，可导致烧灼感与反流，但是食管蠕动异常与 SLE 的疾病活动程度、病程及治疗均不相关[231]。胰腺炎是 SLE 患者的罕见表现之一，有时与糖皮质类固醇激素的应用有关[232]。在儿童期发病的 SLE 中，胰腺炎已被证实与巨噬细胞活化综合征有关[233]。腹水是肾病综合征的表现之一，亦可作为 SLE 的就诊时的体征之一[234]，具体病因有心力衰竭、蛋白丢失性肠病、缩窄性心包炎及狼疮性浆膜炎。

肝病变[235]

肝疾病可见于大约 1/3 的 SLE 患者，常较轻微而无任何症状。组织病理常显示脂肪样变性（可能与皮质激素的应用有关）或轻微肝炎。肝病变包括肉芽肿性肝炎、慢性活动性肝炎及肝硬化。现已证实，抗核糖体 P 抗体与 SLE 相关的肝炎存在关联[236]。若患者同时存在界面肝炎、高丙种球蛋白血症及自身抗体时，应考虑诊断为自身免疫性肝炎[237]。Ⅰ型自身免疫性肝炎先前被称为"狼疮样肝炎"，主要累及具有抗平滑肌抗体的年轻女性。在自身免疫性肝炎中，仅有 10% 的患者符合 SLE 的分类标准[238]。

甲状腺疾病

SLE 既可发生甲状腺功能亢进症，也可发生甲状腺功能减退症。在未确诊甲状腺疾病的患者中，甲状腺功能试验异常与甲状腺相关的自身抗体的发生概率较高[239]。

神经系统[240,241]

SLE 所致的神经系统受累可引起神经系统及精神症状。为了阐明 SLE 中神经精神症状的诊断与治疗，ACR 制订了一套标准的系统，来命名与描述 19 项神经精神综合征[242]。现已发现神经精神疾患的患病率仍在 37%～95%。依据发生频率的降序来看，分别为认知功能障碍（55%～80%）、头痛、情绪失调、脑血管疾病、癫痫、多发性神经病变、焦虑症及精神错乱（0～8%）等[240]。SLE 在这些神经精神症状中的作用仍难以澄清；而且神经精神症状与 SLE 疾病活动的临床与实验室指标并无直接关联。可能的发病机制有血管闭塞或出血、自身抗体介导的效应及细胞因子效应[243]。神经精神疾病好发于确诊 SLE 后的第一年，并且存在系统疾病活动[241]。外周感觉运动及自主神经病变，其病因在于神经滋养血管处的血管炎。此外，SLE 还可引起焦虑症、轻躁狂症、情绪失调、记忆缺失及抑郁症。

对于 SLE 的神经精神症状的辅助检查与非 SLE 患者类似，包括腰椎穿刺、脑脊液分析以排除颅内感染、脑电图、常规 CT 扫描及 MRI 扫描。颅内 CT 扫描可发现局灶性脑梗死、脑萎缩及钙化[244]。糖皮质类固醇激素治疗可导致脑梗死，而不是疾病本身所导致。抗核糖体 P 抗体被证实与精神性 SLE 相关[245]，但是其诊断的准确性有限[246]。

眼部受累[247]

SLE 的眼部改变并非少见[248]；失明可成为就诊时的症状[249]。最常见的眼部表现是眼干燥症或干燥性角膜结膜炎，多继发于 Sjögren 综合征[247]。其次则是视网膜血管病变，表现为眼底棉絮斑，提示活动性 SLE 及狼疮性脑炎[250]。视神经病变虽然罕见，但多预示视力下降[247]。其他眼部表现有浅层巩膜炎、继发于干燥性角膜结膜炎的角膜炎（最常见的原因是泪膜减少及其继发改变诸如浅表性点状角膜病变）[251]、葡萄膜炎、眶周炎症、抗疟药毒性反应及抗磷脂抗体视网膜病变[247]。

耳部受累

突发性感觉神经聋可发生于 SLE 患者，可能与抗磷脂抗体综合征有关[252]，此时应及时行抗凝治疗[252]。

儿童 SLE[253,254]

15%～20% 的 SLE 病例可发生于儿童期[254]，其临床特征、病程及治疗与成人期 SLE 类似，但总体而言，儿童期 SLE 的病情更加严重[253,255]。一项纳入了 16 项研究的荟萃分析，比较了儿童期与成年期发病的 SLE 患者的临床特征，发现儿童期发病的 SLE 患者多见颧部皮疹、皮肤黏膜受累、血液学异常、癫痫、肾受累、尿细胞管型与蛋白尿、淋巴结增大及发热[256]。现已证实伴有肾疾病的患者的预后比先前所报道的更好，但应警惕免疫抑制药可导致死亡[257]。长期应用大剂量糖皮质类固醇激素可加重疾病相关的损害，谨慎的使用免疫抑制药物代替，可避免这方面的不良反应[258]。

老年 SLE[259,260]

近 12%～18% 的 SLE 患者在 50 岁后发病[261]；易发生雷诺现象、干燥综合征及胸膜炎[260]。尽管老年 SLE 患者的肾疾病的发病率降低，但其累积损害及共患疾病均增加[262]。抗 Ro 及抗 La 抗体常见，可能与 HLA-DR3 相互关联。

妊娠期 SLE[263,264]

若 SLE 患者的肾功能正常，即不影响生育。妊娠期 SLE 的病情加重并不多见，尤其是接受免疫抑制药治疗者[265]。受孕前 6 个月病情缓解，或活动程度轻微，可降低病情反复的概率[263]，通常提示无妊娠并发症[266]。对于 SLE 患者来说，无论有无疾病活动，其妊娠均存在较大的危险，并出现并发症[263]。活动性狼疮性肾炎患者发生妊娠并发症的风险最大，研究显示有狼疮性肾炎病史者发生非选择性妊娠中止的风险在 8%～36%[267-270]。高达 20% 的 SLE 患者可发生先兆子痫；1/3 可有早产；另有 1/3 则需行剖宫产[271,272]。胎儿死亡的危险增高，原因在于免疫复合物沉积于滋养层基底膜[273]或抗磷脂抗体穿越胎盘所致。抗磷脂抗体综合征表现为抗磷脂抗体导致血栓形成，并反复发生妊娠并发症[274]；若不经治疗，妊娠期出现胎儿死亡的比例可高达 45%～90%[275]；如果给予积极治疗，此比例可降至 30% 以下[276]。依据当前的相关证据及专家意见，对于抗磷脂抗体阳性及有妊娠并发症的女性，推荐预防性使用小分子量肝素（LMWH）和低剂量阿司匹林（详见第 52 章）。对于抗磷脂抗体阳性及血栓形成的患者，处理类似，亦可给予足量 LMWH 和低剂量阿司匹林；仅有抗磷脂抗体阳性者则不需要处理[263,277]。

至于妊娠期狼疮的处理，口服糖皮质类固醇激素相对安全[263]。不良反应有少数唇裂与腭裂[278]，与未怀孕的女性患者类似，也可发生高血压及糖尿病[279]。现多推荐使用泼尼松龙，因为可以透过胎盘屏障的药物量低于 10%[280]。在 SLE 孕妇生产时及产后应暂时提高糖皮质类固醇激素的剂量。若患者正在使用硫唑嘌呤，在妊娠期则可继续用药，因为目前没有任何证据显示其可使胎儿畸形率增高[279]。但在妊娠期间禁用麦考酚酸酯，故在怀孕前应将免疫抑制药物转为其他候选药物，如硫唑嘌呤等[281]。羟氯喹可继续使用，有证据表明其可降低疾病发作[282]；对于抗 Ro 抗体阳性的母亲，羟氯喹还可降低复发性新生儿狼疮及心脏传导阻滞的危险[279,283]。

尽管传统上建议在 SLE 女性患者中避免使用含有雌激素的避孕药，但是目前临床试验证实病情稳定的女性患者，如果应用口服避孕药，并不能增高疾病发作的危险[284]。对于那些抗心磷脂抗体和（或）狼疮抗凝物阳性的患者，仍应避免使用含有雌激素的避孕药[284]；反之亦然，SLE 患者在开始口服含有雌激素的避孕药前，应进行上述抗体的筛查。此外，还可选择仅含孕激素的避孕药-长效醋酸甲羟孕酮（Depo-Provera，狄波-普维拉），但使用超过 2 年后可增加骨质疏松的风险[285]。

在使用硫唑嘌呤的 SLE 患者中，因母乳喂养而暴露于药物的婴儿，并无不良事件报道，但小样本研究显示，大部分硫唑嘌呤多在口服后 4 小时内排出体外，故现在推荐 SLE 母亲在服药后至少 4 小时后才能进行母乳喂养[279]。若患者在应用阿司匹林、小剂量糖皮质类固醇激素或羟氯喹时，母乳喂养是相对安全的。而在使用免疫抑制药物时，则应尽量避免母乳喂养。

与其他疾病的相关性[286]

SLE 可与其他结缔组织病并发，如类风湿关节炎，此时可称为"类风湿狼疮"（rhupus），如 Shur 等的报道[287]。一项来自墨西哥城的研究表明，这些患者可见 HLA-DR1 和 HLA-DR2 等位基因的携带率增高[288]。系统性硬化与 SLE 可同时发生于同一患者，其中部分硬皮病患者可有抗拓扑异构酶抗体及抗 U1-RNP 抗体，此类患者具有与狼疮患者相似的 IFN 相关基因高表达类型[289]。少见的是 SLE 与硬化性苔藓、"刀砍样"硬斑病[290]及线状斑块状硬斑病[291]并发。继发性 Sjögren 综合征亦可见于 SLE 患者[292]，这些患者多年龄较大，雷诺现象发生率较高，可伴有类风湿因子及抗 Ro、抗 La 抗体[293]。

SLE 患者还可发生许多皮肤疾患，但是最常报道的有嗜中性粒细胞性皮肤病、栅栏状嗜中性和肉芽肿性皮炎（PNGD）、菊池-藤本病及持久性隆起性红斑[286]。坏疽性脓皮病[294]与 Sweet 综合征可作为 SLE 的就诊症状之一，后者可与药物及新生儿 LE 相关[295,296]。PNGD 或 Churg-Strauss 肉芽肿非常少见，多与类风湿关节炎相关[297]，亦可发生于 SLE 患者。其临床表现多变，初起时可为无症状的丘疹、结节或环状斑块，对称性累及躯干侧部、腹部或肢端伸侧[286]。另一种新近才报道的疾病-皱褶部位无菌性脓疱病，则极为少见，其表现为复发性脓疱性损害，主要累及皮肤皱褶处，多发生于自身免疫病患者，尤其是患有 SLE 的年轻女性[298,299]，目前此病已归类于嗜中性粒细胞性皮肤病[299]。

SLE 还可与其他自身免疫病伴发，包括桥本甲状腺炎与恶性贫血[300]，其次则是原发性胆汁性肝硬化[301]。现报道与 SLE 相关的疾病有重症肌无力、多发性硬化症和胰岛素依赖性糖尿病[302]。SLE 可与银屑病共存，这些患者多为 Ro 抗原阳性，经 PUVA 治疗后可诱发 SCLE[303]。罕见的乳房肥大或巨乳症

第4部分

亦有报道[304]。淀粉样变性与结节病可与 SLE 相关[305,306]。此外，还可见发疹性皮肤纤维瘤[307]。

最后，已有研究评估了在 SLE 患者中肿瘤发生的风险[308,309]，发现发生血液系统肿瘤的风险增高，尤其是非 Hodgkin 淋巴瘤[308]。此外，肺癌和肝胆系统肿瘤的风险亦有上升[191,292]。

菊池-藤本病与 SLE[310,311]

菊池-藤本病（Kikuchi-Fujimoto disease，KFD）是一种良性、常呈自限性、病因未明的组织细胞坏死性淋巴结炎，由日本学者菊池与藤本在 1972 年首次报道[312,313]。已报道的病例多为女性，男性易可受累，各个年龄段均会累及。就诊时的临床特征有疼痛性淋巴结增大，最常受累的是颈部淋巴结。病情严重的病例可伴有发热、体重减轻及夜间盗汗。据报道 KFD 可与 SLE 相关，两者可同时发病或在确诊 KFD 后发生 SLE[311,313]；其共同特征包括白细胞减少、肌肉疼痛及发热。在 40% 的 KFD 患者中可见皮肤改变[310]，常为非特异性变化，可表现为红色丘疹、斑片及斑块[310]；而结节、大疱及痤疮样皮损则少见[311]。根据作者的报道，KFD 可与 SLE 同时发病，表现为曝光部位的皮疹，可有红斑、水疱及多形红斑样损害，主要累及面部（图 51.36）；同时在手指、手背及掌部可伴发血管病变。

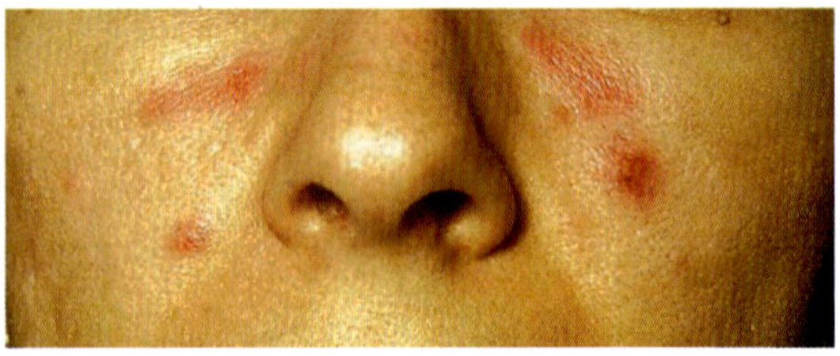

图 51.36 菊池-藤本病面部红色斑块

皮肤组织病理显示真皮乳头水肿、真皮及皮下脂肪中片状血管周围炎性浸润，浸润细胞包括含有细胞核碎片的组织细胞和小淋巴细胞。组织细胞的胞核可能变形。淋巴结中的滤泡状结构呈局灶性或完全消失，而皮质区和副皮质区可见坏死（图 51.37）。大多数浸润细胞有小淋巴细胞、免疫母细胞、巨噬细胞及浆细胞样 T 细胞[314]。中性粒细胞极其少见，据此可将菊池-藤本病与 SLE 区分开来。此外，菊池-藤本病亦可伴发巨噬细胞活化综合征。

菊池-藤本病的自然病程多在数月内自行痊愈，然而可因心肌坏死所致的心力衰竭而死亡[315]。研究表明其复发率为 3.3%[316]。大多数病例不需要治疗，而泼尼松龙治疗可加速疾病缓解。现已证实菊

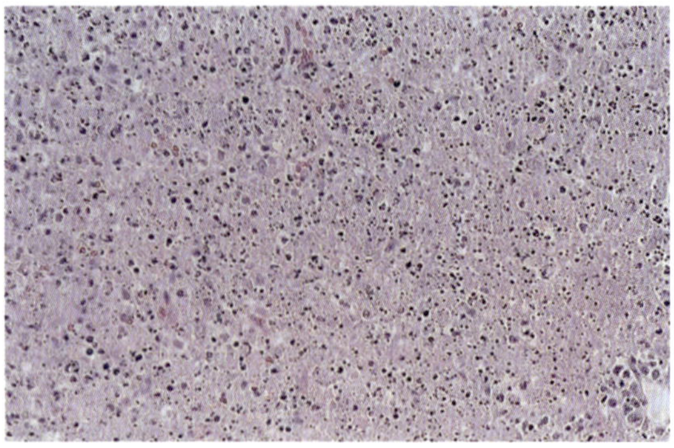

图 51.37 菊池-藤本病

淋巴结中可见组织细胞性坏死性淋巴结炎。

（由英国利兹总医院 W. Merchant 医师惠赠）

池-藤本病有多种激发因素，包括人类疱疹病毒-6[317]、细小病毒 B19[318]、EB 病毒[314]、登革病毒[319]、小肠结肠炎耶尔森菌感染、弓形虫感染、巨细胞病毒感染及 HIV 感染[320]。除 SLE 外，菊池-藤本病还可与淋巴瘤、结核性淋巴结炎、病毒性淋巴结炎、传染性单核细胞增多症及药物疹等疾病并发。

病程和预后

SLE 的病程变化多端。急性暴发性病例比亚急性病例更少见，因为亚急性病例可以呈缓慢进展若干年。在 20 世纪 50 年代，SLE 患者的 5 年生存率低至 50%，20 世纪 80 年代则在 64%～87% 间波动，21 世纪初即升高至 95%[321]。Bernatsky 等学者在一项大型、多中心、国际性 SLE 队列研究中发现，与普通人群相比，SLE 患者的标准化死亡（SMR）率呈下降趋势[322]，生存率的高低与内脏器官受累程度，以及病情加重的频率有关[323]。SMR 最高的是女性患者、年轻患者、病程少于 1 年及黑人/非洲裔美国人[322]。血清学与临床同时缓解少见，在 305 例患者中仅有 4% 能达到这一标准[324]。病情加重更常发生于起病后头 5 年间[325]。妊娠对长期生存率并无影响。生存率升高后发生动脉粥样硬化、缺血性骨坏死及神经精神异常的风险增加[326]。在老年患者中，就诊时症状隐匿，其临床经过相对良性；肾疾病与血清学异常则少见，而关节炎并皮下结节、胸膜心包炎更多见于老年患者[327]。

近期的临床研究显示 SLE 预后良好，这不仅是由于糖皮质类固醇激素的应用，而且还得益于早期确诊、避免应激反应、使用磺胺类药物及抗生素控制感染。常见的死因有肾疾病、严重的疾病活动、感染及心血管疾病[321]。在一项 SLICC 多中心国际队列研究中发现，SLE 患者总体肿瘤死亡率较低，而血液系

统恶性肿瘤(如非霍奇金淋巴瘤)和肺癌的死亡率升高;乳腺癌的死亡率降低[322]。

检查

实验室检查[328-331]

因为 SLE 的临床损害多异,需要早期诊断与及时系统治疗,故必须行皮肤病理活检。若病例已确诊,就没必要进行直接免疫荧光检查;如果皮损取自曝光部位,则有可能出现假阳性[332]。狼疮带试验针对未曝光部位的外观正常皮肤,现可使用血清学试验,而使狼疮带试验成为历史[328]。尽管详细的实验室检查后仍无法完全解释结缔组织病的临床表现相互重叠的特性,现在常用来确诊 LE。大多数 LE 患者在病程中某一时间点可发生贫血,最常见的类型是慢性疾病伴随的贫血;相对少见的原因还包括铁缺乏症、自身免疫性溶血性贫血(AIHA)、药物诱导的骨髓毒性及慢性肾疾病伴随的贫血等[331]。对于 AIHA 来说,溶血性贫血时伴有直接抗球蛋白试验(Coombs 试验)阳性即可[331]。纯红细胞贫血及伴有免疫介导的造血功能衰竭的再生障碍性贫血也有报道[331,333]。据相关报道称,在 SLE 患者中有 2.4%可发生反应性噬血细胞性综合征[334]。约有 50%的 SLE 患者可有白细胞减少[331]。更为特异的是,一项研究报道在 SLE 患者中,淋巴细胞减少的累积发生率可高达 93%[335];偶可见白细胞增多。血小板减少(血小板<100 000/mm^3)是 SLE 的常见临床表现之一,37%的患者可有此表现[331]。在血小板减少性紫癜患者中,其血小板计数常常低于 40 000/mm^3。血小板减少的严重程度与 SLE 患者的患病率增高及器官损害加重相互关联[336]。此外,还可发生脾功能减退症[337]。近 90%的 SLE 患者有时会出现 ESR 升高[329];在无感染时,C-反应蛋白常呈正常,然而 C-反应蛋白升高即提示疾病活动,故在 SLE 处理中要观测 C-反应蛋白值[329]。在 30%~50%的 SLE 患者中,报道有低白蛋白血症[329]。免疫球蛋白基础值的测定有助于诊断 SLE,并治疗相关的原发或继发性免疫缺陷。IgE 抗体水平可升高,且与疾病活动如狼疮性肾炎相关[329]。梅毒血清学试验假阳性可见于约 25%的 SLE 患者中[338]。狼疮抗凝物阳性者可发生血栓形成;在 50%的 CAPS 患者中发生出血[339],原因在于播散性血管内凝血及血小板减少等血液学异常。狼疮抗凝物是一种抗磷脂抗体(APAbs),见于 15%~34%的 SLE 患者;而抗心磷脂抗体则可见于 12%~30%的患者[328]。在 50%的抗磷脂抗体阳性的 SLE 患者中,可发生符合抗磷脂抗体综合征的临床表现,除血栓形成外,狼疮患者的中枢神经系统疾患与这些抗体呈强烈相关[340,341]。

由 Hargraves[342]首次描述的 LE 细胞现象是 LE 细胞试验的基础,超过 80%的患者可呈阳性。LE 细胞是在抗脱氧核糖核蛋白(LE 因子)的存在下吞噬了变性白细胞来源的核物质的中性粒细胞(图 51.19)[343]。有时大团块的核物质可分布于细胞外,可与周围的白细胞排列成花结状。大量 LE 细胞则高度提示 SLE。LE 细胞试验阳性还是药物诱发狼疮的特征之一。有研究显示,66 例普鲁卡因胺诱发的狼疮中,有 60 例可发现 LE 细胞[344]。目前 LE 细胞试验已被抗核抗体及抗 DNA 抗体试验所取代。

利用荧光抗体技术可在 80%以上的病例中检出一种或多种 ANA,阳性率依所用底物而有所不同。目前大部分英国实验室采用人类细胞系进行抗核抗体检测,多为人咽部细胞系来源的 Hep-2 细胞。这就使得抗核抗体阴性的患者的比例下降。既往所用的底物是大鼠或小鼠肝。使用大鼠肝进行抗核抗体检测时发现四种染色类型[345],反映出 ANA 的四个型别(图 51.38)。

1. *均质型* 由抗核组蛋白产生,整个细胞核呈均匀染色。

2. *斑点型* 抗原是盐溶性蛋白,核内荧光呈细小点状。

3. *核仁型* 每个核仁呈单一染色。

4. *周边型或膜型*[345,346] 患者血清中含有抗 DNA 抗体,染色多集中在细胞核的周边部分。

这些染色类型可由单一抗体产生,也可在单一血清中检出多种抗体,常呈不同滴度。没有一种抗体仅特异性针对某一疾病。不同研究中抗核抗体的阳性率不同,可能与检测技术及所用底物的不同有关。

均质型抗核抗体(与 LE 细胞因子相同,但荧光抗体试验比 LE 细胞试验更敏感)比斑点型因子多见 2 倍,但抗核仁抗体仅为偶见。在 50%以上处于疾病活动期的病例中,可检出高滴度的周边型抗核因子[347],而在其他疾病中少见。所谓萎缩周边型被认为与肾疾病的高发生率及不良预后相关[348],其可在病情加重前 10~15 天出现,并与血清补体水平下降相关[349]。在一项纳入 63 例 SLE 患者的临床研究中发现,有 55 例可检出一种或多种抗核抗体(87%),其中 46 例呈均质型染色,18 例呈斑点型染色,另有 5 例为核仁型染色;抗核抗体滴度可到达 1∶32 000,然而其滴度的高低与疾病活动、进展及病程无关。若患者有多系统受累的症状和体征,且伴高滴度抗核抗体(>1∶64),即提示 SLE 或系统性硬化,同时可以排除结节性多动脉炎与原发性皮肤血管炎。任何健康人

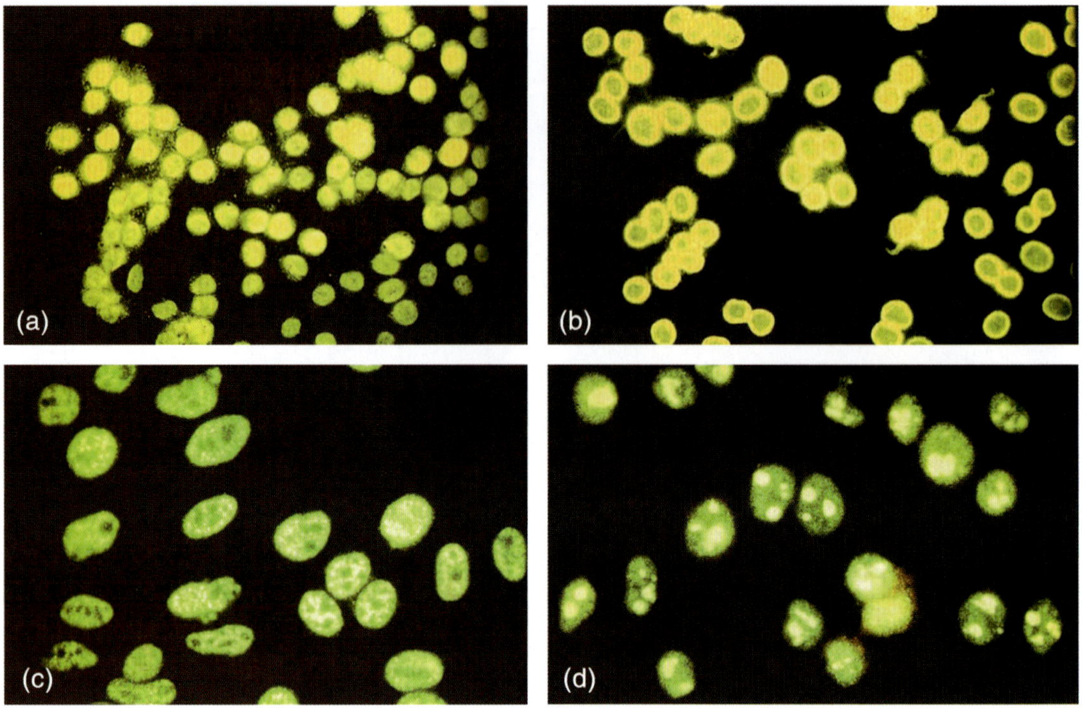

图 51.38 以 Hep-2 细胞为底物的四种抗核抗体类型
(a)均质型;(b)周边型;(c)斑点型;(d)核仁型。

若出现高滴度抗核抗体应随访多年,因其很大可能会发生 LE 或系统性硬化。在美国的一项纳入 130 例 SLE 患者的回顾性研究中,78%的患者可在确诊前平均 3.3 年检出抗核抗体阳性,滴度在 1∶120 以上[350]。另有研究显示,对于仅有低滴度抗核抗体(<1∶16),而无相应的临床症状与体征时,则无须特别处理[351]。

当应用 Hep-2 细胞作为反应底物来检测 ANA 时更加敏感,故可确诊更多的 ANA 反应类型[352],包括①着丝粒染色型,与 CREST 综合征[皮肤钙化、雷诺现象、食管受累、指(趾)端硬化及毛细血管扩张]相关;②在 6%的 SLE 患者中,Scl-70 抗体(多见于系统性硬化)可产生的 ANA 染色类型有均质型、周边型(SLE 特异性)、细小与粗糙的颗粒型、毛玻璃型;③还有数种核仁染色型:均质型、斑点型及团块型。这些抗核抗体的临床相关性尚未完全阐明。

针对 DNA 的循环抗体最常见于疾病活动期[353,354],也可出现在无抗核抗体的患者中[355],但应用 Hep-2 细胞作为底物时非常少见。Farr 技术检测出的抗 DNA 抗体可有助于 SLE 的特异性诊断,在病程中有 60%~70%患者可有抗 DNA 抗体阳性[329],其滴度与疾病活动相关。在一项大型前瞻性研究中,高滴度抗 DNA 抗体合并低水平血清 C3,对于诊断 SLE 有极高的阳性预测[356]。对已知抗核抗体阳性的 SLE 患者进行连续免疫荧光检测,对于疾病监测并无临床意义[357]。然而抗 DNA 抗体的滴度变化可能与疾病活动及狼疮性肾炎相关,故可用于监测疾病活动[358]。事实上高滴度(>200U/ml)是中-重症 SLE 患者的一个独立预测因素[359]。在贝利木单抗临床试验中,低水平 C3 也被证实是重症狼疮发病的独立预测因素[359]。然而在既有高滴度抗 DNA 抗体,又有低补体血症的 SLE 患者的随访过程中,并未发现临床疾病活动的证据[358,360]。

在 SLE 患者中还可检出其他抗体。大约 30%的 SLE 患者可有抗 Sm 抗体,尽管其对狼疮疾病活动的监测没有帮助,但多数学者仍认为抗 Sm 抗体是疾病特异性抗体,且已被纳入 ACR 分类标准[329,361]。有关抗 Sm 抗体与器官受累的关联仍存在争议,但有报道称与抗 Sm 抗体有关的临床表现有肾炎、神经精神性狼疮、肺纤维化、浆膜炎及周围神经病变等[329]。抗组蛋白抗体与药物诱发的狼疮相关,但对 SLE 患者的确诊或临床评估价值不大[329]。有 23%~40%的 SLE 患者可出现抗 RNP 抗体,黑人患者比白人患者的阳性率高[362]。高滴度抗 RNP 抗体是混合结缔组织病的特征之一(详见第 54 章)。在 SLE 患者中抗 RNP 抗体并不能预测神经精神表现、狼疮性肾炎及其他症状[363]。

抗 Ro 抗体可见于 30%～40%的狼疮患者，此类患者多容易发生光敏感、继发性 Sjögren 综合征、间质性肺炎、肺减缩综合征及关节畸形；还可作为新生儿狼疮的标志性抗体[329]。60%～90%的 SCLE 患者、ANA 阴性的 SLE 患者及补体 C1q、C2 及 C4 遗传缺陷所致的狼疮样综合征患者，均可出现抗 Ro 抗体[343]。抗 Ro 抗体是一种针对一类 RNP 的抗体，此 RNP 是由来源于 RNA 多聚酶Ⅲ转录的 hY RNA 和一种蛋白结合而成，两种分子量不同(60kDa 和 52kDa)，可与大多数阳性血清起反应。60kDa 蛋白主要存在于 SLE 患者，而 52kDa 蛋白多见于 Sjögren 综合征[364]。抗 La 抗体是针对 RNA 多聚酶Ⅲ的另一种 RNP，可见于 10%～15%的狼疮患者，多数伴有 Sjögren 综合征和抗 Ro 抗体。对于每一位患有 SLE、混合结缔组织病、Sjögren 综合征及其他系统性风湿性疾病，并且有生育意愿的女性患者，均应检测抗 Ro 和抗 La 抗体，因为这两种抗体可增加新生儿狼疮的危险[329]。

虽然同一患者可检出几种不同的抗体，各自滴度可上下波动，故狼疮患者的自身抗体谱可在病程多年后发生改变。LE-多形红斑综合征可出现特征性的抗体类型[365]，即在此类患者中可检出斑点型抗核抗体、一种沉淀性抗体(最初被命名为 SjT 抗体，现多认为是抗 La 抗体)及类风湿因子。最初报道此综合征偶见于 SLE 与 DLE 病例；在与 SLE 相关的病例中常可检出均质型抗核抗体。目前，随着免疫测定技术的进展，可同时、快速地在狼疮患者中检出多种自身抗体；其他前沿技术还有基因芯片、激光小珠及纳米标记的微粒技术等[366]。

冷球蛋白可见于 11%的狼疮患者，冷球蛋白血症可在 SLE 的临床表现出现前数年即可存在[367]。冷凝集素则可见于 6%的狼疮患者。

在 SLE 患者中还可发生主要的补体成分的遗传缺陷，尤其是补体经典活化途径中的早期成分 C1、C2 及 C4 可发生纯合子缺陷[368]，最常见的是约有 30%的 C2 纯合子缺陷者会发生 SLE[369]，此狼疮样综合征表现为肾疾病的发生率较低，而皮肤损害与关节痛更为常见。与特发性 SLE 相比，补体缺陷合并 SLE 者血清抗核抗体与抗 dsDNA 抗体的阳性率更低，而抗 Ro 抗体更常见[329]。孤立性 C1q 缺乏症亦有报道[370]，C1 酯酶抑制剂缺陷与 SLE 发病有一定的关联[371]，达那唑可用于此类患者的治疗[371]。除了可并发 SLE 外，C1、C2 及 C4 纯合子缺陷症患者还易反复发生细菌感染[369]。

抗核抗体阴性的 SLE[372,373]

抗核抗体阴性的狼疮最初是在 1976 年报道的[374]，许多此类患者在皮肤科就诊时有类似 SCLE 的皮损、抗 Ro 抗体阳性及光敏感[375]，这些患者与 SCLE 患者有较多的相同点。临床上最为显著的是颧部非瘢痕性红斑、口腔溃疡及光敏感，可伴有面部、躯干及上臂的丘疹鳞屑性损害或环状皮损；而关节炎、浆膜炎、肾疾病及血液系统受累均比 SLE 少见。在 5%～10%的 SLE 患者中，应用大鼠或小鼠肝作为标准底物不能检出抗核抗体；若采用 Hep-2 细胞进行抗核抗体检测，这一比例则可降至 2%[376]。对于 ANA 抗体阴性而高度怀疑 SLE 时，临床医师应与实验室讨论所应用的 ANA 检测方法，因为 ANA 检测方法的重复性与标准化差异较大，而且定量、自动化、大样本及固相检测方法的使用日益增多[377]。应用 ELISA 或包被好的微珠会增加假阴性，而且使用针对微量自身抗原的固相底物时也会出现假阴性反应[373]。在 ANA 阴性的狼疮患者中，60%以上可检出抗 Ro 抗体，大约 1/3 可有抗 La 抗体(其极少在无抗 Ro 抗体时出现)。这些患者中 25%可检出抗单链 DNA 抗体。ANA 阴性与 ANA 阳性病例的皮肤组织病理改变并无差异。外用糖皮质类固醇激素可能有效，但多需要给予口服抗疟药和糖皮质类固醇激素(见疾病治疗一节)。约有 10%的患者最终会转变为抗核抗体阳性。此外，慢性可变型免疫缺陷及相关疾病亦会与 SLE 患者的自身抗体水平明显降低相关[378]。

疾病活动程度的评估

现已有修订出的疾病活动的定义标准，是比较性的纵向研究结合临床、实验室指标进行评分的系统[379,380]。整体病情评分系统有欧洲通用狼疮活动指数(ECLAM)、红斑狼疮患者雌激素安全性全国评价指数(SELENA)[381]、SLE 疾病活动指数(SLEDAI)[382]及更为详尽的英岛狼疮分级指数(BILAG)[383]，借助这些评分系统可对纳入临床研究伴有活动性系统疾病的 SLE 患者进行评估；然而这些指数均不是特异性针对皮肤科咨询的狼疮患者，而且针对依据皮肤疾病无法进行分级的患者。现已有用于评估皮肤疾病的指数-皮肤型红斑狼疮疾病与严重程度指数(CLASI)[384]，并越来越多应用于临床试验。最近有一项纳入 31 例狼疮患者的临床研究证实，与 SLEDAI 和系统性狼疮国际临床协作组/美国风湿病学会损伤指数(SDI)相比[385]，CLASI 亦显示出可靠性，而且发现 CLASI 疾病活动与损伤评分与经医师评估的皮肤疾病活动程度相关。CLASI 提供了一种能够定量评估皮肤疾病负担的方法，并可用于疾病进展的标准化评分[379]。此外，它还可明确区分疾病活动与器官损伤，这对于 SLE 的处理非常重要。

治疗

SLE 分为非药物治疗方法与药物治疗[380]。尽管证据有效，但目前多一致认为 SLE 患者应避免日晒。因伴光敏感的患者在暴露于紫外线后会出现疲乏及疾病发作，故应建议患者戴宽檐帽，并使用 SPF55 以上的防晒霜以遮盖颈前 V 形区域及前臂[381]。为阻断长波紫外线，可使用含有阿伏苯宗（阻断 UVA1）、二氧化钛或氧化锌（阻断 UVB 和 UVA1）的防晒霜[382,383]。吸烟可加重病情，应鼓励患者戒烟[384]。另有证据显示，SLE 患者发生动脉粥样硬化的风险增高[385,386]。由于 SLE 患者要避免日晒，所以监测患者血清中 25-羟维生素 D 水平极为重要，并给予相应治疗以确保维生素 D 的最低血清浓度达到 30ng/ml（75 mmol/L）[387,388]；为了纠正患者的维生素 D 缺乏症，建议给予 1000U 维生素 D_3（胆钙化醇）口服，因为其比维生素 D_2 更为有效[389]。作者的临床实践也证实了这一点。对于关节疼痛，则可应用非甾体抗炎药物来对症处理。

至于 SLE 患者的药物治疗，具体的药物选择应视器官受累的程度与疾病的严重程度，而遵循个体化原则。非常重要的是根据患者的整体状况及症状缓解程度来评估患者的疾病进展，而不是仅仅拘泥于实验室异常[390]。ESR 和抗 DNA 抗体的变化各异，并不是一个很好的判断治疗效果的指标；即使患者出现临床缓解，ANA 滴度也会持续不变。如前所述，抗 dsDNA 抗体与血清补体水平可能对于预测病情加重有所裨益（详见本章有关实验室检查一节），虽然如此，伴有高滴度抗 dsDNA 抗体及低补体血症的患者在随访过程中并未发现临床疾病活动的证据[392,393]。再者，即使某些证据表明血清学异常回归正常时，往往伴有较长的疾病缓解期[394]。但在临床实践中仍有例外，提示血清学数据本身并不能作为治疗的基础。

对于皮肤疾病，外用治疗可作为首选或辅助手段，应根据皮损部位使用不同强度的糖皮质类固醇激素。但总体来说，对于面部炎性皮损仅可短期使用强效含氟的糖皮质类固醇激素，因为其可引起局部萎缩与毛细血管扩张；待病情稳定后可转为 1%～2.5% 氢化可的松。临床上亦可使用钙调神经酶抑制药，如他克莫司[395,396]与吡美莫司[397]，其与 0.05% 丙酸氯倍他索或 0.1% 戊酸倍他米松等效，可用于治疗肿胀型狼疮[396]。顽固性损害可应用抗疟药（详见后述）。

氯喹与羟氯喹等抗疟药不仅可用于轻症狼疮，还适用于所有类型狼疮的治疗。最近有系统性评价表明其可预防狼疮发作，而提高患者的长期生存率[398]。现已证实，抗疟药可与吗替麦考酚酯协同作用，来治疗膜型肾炎[399]。ACR 和 EULAR 的治疗指南均推荐其可用于治疗狼疮性肾炎[400,411]。此外，其对血脂异常、心血管疾病[398]及血栓风险[399]均有中等疗效。特别值得注意的是，羟氯喹可降低妊娠期患者的疾病活动程度，而对胎儿没有伤害[398]；然而米帕林因其可通过胎盘，而禁用于妊娠期。

糖皮质类固醇激素在狼疮的治疗中疗效肯定，但应依据器官受累及疾病的严重程度来调整剂量。小剂量泼尼松龙（0.1～0.2mg/kg）口服可有效治疗轻症 SLE 及其他治疗无效的肌肉骨骼症状[402]；大剂量泼尼松龙（1～1.5mg/kg）口服或甲泼尼龙静脉冲击疗法（1g/d，连续 3 日）则可治疗伴有主要器官受累的重症 SLE，如肾炎、系统性血管炎及神经系统受累[403,404]。一旦病情得到控制，就应该逐渐减量直至达到维持量，理想剂量是相当于泼尼松龙 6mg/d 以下，因为 Hopkins 狼疮队列研究证实，每日超过泼尼松龙 6mg/d 时即可使器官损伤的危险增加 50%[405]。晨起时顿服可减轻不良反应，且并不影响疗效[406]。某些暴发病例常需应用超大剂量的糖皮质类固醇激素，但是这种治疗带给患者的裨益往往小于其所带来的危险，如糖皮质类固醇激素诱导的精神异常就很难与神经精神性 SLE 区分开来[407]。大剂量糖皮质类固醇激素还可诱发类固醇肌病，在激素减量及物理治疗后可恢复正常。

对于更为严重的疾病，可应用免疫抑制药物，以减少器官损伤的危险，并可发挥类固醇减量效应。在考虑选择免疫抑制药时，需结合疾病的严重程度，特别要警惕长期不良反应——恶性肿瘤的危险。环磷酰胺已被证实与膀胱癌[408]、骨髓增生异常综合征、血液系统肿瘤、宫颈上皮非典型增生及皮肤肿瘤相关。美司钠可降低其尿路不良反应，每月静脉注射一次并不会引起膀胱损伤[408]。硫唑嘌呤可引起淋巴瘤，并使患者发生 HPV 相关的皮肤癌前病变与恶性损害的危险增高[408]。甲氨蝶呤具有致畸性，禁用于在 3 个月内计划怀孕的患者。此外，麦考酚酯也禁用于妊娠期间及有生育意愿的患者，为避免致畸，故可在计划怀孕前 1 个月将麦考酚酯转换成硫唑嘌呤[409]。

在狼疮性肾炎的诱导治疗中，环磷酰胺静脉冲击疗法更胜过口服疗法，因其可降低膀胱损伤的发生率[408,409]；随后可继以吗替麦考酚酯或硫唑嘌呤（前者作为维持治疗更为有效）[410,411]。此外，吗替麦考酚酯还可作为轻-中症狼疮性肾炎的诱导治疗，并取得与环磷酰胺相当的疗效[412]。

因其起效缓慢，硫唑嘌呤常用作激素减量剂，可用于急性 SLE 病情控制后的维持药物[409]。还有报道称，硫唑嘌呤可用于治疗严重的皮肤疾病[413,414]及狼疮并发的慢性活动性肝炎[415]。因其无致畸性，硫唑嘌呤可用于妊娠期。

吗替麦考酚酯是麦考酚酸（MPA）的吗啉基乙酯化产物，其系嘌呤从头合成途径的关键酶——次黄嘌呤核苷酸单磷酸脱氢酶的非竞争性可逆性抑制剂[408]。此从头合成途径对于活化的淋巴细胞尤为重要，其可代谢为 MPA 来抑制 T 和 B 淋巴细胞增殖、抑制抗体形成及阻止白细胞迁移[408]。Aspreva 狼疮管理研究（ALMS）证实，吗替麦考酚酯不但治疗狼疮性肾炎有效，而且可使其他 8 个系统受累均有改善[416]。1/3 患者可见严重胃肠道不良反应[417]，此时可将吗替麦考酚酯的剂量由 500mg 每日 2 次逐步（每周）增加至 1～1.5g 每日 2 次；仍不耐受者可转用缓释型 MPA，可达到有效的血药浓度[408]。

甲氨蝶呤可用于治疗轻-中型 SLE、难治性皮肤黏膜损害及肌肉骨骼症状。Carneiro 等比较了甲氨蝶呤（每周 15～20mg）与安慰剂治疗 41 例 SLE 患者的疗效[418]，其中有 4 例中途退出，治疗组与安慰剂组各有 2 例；治疗 6 个月后甲氨蝶呤治疗组患者的关节炎、皮疹及低补体血症均消退，随访时泼尼松龙的中位剂量明显减低[418]；Fortin 等亦发现与安慰剂相比，甲氨蝶呤有明显的类固醇减量效应，可使治疗组患者的泼尼松龙剂量显著下降[419]。最近 Islam 等[420]发现，甲氨蝶呤每周 7.5mg 与氯喹 150mg/d 治疗 24 周后，对 SLE 患者的关节与皮肤症状的疗效相当，且不良反应有限。根据作者本人的经验来看，对于以皮肤疾病为主要症状的患者，若抗疟药治疗无效，则可给予甲氨蝶呤每周 7.5～15mg，即可快速起效；患者应定期监测肾功能、全血细胞计数及肝功能。对育龄妇女则应严格避孕。

静脉注射免疫球蛋白也可用于难治性皮肤疾病的辅助治疗。有证据显示，静脉用免疫球蛋白 400mg/(kg · d)，连续使用 5 日，可使 63% 的患者（10/16）的皮肤疾病得到部分或完全缓解[421]。环孢素可用于治疗难治性病例与无肾受累的狼疮，在一项纳入了正使用泼尼松龙（>15mg/d）的活动性 SLE 患者的临床试验中，将环孢素（2.5mg/kg）与硫唑嘌呤（2mg/kg）的疗效进行了评价，结果发现在长达 12 个月的疗程结束时，二者的投票中类固醇激素减量效应与不良反应均无明显差异；在环孢素治疗组亦未发现肌酐持续升高[422]。其他可能的治疗方法包括来氟米特，其已常用于治疗类风湿关节炎；研究[423]表明其与增殖型肾炎的标准疗法有类似疗效，然而其是致畸原，对于育龄妇女是绝对禁忌，因其在体内可存留 2 年，故仅作为其他标准治疗无效时的候选药物。

血浆置换可有效治疗威胁生命的并发症，如暴发性血管炎、中枢神经系统疾病[424]及对糖皮质类固醇激素或细胞毒性药物治疗抵抗的肾疾病[409]。虽然紫外线可加重 SLE 的病情，但 UVA-1（340～400nm）对皮肤损害有中等疗效[425]。在一项为期 3 个月以上纳入 27 例 SLE 患者的安慰剂对照试验中，结果显示低脂肪、高深海鱼油饮食（二十碳五烯酸：Maxepa 20g/d）可明显降低患者疾病活动程度[426]。

狼疮特异性皮肤病的治疗见本章的相关小节；对于狼疮非特异性皮损，如荨麻疹样损害[427]、大疱性损害[428]，则可使用氨苯砜。

随着对于狼疮的病理生理学及 B 细胞在狼疮发病中的多面性的深入了解，现已研制出治疗狼疮的新型生物制剂，如利妥昔单抗（抗 CD20 单克隆抗体）、贝利木单抗（一种 B 淋巴细胞活化的抑制物）[429]。目前 ACR 和 EULAR 均推荐使用利妥昔单抗来治疗难治性肾炎[400,401]。针对两项Ⅲ期临床试验（BLISS-52 与 BLISS-76）的分析发现，贝利木单抗可降低 SLE 的总体疾病活动程度，尤其是在第 52 周和第 76 周分别可使皮肤黏膜与肌肉骨骼的疾病活动减弱[430]。其他可用于治疗 SLE 的生物制剂还有托珠单抗（IL-6 受体抑制剂）、阿巴西普（CTLA-4 分子的细胞外功能区与人免疫球蛋白的 Fc 段结合而成的融合蛋白，属 T 细胞抑制剂）[429]。现已知 SLE 患者的血清 IFN-α 浓度升高与外周血中 IFN 相关的独特活化途径及疾病活动程度增高均有相关[429]。有鉴于此，现已有很多研究正在研发此通路的抑制剂，如针对 IFN-α 的单克隆抗体-西法木单抗（sifalimumab）和罗利珠单抗（rontalizumab）[429]。

新生儿红斑狼疮（NLE）

定义

新生儿红斑狼疮（neonatal lupus erythematosus, NLE）是目前了解较深入的红斑狼疮的一种亚型，系由母体自身抗体通过胎盘所致[1]。其最常见的临床表现是皮肤损害与先天性心脏传导阻滞（CHB）。

概述

1928 年，CHB 首先报道于一例患有 Sjögren 综合征母亲所生的患儿中[2]。McCuiston 与 Schoch[3]首先提出 NLE 可能与母体中的“可传播的病原体”通过胎盘转移所致；后被临床发现所证实，即当母体来源的抗体从婴儿血清中清除后，NLE 亦随之消退[4]。

现对此综合征的研究日渐增多，自身抗体的作用已经阐明，有关的抗体亚型也已知晓，故可给予对应的治疗与处理。

流行病学

发病率和患病率

在 Ro 抗体阳性母亲所生的患儿中，有 1%～2% 可发生先天性心脏传导阻滞，而这些患儿中 NLE 的发生率则为 8%～10%[5]。

年龄

患儿多在出生后 12～16 周发病。

性别

男女患病比例相等。

相关疾病

本病常发生于 Ro/SSA 抗体阳性，或偶为 La/SSB 抗体阳性的母亲所生的胎儿。这些母亲可能并没有狼疮或 Sjögren 综合征的临床表现。

病理生理学

Ro/SSA 抗体与 NLE 强烈相关，可在 82%～100%的患儿及 92%～100%的母亲中检出[6-9]。研究表明，针对 52 kDa 蛋白的抗体常见于 CHB 患儿[10,11]；针对 60 kDa 分子的抗体则常与皮肤疾病相关[12]，但这一论断仍存在争议[13]。52 kDa Ro/SS-A 蛋白的 aa200～239(p200)位点可能是 CHB 的更特异的预测指标[14]，但有待进一步证明[15]。La/SS-B 抗体相对少见(可在 50% NLE 患儿及 60%的母亲检出；常与 Ro/SS-A 抗体并存)。另有研究证实，50 kDa La/SS-B 抗体与皮肤疾病相关[17]；而且针对 La/SS-B 抗体的抗独特型抗体对 NLE 有保护效应[18]。在少部分皮肤型 NLE 患者中仅检测出 U1-RNP 抗体，此类患者并无 CHB。

Lee 等[19]发现，将结合有纯化的 Ro 抗体的皮肤移植至裸鼠中，亦可诱导出与典型 LE 类似的损害，在新生小鼠皮肤中可检测到 Ro/SS-A 抗原[20]，这些还能与胎儿心脏传导组织中的 Ro/SS-A 及 La/SS-B 抗原相结合，而导致传导异常[21]。

然而上述抗体并不是 NLE 的特异性抗体，在 Sjögren 综合征和 SCLE 中亦可检出，依所用方法不同，可在 11%的正常人群中检测到这些抗体[6]。其他作者认为，这些抗体仅与 NLE 间接相关，此疾病的发病过程可能是：①52 kDa Ro/SS-A 抗原与 5-羟色胺受体 $5\text{-}HT_4$ 亚型存在同源性，从而介导心肌损伤[11]；②存在着针对另一种 57 kDa 蛋白的抗体[22]；③TNF-α 308A 等位基因(与 TNF-α 过度产生相关)、HLA-DRQB1 * 02、HLA-DRB1 * 03 及转化生长因子-β(TGF-β)的多态性[23]；④通过母体微嵌合体[24]。

病理学

现认为在皮肤与心脏传导系统中，上述抗体与相应抗原结合后，可发生调理作用，进而诱导细胞凋亡及纤维化[25]。NLE 的皮肤组织病理改变与典型的狼疮组织学改变一致。

遗传学

HLA 状态，尤其是与 DQA1 及 DQB1 相关的 HLA-DR3 单倍型，可导致疾病易感性[26,27]及母体内抗原的产生，而与患儿并不相关。

环境因素

与传统的亚急性狼疮一样，新生儿若暴露于 UV 可能会诱发出皮肤疾病。

临床特征

在无既往疾病的母亲所生的患儿可出现皮肤或心脏疾病；其他病例则发生在携带相关抗体的母亲所生的患儿。就诊时症状可能是皮肤或心脏相关，但其他系统极少受累。

皮肤表现

近半数 NLE 患儿可出现皮肤损害[6]，可在出生时或在出生后数周起病。最常见的是面部、眶周皮肤出现轻微鳞屑性红斑("浣熊征/猫头鹰眼/眼罩")(图 51.39)；其次容易受累的有头皮、躯干部、四肢、颈部及皱褶部位[28]。皮损可因 UV 暴露而加重；尽管皮疹有时在出生时即出现，有报道称新生儿黄疸的光疗法可激发出皮疹[29,30]。其他皮肤表现有非洲裔患儿[32]中的白癜风样皮损、硬斑病样损害[33]及足部丘疹[34]。

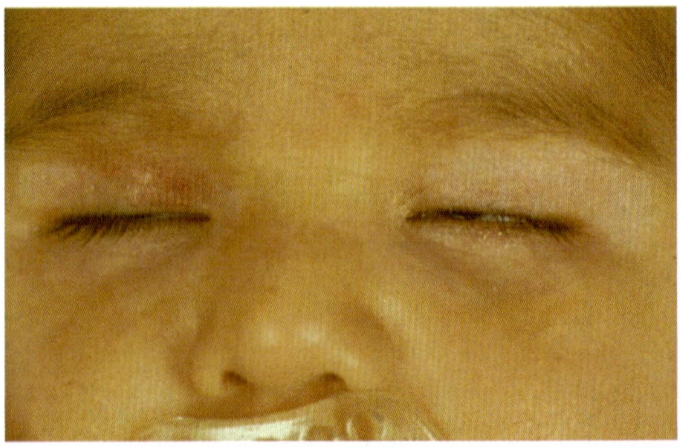

图 51.39　新生儿红斑狼疮，典型的"浣熊样"眼睑部皮损

心脏表现

在 60%白种人患儿中可发生完全性房室传导阻滞[6]，但在日本患儿中相对少见[35]。相关的症状还包括心包积液、胸膜积液、腹水、宫内发育迟滞及胎儿水肿[36]。约 50%的患儿在新生儿期即需要人工起

搏，其余的则在后期需植入起搏器[37]。近 20%的患儿可发生扩张性心肌病，在出生后第一年有较高的死亡率[37]。

血液学表现

近 20%的 NLE 病例可发生血小板减少[38]，虽然其与瘀点及紫癜相关，但多为一过性、不需要治疗。中性粒细胞减少、溶血性贫血及再生障碍性贫血亦有报道[38]。

肝表现

在 NLE 患儿中可发生肝大和脾大[39]，其组织学改变符合新生儿肝炎，偶可出现纤维化。在 219 例 NLE 患者中，有 19 例出现胆汁淤积及胆汁淤积性肝炎，其中 3 例是唯一临床表现[40]。

鉴别诊断

在有危险因素的母亲的新生儿的疾病易于识别；对于那些无危险因素的母亲所生的新生儿，其皮损常与先天性感染或遗传性疾病混淆，如 Bloom 综合征、Cockayne 综合征及 Rothmund-Thompson 综合征。

并发症和共病

已报道与 NLE 相关的疾病有肺炎[7]、血色病[41]、无菌性脑膜炎[42]、脊髓病变[43]、暂时性重症肌无力[44]、痉挛性轻截瘫[45]及点状软骨发育不全[46]。研究显示，在 11 例 NLE 患儿中，有 10 例可见脑部 CT 扫描异常，但未发现任何神经疾患的证据。故作者认为，在临床中应注意这些异常，以免将多系统受累的 NLE 病例误诊为先天性病毒感染[47]。另有一项研究发现 8%的 NLE 患儿有脑水肿[8]。

病程和预后

患儿的皮疹在出生后数月即有改善，常在 1 岁左右完全消退，不遗留瘢痕。患儿偶可遗留毛细血管扩张、色素异常、萎缩[28]及萎缩性瘢痕[49]。房室传导阻滞则为永久性，通常需要永久性起搏器。

患儿

虽然随访资料有限，某些患儿可发生自身免疫病，故建议定期随访。

患儿母亲

尽管母亲在患儿出生时并无症状，数个小组的长期随访研究表明，这些母亲会并发自身免疫病的症状与体征，特别是 Sjögren 综合征、SLE 及未分化的结缔组织病[50]，同样需要随访。

检查

虽然皮疹具有特征性，但是常需要行皮肤病理活检以确诊，同时需排除感染及上述的遗传性综合征。对于患儿与母亲，均应检测自身抗体。更为重要的是要行心脏检查，以评估心脏的功能状态，对于有危险的母亲从妊娠期即可进行心脏超声检查。

治疗

识别本病对于患儿及随后的新生儿非常重要，对于有危险因素的妊娠应及时监测。除心脏传导阻滞外，其他临床症状多为暂时性的。

皮肤损害

皮损多较轻微，不需要治疗。建议严格避免日晒，可外用弱效糖皮质类固醇激素[6,37]。对于持续性皮肤疾患，可考虑使用抗疟药物。有报道称，可调的染料激光治疗持续的毛细血管扩张有效[51]。

心脏疾患

近 50%的 NLE 患儿在新生儿期即需要人工起搏，其余的患儿则在后期需要植入起搏器[36]。至于能否在宫内治疗或预防 CHB，则尚无相关信息。在妊娠头 16 周可给予母亲糖皮质类固醇激素或抗疟药，可能会影响皮肤与心脏病理改变，并可预防心脏传导阻滞[52]，而妊娠后期应用这些药物则对逆转 CHB 并无裨益。胎儿连续超声检查可检测出心脏传导阻滞，此时可考虑应用地塞米松[53]。静脉用免疫球蛋白的疗效未得到证实[52]。对于有危险的妊娠，可行血浆置换每周 3 次，结合系统应用糖皮质类固醇激素[42]。

血液学与肝疾患

在 NLE 患儿中，这些疾病可自行消退，并不需要治疗。

NLE 与妊娠

Ro/SS-A 抗体或 La/SS-B 抗体阳性的孕妇及产科医师都应充分认识可能会发生的疾病。Ro/SS-A 抗体阳性而无结缔组织病或 NLE 病史的孕妇，生下 NLE 患儿的危险较低，大约为 2%；有症状的 Ro/SS-A 抗体阳性孕妇的危险不一。研究表明，已生下 NLE 患儿的妇女，其下一位子女患上 NLE 的危险高低不一，大约为 25%[50]。此时胎儿心脏功能的监测是标准流程[27]。母乳中的 Ro/SS-A 抗体或 La/SS-B 抗体不会造成病理性后果[54]。

（译者：陈红清　**一审：**赵敬军　**二审：**施辛　**三审：**郭杰　**润色：**葛格**）**

参考文献

所有文献请查阅网址：www.rooksdermatology.com.
以下列出的是重要参考文献。

Introduction

[3] Provost T. The relationship between discoid and systemic lupus erythematosus. *Arch Dermatol* 1994;130:1308-9.

[7] Sontheimer RD, Thomas JR, Gilliam JN. Subacute cutaneous lupus erythematosus. *Arch Dermatol* 1979;115:1409-15.

[16] Burch PRJ, Rowell NR. Systemic lupus erythematosus. *Am J Med* 1965;38:793-801.

[21] Tsuchiya N, Ohashi J, Tokunaga K. Variations in immune response genes and their associations with multifactorial immune disorders. *Immunol Rev* 2002;190:169-81.

Discoid lupus erythematosus

[1] Lipsker D. The need to revisit the nosology of cutaneous lupus erythematosus: the current terminology and morphologic classification of cutaneous LE: diffi-cult, incomplete and not always applicable. *Lupus* 2010;19:1047-9.

[4] Grönhagen CM, Fored CM, Granath F, Nyberg F. Cutaneous lupus erythematosus and the association with systemic lupus erythematosus: a population-based cohort of 1088 patients in Sweden. *Br J Dermatol* 2011;164:1335-41.

[13] Kuhn A, Wenzel J, Weyd H. Photosensitivity, apoptosis, and cytokines in the pathogenesis of lupus erythematosus: a critical review. *Clin Rev Allergy Immunol* 2014;47:148-62.

[25] Bijl M, Kallenberg CG. Ultraviolet light and cutaneous lupus. *Lupus* 2006;15:724-7.

[34] Obermoser G, Sontheimer RD, Zelger B. Overview of common, rare and atypical manifestations of cutaneous lupus erythematosus and histopathological correlates. *Lupus* 2010;19:1050-70.

[63] Fraga J, García-Díez A. Lupus erythematosus panniculitis. *Dermatol Clin* 2008;26:453-63.

[65] De Berker D, Dissaneyeka M, Burge S. The sequelae of chronic cutaneous lupus erythematosus. *Lupus* 1992;1:181-6.

[85] Kuhn A, Ruland V, Bonsmann G. Cutaneous lupus erythematosus: update of therapeutic options part I. *J Am Acad Dermatol* 2011;65:e179-93.

[92] Callen JP. Management of "refractory" skin disease in patients with lupus erythematosus. *Best Pract Res Rheumatol* 2005;19:767-84.

Subacute cutaneous lupus erythematosus

[1] Sontheimer RD, Thomas JR, Gilliam JN. Subacute cutaneous lupus erythematosus: a cutaneous marker for a distinct lupus erythematosus subset. *Arch Dermatol* 1979;115:1409-15.

[24] Jones SK. Ultraviolet radiation (UVR) induces cell-surface Ro/SSA antigen expression by human keratinocytes *in vitro*: a possible mechanism for the UVR induction of cutaneous lupus lesions. *Br J Dermatol* 1992;126:546-53.

[58] Lowe G, Henderson CL, Grau RH, *et al*. A systematic review of drug-induced subacute cutaneous lupus erythematosus. *Br J Dermatol* 2011;164:465-72.

[59] Grönhagen CM, Fored CM, Granath F, Nyberg F. Cutaneous lupus erythematosus and the association with systemic lupus erythematosus: a population-based cohort of 1088 patients in Sweden. *Br J Dermatol* 2011;164:1335-41.

[64] Jerdan MS, Hood AF, Moore GW, *et al*. Histopathologic comparison of the subsets of lupus erythematosus. *Arch Dermatol* 1990;126:52-5.

[68] Sontheimer RD. Subacute cutaneous lupus: a 25 year evolution of a prototypic subset (subphenotype) of lupus erythematosus defined by characteristic cutaneous, pathological, immunological and genetic findings. *Autoimmun Rev* 2005; 4: 253-63.

[70] Millard TP, McGregor JM. Molecular genetics of cutaneous lupus erythematosus. *Clin Exp Dermatol* 2001;26:184-91.

Systemic lupus erythematosus

[1] Tan EM, Cohen AS, Fries JF, *et al*. The 1982 revised criteria for the classification of systemic lupus erythematosus. *Arthritis Rheum* 1982;25:1271-7.

[2] Petri M, Orbai AM, Alarcon GS, *et al*. Derivation and validation of the Systemic Lupus International Collaborating Clinics classification criteria for systemic lupus erythematosus. *Arthritis Rheum* 2012;64:2677-86.

[36] Rullo OJ, Tsao BP. Recent insights into the genetic basis of systemic lupus erythematosus. *Ann Rheum Dis* 2013; 72 (Suppl. 2): ii56-61.

[46] Tsokos GC. Systemic lupus erythematosus. *N Engl J Med* 2011;365:2110-21.

[67] Dalle Vedove C, Simon JC, Girolomoni G. Drug-induced lupus erythematosus with emphasis on skin manifestations and the role of anti-TNFalpha agents. *J Dtsch Dermatol Ges* 2012; 10:889-97.

[101] Werth VP, Vera-Kellet C, Dutz, JP. Skin. In: Lahita RG, Tsokos G, Buyon JP, *et al*., eds. *Systemic Lupus Erythematosus*, 5th edn. Oxford: Elsevier, 2011:747.

[106] Cardinali C, Caproni M, Bernacchi E, *et al*. The spectrum of cutaneous manifestations in lupus erythematosus-the Italian experience. *Lupus* 2000;9:417-23.

[107] Obermoser G, Sontheimer RD, Zelger B. Overview of common, rare and atypical manifestations of cutaneous lupus erythematosus and histopathological correlates. *Lupus* 2010;19:1050-70.

[279] Braunstein I, Werth V. Treatment of dermatologic connective tissue disease and autoimmune blistering disorders in pregnancy. *Dermatol Ther* 2013;26:354-63.

[350] Arbuckle MR, McClain MT, Rubertone MV, et al. Development of autoantibodies before the clinical onset of systemic lupus erythematosus. *N Engl J Med* 2003;349:1526-33.

[380] Xiong W, Lahita RG. Pragmatic approaches to therapy for systemic lupus erythematosus. *Nat Rev Rheumatol* 2014; 10:97-107.

[385] Urowitz MB, Ibanez D, Gladman DD. Atherosclerotic vascular events in a single large lupus cohort: prevalence and risk factors. *J Rheumatol* 2007;34:70-5.

[399] Fangtham M, Petri M. 2013 update: Hopkins lupus cohort. *Curr Rheumatol Rep* 2013;15:360.

[405] Thamer M, Hernan MA, Zhang Y, et al. Prednisone, *lupus* activity, and permanent organ damage. *J Rheumatol* 2009; 36:560-4.

[429] Murphy G, Lisnevskaia L, Isenberg D. Systemic lupus erythematosus and other autoimmune rheumatic diseases: challenges to treatment. *Lancet* 2013;382(9894):809-18.

Neonatal lupus erythematosus

[1] Inzinger M, Salmhofer W, Binder B. Neonatal lupus erythematosus and its clinical variability. *J Dtsch Dermatol Ges* 2012;10:407-11.

[19] Lee LA, Gaither KK, Coulter SN, *et al*. Pattern of cutaneous immunoglobulin G deposits in subacute cutaneous lupus erythematosus reproduced by infusing purified anti-Ro(SSA) autoantibodies into human skin-grafted mice. *J Clin Invest* 1989;83:1556-62.

[21] Ambrosi A, Wahren-Herlenius M. Congenital heart block: evidence for a pathogenic role of maternal autoantibodies. *Arthritis Res Ther* 2012;14:208.

[25] Buyon JP, Clancy RM. Neonatal lupus: basic research and

clinical perspectives. *Rheum Dis Clin North Am* 2005;31:299-313.

[28] Weston WL, Morelli JG, Lee LA. The clinical spectrum of anti-Ro positive neonatal lupus erythematosus. *J Am Acad Dermatol* 1999;40:675-81.

[52] Buyon JP, Clancy RM, Friedman DM. Cardiac manifestations of neonatal lupus erythematosus: guidelines to management, integrating clues from the bench and bedside. *Nat Clin Pract Rheumatol* 2009;5:139-48.

52

第 52 章

抗磷脂综合征

Mark Goodfield[1], Shyamal Wahie[2]

[1] Department of Dermatology, Chapel Allerton Hospital, Leeds, UK

[2] University Hospital of North Durham, Durham, UK

定义和术语

抗磷脂综合征(antiphospholipid syndrome, APLS)是一种自身免疫性疾病,临床特点是血栓形成倾向(静脉、动脉和微血管)和妊娠并发症,其中包括反复发生流产、早产和胎盘功能不全[1]。该病症与一系列针对细胞磷脂组分(称为"抗磷脂抗体"或 APA)的自身抗体有关,其中最常见的是狼疮抗凝物、抗心磷脂抗体和抗 β_2-糖蛋白 1 抗体(抗 B2GP1)。

同义名

- APS
- Hughes 综合征
- 家族性狼疮抗凝综合征

概述

对于存在血栓形成和(或)妊娠不足且存在持久性 APA 的患者,可以诊断 APLS。患者没有伴发任何其他相关疾病时,称为"原发性 APLS";如果患者同时患有其他自身免疫性疾病[如系统性红斑狼疮(SLE)]时,称为"继发性 APLS"。

流行病学

发病率和患病率

该综合征的真实患病率尚不清楚[2]。在 50 岁前出现脑卒中的人群中,约 1/5 可以检测到 APA 存在[3]。大约 40%的 SLE 患者有 APA[4],但最终形成血栓的患者不到 40%[5,6]。有血栓形成倾向的、已发生静脉血栓栓塞的患者中,大约 1/4 可以检出 APA[7]。大约 1/10 的复发性流产妇女被诊断患有 APLS[8]。

年龄

APLS 多发于年轻人和中年人,但也可出现儿童和老年人患者。

性别

与许多自身免疫性疾病一样,APLS 在女性中比在男性中更常见[9]。这种性别倾向可能与复发性流产是该疾病的一个突出特征有关，还与早期诊断的APLS患者通常仅局限于已诊断患有SLE的人群中有关。

种族

据报道，APLS患者可累及许多种族，包括白人、西班牙裔、亚洲人、非裔加勒比人和美洲原住民[10]。

相关疾病

继发性APLS与SLE和其他自身免疫性疾病相关，如类风湿关节炎、Sjögren综合征和系统性硬化症。梅毒和丙型肝炎患者中也可能检出APA。

病理生理学

关于APLS中血栓形成的机制有许多理论，如组织因子在单核细胞和内皮细胞上的表达增加[11,12]、干扰蛋白C抗凝途径[13,14]、抑制纤维蛋白溶解和抑制膜联蛋白V与磷脂结合[15]。B2GPⅠ（载脂蛋白H）是APA与心磷脂结合所需的辅助因子[16]。这些发现表明，APA针对包含B2GP1在内的复合抗原。

遗传学

Hudson等发现，染色体6p21.3上的HLA-DRB1 * 14等位基因与家族性原发性APLS之间可能存在联系[17]。最近的一项Meta分析显示，B2GP1 Val/Leu(247)基因的多态性与APLS血栓形成的易感性及抗B2GP1阳性相关（OR 1.514，95% CI 1.017～1.253，$P=0.041$）[18]。

临床特征

病史

患者会有一次或多次动脉、静脉或小血管血栓形成的临床发作。APLS中的静脉血栓形成最常见于下肢深静脉血栓或肺栓塞，也可累及静脉系统的任何其他部分，包括浅表静脉、门静脉、肾静脉、肠系膜和颅内静脉[1]。APLS中最常见的动脉血栓形成位于脑血管系统中，可导致短暂的脑缺血/中风。亚临床心肌缺血可能未得到充分认识，心肌梗死并不常见[19]。

病态妊娠[1]包括以下几项。

1. 一个或多个正常胎儿妊娠第10周后原因不明的死亡。

2. 一个或多个妊娠正常胎儿第34周之前出现早产，原因如下：子痫；或胎盘功能不全；

3. 三次或三次以上妊娠第10周前原因不明的连续性自发性流产（排除母体解剖和父母染色体原因）。

皮肤表现

皮肤表现包括血栓性静脉炎、紫癜和瘀斑、网状青斑、下肢溃疡、皮肤坏死、坏疽和甲下裂口出血。组织病理学上通常表现为真皮小血管的非炎症性血栓形成，坏死性血管炎不是其特征性改变。

鉴别诊断

应考虑其他促血栓形成的疾病，表现为血小板减少症和血栓形成的疾病，包括肝素诱导的血小板减少症、血栓性血小板减少性紫癜和弥散性血管内凝血。

并发症和共病

除血栓形成和病态妊娠外，血小板减少症、隐匿性心脏瓣膜病、舞蹈病、认知障碍、溶血性贫血和肾病等是APLS的潜在并发症。伴发于SLE的横贯性脊髓病在APLS患者中可能更常见[20]。在极少数情况下，由于全身性微血管血栓形成，APLS可导致快速多器官衰竭，这被称为“灾难性APLS(CAPS)”，具有高死亡风险。

病程和预后

APLS的长期预后如何，很大程度上取决于复发性血栓形成的风险，以及继发性APLS患者的其他自身免疫疾病的病情。患有原发性APLS的患者预后较差，其中1/3可出现器官损害，1/5无法进行日常活动[21]。APLS可导致脑卒中发病率增加，尤其是在年轻患者中[22]。脑卒中可能继发于原位血栓形成，或起源于Libman-Sacks(无菌)心内膜炎瓣膜病变的栓塞。APLS患者可并发瓣膜性心脏病，其严重程度可能达到需要更换瓣膜的地步。复发性肺栓塞或血栓形成可导致危及生命的肺动脉高压。

检查

当检查提示APLS可能时，应该进行狼疮抗凝物和针对心磷脂和(或)B2GP1 的免疫球蛋白 G(IgG)和(或)IgM 抗体的测定(通过 ELISA 测定),中等或高滴度(特别是在第 99 百分位或以上)为强阳性[1]。初步检查呈阳性的患者应持续检测,以检查抗体是否持续存在至少 12 周,这是为了防止出现短暂抗体阳性结果(由于感染等)的患者被诊断为 APLS。不推荐检测 IgA 抗体[1]。

检出狼疮抗凝物阳性的患者通常存在活化部分促凝血酶原激酶时间(APTT)延长,与正常人血浆的 80:20 混合不能纠正 APTT 试验的延长(与正常血浆的 50:50 混合,对除极高抗体水平之外的抗体都不敏感)。APTT(加上 80:20 混合物)、稀释罗素的毒蛇毒液时间(DRVVT)、高岭土凝血时间(KCT)、稀释凝血酶原激酶时间(TDT/DTT)或凝血酶原时间(使用狼疮敏感性促凝血酶原激酶)是用于检测狼疮抗凝物的主要检测方法。

治疗

治疗和预防血栓形成是主要目标。当仅有抗体阳性而没有任何 APLS 临床特征时,不进行长期抗凝治疗。但这些患者可能需要避免吸烟、肥胖和糖尿病等风险因素。部分学者[1]提倡在无症状患者中使用低剂量阿司匹林作为一级预防。

阶梯治疗

一线治疗

- 非妊娠期患者抗凝(肝素/华法林)
- 妊娠期患者考虑肝素±低剂量阿司匹林

二线治疗

- 口服直接凝血酶和抗因子Ⅹa 抑制药
- 联合抗凝集治疗(低剂量阿司匹林加氯吡格雷或双嘧达莫)
- SLE 患者使用低剂量阿司匹林联合羟氯喹

三线治疗

- 免疫调节疗法:血浆置换,静脉注射人 IgG 和利妥昔单抗
- 在难治性病例中使用血浆去除术

推荐对 APLS 患者,即具有明确的强阳性 APA 并且存在血栓形成的患者,进行抗凝治疗。最常见的是用于非妊娠个体的肝素或华法林[23]。APLS 中华法林治疗的目标国际标准化比率(INR)通常为 2.5(目标范围 2.0~3.0)。有些学者提倡,与仅有单次静脉血栓形成的患者不同,对曾有动脉血栓形成和(或)复发性静脉血栓形成的患者[1],应将目标范围定在 3.0 和 4.0。对于患有 APLS 且有复发性流产史的孕妇,建议与产科医师和血液科医师共同制订治疗计划,在整个妊娠期间和产前使用肝素和低剂量阿司匹林,因为华法林有致畸性,注意避免使用。一般而言,一旦确认怀孕就需开始治疗。

(译者:吴良才 **一审:**郑智心 吴良才 **二审:**施辛 **三审:**晋亮 **润色:**葛格)

参考文献

所有文献请查阅网址:www.rooksdermatology.com.
以下列出的是重要参考文献。

[1] Ruiz-Irastorza G, Crowther M, Branch W, Khamashta MA. Antiphospholipid syndrome. *Lancet* 2010;376:1498-509.

[2] Biggioggero M, Meroni PL. The geoepidemiology of the antiphospholipid antibody syndrome *Autoimmunn Rev* 2010;9:299-304.

[6] Tektonidou MG, Laskari K, Panagiotakos DB, Moutsopoulos HM. Risk factors for thrombosis and primary thrombosis prevention in patients with systemic lupus erythematosus with or without antiphospholipid antibodies. *Arthritis Rheum* 2009;61:29-36.

[7] Roldan V, Lecumberri R, Munoz-Torrero JFS, *et al*. Thrombophilia testing in patients with venous thromboembolism. Findings from the RIETE registry. *Thromb Res* 2009;124:174-7.

[14] Atsumi T, Khamashta M., Amengual O, *et al*. Binding of anticardiolipin antibodies to protein C via beta2-glycoprotein I (beta2-GPI): a possible mechanism in the inhibitory effect of antiphospholipid antibodies on the protein C system. *Clin Exp Immunol* 1998;112:325-33.

[18] Lee YH, Choi SJ, Ji JD, *et al*. Association between the valine/leucine247 polymorphism of β2-glycoprotein I and susceptibility to anti-phospholipid syndrome: a meta-analysis. *Lupus* 2012;21:865-71.

[21] Erkan D, Yazici Y, Sobel R, *et al*. Primary antiphospholipid syndrome: functional outcome after 10 years. *J Rheumatol* 2000;12:2817-21.

[22] Sciascia S, Sanna G, Khamashta MA, *et al*. The estimated frequency of antiphospholipid antibodies in young adults with cerebrovascular events: a systematic review. *Ann Rheum Dis* 2014;in press.

[23] Erkan D, Aguiar CL, Andrade D, *et al*. 14th International Congress on Antiphospholipid Antibodies: task force report on antiphospholipid syndrome treatment trends. *Autoimmun Rev* 2014;13:685-96.

第 53 章

皮肌炎

Patrick Gordon[1], Daniel Creamer[2]

[1]Department of Rheumatology, King's College Hospital, London, UK

[2]Department of Dermatology, King's College Hospital, London, UK

定义

皮肌炎(dermatomyositis,DM)是一种主要影响皮肤和骨骼肌的自身免疫性疾病。它与多发性肌炎同属于特发性炎症性肌病(idiopathic inflammatory myopathies,IIMs)。

Bohan 和 Peter 在 1975 年制订的皮肌炎和多发性肌炎分类标准,一直被使用到现在(表 53.1)[1]。尽管这个分类标准是被引用最多的,但它们没有涵盖无肌病性皮肌炎,也不能区分多发性肌炎和包涵体肌炎。因此,当怀疑包涵体肌炎时,应使用 Griggs 包涵体肌炎分类标准。Bohan 和 Peter 标准在区分多发性肌炎方面也表现不佳。

Sontheimer 将无肌病性皮肌炎定义为"是皮肌炎(DM)的一个亚型,皮肤活检符合经典的 DM 皮肤损害,但至少 6 个月或以上没有近端肌群肌无力和血清肌酶增高"[2]。如果进行更广泛的肌电图检测,结果仍然在正常范围内;然而,一旦肌电图或肌酶呈阳性或异常,则可将患者归类为微肌病性皮肌炎。无肌病性皮肌炎的排除标准为:①在皮疹出现后 6 个月内连

表 53.1 Bohan 和 Peter 多发性肌炎和皮肌炎的分类标准

特征	多发性肌炎	皮肌炎
1. 对称性近端肌肉无力	确诊:具备所有 1~4 条	确诊:5 加 1~4 条任意 3 条
2. 肌肉活检提示肌炎	很有可能:具备 1~4 中任何三条	很有可能:5 加 1~4 中任何两条
3. 血清肌酶升高	可能:具备 1~4 中任何两条	可能:5 加 1~4 中任何一条
4. 典型肌炎样肌电图		
5. 典型皮肌炎皮损		

引自 Bohan and Peter,1975[1]。

续接受系统性免疫抑制治疗达 2 个月以上者；②皮疹出现前使用已知能够产生皮肌炎样皮肤改变的药物（如羟基脲）[2]。临床无肌病性皮肌炎（clinically amyopathic dermatomyositis，CADM）是无肌病性皮肌炎或微肌病性皮肌炎的统称[2]。

鉴于 Bohan 和 Peter 分级法的局限性，目前正在制订一套包涵了无肌病性皮肌炎和包涵体肌炎鉴别的新标准。（http://www. imm. ki. se/biostatistics/calculators/iim/；last accessed July 2015）

概述

皮肌炎患者中，自身免疫及炎症会损害皮肤、肌肉，某些情况还会出现肺、关节、口咽和心脏等内脏的损害。在疾病谱的一端，肌病占主导地位；另一端，皮肤损害突出，很少或没有肌炎（CADM）。不论皮肌炎病谱的具体表型如何，患者都有可能发生间质性肺炎（interstitial lung disease，ILD）。肌炎自身特异性抗体可以帮助预测表型和内脏受累情况，但仍有一定局限性。

IIMs 的 10 年生存率高达 90%，但皮肌炎患者死亡率增加，皮肌炎患者的死亡率略高于多发性肌炎[3,4]。虽然两项研究之间的精确值差异很大，IIMs 中的主要死亡原因是心脏病（15%～64%）、呼吸道疾病（5%～36%）和恶性肿瘤（10%～47%）[5]。

流行病学

发病率和患病率

IIMs 比较少见，每年报告的发病率变化很大，从每年 0.1～6.7 人/100 000[6-9]，更高证据级别的研究来自于官方数据库的流行病学研究；较低证据级别的研究来自于入院数据回顾。

IIM 的发病率为 5.1～22/100 000[6,7,10]。皮肌炎在 IIM 中的比例是随着纬度降低而增加[11]。同样地，在美国的一项研究中发现，在不同地域紫外线的暴露情况不同与 Mi-2 抗体阳性的 DM 女性患者的比例有相关性[12]。这样看来紫外线辐射可能会影响皮肌炎的临床表现和分型。

年龄

皮肌炎发病高峰年龄为 50—60 岁[13,14]。也可以见于儿童，但在这个年龄组更为罕见，<16 岁儿童发病率为每年 2 人/100 万人，中位发病年龄为 6.8 岁[15]。

性别

成人皮肌炎中，女性的发病率大约是男性的 2 倍[7,8]，有些研究表明，生育期的女性占大多数。青少年皮肌炎的总发病率远低于成人，女性儿童的发病率与男性儿童相比为 5∶1[15]。

种族

与系统性红斑狼疮一样，非裔美国人皮肌炎的发病率高于美国白人[6]。

相关疾病

体内恶性肿瘤与成人皮肌炎有很强的相关性。在一项基于斯堪的纳维亚人群的大型研究中，32%的成人皮肌炎患者有相关的恶性肿瘤，一般人群标准发病率为 3%。文献报道的范围在 7%～60%[16-19]。与成人皮肌炎不同，尽管有一项研究确实提出了儿童皮肌炎可能与恶性肿瘤有关，但一般仍不认为其与恶性肿瘤相关[20]。

恶性肿瘤的风险随年龄增长而增加，与发生严重的坏死性皮肤病变，吞咽困难、膈肌无力、缺乏肌肉外系统性病变（如 ILD）和抗转录中介因子 1γ（TIF-1γ）抗体或核基质蛋白 2（NXP-2）抗体相关[21]。

肿瘤可发生在皮肌炎前，也可发生在其后。在一项研究中，58%的恶性肿瘤出现在皮肌炎确诊后[16]。在皮肌炎确诊后的最初几年，罹患癌症的风险最大，尽管确诊皮肌炎 5 年后患癌症的风险降低，但仍不能掉以轻心[20]。

许多类型的肿瘤都与 DM 有关，但大多数是腺癌[16]。在一项基于斯堪的纳维亚人的研究中，乳腺癌和卵巢癌是女性最常见的恶性肿瘤，肺癌是男性最常见的恶性肿瘤[16]。远东地区（一个新加坡，另一个是中国台湾）的两项研究中，鼻咽癌是最常见的肌炎相关性恶性肿瘤，也反映了该地区鼻咽癌的高发病率[17,25]。

病理生理学

DM 的肌肉早期组织学特征是膜攻击复合物的沉积，激活末端补体复合物 C5b-9 形成[26,27]，并沉积在毛细血管壁上，而多发性肌炎（polymyositis，PM）中没有发现这种复合物。通常肌纤维细胞膜不表达的 HLA-Ⅰ类分子,可广泛表达在皮肌炎患者几乎所有的肌纤维细胞膜上,即使在无炎症细胞浸润的情况下也是如此。免疫复合物沉积导致毛细血管床密度减低,残存的毛细血管管腔代偿性增大,肌束周边的肌纤维因为灌注不足、缺氧坏死,从而导致了萎缩,但缺血性肌病的模型并不支持这一理论[29,30]。包括 B 细胞、$CD4^+$ T 细胞、巨噬细胞和浆细胞样树突状细胞的炎性细胞浸润,主要分布在血管周围和肌束周围[31]。

这些特征表明皮肌炎属于体液免疫介导的微血管病,而多发性肌炎中则为细胞介导的 $CD8^+$ 细胞毒性 T 细胞(CTL)对肌纤维的浸润、破坏。因 DM 是体液免疫反应,大多数患者都会产生疾病相关抗体,如肌炎特异性自身抗体(MSAs),包括抗 Mi-2 抗体、抗 TIF-1γ 抗体、抗 MDA-5 抗体和抗 SUMO 激活酶抗体,这些抗体只在肌炎患者中可见。或者肌炎相关性自身抗体(MAAs),包括抗-52kD Ro 抗体、抗 U1RNP 抗体、抗 PM-Scl 抗体和抗 Ku 抗体,这些抗体也出现在肌炎重叠综合征和其他疾病中[32]。

对于抗 MDA-5 抗体和抗 Jo-1 抗体这两种肌炎特异性抗体来说,抗体滴度与疾病活动性有一定的相关性,具有致病作用[33,34]。有趣的是,作为抗 Jo-1 抗体的靶抗原,抗组氨酰 tRNA 合成酶的 N-末端蛋白水解片段对淋巴细胞和活化的单核细胞具有趋化作用[35]。

炎症性肌炎的自身抗原不是器官特异性,而在人类细胞中普遍存在。尽管如此,在某些情况下,它们在靶器官中的浓度有所增加。研究发现,当抗合成酶综合征以肺为靶器官,形成间质性肺炎(ILD)时,由颗粒酶 B 裂解组氨酰 tRNA 合成酶(Jo-1)形成的新构象会在肺中富集[36]。因为再生肌纤维的表达增加,一些肌炎自身抗原,包括 Mi-2、Ku 和氨酰基 tRNA 合成酶,在炎症肌肉中上调[37]。因此,靶抗原在肌肉损伤后表达增加,可能形成一个正反馈回路。值得注意的是,Mi-2 的表达在皮肌炎中特异性增加,而在多发性肌炎中却没有,展示了炎症性肌病不同分型的差异性[37]。

在皮肌炎肌肉组织和外周血中,Ⅰ型干扰素诱导的基因表达均增加[31,38]。当抗 Jo-1 和抗 52kD Ro 抗体与坏死细胞产生的物质结合时,可诱导外周血单核细胞产生Ⅰ型干扰素[39]。然而以 RNA 酶预处理坏死细胞碎片后,可以阻止Ⅰ型干扰素的表达,说明免疫复合物的形成需要 RNA[39]。免疫复合物通过 Fc 受体的免疫复合物内化,随后免疫复合物的核糖核酸组分刺激 Toll 样受体,被认为是这种效应的潜在机制[39]。值得注意的是,除了 Jo-1 和 Ro 外,DM 中的其他自身抗原以类似机制直接或通过大分子与核酸结合,可诱导Ⅰ型干扰素产生[40]。

组织病理学

皮肤

尽管皮肤有明显的临床症状,皮肌炎的皮肤病理改变往往很轻微的。典型的类扁平苔藓样组织反应,基底细胞液化变性,偶尔出现透明小体(图 53.1)。在某些情况下,血管周围可见稀疏淋巴细胞浸润,真皮上部水肿,黏蛋白沉积。基底膜可增厚。急性皮肌炎的变化与亚急性皮肤型红斑狼疮相似,但真皮水肿可能更广泛,累及真皮全层。异色性皮肌炎表现为表皮萎缩、浅表血管扩张和色素失禁。Gottron 丘疹活检可见角化过度、棘层肥厚和轻度乳头瘤样增生。不常见的皮肌炎皮肤表现包括表皮下水疱、营养不良性钙化和小叶脂膜炎。

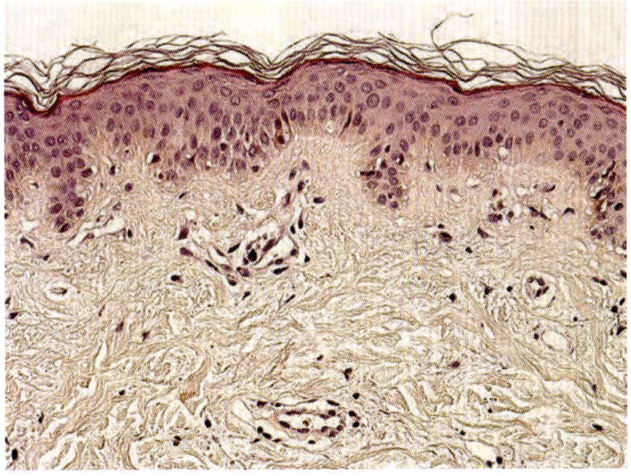

图 53.1 皮肤组织病理学(中倍镜)

有轻微的类扁平苔藓样组织反应及基底层偶有 Civatte 小体的细微空泡变性。有稀疏,表浅,血管周围的淋巴细胞浸润,真皮上部水肿。

肌肉

皮肌炎患者的肌肉活检需要特殊染色,应由经验丰富的神经病理学医师进行肌肉活检和发报告。浸润细胞包括 B 细胞和 $CD4^+$ 细胞,主要分布于血管和肌束周围。肌肉纤维显示肌束周围萎缩(图 53.2 a)。早期的变化是 c5b-9 在毛细血管壁沉积(图 53.2 b)。肌内毛细血管密度减低是一个常见的特征,肌肉纤维坏死比较少见。电子显微镜下毛细血管内皮细胞内可见管状细丝包涵体。即使是在没有炎症细胞浸润的部位,不在肌肉纤维上表达的 HLA-Ⅰ类分子仍会被上调(图 53.2 c)。

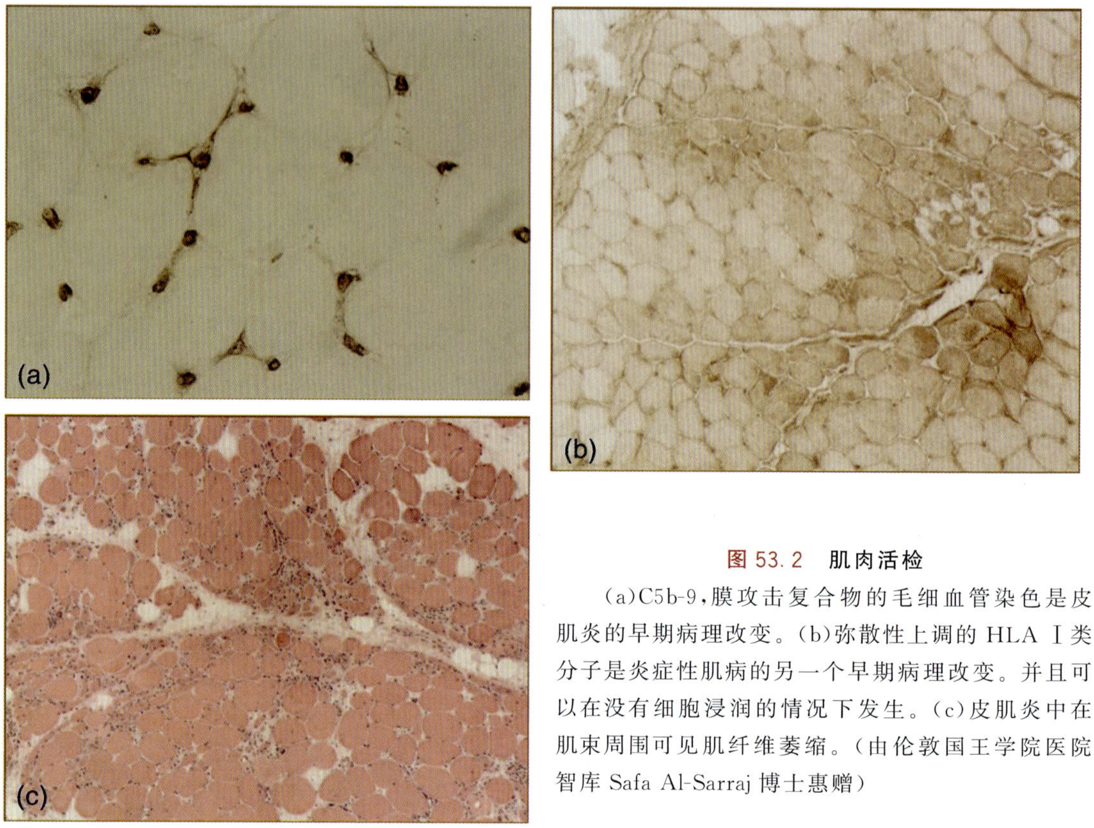

图 53.2　肌肉活检

(a)C5b-9,膜攻击复合物的毛细血管染色是皮肌炎的早期病理改变。(b)弥散性上调的 HLA Ⅰ类分子是炎症性肌病的另一个早期病理改变。并且可以在没有细胞浸润的情况下发生。(c)皮肌炎中在肌束周围可见肌纤维萎缩。(由伦敦国王学院医院智库 Safa Al-Sarraj 博士惠赠)

临床特征

病史

50%以上的皮肌炎患者以皮肤病变为主要表现。大多数患者最先发生面部皮疹。常表现为急性炎性水肿;更典型的临床症状是缓慢发生的面部皮疹,持续数周。患者早期可出现头皮受累,伴有脱发。随后出现手、四肢伸侧和躯干上部的皮疹,也可与面部皮疹同时发生。皮肌炎的皮疹可伴有瘙痒和疼痛[43]。少数患者有明确的光敏史[44]。

DM 的肌肉病变常在皮肤症状出现后的几周到几个月出现,有时皮肌炎仅有皮肤表现变,称为无肌病性皮肌炎(DM sine myositis)。肌炎的最初症状是乏力和疲劳。患者爬楼梯、举臂及站立困难。可有肌痛,但肌肉压痛相对少见。如果不治疗,常在几周内进展;严重的肌无力可致患者卧床不起。呼吸肌受累可导致呼吸衰竭。咽部和食管上部肌肉组织受累导致吞咽困难和误吸症状。疾病早期出现吞咽困难,提示病情进展较快,且预后不良。应直接询问患者是否有吞咽问题,表现为进食呛咳,或进食时需要饮水帮助下咽,以及吞咽药丸时需多次才能完成。其他的线索包括最近体重减轻,反复出现的下呼吸道感染和安静时可闻及鼻音。

雷诺现象是一种比较常见的现象,尤其与抗合成酶综合征和混合性结缔组织疾病相关,儿童中很少见。大约 1/4 的患者发生关节受累,表现为全身关节痛和晨僵。

临床表现

皮肤特征

皮肌炎是一个疾病谱,通过不同的皮肤特征来区分。诊断时,皮肤科医师不仅要注意皮肌炎典型的皮肤表现,更要注意非典型性皮肤表现。皮肤受累的严重程度和范围通常差别很大。

皮肌炎的典型皮损累及面部、手和四肢伸侧皮肤;然而,所有的皮肤都可能受累。常见的有面部皮疹、眼睑水肿性红斑、甲襞改变、Gottron 丘疹、累及上胸部和背部、伸侧皮炎、头皮红斑和脱发。其他不太常见的症状有面部和四肢水肿、鞭形红斑、血管病变性溃疡、技工手(抗合成酶综合征)、皮肤异色症和皮肤钙化。

皮肌炎早期，大多数患者可出现面部皮炎。表现为整个面部融合性红斑，可扩展至颈部和上胸部。此外，鼻和面颊部可出现红斑狼疮样红斑(图 53.3)。一些患者有脂溢性皮炎样红斑，伴发际线、面部边缘和鼻唇沟区受累[45]。

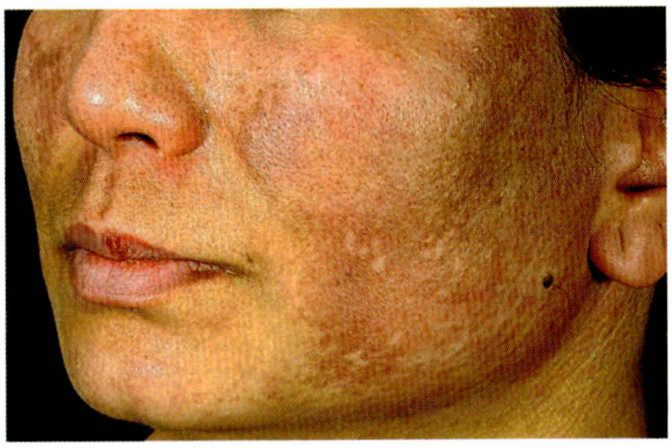

图 53.3 皮肌炎的面部红斑通常分布广泛，可以模仿包括红斑狼疮在内的许多皮肤病

皮肌炎中头皮受累很常见，其特征为红斑(有时是皮肤异色症)和弥散性非瘢痕性脱发(图 53.4)[46]。面部红斑可能伴有轻微的鳞屑；头皮受累也可能有轻微鳞屑。

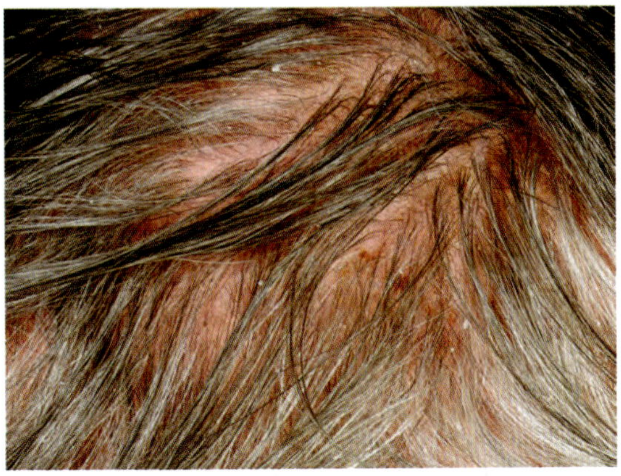

图 53.4 皮肌炎中常见弥漫性非瘢痕性脱发。头皮红肿呈紫罗兰色红斑，轻度脱屑

眼睑皮肤受累具有特征性，甚至能帮助确诊皮肌炎。上眼睑出现淡紫色红斑(或向阳疹)(图 53.5)。这种独特的颜色在皮肤白皙的患者身上明显。眼睑和眶周水肿，这种水肿性皮炎常反映疾病的活动度。固定性红斑通常出现在上半身，胸部“V”字区(图 53.6)，横穿肩膀，被称为“披肩征”(图 53.7)。未经治疗的皮肌炎常演变成皮肤异色症，伴有明显的毛细血管扩张(图 53.8)。

用皮肤镜观察甲皱襞可见甲周红斑。近端甲皱襞可见增殖的毛细血管扩张环(图 53.9a)[47]。充血性甲皱襞内有时可见小出血性梗死。甲小皮增生及营养不良(“参差不齐”)是典型改变(图 53.9b)。皮肌炎的甲皱襞变化与其他结缔组织疾病难以区分；硬皮病患者也可见甲小皮增生。

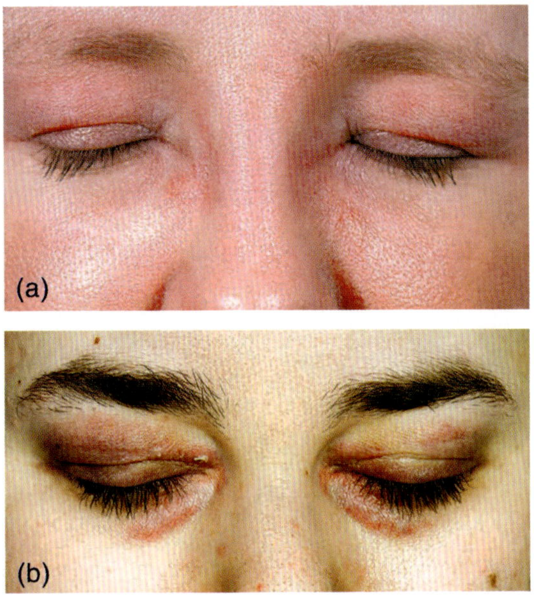

图 53.5 皮肌炎患者眼睑受累

(a)上眼睑可见淡紫色水肿性红斑，面部弥漫性红斑亦可见；(b)影响上下眼睑的暗红斑。其余面部皮肤正常。

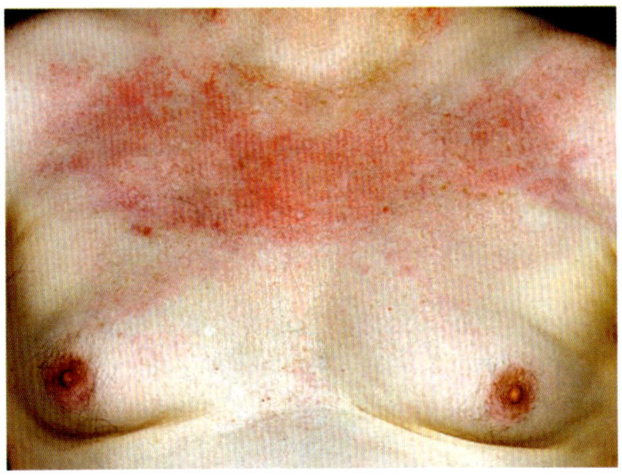

图 53.6 上胸部是皮肌炎皮肤受累的常见部位

Gottron 丘疹是炎性、顶部扁平的苔藓样皮损，位于远端和近端指间关节和掌指关节背侧(图 53.10)。

Gottron 丘疹为红色或淡紫色丘疹。更大的皮疹也可见于肘部和膝盖。偶尔也出现在手掌表面的褶皱部位，称之为反向性 Gottron 丘疹[48]。检查手背伸侧肌腱上的皮肤，可见红色线状条纹(图 53.11)。手

第4部分

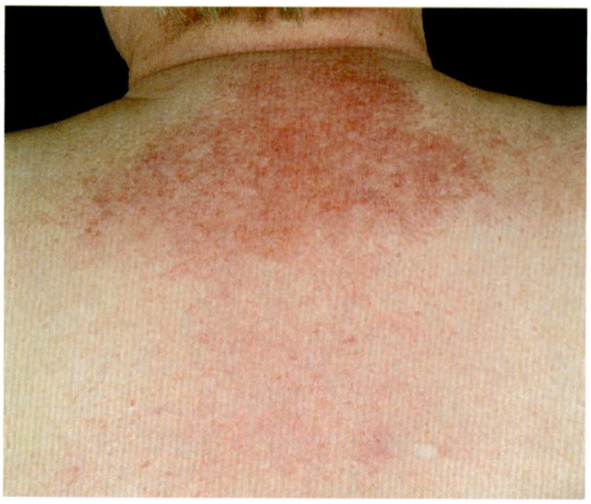

图 53.7 上中背部的红斑即为众所周知的披肩征

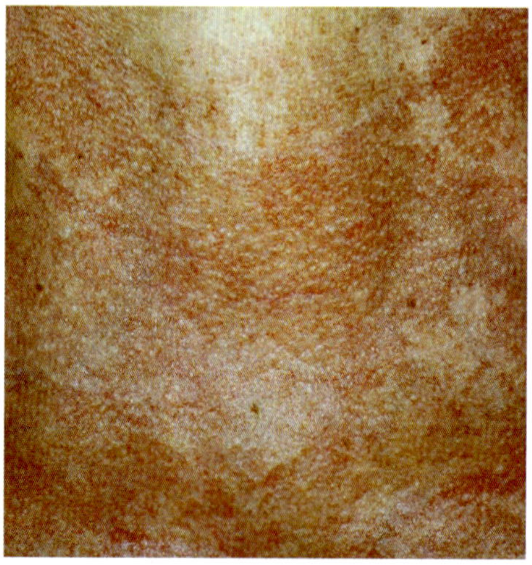

图 53.8 皮肤异色症常见于皮肌炎

由毛细血管扩张性红斑、表皮萎缩和色素沉着异常组成。

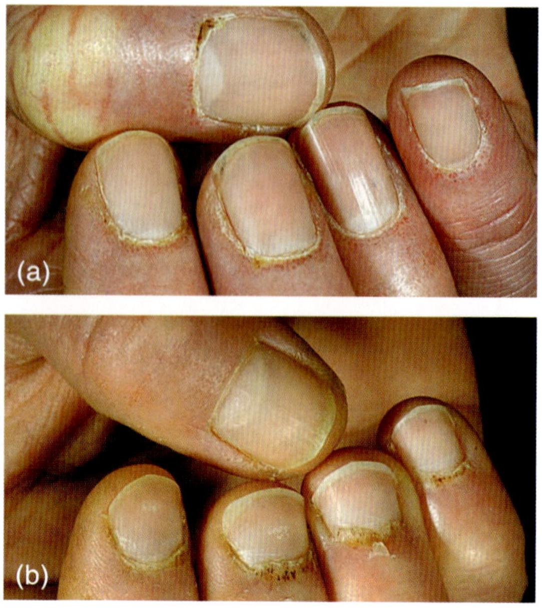

图 53.9 皮肌炎通常影响指甲皱襞和表皮

(a)可见扩张的甲褶毛细血管环;(b)甲小皮肥厚且粗糙。甲小皮内有血栓。

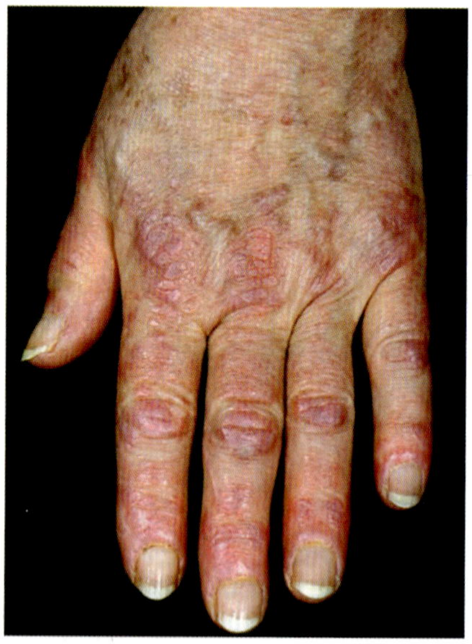

图 53.10 Gottren 丘疹

指覆盖在指间关节和掌指关节上皮肤上的紫红色、扁平、有光泽的丘疹。

部水肿可能是急性皮肌炎的并发症。肢体伸侧皮肤易受累,特征为伴轻度脱屑的网状红斑(图 53.12)。皮肌炎常累及臀部,臀部和大腿外侧红斑被称为"枪套征"(图 53.13)。如果疾病极度活跃,病变皮肤可出现侵蚀改变。少数皮肌炎患者可以突然出现水疱和大疱,预示疾病处于进展期[49]。独特的血管病性溃疡,常见于手指、手背侧、肘部和膝盖的伸侧皮肤,表现为中央皮肤溃疡,外周绕以暗红斑(图 53.14)。血管病性溃疡与抗 MDA-5 抗体有特殊的相关性[50]。

虽然鞭笞性红斑也是博来霉素的不良反应和进食香菇的毒性表现[52],但是其是一种非常有特征性的皮肤表现,对于 DM 具有很重要的诊断价值[51],特征为躯干和近端肢体上发生多个红黄色斑状条纹。每个病变的直径约为 1cm,长度可以是几厘米。条纹对角排列,有时呈十字交叉图案,呈现出鞭笞样外观。皮疹可能伴有疼痛或瘙痒。皮肌炎躯干上的红斑可呈融合性及泛发性(图 53.15)。

在抗合成酶综合征中,可以看到称为"技工手"(或"技工的手")的皮肤改变。技工手即手或足发生

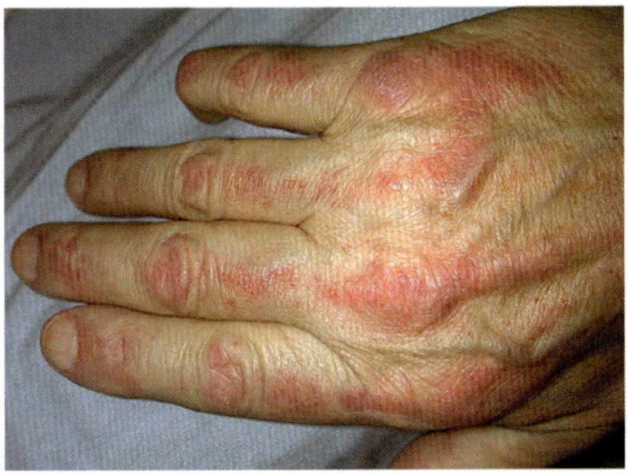

图 53.11 手指背面有条纹样红斑并延伸到手背上

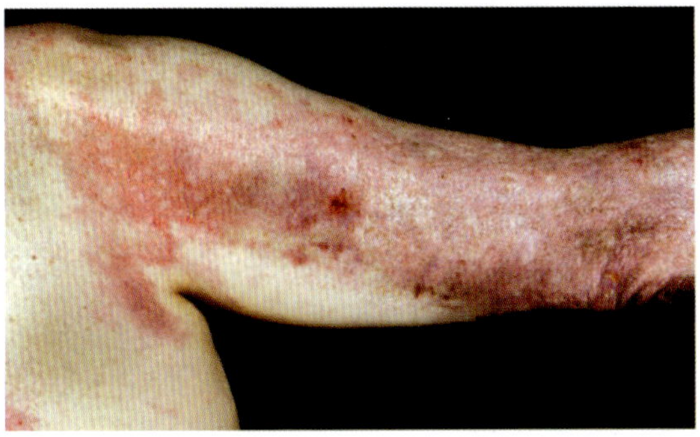

图 53.12 累及手臂伸侧皮肤是皮肌炎的典型表现

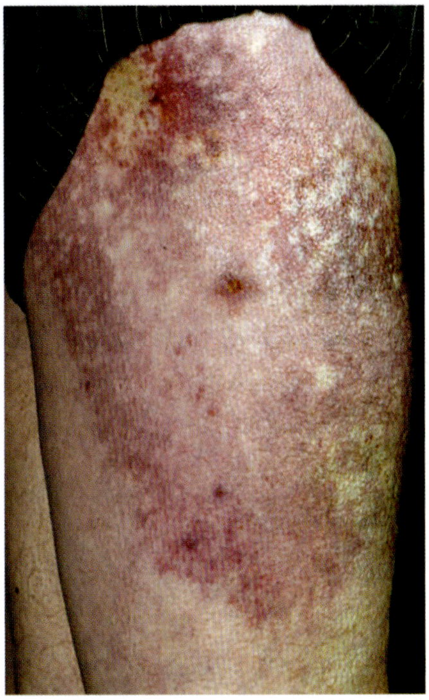

图 53.13 皮肌炎的皮肤病可影响臀部及大腿近端皮肤，累及臀部的皮肤被称为枪套征

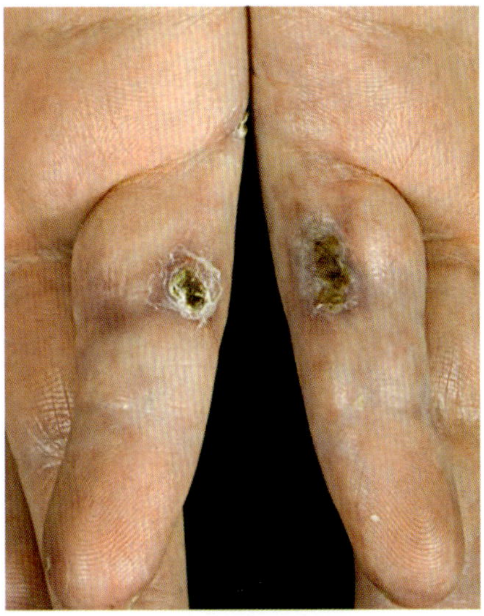

图 53.14 皮肌炎患者，特别是抗 MDA-5 抗体阳性的患者，可能出现边缘暗红色且“穿孔”的血管病性溃疡。手指和指关节是常见的受累部位

非炎性角化过度，通常沿指径长表面和足的外边缘上(图 53.16)[53]。类似于体力劳动者手中的茧。

钙质沉着(皮肤钙质沉着症)是 DM(和其他结缔组织疾病，最常见的是系统性硬化症)的并发症，不溶性钙质沉积在皮肤和皮下组织中。大约 10%的成人 DM 可发生钙质沉着症，疾病长时间持续性活动，在手指溃疡和抗 NXP2 抗体阳性的患者中更常见[54]。钙化区域通常可触之如骨质坚硬的结节或斑片。这些病变常疼痛，与受累部位有关，有些部位的钙质沉着可致残。钙质沉着部位可发生溃疡，但不典型。

脂膜炎是 DM 罕见的皮肤表现[55]。通常在近端肢体，因深部炎症反应引起大范围的疼痛。这些病变可能出现溃疡。

肌肉特征

皮肌炎主要累及近端肌肉，因此患者经常出现爬楼、从坐姿站立及手举过头顶(如梳头)困难。然而，由于乏力的表现可能非常隐匿，患者可能意识不到是肌力减弱，特别是如果存在相关的关节炎或呼吸困难时，即使患者未感觉肌力下降，仍应通过徒手肌力测试来评估肌肉力量。通过屈髋试验、肩关节外展、伸肘试验来评估肌肉受累情况。如果患者能够完成这些评估，则在正式肌肉测试中不太可能有明显的肌肉无力。如果有证据表明患者存在乏力，则应进行正式的徒手肌力测试。

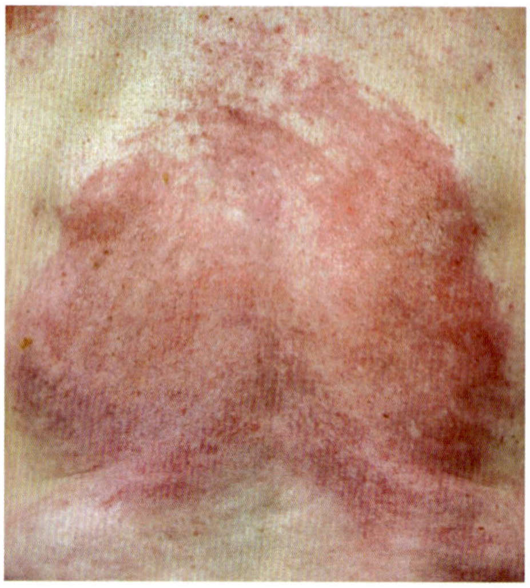

图 53.15 在严重皮肌炎患者中,躯干上的皮肤可变得广泛和固定

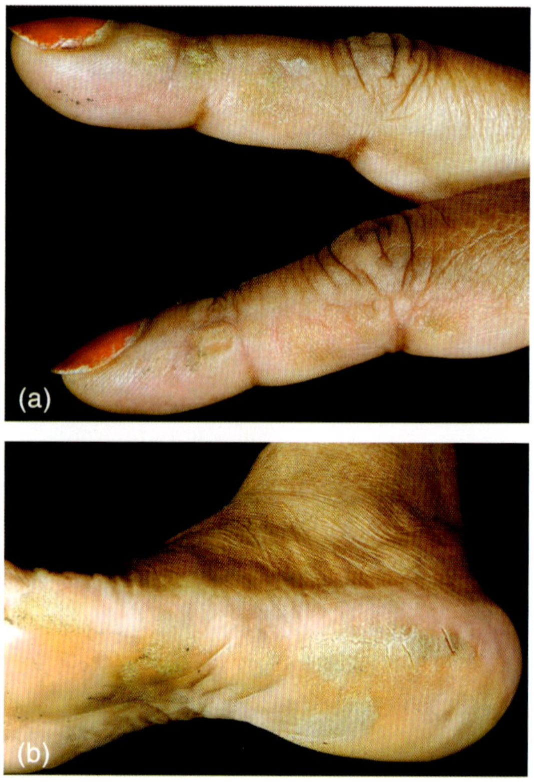

图 53.16 在手指指侧和足底可见非炎症性角化过度见于抗 Jo-1 抗体阳性皮肌炎患者。累及手指侧面类似于体力劳动者的老茧,也就是所谓的技工手

传统上使用国际医学研究委员会 0～5 级肌力量表,更细分的 0～10 级量表可能是评估中度肌无力更敏感的工具[56]。国际肌炎评估和临床研究(IMACS)小组已经推出了用于特发性炎性肌病的 MMT8 和 MMT26 工具,对特定肌群的强度进行分级,范围为 0～10。对患者病情计算总分,可以对不同的时间点进行比较[57]。MMT8 和 MMT26 越来越多地被用于研究和临床实践。

以徒手肌力测试法测试肌力正常的患者,缺乏耐力的患者会因持续测试,导致出现疲劳。而一些肌群耐力的细微变化可通过功能指数表 2 来正式评估[58]。

呼吸和其他系统特征

DM 的呼吸功能受累可由间质性肺病、呼吸肌无力或由免疫功能低下、有吞咽困难的患者误吸引起。虽然评估存在一定差异,但间质性肺病约占特发性炎症性肌病的 20%～40%[59-64],因此所有患者都应进行肺部评估,以便给予适当的治疗和监测。早期,患者通常表现为干咳和劳力性呼吸困难,或无明显症状,随后肺部听诊可闻及吸气末爆裂音。但病变轻或早期这些指征可能不存在,患者和医师都容易忽视它。值得注意的是,临床无肌病性皮肌炎的患者通常合并间质性肺病。需要进行肺功能测试,并在适当情况下进行高分辨率 CT 扫描(参见检查部分)。大部分皮肌炎相关性间质性肺病是非特异性间质性肺炎[64]。寻常型间质性肺炎(usual interstitial pneumonitis,UIP)、隐匿性机化性肺炎(cryptogenic-organizing pneumonia,COP)和弥散性肺泡损伤(diffuse alveolar damage,DAD)发生率较低[64]。顾名思义,COP 难以与感染性肺炎区分。虽然都是间质性肺病的组织学亚型,但其 CT 检查各具有不同的特征。皮肌炎相关性 ILD 很少需要行肺活组织检查。COP 和 DAD 发病比较急,COP 的预后通常比较好,对糖皮质类固醇激素反应较好。但皮肌炎患者中发生肺纤维化的风险更高。弥散性肺泡损伤是一种严重的疾病,预后不良,有如下表现:如一氧化碳弥散功能(TLCO)<45%,支气管肺泡灌洗液中过多的中性粒细胞,以及组织学表现为 DAD 或 UIP,都与预后不良有关[65]。

口咽部和食管上括约肌病变导致吞咽困难。吞咽困难的严重程度与肢体无力的严重程度无关,患者可能不会表现吞咽困难。早期发现这种并发症,对于预防误吸很重要,必须积极筛查吞咽困难是否出现。

虽然皮肌炎中经常可以发现轻微的心脏异常,如轻微的心律失常,但临床症状明显的心脏疾病(通常表现为心力衰竭)很少见。免疫抑制治疗对由心肌炎引起的心力衰竭有效。

皮肌炎患者可能出现对称性、非变形性关节炎,通常会影响手、腕和踝等小关节。在抗合成酶综合征中更容易出现急进性、侵蚀性关节炎，且有可能是特征性表现。

临床亚型

重叠综合征

混合性结缔组织病(mixed connective tissue disease)是一种重叠结缔组织疾病，其特征在于高滴度抗-RNP抗体、雷诺现象、指端硬化、炎症性肌炎、间质性肺病和肺动脉高压。

抗合成酶综合征

抗合成酶综合征(antisynthetase syndrome)在抗合成酶抗体存在下发生，最常见的是抗组氨酰 t-RNA 合成酶(抗 Jo-1)抗体，可在 10%～20%的皮肌炎中发现。还有 7 种其他罕见的抗酶抗体描述：抗苏氨酰 t-RNA 合成酶(抗 PL-7)，抗丙氨酰 t-RNA 合成酶(抗 PL-12)，抗甘氨酰 t-RNA 合成酶(抗 EJ)，异亮氨酸 t-RNA 合成酶(抗-OJ)，天冬酰胺 t-RNA 合成酶(抗-KS)，抗酪氨酰 t-RNA 合成酶和苯基丙氨酰 t-RNA 合成酶(抗-Zo)[66]。抗合成酶综合征的临床特征是肌炎、关节炎、雷诺现象、间质性肺病、发热和肢端皮肤变化(“技工手”，见临床表现部分)。间质性肺病特别常见，发生率约为 75%[67,68]。抗 Jo-1 抗体阴性患者的肌炎发生率略低，间质性肺病的发生率则略高于抗 Jo-1 阳性患者[68]。

幼年性皮肌炎

幼年性皮肌炎(juvenile dermatomyositis，JDM)字面上理解是儿童时期的皮肌炎。然而，仍有细微但重要的区别。与成人皮肌炎不同，JDM 似乎没有恶性肿瘤增加的风险。但是，在成人中相对罕见的钙质沉着症，在 JDM 患者中有 6%～50%发病率[69]。钙质沉着症与疾病活动度相关，在未及时就诊和未规范化治疗的患者中更常见。在儿童中，钙质沉着症有 4 种形式：浅表皮肤或皮下钙质沉着，肌内肿瘤样钙化，肌筋膜钙质沉着，严重的情况下出现广泛包裹性钙质沉着症或形成“外骨骼”。

获得性脂肪营养不良在 JDM 患者相对常见，发生率约为 10%，在成人皮肌炎中很少报道[70]。它与胰岛素抵抗的 2 型糖尿病及黑棘皮病有关。可以泛发，也可以是区域的或局灶性的。在局灶性疾病中可能存在相关的脂膜炎。

成人皮肌炎和幼年性皮肌炎的抗体表型有所不同。例如，大约 20%的成人肌炎抗 Jo-1 阳性，而在 JDM 患者中很少发生[71]。抗 TIF-1γ 与成人 DM 的肿瘤有关；而在青少年疾病中则与溃疡性皮肤病变有关[72]。

临床无肌病性皮肌炎

临床无肌病性皮肌炎(clinically amyopathic DM，CADM)的特征是没有肌肉受累的临床症状，但有皮肌炎的皮肤表现(参见本章前面的分类)。在一个单中心的 103 例皮肌炎病例中，有 8 例被诊断为 CADM；其中 6 例患有亚临床肌炎，随后被归类为微肌病性皮肌炎[73]。尽管缺乏肌炎表现，但 CADM 的患者仍有癌症和间质性肺病的风险。在东亚的一些研究中，在 CADM 患者中检测到抗 MDA-5 抗体的频率显著高于 DM 患者[74]。据报道，日本人中临床无肌病性皮肌炎和抗 MDA-5 抗体阳性患者的急进性间质性肺病的发病率较高，死亡率约为 50%[48]。因此，对无肌病性皮肌炎患者进行全面的间质性肺病的评估非常重要(参见检查部分)。

药物性皮肌炎(drug-induced dermatomyositis)

皮肌炎偶尔会被归因于药物不良反应。对已报道的 70 例药物诱发 DM 病例综述发现，3/4 的患者为特定的皮肤表现，1/4 的患者的皮肤损害没有特征性[75]。50%的病例中羟基脲被认为是罪魁祸首。没有一例羟基脲介导的患者有肌炎表现，而 80%的非羟基脲介导的病例中则有肌炎表现[75]。尽管有大量其他药物可以导致皮肌炎的报道，但是没有药物像羟基脲有明显的相关性。临床上，羟基脲介导的皮肌炎的特征是手指背部、手背及足和肘的伸侧可见紫罗兰色苔藓样鳞屑性红斑。红斑可以是萎缩性的，也可是皮肤异色症样。组织学上表皮水肿变性，伴散在的角化不良细胞和苔藓样淋巴细胞浸润；真皮内毛细血管扩张。虽然类似于 DM 的病理改变，但这种反应的特征与 DM 是截然不同的，最好描述为“羟基脲皮肤病”[76]。大多数发生在接受羟基脲治疗多年的患者中，最常见的疾病是骨髓增殖性疾病，如真性红细胞增多症[76]。羟基脲皮炎在停药 12 个月后趋于改善[75]。

鉴别诊断

皮肌炎的皮肤特征可以模仿多种皮肤病。当肌炎症状突出时，通常很容易诊断皮肌炎。然而，在无肌病性皮肌炎中，应考虑许多鉴别诊断(框图 53.1)。

严重程度分级

目前已开发了许多方法来评估皮肌炎的肌炎活动度和损伤。由 Carroll 等开发的皮肌炎皮肤严重程度指数(DSSI)，通过视诊检查四个主要区域的皮损面积、红斑数量、硬结和鳞屑积分进行评价，类似银屑

框图 53.1 皮肌炎皮肤特征的鉴别诊断

- 红斑狼疮
- 脂溢性皮炎
- 玫瑰糠疹
- 过敏性接触性皮炎
- 银屑病
- 扁平苔藓
- 扁平苔藓样药疹
- 皮肤 T 细胞淋巴瘤

病活动和严重程度指数(PASI)[77]。DSSI 在医师的整体评价、皮肤异色症评价及瘙痒的自我评估方面显示出显著的相关性[77]。

IMACS 小组还提出了测量肌炎疾病活动的综合方法——肌炎治疗意向指数(MITAX)和肌炎疾病活动评估视觉模拟量表(MYOACT),以及临床研究中用于测量损伤的肌炎损伤指数(MYODAM)[78]。

并发症和共病

严重肌肉无力的患者可能出现通气不足导致的呼吸衰竭。急性发病情况下,床边连续进行用力肺活量(FVC)监测是最佳方法,通过血气分析来评估缺氧和高碳酸血症。另一种是鼻吸气压力(SNIP)测量,可能是预测通气障碍更准确的方式,除非通气肌肉肌力降至预测的 40%以下,否则不会发生高碳酸血症和呼吸衰竭。相反,当一次 FVC>55%时,可能会出现高碳酸血症。呼吸肌无力症状较轻,白天血气正常的患者在夜间可能发生高碳酸血症。因此,对于 SNIP 或 FVC 较低的患者,应进行夜间持续脉冲氧监测,以评估是否夜间换气不足,必要时无创正压通气。

口咽部和食管上端括约肌松弛,导致皮肌炎患者吞咽困难。因为口咽部受累,导致呼吸肌无力加剧,可引发吸入性肺炎,其是可危及生命的并发症。因吞咽困难,患者在无潜在恶性肿瘤的情况下也会出现明显的体重减轻。

皮肌炎患者可能发生炎性心肌病。心脏受累是一个不良的预后因素[59]。与其他自身免疫性疾病一样,动脉粥样硬化加速是导致晚期死亡率和发病率增加的原因[79,80]。

一些研究表明,皮肌炎患者的心血管疾病发病率增加。因此,如何尽可能降低这些风险因素显得尤为重要,如肥胖,高血压,高胆固醇血症,类固醇治疗和吸烟。

病程和预后

大多数患者的疾病过程是不同的,都需要长期免疫抑制治疗。20%～35%的存活肌炎患者不再复发,20%～30%的患者出现复发-缓解-复发的病程,其余患者为慢性持续性病程[3,81]。

预后与系统性特征密切相关,肿瘤和间质性肺病是导致死亡的两大主要原因。在现代治疗中,10 年生存率约为 90%[3,59]。

检查

怀疑皮肌炎的患者应该进行完整的生化、全血细胞计数、炎症标志物和肌酶谱检查。免疫标志物可能是正常的,肌酸激酶水平可能是正常的,特别是在临床无肌病的患者中。由于炎性肌病也可发生在红斑狼疮和其他结缔组织病中,必须进行以下血清学检测:抗核抗体(ANA)、可提取核抗原(ENA)、双链-DNA(ds-DNA)、狼疮抗凝物、补体水平、抗心磷脂抗体和 β_2-糖蛋白 1 抗体。大约 80%的 DM 患者 ANA 阳性,通常为低滴度,在其他临床症状符合皮肌炎的情况下,这项检测显得不是很重要[82]。并且,许多的 DM 自身抗体主要是来源于细胞质,因此不会引起 ANA 阳性。

肌炎相关抗体(myositis-associated antibodies,MAAs)是一种发生在肌炎中的抗体,但属于非特异性抗体。可以支持诊断,但不能确诊。抗-52kD Ro 抗体是最常见的 MAA,可在 20%的特发性炎症性肌病中发现,并且可以与其他肌炎抗体,特别是抗-Jo-1 抗体一起被发现[83]。抗 Ku、抗 U1-RNP、U3-RNP 和 PM-Scl 抗体可以在肌炎中出现,通常见于具有硬皮病特征的重叠综合征的病例。

肌炎特异性抗体对肌炎诊断有特异性,有助于确定分型[84]。抗合成酶抗体最常见,见于大约 20%的特发性炎症性肌病患者中,其中抗-Jo-1 最常见的,其他 7 种抗合成酶抗体所占比例仅占几个百分点。如前所述,抗合成酶抗体综合征描绘了一组具有包括关节炎、发热,雷诺现象、间质性肺病、肌炎和“技工手”等特殊症候群的疾病。从皮炎到肌炎的皮肌炎病谱系中,一部分患者几乎没有皮肤受累。在一些罕见的抗合成酶抗体标记的疾病中,肺部疾病可能是其主要的临床特征,包括临床萎缩性肌炎、雷诺现象、轻微的皮肤改变。抗合成酶抗体在幼年性皮肌炎中极为罕见。

抗 MDA-5 抗体首先被日本学者描述，在 19%～35%的日本皮肌炎患者中存在该抗体，且与无肌病性皮肌炎(85%～100%)和间质性肺病(92%)的高发病率密切相关，其中一半患者可发展为急进性间质性肺病[85,86]。在西方人群中，MDA-5 抗体的发生频率较低，美国一项队列研究显示，约 13%的皮肌炎患者中出现 MDA-5 抗体[50]。在抗 MDA-5 阳性的患者中，临床萎缩性肌炎(50%)和间质性肺病(67%)的发病率很高。抗 MDA-5 抗体与独特的皮肤表型相关，特征是手指、关节、肘部和膝盖上的血管性溃疡(图 53.14)[87]。溃疡小而深，并有暗紫色边缘。掌指关节和指间关节伸侧的红色疼痛丘疹也观察到有抗 MDA-5 抗体[87]。

抗 TIF-1γ 抗体对皮肌炎具有特异性，15%～20%的病例有此抗体[88]。它们与严重皮肤病和肿瘤的高发病率相关(一些报道中为 50%)。因此，这些患者应该全程筛查恶性肿瘤。

抗 NXP2 抗体在幼年性皮肌炎患者中比较常见(11%～23%)，与钙质沉着相关[89]。在 JDM 中，抗 NXP2 抗体阳性患者病程更严重，更容易引起功能障碍[89]。抗 NXP2 抗体在成人中很少见。

抗 Mi-2 抗体为皮肌炎特异性抗体，10%～20%的病例中可见[90]。该抗体阳性的患者通常有皮肌炎的经典皮肤特征，如 Gottron 丘疹、向阳疹、上胸部红斑(“V”字征)和披肩征[90]。抗 Mi-2 抗体阳性患者的肌肉损害往往比较轻微，且间质性肺病相对罕见。

抗 SUMO 活化酶抗体见于大约 8%的成人皮肌炎患者[91]。大多数患者皮肤受累，一个系列报道称此类患者吞咽困难的发病率增加[91]。

肌电图可以通过早期捕捉多个小幅度、短时间的运动单位动作电位来确认肌病[92]。自发性肌纤维颤动、正弦波和异常高频放电对炎症性肌病的诊断更具特异性。在各种研究中，自发性纤维颤动患者比例估计从 45%到 100%不等，可能与采样的肌肉数量有关[92]。尽管肌炎相对特异，但在肌纤维变性的其他原发性肌病中也可发现自发性纤维颤动，如肌营养不良和酸性麦芽糖酶缺乏症[92]。

MRI 检查可提示近端肌群的炎症水肿，但不能确诊，有助于评估疾病的程度，并指导在肌肉活检的部位位置；肌肉 MRI 正常也不能排除肌炎。

具有典型皮肌炎皮疹的患者不需要进行肌肉活检来确诊。如果需要活检，应在全身糖皮质类固醇激素治疗开始前进行，以最大限度地提高诊断率。应在经验丰富的专科实验室进行肌肉活检，可对冰冻肌肉组织进行免疫组织化学检查。平片摄影是检测和监测钙质沉着症的有效方法。

间质性肺病是皮肌炎死亡的主要原因，应积极筛查。肺功能检查应在有临床症状时进行，包括 FVC、FEV1(1 秒内用力呼气)和 TLCO；以上数据在 ILD 中等比例减少，提示了间质性肺炎是限制性通气障碍。如担心呼吸肌无力，应进行 SNIP 或卧位和坐位 FVC 检查。如果肺功能检查显示为限制性模式，则应进行胸部高分辨率 CT 扫描。如果肺功能正常，但是有间质性肺病高风险因素的患者，如抗 MDA-5 抗体阳性、抗合成酶综合征或抗 RNP 抗体阳性，则应早期行高分辨 CT，随后每年行肺功能检查。

因皮肌炎患者患有肿瘤的风险增加，因此筛查恶性肿瘤是必要的。但在具体筛查肿瘤的类型，以及筛查方式上，无明确的专家共识。我们建议应对所有成年皮肌炎患者进行颈部、胸部、腹部和骨盆的 CT 扫描。进一步的检查在进行全面的临床评估后进行。

在老年人、有严重皮肤表现、吞咽困难、膈肌无力和抗 TIFγ、NXP-2 抗体阳性的人群中，恶性肿瘤比例较高。如果高度怀疑潜在的恶性肿瘤，则应进行 PET-CT 检查。

治疗

皮肌炎患者的管理需要多学科协作。大多数情况下，应该由皮肤病学医师和风湿病学医师依据病情，共同制定综合治疗计划。呼吸内科和其他专科的临床介入通常也是必要的。当疾病累及皮肤和肌肉时，系统使用糖皮质类固醇激素是皮肌炎的主要治疗方法。口服泼尼松龙，剂量为 0.5～1.0mg/kg，通常可以有效控制症状；在开始使用糖皮质类固醇激素后 1～2 周，可改善皮疹和肌肉无力症状。如果口服泼尼松龙疗效欠佳，或肌肉病变严重可能危及生命时，建议静脉注射甲泼尼龙冲击治疗，0.5～1g/d，连续 3 天。皮肌炎的慢性特性决定了激素治疗通常需要较长时间。如果剂量没有减少，长期使用糖皮质类固醇激素治疗的患者将不可避免地存在不良反应。许多免疫抑制药物被用于控制炎症过程，同时作为激素减量的替代治疗[93]。皮肌炎患者进行免疫抑制药的对照试验非常少，但是以下药物均具有不等程度的益处：硫唑嘌呤 100～200mg/d，甲氨蝶呤每周 10～20mg，吗替麦考酚酯 500～1500mg，每日 2 次，环孢素 3.0～5.0mg/(kg · d)和外用他克莫司[93]。

静脉注射人免疫球蛋白在皮肌炎的治疗中可用作疾病替代治疗和糖皮质类固醇激素减量药。1993年，Dalakas等报道了15例皮肌炎患者的静脉注射免疫球蛋白(IVIG)的双盲、安慰剂对照试验[94]。患者口服泼尼松龙维持，平均剂量为每天25mg，给予静脉注射人免疫球蛋白2g/kg或安慰剂，每个月1次并持续3个月。接受IVIG治疗的患者肌力显著改善，皮肤病变明显好转[94]。然而，长期IVIG治疗的证据仅基于病例报道[95,96]。

已有利妥昔单抗治疗皮肌炎的研究发表。一个针对7名患者的开放性研究，每隔2周给予1g利妥昔单抗治疗[97]。3名患者有部分反应，表现为肌病缓解；皮肤病变没有改善。在一项多中心对照试验中，患者在第0周和第1周随机接受利妥昔单抗，第8周和第9周接受安慰剂；或第0周和第1周接受安慰剂，第8周和第9周接受利妥昔单抗治疗。主要和次要的肌肉症状改善均未达标。两组的总体疾病活动有所改善，其中83%达到IMACS定义的改善[98]。此外，在随后的回顾性研究中，抗Jo-1和抗Mi-2抗体可反映临床改善[99]。

皮肌炎患者的皮肤病变的治疗是皮肤科医师最关注的问题。系统性使用糖皮质类固醇激素，与不含类固醇的免疫抑制药联合使用，通常有效。但是完全治愈皮损可能需要数月。在无肌病性皮肌炎患者中，激进的系统免疫治疗可能不合适，因此建议局部治疗，或较温和的口服治疗。局部使用糖皮质类固醇激素(包括超强效糖皮质类固醇激素)的疗效往往令人失望；局部使用0.1%他克莫司软膏治疗有效[100]。据报道，单独使用硫酸羟氯喹，或与米帕林联合使用，可有效治疗皮肌炎的皮肤病变[101]。甲氨蝶呤治疗皮肌炎的皮肤病也有效[102]。

皮肤钙沉着在严重DM或者没有有效治疗的DM中，是一个令人头痛的并发症。在皮肌炎的早期进行有效的治疗，可以改善钙质沉着。目前尝试了各种治疗方式，但仍无明确有效的治疗方法。

阶梯治疗

一线治疗

- 静脉连续使用甲泼尼龙0.5～1.0g/d，连续3天(危及生命的病例)
- 随后口服泼尼龙0.5～1mg/d
- 甲泼尼龙冲击治疗后，可加用缓解疾病的抗风湿性药物(DMARD)如甲氨蝶呤(除非有间质性肺病)、硫唑嘌呤或环磷酰胺
- 考虑静脉注射人免疫球蛋白，尤其是当患者有吞咽困难时

替代方案

- 静脉连续使用甲泼尼龙0.5～1.0g/d，连续3天(危及生命的病例)
- 随后静脉使用环磷酰胺(危及生命的病例)
- 加口服泼尼松龙1mg/(kg·d)
- 环磷酰胺冲击治疗后加用DMARD，如甲氨蝶呤(除非有间质性肺病)、硫唑嘌呤或环孢素
- 考虑静脉注射人免疫球蛋白，尤其是当患者有吞咽困难时

二线治疗

- 吗替麦考酚酯或口服他克莫司

针对局限性皮肤

- 局部使用强效皮质类固醇软膏或局部外用0.1%他克莫司软膏
- 加硫酸羟氯喹(±米帕林)

三线治疗

- 利妥昔单抗

Resources

Further information

International Myositis Assessment and Clinical Studies Group: www. niehs. nih. gov/research/resources/imacs.

Myositis UK: www. myositis. org. uk.

(Both last accessed July 2015.)

(译者：徐刚林　一审：涂云华　陈柳青　二审：施辛　三审：晋亮　润色：葛格)

参考文献

所有文献请查阅网址：www. rooksdermatology. com.
以下列出的是重要参考文献。

[1] Bohan A, Peter JB. Polymyositis and dermatomyositis. *N Engl J Med*. 1975;292:344-7, 403-7.

[2] Sontheimer RD. Would a new name hasten the acceptance of amyopathic dermatomyositis(dermatomyositis siné myositis) as a distinctive subset within the idiopathic inflammatory dermatomyopathies spectrum of clinical illness? *J Am Acad Dermatol* 2002;46:626-36.

[7] Cooper GS, Stroehla BC. The epidemiology of autoimmune diseases. *Autoimmun Rev*. 2003;2:119-25.

[16] Hill CL, Zhang Y, Sigurgeirsson B, *et al*. Frequency of specific cancer types in dermatomyositis and polymyositis: a population-based study. *Lancet* 2001;357:96-100.

[26] Kissel JT, Mendell JR, Rammohan KW. Microvascular deposition of complement membrane attack complex in dermatomyositis. *N Engl J Med* 1986;314:329-34.
[27] Kissel JT, Halterman RK, Rammohan KW, Mendell JR. The relationship of complement-mediated microvasculopathy to the histologic features and clinical duration of disease in dermatomyositis. *Arch Neurol* 1991;48:26-30.
[35] Howard OM, Dong HF, Yang D, *et al*. Histidyl-tRNA synthetase and asparaginyl-tRNA synthetase, autoantigens in myositis, activate chemokine receptors on T lymphocytes and immature dendritic cells. *J Exp Med* 2002;196:781-91.
[43] Hundley JL, Carroll CL, Lang W, *et al*. Cutaneous symptoms of dermatomyositis significantly impact patients' quality of life. *J Am Acad Dermatol* 2006;54:217-20.
[62] Kang EH, Lee EB, Shin KC, *et al*. Interstitial lung disease in patients with polymyositis, dermatomyositis and amyopathic dermatomyositis. *Rheumatology* (*Oxford*) 2005; 44: 1282-6.
[66] Gunawardena H, Betteridge ZE, McHugh NJ. Myositis-specific autoantibodies: their clinical and pathogenic significance in disease expression. *Rheumatology* (*Oxford*) 2009; 48: 607-12.
[68] Hervier B, Devilliers H, Stanciu R, *et al*. Hierarchical cluster and survival analyses of antisynthetase syndrome: phenotype and outcome are correlated with anti-tRNA synthetase antibody specificity. *Autoimmun Rev* 2012;12:210-17.
[74] Cao H, Pan M, Kang Y, *et al*. Clinical manifestations of dermatomyositis and clinically amyopathic dermatomyositis patients with positive expression of antimelanoma differentiation-associated gene 5 antibody. *Arthritis Care Res* (*Hoboken*) 2012;64:1602-10.
[75] Seidler AM, Gottlieb AB. Dermatomyositis induced by drug therapy: a review of case reports. *J Am Acad Dermatol* 2008;59:872-80.
[81] Bronner IM, van der Meulen MF, de Visser M, *et al*. Long-term outcome in polymyositis and dermatomyositis. *A nn Rheum Dis* 2006;65:1456-61.
[93] Gordon PA, Winer JB, Hoogendijk JE, Choy EH. Immunosuppressant and immunomodulatory treatment for dermatomyositis and polymyositis. *Cochrane Database Syst Rev* 2012; Issue 8: CD003643.
[94] Dalakas MC, Illa I, Dambrosia JM, *et al*. A controlled trial of high-dose intravenous immune globulin infusions as treatment for dermatomyositis. *N Engl J Med* 1993; 329: 1993-2000.

第 54 章

混合性结缔组织病

Mark Goodfield

Department of Dermatology, Chapel Allerton Hospital, Leeds, UK

定义和术语

混合性结缔组织病(mixed connective tissue disease, MCTD)[1],或重叠综合征(overlap syndrome),是指一个患者出现多种结缔组织病(connective tissue diseases, CTDs)症状的临床情况。可能存在与这些症状相关的特异性抗体谱,如 Sharp 在 1972 年首次描述 MCTD 存在的抗 U1-核蛋白抗体(anti-U1-RNP)[2]。其可能进展为特殊类型的 CTD,但许多患者仍然有一个混合和静态的症状模式。

同义名

- Sharp 综合征
- 重叠综合征
- 未分化结缔组织病

概述

重叠综合征具有超过一种 CTD 的症状,其发生相对普遍,可能是经典 CTD 发展中的一个阶段,亦可长期单独存在。目前已报道存在多种亚型,可合并或不合并 Sharp 首次描述的抗 U1-核蛋白抗体。因此,部分学者目前认为 MCTD 是多种"未分化 CTDs"或"重叠综合征"中的一种,而亦有学者对这个概念表示质疑,尤其是在儿童中[3]。然而,这组患者的诊断是很重要的,因为他们的预后和对皮质类固醇激素或糖皮质激素的治疗反应一般都很好。已经多次尝试按照系统性红斑狼疮(SLE)的诊断标准来定义其诊断标准[4]。与某些疾病的重叠,比与其他疾病重叠更常见:如系统性硬化症合并皮肌炎比系统性硬化症合并 SLE 更常见[5]。

流行病学

发病率和患病率

在挪威一项对 147 名成年人的研究中,成人 MCTD 患者的点患病率为 3.8/100 000[95%可信区间(CI)3.2~4.4]。1996—2005 年间挪威成人 MCTD 发病率为每年 2.1/100 000(95% CI 1.7~2.5)[6]。

年龄

在上述挪威的研究中，诊断成人型 MCTD 的平均年龄为 37.9 岁(95%CI 35.3－40.4 岁)[6]。尽管总体预后可能相对较好，但儿童时期发病，疾病可能更严重，常会发生心肾疾病和关节炎，可能出现严重的血小板减少[7]。

性别

本病女性患者更多见，2008 年挪威的男女患者比为 3.3∶1。

病理生理学

在经典型 MCTD 中，所有患者均有斑点型抗核抗体和高效价的可提取核抗原(ENA)抗体。不同的 U1-RNP 分子形式可能与不同的临床变异有关[8]。通常合并 sicca 综合征时，Ro 抗体和 La 抗体易被检出[9]。沉淀抗体 PM-1 和 Ku 在多发性肌炎/系统性硬化症重叠患者中呈阳性[10]，而 SL-Ki 多在 SLE、硬皮病和 sicca 综合征患者中呈阳性[11]。90%的患者出现免疫复合物，以及 T 细胞减少。补体水平正常。有时，抗 DNA 抗体呈现低滴度，但通常随着糖皮质类固醇激素或糖皮质激素治疗而转阴。在约 50%的病例中抗内皮抗体阳性，并且与肺、神经和心脏功能异常，特别是肺动脉高压相关[12]。它们与女性患者的自然流产也有明显关系[13]。

发病诱因

目前未发现明确的诱因。

病理学

皮肤的微观形态随疾病的类型而变化。未受累皮肤的免疫组织化学染色显示，基底膜免疫球蛋白 G(IgG)或 IgM 染色阳性，可能有助于 MCTD 和无并发症的系统性硬化症的鉴别，后者染色为阴性[14]。正常皮肤直接免疫荧光表现为颗粒状(“斑点”)表皮核染色阳性，这与高滴度的抗 RNP 抗体有关。表皮核仁染色阳性与脱发、色素沉着或减退、手硬肿、盘状红斑狼疮(DLE)的皮损有关。

遗传学

MCTD 和 SLE 患者之间 HLA 抗原的差异表明，它们在遗传上是独立的疾病[15]。关节炎患者中，通常可检出 HLA-DR4，且与发病年龄早有关[16]。可发生家族性病例。

环境因素

紫外线辐射可能与 MCTD 中狼疮样病变的诱发或加重有关[17]。维生素 D 缺乏也与该病有关，尽管相关性尚不清楚[18]。乳房硅胶植入物在重叠综合征发病机制中的作用尚存争议[19]。

临床特征

病史

患者多为女性，通常有关节症状、雷诺现象和皮肤改变(红斑性皮疹或皮肤肿胀和增厚)的病史。

临床表现

患者会表现出 SLE、系统性硬化症、皮肌炎和多发性肌炎的不同组合的特征。雷诺现象、关节炎和关节痛、腊肠指和手背肿胀是常见的临床特征。超过一半的人有系统性硬化症中出现的异常甲襞[20]。可能会存在明显的神经或精神特征[21]，虽然这些特征比 SLE 患者少见且轻微。其他少见的特征包括口腔-生殖器溃疡、脂膜炎和自主神经病变[22]。

临床亚型

就其本质而言，无论是在发病时还是疾病进展时，病情是变化的。基于此，可能会诊断为单一的 CTD，或者整个病程中处于“混合”状态。

鉴别诊断

在鉴别诊断时，需要考虑任何特异性 CTD。

严重程度分级

已有尝试对 MCTD 的严重程度进行分级，但并未被广泛应用[4]。

并发症和共病

成人病例中偶会发生血小板减少症，并可能发生血栓性血小板减少性紫癜[23]。据报道，MTCD 可合并青斑样血管炎[24]、强直性脊柱炎[25]和抗中性粒细胞胞质抗体(ANCA)相关肾小球肾炎[26]。恶性肿瘤的发病风险可能增加，10%的病例会发生肿瘤[28]。因小血管阻塞可发生周围性坏疽（图 54.1）。虽然抗 RNP 阳性通常预示其预后良好，但大约有 4%的患者因肺动脉高压、肾炎、心肌炎或广泛性血管炎而死亡[29]。

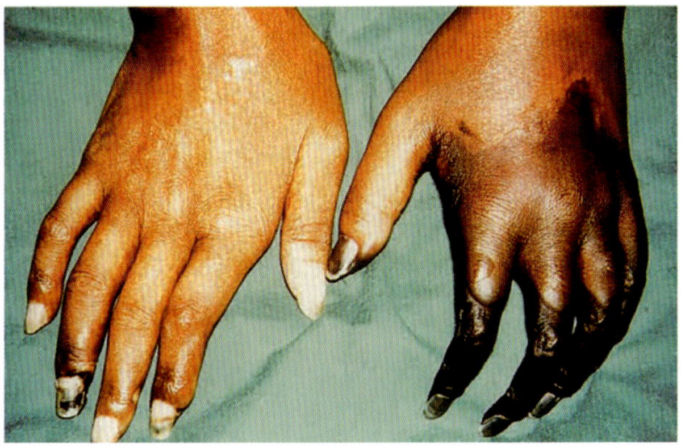

图 54.1 混合性结缔组织病患者手坏疽

大约 1/3 的病例发展为典型的 CTD，通常是 SLE 或系统性硬化症[30]。少数 HLA-DR4 阳性患者发展为类风湿关节炎。分化为系统性硬化症的患者与 HLA-DR5 阳性有关[31]。

检查

检查的目的是确定疾病的性质和程度。自身抗体检测很重要，因为抗体谱有助于确定病情。潜在的内脏器官受累的评估，应包括对肾和肺功能的常规检查。在检查时，经常会发现食管动力异常、肺弥散功能受损及肌炎。临床肾疾病的发病率约为 5%，但肾组织学异常可能达到 20%[32]。

治疗

一线治疗

该病对皮质类固醇激素或糖皮质激素治疗反应良好，应尽早使用，但要控制剂量。大多数报道使用 0.5mg/kg 或更少，并迅速减少剂量[1]。对于特定的 CTDs，需要针对特定症状进行对症治疗，如口服和静脉血管扩张药治疗血管症状。

二线治疗

有包括使用硫酸羟氯喹和甲氨蝶呤在内的成功治疗的报道[1]，血液系统表现可能需要使用抗 B 细胞的治疗方案来治疗[34]；肾和神经系统疾病可能需要血浆置换或更积极的免疫抑制治疗。

（译者：邢晓婧 **一审：**王睿 **二审：**施辛 **三审：**晋亮 **润色：**葛格**）**

第4部分

参考文献

所有文献请查阅网址：www. rooksdermatology. com.
以下列出的是重要参考文献。

[1] Ortega-Hernandez OD, Shoenfeld Y. Mixed connective tissue disease: an overview of clinical manifestations, diagnosis and treatment. *Best Pract Res Clin Rheumatol* 2012;26:61-72.

[2] Sharp GC, Irvin WS, Tan EM, *et al*. Mixed connective tissue disease. *Am J Med* 1972;52:148-59.

[6] Gunnarsson R, Molberg O, Gilboe IM, *et al*. The prevalence and incidence of mixed connective tissue disease: a national multicentre survey of Norwegian patients. *Ann Rheum Dis* 2011;70:1047-51.

[29] Bodoly E, Csiki Z, Ben T, *et al*. Five year follow up of 665 Hungarian patients with undifferentiated connective tissue disease(UCTD). *Clin Exp Rheumatol* 2003;21:313-20.

第 55 章

类风湿疾病的皮肤表现

55

Mark Goodfield

Department of Dermatology, Chapel Allerton Hospital, Leeds, UK

概述

皮肤科医师常遇到一系列与结缔组织病相关的相似症状，这种情况值得在多系统疾病的背景下进行讨论。包括类风湿关节炎、斯蒂尔病、干燥综合征和风湿热相关的皮肤表现，在本章这些都将进行单独讨论。

类风湿关节炎

概述

类风湿关节炎（rheumatoid arthritis，RA）是一种常见的关节毁损性疾病，可出现诸多全身表现，与多种特征性皮肤表现相关[1]，我们将这些表现列于框图 55.1。RA 与系统性红斑狼疮（systemic lupus erythematosus，SLE）皮损的鉴别并不容易，可能需要借助皮肤组织的免疫荧光检查协助诊断。在 RA 中，即使存在高滴度的抗核抗体，真皮表皮连接处也不会出现荧光染色阳性[2]。RA 患者可出现假性硬皮病，特别是在手部；并且可存在重叠综合征，即两种或以上结缔组织疾病的特征同时出现[3]。

框图 55.1　类风湿关节炎相关的皮肤表现

- 类风湿结节
- 类风湿血管炎
- Felty 综合征
- 坏疽性脓皮病
- 伴有关节炎的间质性肉芽肿性皮炎
- 栅栏状嗜中性和肉芽肿性皮炎
- 类风湿嗜中性粒细胞性皮炎
- 幼年型类风湿关节炎
- 成人 Still 病

流行病学

类风湿关节炎可累及约 1% 的成人[4]。其皮肤损害很常见，既包括疾病本身的表现，也包括治疗所致的后果。类风湿结节和血管炎等是公认、常见的 RA 皮肤表现，多达 20% 的患者可以发生；其他如皮肤萎缩（与使用糖皮质类固醇激素有关）、线性皮下带和嗜中性粒细胞性皮肤病等就少一些了。

年龄

类风湿关节炎主要累及成人，通常在 30—40 岁出现。

性别

RA 本身更常见于女性，但结节在男性中更常见。

类风湿关节炎的皮肤表现

类风湿结节

大约 20% 的 RA 患者会出现可触及的皮下结节[1]。最常见的部位是前臂的尺骨边缘，但它们可以在任何地方发生，特别是在受压的区域，如骶骨、臀部或足跟（图 55.1）。结节大小从 2～3mm 到几厘米不等，形态大致相同，并且容易因创伤而溃烂（图 55.2），尤其是在骶骨上，可侵蚀其下方的骨质[2]。巩膜也有小概率发生病变（巩膜软化），甚至可能穿孔，而导致完全失明。部分患者可出现向心分布的紫色丘疹。类风湿结节表现为手足出现多个小结节[3]，其可能比风湿疾病本身更早出现，很少伴有滑膜炎。结节也可累及其他器官，尤其是肺[1]。

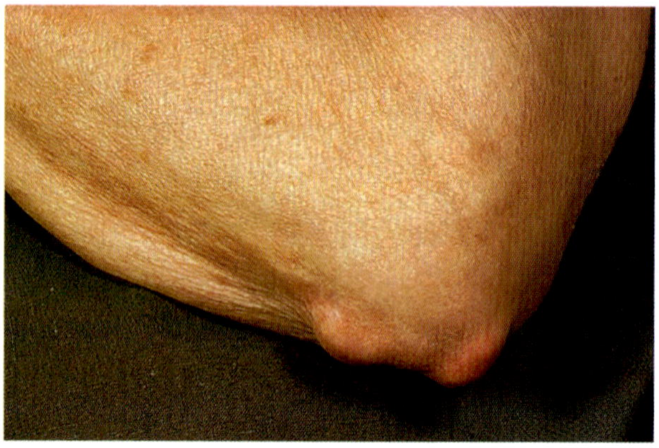

图 55.1 肘部的类风湿结节

结节的出现常与重型 RA 相关，且血清中常可检出类风湿因子和抗核抗体。有时，结节可以在 RA 发病之前数年出现[1]。某些严重的类风湿结节可能有药物因素参与，如甲氨蝶呤和生物制剂[4]。

组织病理学

在组织学表现上可见类风湿结节由纤维组织组成，中央见散在纤维坏死灶，周围主要绕以成纤维细胞和组织细胞，呈栅栏状排列，外周可有淋巴细胞和浆细胞浸润。在坏死灶内是类似于新生的肉芽组织，其中可见细网状纤维、无定形物质和一些核碎片。血管炎改变可发生在类风湿结节和丘疹中。组织学与环状肉芽肿的特征相同（见第 97 章）。

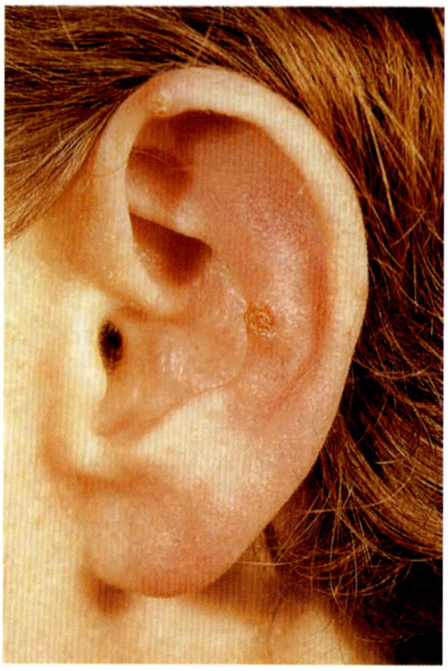

图 55.2 耳部的溃疡性类风湿结节

鉴别诊断

风湿热的皮下结节可通过组织病理学表现与 RA 相鉴别[5]，前者有大量的纤维蛋白样物质和明显胶原水肿，而成纤维细胞、组织细胞或淋巴细胞则相对较少。病损内组织稀疏，纤维化很少或不存在，可能出现大的单核细胞，类似于在心肌中的 Aschoff 结节中看到的细胞。斯蒂尔病患者（青少年 RA）的结节类似于风湿热[5]。另一个需要与类风湿结节鉴别的是伴发的持久性隆起性红斑[6]。

线性皮下带和间质肉芽肿性皮炎

有报道描述患有类风湿结节的 RA 患者皮肤出现 3～5mm 宽、10cm 或更长的细长而坚实皮下条带[1]。这些条带的病理学表现与类风湿结节类似，伴有间质肉芽肿形成，但没有血管炎的表现；皮下条带坚实、牢固的与皮肤附着。目前为止，已在腋窝中、腋窝延伸至髂嵴处发现这种条带。外观呈丘疹状的条带的病理学表现也基本相同。

此外，有些学者认为，栅栏状嗜中性粒细胞性皮肤病和肉芽肿性皮炎的皮肤病的表现是同一个疾病谱，不同患者之间的中性粒细胞浸润程度不同。其他学者则认为这仍然是两种疾病，提出在组织学上血管性改变中，有着更加明显的嗜中性粒细胞浸润[2]。这两种疾病可能同时发生（图 55.3）。

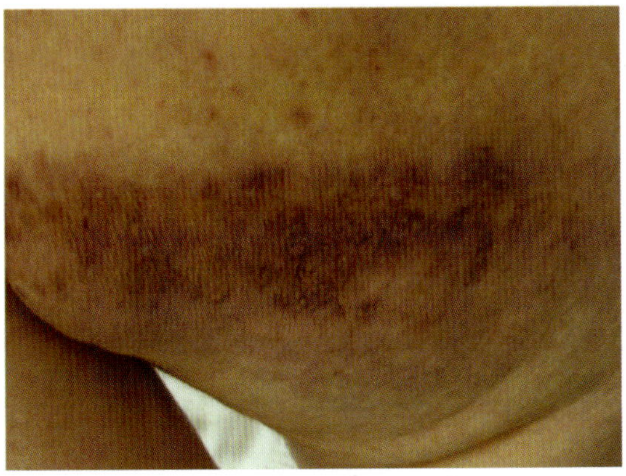

图 55.3　类风湿关节炎患者的栅栏状嗜中性粒细胞性皮肤病

类风湿嗜中性粒细胞性皮肤病

类风湿嗜中性粒细胞性皮肤病可以发生于患有严重关节炎的患者，表现为上肢背侧、关节伸侧、颈部、头部和躯干的背侧对称性分布的红斑结节和荨麻疹样斑块[1]。这些皮损可以质软，可能会出现溃疡和水疱。其病理表现为真皮中致密的弥散性中性粒细胞浸润、乳头微脓疡和白细胞破碎，但不出现血管炎表现。坏疽性脓皮病[2]和 Sweet 综合征[3]可能与嗜中性粒细胞性皮肤病相关，这些疾病可能都是中性粒细胞激活综合征的不同类型。氨苯砜单独使用，或与秋水仙碱合用，可能对类风湿血管炎和中性粒细胞性皮肤病有疗效[5]。

血管损害

RA 中的血管病变十分容易识别[1,2]，其中雷诺现象并不常见，发病率只有 2.7%[3]。逐渐有越来越多的证据表明 RA 可出现多种血管病变，包括大血管动脉粥样硬化和心血管疾病的发生[4]。

RA 相关性动脉炎最典型的病变是指甲周围的小梗死，有时可发生于皮肤结节顶端。病变通常是一过性的，可能仅持续 2～3 天，甚至可能未被患者注意到；表现为褐色小斑点的皮损持续时间更长，有时可能会出现瘢痕，并且指甲可能会出现沟槽；很少出现大疱。指尖坏死常与类风湿因子和类风湿结节的存在密切相关[2]。在血管炎患者中有时可检出抗心磷脂抗体，在统计学上其与类风湿结节有显著相关性，但与血栓形成无关[5]。指腹可能会出现小而疼痛的紫癜性结节（Bywaters 病变）。组织学上这些皮损均表现为白细胞碎裂性血管炎[6]。手掌红斑是常见的非特异性皮肤改变。

皮肤上也可能出现紫癜和坏死等动脉病变表现，这些皮损可能伴有疼痛；可在没有受到外伤的情况下出现皮下出血，包括小瘀点、直径几厘米的瘀斑和坏死；也可能会出现溃疡，一般溃疡边界清楚，周围有蓝红色晕，需与坏疽性脓皮病进行鉴别（图 55.4）[7]。愈合很慢，且可有瘢痕组织增生。累及胃肠道的动脉炎可导致缺血性溃疡、肠坏疽、腹膜内出血或脾梗死等，从而引起腹痛[8]。

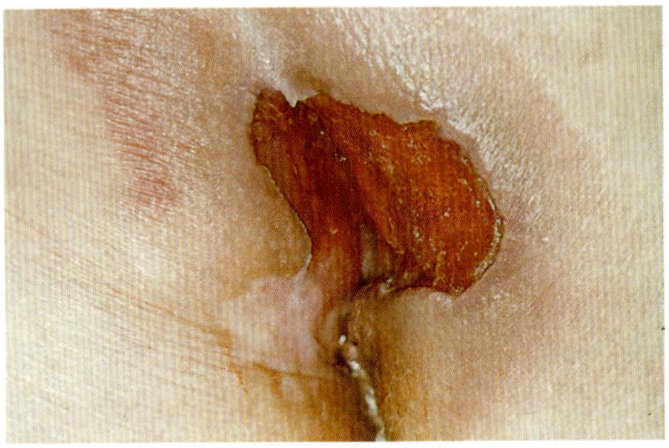

图 55.4　肛周坏疽性脓皮病综合征

坏疽可能是由指（趾）血管的病变引起的，甚至可累及足部或手部的大片组织，这种改变可能仅在几天内就可出现。红色痛性结节的破溃可能引发大面积化脓性脂膜炎，尤其在下肢多见，治疗可能非常困难[9]。

下肢溃疡

类风湿关节炎患者的下肢溃疡由许多原因引发，血管炎是其中重要因素，但只有 18% 的下肢溃疡是由血管炎引起的[1]。半数病例可同时出现伴有制动或其他体位因素的静脉功能不全；创伤、压力或动脉功能不全也是下肢溃疡的主要因素。动脉性溃疡在男性中较为常见，特别是在出现皮下结节和类风湿因子阳性的患者中；这些溃疡通常较深，初期可能表现为紫癜或结节，可出现穿孔，且愈合缓慢。下肢溃疡在 Felty 综合征中更常见，其中关节炎可伴发于脾大和白细胞减少。

网状青斑

网状青斑也发生于 RA[1]。滋养神经的血管发生脉管炎，导致外周感觉和运动神经病变[2]。成人 RA 中可罕见地出现与 Still 病（青少年 RA）相同的皮损，500 多名患者中仅发现 7 例[3]。

其他皮肤表现

还有诸多关于 RA 患者出现其他皮肤改变的报道[1]，包括大疱性类天疱疮、寻常型天疱疮、落叶性天疱疮、疱疹样皮炎、角膜下脓疱性皮肤病[2]、大疱性表皮松解症、黄甲综合征、获得性皮肤松弛症[3]、血管内皮细胞增生症[4]和头皮糜烂性脓疱性皮肤病[5]，但这些病症仍有待明确其统计学意义或临床相关性。

成纤维细胞性风湿病

该疾病最初由 Chaouat 等在 1980 年提出[1]，其后又有更多相关报道，病例主要集中在法国[2]。成纤维细胞性风湿病可发生在任何年龄段，两性发病率基本相同。临床表现为突然出现的对称性多关节炎和皮肤结节，结节的直径在 5～20cm，结节可以在关节炎发作之前发生。常可以见到雷诺现象、关节积液、晨僵及因指硬而无法握拳。结节可发生于手的伸侧和屈侧，通常在关节上，包括肘部、膝盖、耳和颈部（图 55.5）。结节表面光滑，质地坚实，通常为皮色；一般 6 个月到几年可消退。

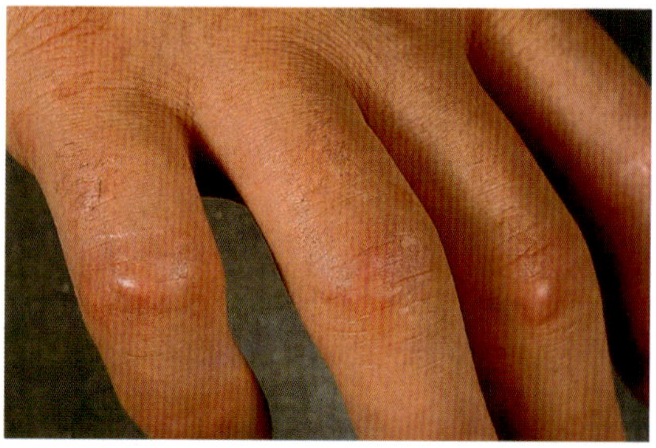

图 55.5 成纤维细胞性风湿病中发生于指间关节背侧的结节
（由英国伦敦皇家自由医院的 M. H. A. Rustin 博士提供）

组织学表现为梭形细胞的显著增殖和真皮纤维化，增生的细胞具有肌肉的表型特征，提示其向肌纤维分化[3]。皮损处成纤维细胞合成胶原蛋白及非胶原蛋白减少，与之明显不同的是，硬皮病中胶原合成增加。通常所有实验室检查均为阴性，不会发生系统性受累，结节可能会自发消退。即使进行治疗，关节侵蚀仍可能会进一步加重，且损害无法缓解。

其他类风湿病

Still 病

同义名
- 幼年型类风湿关节炎（juvenile rheumatoid arthritis）

特征性皮损可发生于约 25% 的 Still 病患者中[1]。发病者以男性为主（男孩占 36%，女孩占 22%），发病率随年龄增长而下降。临床表现为直径小至 3mm 的非瘙痒斑疹或丘疹，边缘略微不规则。较大病灶直径可达 5cm，中央苍白，颜色是鲜三文鱼色，通常外周有苍白晕。皮疹最常发生在四肢和躯干上，但也可能发生在面部和颈部，且仅持续几个小时，随自身体温或环境温度升高，皮疹可特征性的发生于中午及夜间。在发热、脾大、淋巴结增大和红细胞沉降率升高的患者中，这些皮疹更常见。皮损通常出现在疾病的前 2 周，但可能比其他表现早出现长达 9 年。皮疹可能间歇性地发生多年，对预后没有意义[2]。

在组织学上，有时可见少量中性粒细胞浸润于真皮层。皮疹会随着疾病控制而自行消退，糖皮质类固醇激素并没有特殊作用。

这种皮疹与风湿性边缘性红斑的鉴别要点在于，前者皮疹更小，发病时即达到最大的尺寸，以及其可发生于面部。

Still 病患者也可出现皮下结节。组织学表现类似于风湿热结节，而非 RA 的结节[3]。Still 病与 Kikuchi 病有关（见第 25 章）[4]。

成人 Still 病[5]

1971 年，Bywaters[6]描述了 14 名患有关节炎，且临床特征与青少年 RA 相似的成年人。除了这些特征之外，还可出现白细胞数增加，通常类风湿因子和抗核抗体为阴性。起病时间通常在 25 岁左右，两性发病率基本相同。皮疹为三文鱼色斑丘疹，分布于四肢近端、躯干和面部，一般消退较快，通常发生在晚上；超过 80%的患者伴有发热；脱发是该疾病的一个远期特征。在组织学上，可见血管周围真皮内淋巴细胞和组织细胞浸润,免疫荧光阴性。出现皮疹是一种不良的预后指标。大约 1/3 的病例可缓解,1/3 发展为慢性病,其余的则是间歇性发病。

治疗

阿司匹林和其他非甾体类抗炎药是一线治疗;系统性用药可能疗效更好,包括糖皮质类固醇激素、硫代苹果酸金钠、甲氨蝶呤和生物制剂,如阿那白滞素(抗 IL-1 RA)或托西珠单抗(抗 IL-6)。它们比抗炎药更有效,并且对于难治性病例具有疗效[7]。

干燥综合征

定义和术语

该综合征首次于 1888 年被提出,其临床特征是腺体免疫炎症引起的外分泌功能障碍所致的眼、口腔和皮肤干燥。通常自身抗体(ANA、Ro/SSA)是阳性,可能存在并发的结缔组织病[1]。原发性干燥综合征是指没有伴发其他结缔组织疾病的病例;而继发性干燥综合征是指与其他任何结缔组织疾病共存的干燥综合征。

同义名

- Gougerot-Houwer-Sjögren 综合征

概述

1933 年,Sjögren[2]将学界注意力引向这个最初由 Mikulicz 及其他人提出和报道的疾病,因此目前干燥综合征以他的名字命名。原发性干燥综合征中,仅外分泌腺受累,包括唾液腺、泪腺和汗腺;而继发性干燥综合征,常伴发结缔组织病。该病症的最常见特征是结膜和角膜的干燥和萎缩(干燥性角膜结膜炎),以及口腔黏膜(口腔干燥症)的干燥和萎缩。诊断标准见框图 55.2[3],包括临床表现和外分泌功能障碍。除了常见受累的部位以外,其他腺体结构及内脏器官也可受到不同程度的影响,单独出现干燥症状的患者占 35%[4]。恶性淋巴瘤与原发性干燥综合征相关,大多数是 B 细胞来源,如非霍奇金淋巴瘤/淋巴组织增生性疾病,可表现为淋巴结增大、腮腺肿大、可触及的紫癜、低血清 C4 水平和冷球蛋白血症[5]。

流行病学

目前干燥综合征的发病率和患病率没有明确数据,但结缔组织疾病中约有 15% 是继发性干燥综合征。

年龄

起病最常发生在 40—60 岁,原发性干燥综合征在儿童时期很少见。有报道称,类似成人干燥综合征的复发性环状红斑可出现在患儿面部、躯干和四肢[6]。

性别

90% 的原发性患者是女性。

框图 55.2 干燥综合征(SS)的修正分类标准

1. 眼部症状,至少出现以下中的一种
   - 眼干涩 3 个月以上
   - 眼内砂砾感
   - 每天需要使用超过 3 次人工泪液
2. 口腔症状,至少出现以下中的一种
   - 口干 3 个月以上
   - 成年后反复或持续唾液腺肿胀
   - 吞咽干燥的食物时需要用水帮助
3. 眼部体征,至少以下中的一种为阳性
   - Schirmer 试验,无须麻醉即可完成(5 分钟内≤5mm)
   - 结膜角膜染色评分
4. 组织病理学:在小唾液腺中见局灶性淋巴细胞浸润(病灶评分≥1)
5. 唾液腺受累,至少下列诊断测试之一阳性
   - 唾液流率(不刺激性方法)(15 分钟≤1.5ml)
   - 腮腺造影显示弥散性涎管扩张(点状、空洞或破坏性)的存在,没有管道阻塞的迹象
   - 唾液腺闪烁扫描显像显示摄取减慢、浓度降低和(或)造影剂的延迟排泄
6. 自身抗体,在血清中存在抗 Ro(SSA)或抗 La(SSB),或两者的抗体都存在

原发性干燥综合征分类标准

在没有任何潜在相关疾病的患者中,具备以下条件可诊断原发性 SS

- 上述六项中任何四项的存在,其中需要包括第 4 项(组织病理学)或第 6 项(血清学)为阳性
- 存在四个客观标准项目中的任意三个(即项目 3、4、5 和 6)

继发性干燥综合征分类标准

在具有潜在相关疾病的患者中,项目 1 或项目 2 再加上项目 3、4 和 5 中的任意两项可被诊断为继发性 SS

病理生理学

组织病理学

在干燥综合征患者的腺体中可检测到参与自身免疫过程的关键细胞因子。干燥综合征的一个突出特征是 B 细胞过度活跃,循环免疫球蛋白水平高。唾液腺、泪腺是淋巴细胞和浆细胞等炎症细胞浸润的主要靶器官,浸润特征性地集中在腺导管和血管周

围[7]。导致 B 细胞活动过度的机制仍不清楚。有证据表明，靶组织内出现早期先天免疫激活，树突状细胞在组织中增生并产生Ⅰ型干扰素和细胞因子，促进 B 细胞产生免疫球蛋白和募集炎症细胞，最终导致腺泡和导管上皮细胞凋亡[7]。最近的数据表明，一种核因子-κB(NF-κB)活性调节剂 IκBζ 的缺乏可致上皮细胞的凋亡[1]。自身抗原 Ro、La 在凋亡小泡内表达，并刺激 B 细胞产生自身抗体[8]。这些改变可以在靶组织内形成生发中心样结构。干燥综合征患者外周血和唾液腺样本分析的最新基因表达谱数据显示，Ⅰ型干扰素可诱导基因的上调，这一证据支持上述发病机制[8]。框图 55.3 列出了干燥综合征主要的病理特征[1]。该疾病中的炎症主要是 Th1 介导的，但 B 细胞也具有重要作用，除抗 Ro/SSA 抗体的产生以外[9]，还可产生具有致病作用的抗毒蕈碱受体抗体。最近的研究表明，抗毒蕈碱受体抗体可以作为部分毒蕈碱激动剂，抑制副交感神经递质的分泌，导致功能紊乱、唾液分泌减少[9]。

> **框图 55.3　干燥综合征的主要病理改变**
>
> • 淋巴细胞和浆细胞浸润
> • 结缔组织增生
> • 腺细胞凋亡，随后出现唾液腺、皮脂腺、汗腺等腺体结构萎缩
> • 次要变化，如结膜水肿

遗传学

干燥综合征患者中 HLA-B8 和 HLA-DR3 基因表达增多，提示其具有遗传易感性，DR4 与 RA[10] 和雷诺现象[11]更为密切相关；已在日本患者中发现，补体 C4 的等位基因 AQO[11] 和 HLA-DRw52 基因[12]具有关联性。70％患有该疾病的患者出现针对 Ro 抗原的抗体[9]，在干燥综合征患者的亲属中，也发现抗体表达增多，特别是有与 DR2 和 DR3 关联基因的人群[13]。最近的全基因组关联研究(GWAS)已经确定了进一步的免疫相关基因，包括 L12A、BLK 和 CXCR5[14]。

临床特征[1]

临床表现多变，但大多数患者出现口干或眼干涩，可能是严重的系统性疾病多年来唯一的外在表现。在一项针对眼干燥症患者进行的前瞻性研究中，43％的患者发现干燥性角结膜炎，伴有口腔干燥症，23％的患者患有其他结缔组织病，特别是 RA[2]。口腔症状可能先于眼部症状出现，或两者都可能发生在疾病晚期。有些病例存在全身性或生殖器瘙痒或弥散性脱发。已经发现有患者出现味觉和嗅觉的降低[3]。经常发生感染，包括肺炎、口腔念珠菌病和细菌性结膜炎。

临床表现

皮肤表现：框图 55.4 列出了皮肤表现。约 50％的患者出现皮肤受累，这些表现常常被忽略。在日本患者中，环状红斑被细分为三种临床类型：①类似 Sweet 综合征皮损的外周隆起的环状红斑；②亚急性皮肤红斑狼疮(SCLE)样边缘鳞屑性红斑[4]；③丘疹性红斑[5]。这些皮损可能发生于 LE、干燥综合征或并发两种疾病的患者中，消退后不留瘢痕[6]，日晒后皮疹不会加重。Ro 抗体阳性患者倾向于出现 SCLE 样环状-多环状皮损，以及神经精神类疾病和肺部疾病，且预后变化性较大[7]。甲襞毛细血管异常较常见[8]。

非血小板减少性紫癜可能反复出现，表现为常见部位圆形粉红色皮疹(图 55.6)。它与高球蛋白血症有关，可与血管炎相混淆，组织学可见血管周围单核细胞浸润，但无活动性血管炎。仍可能发生炎症性和坏死性血管炎，包括类风湿样改变，皮疹与结节性多动脉炎、甲襞梗死、指坏疽难以区分[9]。

> **框图 55.4　干燥综合征的皮肤表现**
>
> • 干皮病、瘙痒和脱屑
> • 亚急性皮肤红斑狼疮样皮疹[4]和环状红斑，包括 Sweet 综合征样皮疹和流行性红斑[5]
> • 雷诺综合征
> • 高球蛋白血症性紫癜和血管炎，包括结节性多动脉炎样病变
> • 白癜风
> • 出汗异常
> • 淀粉样变
> • 脱发-散在或全部

口腔表现：发病初期唾液首先变得浓稠、黏液样，随后唾液量逐渐减少。舌色红、光滑、干燥，严重的情况下吞咽干燥食物会十分困难。并可出现腮腺导管狭窄和网状结构形成[10]。龋齿通常极严重，并进行性加重。慢性念珠菌感染很常见。嘴唇呈红色、干燥改变，其上有鳞屑；常常可以见到单侧或双侧腮腺反复肿胀，颌下腺和舌下腺肿胀较少出现，这可能是由于自身免疫炎症或感染所致[11]。

其他黏膜表现[12]：上呼吸道黏膜萎缩导致干燥和出现鼻痂，伴反复发作的感染、声音嘶哑和(或)失

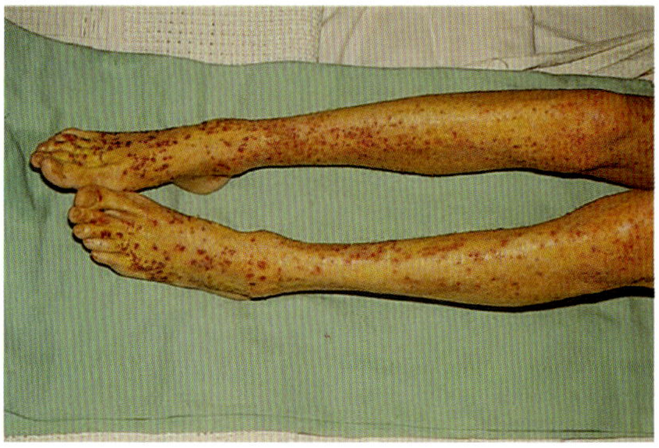

图 55.6 干燥综合征患者的高球蛋白血症性紫癜

音，可出现萎缩性鼻炎及嗅觉受损。可能累及肺部，出现肺不张或纤维化。消化系统症状主要由伴胃酸减少的黏膜萎缩引起。外阴和阴道的类似变化引起瘙痒和阴道炎。肛门和直肠黏膜的干燥，导致瘙痒和排便困难。

其他表现：非皮肤表现见框图 55.5。患有干燥综合征的大部分患者（约 70%）出现致失去劳动能力的疲劳，使生活质量降低[13]。在没有伴发其他结缔组织病的患者中，轻度关节症状，如轻度滑膜炎发生率为 83%。有时可发现宫颈或全身性淋巴结增大及肝脾大等症状，有时这些改变可以相当明显。肾常见异常包括间质性肾炎、肾小管酸中毒、肾集合能力受损和氨基酸尿症[14]。并有关于流产率升高的报道，但与抗心磷脂或抗 Ro 抗体无关[15]。

框图 55.5 干燥综合征的皮肤外表现[1]

- 关节症状：关节痛和关节炎
- 肌痛和肌炎
- 耳鼻喉科：鼻窦炎和听力问题，包括聋
- 食管-支气管反射
- 间质性肺炎、肺纤维化和肺动脉高压
- 间质性肾炎
- 胃肠道疾病，包括原发性胆汁性肝硬化
- 疲劳
- 神经系统异常：偏头痛、神经病变和脑血管炎

鉴别诊断

临床表现变化如此之多，因此除非出现口、眼等非常典型的症状，否则很容易漏诊。因此，鉴别诊断很广泛，且根据个体所呈现的特征而异。感染、唾液腺结石、腮腺肿瘤、鼻过敏和炎症都是鉴别诊断的一部分。

严重程度分级

目前有多种关于干燥综合征严重程度的分类方法，但欧洲风湿病联盟（EULAR）提出了最好的评估标准，可能对临床具有指导作用[16]。

并发症和共病[18]

潜在的并发症很多，包括脑血管炎、肾疾病，最重要的是可能发生于疾病任何阶段的淋巴瘤。在症状出现改变，且伴有全身不适的患者，需要考虑到这个可能性。与干燥综合征有关的疾病见框图 55.6。

框图 55.6 伴发于干燥综合征的疾病

- 结缔组织病：类风湿关节炎（26%）和系统性硬化症（22%）[2]
- Sweet 综合征[3]
- 淋巴组织增生性疾病：B 细胞和 T 细胞，与 MALT 相关[4]
- 原发性胆汁性肝硬化，慢性肝炎[5]
- 脂肪营养不良[6]
- 肉芽肿性脂膜炎[7]
- 白塞病[8]
- 乳糜泻[9]
- 甲状腺功能减退症和甲状腺炎[10]
- 重症肌无力[11]
- 血色病[12]
- 疱疹样皮炎[13]
- 毛囊角化症[14]
- 多中心组织细胞增多症[15]
- 结节病[16]
- Waldenstrom 高球蛋白血症性紫癜[17]

病程和预后

这种疾病是慢性的，但可逐渐进展。部分患者仅出现轻微的持续性干燥症状，但是也有部分患者出现更严重、进展的病情。其预后受伴发的结缔组织病的影响，影响最大的是伴发淋巴瘤，尤其是非霍奇金淋巴瘤。干燥综合征患者中有 1/5 死于淋巴瘤[17]。

检查

即使在没有关节炎表现的患者中，高丙种球蛋白血症和类风湿因子阳性也很常见，血清黏度通常会升高[1]。抗核抗体存在于超过 50% 的患者中。偶尔可出现抗 DNA 抗体阳性，但在单发的干燥综合征中，从未发现抗 Sm 和抗 RNP 抗体。在 53% 的干燥综合征患者中发现了 Ro/La 抗体[2]，且抗 La/SS-B 抗体阳性是该疾病诊断标准之一，与该疾病相关性较强。

抗 Ro 抗体与血管炎、紫癜、淋巴结病和血液学和血清学异常尤其相关[3]。复发性环状红斑与抗 La 抗体有关[4]。白细胞减少症和嗜酸粒细胞增多症并不罕见。唇唾液腺活检[5]或鼻黏膜活检[6]（尤其是唇活检）是具有诊断意义的，但其阴性结果并不能排除干燥综合征[7]。

治疗

润滑剂是眼干燥症的最佳对症治疗方法，如经常滴注 0.5%甲基纤维素滴眼液。可以给予人工唾液治疗，且蒸汽吸入或空气加湿器可能有助于改善呼吸道干燥[1]。与 SLE 相关的干燥综合征患者，似乎比原发性干燥综合征患者的病情更易改善。系统使用糖皮质类固醇激素可有效减少腮腺肿大，但很少能够增加腮腺或泪腺分泌。一些研究者发现，口服氯喹或硫酸羟氯喹有帮助[2]，但也有研究者表示并没有疗效[3]。环孢素可改善口腔干燥症的主观症状，并可减少组织病理学进展[4]。环状红斑可由泼尼松龙 10～20mg/d 或氨苯砜缓解。暂时没有发现可以治疗高球蛋白血症性紫癜的疗法，渐缩式弹力袜可能会对症状有一定改善。虽然目前还没有治疗方法可以阻断干燥综合征疾病进展，但许多 B 细胞靶向药正在实验中，包括利妥昔单抗[5]。

风湿热

风湿性边缘性红斑是风湿热的特征性皮疹，发生率为 25%[1]。它表现为粉色、环状-半环状斑片，无不适，可在几天内消失，无结痂或色素沉着。组织学上表现为真皮乳头中血管周围中性粒细胞浸润；若皮疹出现在关节炎和心包炎之前[2]，则皮损活检可能有助于早期诊断风湿热。风湿热有时可出现多形性红斑、瘀点和荨麻疹。有报道称亦可出现网状青斑[3]。须将这些临床表现与链球菌后反应性关节炎区分开来[4]。

皮下结节易发生于枕骨、腕部和前臂背侧，结节比 RA 中看到的更小，且更快消退，组织学表现可将两者区分开[5]。广泛性暴发性组织细胞瘤[6]和持久隆起性红斑[7]也可发生于风湿热中。

（**译者**：郑智心 吴良才 **一审**：吴良才 **二审**：施辛 **三审**：晋亮 **润色**：葛格）

参考文献

所有文献请查阅网址：www.rooksdermatology.com.
以下列出的是重要参考文献。

Rheumatoid arthritis

[1] Yamamoto T. Cutaneous manifestations associated with rheumatoid arthritis. *Rheumatol Int* 2009;29(9):979-88.

Dermatological manifestations of rheumatoid arthritis

Rheumatoid neutrophilic dermatosis

[1] Mashek HA, Pham CT, Helm TN, Klaus M. Rheumatoid neutrophilic dermatitis. *Arch Dermatol* 1997;133:757-60.

Vascular lesions

[2] Genta MS, Genta RM, Gabay C. Systemic rheumatoid vasculitis: a review. *Semin Arthritis Rheum* 2006;36(2):88-98.

Fibroblastic rheumatism

[3] Lacour JP, Maquart FX, Bellow G, *et al*. Fibroblastic rheumatism: clinical, histological, immunohistological, ultrastructural and biochemical study of a case. *Br J Dermatol* 1993; 128:194-202.

Other rheumatoid diseases

Still disease

[5] Pouchot J, Sampalis JS, Beandet F, *et al*. Adult Still's disease: manifestations, disease course, and outcome in 62 patients. *Medicine* 1991;70:118-36.

Sjören syndrome

Definition and nomenclature, Introduction and general description, Epidemiology, Pathophysiology

[1] Mavragani CP, Nezos A, Moutsopoulos HM. New advances in the classification, pathogenesis and treatment of Sjogren's syndrome. *Curr Opin Rheumatol* 2013;25:623-9.

Rheumatic fever

[4] Jansen TL, Janssen M, de Jong AJ, Jeurissen ME. Post-streptococcal reactive arthritis: a clinical and serological description, revealing its distinction from acute rheumatic fever. *J Intern Med* 1999;245:261-7.

56

第 56 章 系统性硬化症

Catherine H. Orteu[1], Christopher P. Denton[2]

[1]Department of Dermatology, Royal Free London NHS Foundation Trust, London, UK

[2]Division of Medicine, University College London, London; and Royal Free London NHS Foundation Trust, London, UK

定义和术语

系统性硬化症(systemic sclerosis)是一种可导致皮肤及内脏组织纤维化的多系统受累的自身免疫性疾病,可伴随血管和炎症表现,如雷诺现象。由于心脏、肺和肾的并发症,以及疼痛、指端溃疡、钙质沉着、毛细血管扩张、胃肠道和骨骼肌受累等严重并发症,该病死亡率很高[1-3]。

同义词

系统性硬化症是硬皮病谱系疾病之一,有的也称硬皮病。"硬皮病"可作为一组病症的总称,包括局限型(如硬斑病;参照第 57 章);内脏器官受累为主要特征的系统型;以及血管受累(如雷诺现象)为主要表现的一型。系统性硬化症有两个主要的亚型,大致分为局限型和弥散型[4,5]。进行性系统性硬化症这个术语现在已不再使用。在北美,首字母缩略语 CREST(钙质沉着、雷诺现象、食管功能障碍、指端硬化和毛细血管扩张)仍在使用,是指局限型系统性硬化症的一种亚型(参考本文本章节临床亚型部分)。大家广泛接受的系统性硬化症的缩写,即使用 dSSc(difussed systemic sclerosis)和 lSSc(limited systemic sclerosis)分别来代表弥散型和局限型的 SSc(systemic sclerosis)。多达 20%的 SSc 患者具有其他风湿免疫疾病的特征,称为 SSc 重叠[6,7]。有极少数的 SSc 患者没有皮肤增厚的特征,被称作 Sine 硬皮病[8-10]。

分类

系统性硬化症属于自身免疫性风湿性疾病,可以使用最近制定的分类标准准确地定义[11]。这项分类标准以 SSc 的特殊临床表现和免疫学特征为基础,采用积分制来确定一个患者是否可以分类为 SSc,或者不能分类为 SSc 的亚型。此分类标准与先前使用多年的初步的分类标准具有一致性[12],但是该分类标准具有更高的敏感性，尤其是针对疾病的早期阶段及局限型 SSc[13]。该分类标准更好地考虑了疾病的评估，以及注意识别特殊的 SSc 特征，如 SSc 特异性自身抗体或甲襞毛细血管镜模式（表 56.1）。只要没有更好的可以解释临床特征的替代诊断，任何评分为 9 或 9 以上的患者都可以明确地分类为 SSc。这里必须强调的是分类标准并非诊断标准，尽管在临床应用上可以这样使用。在某些不符合分类标准的情况下，也可以对 SSc 进行诊断，采纳该项分类标准是因为其特异性，而并非其灵敏性。因为它的核心价值是确保在临床研究中的研究人群的可比性和同质性。亚型的分类很重要，主要基于皮肤的累及范围[4,5]。在 lSSc，皮肤的变化发生在四肢的远端，以及头颈部。受累皮肤为肘膝关节远端及前胸或躯干或腹部属于 dSSc。lSSc 和 dSSc 典型的特征归纳为表 56.2。

表 56.1 系统性硬化症的分类标准

项目	子项目	得分
双手手指皮肤增厚并累及掌指关节的近端（充分条件）		9
手指皮肤增厚或硬化（只计算较高分）	手指肿胀	2
	手指硬化（整个手指，掌指关节远端）	4
指尖病变（只计算较高分）	指尖溃疡	2
	指尖凹陷性瘢痕	3
毛细血管扩张		2
甲襞毛细血管异常		2
肺动脉高压和（或）间质性肺病		2
雷诺现象		3
SSc 相关抗体（在抗着丝点抗体、抗 Scl-70 阳性、抗 RNA 多聚酶抗体中任何一个阳性）		3
总分：各分类项的最高得分的总和即总得分		
患者总得分等于和（或）大于 9 即分类患有系统性硬化症		

改编来自 Hoogen et al，2013[11]。转载得到了 Wiley 的许可。

表 56.2 局限型和弥散型系统性硬化症的典型特征

局限皮肤型 SSc	弥散皮肤型 SSc
50％的病例出现 ACA＋	病例中 25％出现 RNAP＋或 30％出现 ATA＋
皮肤硬化：指端和面部	皮肤硬化：四肢远端，躯干和面部
雷诺现象可早于发病很多年出现	雷诺现象发病时才出现或病史较短
发病和进展都很缓慢	发病起病或在起病前的 6～18 个月皮肤症状快速发展
皮肤硬化最高得分（MRSS）＜14	皮肤硬化最高得分（MRSS）＞14
孤立的/原发的 PAH	皮肤疾病在发病的 2～3 年中发展达到高峰
肺纤维化的发生率只有 dSSc 的一半	高风险的器官为基础的并发症
胃肠道疾病（尤其是 GORD）是普遍的	肺纤维化，继发 PH（尤其在 ATA＋的群体）
低风险的硬皮病肾危象和心脏疾病	硬皮病肾危象（尤其在 RNAP 阳性的群体）
指端溃疡、钙质沉着	指端溃疡

ACA，抗着丝点抗体；ATA，抗拓扑异构酶抗体；dSSc，弥散皮肤型 SSc；GORD，胃食管反流；MRSS，修正版 Rodman 皮肤评分；PAH，肺动脉高压；PH，由于左心疾病或肺疾病/组织缺氧导致的肺动脉高压；RNAP，抗 RNA 多聚酶。

SSc 自身抗体的模式通常包括以下特征性反应之一，如抗拓扑异构酶-1 抗体（抗 Scl-70 或 ATA）、抗着丝点抗体（ACA）、抗 RNA 多聚酶Ⅲ抗体（ARA 或 RNAP）及其他抗体[14,15]。这些抗体是相互特异性排斥的。将来，基于抗核抗体（ANA）的亚群研究，可能在临床应用中更加重要，并将增加以皮肤范围为基础的亚型。这种分类的优势在于，ANA 亚群与不同并发症的发生风险相关，并且似乎与仅基于皮肤的疾病亚群交叉（表 56.3）[16-18]。

表 56.3　系统性硬化症的自身抗体和它们常见的临床联系

自身抗体	靶抗原	频率	临床特征
抗拓扑异构酶抗体（ATA，Scl-70）	拓扑异构酶-1 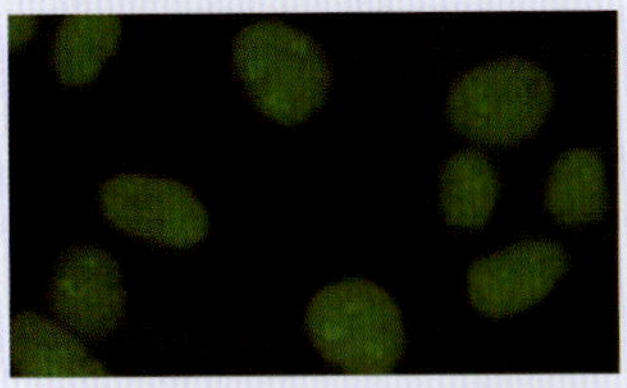	30％的 dSSc 10％的 lSSc	弥散型皮肤硬化大于局限性（60％/40％） 皮肤疾病在发病的 2～3 年中发展达到高峰 严重的指端血管病 ILD 和肺纤维化 ±严重的心脏疾病 继发的肺动脉高压 总死亡率最高 15 年的总死亡率是 57％ 和 HLA-DRB1 及-DPB1 有相关性 在非洲裔美国人发病率较高
抗核糖体核蛋白（ARA，RNAP）	RNA 多聚酶Ⅲ 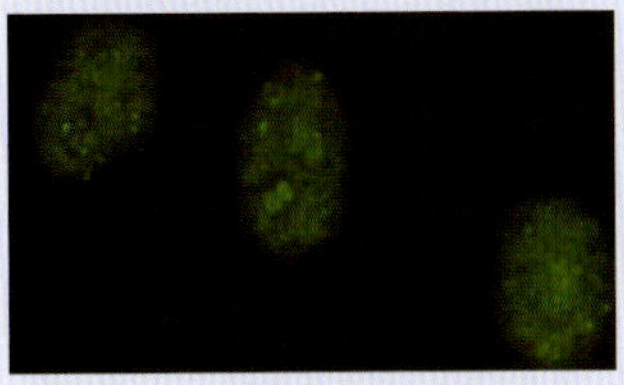	25％的 dSSc 2％的 lSSc	快速发展的弥散的皮肤硬化 皮肤疾病在发病的 2～3 年中发展达到高峰 高血压肾危象 肺动脉高压的独立危险因素 总死亡率较低 15 年生存率为 93％ 诊断 36 个月内与恶性肿瘤具有相关性，白人发病率高
抗着丝点抗体（ACA）	CENP-B 蛋白（着丝点蛋白 B） 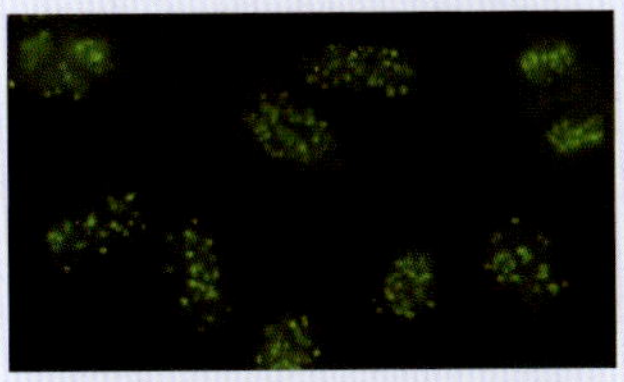	50％的 lSSc 5％～7％的 dSSc	局限型皮肤硬化 严重胃肠道疾病 原发性 PAH，而少出现 PF 和 SRC 15 年的总生存率为 78％ 和 HLA-DRB1，-DQA1，-DOA 及 TAP2 具有相关性 ACA＋同时有雷诺现象对 SSc 具有预测性
抗多肌炎-硬皮病抗体（抗-PM-Scl）	PM-Scl-75 和-100 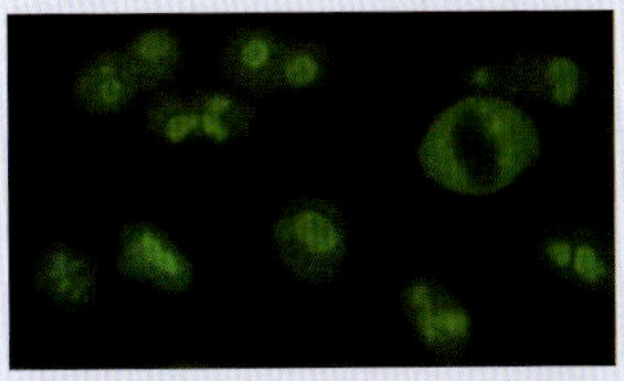	5％的 SSc 33％的患者是 SSc 和肌炎重叠综合征	局限型或弥散型皮肤硬化 多肌炎 肺纤维化 关节炎 也可以出现在原发的皮肌炎/多肌炎，系统性红斑狼疮，干燥综合征
抗纤维蛋白抗体（U3-RNP）	纤维蛋白 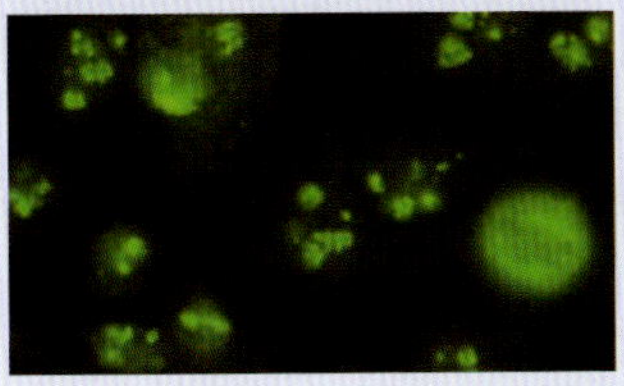	5％的 SSc	弥散型皮肤硬化＞局限型 原发性 PAH，多肌炎和血管病变 ±心脏疾病 可能进展迅速预后较差 非裔美国人和男性多见

（续 表）

自身抗体	靶抗原	频率	临床特征
抗-U1RNP 抗体	nRNP 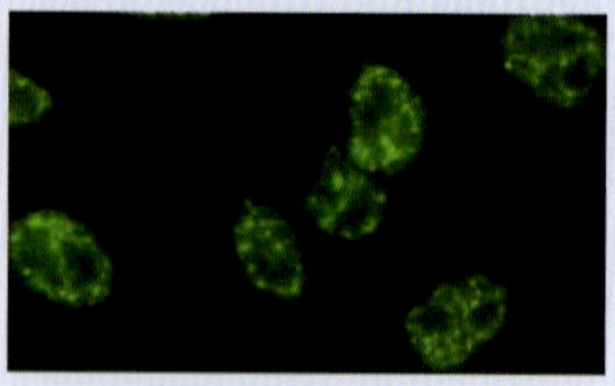	15%的 SSc 44%的患者是 SSc/SLE 重叠	局限型皮肤硬化>弥散型 重叠综合征，关节炎 15 年的生存率是 78%
抗 Th/To	核糖体核蛋白 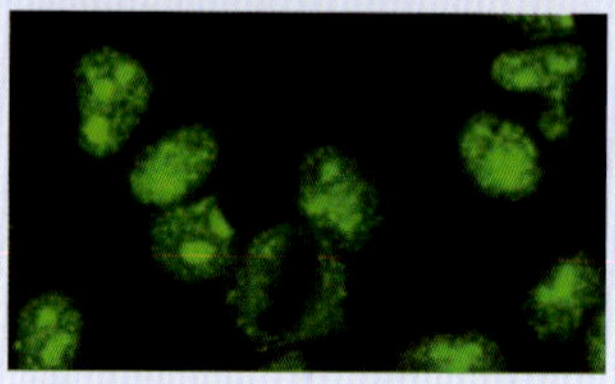	5%的 SSc	局限性皮肤硬化 肺动脉高压和肺纤维化 不太严重的指端血管病 预后较差
抗-U11/U12RNP 抗体	剪接体成分	3%的 SSc	数据有限 肺纤维化
抗-Ku 抗体		2%的 SSc	非特异(在其他的结缔组织病中发现) 严重的肌肉和关节疾病

dSSc，弥散皮肤型 SSc；HLA，人类白细胞抗原；ILD，间质性肺病；lSSc，局限型 SSc；PAH，肺动脉高压；PF，肺纤维化；PM，多肌炎；RNP，核糖体核蛋白；SSc，系统性硬化症；SRC，硬皮病肾危象。

利用皮肤基因表达特征进行分类是一种新的方法。到目前为止，该分类方法已经显示出了对弥散皮肤型 SSc 进行分类的良好前景，可根据其内源性分为不同亚群，包括炎症性亚群和促纤维增生亚群[19,20]。这些亚群的分类在对免疫抑制治疗有反应的病例中，可能有一定价值[21]，但是有待进一步证实。

概述

系统性硬化症(systemic sclerosis，SSc)是一种罕见但重要的疾病，因为它是所有自身免疫性风湿病中死亡率最高的疾病，并且它有重大的非致死性并发症。对 SSc 及其皮肤表现的认识对皮肤科医师来说很重要(图 56.1)。SSc 的皮肤表现包括增厚或纤维化，局限型主要见于四肢和面部，弥散型分布更为广泛。相关的症状包括严重的瘙痒、指端溃疡、血管异常，还包括毛细血管扩张、钙质沉着、弥散的色素沉着和“盐和胡椒”样的皮肤异色症。

尽管 SSc 具有这些皮肤特征，但它是一种全身性多系统疾病，因此研究和治疗的重点要放在皮肤以外。通常，患者会出现雷诺现象和胃食管反流的症状。随后出现指端非凹陷性水肿，此后皮肤变厚向硬化发展。炎症性肌肉骨骼症状也可能出现在这个阶段。

这些可能是主要特征，但严重的内脏器官表现，如心脏、肺或肾并发症是一个重要关注点，并可能在转诊至专科医师时已经存在。这些并发症的系统调查和治疗，对所有新的 SSc 病例都很重要，是现代管理的基石。

流行病学

发病率和患病率

在历史上，很难确定 SSc 准确或精确的发病率或患病率，这导致了研究的混乱和冲突。一篇综述回归性分析了从 1969－2006 年期间的 32 种出版物，SSc 的流行率从 7/1 000 000～489/1 000 000 不等，每年发病率从 0.6/1 000 000～122/1 000 000 不等[22]。随着时间的推移，SSc 的发病率似乎有增加的趋势，但由于研究方法和设计缺乏一致性，这一趋势未得到证实。混淆评估的关键因素是疾病的罕见性、临床异质性和用于评估发病率的方法存在差异[23,24]。采用以人口为基础的研究方法，还是以医院为基础的研究

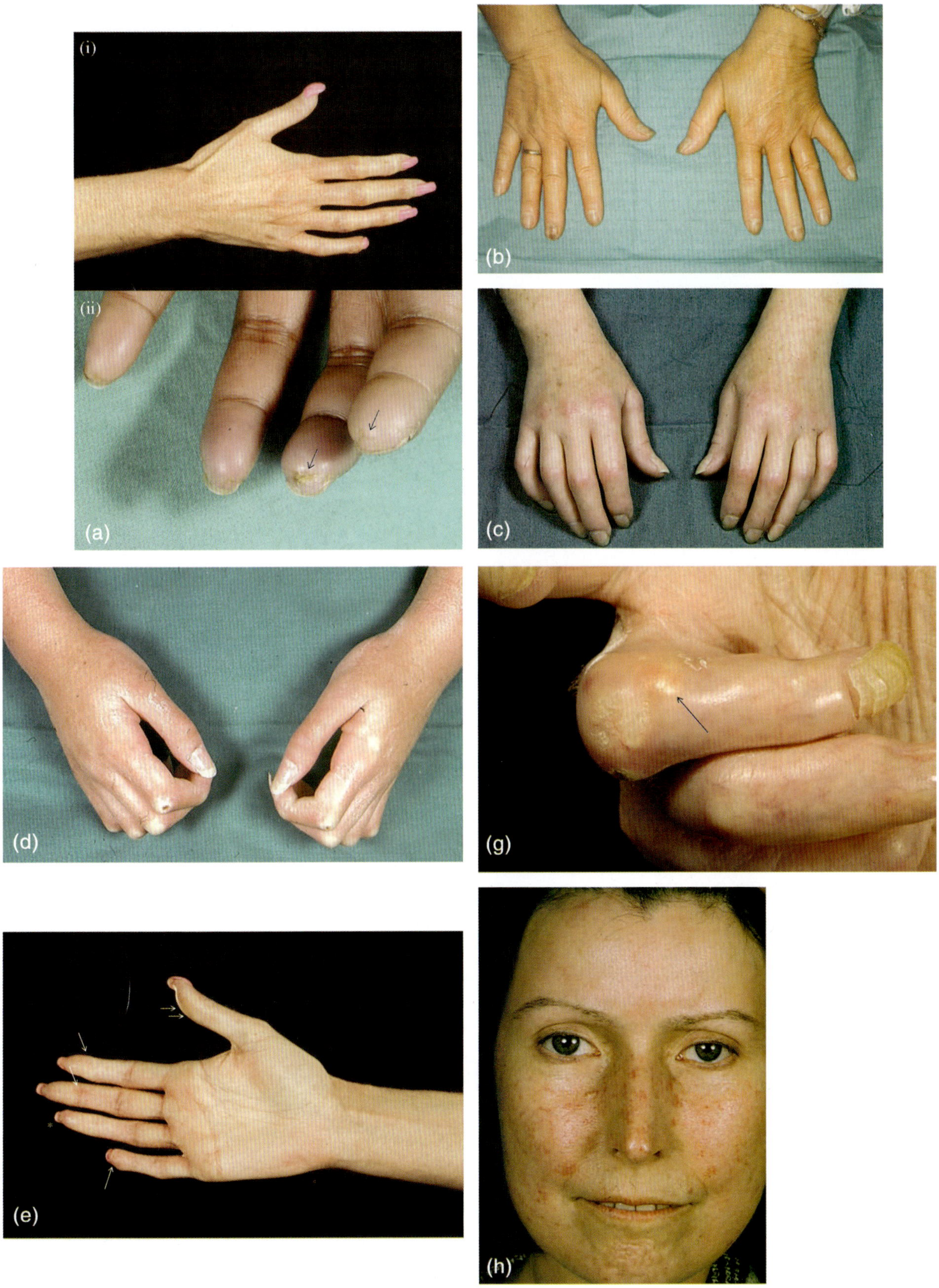
(i)
(ii)
(a)
(b)
(c)
(d)
(g)
(e)
(h)

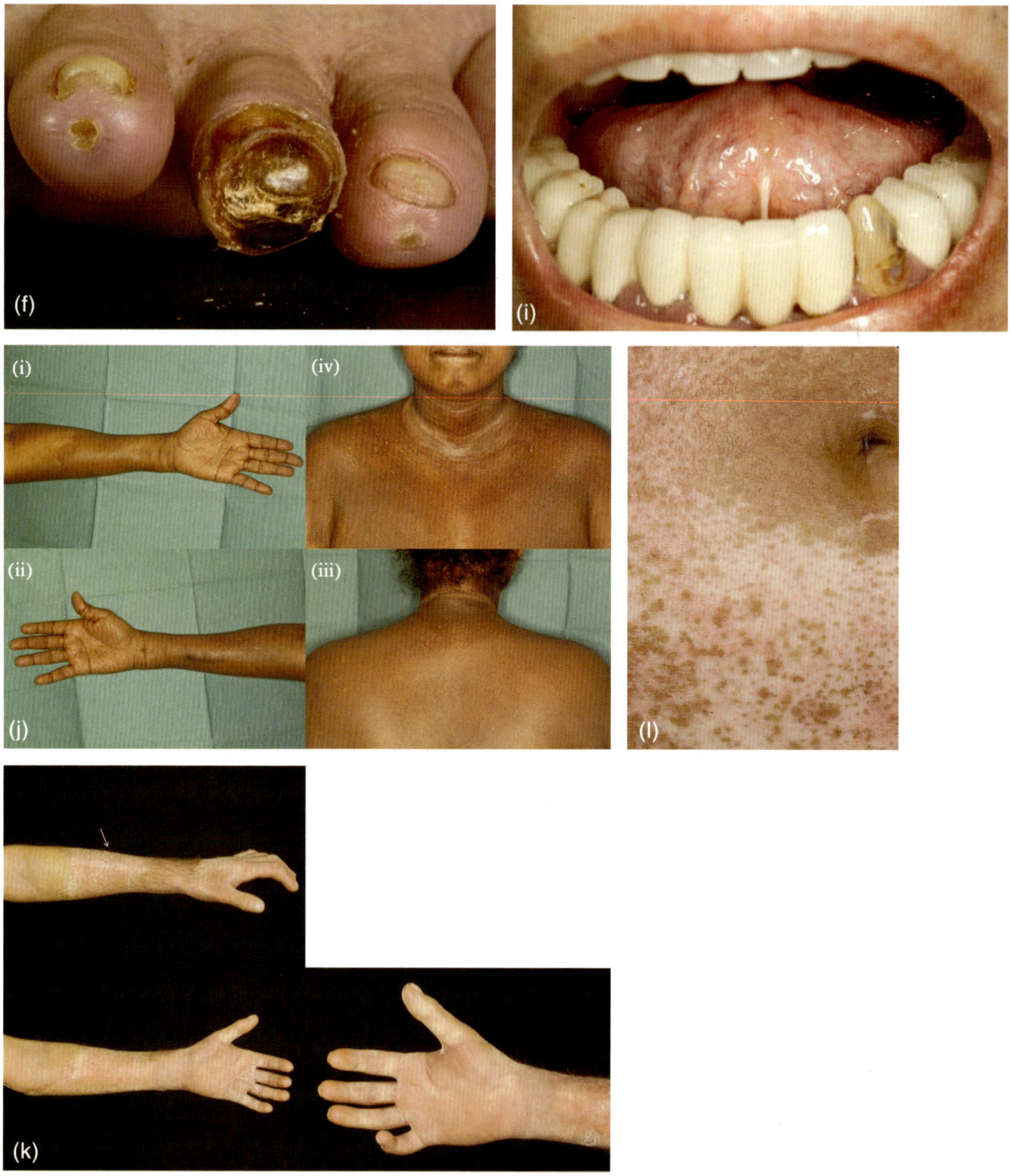

图 56.1　系统性硬化症的皮肤特征

(a)雷诺现象，显示由血管痉挛引起的手指的苍白像(ⅰ)和指尖(环指和中指)的变蓝伴有指端凹陷性瘢痕(ⅱ)(箭)；(b)早期疾病中的手指肿胀；(c)手指硬化及硬化延伸至掌指关节近侧；(d)晚期阶段，骨突上硬化出现挛缩和血管病性溃疡；(e)末端指骨缺失、指端溃疡(*)和凹陷性瘢痕(箭)；(f)指端溃疡和坏死；(g)疾病晚期阶段，显示严重外侧挛缩和钙质沉着症(箭)；(h)典型的面部特征：面部无表情、筛状毛细血管扩张、口裂变小、口周放射状条纹和鸟嘴状鼻背；(i)口裂变小和舌系带的硬化；(j)早期进展期弥散型 SSc 病例的前臂(i、ii)、背部(iii)和胸部(iv)皮肤硬化，抗拓扑异构酶(Scl-70)抗体阳性；(k)严重硬化出现挛缩和卵石样外观(箭)；(l)弥散性病变(diffuse disease，dSSc)的白人患者腹部表现为混合性色素沉着和色素减退。

方法，这是尤其关键的。子集分布也很重要，因为与局限型 SSc 相比，弥散型 SSc 更可能早期出现并被诊断。最近的研究表明，在英国和许多欧洲国家可能的患病率是万分之一[25]；发病率大约是每年的 1/10。欧洲的患病率可能高于日本和其他亚洲人口[26]，但低于美国[26,27]。非洲裔美国人似乎在较年轻的时候开始发病，其发病率是白人的 2 倍[22,28]。报道的最高发病率在乔克托印第安人中，并且很可能是有遗传基础的[29]。地理性群集可能同样受到环境因素的影响，如在伦敦、罗马和安大略省等地区出现的发病率增加的数个群集现象[22,30]。

年龄

尽管 SSc 可能在任何年龄发生，但在儿童期非常罕见(英国的发病率为每年 0.27/1 000 000[31])，常见于年轻人和中年人。可能有两个发病高峰年龄段，分别是 30－40 岁，以及 50－60 岁[26,32-34]。总的来说，在许多队列研究中，SSc 的平均发病年龄估计为 50－55 岁。男性平均发病年龄可能比这要小一些[35,36]。发病迟的患者临床表现和预后明显不同，60 岁以上的患者更易患局限型亚型、肺动脉高压和心血管疾病，而较少患指端溃疡[34,37]。儿童期发病的患者更有可能患局限型或重叠的疾病形式，具有更好的总体生存率[38]。

性别

总的来说，SSc 女性和男性的患病率比例为 4∶1[26,32,39]。这种优势在绝经前妇女中最为明显，因此暗示它具有激素依赖性[40]。最近的体外研究显示，暴露于女性性激素中的硬皮病成纤维细胞，其细胞生长和纤维连接蛋白合成增加，支持了上述观点[41,42]。在弥散型 SSc 中，女性的患病优势并不明显[17]。在最近的系列研究中，大约一半的男性 SSc 病例是弥散皮肤型[26]。因此，男性更有可能患弥散型 SSc 和间质性肺病，并且具有更高的死亡率[43]。

种族

所有种族都可能患 SSc，但是患 SSc 的不同人群的临床特征和分型有明显差异[32,39,44,45]。这些差异部分可能与免疫遗传因素和抗核抗体有关。患者对疾病严重程度的感知和身心功能的认知，与种族背景有关[46]。一项研究收集了 409 名非洲裔美国人和 1808 名白人的硬皮病患者，2 个种族的女性硬皮病患者均占 82％，而非洲裔美国人的平均年龄更年轻(47 vs. 53 岁)。白人患者的抗着丝点抗体比例更高(34％ vs. 12％)，2/3 的患者是局限型 SSc。相反，大部分的非洲裔美国人表现出弥散型 SSc 的特点，31％(相比 19％的白人患者)的患者为抗拓扑异构酶抗体阳性。这些发现已被其他群体研究证实，该群体显示非洲裔美国人 SSc 患者的抗 U3-RNP 抗体、抗 U1-RNP 抗体、抗拓扑异构酶抗体及抗着丝点抗体的阳性率较高，这些人群的预后较差。非洲裔美国人女性患者罹患弥散型 SSc 的概率是白人女性的 2 倍。SSc 相关并发症的发生率也不同，值得注意的是，非洲裔美国患者的死亡率增加(10 年的死亡率为 43％，而白人为 35％)，心脏、肾、血管、肌肉和限制性肺病的患病率更高[47]。相反，硬皮病肾危象在中国和远东人群中似乎不太常见[26,52]。

种族在主要组织相容性(MHC)复合基因的表达上存在差异，如在北美白人和西班牙裔受试者中，发现与 DRB1＊1104、DQA1＊0501、DQB1＊0301 单倍型，以及编码 26 位非亮氨酸残基的 DQB1 等位基因有很强的正相关性，而 DRB1＊0701、DQA1＊0201、DQB1＊0202 单倍体和 DRB1＊1501 单倍型具有防止 SSc 发生的保护作用。非洲裔美国人的 SSc 与 DRB1＊0804、DQA1＊0501、DQB1＊0301 等位基因相关[53]。此外，不同硬皮病特异性抗体(如 ATA、ACA 和 RNAP)的存在与特定民族的不同 HLA、DR 和 DQ 单倍型有关[53,54]。在非 MHC 基因，如 FBN1(Brillin)基因在北印第安人和日本人中，以及 SPARC(骨连接蛋白)在北印度安人和西班牙白人中的关联性也存在差异[28,55]。这些发现支持一个观点：不同种族的 SSc 与不同的免疫学和表型相关。

相关疾病

其他自身免疫性疾病

来自欧洲研究的数据表明，有 1/5 的 SSc 患者和其他自身免疫性疾病相关[56,57]。在 114/585(19％)的法国患者和 179/547(33％)的意大利患者中，发现了另一种自身免疫性疾病。最常见的是合并中干燥综合征和自身免疫性甲状腺炎(autoimmune thyroiditis，AITD)，在患病人群中的比例分别为 12％和 6％。而肌炎、原发性胆汁性胆管炎/肝硬化(primary biliary cirrhosis，PBC)、类风湿关节炎(rheumatoid arthritis，RA)和系统性红斑狼疮(systemic lupus erythematosus，SLE)的发生率较低(＜4％)，在两组队列研究中结果相似。另一种自身免疫性疾病在局限型 SSc 的患者中更为常见，且病情相对较轻[56]。在一项对 719 名加拿大和哥伦比亚 SSc 患者的研究中，38％的患者至少患有其他一种自身免疫疾病，包括自身免疫性甲状腺炎(38%)、类风湿关节炎(21%)、干燥综合征(18%)和原发性胆汁性肝管炎/肝硬化(4%)。36%的患者中,其一级亲属至少患有一种自身免疫疾病,其中最常见的是类风湿关节炎(18%)和自身免疫性甲状腺炎(9%)[58]。

重叠结缔组织病

系统性硬化症可作为重叠结缔组织病(如混合性结缔组织病,mixed connective tissue disease,MCTD[59-61])的一个组成部分发生,在 SSc 人群中,10%~20%的病例具有与另一种自身免疫性风湿性疾病重叠的特征[7,62]。这些患者同时表现出至少两种结缔组织病(CTD)的特征,并呈现出高度异质性,且具有 SSc 的主要临床特征。当肌炎、关节炎或其他自身免疫性风湿性疾病的表现在 SSc 中表现突出的时候,通常诊断为 SSc 重叠综合征。在英国的一项对 1700 名 SSc 患者的单中心研究中,20%的患者有 SSc 重叠综合征——最常见的 SSc 重叠综合征是肌炎(42.8%),其次是 RA(32%)、SJS(16.8%)和 SLE(8.4%)[7]。局限型 SSc 和弥散型 SSc 重叠患者的比例,与两种分型 SSc 患病率占人群的比例相似,分别为 71.7%和 27%。然而,肌炎重叠的患者更可能患有弥散型 SSc。不同的自身抗体谱与具体的临床表现及疾病过程相关(表 56.4)。在这项英国的研究中,尽管 ANA 总体阳性率为96.6%,但和肌炎重叠的患者抗多肌炎/硬皮病抗体(anti-PM/Scl)阳性率为 33%,抗 Jo-1 抗体阳性率为 6%,抗 Ku 抗体阳性率为 2%。在 94%的肌炎重叠病例中,抗 PM-Scl 是唯一的附加抗体。在这组病例中抗着丝点抗体缺失,抗拓扑异构酶抗体少见。抗着丝点抗体(45%)和抗-Ro 抗体(30%)在干燥综合征重叠中最常见。抗 U1-RNP 在 SLE 重叠中更为常见(44%)。类风湿因子的诊断效能较低,50%的患者呈阳性,但抗环瓜氨酸多肽抗体(抗-CCP)在 RA 患者中更为常见[7]。

表 56.4 332 例 SSc 重叠综合征患者自身抗体的种类和百分比

SSc 重叠综合征	自身抗体	患者百分比
全部(100%)	ANA	>95%
	RF	>50%
	ACA	13%
	ATA(Scl-70)	17%
	RNAP	<5%
	U3-RNP	<6.5%
肌炎(43%)	抗-PmScl	33%
	Jo1	6%
	抗-Ku	2%
风湿性关节炎(32%)	抗-CCP	58%
干燥综合征(17%)	ACA	45%
	Ro	30%
SLE(8%)	U1-RNP	44%

数据来自 Pakozdi et al,2011[7]。

ACA,抗着丝点抗体;ANA,抗核抗体;抗-CCP,抗环瓜氨酸多肽抗体;抗-PmScl,抗多肌炎/硬皮病抗体;ATA,抗异构酶抗体;RNAP,RNA 聚合酶;RNP,核糖核蛋白;SLE,系统性红斑狼疮。

有人建议,SSc 重叠患者应被视为该疾病的第三个亚型,因为除了其特定的自身免疫特征外,他们似乎还表现为一个略有不同的疾病进程。在德国 SSc 登记处,包括来自多个中心的 3240 名患者,10%的患者有 SSc 重叠综合征。这组患者肌肉骨骼疾病出现的更早、更广泛。在 SSc 重叠患者中,肺纤维化和心脏病的发生早于局限型 SSc,但迟于弥散型 SSc;食管和肾疾病、肺动脉高压的病程发生与局限型 SSc 相似[62]。

由于 MCTD 临床表现的多样性,以及该亚群的患者在疾病进展过程中可发展成另一种 CTD,MCTD 是否可以作为一个独立的实体疾病一直存在争议。MCTD 的症状包括雷诺现象、肿胀指、多发性关节炎、食管运动障碍和肌炎,与抗 U1-RNP 抗体和抗 U1-70KD 小核核糖核蛋白(SNRNP)抗体有关。肺动脉高压和间质性肺疾病会随着时间的推移而发展,导致死亡率增加[59,61]。超过 20%的 MCTD 患者可能在 10 年后发展成 SLE 或 SSc。通过群集分析三组患者,一组有相关的抗内皮细胞和抗心磷脂抗体,其肺动脉高压、静脉血栓形成和脑血管疾病的发生率增加;另一组有肌炎、食管运动障碍和肺纤维化;第三组有侵袭性关节炎、骨质疏松性骨折和抗-CCP 抗体[63]。初始临床特征和自身抗体谱可用于预测疾病演变[61,63]。

恶性肿瘤

在诊断为 SSc 的患者中,恶性肿瘤的发生率在 3.6%~10.7%[64]。2013 年发表了三项 Meta 分析,研究了 SSc 的癌症发生率[65-67]。基于人群的队列研究、观察性研究或所有已发表的将 SSc 与癌症风险联系起来的文章,得出的结论各不相同。总的来说,SSc 患者的癌症风险增加。硬皮病患者发生所有侵袭性癌症的相对风险为 1.75(95%置信区间,CI:1.41~2.18)[67]。一项分析证实,硬皮病患者的肺癌、非霍奇金淋巴瘤和造血系统癌症的风险增加,同时也发现膀胱癌和肝癌的风险增加。在以前的流行病学研究中,这些 Meta 分析并未证实硬皮病与乳腺癌的关系。其他已发表的文章显示，硬皮病与食管癌、口咽癌和非黑素瘤相关[68]。随后，英国对 2177 例 SSc 患者进行了一项大型、回顾性、单中心的研究，发现癌症占 7.1%，主要为乳腺(42.2%)、血液系统(12.3%)、胃肠道(11.0%)和妇科(11.0%)[69]。男性 SSc 患者似乎比女性更容易患癌症[65,70]。这种风险增加的原因还不太清楚，常常归因于细胞毒性疗法，或硬皮病的损害。一些患者在癌症诊断和硬皮病临床发作之间具有密切的时间关系，这就增加了硬皮病可能是一种副肿瘤综合征的可能性。

关于疾病的局限型和抗着丝点抗体的存在，是否代表了 SSc 中癌症发展的危险因素，仍尚有争议[71-73]。然而，抗 RNA 聚合酶抗体的存在与 SSc 患者的癌症有关，特别是那些在 SSc 诊断 36 个月内出现的患者[69,74]。在一些 SSc 患者的恶性组织中发现了一种独特的核仁 RNA 聚合酶Ⅲ的表达，这表明肿瘤中自身抗原的表达与自身抗体反应相关[75]。这就提示恶性肿瘤可能引发 SSc 特异性免疫反应，并在这部分患者中引发疾病。

病理生理学

发病诱因

人们对 SSc 的病因知之甚少。该疾病的发生很可能是由于一个触发事件发生在易感个体中，新的研究数据支持其有遗传易感性因素。此外，性别在 SSc 中显然很重要，因为它是一种以女性为主的疾病。种族和环境因素也可能增加易感性。已经确定的遗传因素包括 HLA 强关联，特别是与 DRB1、DQB1 单倍型，以及改变免疫炎症基因相关，特别是在先天免疫系统内(见遗传学部分)。

病理学

SSc 的病理学包括三个主要方面：血管病变、炎症、纤维化或瘢痕。然而，SSc 组织病理学表现是多样的，取决于疾病的发展阶段和亚型，以及受累的器官。该病也有一些重要的上皮相关的变化，尽管在疾病的早期阶段，炎症和纤维化都占主导地位，但在后期可能会发生组织萎缩、溃疡愈合失败和其他的病理改变。此外，器官受累的模式也各不相同，如本章其他章节所述。SSc 的细胞和分子发病机制如图 56.2 所示。皮肤最早的病理变化是微血管损伤、毛细血管密度降低和内皮细胞活化[76,77]。这些变化既可以发生在临床受累的皮肤，也发生在非受累皮肤中[78]。皮损出现先天性免疫的炎症细胞浸润，随后发生适应性免疫反应，首先渗出的细胞是那些表达单核/巨噬细胞谱系标志物的细胞[79]。随后，淋巴细胞出现，并在受累组织中蔓延，尽管在 SSc 中炎症细胞浸润的密度不及硬斑病中显著[80,81]。包括白细胞介素(IL)4、6、8、10、13 和 17，以及转化生长因子 β(TGF-β)、血小板衍生生长因子和内皮素-1 在内的细胞因子在 SSc 皮肤中过度表达，可能参与成纤维细胞的活化[82]。皮肤肥大细胞数量的增加也出现在疾病的早期阶段[83,84]，并与 dSSc 中硬化的严重程度和抗异构酶抗体阳性相关[84]。肥大细胞是 SSc 中 TGF-β 的来源，表明它们参与了纤维化过程[85]。肥大细胞脱颗粒也可能导致水肿，与活动期瘙痒相关[86-88]。在 SSc 的早期阶段，表皮改变明显，并出现类似于伤口愈合的表型，表皮细胞部分转化为表达成纤维细胞特性的细胞，尽管还没有清楚地阐明上皮-间充质的转变机制[89]。活化或改变的表皮层，包括表皮内的角质形成细胞和树突状细胞，可能通过对真皮层的影响，来维持或放大疾病的其他特征。因此，表皮、脉管系统和成纤维细胞之间存在相互作用。内皮细胞和角质形成细胞分泌的 IL-1，可以通过增加内皮素-1 和 TGF-β 的产生，来调节成纤维细胞的特性，从而增加肌成纤维细胞的寿命[90-92]。一些研究表明，B 细胞在细胞外基质的过度生产中发挥作用。B 细胞可能产生能够直接刺激成纤维细胞的自身抗体，还可以产生纤维化的细胞因子，如 IL-6 或 TGF-β，并可以通过接触依赖机制直接刺激成纤维细胞[93]。与 SLE 一样，SSc 中含有核酸的免疫复合物可能激活 Toll 样受体，增加干扰素反应基因的表达，并导致 IL-1、IL-6 和肿瘤坏死因子 α(TNF-α)的表达增加[94]。另有在介导纤维化中很重要的先天免疫途径，包括 NALP3 介导的 Caspase-1 的 ammasome 激活、pro-IL-1 转化 IL-1。在 SSc 真皮和肺中抑制 Caspase-1 可抑制成纤维细胞胶原蛋白、IL-1β 和 IL-18 的分泌[95]。因此，越来越多的研究者认为先天性免疫在 SSc 发病机制中起着重要作用[96]。最后，随着肌成纤维细胞表达 α-SMA 的增加，真皮发生纤维化改变。随着胶原合成的增加，主要是Ⅰ型和Ⅲ型胶原，真皮变厚，而胶原酶没有任何补偿性增加。这个纤维化过程可以延伸到皮下组织。最初肿胀、苍白的胶原束均质化，且紧密堆积，与皮肤表面平行。细胞外基质具有典型的纤维化表现，并发生相关的变化，如继发性的皮肤附属物丢失，如毛囊和汗腺[97,98]。表皮突变平，表皮可能萎缩。有趣的是，一些患者在皮肤疾病消退后，部分皮肤特征可以逆转。典型的皮肤组织病理学特征如图 56.3 所示。淋巴引流异常似乎与早期受累皮肤的水肿有关。淋巴微血管病也与受累皮肤的进展有关。晚期 SSc 中淋巴管逐渐消失[99]。在已经硬化的皮肤中，毛细血管和毛细淋巴管的数量严重减少，这与发生指尖溃疡相关[100,101]。

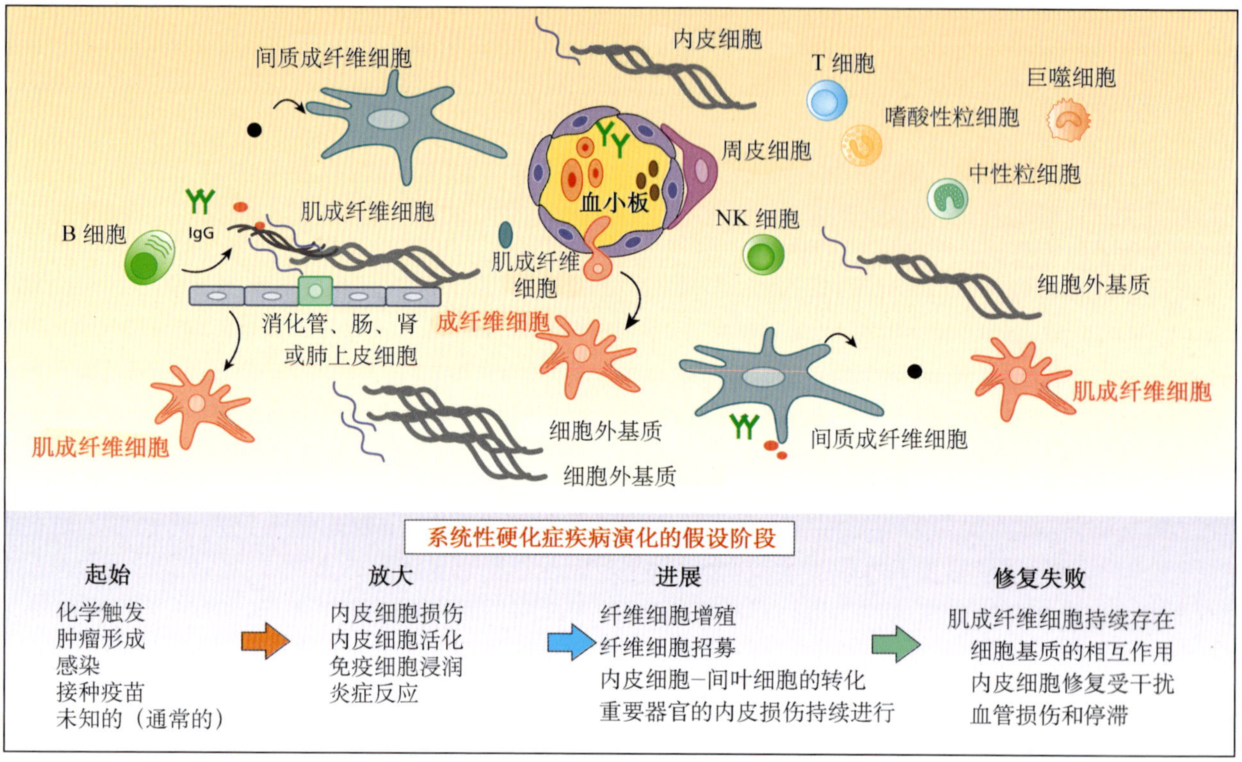

图 56.2　系统性硬化症(SSc)的细胞和分子学发病机制

总结 SSc 复杂和多方面的发病机制，涉及先天和适应性免疫系统的细胞和递质、血管系统和间充质室及上皮结构和更专业的器官细胞类型。虽然病因和触发因素通常还不清楚，但有一种传统的进化，涉及活化的成纤维细胞和肌成纤维细胞的促纤维化的细胞群体的发展和不适当的持续存在。这些细胞可能来自至少三个谱系：常驻成纤维细胞、循环祖细胞(如纤维细胞)及其他特殊细胞类型(如上皮细胞或内皮细胞)的转化分化。这种转化分化可能不完全或持续，一旦完全特征化，调节这些事件的关键递质或因素可能是治疗干预的逻辑目标。IgG，免疫球蛋白 G；NK 细胞，自然杀伤细胞。

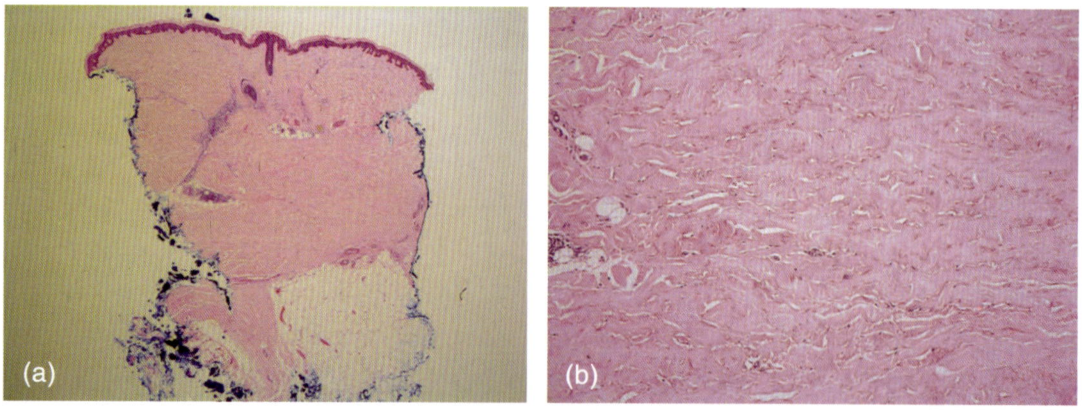

图 56.3　系统性硬化症的组织病理学特征

(a)低倍视野显示由于真皮增厚和纤维化延伸至皮下脂肪间隔而形成的“方形”边缘。有浅层和深层血管周围的单个核细胞浸润。真皮胶原致密的嗜伊红改变，真皮下部呈均质/硬化状。(b)在高倍镜下，胶原束可见肿胀、嗜伊红改变，并与表皮平行。(由英国皇家自由汉普斯德 NHS 基金会信托病理科 N. Krassilnik 博士提供)。

在 SSc 中许多内脏器官的间质结缔组织中细胞外基质沉积增多，可能局限于正常的筋膜平面。活检标本难以获得，因此很少有证据能表明内脏器官有炎症变化。尸检时，富含结缔组织和胶原的细胞外基质通常会增加，这可能会在心脏或肾脏等相关器官中广泛存在，但不一定对器官功能产生重大的影响，因此其临床意义仍不确定[102,103]。

跨多器官血管床的 SSc 的一个关键病理特征是增生性血管病变，伴有新生内膜的增生和管腔的狭窄[77]。通常伴有血管外膜的纤维化，尤其是在肾内动脉循环和肺动脉树中表现显著，伴有中膜平滑肌的增厚或肥大。这些多个相关器官的血管床组织学变化的相似性表明，病理学上与皮肤纤维化表现一致是内脏 SSc 的标志。它在多大程度上影响组织灌注并导致其他并发症仍尚不清楚，但它可能与指端缺血的发展相关。

导致其他并发症的继发变化也可见于 SSc。因此，肺部受累与其他类型的肺纤维化相似，尽管非特异性间质性肺炎（NSIP）是最常见的表现形式。SSc 中的 NSIP 可能具有细胞或纤维化组织学亚型，尽管没有明确证据表明肺纤维化的组织学模式对预后有实质性影响[104]。有研究建议，伴有间质性肺炎（UIP）的病例，如出现特发性肺纤维化，可能预后较差。不幸的是，这是一种罕见的组织学表现，当前临床中缺乏典型 SSc 肺纤维化病例的活检样本，使得这一点很难被证实。

SSc 中肺动脉高压（PAH）的组织学与特发性 PAH（IPAH）的组织学大体相似，尽管 SSc 的 PAH 可能与肺纤维化相关[105]。此外，有人认为 SSc 与肺血管闭塞性疾病共存比较常见，并可能导致临床结局出现差异[106]。一些研究表明，丛状血管病变在 SSc 相关的 PAH 中不太常见，但它们存在于尸检病例中，有研究认为其至少存在过。由于 SSc 预后不佳，长期存活率较低，因此它们发生这些标志性闭塞血管腔再通的时间可能较短[107,108]。SSc 中 PAH 的主要组织学特征包括，管腔内增殖和相关血管周围炎性细胞浸润。

硬皮病肾危象（scleroderma renal crisis，SRC）的组织学特征与肾病相关的病理学改变重叠发生，如先兆子痫、急进性高血压和血栓性血小板减少性紫癜等[109]。组织学上表现可能与其他形式的血栓性微血管病相似，但通常叠加出现在更大程度纤维化的基础上，并可能与血管内血栓形成有关。此外，有证据表明与血管增殖和损伤相关的许多标记物上调，包括内皮素配体、受体以及血管内皮生长因子[110]。然而，鉴于在血管损伤、增殖性变化和纤维化的数量各有不同，疾病的严重程度也各不相同。有趣的是，急性血管损伤的严重程度似乎与长期预后差和肾功能恢复率低相关，而与许多慢性肾疾病不同，瘢痕或纤维化的程度似乎不那么重要[111,112]。这种活检评分和预测预后的能力是 SRC 肾活检的一个理由。另一个主要的指征是有血管炎或狼疮的临床或血清学特征，这时就可能需要增加肾脏病理检查，该指征提示我们需要不同的综合治疗。

致病微生物

目前尚未证明感染因子在 SSc 的进展中起作用；感染因子只在一小部分病例中与之相关，或在其复杂得多阶段发病机制中作为一个辅助因素。一些研究表明，如巨细胞病毒、EB 病毒和细小病毒 B19 等病毒引发了该病[113,114]。但也有报道称，严重的系统性病毒感染后，SSc 的病情得到显著改善，可能是由于免疫紊乱[115]。在大多数 SSc 病例中，感染是非常相关的，因为免疫抑制患者存在机会性感染的风险，或是由于指端溃疡，或纤维肺的易感性及呼吸储备的减少。肠道感染可能是与之相关的；当然，它可能由于小肠细菌的过度繁殖所导致，但也有可能与肠道微生物群相关，从而解释了使用抗生素或其他相关方法（如益生菌治疗胃肠道症状）的明显益处[116]。

遗传学

兄弟姐妹或者一级亲属患有 SSc 是发生 SSc 的高危因素（风险增加 13～15 倍）[117]。已在 SSc 病谱中发现血管病变、雷诺现象、自身免疫性疾病（SLE、甲状腺疾病）和间质性肺疾病的遗传易感性[118]。研究阐明了在 SSc 发展中遗传因素非常重要，方法包括候选基因和关联性研究[119]。全基因组关联研究已开始对发病诱因，以及对与 SSc 个体亚型相关的因素进行剖析。这项工作证实了 HLA 区域在 SSc 中确定自身抗体和临床特征方面的重要作用[120-122]。基于免疫芯片的基因定位，使 HLA 区域的遗传因子缩小到 6 个氨基酸和 7 个单核苷酸多态性（SNP）。其中五个基因与整体疾病相关，其余与抗着丝点抗体或抗拓扑异构酶抗体阳性的亚群相关[122]。在一个庞大的欧洲血统人群中，HLA-DPB1、HLA-B 和 HLA-DOA 的变种与 SSc 之间均独立相关，HLA-DRB1、HLA-DQA1 和 HLA-DOA 的变种与 ACA 阳性 SSc 相关，HLA-DRB1 和 HLA-DPB1 则与 ATA 阳性 SSc 相关。非 HLA 基因 *TAP2* 与 ACA 阳性 SSc 相关[122]。其中一些基因编码与 MHC 受体复合物（DPB1）、MHC Ⅱ类分子上的肽负载（DOA）和抗原呈递（*TAP2*）有关的产物，另一些基因与 ACA（*DRB1*、*DQA1*）和 ATA

第4部分

(*DRB*1、*DPB*1)的产生密切相关。

尽管仍存在争议,在非 HLA 基因位点上也发现了 SSc 的多个易感位点[121-124](在参考文献[125]中进行了综述)。最可被重复的证据为 *STAT*4、*CD*247、*TNFSF*4、*BANK*1、*C*8*orf*13-*BLK*、*IRF* 5、*TNFAIP*3 和 *MIF*。与表 56.5 中所列的其他基因的相关性不太一致[121,122,125-129]。这些基因编码的蛋白质主要参与免疫调节和炎症,其中一些参与炎症细胞因子诱导的胶原产生,一些参与转录、激酶活性、DNA 裂解、修复和凋亡。有趣的是,与 SSc 易感性相关的 IRAK1 单倍型在 X 染色体的 Xq28 编码,并与 SLE、dSSc、抗拓扑异构酶抗体阳性和纤维化肺泡炎有关[130]。

这些发现都与 SSc 是一种自身免疫性疾病相一致,并且已发现的许多遗传易感性位点与其他自身免疫性疾病共同存在(如 SLE 和 RA)。对此现象的一种解释是,SSc 的固有免疫部分是由基因决定的。但同样可能的是,在免疫成分之外,影响 SSc 进展的核心因素可能更为复杂,在遗传及表观基因组水平与功能上存在多种潜在的相互作用。再加上 SSc 临床异质性,其关键通路和递质也十分复杂,因此有关 SSc 遗传基础的研究面临着巨大挑战。目前的证据表明,在 SSc 细胞中(主要在成纤维细胞中),DNA 甲基化、组蛋白代码修饰和调节性 microRNA 的差异表达发生了变化,其中一些在 TGF-β 通路和下游信号级联中起重要作用[131-133]。

因此,表观遗传学正在成为一种潜在的令人兴奋和富有成效的方法,特别是它可能通过干扰多个基因位点成为遗传基础,也可能真正有潜力为疾病治疗提供新的策略。其中一个例子是针对蛋白质的溴域结构域的研究,这可能在免疫系统和其他基因的表观基因组调控中很重要。这个蛋白家族与组蛋白上的乙酰化赖氨酸结合,并调节基因转录。组蛋白乙酰化在慢性炎症中起着关键作用,溴域是乙酰化组蛋白标记的阅读器。因此,含溴域的蛋白质具有多种染色质相关功能。近年来,已研究出选择性的溴域抑制剂,来抑制癌基因转录和炎症,抑制细胞增殖,诱导细胞凋亡。这些抑制剂被应用于炎性和恶性疾病中,包括各种实体和血液学癌症[134-136]。在体外,这种抑制剂显著抑制炎症细胞因子转录,包括 IL-1β、IL-6 和 TNFα,并抑制 TLR2/4 表达、核因子-κB(NF-κB)磷酸化和核转运[137]。

环境因素

SSc 流行病学研究的一个重要方面是环境因素的重要性[22,26,30,138]。环境因素可能包括前述的感染因子,或包括可能引发免疫改变的疫苗接种等因素。由于这是一种罕见的疾病,目前还没有确定明确的关联,很可能有多个环境因素,或者时间和环境触发因素,在促进 SSc 的发展中发挥至关重要的作用。有许多例子表明 SSc 是由环境暴露引起的。硅石与 SSc 的发病很相关,这可能可以解释表 56.5 中美国和南非报道的与采矿相关的系统性硬化症(SSc)[139]。

表 56.5 系统性硬化症(SSc)相关基因的总结

功能	基因	此结果可否在其他研究中重复	最大规模/(SSc/健康对象的例数)
免疫调节			
T 细胞的分化、增殖和活化	*HLA*	是的	HLA 等位基因 1300/1000
	*STAT*4	是的	2753/4569
	*CD*247	是的	2753/4569
	*TBX*21	仅在单个研究中重复	880/507
	*PTPN*22	亚群关联中具有不一致性	1100/740
	*TNFSF*4	是的	3014/3125
	*IL*23*R*	不一样报道	1402/1038
	*IL*2*RA*	不能	3023/2735
	IL-21	不能	4493/5856
	*SCHIP*1*IL*12*A*	仅在单个研究中重复	4017/5935
	*CD*226	仅在单个研究中重复	991/1008
B 细胞信号通路	*BANK*1	是的	2380/3270
	*C*8*orf*13-*BLK*	是的	1031/1014
先天免疫	*PLD*4	不能	315/21054
	TLR-2	仅在单个研究中重复	1170/925

(续 表)

功能	基因	此结果可否在其他研究中重复	最大规模/(SSc/健康对象的例数)
	*NLRP*1	仅在单个研究中重复	1059/625
	*ATG*5	仅在单个研究中重复	4017/5935
单核细胞调控细胞因子转录	*ITGAM*	不一致报道	4337/5326
	*CAV*1	仅在单个研究中重复	791/843
	*MECP*2	仅在单个研究中重复	3065/2630
	*SOX*5	仅在单个研究中重复	3175/4971
	*JAZF*1	不能	6835/14274
DNA 裂解	*DNASEIL*3	仅在单个研究中重复	4017/5935
	*XRCC*1	不能	只有 177 例
	*XRCC*4	不能	只有 177 例
激酶活性	*PXK*	不能	6835/14274
	CSK	不能	5270/8326
	*GRB*10	仅在单个研究中重复	3175/4971
细胞分化	*NOTCH*4	仅在单个研究中重复	3175/4971
细胞形态建立	*RHOB*	仅在单个研究中重复	564/1776
未知的	*KIAA*0319*L*	不能	6835/14274
	*PSD*3	不能	5270/8326
	*PSOR*1*C*1	仅在单个研究中重复	564/1776

改编自 Jin et al,2014[125]。

此外,有机溶剂被公认为会导致 SSc 样疾病[140]。这其中包括暴露于氯乙烯环境中,但也与许多其他的有机化学品相关。最近有一项病例对照研究,入组了 100 例 SSc 患者和 300 例健康对照,高强度累积暴露于结晶二氧化硅、石油溶解剂、芳香族溶剂、氯化溶剂、三氯乙烯、酮类化合物和焊接烟尘的环境中,发展为 SSc 的风险增加。然而,SSc 与厌食症、五唑锌、溴隐亭、L-色氨酸或染发剂等的使用之间没有关联性[141]。最近的综述总结,研究发现硅胶乳房植入物的存在与 SSc 之间没有关联性[141,142]。吸烟不会增加发生 SSc 的风险,但似乎会影响疾病的严重程度,特别是与血管病变有关[140]。最后,SSc 与职业暴露之间的关联,可能因性别不同而不同。在男性患者中,SSc 与职业暴露于结晶二氧化硅、氯化溶剂、三氯乙烯、石油溶解剂、酮类化合物和焊接烟尘之间存在显著相关,在女性患者中,SSc 与职业暴露于石油溶解剂、芳香剂和其他溶剂及酮类化合物之间存在显著相关[141]。

临床特征

病史

系统性硬化症是一种临床诊断,良好的病史记录至关重要。SSc 的临床表现多样性意味着可以观察到大量的典型症状,这可以反映在病史记录中。大多数病例在成年时发病,许多患者将雷诺现象描述为首发症状。患者描述了在冬季和夏季暴露于寒冷或情绪压力下,可引起手指和(或)足趾颜色变化。偶尔也会累及耳鼻。在经典的雷诺现象三相变中,指端经历了变白-发绀-潮红的变化,并且在复温时疼痛,尽管在某些情况下只会出现双相颜色变化。任何 40 岁以上的新发雷诺现象都更有可能与潜在的 CTD 相关,这可能是一个新的特征[143]。雷诺现象的另一个关键方面是,在 SSc 中其可能与并发症有关,如指端凹陷性瘢痕、指端溃疡、甲沟炎或指腹的营养变化[144]。在最严重的情况下,指端缺血可导致坏疽和自动截肢。有时,从青少年或成人早期就有长时间的雷诺现象,这种情况更有可能发生在局限型 SSc 患者身上[145]。另一个重要的早期症状是胃食管反流或吞咽困难。最初,这可能被视为一种常见症状而不予重视,并进行仅对症处理。质子泵抑制药治疗通常是非常有效的,因此需要仔细的询问病史。在 SSc 的早期阶段,经常会出现手指的肿胀和僵硬,可能会导致一定的麻烦(如戒指需要拆卸或扩大)。有报道显示,SSc 可出现更广泛的四肢肿胀,包括下肢水肿、广泛的疼痛或运动范围的功能限制。在 dSSc 的病例中,雷诺现象的既往病史往往不太清楚。在某些病例中，血管特征可能同时发生，甚至也可能在其他特征出现后发生[146,147]。瘙痒是弥散性皮肤受累的一个标志，可以局限于前臂皮肤，也可更广泛。它可能是最严重的致残症状之一，尽管它通常会随着时间的推移而改善[148,149]。SSc的亚型和严重程度决定了皮肤的硬度或增厚。在最严重的情况下，手和四肢肿胀的水肿阶段很快发展为局限于手指或固定的皮肤硬化[150]。在dSSc病例中，肌肉骨骼疼痛、皮肤溃疡及血管功能不全相关的雷诺现象最终可导致致残性，对疾病有着重大的影响。在SSc患者中常见疲劳和体重减轻，特别是在早期弥散型SSc中[151,152]。最常见的体重下降的原因，包括食欲下降导致的营养不良和干燥症状导致的物理性进食、吞咽困难。此外，餐后腹胀等胃肠道症状对营养的吸收也有影响。然而，小肠和大肠的受累，以及肛门直肠疾病的特殊并发症，通常是已确诊的SSc的特征。如果临床表现或诊断延迟出现，这在轻度lSSc中非常常见。那么，更完整的SSc临床特征可能在疾病诊断时才出现，或可以从采集的病史中提取出来。最后，SSc可出现主要内脏器官的并发症，因此呼吸困难、胸痛和其他心血管症状都需要进一步检查。SSc伴发肺动脉高压、肺纤维化或SRC等并发症的比例将在下一章节陈述。

临床表现

SSc的典型表现特征是雷诺现象、胃食管反流症状和四肢肿胀或不适。接下来介绍特定的皮肤表现，如水肿、紧绷、硬化或瘙痒。毛细血管扩张和钙质沉着症往往在疾病后期发生，内部器官表现也一样，包括心肺受累和更严重的胃肠道受累。

雷诺现象

一些SSc病例表现为孤立的雷诺现象。诸如自身抗体谱和甲襞毛细血管镜检查等，对有进展为CTD危险的孤立雷诺现象的早期诊断和鉴别非常有帮助[153,154]。只有一部分病例会分化为SSc；而未分化的CTD或MCTD是更常见的结局。出现ANA阳性、“肿胀的手指”和雷诺现象时应高度怀疑是早期的SSc[155]。这些患者更有可能在甲襞毛细血管镜、指端硬化和硬皮病特异性抗体（ACA、ATA、ARA）上出现SSc模式[155]。毛细血管扩张、出血和局灶性毛细血管缺失是典型毛细血管镜检查结果（图56.4），可以更容易地对疾病进行评估，其准确度与皮肤镜相当[156]。应注意的是，长期有雷诺现象的SSc病例倾向于发展为LSSc，最严重的

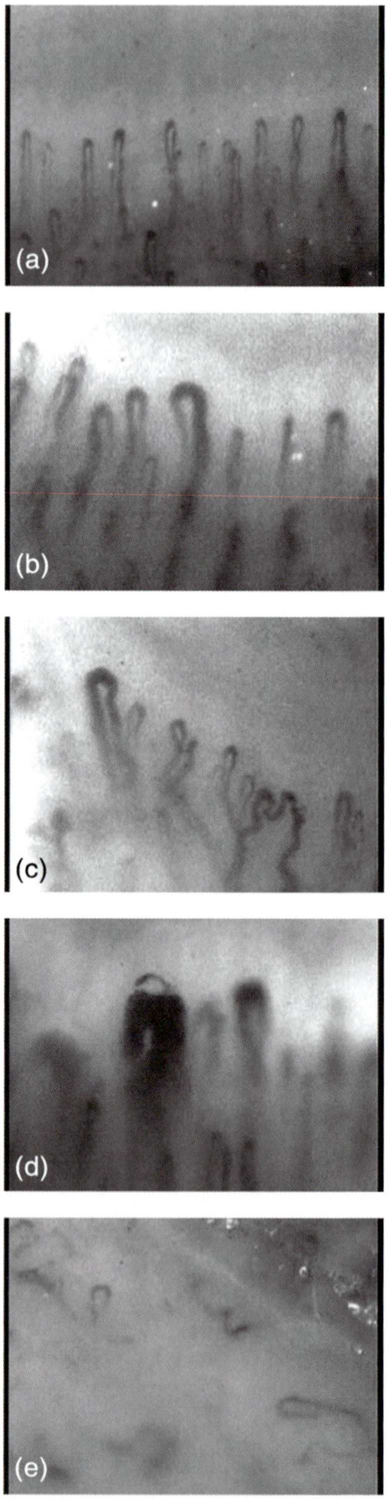

图56.4 (a)正常甲襞毛细血管镜。(b-e)系统性硬化症(SSc)的典型毛细血管镜发现：疾病进展期的变化。(b)疾病早期孤立扩大的毛细血管襻。(c)疾病活动期的迂回的毛细血管襻和毛细血管密度的降低。(d)活化期SSc中的“巨大毛细血管襻”和血管的逐步退化。(e)晚期SSc中少量剩余的扩大的毛细血管襻和广泛的无血管区

弥散型病例可能在长期未发生雷诺现象的情况下发生。尽管一旦疾病确诊，雷诺现象是一个必然的临床特征。

皮肤表现

最早的皮肤表现是非凹陷性水肿，往往首发在手部和面部。紧接着皮损会快速进展，尤其是在弥散型患者中。皮肤变得僵化、硬化并增厚，然后病变固定在手指更深的结构中，导致指硬化。这些变化可扩展至掌指关节，这对于 SSc 的诊断至关重要。皮肤硬化导致皮肤附属器逐渐消失，毛发生长减少、汗液分泌减少和关节挛缩。随着面部皮肤出现蜡样光泽和皱纹减少，而出现面具脸。可能出现"鹰嘴"鼻、口周放射状条纹、口裂变小和舌系带硬化。皮肤硬化的程度可以测量，最常见的是使用 modified Rodnan 皮肤评分系统（MRSS）。通过这种方法，在 17 个不同身体部位进行手动触诊，皮肤硬化程度从 0 分到 3 分，最高得分为 51 分（表 56.6）[157]。该方法已得到证实，与皮肤活检样本的厚度、整体疾病严重程度和长期预后相关[157-160]。有许多其他的方法测定皮肤厚度。其中包括硬度测定法[161,162]、20MHz 超声检查[163,164]及最近的光学相干断层成像术。后者是一种提供高对比度图像的成像技术，据说可以与皮肤显微镜相媲美。后者显示真皮乳头层的光学密度降低，这是由于真皮纤维化，可导致 MRSS 的评分增加[165]。40％的患者有瘙痒症状，在疾病的早期或活跃期可能很严重[148]。瘙痒与皮肤硬化程度、MRSS 评分和胃肠道症状相关[166]。面部、躯干上部和四肢出现席状毛细血管扩张，皮肤钙化则最常见于手指关节和受压点，尤其是在 lSSc 的疾病后期发生。

表 56.6 采用改良的 Rodnan 皮肤评分（MRSS）以标准化和可重复性的方式评估皮肤硬化程度[157]

部位	最高分	
面部	3	
前胸	3	
腹部	3	
合计	9	
	右边	左边
上臂	3	3
前臂	3	3
手部	3	3
手指	3	3
大腿	3	3
小腿	3	3
足	3	3
合计	21	21
最高分	51	

（续 表）

每个皮肤区域的评分由皮肤厚度和紧硬度决定
0＝正常
1＝可能增厚
2＝皮肤不能捏起
3＝皮肤无法移动（固定到深层组织上）
这个改良的评分忽略了对颈部和背部的评估，如果这些区域也包括在内最高分数增加到 57 分

胃肠道表现

大多数的 SSc 患者会出现胃肠道症状，主要由于肌肉和神经共同病变，导致了运动减弱或异常[167]。在食管水平，90％以上的 SSc 患者会出现吞咽困难和胃食管反流病。在局限型 SSc 患者中，下消化道的表现更常见、更严重。胃酸分泌受损，胃黏膜萎缩，胃排空减少。当小肠受累时，细菌的过度繁殖和肠道无张力扩张，会导致腹胀、吸收障碍、恶臭性腹泻和假性肠梗阻。乙状结肠和直肠受累会引起便秘和充溢性尿失禁。

心肺表现

如前所述，心肺表现因疾病亚群而异。SSc 心肺表现包括间质性肺病、肺纤维化、单独存在的或肺纤维化背景下的肺动脉高压、心肌炎、间质性纤维化、心肌病和心律失常。间质性肺病和肺动脉高压目前是 SSc 最常见的死亡原因[168,169]。

心肺表现的症状大部分是重叠的，包括干咳、呼吸困难、心悸、晕厥和外周水肿。他们需要基线和定期反复评估，以确保早期优化治疗。诊断 PAH 的金标准是右心导管插入术，静息时平均肺动脉压至少为 25 mmHg，肺毛细血管楔压不低于 15 mmHg，这是一项侵入性检查。最近的一项研究目的是为 SSc 患者开发一种循证基础的 PAH 计算方法，在优化诊断性右心导管插入术的同时，将漏诊的 PAH 数量降至最低[170]。在两步程序中，通过对用力肺活量（FVC）/一氧化氮弥散率（DLCO）的百分比、毛细血管扩张、ACA 阳性率、血清氨基末端脑钠肽前体和尿酸水平及心电图（ECG）右轴偏差的进行综合评估，进而得出分数。如果超过阈值水平（>300），则需完善一个超声心动图，测量三尖瓣反流速度和右心房面积，然后确定是否采用心导管插入术以确定是否存在 PAH[170]。

第4部分

肾表现

硬皮病肾危象仍然是 SSc 的一个重要并发症，发生在 5%～10%的 SSc 患者中，通常发生在起病最初 5 年内[111]。头痛、发热、不适、高血压伴视网膜病变和脑病、肺水肿和急性肾衰竭可突然发生。在 59%的患者中存在抗 RNA 聚合酶Ⅲ抗体，使其易感性增加。SRC 患者很少出现抗着丝点抗体阳性。大多数患者病情是弥散型和快速进展型的。口服糖皮质激素或糖皮质类固醇激素治疗，剂量 10～15 mg/d 可能会增加 SRC 的风险。在 SRC 急进性高血压的早期阶段，积极使用血管紧张素转化酶抑制药可改善预后，可以使 SRC 不再是导致 SSc 死亡的首要因素。尽管如此，40%的患者需要"短期"透析 3 年，40%的患者需要长期透析，5 年生存率为 60%～70%[111,171]。SRC 肾活检中发现内皮素-1 及其受体水平升高，内皮素受体阻滞药可能是未来的有效治疗方法[110]。

第4部分

肌肉骨骼表现

大约 10%患者在肌腱摩擦时，会感到指屈肌、指伸肌、手腕、肘部、膝盖和踝关节处有粗裂音和捻发音。它们可不同程度的归因于肌腱支持带的增厚[172]和肌腱周围深层结缔组织的浸润[173,174]。这些改变在早期 SSc 中的存在与弥散型 SSc 相关，同时降低了患者 5 年和 10 年的生存率[174,175]。肌无力是约 90%病例中常见的症状。公认的肌肉受累有两种类型：一种是轻度肌病伴有轻度肌无力，肌酸激酶水平最低，肌电图改变轻微，组织学上有轻度纤维化改变；另一种是较不常见的炎症性肌炎，通常是重叠综合征[176]。最近加拿大的一项对大于 1000 名患者研究发现，5.6%的患者肌酸激酶水平异常，10%的患者有肌炎/肌病史[177]。肌肉受累与男性、早期弥散型改变、ATA 或 RNAP 阳性、间质性肺病和生存率降低有关。一些 SSc 病例会就诊于风湿病科，其他病例会就诊于皮肤科。一些病例以肺纤维化或肾危象是首要表现时，有时还就诊于内科。这表示该病适合多学科关怀，需要进行早期管理、患者教育和系统检查。

临床亚型

根据皮肤受累范围，所有 SSc 病例可分为局限型或弥散型 2 个类型（见本章开头的分类）。如果皮损延伸至膝盖或肘部以上，或累及前胸或腹部皮肤，则为弥散型（dSSc）。这种分类很重要，因为 dSSc 病例中主要内脏器官受累的发生率更高，且具有更高的死亡率，其在最初的 3 年内疾病活动度达到高峰，之后往往更稳定，甚至皮肤硬化得到了改善。表 56.2 和图 56.1 总结并说明了局限型和弥散型两个类型的主要特征。另一个需要诊断的重要亚型重叠了另一种自身免疫性风湿病（见本章相关疾病）。这些病例占 SSc 队列的 1/5，且很重要，因为重叠表现需要在 SSc 背景下进行治疗。减少糖皮质激素或皮质类固醇激素的用量是很重要的，因为它的使用可能与 SRC 的风险有关。此外，对患者而言，重叠特征可能比 SSc 特征更为重要，因此必须采取有效和优化的治疗。

鉴别诊断

明确 SSc 的诊断是非常重要的，这取决于排除一些相关的、类似硬皮病的疾病，以及了解与其他自身免疫性风湿性疾病之间的关联，或临床症状的病因。这些原因能是 SSc 的一部分，但也可能在其他情况下发生（框图 56.1）。

框图 56.1 硬皮病疾病谱

- 系统性硬化症
- 硬斑病（局限型，泛发型，线状型和混合型）
- 嗜酸性筋膜炎
- 硬化病（感染后、糖尿病、副蛋白血症、血液系统相关恶性肿瘤）
- 硬化性黏液性水肿
- 肾源性系统性纤维化
- 硬皮病相关遗传性皮肤病（肢端早老症、儿童早衰症、Werner 病）
- 慢性萎缩性肢端皮炎
- 硬皮病样慢性移植物抗宿主病
- 副肿瘤性硬皮病
- 硬化性萎缩性苔藓
- 迟发性皮肤卟啉病
- 淀粉样变性
- 黏液水肿

孤立或原发的雷诺现象是非常常见的，可以同时伴有正常的甲襞毛细血管镜检查和 ANA 测试阴性[178,179]。这是最常见的雷诺现象，可发生在 10%的健康女性中，男性少见[180]。一般来说，在青少年或年轻人中，有家族病史和血管痉挛症状的发生，不伴有主要的并发症、营养改变或指端溃疡。应排除可继发雷诺现象的其他原因（表 56.7）。

另一个主要的亚型是硬斑病，为局限型硬皮病，包括斑块、结节状和线性形态，可以与 SSc 同时存在，但一般不是诊断困难的来源[181,182]。结节性病变多见于弥散型 SSc，斑块和线性病变多见于局限性 SSc（个人观察）。最可能与 SSc 混淆的形态是全硬化亚型的泛发性硬斑病。通常，在这种亚型中，躯干、四肢周围的皮损快速进展[183]。ANA 是阴性及不累及手部时，没有雷诺现象，或任何内脏器官的纤维化。在早期阶段，一些弥散型 SSc 病例也会出现类似情况。甲襞毛细血管镜检查通常是正常的，它提供了一个强有力的检测证据来对病例鉴别诊断。筋膜炎，尤其是嗜酸性筋膜炎，常伴有四肢肿胀和活动受限[184]。通常不累及面部，起初下肢更严重，这些情况随后扩散到上肢，上肢可能会丧失功能。手足不出现经典的木质般的硬化，血管上覆盖的皮肤，表现出经典的坑道状或“凹槽征”。内脏器官表现是罕见的，但是在明显的和持久的嗜酸性粒细胞增多时，也可以出现内脏表现。内脏受累时，嗜酸性粒细胞心肌炎虽然罕见，但是值得特别关注。有趣的是，在一些病例中，身体其他部位可出现硬斑病的特征[185,186]。其他需要考虑的硬皮病样疾病，包括硬化黏液水肿、硬肿症、肾源性系统性纤维化及胫前和全身的黏液水肿。皮肤变化的临床模式、无雷诺现象和 SSc 特异性的 ANA，均有助于区分这些疾病与 SSc（见表 56.7）。但临床上需进行皮肤活检，最好是深切的椭圆形样本。狮面和蜡样丘疹的存在，使皮肤表面呈鹅卵石状外观，有助于将硬化性黏液水肿从硬肿症和 SSc 中区分开来。然而，一些硬化性黏液水肿的患者具有硬皮病样的外观，且没有丘疹，在这种病例中，组织病理学上更多的真皮浅层改变，仍具有完整的皮肤附属器，以及异常蛋白的存在，可有助于诊断。硬肿症可发生在儿童和成人中，通常影响上背部、颈部和面部。皮肤的硬化是非凹陷性的、坚硬的，正常皮肤和受累皮肤之间没有明显的界线。糖尿病（通常是长期和胰岛素依赖性）、近期感染（特别是链球菌）和 IgG-κ 副蛋白血症相关。硬肿症和硬化性黏液水肿都可能与浆细胞病相关，少见于多发性骨髓瘤。肾源性系统性纤维化通常累及四肢，很少累及面部。肾功能正常，以及未暴露于钆基造影剂，可排除肾源性系统性纤维化。甲状腺功能正常，以及甲状腺自身抗体的阴性，可排除泛发性或胫前黏液性水肿。僵硬性皮肤综合征是一种罕见的硬皮病样疾病，常染色体显性遗传，出现在婴儿期或幼儿期，皮肤硬如磐石，关节活动受限，轻度多毛。正常情况下，没有内脏或肌肉受累。患者不存在免疫异常或血管过度活动。它是由调节 TGF-β 活化的纤维蛋白-1 基因突变引起的，可导致胶原蛋白微纤维的沉积、弹性纤维合成受损和真皮 TGF-β 表达增加[187,188]。在 SSc 的鉴别诊断中，也必须考虑其他皮肤浸润情况，尽管每一种情况都有特定的临床特征，可以在临床上加以区分（表 56.8）。只有一个内脏器官受累，但缺乏 SSc 其他特征的患者，其诊断更具挑战性。因此，PAH、特发性肺纤维化、原发性胆汁性胆管炎/肝硬化（PBC）或严重的高血压性肾衰竭患者（如那些表现为血栓性血小板减少性紫癜特征的患者）也可能具有 SSc 的一些实验室特征和（或）临床特征。在临床上，2013 年新的 SSc 分类标准[11]可用于帮助区分已确诊的 SSc，但始终有一些病例被认为是顿挫型 SSc。只有在同时伴有其他需要治疗的临床特征时，SSc 亚型的区分才具有重要意义。但在这种情况下，需要优先治疗主要器官的症状。

严重程度分级

尽管病例之间的异质性很大，SSc 的诊断仍尤为重要。因为它的临床影响较大，且以器官为基础的并发症引起的死亡率较高。这对疾病治疗来说是一个挑战。通常可在起病的最初 12 或 18 个月内确定是局限型或弥散型 SSc。一旦确定亚型后，患者将一直保留该亚型的诊断，即使是某些皮肤症状后期缓解的弥散型 SSc 病例。另一个重要的亚组基于 SSc 的特征性自身抗体。这些通常在诊断中互斥且共存，因此它们可被用于病例分类。稳定和可靠的抗核抗体检测是 SSc 治疗的先决条件，这已成为疾病治疗的一个重要方面。表 56.3 总结了 ANA 不同的索引模式。这些发现在不同的地区和民族中得到了验证[18]。一般而言，与弥散型 SSc 或特定并发症（如肺动脉高压或肺纤维化）相关的病例，其病情更加严重[189,190]。

早期的内脏器官系统疾病的筛查是对所有 SSc 病例严重程度的一个重要评估。这是一个很重要的步骤，因为它可以提醒对高危病例进行早期干预，并对未来进展提高警惕[191,192]。所有患者应在诊断后 12 个月内及每 1～2 年随访中，完善这些标准检查（见本章“检查”）。皮肤评分有助于预测病情的严重程度，因为基线时 MRSS 最高的患者，即使他们的皮肤评分有所改善，总体预后也较差[193]。目前新发布的针对其他器官的疾病风险评分，在临床实践中可能有用[192-194]。因此，使用加权评分可以预测出肺部并发症风险增加的病例。目前，基于肺活量检测结果和高分辨 CT 的病变范围，已发布并验证了的特定针对肺纤维化的工具；另还有一种复合 DETECT 工具，均可在选定的 SSc 高风险病例中评估肺动脉高压的风险（具体参见“心肺表现”章节）[170]。

并发症和共病

系统性硬化症是一种原发的多系统疾病，可累及多数内脏器官。几乎所有患者都有相关的胃肠道表现，如胃食管反流。一部分患者会出现更严重的胃肠

第4部分

道受累表现和其他的并发症，如肺纤维化、PHA、心脏病或 SRC。除了雷诺现象，指端的血管疾病几乎普遍存在，血管结构损伤与指端缺血及溃疡有关。在 SSc 患者的病程中，这种情况发生在多达一半的患者身上，是一个主要的临床问题。患者可能发生炎性肌肉受累，这与皮肤、肌腱挛缩造成的功能限制有关。在 SSc 重叠的病例中，可能会出现肌炎、关节炎、红斑狼疮或皮肌炎的典型皮肤特征。常见的并发症包括甲状腺和其他器官为基础的自身免疫性疾病。也有一些相关的医学疾病，如原发性胆汁性胆管炎/肝硬化，虽然它们不被视为 SSc 疾病的一部分，但在 SSc 患者中比普通人群中更常见（见相关疾病章节）。此外，大血管或冠状动脉粥样硬化等常见疾病对 SSc 的治疗具有重要意义，特别是在高龄 SSc 患者中。

表 56.7　雷诺现象的病因

类型	原因和临床特征
原发性雷诺现象	家族性，青春期/成年早期发病，无营养变化或指端溃疡，正常毛细血管镜/皮肤镜检查自身抗体阴性
结缔组织病相关的继发性雷诺现象	系统性硬化症，系统性红斑狼疮，抗磷脂抗体综合征，干燥综合征，皮肌炎，重叠或混合性结缔组织病，未分化结缔组织病，系统性血管炎，嗜酸性筋膜炎
阻塞性动脉疾病	动脉粥样硬化、血栓栓塞、血栓闭塞性脉管炎、胸腔流出道阻塞
黏稠度过高	冷球蛋白、冷凝集素、副蛋白血症、血小板增多
机械性	振动性白指、胸腔流出道阻塞
药物和毒素	β 受体阻滞药，麦角胺，口服避孕药，博来霉素、长春新碱、静脉内注射药物
神经系统疾病	腕管综合征，反射交感神经营养不良，偏瘫，多发性硬化，脊髓空洞症

表 56.8　泛发性硬斑病、嗜酸性筋膜炎、硬肿症、硬化性黏液水肿和肾源性系统性纤维化的特征比较

特征	泛发性硬斑病	嗜酸性筋膜炎	硬肿症	硬化性黏液水肿	肾源性系统性纤维化
真皮细胞过多的表达（$CD34^+$ 纤维细胞）	无	无	无	有	有
黏蛋白	+	阴性	++	+++	++/+++
受累的皮肤深度	进入浅筋膜和肌肉	脂肪和深筋膜	皮下组织（脂肪被胶原替代）	真皮网状中层	脂膜层（间隔增厚）
炎症	早期突出的血管周围淋巴细胞浸润	有或无嗜酸性粒细胞	无	血管周围真上皮	无/不太明显
典型的部位和临床表现	可以泛发，手、足、乳头很少受累	四肢（尤其是下肢）；手指和脚趾很少受累；典型的“凹槽征”	背部，颈部侧面，面部，可泛发，很少累及手、足	面部、颈部、手和前臂（蜡状丘疹，狮面）；头发正常生长	四肢、躯干（肌肉僵硬、烧灼感）
ANA	ANA+/−	ANA+/− 嗜酸性粒细胞	无	ANA+/−	无
其他相关性	无雷诺现象，正常甲襞毛细血管	多克隆高丙种球蛋白血症、硬斑病、免疫细胞减少、血液系统恶性肿瘤	糖尿病、感染（特别是链球菌）、异种蛋白、IgG-κ、IgA、骨髓瘤	异种球蛋白 IgG-λ	肾衰竭、钆暴露

病程和预后

根据 SSc 的类型和严重程度不同，疾病的进程和预后也存在很大差异。SSc 标准化死亡率为 2.72～3.5[190-196]。相较于年龄和性别匹配的同龄人，SSc 患者的平均预期寿命低 16～34 岁[197]。患者的特异性死亡率很高，高达一半的 SSc 患者最终死于该病[169]。

在与 SSc 相关的死亡中，大约 1/3 是由于肺纤维化，1/4 是由于肺动脉高压和心脏病（主要是心力衰竭和心律失常）[169]。感染和恶性肿瘤占非 SSc 相关死亡的 2/3[169]。SSc 相关 PAH 的死亡率高于特发性疾病，老年男性、收缩压低、心脏功能分级差、DLCO 低、6 分钟步行距离缩短、右心房平均压高或肺血管阻力大的患者死亡率尤其高[198,199]。在过去的二十年里，SSc 患者的预后有所改善[191]。这反映了现在患者对 SSc 并发症系统评估的更好认识，这些并发症可能在早期比晚期更容易治疗。自 20 世纪 80 年代以来，由于血管紧张素转换酶抑制药的使用，SRC 患者的生存率有了很大提高[171]。针对 PAH 和肺纤维化的更好治疗方法，使得对器官疾病的治疗有了更有力的支持，也提高了生存率[200-203]。在 SSc 生存率提高后，针对 SSc 的非致命性症状的治疗变得更加重要，这也正成为 SSc 治疗的优先考虑问题。

检查

SSc 的检查在疾病诊断、分类及临床分层中具有重要意义，所需的检查取决于疾病的阶段和亚型。应该有一个系统的方法来评估风险和（或）确认特定并发症的诊断，如肺动脉高压。一旦确定了患者患有以一个重要的器官为基础的并发症或共病，就将需要详细的具体评估，这超出本书的范围。关键的检查和需要的评估总结如下。

诊断

这需要如上所述的仔细的临床评估，并有相应的检查来支持，这些检查可用于诊断或鉴别其他临床症状。最重要的一般检查包括抗核抗体反应性、甲襞毛细血管镜检查和其他自身免疫性风湿性疾病的相关检查，包括针对关节炎或其他形式结缔组织病的检查。绝大多数 SSc 患者可检测到 ANA 或雷诺现象[99.8％在欧洲抗风湿病联盟（EULAR）硬皮病试验和研究学组（EUSTAR）数据库中][204]。通常基于病史诊断雷诺现象，当诊断有疑时，热成像是一种非常有用的确诊工具（图 56.5）。

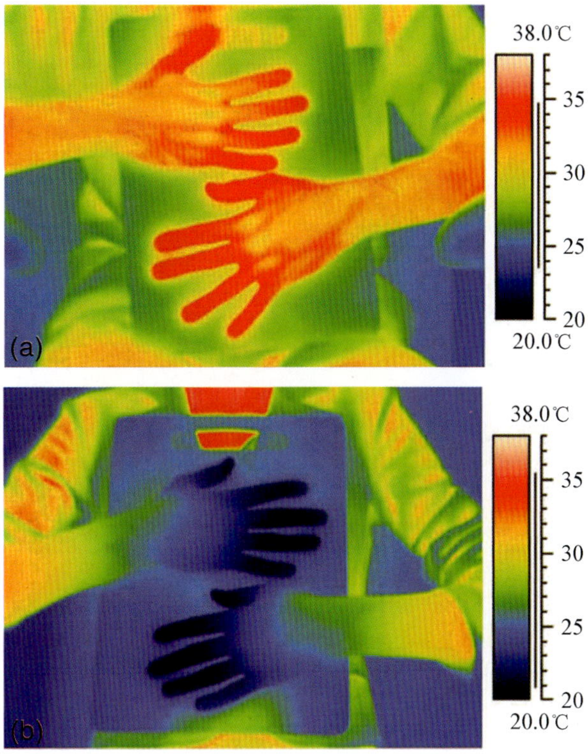

图 56.5 将双手浸入 15℃的水中浸泡 10 分钟后，记录下正常指尖复温（温度 33℃）(a)和雷诺现象的患者指尖复温 1 分钟(b)后的红外热像图（温度 21℃）

根据患者的临床情况，还需要进行其他的检查。通过心电图和超声心动图对心脏状态进行评估，以及通过胸片和肺功能检测对肺进行评估是必要的。任何的异常结果都应通过进一步检查（如高分辨 CT 扫描）进行评估，这有助于检测出轻微的纤维化，或其后续的变化。或进行其他心脏检查，包括心脏磁共振、心律评估或负荷超声心动图。有些病例需要心导管检查（见心肺表现部分）。

器官为基础的疾病评估和系统性随访研究

对患者主要内脏器官受累情况进行系统评估，在长期随访期间，进行系统的或有针对性的进一步检查，是 SSc 现代化治疗的一个基石。目前，推荐每年进行一次超声心动图检查、肺功能检查和系统症状评估。其他的检测，如肌无力，关节炎或营养问题，也会随临床的发展而有针对性的检查。目前正在开发一些方法，提高系统检测并发症（如 PAH）的有效性，检测方法可能对此有所帮助。风险评分作为多方面检查的组合，目前正在验证中，这可能有助于更有效地识别具有特定风险的病例。表56.9、表56.10和表56.11总结了SSc主要并发症的定期检查。

表56.9 系统性硬化症非皮肤器官并发症的检查和治疗及证据水平

病症	检查	治疗	证据[a]
心和肺			
肺纤维化	肺功能检查	免疫抑制药	
咳嗽	胸部高分辨率CT	诱导：静脉注射环磷酰胺（600 mg/m²）	Ⅰa
呼吸困难	临床特征	±口服MMF（2 g/d）或硫唑嘌呤（150 mg/d）（如TPMT正常）	Ⅱa
心悸		泼尼松龙10 mg/d	Ⅱa
晕厥		维持治疗	
		口服MMF（2 g/d）或硫唑嘌呤（150 mg/d）	Ⅱa
		考虑利妥昔单抗治疗难治性或进展性肺病	Ⅱb
		严格的抗反流治疗：PPI、H_2受体拮抗药、促动力药	Ⅳ
		其他干预措施	
		氧气-间歇性或长期低流量	
		肺动脉高压的鉴别与治疗	
PAH	肺功能（FVC和DLCO）	治疗根据WHO的FC第一阶段至第四阶段逐步升级	
咳嗽	心电图	内皮素受体拮抗药	
呼吸困难	抗着丝点抗体、肌钙蛋白T、尿酸	安倍生坦、波生坦	Ⅰa
心悸	6分钟步行试验	马西替坦	Ⅰb
晕厥	多普勒超声心动图（右心房面积，TR）	PDE5抑制剂：西地那非，他达拉非	Ⅰa
	24小时血压	前列环素类似物：依洛前列醇静脉滴注、伊洛前列素吸入或静脉滴注、曲前列地尔皮下注射/静脉滴注	Ⅰa/b
	右心导管检查	鸟苷酸环化酶刺激物：利奥西呱	Ⅰa
		初步联合治疗	Ⅱb
心功能障碍	肌钙蛋白T	背景疗法	全部是
呼吸困难	心电图	舒张功能障碍：利尿药	Ⅲ类
心悸	24小时心音和血压	收缩期功能障碍：血管紧张素转换酶抑制药，±卡维地洛，±选择性β阻滞药	
晕厥	超声心动图	免疫抑制药（如肌钙蛋白T升高）	
低血压	心脏磁共振	环磷酰胺口服或静脉滴注	
胸痛（心包炎）	左心导管（如果左心室射血分数<50%）	口服MMF（2g/d）或硫唑嘌呤（150mg/d）（如果TPMT正常）	
心电图异常	心内膜心肌的活检	泼尼松龙10mg/d	
		起搏器/植入式除颤器（如果严重心律失常）	
胃肠道			
反流/吞咽困难	食管闪烁扫描术	PPI：奥美拉唑、兰索拉唑	Ⅱa
	内镜检查	H_2-受体阻滞药：雷尼替丁150～300 mg，每日2次	Ⅲ
	氢呼气试验	促进动力学（多潘立酮/甲氧氯普胺短程疗法）	Ⅲ

（续　表）

不适	检查	治疗	证据[a]
腹泻/便秘	食管吞钡试验	洛哌丁胺/阿片剂	Ⅲ
	结肠镜检查	泻药/非兴奋药	Ⅲ
		抗生素轮换/益生菌	Ⅲ
大便失禁	结肠镜检查/直肠测压	膨胀剂	Ⅲ
		生物反馈疗法	Ⅲ
		骶神经刺激	Ⅲ
体重降低		营养支持	Ⅳ
		口服营养补充	
		鼻胃喂养/PEG 喂养	
		肠外营养	
肾			
高血压肾危象	严密监测血压	ACEI/血管紧张素受体阻滞药	Ⅱb
	尿和蛋白质，eGFR	其他抗高血压药物（CCB、α 阻滞药）	Ⅲ
	蛋白尿	静脉滴注伊洛前列素	Ⅲ
	肾超声	避免大剂量的类固醇激素	

[a] 证据类别。

Ⅰa：Meta 分析随机对照试验的证据。

Ⅰb：至少一项随机对照试验的证据。

Ⅱa：至少一项对照研究的证据，无随机化。

Ⅱb：至少一种其他类型准实验研究的证据。

Ⅲ：非实验性描述性研究的证据，如比较研究、相关性研究和病例对照研究。

Ⅳ：专家委员会报告或意见或权威机构临床经验的证据，或两者兼而有之。

CCB，钙通道阻滞药；DLCO，一氧化碳弥散率；eGFR，估计肾小球滤过率；FVC，用力肺活量；MMF，霉酚酸酯；PAH，肺动脉高压；PDE5，磷酸二酯酶 5 型；PEG，经皮胃造口术；PPI，质子泵抑制药；TPMT，硫嘌呤甲基转移酶；TR，三尖瓣反流；WHO FC，世界卫生组织职能能力。

表 56.10　系统性硬化症中手指血管病变的检查和治疗及证据水平

不适	检查	治疗	证据[a]
雷诺现象	冷挑战/冷	穿暖和的衣服，避免寒冷，戒烟和戒咖啡因	
	激发试验	局部 GTN 微乳液	Ⅰb
		ARB：氯沙坦 25～50mg/d	Ⅰb
	甲襞毛细血管镜检 甲襞皮肤镜血清学检查	硝苯地平 10 mg，每日 3 次.（但降低食管括约肌张力）	Ⅰa
		地尔硫草 60 mg，每日 2 次	Ⅱa/b
		SSRI：氟西汀 20mg/d	Ⅱa
		伊洛前列素[0.5～2ng/(kg · min)，3～5 天]	Ⅰa
		免费治疗	
		维生素 C 和 E，银杏	Ⅳ
		交感神经切除术	Ⅲ

（续 表）

不适	检查	治疗	证据[a]
		肉毒素注射	Ⅲ
严重的指端缺血/溃疡	拭子，培养，X 线，磁共振成像	水胶体闭塞，伤口护理、疼痛控制、抗生素	
		注射用前列环素/依洛普素（愈合）	Ⅰa
		PDE5 抑制药：西地那非 25～50 mg，每日 3 次（愈合）	Ⅱa
		ERB：Bosentan（减少新的溃疡）	Ⅰa
		ERB＋PDE5 抑制药＋ARB 组合	Ⅲ
		他汀类药物	Ⅲ
		抗血栓治疗：氯吡格雷、阿司匹林	Ⅲ
		低分子肝素	Ⅲ
		手术方法	
		根治性微动脉溶解	Ⅲ
		肉毒素注射	Ⅲ
		交感神经切除	Ⅲ

[a] 证据类别见表 56.9 表注。

ARB，血管紧张素受体阻滞药；ERB，内皮素受体阻滞药；GTN，甘油三硝酸酯；PDE5，磷酸二酯酶 5；SSRI，选择性 5 羟色胺再吸收抑制药。

表 56.11　系统性硬化症皮肤表现的检查和治疗及证据水平

	检查	治疗	证据[a]
总体	临床特征	人工淋巴引流（Vodder 技术）	Ⅳ
	MRSS	物理疗法	Ⅲ
	硬度计/20 MHz 超声		
局部疗法		润肤剂	Ⅳ
		外用皮质类固醇激素	Ⅲ
		钙调磷酸酶抑制药（证据来自硬斑病）	Ⅰb
		维生素 D 类衍生物（证据来自硬斑病）	Ⅱb
		光疗 PUVA，UVA1（在 SSc）	Ⅲ（硬斑病中是Ⅰb）
弥散性或进行性皮肤硬化		MTX 每周 15～25 mg	Ⅱa
		MMF 每天 2～3g	Ⅱb
弥散性或进行性皮肤硬化伴肺部受累		静脉注射环磷酰胺每个月 600 mg/m^2，6 个月或第一个月 500 mg/m^2，增加至 750 mg/m^2	Ⅱa
		口服环磷酰胺 1 年，每日 2 mg/kg	
如果不耐受 MTX/MMF，无肺受累的弥散性或进行性皮肤硬化		硫唑嘌呤 2～3mg/(kg • d)（如果 TPMT 正常）	Ⅱb
系统性硬化症伴相关肌炎		IVIG 2 g/kg，每个月 2～5 天	Ⅲ
		环孢素	

（续 表）

	检查	治疗	证据[a]
瘙痒		酮替芬 6 mg/d	Ⅰb
		环丙甲羟二羟吗啡酮 2～4.5mg/d	Ⅱb
		抗组胺药	Ⅳ
		孟鲁司特	Ⅳ
		糖皮质激素	Ⅳ
		TLO1/PUVA	Ⅳ
钙质沉着	X 线	外科，二氧化碳激光	Ⅱb
	MRI	米诺环素无效	Ⅳ
	临床特征	脉冲染料激光：效果更好	Ⅰb
	皮肤镜	强脉冲光：不良反应少	
		两者均有效	

[a] 证据类别见表 56.9 表注。

IVIG，静脉注射免疫球蛋白；MMF，霉酚酸酯；MRI，磁共振成像；MRSS，改良的 Rodnan 皮肤评分；MTX，甲氨蝶呤；PUVA，带 UVA 的补骨脂素；SSc，系统性硬化症；TLO1，窄谱 UVB；TPMT，嘌呤甲基转移酶。

治疗

如前面章节所述，SSc 的治疗是复杂的，取决于正确的诊断和适当的检查。至关重要的是，要确定并努力使风险个体化，以便能够最有效地进行检查，解释临界的检验结果，并对疾病的重要症状开始或继续治疗[82]。图 56.6 包含了一个简单的原则，总结了 SSc 治疗的基本原则。这表明 SSc 某些方面的治疗是通用的，特别是针对雷诺现象使用血管扩张药，在胃食管反流中使用抗酸药，尤其是质子泵抑制药。随机双盲安慰剂对照试验（RCTs）表明，在治疗 SSc 的皮肤或系统性临床表现时，N-乙酰半胱氨酸[205]、苯丁酸氮芥[206]、干扰素 γ[207]、米诺环素[208]和重组人松弛素[209]均无显著的疗效。可观察光分离置换术后，皮肤评分有改善的趋势[210]。

在不到 100 名患者中进行的非随机、开放标签或回顾性研究的初步结果表明，UVA1 光疗可能会降低皮肤厚度和硬度（见参考文献[211]）。然而，随后一项采用研究者盲法的 RCT 显示，使用低剂量的 UVA1[212]并没有客观地改善肢端硬化。对于使用 D-青霉胺在 SSc 中的有效性存在一些争议[213,214]，特别是考虑到其不良反应。在大剂量和低剂量 D-青霉胺的 RCT 中，无论是在治疗之间，还是在总体上，都没有显示出明显的益处[215]。因此，不再推荐使用该药。在口服牛Ⅰ型胶原的试验中，虽然总体结果不明显，但亚组分析显示 MRSS 降低，提示晚期 dSSc 患者可能受益[184]。在 SSc 的实验模型中，酪氨酸激酶抑制药伊马替尼、尼洛替尼和达萨替尼表现出较强的抗纤维化作用[216]。随后在 SSc 中进行的开放标签的研究，似乎也证明其很有希望[217,218]，但两个安慰剂对照试验表明，以非常显著的不良反应为代价，对皮肤和肺纤维化的改善微乎其微[219-221]。

低剂量酪氨酸激酶抑制药治疗对环磷酰胺无反应的肺纤维化患者的耐受性较好，可能仍然是特定患者的一个选择[220,222]。在一项来自日本的 RCT 中，静脉注射免疫球蛋白 400 mg/(kg · d)，连续 5 天，2 个疗程中显著降低皮肤评分，但在随后的一个疗程中则不能显著降低皮肤评分[223]。这种益处在研究结束时即消失，这表明与皮肌炎和硬化性黏液水肿的治疗相似，可能均需要进行维持治疗。这种方法可能对重叠性 SSc 的肌炎患者特别有益。在另外两个随机对照试验中，低剂量甲氨蝶呤（每周 15～25 mg）的治疗显示皮肤评分、DLCO 和医师总体评估改善趋势不明显[224,225]。回顾性队列和开放标签前瞻性研究越来越多的证据表明，霉酚酸酯（MMF）可用于治疗 SSc 的间质性肺病、肺纤维化和皮肤病变[21,226-231]。在两项随机、双盲、安慰剂对照试验中，环磷酰胺显示出对肺纤维化的益处[201,232]，其中一项试验显示皮肤评分有显著改善[232]。硫唑嘌呤也显示了单独使用，或与环磷酰胺治疗方案联合使用的不同效益，通常作为后续维持治疗[201,233-237]。

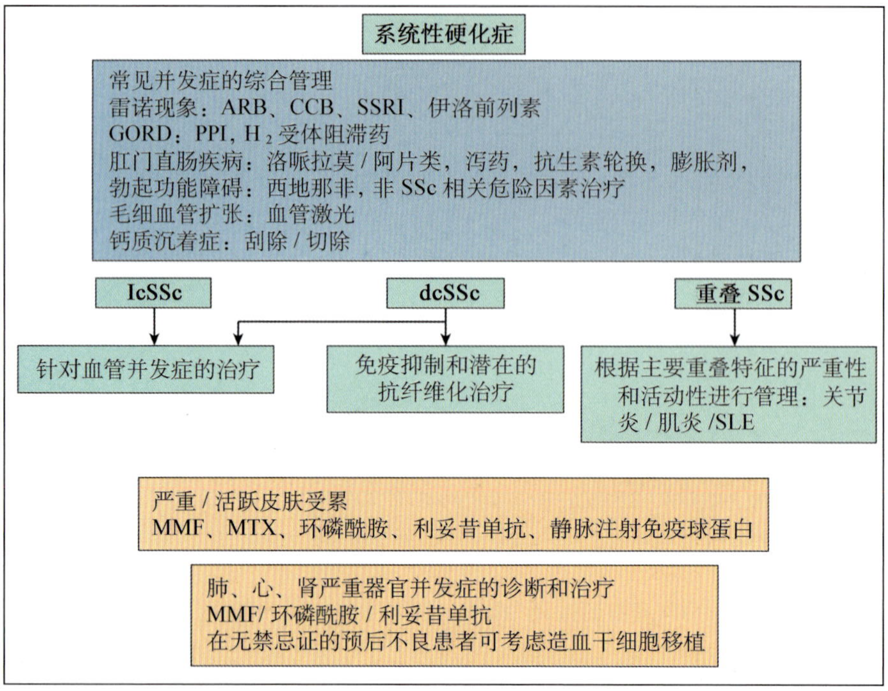

图 56.6 系统性硬化症的处理

虽然一系列支持疗法可能适用于所有 SSc 患者，但应根据患者的需要，根据疾病的亚型、阶段和存在的器官并发症的情况来制定治疗方案（见表 56.9、表 56.10 和表 56.11）。ARB，血管紧张素受体阻滞药；CCB，钙通道阻滞药；dcSSc，弥散型 SSc；GORD，胃食管反流病；lcSSc，局限型 SSc；MMF，霉酚酸酯；MTX，甲氨蝶呤；PPI，质子泵抑制药；SLE，系统性红斑狼疮；SSRI，选择性 5-羟色胺再吸收抑制药。

在所有弥散型病例中，应考虑使用免疫抑制的治疗，其中应包括甲氨蝶呤或 MMF[238-240]。皮肤中有“炎症”基因表达谱的患者可能对 MMF 治疗反应更敏感，MRSS 的下降幅度更大[19,21]。对于顽固性或严重的皮肤病变，可以考虑使用肠外环磷酰胺。虽然有些患者需要较长疗程的环磷酰胺，但在进行维持口服免疫抑制药治疗之前，通常需要输注 6 个月的环磷酰胺，每个月输注一次。有数据支持在一些预后差的 dSSc 患者中使用自体造血干细胞移植有效果[241,242]。这就需要在专门中心进行仔细的病例选择和治疗，因为与治疗有关的死亡率约为 10%，这是相当高的[243]。其他针对 T 细胞（如西罗莫司[244,245]和阿巴西普[246,247]）和 B 细胞（即利妥昔单抗[248]）的治疗，以及新的人源化抗 IL-6 受体单克隆抗体托珠单抗和高免疫性山羊血清在小规模的试点研究中有了一些令人鼓舞的结果[246,249-251]。

对于 SSc 个别的以器官为基础的并发症而言，有一些具体的处理方法，当这些症状出现在非 SSc 疾病时，在很大程度上遵循控制症状的处理方法。尤其是 PAH[252]。特发性和硬皮病相关的 PAH 均使用前列环素、前列环素类似物、内皮素受体阻滞药和 5-磷酸二酯酶抑制药，进行单独或联合治疗[252,253]。越来越多的证据表明，I型干扰素及其受体水平的增加与 PAH 的发展相关[254]，这为 PAH 的治疗开辟了的新靶点。

SRC 需要早期诊断，这可能对预后有很大影响。ACE 抑制药和其他抗高血压药物仍是治疗 SRC 的基石[255]。内皮素-1 在 SRC 患者的肾小球和小动脉中高表达[256]；有望使用内皮素受体阻滞药进行治疗，但仍需进一步研究[110]。

肺纤维化需要仔细评估，因为轻微或稳定的疾病可能不需要强化治疗。严重或进展期病例通常使用环磷酰胺静脉冲击至少 6 个月，尽管使用 MMF 等替代方法的试验正在进行中。对 69 名接受 MMF 治疗的患者数据进行 Meta 分析，结果表明 MMF 是安全的，并能稳定间质性肺改变[231]。有效的抗反流治疗是至关重要的，因为夜间可能出现微吸入的问题，所以抗反流可减少肺病进展。一些出现的治疗特发性肺纤维化的新方法的疗效尚未确定，尽管在 SSc 中的评估可能是合乎逻辑的。尽管没有设立随机对照试验，但肿瘤坏死因子抑制药英夫利昔单抗或依那西普可以改善 SSc 的炎症性关节炎，也可以降低心肺并发症的风险，包括 PAH[257]。

严重的勃起功能障碍是 SSc 患者的另一个常见的早期问题。在一项对 EULAR 数据库的前瞻性多国研究中，130 名男性中只有 18%的人有正常的勃起功能。勃起功能障碍与 SSc 严重的皮肤、肌肉或肾受累、肺动脉压力升高和限制性肺疾病有关。虽然其疗效尚未得到证实，但西地那非是最常用的治疗方法[258]。目前尚无 RCT 可指导 SSc 钙质沉着的治疗。在个别病例和小样本病例中报告了多种治疗方法，包括华法林、双膦酸盐、米诺环素、头孢曲松、地尔硫䓬、氢氧化铝、丙磺酸钠、皮质类固醇、静脉注射免疫球蛋白、刮除、手术切除、二氧化碳激光和体外冲击波碎石术(综述见参考文献[259])。

虽然许多领域的证据仍不完整，但 EULAR 和硬皮病试验研究组机构(EUSTAR)根据广泛使用并正在更新的证据和专家共识，就如何治疗 SSc 提出了建议[238,239,260]。英国硬皮病研究小组(UKSSG)也在网站上发布了“最佳实践共识”建议。表 56.9、表 56.10 和表 56.11 总结了 SSc 的特殊检查方法和个体化疗法。

更好地了解疾病生物学，改进临床试验设计和结果评估，将为治疗 SSc 取得下一阶段的进展提供基础。基于这些领域的进展及临床试验的新数据，我们有理由保持谨慎的乐观态度，这些数据正开始更好地界定治疗的潜在益处或毒性[82]。

Resources

Further information

Arthritis Research UK, Systemic sclerosis and related disorders: http://www.arthritisresearchuk.org/health-professionals-and-students/reports/topicalreviews/topical-reviews-summer-2010.aspx.

National Institute for Health and Care Excellence, Evidence reviews: https://www.library.nhs.uk/evidence/.

UK Scleroderma Study Group, Consensus best practice recommendations for scleroderma: www.scleroderma-royalfree.org.uk/UKSSG.html.

(All last accessed June 2015.)

Patient resources

Federation of European Scleroderma Associations (FESCA): http://www.fescascleroderma.eu.

Manual Lymphatic Drainage UK (MLDUK): http://www.mlduk.org.uk/. (MLDUK promotes awareness and provides contact details for manual lymphatic drainage massage practitioners.)

Raynaud's and Scleroderma Association: www.raynauds.org.uk.

Scleroderma Society: www.sclerodermasociety.co.uk.

Sclero-org: http://www.sclero.org. (A non-profit service for the International Scleroderma Network.)

(All last accessed June 2015.)

(译者：邢晓婧 一审：王睿 于春水 二审：施辛 三审：田金兰 润色：葛格)

第4部分

参考文献

所有文献请查阅网址：www.rooksdermatology.com.
以下列出的是重要参考文献。

[11] Van den Hoogen F, Khanna D, Fransen J, *et al*. 2013 classification criteria for systemic sclerosis: an American College of Rheumatology/European League against Rheumatism collaborative initiative. *Arthritis Rheum* 2013;65:2737-47.

[82] Denton CP, Ong VH. Targeted therapies for systemic sclerosis. *Nature Rev Rheumatol* 2013;9:451-64.

[170] Coghlan JG, Denton CP, Grunig E, *et al*. Evidence-based detection of pulmonary arterial hypertension in systemic sclerosis: the DETECT study. *Ann Rheum Dis* 2014; 73: 1340-9.

[191] Nihtyanova SI, Tang EC, Coghlan JG, Wells AU, Black CM, Denton CP. Improved survival in systemic sclerosis is associated with better ascertainment of internal organ disease: a retrospective cohort study. *Q J Med* 2010;103:109-15.

[192] Nihtyanova SI, Schreiber BE, Ong VH, *et al*. Prediction of pulmonary complications and long-term survival in systemic sclerosis. *Arthritis Rheumatol* 2014;66:1625-35.

[195] Goh NS, Desai SR, Veeraraghavan S, *et al*. Interstitial lung disease in systemic sclerosis: a simple staging system. *Am J Rrespir Crit Care Med* 2008;177:1248-54.

[200] Tashkin DP, Elashoff R, Clements PJ, *et al*. Effects of 1-year treatment with cyclophosphamide on outcomes at 2 years in scleroderma lung disease. *Am J Respir Crit Care Med* 2007;176:1026-34.

[239] Kowal-Bielecka O, Landewe R, Avouac J, *et al*. EULAR recommendations for the treatment of systemic sclerosis: a report from the EULAR Scleroderma Trials and Research group(EUSTAR). *Ann Rheum Dis* 2009;68:620-8.

[241] Van Laar JM, Farge D, Sont JK, *et al*. Autologous hematopoietic stem cell transplantation vs intravenous pulse cyclophosphamide in diffuse cutaneous systemic sclerosis: a randomized clinical trial. *JAMA* 2014;311:2490-8.

第 57 章
硬斑病与相关瘢痕及硬化性炎症性皮肤病

57

Catherine H. Orteu

Department of Dermatology, Royal Free London NHS Foundation Trust, London, UK

定义

硬皮病(Scleroderma)一词源于希腊语 *skleros*,意指坚硬的,*derma* 指皮肤。硬皮病一词曾指代包含了一个谱系的疾病,包括系统性硬皮病(SSc)(见第56章),以及仅累及局部的亚型。硬斑病一词特指"局限性硬皮病",包括一组相关病症,该组疾病的特征在于皮肤和皮下组织中发生不同程度的硬化、纤维化和萎缩,累及深度可达肌肉、骨骼或脑组织。高达25%的硬斑病患者出现皮肤外表现,但不同于 SSc 的是硬斑病患者不会发生内脏器官纤维化或血管改变。患者抗核抗体(ANA)常为阳性,但在 SSc 中常见的特异性自身抗体常为阴性。虽然硬斑病致死率不高,但继发的关节挛缩、面部和肢体不对称、皮肤外表现及对患者心理影响等,可能对患者健康影响巨大[1-3,4]。

同义名

- 局限性硬皮病,硬斑病
- 局限性浅表性硬斑病,局限性斑块性硬斑病
- 点滴状硬斑病
- Pasini-Pierini 皮肤萎缩症
- 瘢痕疙瘩样硬斑病,结节性硬斑病,结节性硬皮病
- 局部性深在性硬斑病,局限性深在性硬斑病,孤立性深在性硬斑病
- 深部硬斑病,皮下组织性硬斑病,深在性硬斑病
- 大疱性硬斑病
- 线状硬斑病,线性硬皮病
  - 肢体/躯干受累变异型
  - 头部受累变异型:刀劈状硬斑病,进行性面部偏侧萎缩,Parry-Romberg 综合征
- Moulin 线状萎缩性皮病
- 泛发性硬斑病,泛发性局限性硬皮病
  - 播散性斑块性硬斑病
  - 全硬化性硬皮病
  - 嗜酸性筋膜炎
- 混合性硬斑病

术语

上述命名法不免会给患者和临床医师带来困惑。当听到硬皮病一词时,即使它加上局限性的限定词,不少患者都误以为自己罹患了系统性硬皮病。网络

搜索的结果常使患者更加迷惑,患者通过网络搜索出来的通常是搜索词的同义术语,并且很少能够从搜索结果中得到关于该疾病的详细信息。同样,这些术语也可能让临床医师感到困惑,如"泛发性局限性硬皮病"。局限性硬皮病是文献中用来概括各种形式硬斑病的一个总称,如局限性、泛发性、线性和混合性硬斑病,局限性硬皮病通常没有肺、心或肾等内脏器官受累。硬斑病一词是皮肤科医师用以描述各种亚型的首选术语。相比之下,儿童时期常见的线状硬斑病在儿科和风湿病学文献中常被称为线性硬皮病。本章将通篇采用硬斑病一词。

分类

一直以来,学术界关于哪些疾病应归入硬斑病疾病谱中仍存在争议,尤其是嗜酸性筋膜炎、硬化性苔藓及一些萎缩性皮病类型,如 Pasini-Pierini 萎缩性皮病、Moulin 线状萎缩性皮病,以及进行性偏侧面部萎缩等。对于是否应该将深部硬斑病和大疱性硬斑病视为单独的亚型,以及广义的硬斑病究竟包括哪些,也存在着争论。

学术界已经提出了几种不同的分类系统(表 57.1)[5-7]。文献中使用最广泛的是 Peterson 等[5]基于不同的临床表型而提出的分类方法。但这种分类仍然存在争议,首先是因为该分类中包含了 Pasini-Pierini 萎缩性皮病、硬化性苔藓和嗜酸性筋膜炎,而这些疾病是否应归于硬斑病疾病谱尚未得到一致认可;其次,15%～23%患者呈现"混合"亚型(如线性和斑块性硬斑病)[8,9],该分类没有将这部分患者囊括进去。为了解决这个问题,欧洲儿科风湿病学会提出了第二种分类,将萎缩性皮病、硬化性苔藓和嗜酸性筋膜炎排除在外,而将单独的全硬化性硬斑病和混合亚型纳入分类之中[6]。2009 年,德国皮肤病学会提出了第三种分类,将硬斑病细分为局限性、泛发性、线性和深部性四类,包括萎缩性皮病和嗜酸性筋膜炎,但不包括硬化性苔藓及混合亚型。尽管这种基于纤维化的范围、程度和深度的分类具有一定指导意义,但该分类系统所采用的术语稍显繁冗(如"泛发性局限性硬皮病""线性局限性硬皮病'刀劈状'型")[7]。本文中所采用的分类是一个"包含性"的分类方法,它包含了以往每个分类法的要素(表 57.1 和表 57.2),该分类系统区分了局限性、泛发性、线性和混合性亚型及单独的硬斑病-硬化性苔藓重叠组。不同亚型中病变累及的深度各不相同,据了解,深部组织受累可以发生在任何亚型。尽管存有争议,该分类还是纳入了各种萎缩病变亚型,因为这些亚型经常与其他类型的硬斑病重叠。"泛发性硬斑病"作为有广泛皮损的硬斑病的总称,包含了具有多重典型硬斑病斑块(播散性硬斑病)的患者,也囊括了 Kim 等[10]学者曾经报道的一个类型,其表现为几乎累及全身的广泛皮损。嗜酸性筋膜炎是另一种尚有争议的亚型,它可以表现为广泛累及全身的形式,类似于全硬化性疾病,或者相对少见地以局限性发病的方式,与其他部位的硬斑病相关联。由此,学术界产生了这样一个问题,即嗜酸性筋膜炎是否可以作为播散性斑块型与全硬化性疾病之间的一种中间状态,并且被纳入分类之中[11-14]。

表 57.1 硬斑病分类系统

Peterson et al. 1995[5]	Laxer and Zulian 2006[6]	Kreuter et al. 2009[7]	本章节中使用的分类和命名
斑块型硬斑病	*限制性硬斑病*	*局限型*	*局限型*
• 斑状硬斑病	• 表浅型	• 硬斑病(斑块型)	• 局限性斑块型硬斑病
• 点滴状硬斑病	• 深部型	• 点滴状硬斑病	• 点滴状硬斑病
• Pasini-Pierini 萎缩性皮病		• Pasini-Pierini 萎缩性皮病	• Pasini-Pierini 萎缩性皮病
• 硬化性苔藓			• 瘢痕疙瘩型/结节性硬斑病
• 瘢痕疙瘩性硬斑病			• 局限性深部硬斑病
泛发性硬斑病(累及 3 个及以上解剖部位)	*泛发性硬斑病*	*泛发型*	*泛发型*
		• 泛发性局限性硬皮病(累及 3 个及以上解剖部位)	• 播散性斑块型硬斑病(同形反应型和非同形反应型)

（续 表）

Peterson et al. 1995[5]	Laxer and Zulian 2006[6]	Kreuter et al. 2009[7]	本章节中使用的分类和命名
		• 致残性全硬化性硬皮病	• 全硬化性硬皮病
		• 嗜酸性筋膜炎	• 嗜酸性筋膜炎
线性硬斑病	*线性硬斑病*	*线性硬斑病*	*线性硬斑病*
• 四肢、躯干的线性硬斑病	• 躯干、肢体变异型	• 线性局限性硬皮病（常累及肢端）	• 头/颈变异型
• 刀劈状硬斑病	• 头部变异型	• 线性局限性硬皮病刀劈型	○ 刀劈状硬斑病
• 渐进性面部偏侧萎缩/Parry-Romberg 综合征		• 渐进性面部偏侧萎缩	○ 渐进性面部偏侧萎缩
			• 躯干/四肢变异型
			○ 线性硬斑病
			○ Moulin 线性萎缩性皮病
			○ 线性深部萎缩性硬斑病
大疱性硬斑病	*全硬化性硬皮病*	*深部型*	*混合型*
深部硬斑病	*混合性硬斑病*		*硬斑病并发硬化性苔藓*
• 皮下硬斑病			
• 深在性硬斑病			
• 嗜酸性筋膜炎			
• 致残性全硬化性硬皮病			

表 57.2 推荐的硬斑病分类及各亚型特点

主要分类	亚型	特点描述
局限型	局限性斑块型硬斑病	单个或多个圆形至椭圆形皮损，直径>1cm，最多累及两个解剖区域。可表现为水肿、红斑或黄白色、硬化的挫伤样皮损，伴或不伴紫红色环、萎缩和色素沉着。可累及表皮和真皮
	点滴型硬斑病	多个小的直径<1cm 红色至黄白色、圆形至椭圆形的病变，通常位于躯干。可累及真皮浅层和乳头
	Pasini-Pierini 萎缩性皮病	多个圆形至椭圆形的、非硬化的、边界清楚的凹陷的斑块，呈“断崖”状边缘，通常伴色素沉着。累及真皮浅层和网状层
	瘢痕疙瘩型/结节性硬斑病	正常皮肤或硬化皮肤基础上产生的瘢痕疙瘩样或结节性皮损，常位于躯干
	局限性深部硬斑病	至多累及 2 个解剖部位的单发的或多发皮损。境界不清楚，皮肤增厚呈束缚状，有时呈鹅卵石样或橘皮样外观，累及真皮和皮下组织，累及/不累及筋膜和肌肉。皮损上方皮肤外观可正常或表现为褶皱
泛发型	播散性斑块型硬斑病	累及 3 个或以上解剖部位[a] 同形反应型：在炎症部位、胸罩边沿、腰带、腰周及腹股沟区域常因衣物摩擦而反复产生微小创伤的部位发生融合性皮损 非同形反应型：躯干、四肢分布的多个独立皮损。可累及深层组织
	全硬化性硬皮病	累及体表大部分区域但不累及手足指（趾）和乳头。累及真皮，常累及皮下组织、肌肉和（或）骨骼。无内脏器官纤维化

（续 表）

主要分类	亚型	特点描述
	嗜酸性筋膜炎	对称性累及肢端，但不累及手指及面部，很少累及躯干。表现为疼痛性、烧灼感的红斑，演变为橘皮样外观及血管和肌腱周围沟渠状凹陷。皮肤呈紧缚状连接与皮下结构相连。累及深筋膜和肌肉。皮肤可正常或硬化。可与斑块型硬斑病并存
线性类型		
躯干/四肢变异型	线性硬斑病	累及躯干或四肢的沿 Blaschko 线线性分布的硬化性皮损，累及真皮及皮下组织，累及/不累及肌肉和骨骼
	Moulin 线性萎缩性皮病	累及躯干或四肢的沿 Blaschko 线线性分布的色素沉着性萎缩性皮损，累及真皮浅层
	线性深部萎缩性硬斑病	线性萎缩性皮损，累及真皮深层和皮下组织
头/颈部变异型	刀劈状硬斑病	沿Blaschko 线线性分布的硬化性皮损，累及面部及头皮，可能累及深部肌肉、骨骼、眼和脑
	渐进性面部偏侧萎缩	非硬化性皮损，偶呈挫伤样色素沉着伴下层组织萎缩，常累及一侧面部。可能沿 Blaschko 线分布。可累及真皮、皮下组织、肌肉、骨骼、眼和脑
混合型		同时存在上述 2 种或以上亚型，常见线性和斑块型硬斑病
硬斑病-硬化性苔藓重叠型		硬斑病和外生殖器硬化性苔藓在同一部位或不同部位发生。可在大的硬斑病斑块的基础上出现小的硬化性苔藓皮损。躯干常见，但全身都可发生。可见生殖器部位的硬化性苔藓

[a]7 个解剖部位包括头颈、双上肢、双下肢、躯干前后部。

不同分类系统间的差异，使得分析已发表的硬斑病文献出现了混淆和困难。例如，嗜酸性筋膜炎和致残性全硬化性硬皮病，通常受累广泛且累及深层皮肤结构，有时被划归于深部硬斑病亚型，有时又被归为泛发性硬斑病亚型。术语“深部硬斑病”意味着疾病累及深部真皮、皮下组织、筋膜和肌肉，有时甚至累及骨骼。病变可能累及这些组织的任意组合。病变可能只限于真皮深层和皮下组织，或筋膜，或下层肌肉，但也可累及所有这些组织。皮损边界不清并且呈“束缚状”，可具有沿着血管和肌腱的“沟渠样”结构，使得皮损呈橘皮样或鹅卵石外观。由于在硬斑病的不同亚型中，深部结构的累及程度不同，因此在本章中不将深部硬斑病视为单独的亚型。同样，大疱性病变可以发生在硬斑病的任意亚型中，通常发生在该病的炎症活跃期。大疱性皮损最常见于小腿，与真皮乳头层水肿、淋巴管扩张和嗜酸性粒细胞中主要碱性蛋白的释放增加有关[15-18]。此外，还有一些非常罕见的归入硬斑病疾病谱内的线性深部萎缩型和累及浅层的线性萎缩性皮病，这里归于线性亚型分类中。关于“泛发性硬斑病”包含哪些亚型尚无共识。目前学术界至少提出了三种不同的定义（参见临床亚型中的泛发性类型一节）。从临床角度来看，除了嗜酸性筋膜炎外，在该亚型中还可以分出至少两种不同的亚型。第一种亚型，表现为在患者身体至少三个部位出现多个局限性的硬斑病斑块，皮损最常见于躯干，且具有不同程度的融合，可见同形反应（参见发病诱因中的创伤部分），我们称为播散性斑块型硬斑病。第二种是比较罕见的亚型，皮损广泛累及除乳晕、手指和脚趾的大部分区域，病变通常累及深部组织结构。这些患者，无论是成人还是儿童，最好描述为全硬化性硬斑病患者。Laxer、Zulian[6] 和 Kim 等[10] 认为这是一个独立的硬斑病亚型，但可能大多数已发表的文献都将这些成人病例归入了泛发性硬斑病亚型。虽然该部分病例通常表现独特且较严重，但在本文中也仍沿用其泛发性硬斑病亚型的分类。

概述

硬斑病包括一组相关疾病，这些疾病具有共同的潜在的病理生理学特征：自身免疫背景下胶原沉积增加（见表 57.2）。病变主要局限于皮肤和皮下组织，包括皮下脂肪、筋膜、肌肉、骨骼和关节，偶尔累及眼和脑[1-3]。总体而言，1/5～1/4 的患者出现皮肤外表现，包括肌肉、骨骼、神经、眼、血管（包括雷诺现象）和胃肠道并发症[9,19,20-22]。该病可能存在自身抗体，如

ANA、抗组蛋白抗体和抗 ssDNA 抗体，但很少发现 SSc 特异性自身抗体，如抗拓扑异构酶抗体、抗着丝点抗体和抗 RNA 聚合酶抗体，它与 SSc 的区别在于没有指（趾）硬化和甲皱襞毛细血管的改变。硬斑病不会发生 SSc 典型的内脏器官损害，即肺纤维化、肺动脉高压、高血压性肾危象及胃肠道浸润和纤维化。虽然先前认为硬斑病是一种自限性疾病，但现有证据表明，该疾病常具有迁延和反复的病程[22-24]。如果不及时治疗，病变可能会导致明显的损容性和功能性后遗症。因此，尽管硬斑病不会危及生命，但是能够引起面部和肢体不对称、屈曲挛缩、皮肤外表现和心理疾患。与 SSc 相似，硬斑病病程早期存在炎症活跃期，随即进入硬化阶段和萎缩性损伤阶段。取得治疗成功的关键是在活动性炎症阶段，在发生组织严重损伤之前开始治疗。妨碍医师评估和治疗病情的因素包括其经常发病隐匿、自行缓解的倾向及缺乏评估疾病活动的有效方法。最近有一项国际性合作项目，旨在不仅要更好地了解硬斑病对患者的影响，还要开发和验证临床转归相关的指标和制定临床治疗指南[25-27]。

流行病学

发病率和患病率

硬斑病包含一组罕见的病症，总发病率为每年 4～27/1 000 000。Peterson 等[28] 1960—1993 年间，在美国进行的一项具有里程碑意义的人口研究中，应用他自己的分类系统（见表 57.1），报道了年龄和性别校正后疾病发生率为 27/1 000 000，线状硬斑病为 5/1 000 000。18 岁人群中患病率估计为 0.05%，80 岁人群为 0.22%。在最近一项针对英国和爱尔兰儿童的研究中，报道的硬斑病的发病率为每年 3.4/1 000 000（<16 岁），线状硬斑病为每年 2.5/1 000 000[29]。

Peterson 发现，斑块型硬斑病是最常见的亚型（56%的病例），按照发病率排序，依次是线状硬斑病（20%）、泛发性硬斑病（13%）和深部硬斑病（11%）[28]。各种亚型的发病率随年龄而变化。在英国/爱尔兰儿童的这项研究中，67%为线状硬斑病（头颈部和肢体变异型的发病率大致相等），29%为非线状形式，4%为混合模式[29]。在这项迄今为止发表的规模最大的儿童硬斑病研究中，Peterson 应用其分类方法对来自全球 70 个中心的 750 名儿童患者进行了分类。线状硬斑病依旧是最常见的儿童亚型（65%），其次是斑块型硬斑病（26%），泛发性硬斑病（7%）和深部硬斑病（2%）[8]。这些数据得到了另外两项涉及 381 名儿童的大型北美研究的证实。线状硬斑病占比为 42%～54%，其次是斑块型为 15%～28%，泛发型为 7%～11%[9,30]。在这些研究中，15%～23%的儿童患有混合亚型，线状-斑块型是最常见的组合（60%～85%）[8,9,30]。

在成人中，斑块型硬斑病是最常见的亚型（28%～44%），其次是泛发型（24%）和线状硬斑病（15%）[9,22,31]。关于成人混合亚型占比的数据相对较少，有一项 120 例成人的病例研究中报道了其占比为 4%[9]。这一类型在儿童期即发病的患者可能比成人期发病的患者更常见。

年龄

硬斑病可以发病于任何年龄，然而不同临床亚型有不同的发病高峰期。已有文献报道了出生时发病的 Pasini-Pierini 萎缩性皮炎及线状硬斑病的罕见病例[32,33]。一般而言，75%的斑块型硬斑病发生在 40—50 岁，而 75%的线状硬斑病发生于 2—14 岁。在 Peterson 最初的研究中，疾病发病的平均年龄：线状硬斑病为 12.2 岁，斑块型为 31.5 岁，泛发型为 39.9 岁，深部硬斑病为 45.1 岁[28]。成人发病的平均年龄是在 40 多岁[9,22,34]。在儿童中，发病的平均年龄为 7.3—8.3 岁[8,20,30]。

性别

大多数研究表明，硬斑病在女性中比较常见，女性与男性的发病比例在 7∶1～2.6∶1[8,9,28,31,35]。在儿童中女性优势稍低（2.4∶1～3∶1）[8,9]，尤其是 10 岁以下发病的患者（1.5∶1）。成年全硬化性硬皮病似乎在男性中更常见[10]。

种族

尽管硬斑病可发生于任何种族，但已发表的病例中有 72.7%～82%是白种人，而非洲裔美国人的发病率低于预期发病率[8,9,34,36]。美国得克萨斯州的一项研究中，245 名成人和儿童的受试者中的种族分布为白人占 73%，西班牙裔占 14%，非裔美国人占 4%，亚洲人占 2%，其他（太平洋岛民、美洲原住民等）占 6.5%[9]。

相关疾病

自身免疫性疾病

硬斑病归属于自身免疫性疾病的范畴，硬斑病患者及其亲属自身免疫性疾病患病率增加支持了这一观点[9,19,37]。据报道，硬斑病伴发性疾病包括银屑病、白癜风、斑秃、自身免疫性肝炎、原发性胆汁性肝硬化、炎症性肠病、1 型糖尿病、自身免疫性甲状腺疾病、2 型多腺体自身免疫性疾病、梅尼埃病、乳糜泻、多发性硬化症、系统性红斑狼疮、类风湿关节炎、Sjögren 综合征、抗磷脂综合征、Still 病和混合性结缔组织病[38-40]（综述见参考文献[9,19]）。近年来，开展了一些更大规模的研究，以了解哪些疾病与硬斑病之间确有关联。来自得克萨斯州一项针对 123 名成人和 122 名儿童的研究中，发现 18% 的患者伴有风湿病或其他自身免疫性疾病，且成人（30%）比儿童（5%）更常见[9]。这种关联在患有泛发性硬斑病的成人和儿童中最为显著，该亚型占 46%，而其他亚型总共占 9%。在这项研究中，硬斑病患者银屑病、系统性红斑狼疮、多发性硬化症和白癜风的患病率显著高于普通人群。在一项针对 750 名儿童的全球多中心研究中，伴发免疫性疾病的总比例为 1.7%，最常见的是白癜风、胰岛素依赖型糖尿病、自身免疫性甲状腺疾病和溃疡性结肠炎[19]。在德国一项针对 472 名患者（381 名成人）的回顾性研究中发现，最常伴发的自身免疫性疾病是桥本甲状腺炎、类风湿关节炎、斑秃和 1 型糖尿病[41]。有趣的是，硬斑病患者的子女罹患类风湿关节炎的风险更高[42]。此外，研究者在 SSc 先证者及其家系研究中发现了与硬斑病发病有高度相关性的同组自身免疫性疾病，包括自身免疫性甲状腺疾病、类风湿关节炎和系统性红斑狼疮，支持这些疾病有共同的发病机制（见第 56 章）[43-45]。

硬化性苔藓和硬斑病重叠现象

硬化性苔藓（见第 111 章和第 112 章）并发硬斑病的病例现已有许多报道[46]。在早期发表的病例中，大多数并发的硬化性苔藓累及生殖器外的部位，但最近更大规模的研究发现皮损发生于生殖器部位的患者越来越多，可与硬斑病同时发生或硬斑病发病几年后发生[41,47,48]。在一项对来自德国的 472 名硬斑病患者（381 名成人，平均年龄为 46 岁）的回顾性研究中，5.7% 的硬斑病病例经组织病理学确诊并发硬化性苔藓，而这些病例仅限于斑块型硬斑病和泛发型硬斑病；其中 26/27 是成人，8 名女性存在生殖器部位皮损。与普通人群（1∶300～1∶1000）相比，硬斑病患者硬化性苔藓的患病率增加，优势比超过 18[41]。这个数据可能低于实际值，因为在这项研究中，研究者仅对具有可疑临床症状（如灼热、瘙痒、疼痛、排尿困难或性交困难）的患者进行了生殖器部位检查，因而会遗漏无症状或否认存在相关症状的患者。介于此，在法国一项针对 76 名硬斑病患者（58 名女性，中位年龄 59 岁）的研究中，研究者对所有患者均进行了全面的临床检查，发现 38% 的硬斑病患者存在生殖器部位的硬化性苔藓，而对照组仅为 3%。这种情况在斑块型硬斑病患者中的发生率更高（76%，22/29 例）[48]。鉴于生殖器部位硬化性苔藓患者有罹患鳞状细胞癌的风险，所有硬斑病患者都需进行生殖器部位检查，尤其是患有斑块型或“播散性斑块型”亚型的泛发型硬斑病患者。

这两种疾病明显存在共患现象，但他们之间具体联系仍不清楚。一些学者认为，硬化性苔藓是一种浅表的、仅累及表皮下的特殊类型的硬斑病[49]，但其他人认为这是两种截然不同的疾病（见第 111 和第 112 章）[50]。这两种疾病之间可能存在共同的遗传易感性，表现为它们与其他自身免疫性疾病的关联性[9,19,51-53]、家族聚集现象[54-58]、同卵双生共患现象[59,60]；另外，硬化性苔藓和 SSc[55,64] 都与 HLA-DQB1 单倍型[61-63] 相关联（见第 56 章）。两个病症可在身体同一部位[39,65,66]、同一节段或同一 Blashkoid 分布区共存[67-69]，另外还发现，在同一组织病理学标本中可以同时存在这两种疾病的疾病特征[66,70-72]，这一点支持这两种疾病存在共同病因的假说。

临床上，经典斑块型硬斑病（较厚、较大的斑块环绕紫红色炎症性浸润）和硬化性苔藓（由瓷白色丘疹和斑块组成，具有不同程度的角化过度、毛囊角栓，可见红斑、毛细血管扩张、紫癜、硬化和萎缩）可以区分开来。然而在实践中，两者鉴别通常十分困难。并非所有患者都会在外生殖器或生殖器部位出现典型的硬斑病斑块和典型的硬化性苔藓病变[73]。一些典型斑块型硬斑病的患者可能在其硬斑病斑块皮损上形成瓷白色硬化性苔藓斑块，有些患者可能有广泛的、增厚的蜡样斑块，表面有褶皱、过度角化（图 57.1）。这两种疾病在组织学上有时也难以区分，学术界已经提出了多种方法来鉴别这两种疾病，包括通过胶原蛋白的变化和糖胺聚糖表达量的变化等[74,75]。其他学者认为，观察到正常的真皮浅层弹性纤维倾向于诊断硬斑病，而弹性纤维的缺失支持硬化性苔藓[76]。Patterson 和 Ackerman 认为，真皮乳头的苔藓样浸润和基底层的空泡化对于诊断硬化性苔藓是必要的，网状真皮浸润提示硬斑病（参见第 111 和第 112 章）[50]。然而，在疾病发展的后期，可能观察不到这些病理特征。有趣的是，硬化性苔藓患者可检测到细胞外基质蛋白 1（EMP-1）的抗体[77,78]。EMP-1 参与表皮分化和血管生成，并与多种细胞外基质成分结合，包括基底膜蛋白多糖（一种硫酸肝素蛋白多糖）、Ⅳ型胶原、层黏连蛋白 332、基质金属蛋白酶-9(MMP-9)和衰老关键蛋白(一种钙结合蛋白多糖),从而参与真皮结构形成[79-81]。类脂质蛋白沉积症患者编码 EMP-1 的基因发生突变(参见本章后面的遗传学部分),这是一种遗传性疾病,临床表现为皮肤黏膜浸润和瘢痕形成,组织学上表现为基底膜增生和皮下组织玻璃样变[80,82]。这两种疾病皮肤微血管系统发生一系列改变:血管基底膜增生,真皮乳头毛细血管襻缺失和真皮深层血管扩张[83]。这些变化在硬化性苔藓发病机制中的意义尚不清楚,但破坏 EMP-1 介导的 MMP-9 活性控制可能发挥重要作用[84]。尽管在线状和斑块型硬班病患者及 SSc 中已经发现了另一种细胞外基质微纤维蛋白 fibrillin-1 的抗体,且表明与发病机制有关,EMP-1 蛋白抗体尚未在硬斑病中得到证实。[85,86]。

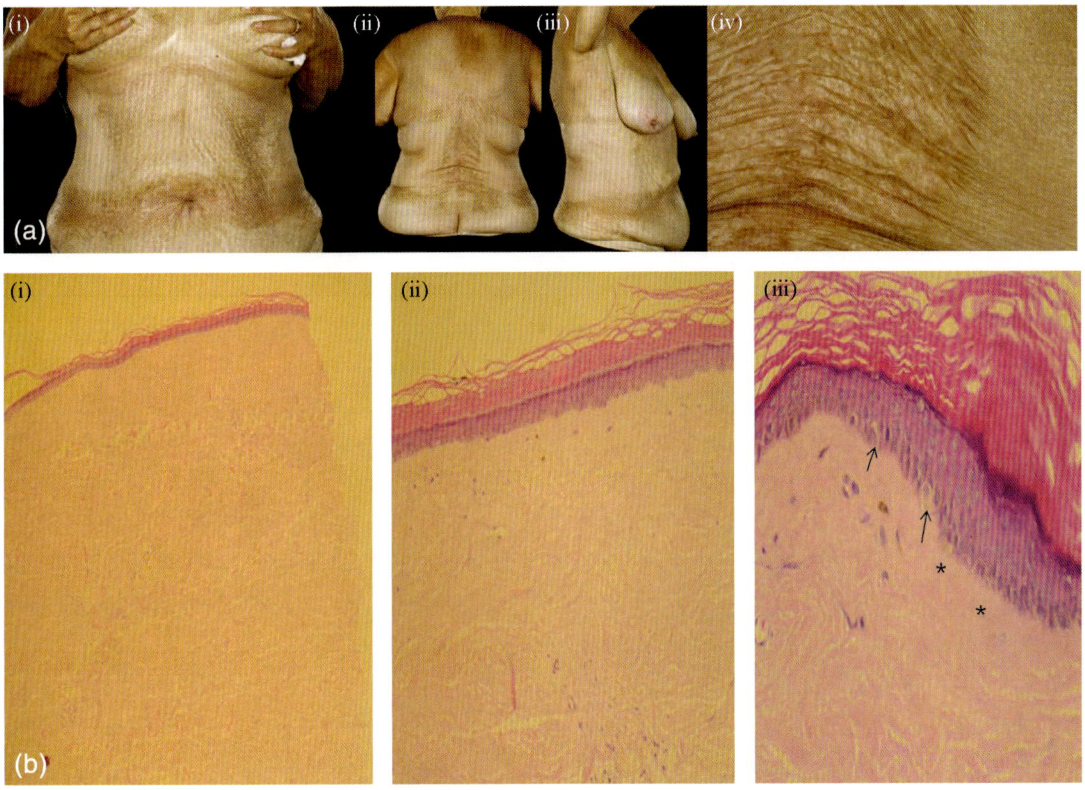

图 57.1 (a)女性患者有广泛、增厚、蜡样斑块(ⅰ-ⅲ),表面有皱纹,角化过度(ⅳ),以同形模式发生,即发生在腰带、胸罩线和乳房下等衣物压迫的部位(ⅰ-ⅲ);(b)低倍镜下组织病理学表现证实硬斑病的存在(ⅰ),硬化性苔藓的特征[正角化过度,扁平表皮,色素失禁(ⅱ),胶样小体(箭)和乳头层真皮透明变性(星号)],(ⅲ)高倍镜下在同一张活检样本中可见(由英国皇家自由伦敦 NHS 信托基金会皮肤科 Dr V. Swale 提供)

病理生理学

发病诱因

硬斑病病因尚不明确。创伤、辐射、药物和感染都被认为是易感个体发病的发病诱因[1]。硬斑病被认为是自身免疫性疾病,部分原因是其与自身抗体和自身免疫疾病具有相关性。患者和亲属共存的自身免疫反应、非常罕见的家族聚集性病例,以及女性发病率高提示遗传因素也参与其中。发病过程可能是在遗传易感性的背景下,由环境"信号"触发一系列病理生理反应,包括血管激活、炎症和之后的纤维化。

病理学

自身免疫

自身免疫机制被认为在诱导硬斑病发病过程中起重要作用。在硬斑病所有亚型患者血清中,都有 B 细胞活化因子(强效 B 细胞存活因子)及各种自身抗体表达水平的升高,因此支持了上述理论[87]。文献中报道的硬斑病患者 ANA 阳性率为 18%~68%[9,22,41,88-94]。两个大型系列研究调查了 110 名成人和 748 名儿童,发现 ANA 高滴度占比为 34%~

42%，且各硬斑病亚型之间没有显著差异[8,95]。英国一项儿童发病率队列研究所得的阳性率与上述研究相似，为 43%[20]。这些自身抗体的意义尚不清楚。较早的研究表明，泛发型、混合型或线性亚型患者的 ANA 阳性率较高[9,22,89]。这些研究中样本量较小、研究设计有差异及对上述亚型的患者 ANA 检测更频繁等因素，可能造成了上述 ANA 阳性率的差异。有趣的是，具有一种或多种皮肤外表现的儿童（参见本章中的并发症和共病部分），ANA 阳性率（51%）确实比没有任何皮肤外表现的儿童更高（39%）[19]。目前已经发现硬斑病患者存在核颗粒型、均质型和核仁型 ANA 染色模式[90,95,96]，核颗粒型染色模式似乎为主要模式，一项研究中其占比为 81%[95]。许多患者没有常见的可提取核抗原（ENA）抗体，这表明在硬斑病发病过程中有其他尚未明确的抗原参与。ANA 阳性还可能因为针对多种已知的可提取核抗原，包括组蛋白、单链或变性 DNA[97-99] 和拓扑异构酶 Ⅱ α[100]。硬斑病患者（12%），特别是线状硬斑病亚型患者，抗组蛋白抗体阳性率较对照组（2%）升高[95]。在线状硬斑病亚型中（其他亚型不适用），ANA 和抗组蛋白抗体阳性与更广泛的皮损分布、更高的皮肤评分和更严重的功能障碍相关[93,95,101]，意味着可以通过这些抗体筛选出更需要积极治疗的患者。先前的研究提示，ANA 滴度和抗组蛋白抗体滴度可能与疾病活动性有关，但尚未得到大型研究的证实[8,95,101]。

可能与硬化性皮肤病致病性更相关的特异性抗体，包括细胞外基质中微纤维蛋白主要组分 fibrillin 1 抗体[85] 和抑制胶原酶活性的 MMP-I 抗体[102]。在线性、斑块型和泛发型硬斑病，以及系统性硬化患者体内已经检测到这两种抗体。

抗拓扑异构酶抗体（抗 Scl-70 抗体或 ATA）和抗着丝点抗体（ACA）（参见第 56 章）通常被认为是 SSc 特异标志物的抗体，这些抗体阳性率在硬斑病患者中低得多，如在 750 名硬斑病儿童患者中这两类抗体阳性率分别为 3.2% 和 1.7%[8]。已发表的硬斑病患者 ATA 阳性率数据与上述结果类似，为 0.8%～3%[9,22,41]。文献中报道的硬斑病患者 ACA 阳性率区间为 0～12%，数据浮动较大可能与其中一些研究样本量小有关[41,91,92]。据报道，病例中 dsDNA 抗体阳性率在 2.3%～14%[8,9,19,41]。其他自身抗体，包括抗心磷脂抗体[8]、抗线粒体抗体[103]、核糖核蛋白抗 U1-RNP 抗体[104]、抗 U3-RNP 抗体[105] 和抗 Th/To 抗体[106] 在硬斑病患者中很少能够检测到。这些自身抗体的重要性尚不确定，因为这些抗体通常与是否进展为系统性结缔组织疾病（如 SSc 或系统性红斑狼疮）无关。然而，这些患者应当加强这些自身抗体的监测。

免疫病理学

有人提出在硬斑病早期炎症阶段存在 Th1 和 Th17 细胞因子激活，而 Th2 细胞因子与疾病后期阶段的组织损伤和纤维化相关（图 57.2）。早期白细胞介素 2（IL-2）、肿瘤坏死因子 α（TNF-α）和 Th17 诱导因子 IL-6 的表达，提示了 Th1 细胞因子介导了早期炎症阶段的病理生理过程。紧接着 Th17 效应因子 IL-17、IL-22 和转化生长因子 β（TGF-β）引起炎症扩散和组织纤维化。在后期阶段，Th2 细胞因子 IL-4 和 IL-13 促进组织纤维化和组织损伤[107]。通过对 3 个硬斑病患者的初始基因表达谱分析，发现硬斑病患者存在 IL-13 信号转导通路的强烈激活，表明 IL-13 在硬斑病发生发展过程中发挥重要作用[108]。

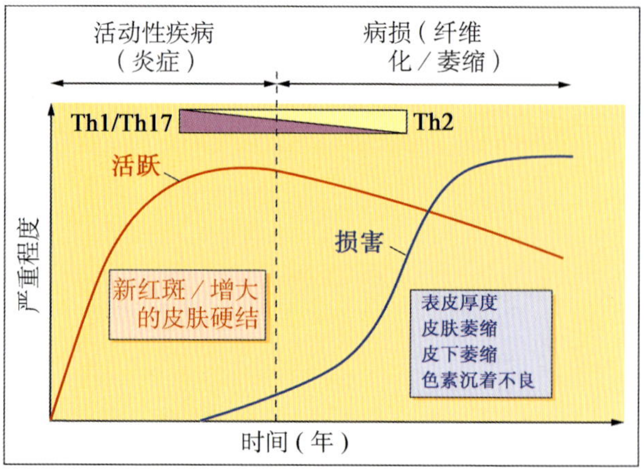

图 57.2 局限性硬皮病的推荐概念模型：从 Th1/Th17 转变成 Th2 反应

（引自 Kurzinski 等，2011[107]。Elsevier 授权转载）

血管损伤是公认的在 SSc 发病机制中涉及的早期特征之一，但在硬斑病发病机制中研究较少。不过，在早期的硬斑病皮损中已经明确存在血管内皮细胞肿胀和凋亡[109,110]。直接免疫荧光研究显示，真皮乳头层的小血管中免疫球蛋白 M（IgM）和 C3 染色阳性[111]。有学者提出抗内皮细胞抗体介导的抗体依赖性细胞毒作用[109] 和自体补体激活[112] 是内皮细胞损伤和激活的机制[113]。在某些情况下，创伤、感染和辐射等造成的直接损害可能是发病因素。有证据表明，硬斑病存在血管活化，伴随内皮细胞黏附分子-血管细胞黏附分子 1（VCAM-1）、细胞间黏附分子 1（ICAM-1）和 E-选择素的表达上调，以及 IL-6 水平升高和趋化因子包括 CCL2/5/7/17/22/27、CCR7、CX-CL8 表达[114-118]。

在硬斑病发病过程中，另一种引人关注的促炎趋化因子是干扰素-γ诱导蛋白 10(IP10，CXCL10)。IP10 由角质形成细胞、中性粒细胞、嗜酸性粒细胞、单核细胞和巨噬细胞产生，作用于淋巴细胞和巨噬细胞上的 CXCR3 受体，而诱导这些细胞迁移至皮肤。与对照组相比，69 例硬斑病儿童血浆中 IP10 水平显著升高，与客观的疾病活动度相关[119]。研究发现，在硬斑病患者血清中，反映免疫激活的可溶性 IL-2 受体(sIL-2r)的表达水平升高[120,121]。硬斑病皮损中 $CD4^+/CD8^+$ T 细胞和 $CD1a^+$ $CD86^+$ 朗格汉斯细胞浸润增加[122]。泛发型和线状硬斑病的患者血清 IL-2 水平升高与血清中 IL-4、IL-6 浓度增加及皮肤硬化程度相关[123]。IL-4 刺激 B 细胞和成纤维细胞增殖，促进细胞外基质成分的合成及免疫球蛋白和黏附分子的产生(综述见参考文献[107])。研究已经发现，泛发性硬斑病患者血清 IL-4 水平升高[123]。IL-6 是一种炎性和促纤维化细胞因子，通过调节 B 细胞、成纤维细胞和 Th17 细胞分化能力参与自身免疫反应调控。研究发现，血清 TNF-α(促进 IL-6 产生)水平在同一亚型的硬斑病，尤其是发病早期的患者中表达升高。TNF-α 水平与抗组蛋白抗体、抗 ssDNA 抗体和 IL-6 水平相一致。同一项研究发现，泛发型和斑块型患者的血清中 IL-13 水平增加，其具有与 IL-4 相似的促纤维化特性。

Th17 细胞在皮肤纤维化中的作用越来越受到关注。已经发现，在发病 24—48 个月硬斑病患儿血清中 IL-17F 和 IL-22 水平升高[107]。这些细胞因子水平与 ANA、抗组蛋白抗体和抗 ssDNA 抗体阳性率具有相关性，提示 Th17 细胞被激活可能反映疾病更严重或更活跃。在一项 SSc 相关的成纤维细胞的研究中，当 IL-17E 和 IL-17F 存在时，IL-6、MMP-1 和单核细胞趋化蛋白-1(MCP-1)的表达呈剂量依赖式增强。在硬斑病中，已证实存在真皮 IL-17E 的高表达伴随 IL-17C 的低表达，表现为一种“纤维化特征性模式”[125]。IL-8 是由内皮细胞、单核细胞和成纤维细胞产生的促炎细胞因子，与其相关的不同研究所得结果迥异，而其中一项研究发现，所有硬斑病亚型的血清 IL-8 水平均升高[126]。来自 SSc 相关成纤维细胞的内源性 IL-1α 通过诱导 IL-6 和血小板衍生生长因子(PDGF)刺激胶原蛋白的产生[127]。内皮细胞来源的 IL-1α、IL-1β 及成纤维细胞生长因子可以响应细胞损伤而产生，并能激活 SSc 相关成纤维细胞[128]。目前没有关于 IL-1 在硬斑病发病中的作用的数据，但可以推测，角质形成细胞和(或)内皮细胞产生的 IL-1 可能在成纤维细胞活化中起作用。

目前认为，纤维化是由于硬斑病发病过程中成纤维细胞的胶原沉积增加和细胞外基质循环代谢减少引起。已经发现，硬斑病成纤维细胞和皮损中Ⅰ型及Ⅲ型胶原 mRNA 和蛋白表达水平升高[129-131]，糖胺聚糖和纤连蛋白合成也增加。结缔组织生长因子(CTGF)的组成性过表达与真皮成纤维细胞中 TGF-β 和 PDGF 表达增加相结合，造成持续的纤维化反应[132-138]。硬斑病皮损中，散在分布于整个真皮的成纤维细胞中均能够发现 CTGF mRNA 和蛋白的表达[137,138]。硬斑病患者皮损处病理组织切片和血清中均发现 TGF-β 表达增加，且与活化的成纤维细胞位点相同[134]。通过免疫组织化学和皮损原位杂交证实，血管周围淋巴细胞样细胞和间质成纤维细胞中 TGF-β 和 TGF-β 受体Ⅰ和Ⅱ的上调[134,136]。基质相关组织金属蛋白酶组织抑制因子-3(TIMP-3)在纤维化组织成纤维细胞内或炎症细胞附近的表达增加，提示在纤维化进程中除了胶原合成增加外，还有胶原溶解的减少[139]。纤维细胞是产生胶原的 $CD34^+$ 细胞，该细胞从循环中被募集到组织损伤的部位。在组织重塑过程中，它们失去 CD34 表达，并获得平滑肌肌动蛋白(SMA)表达，以成为肌成纤维细胞。ⅩⅢa 因子是一种真皮树突状细胞(现认为是巨噬细胞)上表达的转谷氨酰胺酶原[140]，它参与交联基质蛋白。在硬斑病纤维化区域不表达 CD34，而ⅩⅢa 因子表达增加[141-144]。有趣的是，在一项针对硬斑病患者的小型研究中发现，皮肤 α-SMA、TGF-β1 和纤维连接蛋白表达增加，表明上皮-间充质细胞转变可能参与了纤维化过程[145]。综上，这些研究结果表明，在硬斑病发病过程中，由于发生 $CD34^+$ 纤维细胞向 $CD34^-$ 肌成纤维细胞的转化，可能能够形成一种促纤维化的伤口愈合环境。表达ⅩⅢa 因子的细胞增加可以在交联新形成的胶原纤维和基质蛋白中起作用，进而增强纤维化过程[143]。

通过这些机制，血管损伤导致淋巴细胞和单核细胞的募集和活化，促炎递质的分泌及成纤维细胞的活化，导致最终纤维化和损伤。

组织病理学

所有的硬斑病亚型都有类似的早期活动性炎症阶段，其中较新的皮损表现出淋巴细胞浸润，有数量不等的浆细胞和嗜酸性粒细胞。随着病变的进展，炎症细胞的数量减少伴胶原束增厚，后期纤维化阶段皮肤硬化程度逐渐增加。皮肤活检中常见到过渡期图像(图 57.3)。

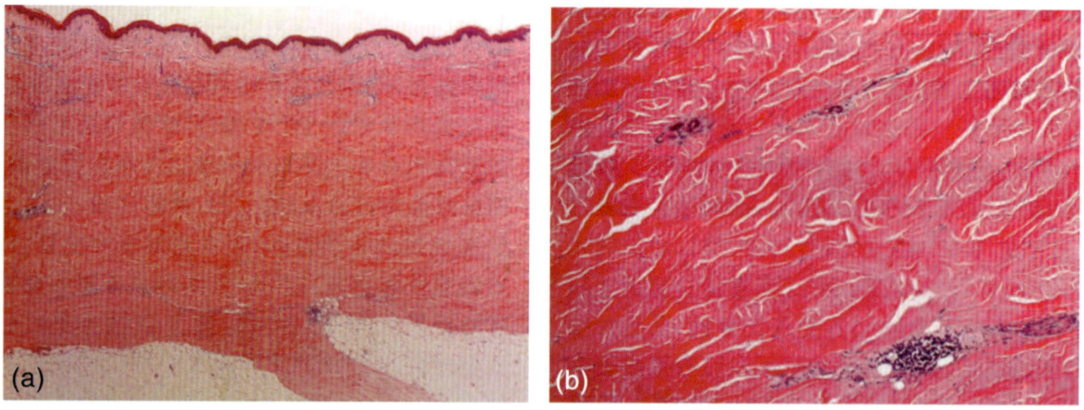

图 57.3 硬斑病的典型组织病理表现

(a)低倍镜下可见在乳头真皮和网状真皮上部围血管性炎症，致密的水平方向的胶原束，附属器缺失和真皮-皮下交界平直；(b)高倍镜下显示宽大增厚胶原束，分散簇集的淋巴细胞（右下）和萎缩的汗管和汗腺（左上）。（均为 H. E 染色）（英国皇家自由 NHS 信托基金会组织病理科 Dr F. Deroide 提供）

硬斑病所有亚型的组织病理学变化相似，不同之处在于受累深度。例如，在斑块型硬斑病中，病变可能仅限于真皮，而线状硬斑病和深部硬斑病亚型皮损可能延伸到皮肤之外，累及深层的筋膜、肌肉和骨骼。累及深层组织的亚型，病变可能局限于深层真皮和皮下组织，或仅仅涉及更深层的结构，如深层筋膜和肌肉[146]。在某些情况下，病变可能完全累及表层组织，局限于网状真皮[142]。

表皮可正常，或表现为表皮突消失，或轻微棘皮病样表现[147]。在早期炎症阶段，水肿和血管周围（淋巴细胞、浆细胞和巨噬细胞，偶有少量肥大细胞和嗜酸性粒细胞）致密浸润出现在真皮网状层，偶尔也出现在真皮乳头层[148-150]。炎细胞浸润可以延伸到真皮下层，围绕外分泌腺进入皮下脂肪或更深层组织。网状真皮可见平行于皮肤表面的肿胀胶原束。皮下脂肪可以被新形成的富含Ⅲ型胶原和Ⅰ型原纤维蛋白的增厚波浪状纤维所取代[151,152]。真皮和皮下组织的血管变化轻微，可见血管内皮肿胀和水肿[153]。

在硬化阶段，仅可见少量成纤维细胞及轻度炎症。胶原蛋白束紧密堆积，具有高度嗜酸性，且呈水平定向分布。皮肤附属器和皮下脂肪逐渐萎缩。外分泌腺体数量减少，由胶原包绕，因此在真皮中显得数目更多。在增厚的透明样变的胶原蛋白中，仅可见较少的血管，那些仅存的血管可表现为内膜增厚。皮损深层的筋膜和横纹肌同样可发生纤维化和硬化。面部或头皮受累的线状硬斑病患者可能存在包括眼和大脑在内的更深层组织受累。在一些神经系统受累的患者中进行的脑活组织检查显示，血管扩张及血管周围淋巴细胞浸润，伴有血管炎、神经胶质细胞增生和软脑膜硬化，以及血管内和脑实质内钙化等特征[154]。

硬斑病和 SSc 患者皮损具有相似的组织病理学特征[155]。全硬化亚型的患者在鉴别两种疾病时有一定难度。倾向于诊断硬斑病而不是 SSc 的特征表现，包括更强烈的炎症反应、存在神经周围炎及同时累及乳头层和更深的真皮层更弥漫的皮肤硬化，这些均在 SSc 中不常见[150,156]。

致病微生物

1985 年，Aberer 等首先提出疏螺旋体属（*Borrelia*）可能会诱发硬斑病[157]。原因如下：①硬斑病与慢性萎缩性肢端皮炎（莱姆病的晚期表现）（见第 96 章）在临床表现和组织学表现具有相似性[158]；②发现 12% 的病例中硬化性苔藓与慢性萎缩性肢端皮炎共存[159]；③一些硬斑病患者使用抗生素治疗有效。此后，欧洲和北美学者都对两者之间的联系进行了广泛的研究，得出了不同的结论。有人提出，由于地理因素影响，在世界不同地区，主要感染的疏螺旋体属亚种不同。在美国流行的是狭义伯螺旋体，而欧亚大陆以阿氏疏螺旋体和伽氏疏螺旋体为主。一些欧洲研究发现，在硬斑病发病之前存在疏螺旋体感染的比例很高，但来自美国的病例没有发现这种现象[160-164]。在一项针对 90 名欧洲硬斑病患者的回顾性研究中，在儿童期或青春期发作的病例中观察到了硬斑病、疏螺旋体感染的血清学证据，以及血清高滴度 ANA 之间存在统计学上的显著相关性，这表明在一部分硬斑病病例中可能存在这种相关性[165]。然而，来自大西洋两岸的大量研究发现两者之间没有关联[166-170]。不同研究采用不同的研究方法，包括免疫过氧化物酶、银染、共聚焦显微镜、组织培养、血清学和聚合酶链反应等，使得不同研究之间数据难以解释。一项文献综述发现，在所研究的 49 个硬斑病病例中，仅有一个的疏螺旋体属 DNA 阳性[170]。目前还没有确凿的证据表明硬斑病是由疏螺旋体属感染引起的。

遗传学

在姐妹和表(堂)兄妹中很少发生家族性的线状硬斑病[58,171]。最近，已经证实硬斑病与 HLA-DRB1＊04:04、HLA-B＊37 基因有关，特别是线状硬斑病和泛发型硬斑病亚型[172]。有趣的是，HLA-DRB1＊04:04 也与 SSc 发病有关(见第 56 章)。一级或二级亲属的风湿病或自身免疫性疾病家族史似乎比较常见，一项针对 750 名儿童的研究报道其发病率为 12%。泛发性硬斑病亚型更倾向于具有家族史(23.5%)，比例明显高于线性(9%)或斑块型(12.5%)硬斑病亚型。类风湿关节炎、系统性红斑狼疮、银屑病、白癜风、硬化性苔藓、自身免疫性甲状腺炎和胰岛素依赖型糖尿病家族史与硬斑病发病尤其相关[8,9]。1.5%的儿童硬斑病患者有硬皮病家族史(尽管没有提及是系统性还是局限性疾病)[8]。一项纳入了 123 名成人和 122 名儿童的研究，发现 2%的硬斑病患者存在一级或二级亲属患病[9]。硬斑病患者家族性风湿性和自身免疫性疾病的整体发病率为 18%，比一般人群增加了 4 倍[28]，并且儿童(22%)高于成人(11%)。患有泛发性或混合型硬斑病的儿童和患有泛发性硬斑病的成人具有家族史的比例最高。总之，泛发性硬斑病亚型中，个体和家族自身免疫性疾病发病率增加，表明这组疾病可能存在共同易感性基因。目前还需要大量工作来明确基因对硬斑病发病的影响。而来自 3 位硬斑病患者的皮肤活检组织的全基因组基因表达谱已证实，炎症基因表达谱与局限性和一些弥散性 SSc 患者中所见一致[108](见第 56 章)。该炎症谱与 T 细胞浸润、早期生长反应因子 1(Egr-1)和 IL-13 通路激活[173,174]及 CCL2 表达上调[174]有关。

表观遗传学最近成为各种纤维化疾病研究关注的焦点。微小 RNA(miRNA)是小的非编码 RNA，与信使 RNA 结合抑制其翻译合成蛋白质。硬斑病患者血清和皮肤中部分 miRNA 的表达下调，特别是 miR-7[175]和 miRNA-196a[176]的表达下调，可能通过增加成纤维细胞中的Ⅰ型胶原蛋白表达，促进皮肤纤维化。这些最新研究结果为临床提出了新的可能的治疗思路，如阻断 IL-13 或 CCL2 通路以及上调相关 miRNA 表达。

环境因素

创伤和疫苗接种

有少数儿童病例报告专门记录了硬斑病皮损初发于疫苗接种部位，如乙型肝炎、MMR(麻疹、腮腺炎和风疹)、白喉、破伤风、百日咳、肺炎球菌和 BCG(bacille Calmette-Guérin)，并且其发生与这些疫苗接种有密切的时间关系[177-182]。也有报道记录了注射维生素 B_{12} 和维生素 K 后出现硬斑病初发皮损[183-185]。有人提出，硬斑病可能是易感个体注射部位创伤后，由血管损伤和组织缺氧引发的免疫反应。其他人则认为，由于多种疫苗注射后均会出现，所以触发因素可能是疫苗中的佐剂[186]。

有些少量报道和早期病例报道表明，创伤在硬斑病，特别是线状硬斑病的发生发展过程中，可能发挥作用[35,187,188]。这一观点最近得到了更多的证据支持，如据研究报道 750 名儿童中，有 13.3%患者存在特定的潜在的触发事件，如创伤、感染或药(毒)物接触史，且这些触发事件几乎都发生于硬斑病起始阶段[8,36]。机械损伤(包括意外创伤、昆虫叮咬反应和疫苗接种)占这些病例的 2/3，感染占 1/4，药物和心理因素分别占 5%和 3%。有趣的是，患有泛发性硬斑病的儿童患者报道此类事件的频率较低(6%)。相较之下，机械因素似乎更可能是线性和深部硬斑病的发病诱因[8,189]。

一项包含 329 例成人和儿童的队列研究系统地研究了硬斑病与皮肤创伤的关系。52 名硬斑病患者(16%)疾病初发时，其皮损分布区域在存在皮肤创伤或摩擦损伤的证据[189]。在先前愈合的皮肤病或损伤部位相同的区域中形成的硬斑病皮损，称为同位反应[190]，发生率为 6%，硬斑病皮损发生在当前创伤部位，称为同形反应或 Koebner 现象[191]，发生率 9%[189]。硬斑病发生前 6 个月内，在初始病变部位发生过创伤的患者定义为同位反应患者。同形反应患者是那些病变仅分布在胸罩线、腰带区和腹股沟褶皱区域的患者。两组均以女性患者为主，但同位反应患者组平均发病年龄(44.4 岁)较同形反应患者组(52.4 岁)低。与儿童的相关研究结果[8]相反，在以成人为主要研究对象(48/52 例)的研究组中，87%的创伤诱发病例患有泛发性硬斑病(在该研究中定义为出现至少两个解剖部位融合的硬结斑块样皮损的硬斑病)，而整个队列中占比 33%。同位反应患者包含了一些线状硬斑病病例，并且通过改良的 Rodnan 皮肤评分(MRSS；参见第 56 章)和皮肤病学生活质量指数评分[189]测量，发现其包含更多的重症病例。同位反应组可能的发病诱因为：手术占 43%，穿透性创伤占 19%，注射占 14%，带状疱疹感染占 10%，放射治疗、X 线诊断和极限运动各占 5%。大多数病变发生在胸部、乳房或腹部。这种创伤诱导的硬斑病的潜在机制尚不清楚，可能涉及异常的伤口愈合反应，伴随内源性 Toll 样受体配体表达上调、固有免疫信号传导增强和由此引起的成纤维细胞激活[192]。

放射治疗

大多数已发表的辐射后硬斑病病例都与乳腺癌放疗有关[193-195]。据估计，乳腺癌患者罹患硬斑病的比例为 1/500[195]。在妇科和头颈部恶性肿瘤、皮下淋巴瘤和转移性腺癌的治疗后比较罕见[196]。虽然之前诊断 SSc 可能会影响辐射后硬斑病发生的风险，但年龄、放射治疗参数和初始治疗后反应似乎没有影响。大多数病例在完成放疗后一年内发病，但有报道少数病例会延迟 10－32 年才发病[196,197]。在大多数情况下，硬斑病皮损发生于放射治疗区，但在 20%～25%的病例中，皮损可以超出这一范围[193,195]。鉴别诊断可能具有挑战性，包括慢性放射性皮炎、癌症复发、辐射后回忆性皮炎和蜂窝织炎。通常需要行组织学检查进一步排除癌症复发的可能性。在发病机制方面，辐射诱导的 IL-4、IL-5 和 TGF-β 表达增加，导致成纤维细胞活化、胶原合成和纤维化增加[198]。

药物

多种药物与硬斑病样皮损的发生有关（见表 57.3）[199-203]。有报道发病可延迟 1～30 个月，停药后可消退，但并非一成不变[201,204]。可能的机制包括药物特异性淋巴细胞反应和自身抗体的产生导致内皮损伤[203]、血管直接损伤、活性氧的产生和 IL-1、TNF-α 及 TGF-β 的表达上调[205]。有报道 9 名硬斑病患者因使用高剂量巴利卡替而诱发发病，而有意思的是，该药物能够抑制皮肤成纤维细胞溶酶体内组织蛋白酶 K 的胶原水解活性[206,207]。组织蛋白酶 K 参与细胞内胶原降解，其表达受 IL-1α 上调而被 TGF-β1 抑制。上述结果表明，细胞外基质蛋白胞内降解失败在纤维化的产生中起作用，是与先前提出的金属蛋白酶介导的胶原降解受阻，和（或）细胞外空间中胶原产生增加的机制截然不同的机制[207]。

临床特征

病史

硬斑病的发生和进展通常是隐匿的。患者可能会述及肤质或肤色的变化，有时伴有瘙痒、疼痛或麻木。当病变扩展到关节，可能会出现关节活动性或收缩性降低、肢体周径和长度出现差异。发生于面部和头部的线状硬斑病，可能出现面部特征不对称、脱发、颅骨凹陷或凹槽、眼部疼痛和牙齿异常，还可能会出现头痛和癫痫。泛发性硬斑病常出现疲乏、肌痛和关节痛，偶尔会出现胃食管反流症状。如果出现广泛的胸壁硬化，可能会伴发呼吸系统的症状。

临床表现

硬斑病皮损通常开始表现为红斑、水肿、炎症性表现，病变轻微且在外观呈“瘀伤样”，起病通常缓慢、隐匿。随后皮损中央出现硬化区，伴随皮肤颜色和质地的改变：皮肤增厚、呈蜡样黄白色，可能伴有毛发脱失和无汗。这个中央硬化区可能被红色至紫红色斑疹，即所谓的“丁香环”所包绕，一般认为该表现可以反映疾病呈持续性活动。皮损经数月或数年，变得萎缩、色素过度沉着或减退。在某些情况下，皮损可以不经过硬化阶段，而直接进入萎缩性色素沉着阶段。病变的临床表现取决于其深度和类型，当累及皮下组织、肌肉、筋膜、骨骼及脑组织可出现相应的表现。在大多数儿童病例中，症状发作至确诊的平均时间间隔为 11－24 个月[8,20,208]。在最近的北美研究中，224 名患者中有 63%（129 名成人）在发病后至获得诊断的时间间隔超过 6 个月[34]，259 名儿童中有 37%的患者从症状出现到第一次预约儿童风湿科就诊的间隔时间≥5 年[30]。英国的情况也与上述报道相似[208]。有一种观点认为，成人患者诊断的延误时间可能较儿童更长，斑块型或泛发型硬斑病较线状硬斑病更多见[34]。诊断延迟可能对预后产生重大影响，因为这种延误可能导致医师错过更易于治疗的疾病早期“活跃”阶段。

局限型

局限性斑块型硬斑病：硬斑病中最常见类型，表现为直径>1 cm 的圆形或椭圆形皮损，可发生于头颈部、四肢、躯干前后等 7 个解剖部位，可同时在多达 2 个部位发病（图 57.4）。组织病理学变化通常局限于表皮和真皮。斑块可以发生于任何部位，最常见于躯干（41%～74%），面部和颈部占 12%～13%。乳房常受累，但不会累及乳头和乳晕[5,35]。虽然这种类型在 Laxer 和 Zulian 的分类中称为限制性表浅型硬斑病[6]，但在某些情况下，斑块可累及更深层组织（图 57.5）。

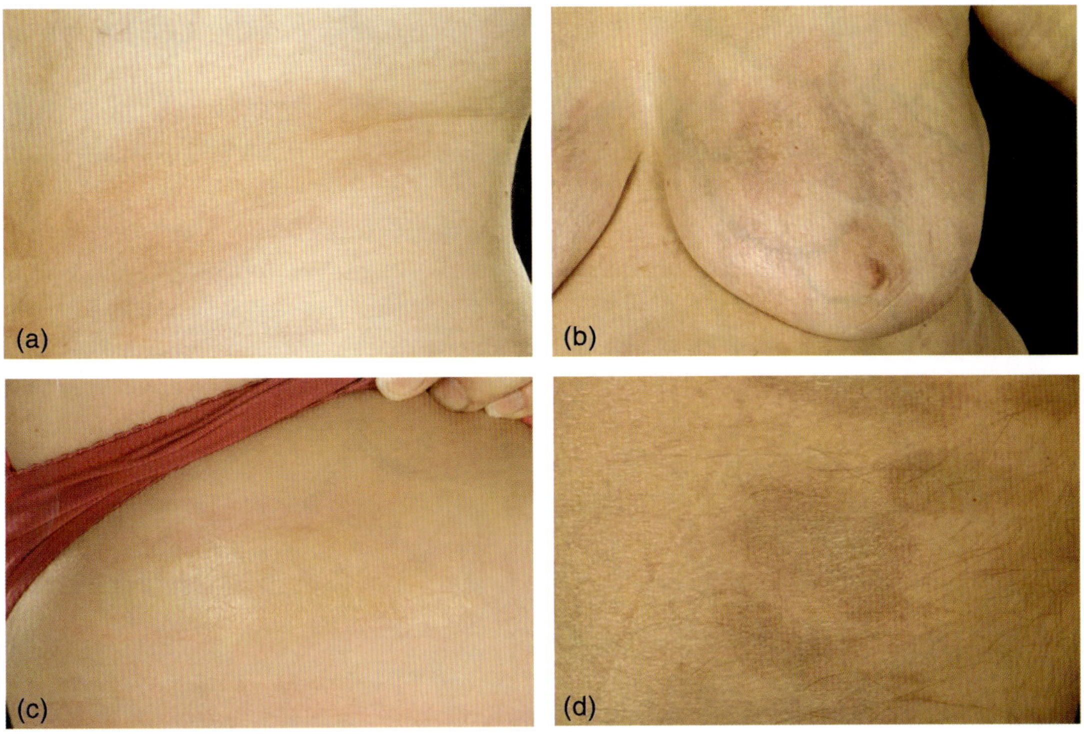

图 57.4 (a,b)早期炎症性浅表性硬斑病斑块,伴有红斑和瘀斑样外观;(c)硬化性中心区伴有炎症性淡紫色外周环;(d)疾病后期色素沉着伴萎缩

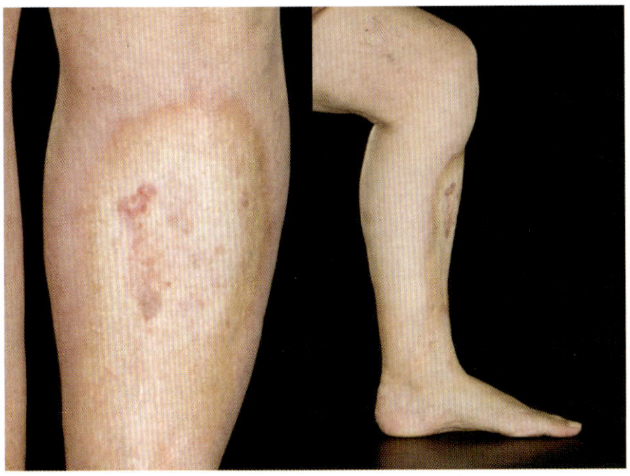

图 57.5 深部受累的斑块状硬斑病

点滴状硬斑病:这是一种罕见的亚型,类似于斑块状硬斑病,表现为多处小的(直径<1 cm)红色或黄白色质稍硬皮损,最常发生于躯干。皮损表浅,表面有光泽、可见皱纹,临床上类似于外生殖器的硬化性苔藓。在临床和组织病理学上可能很难区分点滴状硬斑病和外生殖器硬化性苔藓,有人认为点滴状硬斑病是一种与硬斑病相关的硬化性苔藓[49,209,210]。然而与外生殖器硬化性苔藓不同的是,点滴状硬斑病消退后一般会遗留色素沉着。

Pasini-Pierini 萎缩性皮病:关于 Pasini-Pierini 萎缩性皮病是一种独立的疾病还是以浅表性萎缩性为主要表现的硬斑病亚型[142,211-214](图 57.6)存在不同意见。这是一种罕见的病症,占儿童硬斑病病例的 0.1%[8],通常发生于青春期或青年期。目前已经有 3 个先天性发病的报道[33]。最常见的是躯干部位皮损的对称分布,但也有单发皮损和线性疱疹样分布的报道[212,215-217]。通常情况下,病变为非硬化性的,呈蓝

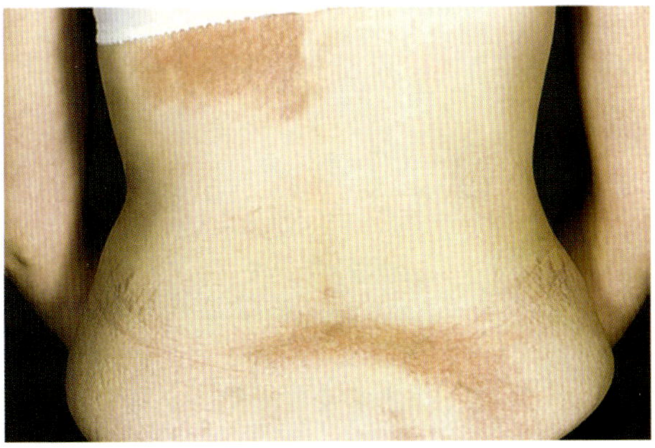

图 57.6 Pasini-Pierini 皮肤萎缩
(由英国莱斯特皇家诊所 Dr D. A. Burns 提供)

第4部分

灰色至棕色，伴色素沉着且边界清楚呈“陡崖”状的凹陷性斑疹[212,215]。最近发表的一篇 16 例病例的研究，发现只有 19% 的病例是色素沉着过度，其余病例表现为色素脱失或呈正常肤色[213]。组织学表现变化不一：它们可能是正常的或有轻度淋巴细胞浸润，皮肤变薄，胶原纤维正常或硬化、透明变性[11,211,213]。弹性（纤维）染色也可能显示出一系列变化：弹性纤维网从正常到发生严重萎缩和碎裂[213]。将 Pasini-Pierini 萎缩性皮病纳入硬斑病范畴是因为一些患者中并发硬斑病典型的硬结皮损[211,212]。在一项对 139 名患者进行的平均 10 年的随访研究中发现，现有病灶中出现硬结区域占 17%，其他部位发现硬斑病斑块状皮损占 22%[212]。

瘢痕疙瘩/结节性硬斑病：术语瘢痕疙瘩和结节性硬斑病在文献中可互换使用。这种罕见的亚型的特征在于硬斑病发病前或同时存在瘢痕样结节，且在大多数情况下是 SSc（图 57.7）[218-224]。临床上，在硬皮病皮损基础上发生的瘢痕或结节可能有典型的瘢痕疙瘩或硬斑病的组织病理学表现[220]。相对少见的病例组织病理学上表现为增生性瘢痕的特征[222]或胶原束的增厚、均质化，黏蛋白表达增加。皮损常见于上半身，可能会聚集或呈线状分布模式[223,225,226]。在某些情况下，结节可出现于瘢痕体质患者的正常皮肤上[220]。发病机制与表皮生长因子和 CTGF 水平升高有关[138,227]。Moinzadeh 等对一位在弥散性皮肤系统性硬化症基础上并发结节性硬斑病的患者进行组织学和超微结构分析发现，这种结节性病变表现为未成熟的胶原纤维密度增加及肌成纤维细胞缺失[228]。结节中有软骨寡聚基质蛋白（COMP）、胶原Ⅻ和原纤维蛋白 1 的沉积增加，其分布类似于瘢痕疙瘩而不是正常皮肤。作者认为，由于 COMP 能够将 TGF-β 转运至成纤维细胞，并与胶原蛋白Ⅰ和Ⅻ结合，因而可促进成纤维细胞增殖并增加细胞外基质的产生。

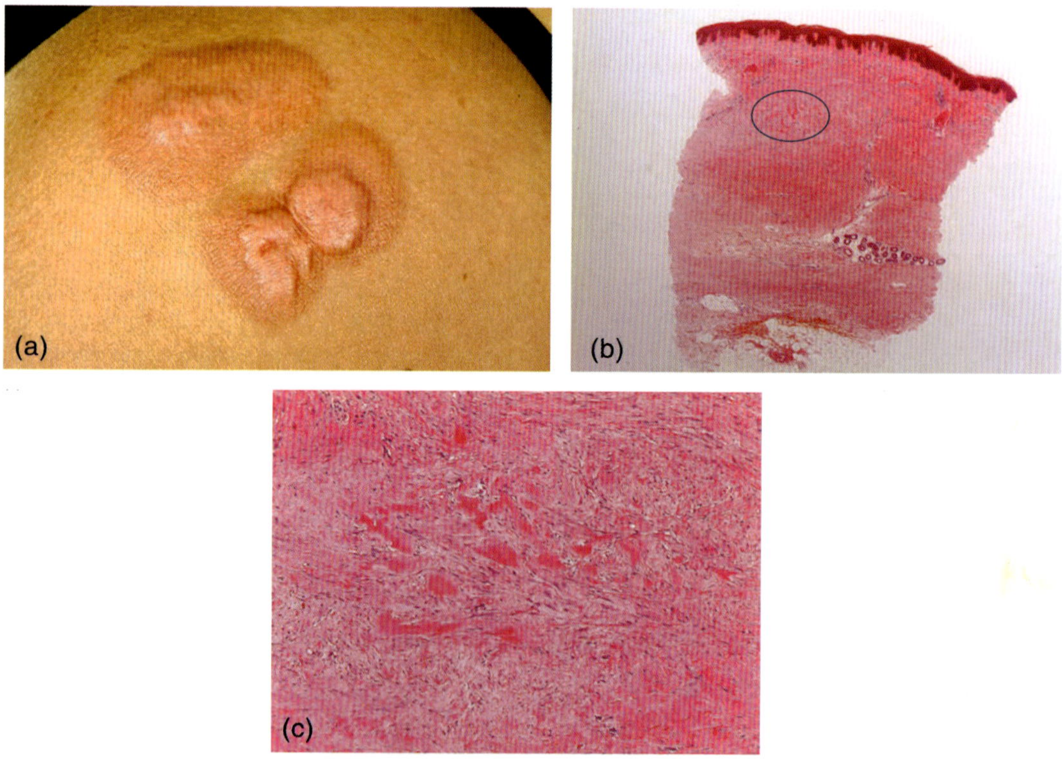

图 57.7 (a)局限性皮肤系统硬化症患者的瘢痕性硬斑病。(b)低倍镜下显示真皮增厚，胶原致密，附属器结构减少。可见瘢痕样改变。放大倍数 40×(H.E 染色)。(c)高倍镜下显示肿胀的瘢痕样胶原束

放大倍数 100×(H.E 染色)。(由英国皇家自由伦敦 NHS 信托基金会组织病理科 Dr F. Deroide 提供)

局限性深部硬斑病：深部硬斑病表现为真皮深层、脂膜、筋膜或肌肉发生炎症和硬化（同义词 morphoea profunda）。所有的硬斑病亚型都可能累及深层组织（图 57.8）。Person 和 Su 对 23 名患者的深部硬斑病描述中，使用的诊断标准包括弥散性、绷紧的、束缚状、深层的皮肤硬化，以及真皮深层、皮下脂肪隔膜、筋膜中胶原纤维束显著透明化和增厚[146,229]。尽管他们所描述的大多数病例皮损都是广泛累及深层组织，但有些病例表现为独立的斑块状皮损符合局限性深部硬斑病诊断（同义词孤立性深部硬斑病）。Whittaker 等首次描述了孤立的深部硬斑病皮损，这 5 名患者有累及上躯干的孤立的、定义不明确的、硬结状深在性的斑块，呈橘皮样外观[230]。该亚型主要的组织病理学特征是胶原纤维硬化、透明化，以及真皮深层和皮下组织中炎性细胞（主要由浆细胞和 T 及 B 淋巴细胞组成）浸润[230]。在 Whittaker 报道的病例中未发现皮损累及皮下脂肪层以下，但只有一个病例进行了深层组织活检。皮肤和血液循环中嗜酸性粒细胞数目可能增多[230,231]。很少有人报道浆细胞性脂膜炎（也称硬斑病脂膜炎）[232]，但这种情况在儿童和成人中都会出现[230,233]。文献中记载了许多疫苗接种后发病的病例[178,179,234]。少数情况下，病变表现为非炎症性、杯状、凹陷性的斑块，无相关硬结，不伴色素沉着或皮肤质地改变，但有皮肤胶原过度沉积、真皮深层和皮下组织胶原纤维束增厚透明变性[234]。因此，深部硬斑病在临床表现上可类似于皮下脂肪萎缩，在患者表现为无症状的萎缩性皮损时应该考虑此病。

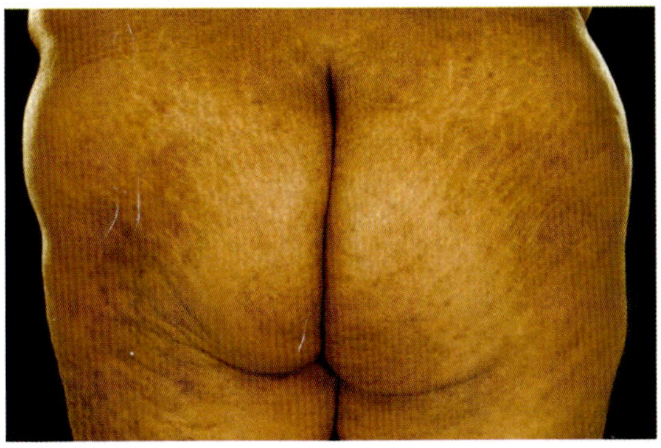

图 57.8　硬斑病的深部受累

皮肤被皮下受累的深层组织牵拉，导致外观皱褶和束缚感。

泛发型

文献中有多种方式来定义泛发性硬斑病。Falanga 提出用五个或以上皮损、双侧病变且存在至少两个独立斑块融合来定义[94]。Laxer 和 Zulian[6] 将泛发性硬斑病定义成起始为四个或以上的直径＞3 cm 的独立斑块的皮肤硬结，斑块发生融合并累及 7 个解剖部位（头颈、右上肢、左上肢、右下肢、左下肢、躯干前部、躯干后部）中的 2 个及以上。Peterson 等[5] 和 Kreuter 等[7] 将其简化定义为存在累及上述 7 个解剖部位中 3 个或以上的斑块。基于这些定义，文献报道泛发性硬斑病占儿童硬斑病病例的 7%～9%[8,22,30,35] 和成人病例的 13%～52%[9,22,28,35]。皮肤外常见的症状包括肌痛、关节痛和疲劳，可能会出现呼吸困难和吞咽困难，并发的和家族性的自身免疫性疾病发病率升高（参见本章遗传学，并发症和共病章节）。

同一定义下的患者也存在明显的临床表现差异，上述定义并没有将这些差异考虑在内，详见下文。

播散性斑块型硬斑病：第一种类型临床表现为患者在几个解剖部位逐渐形成多个硬斑病斑块，其中一些可能融合（图 57.9）。这种亚型可能描述为播散性斑块型硬斑病更准确。斑块可以出现在疾病进程中的不同阶段，并且最常见于成人躯干、大腿和腰骶部。可表现为多发、孤立、通常对称分布的斑块，更大的融合性斑块可以以同形反应形式出现，这是由于腰带周围、乳房下方和腹股沟处衣物轻微创伤所致[189,235]。同形分布模式在中年女性中尤为常见[189]。在针对儿童最大的多中心研究中，躯干和四肢的共同发生率为 63%，躯干、四肢和头部的发生率为 19%[8,19]。最初表现为局限斑块型硬斑病的成人和儿童可能随病程进展或复发而发展，从而达到播散性斑块型硬斑病的诊断标准。

全硬化性硬皮病：这是一种更罕见的亚型，其特征是除手指和脚趾外，体表大部分区域广泛地、经常是圆环形受累，因而用全硬化性硬皮病来描述此病可能比较恰当（图 57.10）[10]。在已发表分类中，全硬化性硬皮病有时被归于泛发型硬斑病[7]，有时归于深部硬斑病亚型中[5]，抑或作为独立的硬斑病亚型[6]。该术语传统上用于描述一种非常罕见、受累广泛和严重的进行性疾病，主要发生于儿童，该病深部纤维化进展迅速，累及肌肉、筋膜及骨[236-238]。

文献中称为儿童致残性全硬化型硬斑病，并且通常伴有严重的关节挛缩、慢性溃疡和发生鳞状细胞癌而变得复杂化[238-241]。在某些病例报道中，患者存在血清 IgG 升高、ANA 阳性和外周嗜酸性粒细胞增多[236,242,243]。由于本病所累及身体部位多，该亚型符合泛发型硬斑病的分类标准，但从临床角度说是不同的疾病。目前尚不清楚儿童中表型特别严重是否是

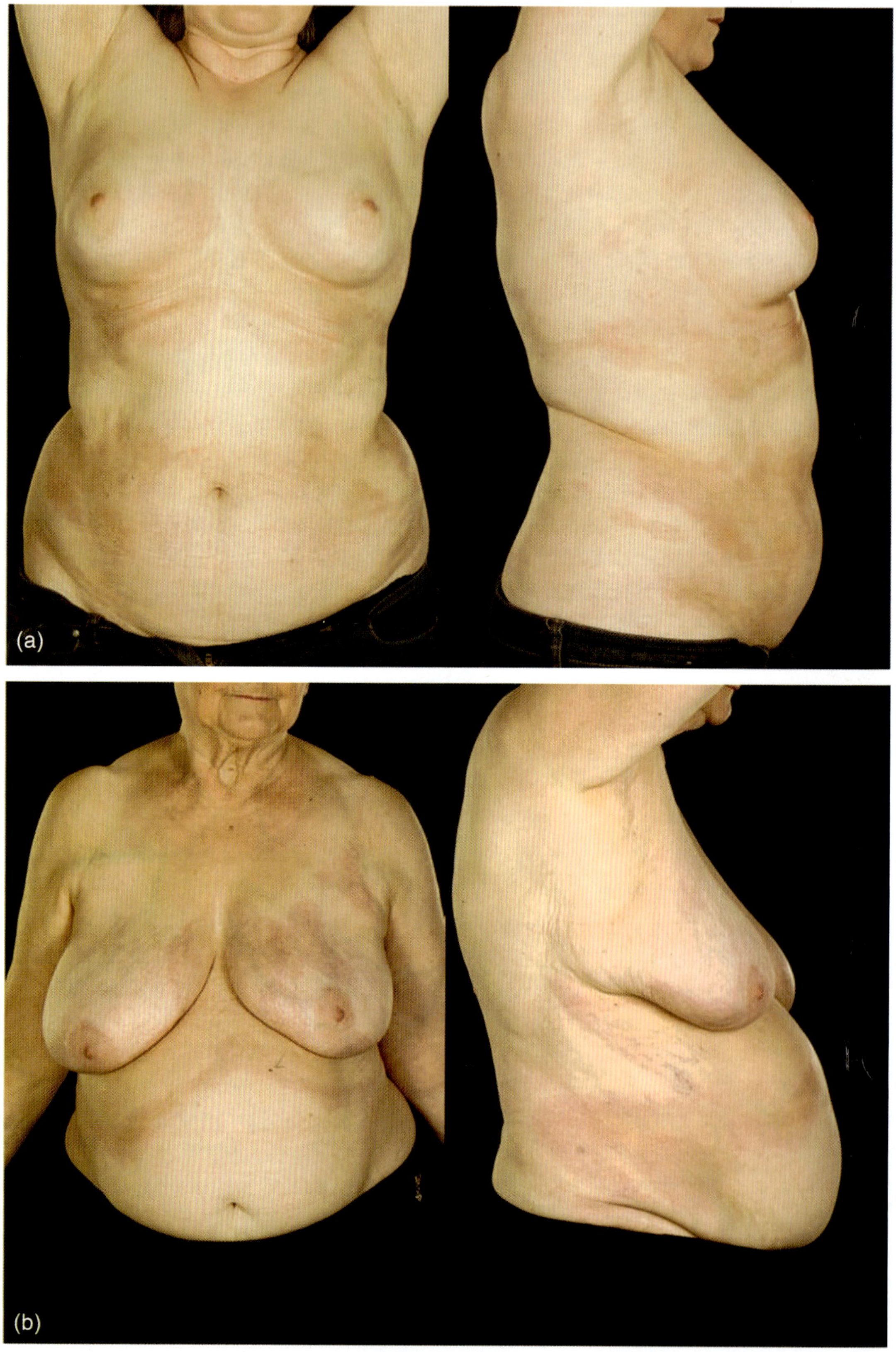

图 57.9　**播散性斑块型硬斑病**

(a)无深部受累的炎症活动期，并且在胸罩周围、腰带区和腹股沟呈同形模式；(b)无深部受累的早期中央硬化与显著边缘炎症性淡紫色环，和累及乳房下和腰带区的对称性同形模式。

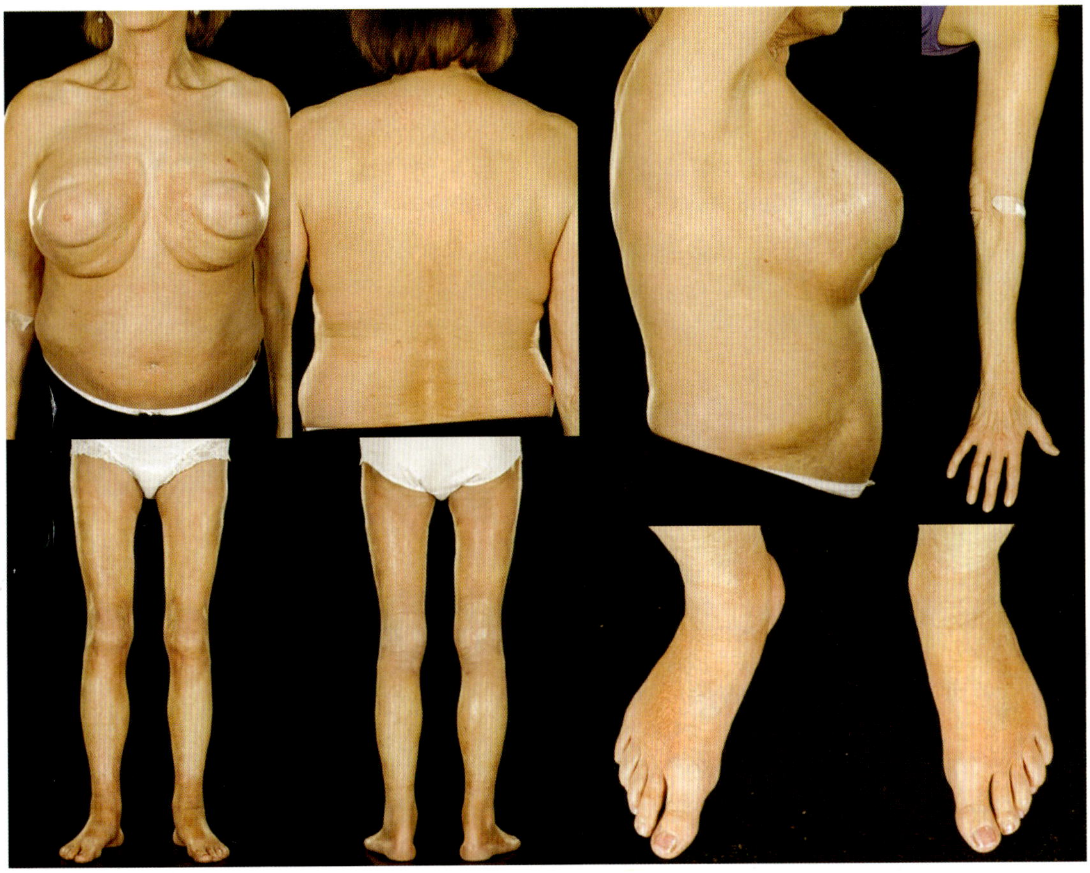

图 57.10 全硬化性硬皮病患者表现为圆环形累及下肢和躯干，而乳晕区和手部不受累

因为影响了儿童生长发育，还是由于儿童的疾病模式本身比成人更严重。

虽然先前对儿童期全硬化型硬皮病的描述，提示存在深部组织（包括皮下组织、肌肉和骨）受累[236,238]，但其定义和皮肤外受累的发生率并不一致[237,244-248]。在最近一项对成人和儿童中的硬斑病（morphoea in adults and children，MAC）队列进行的横断面研究中，即美国得克萨斯州进行的硬斑病患者的前瞻性研究，其中描述了全硬化性硬皮病亚型患者的人口统计学和临床特征[10]。由于累及深度的相对模糊性，文献中将该标准删除，并且将全硬化性硬皮病定义为除手指和脚趾外，累及近乎全身体表区域的亚型。其区别于 SSc 的特征是没有指（趾）硬化、甲皱襞毛细血管病变及内脏器官受累。在 MAC 队列的 360 名患者（97 名儿童，263 名成人）中，确定了 113 例泛发性硬斑病患者，其中 13 名患者（3.6％的患者）符合上述全硬化性硬皮病标准。大多数患者起病于躯干，伴有快速离心性播散并在掌指关节和跖趾关节处突然停止。所有病例均无骨受累。与泛发性硬斑病相比，它们进展更快、表型更重，但与 SSc 不同。有趣的是，泛发性硬斑病和全硬化性硬斑病，在起始发病年龄（平均 49 岁，标准差 19）及 ANA（29％～31％）和抗组蛋白抗体（7％～10％）阳性率方面，没有显著差异。然而，患有泛硬化性硬斑病亚型的男性比例更高（46％，泛发性硬斑病患者 6％），发病至诊断时间差更短，发生功能性损害的比率更高（分别为 61％，16％），以及皮肤硬化和损害分数更高。尽管深层组织累及不作为全硬化性硬斑病定义的指标，活检发现的病变累及深层组织的比例较泛发性硬斑病更高（分别为 61％，17％）。4/13 患者伴有限制性肺功能障碍、吞咽困难和（或）手部水肿，后来的研究将其归因于严重的、广泛的皮肤硬化而不是内部器官本身受累[10]。

如上定义的全硬化性硬皮病与文献中描述的各种形式的深部硬斑病在临床上存在明显的重叠。术语“皮下硬斑病”最初由 Person 和 Su 于 1979 年首先使用，他们描述了 16 例活检证实的脂膜或浅筋膜炎症性硬化症，其中 13 例患有广泛的、定义不明确的、束缚状的斑块，并呈快速的离心性进展[229]。3 年后，他们增加了 7 例病例并回顾已发表的文献，描述了累及深层组织的患者特征[146]。基于累及真皮深层、皮下脂肪、筋膜或肌肉可以单独或以任何组合存在的特性，他们重新将这种亚型命名为深部硬斑病，并将嗜酸性筋膜炎纳入其中[146]。深部硬斑病和全硬化性硬皮病（如上所述）及嗜酸性筋膜炎之间的区别仍然不甚清楚。命名学上仍然存在混淆不清的情况，如最近有人使用"播散性深部硬斑病"来描述具有同形模式和深部组织累及的患者[249]，还有人使用"泛发性深部硬斑病"来描述患有全硬化性硬斑病的病例[250]。

为了避免将来出现混淆，更宜将患者分类为具有播散性斑块或全硬化性的泛发性硬斑病，同时准确描述病变累及范围和深度，明确其累及深度可以不同，且最好由深部组织活检和（或）磁共振成像（MRI）来确定。

嗜酸性筋膜炎：嗜酸性筋膜炎（同义词 Shulman 综合征）（图 57.11）最初由 Shulman 于 1975 年描述[251]。这种亚型包含在硬斑病疾病谱中是有争议的，但在 29%～41%的病例中，与其他亚型的硬斑病共存支持其成为硬斑病的一种亚型[252-254]。它的皮损分布通常很广泛并且常累及深层组织。在先前的硬斑病分类中，其有时归于泛发性硬斑病，有时归于深部硬斑病群组。皮损对称分布，累及四肢远端，特别是下肢，但不会累及手指和面部[255,256]。嗜酸性筋膜炎可累及躯干部位，这些病例中，可能与全硬化性硬皮病在临床上有重叠现象[11,253]。高达 50%的病例在发病前有剧烈运动史[255]。在早期阶段，有四肢疼痛、烧灼性红斑和凹陷性水肿，进而演化为硬结和纤维化，形成典型的橘皮样外观，血管周围束缚形成沟槽，称为沟槽征。硬化过程涉及皮下组织纤维性隔膜和深筋膜，也可能延伸到下面的肌肉[8,253,257,258]。在疾病的早期阶段，脂肪间隔和深筋膜可能存在明显的嗜酸性粒细胞浸润[253,257,258]，但也有例外情况[146]。嗜酸性筋膜炎可导致严重的关节挛缩和其他相关疾病。典型病例出现血沉（ESR）增快和 C-反应蛋白（CRP）升高、高 γ 球蛋白血症和外周嗜酸性粒细胞（60%～90%的病例）增多[253,254,258,259]。血液学异常包括血小板减少症、再生障碍性贫血和白血病[253,254,260]。对临床上受累的组织进行深度活检，显示炎症和深筋膜增厚是确诊的关键[256]。

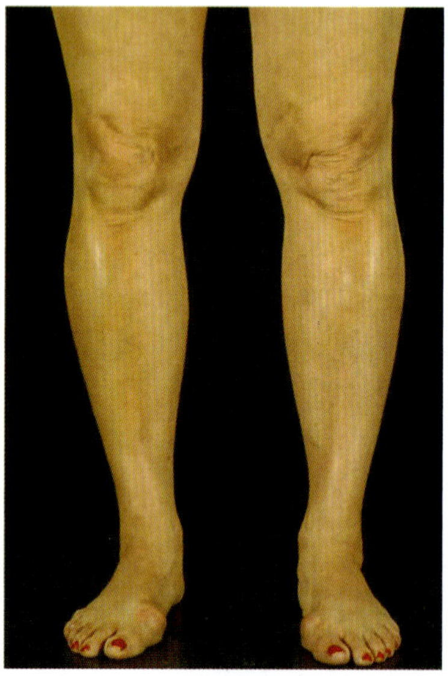

图 57.11 嗜酸性筋膜炎

局限性病灶累及小腿下部和足踝，皮肤光泽而紧张。

线性型

线状硬斑病占成人硬斑病病例的 15%～20%[28,35]，占儿童病例的 42%～67%[8,9,31,36]。它可以细分为躯干/肢体变异型及头部变异型。躯干/肢体变异型的发生率（54%～65%）是头部变异型的 2 倍（23%～35%）[8,23]。已发现有 1%的儿童患者同时存在躯干/肢体和头部变异型。同一侧的上肢和下肢受累很常见。虽然大多数是单侧分布，也有双侧受累，其发生率为 5%～25%[8,36,261,262]。在大多数情况下，线状硬斑病近乎遵循 Blaschko 线分布（图 57.12），表明遗传镶嵌是重要的发病机制[261,263,264]。大约 1/4 的线状硬斑病患者在其他部位有另一种形式的硬斑病（混合亚型），最常见的是斑块型硬斑病[8]。

头/颈变异型

头部变异型包括刀劈状硬斑病（morphoea en coup de Sabab，ECDS）和进行性偏侧面肌萎缩（PHA）（也称为 Parry-Romberg 综合征）。在儿童中，ECDS 病变比 PHA 更常见，占头部变异型病变的 87%[8]。在一项回顾性分析文章中，报道了 1984－2004 年在梅奥诊所诊断出患有 ECDS 或 PHA 的 54 例患者，其中 26 例（48%）患有 ECDS，13 例（24%）患有 PHA，15 例（28%）两种同患[262]。文献中报道了一部分患者典型的 ECDS 硬化性皮损与 PHA 萎缩性皮损区重叠的现象[31,265,266]。据报道，有典型的 ECDS 病例演变为 PHA，支持先前已提出两种情况可发生重叠及两者可能具有共同发病机制[265-267]。虽然 ECDS 偶尔会突然发作并且快速进展，但在大多数情况下，两种疾病亚型都发病隐匿并且可能在多年内缓慢进展。

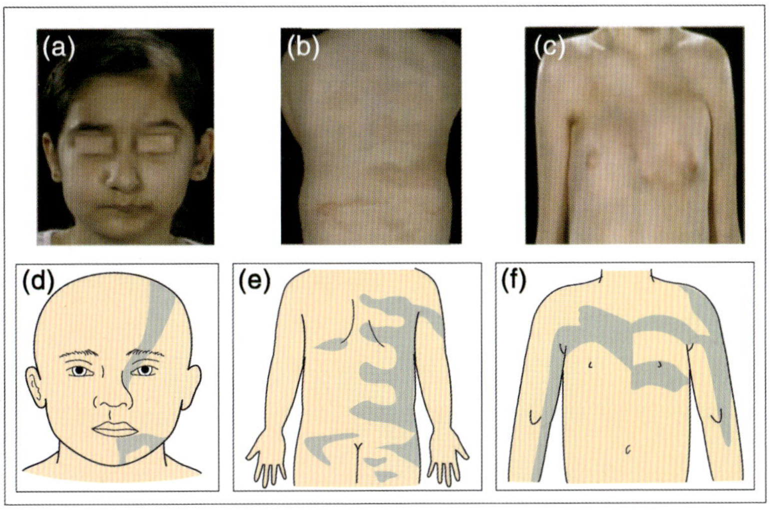

图 57.12　面部(a,d)、背部(b,e)和胸部(c,f)线状硬斑病的 Blaschkoid 性状
(引自 Weibel and Harper 2008[261]，由 Wiley 授权转载)

刀劈状硬斑病：ECDS 通常于儿童期发病，但偶尔会有成人期发病的病例报道[268,269]。它最常累及前额和头顶正中旁侧区域并且遵循 Blaschko 线分布[261,270](图 57.12)。可累及双侧[262,271,272]并伴有躯干/肢体的线性和斑块病变[28,187]。硬化首先发生于皮肤和皮下组织，然后延伸至下层筋膜和骨骼。可观察到不同程度的硬化、色素沉着和萎缩(图 57.13)。如果累及睫毛、眉毛和头皮分布区，则会出现该区域的瘢痕性脱发。该病常伴有颅骨线性凹陷，常见神经、视觉和听觉并发症[8,262]，常可见 CT 和 MRI 一系列结果异常(参见本章关于并发症和共病的部分)[154]。

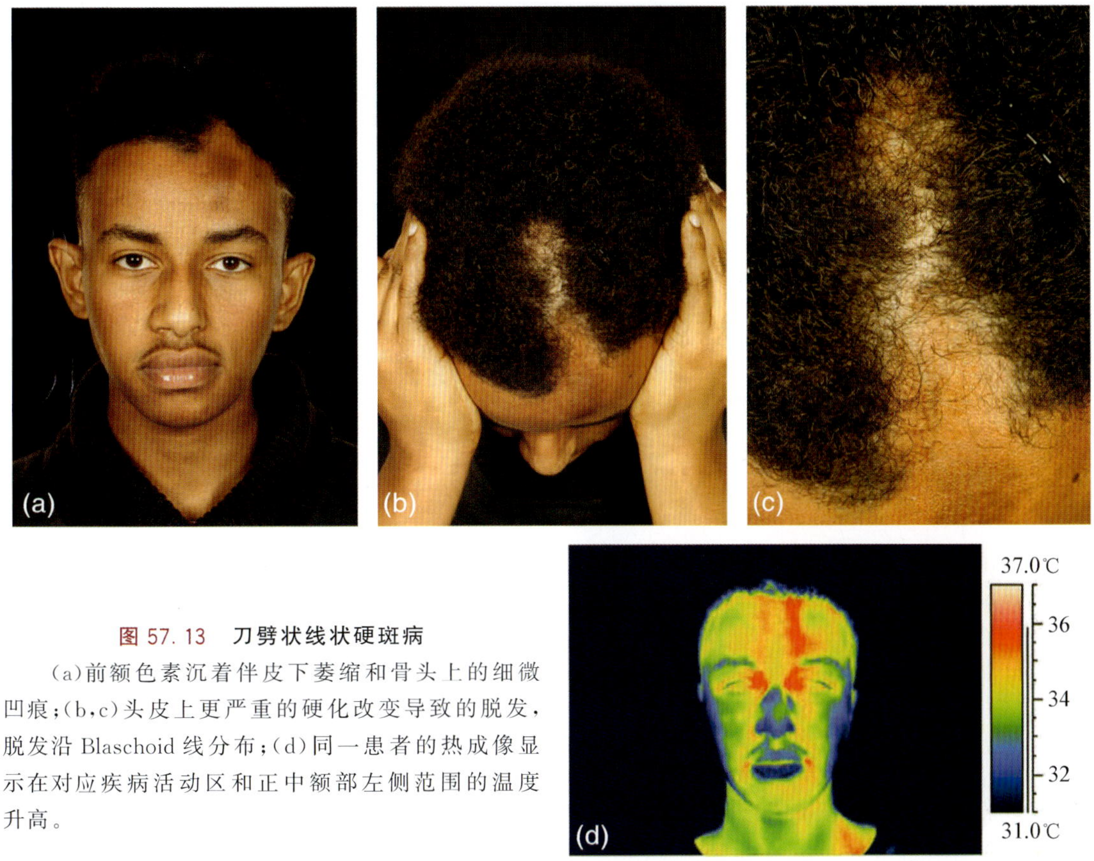

图 57.13　刀劈状线状硬斑病
(a)前额色素沉着伴皮下萎缩和骨头上的细微凹痕；(b,c)头皮上更严重的硬化改变导致的脱发，脱发沿 Blaschoid 线分布；(d)同一患者的热成像显示在对应疾病活动区和正中额部左侧范围的温度升高。

进行性偏侧面部萎缩：进行性偏侧面部萎缩(Parry-Romberg 综合征)以往被认为主要影响三叉神经的一个或多个分支的支配区域[273]。最近有人提出病变是沿 Blaschko 线分布，和其他亚型的线状硬斑病一样[261]。大多数病例 10 岁内起病，但偶尔报道成人发病病例[274,275]。它是发生于皮肤、皮下组织、肌肉和下层软骨和骨骼的单侧、进行性、原发性的萎缩性疾病(图 57.14)[262,265,266,273,276]。受累区域常见色素异常，通常是褐色或瘀伤样改变，但偶尔会出现色素减退。由于脂肪和肌肉的逐渐丧失及额骨、上颌骨和(或)下颌骨的萎缩，逐渐出现面部不对称，口和鼻向患侧偏移。进行性脂肪萎缩、眼球收缩和眼外肌变薄引起眼球内陷[277]，可能出现眼部并发症，包括脉络膜和视网膜折叠、远视、葡萄膜炎、视网膜血管炎、青光眼和动眼神经麻痹[276]。神经系统并发症发生率为 15%，头痛(9%)和癫痫(13%)最常见。相关的神经影像学异常发生率为 19%～44%，可发生于皮损同侧、对侧或双侧[278]。有趣的是，这些并发症的存在与皮损症状无关，它们可能在疾病发作后数年出现[154]。下颌和口腔受累可能导致牙齿咬合不正和舌肌萎缩。

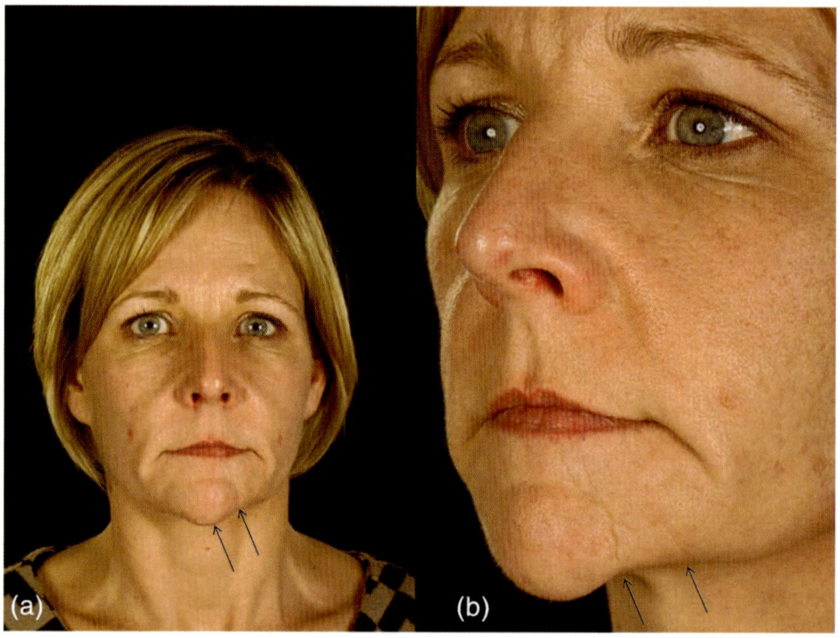

图 57.14 进行性半侧面萎缩累及左侧下颌骨和下巴
正常皮肤覆盖萎缩的深部结构(箭)。注意面部的不对称性。在确诊之前，这位患者已经注意到了面部轮廓进行性改变超过了 5 年。

在一项 16 名患者的研究中，真表皮连接处的空泡变性是 ECDS 中的常见组织学特征，并且在疾病早期可观察到血管周围和(或)皮肤附属器周围的淋巴细胞浸润和滤泡上皮的空泡变性[279]，表明可能由于镶嵌现象，遗传上不同的基底角质形成细胞受自身免疫攻击而出现相应病变。

躯干/四肢亚型

同 ECDS 一样，线性皮损近乎遵循 Blaschko 线分布，可能表现出不同程度的红斑、硬化、萎缩和色素沉着过度(图 57.15)[261,263,280]。线状硬化带可能突然或隐匿出现，然后进展。在这种形式的线状硬斑病常与斑块状硬斑病共存或之前即出现，大多数位于躯干部位。大多数线状硬斑病病变是单侧分布，但在最大的儿童研究中发现双侧病变的发生率为 11%[8]，其他发表的病例中报道的比例为 5.5%～46%[35,36,187]。病变可累及真皮、皮下组织、下方肌肉和骨骼。在四肢病变中，疾病发作之前可存在全身性关节痛和受累肢体水肿[8,35,187,281]。跨越关节的病变经常导致屈曲挛缩[187]。可能发生肌病性改变、受累及的相邻骨骼肌萎缩和无力[88]。在成人引起肢体周径不对称，而在儿童中生长阻滞导致肢体长度增加差异。关节挛缩、肌肉萎缩和肢体缩短会导致疼痛和显著的功能障碍，从而导致生活质量下降和明显的心理疾患[30,281,282]。

Moulin 线状萎缩性皮病：该病最初是一篇 1992 年文献报道的，文中描述了 5 名患者，在躯干和四肢有单侧凹陷性伴有色素沉着的斑块(沿 Blaschko 线分布)，发病年龄在 6－20 岁。组织学显示表皮色素沉着，但真皮层和胶原未见异常[283]。该文章作者认

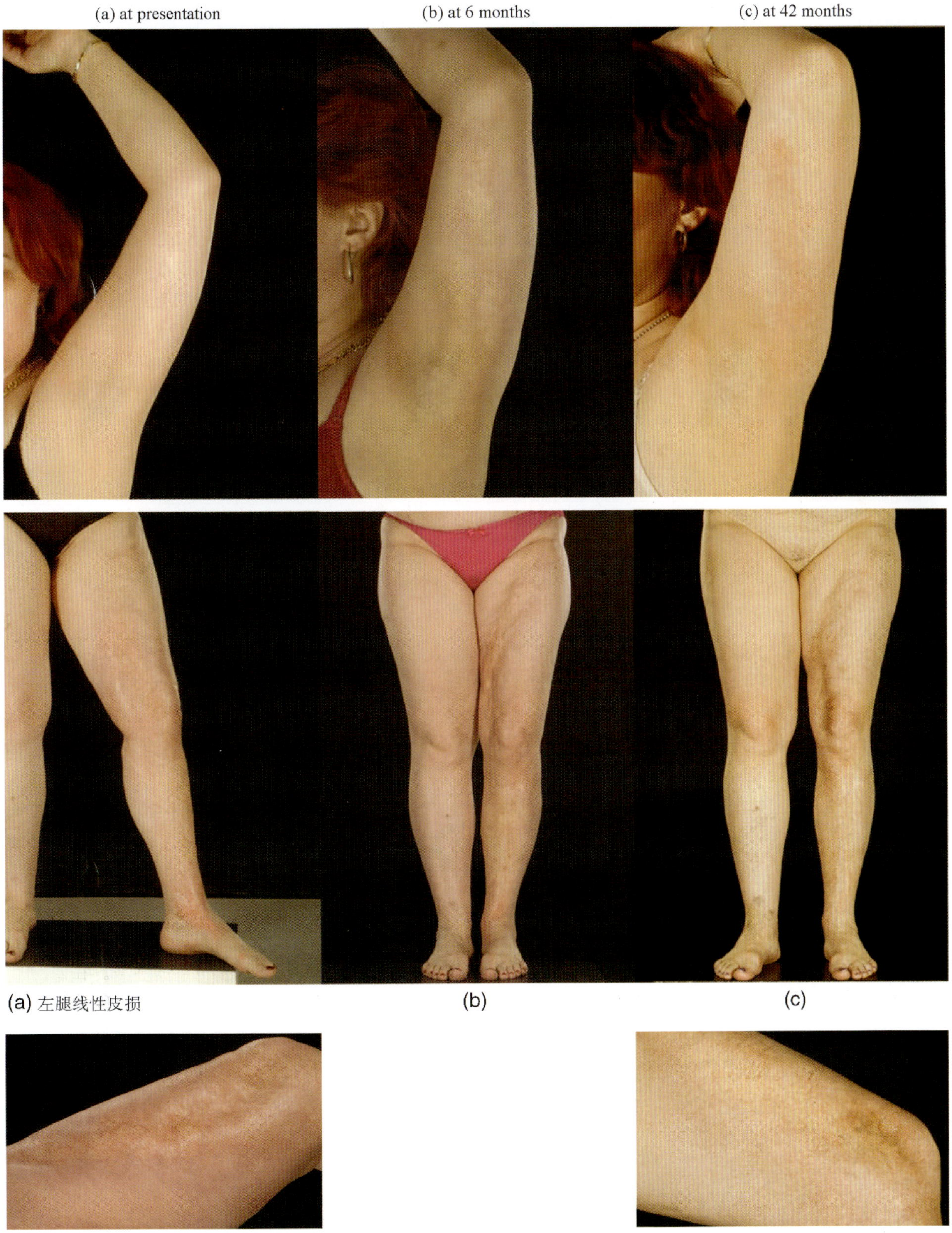

图 57.15　左上臂（上图）和左腿（下图）的线状硬斑病

(a)炎症活动期显示临床表现为蜡样光泽外观;(b)6 个月时硬化程度明显增加伴有边缘红斑;(c)42 个月非活动性的晚期变软、萎缩和色素沉着的皮肤外观。

为，皮肤萎缩凹陷可能是由于皮下结构的萎缩导致，现在已经通过超声检查证实了这一点[284]。随后，该病相关的一系列组织病理学发表[285]。在一个病例报道了该病与 Pasini-Pierini 萎缩性皮肤病及硬斑病的临床重叠现象，并且在组织学上发现的真皮网状层中的血管周围炎症和胶原纤维的增厚与 Pasini-Pierini 萎缩性皮病，以及硬斑病形成了显著重叠[286]。尽管尚未得到普遍认同[285]，但 Moulin 线状萎缩性皮病似乎归属硬斑病范畴，类似于沿 Blaschkoid 线性分布的 Pasini-Pierini 萎缩性皮病。

线性萎缩性深部硬斑病：据报道，有 3 例线性原发性萎缩性硬斑病患者，临床上无前驱炎症或硬化，累及皮下组织和深层真皮，类似于发病于肢体部位的 PHA[287]。虽然该病逐渐进展，但并不会导致关节挛缩。在其中一例和另外两例病例报道中，线性肢体病变与 PHA 相关，证实了这两种疾病之间的关系[287-289]。

混合型

混合性硬斑病发生于 4%的成人患者和 15%～23%的儿童患者，同时存在一种以上硬斑病亚型。最常见的组合是线状硬斑病躯干/四肢变型和斑块型硬斑病，但任意组合都可能。

鉴别诊断

除硬斑病和 SSc 外，多种疾病可出现皮肤硬化，包括代谢性、沉积性、遗传性疾病，接触化学物质、毒素和药物引起的疾病，移植物抗宿主病和肾源性系统性纤维化（表 57.3）[290,291]。硬斑病的鉴别诊断取决于疾病的亚型和分期，表 57.4 和框图 57.1 中进行了总结。

表 57.3 可发生皮肤硬化的疾病

疾病	举例
自身免疫性疾病	系统性硬化，硬皮病样 GVHD
代谢性疾病	发型皮肤病卟啉症，苯丙酮尿症，肌肉糖原沉积症，甲状腺功能减退，类癌综合征，糖尿病性关节病伴皮肤增厚
沉积性疾病	硬肿症，硬化性黏液水肿，原发性淀粉样变性
遗传性疾病	GEMSS（青光眼，晶体异位，小球形晶体，关节僵硬，身材矮小），Werner 综合征，早衰，大疱性肢端表皮松解症，MooreFederman 综合征（身材矮小，关节僵硬，特征性面容），皮肤僵硬综合征，蜡泪样骨病，硬化萎缩性 Huriez 综合征（手足硬化萎缩，甲发育不全，少汗性皮肤角化病）
职业相关疾病	氯乙烯病，全氯乙烯、三氯乙烯、有机溶剂、农药、环氧树脂、硅酮
化学物质诱导	嗜酸细胞增多性肌痛综合征（L-色氨酸），毒油综合征（摄入受苯胺污染的菜籽油），肾原发性系统性纤维化（肾衰竭背景下钆暴露，GFR＜30ml/min）
药物诱导	博来霉素、五唑嗪、黄体酮、维生素 B_{12}、维生素 K、可卡因、D-青霉胺、平阳霉素、干扰素 β-1a、尿嘧啶-替加氟、紫杉醇、甲氧基精、吉西他滨、溴隐亭、比索洛尔、含卡比多帕的 L-5-羟色胺、巴利卡蒂、布洛芬、丝裂霉素 C
血液病相关	POEMS（多神经病、器官肿大、内分泌病、单克隆丙种球蛋白病、硬皮病样皮肤改变）、骨髓瘤

GFR，肾小球滤过率；GVHD，移植物抗宿主病。

表 57.4 局限性硬斑病不同阶段的鉴别诊断

早期炎症阶段	硬化阶段	色素沉着阶段	萎缩阶段
肉芽肿	类质渐进性坏死	炎症后色素沉着	脂肪营养不良
外生殖器硬化性苔藓	胫前黏液水肿	光化性扁平苔藓	类固醇诱导的皮肤萎缩
游走性红斑		牛奶咖啡斑	深在性狼疮
蕈样肉芽肿			慢性萎缩性肢端皮炎
皮肤肥大细胞增生症			脂膜炎（晚期）
放射皮炎			
固定性药疹			

框图 57.1　全硬化性硬皮病与嗜酸性筋膜炎的鉴别诊断

- 系统性硬化
- 硬皮病样移植物抗宿主病
- 硬肿症
- 硬化性黏液水肿
- 迟发型皮肤卟啉症
- 原发性系统性淀粉样变性
- 肾原发性系统性纤维化
- 类癌综合征
- 药物诱导的硬斑病
- 化学或职业因素导致的皮肤硬化(见表 57.3)

严重程度分级

硬斑病严重程度基本取决于发病年龄、皮损累及范围和深度,以及是否有骨、关节或中枢神经系统(CNS)受累。评估严重程度需要评估疾病活动情况、先前疾病活动引起的不可逆损害的程度及对生活质量的影响。直到最近,还没有统一的评估系统来评估硬斑病严重程度。评估时使用的各种各样的成像技术和皮肤评分系统,使得不同临床研究和疾病调查中的结果难以比较。最近开发和验证的局部性硬皮病皮肤评估工具(LoSCAT)可能在这方面有所帮助(参见检查中的结果测量部分)[27,292,293]。

最近由儿童关节炎和风湿病研究联盟(CARRA)提出了青少年局限性硬皮病的严重程度分级[26]。高度严重程度定义为具有泛发性或全硬化性硬皮病、颅面部线状硬斑病或其他有证据表明高概率伴发 CNS 受累、肢体缩短或关节挛缩的亚型。中度严重程度定义为局限性深部硬斑病或躯干或肢体的线状硬斑病(没有高发病率的证据)。低度严重程度疾病被定义为浅表、局限性斑块型硬斑病。该严重程度分级同样适用于成年患者。

还有一些证据表明有皮肤外表现的患者,特别是儿童[19],病情似乎更严重,因为这些患者全身炎症水平更高,且更需要系统性使用免疫抑制治疗。有趣的是,类风湿因子阳性可能预示有更严重的关节受累。

功能性障碍定义为临床可观察到的、非关节本身的异常和(或)肢体长度差异因素导致,而是继发于关节挛缩或相应的皮肤和皮下组织受累的运动范围受限[95]。功能性障碍与生活质量评分和心理疾患发病密切相关,因而也可作为评估疾病严重程度的标尺之一。

并发症和共病

皮肤外表现

尽管对硬斑病的经典表述中指出该病不会累及内脏器官,无系统受累的表现,但是有越来越多的证据开始质疑这一说法。成人和儿童的一系列小型研究发现,21%～27%的患者存在皮肤外表现[294,295]。在这些早期研究中,17%～23%的患者存在轻度的常无症状的食管动力障碍,14%～18%的患者存在轻度换气障碍和限制性肺功能变化[295,296],高达 34%的患者存在肌炎[294,295]。成人和儿童存在发生率不等(8%～88%)的心电图异常,特别是不完全性右束支传导阻滞[19,297-299]。一项 40 名无症状的硬斑病患儿的研究发现,16 名受试者(40%)有超声心动图异常,特别是二尖瓣和左心室[297]。

现在一些较大型研究已经明确了硬斑病皮肤外累及的发生率。据一篇美国的综述文章报道,245 名成人和儿童患者的关节痛(24%)、吞咽困难(14%)、呼吸困难(20%)及血管性并发症(主要是雷诺现象,31%),主要见于泛发性硬斑病患者。相较之下,神经系统症状(31%)和眼科并发症(8%)主要见于线状硬斑病,受累部位位于面部和头皮。

在最大型的儿童研究中,750 名患儿中有 22.4%的患者有 1 个及以上皮肤外症状,包括关节炎、神经系统症状、眼部症状、血管疾病及胃肠道并发症[19]。在这项研究中,关节炎症状最常见,占 11%,特别是线状硬斑病和类风湿因子阳性的患儿。1/4 的患者关节炎症状与硬斑病发病部位无关,提示存在系统性而非局部性炎症反应。6%患者患寡关节炎(≤4 个关节),5%有多关节炎(>4 个关节),30%的关节炎患儿出现类风湿因子阳性。

神经系统症状发生率为 4.4%,主要见于累及头部的线状硬斑病患儿。大多数表现为癫痫和头痛,但也可见外周神经病变、脉管畸形及中枢神经系统血管炎[19]。神经成像及脑电图可发现无症状的神经系统异常,在上述研究中约占 1%[8]。1/3 病例神经系统症状与皮损位置无关。这些发现与一项针对 224 例线状硬斑病病例的系统评价结果相似,其报道的癫痫发作(42%)和头痛(19%)是神经系统并发症的主要表现,但也可见脑神经麻痹、偏瘫和神经精神病症状[300,301]。皮损同侧和对侧颅骨变薄、脑萎缩、白质病变、皮层下点状钙化及脑膜皮层病变也有报道[301]。最常见头皮和颅骨异常,如萎缩、T2 高密度影、钙化及同侧脑萎缩[154]。和儿童一样,患有头颈部疾病的成人也面临着危险[300]。值得注意的是,虽然一些有症状的患者无明显异常的影像学表现(可能因为影像学技术不够敏感),但大量的无症状患者有明显的中枢神经系统影像学异常,因而强调累及头颈部的患者需要进行神经影像学检查[154]。

口腔和牙齿病变也可能出现。在一项16名患者的研究中,发现口腔牙齿异常包括咬合不正(94%)、面部前下1/3过度生长倾向(82%)、咀嚼异常(69%)、牙齿异常(63%)、骨性不对称(56%)、骨累及(56%)及颞下颌关节异常(19%)[302]。

750名患儿中眼部并发症发生率为2.1%,最常见巩膜外层炎、前葡萄膜炎及角膜炎,也可见青光眼、眼干燥症、斜视、瞳孔扩大及视盘水肿[19,303]。25%的病例与皮损部位无关。眼球内陷[277]、脉络膜和视网膜折叠、远视、视网膜血管炎、青光眼及动眼神经麻痹也有报道[276]。

750名患儿中,2.4%的患者存在血管病变。有一例并发皮肤血管炎,有一例并发深静脉血栓。其余2.1%的(16例)患者有雷诺现象,其中少数在硬斑病发病之前出现。10例患者ANA阳性但是无一例出现SSc相关特异性自身抗体。9例有雷诺现象的患儿合并一种以上的皮肤外症状,包括关节炎、胃食管反流及心律失常。

经相关检查确诊的症状性胃食管反流病例占1.6%[304]。同伴发雷诺现象的患儿一样,大约60%的患儿伴有其他皮肤外症状。

呼吸系统异常(0.7%)、心脏异常(0.3%)及肾病变(0.3%)相对少见。4%的患儿有超过1项的皮肤外表现,主要见于线状硬斑病患者。

综上所述,这些发现提示,在一些硬斑病亚型中存在广泛的炎症反应和(或)自身免疫反应,需要进行更系统的多器官的基线研究。

心理学表现

有三项研究认为,硬斑病对儿童生活质量的影响甚微,并且儿童都有很好的情绪应对机制[305-307]。虽然儿童期发病造成的疾病损害相对较重,但对患者的生活质量影响较小[308]。

然而,两项进一步的研究表明,硬斑病能明显影响患者的生活质量。在第一项研究中,74名患者有焦虑和抑郁的风险,占38%[309]。心理疾患在泛发性硬斑病和嗜酸性筋膜炎患者中发病率最高,并且疾病越严重,疼痛程度及疲劳度越高,疾病对日常生活和社会支持的影响越大[309]。第二项研究中,纳入了277名成人和儿童患者,该研究证实了生活质量的下降与疾病活动期产生的功能障碍和症状(如疼痛、瘙痒)相关,与硬斑病亚型、年龄和性别无关[282]。

病程和预后

早期的研究认为,疾病活动期消退时间通常为3~5年[35],尽管有亚型差异,斑块型较其他亚型更早消退。在Peterson等的系列研究中[28],总体上有50%的患者,在诊断后3.8年皮损至少有50%软化或消退。斑块型50%消退期平均为2.7年,泛发型和线状硬斑病为5年,深部硬斑病为5.5年。然而,儿童期起病的患者平均病程较成人期起病的患者长(分别为13.5年和5.8年)[22]。

越来越多的证据显示,一些特定亚型的硬斑病并不会出现永久消退。在一项针对113例成人和126例儿童患者的回顾性研究(时长20年,至2001年)中,混合型硬斑病患儿的病程更倾向于变得迁延复杂,而泛发性硬斑病、深部硬斑病及混合型患者复发频率更高[22]。一项针对1990—2010年间52例线状硬斑病儿童患者的回顾性分析研究发现,尽管平均发病5.4年后疾病趋于稳定,但仍有38%的患者存在功能障碍。疾病复发频率高,即使甲氨蝶呤和激素治疗有效,31%的患者10年后还会复发[23]。最近发表的一项回顾性研究纳入了344名患者,其中119名患者是儿童期发病。研究显示,儿童期发病组复发率为27%,成人组为17%。线状硬斑病四肢变异型复发率相对较高且与发病年龄无关[310]。

27名成人硬化性苔藓患者(年龄范围18—78岁,平均年龄30.6岁,中位年龄26岁)起病平均年龄11.5岁(年龄范围3—17岁,中位年龄13岁),他们的数据强调儿童期发病的硬斑病对患者会有长期的影响[24]。在这组患者中,74%初发为线状硬斑病的病例,以及18.5%初发为斑块型硬斑病的病例,逐渐进展达到泛发性硬斑病诊断标准。总体上,81%的患者有持续性疼痛、瘙痒或麻木;89%的患者有持续的疾病活动,8/27的患者持续发病,16/27的患者出现缓解——复发循环、病程迁延。27名患者中有7名描述了由创伤、怀孕或系统治疗减少或停止引起的病情复发。20名线状硬斑病患者中15名有永久性后遗症,包括运动功能障碍和深部组织萎缩。硬斑病对22%的患者的生活质量有"中度到极大"影响。这些结果强调,临床医师需要对这些患者和其家人进行详细指导和持续关注。

硬斑病和SSc之间的关系仍不确定。据报道,高达6.7%的SSc患者伴发硬斑病,特别是斑块型和结节型[219,311]。0.13%~1.3%的硬斑病病例演变为SSc[35,294,312,313]。在小部分硬斑病患者中发现SSc特异性抗体阳性(2%~3%抗拓扑异构酶阳性[8,22],

1.7%抗着丝点抗体阳性[8]），然而 3 年及以上的随访发现，这些病例中无一例转化为 SSc。尽管这些患者需要密切观察，但是如果没有甲皱襞毛细血管异常和指（趾）端硬化的话，转化为 SSc 的可能性极小。

检查

硬斑病的诊断很大程度上是临床诊断，但是一系列的检查有助于指导治疗（表 57.5）。如果诊断、皮损累及深度或疾病活动度仍存疑问，可行组织病理学检查。取材时，做椭圆形切口，穿过皮损紫罗兰色区域/炎症边缘，经硬化区并向下直到皮下组织，并且应该为病理学家注明取材部位。如果病变累及深度不明确，则组织活检应该深及筋膜和更深层的肌肉，可能需要转诊至整形外科或者普通外科。MRI 能够辅助评估累及深度和范围，特别是累及肌腱、肌肉的全硬化性硬斑病和线状肢体变异型硬斑病，以及累及中枢神经系统（通常无症状且易忽略）的线状头部变异型硬斑病[314,315]。

表 57.5　硬斑病患者评估

临床评估	检查检验
皮损有症状吗（烧灼感/瘙痒）？	LoSCAT 评分
皮损有扩展吗（新发皮损/皮损范围扩大/淡紫色环）？	摄影±热相图±超声±扫描激光多普勒
有皮肤外症状（头痛/偏头痛/癫痫/关节痛/肌痛/消化不良/雷诺现象）吗？	皮肤活检（如怀疑累及深层组织则应包含筋膜和肌肉）
全身皮肤检查以确定皮损范围和活动性	对线性皮损：MRI（脑部和四肢累及深度），CT（骨）
检查生殖器硬化性苔藓	脑电图（头部变异型），肌酸激酶，醛缩酶（如果怀疑累及肌肉），血常规，嗜酸粒细胞，免疫球蛋白，TFT，血沉，C 反应蛋白，ANA，ENA，类风湿因子，疏螺旋体血清学检测，必要时转诊科室：ENT，眼科，口腔科，整形外科，理疗科

ANA，抗核抗体；ENA，可提取核抗原；LoSCAT，局限性硬皮病皮肤评估工具；MRI，磁共振成像。

新确诊的线状头部变异型硬斑病患者都应常规做 MRI 和脑电图检查。连续的 MRI 检查能够用来评估疾病进展或是否处于稳定。在一些病例中，如果是否累及骨骼不清楚时，CT 检查比 MRI 更有意义。目前没有关于是否需要或多久需要重复这些检查的建议，但由于硬斑病可在发病多年后累及中枢神经系统，每 2～3 年和（或）有新发症状时复查 MRI 可能比较合适。连续的超声检查能够用于评估皮肤厚度及肌肉和脂肪萎缩[316]。多普勒[317]、激光多普勒[318,319]、超声技术[317,320]和红外热像测量的回声和组织血流能够评估疾病活动情况[321]。硬度检测计是一种手持设备，能够检测皮肤受标准力作用后的凹陷深度。硬度检测计检测皮肤硬度，是用于替代皮肤厚度检测的推荐指标[322]，并且已经用于客观地区分硬斑病患儿躯干和四肢部位受累和未受累皮肤[323]。

局限性发病的亚型患者常规血液检验往往正常。对于泛发性、深部或线状硬斑病患者，可以检测嗜酸粒细胞、血清免疫球蛋白、肌酸激酶、炎症标志物（血沉或 C-反应蛋白）、抗核抗体、类风湿因子及对于新发病例监测疏螺旋体属血清抗原。在所有亚型的活动期可能出现嗜酸粒细胞增多症、高丙种球蛋白血症及炎症标志物升高，但是泛发性硬斑病、线状硬斑病更常见，特别见于皮损累及深层组织的患者。肌酸激酶和醛缩酶水平升高与出现新发皮损、肌肉萎缩及肢体缩短有相关性，因而其水平可能表明肌肉受累和疾病活动性[30]。硬斑病应当排除经常伴发的自身免疫性疾病，如自身免疫性甲状腺疾病。如果考虑存在 SSc 的可能性（如全硬化性硬皮病或嗜酸性筋膜炎患者），雷诺现象、手指肿胀、指（趾）端硬化、甲皱襞毛细血管镜下异常及 SSc 相关特异性抗体（抗着丝点抗体、抗拓扑异构酶抗体和抗 RNA 聚合酶抗体）就应当纳入检查范围。

如果皮损累及头部，就应当考虑将患者转诊至眼科、耳鼻喉科、颌面外科等专科；如果是线状肢体变异型硬斑病患者，就考虑转诊至整形外科及理疗（尤其适用于儿童）。

病情评估

硬斑病病情评估是有困难的，因为其损害程度是由皮肤和皮下组织破坏程度及疾病的活动性共同决定的。获得精确评估疾病活动性的方法一直都是一项特别的挑战。多种影像技术，包括连续摄影、红外热成像、多普勒血流仪、超声、MRI[324]及新近的计算机皮肤评分[325]，都用来辅助评估。

这些方法中，只有计算机皮肤评分、超声和MRI已被验证有效。彩色多普勒变频超声(7-15MHz线阵探头)是无创性检查，能够详细显示皮肤的形态和功能。它在评估疾病活动性方面有很高的特异性和灵敏度[317]。疾病活动的最准确的超声图像特征是皮下回声增强和皮肤血流增加。激光多普勒成像可以测量真皮内部的血流，比红外热成像更准确地反映皮肤炎症，后者在有软组织萎缩的情况下结果易受干扰。单点激光多普勒血流成像能够反映疾病临床活动性[318,326]。在一项使用扫描激光多普勒成像评估疾病活动性和病程的小型研究中，发现该技术的阳性预测值为87%、阴性预测值为94%[319]。

临床评分技术的优点是不需要昂贵、笨重的仪器设备。MRSS评分在SSc患者中用于评估皮肤厚度已经得到认可[327]，其也用来进行硬斑病评估，但是没有得到认同，且不能进行损害评估。DIET评分(色素沉着异常、硬化、红斑、毛细血管扩张，每项评分0～3分，最高分12分)[328]，其具有简单的优点，但可能不能对损害进行精确评估。近来，四项评估方法联合应用于疾病活动性和损害的评估，形成了一个硬斑病特异性的评分系统-LoSCAT(图57.16)。

最初，2009年制定并验证了两种疾病的活动指标，即医师通用疾病活动度评估(PGA-A)和改良的局限性硬皮病皮肤指数(mLoSSI)[27,329]。PGA-A是在100mm的模拟尺度上分级的，包括以下皮肤变量：一个月内新发皮损和(或)现有皮损的扩大，皮损边缘红斑/紫罗兰色及皮肤增厚/硬结。mLoSSI包括以下三项独立评分的总和：红斑(无、轻度、中度、重度)，皮肤厚度(无、轻度、中度、重度)及新发皮损/原有皮损扩大(存在/不存在)。如果患者PGA-A评分>0且mLoSSI评分>0就判定为疾病活动。

随后出现了两种评估疾病损害程度的方法，局限性硬皮病皮肤损害指数(LoSDI)和医师通用疾病损害评估(PGA-D)。疾病损害被定义为由于先前的疾病活动或治疗并发症，而导致病变的不可逆或持续变化。LoSDI是通过将三项皮肤损伤特征的评分相加而获得结果：18个解剖部位测量的皮肤萎缩、皮下组织萎缩及色素沉着异常，如果一个解剖区域内有多处皮损，则记录每个区域内最严重的评分分值[292]。PGA-D是在一条100mm模拟标尺上进行分级，0表示“无损害”，100表示“显著损害”。基于共识，PGA-D评分时将皮肤和皮肤外表现都纳入考量。皮肤症状包括色素沉着/减退和真皮、皮下萎缩。皮肤外表现包括：累及肌肉骨骼(骨骼肌萎缩、骨萎缩、面部萎缩、肢体长度差异、残疾、关节挛缩)，累及神经系统(中枢神经系统症状、脑MRI异常、累及眼)及精神生活质量损害[292]。

LoSCAT现在已成为公认的可进行疾病活动性和硬斑病慢性、不可逆损害的评估方法[292,293]。希望它能够成为日常临床工作中评估病情变化和预后的有力工具。

治疗

因为缺乏标准的评估方法和循证医学证据支持的治疗方法，硬斑病的治疗和护理存在一定困难。线性和泛发性硬斑病能够引起永久性的外表和功能损害。早期干预能够抑制疾病进展和改善预后。然而，如果是治疗已经存在明显损害，但无疾病活动的患者，治疗本身就是在不确定能否有收益的基础上将他们暴露于治疗的不良反应之下。因此，选择适宜治疗的患者和良好的治疗时机非常关键。

治疗方式的选择应该基于硬斑病亚型、疾病活动程度，在某种程度上还要考虑患者年龄。然而在临床实践中并非一直如此，所选择的治疗方案可能更多依据临床医师的专业素养，而非患者本身或所患的疾病类型。因此，皮肤科专家为224名患者(其中有95名儿童)开具的531张处方中，41%为外用的糖皮质激素，其他外用治疗占25%，光疗占16%，系统应用糖皮质类固醇激素占5%，甲氨蝶呤占4%。与之相较，风湿免疫科专家处方甲氨蝶呤占34%，系统应用糖皮质激素占31%，外用药物治疗占10%，光疗仅2%[34]。在这项研究中，68%的线状硬斑病患者就诊于皮肤科医师时，接受的是外用糖皮质类固醇激素治疗(4%接受甲氨蝶呤治疗)，然而就诊于风湿免疫科医师时，39%的线状硬斑病患者接受甲氨蝶呤治疗，8%的患者接受外用激素治疗[34]。2014年发表的英国皮肤科专家调查中，临床医师被问及按经验来说哪种治疗方法治疗活动性硬斑病效果最好。回答结果千差万别：甲氨蝶呤联合糖皮质类固醇激素是最多的回答(37.3%)，其他依次是单用甲氨蝶呤(25.4%)、光疗(18%)和外用糖皮质激素(13%)。这些调查结果表明，目前亟须寻求多学科合作共同制定有效的治疗指南，以确保患者得到规范的治疗。

对硬斑病患者的初步评估应该包括硬斑病类型、累及范围和活动性(见表57.5)。然后，可以依据所

局限性硬皮病皮肤评估工具

mLoSSI 局限性硬皮病活动指数　　　　LoSDI 局限性硬皮病损害指数

部位		有新发/扩大的皮损(一个月内) 0= 无 1= 有	红斑 0= 无 1= 粉红 2= 红色 3= 深红紫红色	皮肤增厚 0= 无 1= 轻度 2= 中度 3= 明显	皮肤萎缩 0= 无 1= 发亮 2= 可见血管 3= 明显"悬崖征"	皮下组织萎缩 0= 无 1= 扁平 2= 凹陷 3= 明显萎缩	色素异常(脱失/过度沉着) 0= 无 1= 轻度 2= 中度 3= 明显
头皮/面部							
颈部							
胸部							
腹部							
上背部							
下背部							
右侧	手臂						
	前臂						
	手						
	股						
	腿						
	足						
左侧	手臂						
	前臂						
	手						
	股						
	腿						
	足						

总得分　　mLoSSI(活动性)：________　　LoSDI(损害)：________

请用直线标记：

医师通用疾病活动性评估：

____

0 稳定　　　　100 明显活动期

医师通用疾病活动性评估：

____

0 无损害　　　　100 明显损害

评论：

图 57.16　局限性硬皮病皮肤评估工具(LoSCAT)

(引自 Arkachaisri 等，2010[292]。牛津大学出版社授权)

患亚型、活动性、累及范围、累及深度及患者症状来制定治疗方案[2,25,26]。

局限性浅表型硬斑病一般可以通过外用药物来治疗。一些病例报道和一项13名患者的前瞻性非盲研究最初认为外用0.1%他克莫司可能有效[331-333]。两项小型的安慰剂对照临床试验支持每天2次外用0.1%他克莫司软膏(10名患者)[334]和5%咪喹莫特乳膏(22名患者)[335]来治疗。两项前瞻性非盲研究纳入21名成人和儿童患者,证实使用9个月以上的咪喹莫特,且每周外用3～7次是安全有效[328,336]。前瞻性非对照研究已经证实,维生素D类似物(卡泊三醇/0.005%卡泊三烯)每日2次单纯外用,或封包治疗(12名患者)[337],或联合糖皮质激素治疗(6名患者)[338],或联合低剂量UVA-1光疗(19名儿童患者)[339]是有效的。尽管没有直接证据支持,临床医师常外用和皮损内注射糖皮质激素[330]有较好的效果,特别是在早期炎症阶段或者已有明显的表皮病变的情况。

如果没有累及深层组织,播散性的硬斑病亚型(如播散性斑块型硬斑病)可应用光疗,倾向于使用UVA1,但如果没有条件,宽谱UVA、窄谱UVB或者外敷补骨脂素联合A波段紫外线(PUVA)治疗可作为备选方案。硬斑病可使用光疗的基本原理是UVA和UVB能够诱导MMPs,如胶原酶[340-342]。UVA(波长320～400 nm)比UVB(波长280～320 nm)更深入真皮。UVA1(340～400 nm)较少引起红斑,且穿透深度大于UVA2(320～340 nm)。除了诱导胶原酶,UVA1能够上调抗纤维化血红素加氧酶-1表达[343]、诱导T细胞凋亡、减少真皮朗格汉斯细胞和肥大细胞、诱导γ-干扰素(IFN-γ)表达、促进IL-1和IL-6表达,且抑制TGF-β产生[344-346]。对TGF-β的作用可能是通过影响参与TGF-β信号转导通路的SMAD家族[346]及刺激抗纤溶蛋白核心蛋白多糖[347]。

尽管已经有一系列不同的治疗剂量和方案,目前达成共识的是低剂量(10～20 J/cm^2),中等剂量(>20～70 J/cm^2)和高剂量(70～130 J/cm^2)UVA-1都表现出较好的治疗效果,明显降低成人或儿童的各个亚型硬斑病皮损皮肤厚度和硬度(综述见参考文献[25,345,348])。早期炎症性的和硬化性的皮损似乎对治疗反应最好,累及深层组织的病例效果最差。90%以上病例的病情评估记录包括临床检查、皮肤评分、超声检查皮损厚度、皮肤弹性测定及组织活检等项目的不同组合。在一项针对47例硬斑病患者治疗反应的回顾性分析中,UVA1似乎对所有类型皮肤治疗都有效[349]。该结果与Wang等的研究结果形成了鲜明对比,后者认为UVA1的抗纤维化作用是由皮肤类型决定的,而UVA1的治疗会使皮肤变暗,这可能会减弱其抗纤维化作用[350]。治疗反应期的长短存在差异且半数患者在2～3年可能出现皮损复发[351]。

两项随机对照研究证实低/中等剂量UVA1有明显治疗效果[352,353]。通过超声测量皮肤厚度发现,中等剂量UVA1比低剂量更有效[353],且可能长期预后更好[354,355]。使用高剂量的原因是因为能减少UV照射累积量。当前推荐,如果有条件,就使用中等剂量UVA1(60 J/cm^2)照射,每周3～5次,照射40个疗程[348]。当然,低剂量照射治疗也可行,特别是联合其他外用治疗(如维生素D类似物)[339]的情况下。

UVA1治疗并非都有条件使用,因此临床医师们研究了其他光疗方法的治疗效果。在三项临床对照研究中,使用不同剂量的广谱UVA治疗114名患者,通过临床检查和皮肤活检证实获得了良好的效果[344,356,357]。光浴PUVA使皮损变薄,15/19名患者症状改善,涂抹PVUA患者4/4症状改善[358-361]。通过皮肤评分、瘙痒和紧绷的视觉模拟评分、组织病理及20MHz超声检查评估发现,每周进行5次窄带UVB治疗的19例患者与27例接受低剂量UVA-1治疗的患者获得症状改善程度相当[352]。

使用了外用药物和(或)光疗而病程仍逐渐进展的患者,应接受系统治疗。对于线状硬斑病、深部硬斑病或播散型如刀劈状硬斑病、全硬化性硬皮病或嗜酸性筋膜炎,也是系统用药的指征。糖皮质激素静脉和(或)口服冲击治疗联合甲氨蝶呤应作为一线治疗,已成为共识。

一项针对17名严重硬斑病患者(线性/泛发性硬斑病)的开放性研究发现,口服糖皮质激素[0.5～1mg/(kg·d),6周,平均经18个月逐渐减量]治疗后患者病情得到了明显改善,炎症反应减轻、无新发皮损、皮损变软。1/3患者停药后复发[362]。对病情严重、处于炎症反应活动期的患者及对激素反应好的嗜酸性筋膜炎患者,应该考虑系统性糖皮质激素治疗[253]。

甲氨蝶呤是硬斑病治疗的里程碑[363-365,366-370]。甲氨蝶呤通过不同机制发挥作用。在类风湿关节炎体外实验中,甲氨蝶呤可促进单核细胞分化[371],减少外周血单核细胞分泌IL-8[372],并促进IL-1受体拮抗剂和可溶性TNF受体p75表达[373]。儿童或成人类风湿关节炎患者接受甲氨蝶呤治疗后,循环中sIL-2R和IL-6水平降低[374,375],这一点也可能是其在硬斑病患者治疗中发挥作用的机制,因为血清中IL-2/4/6

水平降低与皮肤硬化改善程度一致[123]。此外,甲氨蝶呤治疗后皮损处肥大细胞数目和肌腱蛋白(tenascin,一种细胞外基质蛋白,先前研究发现其在硬斑病患者皮肤和循环中表达增加[376,377])水平均降低[378]。

两项早期的非对照病例研究(17 名患者,9 名成人)表明,单用甲氨蝶呤皮损即可好转[262,363]。四项回顾性分析研究报道 52 例患者单纯应用甲氨蝶呤及 67 例联合糖皮质激素治疗有效[365,366,379,380],79%患者得到改善,但是仅用甲氨蝶呤治疗的患者效果有波动。三项前瞻性研究中,共 60 名患者(15 例成人),一部分每月接受静脉冲击治疗(成人剂量 1g,每个月 3 天,治疗 6 个月;9 名儿童患者剂量 30mg/kg,每个月 3 天,治疗 3 个月),一部分每天口服糖皮质类固醇激素[2mg/(kg·d),最大剂量 60mg/d;36 名儿童患者剂量调整为 0.25mg/(kg·d),治疗 12 个月]和甲氨蝶呤(成人每周 15mg;儿童每周 0.3~1mg/kg,最大剂量 25mg)治疗[364,368,370]。在这些研究中,儿童患者症状明显改善:mLoSSI 评分(36 个月时,32/36 例 mLoSSI 评分为 0)、PGA-A[368]评估或临床医师评估均改善[364]。经过平均 9.8 个月的治疗后,13/15 例成人患者皮肤评分降低 50%,组织病理和超声结果较前改善[370]。一项随机安慰剂对照试验进一步证实了上述治疗效果。该研究中纳入 70 名处于活动期的线性、泛发性或混合型硬斑病儿童患者,对比口服甲氨蝶呤(每周 15 mg/m^2,最大剂量每周 20mg,$n=46$)与安慰剂($n=24$)治疗效果差异[367]。所有患者均同时口服 3 个月泼尼松龙[1mg/(kg·d),最大剂量 50mg]。通过红外热成像(一种计算机化的皮肤评分系统),通过医师对疾病严重程度和新病灶的整体评估来客观评估治疗效果。患者对甲氨蝶呤耐受度较好,新发皮损减少(6.7%),对照组为 17%。

先前一项研究认为[362],单纯糖皮质类固醇激素治疗能够在 12 个月内使大约 30%的患者病情稳定改善。然而,甲氨蝶呤治疗组患者出现复发的可能性大约是糖皮质激素与安慰剂对照组的 1/3。在 12 个月时,治疗组典型皮损基线热变化率为 44%,而安慰剂组为 12%。超过 2/3 的甲氨蝶呤使用者治疗有效,超过一半患者在停药之后临床症状改善状态可长时间维持。治疗后 24 个月复发率为 15%[367,369]。该研究的开放性拓展研究发现,70%治疗有效的患者平均临床缓解期为 25 个月,但是为保证持续缓解至少需要治疗 24 个月[369]。其他研究表明,减少复发的风险可能需要 4 年的治疗[381]。有其他研究表明,儿童期发病的患者,使用甲氨蝶呤能够有效地抑制疾病活动,从而减轻症状;然而,达 40%的患者后续(治疗停止后 21 个月)需要进一步的治疗[382]。

为应对临床医师面对硬斑病患者时缺乏共识性治疗方案的局面[34,383],CARRA 最近为儿童硬斑病及重度硬斑病患者的初始 12 个月治疗制定了一份公认的标准化治疗计划[26]。这些治疗计划制定了临床评估方法和疗效评价标准。其中还推荐单用甲氨蝶呤或联合口服/静脉用糖皮质类固醇激素治疗,另外根据临床医师考量将吗替麦考酚酯作为补充或者甲氨蝶呤的替代药物。限制治疗药物和评估方法的多样化有利于在以后比较有效性的研究中对治疗方案进行评估。

综上,静脉冲击或口服糖皮质类固醇激素联合甲氨蝶呤应该作为一线治疗。越来越多的证据表明,吗替麦考酚酯在 SSc 治疗中有抗纤维化作用[384-386]。少量已发表病例表明,对于治疗失败或不适合单药治疗的患者,单独使用吗替麦考酚酯(10 例)或与甲氨蝶呤联用有效[387]。因 Th17 细胞在硬斑病中可能发挥作用,新近出现的 T 细胞导向的治疗方法目前正得到关注。1 例儿童线状硬斑病病例[388]及 2 例成人全硬化性硬斑病病例报道了环孢素的治疗效果[389]。2 例泛发的深部硬斑病患者使用阿巴西普治疗取得了明显效果[249],阿巴西普是细胞毒 T 细胞抗原 4(CTLA4)IgG1 重组蛋白,能够通过竞争性结合 CD80 或 CD86 选择性抑制 T 细胞激活。伊马替尼联合甲氨蝶呤及泼尼松龙成功应用于 1 例患者的治疗[390]。1 例传统治疗方法无效的泛发性硬斑病合并硬化性苔藓患者使用英夫利昔单抗治疗后症状缓解[391]。有 2 例使用体外光分离置换法治疗成功的案例[392,393]。基于前期 SSc 的结果,在耐药病例中大剂量静脉注射免疫球蛋白有一定合理性[394,95]。目前尚无证据支持使用口服骨化三醇[396]、IFN-γ[397]、青霉胺或抗疟治疗[25]。

到目前为止,讨论的治疗方法在于抑制疾病活动和减少疾病损害。一旦已经造成损害,如色素异常、萎缩或骨性不对称,只要疾病处于非活跃期,治疗就应该以提高美观程度为目标。为此,各种自体脂肪移植或与手术相结合的技术在治疗面部组织缺损方面得到了广泛的应用[398]。

最后,一项小型研究发现,使用昔多芬能够改善重度深部或全硬化性硬斑病出现的溃疡[238]。在一例病例报道中,使用昔多芬联合内皮素受体拮抗剂波生坦能够改善肢体溃疡、皮肤硬化和关节活动受限症状[399]。

希望随着共识治疗计划[25,26]和简单有效的临床结果评估方法（如 LoSCAT）[292] 的逐渐应用，能够为治疗有效性评估提供更高质量的证据，且未来能够促进治疗。治疗原则和推荐的一线、二线和三线治疗及不同水平证据见（表 57.6）和（图 57.17）。

表 57.6 硬斑病治疗及证据水平（括号中标识）[a]

疾病类型	一线治疗	二线治疗	三线治疗
局限性或表浅性	0.1%他克莫司软膏，每日 2 次，（±封包）（Ⅱa）	0.005%卡泊三醇，每日 2 次，封包（Ⅱb）	光疗：UVA1，宽谱 UVA，窄波 UVB（Ⅰb）
	咪喹莫特（Ⅱa）	卡泊三醇倍他米松（Ⅱb）	补骨脂素和 UVA（药浴或涂抹）（Ⅱb）
	外用/皮损内注射糖皮质激素（Ⅲ）	卡泊三醇＋低剂量 UVA1（Ⅱb）	
播散性斑块型	UVA1 光疗（推荐中等剂量）（Ⅰb）	补骨脂素和 UVA（药浴或涂抹）（Ⅱb）	
		卡泊三醇＋低剂量 UVA1（Ⅱb）	
		宽谱 UVA（Ⅰb）	
		窄波 UVB，每周 5 次（Ⅰb）	
泛硬化性、线性、深部型或对其他治疗无效的对生活治疗有明显影响的类型	甲氨蝶呤（MTX）＋静脉用糖皮质激素（Ⅰb）	麦考酚吗乙酯（MMF）（Ⅲ）	联合口服用药：如 MTX＋MMF（Ⅲ）
	甲氨蝶呤（MTX）＋口服糖皮质激素（Ⅰb）	阿巴西普（Ⅲ）	环孢素（Ⅲ）
			联合口服用药加光疗（Ⅲ）
			体外光分离置换法（Ⅲ）

[a] 证据类别。
Ⅰa：随机对照临床试验的 Meta 分析。
Ⅰb：证据至少来自一项随机对照试验。
Ⅱa：证据至少来自一项对照非随机试验。
Ⅱb：证据至少来自一项其他类型的类试验研究。
Ⅲ：证据来自非实验性描述性研究，如比较性研究、相关性研究和病例对照研究。
Ⅳ：证据来自专业委员会报告或权威专家意见或临床经验，或同时来自两者。

Resources

Patient resources

Fett NM. Morphea (localized scleroderma). JAMA Dermatol 2013;149:1124.

JAMA Dermatology, Morphoea (localized scleroderma): http://archderm.jamanetwork.com/data/Journals/DERM/927631/dpg130102.pdf.

Mayo Clinic, Morphea: http://www.mayoclinic.org/diseases-conditions/morphea/basics/definition/con-20028397.

Patient, Morphoea: http://www.patient.co.uk/doctor/morphoea.

Scleroderma Society: http://sclerodermauk.org

UT Southwestern Medical Center, Morphea registry: http://www.utsouthwestern.edu/education/medical-school/departments/dermatology/research/morphea-registry/disease-faq.html.

(All last accessed July 2015.)

第4部分

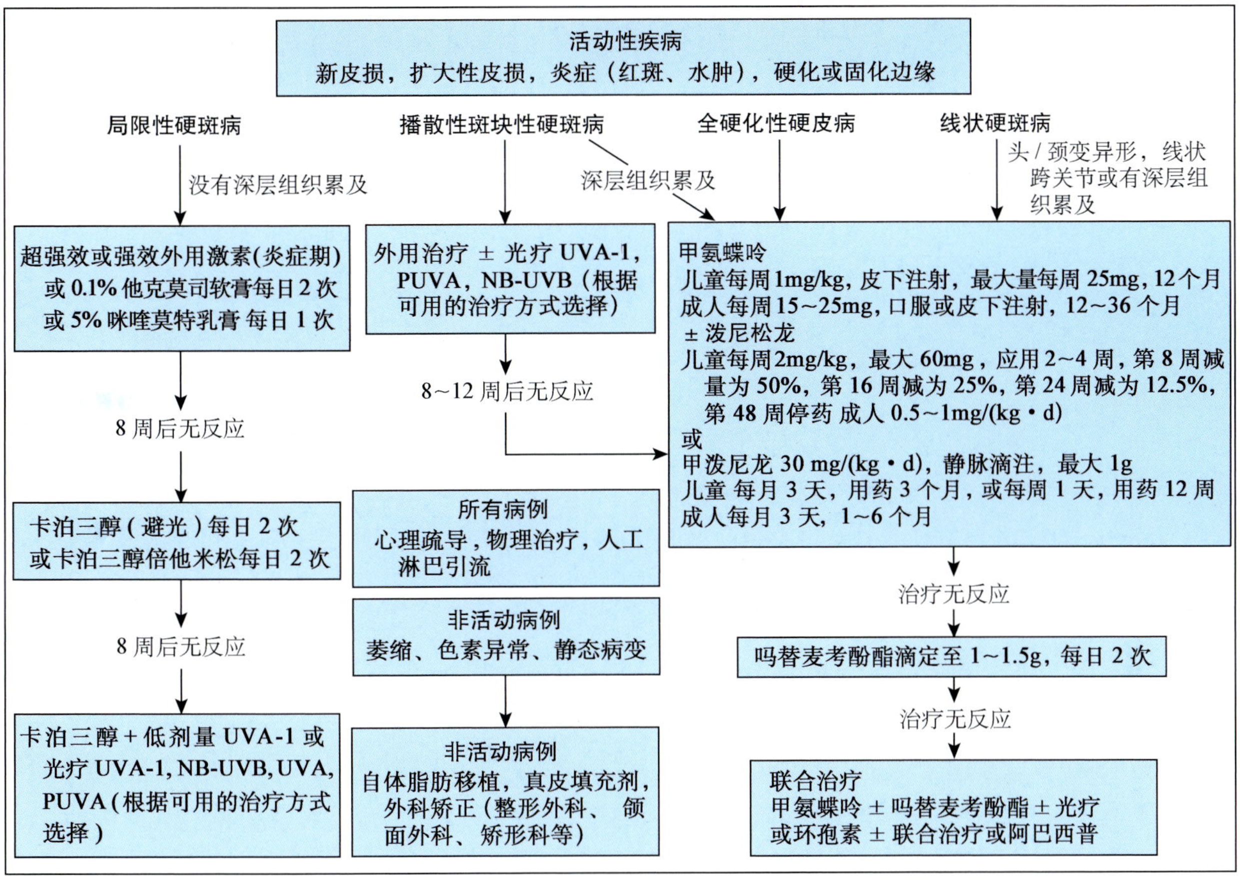

图 57.17 据现有证据总结的硬斑病病治疗路径

NB，窄波；PUVA，补骨脂素和 UVA；UV，紫外线；UVV，长波紫外线

（译者：杨闰平 法振宗 一审：胡小平 于春水 二审：施辛 三审：田金兰 润色：葛格）

参考文献

所有文献请查阅网址：www. rooksdermatology. com.
以下列出的是重要参考文献。

[4] Kreuter A. Localized scleroderma. *Dermatol Ther* 2012；25(2)：135-47.

[8] Zulian F，Athreya BH，Laxer R，*et al*. Juvenile localized scleroderma：clinical and epidemiological features in 750 children. An international study. *Rheumatology* 2006；45：614-20.

[10] Kim A，Marinkovich N，Vasquez R，Jacobe HT. Clinical features of patients with morphea and the pansclerotic subtype：a cross-sectional study from the Morphea in Adults and Children cohort. *J Rheumatol* 2014；41(1)：106-12.

[25] Zwischenberger BA，Jacobe HT. A systematic review of morphea treatments and therapeutic algorithm. *J Am Acad Dermatol* 2011；65(5)：925-41.

[26] Li SC，Torok KS，Pope E，*et al*. Development of consensus treatment plans for juvenile localized scleroderma：a roadmap toward comparative effectiveness studies in juvenile localized scleroderma. *Arthritis Care Res* 2012；64(8)：1175-85.

[34] Johnson W，Jacobe H. Morphea in Adults and Children cohort II：patients with morphea experience delay in diagnosis and large variation in treatment. *J Am Acad Dermatol* 2012；67(5)：881-9.

[292] Arkachaisri T，Vilaiyuk S，Torok KS，Medsger TA，Jr. Development and initial validation of the localized scleroderma skin damage index and physician global assessment of disease damage：a proof-of-concept study. *Rheumatology* 2010；49(2)：373-81.

[310] Mertens JS，Seyger MM，Kievit W，*et al*. Disease recurrence in localized scleroderma：a retrospective analysis of 344 patients with paediatric-or adult-onset disease. *Br J Dermatol* 2015；172(3)：722-8.

[367] Zulian F，Martini G，Vallongo C，*et al*. Methotrexate treatment in juvenile localized scleroderma：a randomized，double-blind，placebo-controlled trial. *Arthritis Rheum* 2011；63(7)：1998-2006.

[369] Zulian F，Vallongo C，Patrizi A，*et al*. A long-term follow-up study of methotrexate in juvenile localized scleroderma (morphea). *J Am Acad Dermatol* 2012；67(6)：1151-6.

第5部分　营养与代谢性皮肤病

58

第 58 章
皮肤淀粉样变病

Stephan Schreml

Department of Dermatology, University Medical Centre Regensburg, Regensburg, Germany

概述

淀粉样蛋白的意思是"淀粉样的"(拉丁语:淀粉),这个词由 Rudolf Virchow 提出,描述了细胞外沉淀物与碘[1]结合后会变成棕色。尽管这些沉淀物是蛋白质,而不是碳水化合物,但仍沿用了"淀粉样蛋白"和"淀粉样变"的术语。淀粉样变的关键特征是细胞外沉积的,形态特征为淀粉样蛋白原纤维[2-4]的自体蛋白。淀粉样蛋白表现出高度保守的反平行 β-折叠构象,形成长度可变的非分支线性原纤维,直径为 7.5~10nm。

淀粉样变可后天获得或遗传所致。亚分类可分为局限性皮肤淀粉样变与系统性疾病引起的皮肤淀粉样变。淀粉样蛋白可以来源于各种前体蛋白。这些前体蛋白的致病性改变可能由慢性炎症、恶性肿瘤、突变、促淀粉样蛋白肽序列和微环境变化触发。

皮肤淀粉样变和系统性淀粉样变的皮肤表现在欧洲很少见,但在东南亚、中国和南美较为常见[5,6]。尽管临床表现不同,但某些特征性的临床表现可能提示淀粉样变。皮损特征通常也是系统性淀粉样变早期诊断的关键。根据分布和数量的不同,淀粉样蛋白可能会只导致局部皮肤问题或导致进行性、危及生命的器官功能障碍。

超微结构和淀粉样蛋白的形成

淀粉样沉积物由松散的直径为 7.5~10nm 的无分支纤维网组成[7,8]。不同淀粉样沉淀物的超微结构特征是原纤维反平行 β-折叠结构。长丝由原丝组成,而长丝聚集成原纤维。原纤维存在于细胞外,少量纤维被成纤维细胞吞噬,有时还可观察到角质形成细胞的固缩变性[7,9]。成纤维细胞也可能参与淀粉样蛋白沉积[10]的过程。淀粉样蛋白沉积物的第二个组分是淀粉样蛋白 P,几乎在所有沉积物中都可以检测到,约占提取淀粉样蛋白总重量的 15%[3,4,11]。与相应的淀粉样蛋白相比,淀粉样蛋白 P 为非纤溶状,呈现五角形超微结构[11]。

如前所述,淀粉样变发生的基本病理是细胞外纤维蛋白聚集。一些实验表明,存在具有特定生物学特性的各种蛋白构象[12]。这可能是由于前体蛋白的酶促裂解产物不同所致。举两个例子:第一,从淀粉样沉积物中获得的 $β_2$ 微球淀粉蛋白(在血液透析相关的淀粉样变性中)从淀粉样沉积物中获得,显示淀粉样蛋白形成的潜力,而这种裂解产物在循环中不存在[13]。第二,在凝溶胶蛋白淀粉样变中,明显的突变破坏了凝溶胶蛋白的 Ca^{2+} 结合,使其容易受到弗林蛋白酶(高尔基体[14]中的一种枯草杆菌蛋白转化酶)

的异常分解。因此，淀粉样多聚体可能具有多态性和多功能性，这两者也取决于局部微环境[12,15]。例如，已经表明肝素可以增强 β_2 微球淀粉蛋白（血液透析患者）的胶原蛋白类型[16]。淀粉样蛋白前体血清淀粉样蛋白 A（SAA）包含肝素和硫酸肝素[17]的 pH 敏感结合位点。例如，在炎症性微环境中，根据 pH 的不同，这种分子开关可能导致 SAA 聚集，从而促进淀粉样蛋白 A（AA）变性。有趣的是，黏多糖，如硫酸肝素在淀粉样蛋白沉积物[15]中无所不在。此外，众所周知，过渡金属离子，如 Cu^{2+} 和锌$^{2+}$，Aβ 斑块的形成在阿尔茨海默病中扮演着重要的角色，是最常见的淀粉样变性病[18]。

淀粉样蛋白一旦聚集，血清淀粉样蛋白 P 组分与其他分子如甘氨酸[15]和胶原纤维一起稳定聚集。此外，大分子稳定聚集降低了淀粉样蛋白的构型熵，在一定的微环境条件下促进淀粉样蛋白的聚集[19,20]。因此，蛋白的异常分解和微环境因素似乎是淀粉样变发生过程中常见的过程。此外，已鉴定出淀粉样前体的特异性淀粉样前体肽序列[21-28]。相关的淀粉样前体氨基酸序列可以在 Schreml 等的补充资料中找到[29]。在酵母朊病毒蛋白 Sup35p[30-32]中发现了最著名的淀粉样前体序列之一（G）NNQQNY。有趣的是，分子伴侣抑制或可改变这些淀粉样蛋白聚集过程，如血液透析相关淀粉样变性中的 αβ-晶状体蛋白和凝聚素[25]。

功能性和致病性淀粉样蛋白

近年来，研究发现淀粉样蛋白有多种生物学功能[33-36]，而部分淀粉样蛋白则可导致严重疾病，如阿尔茨海默病[37]。因此，我们必须区分功能性淀粉样蛋白和致病性淀粉样蛋白，后者是本章的重点。功能性淀粉样蛋白不仅存在于哺乳动物中，也存在于昆虫、真菌和细菌[38]中。在人类中，Pmel17 是黑素组装过程中分子共价聚合的结构支架；绒毛膜 S18/S36 是昆虫蛋壳结（如果蝇）的一种结构蛋白；疏水蛋白是真菌外壳（如烟曲霉）的关键成分；而像大肠埃希菌和伤寒沙门菌这样的细菌需要主要的弗林蛋白酶亚基（csgA）来形成生物膜和入侵宿主[34,38-43]。其他有趣的功能淀粉样蛋白是酵母细胞[44]或Ⅰ型抗冻蛋白（防止冰生长的冰结构蛋白）中用于细胞聚集的特殊黏附素。这些例子展示了大自然是如何利用非常稳定的淀粉样蛋白结构来保护蛋白质免受环境影响（如 Pmel17 参与人体黑素形成，可以防止紫外线损伤）。此外，已发现哺乳动物内分泌系统分泌颗粒中的肽和蛋白质激素有时以富含淀粉样蛋白的交叉 β-折叠构象储存[46]。淀粉样蛋白类激素的自然存储结构似乎对神经元细胞没有毒性，而众所周知，在阿尔茨海默病中，Aβ 多肽会导致严重的神经退行性变。

基本分类

针对影响皮肤的淀粉样变，提出了不同的分类系统。在旧的分类系统中，淀粉样变主要根据其临床病理特点进行分类。在过去的几十年里，已经鉴定出淀粉样变的不同类型所涉及的蛋白质，有一种趋势是只利用生物化学特征来进行分类。然而，在一个临床实体中可能存在多个不同的淀粉样蛋白亚型，不同的淀粉样蛋白亚型可能涉及相同的淀粉样蛋白前体。因此，影响皮肤的淀粉样变应根据临床和生化检查加以区分。

淀粉样变分为原发性局限性皮肤淀粉样变（PLCA）、继发性局限性皮肤淀粉样变（SLCA）、累及皮肤的系统性淀粉样变和源于其他系统性疾病的继发性皮肤淀粉样变[3,4,47]。在 PLCA 中，淀粉样蛋白通常沉积在真皮乳头[9]。结节性 PLCA 是一个例外，因为淀粉样蛋白经常出现在皮肤的深层。这类似于系统性淀粉样变性的特征，其累及皮肤乳头下层（网状层、皮下组织），皮肤附属器和血管也可累及[48]。

临床特征

累及皮肤的不同类型的淀粉样变的临床表现不同。见表 58.1 和表 58.2 总结了系统性淀粉样变的临床表现、淀粉样前体蛋白、相关性和变异及皮肤外表现。局限性皮肤淀粉样变常表现为黄褐色的斑点、丘疹或斑块，伴有不同程度的融合，而由系统性疾病引起的皮肤淀粉样变最初常表现为瘀点、瘀斑和不愈合的溃疡。这些临床表现上的差异是由于淀粉样蛋白沉积部位决定的，局限性皮肤淀粉样蛋白沉积或多或少只发生在真皮乳头，而系统性淀粉样蛋白沉积也影响皮肤深层。血管壁淀粉样蛋白的沉积会使血管变得脆弱，最终导致皮内微出血和大出血。对于皮肤淀粉样变，瘙痒是一个典型的症状。

检查

最重要的诊断步骤是皮损皮肤活检，应送组织学、免疫组织化学、电子显微镜检查（框图 58.1）。在结节性 PLCA 患者中，应定期评估是否进展到系统性淀粉样变。该评估应包括完整的病史和体格检查及心电图、全血细胞计数、血清肌酐水平、血清肝相关酶水平、血清蛋白电泳和尿蛋白电泳。也有人建议进行腹部脂肪活检（易于筛查），以排除全身性疾病[47]。应时刻注意任何提示全身性疾病的迹象，因为其可能进展迅速。

框图 58.1 基本检查

- 组织学
  - 标准染色：H&E，甲苯胺蓝和碱性品红
  - 淀粉样蛋白染色：刚果红，硫代磺素 T，（结晶紫，甲基紫）
- 免疫组织化学
- 电子显微镜
  - 皮肤样本：适用于所有影响皮肤的淀粉样蛋白
  - 腹部脂肪或直肠活检：所有可疑的系统性淀粉样变和结节性原发性局限性皮肤淀粉样变

组织学

在丘疹（苔藓样）和斑片状 PLCA 中，淀粉样蛋白直接位于基底表皮层正下方的真皮乳头层（图 58.1）。上覆的表皮通常表现出棘皮症和角化过度。生物化学异质性人类淀粉样蛋白的常见组织学特征是嗜酸粒细胞增多（图 58.2）、过碘酸雪夫（PAS）染色阳性、刚果红[49]和硫代磺素 T[48]染色及结晶紫或甲基紫染色后的着色。刚果红染色后，淀粉样蛋白在偏振光显微镜下观察时的双折射苹果绿荧光，这种现象称为双色性。用硫代磺素 T 染色后，荧光显微镜可显示淀粉样沉积物。在苔藓样和斑状淀粉样变性中，血管不受影响。相反，结节性（肿瘤激活性的）PLCA 皮下组织中可以存在弥散性血管受累[3,52,53]。

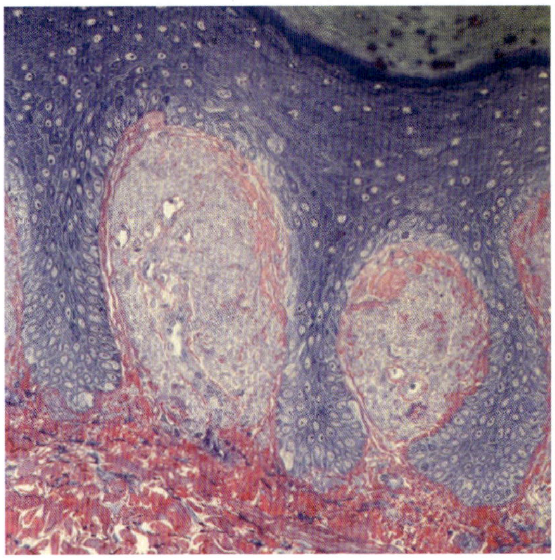

图 58.1 显示真皮乳头层中淀粉样蛋白沉积的半薄组织切片

乳突内可见浅蓝色的广泛可见的淀粉样沉积物。原始放大 20 倍（塑料包埋，甲苯胺蓝和碱性品红双染色）。（来自 Schreml 等，2010[47]。转载自 John Libbey Eurotext Ltd. 的许可）

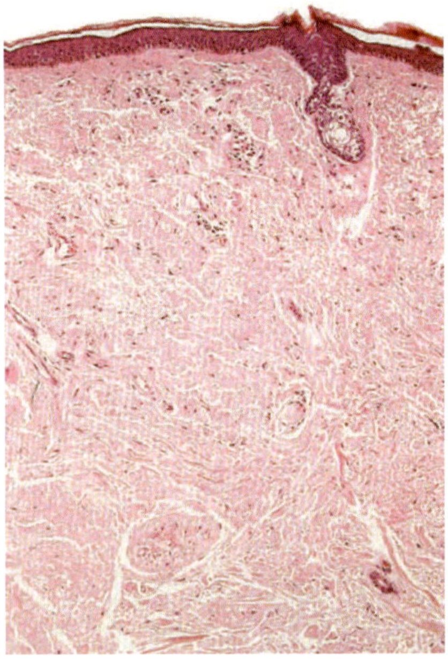

图 58.2 结节性或肿瘤性皮肤淀粉样变性。无定形的嗜酸性淀粉样蛋白存在于整个真皮中

免疫组织化学

在免疫组织化学方面，可获得针对细胞角蛋白的淀粉样沉淀亚分类阳离子抗体（丘疹/斑片状 PLCA 或 SLCA）或免疫球蛋白轻链，后者包括系统性 AL（来自免疫球蛋白轻链的淀粉样蛋白）淀粉样变或结节性 PLCA（见表 58.1 和表 58.2）。在所有被调查的病例中，无论是福尔马林-石蜡包埋组织切片还是冰冻组织切片，PLCA 和 SLCA 的细胞角蛋白表达均显示细胞角蛋白 5（CK5）呈阳性。CK5 主要存在于基

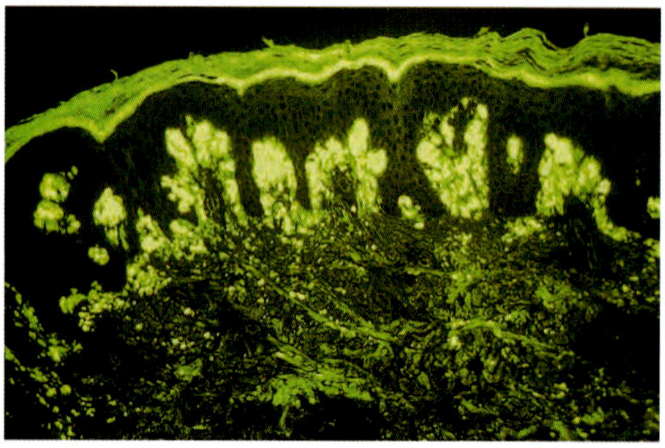

图 58.3 在荧光显微镜下观察的原发性局限性皮肤淀粉样变的硫代磺素染色显示明亮的黄色至绿色染色淀粉样物质。原始放大 50 倍

底角质形成细胞中。其他细胞角蛋白也以递减的频率存在于原发性(CK5＞1＞14＞10)和继发性(CK5＞1＞10＞14)皮肤淀粉样蛋白中[54]。CK5 抗体可用于淀粉样变性的诊断。例如,同样,pan-CK抗体和34βe12 抗体适用于染色 CK5、CK1、CK10 和 CK14。另一种检测特异淀粉样蛋白亚型的方法是原位杂交。

电子显微镜

电镜下可以观察到淀粉样变性在组织中的表现,可见淀粉样变性中淀粉样蛋白的典型聚集,直径为7.5～10nm(图 58.4)。在免疫金标记后,还可以根据不同的潜在淀粉样蛋白分为亚类[55]。

有时,鉴别结节性 PLCA 和系统性变异型可能非常困难,需要一种复杂的诊断方法来判断其他器官是否受累。除器官活检外,从直肠黏膜下层或腹部皮下脂肪组织取得的活组织检查有助于系统性淀粉样变的诊断。近年来,腹部脂肪垫穿刺活检已成为系统性淀粉样变诊断的重要手段。这是因为它的实用性[56,57]和高灵敏度。尽管淀粉样蛋白含量极低,但可用电子显微镜扫描直肠黏膜下层的皮下组织样本或活组织检查,可明确诊断是否存在系统性淀粉样变。

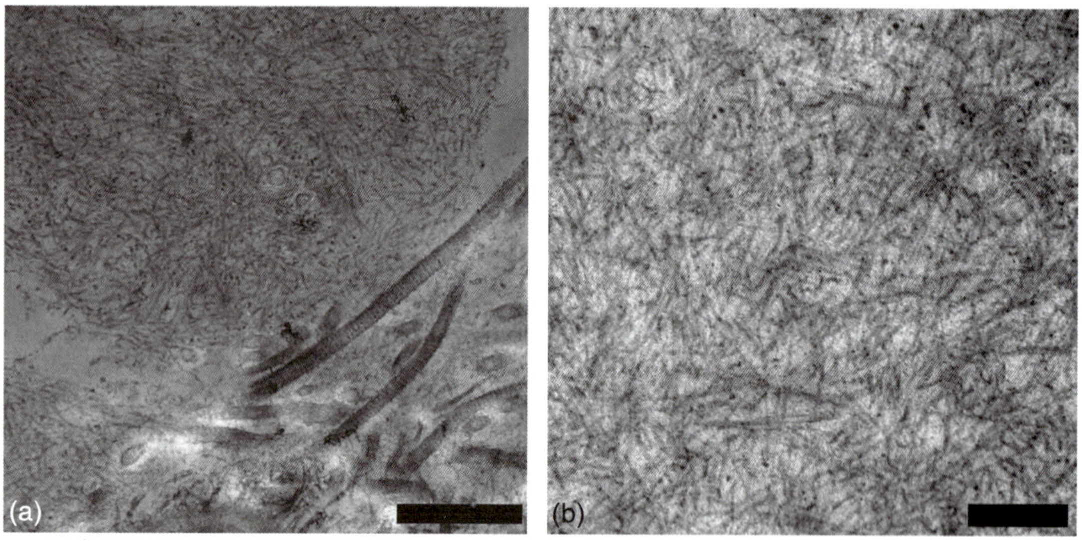

图 58.4 淀粉样蛋白的电子显微镜检查

(a)胶原纤维旁边的纤维状细胞外淀粉样蛋白沉积。管径 500nm;(b)淀粉样蛋白原纤维(厚度 7.5～10nm)。管径 200nm。(由 Josef Schröder 提供,德国雷根斯堡大学医学中心病理学研究所电子显微镜中心)

局限性皮肤淀粉样变病

定义

在局限性皮肤淀粉样变病中,淀粉样物质沉积局限于皮肤,主要是真皮乳头层。局限性淀粉样变病可以分为遗传性和非遗传性。原发性(PLCA)和继发性(SLCA)为非遗传性局限性皮肤淀粉样变亚型(表 58.1)。

概述

局限性皮肤淀粉样变包括丘疹(苔藓样)PLCA(图 58.5)、斑状 PLCA(图 58.6)、结节性(肿瘤激活性的)PLCA(图 58.7)、继发性局限性皮肤淀粉样变性(SLCA)和家族性 PLCA(图 58.8)。下面将详细描述这些表格。罕见变异型在临床变异一节中有简要的描述。

表 58.1　局限性皮肤淀粉样变

淀粉样变性的类型（淀粉样蛋白亚型）	淀粉样蛋白原纤维前体	皮肤表现和常见分布	重要的鉴别诊断	相关疾病和变种（少见）
非遗传性局限性皮肤淀粉样变性 丘疹（苔藓样）PLCA＝苔藓样淀粉样蛋白（AK）（图 58.5）	细胞角蛋白（主要是细胞角蛋白 5）	软性或角化过度，部分融合的丘疹，分布小腿、前臂、躯干	慢性单纯性苔藓，肥厚性扁平苔藓	变异型：混合型（合两期或同种异体）PLCA（＝丘疹和斑状）变异体（＝苔藓样丘疹、水疱、变异体）
斑状 PLCA（AK）（图 58.6）	细胞角蛋白（主要是细胞角蛋白 5）	界限模糊，色素斑块；病变通常与摩擦区域有关（如由瘙痒引起的刮擦；滑膜综合征或刷状淀粉样变性）。分布：肩胛间区，（四肢、躯干）	特应性皮炎，炎症后色素沉着，慢性单纯性苔藓，固定型药疹，特发性皮肤萎缩，皮肤松弛，硬斑病	相关疾病：MEN2a，? 原发胆管肝硬化 变异：混合（同步双相或同种异体）PLCA（＝丘疹和斑状），异色病样 PLCA（斑疹，水疱，皮肤异色样病变），结节萎缩型 PLCA（主要在日本），淀粉样变性病变性色素沉着症（过度色素减退和色素减退斑）
结节性（刺激性的）PLCA（AL）（图 58.7）	免疫球蛋白轻链（AL-κ：AL-λ＝1:2）	单个或多个蜡质结节萎缩性表皮和（或）毛细血管扩张。分布：足、鼻、生殖器（腿、头）。见后续相关疾病	脂肪瘤，皮肤淋巴瘤	相关疾病：副球蛋白血症，糖尿病，Sjögren 综合征，? CREST 综合征
SLCA（AK）	细胞角蛋白（主要是细胞角蛋白 5）	丘疹（通常很小和圆顶状）	取决于临床表现（见后续相关疾病）	相关疾病：皮肤肿瘤[a]，盘状红斑狼疮，PUVA 治疗
遗传性局限性皮肤淀粉样变 家族性 PLCA（AApoE4，AK）（图 58.8）	如载脂蛋白 E4，细胞角蛋白	斑疹分布：类似于丘疹或斑状 PLCA	见丘疹（苔藓样）/斑状淀粉样变性的鉴别诊断	突变：肿瘤抑制素 M 受体 β（OSMRβ）突变 相关疾病：? 脂质代谢紊乱

[a] 皮肤肿瘤：痣、汗腺肿瘤、毛母质瘤、日光性角化病、脂溢性角化病、汗孔角化病、鲍温病、基底细胞癌、毛发上皮瘤。

AK，淀粉样蛋白细胞角蛋白；AL，免疫球蛋白轻链淀粉样蛋白；AApoE4，淀粉样载脂蛋白 E4；MEN2a，多发性内分泌瘤 2a；原发性局限性皮肤淀粉样变性；PUVA，补骨脂素和长波 UVA 辐射；SLCA，继发性局限性皮肤淀粉样变。

流行病学

发病率和患病率

斑状型（约 35%）、丘疹型（约 35%）和混合型（双相，同种异体）、斑丘疹（约 15%）PLCA 在局限性皮肤淀粉样变中占绝大多数，而结节性（肿瘤性）PLCA（约 1.5%）是相当罕见的[5]。

性别

女性似乎比男性更易患 PLCA，女性与男性为（2～3）∶1[5]。与苔藓样型相反，斑状型 PLCA 更常发生在女性中。

种族

据报道，在靠近赤道的国家，PLCA 患病率较高。然而，患者的种族起源似乎非常重要，如在亚洲，丘疹型 PLCA（约 75%）远比斑状型 PLCA（约 10%）更常见。有趣的是，混合性斑丘疹型 PLCA 在亚洲比斑状型更常见（约 15%）[6]。

最常见的非遗传性 PLCA 是丘疹型（苔藓样）淀粉样变性（滑膜综合征苔藓样淀粉样变性）（见图 58.5），其在南美[5]和亚洲[6]人中较欧美人更为常见。这些疾病确切流行情况的数据是不可靠的，但众所周知，混合种族和白人是南美洲受累的主要患病群体[5]。

绝大多数局限性皮肤淀粉样变是偶发的。家族性 PLCA 病例报告（见图 58.8）主要来源于南美、东

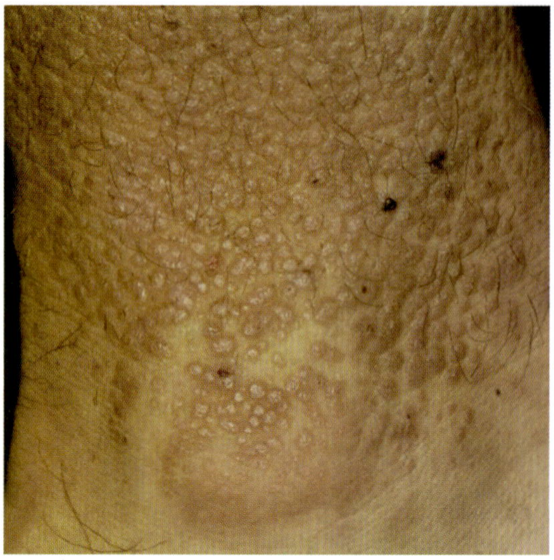

图 58.5 一名男性患者脚踝部位苔藓样原发性局限性皮肤淀粉样变(摘自 Schreml 等 . 2010[47],转载经约翰·利比欧洲文本有限公司允许)

南亚和中国台湾。在白人中,遗传性皮肤淀粉样变非常罕见,仅有少数家族报道[58,59]。

相关疾病

斑状 PLCA 与多发性内分泌肿瘤 2a(MEN2a)之间的关联已有报道[60-62]。一篇个案报道还描述了斑状 PLCA 与原发性胆汁性肝硬化之间的相关性[63]。

结节性 PLCA(图 58.7)是三者中最罕见的一种形式,文献报道的病例少于 100 例。结节性 PLCA 常伴发糖尿病和干燥综合征[52,53]。一篇个案报道还描述了同时出现的 CREST 综合征(钙质沉着、雷诺现象、食管受累、指端硬化及毛细血管扩张)和结节性 PLCA[64]。

虽然苔藓样 PLCA 是唯一与 Koebner 现象有特殊关联的类型[65],但似乎结节性 PLCA 也可发生在先前创伤的部位[66,67]。结节性 PLCA 与斑状和苔藓样 PLCA 有一个共同的特点:与自身免疫性疾病尤其是干燥综合征有关[52,68-70]。干燥综合征会引起淋巴组织增生,可导致结节性 PLCA 中出现局部浆细胞克隆增殖。结节性 PLCA 与其他自身免疫性疾病如 CREST[64] 及原发性胆汁性肝硬化的关系少见报道[69],干燥综合征似乎是唯一频繁报道的自身免疫性疾病[2,68,69]。

继发性淀粉样变(SLCA)常与皮肤肿瘤(基底细胞癌、日光性角化、鳞状细胞癌、皮肤附属器肿瘤)和良性病变(如脂溢性角化、日光性弹力纤维变性)、胶原变性疾病(如红斑狼疮)和 PUVA(补骨脂素和长波 UVA 照射)治疗后[71-76]有关。

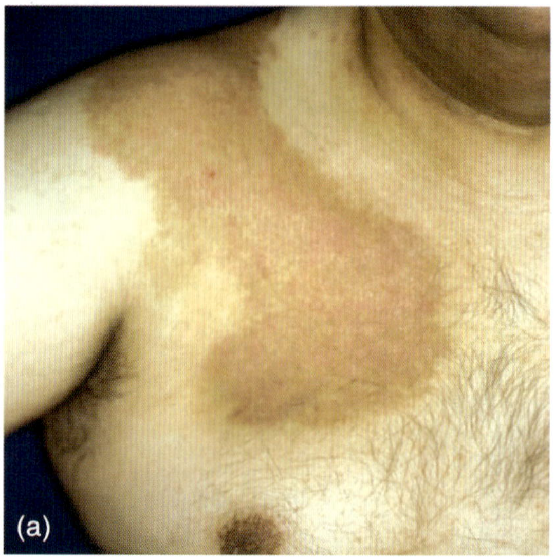

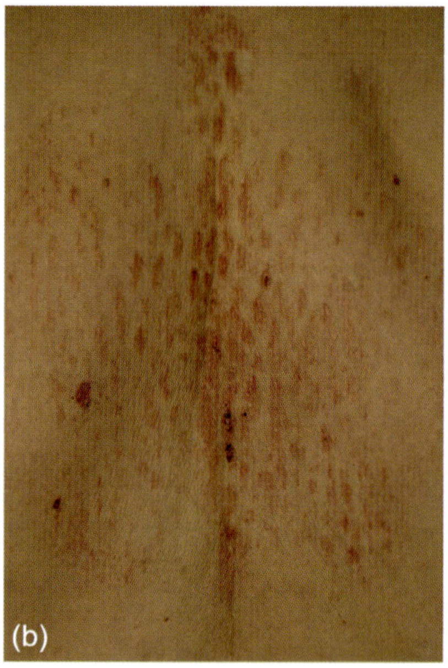

图 58.6 斑状原发性局限性皮肤淀粉样变

(a)胸部斑片状淀粉样变。(摘自 Schreml 等,2010[47],转载经欧洲文本有限公司允许)(b)肩胛间隙斑片状皮肤淀粉样变。(摘自 Schreml S 等,Pathologe 2009.30:197-204。转载经施普林格科学与商业媒体许可)

病理生理

对于丘疹性和斑状 PLCA,一个普遍接受的理论是凋亡的基底角质细胞释放细胞角蛋白,然后被自身抗体覆盖、巨噬细胞吞噬、酶降解为淀粉样蛋白 K(细胞角蛋白)。细胞角蛋白 5(1、10、14 也一样)是结节性和斑状 PLCA 中淀粉样蛋白的主要成分。此外,在一项针对 14 名患有结节性和斑状 PLCA 的日本患者的研究中,发现脂质转运蛋白载脂蛋白 E4(ApoE4)是淀粉样蛋白沉积的一种成分[77,78]。因此,淀粉样蛋白 K 是局限性皮肤淀粉样变的关键特征[3,54,79,80]。然而,PLCA 中角质形成细胞凋亡的原因仍不清楚。一些人认为,涉及谷氨酰胺转氨酶 2 的细胞凋亡调控机制可能在 PLCA 的病理生理中发挥关键作用[81,82]。

在斑状 PLCA 中,摩擦作为一种机械刺激,可能在诱导基底角质细胞凋亡的病理生理过程中起关键作用,随后细胞角蛋白(淀粉样蛋白 K 前体)释放。在这种情况下,瘙痒引起皮肤搔抓,会引起额外的淀粉样蛋白 K 沉积,从而导致瘙痒加剧。完好皮肤的搔抓可能是淀粉样蛋白 K 沉积的起点,也称为摩擦性或刷状淀粉样变。因此,摩擦性淀粉样变有时也归为继发性皮肤淀粉样变的一种类型[83,84]。然而,摩擦是否为斑状 PLCA 和 SLCA 的诱因仍存在争议。有趣的是,细胞角蛋白 5 也是 SLCA 主要的淀粉样前体[54]。

结节性 PLCA 的罕见形式是由免疫球蛋白轻链(AL 淀粉样蛋白)组成的淀粉样蛋白。浸润皮肤的骨髓中的浆细胞(如髓外浆细胞瘤)产生 κ 或 λ 型单克隆免疫球蛋白轻链,作为淀粉样前体。结节性淀粉样变与斑状和苔藓样淀粉样变的区别主要有两大区别。首先,结节性淀粉样蛋白来源于浆细胞单克隆扩增产生的免疫球蛋白轻链[85-87],而在丘疹/斑状 PLCA 中,淀粉样蛋白由细胞角蛋白组成。其次,结节性 PLCA 的淀粉样蛋白浸润从真皮乳头到皮下组织的整个真皮。

对中国台湾家庭的全基因组筛查中,发现了家族性 PLCA 的 5 号染色体上的易感性位点(5p13.1-q11.2)[88]。在此基础上,在 3 个淀粉样变家族的抑癌素 M 受体(OSMR)基因(染色体 5p13.1)检测到两个不同突变[89]。家族性 PLCA 与 1q23 位点的联系也已发表[90]。最近,中国台湾原发性家族性皮肤淀粉样变家族的白细胞介素 31(IL-31)受体 A(IL-31RA)基因已发现突变[91]。有趣的是,OSMR 和 IL-31RA 都在 5 号染色体上编码,都是细胞因子受体并且 OSMRβ 和 IL-31RA 可以形成异质二聚体受体。OSMRβ 基因的突变被描述为常染色体显性遗传家族性 PLCA[92-94]。所有突变影响 OSMRβ 的细胞外纤连蛋白Ⅲ型区域,然后不能二聚化及与 IL-31RA 相互作用。这导致抑癌素 M(OSM)和 IL-31 的信号通路受损,进而导致 Jak/STAT、MAPK 和 PI3K/Akt 通路的激活减弱[89,95]。角质形成细胞的凋亡增加导致退化性角质物质的积累,可引起瘙痒,从而促进淀粉样蛋白的形成[89]。此外,OSMRβ 突变影响表皮分化和增殖相关基因的表达[93]。这些基因表达模式的改变可能是家族性 PLCA 患者苔藓化的原因。

临床特征

临床表现

皮肤淀粉样变的典型临床特点是剧烈的瘙痒。在丘疹性 PLCA 中,腿部或躯干常可见粉红色至褐色苔藓样有光泽的丘疹(见图 58.5),而在斑状 PLCA 中,分界清楚或界限模糊、色素沉着、淡黄至褐色斑(见图 58.6),常出现于肩胛间区或躯干其他部位。结节性 PLCA 表现为单发或多发,多数无症状,呈褐色或红色,坚硬的斑块或结节,典型病例见于鼻部(图 58.7a)、腿部[尤其是足部(图 58.7b)]、生殖器或躯干[64]。然而,好发部位和临床表现是非常多变的。遗传性(家族性)PLCA(常染色体显性)的临床表现与非遗传性丘疹性 PLCA 无明显差异。通常,皮肤的苔藓样变和细小的圆顶状丘疹(图 58.8),都主要发生在身体的腹侧区域。

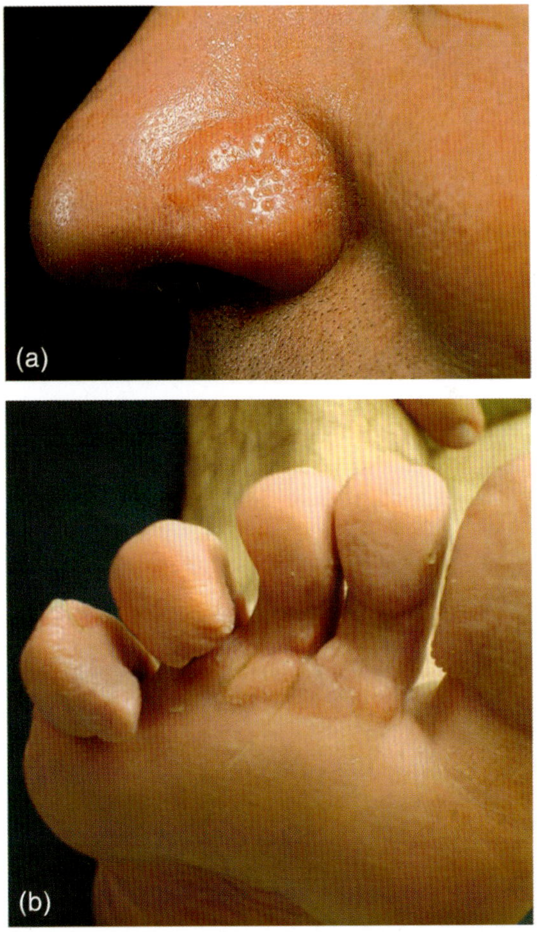

图 58.7 结节性(肿瘤性)原发性局限性皮肤淀粉样变

(a)在鼻部一侧(由圣约翰皮肤病研究所 伦敦 英国提供)。(b)双足多个部位。(由托马斯、比奇科夫斯基、威尔福德·霍尔 美国德克萨斯州圣安东尼奥拉克兰军事基地门诊外科中心提供)

第5部分

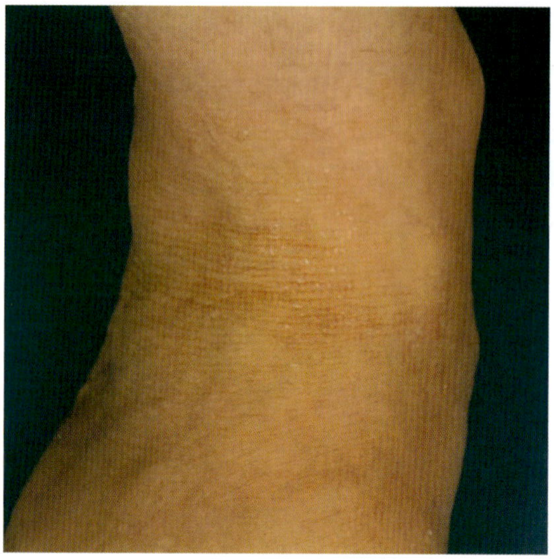

图 58.8 家族性原发性局限性皮肤淀粉样变，表现为脚踝正面苔藓样及细小的圆顶状丘疹
（摘自 Schreml 等. 2013[95]，转载经约翰·威利允许）

临床变异

苔藓样和斑状淀粉样变的一种变异型称为混合型（双相、同素异形）PLCA，苔藓样变和斑片混合出现[3,96,97]。此外，还存在一种罕见的增厚型 PLCA，表现为苔藓样或斑片合并水疱和增厚型皮损[98]。增厚型 PLCA 的家族性变异也有报道[99]。此外，皮肤异色病样淀粉样变病是一种罕见的变异型，在世界范围内只有少数病例报道[100]。其基本临床特征是斑驳的色素沉着和色素减退性斑片和来源于细胞角蛋白的淀粉样物质沉积[100]。淀粉样变合并大疱形成在 PLCA 和系统性淀粉样变的皮肤受累中均可见到[101-104]。

鉴别诊断

苔藓样和斑状 PLCA 的鉴别诊断（见表 58.1）包括黄瘤病、穿通性皮肤病（胶原性）、结节性 PLCA、扁平苔藓和真菌病。结节性 PLCA 的鉴别诊断包括鳞状细胞癌、寻常疣、附属器肿瘤和瘢痕疙瘩/增生性瘢痕。不同类型 PLCA 的病变可能与上述许多疾病相似，因此有必要进行诊断性活检。

并发症及病程

关于不同类型的 PLCA 的病程数据很少。在丘疹性和斑状 PLCA 中，美学方面的问题往往相当重要并且瘙痒可能是一个严重的问题，结节性 PLCA 甚至可以进展为系统性淀粉样变。结节性 PLCA 向系统性淀粉样变的进展率存在争议[66]：报道从 5% 至 50% 不等。1970 年，Brownstein 和 Helwig 通过对 10 例患者的队列研究确定该进展的风险为 50%[96]。Woollons 和 Black 回顾性分析 15 例结节性 PLCA，仅发现 1 例进展为系统性淀粉样变[105]。Northcutt 和 Vanover 采用了类似的方法，发现 47 例 PLCA 为 15% 的进展率[106]。但这项研究包含 Brownstein 和 Helwig 的原始研究，因此可能增加了 5 名可能有系统性淀粉样变的患者。因此，Northcutt 和 Vanover 研究的 47 例病例的真实进展率在 5%～15%。根据现有的数据和对结节性 PLCA 似乎是一个局限性克隆性浆细胞瘤的认识[3,107,108]，很可能真正的进展率相当低。

治疗

见下文。

系统性皮肤淀粉样变病

定义

系统性皮肤淀粉样变病分为三组：①非遗传性系统性淀粉样变伴皮肤受累；②遗传性系统性淀粉样变伴皮肤受累；③遗传性系统性疾病伴继发性皮肤淀粉样变。在非遗传性系统性淀粉样变伴皮肤受累组中，有原发性和骨髓瘤或浆细胞瘤相关性淀粉样变，与炎症或肿瘤相关的继发性淀粉样变性，血液透析相关性淀粉样变。遗传性系统性淀粉样变累及皮肤，包括遗传性甲状腺素淀粉样变（家族性淀粉样多发性神经病）、遗传性载脂蛋白 A1 淀粉样变、遗传性胱抑素 C 淀粉样变和遗传性凝溶胶蛋白淀粉样变（Meretoja 综合征）。最后一组继发性皮肤淀粉样蛋白沉积的遗传性全身疾病包括 Muckle-Wells 综合征和肿瘤坏死因子（TNF）受体 1 相关的周期性发热综合征（TRAPS）（见第 45 章）。详情见表 58.2。

概述

系统性淀粉样变（表 58.2）常以内脏（一般为心肌、肝和肾）间充质结构中的淀粉样沉积为特征，可导致功能逐渐丧失，最终死亡。如前所述，还有遗传性系统性淀粉样变和系统疾病继发皮肤受累。在皮肤受累时，所有层面的皮肤及血管壁都可能受到影响。

流行病学

系统性淀粉样变显示约有 50% 的患者皮肤受累，这使得医师能够在早期诊断潜在的系统性疾病[109]。获得性血管性血友病综合征（avWS）与免疫球蛋白轻链淀粉样变的关系已被报道[110]。系统性疾病引起的不同类型淀粉样变的流行病学，见表 58.2 和其他教科书有关这些疾病的更详细信息。

表 58.2　系统性疾病所致皮肤淀粉样变：系统性淀粉样变的典型特征包括瘀点或出血的发生(图 58.9 和图 58.10，经常在眶周区域)，黏膜与皮肤浸润(图 58.11 和图 58.12，特别是巨舌)，有时有甲营养不良(图 58.14)或大疱表现(图 58.13)

淀粉样变类型(淀粉样蛋白亚型)	淀粉样纤维前体	皮肤表现	皮肤外表现	相关性疾病和变异
非遗传性系统性淀粉样变伴皮肤受累				
原发性系统性骨髓瘤或浆细胞瘤相关性淀粉样变(AL)	免疫球蛋白轻链	瘀点、出血、甲营养不良、蜡状丘疹、结节、斑块、肿瘤的病变、硬皮病样浸润、紫癜、丘疹、结节、大疱性病变、脱发、皮肤松弛	巨舌、肾病、心肌病、神经病变、肠道受累、CTS	相关性：血管性血友病综合征 变异型：大疱性淀粉样变、口腔黏膜 大疱性淀粉样变
与炎症或肿瘤相关的继发性淀粉样变(AA)	SAA	轻微的皮肤受累，有时瘀点、紫癜、脱发	肾病、肝脾大、胃肠道疾病(出血、动力性疾病)	相关性：慢性感染(如骨髓炎、支气管扩张)、风湿性疾病、肿瘤(如甲状腺癌、霍奇金病)
继发性血液透析相关性淀粉样变($A\beta_2$ M)	β_2 微球蛋白	软斑	CTS、骨囊肿破坏性关节病	相关性：肾病、糖尿病
遗传性系统性淀粉样变伴皮肤受累	转体蛋白	萎缩性瘢痕、无法愈合的溃疡、瘀点	外周和自主神经病、CTS(尤其 His114 变异型)、心肌病、肾病	突变：主要是 Val30Met
遗传性转体蛋白淀粉样变/家族性淀粉样多神经病(ATTR)				
遗传性 ApoA1 淀粉样变(AApoA1)	载脂蛋白 A1	斑丘疹、瘀点	心肌病	
遗传性血清胱抑素 C 淀粉样变(ACys)	血清胱抑素 C	临床无症状，但组织学阳性	多发性脑出血	
遗传性凝溶胶蛋白淀粉样变(梅雷托加综合征)(AGel)	凝溶胶蛋白	皮肤松弛、瘙痒、瘀点、瘀斑、少毛、秃头	角膜营养不良、神经病，通常颅神经受累、微小肾病	变异型 荷兰型：(654G→T) 芬兰型：(654G→A)
遗传性系统性疾病伴继发性淀粉样变 Muckle-Wells 综合征(AA)	SAA	冷敏感、瘙痒、寒冷性荨麻疹样病变	发热、畏寒关节痛、白细胞增多、肢体刺痛	
TNF 受体 1 相关周期性发热综合征(TRAPS)(AA)	SAA	眶周水肿、脱皮、红斑	长时间周期性发热、腹痛	TNF 受体 1 细胞外结构域(约 40 个不同的突变)

AA，SAA 淀粉样蛋白；AApoA1，淀粉样载脂蛋白 A1；$A\beta_2$ M，淀粉样 β_2 微球蛋白；ACys，淀粉样胱抑素 C；AGel，淀粉样凝溶胶蛋白；AL，免疫球蛋白轻链来源的淀粉样蛋白；ATTR，淀粉样转甲状腺素蛋白；CTS，腕管综合征；SAA，血清淀粉样蛋白 A；TNF，肿瘤坏死因子。

病理生理学

大多数非遗传性原发性系统性淀粉样变是由单克隆浆细胞增殖引起的。其基础疾病包括多发性骨髓瘤、Waldenström 病、本周浆细胞瘤、重链病、恶性淋巴瘤等。这些疾病的共同特征是产生单克隆免疫球蛋白[47]。主要是免疫球蛋白轻链(同位素 κ 和 λ)作为淀粉样前体(AL＝轻链型/本周淀粉样蛋白；AL-κ 和 AL-λ 的比率是 1∶2)。尽管 A 型淀粉样变临床表现多样，但面部(图 58.9)或摩擦部位(可能由摩擦引起；图 58.10)的瘀斑和紫癜可视为淀粉样蛋白的皮肤特征。皮肤出血的可疑原因之一是 X 因子与淀粉样纤维结合减少，淀粉样蛋白在血管壁沉积从而增加了血管壁的脆性。

口腔黏膜内淀粉样物质沉积可表现为局部的丘疹（如下唇浸润；图 58.11）或弥散性浸润导致的巨舌（图 58.12）

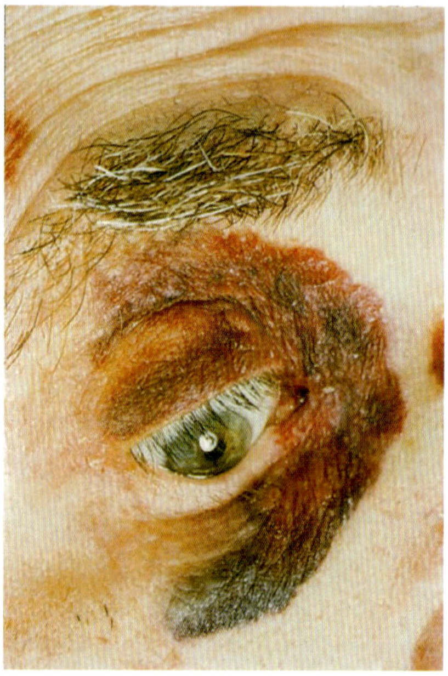

图 58.9 原发性系统性淀粉样变伴皮肤受累，显示咳嗽后眶周明显出血
（由英国伦敦圣约翰皮肤病研究所提供）

在继发性系统性淀粉样变中，一种特定的潜在疾病会导致淀粉样蛋白在不同组织中沉积。该病决定淀粉样前体结构，从而决定淀粉样蛋白的类型，最常见的类型是 AA 型淀粉样变性。（传染性或非传染性）慢性感染或肿瘤性疾病，以及局部的基因缺陷，会导致一种急性期蛋白即 SAA 的表达产生增强。有趣的是，目前已经有由于利什曼原虫感染导致的实验性皮肤淀粉样病变的相关报道[111]。IL-1 等因子可以刺激肝产生 SAA，巨噬细胞将 SAA 降解为淀粉样蛋白 A。然而，皮肤症状非常罕见，主要表现为紫癜、斑块或结节形成。临床表现正常的皮肤也可出现淀粉样蛋白沉积。如果基础疾病得到有效治疗，AA 型继发性淀粉样变有消退的趋势。

另一种皮肤受累的继发性系统性淀粉样变性主要发生在血液透析患者中，这类淀粉样变以 β_2 微球蛋白（β 检测表结构）作为淀粉样前体（见表 58.2）[112]。

在 TRAPS 中，TNF 受体 1 细胞外区域的突变导致炎症性反应发生，随后导致 SAA 沉积。Muckle-Wells 综合征是由 NLRP3 突变引起的蛋白相关周期性综合征（CAPS）。这会导致 IL-1β 进一步表达增加，从而再次引发肝 SAA 合成。

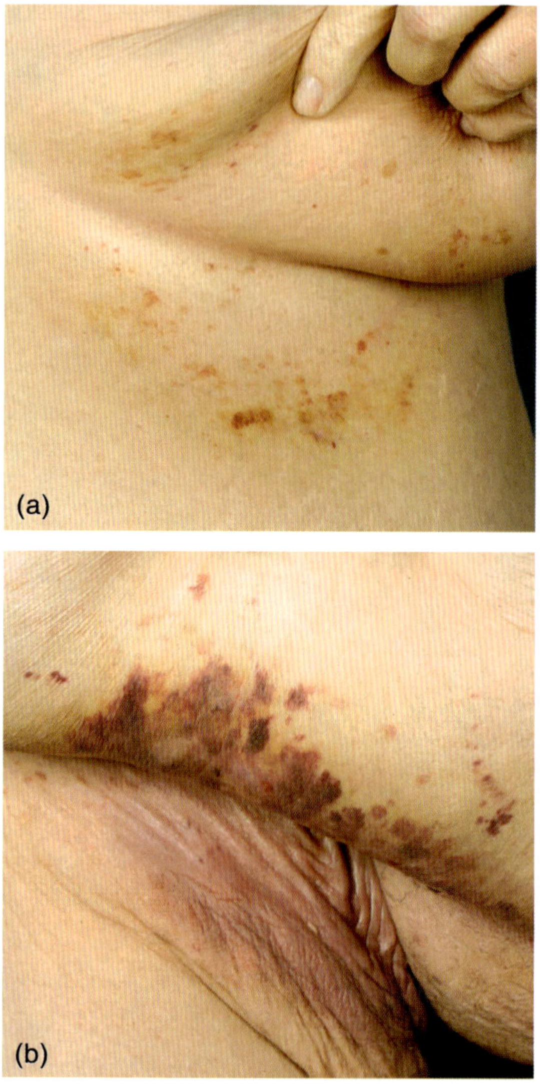

图 58.10 浆细胞瘤相关性系统性淀粉样变伴皮肤受累：乳房下(a)和腹股沟区(b)

临床特征

系统性淀粉样变的皮肤临床表现通常以瘀点、出血、瘀斑和瘙痒为特征。出血常发生在眶周（见图 58.9）或间擦部位（见图 58.10）[113-115]，原因是血管壁及管周有淀粉样蛋白沉积，而这种沉积模式在局限性皮肤淀粉样变中很少见。唯一的例外是结节性淀粉样变，血管周围也有淀粉样蛋白沉积，其组织病理学与累及皮肤的系统性淀粉样变有着类似的改变。

通常淀粉样紫癜发生在乳头平面之上，主要发生在头部和颈部，尤其是眼睑[47,113]。紫癜可能是系统性淀粉样变的第一个特征，记住这个特征很重要。淀

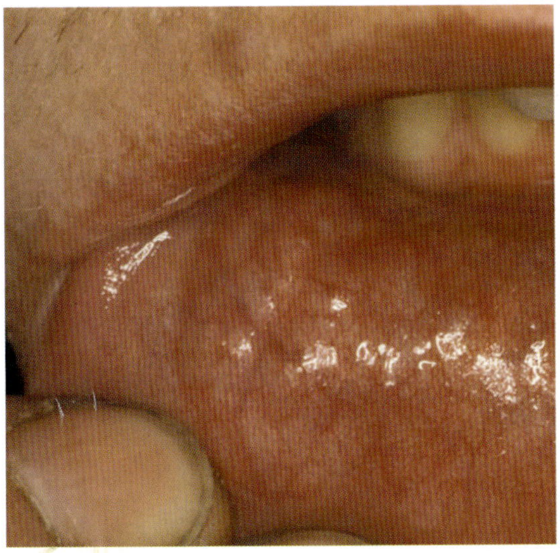

图 58.11 伴有皮肤黏膜受累的系统性淀粉样变，在下唇显示结节性淀粉样蛋白

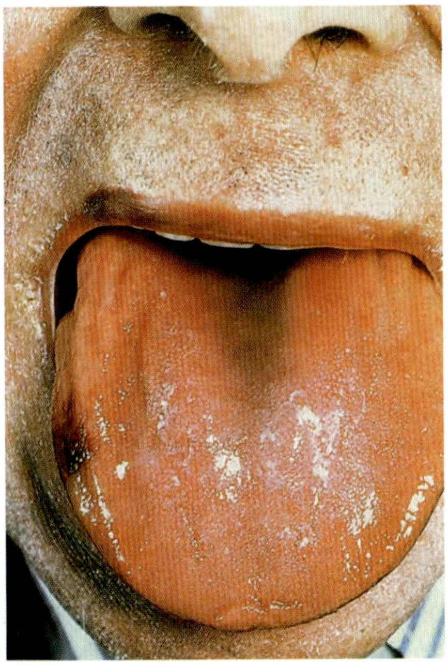

图 58.12 原发性系统性淀粉样变患者的巨舌症
（由英国伦敦圣约翰皮肤病研究所提供）

粉样变性的可疑诊断可能是多学科治疗方法的起点，因为可能涉及多个不同器官的病变[116]。

异常轻链导致的淀粉样变性临床表现主要为皮肤或黏膜大疱（有时为血疱）（图 58.13）[102-104]。

在面部、眼睑和头皮上可发现融合的白色至淡黄色、蜡状、部分出血性丘疹或结节。严重的情况下，这些病变可能导致溃疡形成和瘢痕性脱发。如果真皮受到淀粉样蛋白的广泛影响，可能会导致硬皮病样皮肤改变（尤其是手指），称为硬皮病淀粉样变。此外，有报道证实水疱形成和指甲营养不良（图 58.14）是骨髓瘤相关淀粉样变的主要表现[101]。大疱型淀粉样变可同时发生于 PLCA 和有皮肤侵犯的系统性淀粉样变性中（图 58.13）[101-104]。

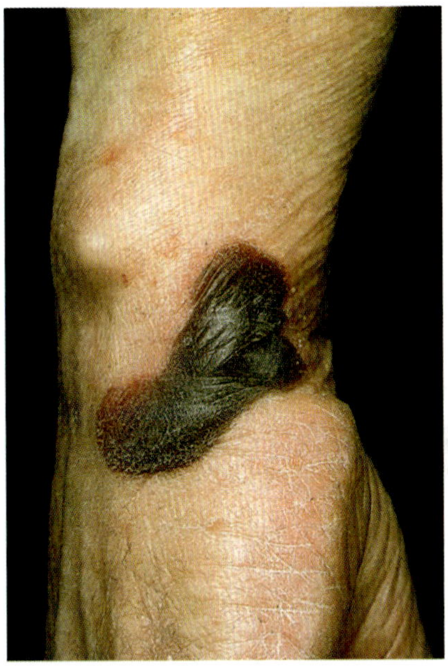

图 58.13 原发性系统性淀粉样变的出血性大疱
（由英国伦敦圣约翰皮肤病研究所提供）

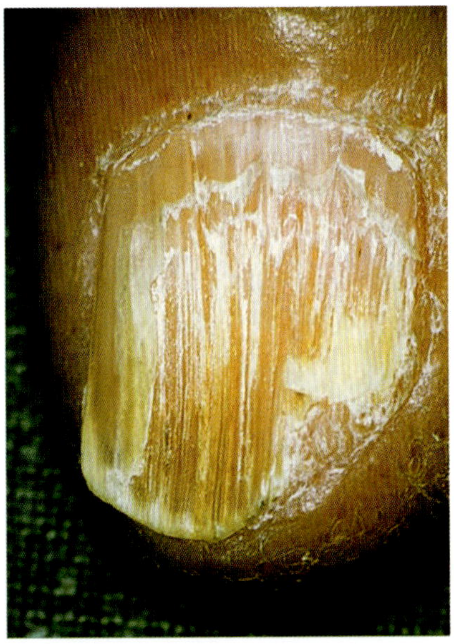

图 58.14 原发性系统性淀粉样变患者的指甲营养不良
（由英国伦敦圣约翰皮肤病研究所提供）

在遗传亚型中，最常见的是家族性淀粉样多发性神经病，这是由于转化甲状腺素（前白蛋白组分的一种蛋白质）沉积所致[117,118]。大多数情况下，这种形式是由 Val30Met 突变引起的（第 30 个氨基酸由原本的缬氨酸突变为甲硫氨酸）[119]。其他遗传性淀粉样变可与以下疾病相关：心肌病（载脂蛋白 A1 淀粉样变）、多发性脑出血（半胱氨酸蛋白酶抑制物 C 淀粉样变）或腕管综合征（家族性淀粉样多发性周围神经病）[120]。与载脂蛋白 A1 淀粉样变不同，半胱氨酸蛋白酶抑制物 C 淀粉样变临床无皮肤的表现，但组织学显示典型的淀粉样蛋白沉积。大面积的皮肤松弛、广泛的瘀点和出血及毛发减少或脱发，主要表现在凝胶蛋白淀粉样变，也称为 Meretoja 综合征。不同的突变导致氨基酸交换异常。荷兰报道突变位点（654G-T）、芬兰报道突变位点（654G-A）。

罕见的 TRAPS 综合征的主要临床特征包括长期发热、腹痛、肌肉痛等症状及游走性皮肤红斑[125,126]，这种综合征会导致继发性皮肤淀粉样变发生（据推测是淀粉样蛋白 SAA）。另一种也与继发性皮肤淀粉样蛋白沉积（据推测是淀粉样蛋白 SAA）有关的罕见综合征是 Muckle-Wells 综合征，其特征是皮肤淀粉样蛋白沉积，周期性荨麻疹样皮损，以及进一步出现感音神经性听力损伤[127,128]。

皮肤淀粉样变病的治疗

皮肤淀粉样变病的不同形式的治疗方法对于所有涉及的医学学科仍然是一个很大的挑战。应采取多学科治疗的方法，同时在系统性淀粉样变的治疗过程中应优先治疗任何潜在疾病。在所有类型的皮肤淀粉样变中，瘙痒通常是导致皮肤进一步刺激的主要问题，这可能导致继发性淀粉样蛋白沉积。因此，止痒治疗应该是治疗方案的一个重要的组成部分。由于可纳入研究的患者数量较少，研究的治疗策略也较少，因此大多数治疗方案的制订都是基于样本量较小的研究，甚至是基于病例报道所推荐的治疗方案。

PLCA 患者应尝试局部治疗（图 58.15），首选非手术治疗方式。对于局部病变，在非手术治疗无效的情况下可以选择激光或手术方法治疗。相比之下，病变广泛的 PLCA 可能需要额外的光（化学）疗法或全身药物治疗如二甲基亚砜（DMSO）、阿维 A、环磷酰胺。在系统性淀粉样变的治疗原则中，最主要的原则是治疗潜在疾病。

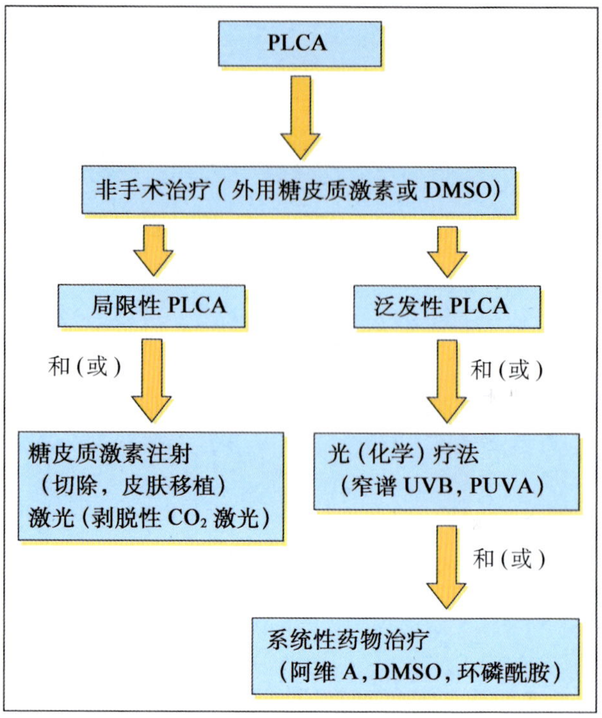

图 58.15 原发性局限性皮肤淀粉样变（PLCA）的治疗选择

DMSO，二甲基亚砜；PUVA，补骨脂素和长波 UVA 辐射。

局部治疗

局部给药（敷料封闭）或注射糖皮质激素是经典的治疗方法[2]。有研究证实，光疗（窄谱 UVB）和光化学疗法（PUVA）也是比较成功的治疗方法[129]。除此之外，DMSO 也可以应用于局部止痒，但另有研究人员认为尚未发现 DMSO 具有止痒作用或溶解淀粉样物质的特性[130]。

根据临床表现，当非手术治疗效果有限时（常见于结节性 PLCA），手术治疗方案可能会有所帮助。有效的外科治疗方案包括切除和分层皮片移植[131]、磨皮[132]和剃须切除[70]及刮除和烧灼[85]。其他方式，如脉冲染料激光治疗[133]和二氧化碳激光烧灼[134]在一些病例中也得到了成功应用。

系统治疗

有一篇关于口服或外用维 A 酸类药物（如阿维 A）治疗苔藓样淀粉样变疗效的病例报道综述[135]。本综述显示口服维 A 酸类药物 6 个月可完全缓解丘疹性 PLCA（苔藓样淀粉样变）。也有关于口服维 A 酸治疗混合性（双相、同种异型的）PLCA 的报道。每日口服 0.5mg/kg 量的阿维 A 治疗 4 个月后观察到瘙痒缓解，丘疹改善和色素沉着减退[135]。有报道苔藓样淀粉样变有部分热敏反应，也许这种现象可以用于潜在的治疗方案中[136]。DMSO 可以局部外用，也有关于口服 DMSO 治疗累及皮肤的系统性淀粉样变性的疗效的报道[137]。有一项研究报道证实，口服环磷酰胺 50mg/d 治疗丘疹性 PLCA，6 个月后，瘙痒、色素沉着和病变范围均明显减轻[138]。斑状 PLCA 通常采用相同的治疗方法。在系统性淀粉样变的治疗方案中（如多发性骨髓瘤、浆细胞瘤、肾功能不全），治疗原发病至关重要。应用 siRNA 或抗淀粉样蛋白抗体的疗效正在进一步研究中[139,140]。

原发性系统性淀粉样变或继发性皮肤淀粉样蛋白沉积的疾病应始终由多学科团队治疗。当有一种可确诊的潜在疾病导致皮肤淀粉样蛋白沉积时，应尽一切努力减缓或阻止该疾病的进展[141]。例如，与骨髓瘤相关的淀粉样变应首先与有经验的肿瘤科医师合作治疗骨髓瘤。

通常，免疫抑制药是治疗继发于炎症的系统性淀粉样变的核心组成部分。例如，秋水仙碱可改善家族性地中海热（FMF）引起的 AA 淀粉样变。秋水仙碱联合阿那白滞素（IL-1 受体拮抗剂，IL-1Ra）可能对 FMF 相关性淀粉样变的治疗有益，因为后者可缓解潜在的炎症反应。TNF 阻断和 IL-1 拮抗剂联合可治疗 TRAPS（TNF-a 受体相关性周期性综合征）淀粉样变。Muckle-Wells 综合征是由 NLRP3 突变引起的冰蛋白相关周期性（发热）综合征之一，IL-1β 为这组疾病的致病位点，其治疗方案包括卡那单抗（IL-1β 抗体）、利纳西普（IL-1 结合蛋白）和阿那白滞素（IL-1Ra）。其他方案，如静脉注射用免疫球蛋白和血浆置换，也已成功用于治疗原发性系统性淀粉样变[148]。期望通过血液透析使越来越多的严重慢性肾衰竭伴 $A\beta_2$ 淀粉样变患者长期生存下去[149,150]。随着肾功能的不断改善，可能停止继续血液透析。这是可能完全解决 $A\beta_2$ 淀粉样变的关键所在。

（译者：王娟　**一审：**朱丽萍　**二审：**侯麦花　应为红　**三审：**黄显琼　**润色：**宁静茹）

参考文献

所有文献请查阅网址：www. rooksdermatology. com.
以下列出的是重要参考文献。

[2] Breathnach SM. The cutaneous amyloidoses. Pathogenesis and therapy. *Arch Dermatol* 1985;121(4):470-5.

[3] Breathnach SM. Amyloid and amyloidosis. *J Am Acad Dermatol* 1988;18(1 Pt 1):1-16.

[4] Glenner GG. Amyloid deposits and amyloidosis. The beta-fibrilloses(first of two parts). *N Engl J Med* 1980;302(23):1283-92.

[47] Schreml S, Szeimies RM, Vogt T, Landthaler M, Schroeder J, Babilas P. Cutaneous amyloidoses and systemic amyloidoses with cutaneous involvement. *Eur J Dermatol* 2010;20(2):152-60.

[48] Li WM. Histopathology of primary cutaneous amyloidoses and systemic amyloidosis . *Clin Dermatol* 1990;8(2):30-5.

[57] Westermark P, Davey E, Lindbom K, Enqvist S. Subcutaneous fat tissue sue for diagnosis and studies of systemic amyloidosis. *A cta Histochem* 2006;108(3):209-13.

[89] Arita K, South AP, Hans-Filho G, *et al*. Oncostatin M receptor-beta mutations underlie familial primary localized cutaneous amyloidosis. *Am J Hum Genet* 2008;82(1):73-80.

[90] Lin MW, Lee DD, Lin CH, *et al*. Suggestive linkage of familial primary cutaneous amyloidosis to a locus on chromosome 1q23. *Br J Dermatol* 2005;152(1):29-36.

[96] Brownstein MH, Helwig EB. The cutaneous amyloidoses. I. Localized forms. *Arch Dermatol* 1970;102(1):8-19.

[113] Eder L, Bitterman H. Image in clinical medicine. Amyloid purpura. *N Engl J Med* 2007;356(23):2406.

第 59 章

皮肤黏蛋白病

Franco Rongioletti

Section of Dermatology, Department of Health Sciences (DISSAL), University of Genoa, Genova, Italy

概述

皮肤黏蛋白病是异常数量的黏蛋白在皮肤中沉积的一组疾病[1]。黏蛋白或蛋白-透明质酸复合物是真皮成纤维细胞产生的少量细胞外基质成分。黏蛋白是一种酸性氨基葡聚糖(旧称酸性黏多糖)构成的胶样无定形混合物,是由多种重复的多糖单位组成的复杂碳水化合物。酸性氨基葡聚糖可以黏附在一个蛋白核心(蛋白聚糖单体)的两侧,如硫酸皮肤素或6-硫酸软骨素和4-硫酸软骨素;也可以是游离的,如皮肤黏蛋白的最重要成分——透明质酸。

黏蛋白能吸附自身重量1000倍的水分,对维持真皮的水电解质平衡起主要作用。然而,在黏蛋白增加的病理状态下,其锁水特性(即吸湿性)增强,真皮组织出现水肿。在苏木精伊红染色下,黏蛋白表现为胶原束间的淡蓝染物质。为了更加突出这些变化,通常需要特殊染色,如pH 2.5条件下的阿辛蓝染色(pH 0.4时为阴性)、胶样铁染色或pH 4.0条件下的甲苯胺蓝染色。此外,黏蛋白PAS染色阴性,并且通常对透明质酸酶敏感[2]。

许多用于实验研究的单克隆或多克隆抗体已用于检测硫酸乙酰肝素蛋白聚糖、透明质酸合成酶的三种亚型和CD44表面受体[3,4,5]。病理状态下黏蛋白过度沉积的机制尚不清楚,可能与某些血清因子诱导黏多糖的合成有关,这些血清因子包括细胞因子和(或)免疫球蛋白,在这个过程中起重要作用[1]。此外,黏蛋白分解代谢减弱也可能参与该过程。许多皮肤黏蛋白病患者表现出多克隆或单克隆免疫球蛋白水平升高(如硬化性黏液水肿、胫前黏液水肿、红斑狼疮丘疹结节性黏蛋白增多症)。

在以皱纹深而闻名的中国沙皮犬中,皮肤中黏蛋白沉积是一种透明质酸代谢基因缺陷导致的典型疾病[6]。

皮肤黏蛋白病可分为两型:原发性(特发性),即黏蛋白沉积是导致临床病变的主要组织学特征。而继发性皮肤黏蛋白病仅代表一种伴发的组织学表现或继发现象(框图59.1)。原发性皮肤黏蛋白病又分为真皮型和毛囊型,前者包含黏液水肿性苔藓(泛发型和局限型)、网状红斑性黏蛋白增多症、硬化性黏液水肿、伴甲状腺功能改变的黏蛋白病、伴结缔组织病的丘疹和结节性黏蛋白增多症、自愈型皮肤黏蛋白增多症、皮肤局灶性黏蛋白增多症、指(趾)黏液囊肿和荨麻疹样毛囊黏蛋白病;而后者包含良性原发型毛囊黏蛋白病、荨麻疹样毛囊黏蛋白病和皮肤黏蛋白病相关的系统症状，包括硬化性黏液水肿和硬肿病性单克隆丙种球蛋白病、糖尿病性硬肿病或感染相关的胫前黏液水肿、甲状腺功能亢进相关的胫前黏液水肿、甲状腺功能减退相关的黏液水肿、伴结缔组织病的丘疹和结节性黏蛋白增多症，如红斑狼疮、皮肌炎或硬皮病。

框图 59.1 皮肤黏蛋白病分类

原发性

真皮型

- 黏液水肿性苔藓(丘疹性黏蛋白病)
  - 泛发性硬化性黏液水肿性苔藓
  - 局限性黏液水肿性苔藓
    - 肢端持久性丘疹性黏蛋白增多症
    - 孤立丘疹型黏液水肿性苔藓
    - 婴儿皮肤黏蛋白增多症
    - 结节型黏液水肿性苔藓
- 网状红斑性黏蛋白增多症
- 硬肿病
- 伴甲状腺功能改变的黏蛋白病
  - 局限性黏液水肿
  - 泛发性黏液水肿
- 伴结缔组织病的丘疹和结节性黏蛋白增多症
- 自愈型皮肤黏蛋白增多症
- 皮肤局灶性黏蛋白增多症
- 指(趾)黏液囊肿

毛囊型

- Pinkus 毛囊黏蛋白病
- 荨麻疹样毛囊黏蛋白病

继发性

表皮型

- 蕈样肉芽肿
- 角化棘皮瘤
- 基底细胞癌

真皮型

- 环状肉芽肿
- 结缔组织病(红斑狼疮，皮肌炎)
- Degos 病
- 肾源性系统性纤维化
- 遗传性进行性黏蛋白性组织细胞增多症
- 肥胖相关淋巴黏蛋白增多症
- 增生性瘢痕
- 慢性移植物抗宿主病
- 干扰素诱导的皮肤反应
- 带状疱疹
- 静脉功能不全引起的淤积性皮炎

(续框图)

- 上皮肿瘤(基底细胞癌)
- 间质肿瘤(隆突性皮肤纤维肉瘤)
- 神经肿瘤(神经纤维瘤)

毛囊型

- 恶性血液病(蕈样肉芽肿)
- 湿疹性皮肤病
- 红斑狼疮
- 药物性皮炎(伊马替尼，卡托普利)
- 昆虫叮咬

原发性皮肤黏蛋白病

真皮型皮肤黏蛋白病

黏液水肿性苔藓(丘疹性黏蛋白病)

定义

黏液水肿性苔藓是一种慢性、特发性皮肤黏蛋白沉积综合征，其特征为无甲状腺疾病的背景下由于黏蛋白异常沉积和不同程度的纤维化及成纤维细胞增生形成的苔藓样丘疹、结节和(或)斑块。依据病理分为两种亚型：①泛发型：临床表现为泛发性坚实的蜡样丘疹(也称为 Arndt-Gottron 黏液水肿)，伴有单克隆丙种球蛋白病和系统性疾病，偶见致死性；②局限型：无系统受累。局限性黏液水肿患者有时临床表现不典型，表现为硬化性黏液水肿和局限性黏液水肿重叠或介于二者之间(表 59.1)[1]。

硬化性黏液水肿

定义和术语

硬化性黏液水肿是黏液水肿性苔藓的硬化性改变，特点为多发坚实的丘疹，硬化性黏液水肿是黏液水肿性苔藓的硬化性改变，特点是硬皮病样皮损伴黏蛋白沉积，表现为成纤维细胞增殖、纤维化和单克隆丙种球蛋白的增加[2]。该病累及系统。

同义名

- 泛发丘疹型和硬皮病型黏液水肿性苔藓
- Arndt-Gottron 病
- 泛发性苔藓样丘疹(Montgomery 和 Underwood)

流行病学

该病是一种罕见病，常影响30—80岁的成年人，

表 59.1 黏液水肿性苔藓的分类及诊断标准

硬化性黏液水肿	局限性黏液水肿性苔藓的分类	黏液水肿性苔藓的典型形式
泛发性丘疹型和硬皮病型特征	丘疹[或丘疹融合形成的结节和(或)斑块]	• 无单克隆丙种球蛋白的硬化性黏液水肿 • 有单克隆丙种球蛋白病/系统症状的局限性黏液水肿性苔藓 • 具有多种亚型混合特征的类型 • 其他未定类型
显微镜下三联征(黏蛋白沉积、成纤维细胞增生、胶原纤维化)	黏蛋白沉积伴异型或纤维细胞增生，无纤维化	
单克隆丙种球蛋白病	无单克隆丙种球蛋白病	
无甲状腺功能紊乱	无甲状腺功能紊乱	
	亚型 • 孤立丘疹型黏蛋白增多症 • 肢端持久型丘疹黏蛋白病 • 婴儿皮肤黏蛋白增多症 • 结节型黏液水肿性苔藓	

平均发病年龄为 59 岁。无种族及性别差异，基本不发生于儿童和青少年[2]。

病理生理

硬化性黏液水肿的发病机制尚不清楚。在受累患者体内，某些细胞因子如 TNFα 和 β、IL-1、IL-6、TGFβ、多克隆和单克隆免疫球蛋白和其他尚未明确的细胞因子可能引起成纤维细胞中的黏多糖合成增加。虽然单克隆副蛋白可能是致病因素，但是消除副蛋白不会减少对成纤维细胞的刺激。此外，副蛋白的水平通常与本病严重程度、进展快慢及对治疗的反应不相关[3-6]。最后，部分案例报道了某些病例在注射透明质酸[7]或乳房硅胶植入术[2]形成的异物肉芽肿反应后发展为硬化性黏液水肿，提示该病可能为佐剂引起的自身免疫反应。

病理学

硬化性黏液水肿有以下显微镜下三联征(图 59.1 a)：①pH2.5 条件下阿辛蓝染色或铁染色可见黏蛋白广泛沉积于真皮网状层中上部，这些黏蛋白可以被透明质酸酶分解(图 59.1 b)；②胶原沉积增多；③成纤维细胞显著增生，呈不规则排列[8]。表皮正常或变薄，毛囊萎缩，浅表血管周围可见少量淋巴细胞及浆细胞浸润。弹性纤维呈碎片状且数量减少。近期研究报道了一种间质性环状肉芽肿[9]，发现除皮肤外，黏蛋白还可沉积于心内膜、心肌血管壁及肾、肺、胰腺、肾上腺和神经间质内，淋巴结也可累及[10]。

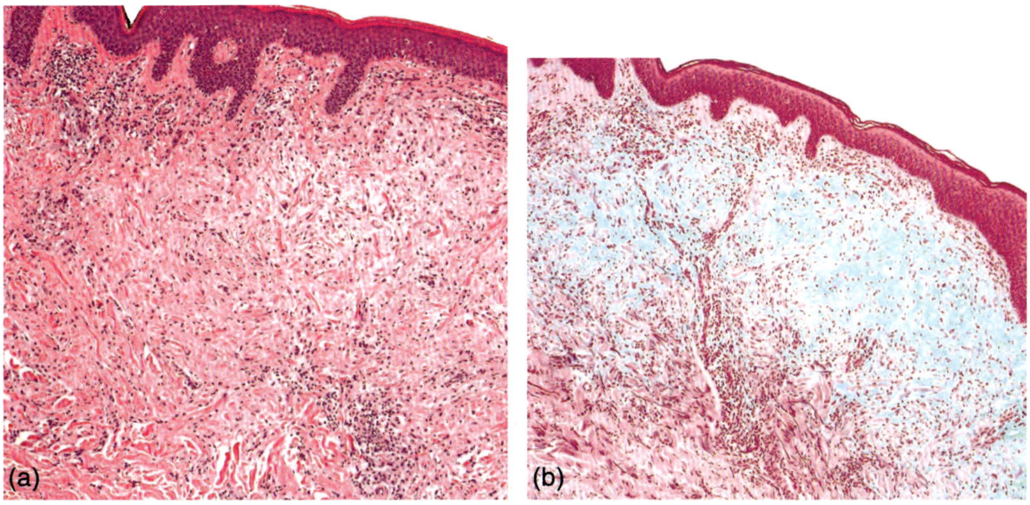

图 59.1 (a)硬化性黏液水肿。典型的显微镜下三联征表现为：真皮弥散性黏蛋白沉积、成纤维细胞增生和胶原纤维化。(b)pH2.5 时，阿辛蓝染色示真皮黏蛋白增加

临床特征

典型的皮损特征是多数密集排列、直径 2～3mm 坚实的圆顶状或扁平形蜡样丘疹，皮疹可累及头颈部、上肢伸侧、躯干上部及大腿（图 59.2，图 59.3 和图 59.4）[1,2]。丘疹常呈典型的线性排列，周围的皮肤质硬而有光泽（即硬皮病样外观），偶见无痛性结节。眉间受累的典型特征为纵行深沟，呈“狮面征”（图 59.5）。躯干、肩部和四肢上也有明显的深沟（Shar-Pei 征）（图 59.6）。受累区可见红斑、水肿及褐色改变，常伴瘙痒。眉毛、腋毛和阴毛可稀疏，黏膜常不受累。随着疾病进展，红斑和浸润性斑块可使皮肤变硬、趾（指）端硬化，口、手、上臂和腿关节的活动度变小。在近端指间关节伸侧可见中央凹陷边缘隆起（皮肤变厚）的“甜甜圈征”（图 59.7）。一般无毛细血管扩张和钙沉着，但偶有雷诺现象。

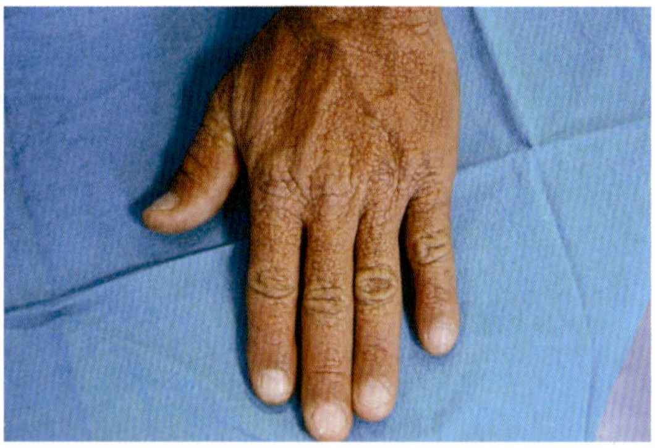

图 59.2　硬化性黏液水肿。手背部广泛分布的密集丘疹

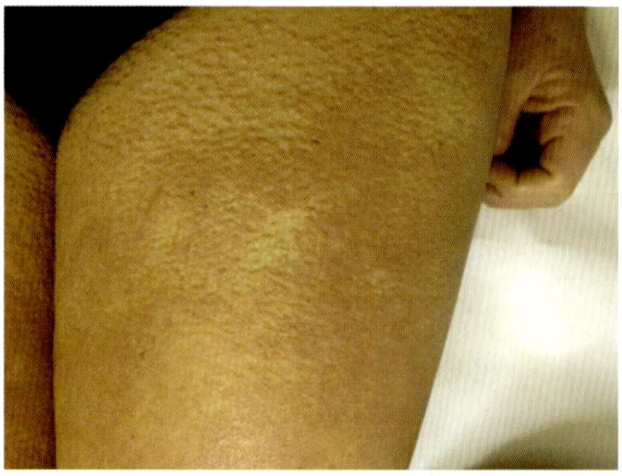

图 59.3　硬化性黏液水肿。大腿部丘疹

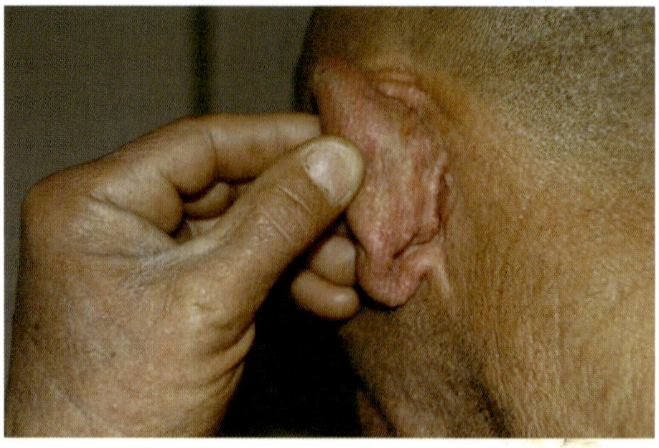

图 59.4　硬化性黏液水肿。耳后部丘疹

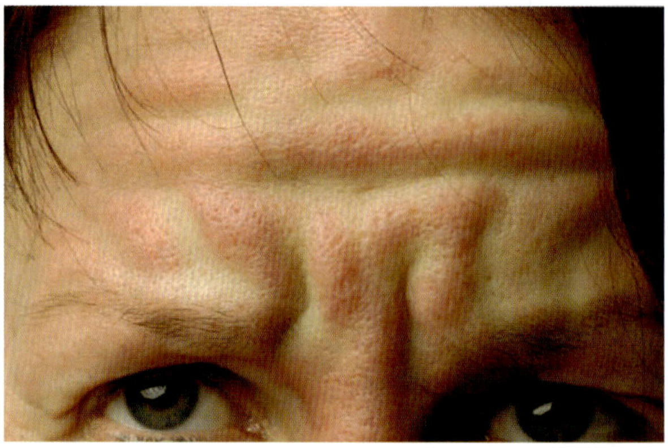

图 59.5　硬化性黏液水肿。前额部深纵的折叠样红斑（“狮面征”）

（由 D. Metze 博士提供，德国，Munster）

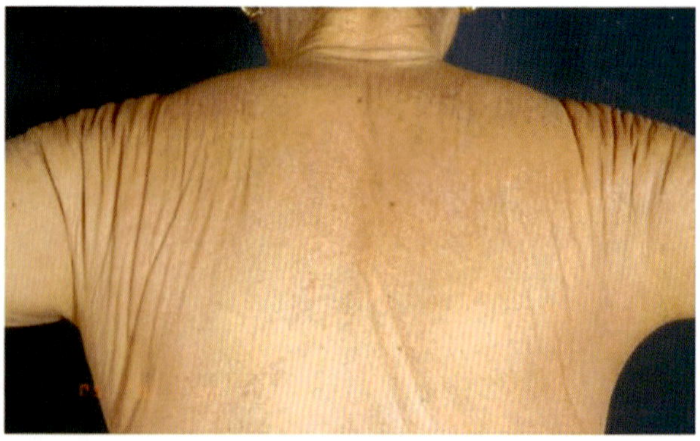

图 59.6　硬化性黏液水肿。肩背部深在性红斑（Shar-Pei 征）

鉴别诊断

列于表 59.2 中。

并发症与共病

系统影响列于表 59.3 中。

病程和预后

硬化性黏液水肿的预后依病情而异。该病是一种慢性进行性，不可预测性病程[2]。累及中枢神经系统、心脏、肾或进展为骨髓瘤导致预后较差。死亡的

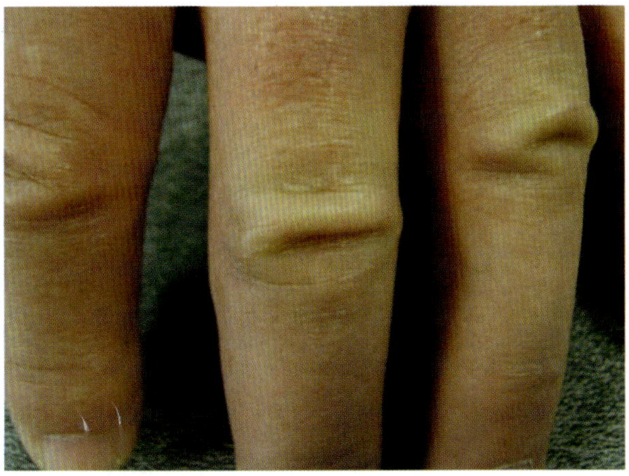

图 59.7 硬化性黏液水肿。指间关节近端部位“甜甜圈征”

主要原因包括皮神经综合征（伴有发热、抽搐和昏迷的硬化性黏液水肿），心血管并发症和恶性血液病[2]。脓毒症的并发症主要与用美法仑治疗有关，该方案现在已不常用[13]。在最近的一系列报道中，21 名患者中有 5 名（23.8%）死亡，而在平均随访 33.5 个月后，12 名患者带病存活，4 名患者痊愈[2]。

检查

除皮肤组织病理活检外，还有必要进行血清学和血清蛋白电泳检查。甲状腺功能及其他实验室检查结果通常正常。一些特殊情况下，如有皮肤外症状，需要对受累内脏器官功能进行评估。虽然通过高分辨率的皮肤超声测定皮肤厚度可以成为一种诊断和监测疾病活动性的有用工具，但影像学研究的价值很小。

治疗

由于硬化性黏液性水肿罕见，病例报告数量有限，缺乏临床随机对照试验，目前对该病的病因研究不完全，因此尚无针对该病的有效治疗。此外，包括致死在内的严重的不良反应常与采用某些治疗药物导致治疗更为困难，如美法仑，（见表 59.2）。静脉注射免疫球蛋白（单独或联合其他药物使用）被广泛认定为皮肤受累同时有皮肤外症状，尤其是神经系统症状急剧恶化时的一线治疗方案[2,21-22]。尽管有研究报道，在停止静脉注射免疫球蛋白后数月到 3 年疾病复发了，其疗效并非永久性，仍需每 6～8 周静脉注射一次免疫球蛋白维持[23]。沙利度胺（或雷利度胺）和（或）系统使用糖皮质激素作为二线治疗方案，通常与免疫球蛋白联合运用[24-28]。自体造血干细胞移植可作为[29]三线治疗方案。硼替佐米联合地塞米松靶向浆细胞治疗可用于自体干细胞移植术后预防复发，也可用于治疗皮肤神经综合征[30-31]。

表 59.2 鉴别诊断[11]

疾病	与硬化性黏液水肿的鉴别要点
硬皮病（系统性硬化症）	• 无丘疹 • 抗核抗体 • 抗着丝点抗体 • 抗 Scl70 抗体
硬肿病	• 颈部和躯干部对称性非点状硬结，无丘疹 • 继发于上呼吸道感染 • 糖尿病
肾源性系统性纤维化	• 肾功能不全和暴露于含钆环境中面部不受累，无副蛋白血症

阶梯治疗

硬化性黏液水肿的可选治疗方案均列于表 59.4

一线治疗

- 静脉注射免疫球蛋白[剂量 2mg/(kg · d)，连续 5 日，1 个疗程至少 6 个月]

二线治疗

- 沙利度胺（雷利度胺）（100～400mg/d）
- 系统应用糖皮质激素
- 两者均与静脉注射用免疫球蛋白联合应用，而非单独应用。

三线治疗

- 自体外周血干细胞移植
- 硼替佐米和地塞米松联用

局限性黏液水肿性苔藓

概述

在局限性黏液水肿性苔藓中，患者仅在少数部位出现小而坚实的蜡样丘疹（或结节和丘疹融合形成的斑块）。本病仅皮肤受累，不伴硬肿病、副蛋白血症、系统受累或甲状腺疾病。局限性黏液水肿性苔藓分为 4 个亚型：（Ⅰ）肢端持久型丘疹黏蛋白病；（Ⅱ）孤立丘疹型；（Ⅲ）婴儿皮肤黏蛋白病；（Ⅳ）纯结节型[1]。

流行病学

由于局限性黏液水肿性苔藓是罕见病，其各型确切的发病率和流行病学尚不清楚。在孤立丘疹型黏液水肿性苔藓中，两性受累概率相似。在肢端持久型丘疹黏蛋白病中，女性发病率明显高于男性（女男比例约 3∶1）。

第5部分

表 59.3 硬化性黏液水肿的系统并发症[2,13]

系统并发症	类型	%
血液系统	单克隆丙种球蛋白病(＞免疫球蛋白 G)	100(诊断标准)
	多发性骨髓瘤,霍奇金淋巴瘤、非霍奇金淋巴瘤,巨球蛋白血症和骨髓单核细胞白血病[2,12,13]	罕见
神经系统	腕管综合征、周围感觉和运动神经病变和中枢神经系统症状(记忆丧失、眩晕、步态异常、中风、癫痫发作、精神病、皮肤神经综合征)[14,15]	30
风湿系统	关节炎	25
	炎症性肌病和纤维肌痛症[2,13,16,17]	
心血管系统	心衰,心肌缺血、心肌梗死、心包积液	5～22
肺部	阻塞性或限制性肺疾病[18]	17～35
消化系统	吞咽困难[13]	3～60
肾脏	急性肾衰竭[19,20]	罕见

表 59.4 硬化性黏液水肿的一线、二线、三线及备选治疗方案

一线治疗	二线治疗	三线治疗	其他
[a]静脉注射用免疫球蛋白	沙利度胺[a](雷利度胺)	自体干细胞移植	药物
			口服维 A 酸类
			环孢素 A
			干扰素
			羟氯喹
			化疗药
			• 美法仑
			• 2-氯脱氧腺苷
			• 环磷酰胺
			• 甲氨蝶呤
			物理疗法
			血浆置换
			PUVA,UVA1
			电离子
			离子束
	系统应用糖皮质激素	硼替佐米＋地塞米松	体外光化学疗法

[a] 联合静脉注射用免疫球蛋白优于单药治疗。

病理学

局限性黏液水肿性苔藓的病理改变与硬化性黏液水肿相比,更缺乏特异性。在真皮网状层中上部有黏蛋白沉积,成纤维细胞增生数量不等,胶原纤维化不显著甚至缺如。在肢端持久型丘疹黏蛋白病中,黏蛋白主要聚集在真皮网状层中上部(表皮下少量沉积),成纤维细胞无增生(图 59.8 a,b)。在婴儿皮肤黏蛋白病中,黏蛋白沉积位置表浅,似被表皮覆盖[1,8],但也可能出现在真皮网状层。

临床特征

肢端持久型丘疹黏蛋白病表现为多个象牙色至肤色丘疹,皮疹主要分布在前臂远端伸侧和手背(图 59.9)[32,33]。孤立丘疹型黏液水肿性苔藓表现为略带红色、紫色或肤色丘疹,直径 2～5mm、数目从数个到数百个不等、对称分布于四肢和躯干(表 59.10)[34]。在婴儿皮肤黏蛋白病中,皮损为坚实、乳白色丘疹,分布在上臂(特别是肘部)、颈部和躯干[35]。结节型黏液水肿性苔藓以四肢、躯干多发结节为特征,间有少许或

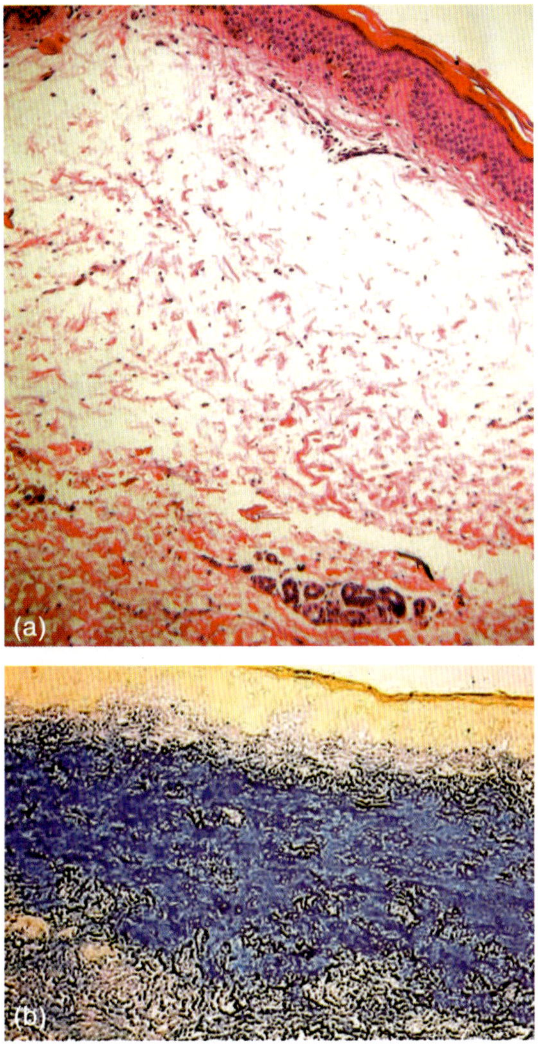

图 59.8　(a)肢端持久型丘疹黏蛋白病的镜下特征:局灶性黏蛋白在真皮上部沉积形成跨界区,无成纤维细胞的浸润;(b)胶体铁染色下可见黏蛋白沉积

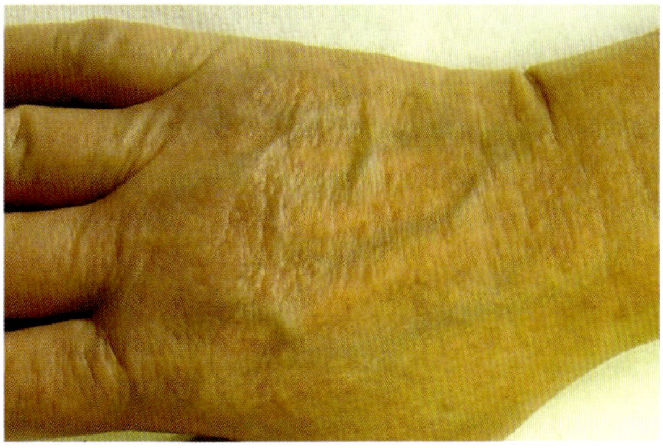

图 59.9　肢端持久型丘疹黏蛋白病
手背部有多个皮色丘疹。

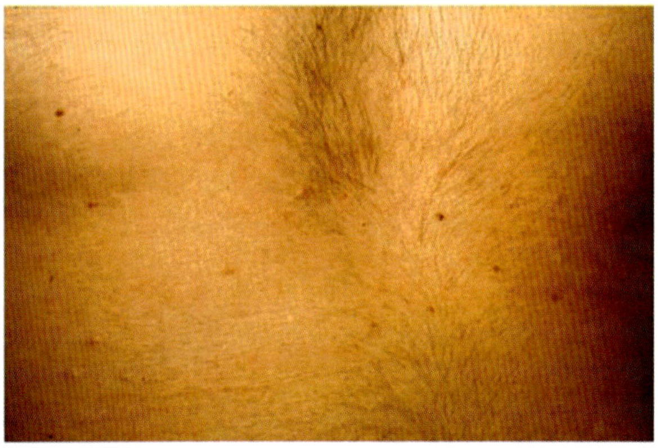

图 59.10　孤立丘疹型黏液水肿性苔藓
躯干部肤色黏蛋白性丘疹。

无丘疹[36]。局限性黏液水肿性苔藓可能与 HIV 感染、暴露于有毒油类和左旋色氨酸中及丙型肝炎病毒感染等相关。有研究报道,关节置换术后可出现类黏液水肿性苔藓样的局限性皮肤黏蛋白病和家族遗传性丘疹黏蛋白病[37-39]。然而,它们是独特的实体还是局限性黏液水肿性苔藓的非典型和(或)家族遗传型仍不清楚。

鉴别诊断

皮肤组织病理学检查有助于鉴别局限性黏液水肿性苔藓与许多其他以类似丘疹性皮损为表现的疾病,如环状肉芽肿、淀粉样变性苔藓、扁平苔藓、其他苔藓样皮肤病及弹性纤维溶解症。

病程和预后

所有类型的局限性黏液水肿性苔藓均呈良性慢性病程,不累及系统。尚无进展为硬化性黏液水肿的病例报道。

治疗

局限性黏液水肿性苔藓是一种良性疾病,通常无须任何治疗(随访即可)。许多疗法已用于该病的治疗,包括表皮磨削术、CO_2 激光、电凝、局部外用或局封糖皮质激素或注射透明质酸酶、口服维 A 酸类和补骨脂素 A(PUVA),疗效均不确切。局部外用钙调磷酸酶抑制剂可能有一些优势[40]。然而,甚至在感染了 HIV 的病例中也可自愈[41]。

网状红斑黏蛋白病

定义和术语

网状红斑黏蛋白病是一种罕见的慢性原发性皮肤黏蛋白沉积症,特征为后背或前胸中线分布的持久性网状红斑、斑丘疹和斑块。

同义名
- 斑块样皮肤黏蛋白病
- 网状红斑黏蛋白综合征
- 中线黏蛋白病

流行病学

网状红斑黏蛋白病是一种遍布不同种族的罕见疾病，尽管男性和儿童不能幸免，但主要影响中年女性[1]。

相关疾病

一般情况下，网状红斑黏蛋白病与系统疾病无关。然而，本病与某些特定疾病相关，特别是某些恶性肿瘤（如血液、乳腺、肺、结肠）和甲状腺功能障碍[1,2]。系统性红斑狼疮、糖尿病、特发性血小板减少性紫癜及 HIV 感染等自身免疫性疾病伴发网状红斑黏蛋白病也有报道[2]。

病理生理学

发病机制尚不完全清楚。可能与病毒感染和免疫缺陷相关，网状红斑黏蛋白病患者的成纤维细胞对外源性白细胞介素的刺激表现出异常反应[3]。

发病诱因

虽然既往认为网状红斑性黏蛋白病是一种光加剧性皮肤病，但日光的作用仍然是有争议的[1]。口服避孕药、妊娠、月经、发热、X 射线治疗和出汗也可诱发或加重网状红斑黏蛋白病[2]。同时，有家族病例提示其具有遗传易感性[4]。

病理学

网状真皮层上部可见黏蛋白沉积，伴血管周围、偶见毛囊周围 T 淋巴细胞的浸润，并伴有深部血管周围延伸。可见轻度的血管扩张。表皮通常是正常的。直接免疫荧光阴性，但是，少数情况下，真-表皮交界处可见到 IgM、IgA 和 C3 的颗粒状沉积[5]。

临床表现

网状红斑黏蛋白病的特征是后背或前胸中部红斑、坚实的丘疹或斑块融合成网状、环状或斑块样的损害，表面无鳞屑或其他改变(图 59.11)。不典型的部位，如手臂、腹部、面部和腿部偶可累及。患者偶觉瘙痒。

鉴别诊断

网状红斑黏蛋白病和肿胀性红斑狼疮之间可能有明显的重叠。二者在临床和病理方面均有相似之处：均无免疫血清学异常，对抗疟药治疗效果好，愈后无残留病灶。然而，肿胀性红斑狼疮在前胸正中处无皮损，光敏性强，直接免疫荧光呈强阳性，复发率高，偶有红斑狼疮的其他临床表现[6]。脂溢性皮炎和花斑癣累及胸部正中，但它们都有鳞屑和色素沉着，融合性网状乳头瘤病也可从临床上进行鉴别。

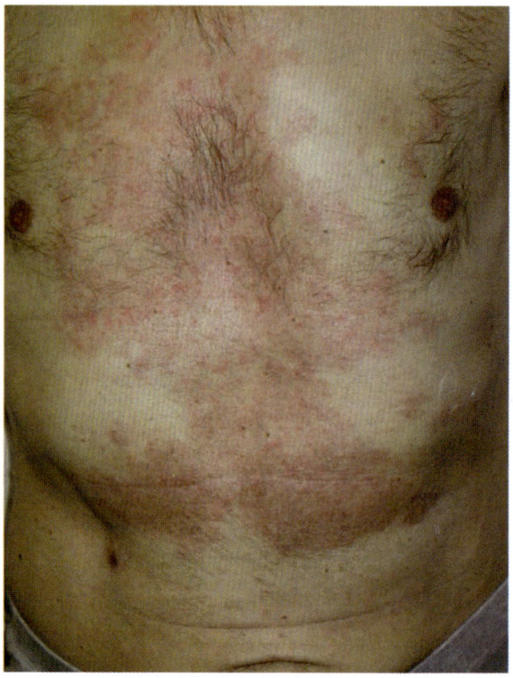

图 59.11 胸腹中线网状红斑黏蛋白病

病程和预后

网状红斑黏蛋白病是慢性疾病，若不治疗，病程可能延长。甚至发病 15 年以后，病变也有可能自行清除。

检查

一般情况下，实验室检查无异常。

治疗

抗疟药（如羟氯喹）是一线治疗方案，皮损通常在用药后 1～2 个月好转或痊愈[7]。复发并不少见，局部外用和系统使用糖皮质激素、外用他克莫司和吡美莫司、口服抗组胺药、四环素、环孢素和脉冲染料激光等治疗的结果差异较大[2,8,9]。虽然有加重的风险，仍有用 UVB 和 UVA1 外照治疗成功的病例报道[10,11]。

阶梯治疗

一线治疗
- 抗疟药（硫酸羟氯喹 400mg/d）

二线治疗
- 局部外用糖皮质激素
- 局部外用钙调磷酸酶抑制药

三线治疗
- 光疗（UVA1，UVB）
- 脉冲染料激光

硬肿病

定义和术语

硬肿病是一种上半身对称性弥散性进行性硬化性非凹陷性水肿，病理表现为真皮增厚和黏蛋白沉积，病程呈渐进性。成人硬肿病分型(见表 59.5)。

同义名
- 布施克硬化性黏液水肿
- 布施克病
- 糖尿病性硬肿病
- 成人硬肿病

表 59.5　成人硬肿病的类型

	占总体的%	特征
糖尿病型	25～50	慢性病程，非自愈性进程发生于血糖控制较差的胰岛素依赖性糖尿病患者
非糖尿病型	25	遗传性
	25～50	曾患有发热性疾病(链球菌感染后)，并于数月至 2 年痊愈
	10～20	与单克隆丙种球蛋白病相关，包括多发性骨髓瘤，病程进展缓慢，非自愈性进程
	其他	与多种疾病状态相关(如 HIV 感染者，内脏恶性肿瘤、自体免疫性疾病等)

概述

硬肿病是一种罕见疾病，特征是上半身非凹陷性硬化，与糖尿病、感染或血液系统恶性肿瘤相关[1]。

流行病学

硬肿病罕见，无年龄和种族限制。年龄分布随亚型而异。在糖尿病患者中，硬化性水肿的诊断率为 2.5%～14%。与糖尿病相关的亚型在男性中更为普遍(10∶1)，而其他亚型在女性中更为常见(2∶1)[2,3]。

相关疾病

硬肿病可分为糖尿病型和非糖尿病型(见框图 59.1)。前者是最常见类型，占总数的 25%～50%，主要发生于肥胖的胰岛素依赖型糖尿病中年男性[3,4]。非糖尿病型包括特发型；感染后类型，起病急，通常发生在链球菌引起的上呼吸道感染之后，还见于流感、麻疹、腮腺炎、水痘、巨细胞病毒、白喉、脑炎和牙脓肿；单克隆丙种球蛋白相关型；与自身免疫性疾病(如类风湿关节炎、原发性胆汁性肝硬化、干燥综合征、皮肌炎、过敏性紫癜)，内脏恶性肿瘤(恶性胰岛素瘤、胆囊癌、类癌、垂体-肾上腺皮质瘤)，暴露于有机溶剂和人免疫缺陷病毒感染等相关[2,5,6]。

病理生理学

发病机制尚不清楚。已经证实在受累皮肤中，功能失调的成纤维细胞合成的Ⅰ型胶原蛋白增加。在糖尿病硬化性黏液水肿患者中，胶原蛋白的沉积可能是由胶原蛋白不可逆的非酶糖基化和对胶原酶降解的抵抗所致。另外，胰岛素的过度刺激、微血管损伤和缺氧可以增加胶原和黏蛋白的合成。链球菌的超敏反应、淋巴管损伤和副蛋白血症也起到一定的作用。

病理学

表皮不受累，真皮较正常皮肤厚 3～4 倍。胶原纤维肿胀，间隙增宽，特殊染色下可见酸性黏多糖填充于网状纤维间隙内。然而，特殊染色阴性并不能除外该病。皮下组织被粗大的胶原纤维所取代。可见毛细血管周围少量淋巴细胞浸润，但并不常见[7]。无成纤维细胞增殖。骨骼肌和心肌可见黏蛋白沉积。

临床特征

硬肿病的特征性皮损为坚实的非凹陷性水肿和硬结，通常始于颈后，并蔓延至上背部(图 59.12)、肩部和头皮。皮肤呈现红斑和橘皮样外观。手和足不累及。也有罕见部位病例报道[8]。患者经常出现活动受限，包括肢体活动受限和面部表情僵硬，咀嚼、发音困难，取决于病变累及部位。

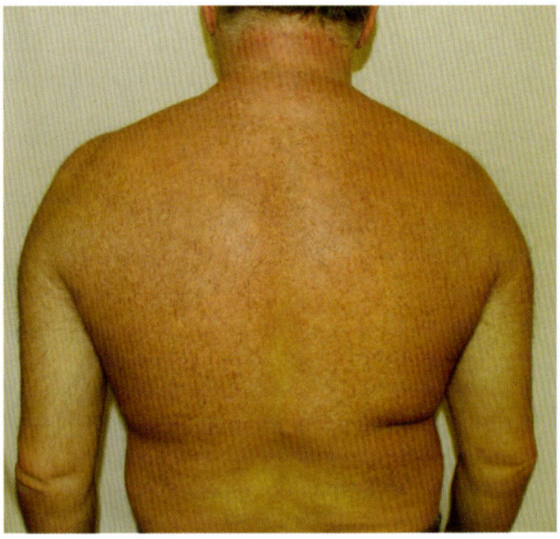

图 59.12　糖尿病性硬肿病患者

可见上背部、颈部和肩部可见红斑基础上坚实的非凹陷性水肿及硬化。

鉴别诊断

与系统性硬皮病不同，硬肿病不累及肢端，无雷诺现象及甲皱襞毛细血管扩张，无血清自身抗体异常。还需与黏液性水肿、皮肤淀粉样变、淋巴水肿、蜂窝织炎、皮肌炎、旋毛虫病及心源性或肾源性水肿进行鉴别。

并发症

不常累及系统。皮外并发症（各种形式）包括浆膜炎、构音困难、吞咽困难、肌炎、腮腺炎、肝脾大及眼和心功能异常[9]。

病程和预后

预后主要取决于病因。感染相关硬肿病为良性自限性病程，往往在 6 个月到 2 年自愈。糖尿病或单克隆丙种球蛋白相关性硬肿病则是一种慢性致残性疾病，几乎没有缓解的趋势。累及内脏器官时，少数病例可发生死亡。

检查

实验室检查对于发现潜在疾病是有用的。应排除近期感染（咽拭子培养和抗链球菌溶血素滴度测定）。应完善空腹血糖、糖化血红蛋白、血清蛋白电泳和固有免疫等相关检查。超声检查可用于评估治疗前后的皮肤厚度，由于磁共振可以提供比超声更好的软组织对比度，因此可用于确定疾病进展的程度[10]。

治疗

硬肿病的治疗非常困难且疗效有限。目前为止，尚无对该病有效疗法。对于已致残的患者，光疗可作为首选（推荐等级：弱）。UVA1、PUVA 和窄谱 UVB 均有效[11,12]。链球菌感染相关的硬肿病有自限性，无须治疗。在有相关疾病的患者中，控制原发病，硬肿病可获有效缓解或改善。在多发性骨髓瘤相关性硬肿病患者中，靶向调节浆细胞为主的体液免疫紊乱药如硼替佐米的治疗可能有效[13]。部分糖尿病相关性硬肿病患者随着血糖控制，疾病出现改善[14]。其他已经尝试过的疗法包括免疫抑制药如环孢素和甲氨蝶呤，大剂量青霉素、糖皮质激素（局部外用、皮损内注射和系统使用）、他莫昔芬和别嘌醇，但总体疗效有限。电子束放疗和体外光置换也有部分疗效[15-16]。静脉注射免疫球蛋白似乎是一种有前景的疗法[17]。运动或呼吸功能障碍患者应转介物理治疗师进行肌肉骨骼康复锻炼。

阶梯治疗

一线治疗
- 治疗原发病
- 使用 UVA1，PUVA 或 NB-UVB 进行光疗
- 物理疗法

二线治疗
- 电子束放疗
- 光分离置换法
- 静脉注射免疫球蛋白

三线治疗
- 免疫抑制药

伴甲状腺功能改变的黏蛋白病

局限性（胫前）黏液水肿

定义和术语

局限性（胫前）黏液水肿是一种由黏蛋白沉积引起的浸润性皮肤病变，通常发生于胫骨。是甲状腺功能亢进尤其是 Graves 病的体征之一[1]。

同义名
- 甲状腺皮肤病变
- 浸润性皮肤病变

流行病学

发病率和患病率

局灶性（胫前）黏液水肿发生于 1%～5% 的 Graves 病患者中，但在甲状腺功能亢进凸眼患者中比例高达 25%。女性比男性高发（3∶1），高发年龄段为 50—60 岁[2]。

病理生理学

正常真皮成纤维细胞表达促甲状腺激素受体，说明促甲状腺激素受体可能刺激这些细胞产生黏蛋白。甲状腺激素受体抗原通过激活 Th1 细胞分泌 TNFα 和 IFNγ 等细胞因子，可以诱导成纤维细胞合成黏多糖。下肢部位的真皮成纤维细胞比身体其他部位的成纤维细胞对这些细胞因子更为敏感[2,3-5]。抗胰岛素样生长因子 1 受体抗体、创伤、吸烟和淋巴回流受阻也可能起作用。

病理学

组织病理学表现为角化过度伴毛囊角栓、棘层肥厚，有时伴有乳头瘤样增生。真皮网状层，特别是其中下部，可见大量黏蛋白沉积，引起胶原束分离。血管周围淋巴细胞浸润，肥大细胞增多，成纤维细胞正常或增多。弹性纤维数量减少[2]。

临床特征

胫前黏液水肿是 Graves 病的体征之一（合并甲状腺肿、突眼、甲状腺肢端病变和识别促甲状腺激素受体的甲状腺刺激性免疫球蛋白）。少数情况下，它

可能是桥本甲状腺炎和亚临床甲状腺功能障碍的表现之一。其特征是双小腿和足背皮肤增厚、硬化。有四种主要的临床亚型：弥散性非凹陷性水肿型（43%）（图 59.13）；斑块型（27%）；结节型（18%）（图 59.14）和象皮肿型（5%）（图 59.15）[2,6]。病灶颜色不同，由于病变较早累及毛囊，皮损部位可出现典型的橘皮样外观。可累及脚趾、大腿、上肢和面部（图 59.16）[7]。可能与其多汗或多毛相关。

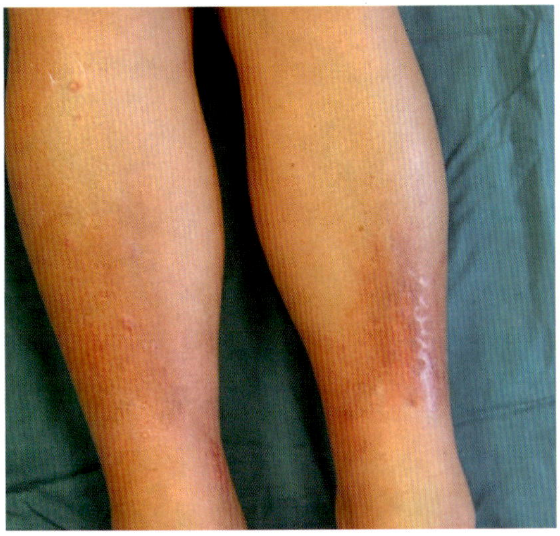

图 59.13 胫前黏液水肿伴弥散性非凹陷性水肿和斑块样病变

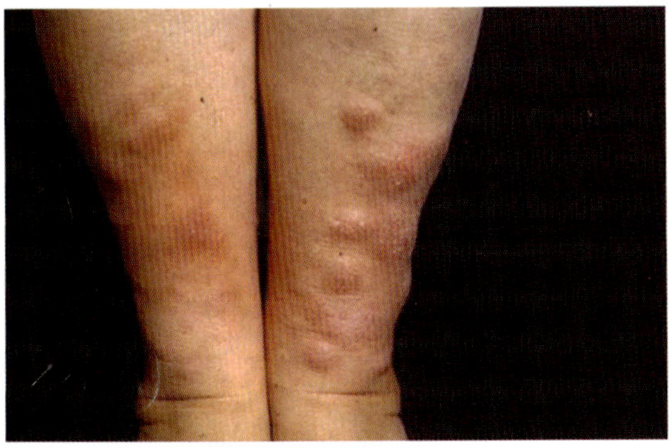

图 59.14 结节型胫前黏液水肿

鉴别诊断

除与非黏蛋白沉积性慢性单纯性苔藓和肥厚性扁平苔藓鉴别外，还应与无甲状腺疾病的肥胖相关淋巴水肿性黏液性尿毒症相鉴别，后者常见于无甲状腺疾病的患者[8]。

病程和预后

除影响外观以外，病情通常不严重。象皮肿可能无法缓解。结缔组织中的黏蛋白若损伤腓神经可引起足下垂或背屈畸形。

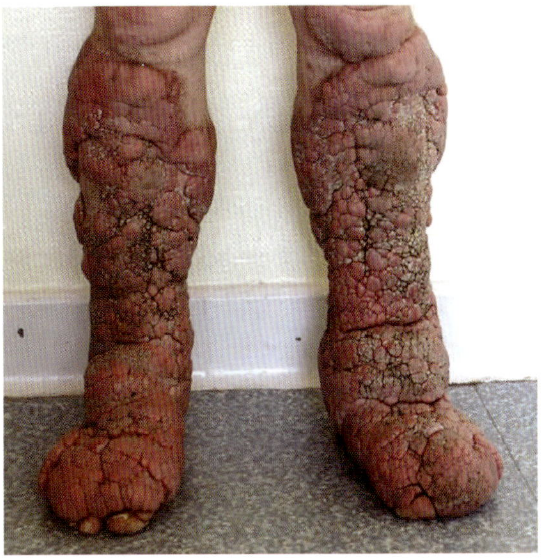

图 59.15 象皮肿样胫前黏液水肿
（由斯特拉斯堡，法国，B. Cribier 医学博士提供）

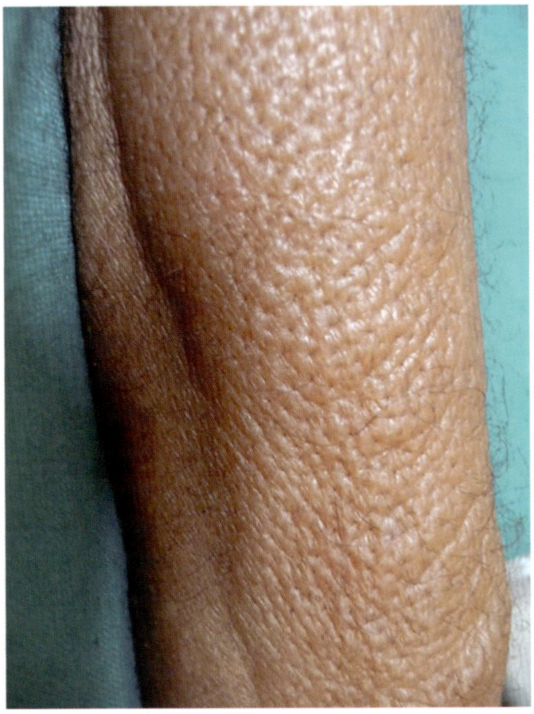

图 59.16 桡前黏液性水肿。明显的橘皮样外观
（由印度，古吉拉特邦，S. Verma，Vadodara，医学博士提供）

检查

在 Graves 病患者中，促甲状腺激素水平也明显低于正常值，在 50% 的患者体内长效甲状腺刺激因子抗体升高。

治疗

基础治疗包括最大限度地降低危险因素，如减轻体重、戒烟和纠正甲状腺功能。然而，纠正甲状腺功能亢进并不能改善皮损，通常在治疗后出现局部黏液水肿。严重的黏液水肿最常见于长期未治疗的 Graves 病患者。一线治疗方法是中强效糖皮质激素封包或皮损内注射(推荐等级：弱)[2,9,10]。对于严重的象皮肿，利妥昔单抗、血液透析、静脉注射免疫球蛋白和奥曲肽，联合或不联合手术刮除，均在一些病例中取得了些许成效[11-13]。通常，植皮后会复发。穿弹力袜和梯度空气压缩疗法可改善淋巴水肿。局部黏液水肿可自行消退(平均 3.5 年后)[14]。

> **阶梯疗法**
>
> **一线治疗**
> - 中强效糖皮质激素封包或皮损内注射
> - 弹力袜加压
>
> **二线治疗和三线治疗**
> - 仅适用于象皮肿样：利妥昔单抗、血浆置换、静脉注射免疫球蛋白和奥曲肽

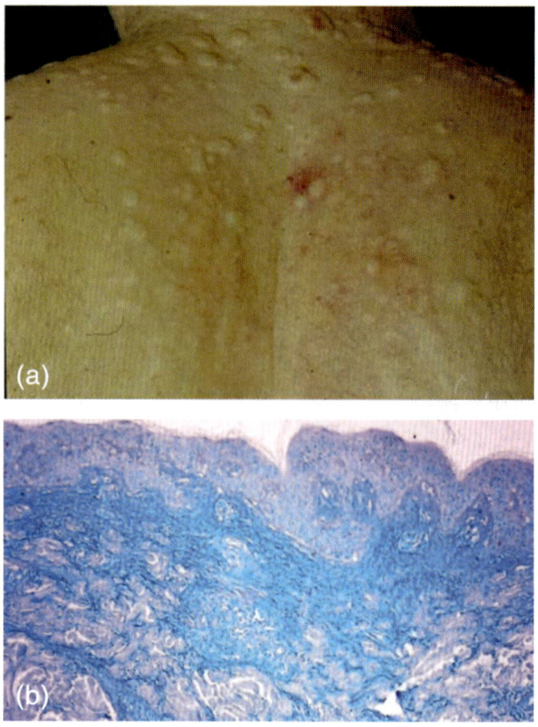

图 59.17 (a)伴结缔组织病的丘疹和结节性黏蛋白增多症；(b)网状真皮内大量黏蛋白沉积(阿辛蓝染色)

伴结缔组织病的丘疹和结节性黏蛋白增多症

定义

皮肤狼疮黏蛋白病是一种特殊的皮肤黏蛋白沉积症，其特征是在躯干和上肢出现肤色的丘疹、结节(图 59.17a)和斑块样病变，可伴随或先于结缔组织病出现，主要见于红斑狼疮(皮肤狼疮黏蛋白病)，偶见于皮肌炎或硬皮病[1]。

流行病学

该病发生于 1.5%的红斑狼疮患者，发病年龄通常为 40—50 岁，亚洲人中以男性为主，白种人中则以女性为主[2]。

病理生理学

发病机制尚不清楚，但可能与某些细胞因子、免疫球蛋白刺激真皮成纤维细胞产生的黏多糖相关，或与人类白细胞抗原 HLAB8 和 HLADR3 单倍体相关的异常免疫反应有关[1,2]。

病理学

组织学上，黏蛋白沉积于真皮，有时也可见于皮下脂肪(图 59.17b)，偶伴轻中度的血管周围淋巴细胞浸润。无红斑狼疮的表皮变化或有轻微改变，直接免疫荧光可见狼疮带试验阳性[1,2]。

临床表现

疾病进展可能与潜在的结缔组织病活动相关。大约 75%合并丘疹或结节性黏蛋白病的红斑狼疮患者均有系统受累，但盘状红斑狼疮和亚急性皮肤型红斑狼疮也可能与之相关。眶周黏蛋白病是一种少见临床表现[3]。皮肌炎皮肤黏蛋白病通常继发于肌炎，特征是躯干上可见红斑、结节和斑块[4]。丘疹和结节性黏蛋白病的发生也与硬皮病有关，后者包括系统型和皮肤型[5]。

治疗

丘疹结节性黏蛋白增多症的治疗与结缔组织病相同。然而，黏蛋白病的病程并不总是遵循常规。遮光剂、局部外用或病灶内注射糖皮质激素和口服抗疟药可有效治疗皮肤狼疮黏蛋白病。系统使用糖皮质激素和口服他克莫司可用于耐药病例[6]。

自愈性皮肤黏蛋白增多症

定义

自愈性皮肤黏蛋白增多症是一种发生于儿童，以一过性皮疹和轻微炎症为主要表现的皮肤黏蛋白病。

概述

自愈性皮肤黏蛋白增多症是一种发生于儿童(13个月至15岁)的病因不明的罕见病,其特点是一过性皮疹和偶发轻微的炎症[1]。

病理生理学

黏蛋白异常增生和成纤维细胞增生是对慢性抗原(如病毒感染或炎症反应中可能发生的反应)的刺激或修复反应。

病理学

组织学上,丘疹性病变显示黏蛋白沉积,轻度炎症和成纤维细胞少量增生,结节性皮损可见真皮深层黏蛋白沉积,皮下组织中有胶原纤维束、毛细血管、成纤维细胞增生,神经胶质细胞增加,坚实的皮下结节或深筋膜炎[2]。

临床特征

自愈性皮肤黏蛋白增多症有以下特征:①面部、颈部、头皮、腹部和大腿部位多发性急性发作性丘疹,有时呈线性浸润性斑块;②典型皮损是面部皮下黏蛋白结节伴眶周和四肢关节周围肿胀(图 59.18);③系统症状如发热、关节痛、乏力、肌肉压痛等,无副蛋白血症、骨髓浆细胞增多症及甲状腺功能障碍;④皮损在数周至数月(通常为 2~8 个月)[1]内自行消退。据报道在成人中也可发病[3]。

治疗

尽管临床表现令人担忧,但疾病可自愈,应避免过度治疗。

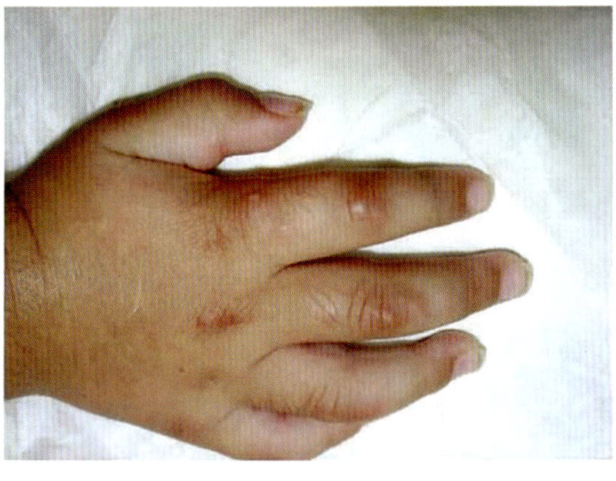

图 59.18 **自愈性皮肤黏蛋白增多症。儿童掌指关节周围黏蛋白皮下结节和丘疹**

皮肤局灶性黏蛋白增多症

定义

皮肤局灶性黏蛋白增多症是一种局灶性真皮黏蛋白良性增生性皮肤病。

概述

本病是一种良性的局灶性真皮黏蛋白病。

流行病学

该病多发生于成人,男女均可累及,儿童发病也有报道[1]。

病理生理学

皮肤局灶性黏蛋白增多症是一种反应性损伤,外伤可能是其诱因[1]。

病理学

组织病理学是诊断的基础,表现为真皮弥漫、边界不清的黏蛋白沉积,皮下组织减少,成纤维细胞正常或轻微增加,不伴炎症[1,2]。主要的细胞类型是纺锤形成纤维细胞,偶有混杂因子ⅩⅢa 阳性的树突状细胞。表皮正常或增生,有时形成环状。此外,在不增加血管活性的情况下,缺乏弹性纤维。

临床特征

局灶性皮肤黏蛋白增多症表现为无症状的单发肤色丘疹或结节,有时表现为囊性外观,可发生于身体任何部位(图 59.19),但不靠近手、腕或足关节[1]。皮损多呈软纤维瘤息肉样或斑块样[2,3]。很少呈现多形态皮损[4]。

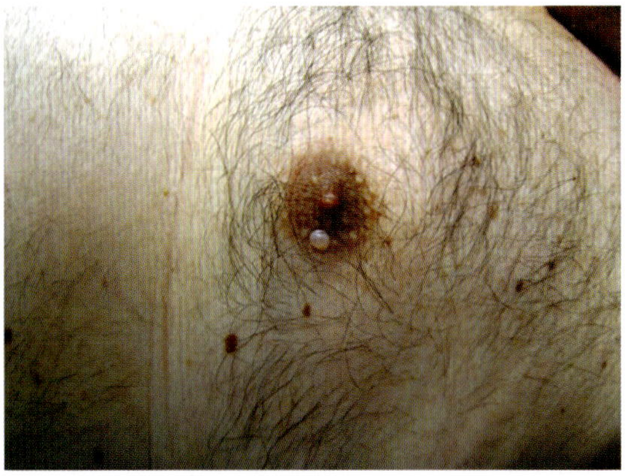

图 59.19 **局灶性皮肤黏蛋白病。单发的白色囊性丘疹**

鉴别诊断

主要鉴别诊断为血管黏液瘤,后者是一种较大(直径>1cm)的良性肿瘤,表现为皮下组织黏蛋白沉积,血供增加[5]。

并发症

与其他形式的原发性黏蛋白病不同,皮肤局灶性黏蛋白增多症通常无系统表现。有研究报道,其与甲状腺功能减退和黏液水肿或其他形式的黏蛋白病,如硬化性黏液水肿和网状红斑黏蛋白病有相关性,并且与 TNFα 治疗有相关性[4,6]。

治疗

可用外科手术切除，少见复发。

指(趾)黏液囊肿

定义

指(趾)黏液囊肿是指(趾)部位的良性腱鞘囊肿。

流行病学

女性发病率为男性的 2 倍。

病理生理学

病变类型有两种：位于关节上方，来源于关节液和滑膜细胞的神经节型；位于指间关节，来源于真皮成纤维细胞的黏液瘤型。

病理学

组织病理学示大量黏蛋白沉积，内含星状成纤维细胞、一些血管间隙及裂隙。上覆棘皮，中央萎缩。可以观察到经皮清除黏蛋白类似物。

临床特征

好发于中年人。在手指远端指间关节或附近的背侧皮肤，可见 3～10mm 大小半透明的圆顶状柔软或波动的结节，内可见或不可见半透明内容物(图 59.20)[1]。足趾上可见囊肿。表面光滑或疣状。也有报道发生于甲下或其他部位[2]。临床和影像学下可见骨关节炎。甲纵嵴可能与囊肿伴发，甚至先于囊肿 6 个月发生[3]。少数病例发病前有创伤。通过 MRI 成像可以显示神经节囊肿与下方关节的连接[4]。穿刺可引流出囊肿内黏液。

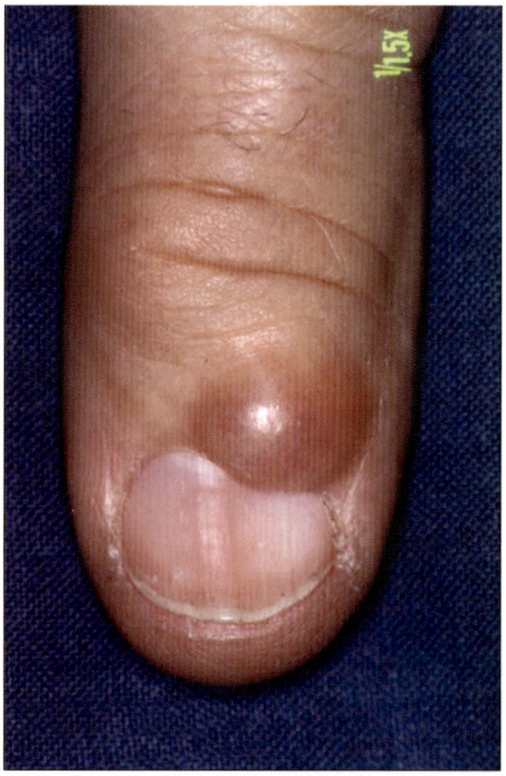

图 59.20 **指(趾)端黏液囊肿**
手指远端指间关节的半透明圆顶状结节。

治疗

没有一种现行方案有确切疗效。指黏液囊肿可以切除，但复发并不少见，许多皮肤科医师倾向于非手术治疗，如多次针刺或抽吸，再行糖皮质激素局封、注射硬化剂、冷冻疗法、红外线或二氧化碳激光等治疗[5]。

毛囊黏蛋白病

该类疾病黏蛋白聚集在毛鞘上皮和皮脂腺中，表现为两种原发性(特发性)临床疾病：Pinkus 毛囊黏蛋白病(良性原发型毛囊黏蛋白病)和荨麻疹样毛囊黏蛋白病[1]。也可以作为其他疾病伴随症状，最常见的是皮肤 T 细胞淋巴瘤(见第 140 章)[2]。

Pinkus 毛囊黏蛋白病

定义和术语

Pinkus 毛囊黏蛋白病是一种少见的炎性疾病，发病与淋巴瘤无关，好发于儿童和 30－40 岁的成年人[1]。

病理生理学

真皮型黏蛋白选择性沉积在上皮结构中的原因尚不清楚。尽管认为毛囊角质形成细胞是黏蛋白的来源，细胞免疫异常可能是发病机制之一，可能是对慢性抗原如金黄色葡萄球菌的反应[1]。家族病例提示遗传易感性[3]。

病理学

黏蛋白沉积在毛囊上皮和皮脂腺内，导致角质形成细胞分离(图 59.21c，d)。在较晚期的病变中，毛囊被转化为包含黏蛋白、炎症细胞和变性的角质形成细胞的囊性空间。毛囊周围可见淋巴细胞、组织细胞和嗜酸性粒细胞浸润。Pinkus 毛囊黏蛋白病与蕈样肉芽肿相关毛囊黏蛋白病的鉴别非常困难，尚无确切标准。尽管原发性毛囊黏蛋白病的存在受到质疑，有研究认为 Pinkus 毛囊黏蛋白病是一种皮肤 T 细胞淋巴瘤“惰性”局限化表现。但患者的年龄、头部或颈部孤立性的皮损和无淋巴细胞亲表皮现象或非典型淋巴细胞的组织学特征支持原发型的存在[4,5]。克隆 T 淋巴细胞重排不能区分这两种类型。在这种情况下，临床随访是必要的。

临床特征

Pinkus 毛囊黏蛋白病表现为急性或亚急性病程，特征为一个或多个界限清楚的红色斑块伴毛囊凸起（图 59.21a）、结垢和秃发（图 59.21b）[1,5]。也可表现为结节、环状斑块、毛囊炎、毛囊棘、痤疮样皮损和斑秃[6]。另一种类型的特征是四肢、躯干和面部有更大和更多的斑块，高龄人群发病更普遍，病程慢性。将其视为与皮肤 T 细胞淋巴瘤相关的毛囊黏蛋白病，而不是一种原发疾病更为合理。

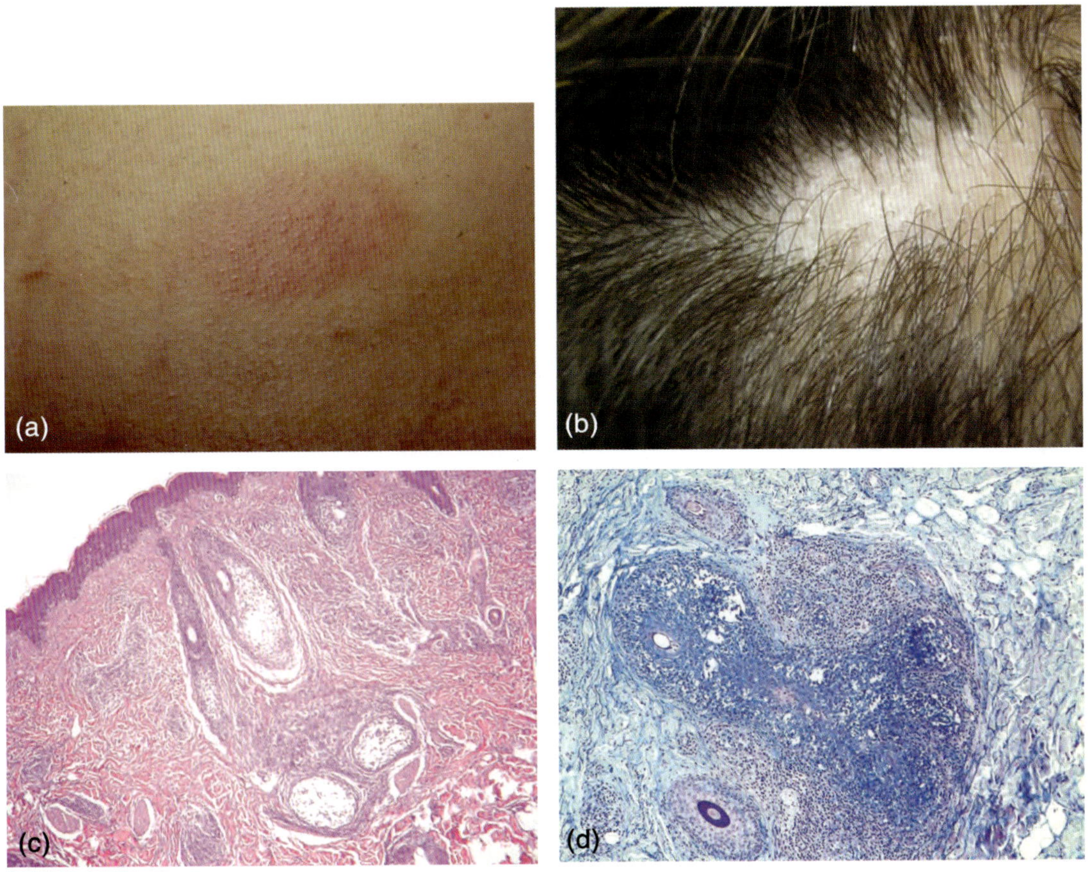

图 59.21 (a)Pinkus 毛囊黏蛋白病。一种界限清楚的毛囊凸起的红色斑块；(b)毛囊黏蛋白病性秃发；(c)黏蛋白沉积在毛囊上皮和皮脂腺，导致角质细胞脱落；(d)阿辛蓝染色见毛囊黏蛋白着色

治疗

尚无特效疗法[3]。由于许多病例在 2～24 个月内自愈，应考虑观察随访。据报道，皮损内注射和系统使用糖皮质激素，局部外用维 A 酸制剂、钙调磷酸酶抑制药、贝沙罗汀及咪喹莫特等，口服氨苯砜、抗疟药、吲哚美辛、米诺环素和异维 A 酸，皮下注射干扰素-2b，光动力疗法和 UVA1 光疗有效[7-9]。

> **同义名**
> - 黏蛋白性脱发
> - 毛囊性黏蛋白病
> - 黏蛋白性毛囊病

荨麻疹样毛囊黏蛋白病

定义和术语

荨麻疹样毛囊黏蛋白病是一种表现为面部“酒渣鼻或脂溢性皮炎”样伴周期性发作性荨麻疹样皮损为表现的疾病。

这是一种非常罕见的荨麻疹样周期性发作性疾病，主要发生在中年男性的头部，无系统表现[10]。

病理学

荨麻疹样毛囊黏蛋白病的组织学表现为黏蛋白沉积于毛囊内，与淋巴细胞和嗜酸性粒细胞的血管和毛囊周围浸润有关。多克隆的 T 淋巴细胞受体的重排不作为与其他疾病鉴别的金标准。

临床特征

荨麻疹样毛囊黏蛋白病表现为面颈部“酒渣鼻或

脂溢性皮炎”样皮损基础上的周期性瘙痒性斑丘疹和斑块。随着皮损的消退，红斑可持续数周。可累及毛发区域，但无毛囊堵塞或秃发。由于该病在活检前往往被误诊为荨麻疹、脂溢性皮炎、酒渣鼻或红斑狼疮，故诊治常被延误。

治疗

虽然荨麻疹样毛囊黏蛋白病病程可能长达15年，但该病预后良好。其治疗相对困难。有研究报道，抗疟药和氨苯砜治疗有效[10]。

继发性皮肤黏蛋白病

继发性皮肤黏蛋白病包括所有黏蛋白沉积只是一种组织学发现，而不是主要特征的情况（见框图59.1）[1]。

（译者：朱丽萍　一审：王娟　林志鹏　二审：侯麦花　应为红　三审：黄显琼　林志鹏　润色：宁静茹）

参考文献

所有文献请查阅网址：www.rooksdermatology.com.
以下列出的是重要参考文献。

Introduction and general description

[1] Rongioletti F. Mucinoses. In: Rongioletti F, Smoller BR, eds. *Clinical and Pathological Aspects of Skin Diseases in Endocrine, Metabolic, Nutritional and Deposition Disease*. New York: Springer, 2010: 139-52.

[5] Rongioletti F, Barnhill R. Deposition disorders. In: Barnhill R, Crowson N, Magro C, Piepkorn M, eds. *Dermatopathology*, 3rd edn. New York, McGraw, 2010.

Primary mucinoses

Dermal mucinoses

Lichen myxoedematosus (papular mucinosis)

[1] Rongioletti F. Lichen myxedematosus (papular mucinosis): new concepts and perspectives for an old disease. *Semin Cutan Med Surg* 2006; 25: 100-4.

[2] Rongioletti F, Merlo G, Cinotti E, *et al*. Scleromyxedema: a multicenter study of characteristics, comorbidities, course, and therapy in 30 patients. *J Am Acad Dermatol* 2013; 69: 66.

[8] Rongioletti F, Rebora A. Cutaneous mucinoses: microscopic criteria for diagnosis. *Am J Dermatopathol* 2001; 23: 257-67.

Reticular erythematous mucinosis

[1] Rongioletti F, Merlo V, Riva S, *et al*. Reticular erythematous mucinosis: a review of patients characteristics, associated conditions, therapy and outcome in 25 cases. *Br J Dermatol* 2013; 169: 1207-11.

[2] Thareja S, Paghdal K, Lien MH, Fenske NA. Reticular erythematous mucinosis-a review. *Int J Dermatol* 2012; 51: 903-9.

[5] Rongioletti F, Rebora A. Cutaneous mucinoses: microscopic criteria for diagnosis. *Am J Dermatopathol* 2001; 23: 257-67.

Scleredema

[1] Venencie PY, Powell FC, Su WP, Perry HO. Scleroedema: a review of 33 cases. *J Am Acad Dermatol* 1984; 11: 128-34.

[12] Yüksek J, Sezer E, Köseoğlu D, Markoç F, Yıldız H. Scleredema treated with broad-band ultraviolet A phototherapy plus colchicine. *Photodermatol Photoimmunol Photomed* 2010; 26: 257-60.

[13] Szturz P, Adam Z, Vašků V, *et al*. Complete remission of multiple myeloma associated scleredema after bortezomib-based treatment. *Leuk Lymphoma* 2013; 54: 1324-6.

Localized (pretibial) myxoedema

[2] Fatourechi V. Thyroid dermopathy and acropachy. *Best Pract Res Clin Endocrinol Metab* 2012; 26: 553.

[8] Rongioletti F, Donati P, Amantea A, *et al*. Obesity-associated lymphoedematous mucinosis. *J Cutan Pathol* 2009; 36: 1089-94.

[14] Schwartz KM, Fatourechi V, Ahmed DD, Pond GR. Dermopathy of Graves' disease (pretibial myxedema): long-term outcome. *J Clin Endocrinol Metab* 2002; 87: 438.

Papular and nodular mucinosis in connective tissue diseases

[1] Rongioletti F, Smoller BR, eds. *Clinical and Pathological Aspects of Skin Diseases in Endocrine, Metabolic, Nutritional and Deposition Disease*. New York: Springer, 2010: 146-7.

[6] Sugiura K, Tanahashi K, Muro Y, Akiyama M. Cutaneous lupus mucinosis successfully treated with systemic corticosteroid and systemic tacrolimus combination therapy. *J Am Acad Dermatol* 2013; 69: e200-2.

Self-healing cutaneous mucinosis

[2] Barreau M, Dompmartin-Blanchère A, Jamous R, *et al*. Nodular lesions of self-healing juvenile cutaneous mucinosis: a pitfall! *Am J Dermatopathol* 2012; 34: 699-705.

Cutaneous focal mucinosis

[1] Kempf W, von Stumberg B, Denisjuk N, Bode B, Rongioletti F. Trauma-induced cutaneous focal mucinosis of the mammary areola: an unusual presentation. *Dermatopathology (Karger)* 2014; 1: 24-8.

Digital myxoid (mucous) cyst

[1] Li K, Barankin B. Digital mucous cysts. *Cutan Med Surg* 2010; 14: 199-206.

Follicular mucinoses

[4] Alikhan A, Griffin J, Nguyen N, Davis DM, Gibson LE. Pediatric follicular mucinosis: presentation, histopathology, molecular genetics, treatment, and outcomes over an 11-year period at the Mayo Clinic. *Pediatr Dermatol* 2013; 30: 192-8.

[5] Rongioletti F, De Lucchi S, Meyes D, *et al*. Follicular mucinosis: a clinicopathologic, histochemical, immunohistochemical and molecular study comparing the primary benign form and the mycosis fungoides-associated follicular mucinosis. *J Cutan Pathol* 2010; 37: 15-19.

第 60 章

皮肤卟啉病

60

Robert P. E. Sarkany

St John's Institute of Dermatology, Guy's and St Thomas' NHS Foundation Trust, London, UK

定义和术语

卟啉病是一组由血红素的生物合成障碍引起的疾病,由累积在皮肤的卟啉引发光敏感和光毒性所致,大多数的卟啉病是遗传的,且会影响除皮肤以外的其他脏器。认识和了解卟啉病的内在发病原理和遗传学特点,是皮肤科医师治疗卟啉病的关键。

了解本病的理论基础,利于医师在临床上管理这类疾病,因此本章分为两个部分,第一部分是卟啉病的基础理论、临床治疗的基本原则及卟啉病的实验室指南。第二部分详细介绍了卟啉病的各种亚型。

概述:卟啉病的理论基础、临床特征及实验室检查

卟啉病的理论基础

卟啉的光毒性

卟啉是血红素生物合成的中间产物,卟啉的光毒性反应是引发卟啉病临床症状的原因,因此认识血红素和卟啉分子的化学特征有助于了解卟啉光毒性产生的原因。

卟啉和血红素的化学组成[1]

吡咯是由四个碳原子和一个氮原子组成的环。四个吡咯连接成一个环,形成一个四吡咯,这是一种在叶绿素、血红素和维生素 B_{12} 中发现的,具有显著生物学意义的关键分子结构。卟啉是一种特殊类型的四吡咯,其中四个吡咯环通过亚甲基桥连接成一个大的环结构。

血红素是将亚铁原子插入卟啉分子的原卟啉Ⅸ中心而形成的分子(图 60.1)。将铁结合到卟啉分子中,能使其发挥生物学效应,铁具有与分子氧结合和转移电子(通过在 2+和 3+氧化态之间转化)的能力,但游离铁在水中会发生沉淀,为了使铁发挥生物学作用,必须通过保持其结合位点的防水性来维持其可溶性。铁与卟啉分子结合可维持铁的可溶解状态,并可优化其电子结构,通过对铁原子的电子结构进行细微的修饰,可以优化其转移电子和可逆结合分子氧的能力。卟啉结构的中心腔大小与一个铁原子相当,其 4 个中心氮原子占据了铁的 4 个配位结合位点,留

下 2 个自由键位点。卟啉结构的一个关键特征是每个双键都与一个单键相邻，它属于芳香结构，有 18 个电子是游离的，可以在分子中自由移动（图 60.1）。这种电子流动导致中心氮原子倾向于向铁原子提供电子，以及引发其他细微的电子相互作用，包括卟啉电子态的瞬时变化[2]。

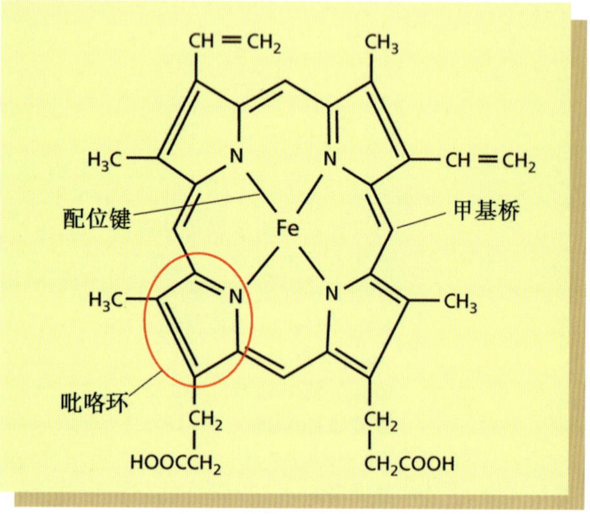

图 60.1 血红素分子及其关键结构特征

四吡咯环周围单键和双键的交替，表明了血红素分子具有芳香性，这是其化学结构的核心。图中显示了铁和氮原子之间的四个配位键，铁与其他分子氧或氨基酸残基之间的两个剩余键位则位于和页面垂直方向。

血红素可以与多种蛋白质结合，这种相互作用的性质反映了蛋白质的功能。在具有电子传递功能的蛋白质中，如呼吸链细胞色素，氨基酸与铁上剩余的配位结合位点结合，使血红素可以通过铁的氧化态改变来转移电子。在如血红蛋白这种具有氧结合功能的蛋白质中，一个氨基酸在与铁的剩余配位结合位点之一结合后，留下第六位点可与氧自由结合。芳香族的卟啉结构非常适合与铁络合形成血红素，赋予铁转移电子功能（呼吸链细胞色素）、可逆结合氧功能（血红蛋白和肌红蛋白）及参与氧化还原反应（细胞色素 P450，过氧化氢酶），对铁功能细微调控则取决于和血红素结合的脱辅基蛋白。

卟啉的光化学[3,4]

具有复杂电子结构的芳香结构卟啉分子使其 18 个离域电子具有不寻常的易激发特性。这些电子容易被长波长的光激发，其主吸收峰位于 408 nm（Soret 谱带）[3]，这种波长的光易于激发卟啉的光毒性。这些光的能量不足以改变卟啉的化学结构，但可以激发荧光和磷光[4]。受 408nm 光波激发后，电子以释放红色荧光的方式释放吸收的能量返回基态，也可以激发卟啉分子呈现单态或者更长寿的三态形式，受激发的三态卟啉分子可以将能量转移至相邻分子导致光毒性的发生，进而引发卟啉病的临床症状。因此，卟啉病的皮肤损害可以视为血红蛋白的卟啉结构为完成其生物学功能而衍生的副产物所导致的光毒性所致。

酶缺乏和卟啉病

所有的卟啉病都是血红素合成途径中的某一种酶缺乏所致，酶缺乏导致相关酶的底物累积，累积底物的毒性特征决定了不同卟啉病的临床表现。对血红素合成途径的掌握有助于临床医师理解实验室检查结果和根据实验结果预判某种卟啉病的临床表现。

血红素的生物合成[1,2]

血红素由甘氨酸和琥珀酰辅酶 A 经 8 个步骤合成，每一步均有相关酶催化（图 60.2）。甘氨酸和琥珀酰辅酶 A 在氨基酮戊酸合成酶催化下合成 ALA，2 分子的 ALA 在 ALA 脱水酶催化下合成单吡咯亚基（卟胆原 PBG），4 分子的 PBG 在 PBG 脱氨酶催化下合成 HMB，再经尿卟啉原Ⅲ合成酶的催化下合成 D 环翻转的 URO Ⅲ（另有少量 HMB 在无酶的情况下可以自行转变为 D 环不翻转的Ⅰ型异构体 UROⅠ，然后再形成粪卟啉原Ⅰ）。UROⅢ经 URO 脱羧酶的作用脱去 4 个羧基形成 COPRO Ⅲ，COPRO Ⅲ在 COPRO 氧化酶催化下形成原卟啉原Ⅸ，然后在亚铁螯合酶的催化下将亚铁螯合进入原卟啉原中央空腔形成血红素。约 80％的血红素在骨髓的幼红细胞内合成，从脱羧尿卟啉原到粪卟啉原到原卟啉原其水溶性逐渐下降，因此尿卟啉原只能通过肾排泄，而疏水性原卟啉原只能排泄到胆汁中。粪卟啉原可以通过两种途径排泄。由于血红素合成是高效的，因此体内卟啉的生理浓度很低。

卟啉病的概述

卟啉病导致的皮肤病可以表现为皮肤病型、急性发作型或两者均有。

卟啉病的分类[1,2]

卟啉病都源于合成途径中某个酶的缺乏导致的卟啉积累，相关酶缺乏导致的疾病如图 60.3 所示。以往卟啉病根据卟啉积累的主要部位被分类为红细

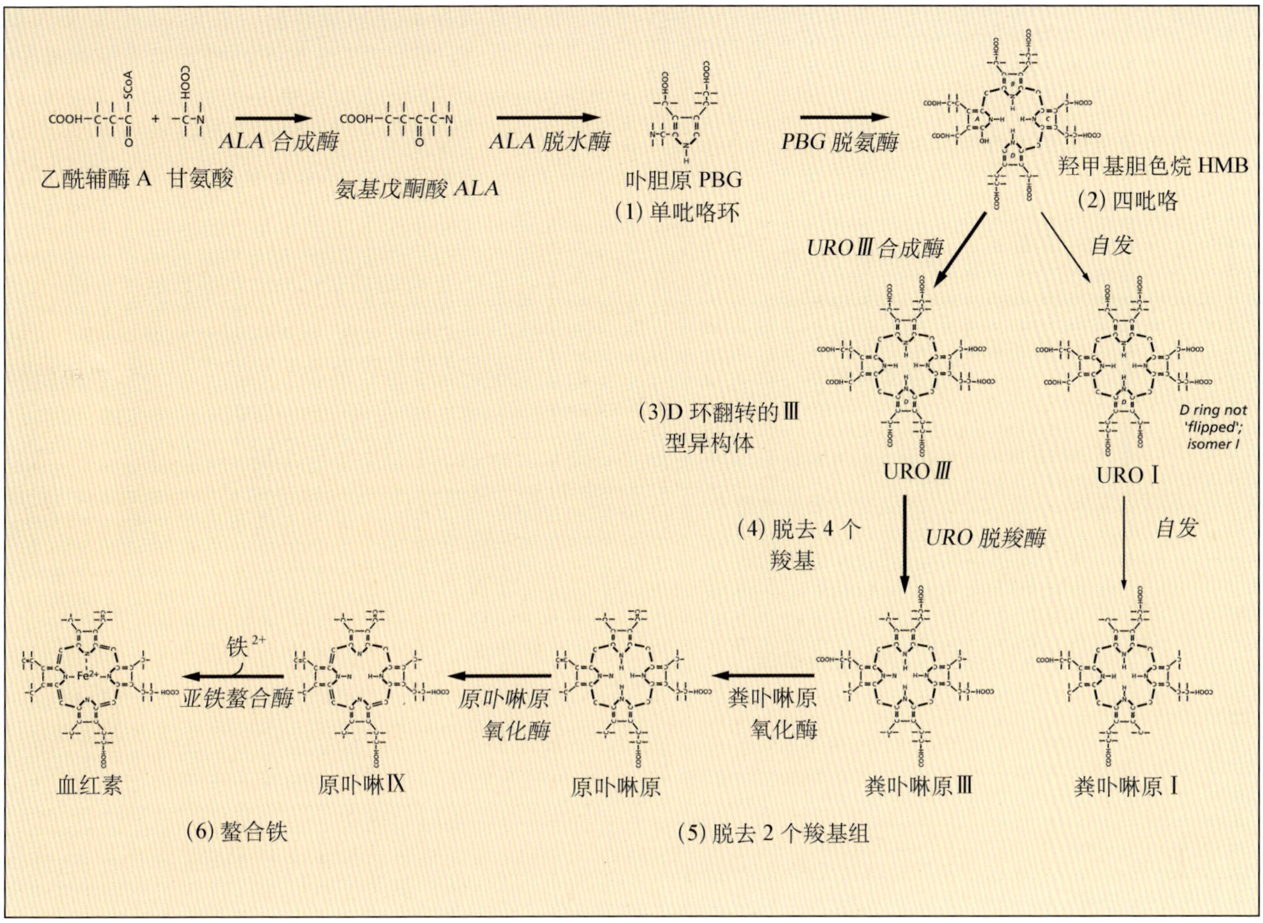

图 60.2 血红素的合成途径，显示 6 个关键性的结构改变

胞性（先天性红细胞生成性卟啉病和红细胞生成性原卟啉病）和肝性（其余），这种划分在临床上没有价值，对于临床医师来说最关键是应该区分引起急性发作的卟啉病和引起普通皮肤症状的卟啉病。在本章中将采用下列分类方法来区分 6 种常见卟啉病。

1. 皮肤病型
- 迟发性卟啉病（PCT）。
- 先天性红细胞生成性卟啉病（CEP）。
- 红细胞生成性原卟啉病（EPP）。

2. 皮肤病型和急性发作兼有
- 遗传性粪卟啉病（HC）。
- 混合型卟啉病（VP）。

3. 急性发作型
- 急性间歇性卟啉病（AIP）。

卟啉病和皮肤

卟啉病有多种临床表现，这些临床表现在不同的卟啉病亚型之间有类同和重叠，因此对临床医师来说有一套合乎逻辑的方法来管理和分类卟啉病显得很有必要。

除了 EPP 外，所有皮肤卟啉病都有曝光部位皮肤脆性增加、容易发生水疱的特点，常用“大疱性卟啉病”一词描述这组疾病。这组疾病不仅临床表现类似，而且导致皮损的原因都是局部卟啉引发的光毒性反应，这种共有的致病机制意味着他们的组织病理学表现也具有相似性。因此，这些疾病可以通过生化分析有效地加以区分。这类疾病另外一种共有特点是他们均由 Soret 谱带的紫外线（408nm）激发，所以可以使用相同的光防护措施。

皮肤卟啉病的病理生理学[1-3]

波峰 408nm 的紫外线光子可以将卟啉分子转化进入激发单重态（图 60.4）。激发单重态的卟啉可以通过释放特征性卟啉红色荧光而回复到未激发的基态，但是系统内的交叉反应可以将它转化为长寿命的激发三重态，其长寿命状态可以与其他分子，特别是氧分子相互作用，将其转化为激发单线态氧。单线态

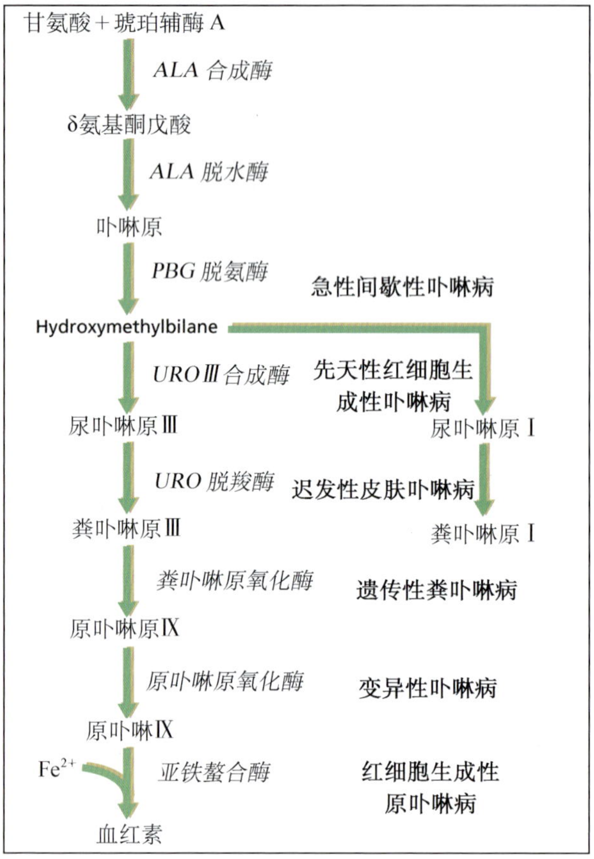

图 60.3 血红素的合成途径不同的酶缺乏部位和对应的卟啉病名称

氧刺激产生羟基自由基,羟基自由基可以直接损伤组织,也可以间接通过刺激和激活补体[4]、引发肥大细胞脱颗粒[5]及激发基质金属蛋白酶活性[6]损伤组织。皮肤中这种光毒性反应的发生部位决定了卟啉病的临床表现。在 EPP 中,亲脂性原卟啉倾向于定位于内皮细胞膜和红细胞内,由此引发的真皮浅层血管的光毒性反应就会引发疼痛。在 PCT 中,水溶性尿卟啉容易扩散到周围组织中,光毒性反应发生在真皮浅层,导致真皮浅层细胞裂解,形成膜性空泡,空泡融合后在基底层下产生水疱,产生特征性临床表现[7]。在 VP 中,粪卟啉和原卟啉累积(见图 60.3),但患者表现为类似 PCT 的真皮上部水疱而不是 EPP 样急性疼痛。这很可能是因为,尽管疏水性卟啉在 VP 的血浆中占主导地位,但亲水性卟啉特别是尿卟啉在皮肤中占主导地位,亦有可能是由于粪卟啉对皮肤中的尿卟啉原脱羧酶(UROD)的二次局部光活化[2]。此外,VP 中的肽与原卟啉结合也可降低其光毒性。

血浆卟啉浓度和皮肤卟啉病的严重程度之间没有简单的相关性。这是因为皮肤中存在大量局部可变因素,这些因素可以影响光毒性反应的程度,而且血浆卟啉浓度的增加并不总是和皮肤疾病相关[8]。

卟啉病的皮肤组织病理[9,10]

在各型卟啉病皮疹中均可见到在真皮上部和乳头层的血管壁及周围有 PAS 阳性和耐淀粉酶的嗜酸性均质物沉积,该均质物含蛋白多糖复合物、脂质及色氨酸。免疫荧光显示皮损部位皮肤血管壁和表皮真

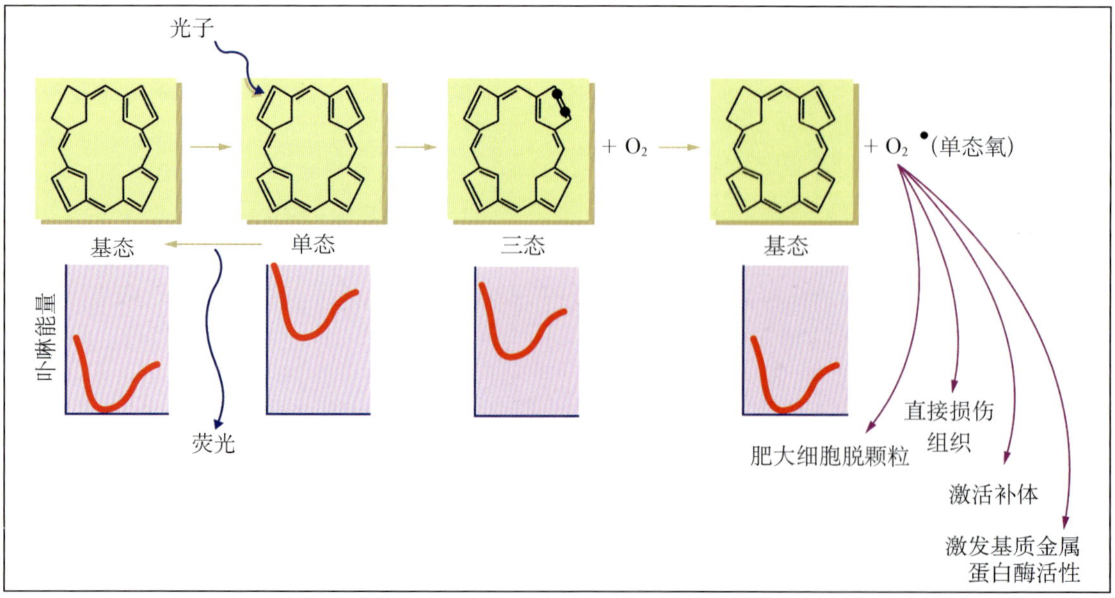

图 60.4 卟啉病皮肤的发病机制

皮交界处基底膜带有免疫球蛋白(主要是 IgG)沉积。电子显微镜显示血管壁基底层、血管周围、真皮表皮连接处有大量重复的细纤维素样物质存在。在 EPP 中,血管壁变化更明显,而在 PCT 和 VP 患者皮损部位基底膜区域受影响占主导地位。在大疱性卟啉病中大疱发生在表皮下,裂隙发生在透明板内[11](图 60.5),使真皮乳头突出到水疱腔内,外观呈现"彩球状"[10],但在大疱性卟啉病中不能借此病理表现与假卟啉病鉴别。在急性期 EPP 患者皮损部位真皮浅层血管中存在明显的内皮损伤[12]。在电子显微镜下可在血管壁中看到无定形物质。曝光部位皮肤在光学显微镜下可见有反复损伤导致的分层和破碎的基底膜,细小的纤维状物质穿透毛细血管结缔组织鞘并延伸到血管壁[13,14]。

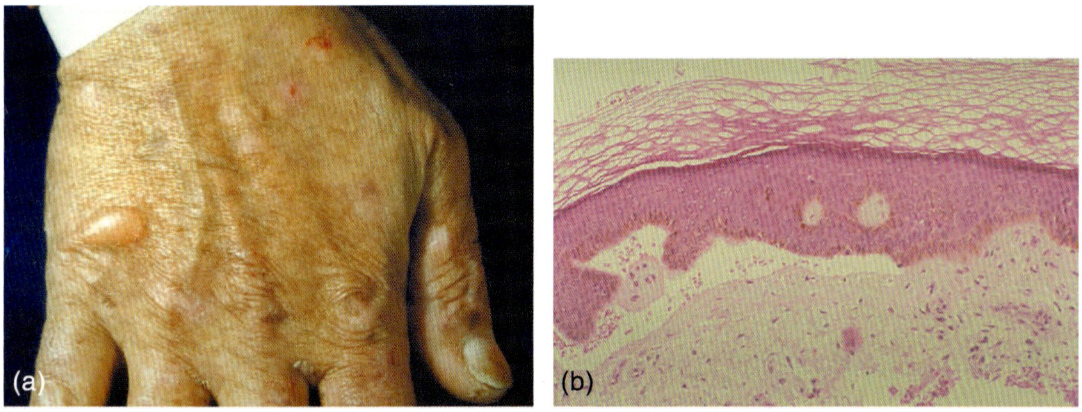

图 60.5 大疱性卟啉病典型的表皮下大疱

(a)临床表现;(b)组织学表现。

皮肤卟啉病常规防护管理

除 PCT 患者和部分 CEP 患者有特定的有效治疗手段外,其他卟啉病患者皮肤防护都应基于如何防止紫外线(Soret 谱带)照射皮肤。在 EPP 患者中,阳光暴露和症状之间的联系明显,而大疱性卟啉病患者这种关联并不显著,其皮肤的脆性、水疱与日晒无关,因此难以使这些患者相信光保护的重要性。卟啉病基本防护措施包括避免日晒、着防晒服和帽子。大多数防晒霜,包括吸收紫外线的化学"全防晒霜",都不能防护可见的紫色 Soret 谱带[15];任何能提供显著可见光防护的防晒霜都应该是不透明的,含有反射粒子,特别是含大颗粒二氧化钛(颜料级)、氧化锌和氧化铁的防晒剂可有效防护紫光[16]。市面上可购买到美观上可接受,且保护上限达到 430nm 的防晒霜,如 Dundee 防晒剂(Tayside Pharmaceuticals, Dundee, UK)[15,16]。二羟基丙酮涂料可以在角质层中诱导形成吸光性棕色色素,已在一些 EPP 患者中使用[17]。可吸收紫光的透明窗膜可用于 EPP 和 CEP 患者汽车或家居窗户[18],作者通常使用 2 片透明且对 Soret 谱带提供可靠但不是完全防护的保护膜(Dermagard film, Bonwyke, Hants, UK; CLS200XSR film, Madico, USA)。Mdico TA81XSR 膜颜色偏黄,但能提供更好的防护。需要注意的是,应用于车窗的防护膜必须符合当地法规,相关法规在不同国家和地区有很大差异。

卟啉病的急性发作[1,2]

IP、HC 和 VP 都可能引起急性发作,HC 和 VP 在发生急性发作的同时也会引发皮肤病变。[罕见的常染色体隐性遗传性急性卟啉病,氨基乙酰丙酸(ALA)脱水酶卟啉病,也有急性发作报道,但不会导致皮肤病变,不再作进一步讨论]

定义

卟啉病的急性发作是指是一种急性起病并具有致死性的疾病,经常由细胞色素 P450 代谢的药物和激素诱发,以在许多组织中出现急性神经毒性反应为特征性表现。

流行病学

最常见的急性卟啉病是 AIP,其次是 VP,HC 罕见。在欧洲人群中急性卟啉病发病率是 1~2/100 000 人。导致 AIP 的 PBG 脱氨酶缺乏者占到所有献血者中的 0.2%[3],所以酶缺陷很常见,但超过 90%拥有 AIP 或 VP 基因缺陷的人是无症状的。

病理生理学[4]

PBG 脱氨酶活性受损与急性发作有关。酶活性的下降可能是原发性的(如 AIP),或者是继发性的如累积的粪卟啉原和原卟啉原(如 HC 和 VP)对酶的抑制导致[5]。在肝中血红素主要参与细胞色素 P450 蛋白合成,这一合成过程可被需要 P450 系统代谢的药物和激素诱发。当患者使用这些药物和激素时可以诱导细胞色素 P450 代谢，并因此急剧增加肝对血红素的需求，由于 PBG 脱氨酶活性下降血红素合成受阻而无法充分响应合成途径需求。这种急性肝血红素缺乏反过来导致 ALA 的积累，同时由于来自血红素终产物负反馈的丧失而增加了 ALA 合酶活性，进一步加剧了 ALA 的蓄积。急性发作的症状是由神经功能障碍引起的，其发病机制尚不完全清楚，可能的机制包括神经递质的代谢紊乱（源于含有血红素的肝色氨酸双加氧酶的活性降低）、累积的 ALA（结构上类似于神经递质 γ-氨基丁酸）导致的直接神经毒性和神经元内的急性血红蛋白缺乏。

急性发作的可能诱因[1]

最常见的发病诱因是药物和月经期，月经诱发者通常会反复在黄体晚期发作。乙醇、大麻、低热能饮食、心理压力和感染也可能引发急性发作。无法预测某个特定药物是否会诱发某个特定个体的急性发作，对卟啉病患者开具药物时应参考最新的药物风险清单。作者建议使用威尔士药品信息中心[6]或欧洲卟啉病倡议[7]在互联网上提供的清单。这些清单由专家定期审查和更新，还一并列出已知在急性卟啉病中安全的药物清单，这些清单旨在回答诸如“哪种抗高血压药可以安全地用于急性卟啉病患者”之类的问题。但清单上的建议不是绝对的，不能代替临床判断。

临床特征[1,2]

女性急性发病率是男性的 5 倍，在 10—40 岁最常见，青春期前很少发病。急性发作的严重程度从轻度腹痛、有时伴有呕吐和便秘，到严重的延髓麻痹和呼吸麻痹。几乎所有急性发作都会发生严重的持续性腹痛，腹痛可以发生在腹部任何部位，甚至延及背部、臀部和大腿位置，可出现腹膜炎指征但无真正的腹膜炎，腹痛可能需要大剂量的阿片类镇痛药才能缓解。至少半数的急性发作会发生因部分肠梗阻而引起的呕吐和便秘。急性发作时常伴心率、血压升高，脱水常见，发生严重低钠血症时（可能由血管加压素分泌不足引起）可能引发抽搐。疼痛、心动过速、高血压和部分肠梗阻都由急性自主神经病引起。因感觉或交感神经受累导致的严重感觉异常或灼痛者较为罕见。5%～10%的病例会发生运动神经病变，当在急性发作期间无意中给予卟啉原类药物时，通常会发生运动神经病，肢体酸痛和腹痛的消失通常预示着运动神经病的发生，运动神经病可能导致严重的急性格林-巴利综合征。呼吸麻痹是最常见的死因。高达 50%的急性发作伴有精神症状，表现为思维混乱、行为异常、情绪激动和出现幻觉。除了焦虑外，卟啉病与慢性精神疾病无关。

急性发作的生化诊断[8,9]

卟啉病急性发作时尿中 PBG 排泄增加。PBG 定性筛查试验在紧急情况下有诊断价值，但定性筛查试验灵敏度低，相对来说定量分析更有诊断价值。目前商业试剂盒可提供快速且相当灵敏的半定量检测，之后再进行专门的定量检测。尿 PBG 浓度检测正常时可以排除急性卟啉病发作（ADP 除外），尿 PBG 浓度的增加并不一定意味着卟啉病急性发作，因为尿 PBG 在急性发作期间下降，特别在 AIP 患者中，并不总是能降到正常水平。PBG 浓度越高发生急性发作的可能性就越大，但不能单纯依赖尿 PBG 升高诊断急性发作，需要结合临床。尿 ALA 在急性发作期间也增加，但程度低于 PBG 并且在诊断上价值不大（ADP 是例外，ADP 时尿中仅 ALA 增加而尿 PBG 正常）。

急性发作卟啉病患者的长期管理[1,2]

在任何急性发作发生之前，皮肤科医师可以基于皮肤改变诊断 VP（或不太常见的 HC）。一旦确诊为卟啉病急性发作，应向患者提供包含有关卟啉病急性发作安全相关的药物清单，对于临床医师和患者来说，明确“安全”或“不安全”药物清单显然是至关重要的[6,7]。需要注意的是，安全药物清单是一个指南，没有哪种药物可以保证对每一个患者都是安全的。反过来，因治疗严重或危及生命的病情需要，可以考虑使用未列在安全清单上的药物，具体应征求专科中心建议。

患者应戒酒、避免吸食大麻、不宜长期低热能的饮食，佩戴紧急识别手镯（如 MedicAlert），以便医务人员在发现患者处于无意识或昏迷状态时明确诊断。急性发作患者的亲属有潜在风险，因此对亲属的筛查至关重要，化验项目的选择和解释比较复杂，具体细节在实验室检测部分和本章中的每个单独的卟啉病中都有介绍，相关检测最好在专业中心进行。需要告知确诊的急性卟啉病亲属和患者相同的安全建议。PCT、EPP 和 CEP 患者不会发生急性发作。

急性发作治疗[1,2]

早诊断早治疗是关键。一旦确诊，避免应用可能诱发卟啉病急性发作的药物，以防止病情进一步恶化。支持性治疗包括镇痛药、镇静药、止呕药物的使用（在任何情况下尽量应用已知对急性卟啉病中安全的药物）、保持水电解质平衡、补液和纠正低钠血症。静脉注射血红素或血红素精氨酸盐（Normosang，Orphan Pharmaceuticals）已取代碳水化合物成为首选的治疗方法。这些药物可抑制肝 ALA 合成酶活性，从而减少 ALA 和 PBG 的积累。血红素精氨酸盐在急性发作早期应用更有效，因此早期确诊非常重要。治疗急性发作时应寻求专科中心的建议。

卟啉病实验室检测临床指南[1-3]

虽然临床特征有助于诊断卟啉病，但不同类型卟啉病的皮肤表现存在相似性，难以凭临床表现加以区分，且不同类型的卟啉病治疗方法不同，因此精确诊断和区分卟啉病亚型非常重要。精确的诊断需要依赖有经验的实验室对卟啉进行专业分析才能实现。临床医师的作用是做出可疑卟啉病诊断并利用实验室检查加以确诊，对于急性发作的卟啉病患者还需要对其亲属进行筛查。

标本选择

疑似大疱性卟啉病的成年人，通常尿液分析就可以满足诊断要求，也可以进一步做血浆（测定荧光）检查或粪便检查。鉴于儿童患者鉴别诊断的复杂性，尿液、血浆和粪便都需要进行分析。尿液和血浆检测无法鉴别 HC 和 CEP 患者，因此必须进行粪便分析。患者肾衰竭时，尿液检测无法进行，因为肾衰竭会增加血浆卟啉浓度，所以血浆分析也无法进行，此时亦需要依赖粪便检测。对疑似 EPP 患者，应进行红细胞、血浆和粪便检测。

处理标本

因卟啉在体外容易自行氧化，PBG 具有聚合成其他分子的倾向，但避光和采取抗氧化保护措施后卟啉相当稳定。因此，所有样本应在室温或 4℃ 的黑暗中保存，理想情况下应在采集后 48 小时内进行检测。新鲜采集的随机标本（10～20 ml 尿液或 5～10 g 干重粪便）可以在 24 小时内用于尿液和粪便分析。稀释的尿液（肌酐<4 mmol/L）时不适于检测。

卟啉的实验室分析

旧式卟啉定性检测方法（通常是伍德灯）敏感性差，即使检查结果阴性也不能除外卟啉病。无论尿液、粪便、红细胞还是全血检测，都需要使用分光光度法或荧光检测技术进行定量检测，并得出总卟啉浓度。全血或红细胞卟啉检测可以获得总卟啉和游离原卟啉浓度。血浆荧光扫描分析是功能强大且简便的定性诊断技术。对于尿液和粪便标本，使用高效液相色谱（HPLC）可以快速识别累积的卟啉（图 60.6）。检测尿液中的 PBG，因为定性测试不敏感通常需要使用试剂盒进行定量测量，紧急情况下使用半定量检测试剂盒快速获得结果。

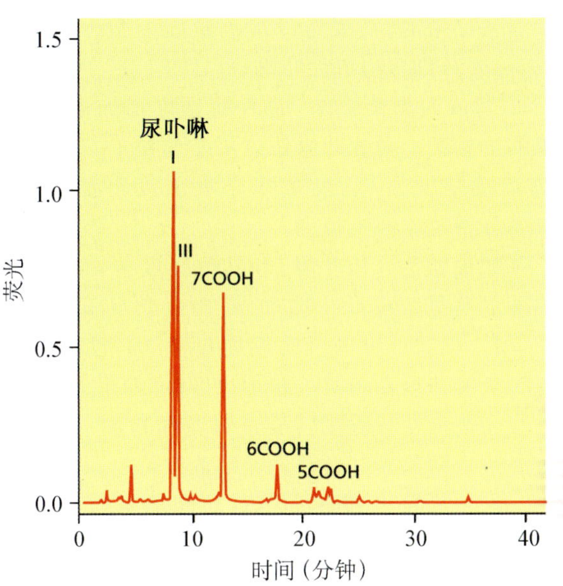

图 60.6　高效液相色谱分析

标本内羧酸盐基团越多，卟啉分子通过色谱柱的速度就越快，流经色谱柱后可通过荧光测定法检测卟啉。图中的尿液 HPLC 迹线显示了迟发性皮肤卟啉病的典型卟啉谱。（英国伦敦国王学院医院 A. Deacon 博士提供）

化验结果解读[4]

使用分光光度法可以在皮肤卟啉病患者血浆中检测到累积的卟啉发射峰（表 60.1）。尿卟啉和粪卟啉被排泄到尿液中，粪卟啉和原卟啉排泄入粪便，原卟啉则在 EPP 患者的红细胞中积累。

1.（血浆）荧光光谱测定法　在荧光分光光度计中，标本被 410nm 光激发并检测激发荧光。检测到 615～620nm 处的发射峰表明存在尿卟啉或粪卟啉，提示 PCT，HC，CEP 或 HEP 诊断（尿液分析可以进一步鉴别 PCT 和 HEP）。检测到 624～626nm 峰表明存在卟啉-肽结合物，提示 VP 诊断，624～626 nm 的峰是 VP 的敏感指标，即使在临床缓解、粪便排泄变得正常时，624～626 nm 峰也可能持续存在。VP 患者的无症状亲属在大多数情况下 624～626 nm 峰也是阳性的[5,6]。检测到原卟啉引起 633 nm 左右峰值（介于 626～634 nm）提示 EPP，如果没有 633 nm 峰就不能诊断 EPP。血浆卟啉浓度特别是尿卟啉在肾衰竭时升高，可高达PCT患者的水平。

2. 全血、红细胞检测 检测到游离原卟啉浓度增加，提示EPP诊断。总原卟啉浓度包括游离原卟啉和锌原卟啉，锌原卟啉在缺铁、铅中毒和某些贫血中也会升高。在儿童患者出现典型的PCT血浆、尿液和粪便结果时，需要进一步测量红细胞UROD活性，以除外肝细胞生成性卟啉病(HEP)。

3. 尿液和粪便分析 总卟啉浓度增加提示皮肤卟啉病的诊断。总尿卟啉浓度用于监测PCT患者的疾病活动情况，一旦发现尿卟啉浓度增加需要做HPLC分析鉴定卟啉类别。

- 尿液检测。尿卟啉(和其他高度羧化的卟啉，尤其是7羧基卟啉)的升高是PCT的典型表现，但尿卟啉的升高不能排除VP诊断，使用荧光光度法可进一步加以区分，如果无法做荧光光度法检测则需要进行粪便检测。当PCT进入缓解期并且总尿卟啉浓度恢复正常时，仍可从特征性尿液HPLC检测结果诊断PCT。受某些药物、铅中毒和肝胆疾病的原因影响，粪便中检出正常水平的粪卟啉不足以诊断卟啉病。
- 尿液和粪便检测。粪卟啉的增加提示VP诊断但不除外HC。所有的卟啉病患者其异构体Ⅲ、异构体Ⅰ的比例都增加，但CEP除外(比例减少)，在CEP中，尿液中存在过量的尿卟啉和粪卟啉Ⅰ型异构体，粪便中存在Ⅰ型粪卟啉异构体。
- 粪便检测。血浆荧光分光光度检测出现615～620nm峰的情况下，如果尿液HPLC未显示PCT改变，则需要进行粪便分析以区分HC(粪卟啉Ⅲ浓度升高)与CEP(粪卟啉Ⅰ浓度升高)。增加的粪便异卟啉是PCT的特征。在肾衰竭患者中，因为尿液可能无法获得并且血浆卟啉增加(PCT是最常与肾衰竭相关的卟啉病)粪便分析至关重要。粪便原卟啉增加提示EPP可能，但不能确诊，因为增加的原卟啉也可以源自肠道中细菌降解的血红素，而且当卟啉浓度在其他地方正常时粪便原卟啉增加可能提示胃肠道出血。

表60.1 皮肤卟啉病的主要生化发现

	尿	粪便	红细胞	血浆荧光分析
先天性红细胞生成性卟啉病(CEP)	尿卟啉Ⅰ 粪卟啉Ⅰ	粪卟啉Ⅰ	锌原卟啉，游离原卟啉，尿卟啉Ⅰ 粪卟啉Ⅰ	峰值在615～620nm
迟发性皮肤卟啉病(PCT)	尿卟啉Ⅲ 肝羧化卟啉	异粪卟啉 肝羧化卟啉	正常	峰值在615～620nm
遗传性粪卟啉病	粪卟啉Ⅲ	粪卟啉Ⅲ	正常	峰值在615～620nm
变异性粪卟啉病	粪卟啉Ⅲ	粪卟啉Ⅲ 原卟啉 X卟啉	正常	峰值在624～627nm
红细胞生成性原卟啉病	正常	原卟啉(无诊断价值)	游离原卟啉	峰值在626～634nm

改编自Deacon和Elder 2001[4]。

卟啉病急性发作的生化诊断[3,4]

在本章前部已讨论。对卟啉进行详细分析的基础上，才能做出对VP或HC的明确诊断，AIP的明确诊断需要酶或基因检测。

亲属筛查

在VP和HC患者中，卟啉水平在青春期前是正常的。对于患者15岁以上无症状亲属进行血浆荧光扫描检测，是非常敏感的生化检测方法，可以发现潜伏性VP，阳性结果可诊断潜伏性VP，阴性结果意义尚不明确[5,6]。用于测量粪卟啉异构体比例的粪便分析对发现青春期潜伏性HC病例有帮助[7]。对于VP和HC患者亲属卟啉筛查出现阴性结果时，需要进行DNA检测才能排除潜伏性疾病。由于卟啉病缺乏共有突变(南非VP除外)，所以通常必须对每个家族分别鉴定其致病突变。

卟啉病的亚型

导致皮肤病但不会发生急性发作的卟啉病

先天性红细胞生成性卟啉病

定义

一种严重而罕见的儿童卟啉病，可以导致终身性残毁性光过敏和血液病。

同义名
- Günther 病

简介、流行病学和病理生理学

先天性红细胞生成性卟啉病(CEP)是由尿卟啉原Ⅲ合成酶缺陷引起的常染色体隐性遗传病。尿卟啉原Ⅲ合成酶缺陷使Ⅲ型卟啉异构体无法合成，导致非酶促反应产生大量的Ⅰ型卟啉异构体，这些异构体不能参与血红素的形成，并且在红细胞中大量积累进而逐渐渗入血浆。

CEP 是一种罕见的疾病：欧洲的发病率为每年1000 万人 0.007[1]，全世界大约只有 200 例病例报道。罕见于成人发病的获得性 CEP 病例可以继发于骨髓增生异常[2]。

临床特征[3-5]

临床表现

CEP 具有多样的临床表现，从胎儿水肿、婴儿期开始的严重疾病到晚年表现出的轻微症状。CEP 的第一个征兆通常是孩子的母亲注意到分娩时羊水呈棕色，或观察到尿布被卟啉染成粉红色或棕色(在伍德灯的光下呈现橙红色)。严重的光敏性开始于婴儿期，通常在新生儿期，微弱的光也可引发曝光部位皮肤水疱[3-5]。治疗新生儿黄疸的光疗也可能引发病变。大多数孩子对光线非常敏感，光敏没有季节性。暴露部位(有时包括非暴露的)皮肤脆性增加，反复发作伴有水疱和大疱的皮肤炎症，常伴有继发性感染，导致肢体瘢痕形成，特别是在面部和手部(图 60.7)。这种光损伤可以导致末端趾骨的吸收，甲板分离和耳郭、鼻软骨破坏。暴露部位皮肤逐渐发展为弥散性硬皮病样增厚，伴小口畸形和硬皮病样指改变。多毛症多见于上臂、太阳穴和颧部。甚至在轻度曝光部位也可发生斑片状色素沉着。

有一种出现在 30 岁以后的较轻微的晚发形式，其表现方式与 PCT 相似，是轻度遗传基因突变[6]所致，也可以是继发于骨髓发育不良的后天疾病[2]。

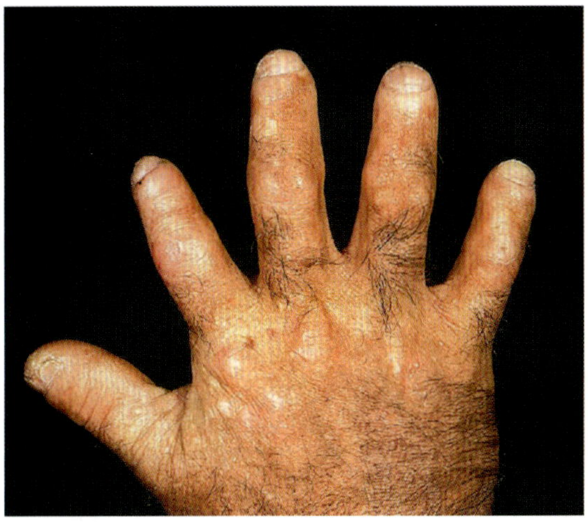

图 60.7 先天性红细胞生成性卟啉症：末端趾骨吸收和皮肤瘢痕形成

(由英国伦敦国王学院医院 A. du Vivier 博士提供)

眼和内脏常受累[4,5]。

- 眼　角膜结膜炎、睑缘炎、白内障、角膜溃疡、角膜瘢痕、瘢痕性外翻和睫毛、眉毛瘢痕性脱落均可发生。巩膜软化、翼状胬肉、视神经萎缩、视网膜出血和巩膜坏死较少见。
- 骨骼和牙齿　新生牙齿染成棕色(在伍德灯光下发出珊瑚色荧光)。在 X 线下可见因骨髓增生、侵蚀导致的骨密度下降、骨质减少和骨质溶解性病变，最终引起椎体压迫和椎体塌陷及病理性骨折。手部末端指骨再吸收伴骨溶解和骨皮质稀疏。偶尔会出现因严格防晒导致的维生素 D 代谢问题。
- 血液[4,5]　红细胞中高浓度的卟啉会引起溶血性贫血，严重时可以引起骨髓增生，常伴上颌骨的明显扩张，脾功能亢进常见。溶血可以得到代偿，也可以引起严重的贫血，有时严重到需要输血治疗。随着时间的推移贫血的严重程度会出现明显的波动。非常严重的溶血性贫血甚至会引起胎儿水肿。骨髓检查显示增生正常，在紫外光照射下，大多数幼红细胞的细胞核内都有持续的红色荧光，细胞核内可见含血红素包涵体。

鉴别诊断

CEP 的光敏性不同于儿童的其他瘢痕性、水疱性疾病，包括营养不良性大疱性表皮松解症。皮肤的

第5部分

变化可能类似于 HEP(纯合子形式的家族性 PCT)或纯合子 VP。迟发性 CEP 的皮肤临床表现与 PCT 或 VP 难以区分。

病程和预后

以往大多数患者在 40 岁前死亡，血液并发症是致命的[7]，但支持性治疗手段的进步(尤其是抗生素应用)改善了预后。即便使用了铁螯合剂，长期过度输血也会在患者成年后造成严重的铁负荷问题。现在骨髓移植有望治愈本病(见下文)。CEP 预后不良的主要标志是发病早(尤其是在出生第 1 年发病)和伴发严重的血液病[7]。

检查

尿卟啉原Ⅲ成酶缺乏症导致Ⅰ型卟啉异构体在所有组织中大量累积，主要是尿卟啉与粪卟啉及少量的 7-、6-和 5-羧酸卟啉[3]。红细胞和尿液中含有大量的尿卟啉和粪卟啉(主要为Ⅰ型)，粪便中粪卟啉(主要为Ⅰ型)的浓度增加。粪便中异粪卟啉的缺乏和正常水平的 5-羧基卟啉排泄可以将 CEP 与 HEP 区别开来。

管理[7]

治疗

因为光敏非常严重，光防护至关重要。避免日晒和使用防晒衣和帽子必不可少。含有颜料级二氧化钛、氧化锌、添加氧化铁的不透明防晒剂防护价值有限[8,9]。房屋或车窗上的琥珀色窗膜可减少对 Soret 谱带(TA81XSR，Madico，USA)的暴露[10]，不透明的薄膜更为有效(不能用在车窗上)。

及时治疗继发性感染很重要。许多治疗通过抑制红细胞生成来降低卟啉浓度。经常输血以维持多红细胞血症，可抑制内源性血红蛋白的生成和减少卟啉的合成，并可减轻中度患者的溶血和皮肤症状。脾大可能会增加输血需求，青春期后输血的效果往往会降低[6]。即使应用了去铁胺，经常输血也会因铁负荷而使病情复杂化，血源性感染也是可能并发症。静脉注射血凝素已用于迟发性疾病[11]。溶血引发的贫血可使卟啉病恶化并且通常需要通过输血纠正。脾切除术可以减少溶血，但改善是暂时的。手术室灯光可能引起光毒性反应，无法避免手术时，应在手术灯上使用滤光片，最好是黄色滤光片(如 Madico TA81XSR)。总的来说，CEP 系统治疗的结果尚不尽如人意[7]，治疗的主要方法是严格的光保护和通过输血治疗溶血性贫血。

自 1991 年以来，来自 HLA 相容供体的同种异体骨髓移植(骨髓或脐带血干细胞)已成为严重 CEP 患者的治疗选择之一，提供了一种能长期有效的治疗方法[7,12]，寻找组织匹配供体的困难和骨髓移植的危险意味着移植治疗只适合病情最严重的患者和预后不良的儿童[4,7]。基因治疗已在体外成功应用，但尚未进行体内研究[13]。

遗传咨询

由于 CEP 是常染色体隐性遗传，在患病儿童出生之前，父母不会意识到这一风险。对于受累儿童的父母来说，未来每个孩子患此病的概率为 25%。尿卟啉Ⅰ的增加在孕 16 周时就可以出现，可以在出生前通过测量尿卟啉Ⅰ在羊水中的浓度做出产前诊断。如果已经识别先证病例的突变，或者胎儿是普通 C73R 突变的纯合子，那么可以通过绒毛膜绒毛活组织检查进行产前诊断[14]。

迟发性皮肤卟啉病

定义

迟发性皮肤卟啉病(PCT)是所有卟啉病中最常见的[1,2]。以暴露部位的皮肤脆性增加和皮肤水疱为特点，通常是后天获得性的，常与肝病有关，不会引起急性发作。

简介、流行病学和病理生理学

迟发性皮肤卟啉病是 UROD 缺乏所致[3]，导致尿卟啉和其他高羟化卟啉的积累。75%的患者是Ⅰ型(散发型)，源于对正常 UROD 酶[3]的抑制，Ⅰ型的酶缺乏是获得性的并局限于肝细胞。25%的人患有Ⅱ型(家族型)疾病，这种酶缺乏是遗传性的，存在于所有组织中，并与 UROD 基因突变有关。常染色体显性遗传的外显率很低，导致只有 7%的患者有家族史，由于出现临床症状至少需要 75%以上的酶活性降低，以及一些酶抑制同时发生在家族型 PCT 患者肝中，因此 UROD 突变被视为是发生 PCT 的一个风险因素，而不是代表一个完全独立的家族性疾病。Ⅲ型疾病是一种罕见的疾病，以局限在肝的遗传性酶缺乏为特征。中毒性卟啉病是一种罕见的疾病，由卤代芳烃抑制酶活性降低所致，主要影响除草剂生产工人[4]。在 20 世纪 50 年代的土耳其，由于在小麦种子[5]中添加六氯苯作为杀真菌剂，引起了中毒性卟啉病流行。

在 PCT 中，UROD 酶被一种由尿卟啉原氧化形成的竞争性 UROD 抑制剂尿卟啉亚甲基灭活[6]。抑制剂是由活性氧在铁存在的情况下在肝中合成的(图 60.8)[7]。积聚的尿卟啉从血浆扩散到周围组织，在曝光部位皮肤的真皮上部引起光毒性反应，导致真皮浅层细胞裂解，形成膜性空泡，空泡融合在基底膜[8]下形成大疱。发病率各国有差异，大多数国家约为1/10 000[2]。

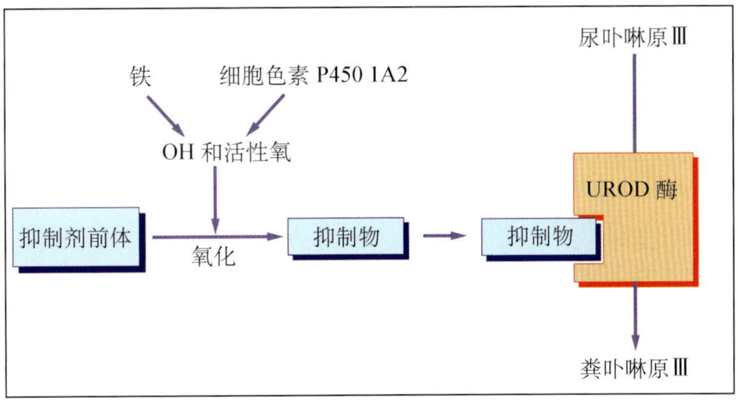

图 60.8 迟发性皮肤卟啉症是在铁存在的情况下，在肝中产生的尿卟啉原脱羧酶(UROD)抑制剂导致

（改编自 Elder 1998[2] 经 Georg Thieme Verlag KG 许可转载）

临床特征[9]

临床表现

散发性 PCT 通常出现在中年，而家族性 PCT 可发生在较年轻的年龄。几乎所有的患者都表现为曝光部位皮肤脆性增加，尤其是手背和前臂，轻微的创伤会导致皮肤破损，留下边缘锐利的溃疡（图 60.9）。大多数患者有大疱，大疱直径可超过 1cm，伴有疼痛。

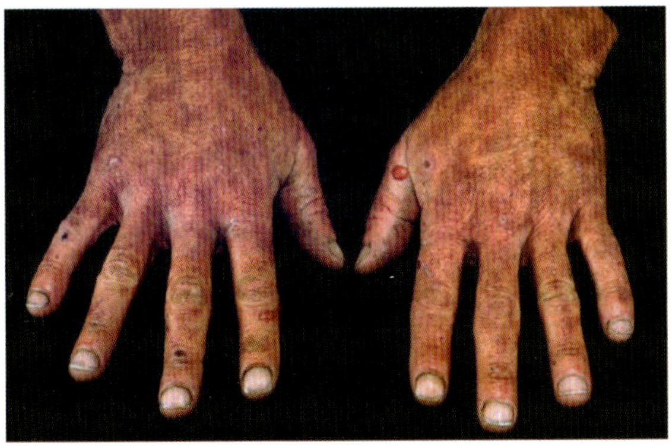

图 60.9 迟发性皮肤卟啉症：糜烂、水疱、色素改变和瘢痕

大疱会在几周内结痂消退，留下萎缩瘢痕、粟丘疹、色素沉着或色素减退。患者很少将新病灶的出现与阳光照射联系起来，但症状通常在夏季更严重。其他常见的皮损有：头皮大疱消退后形成的瘢痕性脱发斑块；多毛症通常发生在上面部和前额，有时发生在耳或手臂[10]，偶尔影响全身；在脸颊和眼周围有类似于黄褐斑的色素沉着，或在光暴露的皮肤上有弥散性的色素沉着，色素沉着偶尔呈网状分布[9,10]。光诱导的甲剥离[11]和日光性弹力组织变性[10]也可能发生。可能发生硬皮病样斑块，特别是在头部和躯干上部，在组织学上与真正的硬皮病没有区别，主要发生在长期未治疗的患者中，推测是由尿卟啉Ⅰ[12]诱导胶原合成所致。这些斑块可能发生钙化，如果形成溃疡[13]，可能需要手术切除和皮肤移植治疗。

在头皮上，硬皮病样改变可能导致从额部和枕部区域开始的缓慢扩大的瘢痕性脱发[9,10,14]。有报道，出现指端硬化和系统性硬化症的面部改变。罕见的表现还包括瘢痕性结膜炎[15]和毛发粗重[16]。

临床亚型

肝性红细胞生成性卟啉病（HEP）是家族性 PCT 的纯合子形式，与 UROD 活性降低 90% 以上有关[10,17]。HEP 通常会引起一种临床上类似 CEP 的严重症状，婴儿期出现的光敏感，阳光照射下皮肤会立即感到疼痛，发生水疱，在面部和手指留下瘢痕。明显的多毛症，牙齿荧光，眼受累和远端指骨变短。溶血较 CEP 轻微，不影响正常寿命。HEP 偶尔也会表现为较轻的与 PCT 类似的疾病。由于 HEP 中突变的等位基因必须与一些残留的酶活性相关才能维持生命，因此 HEP 患者的 UROD 基因突变与Ⅱ型 PCT[18] 中的突变不同。

鉴别诊断

迟发性皮肤卟啉病在临床上与 VP、药物诱导的假卟啉病、肾性假卟啉病、HC、迟发性 Günther 病或轻度 HEP 无法区分。生化分析对于诊断 PCT 是必要的，最重要的是在鉴别诊断中排除可以引起卟啉病急性发作的 VP 和 HC。

检查

迟发性皮肤卟啉病本质上是一种对皮肤有继发性影响的肝疾病。对可能诱发 PCT 的其他系统性疾病进行彻底的检查，以及评估肝疾病的严重程度都至关重要。

生化检查[2]

在PCT中，尿卟啉浓度升高，主要包括尿卟啉、部分七羧酸卟啉，有时也包括六羧化卟啉和五羧化卟啉。血浆荧光谱的峰值在615～620nm处。异丙卟啉在粪便中积累。由于少数VP患者存在PCT尿型（“双卟啉”）[19]，仅尿液分析不足以诊断PCT。对于肾衰竭的患者，粪便分析是必不可少的，因为血液透析会增加血浆卟啉的含量，更可能无法收集到尿液。测定随机尿液样本中的尿卟啉排泄量可以作为检测疾病活动性和治疗效果的生化标志。在HEP中，其结果与PCT相同，但与Ⅱ型PCT不同的是其伴有红细胞锌-原卟啉的升高和红细胞UROD活性低。

组织病理学[20]

PCT显示表皮下大疱，真皮乳头突入大疱内，有少量炎性浸润。真皮上部血管壁及周围有PAS阳性的耐淀粉酶纤维糖蛋白物质沉积，基底膜增厚。免疫荧光显示，表皮真皮交界处存在IgG、少量IgM、纤维蛋白原和补体沉积。PCT中硬皮病样皮损在组织学上与硬皮病无法区分。

诱发PCT的危险因素

发生PCT的主要危险因素是亚临床遗传性血红素沉着症、丙型肝炎病毒感染、乙醇和雌激素等，它们都可以抑制肝UROD酶[21]。由于家族性PCT出现临床症状需要一些肝酶抑制因素，因此同样风险因素也适用于散发性和家族性PCT。大部分的危险因素可以影响患者的治疗效果并对基本健康产生明显影响，因此有必要分析所有PCT患者的危险因素。

- *血红素沉着症*：正如预期的那样，在肝铁起关键作用的疾病中，几乎所有患者肝中的可染色铁都增加，患者体内铁总量增加至少60%[2,21,22]。在美国和北欧，大约20%的PCT患者具有真性遗传性血色病[21,23]，具有Cys282Tyr血色病突变纯合子，这种突变的纯合性使PCT的发生风险增加了60倍[21]，杂合性与突变的临床相关性尚不清楚。在欧洲南部，血色病是一个不太重要的危险因素。无血色病的PCT患者铁负荷较轻，其原因不明。
- *丙型肝炎病毒感染*：在南欧70%～90%的PCT患者感染丙型肝炎病毒[24,25]，相比之下美国的PCT患者感染率约60%[21]，北欧为7%～36%[26,27]。
- *乙醇*：30%～90%的PCT患者每天饮酒超过40克，2%的肝硬化酗酒者发生PCT[7]。
- *雌激素*：1/4以上的女性PCT患者由口服避孕药或激素替代疗法中摄入的雌激素导致[21]。如果使用雌激素时间较短，停止使用可能缓解症状[28]。如果不能停止使用雌激素治疗，经皮给药比口服给药更安全[29]。

其他不太常见的PCT发病危险因素：血液透析易诱发PCT[11]，PCT在肾衰竭中的发生率低于假卟啉病，通过粪便卟啉分析可以鉴别。人类免疫缺陷病毒（HIV）感染可诱发PCT[30]，可能与丙型肝炎病毒共同感染有关[31]。非胰岛素依赖型糖尿病、系统性红斑狼疮、皮肌炎、甲型肝炎和乙型肝炎病毒感染、血液恶性肿瘤、缺铁细胞性贫血、地中海贫血及药物如他莫昔芬与PCT有关[2,10,32,33]。

大多数患者具有一种以上发生PCT的危险因素，其中丙型肝炎病毒感染和乙醇在男性患者中有很强的相关性。

PCT中的肝疾病

由于PCT主要是一种肝疾病，皮肤病只是继发症状，因此肝疾病是主要的关注点[22]。在几乎所有的病例中，肝活检都显示可染色铁增多、脂肪增多和细胞内卟啉结晶增加。50%患者有更严重的改变（肝小叶坏死或炎性门静脉纤维化），15%的患者发生肝硬化[22]。最严重的肝病往往发生在乙醇中毒、丙型肝炎、铁负荷的患者[21]。累积的卟啉对肝具有致癌作用，因此PCT患者除了存在丙型肝炎所带来的风险外，还增加了发展为肝细胞癌的风险[34]。在南欧，约3%的PCT患者在发病10年内发生肝细胞癌[35]，在丙型肝炎发生率较低的国家，肝恶性肿瘤的发生率可能较此更低。治疗10年以上、肝组织学的严重改变、丙型肝炎感染、男性发病年龄>50岁，被认为是发生肝细胞癌的危险因素[36,37]。反过来原发性肝肿瘤分泌卟啉导致类似PCT皮肤病的情况很少见[38]。所有PCT患者必须进行肝功能评估，肝恶性肿瘤高风险患者需要定期进行超声和血清甲胎蛋白检测[36]。PCT应作为肝疾病进行管理，有问题需及时转诊肝病专家。

治疗

避光

在特定治疗起效前的数月，使用含有色素级二氧化钛、氧化锌、氧化铁的可见光防护剂[39,40]，汽车和家庭窗户贴防护膜，外出时穿戴遮光手套、帽子、衣服对控制症状会起重要作用。

减少危险因素

停止雌激素治疗[28]超2年以上可缓解症状。应建议所有患者戒酒或停止雌激素治疗，以防止病情恶化。然而戒酒、用 α 干扰素治疗丙型肝炎[41]并不一定能诱导缓解。

特殊治疗

放血疗法和小剂量抗疟药适合所有患者。静脉放血可以消耗铁储备并减少肝铁负荷，从而恢复正常的酶活性。每周或每 2 周放血约 500ml，将转铁蛋白饱和度降低至 15%，血红蛋白降至 11～12 g/dl，血浆铁蛋白降至 25μg/L 以下[42,43]。放血治疗后水疱通常在 2～3 个月消退，皮肤脆性在 6～9 个月改善[44]，卟啉浓度一般在 13 个月左右正常化[10]，此时应停止治疗。多毛症[10]和硬皮病[15]见效较慢，在治疗停止后几年才能见效。溃疡性硬皮病病灶[10]可能需要手术切除和移植治疗。去铁胺比静脉放血见效更快，因为它能快速螯合肝铁，在肾衰竭的 PCT 患者中更有价值，但价格昂贵，需要在夜间使用皮下泵[45,46]。肾衰竭患者因贫血而无法静脉放血也无法排出氯喹[47]，促红细胞生成素可将肝铁转化为血红蛋白，是肾衰竭 PCT 患者的首选治疗方法。低剂量的抗疟药是一种非常有效的 PCT 治疗方法，通过与尿卟啉络合，促进其经胆汁排泄[48]。常规剂量的氯喹有导致急性肝炎的风险，但每周服用 2 次低剂量氯喹，每次 125mg[49,50]或 250mg[51,52]是安全有效的。服用 6 个月左右可以达到临床缓解，6～15 个月后生化指标缓解，此时停止治疗[49,50,52]。这种低剂量的氯喹几乎不会导致视网膜病变[51]。羟氯喹(100mg，每周 2 次)同样有效[53]。

低剂量氯喹是首选治疗方法，但下列情况下建议静脉放血治疗：①对氯喹无反应的患者；②血清铁蛋白浓度病理性升高或 Cys282Tyr 突变纯合子的患者(如果可以遗传分析)，需要排铁以保护内脏；③患重症丙型肝炎的患者，因肝铁质沉着增加病毒性肝损伤风险[54]并降低干扰素的有效性而需要排铁者[55]。氯喹对血红素沉着症患者的疗效较差[56]，但丙型肝炎患者因静脉注射药物损伤了静脉通路，导致静脉放血治疗无法进行时还可以使用氯喹治疗，低剂量氯喹的缓解期一般会持续 17～24 个月[49,50]。静脉放血治疗后，病情复发一般发生在治疗结束后 2.5 年左右[9,48]。对所有患者进行长期随访是必要的，以便监测是否复发(通过测量尿卟啉排泄)和治疗伴随的肝病。

遗传咨询[57]

通过测量红细胞 UROD 活性可以区分家族性和散发性 PCT。由于家族 PCT 出现临床症状需要额外的肝酶抑制因素，因此 UROD 突变只可被视为发病的危险因素，而不是 PCT 的不同类型。鉴于家族性和散发性 PCT 治疗原则相同，没有证据表明在患者亲属中筛查潜在的 PCT 患者可以改变疾病转归，而且家族性 PCT 非常低的基因外显率使得 PCT 筛查的合理性显得很不充分。除非为了鉴别 HEP 和 PCT，否则测量红细胞 UROD 活性几乎没有价值。

红细胞生成性原卟啉病

定义

红细胞原卟啉病(EPP)是一种遗传性卟啉病，以日晒后皮肤疼痛、终身性光敏和偶发性肝病为特征。

简介，流行病学和病理生理学

欧洲 EPP 的发病率因国家而异(西班牙新发病例为每年每 100 万人 0.03 例，英国新发病例每年每 100 万人 0.36 例)[1]。EPP 通常是由血红素生物合成的最后一种酶亚铁螯合酶活性不足引起的。在少数情况下，它是由 ALAS-2(合成通路中的第一种酶)[2]的功能获得性突变引起的。原卟啉主要积累在红细胞系的细胞中，当含有卟啉的红细胞流经真皮上部的小血管并暴露于阳光中的 Soret 谱带下时，就会发生光毒性反应。来自红细胞和血浆的光活化卟啉引发的单线态氧和羟基自由基介导了内皮细胞急性损伤[3,4]。在 EPP 患者中发现了许多亚铁螯合酶基因突变，但没有一种是特别常见的[5]。报道的少数成人发病病例与血液恶性肿瘤有关，可能与铁螯合酶基因[6]的染色体缺失有关。

临床特征[7,8]

与其他皮肤卟啉病不同，EPP 暴露在明亮的阳光下会立即引起疼痛。临床症状通常在 1 岁时出现，常见的表现是：在阳光明媚的情况下婴儿在婴儿车内哭闹，或在夏天的夜晚没有明显理由的哭闹。也可以在儿童期的晚期发病，成年发病很少见。春夏季在阳光下暴晒几分钟到 1～2 个小时后，患者会描述暴露部位皮肤不适、刺痛或瘙痒感，尤其是在手背和面部。如果持续暴露，严重的灼痛会持续一小时到几天。儿童会用冷水和湿布来缓解疼痛，这一特征有诊断价值。很轻微的水肿通常是发作时唯一的症状(图 60.10)，红斑不常见。缺乏特征性表现常常导致诊断延误，一些患者最初被视为装病者。

许多患者都经历过“启动现象”，即在大量暴露在阳光下的第二天皮肤对阳光的耐受性降低[9]。严重发作时，可出现紫癜性改变、糜烂、结痂或水疱；皮损需要 1～2 周的时间才能缓解，疼痛可能严重到需要住院治疗的程度。少数 EPP 患者会出现明显的紫癜和类似于白细胞碎裂性血管炎的组织学改变[10]，急性光诱导甲剥离[11]和红斑[12]。体征在儿童时期就可出现，掌指关节和指间关节皮肤轻度增厚，鼻端浅表虫蚀样蜡质瘢痕，脸颊和前额浅线状、点状或小圆形瘢痕，嘴唇周围放射状瘢痕(图 60.11)。鼻、脸颊和前额的皮肤粗糙，质地如"鹅卵石"。有 15%的患者没有任何的体征[7]。

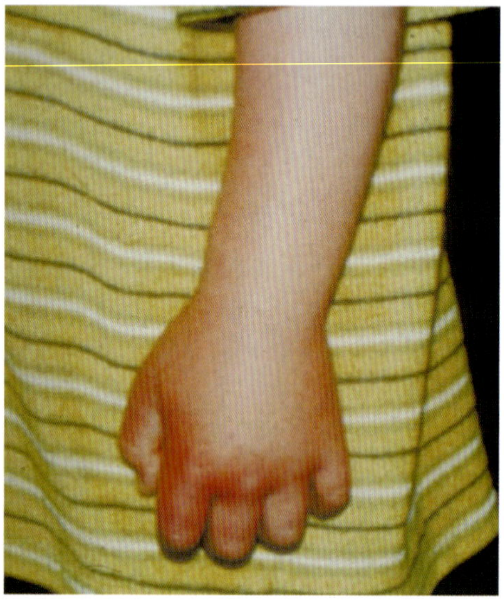

图 60.10　红细胞生成性原卟啉症患儿急性疼痛发作时的皮肤水肿

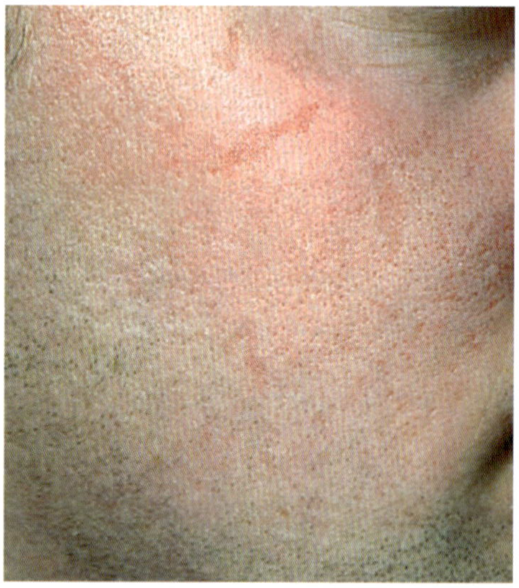

图 60.11　红细胞生成性原卟啉症患者面颊典型瘢痕

症状轻微的变异型 EPP 由于发病年龄晚、发作时间短及疼痛不明显可能导致误诊。多发生在面部、手足背部的水肿是诊断线索。在 EPP 和季节性的手掌角化病之间存在一定的联系。角化病常见于常染色体隐性遗传 EPP 中[13]。

患有 EPP 的儿童因难以参加朋友们的户外活动而遭受社会孤立，因此临床医师应重视患儿的心理问题。由于 EPP 是终身性的，但儿童期和青春期往往是最困难的阶段，因为成年人更容易安排自己的生活以减少阳光照射，因此 EPP 对患者的生活质量有严重影响[7]。

妊娠期间症状改善、卟啉水平下降[7,14]。患者可出现轻度小细胞低色素性贫血或正常细胞贫血，可能与血清铁水平下降和血清铁结合能力增加有关[8]。

除 EPP 肝衰竭患者外，手术室灯光对 EPP 患者[15]无影响，麻醉也不会诱发 EPP 急性发作。相比之下，对于因原发性卟啉性肝衰竭而接受肝移植的患者，手术灯光可引起潜在的致命光毒性反应。

与骨质疏松症相关的维生素 D 缺乏在 EPP 中很常见，需要根据监测的维生素 D 水平进行补充[16,17]。

检查

生化检查[18]

具有诊断意义的发现是红细胞游离原卟啉浓度增加。血浆荧光谱检测原卟啉在 633nm 处有吸收峰。60%的 EPP 患者粪便中原卟啉浓度升高，但由于缺乏特异性，在诊断上不是很有价值。当发生粪卟啉尿时，除了胆管损伤情况外，尿卟啉是正常的。脐带原卟啉浓度并不是新生儿 EPP 的有效检测方法[19]。

组织病理学[20,21]

急性期真皮浅表血管可见血管内皮损伤[22]。在慢性阶段，曝光部位皮肤真皮上部小血管的反复损伤会在真皮和真皮乳头血管丛的血管壁中沉积 PAS 阳性的耐淀粉酶无定型物质，免疫荧光显示免疫球蛋白(主要是 IgG)沉积在相同部位。在电镜下可以看到无定型物质堆积、基底膜损伤，细纤维样物质渗透于毛细血管结缔组织鞘并延伸至血管壁外[20,23]。

治疗[7]

由于缺乏对 EPP 中疾病活性的客观检测方法，且安慰剂有效率较高使得观察疗效的临床试验变得困难，目前没有一种治疗方法被证明在 EPP 中是有效的。注意治疗的关键是防晒。

防晒

基本措施包括避免日晒、穿着防晒衣物和帽子。正确使用防晒霜非常重要[24,25]，二羟丙酮涂料已用于部分 EPP[26]患者，对病情严重的患者可在车窗和居所窗户上使用吸收紫外光的窗膜。

急性反应

完全避免阳光照射(即使是通过窗户)可以避免

急性反应的发生，已经发生的急性反应使用风扇吹和冷水湿敷可以缓解疼痛，抗组胺药和大多数镇痛药效果不理想。对于严重的急性发作需要住院进行避光和镇痛治疗（阿片类药物）。

特殊治疗

口服β-胡萝卜素是应用最广泛的治疗方法，成人每日剂量180mg（儿童每日90mg），服用需要持续整个春夏两季。推测β-胡萝卜素能清除参与急性光毒反应的自由基，有部分患者使用β-胡萝卜素能减轻症状，但亦有无效者，β-胡萝卜素的治疗效果缺乏对照试验研究证明。患者可能需要持续服用数月才能见到治疗效果。β胡萝卜素最常见的不良反应是引起可逆的皮肤颜色改变。N-乙酰半胱氨酸和考来烯胺的对照试验已被证实无效[27,28]。在早春应用补骨脂素联合长波UVA照射（PUVA）[29]和窄谱UVB[30]进行几周的短期治疗，对于病情较轻的患者可能有效，PUVA和UVB可能通过诱导表皮增厚和色素增加而增强皮肤耐光性。与PUVA不同，窄谱UVB不与EPP诱发光谱重叠，因此不会引发皮肤疼痛。许多其他具有抗氧化或清除自由基特性的系统治疗方法以一种不受控制的方式用于少数EPP患者，其治疗效果相互矛盾且通常难以令人信服。阿法诺肽α-MSH（α-melanocyte-stimulating hormone）类似物在EPP患者的初步试验表明是有前景的药物[31]。

遗传咨询

虽然有罕见的常染色体隐性遗传病例报道[32,33]，但EPP通常是一种外显率不完全的常染色体显性遗传病。该疾病是由一个亚铁螯合酶等位基因的基因突变与另一个等位基因的低表达变异共同造成的。这种低表达变异在大约10%的白种人群体中存在，与多态变异IVS3-48C[34]导致的亚铁螯合酶mRNA水平降低有关。这种低表达变异在日本和东南亚很常见，在非洲很少见，这可能解释了不同大陆之间观察到的发病率差异[35]。总的来说，EPP患者的后代患此病的概率低于10%，目前可以对患者的伴侣进行IVS3-48C多态性检测，由此可以更准确地确定后代受影响的概率。这对于那些因担心后代受遗传影响而不考虑生育的患者来说是很有用的。对于一种很少危及生命的疾病，终止妊娠和产前诊断的意义不大。

EPP和肝损伤[32,36]。

原卟啉被排入胆汁，在大约12%的患者中，会沉淀形成胆结石。原卟啉还具有肝毒性，特别是对胆管，约1%的患者发生严重的肝损伤，需要肝移植治疗的EPP肝衰竭可以发生在任何年龄[36]。通常情况下，患者会在数周或数月的时间内出现黄疸、光敏加重和上腹部疼痛。严重或完全的胆汁淤积，以及显著的高红细胞原卟啉浓度（由于其排泄功能受损），会导致光敏性加重。肝病理显示，原卟啉沉积在胆管和肝细胞内，可能伴有肝硬化（图60.12）。虽然这种急性发作可以自行缓解，但卟啉诱导的胆汁淤积可能会变得越来越严重，其本身会进一步增加原卟啉浓度，形成恶性循环，如果不进行肝移植，患者就会死亡。患者手术时需要在手术灯[15]上使用滤膜，否则过高的原卟啉浓度可能导致术后严重的光毒性反应。肝移植后也可能发生严重和长期的神经病变[36]。除了直接的术后并发症，69%的肝移植患者在数年后原卟啉性肝病会复发，其严重程度足以需要再次进行肝移植。已有严重肝病患者接受骨髓移植治疗（其中1例接受肝移植）。虽然骨髓移植确实能治愈EPP，但移植过程的危险性意味着它只能用于罕见的、危及生命的情况[37,38]。

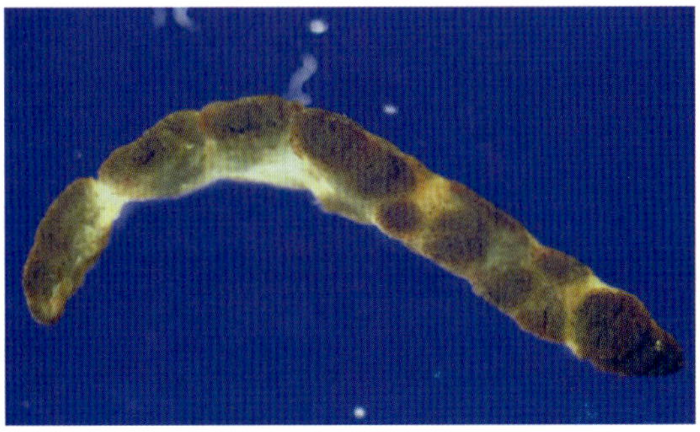

图60.12 原卟啉性肝病肝脏活检显示肝硬化结节和原卟啉沉积的黑色斑点

及早发现即将发生的原卟啉性肝衰竭是至关重要的，以便在必要时安排肝移植治疗。因此，所有EPP患者应至少每年进行一次肝功能检查和红细胞原卟啉浓度检查。尿中粪卟啉的出现被认为是EPP患者肝疾病的重要标志[39]。光敏性的加重可能是严重肝病发展的唯一临床表现。虽然原卟啉性肝衰竭罕见，但轻度肝功能异常在EPP患者中很常见[39]，由于这些异常的意义尚不清楚，建议对这些患者进行密切监测，并在异常持续或恶化时将患者转诊给肝病专家。对此类患者使用离子交换树脂如考来烯胺，可以保护肝免受进一步的卟啉毒性损伤。对于皮肤科医师来说，主要的问题是缺乏有效方法来识别那些有肝衰竭风险的EPP患者。由于已有兄妹发病报道，因此对有亲属曾患有原卟啉性肝衰竭的患者应视为肝衰竭高风险患者。EPP的隐性遗传可能会增加严重肝病的风险，虽然目前还不清楚这种相关性有多大[32]。

缺铁性贫血可通过增加卟啉积累而诱发或加重肝病[32]，随后的补铁可通过激烈刺激血红素生物合成而使病情暂时恶化。

能够同时导致皮肤病和急性发作的卟啉病

遗传性粪卟啉病

定义

一种罕见的遗传性疾病，通常以急性发作为特征，少数患者会有皮肤症状。

临床特征

和 VP 一样，遗传性粪卟啉病从青春期开始发病。大多数患者皮肤不受影响，只有 10%～20% 的[1]患者皮肤在曝光部位出现脆性增加和水疱，其症状与 PCT 或 VP 患者的皮肤无明显区别。皮肤症状可能由并发的肝病[2]引起和加重。罕见的变异包括一种纯合子形式：以身材矮小、急性发作、伴有明显的多毛和色素沉着的皮肤改变[3]，以及能导致新生儿溶血或皮肤大疱的紫质症为特征。HC 是由一种常染色体显性遗传的粪卟啉原氧化酶缺乏症引起的。

检查

血浆荧光光度法在 615～620nm 处有峰值，尿液中粪卟啉浓度升高，粪便中粪卟啉浓度升高。Ⅲ型异构体在粪便中占主导是 HC 的敏感指标[1]。

变异性卟啉病

定义

一种罕见的遗传性疾病，以光致皮肤脆性增加和水疱为特征，可引起急性发作。

简介，流行病学和病理生理学

变异性卟啉病是由常染色体显性遗传的原卟啉原氧化酶缺乏引起。VP[1]急性发作的机制可能是，累积的粪卟啉原和原卟啉原除了引起光敏感外，还抑制 PBG 脱氨酶。在南非 VP 常见（由于首先发现原因[2]），白人和南非白人后裔的发病率是 1/200。欧洲 VP 的发病率因国家而异，每年 0.01～0.26/百万人[3]。其他地方的患病率为 0.5～1/10 万人[2]。在南非至少 80% 的致病 VP 突变携带者是完全无症状的[4]。

意外的是，积聚的粪卟啉和原卟啉引起类似 PCT 的真皮上部皮肤水疱而不是类似 EPP 的急性疼痛。可能是因为，虽然疏水卟啉在血浆中占主导地位，但亲水性卟啉尤其是尿卟啉，在皮肤中占主导地位。这种局部积累被认为是由粪卟啉导致的[4]继发性局部光灭活 UROD 引起。此外，VP 中的原卟啉与一种肽结合，可降低其光毒性。

临床特征[4-6]

皮肤

有症状的 VP 患者中，约 70% 患者有皮肤症状，其中只有 17% 的患者会出现急性发作[7]。VP 在青春期前很少发作，通常皮肤症状开始于青春期或成年的早期。患者皮肤脆性增加，通常比较轻微，主要影响暴露部位的皮肤，尤其是手背[4,5]。这种皮肤改变通常与 PCT 难以区分，皮肤暴露在阳光下会出现疼痛性大疱、瘢痕、色素异常，有时手和手指会出现假性硬皮病样改变，偶尔还会出现光化性甲剥离。但有相当一部分患者并没有表现出夏季病情加重的情况，而症状出现季节性变化的患者通常在夏末和秋季最为严重。此外，大约半数 VP 患者症状会在夏初轻微、短暂的加重。水疱、粟丘疹和轻度多毛症部位，特别是眼周围，可见瘢痕、色素沉着和色素减退斑块，与 PCT 无明显区别。并发胆管梗阻聚集的卟啉排泄到胆汁中加重皮肤疾病。肝功能紊乱的患者可发生急性光敏反应。女性服用口服避孕药和怀孕期间引起的激素性肝功能障碍是皮肤症状恶化的原因。老年 VP 患者临床症状和生化指标可缓解。VP 患者有终身患肝细胞癌的风险[8]。

急性发作[4,5,7,9]

与其他急性发作卟啉病一样，女性的发病率是男性的 3 倍，70% 的急性发作发生在 20－40 岁。约 17%VP 患者曾经历过急性发作；预防措施的改进使发病率有所下降。急性发作的严重程度从轻度腹痛、有时伴有呕吐和便秘，到严重的延髓性麻痹和呼吸麻痹。急性发作的表现、诊断和管理参照本章急性发作部分。

临床亚型

纯合子 VP 中，原卟啉原氧化酶等位基因突变导致酶活性低于正常水平的 20%，而其他 VP 患者的酶活性为 50%[10]。这种纯合子 VP 新生儿或婴儿可以表现出严重皮肤症状，暴露部位（有时非暴露部位）皮肤脆性增加、大疱和多毛症。其他如发育迟缓、癫痫、感觉神经病变、眼球震颤、各种手部畸形和生长发育迟缓也常出现，但这类患者不发生急性发作，生化结果与 VP 相同，只是酶活性较低。

鉴别诊断

VP 的皮肤症状很容易与非光敏性水疱疾病区

分。临床上与 PCT、迟发 CEP、HC、假性卟啉病非常相似。VP 的确诊需要生化分析。

检查

没有游离红细胞原卟啉水平升高时，血浆荧光光谱在约 626nm（由卟啉蛋白复合物引起）处出现峰值时对 VP 有诊断价值。此血浆荧光光谱峰值几乎见于所有 VP 病例中，在粪便排泄正常时，荧光光谱峰值会持续存在于临床缓解期，是一种比粪便卟啉更敏感的检测方法[11]。VP 遗传缺陷患者成年后粪便中原卟啉浓度持续正常是预后良好的标志，表明 VP 不会表现出任何临床症状并保持临床潜伏状态的可能性较大[9]。尿液中粪卟啉含量增加，粪便中粪卟啉和原卟啉含量增加。少数患者的尿液中尿卟啉呈典型的 PCT 模式，伴有 7-羧酸卟啉有时是 6-羧酸卟啉和 5-羧酸卟啉，这种情况称为“双卟啉”[12]。因此仅做尿液分析有可能导致 VP 误诊为 PCT，具有潜在的灾难性风险。急性发作时尿 PBG（和 ALA）升高，急性发作前后可能会维持稍高的水平，尿 PBG 通常在急性发作缓解后的几周内恢复正常[13]。

管理

治疗

VP 的管理关键是使用衣服、帽子和手套进行遮光。应用含有色素级的二氧化钛、氧化锌和氧化铁等不透明的遮光剂，可以保护皮肤不受 Soret 谱带的伤害[14,15]。VP 很少严重到需要在汽车和家庭窗户上安装滤膜。由于日晒与皮损关系不明显，应向患者解释光照在皮损发生中的作用。β-胡萝卜素和角黄素可以对患者提供有限的保护，UVB 光疗也可能有价值[4]。如果肝功能检查显示胆管梗阻，缓解梗阻将有助于减少皮肤症状。

急性发作是患者及其家属安全管理的关键问题。为了避免急性发作，患者应该了解和回避可能导致急性发作的药物、可能导致胆汁淤积的药物及大麻[16]。还应该建议佩戴紧急识别手镯，避免低热能饮食，绝对禁酒。肝移植已成功地用于治疗频繁急性发作、严重和无法控制的各种类型的卟啉病（和急性间歇性卟啉病）[17]。

遗传咨询

为避免急性发作，确定亲属中潜在 VP 患者很重要。血浆 624～626nm 峰值出现在大多数潜在 VP 病例中，但仅适合青春期以后发病的潜在患者筛查。出现阳性结果可以诊断潜在 VP，但阴性结果意义不明[18,19]。血浆荧光检测阴性的情况下，鉴别 VP 基因缺陷的唯一可靠的方法是检测先证病例中原卟啉原氧化酶基因突变，然后检测其在亲属中是否存在同样突变。除南非外，大多数家族都有自己的基因突变位点。这种基因缺陷的亲属患急性发作的风险较低（为 5%～10%），但应采取所有预防措施防止急性发作。患者将突变基因遗传给后代的风险是 50%，携带突变基因的人中约 20%最终会出现某种症状。

其他

假卟啉病

定义

假卟啉病是一种非卟啉性皮肤病，临床和组织学上与迟发性皮肤卟啉病难以区分。患者卟啉浓度完全正常。假性卟啉病是药物引起的光敏反应的临床表现之一，还有其他非药物相关的原因。

简介，流行病学和病理生理学[1]

造成假性卟啉病的原因有光敏药物、血液透析和太阳光浴床。由于假性卟啉病是药物光敏性的表现之一，因此相关药物被认为是光敏药物。非甾体类抗炎药（NSAIDs）是引起假性卟啉病最常见的原因，尤其是萘普生和纳布米酮，奥沙普嗪、酮洛芬、美灭酸和双氟尼沙也有报道。NSAIDs 诱导的假卟啉病很常见：在一组应用萘普生治疗幼年类风湿关节炎的患者中，12%患者出现假卟啉病[2]。其他被报道引起假性卟啉病的药物包括纳利地克酸、四环素（包括米诺环素）、布米他尼、呋塞米、异维 A 酸和氨苯砜。其他药物也有个案报道。

另一种常见的假卟啉病是接受血液透析（或少见的腹膜透析）的慢性肾衰竭患者。

第三种患者为 UVA 日光浴床所致的假性卟啉病患者，这个群体主要是女性。虽然报告病例中也有患者同时服用光敏药物，但部分患者中使用 UVA 日光浴床似乎是唯一的致病因素[3]。

临床特征

临床表现

临床特征与迟发性皮肤卟病无明显区别[1]：暴露部位皮肤上发生小水疱、大疱、皮肤脆性增加、粟丘疹和瘢痕，尤其是在手背部、面部和胸部，偶尔发生在其他部位。多毛症、色素沉着、硬皮病样改变和营养不良性钙化较 PCT 少见。在儿童中，面部瘢痕可与 EPP 相似，但不像 PCT 那样伴有光敏性疼痛。与卟啉病不同，假卟啉病除了皮肤症状外，没有其他任何临床表现。

鉴别诊断

主要鉴别诊断为 PCT 和瘢痕型 EPP。鉴别诊断需要依赖 PCT 皮肤临床表现,有经验的卟啉实验室报告的正常的尿液、粪便和血浆卟啉浓度结果。虽然不是必需的,但最好能确定患者出现假卟啉病的原因。其他相关疾病也需要排除(如获得性大疱性类天疱疮等)。肾衰竭患者的情况比较复杂,因为血液透析与血浆卟啉浓度的升高有关[4],而这些患者可能无法检测尿液,而且由于 PCT 也可由慢性肾衰竭引起,使得情况更加复杂。在肾衰竭和透析的情况下,PCT 与假性卟啉病的鉴别困难,有时可以根据血浆、粪便和尿液(如有)中卟啉浓度的增加程度来做出鉴别诊断。考虑到病因和治疗方案的影响,区分这两种肾衰竭疾病是很重要的。

检查

根据疾病定义,尿液、血浆、红细胞和粪便中的卟啉浓度必须正常,才能诊断为假卟啉。假卟啉病和 PCT 的皮肤组织病理学和免疫荧光表现基本一致,血管增厚和胶原硬化在假卟啉病中较少见,但无法依赖皮肤活检进行鉴别诊断[5]。

治疗

在药物诱导和日晒相关的假卟啉病中,治疗的关键是通过停止相关药物和日光浴床的使用来消除诱因。但在停用致病性药物后,症状可能会持续数月才能消退[6],瘢痕会持续存在。透析相关的假卟啉病通常持续到肾移植手术后不再需要透析时为止。紫外线尤其是 UVA,会在假卟啉病中引起光敏反应(与 PCT 的情况相反)。因此,在疾病得到缓解之前,广谱紫外线的防护至关重要。针对 PCT 的治疗手段(抗疟药、静脉放血)对假卟啉病无效。

(译者:李志强 **一审:**刘毅 张龙 **二审:**侯麦花 应为红 **三审:**黄昱琼 张龙 **润色:**宁静茹**)**

参考文献

所有文献请查阅网址:www. rooksdermatology. com.
以下列出的是重要参考文献。

General considerations

Clinical features of the porphyrias: general considerations

Porphyria and the skin

[3] Takeshita K, Takajo T, Hirata H, *et al*. In vivo oxygen radical generation in the skin of the protoporphyria model mouse with visible light exposure: an L-band ESR study. *J Invest Dermatol* 2004;122:1463-70.

[12] Gschnait FG, Wolff K, Konrad K. Erythropoietic protoporphyria-submicroscopic events during the acute photosensitivity flare. *Br J Dermatol* 1975;92:545-57.

[15] Moseley H, Cameron H, MacLeod T, *et al*. New sunscreens confer improved protection for photosensitive patients in the blue light region. *Br J Dermatol* 2001;145:789-94.

Acute attacks of porphyria

[7] European Porphyria Network. http://www. porphyria-europe. org/(last accessed May 2014).

Individual porphyrias

Porphyrias that cause cutaneous disease but do not cause acute attacks

Congenital erythropoietic porphyria

[1] Elder G, Harper P, Badminton M, *et al*. The incidence of inherited porphyrias in Europe. *J Inherit Metab Dis* 2013;36:849-57.

[2] Sarkany RP, Ibbotson SH, Whatley SD, *et al*. Erythropoietic uroporphyria associated with myeloid malignancy is likely distinct from autosomal recessive congenital erythropoietic porphyria. *J Invest Dermatol* 2011;131:1172-5.

[4] Katugampola RP, Badminton MN, Finlay AY, *et al*. Congenital erythropoietic porphyria: a single-observer clinical study of 29 cases. *Br J Dermatol* 2012;167:901-13.

[7] Katugampola RP, Anstey AV, Finlay AY, *et al*. A management algorithm for congenital erythropoietic porphyria derived from a study of 29 cases. *Br J Dermatol* 2012;167:888-900.

Porphyria cutanea tarda

[1] Sarkany RPE. The management of porphyria cutanea tarda. *Clin Exp Dermatol* 2001;26:225-32.

[5] Dean G. The Turkish epidemic of porphyria. In: Dean G, ed. *The Porphyrias: a Story of Inheritance and Environment*, 2nd edn. London: Pitman Medical, 1971:67-72.

[6] Phillips JD, Bergonia HA, Reilly CA, *et al*. A porphomethene inhibitor of uroporphyrinogen decarboxylase causes porphyria cutanea tarda. *Proc Natl Acad Sci* 2007;104:5079-84.

[9] Grossman ME, Bickers DR, Poh-Fitzpatrick MB, *et al*. Porphyria cutanea tarda: clinical features and laboratory findings in 40 patients. *Am J Med* 1979;67:277-86.

[21] Bulaj ZJ, Phillips JD, Ajioka RS, *et al*. Hemochromatosis genes and other factors contributing to the pathogenesis of porphyria cutanea tarda. *Blood* 2000;95:1565-71.

[23] Roberts AG, Whatley SD, Morgan RR, *et al*. Increased frequency of the haemochromatosis Cys282Tyr mutation in sporadic porphyria cutanea tarda. *Lancet* 1997;349:321-3.

[35] Gisbert JP, Garcia-Buey L, Alonso A, *et al*. Hepatocellular carcinoma risk in patients with porphyria cutanea tarda. *Eur J Gastroenterol Hepatol* 2004;16:689-92.

[43] Ratnaike S, Blake D, Campbell D, *et al*. Plasma ferritin levels as a guide to the treatment of porphyria cutanea tarda by venesection. *Australas J Dermatol* 1988;29:3-7.

[49] Malina L, Chlumsky J. A comparative study of the results of phlebotomy therapy and low-dose chloroquine treatment in porphyria cutanea tarda. *Acta Derm Venereol Suppl (Stockh)* 1981;61:346-50.

[53] Singal AK, Kormos-Hallberg C, Lee C, *et al*. Low-dose hydroxychloroquine is as effective as phlebotomy in treatment of patients with porphyria cutanea tarda. *Clin Gastroenterol Hepatol* 2012;10:1402-9.

Erythropoietic protoporphyria

[1] Elder G, Harper P, Badminton M, *et al*. The incidence of inherited porphyrias in Europe. *J Inherit Metab Dis* 2013;36:849-57.

[2] Whatley SD, Ducamp S, Gouya L, *et al*. C-terminal deletions in the ALAS2 gene lead to gain of function and cause X-linked dominant protoporphyria without anemia or iron overload. *Am J Hum Genet* 2008;83:408-14.

[4] Takeshita K, Takajo T, Hirata H, *et al*. In vivo oxygen radical generation in the skin of the protoporphyria model mouse with visible light exposure: an L-band ESR study. *J Invest Dermatol* 2004;122:1463-70.

[6] Sarkany RP, Ross G, Willis F. Acquired erythropoietic protoporphyria as a result of myelodysplasia causing loss of chromosome 18. *Br J Dermatol* 2006;155:464-6.

[7] Holme SA, Anstey AV, Finlay AY, *et al*. Erythropoietic protoporphyria in the UK: clinical features and effect on quality of life. *Br J Dermatol* 2006;155:574-81.

[13] Holme SA, Whatley SD, Roberts AG, *et al*. Seasonal palmar keratoderma in erythropoietic protoporphyria indicates autosomal recessive inheritance. *J Invest Dermatol* 2009; 129: 599-605.

[15] Wahlin S, Srikanthan N, Hamre B, *et al*. Protection from phototoxic injury during surgery and endoscopy in erythropoietic protoporphyria. *Liver Transpl* 2008;14:1340-6.

[16] Holme SA, Anstey AV, Badminton MN, *et al*. Serum 25-hydroxyvitamin D in erythropoietic protoporphyria. *Br J Dermatol* 2008;159:211-13.

[31] Harms J, Lautenschlager S, Minder CE, *et al*. An alpha-melanocyte-stimulating hormone analogue in erythropoietic protoporphyria. *N Engl J Med* 2009;360:306-7.

[34] Gouya L, Puy H, Robreau AM, *et al*. The penetrance of dominant erythropoietic protoporphyria is modulated by expression of wildtype FECH. *Nat Genet* 2002;30:27-8.

[36] Wahlin S, Stal P, Adam R, et al. Liver transplantation for erythropoietic protoporphyria in Europe. *Liver Transpl* 2011; 17:1021-6.

[37] Wahlin S, Aschan J, Bjornstedt M, *et al*. Curative bone marrow transplantation in erythropoietic protoporphyria after reversal of severe cholestasis. *J Hepatol* 2007;46:174-9.

Porphyrias that cause cutaneous disease and acute attacks

Hereditary coproporphyria

[1] Kuhnel A, Gross U, Doss MO. Hereditary coproporphyria in Germany: clinicalbiochemical studies in 53 patients. *Clin Biochem* 2000;33:465-73.

Variegate porphyria

[3] Elder G, Harper P, Badminton M, *et al*. The incidence of inherited porphyrias in Europe. *J Inherit Metab Dis* 2013;36: 849-57.

[6] Timonen K, Niemi KM, Mustajoki P, Tenhunen R. Skin changes in variegate porphyria. Clinical, histopathological, and ultrastructural study. *Arch Dermatol Res* 1990;282:108-14.

[7] Elder GH, Hift RJ, Meissner PN. The acute porphyrias. *Lancet* 1997;349:1613-17.

[16] The European Porphyria Network. http://www.porphyria-europe.org/(last accessed May 2014).

[18] Long C, Smyth SJ, Woolf J, *et al*. Detection of latent variegate porphyria by fluorescence emission spectroscopy of plasma. *Br J Dermatol* 1993;129:9-13.

Miscellaneous

Pseudoporphyria

[1] Green JJ, Manders SM. Pseudoporphyria. *J Am Acad Dermatol* 2001;44:100-8.

第5部分

第 61 章

皮肤及皮下组织钙化

Johnny Bourke

South Infirmary-Victoria University Hospital, Cork, Ireland

继发于炎症及感染的营养不良性钙化

定义和术语

此类皮肤和(或)皮下组织的钙化由炎症或创伤导致(不伴系统性钙稳态失衡)。

同义名
- 皮肤钙化
- 皮肤钙质沉着
- 皮下组织钙化
- 钙化性小动脉病

概述

炎症性皮肤病,尤其是自身免疫性皮肤炎症可造成皮肤钙化。皮肌炎和硬皮病,特别是 CREST 综合征(钙质沉着、雷诺现象、食管功能障碍、指端硬化和毛细血管扩张)最为常见。部分红斑狼疮亚型,尤其是狼疮性脂膜炎中也存在钙质沉着,但多无症状。感染继发的钙化相对少见。

流行病学

发病率和患病率

皮肌炎患者中约 30%成人和 70%儿童中可发生皮肤钙化[1]。由于女性发生自身免疫性疾病风险更高,因此女性钙化更为常见(有研究发现男女比例 1∶4[2])。

种族

无特殊种族倾向。

相关疾病

结缔组织疾病,尤其是皮肌炎和硬皮病,还有红斑狼疮。罕见的包括迟发性皮肤卟啉、硬斑病和硬化性苔藓。钙质沉着偶尔也与感染有关,尤其是盘尾丝虫病和囊虫病。

病理生理学

病理学

除了基础疾病的组织病理学特征外,HE 切片中钙质沉积为蓝色,von Kossa 染色显示黑色[3]。真皮内见细小颗粒,当疾病累及皮下时可见大团不规则物质[4]。钙质沉积边缘有慢性淋巴组织细胞浸润。皮肤炎和 CREST 综合征中常见钙质沉积。胰腺病性脂膜炎表现为脂肪坏死、鬼影脂肪细胞和细胞内钙化。

病原微生物

盘尾丝虫和猪肉绦虫的幼虫可引起钙化。疱疹病毒感染后继发肝、肺及中枢神经系统钙化。有文献报道,子宫内单纯疱疹病毒感染也可引起皮肤钙化[5]。

临床特征[6]

病史

通常在基础疾病若干年后才出现皮肤钙化,硬皮病和成人皮肌炎患者中长达 10 年,而儿童皮肌炎患者发生钙化较早(2~3 年)[2]。

临床表现

皮肤钙化可发生于儿童及成人皮肌炎患者的躯干和四肢，黄白色结节和斑块易出现溃疡，排出白垩样物质。当钙质沉积累及广泛时，常称为弥散性钙化。深部肌肉钙化常出现挛缩和畸形。

CREST 综合征定义中包括钙质沉积，表现为结节和斑块，在外伤部位，尤其是肘、指关节和指(趾)腹部易出现溃疡，排出白垩性物质。系统性硬皮病和局限性硬斑病中也能见到类似表现[7,8]。

迟发性皮肤卟啉病，特别伴假硬皮病时，也可出现皮肤钙化。头颈部或手背发生溃疡性斑块，排出白垩性物质，愈后遗留瘢痕，可造成头皮脱发。有研究显示，40 位患者中有 3 位发生钙化[9]。

系统性红斑狼疮(SLE)极少出现皮肤钙化，多无症状，在体检或 X 线检查时才发现。通常在狼疮累及臀部时出现皮下组织结节[10]。钙化见于狼疮性脂膜炎，偶见于盘状红斑狼疮[11]和亚急性狼疮[12]。

重叠综合征、多发性肌炎和风湿性关节炎偶尔也可发生钙化[2]。

皮下钙化见于脂膜炎，尤其与胰腺病(胰腺炎或恶性肿瘤)相关，而狼疮和部分其他疾病中也可发生[13]。

皮肤和皮下钙化偶可继发于各类病因造成的下肢慢性溃疡，造成愈合延迟。Wollina 等报道，212 例手术及移植后顽固性溃疡患者有 18%伴发钙化[14]。

早产儿中可见到新生儿皮下脂肪坏死，尤其用低温治疗围产期窒息的患儿更多见。颊部、背部和臀部常自发产生境界清楚的红斑结节和斑块，偶可伴发高钙血症，病因不明[15]。

极少数情况，感染造成皮肤和(或)皮下钙化。常见病因为盘尾丝虫病和囊虫病，造成头部、骨盆和胸部钙化性结节，曾有报道子宫内疱疹病毒感染后皮肤钙化。

鉴别诊断

本章会讨论其他原因造成的皮肤钙化。

并发症和共病

继发感染及溃疡是皮肤和皮下钙化的主要并发症。广泛钙质沉积(弥散性钙化)可能造成挛缩和畸形。

病程和预后

如不治疗，钙化极少自行消退。

检查

如同血清学评估对结缔组织病的重要性，此类患者应做全套生化评估以排除系统性钙稳态异常，包括血清钙、磷酸盐、碱性磷酸酶、维生素 D 和甲状旁腺素(PTH)。如果无法确定，X 线和(或)皮肤活检有助于诊断。

> **阶梯治疗**
>
> **一线治疗**
> - 手术切除/伤口护理/清创
> - CO_2 激光
> - 皮损内注射糖皮质激素(每 4～8 周，20mg/ml)
> - 外用硫代硫酸钠(10%浓度，每周 2 次)
> - 皮损内注射硫代硫酸钠(25%浓度 0.1ml)
>
> **二线治疗**
> - 地尔硫䓬(最高 480mg/d)
> - 双磷酸盐类[口服：阿伦磷酸钠 10mg/d，依替膦酸，800mg/d；静滴：帕米磷酸二钠，每 3 个月治疗 3 天，1mg/(kg • d)]
> - 氢氧化铝(最高 2.4g/d)
> - 米诺环素(最高 200mg/d)
> - 干细胞移植
>
> **三线治疗**
> - 秋水仙碱
> - 头孢曲松
> - 丙磺舒
> - 华法林
> - 静脉注射免疫球蛋白

治疗

如有症状，局灶性钙化选择手术切除，而在累及较广泛的病例，局部手术也是较好选择。文献中大量所谓治疗有效的方法，也提示此类钙化治疗存在困难。局限性钙化的治疗还包括皮损内注射激素[16]，CO_2 激光[17]，体外冲击波碎石术[18]、外用和皮损内注射硫代硫酸钠[19,20]。治疗更广泛疾病的系统性药物(疗效不确定)，包括钙拮抗药[2]、双磷酸盐[21]、华法林[22]、米诺环素[23]、头孢曲松[24]、氢氧化铝[25]、丙磺舒[26]、静脉注射用免疫球蛋白[27]和自体干细胞移植[28]。

继发于创伤或输注钙剂的营养不良性钙化

定义和术语

此类皮肤和(或)皮下钙化由于创伤、注射或输注钙剂造成。

> **同义名**
> - 足跟采血钙化

概述

此类钙化发生于创伤处，可能是由于细胞死亡释放碱性磷酸酶、细胞内钙及局部 pH 变化造成的钙质沉积。典型例子为新生儿足跟采血后发生的足跟钙化[1,2-5]，烧伤[6,7]及腹部手术后瘢痕处[8,9]钙质沉积。钙剂外渗导致炎症和细胞死亡，可能诱发钙化。胶原蛋白在此进程中有重要作用，可触发矿化作用[10]。此类病例中发生钙化的原因较明显，然而临床医师可能没有意识到，输液中存在钙剂，如肝素或低分子量肝素。

流行病学

在钙失衡的肾病患者中，注射含钙肝素诱发的钙化更为常见[11,12]，但不伴随钙失衡的患者中也可以发生[13]。

病理生理学

病理学

创伤诱发的钙化表现为真皮钙质沉积，不同程度炎症浸润，上方表皮的棘层肥厚和角化过度，可见到经表皮排出钙质现象[1]。静脉内钙剂外渗造成胶原束周围钙质沉积[13]。肝素溶液可沉积在脂肪间隔、脂肪细胞、脂肪小叶、真皮及皮下小血管基质中[11,14,15]。

临床特征

病史

创伤和近期钙剂输注具有提示意义，但钙化有时需要数月甚至数年才发生。最初报道，足跟采血钙化继发于新生儿多次足跟采血，但随后发现单次采血后也可发生[1]。

临床表现

足跟采血钙化表现为足跟坚实丘疹，持续到婴儿开始穿鞋后才出现症状[1]。输注钙剂后钙化表现为注射部位肿胀、触痛、皮温略高，常发生于数天至数周，也可以出现溃疡和坏死。有报道，行脑电图检查后，含钙导电胶部位也可出现钙化[16]。

病程和预后

足跟采血钙化不用治疗可自愈[2,3,5]，而持续性有症状的皮损可选择切除[1]。钙剂输注导致的钙化在停止肝素治疗后即可缓解，部分情况需要手术切除。

检查

应排除系统性病变导致的钙化，包括血清钙、磷酸盐、碱性磷酸酶、维生素 D 和甲状旁腺素(PTH)。如果无法确定，X 线和(或)皮肤活检有助于诊断。

治疗

非手术治疗配合必要的溃疡区伤口护理即可，持续性皮损可切除。

继发于肿瘤及遗传性疾病的营养不良性钙化

定义

此类皮肤和(或)皮下钙化由于遗传性皮肤病和肿瘤造成。

概述

良恶性肿瘤中的钙化及后续骨化较为常见，但常在组织病理检查中才发现。外毛根鞘囊肿和肿瘤最易发生，约 75%毛母质瘤患者中出现钙化。其他肿瘤如基底细胞癌、皮样囊肿和血管、黑素细胞肿瘤也能发生钙化。累及胶原(Ehlers-Danlos 综合征)、弹力纤维(弹力纤维假黄瘤，PXE)的遗传病、Werner 综合征和 Rothmund-Thomson 综合征可继发钙化。

流行病学

相关疾病

相关疾病包括皮肤良恶性肿瘤、PXE、Ehlers-Danlos 综合征、Werner 综合征和 Rothmund-Thomson 综合征。

病理生理学

病理学

弹力纤维假黄瘤表现为基质中存在碎片状钙化性弹力纤维和蛋白多糖沉积。

临床特征

病史和临床表现

肿瘤中的钙化和骨化常无症状，仅在组织病理学检查时才发现。最易发现的肿瘤为毛母质瘤，约 75%出现钙化，在临床上表现为可活动的、质地坚实的皮下丘疹或结节[1]。许多其他肿瘤钙化难以察觉。患者可能主诉为坚硬的皮肤或皮下结节，偶可伴发炎症、触痛，并可能穿孔排出白垩样物质。其他毛囊性肿瘤，如毛发囊肿和表皮囊肿，常出现灶性钙化。钙化见于多种良恶性肿瘤[2]，如黑素细胞痣(特别是皮内痣)、许多基底细胞癌、化脓性肉芽肿、神经鞘瘤、脂溢性角化病、非典型纤维黄瘤和黑素瘤，都能发生钙化和骨化[3,4]。

弹力纤维钙化是 PXE 关键特征。首要症状常出现在皮肤，表现为颈部、屈侧和腹部黄色丘疹。Ehlers-Danlos 综合征在瘢痕部位出现钙化，或表现为皮下钙质小球。Werner 综合征表现为皮肤早老伴硬皮病改变，皮肤、软组织、肌腱和关节周围均可出现钙化[5-9]。

检查

皮肤活检有助于确定诊断。

第5部分

治疗

切除局部钙灶或钙化肿瘤是唯一有效的治疗。

特发性皮肤和皮下组织钙化

定义和术语

此类皮肤和(或)皮下钙化病因不明。

> **同义名**
> - 皮肤钙质沉积
> - 局限性钙质沉积
> - 特发性阴囊钙质沉积
> - 肿瘤性皮肤钙质沉积
> - 粟粒状皮肤钙质沉积

概述

部分皮肤钙化没有明确诱因,特发性阴囊钙质沉积[1]、皮下钙化结节[2]、肿瘤性皮肤钙质沉积[3]和粟粒状皮肤钙质沉积[4]是最常见的疾病。外阴、阴茎、乳房和其他区域局灶性钙化也有报道。此类钙化部分表现为良性肿瘤或未发现的钙失衡相关的萎缩性钙化。有研究提出可能的病因,如阴囊钙化可能既往存在表皮囊肿或外泌汗腺囊肿[5-7],肿瘤性钙化伴随高磷血症[8],皮下钙化结节有附属器钙质沉积[9],粟粒性钙质沉着症有汗管瘤的钙化[10]。

流行病学

性别

阴囊钙质沉积仅发生在男性。男性肿瘤性钙化约为女性的 2 倍[11]。

种族

肿瘤性钙化[11-13]更多见于非洲(南部、中部和东部)和巴布亚新几内亚。

病理生理学

钙质沉积 HE 染色为蓝色,von Kossa 染色显示黑色。真皮内见细小颗粒,当疾病累及皮下时可见大团不规则物质[11]。钙质沉积边缘有程度不同的慢性淋巴细胞浸润。阴囊钙质沉积表现为表皮囊肿(可能破裂)、钙化性角蛋白、真皮钙化结节及周围包绕纤维基质。

临床特征[14]

病史和临床表现

阴囊钙质沉积表现为白色、皮下坚实结节,常多发(图 61.1)。皮下钙化结节常见于儿童,表现为头部和四肢单发、坚实、黄白色丘疹或结节,直径超过 1cm(图 61.2)。肿瘤性钙质沉积最常见于青少年,为大关节周围大团块物质。粟粒状皮肤钙质沉积较少见,多发生于 Down 综合征儿童。泛发性特发性钙质沉积也有报道,部分病例为早期或无肌病性皮肌炎。

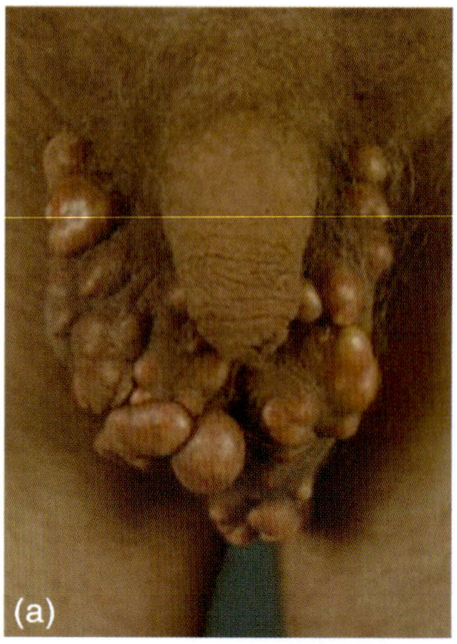

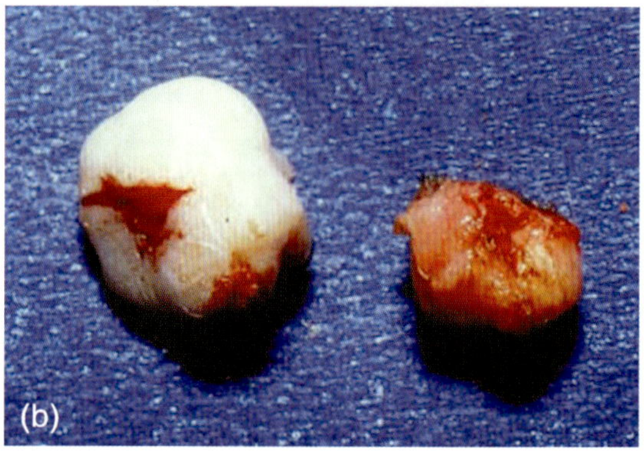

图 61.1 (a)阴囊钙质沉积;(b)切除后的坚实结节

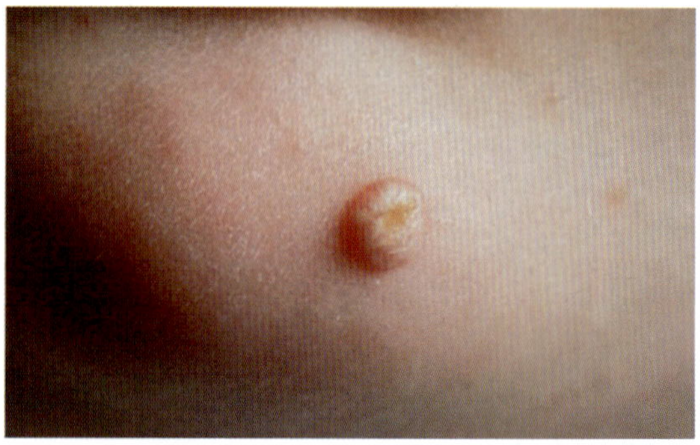

图 61.2 儿童下颌特发性钙质沉积

检查

活检和(或)X 线检查有助于确诊。泛发性病例,评估系统钙稳态可提示或排除其他诱因。

治疗

在可行的情况下切除是首选的治疗方法。部分病例可发生自然消退，尤其是粟粒状钙质沉积。

转移性钙化

定义和术语

皮肤转移性钙化由于系统性钙稳态失衡导致钙盐沉积。

同义名
- 转移性皮肤钙质沉积
- 高维生素 D 症
- 乳-碱综合征
- Albright 遗传性骨营养不良

概述

转移性钙化存在系统性钙稳态失衡，皮肤受累时最常见于关节周围结节性钙质沉积。

流行病学

发病率和患病率

目前尚不清楚。

年龄

可发生于任何年龄。

相关疾病

转移性钙化见于甲状旁腺功能亢进、高维生素 D 症、乳-碱综合征、结节病和骨转移。高磷血症和维生素 D 缺乏较为少见。

病理生理学

转移性钙化中，组织中钙质沉积由循环中高水平的钙和(或)磷酸盐引起[1]。

病因

系统性钙稳态失衡。

病理学

转移性钙化病理见到真皮和皮下钙质沉积，HE 染色为蓝色，von Kossa 染色为黑色，周围有不同程度的炎症浸润[2]。

临床特征

病史

转移性钙化灶常无症状。

临床表现

转移性钙化主要表现为关节周围钙质沉积，并有高钙血症的症状和体征(如腹痛、肾衰竭、心律失常和抑郁[3])。有报道，肾衰竭造成甲状旁腺功能亢进可继发弥散性粟粒状钙质沉积(图 61.3)[4]。

鉴别诊断

其他可引起皮肤钙化的疾病。

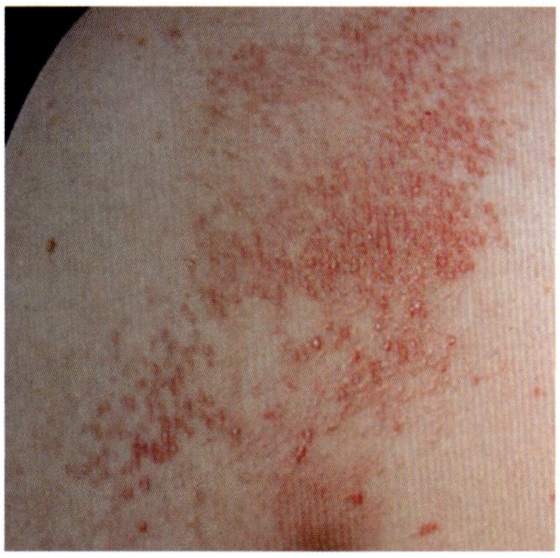

图 61.3 粟粒状钙质沉积

并发症和共病

肾衰竭和系统性转移性钙化的表现。

病程和预后

转移性钙化通常在纠正高钙血症/高磷酸盐症后缓解。

检查

需要进行全面生化检查及指向性恶性肿瘤筛查，X 片和(或)活检可确诊。

治疗

需要纠正潜在的高钙血症/高磷血症，有时也需要手术切换。

钙化性尿毒症性小动脉病

定义和术语

钙化性尿毒症性小动脉病为危及生命的血管病变，表现为皮肤及皮下组织钙质沉积，累及血管内和血管周围组织。

同义名
- 钙化防御
- 钙化性脂膜炎

概述

钙化性尿毒症性小动脉病为严重的、可危及生命的血栓闭塞性疾病，最常见于肾衰竭患者。该病的病理生理了解甚少，尚无公认的治疗方案，死亡通常由败血症或全身血栓形成引起。

流行病学

发病率和患病率

每年每百万人中约有 4.5 人发生钙化性尿毒症

性小动脉病[1]。慢性肾衰竭患者中患病率约为1%[2,3]，血液透析患者中约为4%[4]。

年龄

钙化性尿毒症性小动脉病多见于中老年，但出生仅6个月的婴儿也有报道[5]。

性别

女性更多见（男女比约1∶4），但Reed和Davis在人群调查中未发现此倾向[1]。

相关疾病

钙化性尿毒症性小动脉病与肾衰竭有关，也见于甲状旁腺功能亢进、肝衰竭和恶性肿瘤[6]。其他风险因素包括肥胖、华法林或糖皮质激素治疗、糖尿病、结缔组织病、蛋白S和蛋白C缺乏[7-9]。在一项疾病-对照回顾研究中，Weening等[10]与肥胖、肝胆疾病、皮质类固醇的使用有关，而与磷酸钙和血清铝水平升高的相关性较弱。进行凝血和铝分析的患者数量很少，因此他们的结论有偏差。在透析患者中，糖尿病或华法林的使用似乎不是危险因素，然而在非透析组，15人中有9人服用华法林。

病理生理学

钙化性尿毒症性小动脉病的原因尚不确定，系统性钙稳态失衡较多见，但可能存在其他原因，曾有报道与凝血功能异常有关。目前认为其发病为多因素，可能最终经过NF-Kb受体激动剂（RANK）、RANK配体及骨保护素这一调节骨外矿化作用的共同通路[11]。甲状旁腺素、皮质类固醇、铝、肝疾病和炎症可激活该通路，从而导致钙化性尿毒症性小动脉病。抑制骨外钙化的基质Gla蛋白和胎球蛋白A也具有重要作用[12,13]。华法林能够抑制维生素K依赖的基质Gla蛋白γ羟基化，参与钙化防御形成。

病因

肾衰竭、肥胖、系统性钙稳态失衡、肝胆疾病和恶性肿瘤均为易罹患钙化性尿毒症性小动脉病的因素，其他可能诱因包括糖尿病、华法林、糖皮质类固醇的使用、凝血功能异常和血清铝水平升高。

病理学

中层钙化、内膜纤维化、脂膜内小动脉血栓形成伴皮肤坏死[11]，血管外钙沉积程度不一。

临床特征

病史

下腹部、大腿或小腿疼痛，多见紫癜是钙化性尿毒症性小动脉病的特征性损害。疼痛严重程度常与临床表现不成正比，但可能是疾病进展的首要标志。

临床表现

钙化性尿毒症性小动脉病临床表现多样。早在1961年，Selye在大鼠上发现类似表现[14]。1968年，有报道一位终末期肾衰竭患者出现典型改变[15]，该患者为急性肾衰竭的肥胖妇女，大腿和双脚弥散紫癜样钙化斑块，继之出现溃疡，6个月后患者死亡。

典型表现为下腹部或大腿紫癜、溃疡、坏死、钙化斑块（图61.4）。小腿钙化不易察觉，出现网状青斑具有提示意义（图61.5）。部分疾病中皮肤几乎不受累，主要为弥散性皮下钙化，预后相对较好。钙化性尿毒症性小动脉病也可发生于阴茎[16]、乳房[17]、舌[18]，偶见于内脏器官[19]。溃疡形态多不规则、星状，深在，周围网状青斑提示局部血栓形成。

鉴别诊断

其他引起皮肤钙化的疾病。钙化性尿毒症性小动脉病可能误诊为血管炎或坏疽性脓皮病。华法林和肝素性坏死也有类似表现（表61.1）。较罕见的Martorell高血压溃疡也是鉴别诊断之一。尽管钙化性尿毒症性小动脉病极少快速进展，但对危重病例而言，还应排除坏死性筋膜炎。

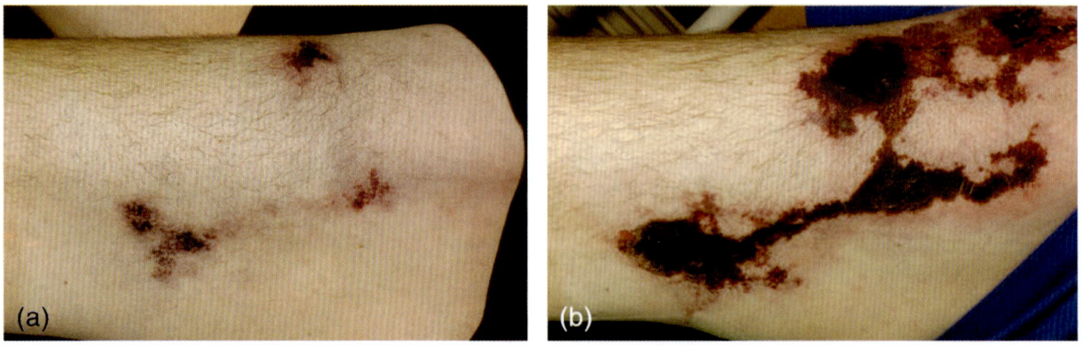

图61.4 伴肾衰的糖尿病患者，53岁，表现为大腿痛性紫癜的钙化性尿毒症性小动脉病

（a）就诊时表现；（b）3周后发展为坏疽性斑块。

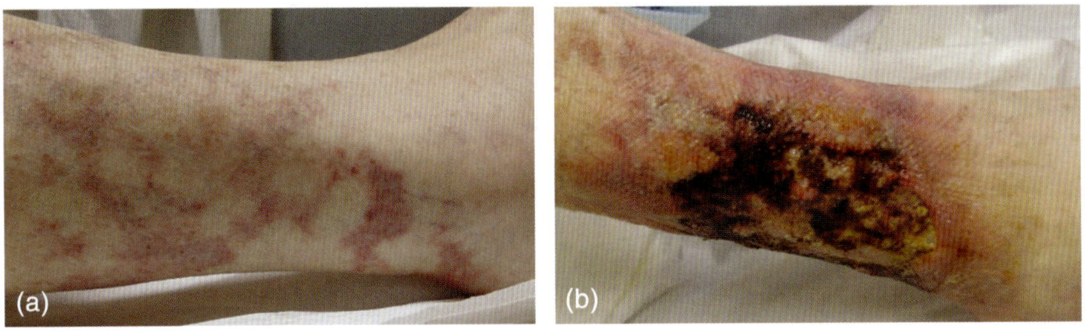

图 61.5 (a)钙化性尿毒症性小动脉病早期，小腿典型的网状青斑；(b)随病情进展，形成溃疡，周围可见网状青斑

表 61.1 钙化性尿毒症性小动脉病及鉴别诊断特征

	钙化性尿毒症性小动脉病	坏疽性脓皮病	华法林坏死	高血压溃疡(Martorell)
男:女	1:4	4:6	1:4	1:4
年龄	>40 岁	任何年龄	>50 岁	>55 岁
部位	腹部、大腿、小腿	多见下肢	乳房、髋部、臀部、大腿	下肢
疼痛	严重	严重	中等	严重
边缘	紫癜、网状青斑	紫癜样，隆起、炎症性	红斑	紫癜、网状青斑
周围组织	网状青斑及皮下质地坚硬的钙化性结节/斑块	炎症	—	网状青斑
钙稳态	常失衡	—	—	—
相关疾病	慢性肾衰竭，透析，肝衰竭，糖尿病	炎性肠病、类风湿关节炎、血液系统恶性肿瘤	蛋白 C 缺乏	高血压
病史	中层钙化，血管外钙质沉积	非特异性急性炎症、坏死和溃疡	小静脉、静脉透明血栓及血栓	动脉透明样变，内膜增厚，管腔狭窄

严重程度分级

很难预测哪类钙化性尿毒症性小动脉病患者预后更好，目前认为皮下钙化更显著且不伴有网状青斑或坏死的患者预后相对好些。

并发症和共病

主要并发症为败血病，极少见内脏器官受累。

病程和预后

钙化性尿毒症性小动脉病进展速度不一，但常继发性败血症。尽管心脏、胃肠道及其他系统动脉也可出现钙化，类似皮肤的局部缺血变现并不多见[20]。死亡率很高(高达 80%)，中位生存率<3 个月。即使在治疗有效改善皮肤表现的病例中，致死率也超过了 60%[21]。

检查

需要进行全面生化检查及指向性恶性肿瘤检查。创伤可能加重钙化性尿毒症性小动脉病，部分学者建议应避免活检。但临床实践中，明确组织学检查的必要性超过了风险。硬斑块区域深层活检有助于明确皮下脂肪钙化和血管受累情况(图 61.6)。除了评估系统性钙稳态，还应筛查血糖及糖化血红蛋白水平，肝功能及凝血功能。常继发败血病，因此组织标本、拭子和血样应常规送培养。软组织 X 线片可见"网状"钙化模式(图 61.7)[22]或真皮内中小动脉弥漫性钙化[23]。

治疗

钙化性尿毒症性小动脉病尚无公认的有效治疗[24]。迄今最有希望的治疗是静脉注射硫代硫酸钠，能够很快改善症状(一般在 1 周内)，短期效果较好，但远期效应不确定。Noureddine 等在一项超过 5 年的研究中显示，14 例接受硫代硫酸钠治疗的患者死亡率为 71%[25]。长期口服硫代硫酸钠可维持治疗[26]。纠正钙稳态能改善症状，但对预后可能没有影响。文献报道，几例应用降低 PTH 水平的拟钙剂西那卡塞治疗有效[27-30]。该药常与其他针对钙稳态的药物联合使用。近年有文献报道，联合应用硫酸硫酸钠、西那卡塞和磷酸盐结合剂司维拉姆成功治疗 5 位患者[31]，但也有报道任何治疗都无助于降低高

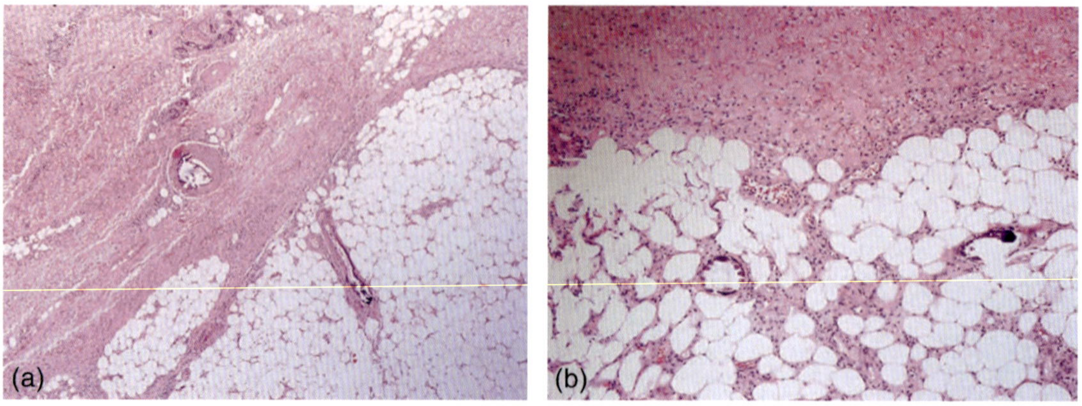

图 61.6 (a)两个小动脉钙化;(b)脂肪坏死背景下的小血管钙化(由爱尔兰科克市科克大学医院 J. Fitgibon 博士提供)

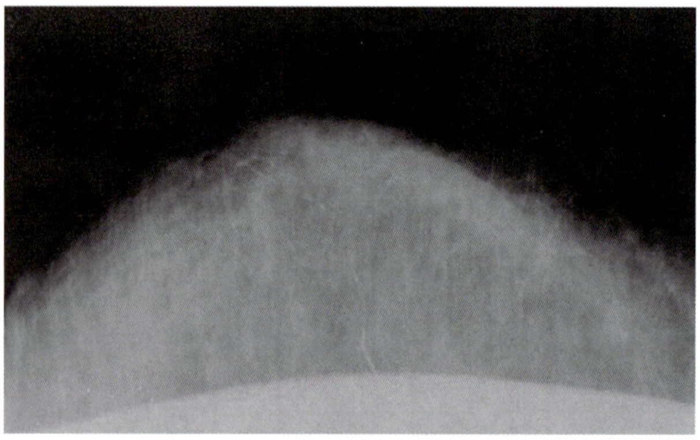

图 61.7 软组织 X 线显示,腹壁血管钙化

(出自 Hackett BC et al. Calciphylaxis in a patient with normal renal function: response to treatment with sodium thiosulfate. Clin Exp Dermatol 2008;34:39-42。已获授权)

致死率[32,33]。大部分病例中甲状旁腺切除存在争议[21,34],仅适用于顽固性甲状旁腺功能亢进。研究显示,局部清创可将生存率提升2倍[10]。抗凝血治疗理论上可行,但实际操作中存在争议,尤为重要的是,使用前应排除华法林或肝素性坏死。曾认为溶栓是有效治疗,但近期回顾性研究显示其疗效一般,且易伴发其他症状并对生存率无明显提升[21]。

阶梯治疗

一线治疗
- 纠正系统性钙稳态
- 清除坏死组织
- 优化基础疾病(肾衰竭、肝衰竭或恶性肿瘤)治疗
- 治疗败血病

二线治疗
- 静脉注射硫代硫酸钠(每周 3 次,每次 25mg)
- 溶栓和抗凝血治疗

三线治疗
- 甲状旁腺切除术

(**译者**:刘玲 **一审**:晋亮 **二审**:侯麦花 应为红 **三审**:黄显琼 **润色**:宁静茹)

参考文献

所有文献请查阅网址:www. rooksdermatology. com.
以下列出的是重要参考文献。

Dystrophic calcification secondary to inflammatory disease and infections

[3] Brinster B, Calonje E. Degenerative and metabolic diseases. In: Calonje E, Brenn T, Lazaar A, McKee PH, eds. *McKee's Pathology of the Skin*, 4th edn. Amsterdam: Elsevier Saunders 2012;566-70.

[4] Touart DM, Sau P. Cutaneous deposition diseases. Part Ⅱ. *J Am Acad Dermatol* 1998;39(4):527-46.

[6] Reiter N, El-Shabrawi L, Leinweber B, Berghold A, Aberer E. Calcinosis cutis. Part Ⅰ. Diagnostic pathway. *J Am Acad Dermatol* 2011;65:1-12.

Dystrophic calcification secondary to trauma or injection/infusion of calcium-containing materials

[1] Rho NK, Youn SJ, Park HS, Kim WS, Lee ES. Calcified nodule on the heel of a child following a single heel stick in the neonatal period. *Clin Exp Dermatol* 2003;28(5):502-3.

Dystrophic calcification secondary to tumours and genetic disease

[1] Walsh JS, Fairley JA. Calcifying disorders of the skin. *J Am Acad Dermatol* 1995;33:693-706.

Idiopathic calcification of the skin and subcutaneous tissues

[11] McKee PH, Liomba NG, Hutt MSR. Tumoral calcinosis. A pathological study of 56 cases. *Br J Dermatol* 1982;107:669-74.

Metastatic calcification

[1] Touart DM, Sau P. Cutaneous deposition diseases. Part Ⅱ. *J Am Acad Dermatol* 1998;39(4):527-46.

Calciphylaxis

[10] Weenig RH, Sewell LD, Davis MD, McCarthy JT, Pittelkow MR. Calciphylaxis: natural history, risk factor analysis, and outcome. *J Am Acad Dermatol* 2007;56(4):569-79.

[11] Weenig RH. Pathogenesis of calciphylaxis: Hans Selye to nuclear factor kappa-B. *J Am Acad Dermatol* 2008;58(3):458-71.

[25] Noureddine L, Landis M, Patel N, Moe SM. Efficacy of sodium thiosulfate for the treatment for calciphylaxis. *Clin Nephrol* 2011;75(6):485-90.

第 62 章
黄瘤与脂质代谢和存储异常

62

Paul D. Flynn

Acute and Metabolic Medicine, Addenbrooke's Hospital, Cambridge; and University of Cambridge, Cambridge, UK

概述

脂类代谢性疾病为一组异质性疾病,包括罕见病和常见病,覆盖范围包括高外显率的单基因病和基因-环境相互作用的多基因疾病,有些完全或部分继发于糖尿病、甲状腺功能减退、肾衰竭或肝疾病。血脂异常增加动脉粥样硬化及其并发症的风险。皮肤科医师应注意这类疾病,因其表现为皮下脂肪沉积(黄瘤),可能需要治疗以缓解相关症状,并有助于心血管疾病临床症状出现前确诊并纠正血脂异常。

本章概述了黄瘤病分类、与皮肤科医师有关的原发、继发性血脂异常及血脂异常的综合管理,更多非皮肤科代谢性详细内容请查阅 P. N. Durrington 编著的《血脂异常:诊断与管理》第 3 版[1]及《遗传病代谢与分子基础》第 8 版[2]。

血脂异常分类

目前存在多种脂类和脂蛋白疾病分类,但都不够令人满意。较简洁直观的版本为世界卫生组织(WHO)分类,以 Fredrickson 分类为基础[1],基于脂蛋白表达制定(表 62.1)。但这一分类需要血浆超速离心或脂蛋白电泳,且不包括高密度脂蛋白胆固醇水平降低或继发性血脂异常,并非诊断性分类。

对大多数患者而言,仅能获得血脂特征,包括总胆固醇、三酰甘油、高密度脂蛋白胆固醇剂量及计算后的低密度脂蛋白胆固醇。因此,临床上实际将患者大致分为高胆固醇血症、高三酰甘油血症、混合性血脂异常、其他类型血脂异常,然后依据进一步临床特征和其他检查结果做出诊断(表 62.2)。

表 62.1 高脂血症 WHO 分类

类型	脂蛋白异常
Ⅰ	高乳糜微粒血症
Ⅱa	LDL 升高
Ⅱb	LDL 和 VLDL 升高
Ⅲ	宽 β-VLDL
Ⅳ	VLDL 升高
Ⅴ	乳糜微粒和 VLDL 升高

改编自 Fredrickson 等. 1967[1]。
LDL,低密度脂蛋白;VLDL,极低密度脂蛋白。

表 62.2 高脂血症临床工作分类

	脂蛋白异常	WHO分类	原发性血脂异常	继发性诱因	皮肤表现
高胆固醇血症	↑TC ↑LDL-C Tgs 正常	Ⅱa	家族性高胆固醇血症 家族性 ApoB100 缺乏 多基因高胆固醇血症	甲状腺功能减退 厌食症 胆汁淤积性肝病 肾病综合征 急性间歇性卟啉病 药物：噻嗪类、类固醇	腱黄瘤(FH) 睑黄瘤 间擦性扁平黄瘤(纯合子FH)
混合性血脂异常	↑TC ↑LDL-C ↑Igs +/-↓HDL-C	Ⅲ Ⅲb Ⅳ	家族性β脂蛋白不良血症 家族性混合高脂血症	糖尿病 代谢综合征 脂肪营养不良 甲状腺功能减退 肝细胞性肝病 肾病综合征 慢性肾衰竭 副蛋白血症 妊娠 药物：β-阻滞药，抗反转录病毒，维A酸类	结节性黄瘤(WHO分类Ⅲ型) 掌黄瘤(WHO分类Ⅲ型)
高三酰甘油血症	↑↑Tgs ↑TC ↓HDL-C	Ⅰ Ⅳ，Ⅴ	脂蛋白脂酶缺乏 ApoCⅡ缺乏	糖尿病 乙醇过量 慢性肾衰竭 副蛋白血症 妊娠(尤其第3个月) 药物：维A酸类，口服避孕药	发疹性黄瘤
其他类型血脂异常	仅有↓HDL-C ↑HDL-C ↓↓LDL-C ↓LDL-C		Tangier 病 ApoAI Milano 高α-脂蛋白血症 无β脂蛋白血症 低β-脂蛋白血症	乙醇 合成类固醇	

HDL-C，高密度脂蛋白胆固醇；LDL-C，低密度脂蛋白胆固醇；TC，总胆固醇；Tgs，三酰甘油。

黄瘤病

概述

黄瘤（xanthoma，希腊文中 xantho 意为黄）描述了一组皮肤脂质沉积性疾病，所有黄瘤均可见吞噬胆固醇和胆固醇酯的巨噬细胞（泡沫细胞），有多种临床类型，部分与血脂升高有关。

分类

黄瘤分为脂代谢异常相关（框图 62.1）和组织细胞性疾病相关，后者将在其他章节讨论（见第 136 章）。

框图 62.1 黄瘤

- 腱黄瘤
- 结节性黄瘤
  - 结节性发疹性黄瘤
- 发疹性黄瘤
- 血脂异常性扁平黄瘤
  - 睑黄瘤
  - 扁平黄瘤
  - 掌黄瘤

腱黄瘤

定义和术语

腱黄瘤为肌腱处皮下结节或斑块。

同义名
- 肌腱黄瘤

流行病学

相关疾病

腱黄瘤最多见于家族性高胆固醇血症(FH)患者,在迁延的胆汁淤积患者中,提示继发高胆固醇血症。少见的脂类疾病如脑腱黄瘤和植物固醇血症中也能见到腱黄瘤,但与血清胆固醇水平无相关性。

临床特征

最好发部位为指关节伸肌腱和跟腱,其他肌腱有时也可发生。大部分肌腱处皮损可活动,但在髌骨肌腱处偶可累及骨膜无法移动。由于肌腱内胆固醇深在,其上方表皮并不表现为黄色。

检查

应进行全面血脂(LDL 胆固醇≥4.9 mmol/L 提示 FH)和肝功检查。

治疗

随着胆固醇降低,腱黄瘤有时可缓解,但不能完全消退。腱黄瘤伴随疼痛,LDL 胆固醇降低后症状好转。

结节性黄瘤

定义

结节性黄瘤为压迫部位坚实、黄红色结节,常见于肘部和膝部(图 62.1 a,b)。当中央的结节性黄瘤绕以数个较小黄瘤时,命名为"结节性发疹性黄瘤"。

流行病学

相关疾病

结节性黄瘤常提示Ⅲ型高脂血症(见本章下文)。

临床特征

初发时为小的黄瘤,多在肘膝关节伸侧,可逐渐进展为显著增生性损害,直径及厚度均达数厘米。可累及其他受压部位,尤其足跟和足跖,偶尔发生于骨髓。多无疼痛,可有瘙痒,因发病部位特殊容易发生创伤。

检查

首先应进行血脂检查,进一步需要分析 ApoE 基因型、脂蛋白电泳及超离心。

治疗

纠正其原发的混合性血脂异常可有效缓解皮损。

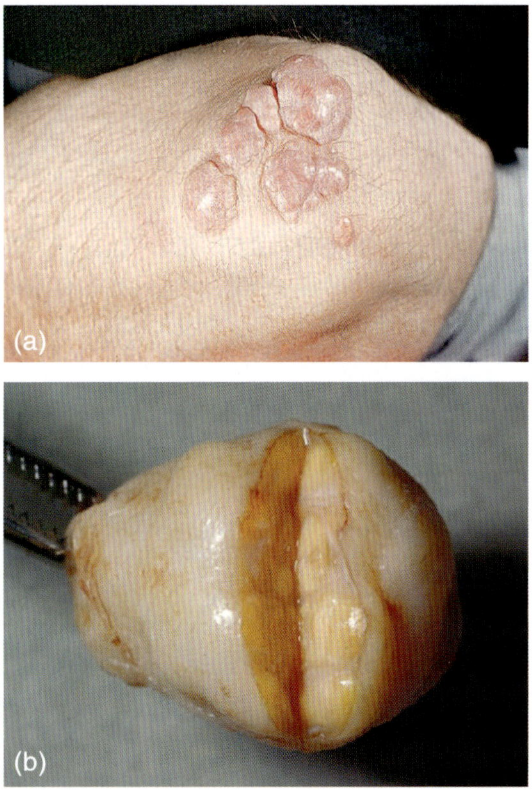

图 62.1 (a)结节性黄瘤(英国剑桥大学 Addenbrooke 医院提供)。(b)家族性Ⅲ型高脂血症患者(三酰甘油高达 73 mmol/L;胆固醇>24 mmol/L),40 岁,肘部切除的结节性发疹性黄瘤中见到脂质小结

发疹性黄瘤

定义

发疹性黄瘤表现为伸侧多发性小丘疹(图 62.2)。

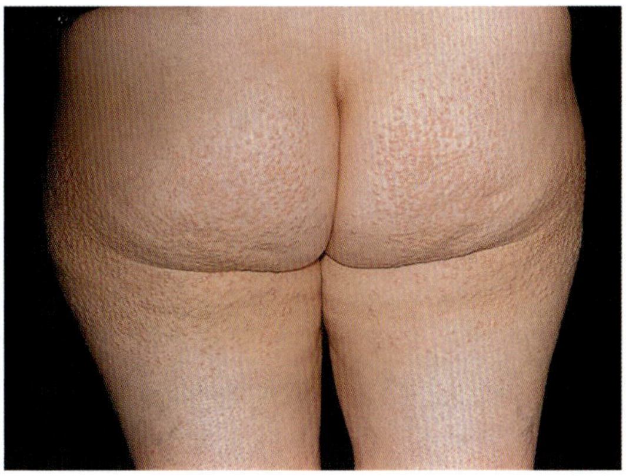

图 62.2 发疹性黄瘤

(英国剑桥大学 Addenbrooke 医院提供)

流行病学

相关疾病

任何可能引起高三酰甘油血症的疾病。

临床特征

红斑基础上多发的黄色小丘疹，直径2～5mm，常见于伸侧，尤其是臀部、背部和四肢。发生于肢端的皮损，伴有瘙痒，分布更为广泛。泡沫样巨噬细胞含有三酰甘油和胆固醇。伴发高三酰甘油血症的患者，几乎同时伴有视网膜脂血症，视网膜血管出现奶油样黄色变，全血或血清样本呈脂样。

检查

应检查空腹血脂（尤其是三酰甘油）和血糖。

治疗

三酰甘油恢复正常后2周左右，发疹性黄瘤能自行消退。

血脂异常性扁平黄瘤

本组疾病包括睑黄瘤、扁平黄瘤和掌黄瘤。

睑黄瘤

定义和术语

睑黄瘤为发生于眼周的扁平黄瘤（图62.3）。

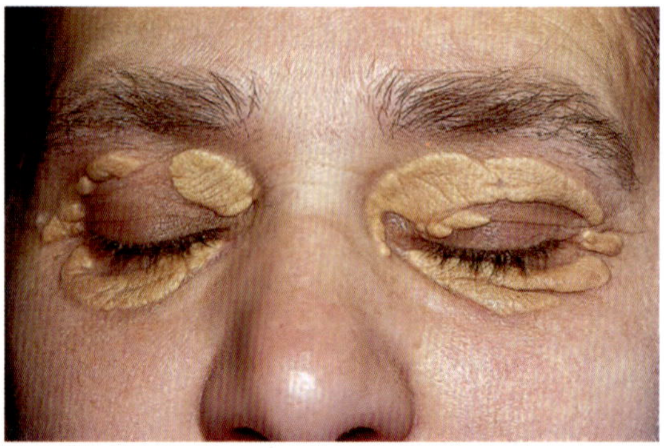

图62.3 广泛增生的睑黄瘤

（英国剑桥大学Addenbrooke医院提供）

> 同义名
> • Xanthelasma palbebrum

流行病学

相关疾病

见于FH、Ⅲ型高脂血症和慢性胆汁淤积（尤其是原发性胆汁性肝硬化），但也可见于血脂正常人群。

临床特征

最常见于上睑近内眦处，质地较软，颜色呈淡黄色至橘黄色。

相关疾病

既往小样本研究提示，睑黄瘤与心血管病无相关性。但近期发表的一项研究中，针对哥本哈根12 745位患者33年的追踪显示，黄瘤是冠心病的独立风险因素，但与缺血性卒中无关[1]。

检查

全面血脂及肝功检查。

治疗

由于其发生部位特殊，睑黄瘤存在美观问题，治疗包括手术切除、电灼、局部三氯醋酸、硝酸银或激光治疗，但治疗后易复发。

虽未在临床研究中证实，仍建议对LDL胆固醇水平升高的患者进行针对性降脂治疗（如应用抑制剂）。个人经验发现，高胆固醇血症患者经降脂治疗后，无须其他干预，睑黄瘤可自行消退。

扁平黄瘤

定义和术语

扁平黄瘤为扁平、薄片样损害，可发生于任何部位（图62.4）。

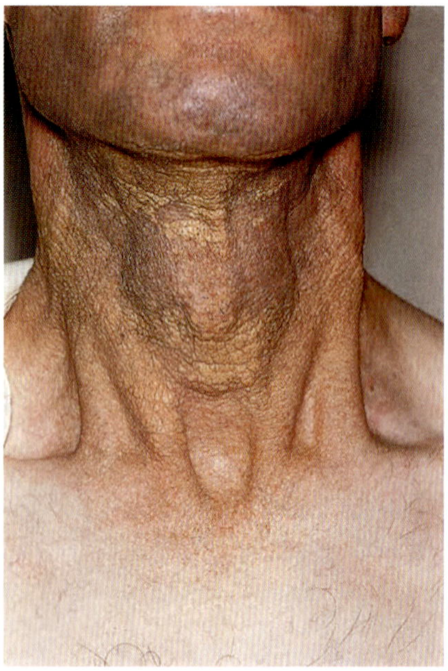

图62.4 扁平黄瘤

（英国剑桥大学Addenbrooke医院提供）

> 同义名
> • Planar xanthoma

流行病学

相关疾病

扁平黄瘤为纯合性家族性高胆固醇血症的特征之一。

临床特征

此型黄瘤为扁平、斑片状，可能发展为斑块状，见于身体任何部位。累及第一、二指间的扁平黄瘤仅见于纯合性家族性高胆固醇血症。弥散性血脂异常性扁平黄瘤更为少见，分布更广泛。

鉴别诊断

弥散性血脂正常性扁平黄瘤（见第 136 章）是组织细胞增多症的少见类型，常与副蛋白血症或其他系统血液/淋巴增生性基础疾病有关，血脂水平正常。

渐进性坏死性黄色肉芽肿（见第 136 章）为罕见的慢性进展性组织细胞增生性疾病，与血液系统恶性肿瘤高度相关。

检查

家族性高胆固醇血症和Ⅲ型高脂血症与该型黄瘤有关。初步检查应包括全面血脂检查，血清电泳、自身免疫指标筛查，必要时需进一步检查骨骼甚至骨穿。

治疗

类似结节性黄瘤，对降脂治疗反应良好。

掌黄瘤

定义和术语

掌黄瘤见于掌褶处（图 62.5）。

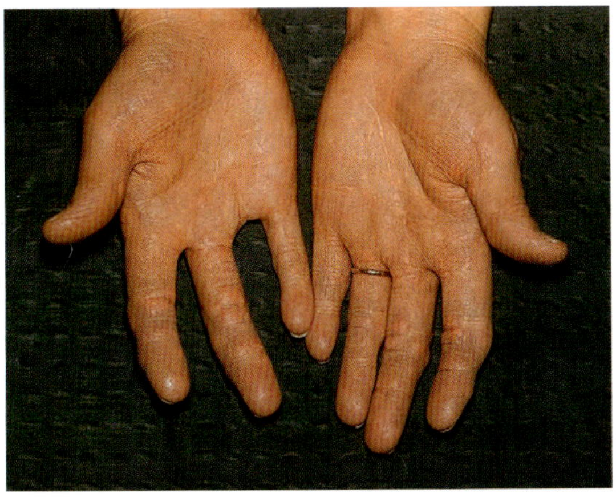

图 62.5 黄瘤和黄色掌纹
（英国剑桥大学 Addenbrooke 医院提供）

同义名
- 掌纹黄瘤

流行病学

相关疾病

为Ⅲ型高脂血症的特征性表现。

临床特征

线状掌黄瘤表现为沿掌纹分布的橘黄色脂质沉积，有时累及手腕屈侧横纹。

检查

初步检查包括全面血脂检查、空腹血糖、尿、电解质、肝功能和促甲状腺激素水平评估，进一步需做 ApoE 基因分型和血脂电泳或超速离心分析。

治疗

针对Ⅲ型高脂血症原发诱因治疗可取得良好疗效。

原发性血脂异常：高胆固醇血症

家族性高胆固醇血症

定义

家族性高胆固醇血症为常染色体共显性遗传，包括如下特征。

- 总胆固醇和 LDL 胆固醇升高，HDL 胆固醇轻度降低，三酰甘油正常。
- 反复频发腱黄瘤（尤其跟腱）。
- 早发心血管疾病（CVD）。

流行病学

白种人中纯合子型发生率约百万分之一。大部分白种人中，杂合子型发生率约五百分之一，部分种群中患病率较高，如欧裔南非人和黎巴嫩人，有一定基因效应。

病理生理学

遗传学

19 世纪晚叶就已经发现家族聚集性的三个特征（总胆固醇和 LDL 胆固醇升高、腱黄瘤和早发 CVD），在 19 世纪 30 年代进行了较详细研究[1,2]。19 世纪 50 年代超速离心量化脂蛋白技术发展后，揭示 FH 生化特性为 LDL 积蓄[3]，Goldstein and Brown 在 1973 年发现 LDL 受体，并证实其功能缺陷为该病病因[4]。

大部分 FH 患者 LDL 受体存在突变，导致不同程度功能缺失，从而使得循环中极低密度脂蛋白（VLDL）清除缺陷继发 LDL 过度积蓄，同时 LDL 清除降低造成 LDL 胆固醇水平增高，相应总胆固醇水平也增高。迄今已确定 LDL 受体基因（人类最大的基因之一）超过1000个疾病相关突变，根据其在LDL受体合成、表达和加工中的作用分类。

- 1型突变抑制受体合成。
- 2型突变阻断受体从内质网向高尔基体转运。
- 3型突变影响受体与循环LDL结合。
- 4型突变阻止感受器介导的受体聚集和内陷。
- 5型突变干扰内涵体中受体再循环。

1型突变可造成LDL受体活性完全缺失（“阴性受体”），而其他类型造成受体活性显著降低（“缺陷受体”）。

在小部分FH患者中（约2%），突变对LDL受体没有干扰，而是影响LDL ApoB100受体结合域（家族缺陷性ApoB100）。突变几乎都发生于3500密码子（R3500Q），造成精氨酸变为谷氨酸，极少数突变为R3500W（色氨酸替代谷氨酸）或者发生于3531密码子。尽管有证据显示这类患者心血管疾病风险并无显著升高，但与其他LDL受体突变的患者在临床表现上没有明显差别。近年来，在既往突变阴性的FH患者上确定了新的基因位点，该基因编码前蛋白转化酶枯草杆菌蛋白酶Kexin-9（PCSK9），为丝氨酸蛋白酶，可降低LDL受体表达和LDL清除，从而造成LDL胆固醇水平升高[5,6]。他汀类药物可上调PCSK9，因此成为降低LDL的热点药物。还有一小部分患者，全部来自萨丁尼亚岛，临床表现类似纯合子FH但为隐性遗传模式，为常染色体隐性遗传性高胆固醇血症（ARH）[7,8]。

临床特征

腱黄瘤是FH的主要临床表现，有助于确定诊断，纯合子型常出现在儿童期，而未治疗的杂合子型随年龄增长更为常见，发病率逐渐增高，10－19岁为12.5%，20－29岁为69.2%，40岁时可高达90%。早期进行有效地降低胆固醇治疗可大幅降低腱黄瘤发病率。扁平及结节性黄瘤可见于纯合子型FH，而杂合子型不发生。FH中睑黄瘤并不常见。

鉴别诊断

极少数情况下，针对LDL受体的抗体可造成高胆固醇血症，出现类似纯合子型FH的总胆固醇和LDL胆固醇升高，但不发生腱黄瘤，称为“假性家族性高胆固醇血症”。

并发症和共病

纯合子型总胆固醇水平可达15 mmol/L，甚至更高，出生时即有腱黄瘤，十几岁时即可发生冠心病，也可出现主动脉瓣膜狭窄。

杂合子型胆固醇水平没有纯合子型高（表62.3），但未经治疗的男性50%会发生心肌梗死，约24%患者50岁左右即死亡。杂合子型女性患者CVD发病年龄略高于男性，如无有效治疗，约58%女性患者发生心肌梗死，15%在60岁前死亡[9]。FH与早发性CVD和心源性猝死显著相关，相较脑血管或外周血管病变，FH发生冠心病的比例更高。

表62.3 家族性高脂血症的血脂浓度

	总胆固醇（mmol/L）	LDL胆固醇（mmol/L）	HDL胆固醇（mmol/L）	三酰甘油（mmol/L）
正常人	4.52±0.72	2.84±0.64	1.37±0.33	0.68±0.28
杂合子型	7.73±1.63	6.23±1.55	1.11±0.31	0.93±0.58
纯合子型	17.5±4.39	16.1±4.13	0.88±0.26	1.14±0.58

改编自Kwiterovitch等，1967[10]。

HDL，高密度脂蛋白；LDL，低密度脂蛋白。

检查

表62.3列举了FH血脂水平。

鉴于FH遗传异质性，诊断依赖于临床和生化指标。在英国，广泛采纳基于Simon-Broome患者制定的标准（框图62.2）[11]。也有其他机构制定自己的诊断标准，如荷兰脂质临床网络和疾病家系早诊早预防（MEDPED）体系[12,13]。分子生物学技术进展有助于诊断FH，事实上已确定一家族成员致病性突变。许多国家已开展基因串联筛查，但在英国尚未建立相关体系。

治疗

他汀类是FH治疗的关键药物，近年发现其显著降低心血管疾病死亡率。同一般人群相比，FH患者应更早应用他汀类。为达到LDL胆固醇预期治疗效果，英国国家卫生与保健研究所（NICE）建议降低50%以上，因此应用更大剂量的强效他汀类药物。建议患者转往专门的血脂门诊，以尽早开始年轻患者的终身治疗，特别是年轻女性，还需了解其生育计划并注意他汀类潜在致畸作用。此类门诊还将应用其他已证实有效的治疗，包括胆酸结合剂和LDL净化剂。依替米贝可通过转运体NPC1L1（Niemann-Pick C-1样蛋白1）减少肠道内胆固醇吸收，耐受性好，并可提升他汀类降LDL功效约20%，但尚无证据显示该药能否降低 CVD 风险。LDL 胆固醇降低后，腱黄瘤和睑黄瘤得到缓解，但角膜弓没有变化。纯合子型 FH 应进行专业评估和治疗，他汀类药物或其他上调 LDL 受体表达药物对其胆固醇水平作用甚微。此类患者常需要 LDL 净化治疗，有时甚至需要行肝置换、冠状动脉血管重建或主动脉瓣膜手术。有望用于纯合子型 FH 的新药包括，针对 ApoB100 mRNA 的反义寡核苷酸制剂米泊美生和微粒体甘油三酸酯转运蛋白抑制剂 Lopitamide，二者均可抑制 VLDL 合成[14]。

框图 62.2 家族性高胆固醇血症的 Simon Broome 诊断标准

确诊标准

- 16 岁以下儿童总胆固醇＞6.7 mmol/L 或 LDL 胆固醇＞4.0 mmol/L

成年人总胆固醇＞7.5 mmol/L 或 LDL 胆固醇＞4.9 mmol/L

以及

- 患者或一级/二级亲属发生腱黄瘤
- 或检测到致病突变

疑似标准

- 16 岁以下儿童总胆固醇＞6.7 mmol/L 或 LDL 胆固醇＞4.0 mmol/L

成年人总胆固醇＞7.5 mmol/L 或 LDL 胆固醇＞4.9 mmol/L

以及

- 一级或二级亲属中 50 岁以下发生心肌梗死的家族史

或

- 一级或二级亲属总胆固醇＞7.5 mmol/L 的家族史

Simon Broome 组织科学指导委员会[11]已获 BMJ 出版集团授权。

原发性血脂异常：混合性血脂异常

Ⅲ型高脂血症

定义

Ⅲ型高脂血症与混合性血脂异常、掌黄瘤、结节性黄瘤、早发 CVD 及外周血管疾病有关。

同义名

- 宽 β 血症
- β 脂蛋白异常血症
- 残余物移除障碍病

流行病学

发病率

10 000 人中Ⅲ型高脂血症发病率在 1～10 不等。

病理生理学

Ⅲ型高脂血症患者具有特征性脂蛋白电泳图，VLDL 和中间密度脂蛋白（IDL）升高，LDL 降低，为诊断金标准。Ⅲ型高脂血症的 VLDL 异常富集胆固醇酯，宽 β 迁移条带而非前 β 条带浓度升高[1,2]，从而造成 VLDL 和乳糜微粒残余物蓄积，血浆中总胆固醇和三酰甘油显著增高。

遗传学

该病分子基础为 ApoE 缺陷[3]，ApoE 载脂蛋白，表达于脂蛋白残余物并介导其与 LDL 受体和 LDL 受体相关蛋白的结合。ApoE 有三种常见亚型：ApoE2，-E3 和-E4，每个亚型仅有 1 个氨基酸不同。

	E2	E3	E4
112 残基	半胱氨酸	半胱氨酸	精氨酸
158 残基	半胱氨酸	精氨酸	精氨酸

ApoE2 纯合子突变是最常见的Ⅲ型高脂血症致病异常，其 112 残基上的半胱氨酸位于蛋白的受体结合域，158 残基上的半胱氨酸影响蛋白内部盐桥，进而影响受体结构域结构。少数情况下，Ⅲ型高脂血症与其他 ApoE 突变有关，其中部分突变显著降低 ApoE 介导的受体结合，造成杂合子型病变[4]。

环境因素

ApoE2 纯合子型仅有不足 10% 发展为Ⅲ型高脂血症，其余携带者血脂水平甚至低于正常。很明显，发生Ⅲ型高脂血症还需要环境或遗传上的其他因素。乳糜微粒或 VLDL 水平增高为影响因素之一，可能为能量过度摄入造成，可增加酗酒、肥胖、2 型糖尿病、代谢综合征风险，或促进血脂代谢中多基因因素影响（如家族性混合性高脂血症）。随着年龄增长，甲状腺功能减退或绝经后雌二醇缺乏，进一步损伤 ApoE 介导的脂蛋白受体合成，造成疾病发生。

临床特征

最具特征性的皮肤表现为掌黄瘤（见图 62.5），也可发生结节性黄瘤（见图 62.1 a，b）。三酰甘油特别高的患者也可能出现视网膜脂血症和臀部发疹性黄瘤（见图 62.2）。

并发症和共病

有证据显示，冠状动脉和外周动脉疾病风险增高，尤其是具有特征性临床表现和生化指标的患者，高达 50% 有早发 CVD[5]，这些患者也常发生痛风[6]。Ⅲ型高脂血症与脂蛋白肾小球病变有关，表现为蛋白尿或肾病综合征[7]，肾活检显示肾小球泡沫样细胞，通过有效纠正血脂水平可以得到缓解。

治疗

该类患者的管理核心是明确并纠正任何相关的生活方式或疾病。患者应筛查有无肥胖、糖尿病和甲状腺功能减退，并给予相应治疗。饮食建议和积极锻炼有助于增加脂蛋白脂酶活动，从而增加乳糜微粒和VLDL残余物清除。饮食和锻炼本身常可有效改善血脂，如果没有这些措施，药物治疗效果也较小。通常情况下，他汀类和贝特类均有效，能改善血脂并促进掌黄瘤和结节性黄瘤消退[8,9]，少数情况需联用两种药物。

原发性血脂异常：高三酰甘油血症

Ⅰ型高脂血症

定义

Ⅰ型高脂血症为常染色体隐性遗传，由于脂蛋白脂酶（LPL）缺乏，造成单一乳糜微粒蓄积。

流行病学

发病率

本病极罕见，大部分种群中发病率约为百万分之一，但部分种群（如法籍加拿大人）由于遗传背景影响发病率较高。

病理生理学

由 LPL 缺乏造成，为常染色体隐性遗传（但逐渐有证据显示，部分 LPL 缺乏杂合子型高三酰甘油血症表现较轻）。确定的 LPL 突变数目逐渐增加。部分病例是由于 LPL 活性关键因子 ApoCⅡ缺乏所致，因此输血浆可改善高乳糜微粒血症。

鉴于 LPL 在 VLDL 代谢中的作用，目前尚不明确为何 LPL 缺乏能引起单一乳糜微粒蓄积。但随着年龄增加，会逐步进展为Ⅴ型高脂血症。

临床特征

Ⅰ型高脂血症的特征皮肤改变为发疹性黄瘤（见图 62.2）。

并发症和共病

Ⅰ型高脂血症首要关注的是急性胰腺炎及其并发症，且致死风险增高。高三酰甘油血症可由急性胰腺炎引起，但也有明确证据表明，高达 10% 的高三酰甘油血症患者可以发生急性胰腺炎。随着甘油水平增高，风险上升，空腹三酰甘油的水平可从正常的 10mmol/L 显著增高并超过 20mmol/L。部分患者三酰甘油水平显著增高但并未发生急性胰腺炎，提示其他因素参与其中，由于血清淀粉酶（急性胰腺炎常用的唯一诊断检测指标）可能并不升高，致死率会进一步升高。

网状内皮系统细胞清除循环中乳糜微粒，可能造成肝脾大，部分病例发生脾梗死。

检查

家族性 LPL 缺乏造成血清三酰甘油显著升高，常超过 20mmol/L。总胆固醇常升高，提示乳糜微粒升高，主要包括三酰甘油类和部分胆固醇及胆固醇酯。患者全血、血清或血浆呈现牛奶状，离心或静止数小时后顶端出现奶油样分层。纯合子型 LPL 患者在儿童期即可能出现高乳糜微粒血症。

治疗

严重高三酰甘油血症患者治疗包括严格限制每日饮食，脂肪含量控制在 20～25g，以尽可能减少乳糜微粒合成。其他可能增加富含三酰甘油脂蛋白（TRLs）合成或抑制其清除的因素也应考虑在内。有效控制糖尿病、适当减轻体重、限制饮酒和评估其他用药非常重要。同时应限制精制碳水化合物摄入。贝特类对遗传性 LPL 缺乏多无效，烟酸衍生物可能有效。胆汁酸螯合剂可能增加三酰甘油水平，属于禁忌用药。输入新鲜冰冻血浆对伴发急性胰腺炎的 ApoCⅡ患者有帮助。在许多严重高三酰甘油血症患者中已证实，应用抗氧化治疗可有效降低急性胰腺炎发作风险。所有严重高三酰甘油血症患者均应转往专门的血脂门诊。

降低三酰甘油后，发疹性黄瘤能够缓解，通常发生在血脂改善后几天。

Ⅴ型高脂血症

定义

Ⅴ型高脂血症为 VLDL 和乳糜微粒蓄积造成。

流行病学

发病率

Ⅴ型高脂血症每 5000～10 000 人中有一人发病。

病理生理学

尽管 LPL 缺乏可造成Ⅴ型高脂血症，但仅有极少部分与 LPL 缺乏有关。Ⅴ型高脂血症患者的亲属可能患有高三酰甘油血症，尽管部分为Ⅳ型高脂血症。有假设认为，大部分Ⅴ型高脂血症患者除了 TRLs 分解显著缺陷外，存在其他因素可进一步降低 TRLs 分解或增加其合成。此类因素包括肥胖、血糖控制欠佳、酗酒、怀孕、药物（主要为口服避孕药、高活性抗病毒治疗、β 阻滞药和噻嗪类利尿药）、甲状腺功能减退、脂肪营养不良和肾衰。

临床特征

急性胰腺炎、发疹性黄瘤、肝脾大、视网膜脂血症和其他Ⅰ型高脂血症临床表现均可出现。另外,也常发生高尿酸血症、糖耐受不良和脂肪肝。

检查

患者血样呈现牛奶样,静止或离心后出现奶油样分层(成分为乳糜微粒),而血清或血浆不透明提示VLDL增高。类似Ⅰ型高脂血症,Ⅴ型患者血脂水平升高。

治疗

Ⅴ型高脂血症患者治疗同Ⅰ型,但贝特类常更为有效。

Ⅳ型高脂血症

定义

Ⅳ型高脂血症为VLDL蓄积,而乳糜微粒正常。

病理生理学

Ⅳ型高脂血症患者具有异质性,常见异常为肝VLDL合成增高,并常伴有其分解代谢部分缺陷。同其他类型高三酰甘油血症一样,LDL常更小、更密集,伴有心血管风险增高。

临床特征

除了少数伴明显高三酰甘油血症的Ⅳ型患者,不出现Ⅰ型和Ⅴ型高脂血症的临床表现。

检查

高三酰甘油血症严重程度常不及Ⅰ型或Ⅴ型高脂血症,部分患者空腹三酰甘油低于6mmol/L,大部分低于10mmol/L。

治疗

有利于改善严重高三酰甘油血症的生活方式的调整也有助于改善Ⅳ型高脂血症(参见本章前部)。但膳食脂肪控制不必太严格,主要应控制饱和脂肪酸。药物治疗需求主要依赖于10年CVD风险。许多Ⅳ型患者需要药物治疗,一线药物常选择他汀类,能切实有效降低CVD风险,但对高三酰甘油血症帮助不大。

其他原发性血脂异常

脑腱黄瘤病

定义

脑腱黄瘤病为常染色体隐性遗传,是腱黄瘤和睑黄瘤的罕见诱因。

流行病学

儿童或成人早期发病。

病理生理学

固醇-27-羟化酶缺陷导致胆甾烷醇和7-羟基胆甾醇合成增加,在血浆中积蓄,遍布全身。

临床特征

皮肤特征包括腱黄瘤和睑黄瘤。胆甾烷醇和7-羟基胆甾醇在中枢神经系统蓄积造成髓磷脂破坏,造成精神发育迟缓、癫痫、痉挛和共济失调;外周神经系统类似病理改变诱发外周神经病变。也可出现早发白内障、腹泻和早发骨质疏松。患者CVD风险升高。

检查

血浆胆固醇水平正常。

治疗

鹅去氧胆酸盐可降低血浆胆甾烷醇浓度,改善神经病变。

植物固醇血症

定义

植物固醇血症为常染色体隐性遗传,是腱黄瘤和结节性黄瘤的罕见诱因。

病理生理学

遗传学

ABCG5 和 *ABCG8* 突变造成,突变基因编码肠细胞和肝细胞中的sterolin-1、sterolin-2蛋白。Sterolin-1和sterolin-2蛋白共同作用构成脂质转运体,可促进小肠刷状缘吸收的植物甾醇快速排泄。功能缺陷造成体内植物甾醇吸收增加,主要为β甾醇,其他包括二氢谷甾醇、菜油甾醇和豆甾醇。

临床特征

植物甾醇血症患者出现生长迟缓、贫血、血小板减少症、关节炎和早发CVD风险。皮肤改变包括腱黄瘤和结节性黄瘤。

检查

需检测血清植物甾醇浓度。

治疗

近期有报道,依替米贝能有效降低植物甾醇水平,提示其可影响小肠植物甾醇转运体中的Niemann-Pick C1样蛋白。

继发性血脂异常

系列疾病或药物常可诱发或恶化血脂异常。本部分列举疾病有限，主要专注于可产生黄瘤或继发于皮肤科医师治疗所用药物的情况。

糖尿病和继发性血脂异常

继发性血脂异常最常见诱因为糖尿病（见第64章）。1型糖尿病患者常伴有相当高的HDL水平，但同时也可能存在LDL和VLDL异常，CVD风险增高。2型糖尿病患者具有胰岛素抵抗，典型血脂特征为相对正常的总胆固醇和LDL胆固醇，常伴有三酰甘油增高和HDL胆固醇降低。血脂定量异常，常伴有LDL质变，LDL小而稠密并具有高致动脉粥样硬化倾向。因此，2型糖尿病患者早发CVD风险增高。目前建议所有40岁以上的糖尿病患者及伴有其他CVD风险因素（包括微量蛋白尿等）的较年轻患者均应给予他汀类治疗。部分进展期或血糖控制不佳的2型糖尿病患者，诱发显著高三酰甘油血症（伴Ⅳ或Ⅴ型高脂血症），可出现其所有临床症状，包括发疹性黄瘤、视网膜脂血症和急性胰腺炎。此类情况好发于富含三酰甘油脂蛋白清除轻度缺陷的患者，并在伴发肥胖和过度酗酒时进一步恶化。特定遗传背景（常为ApoE2纯合子）患者中，糖尿病诱发Ⅲ型高脂血症，此类患者常因典型黄瘤就诊于皮肤科。发疹性黄瘤、结节性黄瘤或扁平黄瘤患者，均应检测空腹血糖和（或）HbA1c、血脂全套及其他合适的检查。

胰岛素抵抗和继发性血脂异常

伴有胰岛素抵抗而发生2型糖尿病的患者，具有相似的混合性血脂异常。部分患者发生显著的高三酰甘油血症，导致发疹性黄瘤。这种情况在脂肪营养不良中相当常见，该组疾病伴有局灶性或泛发性皮下脂肪缺失，可以是遗传性（如Dunnigan-Köbberling综合征）或获得性，后者最常见于应用蛋白酶抑制剂（特别是saquinavir和ritonavir）治疗的HIV/AIDS患者（参见第31章）。需要专业人员介入脂肪营养不良相关性血脂异常的管理。首要原则是调整生活方式，尤其应严格限制高三酰甘油血症患者膳食脂肪摄入、优化HIV药物治疗方案、监控脂质调节药物治疗，达到他汀类、贝特类和抗反转录病毒药物的最优化组合作用。

慢性胆汁淤积继发性血脂异常

睑黄瘤可能是慢性胆汁淤积的特征之一。例如，原发胆汁性肝硬化患者出现睑黄瘤时，提示临床医师需检查相关指标，至少应关注胆红素和碱性磷酸酶。长期胆汁淤积与异常脂蛋白（脂蛋白X）蓄积造成的高胆固醇血症有关。血脂异常是否增加CVD风险尚不明确，但可诱发睑黄瘤和广泛分布的黄瘤。胆管阻塞情况改善后，血脂异常和黄瘤均能得到改善，但胆汁螯合剂对此没有帮助（可缓解胆汁淤积相关的瘙痒）。必须应用他汀类时要非常谨慎，以避免毒性蓄积。肝细胞性肝病可诱发特定脂蛋白异常，主要是继发于卵磷脂胆固醇酰基转移酶进行性缺陷伴轻度高三酰甘油血症的HDL，但尚不足以造成黄瘤病。

肾病综合征和继发性血脂异常

肾病综合征伴发高胆固醇血症或混合性血脂异常时很难治疗。高三酰甘油血症常不明显，偶可发生Ⅳ型高脂血症。这种情况不常发生黄瘤，且血脂异常可在肾病综合征治疗起效后得到纠正。慢性肾衰竭可诱发高三酰甘油血症，并常在血液或腹膜透析后加重，有时导致发疹性黄瘤，特别是有其他风险因素参与时更易发生。此类患者脂蛋白(a)水平升高，并可能增加CVD风险，但不伴有皮肤表现。

药物导致的继发性血脂异常

许多药物可造成血脂异常，乙醇是最突出的例子，是显著高三酰甘油血症的常见诱因。皮肤科处方药中应注意糖皮质激素、环孢素和维A酸衍生物。

系统应用糖皮质激素增加总LDL和HDL胆固醇水平，除了在敏感个体中诱发糖尿病，并不造成高三酰甘油血症。

环孢素造成LDL水平升高，有时还相当显著。环孢素还可抑制细胞色素P450 3A4，从而干扰氟伐他汀、辛伐他汀和阿托伐他汀代谢，联合应用两类药物的患者应注意药物相互作用和肌痛风险。部分患者（如肝或肾损害，或服用其他影响细胞色素P450 3A4药物），应适当降低他汀类药物剂量或换用其他药物（较少依赖细胞色素P450 3A4的普伐他汀和罗舒伐他汀）。

维A酸衍生物常诱发高三酰甘油血症，通常症状较轻，除膳食调整外不需其他治疗。然而，少数情况下，对于治疗前就有血脂异常的易感个体来说，常可能导致伴发Ⅳ型或Ⅴ型高脂血症的明显的高三酰甘油血症。因此，建议治疗前及治疗开始数周后全面检查血脂。

（译者：刘玲　一审：晋亮　二审：侯麦花　应为红　三审：冉立伟　润色：宁静茹）

参考文献

全部参考文献可通过 www.rooksdermatology.com 在线获取。
以下列出的是重要参考文献。

Introduction

[1] Durrington PN. *Hyperlipidaemia: Diagnosis and Management*, 3rd edn. London: Hodder Arnold, 2007.

[2] Scriver CR, Beaudet AL, Sly WS, eds. *The Metabolic and Molecular Bases of Inherited Disease*, 8th edn. New York: McGraw Hill, 2001.

classification of dyslipidaemias

[1] Fredrickson DS, Levy RI, Lees RS: Fat transport in lipoproteins-an integrated approach to mechanisms and disorders. *N Engl J Med* 1967; 276: 34-42, 94-103, 148-56, 215-52, 273-81.

Xanthomas

Dyslipidaemic plane (planar) xanthoma

Xanthelasma

[1] Christoffersen M, Frikke-Schmidt R, Schnohr P, *et al*. Xanthelasmata, arcus corneae, and ischaemic vascular disease and death in general population: prospective tive cohort study. *BMJ* 2011;343:d5497.

Primary dyslipidaemias: hypercholesterolaemia

Familial hypercholesterolaemia

[4] Goldstein JL, Brown MS. Familial hypercholesterolaemia: identification of a defect in the regulation of 3-hydroxy-3-methylglutaryl coenzyme A reductase activity associated with overproduction of cholesterol. *Proc Natl Acad Sci USA* 1973;70:2804-8.

[9] Slack J. Risks of ischaemic heart disease in familial hyperlipoproteinaemia states. *Lancet* 1969;ii:1380-2.

[14] Marais AD, Blom DJ. Recent advances in the treatment of homozygous familial hypercholesterolaemia. *Curr Opin Lipidol* 2013;24:288-94.

Primary dyslipidaemias: combined dyslipidaemia

Type Ⅲ hyperlipoproteinaemia

[3] Utermann G. Apolipoprotein E polymorphisms in health and disease. *Am Heart J* 1987;113:433-40.

第 63 章

营养失调对皮肤的影响

Derek H. Chu, Melinda V. Jen, Albert C. Yan

Department of Dermatology, Children's Hospital of Philadelphia, Philadelphia, PA, USA

营养

营养不良

定义和术语

营养不良是必需摄入与生理需求之间的营养不平衡，并且这种不平衡持续足够长时间，导致了正常生理过程的紊乱。

蛋白质-热能营养不良症是由于蛋白质和碳水化合物摄入与生理需求不平衡导致的以特征性皮肤和全身变化为特征的疾病。有两种经典表型：消瘦和恶性营养不良综合征[1]。此外，还有消瘦型恶性营养不良[2]。这些营养不良形式对患者造成的影响，可以根据其延迟或减速的生长参数、临床特征和潜在病因来确定。

同义名

- 大量营养素：碳水化合物、脂肪、蛋白质
- 营养不良：营养摄入与生理需求之间的不平衡
- 急性营养不良：<3 个月
- 慢性营养不良：≥3 个月
- 营养不足：营养摄入不足导致生理功能的失衡
- 恶性营养不良综合征：一种虽摄入足够的热能但因蛋白质的摄入不足引起的以消瘦为表现的综合征；水肿为其突出特征；又称蛋白质-卡路里营养不良、恶性营养不良和营养水肿综合征
- 消瘦：全面性营养缺乏导致发育迟缓的综合征；又称厌食症、婴儿消耗、分解、营养性消瘦、基础性消瘦、婴儿萎缩
- 消瘦型营养不良：一种兼具营养不良和消瘦特征的重叠综合征；典型表现为显著的发育迟缓和水肿
- 发育不良：随着年龄的增长，身高下降；由于身高下降通常是营养不良的一个较晚的指标，故其是慢性营养不良的一个特征
- 消耗：体重与身高之比降低；由于年龄体重通常是营养不良的早期指标，故其是急性营养不良的一个特征

概述

蛋白质-能量营养不良是一种营养不良的状态，是由蛋白质及碳水化合物、脂肪的生理需求和摄入不足引起不平衡造成的。典型的表型包括恶性营养不良综合征和消瘦症。恶性营养不良综合征是一种疾病状态，是由于长期摄入过多的碳水化合物（能量或卡路里）而导致的，而这些碳水化合物（能量或卡路里）的摄入量超过了其他大量营养素，尤其是蛋白质。患者由于低蛋白血症表现出生长迟缓和显著的水肿。

相比之下，消瘦是指全面范围内摄入的包括碳水化合物、蛋白质和脂肪在内的所有大量营养素减少所导致的疾病状态。根据定义，消瘦患者表现为生长迟缓，但不表现为低蛋白血症或水肿。

消瘦型恶性营养不良综合征是一种变异的状态，受累的个体不仅表现出消瘦症患者那样的明显生长迟缓（发育迟缓），还会出现类似恶性营养不良患者的营养不良和水肿的症状。营养不良的严重程度可根据具体的生长参数进行分类。这些因素包括体重低于对应年龄的中值体重[3]，上臂中围与头围[4]的比值，或低于标准生长参数（如对应年龄的体重、对应年龄的身高或体重指数）的Z值（标准差）[5-7]。

此外，世界卫生组织在1999年利用Z评分或低于国家卫生统计中心建立的中位参考数的标准差来定义儿科营养不良。负数表示低于该中值参考的标准偏差数。对于6—60个月大的儿童，中度营养不良为体重/身高Z分数值在－3～－2，体重/身高Z分数值＜－3时为严重营养不良[8]。2005年，建议将中上臂围＜115mm作为营养不良的额外筛查措施[9]。

营养不良也可以根据病因进行分类。这种分类方案通常用于描述成年人的营养不良，通常包括三大类：由于营养摄入减少而引起的营养不良（饥饿）；急性应激（传染病或创伤）所致的营养不良；继发于慢性疾病并伴有终末器官功能障碍、恶性肿瘤或风湿性疾病的营养不良。后两种类型描述了与疾病状态相关的生理需求增加，其增长量超过了正常的营养摄入量[10,11]。

流行病学

发病率和患病率

在过去十年中，世界范围内5岁以下儿童营养不良的负担和流行情况有了显著改善。2000年，有1.25亿儿童体重不足，1.97亿儿童发育不良。到2012年，体重不足和发育不良的儿童数量分别下降到9900万和1.62亿[12]。这些数字令人震惊，但仍需要进一步改善。

住院患者存在蛋白质-能量营养不良的特殊风险。虽然已发表研究中对营养不良的定义有一些差异，且有数据表明儿童营养不良的风险率高达62％[15]，但住院儿童蛋白质-能量营养不良的流行情况的差异很大，估计在4.5％[13]和34％[14]。据报道，在住院的成年人中，营养不良的患病率为17％～50％，这取决于所研究的患者人数[16-18]。门诊成年人透析患者中蛋白质-能量营养不良或消瘦综合征的患病率也在这个范围内[19]。随着年龄的增加，成年人营养不良的患病率通常更高[20]。

年龄

营养不良是一种婴幼儿常见的疾病，对5岁以下儿童应进行常规评估。然而，蛋白质-能量营养不良在成年人中也得到了充分的证明，尤其是老年人、慢性病患者或住院患者[21]。

性别

营养不良的性别差异在很大程度上是由地域和文化差异决定的。有假设称，男童比女童更可能优先被提供稀缺资源，从而导致女童营养不良，特别是严重营养不良的患病率较高。虽然一些研究记录了孟加拉国（儿科患者）[22]、荷兰[23]、西班牙[24]和英国（老年患者）[25]中女性营养不良的情况更普遍，但是在西马哈拉施特拉邦（印度）[26]，厄瓜多尔高地[27]，埃塞俄比亚[28]和西非几内亚-比绍[29]的研究中男性患病率较高。在一项对中国[30]广州住院患者的研究中没有发现性别差异。即使在同一国家内，关于这个问题的数据也相互矛盾。

种族

种族的作用被社会经济因素所混淆。然而，大多数营养不良儿童生活在亚洲和非洲。在发育迟缓的人群中，56％生活在亚洲，36％生活在非洲。在严重消瘦的人群中，71％生活在亚洲，8％生活在非洲，而在轻度消瘦的人群中，69％生活在亚洲，28％生活在非洲。体重不足的人群中，67％生活在亚洲，29％生活在非洲[31]。

相关疾病

虽然相关疾病将蛋白质-能量营养不良归类为一种大量营养素的缺乏障碍，但它往往是全面营养摄入紊乱的表现。因此，微量营养素也可能存在缺乏，包括但不限于锌[32,33]、硒和铜[34]、抗坏血酸[35]、生物素[36,37]、铁[38]和叶酸[39]。

病理生理学

恶性营养不良综合征的病理生理学证实了摄入过多缺乏大量蛋白的碳水化合物会抑制胰岛素的产生，从而抑制蛋白质的合成[40,41]。临床表现为低蛋白血症，包括由于脂蛋白缺乏导致的肝水肿和脂肪浸润。慢性感染者还表现出免疫抑制，这是由于免疫蛋白（如免疫球蛋白）的生成减少，因此有感染的机会风险。值得注意的是，生长迟缓通常在理想体重的 60%～80%。

消瘦症是由于大量营养素总摄入量的减少，分解代谢状态导致脂肪分解和生长迟缓，通常低于理想体重[42]的 60%。慢性病患者的生理需求可能超过了可获得的营养摄入量。

发病诱因

儿科蛋白质-能量营养不良的因素，如政治不稳定和战争、自然灾害、居住环境恶劣和经济上被剥夺权利的人口，导致不理想和不平衡的饮食，这些饮食可能大多缺乏蛋白质，而主要依赖碳水化合物，如玉米、大米和豆类。

在工业化国家，蛋白质-能量营养不良的情况要少得多。在这种情况下，这种形式的营养不良缺乏典型表现。营养摄入的改变可能是由感觉到的（真实的或想象的）食物过敏引起的。部分蛋白质-能量营养不良的案例已被证实是由于父母认为其对牛奶过敏[43-48]，故将配方奶或牛奶转换为米饮料所致。与炎症或传染病相关的高代谢（分解代谢）状态可导致对蛋白质的生理需求显著增加，从而导致蛋白质能量营养不良。慢性肝病[49]、艾滋病[50]或因慢性肾功能不全而接受透析的患者，即被称为"蛋白质消耗综合征"[51]。消化系统疾病如炎症性肠病所致蛋白质吸收减少[52]、蛋白丢失性肠病（见于系统性红斑狼疮）[53]、囊性纤维化[54]或减肥手术后[55]。此外，单个病例戊二酸血症[56]和 Hartnup 病[57]报道中显示，由于潜在代谢紊乱导致的蛋白质合成减少也怀疑是蛋白质-能量营养不良的一个因素。

病理学

组织学上，对蛋白质-能量营养不良患者进行皮肤活检表现为银屑病样增生、角化过度和表皮增生色素沉着；可能出现萎缩或皮嵴变平。可以观察到局灶性角化病。如果伴有微量营养素缺乏，也可能出现角化不全症和表皮苍白[58]。

诱发生物

来自老鼠模型和马拉维的一项研究表明，胃肠道微生物群的改变也可能是蛋白质-能量营养不良的诱因[59]。

环境因素

环境因素可能导致蛋白质-能量营养不良，造成缺乏必要的营养。这些可能包括政治或经济不稳定、战争、饥荒、慢性疾病和自然灾害。

临床特征

病史

应确定是否有营养不良的病史，是否有全面营养缺乏、营养摄入不平衡（即碳水化合物摄入超过可用蛋白质摄取量）或分解代谢增加导致营养需要增多，如感染（如艾滋病、疟疾、腹泻病）或潜在的慢性病（慢性肾疾病）或肝功能障碍。如果其他原因不明显，则需要对母乳喂养儿童的产妇的饮食和母乳的产量进行评估。蛋白质-能量营养不良患者免疫功能受到抑制，所以应特别注意合并机会性感染的可能性。

临床表现

蛋白质-能量营养不良的儿童表现出发育不良的迹象。他们的生长速度降低，体重和最终身高百分比下降。

消瘦症患者常表现为皮下脂肪丢失，当颊脂肪垫受到影响时，可能会导致皮肤干燥或过早老化。肛门周围脂肪的丢失可以导致直肠或肛门脱垂。由于腹部肌肉组织张力不足，腹部可能会膨胀。皮肤通常起皱、疏松和干燥（图 63.1）。头发和指甲通常生长缓慢，可能会变脆。头发经常脱落，脱发区域可能很明显。可在面部和颈部观察到绒毛。

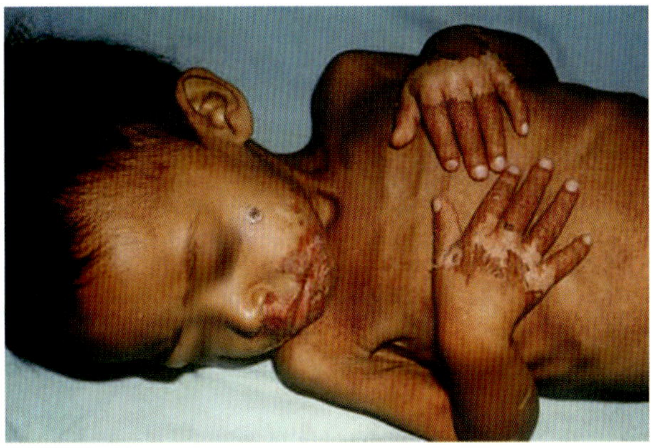

图 63.1　消瘦症

注意皮下组织的丧失，生长发育迟缓，色素沉着和脱皮改变。（摘自 Irvine 等[74]转载自 John Wiley & Sons Ltd）

恶性营养不良综合征的个体也可能表现出皮下脂肪的减少。相关的低蛋白血症引起的周围水肿是其共同的特点。在儿童中可观察到腹胀的特征，由于缺乏可用的载脂蛋白而导致脂肪沉积增加，导致肝大。皮肤表现具有高度的特征性（图 63.2），由于检查中发现典型的鳞屑和不规则的裂缝，被比作"皮肤开裂""油漆剥落""珐琅漆""剥落漆"或"疯狂铺路"（图 63.3）。随着时间的推移，可能会出现更明确的斑块，这些斑块可能更集中在摩擦区域，如摩擦间隙区域。和消瘦症一样，头发和指甲生长缓慢，可能会变脆。在显著的严重营养不良和营养改善交替出现的时期(图 63.4)，头发常呈现无光泽的红棕色，也可表现出与正常颜色交替，这就是所谓的“旗帜标志”。黏膜的炎性改变包括干眼症、唇炎、口腔炎和外阴阴道炎等，可能与其他维生素和矿物质微量营养素缺乏有关[60]。

消瘦型营养不良的患者通常有水肿和显示消瘦和营养不良的重叠特征。

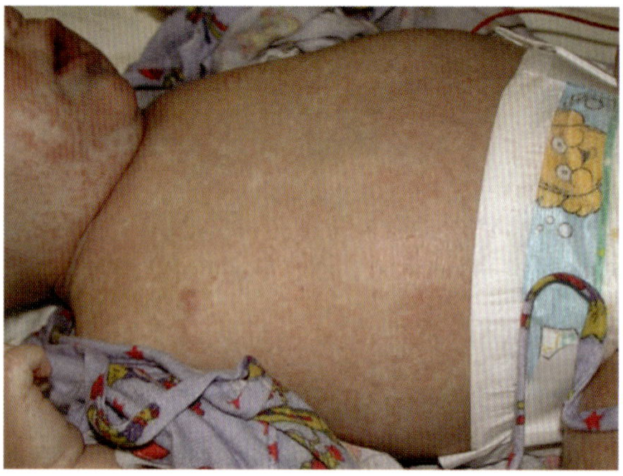

图 63.2 Kwashiorkor 发现的红皮病

由于父母担心可能的食物过敏，这名患者被喂食大米汤作为主要食物来源。

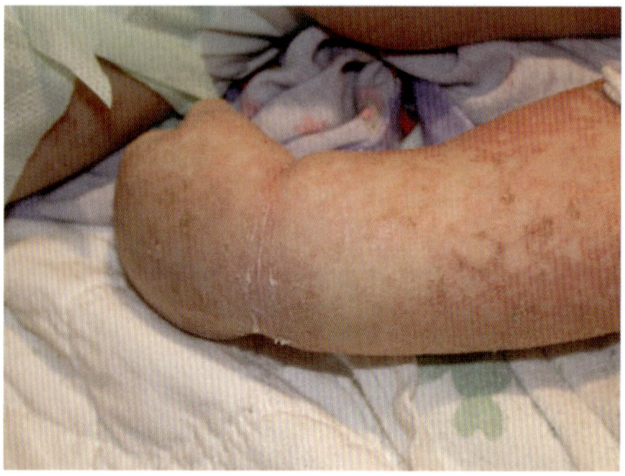

图 63.3 恶性营养不良综合征

表现为周围水肿和“片状油漆”皮炎。

临床亚型

- 消瘦。
- 恶性营养不良。
- 消瘦型恶性营养不良。

鉴别诊断

在蛋白质-能量营养不良的鉴别诊断中有几个重

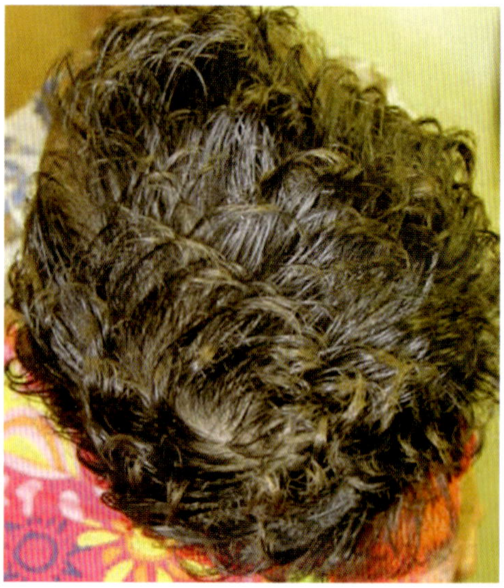

图 63.4 旗帜标志

头发发红与蛋白质能量营养不良的时期有关。注意发梢的发红。

要的考虑因素(表 63.1)。蛋白质-能量营养不良的诊断可能具有挑战性，因此在评估皮疹和水肿作为患者指标时，保持怀疑是很重要的。皮肤表现最初常被误认为是特应性皮炎、脂溢性皮炎，甚至是接触性皮炎。需要注意的是，一些患者可能有特应性皮炎的既往病史，这促使他们采取限制性饮食，从而可能导致叠加的蛋白质-能量营养不良皮肤病。与汞或硒有关的重金属毒性可导致红皮病和水肿。其他营养缺乏可能类似于蛋白质-能量营养不良，也可能表现为病态的皮肤状况，尤其是肢端皮炎、肠病或后天缺锌和糙皮病。

严重程度分级

儿科

世界卫生组织对儿童严重急性营养不良的定义如下：年龄 5 岁以下时体重/身高 Z 分数值＜－3。另外，中上臂围＜115mm(6－60 月龄儿童)即可作为一个独立的标准[61]。

对于中度营养不良，世界卫生组织使用体重/年龄 Z 分数值－3～－2 的分数，也将消瘦(重量/身高)和发育不良(身高/年龄)定义为低于各自的中值参考值 3～2 个标准差[61](表 63.2)。

成人

评估成年人营养不良的严重程度有各种各样的准则。这些部分是基于综合得分，包括体重指数、膳食摄入量、计划外体重减轻、人血白蛋白水平和存在潜在的疾病。

表 63.1 皮肤营养不良特征

皮肤变化类型	有关营养紊乱	选定的鉴别诊断
肌理变化 红皮病(表皮剥脱的)	蛋白质-能量营养不良(恶性营养不良);必需脂肪酸的缺乏症	原发性皮肤病(特应性皮炎、银屑病、先天性鱼鳞病、毛发红糠疹);药物性皮炎;恶性肿瘤(皮肤 T 细胞淋巴瘤);感染(葡萄球菌性烫伤样皮肤综合征,中毒性休克);免疫缺陷综合征(Omenn)
蟾皮病	缺乏维生素 A,B-复合物,维生素 C,维生素 E 和必需脂肪酸	毛发角化病
皮肤颜色变化 瘀点、紫癜	缺乏维生素 A,K 过量摄入维生素 E	各种原因的消耗性凝血功能障碍(严重感染、恶性肿瘤、组织损伤、肝疾病、有毒暴露、产科并发症、血管肿瘤、风湿病)、凝血障碍、血小板减少、血管脆性综合征(Ehlers-Danlos syndrome)
黄橙色的皮肤变化	胡萝卜素血症	黄疸
皮肤变暗(弥漫性或黄斑性色素沉着过度)	缺乏叶酸或维生素 B_{12}	艾迪生病
光暴露部位皮炎	糙皮病及相关疾病(类癌综合征,Hartnup 疾病);吡哆醇缺乏	结缔组织疾病(系统性红斑狼疮、皮肌炎),多形性日光疹,日光性荨麻疹;DNA-修复缺陷综合征(如色素干燥症)
脂溢性皮炎类变化	复合维生素 B 缺乏(核黄素、吡哆醇、生物素)	囊性皮炎、囊性皮癣、银屑病
黏膜变化		
口角炎	复合维生素 B 缺乏(核黄素、吡哆嗪)	口角炎伴念珠菌感染
唇炎/唇干裂	复合维生素 B 缺乏(核黄素,吡哆嗪,烟酸、维生素 B_{12})	舔唇皮炎
舌炎	铁和维生素 B 的缺乏,核黄素,烟酸,吡哆辛,生物素,维生素 B_{12}	干燥综合征;口腔接触性皮炎;口腔念珠菌病:口腔扁平苔藓;梅毒;口疮病
尿布皮炎	锌缺乏症;复合维生素 B 缺乏症(核黄素、吡哆醇、生物素)	尿布皮炎(刺激性、过敏性、念珠菌性);脂溢性皮炎;反向性银屑病;朗格汉斯细胞组织细胞增生症
附属器的改变:头发颜色变浅	蛋白质-能量营养不良;缺乏复合维生素 B(叶酸、B_{12});铜缺乏	早白发,白癜风
卷曲发	缺乏维生素 A 和维生素 C	
指甲变化	博氏线:恶性营养不良 凹甲:缺铁 一半一半:糙皮病	博氏线:重病 凹甲:慢性糖尿病 一半一半:肾疾病;银屑病

改编自 Yan and Jen,2012[60]。经 Elsevier 允许转载。

表 63.2 评估儿童营养不良的严重程度

类别	Z 分数值	体重/身高(%)	身高/年龄(%)	体重/年龄(%)
适当	−2<Z 分数值<+2	90～120	95～110	
轻度营养不良		80～89	90～94	
中度营养不良	−3<Z 分数值<−2	70～79	85～89	60～80
重度营养不良	Z 分数值<−3	<70	<85	<60

源自美国疾病控制中心和世界粮食计划署,手册:营养不良和死亡率的测量和解释,2005 年 7 月[61]。

美国疾病控制中心根据世界粮食计划署对成人营养不良的定义体重指数依据(表63.3)。轻度营养不良体重指数在17～18.5;中度营养不良定义为体重指数在16～17;严重营养不良被定义为体重指数<16[61]。

营养不良的通用筛查工具(MUST)由英国肠内和肠外营养协会的营养不良咨询小组发明的针对成人的另一种包括5个步骤的评估工具[62]。这个工具依据体重指数、此前3～6个月非计划减重百分数、是否有急性病及营养摄入不足的预期是否超过5天的情况分别分配数值。体重指数在18.5～20(kg/m^2)给1分,而那些体重指数<18.5给2分。如果体重指数因病情剧烈很难测量,可测量上臂中段围;如果上臂中段围<23.5cm,则为体重指数可能<20。计划外减重5%～10%者得1分,而>10%者得2分。如果出现急性疾病,并且是预期或已经没有营养摄入>5日者,额外加2分。那些得分0者风险较低,那些1分者为中等风险,2分或更高为中高等风险。监测和营养干预根据评估的风险程度不同而变化。

表63.3 蛋白质-能量营养不良严重程度分类

	儿童	成人
来源	世界卫生组织	疾病控制中心和世界粮食计划署
年龄定义	6—60月龄的儿童	成人
轻度		BMI 17～18.5
中度	体重/年龄Z分数值在−2～−3	BMI 16～17
重度	体重/身高Z分数值<−3或上臂中部<115cm	BMI<16

并发症和共病

蛋白质-能量营养不良的并发症可能是治疗疾病的结果,也可能是疾病的后遗症。

营养不良的患者,被剥夺一段时间的营养摄入后,通过肠内或肠外给予营养,可能出现再喂养综合征,这是一种潜在的致命现象。禁食期间的适应是为了防止营养不良者的蛋白质和肌肉分解代谢。再喂养提供了负荷血糖,故再喂养过程可以迅速耗尽启动糖原、脂肪和蛋白质生产需要的维生素辅助因子和电解质,如磷和镁等。这一现象引起的急性电解质紊乱可导致低磷血症、低镁血症和低钾血症(低钾血症是由于再喂养期间胰岛素产量增加引起的)。这种情况可以通过缓慢的、不超过计算能量需求50%的分级再喂养过程来预防,如果能够忍受再喂养,则可在4～7天逐渐增加[63]。

长期跟踪检测患者营养不良的病史可以确定相关的疾病,包括龋齿[64]、牙周病[65],特别是牙齿脱落与肾病相关的营养不良[66]、个性和情绪障碍[67,68]、注意力缺陷障碍[69],神经发育障碍异常包括小脑发育运动协调[70]和外化行为[71]。

病程和预后

如果不予治疗,营养不良的儿童有死亡率显著增加的风险。当体重-身高低于中位数参考值(严重营养不良)3个标准差以上时,其死亡的风险比低于1个标准差者高9倍。适当给予营养不良者简单的蛋白质-能量,营养不良儿童有>88%的康复率和<4%的病死率,而那些潜在的共病状态,如艾滋病,有更高的病死率,特别是治疗开始的头4天期间[72]。在成人血液透析患者中,死亡率随着营养不良程度的增加而增加,从统计学意义来说,严重营养不良患者的死亡风险[73]相对增加1.33倍。

检查

在营养不良患者的治疗过程中,推荐如下建议。

- 生命体征监测。
- 完成血液计数,以帮助评估感染和缺铁的程度。
- 全面检测综合代谢水平(如电解质、肾功能、肝功能包括总蛋白和白蛋白);除钠、钾、氯和碳酸氢盐外,还应密切监测钙、磷和镁。
- 传染病评估,包括对疟疾病菌血液涂片、血液培养、尿液培养、粪便找寄生虫和卵、胸部X线,以及肺结核和艾滋病病毒的检测。

治疗

治疗的目标是补充营养,恢复体内营养平衡。慢性营养不良产生适应性代谢和激素机制,导致蛋白质和肌肉分解代谢减少。治疗包括逐步补充营养,以防止再喂养综合征和相关电解质和微量营养素的消耗,以及治疗共存的微量营养素缺乏,免疫抑制和共病感染。

美国疾病控制与预防中心[61]建议对患有严重水肿和营养不良、轻度至中度水肿、无食欲者,以及有相关并发症的儿童进行住院治疗。而那些没有并发症和有食欲的人应该在门诊专科进行治疗。

建议中度和重度的营养不良的儿童使用抗生素。感染确定后进行针对性治疗;否则,应用阿莫西林进行经验性治疗。没有感染证据的轻度营养不良者不应接受常规抗生素治疗。

多科学管理方法有益于营养不良患者，由医院医疗小组或重症护理专家提供营养和传染病方面的投入。皮肤科医师经常在确定蛋白质-能量营养不良的诊断中发挥作用，并帮助确定相关的微量营养素缺乏，如缺锌。

Resources

Further information

Centers for Disease Control and the World Food Programme. A Manual: Measuring and Interpreting Malnutrition and Mortality, 2005. http://www.unhcr.org/45f6abc92.pdf.

World Health Organization. Guideline: Update on the Management of Acute Malnutrition in Infants and Children, 2013. http://apps.who.int/iris/bitstream/10665/95584/1/9789241506328_eng.pdf.

Patient resources

American Society for Parenteral and Enteral Nutrition (ASPEN). Disease-related Malnutrition and Enteral Nutrition. http://www.nutritioncare.org/about-aspen/. British Association of Parenteral and Enteral Nutrition (BAPEN). Introduction to Malnutrition. http://www.bapen.org.uk/about-malnutrition/introduction-tomalnutrition.

United Nations World Food Programme. Hunger: What is Malnutrition? http://www.wfp.org/hunger/malnutrition.

World Health Organization. Malnutrition. http://www.who.int/maternal_child_adolescent/topics/child/malnutrition/en/.

(All last accessed September 2014.)

维生素

维生素 A

维生素 A 是一种脂溶性维生素，在角质形成、上皮细胞增殖、视力和发育中起着至关重要的作用。它的前体主要是来源于食用植物和动物中，以 β-胡萝卜素和视黄醇酯的形式存在。维生素 A 的丰富来源包括深绿色蔬菜，颜色鲜艳的水果（如胡萝卜、西红柿、杧果、杏）、蛋黄、动物肝、鱼、红棕榈油和强化牛奶。饮食中的胡萝卜素和视黄醇酯转化为视黄醇，被小肠吸收，然后通过乳糜微粒运输到肝，它们是作为视黄酸酯储存，以及视黄醇与视黄醇结合蛋白结合运出到不同的组织位点。维生素 A 重要的活性代谢物包括在视网膜中生成的视紫红质、视黄醛和调节细胞分化的视黄酸[1]。

缺乏

定义和术语

维生素 A 缺乏可能导致各种眼部并发症，包括失明，以及黏膜疾病。

> **同义名**
> - 维生素 A：视黄醇

流行病学

发病率和患病率

2009 年，世界卫生组织估计全球有 520 万学龄前儿童孩子患有夜盲症，血清低浓度的视黄醇（$<0.70\mu mol/L$）影响了 190 万幼儿园年龄的孩子。维生素 A 缺乏被认为是可预防儿童失明的最常见原因[2]。

年龄

维生素 A 缺乏症可出现在所有年龄组，尽管发展中国家儿童的风险似乎最大。

性别

维生素 A 缺乏无性别差异。

种族

维生素 A 缺乏无种族差异。

相关疾病

其他脂溶性维生素（维生素 D，维生素 E 和维生素 K）缺乏可发生在脂肪吸收不良的情况。

病理生理学

发病诱因

维生素 A 缺乏的主要原因包括饮食摄入缺乏或营养不良，脂肪吸收不良，慢性肠道炎症和肝病。饮食摄入不足情况多由于饮食障碍、限制性饮食（即纯素饮食[3]、自闭症患者[4]）、慢性病患者和贫困。脂肪和脂溶性维生素吸收不良可继发于腹腔疾病，囊性纤维化[5]、胃旁路手术[6]、胰腺功能不全和胆管疾病。慢性肠道炎症及与炎症性肠病相关的腹泻或慢性寄生虫感染[7]可能引起吸收不良导致维生素 A 缺乏。此外，肝病包括肝硬化[8]，也可能导致维生素 A 在肝的储存发生缺陷，导致其缺乏。

临床特征

病史

维生素A缺乏的最早征象是暗适应的缺陷和夜盲(夜盲症),然后是眼干燥症。其可能导致口腔和鼻腔黏膜异常角化出现嗅觉减退和味觉减退。患者也经常抱怨全身干燥。

临床表现

眼部并发症包括从夜盲症、角膜干燥和比特斑点(白色角化病变)到角膜溃疡、角膜软化症、角膜穿孔、虹膜脱垂和失明。皮肤表现包括干燥和鳞屑、皮肤软化和蟾皮病。蟾皮病的特点是角化性毛囊丘疹,累及大腿前外侧和上臂后外侧,并能扩散到四肢、肩部、后颈部、背部、臀部及腹部(图63.5)。

鉴别诊断

蟾皮病不是维生素A缺乏症的特异性表现,其与复合维生素B、维生素C、维生素E和必需脂肪酸缺乏有关[9]。

并发症和共病

维生素A严重缺乏最显著的并发症是失明。

病程和预后

预后一般较好,但取决于缺乏症的严重程度和临床结果。严重的眼部并发症通常是不可逆转的。

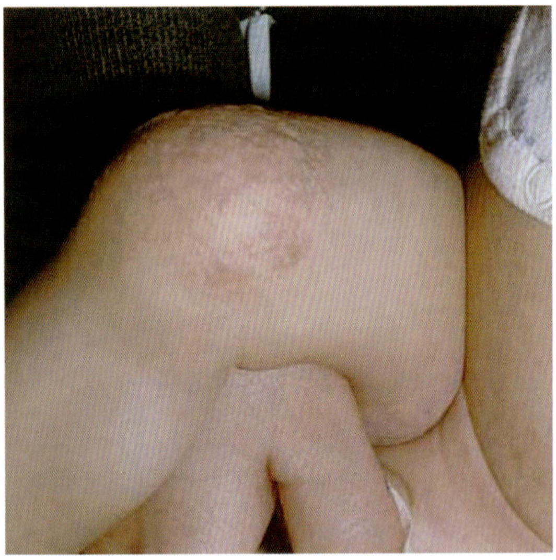

图63.5 蟾皮病

(来源于Maronn 2005[9]经John Wiley & Sons Ltd允许转载)

检查

通过测定血清视黄醇水平来确诊。正常血清水平范围为20~50μg/dl。有一项研究表明,边缘维生素A的缺乏[10],可通过视黄醇葡聚糖水解产生的视黄酸来测定。

治疗

建议每日维生素A摄入量为1000~5000U。治疗方法是每天补充5万~20万U的维生素A,直到临床症状和血清维生素A水平正常化。剂量取决于年龄和治疗时间,随临床严重程度而不同[11]。

过量

定义和术语

过量摄入维生素A可导致急性或慢性维生素A中毒,过量摄入胡萝卜素可以表现为胡萝卜素血症、胡萝卜素黄皮症。

同义名

- 维生素A:视黄醇
- 维生素A过量:维生素A过多,维生素A中毒,胡萝卜素血症,胡萝卜素黄皮症

流行病学

年龄

维生素A过量可发生在任何年龄。

性别

维生素A过量无性别差异。

种族

维生素A过量无种族差异。

相关疾病

研究表明,补充β-胡萝卜素(20~30mg/d)可能会增加肺和胃有关的癌症风险[12,13],以及增加侵袭性前列腺癌的风险[14]。

病理生理学

发病诱因

维生素A过量可表现为两种形式:维生素A中毒和胡萝卜素血症。

维生素A中毒可能是在数小时至数天内出现急性过量,或是几个月到几年长期摄入过量。一般来说,维生素A过多症是非处方营养补充剂摄入过多所致,处方药则包括含有维生素A的衍生物[15]和维生素A含量高的食物。在儿童体内超过每日建议摄取量(RDA)的20倍以上或成人超过RDA 100倍以上的维生素A可致毒性[16]。

胡萝卜素血症是过量摄入β-胡萝卜素引起的一种良性疾病。高达1/3的胡萝卜素在旁路转化为视黄醇,直接被小肠吸收。在甲状腺功能减退、胰脂肪酶和胆汁酸缺乏,以及在食品加工过程中(如捣碎、浓缩)的情况下[17],胡萝卜素的吸收增加。相反,膳食纤维会减少胡萝卜素的吸收。由于β脂蛋白和β-胡

萝卜素的水平之间的直接关系，高脂血症患者可发展为胡萝卜素血症。此外，肝病患者由于β-胡萝卜素转化为维生素A受阻易患胡萝卜素血症。由于胡萝卜素在肠道黏膜中转化为维生素A的速度很慢[18]，所以过量摄入胡萝卜素不会导致维生素A中毒。

临床特征

病史

急性维生素A中毒表现为头痛、视力改变、疲劳，厌食，恶心，呕吐，肌痛和关节痛。慢性中毒可导致体重减轻。

在胡萝卜素血症中，患者表现为皮肤呈黄色。

临床表现

临床上，慢性高维生素A患者可出现皮肤干燥，伴有鳞屑、脱屑、唇炎、脱发、毛囊角化过度和色素沉着[19,20]。相关的假性脑瘤和骨骼改变(骨骺过早闭合及病理性骨折)可能发生[21]。

在胡萝卜素血症中，胡萝卜素是从皮脂腺和汗腺中分泌出来的，最终沉积在角质层，这就产生了胡萝卜素真皮，其特点是突出面部、手掌和足底的黄色或橙色色素沉着(图 63.6)。

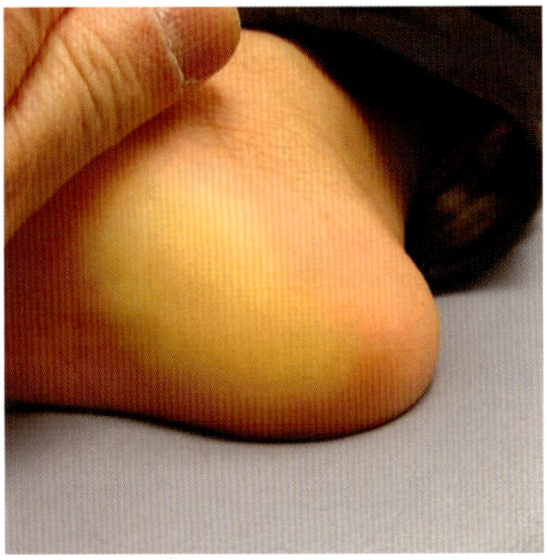

图 63.6　胡萝卜素黄皮症。注意足底的黄色

临床亚型

- 维生素A过多症。
- 胡萝卜素血症。

鉴别诊断

在胡萝卜素血症中，胡萝卜素皮肤症可出现类似于黄疸和药物引起的色素沉着。但与黄疸不同，胡萝卜素黄皮症不累及黏膜。

并发症和共病

- 维生素A毒性：长期毒性可导致肝硬化。
- 胡萝卜素血症：目前尚未发现与胡萝卜素血症有关的长期并发症。

病程和预后

维生素A毒性：除了肝硬化和假性脑瘤后遗症，停用维生素A后，几乎维生素A中毒的所有症状均可消退。

胡萝卜素血症：预后良好，无明确的长期预后不利影响。减少β-胡萝卜素的摄入，色素将在几周或几个月内分解。

检查

维生素A毒性：测定血清维生素A水平即可确认诊断。可以观察到钙和碱性磷酸酶的升高。

胡萝卜素血症：血清胡萝卜素水平升高，>250μg/dl。

治疗

建议每日维生素A摄入量为1000～5000U。

治疗是停止过量的维生素A和β-胡萝卜素的摄入。

维生素 D

缺乏

定义和术语

维生素D是一种脂溶性维生素和钙磷代谢调节的必需激素。

> **同义名**
> - 维生素D：骨化三醇
> - 维生素D缺乏：遗传性维生素D-依赖型佝偻病Ⅰ型和Ⅱ型

概述

维生素D刺激肠道对膳食钙的吸收，激活骨骼对钙和磷的吸收和动员，增加肾小管对钙和磷盐的重吸收。它来源于膳食(麦角钙化醇，维生素 D_2)，如鱼、鱼油、强化奶、蛋、肝及香菇、蘑菇，以及从皮肤内源性合成(胆钙化醇，维生素 D_3)。在紫外线290～320nm范围内照射下，在表皮中7-脱氢胆固醇发生光异构化产生维生素 D_3。随后进行自发的温度依赖性维生素 D_3 异构化。维生素 D_2 和 D_3 都是来源于肝内25-羟维生素D(钙二醇)，然后循环到肾被转化为活性形式，1,25-羟基维生素D(骨化三醇)。大多数专家认为，维生素D缺乏的定义是25-羟维生素D水平低于20ng/ml，而维生素D的相对不足介于21和29 ng/ml[22]。维生素D缺乏通常导致骨骼异常，如维生素D缺乏性佝偻病。值得注意的是，有维生素D

依赖型佝偻病的两种遗传形式。接下来的讨论将主要集中在获得的维生素D缺乏。

流行病学

发病率和患病率

基于上述维生素D缺乏的定义和参数，估计全世界10亿人有维生素D缺乏或不足。美国和欧洲40%～100%未住在养老院的老人缺乏维生素D[22]。地理纬度可能影响维生素D缺乏的发生率。

年龄

维生素D缺乏症可以影响所有年龄层，尽管新生儿和缺乏自理能力的老年人可能面临更高的风险。

性别

在某些文化或宗教习俗的背景下，妇女可能经历更少的阳光照射，从而使她们的维生素D缺乏率更高。

种族

在紫外线水平相当情况下，与肤色较浅的人相比，皮肤较黑的人合成的维生素D更少。

相关疾病

最近的研究表明，充足的维生素D可能具有保护作用，抗肌肉骨骼疾病、感染、自身免疫疾病、心血管疾病、糖尿病、神经认知障碍、各种常见癌症、不孕不育和不良妊娠出生的结果[23,24]。维生素D缺乏症的存在与各种先天性鱼鳞病[25-29]、各种光敏度障碍疾病，包括着色性干皮病和卟啉症有关[30,31]。

病理生理学

发病诱因

维生素D缺乏通常是由维生素D合成减少、吸收不良、膳食摄入不良引起的。黑素增加和(或)减少日晒的患者的内源性维生素D的合成发生减少。在一些文化中，用衣服保护皮肤是强制性的，从而阻止获得足够的紫外线照射。使用防晒霜理论上可以减少维生素D的合成；然而，研究表明，现实生活中应用防晒霜不会导致严重的维生素D缺乏[32]。脂肪吸收不良状态，包括乳糜泻、囊性纤维变性、胰腺疾病、胆管疾病[33]和胃搭桥手术[34]，可能会使人倾向于维生素D缺乏。肝病、肾病和抗惊厥药也会干扰维生素D的代谢。在纯母乳喂养的婴儿，早产儿(由于低储存，高需求)，还有老人和残疾人中观察到维生素D的摄入量不足[35]。

遗传学

维生素D依赖佝性偻病有两种常染色体隐性遗传形式。Ⅰ型是肾维生素$D_1\alpha$的羟化酶缺陷，而Ⅱ型与维生素D受体缺陷有关，引起末端器官对1,25-羟维生素D的生理抵抗。

临床特征

病史

患者常表现为骨折或牙齿缺损，如牙齿萌出延迟和龋齿。尤其是在婴儿中出现严重低钙血症，可表现为癫痫发作和痉挛。青少年可能会主诉手足抽搐和肢体疼痛。

临床表现

维生素D缺乏会导致低钙血症，从而刺激甲状旁腺激素的分泌和钙从骨头的释放。骨矿化不良是各种骨骼缺损的主要原因，包括干骺端的磨损和扩大、肋骨软骨关节突出(佝偻病)、颅骨、下肢弯曲、额前凸、脊柱侧弯和骨折。也可能引起牙齿畸形和釉质不良。

获得性维生素D缺乏的唯一皮肤表现是脱发。Ⅱ型维生素D依赖性佝偻病的临床表型与广泛性佝偻病脱发相似。虽然他们都天生毛发正常，但几个月之内就会出现保留的眉毛和睫毛的全身性脱发。此外，面部和头皮一般有小丘疹和囊肿出现[36,37]。

鉴别诊断

骨质软化、骨质减少和(或)骨质疏松症可与激素失衡有关，包括甲状旁腺功能亢进。频繁的骨折应该引起对非意外伤害的关注。

并发症和共病

维生素D缺乏可能导致骨量减少或骨质疏松症及其相关的疾病。

病程和预后

研究表明，维生素D缺乏的人比维生素D含量正常的人的死亡率高[38]。有数据表明，维生素D缺乏症也与恶性黑素瘤的患者存活率较差有关，临床试验也证实补充维生素D有益[39]。

检查

实验室异常包括低血清25-羟维生素D、低钙血症、低磷血症、碱性磷酸酶升高、甲状旁腺激素升高。

治疗

建议根据年龄每日维生素D摄入量为200～600U。大多数专家认为，没有充足的日晒则需要每日摄入800～1000U。对于1岁以上的患者，每周补充5万U维生素D_2，连续服用8周，是一种经济有效的纠正维生素D缺乏的方法。或者每日摄入1000U维生素D_3或3000U的维生素D_2也是有效的[22]。

1岁以下患者每日应给药服用1000～5000U维生素D_2，直至放射学检测恢复正常。所有母乳喂养的婴儿每日应补充400U的维生素D用于预防[40]。

阳光照射和紫外线治疗可能有助于纠正维生素D

缺乏[41,42]。维生素 E 复合物 D-α-生育酚聚乙烯乙二醇-1000 琥珀酸酯,已经成功用于治疗肝性佝偻病[43]。

维生素 E

维生素 E 是一种脂溶性维生素和有效的抗氧化剂。它广泛存在于植物油、多叶植物中绿色蔬菜、谷类食物、坚果和种子。天然维生素 E 包括 4 个生育酚(α、β、γ、δ)和 4 个生育三烯酚(α、β、γ、δ)。研究最多的是 α-生育酚[44]。

缺乏

定义和术语

维生素 E 缺乏主要导致神经系统后遗症。维生素 E 缺乏症(AVED)是一种罕见的遗传性疾病,由 α-生育酚转运蛋白突变引起。

> **同义名**
> - 维生素 E:生育酚,生育三烯醇
> - 维生素 E 缺乏:AVED

流行病学

发病率和患病率

维生素 E 缺乏症很少发生。

有限的人口研究表明,在法国阿尔萨斯地区,AVED 的患病率约为 1/1 800 000;在意大利的帕多瓦省,这个数字是 3.5/1 000 000[45,46]。

年龄

获得性维生素 E 缺乏无年龄差异。AVED 表现在儿童晚期或青少年早期。

性别

获得性维生素 E 缺乏无性别差异。

种族

获得性维生素 E 无种族差异。

相关疾病

维生素 E 缺乏可能与其他的脂溶性维生素缺乏有关。

病理生理学

发病诱因

获得性维生素 E 缺乏症通常是由于脂肪吸收不良引起的,脂肪吸收障碍,如囊性纤维化、胆汁淤积性肝病、短肠综合征和阿贝他蛋白血症。

遗传学

维生素 E 缺乏的共济失调为常染色体隐性遗传病,特征是 α-生育酚转运蛋白缺陷。因此,α-生育酚不能与循环脂蛋白结合,循环脂蛋白把维生素分配到非肝组织中,使其易受氧化应激的伤害[47]。

临床特征

病史

维生素 E 缺乏的患者可能会出现身体虚弱,视物模糊。

临床表现

获得性维生素 E 缺乏症和 AVED 均可表现为破坏性神经系统表现,包括反射减退、共济失调、虚弱、本体感觉和振动感下降、视力下降、最终痴呆、心律失常和失明[48]。维生素 E 缺乏症无皮肤表现。

并发症和共病

严重缺乏维生素 E 会导致严重的神经系统疾病障碍,包括失明。

病程和预后

如果及早发现和治疗,预后良好。

检查

可以测量血浆中 α-生育酚的浓度。基因检测适用于 AVED。

治疗

每日推荐维生素 E 的摄入量是 4～15mg,具体取决于年龄。维生素 E 缺乏的共济失调可通过每日补充 α-生育酚 800～1200mg 来治疗。继发于脂肪吸收不良的维生素 E 缺乏症可能需要更高剂量的口服补充剂或肠外补充[47]。

过量

定义和术语

维生素 E 过量会导致容易出血和瘀伤。

> **同义名**
> - 维生素 E:生育酚,生育三烯醇

流行病学

发病率和患病率

维生素 E 过量很少发生。

年龄

获得性维生素 E 过量无年龄差异。

性别

对获得的维生素 E 过量无性别差异。

种族

获得性维生素 E 过量无种族差异。

病理生理学

发病诱因

维生素 E 过量可继发于补充过量。

临床特征

病史

维生素E过量的患者可能出现容易瘀伤或出血。

临床表现

由于维生素E固有的抗血小板作用，维生素E的毒性可能使患者易患紫癜及出血[49]，以及其增强抗凝药物效果的能力。

鉴别诊断

因为维生素E过量是罕见的，故应评估出血的其他原因。

病程和预后

如果及早发现和治疗，预后良好。

检查

可以测量血浆中α-生育酚的浓度。

治疗

维生素E的每日推荐摄入量是4～15mg，具体取决于年龄。维生素E过多症的治疗方法是停止过量服用。

维生素K

缺乏

定义和术语

维生素K是一种脂溶性维生素，是合成凝血因子Ⅱ、Ⅶ、Ⅸ和Ⅹ及蛋白质C和S过程中必需的辅助因子。

> **同义名**
> • 维生素K：植物二酮

概述

膳食中维生素K的摄入量占人体每日摄入量的50%，而胃肠道细菌合成的维生素K占另外的50%。膳食中绿叶蔬菜、抱子甘蓝、扁豆、大豆和牛肝都含有维生素K(叶甲醌)，并在小肠中被主动吸收。胃肠道菌群产生的维生素K(甲基萘醌)被小肠和结肠被动吸收。维生素K在谷氨酸残基对凝血因子Ⅱ、Ⅶ、Ⅸ和Ⅹ及蛋白质C和S的羧基化中起关键作用，维生素K缺乏会导致凝血功能受损和出血，即所谓的维生素K缺乏性出血(VKDB)。在新生儿期间，VKDB按发病年龄分为：早期(出生后24小时)，经典(出生后24小时至7日)和晚期(出生后2～12周)[50]。

流行病学

发病率和患病率

新生儿早期VKDB的发生率为6%～12%[51,52]。较早文献中新生儿经典VKDB的发生率为0.25%～1.5%[53]，最近报道为0～0.44%[54]。晚期VKDB在新生儿中仅为4.4～7.2/100 000[55]。

年龄

维生素K缺乏症在新生儿中更为常见，既有内源性缺陷也有外源性缺陷。

性别

维生素K缺乏无性别差异。

种族

维生素K缺乏无种族差异。

相关疾病

其他脂溶性维生素(维生素A，维生素D和维生素E)缺乏可发生在脂肪吸收不良的情况。

病理生理学

发病诱因

新生儿易发生维生素K缺乏症，VKDB继发于胎盘转运能力差、胃肠道菌群缺乏以致无法产生维生素K、饮食摄入不足。婴儿早期VKDB发生在其母亲服用会干扰维生素K的代谢的药物时。经典VKDB与喂养延迟或不足有关。迟发型VKDB与专一母乳喂养而未补充相关维生素K预防有关，或与潜在的脂肪吸收不良疾病有关[50,56]。

维生素K缺乏症也可以在饮食摄入维生素K减少、吸收不良、肝疾病和各种给药的情况下观察到。限制饮食的个体，包括酗酒者、厌食者和老年人可能有维生素K缺乏的风险。维生素K吸收不良导致脂肪吸收受损可发生于腹腔疾病、胆管和胰腺疾病、α1抗胰蛋白酶缺乏症和囊性纤维化。长期的抗生素治疗可改变胃肠道菌群，减少维生素K合成。多种药物会干扰维生素K代谢，包括华法林(抑制维生素K环氧化物还原酶)、高浓度水杨酸盐、苯妥英钠、利福平、异烟肼、头孢菌素和考来烯胺[57]。

遗传学

有报告称，遗传性维生素K依赖性凝血因子缺陷继发于γ谷氨酰基羧化酶和维生素K环氧还原酶的突变[50]。

临床特征

病史

出血和易瘀伤是主要症状。患者可能会有牙龈出血、鼻出血和泌尿生殖系统的症状或消化道出血。

临床表现

早期VKDB的临床表现常很严重，常伴有头部(颅内)、胸内和腹腔内出血。经典的VKDB一般比较轻，并以脐、胃肠、皮肤还有鼻黏膜出血为特征。晚期VKDB病情严重，多数患者出现颅内出血，常导致持续性神经后遗症[58]。维生素 K 缺乏症在年龄较大的儿童和成人中可出现紫癜、瘀斑及胃肠道、泌尿生殖系统和腹膜后出血。

临床变异

新生儿维生素 K 缺乏：早期 VKDB，经典 VKDB，迟发 VKDB。

鉴别诊断

抗凝、肝病、血液系统恶性肿瘤和遗传性凝血功能障碍（即血友病、血管性血友病、Wiskott-Aldrich 综合征）可导致易出血体质。

并发症和共病

严重的颅内出血可导致长期的神经系统疾病损害。

病程和预后

如果及早发现病情和积极治疗，一般预后良好。

检查

维生素 K 缺乏导致凝血酶原延长及部分凝血酶活化时间延长。可以测量血清中的维生素 K 水平。维生素 K 缺乏症诱导的蛋白质（PIVKA），包括脱-γ-羧基凝血酶原，可以作为维生素 K 缺乏敏感的标记物[59]。然而，有报告 PIVKA 在肝细胞癌和肺癌中升高[60,61]。

治疗

依据不同年龄和性别，推荐每日摄入的维生素 K 是 2～120μg。新生儿出生时应常规接受预防性肌内注射 0.5～1.0mg 维生素 K。正在评估口服维生素 K 作为一种备选办法；然而，目前还没有关于最佳口服方案的共识[62]。

维生素 K 缺乏症可用肌内或肠外维生素 K 治疗。儿童服用 2mg 维生素 K，成人服用 5～10mg。急性出血用新鲜冷冻血浆治疗，目的是纠正凝血因子的缺失。

维生素 B_1

缺乏

定义和术语

维生素 B_1（硫胺素）是一种水溶性维生素，是碳水化合物、脂类和支链氨基酸代谢及合成烟酰胺腺嘌呤二核苷酸磷酸（NADPH）所必需的辅酶。

同义名

- 维生素 B_1：硫胺素，安诺林
- 维生素 B_1 缺乏：脚气病

概述

硫胺素是通过饮食来源获得的，如全谷物、小麦、豌豆、豆类、土豆和鱼。烹饪和食品加工，包括抛光大米，大量降低了硫胺素含量。小肠的空肠部能大量吸收硫胺素。硫胺素的活性磷酸化形式为焦磷酸硫胺（TPP）。TPP 作为 α-酮戊二酸脱氢酶和丙酮酸脱氢酶的一个辅酶，参与碳水化合物和脂类的氧化脱羧作用。其在戊糖磷酸途径中还具有转酮酶辅酶的功能，生成 NADPH[63]。缺乏硫胺素导致脚气病，在神经、心血管和胃肠道也具有各种表现。硫胺素过量是极其罕见的，本节将不讨论。大多数情况下静脉注射硫胺素治疗酒精中毒导致的硫胺素缺乏症，常伴有全身性瘙痒和类过敏反应[64]。

流行病学

发病率和患病率

硫胺素缺乏症在发达国家很少见。

年龄

硫胺素缺乏症可影响所有年龄组。

性别

硫胺素缺乏症无性别差异。

种族

缺乏硫胺素无种族差异。

病理生理学

发病诱因

硫胺素缺乏症表现在营养不良和饮食摄入不足、肠外营养补充不足、胃肠道吸收不良、代谢需求增加的情况下。有酗酒史的人、艾滋病、恶性肿瘤、甲状腺功能亢进、全身感染或严重疾病易导致硫胺素缺乏症[63]。伴硫胺素缺乏症的母亲母乳喂养的婴儿也有硫胺素缺乏的风险。

临床特征

病史

硫胺素缺乏的早期症状有疲劳、易怒、冷漠、不安、恶心和呕吐。

临床表现

湿性脚气病有显著的心血管疾病表现，包括心脏增大、心肌病、充血性心力衰竭、肺动脉高压[65]、心动过速、呼吸困难、发绀和外周水肿。可伴红舌。

干性脚气病有明显的神经系统表现，包括周围神经病变和 Wernicke 脑病。（如眼肌麻痹、共济失调、眼球震颤）。

失语症继发于喉神经麻痹，是婴儿脚气病的一个特征。可有心脏病[66]。2003 年，以色列报道了一系列因服用缺乏硫胺素的婴儿食品而发生的婴儿硫胺素缺乏症死亡事件。早期症状包括易怒、嗜睡、呕吐、

第5部分

腹泻和发育迟缓。伴神经系统疾病，包括上跳性眼震和眼肌麻痹[67]。

临床亚型

- 湿性脚气病。
- 干性脚气病。

鉴别诊断

舌炎可在其他维生素B缺乏中观察到，包括核黄素缺乏症、烟酸缺乏症、吡哆嗪缺乏症、叶酸缺乏、钴胺素缺乏。然而，脚气病缺乏皮肤特征性症状。

并发症和共病

晚期硫胺素缺乏可导致Korsakoff综合征，以顺行性遗忘和逆行性遗忘为特征。

病程和预后

脚气病可能是致命的，但如果发现病情早，一般治疗效果良好，预后良好。而显著的神经系统疾病进展可能是不可逆转的。

检查

焦磷酸硫胺升高（<15%为正常）可以确诊硫胺素缺乏症。这是通过测量焦磷酸硫胺刺激前后的红细胞硫胺转酮酶来计算的[68]。也可检测到低血硫胺水平。

治疗

硫胺素的每日需求量是每摄入1000kcal需要0.5mg，摄入低热量食物的患者应该保持至少1mg/d[69]。脚气病常通过静脉或肌内注射硫胺素治疗，50～100mg/d，7～14日，直到情况解决。

维生素 B_2

缺乏

定义和术语

维生素 B_2（核黄素）是一种水溶性的维生素B复合物，是细胞氧化还原反应和维生素 B_6 的代谢中必不可少的辅酶因子。

> **同义名**
> - 维生素 B_2：核黄素
> - 维生素 B_2 缺乏：眼-生殖器综合征

概述

核黄素以两种生物活性形式存在—黄素单核苷酸（FMN）和黄素-腺嘌呤二核苷酸（FAD）。这些辅酶类，以及少量游离核黄素，是在牛奶、乳制品、肉类、高脂肪鱼类、蛋类、绿叶蔬菜，全谷物和营养丰富的面包中发现的。饮食摄入的FMN和FAD均水解为核黄素，然后在近端小肠被主动吸收[70]。核黄素缺乏可导致各种皮肤、黏膜和眼部病症，所以叫眼-生殖器综合征。

流行病学

发病率和患病率

核黄素缺乏有地域性，多为饮食中严重依赖未加营养的谷物或缺乏乳制品、肉类的人群。

年龄

核黄素缺乏症可发生在任何年龄，可能不同程度累及学龄儿童、青少年及老年人。

性别

核黄素缺乏无性别差异。

种族

核黄素缺乏无种族差异。

相关疾病

研究表明，核黄素缺乏可能与血浆同型半胱氨酸水平升高、铁处理受损和贫血、心血管疾病、夜盲症、发育性疾病异常、周围神经病变和癌症有关[70]。

病理生理学

发病诱因

核黄素缺乏可能是饮食摄取减少、吸收不良及光疗的结果。青少年、老年人、酗酒者和饮食障碍者都有营养摄入不足的风险。核黄素缺乏的母亲母乳喂养的婴儿及断奶没有食用奶产品的婴儿也有风险。核黄素吸收受损、减肥手术和各种应用有关药物，包括氯丙嗪或其他三环类药物[71,72]。硼酸盐与核黄素复合物，增加尿排出量及抑制核黄素依赖性酶[73]。在蛋白质-能量营养不良的背景下，核黄素缺乏可能因肾损失增加而恶化。最后，光疗对新生儿高胆红素血症引起核黄素的光分解[74]。

临床特征

病史

急性核黄素缺乏通常发生在急性硼酸盐摄入之后。慢性核黄素缺乏在核黄素饮食不足3～5个月后开始出现。慢性核黄素缺乏患者可能会出现畏光和结膜炎。

临床表现

急性核黄素缺乏表现为深红色斑，表皮坏死松解症和黏膜炎。其严重性取决于缺乏的程度[75]。

慢性核黄素缺乏的临床表现包括口角炎、唇炎、舌炎、鼻皮脂异常和脂溢性皮炎等皮炎类暴发。口角炎最初表现为嘴角有小丘疹，随后向侧面延伸、浸渍、裂隙和出血。舌炎的特征是早期有明显的舌乳头，随着时间的推移逐渐过渡到光滑的洋红舌。核黄素缺乏性皮炎通常涉及鼻唇沟、鼻翼、鼻梁、前额、面颊、耳郭后的地区。它在创伤和擦伤的区域更为严重，因此在婴儿的腹股沟皱褶和会阴及进行大量体力活动的人群中尤为突出[75]。

鉴别诊断

其他复合维生素 B 缺乏可能导致口腔炎、唇炎、舌炎和脂溢性皮炎样疹，包括吡哆醇缺乏。

病程和预后

对核黄素补充有显著反应，核黄素缺乏症预后良好。

检查

可通过测定红细胞谷胱甘肽还原酶活性来确诊。补充核黄素的试验也有效。

治疗

视年龄和性别情况而定，核黄素的推荐每日摄入量为 0.3～1.6mg。治疗方法是婴儿和儿童每日补充 1～2mg 核黄素，成人每日 10～20mg。

维生素 B_3

缺乏

定义和术语

维生素 B_3（烟酸）是一种水溶性维生素 B 复合物及烟酰胺腺嘌呤二核苷酸（NAD）和 NADP 这两种辅酶的重要组成部分，在许多合成和分解反应中作为氢的供体和受体。

> 同义名
> - 维生素 B_3：烟酸、烟酸碱
> - 维生素 B_3 缺乏症：糙皮病、驼背病

概述

体内的烟酸一半来自饮食，另一半是由色氨酸内源合成的。烟酸以 NAD 和 NADP 的形式存在于肉类、鱼类、坚果、蛋类、奶制品、土豆和强化谷物中。玉米和其中含有的烟酸紧密结合，从而防止肠道吸收，除非烟酸通过碱性水解（即石灰水）释放。高粱也含有可用的烟酸，但还有高水平的亮氨酸，它可以抑制色氨酸转化为烟酸。NAD 和 NADP 在肠道腔内水解为烟酰胺。肠道细菌将烟酰胺转化为烟酸。烟酰胺和烟酸吸收和运输到肝、肾和肠道，在此转化回到 NAD 和 NADP，用于氧化和还原反应。缺乏烟酸会导致糙皮，经典的 4 个特征：①皮炎；②腹泻；③痴呆；④死亡[76]。Hartnup 病是一种罕见的代谢紊乱，可伴有烟酸缺乏和糙皮样表现。下面的讨论将主要集中于获得性烟酸缺乏。

流行病学

发病率和患病率

烟酸缺乏是高谷物（未加工）、低肉饮食及以玉米为主食的地区的地方病，包括南非、印度和中国。糙皮病在发达国家很少见[77]。

年龄

烟酸缺乏可在任何年龄表现出来。

性别

烟酸缺乏无性别差异。

种族

烟酸缺乏无种族差异。

相关疾病

烟酸缺乏可能与类癌综合征有关，类癌肿瘤将色氨酸过度转化为血清素，导致色氨酸储存物耗竭，烟酸合成不足[78,79]。

病理生理学

发病诱因

饮食摄入减少、烟酸或色氨酸吸收不良、色氨酸向烟酸的转化障碍，易使个体产生烟酸缺乏。酗酒者、饮食障碍者、被假定食物过敏的人有摄取不足的风险。吸收不良也可发生于炎症性肠病、胃肠造口、胃大部切除术、空肠及胃溃疡、心脏搭桥手术。Hartnup 病导致色氨酸的吸收不良，色氨酸是合成烟酸的必要前体。药物包括异烟肼[80]、氟尿嘧啶[81]和巯基嘌呤，可干扰色氨酸转化为烟酸。其他的药物也可导致糙皮病的相似症状，包括抗惊厥药[82,83]、抗抑郁药、磺胺类药物、硫唑嘌呤[84]和氯霉素。类癌综合征还通过将 60% 的色氨酸转化为 5-羟色胺，阻止色氨酸向烟酸的适当转化（通常只有 1%）。

遗传学

Hartnup 病是一种罕见的常染色体隐性遗传病，由于一个中性氨基酸转运系统有缺陷，导致色氨酸吸收不良，从而产生烟酸缺乏。它是由 *SLC6A19* 基因突变引起的，其在小肠和肾中表达中性氨基酸转运体。Hartnup 病表现为小脑共济失调、精神症状、氨基酸尿和糙皮病[85]（图 63.7）。

临床特征

病史

皮炎、腹泻和痴呆是典型糙皮病的表现。在较早疾病的过程中可能出现胃肠道症状，包括腹痛、厌食症、恶心、呕吐和腹泻。神经系统症状，如头痛、焦虑、易怒、疲劳、失眠、冷漠、抑郁而记忆受损，最终会发展成精神病和痴呆[86]。

临床表现

初期，糙皮病的皮炎为间歇性发作，日光照射后

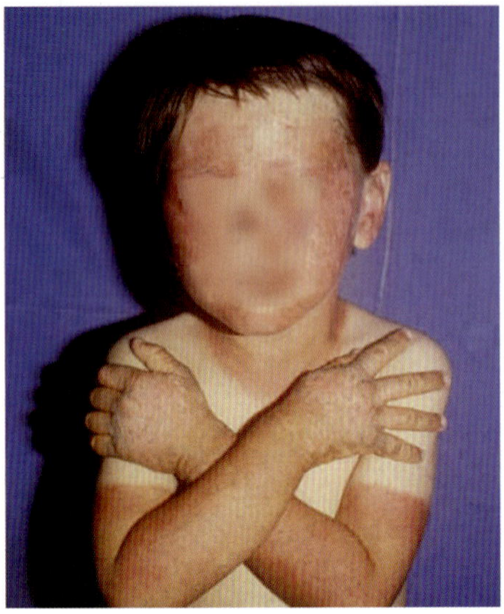

图 63.7 Hartnup 疾病

（Irvine 等，2011[137]。复制得到 John Wiley & Sons Ltd 的许可）

光分布区域出现疼痛或瘙痒性红斑和水肿。病情严重发展时可能有水疱。随着时间的推移，皮疹会变为固定的，有明显的边缘锐利、色素沉着和角化的斑块。最常见的是双手背侧受影响(图 63.8)。面部呈蝴蝶状对称分布。颈部和胸上部受累，常被称为凯萨项链。糙皮病也可表现为口角炎、唇炎、舌炎或直肠周围溃疡。可观察到对半两色甲[87]。

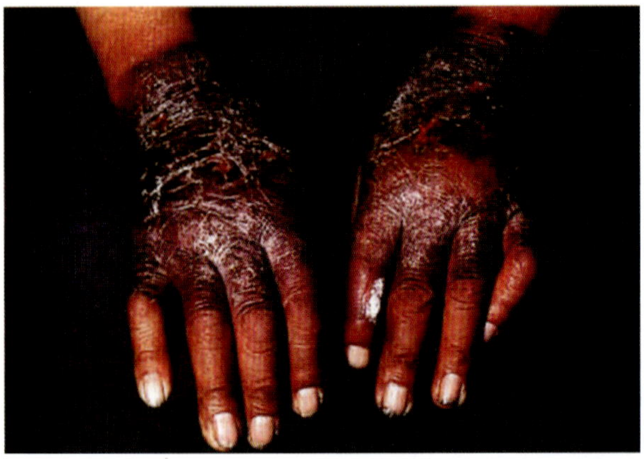

图 63.8 糙皮病

（来源于 Irvine 等，2011[137]。John Wiley & Sons Ltd. 允许转载）

鉴别诊断

吡哆嗪不足可表现为糙皮样皮炎。应排除其他光敏性皮肤病，包括卟啉病，多形性日光疹、慢性光化性皮炎、光感性药疹和皮肤狼疮。

并发症和共病

患者可能有严重的神经失代偿，最终麻木和昏迷。

病程和预后

糙皮病是进行性的，未经治疗可能致命。可能在 4～5 年发生死亡。

检查

糙皮病的重点主要是临床诊断。烟酸尿代谢产物减少，如 N-甲基烟酰胺和 2-吡啶酮，可以有助于确诊。

治疗

视年龄和性别情况而定，推荐烟酸每日摄入量为 13～20mg。治疗选用烟酰胺或烟碱酸 500mg/d 服药数周。烟酰胺是首选，因为烟碱酸会引起头痛和脸红。神经精神症状在治疗的最初 24～48 小时得到改善，而皮肤疾病可能需要数周才能缓解[76]。

维生素 B_6

缺乏

定义和术语

维生素 B_6(吡哆醇)是一种水溶性维生素 B 复合物，是各种代谢过程中必需的辅酶，包括色氨酸转化烟酸、脂肪酸代谢、糖异生、氨基酸的脱羧和转氨作用、前列腺素和神经递质合成。

> **同义名**
> - 维生素 B_6：吡哆嗪、吡哆胺、吡哆醛

概述

吡哆嗪、吡哆胺和吡哆醛代表三种维生素 B_6。它们可以在多种食物中获得，包括肉类、蔬菜、坚果和全谷物。在去磷酸化后，这些分子在空肠和回肠中被主动和被动地吸收，然后运输到肝，再磷酸化成活性形式。维生素 B_6 缺乏并不常见，但可导致皮肤、神经和血液学表现。维生素 B_6 缺乏的特征可能与烟酸缺乏的特征重叠。

流行病学

发病率和患病率

维生素 B_6 缺乏的发生率尚不清楚。

年龄

维生素 B_6 缺乏症可影响所有年龄组，老年人则有更高的风险。

性别

维生素 B_6 缺乏无性别差异。

种族

维生素 B_6 缺乏无种族差异。

相关疾病

维生素 B_6 缺乏可能与烟酸缺乏有关。

病理生理学

发病诱因

导致维生素 B_6 缺乏的因素包括饮食摄取减少、吸收不良及药物治疗。酗酒者尤其容易饮食摄入不良。克罗恩病和腹腔疾病者易患吸收不良[88]。某些药物会与维生素 B_6 结合，从而增加维生素 B_6 的排泄或降低其活性，包括异烟肼、肼苯达嗪、青霉胺和口服避孕药[89]。也有报道称，在血液透析患者中存在维生素 B_6 缺乏[90]。

临床特征

病史

患者可能会出现厌食症、恶心和呕吐。也可能出现突出的神经精神症状，如神志不清、嗜睡、虚弱、抑郁症、感觉异常和周围神经病变。

临床表现

患者的典型皮炎表现，包括面部、头皮、颈部、肩部、臀部和会阴的脂溢性皮炎样皮炎。也可观察到角质性口炎、舌炎和唇炎。与烟酸缺乏和糙皮样皮炎有明显的重叠。据报道，有一种类似糙皮的皮炎[91]。患者还可出现小细胞低色素性贫血。

鉴别诊断

烟酸缺乏症和吡哆嗪缺乏症均表现为类似的神经精神和皮肤症状。

并发症和共病

吡啶醇缺乏症与难治性癫痫发作有关[92]。

病程和预后

预后一般良好。补充吡哆醇时要谨慎，由于吡哆嗪具有毒性，可导致神经病和共济失调。

检查

血浆中低吡哆醛-5-磷酸盐指示维生素 B_6 缺乏。色氨酸负荷试验或测定红细胞转氨酶活性等间接试验可能是有用的[93]。

治疗

推荐维生素 B_6 的每日摄入量为 0.1～2 mg，具体剂量取决于年龄和性别。

维生素 B_6 缺乏症的治疗包括停止任何刺激药物和每日补充吡哆嗪 100mg。黏膜病变在数日内消失，皮肤和血液表现在数周内改善，神经后遗症在数月后改善。

维生素 B_9

缺乏

定义和术语

维生素 B_9(叶酸)是一种水溶性复合维生素 B，是一种重要的氨基酸、嘌呤和嘧啶代谢的辅酶。

> **同义名**
> - 维生素 B_9：叶酸

概述

大多数食物中都含有叶酸，特别是绿叶蔬菜、干豆、肝和谷物。四氢叶酸是一种具有生物活性的叶酸辅酶形式。叶酸缺乏表现为血液和黏膜疾病。

流行病学

发病率和患病率

在美国，来自国家健康和营养检查调查(NHANES)数据显示，低血清叶酸的患病率由 1988－1994 年的 18.4%下降至 2001－2002 年的 0.2%[94]。

年龄

叶酸缺乏症可出现在所有年龄组。

性别

由于孕妇在怀孕期间需要更多的叶酸，因此患叶酸缺乏症的风险更高。

种族

叶酸缺乏无种族差异。

相关疾病

研究表明，叶酸缺乏和同型半胱氨酸水平升高、心血管疾病、神经精神疾病和某些癌症有关[95]。

病理生理学

发病诱因

在儿科人群中，叶酸摄入量不足可能发生在煮时间过长的牛奶或只喂山羊奶的情况下[96]。酗酒者有摄取不足的风险。已有报道，因腹腔疾病、慢性腹泻及胃切除术导致的吸收不良。抗叶酸药物，如甲氨蝶呤、甲氧苄啶、乙胺嘧啶和口服避孕药可引起叶酸缺乏。某些抗癫痫药物，包括苯巴比妥、苯妥英钠和卡马西平可诱导肝微粒体酶，从而减少叶酸的储存[97,98]。

临床特征

病史

患者可有厌食症、恶心、呕吐、腹部疼痛和腹泻。可能会出现舌痛或吞咽疼痛。

临床表现

叶酸缺乏的主要特征是其血液学表现，包括巨幼红细胞贫血和多分叶核中性粒细胞。也可有嗜中性白细胞减少症和血小板减少症。

皮肤黏膜表现包括特应性舌炎伴丝状乳头（Hunter's 舌炎）、口角唇炎、黏膜溃疡、会阴脂溢性皮炎、局限性或弥散性毛发脱落及皮肤黏膜色素沉着。色素沉着常见于手掌皱褶和弯曲区，也会影响口腔黏膜[99,100]。

鉴别诊断

维生素 B_{12} 缺乏症类似于叶酸缺乏症。跟维生素 B_{12} 缺乏不同的是，叶酸缺乏症缺乏神经特征。

并发症和共病

育龄妇女叶酸缺乏可能导致胎儿神经管缺陷。

病程和预后

补充叶酸是治疗叶酸缺乏的典型方法。

检查

诊断是通过测量血清和红细胞叶酸水平[101]。发现伴有多分叶核中性粒细胞的巨幼红细胞贫血也有助于诊断。

治疗

根据年龄，推荐叶酸每日摄入量是 65～600 μg/d。

治疗包括解除任何潜在的叶酸缺乏的原因，并每日补充 1～5mg 叶酸。在开始治疗前，应排除并发维生素 B_{12} 缺乏症，叶酸治疗可缓解维生素 B_{12} 缺乏症的血液学表现，但神经系统症状不能缓解。

维生素 B_{12}

缺乏

定义和术语

维生素 B_{12}（钴胺素）是一种水溶性维生素 B 复合物，是参与 DNA、蛋白质、脂质和碳水化合物代谢的关键辅酶。

> **同义名**
> - 维生素 B_{12}：钴胺素
> - 维生素 B_{12} 缺乏：恶性贫血

概述

维生素 B_{12} 可通过饮食来源获得，如鸡蛋、牛奶、牛肉、肝和肉类。在摄入时，胃酸将维生素 B_{12} 从食物蛋白质中分离出来。维生素 B_{12} 与十二指肠固有因子结合后，被回肠末端主动吸收。1%～5%的维生素 B_{12} 通过被动扩散被吸收。在肠细胞中，维生素 B_{12} 从固有因子中分离出来，与转钴胺素Ⅱ结合，并被释放到门静脉循环中，以便运输到其他组织。钴胺素的两种生物活性形式是甲基钴胺和 5'-腺苷钴胺。甲基钴胺是甲基转移酶的辅助酶，甲基转移酶将同型半胱氨酸甲基化为蛋氨酸，而 5'-腺苷钴胺催化甲基丙二酰辅酶（CoA）变位酶将甲基丙二酸转化为琥珀酰辅酶 A[102]。维生素 B_{12} 缺乏会引起类似于叶酸缺乏症的临床症状，具有黏膜和血液学特征表现。维生素 B_{12} 缺乏症的显著特征是其神经学症状。由于人体能够储存大量维生素 B_{12}，后天缺乏的症状可能需要 3～6 年的时间来形成。维生素 B_{12} 缺乏症可能与先天和后天的恶性贫血有关。

流行病学

发病率和患病率

据估计，在美国 50 岁以上的成年人中，3.2%的人血清维生素 B_{12} 水平低于 200 pg/ml[103]。获得性恶性贫血的患病率为 50～4000/100 000[104]。

年龄

获得性维生素 B_{12} 缺乏症可在所有年龄段观察到。成人恶性贫血的发病通常发生在 40—70 岁的中老年人。

性别

维生素 B_{12} 缺乏无性别差异。

种族

获得性恶性贫血在欧洲和非洲血统人群中更为常见。

相关疾病

获得性恶性贫血是一种自身免疫性胃炎，其特点是胃壁细胞的破坏和内因子的丧失。胃内因子缺失阻碍维生素 B_{12} 的充分吸收[105]。自身免疫性胃炎也可引起铁吸收不良和临床缺铁。

病理生理学

发病诱因

维生素 B_{12} 缺乏是由于摄入不足、吸收不良和天生的运输和代谢错误造成的。其风险人群包括老年人、纯素食者及其母乳喂养的婴儿，以及精神病患者。维生素 B_{12} 吸收不良可继发于胃酸生成减少（慢性质子泵抑制剂和 H_2 组胺阻滞剂）[106]、内因子减少（恶性贫血、萎缩性胃炎、胃切除术后）和细菌过度生长。其他吸收受损的状态包括炎症性肠病、腹腔疾病、Whipple 病和 Zollinger-Ellison 综合征[107]。

遗传学

由于胃固有因子基因的突变导致的一种罕见的维生素 B_{12} 吸收障碍，称为先天性恶性贫血或先天性固有因子缺乏症。

临床特征

病史

患者可能出现疲劳、虚弱和舌痛。

临床表现

与叶酸缺乏症相似，维生素 B_{12} 缺乏症的特点是血液学表现，包括巨幼红细胞贫血和嗜中性粒细胞增高，以及皮肤黏膜表现，如 Hunter 舌炎、口角唇炎、局限性或弥散性毛发脱落和皮肤色素沉着（指面部、指甲、手掌折痕和弯曲表面）[108-112]（图 63.9）。维生素 B_{12} 缺乏症与叶酸缺乏症的区别在于神经系统症状的发展。患者通常表现为脊髓背侧亚急性联合变性，导致全身无力、感觉异常、共济失调、振动和本体感觉对称丧失。如果不及时治疗，患者会出现痉挛、截瘫和尿失禁。其他症状包括嗜睡、易怒、冷漠、记忆丧失、痴呆和精神病。

鉴别诊断

叶酸缺乏包括类似的黏膜和血液特性。

并发症和共病

晚期神经系统疾病可能进展，以致可能对维生素替代疗法没有反应。

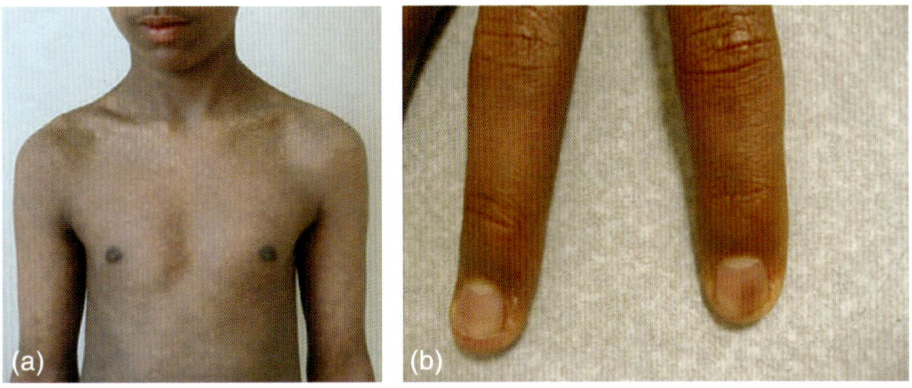

图 63.9 (a)全身性色素沉着；(b)纵向指甲上色素过多的条纹
（摘自 Diamantino et al. 2012[138]。经 John Wiley & Sons Ltd. 的允许转载）

病程和预后

早期诊断和治疗预后良好。对于获得性恶性贫血患者，应监测患者是否可能发生胃癌。

检查

通过检测血清钴胺水平低于 200 pg/ml 来确诊。血清钴胺水平 200～300 pg/ml 处于低水平。巨幼红细胞贫血和多分叶核中性粒细胞增多也可见。Schilling 试验、抗内源性因子和壁细胞的血清学抗体及胃黏膜活检提供了额外的信息，以确保获得性恶性贫血的诊断。

治疗

根据年龄，维生素 B_{12} 的每日推荐摄入量是 0.4～2.8μg。维生素 B_{12} 可以口服或非肠道给药。如果非经肠给药，建议患者接受 8～10mg 的负荷剂量，每日到每周间隔 1 次，每次 1mg，之后每个月注射 1mg。每日口服 1～2mg 有效[104]。

维生素 C

缺乏

定义和术语

维生素 C 是一种水溶性维生素和抗氧化剂和胶原蛋白生物合成、肉碱和儿茶酚胺代谢及膳食铁吸收的重要辅助因子。

> **同义名**
> - 维生素 C：抗坏血酸
> - 维生素 C 缺乏：坏血病

概述

人体无法合成维生素 C。因此，维生素 C 是通过饮食摄入的水果和蔬菜获得的。柑橘类水果、浆果、西红柿、土豆和绿叶蔬菜是维生素 C 的极佳来源。虽然大多数维生素 C 在小肠中被完全吸收，但随着腔内浓度的增加，维生素 C 的吸收百分比降低[113]。维生素 C 是胶原蛋白上脯氨酸残基的羟基化所必需的，因此它是成熟胶原蛋白形成三重螺旋的必要条件。缺乏稳定的三重螺旋结构会损害皮肤、黏膜、血管和骨骼的完整性。因此，缺乏维生素 C 会导致坏血病，包括出血、角化过度和血液异常。

流行病学

发病率和患病率

根据 NHANES（2003-04）的研究，美国 6 岁以上儿童和成人维生素 C 缺乏症的总患病率为 7.1%[114]。

年龄

维生素C缺乏症在任何年龄都可能存在，尽管它在新生儿期并不常见。

性别

维生素C缺乏无性别差异。

种族

维生素C缺乏无种族差异。

相关疾病

维生素C缺乏可能与叶酸和铁缺乏有关。维生素C减少尿中叶酸的排泄，增加膳食铁的吸收。

病理生理学

发病诱因

维生素C缺乏通常发生在维生素C摄入量减少或需要量增加或损耗的情况下。老年人、酗酒者、食品添加剂、厌食症患者、癌症患者、假定对食品过敏的个体及接受未经补充的肠外营养或因炎症性肠病、胃肠反流或Whipple病继发的限制性饮食的患者，都有维生素C摄入量不足的风险[113]。吸烟及服用阿司匹林、吲哚美辛、口服避孕药、四环素和皮质类固醇等多种药物，对维生素C需求的增加。肾衰竭患者易因透析过程中滤过水溶性维生素C而发生坏血病[115]。已有报道称，坏血病为转移性肾细胞癌和接受肝移植患者中白细胞介素-2治疗的并发症[116,117]。

临床特征

病史

坏血病在维生素C缺乏饮食1～3个月后开始发病[118]。患者可能会出现昏睡、疲劳、不适、情绪不稳、关节痛、体重减轻、厌食症和腹泻。也可能出现容易出血、瘀伤和伤口愈合不良。

临床表现

坏血病的皮肤表现包括皮炎、毛囊周围出血和紫癜、下肢水肿和碎片性出血[113]。皮炎或毛周角化，最初出现在手臂后外侧。随后扩展到臀部、大腿后部、小腿和背部。螺旋状发是由于二硫键破坏角蛋白交联而断裂和卷曲的毛发。随着时间的推移，会出现明显的血管充血，尤其是在下肢，导致滤泡周围出血和水肿（图63.10）。紫癜有时可触及，类似皮肤血管炎[119]。血管壁的脆弱也会导致甲床破裂出血。

口腔疾病在存在牙列不良的患者中尤为突出。牙龈起初是红色、肿胀和有光泽的，后变成紫色、坏死和易出血的，患者可能发展为出血性齿龈炎[113]。此外，发育不良的软牙易受感染。

肌肉骨骼疾病常见于儿童。出血可发生在肌肉内、关节内或骨膜下，导致疼痛和假性瘫痪。体格检查发现长骨弯曲、胸骨凹陷、髋关节肿胀。影像学表现包括横向干骺端放射带（坏血病线或Trummerfeld区），钙化区变宽（Frankel白线），骨骺周围密度增加环（Wimberger环）和伴有边缘骨折的干骺端刺（Pelkan刺）[120,121]。

结膜出血、眼内出血、颅内出血和胃肠道出血均有报道。

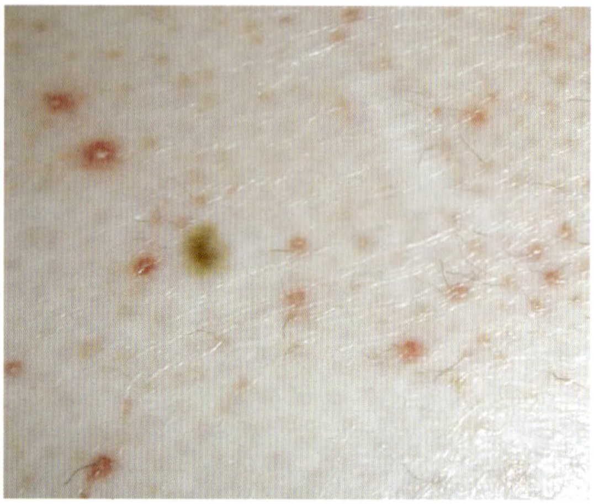

图63.10 坏血病-注意锥状毛发和滤泡周围紫癜

鉴别诊断

外伤、药物治疗、血液学异常、胶原血管疾病和感染可引起大的瘀斑，可能与坏血病混淆[122]（图63.11）。

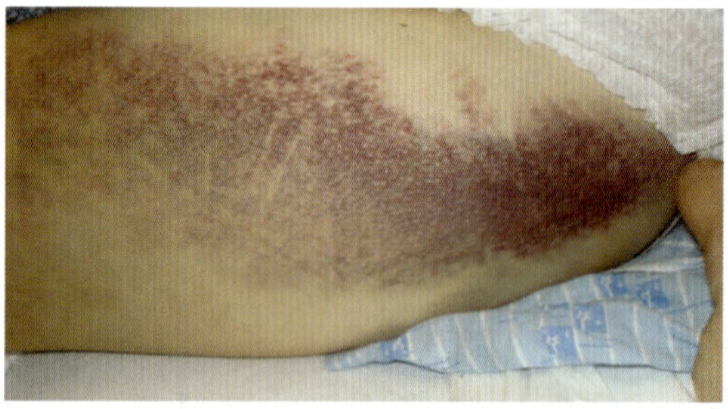

图63.11 坏血病-注意轻微创伤引起的大面积瘀斑

并发症和共病

坏血病的主要并发症是不同的组织部位出血，这可能导致永久性的功能缺损。

病程和预后

如果诊断和治疗适当，坏血病通常具有良好的预后。

检查

坏血病在很大程度上是一种临床诊断。血清抗坏血酸水平是可以测量（$<11\mu mol/L$），但这通常反映出最近的饮食摄入量。白细胞抗坏血酸水平的测

定往往更准确,但目前还不能广泛应用。

正常色素正常红细胞性贫血是由失血、叶酸缺乏和铁缺乏引起的。

治疗

根据年龄和性别,维生素 C 的每日推荐摄入量为 40～120mg。

坏血病每天用 100～300mg 的抗坏血酸治疗,直到症状缓解。临床改善发生在 1～2 周后,包括消除疲劳,关节肿胀和瘀斑,牙龈愈合。完全康复通常发生在 3 个月内[113]。

生物素

缺乏

定义和术语

生物素是参与脂肪酸合成和脂质形成(乙酰辅酶 A 羧化酶)、糖异生(丙酮酸羧化酶)和氨基酸分解代谢(丙酰辅酶 A 羧化酶和 3-甲基巴豆酰辅酶 A 羧化酶)四种羧化酶的重要共同因子。

> **同义名**
> - 生物素:维生素 B_7
> - 生物素缺乏症:多源性羧化酶缺乏,全羧化酶合成酶缺乏,生物素酶缺乏

概述

生物素由肠道细菌合成,并通过膳食来源获得。因此,缺乏状态并不常见。好的生物素来源包括鸡蛋、牛奶、大豆、动物肝脏、蘑菇、花生、榛子和核桃。胰生物素酶是一种从食物蛋白中释放生物素的酶。生物素通过肠道上皮细胞扩散,与血浆蛋白结合,并通过全羧化酶合成酶与各种羧化酶复合物进入肝。内源性生物素被生物素酶循环利用。生物素缺乏可以后天获得或遗传。遗传性多发性羧化酶缺乏症的两种形式是全羧化酶合成酶缺乏症(新生儿,发病早)和生物素酶缺乏症(婴儿,发病晚)。

流行病学

发病率和患病率

严重和部分生物素酶缺乏症的合并发生率为 6089 例中安全出生婴儿有 1 例[123]。羧化全酶合成酶缺乏症极为罕见。

年龄

获得性生物素缺乏可影响所有年龄层。羧化全酶合成酶缺乏症出现在出生后 6 周。生物素酶缺乏症出现在婴儿期或幼儿期,通常在 3 个月后。

种族

生物素缺乏无种族差异。

病理生理学

发病诱因

获得性生物素缺乏通常与摄入过量的生蛋清有关[124,125]。亲和素是一种存在于蛋清中的糖蛋白,能与游离生物素结合并阻止其吸收。当鸡蛋煮熟时,这种结合就会被打破,生物素就会自由地被吸收。在未补充肠外营养[126,127]、未补充婴儿配方奶粉[128]、延长抗生素疗程和长期抗惊厥药物(如丙戊酸钠、卡马西平、苯妥英钠)的应用情况下,也可出现生物素缺乏。抗惊厥药可增加生物素分解代谢,扰乱肝功能,易导致生物素缺乏[129-131]。

遗传学

羧化全酶合成酶缺乏症和生物素酶缺乏症都是导致生物素代谢改变的常染色体继发性疾病。

临床特征

病史

获得性生物素缺乏的症状在开始富含生蛋白的饮食后 3～6 个月出现。

临床表现

获得性生物素缺乏的皮肤特征类似于肠病性肢端皮炎和必需脂肪酸缺乏。其通常在眼、鼻、口周和肛门周围出现红斑、鳞屑。也可出现脱发、舌炎和结膜炎。患者可能会出现嗜睡、感觉异常、肌痛、恶心、厌食和低张力等症状。

羧化全酶合成酶缺乏症的特点是多种代谢紊乱,包括代谢性酸中毒(乳酸酸中毒,酮症酸中毒),高氨血症和有机酸尿。新生儿经常有低张力、共济失调、癫痫发作、嗜睡和发育迟缓。有报道称,受累的患者表现为胶体膜和之后的鱼鳞病[132]。典型的患者临床表现为脂溢、腔口周围和擦烂的部位皮炎,伴或不伴脱发。

同样,生物素酶缺乏症可能与代谢性酸中毒、有机酸尿、共济失调、低张力、癫痫发作、发育迟缓、腔口周围皮炎和脱发有关。患者还可能发生角膜结膜炎、视神经萎缩和感音神经性听力丧失。虽然通过生物素替代治疗有望矫正代谢性脑病[133],但听力损失是不可逆转的[134]。有报道称,存在免疫缺陷者[135]。

鉴别诊断

生物素缺乏、锌缺乏和必需脂肪酸缺乏都有类似的皮肤表现。

并发症和共病

患有多种羧化酶缺乏症的患者可能会出现永久

性的神经发育障碍。

病程和预后

早期诊断和治疗，预后一般良好。

病态将取决于治疗延迟的程度和代谢压力的程度。未经治疗的羧化全酶缺乏症的死亡率接近 100%。

检查

血清生物素水平降低可确诊。

如果怀疑先天代谢异常，检查氨、血清氨基酸和尿液有机酸可能有帮助。尿液生物素代谢物，包括 3-羟基异戊酸、3-甲基丙烯酰甘氨酸、3-羟丙酸、甲基柠檬酸和乳酸可能升高[136]。血清、白细胞或培养的皮肤成纤维细胞中生物素酶活性的降低可表明生物素酶缺乏。美国许多州将多羧化酶缺乏症检测作为新生儿筛查的一部分。

治疗

根据年龄的不同，推荐的生物素每日摄入量为 5～35μg。

每日用 150μg 生物素治疗获得性生物素缺乏，直到症状消失。生物素酶缺乏症通常对每日 5～10mg 的生物素反应良好，而羧化全酶合成酶缺乏症则需要每日 10～40mg，而且经常需要更高的剂量。代谢和皮肤异常反应迅速；然而，听力损失和视力损害等神经系统缺陷可能是永久性的。

微量元素

铁

缺乏

定义

铁是多种代谢途径的重要因子，包括胶原合成、血红素合成和各种氧化还原反应，还可作为单胺氧化酶和琥珀酸脱氢酶的辅助因子。

概述

富含铁的食物包括红肉、蛋黄、绿叶蔬菜、干果、坚果、干豆和强化谷物产品。大部分铁的吸收发生在十二指肠和空肠，通过亚铁转运体二价金属离子转运体-1(DMT-1)。铁离子被铁还原酶沿肠道刷缘还原为亚铁形态，方便 DMT-1 运输。铁蛋白和血红蛋白的肠道吸收尚未研究清楚。除血液学异常外，缺铁还常表现为指甲、头发和黏膜的改变。

流行病学

发病率和患病率

在 1—4 岁的儿童中，14% 铁缺乏；3—5 岁儿童患病率下降至 4%[1]。月经期间的女性 9% 缺铁[1]。

年龄

婴儿是铁缺乏的高危人群。特别是婴儿从铁强化配方奶过渡到牛奶是有风险的，因为牛奶中的钙浓度较高，在胃肠道铁吸收与钙竞争。

性别

育龄妇女由于月经失血和怀孕期间缺铁的风险更大。缺铁性贫血是妊娠期贫血最常见的病因[2]。

种族

铁缺乏无种族差异。

相关的疾病

大约 17% 的囊性纤维化患儿缺铁[3]。

病理生理学

发病诱因

婴儿和育龄妇女缺铁的风险最大。在高钙浓度环境下，由于肠道吸收减少，婴儿从铁强化配方奶粉过渡到牛奶配方奶粉时尤其容易出现缺乏。月经和怀孕使妇女容易缺铁。慢性出血的疾病，如炎症性肠病或胃肠道恶性肿瘤，可能导致铁缺乏状态。接受胃旁路手术的患者可能出现铁缺乏，可能与膳食铁在胃肠道的吸收不良有关，术后随着时间的推移，铁缺乏的风险增加[4]。

致病微生物

幽门螺杆菌感染与儿童和青少年缺铁有关[5,6]。

临床特征

病史

婴儿在从铁强化配方奶过渡到牛奶的 3～6 个月出现铁缺乏。成年人经常感到疲劳。

临床表现

缺铁时指甲的变化是很典型的。中度缺乏时指甲变得脆弱，纵向成嵴状和易碎。随着缺铁的进展，指甲变薄变平，常呈匙状(匙状甲)。第 3 和第 4 指甲最易受影响。

黏膜改变包括舌乳头缺失或萎缩、舌痛、口疮和角膜炎。头发变得脆弱、干燥和无光泽，局部狭窄或分叉。但缺铁和脱发之间的联系仍然存在争议[7,8]。

临床亚型

Plummer-Vinson 综合征的特点是吞咽困难、缺铁性贫血和食管蹼，是一种癌前病变，与口腔和上呼吸道癌有关。

鉴别诊断

叶酸、核黄素、烟酸和维生素 B_{12} 的缺乏表现常常与缺铁类似。

并发症和共病

严重和慢性缺铁可导致心肌病和心力衰竭。贫血导致心肌病的机制尚不完全清楚，同时存在心肌细胞灌注不足和心输出量增加，被认为是为维持周围灌注而发挥作用。报道称，脑窦静脉血栓形成是另一个铁缺乏的并发症[9]。

病程和预后

补充铁对铁缺乏的皮肤黏膜和血液学表现有治疗作用。

检查

铁元素缺乏的患者会出现典型的小细胞贫血，低血红蛋白、低红细胞压积、低平均红细胞体积（MCV）和低平均红细胞血红蛋白浓度（MCHC）。进行外周血涂片，红细胞呈小细胞和低色素。低血清铁、低铁蛋白和高总铁结合能力（TIBC）可诊断为缺铁。

治疗

每日推荐铁摄入量取决于年龄和性别：7－12 个月婴儿 11 mg/d，1－13 岁儿童 7～11mg/d，月经青春期女性 14－18 岁开始 15mg/d，青春期男性 11mg/d，成年女性 18mg/d，成年男性 8mg/d。孕妇应增加铁摄入量至 27mg/d。

治疗缺铁的根本原因是至关重要的。在慢性出血的情况下，如果持续失血，补充铁可能不足以使铁水平恢复正常。建议肠内补充硫酸亚铁。在儿童中，治疗剂量为 1～6 mg/(kg · d)，视铁缺乏的严重程度而定；1～2mg/(kg · d) 日剂量可用于预防铁缺乏。成人铁缺乏的治疗是用 60～65mg，每日 2～4 次；预防为 60～65mg，每日 1 次。

锌

缺乏

定义和术语

锌是一种重要的微量元素，作用于 200 多种金属酶，在人体的许多生化过程中发挥重要作用。

> **同义名**
> - 肠病性肢端皮炎
> - 短暂新生儿缺锌

概述

锌是一种基本的微量元素，存在于大多数动物产品、豆类、全谷物和乳制品中。膳食中有 10%～30% 的锌在小肠中被细胞外锌特异性转运体（Zip4）吸收。缺锌可遗传（肢端皮炎）或后天获得。缺锌的典型三联征是腹泻、脱发、腔口及肢端皮炎。

发病率和患病率

全球约 17% 的人口面临膳食锌摄入量不足的风险。肠病性肢端皮炎的患病率为 1～9/1 000 000，全球儿童发病率为 5 人/500 000[11]。

年龄

肠病性肢端皮炎和短暂新生儿缺锌在婴儿期存在，而获得性缺锌可发生在任何年龄。

性别

缺锌无性别差异。

种族

锌缺乏无种族差异。

相关疾病

囊性纤维化是一种类似肠病性肢端皮炎样的皮疹[12]。

病理生理学

发病诱因

获得性缺锌比遗传性缺锌肠病性肢端皮炎更常见。导致膳食摄入量减少、吸收减少或消除作用增加的因素可导致缺锌。神经性厌食症、酗酒、素食主义和总肠外营养补充不足是饮食中锌摄入量减少的危险因素。谷物和豆类中的植酸盐与锌结合，抑制肠道吸收。因此，高谷物低肉类饮食，特别是在东南亚、撒哈拉以南非洲和中东农村地区，可能会导致缺锌。

炎症性肠病、腹腔疾病、短肠综合征、慢性腹泻和胃旁路手术等胃肠道疾病可破坏肠道锌的吸收。在酒精中毒、恶性肿瘤、烧伤、感染、妊娠和肾疾病中，可引起锌的消除增加。利尿药、青霉胺和丙戊酸盐等药物可降低血清锌水平。

早产儿是缺锌的高危人群。早产儿不仅有更高的代谢需求，而且由于母体的锌转移通常发生在妊娠的最后 10 周，因此早产儿体内的锌储备不足。此外，与足月婴儿相比，未成熟的肠道上皮吸收锌的能力较差，早产儿的尿、粪和皮肤锌损失更大。

母乳喂养的婴儿发生肢端皮炎肠病的时间晚于配方奶粉喂养的婴儿。这是由于人奶对锌的吸收优于牛奶的结果。造成这种差异的原因尚不清楚；然而，有一种假设认为，牛奶中与锌有关的高分子量蛋白质阻碍其吸收。一些母亲在乳腺中携带锌转运体的突变，从而减少了分泌到母乳中的锌量，使婴儿在母乳喂养期间易患缺锌症。

遗传学

肠病性肢端皮炎是由肠锌转运体基因 *SLC39A4* 突变引起的常染色体隐性遗传病，该突变发生在染色体 8q24.3。这个基因编码一种肠细胞上的 ZIP4 转运蛋白。

在染色体上 1p36.11 发现的 *SLC30A2* 的母本突变，导致母乳中锌的分泌减少。

临床特征

病史

肠病性肢端皮炎出现在母乳喂养断奶的婴儿，或在配方奶喂养的第 4～10 周的婴儿。婴儿常表现为无精打采和缺乏兴趣。

临床表现

肠病性肢端皮炎典型的临床三联征是腹泻、脱发、口腔及肢端皮炎。儿童通常表现为对称性的湿疹斑块，形成水疱、大疱、脓疱或糜烂，边缘有特征性结痂。口周疹通常不累及上唇，呈“U 形”或“马蹄形”外观(图 63.12)。可因免疫异常发生细菌(尤其是金黄色葡萄球菌)和酵母菌的重复感染(白色念珠菌)。

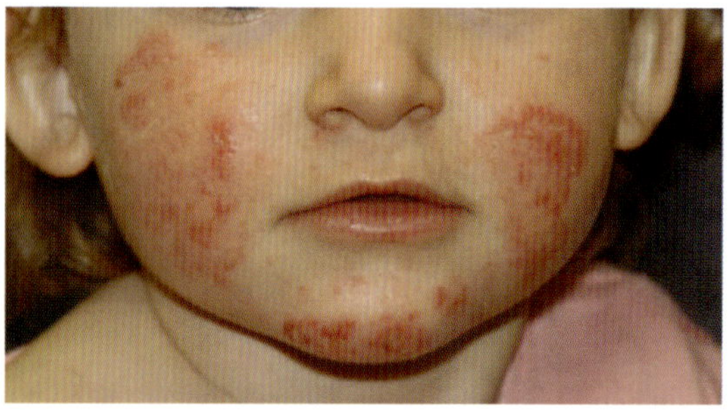

图 63.12 肠病性肢端皮炎面部皮疹。注意 U 形分布

头发干燥易碎，可能出现大面积脱发。其他皮肤表现包括口角唇炎、甲沟炎、伤口愈合延迟和类白癜风色素减退[13]。

轻度缺锌在儿童和青少年表现为手、脚和膝盖银屑病样皮炎，发育迟缓、男性性腺功能减退、暗适应异常、发育异常也可见。

临床亚型

有报道称，缺锌与肾病综合征相关[14](图 63.13)。

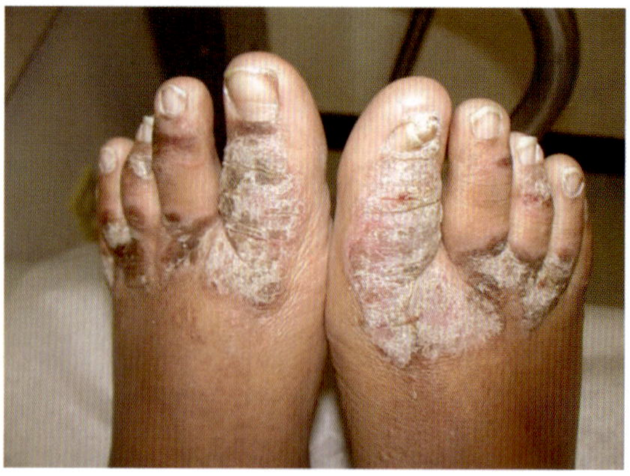

图 63.13 获得性缺锌伴肾病综合征患者四肢银屑病样斑块

鉴别诊断

肠病性肢端皮炎的鉴别诊断包括银屑病、脂溢性皮炎、生物素缺乏、营养不良和刺激性皮炎。肢端关节炎代谢障碍是一种与甲丙酸尿、丙酸尿、枫糖尿症、瓜氨酸血症、鸟氨酸氨甲酰基转移酶缺乏症和Ⅰ型戊二酸尿血症有关的类似肠病性肢端皮炎的皮疹[15]。

并发症和共病

缺锌可并发感染，如果不加治疗可能致命。

病程和预后

补充锌可在 24～48 小时迅速改善临床症状。如果不治疗，缺锌最终会致命。

检查

通过临床结合实验室结果来确认诊断。锌含量低(<70μg/dl 禁食或<65μg/dl 非禁食)应可以诊断，但要达到一个精确的水平仍是挑战。锌的含量会因炎症、压力、创伤、一天中的不同时间和采血方法而不同。应在上午抽取，并注意确保针头、导管、橡胶塞和采集管不含锌，且样本不溶血。低白蛋白血症可能导致锌水平低，因此应测定人血白蛋白。碱性磷酸酶是一种锌依赖酶，测定碱性磷酸酶是有帮助的。

皮肤活检不能诊断，但常表现为银屑病样增生、伴融合性角化不全、海绵样病变、表皮上层苍白及局灶性角化不良。

治疗

建议 3 岁以下儿童每日锌摄入量为 2～3mg，4—8 岁儿童为 5mg，9—14 岁儿童为 8mg。青少年和成人每日需要 8～13mg。

缺锌可通过肠内补充(硫酸锌)或肠外补充(氯化锌)来治疗。肠病性肢端皮炎患者需要终身补充 3 mg/(kg • d)的基本锌(每 220 mg 硫酸锌含基本锌 50 mg)。补充获得性缺锌儿童的范围从 0.5～1.0mg/(kg • d)的基本锌，成年人每日 15～30mg 的基本锌。如果缺乏症是继发于肠道吸收不良，则需加大剂量。

铜

缺乏

定义和术语

铜是人体多种金属酶的重要协同因子，包括酪氨酸酶和赖氨酸氧化酶。

同义名
- 门克斯疾病
- 门克斯综合征
- 门克斯卷发症候群
- 头发纠结症
- 钢发综合征
- 铜转运病
- 毛发脂肪营养不良

概述

富含铜的食物包括巧克力、绿叶蔬菜、鸡蛋、牛肉、猪肝、全谷物、鱼和牡蛎。铜的吸收通过肠内铜转运体(ATP7A)发生。缺乏症是由于吸收减少或饮食摄入减少造成的，其特征是各种神经、皮肤和肌肉骨骼异常。门克斯病的铜缺乏与铜转运的先天性缺陷有关。

流行病学

发病率和患病率

门克斯病的出生发病率在欧洲为 1/300 000，在日本为 1/360 000[16,17]。roux-en-Y 胃旁路术后获得性铜缺乏的患病率为 9.6%，发生率为 18.8%[18]。

年龄

门克斯病出现在年龄为 2—3 个月。如果存在发病诱因，获得性铜缺乏可在任何年龄表现出来。

性别

门克斯病是一种发生于男性的 X 连锁遗传病。女性是隐性的携带者。

种族

遗传或获得性铜缺乏症无种族差异。

病理生理学

发病诱因

营养不良或慢性肠外营养缺乏导致的膳食摄入量减少可导致获得性铜缺乏。

过量摄入铁、锌、抗酸剂或维生素 C 的人可因抑制肠道铜吸收而发生缺铜。胃旁路手术、短肠综合征、囊性纤维化和腹腔疾病的患者铜吸收障碍的风险增加。

遗传学

门克斯病是一种 X 连锁隐性遗传病，由 *ATP7A* 突变引起，该基因可编码铜的运输 ATP 酶-α 多肽。

临床特征

病史

早产、头部血肿、体温过低、低血糖、骨折和新生儿黄疸时间过长都是门克斯病的早期症状。有报道称，在门克斯病中出现一例新生儿红皮病[19]。典型症状通常出现在 2～3 个月大。成人获得性铜缺乏往往有发病诱因，但临床症状的出现可能需要经过数月至数年。

临床表现

获得性铜缺乏的主要表现是脊髓神经病变，影响感觉和运动神经。患者除了上肢和下肢无力外，还会出现进行性对称性感觉丧失[20,21]。如果缺乏症不加治疗，可发展为视神经病变，并可能导致永久性失明[22]。其他症状包括头发和皮肤色素减退，以及骨骼异常，如骨质疏松症、骨折和前肋骨突出。

门克斯病患儿在 2～3 个月大时出现发育障碍、低张力、癫痫发作和发育不良。这些婴儿具有典型的“天使”外观，鼻梁下垂，脸颊胖嘟嘟的，上唇“丘比特弓”，面团似的皮肤。皮肤脱色，感觉柔软无弹性，尤其在颈后、腋窝和躯干(图 63.14)。头发的变化可能是 1～2 个月大时疾病的第一个征兆。头皮和眉毛的毛发呈钢羊毛状，短而稀疏，无光泽，纠结脱色。扭曲发(见第 68 章)是关于毛发的经典发现(图 63.15)，但也可以看到念珠状发(见第 68 章)。口腔检查时，可发现上腭高呈弓状，牙齿延迟萌出。骨质疏松症、椎体后部扇形骨形成、骨膜下新生骨形成、缝合线骨化、骨干骨膜反应、干骺端增宽、外侧骨刺形成是常见的骨表现，最常影响长骨和颅骨。可模拟虐待儿童样出现硬脑膜下血肿、干骺端加宽和频繁骨折。肾积水、输尿管积水和膀胱憩室是常见的肾异常。

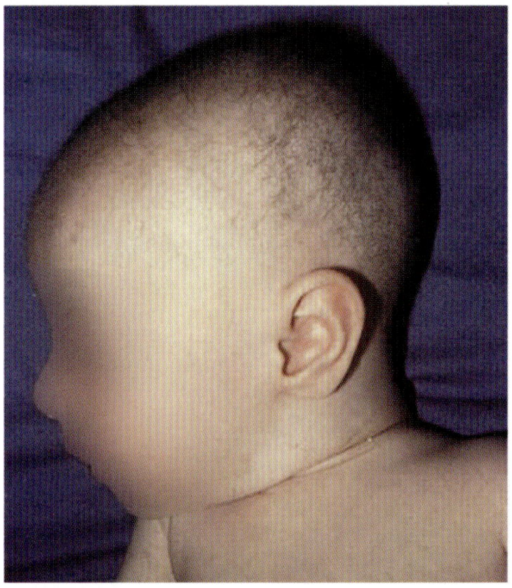

图 63.14 Menkes 综合征

皮肤苍白，毛发纠结。(Irvine 等，2011 年[47]。转载自 John Wiley & Sons Ltd)

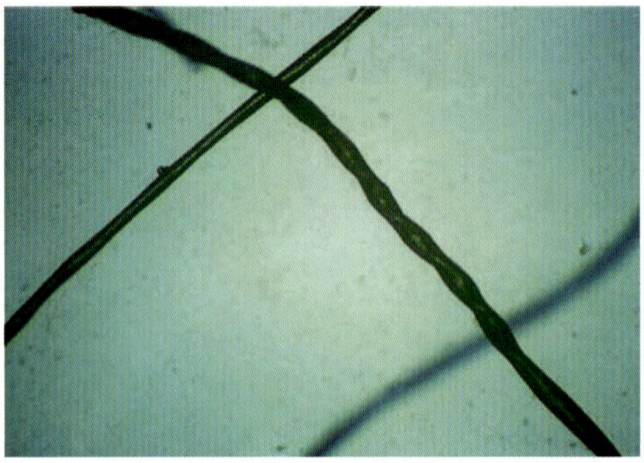

图 63.15 Menkes 综合征：图 63.14 患者的扭曲发（Irvine 等报道，2011 年[47]。转载自 John Wiley & Sons Ltd.）

与获得性铜缺乏一样，神经系统缺陷是门克斯病的一个显著特征。婴儿躯干低张力症状严重，头部控制能力差，但四肢张力增加。深层肌腱反射增强。发生严重的发育迟缓，孩子只能微笑和咿呀学语。视力固定和追踪功能受损，检查时视盘苍白。听觉、吮吸和哭泣保持正常。癫痫发作很难治疗。死亡发生在 3—4 岁，继发于大血管的伸长和扭曲及由此产生的血管并发症。

鉴别诊断

获得性铜缺乏引起的贫血和中性粒细胞减少症应与骨髓增生异常综合征区别开来。皮肤松弛症、虐待儿童、成骨不全和埃勒-丹洛综合征在临床上可能与门克斯综合征相似。

并发症和共病

获得性铜缺乏和门克斯病均以神经学表现为主。感觉和运动髓神经病变发生在获得性铜缺乏。门克斯病患儿有严重的躯干低张力，深部肌腱反射增加和明显的发育迟缓。癫痫发作在门克斯病中也很常见。

病程和预后

获得性铜缺乏补充铜可以预防进一步的神经退行性变，但不能保证功能恢复。视神经病变导致的视力丧失可能是永久性的[22]。

对于门克斯病，如果在新生儿期或婴儿早期开始治疗，可以减轻神经系统的恶化。然而，一旦疾病出现，就可能无法逆转[23,24]。

检查

获得性铜缺乏中，正常细胞或大细胞贫血和中性粒细胞减少是显著的表现[25]。也可注意到低铜血症和低铜质血症。

门克斯病的诊断是通过临床、实验室和遗传检测相结合。可出现低铜血症和低铜浆细胞血症。健康新生儿体内铜和蓝质蛋白含量较低。多巴胺 β 羟化酶是一个铜相关的酶，测量血浆苯丙氨酸（DOPA）对二羟苯基乙二醇的比值可能是诊断门克斯病的有效方法。检测 *ATP7A* 突变可以确定门克斯病的诊断。

治疗

铜的推荐摄入量婴儿 12 个月大的时候是 200～220μg/d。1—13 岁的儿童需要 340～700μg/d，推荐摄入量随年龄增加而增加。青少年和成人需要 890～900μg/d。

铜缺乏的治疗包括补充铜和解决潜在的原因。门克斯病患儿需要终身补充肠外铜，通常是氯化铜，以绕过受损的肠道吸收。据报道，维生素 C 可以防止铜与金属硫蛋白的结合，理论上可以增加铜的吸收。门克斯病中应用维生素 C 的证据有限[27]。在获得性缺铜时，静脉注射铜可用于快速纠正缺铜，葡萄糖酸铜可用于长期肠内补充。

硒

硒是几种被称为硒蛋白的蛋白质的必要组成部分，包括谷胱甘肽过氧化物酶、硫氧还蛋白还原酶和甲腺氨酸脱碘酶。硒是通过摄入富含硒的食物，如海鲜、红肉、蛋黄、谷物、巴西坚果和鸡肉获得的。植物性食物中的硒含量与土壤中的硒含量有关。硒以有机或无机的形式存在。无机形式的硒，或亚硒酸盐，能被很好地吸收，但不像有机形式的硒代乙硫氨酸或硒胱氨酸那样在体内保持良好。

缺乏

定义和术语

硒缺乏症又称克山病，是由于摄入不足、吸收不良或损失增加所致。

同义名
- 克山病
- Kashin-Beck 病

流行病学

发病率和患病率

缺硒并不常见。据报道，中国缺硒地区发病率最高。

年龄

儿童更易出现克山病。

性别

育龄妇女更易受到克山病影响。

种族

硒缺乏无种族差异。

相关疾病

缺硒与隐性营养不良性大疱表皮松解患者扩张型心肌病的发生发展有关。虽然还没有确定大因果关系，但硒缺乏可能是导致这些患者易患心肌病多种因素之一[28]。

病理生理学

发病诱因

接受全肠外营养的患者需要补充硒，如果没有足够的肠外硒可能导致缺硒[29]。蛋白质限制饮食会增加硒缺乏的风险。胃肠道疾病可能导致硒吸收减少或硒排泄增加[30]。

环境因素

如果土壤缺硒，那么土壤中生长的谷物也可能缺硒。中国的某些地区，包括克山和西藏的土壤硒含量很低，缺硒是这两个地区的地方病。表层土壤的严重侵蚀会导致微量元素的耗竭，从而导致土壤缺硒[31]。

临床特征

病史

缺硒患者通常会有缺硒发病诱因的病史。重要的是要了解患者是否曾在缺硒流行地区居住或旅行过。克山病和 Kashin-Beck 病仅在亚洲流行地区有报道。

临床表现

克山病的特点是多病灶的心肌炎，可发展为一种致命的心肌病，表现为急性或慢性心功能障碍、心脏增大、心律失常和心电图异常。心外表现包括肌肉疼痛或无力、无贫血的红细胞巨噬细胞增多、胰腺外分泌功能障碍、肝充血和肠系膜淋巴增大。克山病的皮肤表现是非特异性的，包括特里指(趾)甲样的白色甲床、皮肤和头发色素减退。

Kashin-Beck 病描述的硒缺乏主要是骨骼疾病。这种骨关节病影响骨骺和关节软骨及骨骺生长板。可出现关节肿大、手指和脚趾缩短。

临床亚型

- 克山病。
- Kashin-Beck 病。

鉴别诊断

克山病的鉴别诊断包括肝硬化和营养不良。Kashin-Beck 病应与佝偻病区别开来。

并发症和共病

克山病引起的心肌炎可导致长期心功能障碍和心肌病。

病程和预后

如果及早诊断和治疗，硒缺乏症的长期预后良好，皮肤对补充硒反应良好。如果不加以诊断或治疗，可能会造成永久性的心脏损伤和心肌病。

检查

血浆硒水平和谷胱甘肽过氧化物酶活性的测定可证实硒缺乏的诊断。

治疗

3 岁以下的儿童，每日摄入硒是 15～20μg/d。3—13 岁的儿童每日需要 20～40μg。青少年和成年人的每日推荐摄入量是 55μg，但怀孕或哺乳的妇女分别应该增加到每日 60 和 70μg。

治疗方法分肠内或肠外补充硒。肠内硒有硒代蛋氨酸、富硒酵母、亚硒酸钠。肠外补充硒 5～7μg/(kg · d)可用于纠正急性缺硒[32]。

过量

定义

硒中毒是由于有意或无意地过量摄入硒而引起的。

流行病学

发病率和患病率

硒中毒并不常见。除了在中国湖北等流行地区发生外，由于膳食摄入量增加，出现了零星暴发。

年龄

硒过量无年龄差异。

性别

硒过量无性别差异。

种族

硒过量无种族差异。

病理生理学

发病诱因

硒中毒已被报道是过量补充摄入的结果[33,34]。其他记录的原因包括摄入制造彩色玻璃的玻璃蓝[35]、用于分离沙门菌的亚硒酸盐肉汤及枪支涂装的枪支发蓝剂[36]。

环境因素

20 世纪 60 年代有报道称因土壤硒污染，中国湖北的恩施县出现地方性硒中毒。含硒煤被用于该地区土壤的施肥[37]。

临床特征

病史

一个完整的病史应包括营养补充剂的使用、职业史和爱好，可以揭示可能居住过的地方。

临床表现

指甲表面出现白色水平条纹，随后指甲变得越来越脆，断裂，最终导致指甲脱落。新指甲的生长也很脆弱，虽然表面粗糙会使指甲变厚。头发易碎，可能与头皮剥脱性皮炎有关。牙齿、头发和指甲都会呈现出红色。颈部和四肢变得红肿，出现水疱，溃疡愈合缓慢。

急性硒中毒是致命的。神经系统症状包括周围感觉异常、反射亢进、麻木、癫痫和瘫痪。据报道，急性肾小管坏死导致急性肾衰竭需要透析。其他症状包括恶心、呕吐、腹泻、过饱和度、大蒜味或酸牛奶味呼吸和严重腐蚀性胃炎，以及由此产生的胃溃疡。

并发症和共病

急性硒中毒主要导致神经系统缺陷，包括周围神经麻痹、癫痫和瘫痪。

病程和预后

一旦去除多余硒的来源，硒中毒的皮肤表现是可逆的。如果发生不可逆的器官损伤，肾和神经功能障碍可能是永久性的。

检查

血浆硒水平是硒中毒的诊断指标。

治疗

3岁以下的儿童，每日摄入硒是15～20μg。3－13岁的儿童每日需要20～40μg。青少年和成年人的每日推荐摄入量是55μg，但怀孕或哺乳妇女分别应该增加到每日60和70μg。

治疗包括硒中毒并发症的支持性治疗，如胃溃疡和急性肾衰竭。清除多余硒的来源是必要的。

锰

缺乏和过量

定义和术语

锰作为丙酮酸羧化酶和超氧化物歧化酶，激活糖基转移酶的一个重要的辅助因子，是糖蛋白和糖胺聚糖合成所必要的。

> 同义名
> - 锰过量：锰中毒

概述

锰存在于坚果、绿叶蔬菜、豆类、全谷物和茶叶中。人体吸收约5%的膳食锰，但其机制尚不清楚。铁、镁和钙可能会减少锰的吸收。锰的缺乏是由于膳食摄入不足，而锰的过量则是由于过量摄入。锰缺乏和过量都不常见。

流行病学

发病率和患病率

锰缺乏症和锰过量症是非常罕见的。

年龄

锰缺乏症和锰过量症均无年龄差异。

性别

锰缺乏症和锰过量症均无性别差异。

种族

锰缺乏症和锰过量症均无种族差异。

病理生理学

发病诱因

长期的肠外营养可能通过补充不足或过量导致锰的不平衡。有报道称[39,40]，在井水中锰含量超标，滥用麻黄碱、阿司匹林和高锰酸钾（也称为"俄罗斯鸡尾酒"[41]），以及误食加工过的泻盐[42]，引发锰中毒。

临床特征

病史

锰缺乏或过量的原因可能是由病史引起的，但最初可能并不明显。锰缺乏症患者可出现恶心、呕吐和体重减轻。

临床表现

锰缺乏的皮肤表现是非特异性的，包括轻度皮炎、发色变浅、结晶性粟粒病、毛发和指甲生长缓慢等。

锰中毒无相关的特征性皮肤变化。神经系统症状占主导地位，范围从多动和对立行为[43]到帕金森类症状[44]。

并发症和共病

锰中毒会导致类似帕金森病的神经系统症状。

病程和预后

补充锰后缺乏症的症状可改善。去除锰中毒的来源可能导致症状的缓解，但疾病有时甚至可以在没有进一步接触的情况下发展[45]。

检查

血锰水平用于诊断锰缺乏症或锰中毒。

治疗

儿童锰的适当摄入量为每日1.2～1.5mg。青少年每日需要1.6～1.8mg，成人每日需要1.8～2.3 mg。

锰缺乏症需要补充治疗。醋酸乙二胺四钠钙（CaEDTA）可使锰的尿排出量增加3.8倍，可作为锰中毒的螯合疗法[46]。去除过量锰的来源至关重要。

(译者：张延浩　**一审：**王伟　**二审：**侯麦花　应为红　**三审：**张敏　**润色：**宁静茹**)**

参考文献

所有文献请查阅网址：www. rooksdermatology. com.
以下列出的是重要参考文献。

Nutrition

[1] Williams CD, Oxon BM. Kwashiorkor: a nutritional disease of children associated with a maize diet. *Lancet* 1935: 226(5855: November 16): 1151-2.

[8] Shoham J, Duffield A. Proceedings of the World Health Organization/UNICEF/World Food Programme/United Nations High Commissioner for Refugees consultation on the management of moderate malnutrition in children under 5 years of age. *Food Nutr Bull* 2009; 30(3 Suppl.): S464-74.

[9] World Health Organization and UNICEF. WHO child growth standards and the identification of severe acute malnutrition in infants and children. Geneva: WHO, 2009. http://www. who. int/nutrition/publications/severemalnutrition/9789241598163/en/index. html. (last accessed September 2014) http://whqlibdoc. who. int/publications/2009/9789241598163_eng. pdf. (last accessed September 2014).

[42] Jen M, Yan AC. Syndromes associated with nutritional deficiency and excess. *Clin Dermatol* 2010; 28(6): 669-85.

[72] Centers for Disease Control and World Food Programme. *A Manual: Measuring and Interpreting Malnutrition and Mortality*, July 2005. http://www. unhcr . org/45f6abc92. pdf(last accessed September 2014).

Vitamins

[1] Bates CJ. Vitamin A. *Lancet* 1995; 345(8941): 31-5.

[16] Penniston KL, Tanumihardjo SA. The acute and chronic toxic effects of vitamin A. *Am J Clin Nutr* 2006; 83(2): 191-201.

[22] Holick MF. Vitamin D deficiency. N Engl J Med 2007; 357(3): 266-81.

[50] Lippi G, Franchini M. Vitamin K in neonates: facts and myths. *Blood Transfus* 2011; 9(1): 4-9.

[67] Fattal-Valevski A, Kesler A, Sela B-A, *et al*. Outbreak of life-threatening thiamine deficiency in infants in Israel caused by a defective soy-based formula. *Pediatrics* 2005; 115(2): e233-8.

[75] Roe DA. Riboflavin deficiency: mucocutaneous signs of acute and chronic deficiency. *Semin Dermatol* 1991; 10(4): 293-5.

[76] Karthikeyan K, Thappa DM. Pellagra and skin. *Int J Dermatol* 2002; 41(8): 476-81.

[104] Stabler SP. Vitamin B_{12} deficiency. *N Engl J Med* 2013; 368(2): 149-60.

[113] Olmedo JM, Yiannias JA, Windgassen EB, Gornet MK. Scurvy: a disease almost forgotten. *Int J Dermatol* 2006; 45(8): 909-13.

[136] Seymons K, De Moor A, De Raeve H, Lambert J. Dermatologic signs of biotin deficiency leading to the diagnosis of multiple carboxylase deficiency. *Pediatr Dermatol* 2004; 21(3): 231-5.

Minerals

[7] Olsen EA, Reed KB, Cacchio PB, Caudill L. Iron deficiency in female pattern hair loss, chronic telogen effluvium, and control groups. *J Am Acad Dermatol* 2010; 63(6): 991-9.

[8] St Pierre SA, Vercellotti GM, Donovan JC, Hordinsky MK. Iron deficiency and diffuse nonscarring scalp alopecia in women: more pieces to the puzzle. *J Am Acad Dermatol* 2010; 63(6): 1070-6.

[11] Maverakis E, Fung MA, Lynch PJ, *et al*. Acrodermatitis enteropathica and an overview of zinc metabolism. *J Am Acad Dermatol* 2007; 56(1): 116-24.

[15] Tabanlioğlu D, Ersoy-Evans S, Karaduman A. Acrodermatitis enteropathica-like eruption in metabolic disorders: acrodermatitis dysmetabolica is proposed as a better term. *Pediatr Dermatol* 2009; 26(2): 150-4.

[23] Kaler SG, Holmes CS, Goldstein DS, *et al*. Neonatal diagnosis and treatment of Menkes disease. *N Engl J Med* 2008; 358(6): 605-14.

[24] Sheela SR, Latha M, Liu P, Lem K, Kaler SG. Copper-replacement treatment for symptomatic Menkes disease: ethical considerations. *Clin Genet* 2005; 68(3): 278-83.

[28] Lara-Corrales I, Mellerio JE, Martinez AE, *et al*. Dilated cardiomyopathy in epidermolysis bullosa: a retrospective, multicenter study. *Pediatr Dermatol* 2010; 27(3): 238-43.

[33] Aldosary BM, Sutter ME, Schwartz M, Morgan BW. Case series of selenium toxicity from a nutritional supplement. *Clin Toxicol Phila* 2012; 50(1): 57-64.

[37] Yang GQ, Wang SZ, Zhou RH, Sun SZ. Endemic selenium intoxication of humans in China. *Am J Clin Nutr* 1983; 37(5): 872-81.

[41] Koksal A, Baybas S, Sozmen V, *et al*. Chronic manganese toxicity due to substance abuse in Turkish patients. *Neurol India* 2012; 60(2): 224-7.

第 64 章

糖尿病的皮肤病变

64

Johnny Bourke

South Infirmary-Victoria University Hospital, Cork, Ireland

概述

糖尿病大致可以分为四种类型。

1. 1 型　胰岛素依赖,通常青少年发病,与 HLA DR3,DQB1 * 0201 和 DR4 相关,伴有糖尿病相关自身抗体,易发生酮症酸中毒。

2. 2 型　不依赖胰岛素,通常成人发病并与肥胖有关。

3. 继发性糖尿病　医源性或与胰腺、激素和遗传性疾病有关。

4. 妊娠期糖尿病　与妊娠有关。

四种类型糖尿病之间存在相当大的交叉和重叠[1]。糖尿病与很多的皮肤病有关[2,3,4-8]。以下按其病理生理学基础分组介绍。

血管损伤

糖尿病血管损伤涉及多个过程,其关键因素[9]是高血糖导致的晚期糖基化终产物(AGEs)累积和氧化应激。高血糖还会通过激活蛋白激酶 C,NFκB,丝裂原活化蛋白激酶(MAPK)和其他细胞内激酶信号通路来增加通过多元醇和己糖胺流量[10]。由此引发的一系列代谢事件导致血管内皮增生,基底膜增厚伴有 PAS 阳性物质沉积,以及小动脉、毛细血管和小静脉狭窄[11,12]。微血管病变是造成视网膜病变、肾病、神经损伤和糖尿病皮肤病的病理基础。更大的血管疾病可以导致外周血管疾病、动脉粥样硬化、缺血性心脏病和脑血管意外。在糖尿病患者外周血管疾病的评估方法中,多普勒波形测量是比踝肱压力指数更准确,后者可因为血管钙化出现假性升高[13]。

下肢溃疡

腿和足部的溃疡源于血管和神经损伤,同时存在因血管损伤、血流功能障碍引发的皮肤结构和功能障碍,其中自主神经病变可能是关键因素[14]。功能障碍表现为血管阻力的改变和对应创伤和感染等应激时正常充血反应的障碍。升高的组织葡萄糖水平进一步削弱愈合能力[15]。

足部湿性坏疽

糖尿病患者在已受损的皮肤微循环基础上突然失去血液灌注(如局部感染或心力衰竭)而发生湿性坏疽。湿性坏疽与外周动脉病变造成的干性坏疽不同,是糖尿病微血管病变的晚期表现[3]。

丹毒样红斑

丹毒样红斑是发生在老年糖尿病患者下肢和足部边界清楚的红斑,其发生可能与糖尿病血管疾病有关[12]。足部的红斑可能预示着夏科关节病的发生。(参见本章后面的糖尿病足部分)。

糖尿病性皮肤病

糖尿病性皮肤病是发生在前臂、大腿、胫前和骨突出部位的,直径 0.5～1cm,椭圆形、暗红色的无症状丘疹(图 64.1),发展缓慢,最终遗留萎缩性褐色瘢痕。糖尿病性皮肤病见于 13%的糖尿病患者,是糖尿病并发症(如视网膜病,肾病和神经病)的标志[16]。在病理上,表现为表皮基底层色素过度沉着,真皮含铁血黄素和色素沉积、小动脉基底膜增厚[17]。

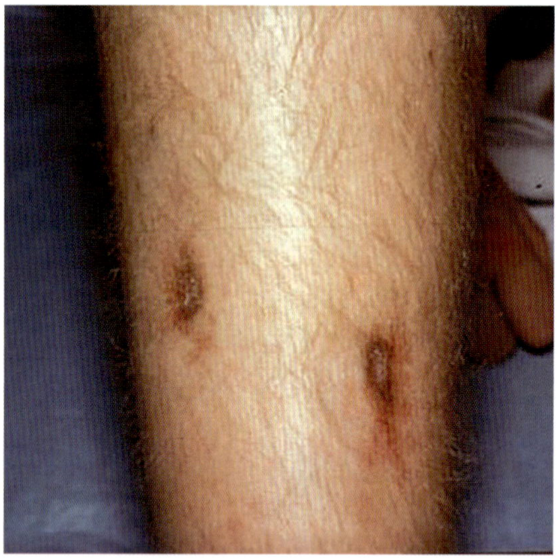

图 64.1 糖尿病胫前皮损

潮红

主要发生在面部,有时也可以见于手足部位的特殊玫瑰色斑疹,源于糖尿病微血管病变和血管张力降低。最近的普查[16,18]表明,糖尿病性皮肤潮红患病率低于 10%,而非以往报道的 50%～60%[19,20]。

神经损伤

大约 50%的糖尿病患者会出现慢性、对称性、病程依赖的多发性感觉运动神经病变[21],病理基础可能源于神经内膜微血管受损,其发生和血糖控制不良密切相关。晚期特征是自主神经功能障碍和神经性疼痛,患者腿部有麻木、酸痛和灼烧感,症状会在夜间卧床时加重。自主神经病变还会损害下肢出汗功能,导致其他部位出现代偿性多汗,晚期患者还会出现皮肤水肿、红斑和萎缩[3]。

糖尿病足

糖尿病导致的夏科关节病[22]通常表现为足和足踝部位的红斑、肿胀和皮温升高,症状类似于蜂窝织炎。其病因主要是运动感觉及自主神经复合病变、微循环异常、无保护创伤,以及异常的压力点导致的关节错位和融合、骨折和骨再吸收。因远端移位的足底脂肪垫、跖骨头凹陷、锤状趾、弓形足导致足变形。为防止形成贯穿性无痛溃疡,适当的足部护理是必不可少的。

糖尿病足溃疡

糖尿病患者罹患足部溃疡的终身风险估计为 15%[23],一种无痛的缓慢穿透的足底溃疡和其他压迫性溃疡,常提示糖尿病性神经病变。溃疡呈圆形、穿孔状,发生在胼胝体的中央(图 64.2),初期为周围颜色变浅的表皮下出血性大疱[4]。糖尿病足溃疡的主要风险因素是糖尿病的持续时间、HbA1c 控制不良和周围神经病变[24],血管疾病、继发性创伤和伴感染的浸渍也是诱因之一。通过包括内分泌科医师、神经科医师、整形外科医师、血管外科医师、重建外科医师、传染病专家和专业的糖尿病足护士等多学科团队

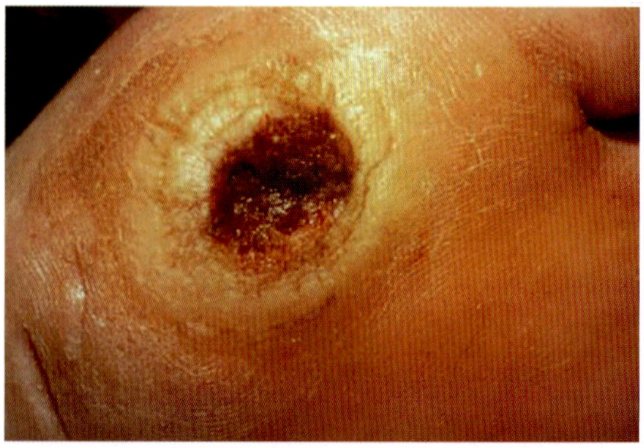

图 64.2 糖尿病足伴神经营养性溃疡和坏死("mal 穿孔")

的管理，如配穿合适的鞋舒缓足部压力、拐杖的使用和手术（关节成形术，溃疡切除术和皮肤移植）以解决血管重建的需要。局部治疗包括清创、治疗感染和使用敷料[25]。没有证据表明新的敷料在治疗上更有效[26-29]。

感染

感染是糖尿病的一个特征，特别是 2 型糖尿病。尽管病例对照研究没有显示糖尿病是足部蜂窝织炎和皮肤癣菌感染的危险因素[30,31]，但基于人群的调查确实表明糖尿病患者皮肤和软组织的细菌和真菌会增加感染的风险[32-34]。少数发生于耳部的假单胞菌感染可以因侵入骨骼、神经和动脉发生致命性感染[35,36]。念珠菌感染常发生于血糖控制不良的糖尿病患者的黏膜、甲周、皮肤皱褶处，龟头炎和包茎部位[37-39]。

肥胖与高脂血症相关的皮肤疾病

黑棘皮病（见第 87 章）

黑棘皮病是发生在皱褶部位皮肤的天鹅绒般柔软的色素沉着性角化过度皮损（图 64.3），常伴有皮赘，主要见于肥胖的 2 型糖尿病患者。黑棘皮病也可以见于恶性肿瘤患者，但皮损会更加广泛。也见于一系列胰岛素抵抗综合征（如多诺霍综合征、Rabson-Mendenhall 综合征、Berardinelli-Seip 综合征、Dunnigan、Alstrom 综合征、Laurence-Moon-Bardet-Biedel 综合征、Prader-Willi综合征、先天性脂肪营养不良），以及库欣综合征和肢端肥大症。这些疾病共同的终末途径可能是通过刺激表皮的酪氨酸激酶生长因子受体来实现[40]。在胰岛素抵抗患者中相应的受体是存在于皮肤中的成纤维细胞和角质形成细胞上的胰岛素样生长因子 1 受体，所以严重的胰岛素抵抗常有黑棘皮病。

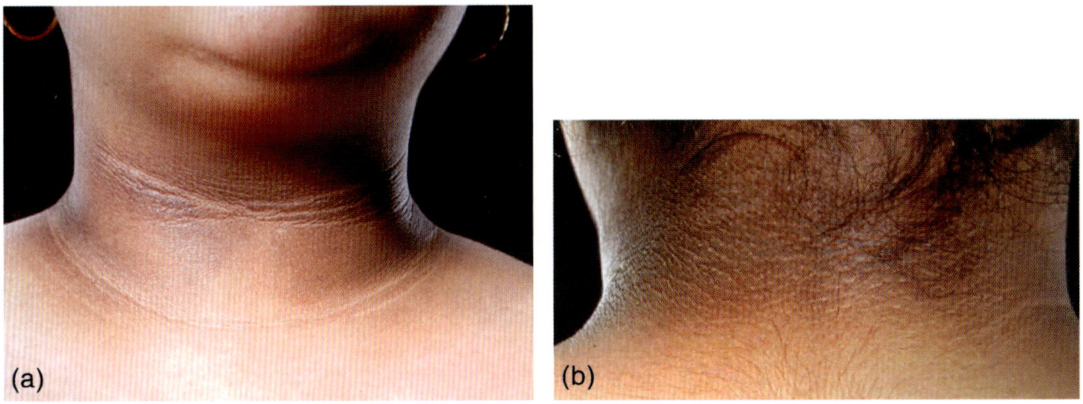

图 64.3 黑棘皮病

患者颈前部（a）和颈后部（b）天鹅绒般的疣状色素沉着。（由 Leicester 皇家医院 Robin A. C. Graham-Brown 博士提供）

皮赘

皮赘是发生在眼睑、颈部和腋下的柔软、带蒂的皮损，常见于肥胖者。不伴肥胖和黑棘皮病单独出现的皮赘，可以视为糖尿病的标志（大多数研究以医院为基础[41-45]）。在 216 名皮赘患者中，57 名（26%）患有非胰岛素依赖型糖尿病，其中仅约 1/4 为肥胖患者[46]。

皮肤发疹性黄瘤

发疹性黄瘤在伴有高脂血症的糖尿病患者中发展迅速，并提示有胰腺炎风险的发生（图 64.4）[47]。发疹性黄瘤皮损在血糖和高脂血症控制后可逐渐消退。

治疗相关的皮肤表现

胰岛素导致的脂肪营养不良

脂肪肥大影响 2/3 的糖尿病患者[48]，即使用新合成胰岛素也可能发生脂肪萎缩和肥大，特别是那些不改变胰岛素注射部位的患者。脂肪肥大可以导致胰岛素吸收障碍和糖尿病控制不良。脂肪萎缩的发

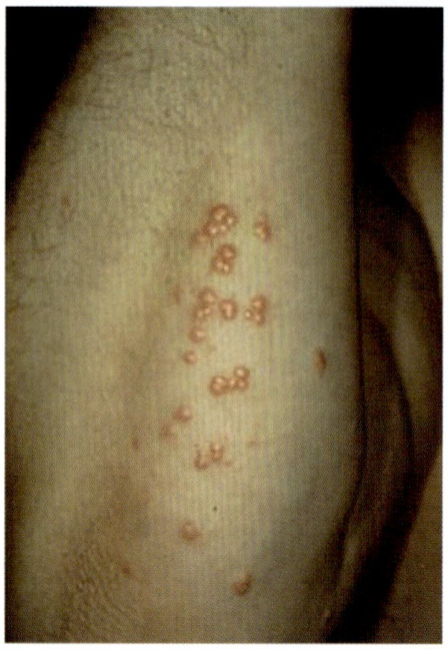

图 64.4 糖尿病伴高脂血症患者的发疹性黄瘤

生和免疫反应有关[49]，合成胰岛素的使用使脂肪肥大发生率降低(1%～2%)。

胰岛素的过敏反应

对胰岛素和类似物的局部过敏反应包括荨麻疹、疼痛性结节和肉芽肿[50]。使用胰岛素泵会减少过敏反应的发生。但有报道称，胰岛素泵材料如丙烯酸酯、环氧树脂、胶水和镍针可以导致接触性皮炎的发生[51-55]。

口服降血糖药物的过敏反应

对糖尿病药物的不良反应已经有充分认识，磺脲类药物最常引起不良反应，特别是对氯磺丙脲的双硫仑样反应。其他的常见的药物不良反应如光敏、瘙痒、多形红斑、结节性红斑、荨麻疹、扁平苔藓和麻疹样疹[3,56]。

疾病关联和遗传综合征

反应性穿通性胶原病(毛囊炎)

糖尿病患者特别是伴有肾功能不全的糖尿病患者容易罹患此病(图 64.5)。胶原蛋白的糖化和轻微的伤害如挤压或搔抓是发病因素[8,57]。

自身免疫性疾病

由于几种自身免疫性疾病的遗传风险存在重叠，1 型糖尿病患者常伴发多种自身免疫性疾病[58,59]，包括甲状腺疾病(发生率 15%～30%；甲状腺功能减退更加常见)，麦胶性肠病(4%～9%)，白癜风(4.5%)和艾迪生病(0.5%)及这些疾病的相关皮肤病学表现(疱疹样皮炎和胫前黏液性水肿)。与斑秃的关系尚不明确[60,61]。

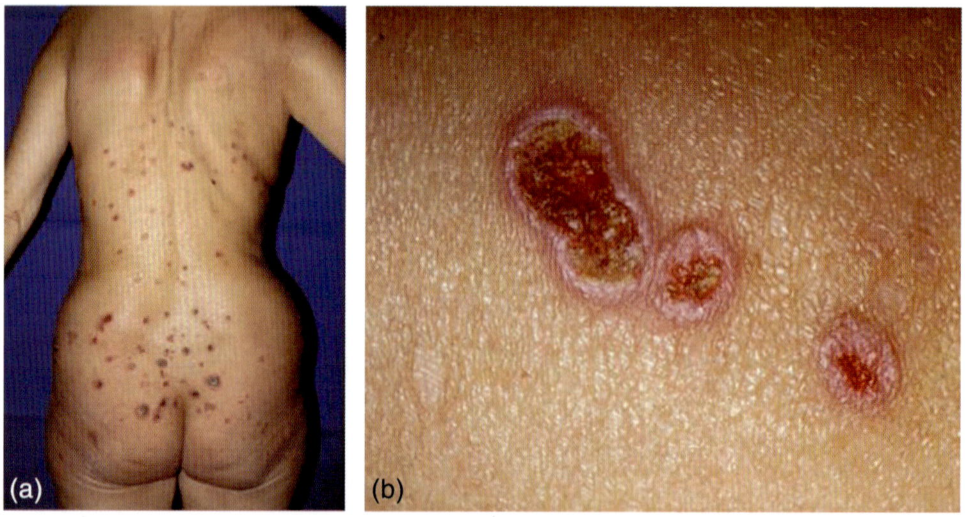

图 64.5 (a)64 岁糖尿病视网膜病变女性背部穿通性胶原病；(b)近视图

遗传和其他系统性疾病

糖尿病可以是几种遗传性疾病的表现之一[3,62]，包括 Werner 综合征、脂质蛋白沉积症和自身免疫性多内分泌综合征。也见于许多系统性疾病，包括血色病、库欣综合征、肢端肥大症和脂肪营养不良(家族性部分脂肪营养不良，获得部分脂肪营养不良，脂肪萎缩和 HIV 相关的脂肪营养不良)。有报道指出，糖尿病患者发生特应性皮炎的风险降低[63]。

其他疾病

肉芽肿性疾病(见第 97 章)

类脂质渐进性坏死(NLD)相关皮肤病(图 64.6)。曾经认为,糖尿病患者罹患 NLD 的风险高达 65%。最近的一项为期 15 年的随访研究发现,只有 22%的 NLD 患者发展为糖尿病或者出现糖耐量异常[64]。NLD 在整个糖尿病人群中并不常见(0.3%~1.2%),在 1 型糖尿病患者中发生率为 2%~3%。

环状肉芽肿(图 64.7)糖尿病和环状肉芽肿可能没有相关性[8]。回顾性研究[68,69]表明,糖尿病与泛发性环状肉芽肿相关(21%),但缺乏对照性研究证实。

皮肤和关节僵硬

关节的皮肤增厚和僵硬源于皮肤中胶原蛋白和其他蛋白质的不可逆交联及 AGEs 产物如羧甲基赖氨酸和戊糖苷等的积累[8]。研究表明,AGE 产物(RAGEs)受体通过蛋白激酶 C 引发炎症反应、刺激成纤维细胞生长因子和细胞因子合成。对皮肤和关节僵硬目前尚无理想治疗手段,良好的血糖控制可能有益,阿司匹林可减少糖氧化损伤,但效果缓慢。物理治疗可能对维持肢体正常活动有所帮助。其他治疗包括光疗、光化学疗法、前列环素、大剂量青霉素、环孢素、因子Ⅷ和 sorbinol 等效果尚不明确。阻断蛋白质交联或干扰 AGE-RAGE 相互作用的试剂研究虽然在动物实验中取得有益进展,但总体尚处于早期研究阶段[8]。

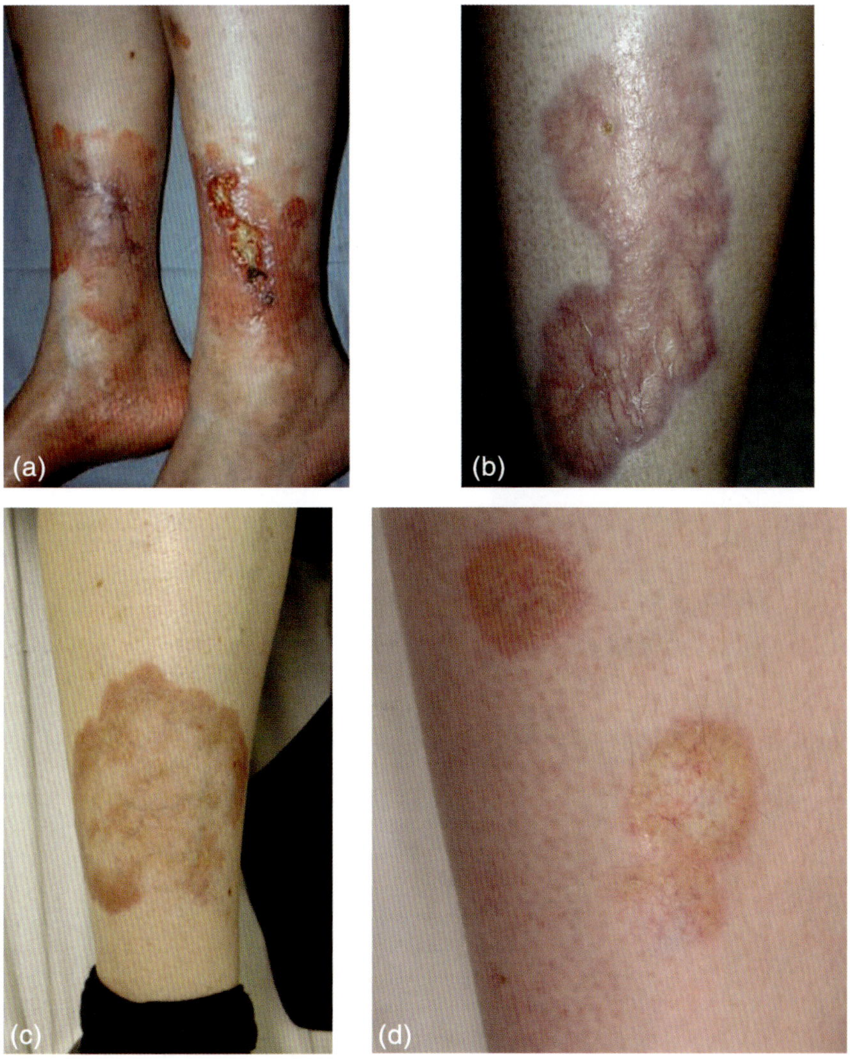

图 64.6 (a-d)不同发展阶段的胫骨位置伴溃疡的类脂质渐进性坏死

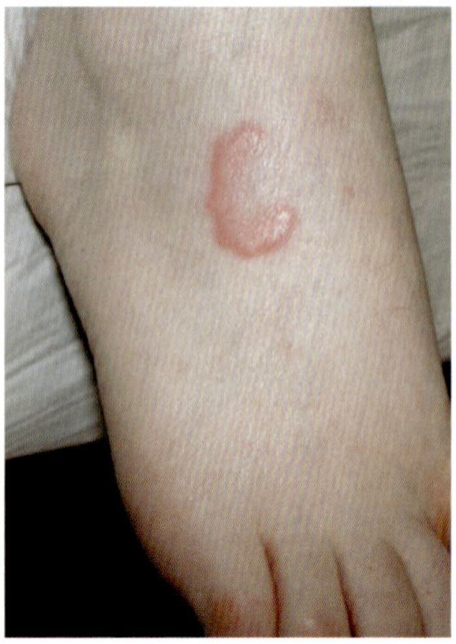

图 64.7 足背环状肉芽肿

手关节病

其特征表现在手背上皮肤呈蜡样紧张(图 64.8),关节活动受限(呈祈祷征)。最初在 1 型糖尿病患者中发现,后来发现 2 型糖尿病也可以出现[70]。手关节病是潜在微血管病变[71]、神经病变、视网膜病变的指标,颈椎关节亦可出现僵硬会导致麻醉插管困难[72]。

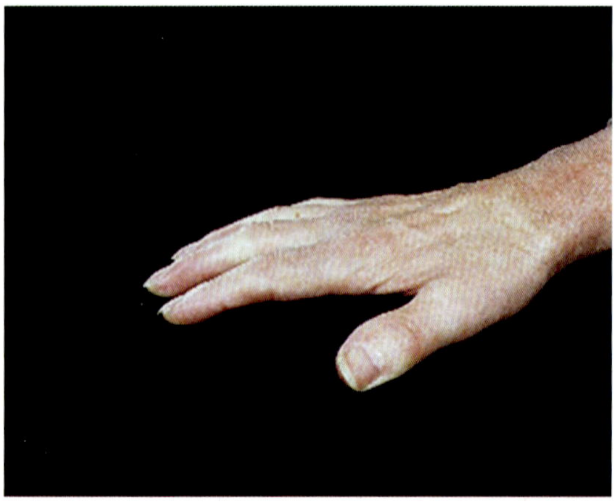

图 64.8 手关节病变

(由 Leicester 皇家医院 Robin A. C. Graham-Brown 博士提供)

鹅卵石手指

手指伸侧、指节垫附近和甲周皮肤多发的成群小丘疹,这种症状在糖尿病中常见但并非糖尿病独有,与指关节垫不同[73],可以伴随黑棘皮病出现,也可以单独出现。

糖尿病性硬肿

尚不能确定硬肿和糖尿病是否有直接的关联[74,75]。糖尿病性硬肿是常发生在颈部和上背部(图 64.9)的无痛性持久性损害,临床较少见,主要见于体重超标的成年 2 型糖尿病患者。

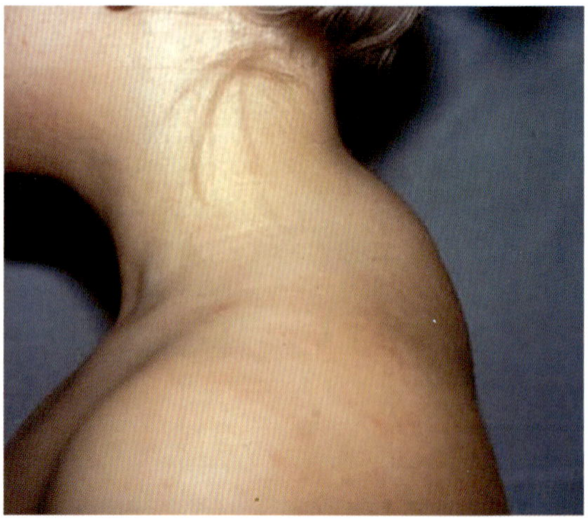

图 64.9 年轻女性糖尿病患者糖尿病性硬肿伴"水牛背"样外观

瘙痒症

虽然有些教科书报告皮肤瘙痒症与糖尿病有关,但缺乏详细的研究。日本最近的论文报道与对照组相比,糖尿病患者躯干瘙痒的患病率增加(11.3% vs. 2.9%)并观察到与自主神经病变有关[76]。肛门生殖器部位瘙痒可能继发于念珠菌病或溶血性链球菌感染[3]。

糖尿病性大疱

糖尿病性大疱是基底无炎症反应的直径数厘米的非瘢痕性表皮下大疱,主要发生在小腿、足部,偶尔发生在手掌和手指部位(图 64.10)[77,78]。较少见,但被视为糖尿病的独有标志,水疱持续数周后自愈。

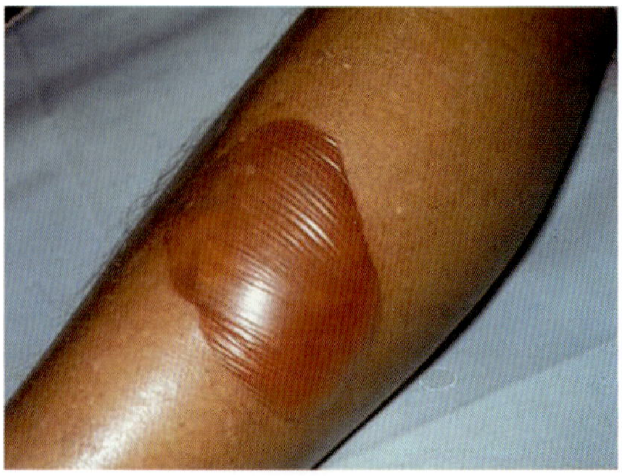

图 64.10 糖尿病患者胫前大疱

其他

糖尿病在银屑病患者中更常见，可能由于其与代谢综合征中的胰岛素抵抗相关[79]。糖尿病和与糖尿病性肾损害有关的钙化性尿毒症性小动脉病、肾源性纤维化皮肤病之间存在间接关联，但最近的文献综述使肾源性纤维化皮肤病与糖尿病的关联受到质疑[80,81]。糖尿病患者的皮肤黄染和黄甲较常见，但其与胡萝卜素之间的关系尚待进一步明确[3]。糖尿病与扁平苔藓之间的联系证据存在互相矛盾[82-84]。

(译者:李志强　**一审:**刘毅　**二审:**侯麦花　应为红　**三审:**张敏　**润色:**宁静茹)

参考文献

所有文献请查阅网址：www. rooksdermatology. com.
以下列出的是重要参考文献。

[3] Huntley AC. The cutaneous manifestations of diabetes. *J Am Acad Dermatol* 1982;7:427-55.

[8] Cox NH. Diabetes and the skin: an update for dermatologists. *Expert Rev Dermatol* 2007;2:305-16.

[21] Tesfaye S, Boulton AJM, Dyck PJ, *et al*. Diabetic neuropathies: update on definitions, diagnostic criteria, estimation of severity, and treatments. *Diabetes Care* 2010; 33 (10): 2285-93.

[22] Wukich DK, Sung W. Charcot arthropathy of the foot and ankle: modern concepts and management review. *J Diabetes Complicat* 2009;23(6):409-26.

[24] Crawford F, Inkster M, Kleijnen J, Fahey T. Predicting foot ulcers in patients with diabetes: a systematic review and meta-analysis. *Q J Med* 2007;100(2):65-86.

[40] Torley D, Bellus GA, Munro CS. Genes, growth factors and acanthosis nigricans. *Br J Dermatol* 2002; 147 (6): 1096-101.

[56] Litt JZ. *Litt's Drug Eruptions and Reactions Manual*, 19th edn. Boca Raton, FL: CRC Press.

[59] Barker JM. Clinical review: type 1 diabetes-associated autoimmunity: natural history, genetic associations, and screening. *J Clin Endocrinol Metab* 2006;91(4):1210-17.

[64] O'Toole EA, Kennedy U, Nolan JJ, *et al*. Necrobiosis lipoidica: only a minority of patients have diabetes mellitus. *Br J Dermatol* 1999;140(2):283-6.

[76] Yamaoka H, Sasaki H, Yamasaki H, et al. Truncal pruritus of unknown origin may be a symptom of diabetic polyneuropathy. *Diabetes Care* 2010;33:150-5.

第6部分　遗传性皮肤病

65

第 65 章
遗传性角化障碍性皮肤病

Vinzenz Oji, Dieter Metze, Heiko Traupe
Department of Dermatology, University Hospital Münster, Münster, Germany

概述

本章节论述鱼鳞病、掌跖角化病(PPKs)和多种遗传性或获得性角化性疾病。目前,大多数角化性疾病又称为孟德尔角化病(MeDOC)[1]。其发病率较高,主要临床表现为角化过度或鳞屑,或兼而有之。"孟德尔"这一术语表明这些疾病本质上由遗传决定。其中许多疾病的遗传缺陷机制已经被发现,有些甚至找到了相关通路,如肝氧蛋白途径[2]。从分子学角度看,提供基于分子基础的分类是很有意义的,如从脂质转运缺陷或胆固醇生物合成相关疾病中挑选出与角蛋白基因相关的角化性疾病。然而,角蛋白基因突变可以导致多种临床表型,包括单纯性大疱性表皮松解症(KRT5 和 KRT14)等大疱病[3],Curth-Macklin 鱼鳞病(ICM)(KRT1)[4],以及色素沉着性疾病(与 *KRT5* 基因突变相关的 Galli-Galli 病或者 Dowling-Degos 病)[5]。由于本书主要针对需要做出临床诊断及提供充分治疗的皮肤科医师和临床医学科学家,因此作者决定坚持以临床遗传学及形态学特点的分类体系为基础,从临床诊断及分子病理学方面进行讨论。

从"经典皮肤病学"角度看,我们现在区分了许多孟德尔角化异常性鱼鳞病、掌跖角化病及其他多种角化异常疾病,如各种类型的汗孔角化症。Darier 病将在本书其他章节讲述(见第 66 章)。值得注意的是,在鱼鳞病共识会议上(2009 年于索雷兹)决定不再对红斑角化性皮肤病和鱼鳞病进行区分,而是将它们放在一起讨论[1]。与鱼鳞病不同的是,掌跖角化病的角化异常并不泛发全身,几乎只影响手足部位。

有些疾病被认为既属于鱼鳞病又属于掌跖角化病,如兜甲蛋白角化病(LK)[6,7]。然而,对于临床医师而言,区分鱼鳞病和掌跖角化病具有诊断意义和帮助。这可追溯到 100 多年前,Peukert 于 1899 年首次提出鱼鳞病和掌跖角化病的概念不同[8]。最后,本章节将介绍几种没有遗传学基础的获得性疾病,或者病因学未知的几种角化异常疾病,如获得性鱼鳞病[9]、圆形糠疹[10]。

鱼鳞病(见表 65.1,表 65.2,表 65.3,表 65.4 和表 65.6)

定义

"鱼鳞病"一词在 200 多年前由 Robert Willan 在其编写的皮肤病书中首次提出[1]。"鱼鳞"一词源于希腊语的 ichthyosis。这个词创造于常将人类疾病的特点同动物特征进行类比的时期。若仅从字面上翻译成"被覆鱼鳞的疾病"是不恰当的,应当避免。作为一个专业词汇,它在医学著作里已经根深蒂固,现如今指代那些孟德尔角化异常性疾病,它们都有明显的鳞屑,且遍布全身皮肤[2,3]。

最近关于鱼鳞病的共识会议中有一项重要进展[4],该会议提出可以将鱼鳞病划分为综合性鱼鳞病(表 65.1)和非综合性鱼鳞病(表 65.2)两种[2,5,6]。然而,疾病的发病因素,如"先天性原因"和"非先天性原因",已经不再作为主要区分标准,因为在某些疾病中,如 X-连锁隐性遗传鱼鳞病(RXLI)等,部分患者出生就发病,也有一部分患者在出生后几个月才出现症状。相反,建议将此病分为常见和罕见形式。常见形式包括寻常型鱼鳞病和 X-连锁隐性遗传鱼鳞病。然而,我们应当注意 X-连锁隐性遗传鱼鳞病在欧洲人群中的发病率为 1:(2000～3000),根据欧盟标准应当划分为罕见疾病[7]。

表 65.1 遗传性鱼鳞病的临床遗传分型:非综合征型

疾病	遗传方式	基因
普通型鱼鳞病		
寻常型鱼鳞病(IV)	半显性	*FLG*
非综合征型 X-连锁隐性遗传鱼鳞病(RXLI)	XR	*STS*
常染色体隐性遗传鱼鳞病(ARCI)		
丑胎样鱼鳞病(HI)	AR	*ABCA12*
板层状鱼鳞病(LI)	AR	*TGM1*, *NIPAL4*, *ALOX12B*, *ABCA12*, *PNPLA1*,*CERS3*,*LIPH*[1]
先天性鱼鳞病样红皮病(CIE)	AR	*ALOXE3*,*ALOX12B*,*ABCA12*,*CYP4F22*,*NIPAL4*,*TGM1*,*PNPLA1*,*CERS3*,*LIPH*[1]
自愈型火棉胶样婴儿(SHCB)[2]	AR	*TGM1*,*ALOXE3*,*ALOX12B*
肢端自愈型火棉胶样婴儿	AR	*TGM1*
泳装样鱼鳞病(BSI)	AR	*TGM1*
角蛋白鱼鳞病(KPI)		
表皮松解性鱼鳞病(EI)	AD	*KRT1*,*KRT10*
浅表性表皮松解性鱼鳞病(SEI)	AD	*KRT2*
先天性网状鱼鳞病样红皮病(CRIE)	AD	*KRT10*
环状表皮松解性鱼鳞病(AEI)	AD	*KRT1*,*KRT10*
Curth-Macklin 型鱼鳞病	AD	*KRT1*
常染色体隐性表皮松解性鱼鳞病(AREI)	AR	*KRT10*
表皮松解性表皮痣[3]	体细胞突变	*KRT1*,*KRT10*
其他非综合征型		
兜甲蛋白角化病(LK)	AD	*LOR*
变异性红斑角化病(EKV)	AD(AR)	*GJB3*,*GJB4*
炎症性剥脱性皮肤病(PSS type B)	AR	*CDSN*
剥脱性鱼鳞病	AR	*CSTA*
线状角化病-先天性鱼鳞病-硬化型角化病(KLICK)	AR	*POMP*

来自 Oji V,Tadini G,Akiyama M 等修订。遗传性鱼鳞病的命名和分类的修订:2009 年 Sorèze 第一次鱼鳞病共识会议的结果。*J Am Acad Dermatol* 2010;63:607-41(参考文献[4]鱼鳞病)。

[1]迟发性常染色体隐性遗传鱼鳞病。

[2]自我改善型先天性鱼鳞病(SICI)。

[3]可能表明有性腺嵌合体现象,这可致后代发生广泛性表皮松解性鱼鳞病。

AD,常染色体显性;AR,常染色体隐性。

表 65.2 遗传性鱼鳞病的临床遗传分型:综合征型

疾病	遗传方式	基因
X-连锁的鱼鳞病样综合征		
X-连锁隐性遗传鱼鳞病(RXLI)[1]	XR	*STS*(及其他[1])
毛囊性鱼鳞病伴先天性缺发及畏光综合征(IFAP)	XR	*MBTPS2*
Coradi-Hünermann-Happle 综合征(CDPX2)	XD	*EBP*
常染色体遗传的鱼鳞病综合征伴显著毛发异常		
Netherton 综合征(NS)	AR	*SPINK5*
严重皮炎-多重过敏-代谢废物综合征(SAM)	AR	*DSG1*
鱼鳞病伴少毛症[2]	AR	*ST14*

（续 表）

疾病	遗传方式	基因
新生儿鱼鳞病-硬化性胆管炎综合征(NISCH)[3]	AR	*CLDN1*
常染色体遗传鱼鳞病样综合征伴显著神经系统体征		
遗传性运动与感觉神经病变 4 型(HMSN4)	AR	*PHYH*,*PEX7*
多发性硫脂酶缺乏症(MSD)	AR	*SUMF1*
Gaucher 综合征 2 型	AR	*GBA*
Sjögren-Larsson 综合征(SLS)	AR	*ALDH3A2*
中性脂肪沉积症(NLSD)伴鱼鳞病	AR	*ABHD5*
毛发硫营养不良(TTD)	AR	*C7ORF11* *ERCC2*,*XPD* *ERCC3*,*XPB* *GTF2H5*,*TTDA*
脑发育不全-神经病变-鱼鳞病-掌跖角化病综合征(CEDNIK)	AR	*SNAP29*
关节挛缩-肾功能不全-胆汁淤积综合征(ARC)	AR	*VPS33B*
常染色体遗传鱼鳞病综合征伴耳聋		
角膜炎-鱼鳞病-耳聋综合征(KID)	AD	*GJB2*(*GJB6*)
ELOVL4 缺乏症	AR	*ELOVL4*
智力发育迟缓-肠病-耳聋-周围神经病变-鱼鳞病-角化病综合征(MEDNIK)	AR	*AP1S1*
常染色体遗传鱼鳞病综合征伴短暂性新生儿呼吸窘迫		
鱼鳞病早产综合征(IPS)	AR	*SLC27A4*

来自 Oji V，Tadini G，Akiyama M 等修订。遗传性鱼鳞病的命名和分类的修订：2009 年 Sorèze 第一次鱼鳞病共识会议。*J Am Acad Dermatol* 2010；63：607-41（参考文献[4]鱼鳞病）。

[1] 在邻近基因综合征情况下。

[2] 等位基因突变型：先天性鱼鳞病-毛囊性皮肤萎缩-少毛症-少汗症综合征(IFAH)。

[3] 也被称作鱼鳞病-白细胞空泡-脱发-硬化性胆管炎综合征(ILVASC)。

AD，常染色体显性；AR，常染色体隐性；CDPX2，斑点状软骨发育异常 2 型。

本书将各种类型的鱼鳞病与其相应的特定病理生理学特性一起讨论。总体而言，鱼鳞病会导致角质形成细胞分化异常和(或)脱落异常，表现为角质形成细胞脱落异常(潴留性角化过度)或者角质形成细胞加速形成(表皮增生肥厚/增生性角化过度)。这些疾病中角化过度的表现可以理解为一种异常表皮屏障的代偿性稳态修复反应[3,4]。

普通型鱼鳞病

寻常型鱼鳞病

定义和术语

寻常型鱼鳞病(ichthyosis vulgaris，IV)是一种症状较轻的鳞屑异常疾病，根据北英格兰的人口研究数据，在欧洲的发病率是 1∶100[1]。

同义名

- 常染色体显性遗传寻常型鱼鳞病

病理生理学

寻常型鱼鳞病是丝聚蛋白(FLG)基因突变引起的，是一种常染色体半显性遗传病[2,3]。仅有少数携带 1 处 FLG 突变的患者发展为临床症状明显的鱼鳞病，多数患者表现为手掌和足底皮纹增多及皮肤轻度干燥。大约 2/3 寻常型鱼鳞病的患者携带 2 处 *FLG* 突变，并且具有明显的临床症状。1/3 的患者只携带 1 处 *FLG* 突变，临床表现较轻微[4]。这种与突变负荷相关的临床症状差异可通过皮肤含水量或经皮水分丢失的相关功能研究[5,6]反映出来。丝聚蛋白基因突变导致皮肤屏障受损及天然保湿因子(NMF)明显减少，而 NMF 在角质层的水合作用中发挥重要作用。无论是否表现出寻常型鱼鳞病，*FLG* 基因突变使患者易患特应性湿疹、过敏性鼻炎、哮喘、食物过敏、手部湿疹、镍致敏和特异性湿疹中的疱疹性湿疹等疾病[1,7,8]。

临床特征

患儿出生时皮肤正常，通常在出生后第一个月发生。Wells 和 Kerr[9] 发现，40%患者在生后 3 个月出现皮肤明显脱屑。即使是细心的父母也很难明确疾病开始的具体日期，值得注意的是，夏季或者湿度增加时脱屑会明显减退或消失。寻常型鱼鳞病皮损表现为浅灰色鳞屑，主要分布在四肢伸侧和躯干（图 65.1a）。鳞屑较 X-连锁隐性遗传鱼鳞病小，而且在腹股沟区和较大屈侧往往无鳞屑。几乎所有寻常型鱼鳞病患者表现出掌纹加深（图 65.1b），与季节或湿度等因素无关。大部分患者主诉少汗并且无法正常出汗[4]。此病的其他常见表现包括毛囊角化，大多数伴随较轻微的特应性湿疹，以及过敏性鼻炎[1,4,7]。

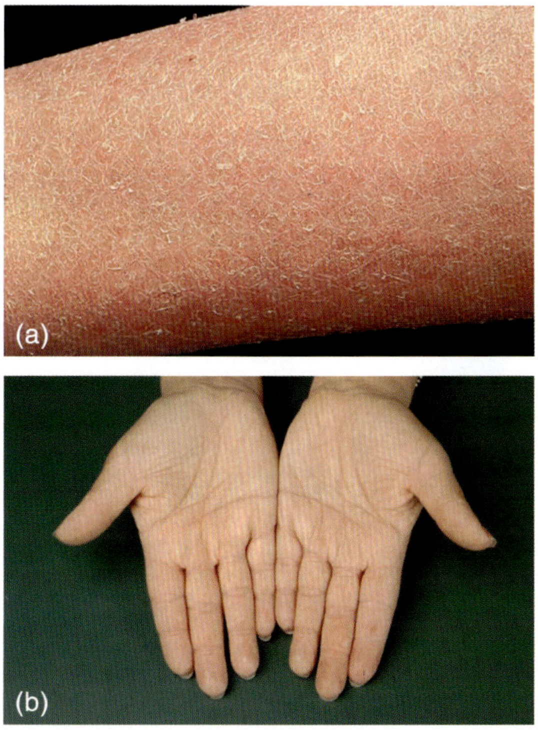

图 65.1 寻常型鱼鳞病

（a）均匀分布的鳞屑；（b）加深的掌纹。（德国明斯特大学医院皮肤科）

检查

组织学揭示角化过度伴颗粒层变薄或缺失。免疫组织化学研究表明丝聚蛋白明显减少甚至消失。超微结构下表现出稀少、易碎的透明角质颗粒，其严重程度与 FLG 基因突变的数量密切相关[4,6]。

治疗

保湿可对寻常型鱼鳞病起到较大帮助[10]，如含甘油的霜剂[11]有很好的疗效。在没有伴发特应性皮炎的患者中，10%尿素软膏或者 12%乳酸软膏也可发挥较好作用。与常染色体隐性遗传鱼鳞病（ARCI）相反的是，本病没有必要过度浸浴，但洗浴后外用软膏可以起到很好的保湿作用。将来，局部蛋白质替代疗法可能是一种有前景的治疗方案[12]。

X-连锁隐性遗传鱼鳞病

定义和术语

X-连锁隐性遗传鱼鳞病是一种症状较轻微的鳞屑性疾病。通过对类固醇硫酸酯酶缺乏的孕妇进行系统筛查，确定高加索和亚洲男性中的发病率为1∶1500[1]。

同义名

- 类固醇硫酸酯酶缺乏症
- 胎盘硫酸酯酶缺乏症
- X-连锁隐性遗传鱼鳞病
- 芳香硫酸酯酶 C 缺乏

病理生理学

X-连锁隐性遗传鱼鳞病由编码类固醇硫酸酯酶的 *STS* 基因突变所致[2]。大约 90%患者是由整个基因序列的 75%缺失导致的[3]。这种基因缺失可以影响到邻近基因，偶尔导致更复杂的表型，如 X-连锁隐性遗传鱼鳞病伴随 Kallmann 综合征，或者伴随 X-连锁隐性点状软骨发育不良，或者伴随神经系统异常，包括智力发育迟缓、单侧多小脑回畸形和色素性视网膜炎[4]。若伴随 FLG 基因突变[5,6]，或者某些未知的修饰物，疾病可能会加重。由于类固醇硫酸酯酶的缺乏，胆固醇硫酸盐大量聚集于表皮从而抑制激肽释放酶 5 和激肽释放酶 7 等蛋白酶活性，这些酶对桥粒的正常降解至关重要。在 X-连锁隐性遗传鱼鳞病的皮损中，丝氨酸蛋白酶活性显著降低[7]，进而导致脱屑减少，角化过度。因此，X-连锁隐性遗传鱼鳞病可以被看作为一种潴留性角化过度的典型例子。经测量表明，X-连锁隐性遗传鱼鳞病经皮水分丢失明显多于寻常型鱼鳞病，但皮肤表面的 pH 并未发生明显改变[8]。

临床特征

该疾病好发于男性，但也有女性发病的报道[9]。

报道中认为这是一种并发症，与患儿的母亲胎盘中酶缺陷相关。胎盘硫酸酯酶缺乏的孕妇常出现宫颈扩张不全，可能会导致产程延长而被迫剖宫产或产钳助娩。出生时，多数患者表现为细小鳞屑或者脱皮，通常不被注意并且很快消退。在 2～6 个月时，出现大的、厚的、深褐色至黄褐色鳞屑，分布于躯干、四肢和颈部(图 65.2)。同寻常型鱼鳞病一样，肘窝和腘窝处不易受累，手掌和足底亦不受累。在大约 30％患者中，鳞屑是浅灰色的(图 65.2d)，这些患者常常被误诊为寻常型鱼鳞病。X-连锁隐性遗传鱼鳞病的角化过度鳞屑颜色较深时，躯干侧面和颈后呈典型的“污秽样外观”，这一特点往往不在寻常型鱼鳞病中出现。

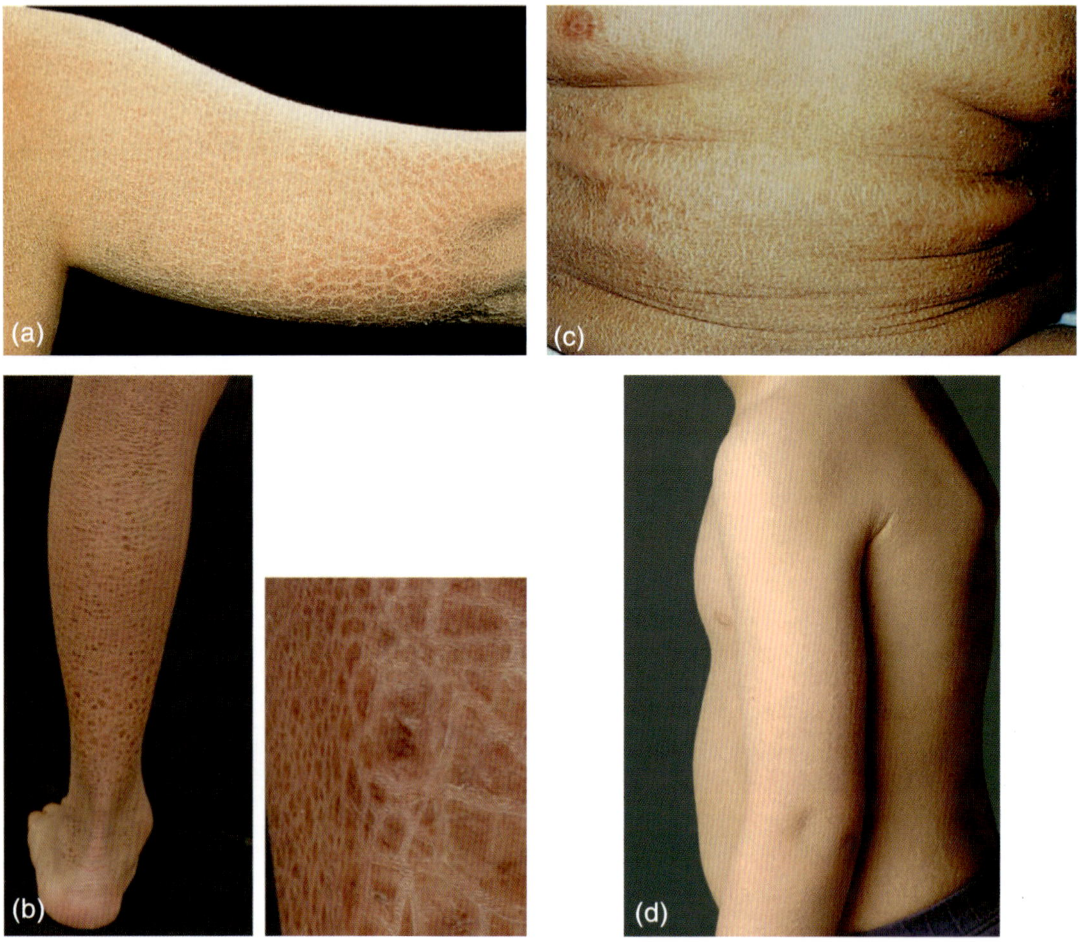

图 65.2 X 连锁隐性遗传鱼鳞病

(a)上臂鳞屑；(b)腿部；(c)躯干；(d)浅灰色鳞屑。(德国明斯特大学医院皮肤科)

患者如进行眼科检查，常发现深度角膜混浊，但多不影响视力。X-连锁隐性遗传鱼鳞病有将近 20％并发隐睾[10]，将近 40％并发注意力缺陷多动综合征(ADHD)，约 25％并发自闭症[11]。值得注意的是，*STS* 基因缺失所致的类固醇硫酸酯酶缺乏小鼠表现出与 ADHD 有关的行为异常，如注意力不集中和多动症。另外，这些小鼠 5-羟色胺功能异常，可能是行为异常的原因[12]。

检查

如果多个家庭成员均患病，仔细审查家系图有助于建立疾病的遗传模式。母系方面的祖父或者叔叔受累，提示 X-连锁隐性遗传鱼鳞病。

组织学显示，过度正角化和完整的、增厚的颗粒层。即使临床上毛囊角化不明显，但在大约 30％患者中可发现明显毛囊角栓。超微结构显示桥粒持续显著增加，潴留性角化过度中更为典型。

利用荧光原位杂交(FISH)或者基因组比较杂交/比较微点阵分析(CMA)等先进技术进行分析，可以对大片段基因缺失进行快速诊断[13]，但其中的 10％可能会被漏诊。标准测序技术常用来确定点突变。同样，也可以用生化方法测量成纤维细胞或血浆中类固醇硫酸酯酶的活性。脂蛋白电泳也是一种简单有效的工具，患者 β-脂蛋白流动性增加。在血清学水平上，可通过定量高效液相色谱(HPLC)/质谱法对于类固醇硫酸酯酶进行研究，但遗憾的是目前仅供研究用。

治疗

寻常型鱼鳞病的治疗方案对 X-连锁隐性遗传鱼鳞病患者同样有效，如保湿剂的使用。含甘油的乳霜可以获得较好效果。夏季明显自行缓解，冬季复发或加重。值得注意的是，保湿剂的使用并不能使经皮水分丢失减少，反而有进一步增加水分丢失的趋势，但皮肤干燥程度有所改善[8]。冬季疾病加重期可系统性使用低剂量维 A 酸[14]。

非综合征性先天性鱼鳞病（见表 65.1）

常染色体隐性遗传鱼鳞病

定义和术语

不同于寻常型鱼鳞病或者 X-连锁隐性遗传鱼鳞病，常染色体隐性遗传鱼鳞病并不单指孟德尔角化异常性疾病，而是一个包含了所有没有起疱倾向的非综合征性常染色体隐性遗传鱼鳞病的术语[1]。因此，它包含了丑胎样鱼鳞病（harlequin ichthyosis，HI）、泳装样鱼鳞病（bathing suit ichthyosis，BSI）、板层状鱼鳞病（lamellar ichthyosis，LI）、先天性鱼鳞病样红皮病（congenital ichthyosiform erythroderma，CIE）、自我改善性先天性鱼鳞病（self-improving congenital ichthyosis，SICI），以及某些临床表现短暂的疾病，如火棉胶样婴儿。我们将分别讨论这些疾病及各种遗传基因缺陷。

> **同义名**
> - 先天性鱼鳞病
> - 板层状鱼鳞病或者先天性鱼鳞病样红皮病等术语描述了此病临床表现的极端情况，但在较早的教科书中用作同义词。

流行病学

来自西班牙[4]和德国[5]的登记数据显示，欧洲常染色体隐性遗传先天性鱼鳞病的患病率约为 1.6∶100 000。

病理生理学

常染色体隐性遗传鱼鳞病与多种基因突变相关（见表 65.1），包括编码脂质转运相关蛋白的基因如 *ABCA12*[6]，脂质生物合成相关蛋白的基因 *CERS3*[7]，以及编码脂肪酸代谢相关的蛋白基因，或者这些基因在组装角化包膜等表壳构造相关蛋白中起作用。尚无“统一理论”解释这些不同蛋白质之间如何相互作用，并导致表皮屏障受损及角化过度。常染色体隐性遗传鱼鳞病中的某些分子尚未明确其作用，如目前尚不清楚 *NIPAL4* 编码的鳞蛋白是不是镁转运蛋白[8]，或者是否在肝氧蛋白途径中发挥作用。

已经报道了某些疾病的基因型-表型的相关性。*ABCA12* 基因最能说明这一点。此基因错义突变会导致板层状鱼鳞病[9]或者先天性鱼鳞病样红皮病[10]，然而无义突变或者移码突变则会导致危及生命的丑胎样鱼鳞病[6]，两种突变的结合会导致一种中间表型[11]。相似的是，泳装样鱼鳞病与 *TGM1* 中特定温度敏感突变相关。其他的常染色体隐性遗传鱼鳞病可分为多种临床表型，如板层状鱼鳞病、先天性鱼鳞病样红皮病或者自我改善性先天性鱼鳞病，这些均可以由没有明确基因型/表型关联的大量基因突变导致。10%～20%常染色体隐性遗传鱼鳞病患者的基因突变尚未发现[12]。

临床特征

见“丑胎样鱼鳞病”“火棉胶样婴儿和自行改善性先天性鱼鳞病”“泳装样鱼鳞病”及“板层状鱼鳞病和先天性鱼鳞病样红皮病”部分。

治疗

见“先天性鱼鳞病治疗”部分。

丑胎样鱼鳞病

定义

丑胎样鱼鳞病是常染色体隐性遗传鱼鳞病中最严重的类型，死亡率高达 44%[1]。根据先前来自德国鱼鳞病和相关角化病网络系统（NIRK）的登记数据显示，丑胎样鱼鳞病发病率大约为 1∶2 000 000，大约比转谷氨酰胺酶（TG1）缺陷的常染色体隐性遗传鱼鳞病低 10 倍。

病理生理学

前文中已指出 *ABCA12* 基因特定的无义突变或者移码突变会导致丑胎样鱼鳞病[2,3]，这种突变常会导致 mRNA 降解及相应蛋白质的表达缺失[4,5]。

ABCA12 可将脂质（如葡糖神经酰胺）转移到板层小体中，该脂质对于皮肤屏障形成至关重要。它在板层小体的形成中起重要作用，板层小体转运蛋白酶如激肽释放酶 5、7 和 14 等蛋白酶，并将这些蛋白质分泌到角质层的细胞间隙中[6]。这些蛋白酶在桥粒降解所致的脱屑中发挥着重要作用[7]，因此会导致潴留性角化亢进[8]。

临床特征

新生儿出生时即有盔甲样皮肤（躯干布满皲裂）

（图 65.3），行动及饮水、呼吸的能力严重受损。可有双侧睑外翻和唇外翻，皮肤角化过度可能会导致耳后褶皱缺如。大约 10% 儿童发展为自断指[1]。婴儿早期一个主要问题是皮肤及其他器官（如肺）容易发生感染，而呼吸问题是新生儿死亡的主要原因。动物模型的数据显示，丑胎样鱼鳞病并不只是皮肤疾病，还可以影响肺功能，导致肺泡萎缩[9]。能从本病早期阶段生存下来的儿童中，角质层增厚有所改善，出现大片板层状鳞屑，伴随显著鱼鳞状红皮病（图 65.3b，c）。在此之后，患儿常伴有严重睑外翻，即使摄入高热能营养物，也很难达到和维持正常体重，并伴有维生素 D 缺乏性佝偻病和骨质软化[1]。

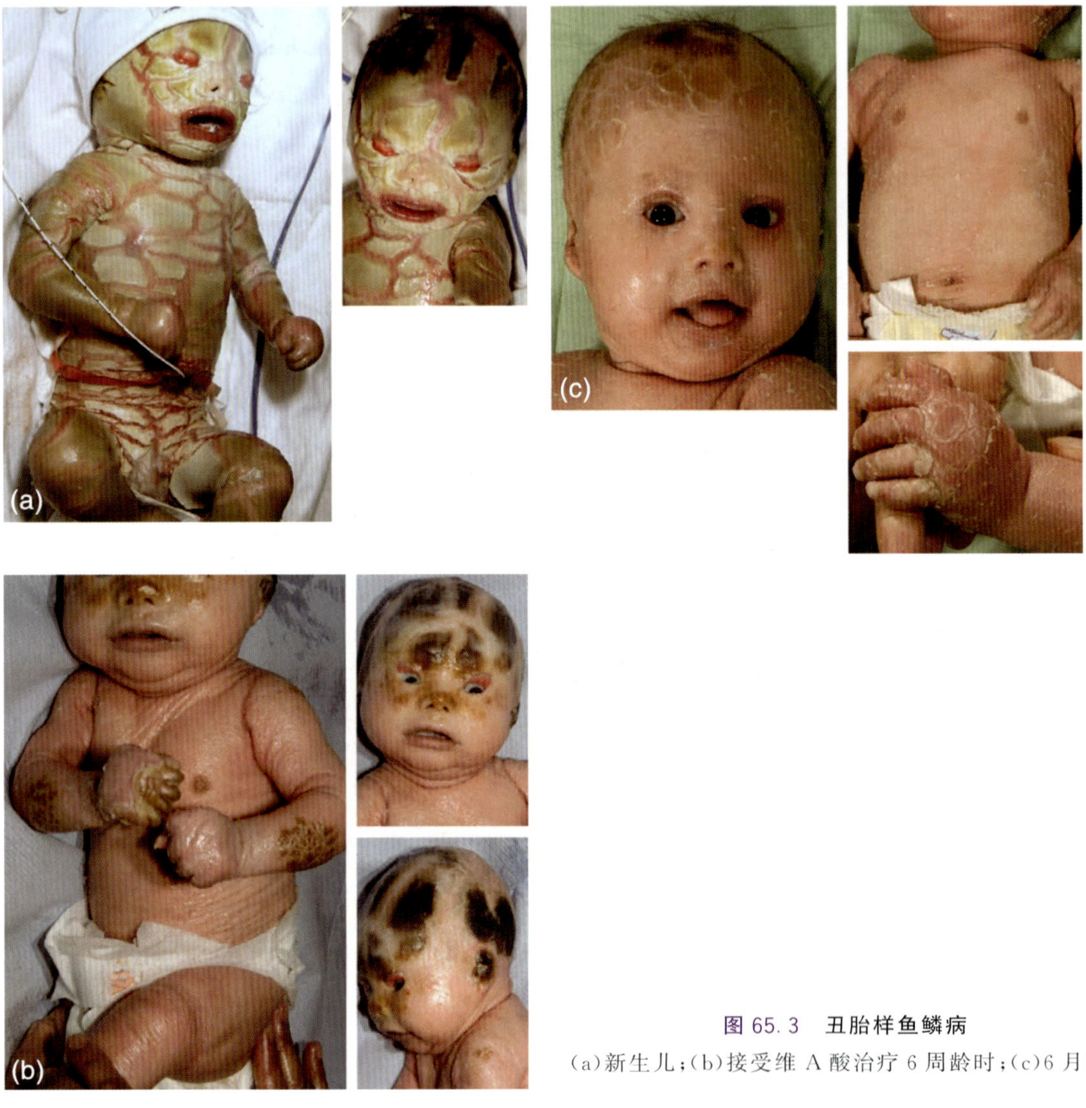

图 65.3　丑胎样鱼鳞病
（a）新生儿；（b）接受维 A 酸治疗 6 周龄时；（c）6 月龄。

检查

丑胎样鱼鳞病组织学上有明显的角化过度、角化不全、颗粒层增厚及非极性脂质减少，而激肽释放酶 5 和组织蛋白酶 D 等蛋白酶则显著减少[10]。电子显微镜下可见颗粒层中大量异常板层小体，以及不规则板层小体堆积在表皮角质形成细胞间形成腔隙结构。这种板层小体的缺陷是诊断丑胎样鱼鳞病的典型特点（图 65.4a，b）。

治疗

本病的治疗需要多学科综合方案，具体内容将在火棉胶样婴儿的治疗部分进行详细讨论，也见于 Rajpopat 及同事写的综述中[1]。

火棉胶样婴儿和自身改善性先天性鱼鳞病

定义

火棉胶样婴儿这个术语描述了新生儿的一过性状态。除了丑胎样鱼鳞病，大部分常染色体隐性遗传的鱼鳞病患者出生时表现为“火棉胶样婴儿”[1]，但值得注意的是，几种先天性鱼鳞病的综合征类型，如毛发硫营养不良（TTD）或者 Gaucher 综合征 2 型的典

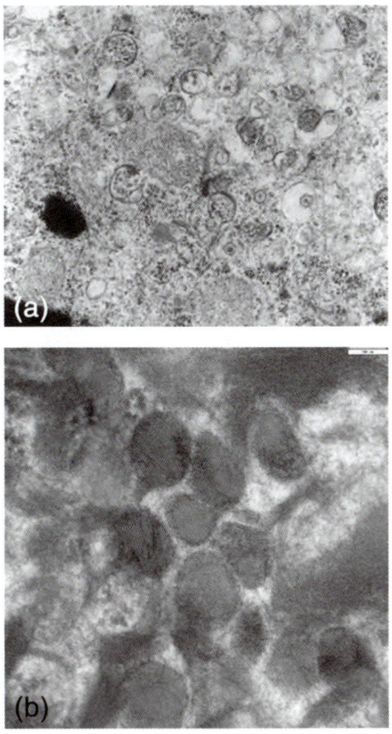

图 65.4　丑胎样鱼鳞病的超微结构诊断

(a)*ABCA*12 缺乏时异常的板层小体。(b)颗粒层细胞中正常板层小体的形态,具有多种形态:大部分是层状的,但也有均质区域(高倍镜时)。(由德国海德堡的 I. Hausser 博士提供)

型表现为火棉胶样婴儿。

病理生理学

见后文板层状鱼鳞病、先天性鱼鳞病样红皮病和泳装样鱼鳞病部分。

临床特征

新生儿被包裹在一层发亮的羊皮纸状膜中,这种膜在出生后几天内出现裂缝(图 65.5),通常在出生后 4 周内剥脱。最初,临床表现可能非常严重,常有不同程度睑外翻和唇外翻,不久后开始出现健康皮肤。火棉胶样婴儿在出生时非常相似,但病情进展过程不同。在大约 80%患者中,火棉胶样婴儿之后逐渐发展为常染色体隐性遗传鱼鳞病亚型。临床表现可转变成泳装样鱼鳞病或者板层状鱼鳞病的亚型(如严重的 TG1 缺乏),或者先天性鱼鳞病样红皮病(如脂氧化酶的缺乏),10%～20%患者可发展为自身改善性先天性鱼鳞病[2]或者自愈性火棉胶样婴儿(SHCB)[3]。

鉴别诊断

鱼鳞病早熟综合征(IPS)(见下文)是自身改善性先天性鱼鳞病(SICI)和自愈性火棉胶样婴儿(SHCB)的重要鉴别诊断。

治疗

见"先天性鱼鳞病治疗"部分。

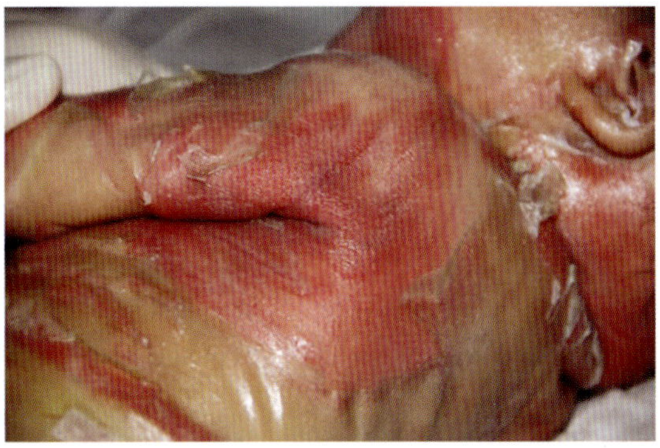

图 65.5　常染色体隐性遗传性先天性鱼鳞病。1 周后火棉胶膜脱落

泳装样鱼鳞病

定义

泳装样鱼鳞病是常染色体隐性遗传鱼鳞病的一种特殊类型[1],由恩古尼族南非班图族首先报道。新生儿表现为火棉胶样婴儿,之后发展成板层状鱼鳞病,仅面部和四肢不受累,如同泳装的分布模式。

病理生理学

泳装样鱼鳞病起于特殊的 *TGM*1 错义突变,该突变使 TG1 酶对温度敏感[2,3]。泳装样鱼鳞病中 *TGM*1 突变的重组表达表明,它们的最适温度从 37℃明显变为 31℃[4]。通过将温度降低到 33℃以下,可以恢复泳装样鱼鳞病突变体 TG1 酶的活性缺陷,甚至可以恢复其活性。在 31℃的最佳温度下,所有泳装样鱼鳞病突变 TG1 酶活性均超过 10%,而在 37℃时则急剧降低[4]。值得注意的是,大部分致 *BSI* 突变会影响精氨酸残基,如 p. Arg315His,并且经常影响外显子 5、6 或 7[5,6]。部分患者最终痊愈,因此也可以看作是一种自身改善性先天性鱼鳞病[5,7]。

临床特征

临床表现是一个动态发展的过程,儿童出生时整个皮肤表现为火胶棉样婴儿。火棉胶膜脱落后,躯干和头皮形成大片深灰色/褐色鳞片,面部和四肢不受累(图 65.6)。手掌和足底干燥,可见弥散性轻度角化过度。数字热像仪证实了体温较高区域与患者鳞屑分布之间存在显著相关性[2]。夏季加重,冬季缓解[8]。少汗在 ARCI 中较为常见,引起局部温度升高,从而导致 TG1 活性进一步降低[9]。根据我们的经验,耳道内也可以发生角化过度,影响听力。

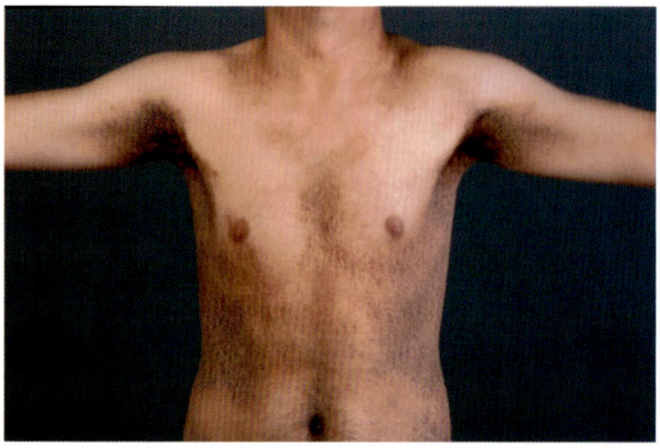

图 65.6　泳装样鱼鳞病

皮温较高部位可见板层状鳞屑。(由德国明斯特大学医院明斯特皮肤科提供)

检查

对 TG1 活性的原位评估显示 TG1 活性仅在皮损中存在缺陷,健康皮肤活性正常[2]。同理,超微结构分析显示,显著增厚的角质层有大量胆固醇裂缝,这是 TG1 缺乏的典型特征,而健康皮肤的角质层厚度正常,没有胆固醇裂隙[2]。

治疗

治疗方法与 LI 一致,但应特别注意耳部的治疗,并注意清除耳道内的角化物质。

板层状鱼鳞病和先天性鱼鳞病样红皮病

定义

20 世纪 60 年代,美国皮肤科医师弗罗斯特创造了"板层状鱼鳞病"(lamellar ichthyosis)一词,它被用来表示 ARCI 的一种,其特征是覆盖全身的大片状深棕色角化过度,但掌跖通常程度较轻。在疾病谱的另一端,ARCI 患者可能表现为非常显著的红皮病,并且有大量细小的白色或灰色鳞屑。这些患者经常有明显的掌跖角化病,并被称为 CIE(图 65.7)。

流行病学

TG1 缺乏是 ARCI 最常见的原因,德国 32%ARCI 病例是由于 TG1 缺乏引起的,美国则多达 55%[2]。在欧洲,12%的 ARCI 是由于 *ALOX12B* 突变所致,5%患者由于 *ALOXE3* 突变所致。*NIPAL4* 突变占 ARCI 的 16%,因此该突变是一个常见的原因。大约 8% ARCI 患者是由 *CYP4F22* 基因(以前称为 *FLJ39501*)突变引起的[3,4]。

病理生理学

20 世纪 80 年代细胞动力学研究似乎将 LI 和 CIE 两种表型区分开了[5],在当时这两种表型被认为

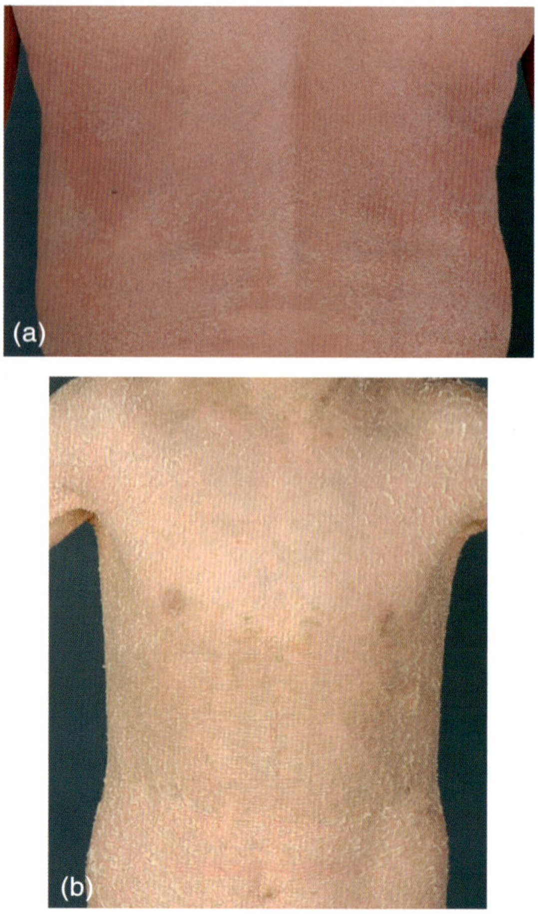

图 65.7　常染色体隐性遗传性先天性鱼鳞病

(a)先天性鱼鳞病性红皮病。(b)板层状鱼鳞病。(由德国明斯特大学医院皮肤科提供)

是不同的概念。然而,遗传学研究表明,LI 表型和 CIE 表型并非特定于某一基因,同一基因突变可能与这两种表型有关[6]。具体的发病机制可能与以下蛋白质功能障碍有关。

- 转谷氨酰胺酶-1 对角化包膜的组装起着关键作用。这一作用通过催化钙依赖性蛋白质(如外整合素、兜甲蛋白和富含脯氨酸蛋白)交联,以及使 Ω-羟基神经酰胺与蛋白质如内批蛋白相结合,从而连接脂质包膜与 CE 而实现[7,8]。
- 表皮脂氧合酶 E3 和 12B 作用于 hepoxilin 通路中的相邻步骤,并在板层小体的分泌中起作用,因此编码这些酶的基因突变导致脂质的分泌和角质形成细胞间脂质的形成受损[9-11]。
- *NIPAL4* 基因编码了鳞蛋白。*NIPAL4* 突变的患者皮肤中表皮脂氧化酶和 TG1 的表达显著增加,这是维持皮肤屏障稳态的一个重要共

同代谢途径[12,13]。这种蛋白质的确切功能尚不完全清楚。它可能定位于桥粒和角蛋白[14]，并与 IPS 中有缺陷的脂肪酸转运蛋白 4 相互作用[15]。

- *CYP4F2* 基因编码细胞色素 P450 多肽，它是白三烯 B4Ω-羟化酶的同源物。该基因在皮肤屏障中的实际功能尚未明确，但推测其通过催化三氧化物 A3 转化为 20 羟基-(R)三氧化物参与了 hepoxilin 途径[16]。
- 编码神经酰胺合成酶 3 的 *CERS3* 基因突变是导致 ARCI 的罕见原因[17,18]，该基因的失活突变与患者的终末分化角质形成细胞中从 C26 到 C34 的长酰基链丢失有关，从而破坏表皮屏障形成。
- *LIPN* 编码一种与哺乳动物三酰甘油代谢有关的酸性脂肪酶，且仅在表皮中表达。我们发现，*LIPN* 中 2-bp 的缺失与轻度 CIE 有关，表现为腿部弥散性鱼鳞病[19]。
- PNPLA1 属于 patatin 样磷脂酶家族，与 PNPLA2 有关，PNPLA2 可导致中性脂质贮积病，伴有肌病，但无鱼鳞病。*PNPLA1* 突变首先在金毛猎犬中被认为是导致鱼鳞病的原因，随后又被发现是人类鱼鳞病的病因，其特征是细小的白色鳞屑、中度红皮病和 PPK，以及第 2 和第 3 足趾的伪指状突起[20]。

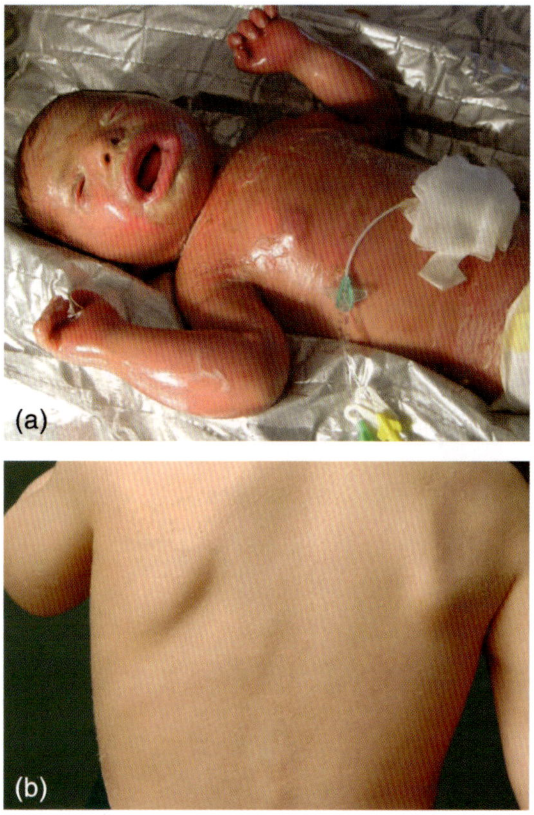

图 65.8 自身改善性先天性鱼鳞病

(a)出生时的火棉胶样婴儿；(b)21 个月时轻度鱼鳞病和轻微红皮病。(由德国明斯特大学医院皮肤科提供)

临床特征

LI 和 CIE 的确切基因型/表型关系尚未明确，但根据我们的经验，ARCI 中的临床线索往往对某些基因具有指示作用。大多数 *TGM1* 突变的患者表现为典型 LI(参见定义)，常伴有睑外翻或斑秃等症状。无明显红皮病表现，但厚层鳞屑下可见红斑。耳通常较小或畸形。如上所述，*TGM1* 的特定温度敏感突变与 BSI 有关。此外，有一组患者最初表现为火棉胶婴儿，进展为轻度 CIE，最后可能症状非常轻微，甚至无鳞屑。这种表型称为 SICI(图 65.8)[6,21]。TGM1 患者中携带提前终止密码子(PTC)突变(如无义或移码突变)比携带错义突变的患者更容易发生出汗异常，如少汗症和体温过高[2]。

脂氧合酶突变的新生儿出生时通常表现为轻型的火棉胶婴儿，随年龄增长主要表现为 CIE 表型，有些也呈现褐色鳞屑。通常伴显著掌跖纹路增多(图 65.9)，这和寻常型鱼鳞病掌跖纹相似[10]。然而，肘窝或手背轻度角化性苔藓有助于鉴别诊断。患者可进展为 SICI[21]。与携带 *ALOXE3* 突变患者相比，*ALOX12B* 突变患者更常表现出明显的掌跖角化[10]。患者多有出汗能力降低或完全消失[22]，许多患者主诉瘙痒。

NIPAL4 突变的患者常表现为 CIE/LI 重叠表型、睑外翻、杵状甲、手掌和足底有明显的弥散性黄色角化物[23]。这(图 65.10a)可能让人联想到经典的 PPKs，如局灶性非表皮松解型。躯干可能有网状鳞屑(图 65.10b)。

大多数 *CYP4F2* 突变患者在出生时表现为 CIE 或轻度火棉胶样婴儿[24]。随着孩子年龄增长，出现灰白色鳞屑，脐周更为明显[16]。掌跖纹明显增多，甚至表现为 PPK。

CERS3 突变的患者出生时为火棉胶样婴儿，夏季随着鱼鳞病的改善逐渐发展为 CIE。此外，患者足底跖纹增多(图 65.11)，可能会出现瘙痒和反复发生的细菌和糠秕孢子菌感染，多不伴并发症[17]。

非常显著的 *LIPN* 突变似乎在 5 岁时引起迟发型鱼鳞病，因此它不是真正的先天性鱼鳞病，尽管它在病理生理学上属于 ARCI 谱[19]。

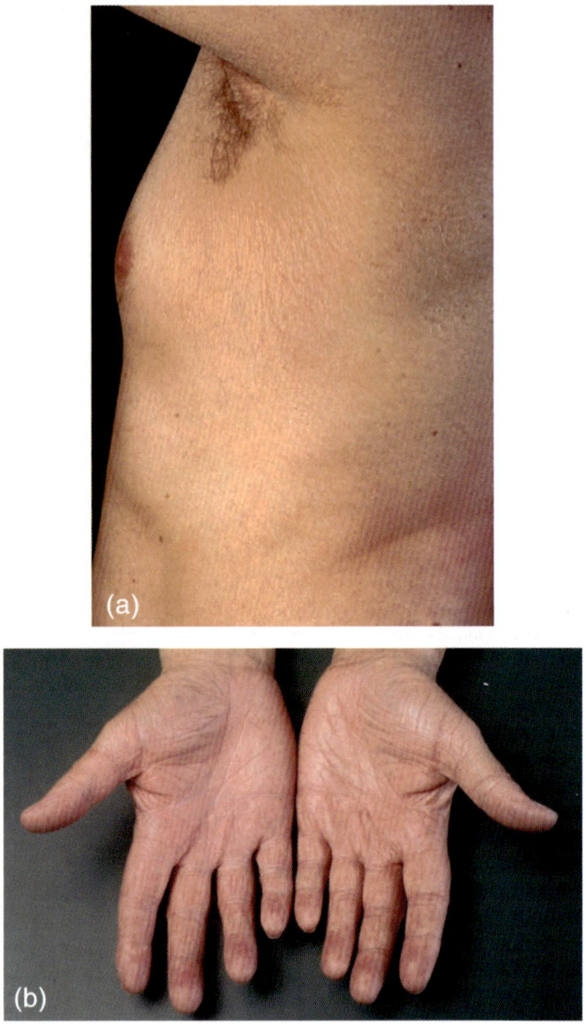

图 65.9 *ALOXE3* 突变的临床表型

注意手掌掌纹增多，类似寻常型鱼鳞病中掌纹加深(b)。（由德国明斯特大学医院明斯特皮肤科提供）

检查

TG1 缺乏的诊断可以通过测序[2,3,8]或测量低温恒温器切片中的原位 TG1 活性来进行[25]。超微结构研究显示，角质层有所谓的胆固醇裂隙[26]（图 65.12）。*NIPAL*4 缺失可能与 ARCI 电镜（EM）Ⅲ型的颗粒层中异常板层小体和超长膜的超微结构相关[27]。直接测序对于脂氧合酶缺乏症和其他缺乏特异性超微结构标志物的 ARCI 亚型（*CERS*3、*CYP*4*F*2 或 *LIPN*）的诊断是必要的。脂氧合酶活性的生化测定是可行的，但目前只能在专门的研究实验室进行[28]。这同样适用于冷冻切片或四氧化锇和四氧化钌后固定的超微结构方法，这使得通过先进的电子显微镜诊断所有 ARCI 亚型成为可能[29]。

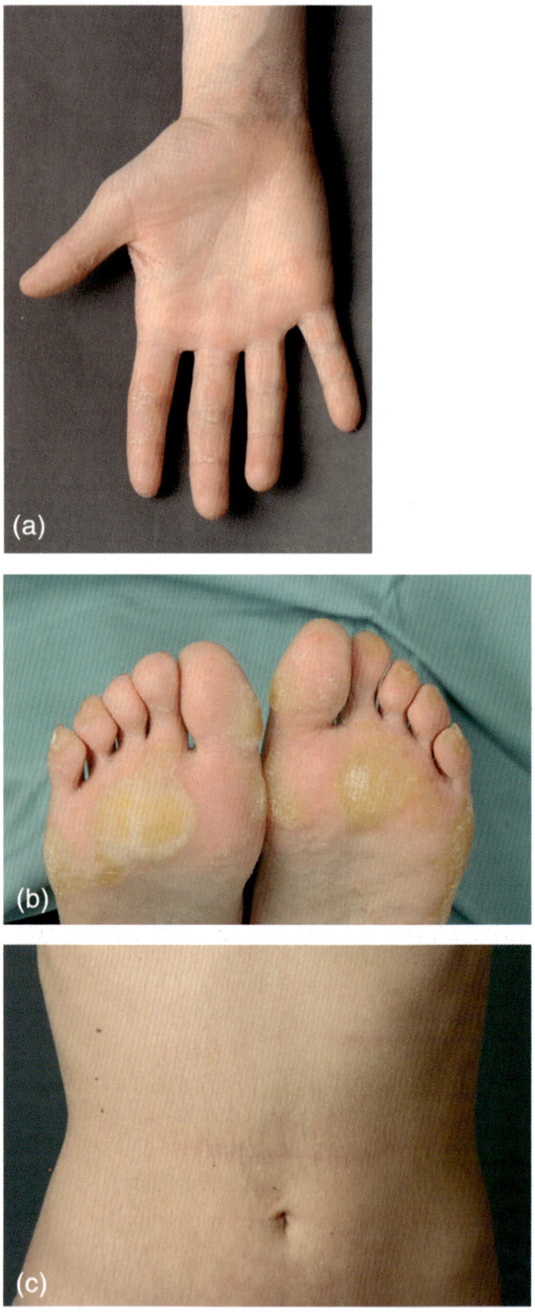

图 65.10 *NIPAL*4 突变的临床表型

（a,b）手掌和足底弥散性黄色角化物；（c）躯干网状鳞屑。（由德国明斯特大学医院皮肤科提供）

角化过度型鱼鳞病（见表 65.1 和表 65.3）

定义

角化过度型鱼鳞病（keratinopathic ichthyoses，KPI）是一组非常严重、极其罕见的角化病，在丹麦发病率为 1∶350 000[1]。患者通常出生时就出现红皮

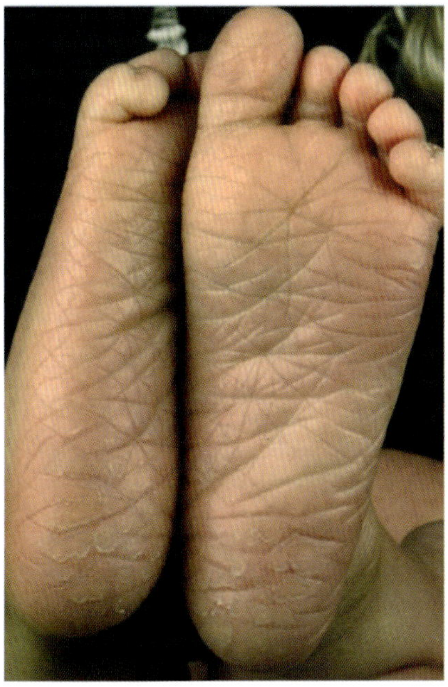

图 65.11 *CERS*3 缺陷的临床表型

足底轻度角化病伴跖纹增多。(由德国明斯特大学医院明斯特皮肤科提供)

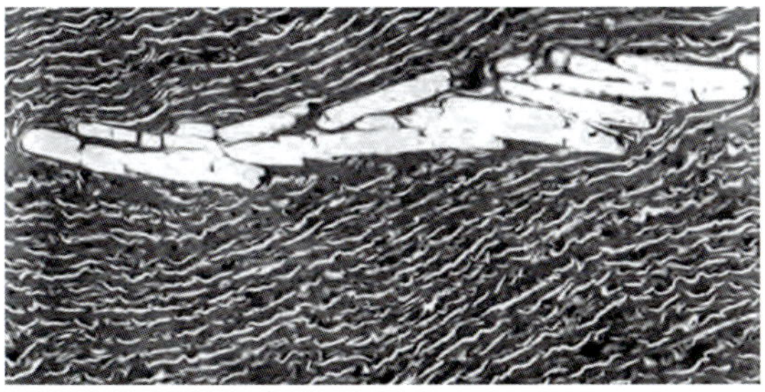

图 65.12 谷氨酰胺转氨酶-1 缺陷皮肤的超微结构,角质层有典型的胆固醇裂隙(由德国海德堡 I. Hausser 博士提供)

病、鳞屑和糜烂。索雷兹共识会议上提出“角化过度”这一术语,作为由某种角蛋白基因突变引起的所有类型鱼鳞病的总称[2]。

病理生理学

表皮角蛋白是促进角质形成细胞骨架形成的中间丝。这种细胞骨架从角质形成细胞的细胞核延伸到细胞膜,附着在细胞膜上,也可以附着在桥粒或半桥粒上[3]。在组织学上,角蛋白基因如 *KRT*1, *KRT*10 或 *KRT*2 的突变通常与表皮松解性角化病(epidermolytic hyperkeratosis, EHK)相关(图 65.13),并且与细胞质角蛋白聚集体(角蛋白团块)或核周壳形成相关,这可以通过电子显微镜观察[4,5]。

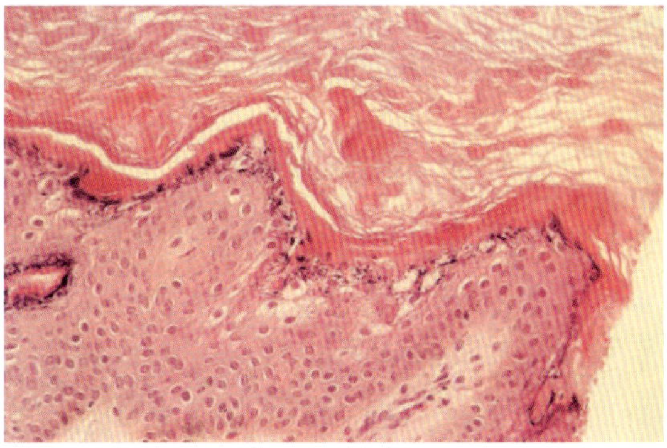

图 65.13 表皮松解性角化过度的组织学诊断

这些角蛋白聚集体可由创伤或环境条件诱导,如高温、发热或皮肤感染,这些都是已知的疾病严重程度调节因素。角蛋白聚集体使人联想到经典的蛋白质折叠疾病,如亨廷顿舞蹈症等神经退行性疾病[6]。表达突变角蛋白聚集体的细胞对高渗透应激的敏感性增加,这种敏感性可以通过化学伴侣三甲胺-N-氧化物来降低[7]。同样,有研究表明,维 A 酸可减少 *KRT*10 突变的表皮松解性鱼鳞病(EI)患者热应激下角质形成细胞内角蛋白聚集体的形成[8]。角蛋白聚集体已被证明与活化的 MAP 激酶、分子伴侣(如 Hsp70)和泛素-蛋白酶系统的组分相互作用,可能导致疾病中的炎症变化[9]。此外,*KRT*1 基因敲除小鼠释放大量的促炎细胞因子白细胞介素 18(IL-18),而 IL-18 的耗尽部分挽救了 Krt1-/-小鼠[10],这为探索新的治疗方法提供思路。

虽然 KPI 传统上被认为是常染色体显性遗传性疾病[11],但隐性和半显性遗传分别在 *KRT*10 突变[12]和 *KRT*1 突变[13]中被报道过。KPI 中的绝大多数突变由杂合的单点突变组成,这些突变位于 *KRT*1 和 *KRT*10 基因高度保守的螺旋边界部分,它们在角蛋白丝的形成中发挥关键作用[14-16]。75%的 KPI 突变是新发突变[17,18]。

表皮松解性表皮痣是由 *KRT*1 或 *KRT*10 的体细胞突变引起的。在这些患者中,生殖系嵌合可能与单个小的表皮松解性表皮痣有关(图 65.14a),可能导致其后代完全患病[18,19]。偶尔可见 EI 的形式,泛发性角化过度沿多条 Blaschko 线分布,表现为多发性表皮松解性表皮痣,这是由广泛的合子后嵌合造成的[20]。

表皮松解性鱼鳞病

同义名

- 表皮松解性角化过度症(EHK)
- 大疱性先天性鱼鳞病样红皮病
- Brocq 型鱼鳞病

第6部分

表 65.3 角化过度型鱼鳞病

	表皮松解性鱼鳞病	浅表型表皮松解性鱼鳞病	Curth-Macklin 鱼鳞病	先天性网状鱼鳞性红皮病[1]
MIM	113800	146800	146600	609165
遗传形式	AD(KRT10 中极少为 AR)	AD	AD	AD
基因	*KRT*1 或 *KRT*10	*KRT*2	*KRT*1	*KRT*10
发病	出生时	出生时	儿童早期	出生时
最早的临床表现	出生时大面积糜烂，轻度鳞屑，红皮病	广泛且严重的红皮病	条状或弥散性 PPK	剥脱性 CIE，主要在四肢上形成网状结构
病程	在最初的数月内，糜烂好转，转化为角化过度 环状型：躯干和四肢出现大量环状、红斑鳞片性斑块，逐渐扩大，然后消退（EI 的间歇性表现）	在数周内发生角化过度，尤其是在关节的伸侧	PPK 逐渐恶化和超过关节的角化过度斑块和(或)躯干和四肢角化过度性丘疹	在儿童和青春期，一种典型的片状模式逐渐形成
皮肤表现				
鳞屑分布	普遍在关节上或容易摩擦的部位	摩擦部位	手掌和足底，大关节，很少出现在四肢和(或)躯干	广泛的，后期网状鱼鳞病样模式
鳞屑类型	附着的，中等	黏附，细至中等	厚的角化过度	细小
鳞屑颜色	白棕色	棕色(“蜕皮”)	黄棕色角化过度	黄棕色
红斑	频繁出现	最初出现，后面消失	可能发展为红皮病	显著的
掌跖受累	KRT1：表皮松解性掌跖角化病 KRT10：手掌和足掌不受影响(可能有例外)	基本不会	严重的掌跖角化病导致了深底的、出血、疼痛性皲裂，弯曲挛缩，收缩带	是
少汗	可能	可能	无	—
头皮异常	鳞屑	—	无	鳞屑
皮肤其他表现	瘙痒。轻微外伤后起水疱，皮肤易感染/脓疱疮	轻微机械损伤后可出现瘙痒、大疱(通常在夏季)	—	—
皮外受累	部分严重表型出现发育滞后		坏疽和手指缺失	部分严重表型出现发育滞后
死亡风险	新生儿期升高	—	—	新生儿期升高
皮肤超微结构	表皮松解性角化过度，基底上层中角蛋白丝聚集；部分细胞溶解，板层小体堆积	浅表型表皮松解性角化过度，受累部位的颗粒细胞溶解；没有角蛋白聚集	双核细胞，特别是异常角蛋白形成的核周同心状“壳”	表面颗粒细胞的空泡化和空泡细胞中的丝状物质

改编自 Oji V，Tadini G，Akiyama M，et al. 对遗传性鱼鳞病的命名和分类进行修订：2009 年在索雷兹举行的第一次鱼鳞病共识会议的结果。*J Am Acad Dermatol* 2010；63：607-41[4]。

[1] 又名“斑纹鱼鳞病”和“五彩鱼鳞病”。

AD，常染色体显性遗传；AR，常染色体隐性遗传；PPK，掌跖角化病。

临床特征[1-6]

出生时通常表现为 CIE,常伴明显水疱。在法国古典文学中,这种表现被称为"烧伤的孩子"(图 65.14b)。因此,新生儿的鉴别诊断常包括大疱性表皮松解症。出生后几个月内,水疱消退,转为角化过度。但皮肤仍然很脆弱,当患者出现发热或皮肤感染,夏季暴露于高温,或机械摩擦后会出现水疱。年龄较大的儿童和成人患者通常表现为明显的角化性苔藓,即波纹状角化嵴,尤其是腋窝、肘部和膝关节的屈曲部分。严重程度与温度升高的皮肤区域有关,因此这种加重可能由体温差异引起。在膝盖和小腿上,患者有时会出现棘状角化过度(图 65.15a-c)。携带 *KRT10* 突变的患者手掌和足底通常不受影响(图 65.15d)[1],对中等剂量的系统性维 A 酸反应良好(参见"先天性鱼鳞病的治疗"),而 *KRT1* 突变的患者通常手掌和足底严重受累,严重损害行走能力,因此有些患者需要轮椅替代行走。此外,系统性使用维 A 酸的可能使皮肤情况恶化。

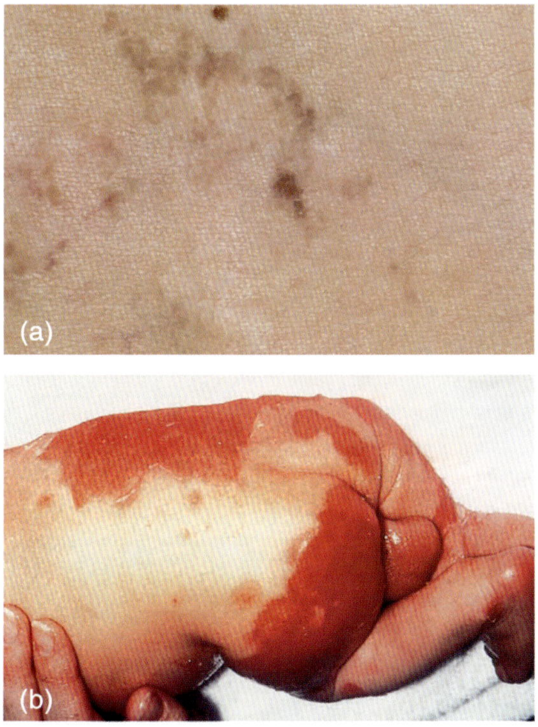

图 65.14 角化过度型鱼鳞病特殊的遗传方面

(a)一名因角蛋白 10 突变引起的全身性表皮松解性鱼鳞病患儿父亲的表皮松解性表皮痣;(b)新生儿表现为表皮松解性鱼鳞病(enfant brulé)。

检查[7-11]

上述类型的 KPI 具有显著的组织学特征,即 EHK。在浅表型 EI 中,EHK 不太明显,主要表现在颗粒层和表皮上层,因此活检的最佳取材部位是临床受累最明显部位(如膝关节)。类似的取材部位也适用于环形 EI。这类疾病的超微结构以塌陷的角蛋白聚集物(张力细丝)为特征。角蛋白聚集物通常在细胞核周围形成,失去与桥粒的连接,从而形成表皮内水疱。如前所述,角蛋白聚集体的存在将病理与蛋白质折叠性疾病联系起来。

浅表性表皮松解性鱼鳞病

> **同义名**
> • 西门子大疱性鱼鳞病

临床特征[1-7]

浅表性表皮松解性鱼鳞病(SEI)的临床表现类似于 EI。然而,SEI 的病程较轻,更加局限,这意味着身体大部分表现正常。通常表现为局限于脐周和手足背侧或手臂和腋窝区域的角化过度(图 65.16)。局部表皮剥脱是非常典型的表现,如手背[2](图 65.17),在 1937 年首次描述了这种疾病,并创造了德语术语"Mause-rung"(蜕皮)[1]。

环状表皮松解性鱼鳞病

临床特征

环状表皮松解性鱼鳞病(AEI)是 EI 的一种症状较为轻微的亚型[1,2],它在出生时症状与 EI 相似,但在出生后病情明显改善,以疾病周期性活动为特征,这与好发于躯干和四肢的大量环状和多环性角化过度的发生有关[1]。疾病的暴发可能与夏季高温、发热或妊娠有关[3]。

先天性网状鱼鳞样红皮病

> **同义名**
> • 斑状鱼鳞病
> • 纸屑样鱼鳞病

病理生理学

先天性网状鱼鳞病样红皮病(CRIE)是由特定的 *KRT10* 突变引起的。患者最初表现为泛发性红斑和鳞屑,随后局部自愈,遗留白色小斑点。这种逆转表型是由于 *KRT10* 基因的多重重组事件引起的[1],可以认为这是一种天然的基因治疗。

临床特征

该病在 1984 年分别被一个德国团队[2]和一个瑞

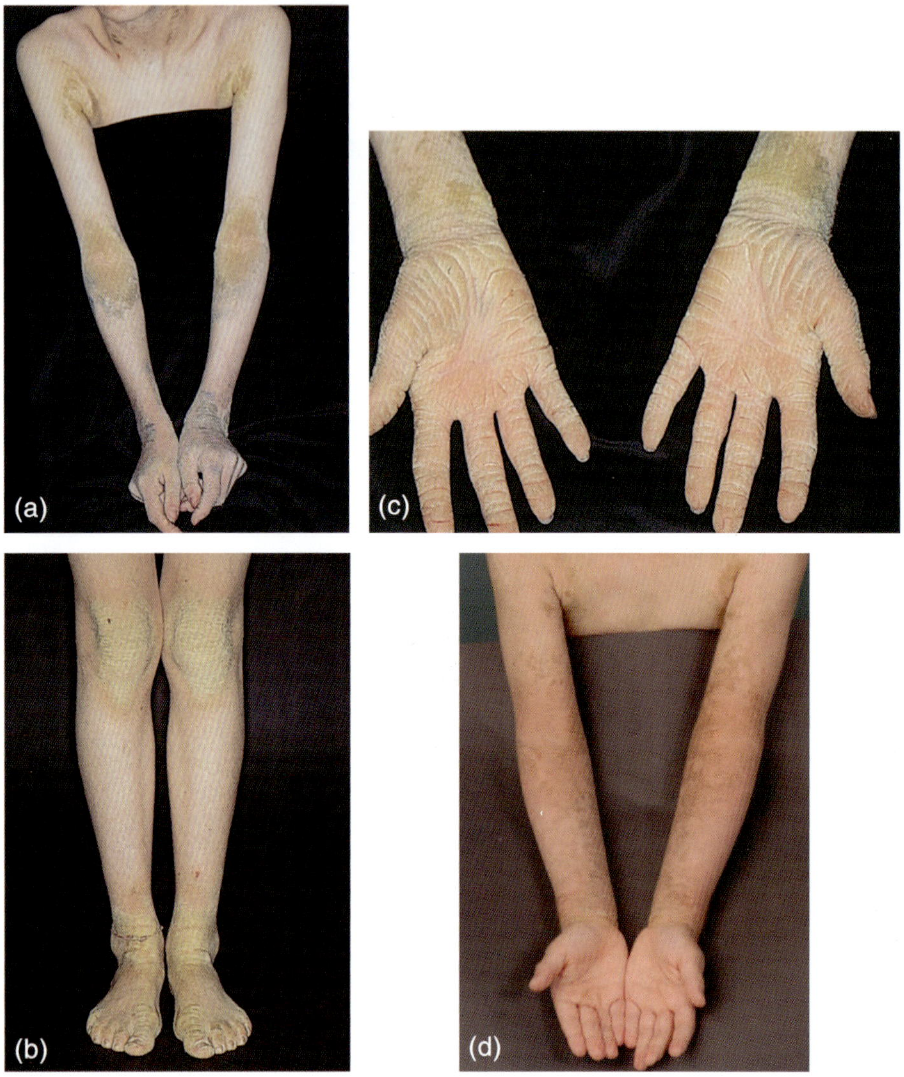

图 65.15　无嵌合现象的表皮松解性鱼鳞病
(a)臂,(b)腿,(c)*KRT*1 突变的手掌和(d)*KRT*10 突变的手掌。

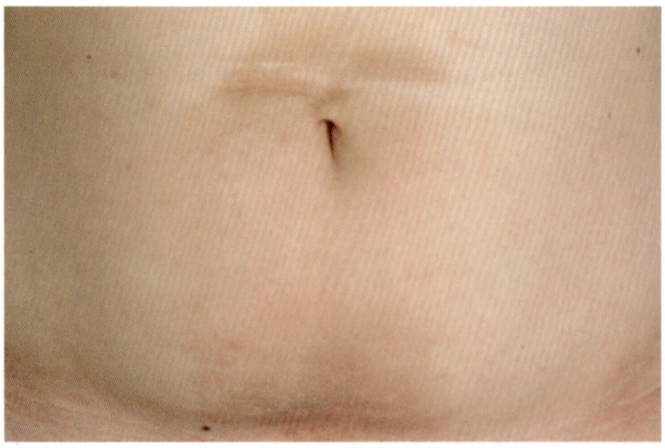

图 65.16　浅表型表皮松解性鱼鳞病。脐周受累
(由德国明斯特大学医院皮肤科提供)

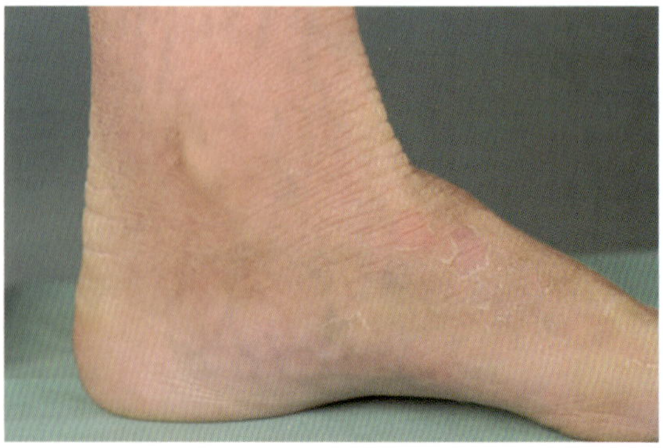

图 65.17　表皮松解性鱼鳞病的脱屑("Mauserung")现象
(由德国明斯特大学医院皮肤科提供)

士团队[3]独立报道，创造了“纸屑样鱼鳞病”一词。它的特征是非常严重的 CIE，并且从 3 岁开始逐渐出现数百个苍白的正常外观的纸屑状斑点，直径可达 2cm（图 65.18）。许多患者病情严重，发育不良[4]。通常存在骨软化症，如踝关节受影响。

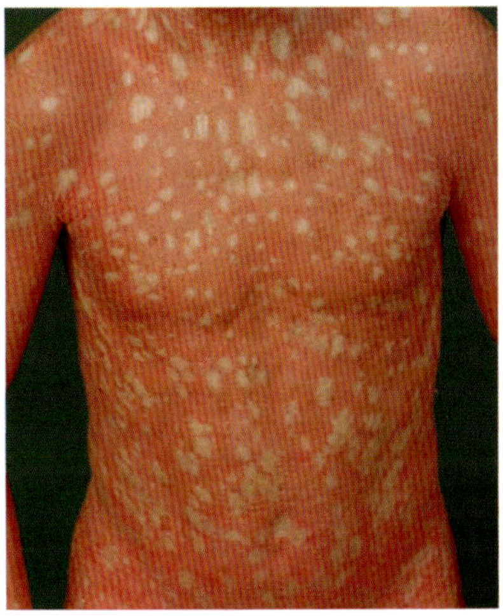

图 65.18 先天性网状鱼鳞样红皮病 注意：白色纸屑样斑点提示局部自愈。（由德国明斯特大学医院皮肤科提供）

检查

组织学和超微结构与典型的 EI 不同，表现为双核细胞和核周空泡化而不是典型的角蛋白聚集体[5]。

Curth-Macklin 型鱼鳞病

同义名

- Curth-Macklin 型豪猪状鱼鳞病

病理生理学

*KRT*1 的致病突变影响角蛋白 1 的可变尾结构域（V2），与 EI 相比该突变导致细胞骨架结构的明显异常[1,2]。

临床特征

ICM 患者的皮肤特征表现为：累及全身的（包括手掌及足跖）广泛棘状角化过度（豪猪样；图 65.19）[3]。

组织病理学

组织学显示：核周空泡化和双核细胞形成，没有角蛋白聚集体，而超微结构研究显示核周壳状角蛋白聚集[4,5]。

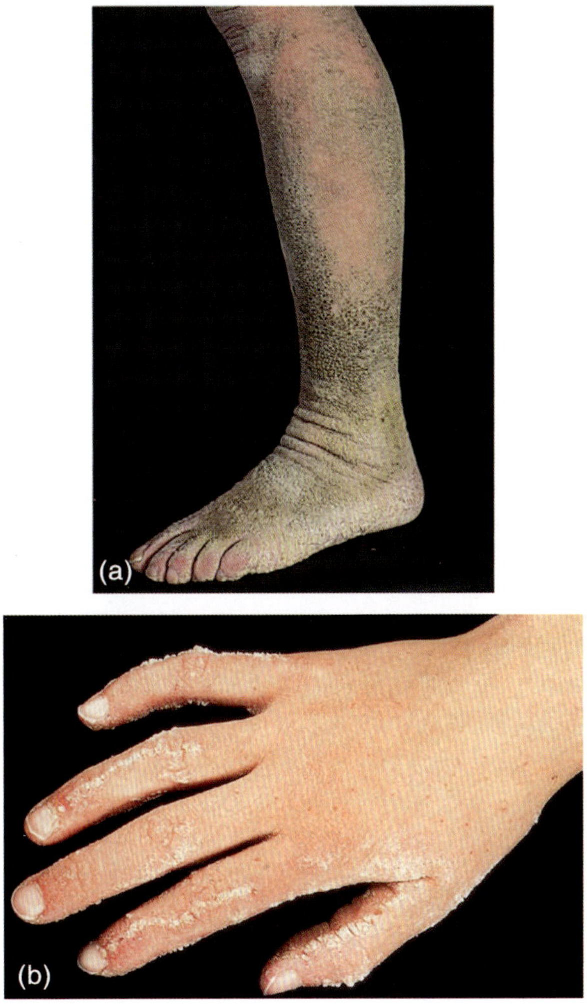

图 65.19 表皮松解性鱼鳞病，下肢呈豪猪样改变

红斑角化症

过去，累及全身的“真正的”鱼鳞病通常需要与局灶性鱼鳞病样皮损全身泛发相鉴别。当这些局灶性皮损以红斑及角化过度为特征时，它们被称为红斑角化病或红斑角化症[1-3]。索雷兹会议形成了一项共识，即大多数红斑角化症也应归类于“鱼鳞病”[4]。分子缺陷的临床表现可以是多样的，如浅表型 EI 也可称为红斑角化症。此外，一些红斑角化病综合征如角膜炎-鱼鳞病-耳聋（KID）综合征传统上被大多数学者认为是鱼鳞病。

可变性红斑角化症

定义和命名

可变性红斑角化病（erythrokeratoderma variabilis，EKV）是一种少见病，以移行性多环状红斑伴角化过度为特征。

第6部分

> **同义名**
> - Mendes da Costa 综合征
> - 可变性红斑角化病

病理生理学

EKV 通常为常染色体显性遗传。在多数家系但并非所有家系中，发现编码连接蛋白 31 的 *GJB3* 基因或编码连接蛋白 30.3 的 *GJB4* 基因的显性失活突变[1-4]。*GJB3* 的常染色体隐性突变也被报道过[5]。连接蛋白形成缝隙连接，缝隙连接组成人体所有组织的细胞间水通道，包括皮肤、神经组织、心脏和肌肉[2,6]。（关于连接蛋白病的进一步发病机制，请参阅 KID 和 Vohwinkel 综合征）

临床特征[7,8]

通常婴儿期发病。临床表现各异，不同家系之间或者不同个体之间均可有不同表现。皮损表现分为两种：一种为相对固定的边界清楚的红斑角化性斑块，形状怪异，好发于四肢伸侧、躯干侧面和臀部，红斑的厚度与皮损发红的程度可反映皮损进展或消退；另一种表现为暂时性红斑，可发生于身体任何部位，呈多环或逗号样斑状皮损（图 65.20）。

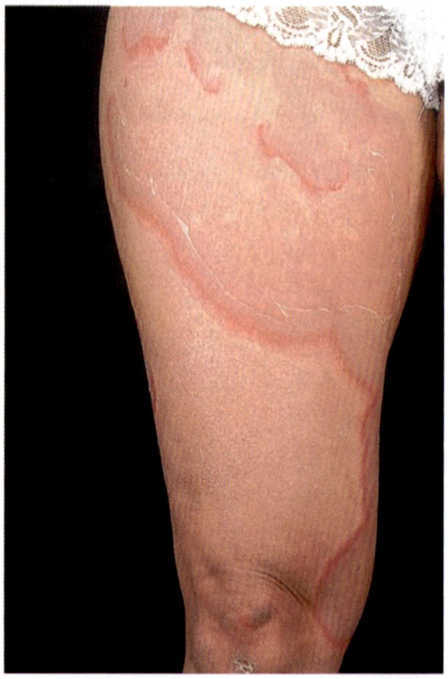

图 65.20 可变性红斑角化病。移行性多环状红斑性皮损

治疗

阿维 A 是首选治疗方法[9]。同样的，也有报道认为低剂量异维 A 酸对该病有一定治疗效果[10]。

进行性对称性红斑角化症

定义和术语

进行性对称性红斑角化症（progressive symmetrical erythrokeratoderma，PSEK）是红斑角化症的一种罕见的临床变异类型，皮损对称分布。目前尚不清楚这类红斑角化症是一个独立的临床类型，还是 EKV 的一种临床表现。

> **同义名**
> - Gottron 综合征[1]

病理生理学

从遗传学角度来看，这种临床表现可能也是由可变性红斑角化症致病基因（连接蛋白基因）引起的。实际上，在无血缘关系但具有相同 *GJB4* 基因突变（G12D）的荷兰患者中，其中一些患者表现为 EKV[2]，而另一些则被诊断为 PSEK[3]。另外，有报道在同胞中发生超微结构相同但类型不同的红斑角化症[4]。因此，不同的修饰基因（遗传背景）决定患者表现为 EKV 还是 PSEK。

临床特征

出生时皮肤通常是正常的。婴儿期出现地图样对称性橙红色斑块，上覆鳞屑（图 65.21）。与传统的 EKV 相反，患者很少有瘙痒，且皮损为非迁移性。肩胛、面颊和臀部最常受到角化病的影响。

治疗

与早期 EKV 治疗相同。

对称性肢端角化症

临床特征

中国的团队进行了一项 34 例对称性肢端角化症的临床研究。皮损表现为棕色至黑色角化过度性斑块，对称性分布于肢端，夏季加重，冬季改善。到目前为止，还没有针对本病的遗传学研究，并且猜测其与寻常型鱼鳞病相关[1]。临床上，双手及手指背部可观察到白色角化物，特别是在水中浸泡 5 分钟后手腕会出现水源性角化病。然而，作者强调患者没有掌跖受累，这可能是脓抑素 A 缺乏的典型表现[2]。

鱼鳞病的其他非综合征类型

还有一些以掌跖表型为特征的明显的泛发性角化性疾病。LK 作为其中一个代表将在后面的非综合征 PPK 中讨论；其他的将在后文介绍。

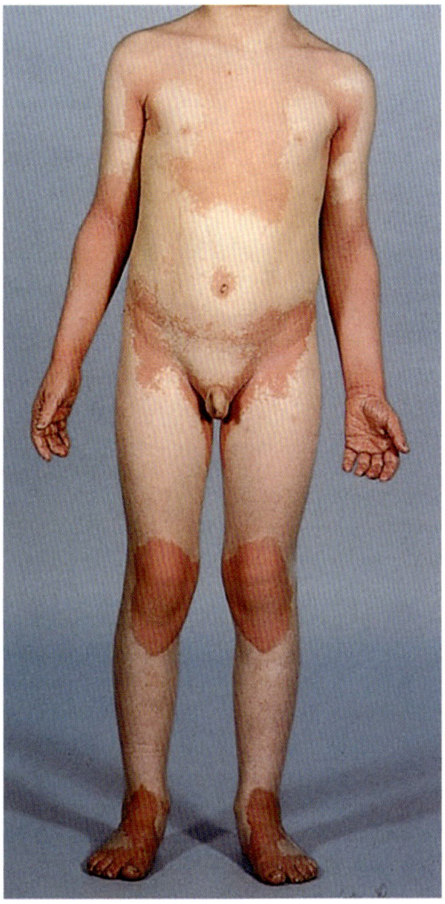

图 65.21 进行性对称性红斑角化症
（由北斯塔福德郡医院 A. G. Smith 提供）

线状角化病-先天性鱼鳞病-硬化型角皮症（KLICK）

定义和术语

这种 MeDOC 形式属于鱼鳞病组，但与 LK 一样，以角化性皮肤病为主[1]。

> **同义名**
> • KLICK 综合征

病理生理学

皮肤超微结构表现为透明角质颗粒异常[2]。令人惊讶的是，迄今报道的所有受影响的患者均为 *POMP* 基因编码区上游的特异性纯合子 1-bp 缺失携带者[3]。免疫组织化学染色显示蛋白酶体亚基的分布发生改变。*POMP* 基因产物的功能异常可能增加内质网（ER）的应激。和连接蛋白病一样，这些所谓的 ER 应激会干扰表皮分化[4]。

临床特征[1,5,6]

临床上，该综合征表现为与轻度先天性鱼鳞病相关的质地更硬的兜甲蛋白 PPK 亚型。与 LK 相反，它是一种常染色体隐性遗传性疾病。患者表现为好发于四肢屈侧的线状排列的点状角栓或丘疹，这是本病的特征性表现（图 65.22）。一般没有其他相关特征，但有继发鳞状细胞癌的报道[7]。

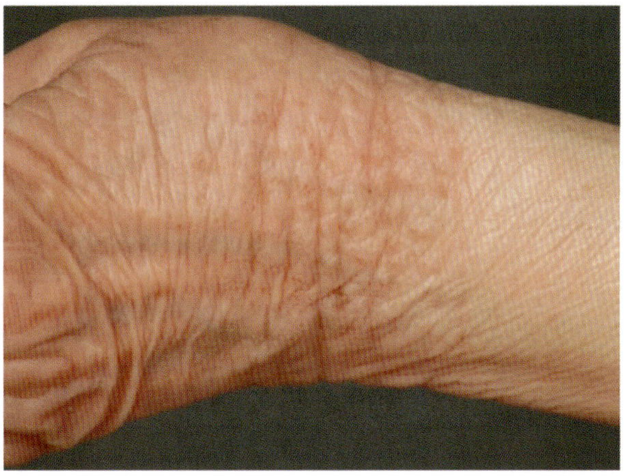

图 65.22 线状角化-先天性鱼鳞病-硬化性角化症（KLICK）。注意：角化性丘疹呈线性分布

组织病理学

超微结构证实颗粒层增厚的组织病理学特点，并显示异常的大的透明角质颗粒。

剥脱性鱼鳞病

病理生理学

编码蛋白酶抑制剂胱抑素 A 的 *CSTA* 基因的功能缺失突变是这种常染色体隐性遗传性疾病的病因[1]。功能和超微结构数据显示缺陷主要位于表皮的基底层和基底层以上，以角蛋白 14 的表达为特征。

临床特征

剥脱性鱼鳞病（exfoliative ichthyosis，EXI）以显著的 PPK 为特点（图 65.23），往往对汗液和水敏感，类似于肢端表皮剥脱综合征（peeling skin syndrome，PSS）[3]、Bothnia 型非表皮松解型 PPK（non-epidermolytic PPK，NEPPK），或水源性 PPK。值得注意的是，EXI 影响整个表皮，表现为轻度皮肤干燥及鳞屑，因此符合非综合征形式的先天性鱼鳞病标准。接触水分或者轻微创伤可能会引起表皮脱落，类似浅表型 EI 中的“蜕皮”现象[2]。

治疗

尚无有效的缓解症状的治疗方法，因为局部治疗会增加皮肤对湿度的敏感性。

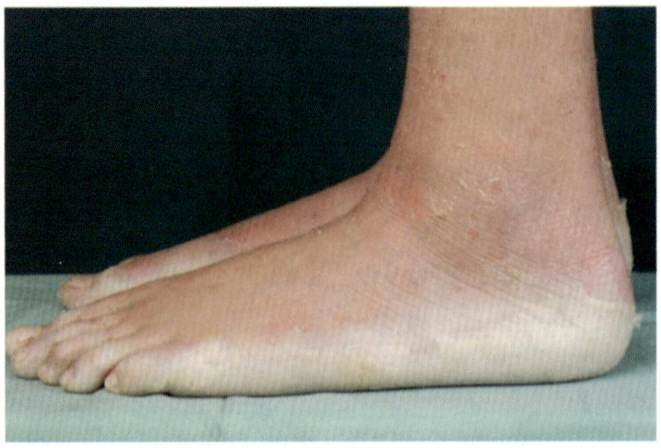

图 65.23 剥脱性鱼鳞病伴有明显的足底角化病
（由德国明斯特大学医院皮肤科提供）

鱼鳞病样综合征（见表 65.2，表 65.4 和表 65.6）

末梢胆固醇合成相关的 X-连锁综合征

定义与术语

Conradi-Hünermann-Happle 综合征（Conradi-Hünermann-Happle syndrome，CHHS）是一种极其罕见的 X-连锁显性的皮肤病，通常仅影响女性患者，若发生于男性，往往是致死性的。CHHS 的临床特征是马赛克样线性鱼鳞病、点状软骨发育不全、单侧肢体不对称性缩短，有时可见扇形性白内障和身材矮小。

同义名

- Happle 综合征
- Conradi 综合征
- X 连锁显性软骨发育不良 Ⅱ 型
- X 连锁显性鱼鳞病

病理生理学

用于半显性 X 连锁突变的遗传小鼠模型误导了该疾病的遗传学研究。最初，错误的小鼠模型，即裸斑（Bpa）被认为是该疾病的小鼠模型[1]。然而，16 年后的分子学研究显示：一个非常相似的小鼠模型，即破坏型（Td）是人类表型的真正同源物，映射到 X 染色体的短臂而不是长臂作为 Bpa。破坏型小鼠模型是由于依莫帕米结合蛋白（*EBP*）基因的突变，其在胆固醇生物合成的后期阶段起到 δ 基-δ7 甾醇异构酶的作用。同一基因突变被发现是以人类 *CHHS* 基因突变为基础[2-4]。遗传缺陷与血清中的代谢改变有关，即 8-脱氢胆固醇和胆固醇-8（9）-en3-β-醇的水平显著升高，即使在临床未受影响的男性中也可以帮助鉴定体细胞嵌合体。然而，在血清中检测到的代谢改变的程度不能预测临床表型的严重程度[4]。X-失活是 CHHS 皮损沿 Blaschkoid 模式分布的基础。患者的 X-失活模式显示没有倾斜，因此支持 *EBP* 基因失活是随机发生的假设[5]。亲代嵌合现象已被多次报道[4-6]。该疾病的特征在于可以早期预见后代中疾病严重程度不断恶化[7]。值得注意的是，局灶性真皮发育不良可能与 *PORCN* 基因（X-连锁）的大范围的亚显微结构缺失有关，同时也包括相邻的 *EBP* 位点，但这些局灶性真皮发育不良的患者没有表现出 CHHS 的特征[8]。人们认为，8-脱氢胆固醇和其他胆固醇前体的积累干扰了 hedgehog 信号传导，从而解释 CHHS 的发育异常，如面部畸形，点状软骨发育不全或脊柱后凸畸形[9]。CHHS 患者的鱼鳞病很难解释，但已有研究表明，板层小体缺乏正常的板层结构[10]。

临床特征

受累婴儿通常是女婴、早产和出生时伴有部分火棉胶膜或泛发性鱼鳞样红皮病。出生后第一年内，沿 Blaschko 线出现泛发性的线状和旋涡状红皮病和鳞屑（图 65.24）。皮肤的中间区域不受影响。掌跖角化过度和指甲营养不良可能发生。身体屈侧的复发性感染可能比较麻烦，头皮和眉毛稀疏、无光泽。鱼鳞病在儿童早期有所改善，成年后遗留症状通常表现轻微，以至于患病的母亲可能会被遗漏。在大龄儿童和成人中表现为主要分布于四肢和手背的细小鳞屑、线状色素改变、斑片状萎缩、毛囊性萎缩，以及条纹状瘢痕性脱发，这些均沿 Blaschkoid 模式分布。

其他可变特征包括：面部圆形或不对称伴有前额凸起、眼距增宽，宽鼻梁，60%的患者患有先天性不对称性白内障，身材矮小，四肢不对称性缩短，或少数对称性缩短，脊柱后凸，多指和其他骨骼缺损。长骨骨骺、椎骨、骨盆、腕骨、踝骨和软骨（包括气管内软骨）的点状钙化（不对称）是新生儿期的一种特征性改变，但不是普遍性的，这些钙化点到成年期通常可溶解。患者的智力发育正常或轻度受损，有报道可发生神经性听力障碍。

鉴别诊断

Milunsky 及其同事报道了一例非嵌合型男性患者，他的 *EBP* 突变表现出更为轻微的表型，以发育迟缓、交叉性异位肾和耳道狭窄为特征，缺乏点状软骨发育不良[11]。这个不寻常的病例后来被认为是独立的新型临床遗传疾病，是由 *EBP* 中的一个亚型突变引起，这种情况让人回想起由亚效等位基因 *NEMO* 突变产生的不同表型[12]。与此同时，已经记录了几个这样的患者，并且提议用 MEND 综合征（具

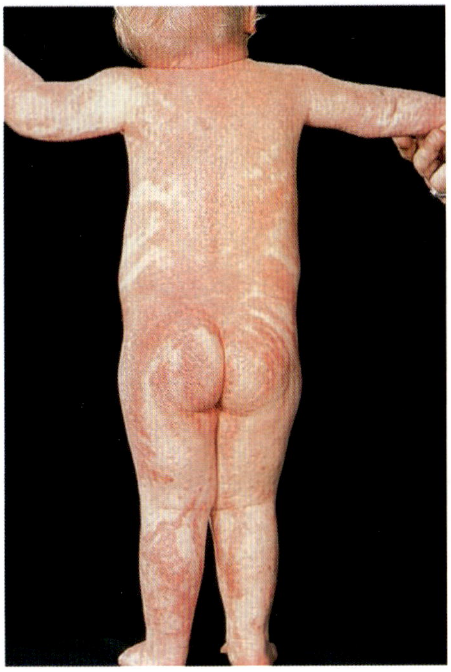

图 65.24 Conradi-Hünermann-Happle 综合征

（由英国伦敦 D. J. Atherton 博士提供）

有神经缺陷的男性 EBP 患者），来命名这类独特的疾病[13]。值得注意的是，MEND 作为一种 X 连锁隐性遗传病，患者通常有极端行为，亚效等位基因 *EBP* 突变的女性携带者似乎不受影响[14]。这种情况让人联想到 CK 综合征（MIM 300831），这是由 *NSDHL* 中的温度敏感亚效等位基因突变引起的[15]，而经典 *NSDHL* 突变与 X 连锁的显性先天性偏侧发育不良-鱼鳞状痣-肢体缺陷（congenital hemidysplasia-ichthyosiform naevus-limb defect syndrome，CHILD 综合征）相关[16]。

治疗

润肤剂有助于治疗鱼鳞病，婴儿期皮肤感染需要使用抗菌药物。维 A 酸类药物治疗效果尚不明确。治疗需求随着年龄的增长反而减少。持续的骨科监测和适当的检查可以发现骨骼畸形。可以伴有白内障，但通常不影响视力。鱼鳞病可能是由胆固醇缺乏和毒性甾醇代谢物的积累所致。因此，一种类似于治疗代谢相关的 CHILD 综合征角化过度的方法可能是有益的。在患有 CHILD 综合征的患者中，使用 2%洛伐他汀/2%胆固醇洗剂每日 2 次局部治疗后，观察到皮肤症状显著改善[17]。到目前为止，尚未报道过这种经验方法用于 CHHS 综合征（2015 年 4 月）。

先天性偏侧发育不良-鱼鳞病样痣-肢体发育不良综合征

定义

该综合征是一种非常罕见的 X 连锁显性遗传性疾病，与末梢胆固醇生物合成相关，具有男性致死性，临床以 CHILD 痣为特征表现。

病理生理学

读者也可参考远端胆固醇生物合成障碍的代表性疾病 CHHS，有时与 CHILD 综合征相混淆。1980 年，德国皮肤科医师 Rudolf Happle 首先描述 CHILD 综合征，认为该综合征为 X 连锁显性遗传且在男性中是致命的[1]。在最先的报道中，皮肤表型归类为鱼鳞病，但后来 Happle 团队将其描述为单侧排列的炎症性痣[2]，并将 CHILD 痣与其他表皮痣相区别，如炎性线状疣状表皮痣（ILVEN）。在 2000 年，同一团队确定 CHILD 综合征是由于编码 3-β-羟基类固醇脱氢酶的 *NSDHL* 基因突变引起[3]。两种 X 连锁显性遗传雄性致死性小鼠，裸斑（Bpa）和条纹（Str）已被证实与 *Nsdhl* 中的突变相关并作为该疾病的动物模型[4]。这些小鼠模型显示，*Nsdhl* 缺陷对早期胎盘发育中的 hedgehog 信号传导具有有害作用，因为几个 *Nsdhl* 等位基因突变的雄性胚胎在妊娠中期死于胎盘较薄和胎盘血管发育不良[5]。有趣的是，亚效等位基因 *NSDHL* 突变导致男性 X 连锁隐性疾病被称为 CK 综合征（参见 CHHS 部分）。

临床特征

CHILD 综合征的标志是 CHILD 痣，该痣是一种特殊的炎症性表皮痣，单侧分布于褶皱部位，严格不超过人体中线（图 65.25）。表皮痣明显角化过度，表面覆盖黄色蜡状鳞屑，与 CHHS 中的鳞屑完全不同，这些有助于儿童皮肤科医师做出正确诊断。相关的同侧皮外损害可能涉及四肢，其他骨骼结构及内脏器官如肺、心脏和肾，这种损害表现为发育不全或发育不良[1]。虽然大多数报道为散发患者，但是仅 2006 年报道病例约有 60 例患者，这个数据可能低估了家族性病例发病的概率。因此，一个大家系的分子学检查显示了致病性 *NSDHL* 基因突变的分离，这个家系中三代人有 5 位患者，其中 4 位皮肤病变非常轻微，如甲周角化过度和左示指指甲营养不良，这可能反映极端的莱昂作用随机发生[6]。值得注意的是，大多数病例影响身体右侧，但左侧也有报道[7]。

治疗

皮肤表现通常在出生后前几年显著改善；然而由于瘙痒和渗出，大面积的皮损仍构成了严重的负担。

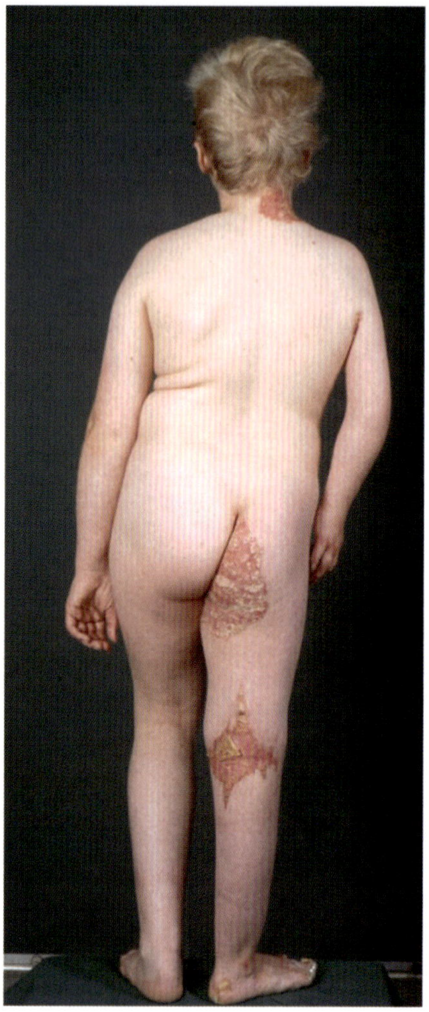

图65.25 先天性偏侧发育不良伴鱼鳞病样痣及肢体发育不良综合征(CHILD综合征) 黄色角化病和同侧肢体缺陷。(由德国明斯特大学医院皮肤科提供)

单纯的皮肤磨削术对该病无效,且与表皮痣的复发有关[8]。相反,皮肤磨削后立即使用健侧皮肤进行移植,远期疗效显著,并被解释为治疗CHILD痣的"供体优势"[9]。最近,据报道,基于发病机制的局部治疗旨在抑制表皮胆固醇的生物合成,同时在乳膏中加入胆固醇,具有良好的临床反应[10]。

毛囊性鱼鳞病-脱发-畏光综合征

定义

毛囊性鱼鳞病-脱发-畏光综合征(ichthyosis follicularis-atrichia-photophobia syndrome, IFAP综合征)是一种罕见的X连锁隐性遗传病,其特征是毛囊性鱼鳞病、脱发、畏光和严重的生长和精神运动发育迟缓。它与其他两种疾病有临床和分子遗传学重叠:大脑异常、发育迟缓、外胚叶发育不良、骨骼畸形、先天性巨结肠、耳/眼异常、腭裂/隐睾症、肾发育不良/发育不全(BRESEK/BRESHEK)综合征和X-连锁棘状毛囊角化病(KFSDX;MIM 308800)。

病理生理学

这种疾病的X-隐性遗传已于1991年提出[1],并通过观察功能性皮肤嵌合现象而明确,在IFAP综合征的女性杂合突变中沿Blaschko线性分布反映了莱昂作用[2]。最终在编码膜结合转录因子蛋白酶的X连锁基因*MBTPS2*的位点2中发现了致病性错义突变[3]。随后的研究表明,脱发性棘状毛囊角化病同样是由影响*MBTPS2*基因的其他位点突变所致[4]。另外,BRESEK/BRESHEK综合征,特征表现为大脑异常、智力低下、外胚叶发育不良、骨骼畸形、耳或眼异常和伴或不伴先天性巨结肠的肾异常也是由于*MBTPS2*的特异性突变引起[5,6]。甚至X-连锁相关的Olmsted综合征(OLS)也与*MBTPS2*中的突变有关[7]。

膜结合转录因子蛋白酶位点2是胆固醇稳态及ER应激反应所必需的锌金属蛋白酶[3,6]。在IFAP患者的培养细胞中,残留酶活性约为野生型活性的1/3,并且细胞在胆固醇耗尽培养基中的存活率低于10%。值得注意的是,到目前为止,只有错义突变和内含子突变部分影响转录[8]。最有可能的是,雄性胚胎不能耐受*MBTPS2*的完全丧失,胚胎存活需要残留的酶活性[6]。

临床特征

IFAP综合征疾病谱是可变的,且仅在男性中可见。所有患者均有毛囊性鱼鳞病、头皮先天性无毛(无毛发)和畏光三联征。出生时像火棉胶样婴儿一样。特别是在新生儿期,表现为包括头皮在内全身泛性毛囊角化病。毛囊受累可能非常显著,如超过膝盖。幼儿期显著改善。最显著的异常是先天性脱发(图65.26)。非瘢痕性全身性脱发也是该疾病的典型特征。银屑病样斑块、口角炎、甲周炎、甲营养不良、少汗症和特应性湿疹也可存在[9]。相比之下,牙齿的发育是正常的。浅表性角膜溃疡和角膜血管形成导致进行性角膜瘢痕形成是第三个基本特征——畏光的基础[9]。神经特征包括智力发育迟缓和癫痫发作及橄榄核小脑萎缩、颞叶畸形、轻微的脑萎缩和胼胝体发育不全[10,11]。该综合征与BRESEK和BRESHEK综合征重叠[5]。女性携带者症状更轻微,如沿Blaschko线分布的皮肤角化过度,或体毛不对称分布或沿Blaschko线分布的少汗症,可通过测试观察到,但其他情况下很难被注意到[2,11]。

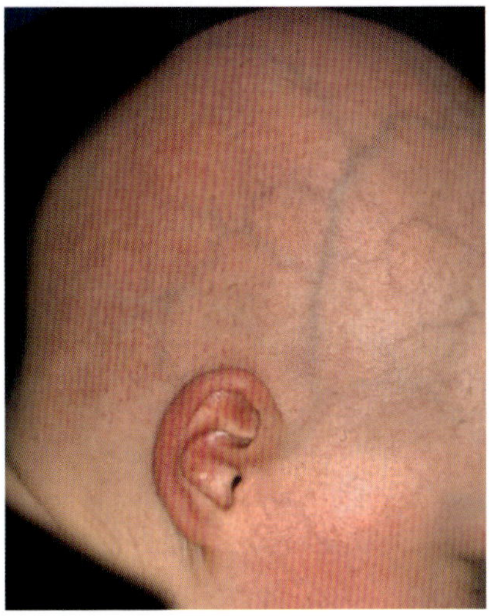

图 65.26 毛囊性鱼鳞病-脱发-畏光综合征（由美国芝加哥皮肤病学和儿科学 A. S. Paller 博士提供）

鉴别诊断

在过去，几例遗传性黏膜上皮异常增生（HMD）可能被误诊为 IFAP 综合征[12]。HMD 还可以有畏光和毛囊角化症。然而，在 HMD 中没有报道 *MBTPS2* 突变。而且与常染色体显性遗传的 HMD 相反，X 连锁隐性 IFAP 综合征并不具有异常的桥粒（见前面的讨论）。

治疗

据报道，低剂量阿维 A 对该综合征有一定作用[13]。局部治疗可使用保湿剂。增强眼部润滑仍然是畏光的主要治疗方法。

剥脱性角化病

Comèl-Netherton 综合征

定义和术语

Comèl-Netherton 综合征（Comèl-Netherton syndrome，CNS）是一种罕见的常染色体隐性遗传性疾病，以先天性鱼鳞病、毛干异常和严重的特应性体质三联征为特征。出生时，患儿常表现为 CIE，大约 90%的患者逐渐缓解，主要表现为游走性多环形斑块，称为线状鱼鳞病（ILC）。与该疾病相关的症状包括威胁新生儿生命的高钠性脱水、停止发育和反复感染[1-3]。

同义名

- Netherton 综合征
- 伴少毛和高 IgE 的鱼鳞样红皮病

流行病学

全世界的患病率估计为 1/50 000～200 000。CNS 可占婴儿红皮病患者的 18%；但常不能及时做出诊断[4]。

病理生理学

该病是由 *SPINK*5（丝氨酸蛋白酶抑制剂 Kazal-5 型）基因隐性突变引起的[5]，该基因编码皮肤、胸腺、口腔和阴道黏膜的多区域丝氨酸蛋白酶抑制剂 LEKTI（淋巴上皮细胞 Kazal 型相关抑制剂）[6]。该蛋白质由 15 个潜在的抑制结构域组成，具有 4/6-半胱氨酸残基模式（Kazal 型，类 Kazal 型）。类枯草杆菌蛋白酶前体蛋白转化酶如弗林蛋白酶可以水解 LEKTI 全长蛋白。随后产生几种具有不同靶特异性的抑制剂[7,8]，如结构域 5 和 6 表现出胰蛋白酶活性抑制作用。这种靶特异蛋白同样控制类胰蛋白酶和类胰凝乳蛋白酶（SCTE/SCCE），这些酶负责加工角膜锁链蛋白等成分[9-12]。丝氨酸蛋白酶的抑制减少不仅导致角质细胞的过度剥脱和桥粒蛋白的降解（如角膜锁链蛋白和桥粒芯糖蛋白 1），而且可诱导 PAR-2（蛋白酶激活受体 2）相关的促炎症反应[13]。TSLP 为疾病活动性相关的生物标志物[14,15]。LEKTI 的另一个目标是 caspase14（参与 fiaggrin 合成），说明该蛋白是一种多功能蛋白酶抑制剂[16,17]。

临床特征[1,2,17-22]

临床诊断需要综合先天性红皮病、新生儿发育迟缓和伴有高 IgE 和嗜酸性粒细胞增多的特应性早期改变。伴有套叠状脆发（“竹节样发”）的毛干可帮助确定诊断（图 65.27a）[3]。

皮肤表现

火棉胶样皮肤并不是常见的特征，红皮病也可能在出生后几天发生（图 65.27b）。典型的 ILC 皮损表现为红斑、角质剥脱或鳞屑，未完全剥脱的双边鳞屑组成环状或多环形斑片（图 65.27c）。ILC 是暂时的，在数天内皮损从头部向足部迁移。没有双边鳞屑的皮损也很常见。

头发

虽然套叠状脆发症是 Comèl-Netherton 综合征的典型表现，但也可能出现其他异常，如扭曲发。出生时头发、眉毛和睫毛可能存在、稀疏或缺失。儿童可能会出现生长缓慢、稀疏细小、尖而脆弱的毛发，但个体间存在显著的差异。

特应性

尽管发病率不同，某些食物引起的复发性荨麻疹和面部水肿仍是常见的并发症[23]。最常见的食物过敏原是坚果和鱼。食物过敏反应可以在儿童期，甚至

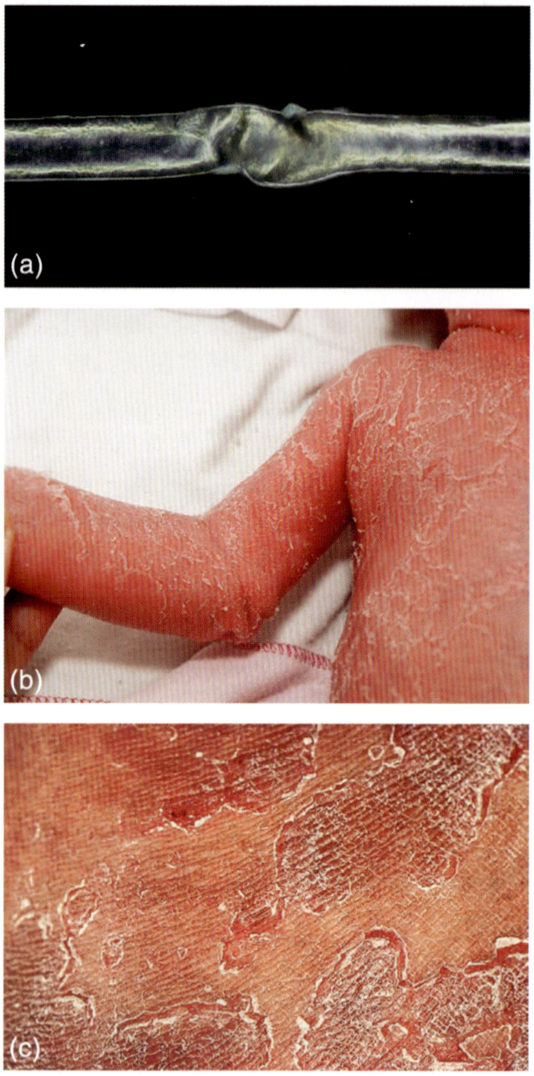

图 65.27 Comèl-Netherton 综合征

(a)套叠状脆发;(b)先天性鱼鳞样红皮病伴发育迟缓;(c)线状弯曲状鱼鳞病。

婴儿期出现,瘙痒是其常见症状。

生长迟缓

婴儿通常足月出生,并且达到平均出生体重,但往往后期发育不良,这可能是由于频繁的"皮肤病性肠病"和(或)因为皮肤炎症和增生导致大量能量损失引起[24]。早期重症患者可能需要鼻胃管喂养。尽管这些婴儿中的大多数在出生第二年开始增重,但他们的身高和体重一般都低于第 25 个百分位数。生长激素(GH)缺乏可能是一个经常被忽视的临床特征[25],该病对生长激素治疗具有良好的反应[26]。

并发症[27-32]

围产期并发症包括高钠脱水、严重感染、高热能消耗和肠病导致的营养不良。在之后的生活中,细菌感染(金黄色葡萄球菌)、定植在皮肤上的酵母菌感染和人乳头瘤病毒(HPV)相关的病毒疣(在老年患者中)是常见的。严重并发症包括腹股沟区和会阴区的 HPV 相关的乳头瘤样皮肤病变、鳞状细胞癌及巨大尖锐湿疣[33]。

鉴别诊断

常染色体隐性遗传鱼鳞病样红皮病型是重要的鉴别诊断,但需考虑在出生后的最初几个月可能不存在 Comèl-Netherton 综合征的特异性体质和毛干异常。严重的嗜酸性粒细胞增多症可以诊断 Omenn 综合征(MIM 603554)。此外,还需要考虑伴有湿疹的外胚叶发育不良症、炎性剥脱性皮肤病和严重皮炎-多重过敏-代谢废物综合征(SAM)综合征(见下文)。

检查

检测到表皮 LEKTI 抗原缺失是诊断性特征[20,34,35]。组织学上,经常能观察到银屑病样皮炎伴角化不全、棘层增厚和特有的角质层下嗜酸性物质。通常被忽略的由人为因素导致的角层下分离或角层内分离经常被发现,且在诊断上有提示作用[36]。对毛发进行显微检查可以快速诊断:套叠状脆发是指毛干远端向近端的杯状突起[2]。值得注意的是,这个特征在 1 岁之前可能不明显,在眉毛中发现的可能性最大[37]。在超微结构层面,NTS 表皮表现出板层小体分泌改变、角质层黏附丧失等特征[38]。在 90%左右的患者中,可通过 *SPINK5* 序列分析确诊[17],这对于患儿兄弟姐妹的产前诊断可能具有重要意义[39,40]。

治疗[3,17,41-53]

目前还没有有效的治疗方法。表皮屏障受损是一个主要的临床问题,还包括局部应用药物的全身毒性风险。新生儿容易出现高钠性脱水和(或)全身性脓毒症,出生后可能需要立即进行重症监护。复发性感染需要抗生素治疗。增强皮肤屏障依赖于定期沐浴、润肤剂和油膏(石蜡基油膏,如 50/50 白色软质和液状石蜡)。可以添加防腐剂。应尽量避免使用外用类固醇,或只在短期内使用[43];局部抗炎免疫调节药(1%吡美莫司或 0.05%~0.1%他克莫司)可作为一种替代药物,但需要考虑全身吸收情况[44-46]。可以尝试外用卡泊三醇[44]和紫外光照射治疗[48,49]。Ⅰ型过敏反应的患者,特别是对鱼和坚果的食物过敏者,应该通过限制饮食来预防,或者可以进行针对性治疗[50]。青春期后毛发减少的情况有改善的趋势;然而,尤其是女孩可能需要佩戴假发。Netherton 综合征的老年患者必须检查是否有 HPV 诱发的皮肤癌。

静脉注射免疫球蛋白(IVIG)治疗(每个月 0.4

g/kg)是一种新的成功的治疗方法,尤其是在最初发育不良的儿童中效果显著[51,52]。同样,有报道称抗肿瘤坏死因子(TNF)-α 单克隆抗体(英夫利西单抗)对严重的 Comèl Netherton 综合征有显著改善[15]。目前尚不清楚体外慢病毒基因治疗[53-55]或多肽替代治疗是否可能在未来给患者提供一种新的治疗方案[17]。

严重皮炎-多重过敏-代谢废物综合征

定义

Samuelov 等(2013)提出的 SAM(severe dermatitis-multiple allergies-metabolic wasting syndrome)的缩略词是指严重皮炎、多重过敏和代谢紊乱[1]。

病理生理学[1,2]

该疾病是由桥粒芯蛋白-1 的膜表达不足引起的,桥粒芯蛋白-1 也参与了脓疱疮、落叶型天疱疮的发病机制,并且会在 Comèl Netherton 综合征中 LEKTI 缺失的情况下降解[3,4]。编码桥粒芯蛋白 1(DSG1)的 *DSG*1 基因的功能丧失性突变导致的 SAM 综合征是以半显性方式遗传的,*DSG*1 突变杂合体表现为局灶性掌跖角化病[见下文条状(和局灶性)掌跖角化病(SPPK)]。

临床特征

这种常染色体隐性遗传疾病在临床上与 ARCI、Netherton 综合征或 PSSB 型相似[1,5]。

检查

在组织学水平,SAM 综合征表现出银屑病样皮炎、角层下分离和棘层松解。在超微结构水平,可以看到半分裂的桥粒[1]。

皮肤剥脱综合征

皮肤剥脱综合征(PSS)指的是一组具有异质性的全身性和(或)局限于掌跖部位的疾病,与其他剥脱性鱼鳞病重叠[1]。临床、超微结构、遗传和病理生理等方面显示了 LEKTI 缺乏(Netherton 综合征)、桥粒芯蛋白-1 缺乏(SAM 综合征)和角质锁链蛋白缺乏(炎症性皮肤剥脱病)之间的有关联[2,3]。

皮肤剥脱综合征 A 型

定义

Fox 报道了第一例全身性、非炎症性和无症状的皮肤剥脱,称为“先天性剥脱性角质松解”[1]。其他患者被描述为“家族性皮肤持续剥脱”[2,3]或“剥脱性皮肤”[4]。

病理生理学

在一患有泛发性皮肤剥脱综合征 A 型的大的同源家系中,报道过 *CHST*8 的一个隐性错义突变,但其致病后果目前还不清楚[5]。

临床特征[5-8]

非炎症性皮肤剥脱综合征 A 型通常 3－6 岁发病,其特征是无症状的、全身皮肤剥脱伴色素沉着。没有水疱、红斑或相关的其他疾病。

炎症性皮肤剥脱病

定义

“皮肤剥脱综合征”一词是由 Levy 和 Goldsmith 在 1982 年提出的。Traupe 将其划分为 PSS A 型和 B 型[2]。炎症性皮肤剥脱病最初由 Wile 于 1921 年描述[3],属于 PSS 型 B,是一种鱼鳞病样红皮病,特征为皮肤斑片状剥脱伴瘙痒,持续终身。

病理生理学

皮肤剥脱综合征 B 型是由于编码桥粒的 *CDSN* 基因发生常染色体隐性功能缺失突变所致[4]。这一发现已经被几个课题组分别验证[5-10]。CDSN 是一种分泌蛋白,表达于角化的上皮和头发的毛囊中[11]。它为角质形成细胞桥粒所特有,桥粒是负责角质层(SC)凝聚力的细胞间连接结构[12]。角膜锁链蛋白黏附性能是由富含甘氨酸的结构域决定的,这些结构域经过一系列的蛋白水解,导致角质形成细胞剥脱[13]。CDSN 在维持表皮和毛囊完整性方面的重要作用在小鼠模型中得到证实[14]。该基因的失活导致致命的表皮屏障破坏和毛囊退行性变[15]。有趣的是,*CDSN* 的显性无义突变导致异常蛋白的合成,这种异常蛋白在毛囊中的积累和毒作用导致单纯性少毛症[16,17](见第 68 章)。

临床特征[1-4,18-23]

炎症性皮肤剥脱病在出生时或出生后几天发生。婴儿出现鱼鳞状红皮病,皮肤异常包括影响全身皮肤的自发片状皮肤剥脱(图 65.28)。在机械应力、环境因素,如低湿度或温度变化的作用下,患者反复出现严重脱屑、瘙痒。这种表现可能会让人联想到 Netherton 综合征[24,25],但患者并没有表现出“竹节样毛发”或毛发减少,也不会出现迂回线状鱼鳞病。该病终身存在,常伴有明显的特应性表现。

检查

组织病理学显示,角层下裂隙和(或)角质形成细胞剥脱过度。因此,Netherton 综合征和 PSS B 型在组织学和超微结构水平上表现相似[4,22,26]。角膜锁链蛋白和 LEKTI 的免疫染色可能有助于区分这两种疾病[4,21]。

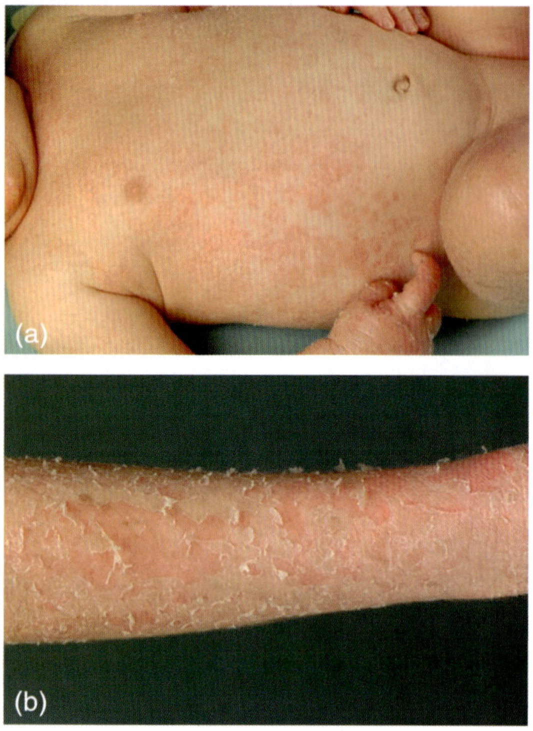

图 65.28 (a-b)炎症性皮肤剥脱病(皮肤剥脱综合征 B 型)
(由德国明斯特大学医院皮肤科提供)

临床特征

鉴别诊断

与 Netherton 综合征[4]相比,炎症性皮肤剥脱病毛发减少和发育不良少见,或表现不严重。需要与其他表皮剥脱的炎症表型包括 SAM 综合征和 EXI 相鉴别。

治疗

目前还没有有效的治疗方法。皮肤剥脱发作时常伴有剧烈难治性瘙痒。需要预防过敏;可以尝试使用他卡西醇乳膏[27]、具有防腐剂和右泛醇的润肤剂,或使用温泉水喷雾。

肢端皮肤剥脱综合征

定义

肢端皮肤剥脱综合征(acral peeling skin syndrome,APSS)[1]通常与局限型单纯大疱性表皮松解症相混淆[2],最近被重新归类为一种大疱性表皮松解症[3]。

病理生理学

这种常染色体隐性遗传疾病[1]是由编码谷氨酰胺转氨酶-5 的 *TGM5* 的错义突变引起[4]。

临床特征[1,2,5,6]

本病特点是皮肤表面无痛性剥脱,主要发生在手足背部。婴幼儿多表现为手掌和足底出现水疱,在机械因素和湿热环境刺激下加重。与单纯型大疱性表皮松解[2,7]或 EXI[8]区别可能比较困难,但它明显不同于泛发性皮肤剥脱病。

鉴别诊断

肢端皮肤剥脱综合征也应与角质溶解性剥脱症区分[9,10]。这种非常常见但诊断依据不足的疾病通常发生于年轻人,夏季好发,可能与出汗有关。皮损表现为微小的白环或"气泡",很快破裂脱落("环状角化溶解")(图 65.29),与真菌或细菌感染无关。

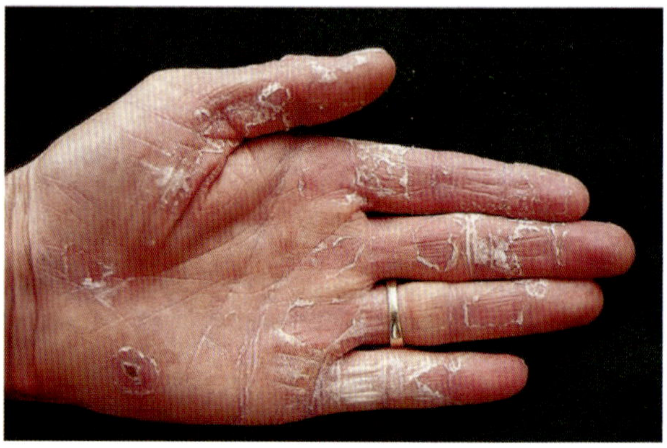

图 65.29 手掌角质松解症

神经-鱼鳞病综合征

神经系统表现和鱼鳞病的结合至少可以在 16 种不同的遗传疾病中发现(在参考文献[1]中回顾)。在轻度受影响的患者中,皮肤症状可能不明显,或者鱼鳞病可能发生较晚,如 Refsum 综合征。这些疾病的神经系统症状缺乏有效的治疗方法。但 Refsum 综合征通过特殊的饮食限制(见后文)或 MEDNIK 综合征通过醋酸锌治疗[2],都是基于发病机制成功治疗的例子。

CEDNIK, MEDNIK, ARC, Gaucher 病 II 型, ELOVL4 缺乏和 Stormorken 综合征

Gaucher 病 II 型表现为典型的神经性鱼鳞病,出生时表现为火棉胶样婴儿[1,2]。鱼鳞病中较新发现的疾病包括大脑发育不全-神经病变-鱼鳞病-掌跖角化病(cerebral dysgenesis-neuropathy-ichthyosis-palmoplantar keratoderma,CEDNIK)综合征[3-5]、关节挛缩症-肾功能不全-胆汁淤积(arthrogryposis renal dysfunction cholestasis,ARC)综合征[6-11]和智力缺陷-肠下垂-耳聋-神经病-鱼鳞病-皮肤角化病(mental retardation-enteropathy-deafness-neuropathy-ichthyosis-keratodermia，MEDNIK）综合征[12]（表 65.4）。ELOVL4 缺乏症[13,14]被认为是一种伴有神经性聋的红斑角化症[15]，临床表现与 KID 综合征相似。在加拿大的一个五代家系中发现，红斑角化症在婴儿期出现，随后逐渐消失，与迟发性共济失调和神经病变有关[16]。Stormorken 综合征[17]（MIM 185070）患者可表现为中度血小板减少、血小板减少症、肌肉疲劳、无脾、瞳孔缩小、偏头痛、阅读障碍和鱼鳞病。常染色体显性疾病可能属于通道病，影响不同组织的钙稳态[18,19]。

表 65.4　神经鱼鳞病综合征

	Gaucher 综合征 2 型	MEDNIK	CEDNIK	ARC
MIM	230900	609313	609528	208085
遗传方式	AR	AR	AR	AR
基因	*GBA*	*AP1S1*	*SNAP29*	*VPS33B*
发病时间	出生时或以后	出生时或出生后第 1 周	出生后 5～11 个月	出生时，有时会晚一些
最初的临床表现	CIE 或轻度火棉胶膜	类似于可变性红斑角化症的红斑性皮疹	皮肤正常直至 1 岁，之后板层状鱼鳞病类型	出生后几天内出现干燥和鳞屑脱落
病程	从轻度到中度	渐进性	致命	致命
鳞屑分布	广泛	广泛	广泛，皮肤褶皱处累及较少	广泛，皮肤褶皱处累及较少
鳞屑类型	细小或轻度，新生儿期后，鳞屑可自行脱落	可变性红斑角化病样改变	粗糙、较大(类似片状)	细小、似片状，(伸侧部位)
鳞屑颜色	白色、灰色或棕色	可变性红斑角化病样改变	发白	白色或褐色
红斑	非典型红斑	可变性红斑角化病样改变	不存在	不存在
是否累及掌跖	—	不明确	累及	不累及
头皮异常	—	不明确	细小、稀疏毛发	轻度瘢痕性脱发
其他皮肤表现	—	指甲变厚，黏膜受影响	无	眼睑外翻
真皮以外的受累情况	胎儿水肿；渐进性神经系统恶化；肝脾大，肌张力减退，呼吸窘迫，关节挛缩，面部异常	先天性神经性耳聋，周围神经病变，精神运动发育迟缓，慢性腹泻，智力迟钝	神经性聋；脑发育不全；神经病变；小头畸形；神经性肌肉萎缩；视神经萎缩；恶病质	关节挛缩症(手腕、膝盖或臀部)；肝内胆管发育不全伴胆汁淤积；肾小管变性；代谢性酸中毒；血小板功能异常；脑畸形
死亡危险度	通常在 2 岁前死亡	威胁生命的先天性腹泻	发病 10 年内死亡	1 周岁内死亡
皮肤超微结构	SC 中的层状/非层状分离	组织学：角化过度伴肉芽肿	LB 的脂质负荷受损和 LB 分泌缺陷	LB 分泌缺陷
特殊的检测分析	肝功能测试；β 葡糖脑苷脂酶活性(白细胞)减少；戈谢细胞(骨髓)；酸性磷酸酶(血清)升高	VLCFAs(血液)升高，可用醋酸锌治疗	免疫组化，磁共振成像，SNAP29 蛋白缺失	肝和肾活检

来自 Oji V，Tadini G，Akiyama M 等修订。遗传性鱼鳞病的命名和分类的修订：2009 年 Sorèze 第一次鱼鳞病共识会议的结果。*J Am Acad Dermatol* 2010；63：607-41(参考鱼鳞病[4])。

AR，常染色体隐性；ARC，关节挛缩-肾功能不全-胆汁淤积症；CEDNIK，脑发育不全-神经病变-鱼鳞病-掌跖角化病；CIE，先天性鱼鳞病型红皮病；LB，板层小体；MEDNIK，智力缺陷-肠下垂-聋-神经病-鱼鳞病-皮肤角化病综合征(可变性红斑角化病 3 型，卡莫拉斯卡型)；SC，角质层；VLCFAs，超长链脂肪酸。

雷夫叙姆病

定义和术语

雷夫叙姆病(RD)是一种极其罕见的常染色体隐性遗传神经皮肤脂质存储障碍,特征表现为是视力和听力下降、共济失调、神经病变,常伴有轻度鱼鳞病。

> **同义名**
> • 遗传性共济失调多神经系统畸形(heredopathia atactica polyneuritiformis)

病理生理学

在 20 世纪 60 年代早期,有报道称 RD 患者血浆和组织中支链 20 碳脂肪酸(植烷酸)累积[1]。植烷酸来源于植物叶绿素,人体组织不能合成。正常情况下血清中几乎检测不到,但在 RD 中,它占血脂的 5%~30%,取代了富含脂质组织中的其他脂肪酸,从而干扰细胞膜的结构和功能。RD 由编码人类植烷酰辅酶 α 羟化酶的 *PHYH* 失活突变引起,植烷酰辅酶 α 羟化酶负责植烷酸的 α 氧化[2]。研究发现,编码过氧化物酶 7 的 *PEX*7 突变可导致成年 RD[3,4]。该基因作为 PHYH 蛋白的受体发挥作用并将其整合到过氧化物酶体中[5]。值得注意的是,植烷酸的积累并不仅仅发生在 RD 中,还见于其他疾病,如 Zellweger 综合征和具有畸形特征、肝大、色素性视网膜炎和听力障碍的儿童[6,7]。因为植烷酸的积累,曾有一段时间将后者称为"婴儿 RD"。但同时也有研究表明,"婴儿 RD"实际上是一种肝过氧化物酶体紊乱,因此"婴儿 RD"这一名称已经不再使用[5]。

临床特征

RD 通常在儿童晚期发病,但常常直到成年早期才被明确诊断。进行性色素性视网膜炎最初导致夜盲症,随后发展为视力下降、视野变小。神经系统特征在青春期或 20 多岁时出现。嗅觉丧失和味觉受损是常见症状。神经性聋伴耳鸣的发生率超过 50%。混合性感觉运动多神经病变(Ⅳ型)伴周围神经肥大和脑脊液蛋白升高是特征性表现。小脑共济失调导致越来越多的残疾。大约 25%RD 患者发生鱼鳞病,同时或迟于神经症状出现。鱼鳞病类似于寻常型鱼鳞病。在组织学检查中,许多基底细胞经常空泡化,特殊的脂质染色如油红 O 染色,会在基底层和其他角质形成细胞内发现大量脂肪球[8]。

治疗

早期诊断是正确治疗 RD 患者的关键[9]。在 RD 治疗中必须排除饮食中叶绿素的来源。饮食主要需要排除绿色蔬菜(植烷酸)和动物脂肪(植醇),饮食治疗的目的是减少日常摄入量,由通常水平的 50mg/d,减少至低于 5mg/d。避免快速减肥,因为它能动员组织植烷酸,这可能导致急性临床表现。目前,脂质血浆分离置换法,即体外消除脂蛋白-植烷酸复合物,常用于初始治疗[10],随后配合少植烷酸饮食[9]。

多发性硫脂酶缺乏症

定义和术语

多发性硫脂酶缺乏症(MSD)是一种非常罕见的常染色体隐性遗传溶酶体贮存障碍疾病。

> **同义名**
> • Mucosulphatidosis

病理生理学

多发性硫脂酶缺乏症患者体内所有已知的硫酯酶都是不足的,会导致葡糖氨基葡聚糖(GAG)和硫酸盐脂质的积累[1]。应答基因 *SUMF*1 编码一种负责硫酯酶翻译后修饰,同时催化保守半胱氨酸催化域内各种硫酯酶变成 C-α 甲酰甘氨酸蛋白[2]。

临床特征

酶缺乏症可表现为非常严重的新生儿 MSD,如出生后第一年发病的重度迟发型小儿 MSD,或 2—4 岁发病的轻度迟发型小儿 MSD,青少年 MSD 通常只表现出少数症状,如智力发育迟缓和鱼鳞病[3,4]。MSD 的典型特征是发育迟缓和发育不良,以及 Hurler 综合征。轻度鱼鳞病和进行性神经退行性变发生在第二或第三年,但表型会根据酶活性降低的程度不同而异[5]。首发症状通常表现在神经系统,患儿不能坐在没有支撑的地方,并且丧失与他人沟通的能力。

治疗

目前还没有具体的治疗方法。MPS Ⅱ型或 MPS Ⅵ型的儿童可能是酶替代疗法的候选对象。

Sjögrenn-Larsson 综合征

定义

Sjögrenn-Larsson 综合征(SLS)是一种罕见的常染色体隐性遗传性神经皮肤疾病,以先天性鱼鳞病性角化过度、痉挛性瘫痪和轻度至中度智力迟钝为特征。在英国,患病率约为 1∶300 000,而在瑞典约为 1∶100 000,在瑞典西博滕省甚至更高达 1∶10 000。

病理生理学

脂肪醛脱氢酶(FALDH)的缺失是 SLS 的基

础[1]。FALDH 催化许多不同的中链和长链脂肪醛氧化成脂肪酸。它的缺乏导致脂肪醛和脂肪醇在各种组织中的堆积。FALDH 也参与类二十烷酸 LTB4 的 Ω-氧化过程[2]。SLS 患者的尿液中排泄大量 LTB4,LTB4 的积累被认为是该病瘙痒明显的原因,口服抑制 LTB4 合成的齐留通可以改善 SLS 患者的瘙痒症状,进一步支持上述观点,但对鱼鳞病或神经系统疾病没有效果[3]。SLS 相关性鱼鳞病的发病机制与肝氧蛋白通路有关[4]。神经系统缺陷是由于髓鞘脂质成分异常所致。编码 FALDH 的基因现在被称为 *ALDH3A2*。已有超过 72 个 *ALDH3A2* 突变在 SLS 中被报道[5,6]。

临床特征

SLS 患儿常常早产,这是由于异常的 LTB4 失活所致[2]。患儿出生时通常不是火棉胶样婴儿,但皮肤干燥,轻度红斑,出生后 3 个月内出现鳞屑。此后轻度红皮病持续存在,并出现不同程度的鳞屑(图 65.30),包括躯干弥散性脱屑伴色素沉着、下肢板层型鱼鳞病。角化性苔藓样硬化常见于皮肤皱褶、颈部和中腹部周围。通常不累及面部。严重且持续的瘙痒是 SLS 的显著特征;躯干上经常出现抓痕和皮肤划痕征,但皮肤感染少见。神经系统症状和体征出现在出生后 2 年内,包括由于痉挛性双侧瘫痪或更少见的痉挛性四肢瘫痪导致的运动发育迟缓。高达 40% 患者会出现癫痫发作。语言发育迟缓和构音障碍很常见。眼科检查可发现特异性改变——视网膜中央凹周围出现所谓的闪亮的白点,这是由于晶状内容物所致[7]。

在早期物理治疗中,大多数患者在儿童时期就学会了独立或拄拐行走。肌肉张力的增加会导致姿势异常和运动改变,从而导致挛缩(脚踝、膝盖、臀部)、脊柱后凸和髋关节脱位。计算机断层扫描(CT)和磁共振成像(MRI)研究显示,这些患者中会出现斑片状脑白质营养不良和脱髓鞘改变。

治疗

目前没有有效补充中链脂肪酸的饮食方法。齐留通能够抑制 LTB4 合成可改善部分患者瘙痒症状,但不能改善鱼鳞病[3]。维 A 酸治疗(阿维 A 酯、阿维 A)已被证明在减轻鳞屑和防止角化性苔藓样硬化方面有效,但在控制瘙痒方面不太成功[8]。SLS 儿童早期强化物理治疗[9]和技能学习能够明显改善其运动和社交能力发展。研究表明,在具有残余酶活性的患者中,苯扎贝特作为一种降脂药可诱导成纤维细胞中的 FALDH 活性,但目前尚未进行临床研究[10]。

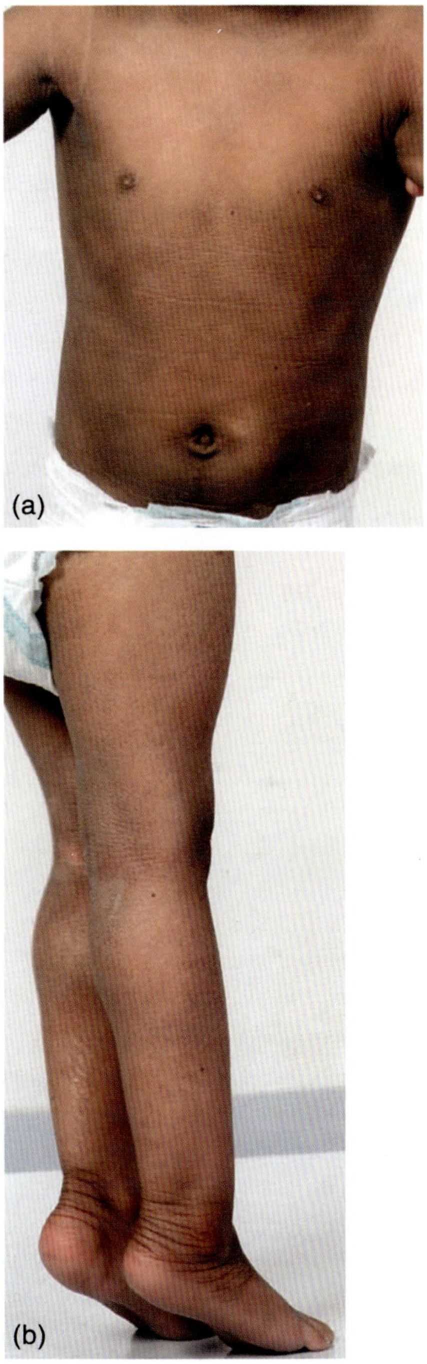

图 65.30　(a-b) Sjögrenn-Larsson 综合征。一个 3 岁的女孩出现痉挛性瘫痪

角膜炎-鱼鳞病-耳聋综合征

定义

角膜炎-鱼鳞病-耳聋综合征和 HID 综合征(豪猪状鱼鳞病伴聋)是临床上以重度神经性聋为特征的不同类型的先天性鱼鳞病。尽管表型具有异质

性，但这两种情况都与编码连接蛋白-26的*GJB2*基因突变有关。其他疾病，如Vohwinkel综合征、局限性掌跖角化病伴聋和汗孔角化性小汗腺导管痣（PEN）（一种特殊类型的表皮痣），也都与*GJB2*突变有关（表65.5）。

表65.5 *GJB2*突变相关疾病（连接蛋白26）

综合征	MIM	遗传	*GJB2*突变位点
角膜炎-鱼鳞病-耳聋综合征（KID）	148210	常染色体显性遗传	*G12R*，*N14Y*，*S17F*，*G45E*，*D50N*，*D50Y*
豪猪状鱼鳞病伴聋（HID）	602540	常染色体显性遗传	*D50N*
Bart-Pumphrey综合征	149200	常染色体显性遗传	*N54H*，*N54K*，*G59S*
掌跖角化病伴聋	148350	常染色体显性遗传	*G59R*，*G59A*，*R75W*，*R75Q*，*E42*，*G130V*
残毁性掌跖角化病	124500	常染色体显性遗传（常染色体隐性遗传）	*Y65H*，*D66H*，*G130V*
黏膜炎-聋		常染色体显性遗传	*F142L*
毛发稀少症伴聋		常染色体显性遗传	*N14K*
残毁性掌跖角化病样丘疹		常染色体显性遗传	*H73R*
掌跖角化病伴聋	220290	常染色体隐性遗传（常染色体显性遗传）	M34T，35delG，167delT，235delC…
耳聋	220290	常染色体显性遗传	R75W，R75Q…

来自de Zwart-Storm EA，Hamm H，Stoevesandt J等。*GJB2*中的一种新的错义突变干扰了间隙连接蛋白的转运并导致局灶性掌跖角化病伴聋。*J Med Genet*/2008;45:161-6（参考文献[4]角膜炎-鱼鳞病-耳聋综合征）。

病理生理学

缝隙连接蛋白是一种通用的膜蛋白，它形成细胞间和细胞内的离子和分子传递通道，是所有细胞信号传递的基础。连接蛋白的突变会导致细胞和钙稳态的异常，在某些情况下，还会引起免疫反应，导致细胞功能紊乱、溶解和死亡。编码缝隙连接蛋白的基因突变在各种表皮疾病中都有报道，包括有汗型外胚叶发育不良（连接蛋白30）、可变性红斑角化病伴和不伴耳聋（连接蛋白31和30.3）、Vohwinkel综合征（连接蛋白26）、KID综合征（连接蛋白26）、HID综合征（连接蛋白26），最近在PEN中也有报道[1-6]。

在大量患者中已经发现了已知的和新发的*GJB2*突变[7,8]，但各种连接蛋白26相关条件的基因型/表型关系尚不清楚。值得注意的是，听力缺陷往往由隐性突变引起，而KID（和HID）综合征是常染色体显性遗传的。相比之下，PEN是*GJB2*突变的嵌合产物，因此受PEN影响的母亲可能会生下患有KID综合征的孩子[5]，这种情况与EI中的嵌合现象类似。有些突变与KID综合征密切相关，如在一份报道中，14例患者中有12例发现了*p.D50N*突变[8]。功能研究强调，至少有2个*GJB2*突变（即*p.D50A*和*p.A88V*）与KID综合征相关，它们不是简单的抑制通道形成，而是在细胞表面形成高电导率的半通道。这些通道通过加速低细胞外钙离子浓度溶液中的细胞死亡来导致毒性死亡[9]。KID和HID综合征是由相同的*GJB2*突变引起的，猜测修饰基因可能是导致KID和HID综合征之间巨大临床差异的原因。

临床特征

许多新生患儿会出现全身红斑，一些新生儿还会出现弥散性鳞屑和皮革样皮肤。典型的皮肤变化在婴儿期逐渐发生，皮肤皱褶部位、肘关节和膝关节周围出现线状和多棘状的角化过度，四肢出现豪猪样鳞屑。躯干可见散在毛囊性角化过度。典型特征是在头皮、耳、面部及偶尔在躯干和四肢出现的对称性、界限清楚的角化过度和疣状斑块。有些患者口周皱褶较厚，呈衰老貌或狮面。头皮、面部、躯干和小腿可能出现角化性、增生性和炎性结节，在这些发育不良病灶中发生的原位和浸润性鳞状细胞癌已在一些成年KID患者中被报道（图65.31）。一名37岁男子死于皮肤转移性鳞状细胞癌；他的女儿也患有KID综合征[10]。3名年轻患者发生舌鳞癌[11-13]，一名28岁患者患有一种致命的恶性纤维组织细胞瘤[14]。一名患有KID综合征的成年患者发生多发性毛囊肿瘤（包

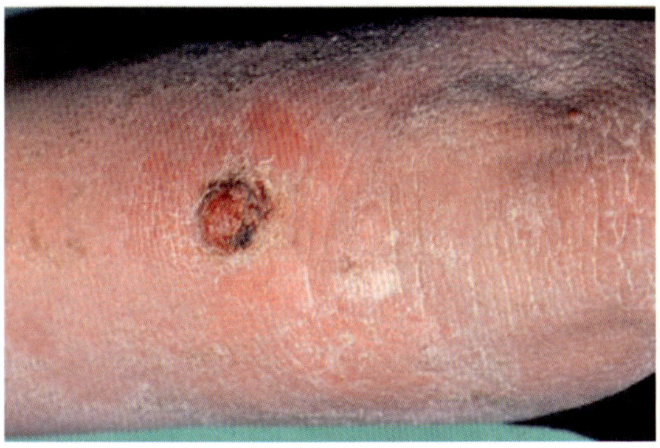

图 65.31 **角膜炎-鱼鳞病-聋综合征。成人手臂鳞状细胞癌**

(由英国伦敦大奥蒙德街儿童医院 D.J. 阿瑟顿医师提供)

括恶性进展为外毛根鞘肿瘤)[15],另有 2 例成人患者发生转移性恶性毛发来源的肿瘤[16]。

由于毛囊角化过度和萎缩,大多数患者会出现头皮大面积瘢痕性脱发,眉毛、睫毛和体毛脱落。网状 PPK 的特征是类似有纹理的皮革,并可能发生进行性的指甲营养不良和脱落。躯干上部痤疮样皮损和囊肿常见,慢性深在性脓肿和窦道形成(毛囊闭塞三联征)是一些晚期患者的并发症。可发生慢性皮肤真菌性肉芽肿和念珠菌感染并导致脱发、甲营养不良和体臭。据报道,至少有 4 名 KID 综合征患者在婴儿期死于严重感染(病毒、细菌和真菌)。早期龋齿、口腔白斑、矮小、乳房发育不全和隐睾是少见的并发症。

大多数患者在婴儿期可出现明显的先天性重度神经性聋。在典型的 KID 综合征中,进行性角膜血管形成发生在儿童早期,通常发生在发热疾病之后,75%患者在青春期会出现畏光和失明。个别成人患者可出现进行性周围神经病变。

与 KID 综合征相反,HID 综合征表现出完全成熟的先天性鱼鳞样红皮病伴有豪猪样角化病,尤其是在躯干、四肢,全身均可受累。而在 KID 综合征中,角化过度通常局限于好发部位,不累及躯干部位。

值得注意的是,由 *GJB2* 嵌合突变引起的 PEN 的临床表现与 KID 综合征相似,表现为疣状角化过度、硬性表皮痣,具有特殊的组织病理学特征,包括从外泌汗腺导管中突出的正向角化或角化不全性斑块[17]。

治疗

KID 和 HID 综合征患者有必要早期、频繁的进行听力和眼科检查,以便及时开展适当的治疗,如助听器、耳蜗植入和语言治疗[18]。眼部病灶应局部使用润滑剂、抗生素、类固醇或环孢素滴剂进行治疗。对晚期角膜炎进行手术和角膜移植治疗均以失败告终[19]。抗菌洗浴和清洁剂、间歇性抗生素和抗病毒治疗及长期的全身性抗真菌药物治疗在控制皮肤感染和气味方面发挥着重要作用[20]。为了减少恶性转化,可能需要清洁、清创、包扎、切除增生病灶和移植。系统性使用维 A 酸如阿维 A 治疗有助于控制该病,但异维 A 酸可能加重角膜新生血管形成[21]。在最近一个病例报告中,使用阿利维 A 酸对严重的头皮蜂窝织炎有显著改善作用[22]。

伴鱼鳞病的中性脂质贮存异常

定义和术语

伴鱼鳞病的中性脂质贮存异常(NLSDI)是一种罕见的以先天性鱼鳞病样红皮病和各种组织中出现脂滴为主要特征的常染色体隐性遗传先天性鱼鳞病综合征。大多数患者来自地中海国家。

同义名
• Chanarin-Dorfman 综合征

病理生理学

该病是由于 *ABHD5*(以前称为 *CGI*-58)突变所致[1]。另一种不伴有鱼鳞病但伴有肌病的中性脂质储存病已被认定为 NLSDM,由 *PNPLA2* 基因突变引起[2]。*ABHD5* 广泛表达于皮肤、肌肉、肝、大脑等组织,也广泛表达于淋巴细胞[3],并定位于胞质脂滴表面[4]。这种基因缺陷导致酰基神经酰胺缺乏,可能与鱼鳞病的发病机制有关[5]。白细胞中发现脂滴(Jordan 家族性白细胞空泡形成)有助于诊断(图 65.32a)[6]。需要注意的是,必须在受影响的患者和潜在的基因携带者中寻找特征性脂质内含物。如果进行自动血细胞计数,结果往往显示"正常",但实际上这个结果是错误的。脂质沉积导致皮肤、肝、肌肉和眼出现异常。

值得注意的是,与 NLSDM 相关的 *PNPLA2* 基因编码脂肪三酰甘油脂肪酶,该酶是非皮肤组织中细胞内脂肪脂解过程所必需的[2]。脂肪三酰甘油脂肪酶需要 *ABHD5* 基因产物作为辅助因子,这就解释了 NLSDI 和 NLSDM 在非皮肤组织中具有共同特征并提示表皮脂肪酶的存在,也利用 ABHD5 作为共同辅助因子[7]。

临床特征

伴鱼鳞病的中性脂质贮存异常是一种多系统疾病,但临床表现不一[8,9]。受累新生儿不是火棉胶样婴儿就是红皮病。此后，皮肤病的类型类似于轻度至中度先天性鱼鳞病样红皮病，红斑上覆细小白色鳞屑，躯干和腿部为板层状鳞屑(图 65.32b)。随着年龄的增长，在温暖的环境中鳞屑可能会减少。患者常常感觉瘙痒难忍，偶尔会出现少汗的情况。患者常见轻度眼睑外翻、皮肤皱褶和颈部的苔藓样硬化改变及掌跖角化病。指甲营养不良和脱发罕有报道。

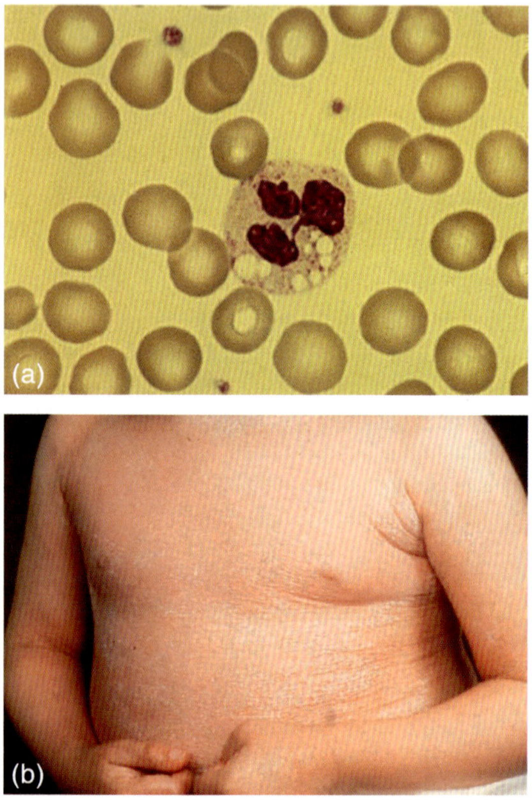

图 65.32 伴鱼鳞病的中性脂质贮存异常

(a)脂质空泡(Jordan 家族性白细胞空泡形成);(b)鱼鳞病样红皮病。

大多数患者血清肌酶升高，肌肉受累范围从无症状到亚临床肌病，少数患者表现为明显的近端肌病。常见肝大、肝酶异常和脂肪浸润，肝硬化可能发展迅速，这些改变甚至可以在儿童时期发生。肝穿刺活检在肝损伤严重程度方面比生化标志物更敏感。由于肠黏膜脂质沉积，偶尔会有患者出现脾大和吸收不良。50%以上的患者可能在婴儿期发现核型白内障(晶体下)，但很少影响视力，可能发生眼球震颤。已有报道患者会出现身高矮小、视网膜疾病、神经性聋、共济失调、小头畸形、痉挛、神经病变、发育迟缓，但多数患者智力正常。NLSDI 患儿发生胎儿肾并发症也有报道。该病预后取决于器官受累的类型和程度。

治疗

润肤剂治疗有效。虽然患者肝功能检查通常显示异常，但即使在肝功能受损的情况下，服用阿维 A 酯也是有益的[10]。饮食疗法的效果有待考究[11]。

毛发硫性营养不良/Tay 综合征

定义和术语

毛发硫性营养不良是一种罕见的异质性神经皮肤遗传性皮肤病，其共同特征是头发缺陷，称为 TTD 或硫缺乏脆性毛发。

同义名

- Tay 综合征
- IBIDS 综合征(鱼鳞病、脆弱的头发和指甲、智力障碍和身材矮小)
- PIBIDS 综合征(光敏感、鱼鳞病、脆弱的头发和指甲、智力障碍和身材矮小)
- Amish 脆弱毛发综合征

病理生理学

所有类型的 TTD 都是常染色体隐性遗传。从遗传学的观点来看，可以从以下几个方面区分光敏型 TTD:①涉及转录因子 *TFIIH* 的各种亚基的 DNA 修复异常;②无 DNA 修复缺陷的非光敏型，其特征在于编码 TTDN1 蛋白的 *C7ORF11* 基因突变;③无 DNA 修复缺陷，且基因遗传缺陷仍不明确[1,2]。由于对编码非光敏性 TTD(TTDN1)蛋白的 *C7ORF11* 基因的功能知之甚少，病理生理学研究主要集中在光敏型，其中 *ERCC2*(*XPD*)、*ERCC3*(*XPB*)和 *GTF2H5*(*TTDA*)发生突变——所有这些都是已被识别的转录/DNA 修复因子 IIH(TFIIH)的亚基[2]。TFIIH 是 10 种蛋白质的复合物，对于核苷酸切除修复和转录都是必需的[3]。TTD 相关基因的突变破坏了 TFIIH 的超微结构稳定性而导致 TFIIH 浓度低，这反过来又限制了多种靶基因的转录水平，特别是大脑中甲状腺激素靶基因的失调，这就解释了 TTD 表型[4]。相比之下，TTDN1 是一种不参与 DNA 修复的核蛋白，具有多个磷酸化位点，被认为是有丝分裂的调节因子[5]。

临床特征

受光敏型 TTD 影响的患者通常早产，并且通常伴有火棉胶膜或 CIE 样表型[3,5]。TTD 新生儿的妊娠被认为是高危妊娠，并且常常伴有先兆子痫、胎动减少、溶血、肝酶升高和血小板减少(HELLP 综合征)[6]。TTD 新生儿通常出生体重较轻，胎龄较小，出生后需要进入新生儿重症监护病房[6]。先天性鱼鳞病(火棉胶样婴儿)通常会发展为轻度鱼鳞病,如病变主要在躯干上(图 65.33),在组织学上提示颗粒层变薄,后期将类似于寻常型鱼鳞病[1]。有研究指出,先天性鱼鳞病最初表现为火棉胶样婴儿的发生率在携带编码 TFIIH 复合物成分的基因突变的患者中明显较高,相比之下,性腺功能减退在非光敏组中更为常见[1]。一些患者的其他特征包括湿疹、掌跖角化过度、牙髓萎缩、手指屈曲挛缩、小指甲脆弱和耳软骨发育不全[7]。可见因脂肪萎缩引起的小精灵样老化(早衰)面部。头皮和眉毛脆弱、稀疏、短而不规则,但随着年龄的增长可能会有所改善。在偏光显微镜下可见典型的“虎尾征”,这与头发中半胱氨酸含量较低有关。轻度至中度智力障碍是常见现象,性腺功能低下可能导致成年患者青春期延迟和不育[8]。大多数有 TFIIH 相关突变的患者会出现光敏感和畏光,但这一特征可随着年龄的增长而改善。尽管存在 DNA 修复缺陷,但与着色性干皮病相反,恶性肿瘤风险增加并不是光敏型 TTD 的特征[9]。TTD 其他的重要特征包括白内障、耳硬化、牙齿异常和神经系统体征,如小头畸形、痉挛、小脑功能障碍、癫痫发作和自闭症[10]。毛发病变与温度有关,如在发热性疾病时,部分患者观察到所有头发突然脱落,皮肤和神经功能恶化[11],这归因于 TFIIH 复合体不稳定性的增加[12]。据报道,早期死亡原因多为伴有慢性中性粒细胞减少的脓毒症和反复感染[2]。TTD 患者的典型特征可能是友好的性格和亲昵的行为。

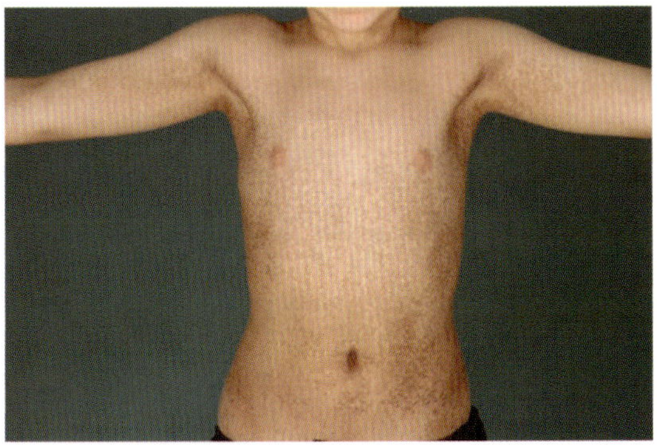

图 65.33 毛发硫性营养不良。层状鳞屑类似于泳装样鱼鳞病

治疗

润肤剂是有效的。维 A 酸类药物对鱼鳞病无明显疗效。对于光敏患者,建议采取严格的避光、防晒措施和使用防晒霜。避免物理性毛发治疗有助于减少进一步的毛发损伤。

Neu-Laxova 综合征

定义和术语

是一种致死的常染色体隐性遗传畸形综合征,其中皮肤表现(先天性鱼鳞病)尚未得到充分研究。几篇报道中所描述的紧绷的皮肤让人联想到限制性皮肤病[1-3]。

> **同义名**
> - 磷酸甘油酸脱氢酶缺乏症

病理生理学

Neu-Laxova 综合征(NLS)是具有异质性的常染色体隐性遗传病,由 *PHGDH* 基因突变导致磷酸甘油酸脱氢酶缺乏引起[4]。该酶参与 L-丝氨酸生物合成的第一步,也是限速步骤。最近发现,编码 L-丝氨酸生物合成途径的两种其他酶 *PSAT1* 和 *PSPH* 的突变可能导致 NLS[5]。尽管表型严重程度差异较大,但表型可能最终决定丝氨酸缺乏症的严重程度[5]。皮肤组织病理显示局灶性角化不全,尚缺乏用免疫荧光或超微结构对皮肤表型进行系统分析的研究。

临床特征[1-3]

Neu-Laxova 综合征表现为先天性鱼鳞病、明显的胎儿宫内发育迟缓、小头畸形、短颈、中枢神经系统异常、肢体畸形、肺部发育不全、水肿和面部特征异常,包括严重的眼球突出伴有睑外翻、眼距过宽、小颌畸形、扁平的鼻子和耳部畸形。产前超声检查发现生长受限和水肿的胎儿出现明显眼球突出可提示诊断[3,6]。羊水过多是典型表现,可能是由先天性鱼鳞病引起,也可以在 HI 和 IPS 中看到。

鉴别诊断

从皮肤病学的角度来看,限制性皮肤病是最相关的鉴别诊断。与 NLS 类似,它具有宫内发育迟缓、薄而紧绷的半透明皮肤、典型的面部畸形与口腔 O 形、全身性关节挛缩、胎儿运动障碍和羊水过多等特征。大多数患者是由于 *ZMPSTE24* 基因突变所致,而少数可能是由于 *LMNA* 突变所致[7,8]。

治疗

到目前为止,所有报道的病例死亡率是 100%。考虑到这种疾病的新陈代谢基础与其他丝氨酸缺乏相似,NLS 被认为是一种早期干预即可治疗的疾病[5,9]。补充疗法可能是以前生过患有 NLS 孩子的孕妇的治疗方法[4],这强调了对患有先天性鱼鳞病和具有致死后果的新生儿进行准确诊断的必要性。

第6部分

眼缺损–心脏缺损–鱼鳞样皮肤病–智力发育迟缓–耳畸形综合征

定义和术语

眼缺损–心脏缺陷–鱼鳞状皮肤病–智力发育迟缓–耳畸形综合征(CHIME)是一种极为罕见的常染色体隐性遗传神经性皮肤疾病。

同义名

• Zunich 神经外胚叶综合征

病理生理学

这种综合征是由 *PIGL* 基因突变引起，该基因编码糖基磷脂酰肌醇(GPI)锚定过程所需的脱-N-乙酰化酶[1]。PIGL 是定位于内质网局部催化 GPI 生物合成第二步的酶，因此它是先天性糖基化疾病。糖基化是将聚糖添加到蛋白质和脂质中的生物合成过程，是分泌型和膜结合型蛋白的重要修饰途径[2]。N-糖基化或 O-糖基化生物合成途径缺陷导致先天性糖基化障碍(CDG)[3]。

临床特征

1983 年，Zunich 和 Kaye[4] 报道了一名患有移行性先天性鱼鳞病样红皮病、视网膜色素瘤、神经系统疾病、毛发稀疏和牙齿异常的儿童，另外还报道过心脏功能异常的患者[4-7]。出生后第一个月出现全身瘙痒、红斑和鳞屑，从儿童早期开始，头部和身体上出现迁移性的红色鳞屑和瘙痒性斑块，掌跖皮肤增厚，头皮毛发纤细稀疏伴色素减退。颅骨缺损、脱发、眼距过宽、宽鼻梁、宽口、厚唇和宽大的牙齿构成特有的面部外观。神经特征包括听力丧失、癫痫发作、发育迟缓和暴力行为的爆发。一名患有 CHIME 综合征的 4 岁患者发生白血病。该疾病被认为是一种癌症发病率较高的遗传性皮肤病[8]。

治疗

对于鱼鳞病，推荐使用润肤剂(保湿剂)[6]。

多样性综合征性鱼鳞病

鱼鳞病早产综合征(表 65.6)

临床特征

该疾病的特征是产前羊水过多和羊水的回声信号增加[1]，受累的新生儿通常在妊娠第 30–35 周出生，并且患有短暂的、可能危及生命的窒息，这是由于角蛋白栓导致肺功能降低和支气管阻塞引起[2-4]。新生儿红皮病(图 65.34a)发展为类似 SHCB 的轻型鱼鳞病[5](图 65.34b)，但患者容易出现瘙痒和特应性症状[4]。

表 65.6 具有头发异常和胃肠道或呼吸道症状的特定性综合征鱼鳞病

	鱼鳞病伴有少毛症[1]	新生儿鱼鳞病-硬化性胆管炎(NISCH)[2]	鱼鳞病-早产儿综合征(IPS)
MIM	602400	607626	608649
遗传模式	常染色体隐性	常染色体隐性	常染色体隐性
基因	*ST14*	*CLDN1*	*FATP4*
发病	出生时	出生时(或不久之后)	出生时(多发性水肿，早产，>6 周)
初步临床表现	板层状鱼鳞病，严重的少毛症，没有眉毛和睫毛	轻度鳞屑，伴新生儿黄疸，肝大；童年早期额部脱发	呼吸窘迫，全身皮肤角化过度，头皮和眉毛病灶加重
疾病过程	随着时间的推移，头发生长、外观/颜色可能会改善	轻度鱼鳞病，肝受累程度不一	出生时严重，自发性改善
鳞片分布	广泛，包括头皮；面部未受影响	主要在躯干	病灶加重(见上文)
鳞片类型	粗、板状、黏附	多边形、薄	干酪样(胎儿皮脂干酪样)
颜色	棕色至深色	正常	白色
红斑	异常	异常	轻度至中度
涉及掌跖	否	否	最先累及
多汗症	是	否	否
头皮异常	青年时期少毛症；青春期稀疏、不规则毛发；成人前额发际线后移	主要标准：粗密发，额颞部瘢痕性脱发；少毛症，卷曲/羊毛头发	出生时广泛存在

（续 表）

	鱼鳞病伴有少毛症[1]	新生儿鱼鳞病-硬化性胆管炎(NISCH)[2]	鱼鳞病-早产儿综合征(IPS)
其他皮肤表现	毛囊萎缩性皮肤病	—	毛囊角化病（“蟾蜍皮肤”）、特应性皮炎、哮喘、嗜酸性粒细胞增多症
涉及皮肤外	稀疏卷曲的眉毛；偶尔畏光和睑裂黄斑	主要标准：硬化性胆管炎或先天性胆管缺陷	出生时肺部受累和窒息；后期特应性哮喘、嗜酸粒细胞增多症和少发高 IgE 综合征
死亡风险	正常	未观察到，但理论上可能来自肝受累	围产期可能由于窒息而致命，其余正常
皮肤超微结构	SC 上部存在大量完整的桥粒，SC 中残留膜结构	SG 中斑块桥粒锚定裂解	在肿胀的角质细胞和水肿的颗粒细胞核周围有三层膜状弯曲板层的沉积物
特殊分析	毛发镜显示发育不良的头发，扭曲发或分叉发	肝功能检查，胆管造影，肝活检	血细胞计数（嗜酸粒细胞增多）

改编自 Oji V，Tadini G，Akiyama M 等修订的遗传性鱼鳞病的命名和分类：2009 年 Sorèze 第一次鱼鳞病共识会议的结果，*J Am Acad Dermatol* 2010；63：607-41（参考文献[4]鱼鳞病）。

[1] 等位基因变异：先天性鱼鳞病-滤泡性皮肤萎缩-少毛症-少汗症（IFAH）。

[2] 也称为鱼鳞病-白细胞空泡-秃头症-硬化性胆管炎（ILVASC）。

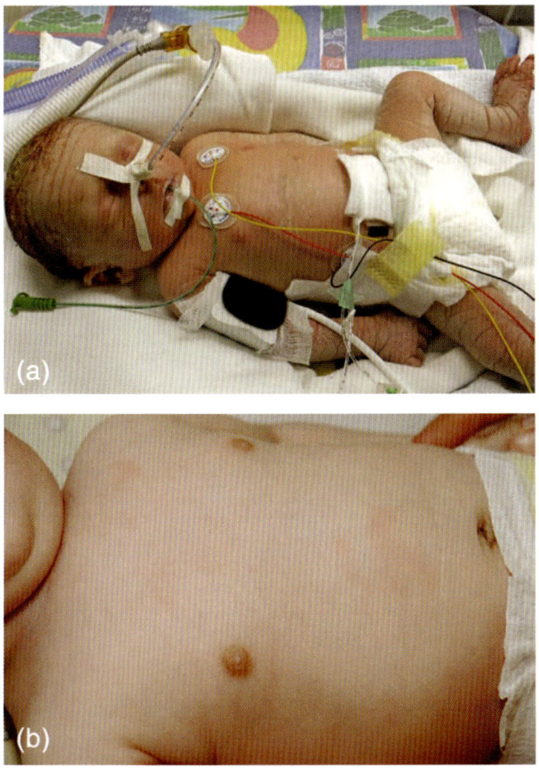

图 65.34 鱼鳞病早产综合征

（a）新生儿表现；（b）3 个月后同一患者。注意轻度天鹅绒样皮肤纹理。（由德国明斯特大学医院皮肤科提供）

病理生理学

鱼鳞病早产综合征是由 *FATP*4 基因的隐性突变引起的[6,7]，其编码表皮基底层中表达的脂肪酸转运蛋白和酰基辅酶 A 合成酶[8]，其功能降低可能导致角质层细胞间脂质层的紊乱[9]。从小鼠模型实验中可以得出 *FATP*4 对于表皮屏障的产生可能比维持更重要，这可以解释该疾病的一过性特征[4,10]。

检查

超微结构揭示了所谓的“先天性鱼鳞病Ⅳ型”的独特表型，其特征在于颗粒层细胞和角质鳞屑中膜样物质的不规则的晶状沉积[11]。

治疗

了解有关鱼鳞病-早产儿综合征的风险，对于患儿的父母再次妊娠时，有助于采取干预措施决定病情的良恶性进展方向。如果及早开始进行最佳治疗，如充足的支气管吸引术，以及最佳的围产期护理，可以避免危及生命的低氧血症和（或）并发症，如婴儿脑瘫[4]。

伴发少毛症的鱼鳞病（见表 65.6）

定义和术语

鱼鳞病在出生时出现，但没有火棉胶膜。两种等位基因变异如下所述。

- 伴发少毛症的常染色体隐性鱼鳞病（ARIH）的特点是鱼鳞病和全身性少毛症，但没有皮肤萎缩[1,2]。

- 先天性鱼鳞病-毛囊萎缩-少毛症-少汗症(IFAH)指的是一种非常相似的表型,另外还有毛囊萎缩性皮炎(如手和手指背部的毛囊性凹陷)[3,4]。

> **同义名**
> - 鱼鳞病和毛囊性皮肤萎缩,伴有少毛症和多汗症

病理生理学

两种表型都与常染色体隐性基因 *ST*14 突变有关[1,2],*ST*14 编码的蛋白裂解酶是表皮蛋白酶网络新的关键分子[5,6]。跨膜丝氨酸蛋白酶是表皮前激肽释放酶的有效激活剂。蛋白裂解酶缺乏导致丝聚蛋白合成减少[7]。LEKTI 缺陷小鼠模型显示,当蛋白裂解酶裂解后,角质形成细胞间桥粒完整性恢复[8]。因此,*ST*14 缺乏症在功能上可被视为与 LEKTI 缺乏症相对应,导致表皮激肽释放酶活性增加(见上文 Netherton 综合征)。临床异质性可能由不同类型的 *ST*14 突变引起[1,4,9,10]。毛发表型可被解释为蛋白裂解酶在生长期毛发的皮质细胞和毛干中表达[11]。

新生儿鱼鳞病-硬化性胆管炎(见表 65.6)

> **同义名**
> - 鱼鳞病-白细胞空泡-脱发-硬化性胆管炎
> - 鱼鳞病-少毛症-硬化性胆管炎-紧密连结蛋白-1 缺乏症

病理生理学

新生儿鱼鳞病-硬化性胆管炎(NISCH)是由于编码紧密连结蛋白-1 的常染色体隐性突变导致的紧密连接障碍[1-3]。紧密连接蛋白-1 是表皮紧密连接的一部分,但也在人类胆管细胞和肝细胞表达[4]。缺乏紧密连结蛋白-1 导致上皮细胞间通透性增加,可以解释高胆固醇血症或表皮屏障缺陷的表型[1]。在小鼠中,*CLDN*1 纯合子的缺失由于经表皮水分丢失和干燥导致新生鼠致死。在人类中,其他紧密连接成分可以部分补偿紧密连结蛋白-1 缺陷[2]。

临床特征

硬化性胆管炎是一种严重的慢性疾病,以肝内和肝外胆管炎症和闭塞性纤维化为特征。NISCH 综合征的特征是头皮少毛症,伴瘢痕性脱发和鱼鳞病,并表现出严重程度不同的原发性硬化性胆管炎[5-7]。因此,婴儿黄疸和鱼鳞病可能是该疾病重要的临床症状,早期分子分析可作为特殊诊断方法;缺乏组织学和超微结构特征[8]。

先天性鱼鳞病的治疗

遗传性鱼鳞病需要基于正确的分子诊断进行终身治疗(图 65.35)。本节重点介绍 ARCI 和 KPIs,它们可能也适用于其他类型的遗传性鱼鳞病。

最近一篇关于治疗先天性鱼鳞病的临床试验的综述显示,只有 6 项试验符合 Cochrane 协作方法学的标准[1],因此接下来陈述的大部分内容都并不能认为有循证依据。最近的一份关于 liarozol 治疗中度和重度 LI 的报道强调了在极为罕见的疾病中进行随机、双盲、多国、安慰剂对照研究所遇到的困难。这种维 A 酸代谢-阻断药具有良好的临床效果,并且耐受性良好,但因为样本量小[2],研究未能达到终点就提前终止。德国发布了鱼鳞病管理国家指南。以下建议是基于该指南和长期的经验,以及与如德国 SI e. V. (Selbsthilfe Ichthyose e. V.)或欧洲鱼鳞病网络(ENI)的患者组织交流。

主要需要采取非特异性措施来缓解症状[3],必须注意鱼鳞病(角化过度)是对表皮屏障固有缺陷的修复反应。在 TG1 缺乏的小鼠仿人皮肤模型中,通过局部酶替代疗法恢复 TG1 活性对缓解鱼鳞病无效[4]。没有针对性的治疗方法,大多数治疗目标都是减少鳞屑,但在一定程度上会加剧屏障缺陷[5]。因此,对于 ARCI 的系统性维 A 酸或局部角质溶解剂的治疗成功后,经皮水分流失往往会增加[7]。

火棉胶样婴儿的治疗

火棉胶样婴儿及 HI 应被视为皮肤科急症,并需要跨学科管理[1,2]。火棉胶样婴儿及 HI[3,4] 的婴儿表皮屏障严重受损,与之相关的经皮水分流失增加[5]可能导致体温过低和(或)高钠性脱水。远期问题包括感染、眼睑外翻、吸吮不良、肺部通气受限和偶发的手指部血管收缩[6,7]。这些新生儿最好在新生儿监护病房加强照护[1,6,7]。疾病严重程度评分可能有助于监测对治疗的反应[8]。

火棉胶样婴儿应放在高湿度的保温箱中密切监测体温。通常,建议起始湿度范围为 60%～80%,并且每 3～4 天降低一次以达到正常湿度条件,这样患儿便可以转移至开放的婴儿床。根据我们的经验,使用温和的软膏就足够了,如一种含有右泛醇的软膏,每天 2～4 次。荷兰的一份报道对润肤剂的效果产生

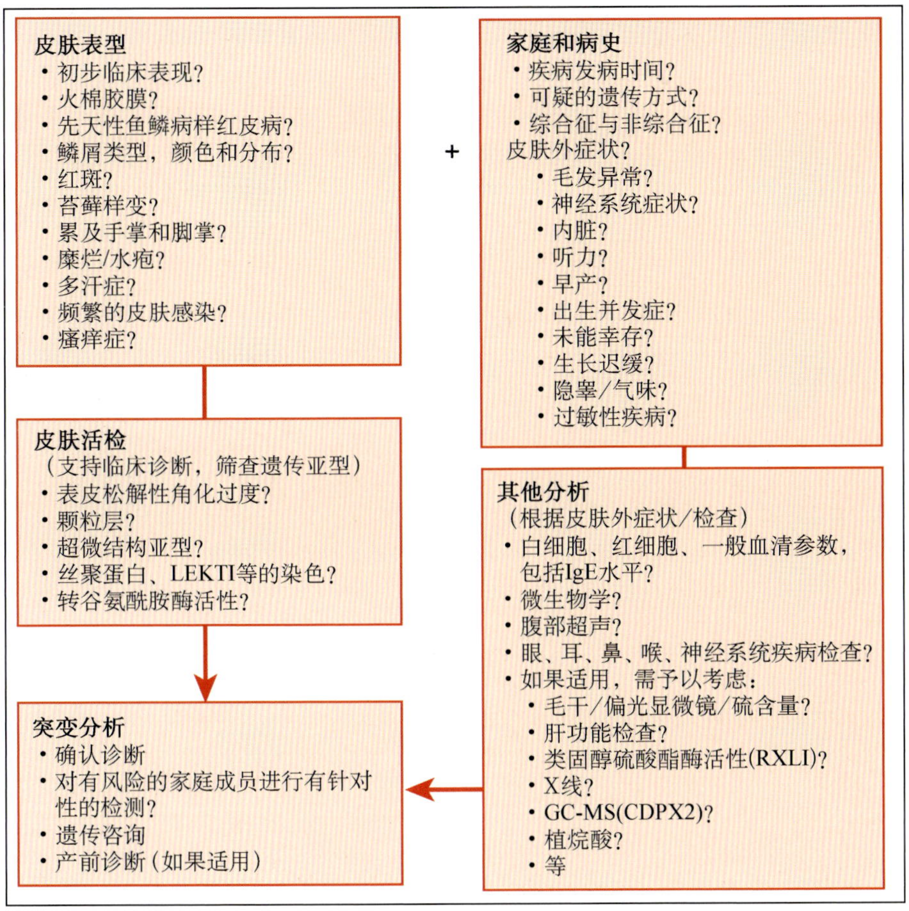

图 65.35　鱼鳞病诊断治疗和临床监测

GC-MS，气相色谱－质谱；IgE，免疫球蛋白 E；LEKTI，淋巴上皮 Kazal 型相关抑制剂；RXLI，X 连锁隐性鱼鳞病。

怀疑，特别是含有凡士林或羊毛脂的封包性润肤剂容易引起皮肤感染。然而，在大多数机构中，油包水型润肤剂每天至少应用 2 次，经皮吸收率非常高，出生后第一年应避免使用常用于患有鱼鳞病的大龄儿童的药物，如尿素或乳酸。水杨酸是禁忌的，因为即使在 3%的低浓度下，也可能在 72 小时内导致代谢性酸中毒和死亡。

洗浴问题

法国最近对 44 名患者进行的一项研究显示，在雅漾水疗中心使用温泉水及气泡浴在 3 周内进行特定次数的水疗，对皮肤状况及生活质量都有长期改善[1]。总体而言，沐浴对 ARCI 和 KPI 有益，如果有沐浴添加剂如碳酸氢钠(俗称发酵粉)则效果更佳。这种方法是由已故皮肤科医师 Wolfgang Küster 发明，他用这种方式治疗了超过 300 名住院患者[2]。碳酸氢钠有益的机制尚不清楚。将两捧烘焙苏打水放入浴缸中，浴缸中水的 pH 从 5.5 提高到 7.9[3]。有趣的是，大多数淡水或湖水的 pH 约为 5.0，但海水 pH 通常高于 8.1，许多患者海水浴治疗有效[3]。可以想象，皮肤的轻度碱化将皮肤 pH 提高到丝氨酸蛋白酶活性的最佳值，如 KLK5 和 KLK7[4]。在正常脱屑过程中，这些丝氨酸蛋白酶对角质层桥粒的溶解是必需的。其他流行的沐浴添加剂是小麦、玉米或大米淀粉或麸皮，如 Netherton 综合征。防腐剂作为沐浴添加剂可能是必要的，如在 KPI 中，用以克服难闻的气味。油剂易弄脏而不被推荐。许多患者已在自己家安装蒸汽浴室，并从每日蒸汽浴中获益。

日常护理的实用治疗方案

ARCI 或 KPI 患者往往需要每天至少洗澡 1 次。将皮肤浸泡 20～30 分钟后，患者或患者父母可以用海绵、微纤维布或丝绸手套擦皮肤，机械除垢及清洁皮肤(即去除剩余的软膏)，这可能需要再花 20～30 分钟时间。毛巾擦干后应在皮肤仍然潮湿时立即涂抹软膏。可以使用各种外用药膏(表 65.7)，但外用药膏的可用性和成分取决于国家和地区的习惯。因此，德国和法国的药膏含水量较高，是治疗鱼鳞病较好的选择，而其他国家大多是凡士林软膏绷带，而且不允许直接穿着普通衣物，这一点很受欢迎，其目的是通过水化角质层提升皮肤的水合程度。含尿素的软膏（高达 10%）、乳酸的软膏（高达 12%）及含甘油的软膏被广泛使用。诸如聚乙二醇 400 或丙二醇等大分子物质可以减少结垢并且起到角质层剥脱剂的作用。瑞典的一项对照研究中，一种含有 5% 的乳酸和 20% 的丙二醇的脂肪乳膏有明显的治疗效果[1]。禁用水杨酸，因为皮肤屏障缺陷的表皮渗透率很高，有发生代谢性酸中毒的危险。CIE 表型的患者通常不能耐受含有尿素或乳酸的软膏，通常使用不刺激的药物效果更好，如甘油，右泛醇或聚乙二醇 400。

表 65.7 用于局部治疗鱼鳞病的角质层分离剂和保湿剂

药剂	浓度(%)	评论
尿素	5～10	经典的角质层保湿剂。因为可能系统性吸收而避免在出生后第一年使用
乳酸	5～12	替代尿素，商业制剂经常用缓冲液优化
氯化钠	3～10	在软膏中常有不良反应刺激/刺痛，可能是沐浴添加剂
右泛醇	5～10	支持正常表皮分化
聚乙二醇 400	20～30	保湿霜和角质溶解剂
丙二醇	15～20	保湿剂和角质层溶解剂
甘油	10～15	保湿霜
维生素 E 醋酸酯	5	保湿霜
维 A 酸	0.025～0.05	频繁刺痛/吸收风险，育龄女性的致畸风险
卡泊三醇	0.05×10^{-3}	全身吸收风险高，治疗体表面积不超过 10%

警示：水杨酸可能会对新生儿造成危及生命的中毒，在老年患者中造成长期毒性。

第6部分

每天涂抹 2 次药膏是非常重要的，普通患者在身体护理上花费的时间通常在每天 1～2 小时。需要特别注意的是，面部可以使用低脂面霜。通常，通过局部治疗可以预防或改善眼睑外翻。他扎罗汀凝胶（并非在所有欧洲国家都有）推荐用于治疗和预防眼睑外翻[2]。对于 ARCI，一个有希望的方法是局部使用 N-乙酰半胱氨酸[3-5]。N-乙酰半胱氨酸是硫醇衍生物，传统上被用作化痰药，已被用于预防放射疗法引起的皮肤刺激，它阻止细胞周期在 G_1 期进展而具有抗增殖作用。据我们所知，它可能有一种难闻的气味，因此在德国患者中试用时不受欢迎（个人交流，W. Küster）。

系统治疗方案

已经发现维 A 酸类药物如阿维 A 或异维 A 酸有助于 ARCI 和某些类型的 KPI[1,2]，如 TG1 缺乏症患者，当表现为板层状鱼鳞病时，需要严格治疗，并且通常受益于系统性类维 A 酸及含有尿素或乳酸的软膏。CIE 患者对系统性类维 A 酸的反应可能较差，有些甚至可能恶化，患者也不能很好地耐受乳酸或尿素等保湿剂。有趣的是，已知 EKV 对低剂量维 A 酸类药物治疗反应迅速[3-5]。对于 HI 患者，即使是新生儿也要使用维 A 酸[6-8]。由于 *KRT*1 突变而患有 EI 的患者在给予维 A 酸时恶化风险较大，而具有 *KRT*10 突变的患者在给予低剂量时可能受益，如给予 0.5mg/kg[1,2,9]。同样，浅表 EI 对低剂量维 A 酸反应良好[1]。

在欧洲，最初的阿维 A 酯和随后的阿维 A（药理活性代谢产物阿维 A），已被用于严重的先天性鱼鳞病，美国也有广泛使用异维 A 酸的经验[2]。系统使用维 A 酸类药物之前应该了解相关不良反应，如致畸性或肝毒性。英国皮肤科医师协会[10]对阿维 A 在皮肤科的功效和适应证有一套很好的指南。英国医师对使用阿维 A 的态度与大多数欧洲国家的医师态度相同[10,11]。在德国，大多数医师因为害怕干扰骨骼发育而不愿意在儿童中长期使用维 A 酸，因为维 A 酸可能导致骨骺生长线过早闭合。当鱼鳞病患者超过 16 岁或已经停止快速发育时可以使用。只有对来自几个国家的大量患者进行详细调查才能提供确切数据，以明确儿童是否存在骨生长毒性的风险。

在育龄妇女中，异维 A 酸相对于阿维 A 的主要优势可能是其半衰期短。异维 A 酸在几个月内被清除，阿维 A 可以转化为乙酸阿维 A 酯而在体内持续存在长达 2 年，尤其是与乙醇一起使用时[10]。当使用异维 A 酸时，"药物假期"特别受欢迎。然而，说服患者停止服用药物，如阿维 A 是非常困难的，因为它通常会大大减少个人皮肤护理所需的时间。

先天性鱼鳞病口服阿利维 A 酸(一种用于手部湿疹的药物)的经验非常有限。不同于阿维 A 和异维 A 酸与两种类型的核类视黄醇受体(即 RAR 和 RXR)的结合，阿利维 A 酸很快被清除。在最近的一项临床试验中，以前一直服用阿维 A 的患者，有一半更愿意使用阿利维 A 酸继续治疗[12]。阿利维 A 酸治疗的一个不良反应可能是甲状腺功能减退症，容易疲倦，应当监测这些患者的促甲状腺激素(TSH)水平[12]。据报道，一名 KID 综合征患者的头皮剥脱性蜂窝织炎有显著的改善[13]，而该患者此前对阿维 A 治疗没有反应。

治疗的特殊方面

尽管 ARCI 和 KPI 是非综合征性疾病，但治疗往往需要多学科联合，不仅包括局部和全身治疗[1]，还应解决以下问题。

眼睛：严重的睑外翻必须处理，以避免角膜穿孔等并发症[2-4]。对于严重病例，有多种针对慢性睑外翻的手术矫正方案[5-7]。LI 患者中，基底细胞癌可能伪装成慢性睑外翻表现[8]。

耳：儿童需要进行耳鼻喉科专科检查，这一点非常重要。婴儿早期，特别是在 BSI 中，外耳道角质物必须由专业人员进行清理(每 4 周 1 次)[9]。

头发：头皮的治疗存在特殊问题，需要可清洗的外用制剂。

少汗症：另一个问题是不能出汗(少汗症)，这常常导致体温调节异常，特别是在夏季[1,10]。即使在轻度表型的 ARCI 患者中，这个问题也可存在，如 SICI。有趣的是，口服维 A 酸可使汗腺功能正常化并显著改善 ARCI 患者的生活质量[10]。

肌肉骨骼系统：在许多情况下，特别是在婴儿和幼儿中，物理疗法具有巨大的价值，如治疗屈曲挛缩。

维生素 D：在几项关于印度鱼鳞病报道中，患者出现了严重的佝偻病症状[11-13]。鱼鳞病和Ⅳ至Ⅴ型皮肤[14]和(或)营养不良[15]的患者可能更容易出现维生素 D 缺乏症，但似乎板层状鱼鳞病[16-18]、CIE[19]及 Netherton 综合征[20]是 25-羟基维生素 D 缺乏[21]继发性甲状旁腺功能亢进[22]的重要危险因素。

二重感染：某些类型鱼鳞病，如 ARCI 或 KID 综合征可能与皮肤癣菌感染的发病率较高有关[23,24](如果之前没有见过患者，红色毛癣菌感染甚至可能模拟 EI 的表现形式；这是作者自己的经验)。KPI、KID 综合征、剥脱性皮病或 Netherton 综合征可能并发多重细菌感染而变得复杂，通常由金黄色葡萄球菌引起[25,26]。

患者组织及其他资源(表 65.8)

加入患者组织对患者及其家属均非常有帮助，因此应当予以推荐。其他已成为疾病"专家"的患者可以很好解释如何在夜间对头皮行封包治疗等实际问题。此外，患者组织的成员可以对心理社会健康产生深远影响。在欧洲层面，国家自助团体组成了 ENI (www.ichthyose.eu/，所有信息最后访问时间于 2015 年 1 月)。在国家层面，这些群体也积极参与关心罕见疾病患者的特殊需求的活动，如德国慢性病联盟(ACHSE)。

表 65.8 途径和进一步信息

鱼鳞病的患者组织	
奥地利	http://www.selbsthilfe-tirol.at/
比利时	www.devidts.com/ichthyosis
丹麦	www.iktyosis.dk
欧洲联盟	www.ichthyose.eu/
芬兰	www.iholiitto.fi/
法国	http://ichtyose.fr/
德国	www.ichthyose.de
意大利	www.ittiosi.it/
日本	www.gyorinsen.com
西班牙	www.ictiosis.org
瑞典	www.iktyos.nu/
瑞士	www.ichthyose.ch
英国	www.ichthyosis.org.uk/
美国	www.scalyskin.org
其他数据库和互联网链接	
NCBI 上的网站	www.genetests.org
罕见疾病和孤儿药的门户网站	www.orpha.net
人体中间丝数据库	www.interfil.org
德国鱼鳞病指南	www.awmf.org/leitlinien/aktuelle-leitlinien/ll-liste/deutsche-dermatologischegesellschaft-ddg.html

所有信息最后访问时间 2015 年 4 月。

第6部分

在美国，鱼鳞病和相关皮肤类型基金会（FIRST；www.firstskinfoundation.org 所有信息最后访问时间为 2015 年 1 月）自 1981 年以来一直活跃，其目标是教育、激励和联系所有那些患鱼鳞病和相关疾病的人。关于疾病的一般信息可以在德国鱼鳞病网络（NIRK）（www.netzwerk-ichthyose。de last access 2015 年 1 月）网站的主页上或 FIRST 找到。

获得性鱼鳞病

获得性或迟发性鱼鳞病具有与寻常型鱼鳞病相似的特征，必须与干皮病、湿疹、寻常型鱼鳞病、RXLI 和 RD 相鉴别，这些病的鳞屑在成人早期发生[1]。

病理生理学

对潜在病因的鉴别诊断包括恶性肿瘤、自身免疫、营养、代谢、感染和神经系统疾病及药物[2]。

临床特征

鳞屑从糠秕状到板层状不等，通常与炎症无关，四肢伸侧可能更明显。

恶性肿瘤：由肿瘤介导的转化生长因子 α（TGF-α）或表皮生长因子受体（EGFR）的表达增加可能导致过度增殖性副肿瘤性皮肤病。与鱼鳞病相关的最常见的恶性肿瘤是霍奇金病，皮肤表现可能与霍奇金病同时发生，也可能在霍奇金病之后发生，很少发生在霍奇金病诊断之前[3-5]。细小的鳞屑分布于躯干和四肢，较少发生于屈侧，组织学上类似于伴有角化过度、颗粒层减少或缺失的寻常型鱼鳞病。皮损可经有效的抗肿瘤治疗而清除，同时也是随后复发的早期标志物。皮损可能与瘙痒有关，但瘙痒也是淋巴瘤的一种独立症状。通过放射性标记的碳摄取测量发现皮肤脂肪生成减少，且与鱼鳞病的严重程度相平行，并与一项寻常型鱼鳞病研究中的结果形成对比[6]。

据报道，获得性鱼鳞病还与非霍奇金淋巴瘤[5-8]、皮肤 T 细胞淋巴瘤（图 65.36）[8,9]、淋巴瘤样丘疹病[10,28]、多发性骨髓瘤[12]、乳腺癌、肺癌、宫颈癌、肾细胞癌或肝癌[13,14]、平滑肌肉瘤[15]、横纹肌肉瘤[16]和卡波西肉瘤[17]有关。这是骨髓增生异常的表现[18]，其次是骨髓移植[19]和移植物抗宿主病[20]。

代谢和明显的内部疾病：脂质和维生素吸收紊乱

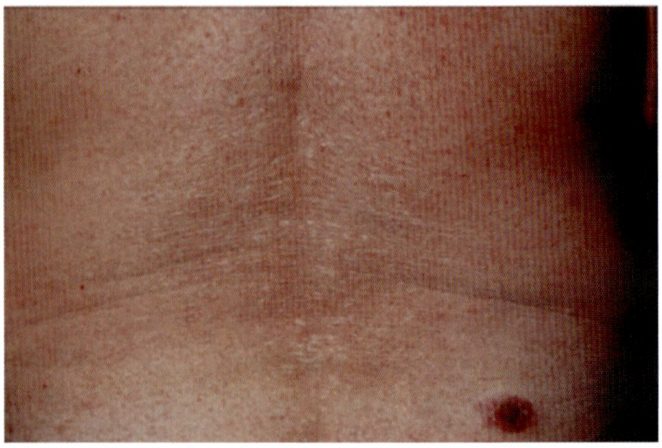

图 65.36 患有皮肤 T 细胞淋巴瘤的获得性鱼鳞病

可能导致与慢性代谢紊乱有关的鱼鳞病，如营养不良或吸收不良（包括乳糜泻和克罗恩病）[1,2]、必需脂肪缺乏[21]和 Shwachman 综合征（胰腺功能不全）[22]。鱼鳞病可能是先天性代谢缺陷的一个特征表现，如甲基丙二酸血症[23]、全羧化酶和生物素酶缺乏[24]。当影响胫骨时，伴或不伴继发性甲状旁腺功能亢进的肾衰竭[25]、原发性甲状旁腺功能亢进[26]、自身免疫性甲状腺炎[27]和糖尿病会更加复杂[28]。鱼鳞病很少伴发结缔组织疾病，如系统性红斑狼疮[29]、结节病（图 65.37）[34]、与恶性肿瘤无关的皮肌炎[30]、系统性硬化/狼疮重叠综合征[31]、所谓的 Haber 综合征[32]和嗜酸性筋膜炎[33]。

图 65.37 患有多系统结节病的亚洲成年人获得性鱼鳞病

感染：已发现鱼鳞病患者合并麻风[35]、伴或不伴恶性肿瘤的 HIV 感染[2,36,37]和人嗜 T 淋巴细胞病毒 1 型（HTLV-1）相关性脊髓病[38]。

药物：降胆固醇药物，三萜醇和烟酸可在部分患者中诱发鱼鳞病[39,40]。三苯乙醇也会导致白发和脱发。正常的脱屑取决于位于角质形成细胞膜上的胆固醇硫酸酯酶将胆固醇硫酸盐（维持角质层下细胞间脂质层的结构）转化为胆固醇的过程，该酶不受降胆固醇药物的影响。角质形成细胞缺乏低密度脂蛋白受体，这可以解释为什么极少接受治疗的患者表现出这种并发症。HMGCoA（羟甲基戊二酰辅酶A）还原酶抑制药也是鱼鳞病的罕见原因[41]。鱼鳞病及其对头发的不同影响归因于某些药物，如丁酰苯、吩噻嗪二嗪、马普替林[42]、西咪替丁（一种抗雄激素）[43]、别嘌醇、羟基脲[44]、氯法嗪[45]，当然还有阿维 A[46]。

圆形糠疹

定义

圆形糠疹是一种罕见的、持续存在的、轮廓清晰的圆形斑块状鳞屑，没有炎症改变。这个名字相对于富山在 1906 年报道的环状糠疹，以及获得性假性鱼鳞病[1,2]更受青睐。

流行病学

圆形糠疹在远东地区比较常见，特别是日本，占皮肤病患者的 0.2%[2]。在南非的班图斯[3]、埃及人[4]、居住在伦敦的非裔加勒比人[5]和非洲裔加拿大妇女[6]中已有报道。已在高加索人[7]和撒丁岛的两个队列[8,9]中也有描述。它的真实发生率和地理分布情况仍然未知。本病可能与遗传因素有关，有些病例有家族聚集性[8-12]。还注意到与寻常型鱼鳞病的家族性关联[2,9,12]。

病理生理学

高达 50%的南非患者同时存在全身性疾病，特别是肺结核和营养不良[2,3,13]。它很少是恶性肿瘤的获得性皮肤表现[14-16]。在一份报道中，63 例南非黑人肝细胞癌患者中有 16%观察到圆形糠疹，其中近 5%的患有结核病[17]。然而，撒丁岛报告的患者没有相关的全身性疾病，而且圆形糠疹往往在较年轻时发病[8,9]。

临床特征

圆形糠疹的典型病变是轮廓分明的圆形干燥性色素沉着性斑片，具有鱼鳞状鳞屑，通常直径 2～3cm，有时更大，可达 14cm（图 65.38）。病变数量从 4 到 200 个不等。偶有瘙痒，慢慢扩大、融合。部分患者中可见色素减退晕，有时整个病变可以表现为色素减退。儿童期发病者预后较好，儿童晚期的缓解率接近 50%[8,9]。病变通常位于臀部、大腿、腹部、背部或上臂，可以单发，也可以多发。发病年龄多在 20 至 45 岁之间（报道极端情况为 2－76 岁），并且可能终身维持不变。

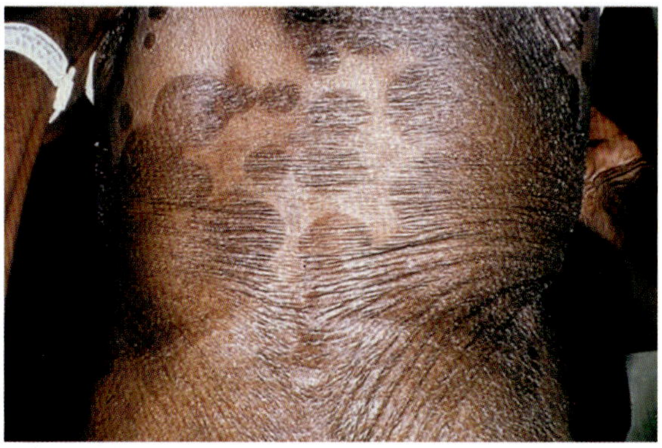

图 65.38　圆形糠疹

检查

发病年龄、分布、明显的圆形轮廓、不伴瘙痒和炎症改变可提示诊断。组织学变化类似于寻常型鱼鳞病，具有致密的角化过度、颗粒层变薄。可能出现表皮突消失、色素失禁和轻度血管周围淋巴细胞浸润。免疫组化研究表明，损伤皮肤中的兜甲蛋白和丝聚蛋白表达显著降低[18]，后者是由丝聚蛋白原 N-末端结构域的缺失引起[19]。一个病例的电子显微镜检查揭示了表皮脂质空泡和其他变化[8]。

治疗

首先需要明确潜在原因。在淋巴瘤之前出现皮损，以萎缩和毛细血管扩张为主。根据真菌学检查（真菌镜检和培养）阴性结果，可以排除皮肤癣菌病和花斑癣。因此，应用润肤剂、尿素化合物和外用角质剥脱剂尤为重要。同时，局部外用维 A 酸或系统性应用维 A 酸类药物在一定程度上有效果，但局部外用类固醇及抗真菌药并无疗效。如果患者合并营养不良、感染或恶性肿瘤等原因时，应纠正基础疾病，有利于皮损的改善。

掌跖角化病（表 65.9，表 65.11，表 65.13，表 65.14 及表 65.15）

定义和诊断方法

掌跖角化病是一类先天性或获得性以掌跖部表皮异常增厚为特征的疾病[1,2]，以单发症状或综合征方式出现，如掌跖角化病伴心肌病，部分 MeDOC 病以掌跖角化病为表现形式[3]，如常染色体隐性遗传性先天性鱼鳞病（ARCI）中的掌跖角化过度是以 *NIPAL4* 表达缺陷为关键特征[4,5]。本节重点介绍

第6部分

遗传性的"经典 PPK",其特点是掌跖部位的特异性皮损。至今,已经有大量不同类型的角化病分类方式被报道[1,2,6-11],但尚没有一种分类方式能令人满意地将临床表现、病理学及分子发病机制统一起来。综合征型与非综合征型遗传形式可能不同(表 65.9),也能与获得性 PPKs 区分开来,但其他单基因疾病也有可能伴有掌跖部位的角化过度的皮损特点(表 65.10)。

表 65.9 掌跖角化病

疾病	遗传方式	致病基因
非综合征型角化病		
表皮松解性掌跖角化病(EPPK)	AD	*KRT9*
先天性甲肥厚(PC)		
• PC6a	AD	*KRT6A*
• PC16	AD	*KRT16*
• PC6b	AD	*KRT6B*
• PC17	AD	*KRT17*
• PC6c	AD	*KRT6c*
非表皮松解性掌跖角化病(NEPPK)		
• Mal de Meleda 病	AR	*SLURP1*
• Gamborg-Nielson 型	AR	*SLURP1* 变异
• Nagashima 型	AR	*SERPINB7*
• Bothnia 型	AD	*AQP5*
• Kimonis 型	AD	*KRT1*(V1 区域)
兜甲蛋白性角化病(LK)	AD	*LOR*
条纹型和点状掌跖角化病(SPPK)		
• SPPK1	AD	*DSG1*
• SPPK2	AD	*DSP*
• SPPK3	AD	*KRT1*(V2 区域)
点状掌跖角化病(PPPK)	AD	*AAGAB* *COL14A1*(?)
棘状角化病(SK)	AD?	未知
边缘丘疹性角化病(MPK)		
• 肢端角化类弹力纤维病(AKE)	AD?	未知
• 点状肢端角化类弹力纤维病(FAH)	AD?	未知
Cole 病	AD	*ENPP1*
暂时性浸渍性角化病(TAK)	AD/AR?	未知
综合征性掌跖角化病		
掌跖角化病伴心肌病		
• Naxos 综合征	AR 或 AD	*JUP*
• Carvajal-Huerta 综合征	AR 或 AD	*DSP*
掌跖角化病伴听力障碍		
• Vohwinkel 综合征	AD	*GJB2*
• Bart-Pumphrey 综合征	AD	*GJB2*
• 角膜炎-鱼鳞病-聋综合征(KID)	AD	*GJB2*
• 其他 *GJB2* 相关疾病	AD/AR	*GJB2*(表 65.5)
• 线粒体 PPK 伴聋	母系遗传	*MT-TS1*

（续　表）

疾病	遗传方式	致病基因
掌跖角化病伴肿瘤		
• Huriez 综合征	AD	未知
• Tylosis 食管癌综合征	AD	*RHBDF2*
• PPK、性别逆转癌症综合征	AR	*RSPO1*
掌跖角化病与外胚叶发育不良及相关疾病		
• Clouston 综合征	AR	*GJB6*
• Schöpf-Schulz-Passarge 综合征	AR	*WNT10A*
• Papillon-Léfèvre 综合征	AR	*CTSC*
• Haim-Munk 综合征	AR	*CTSC*
• Olmsted 综合征	AD、XR	*TRPV3*、*MBTPS2*
掌跖角化病伴眼部疾病		
• 眼球周围酪氨酸血症	AR	*TAT*
掌跖角化症伴神经损害		
• 神经鱼鳞病综合征（CEDNIK、SLS、NLSDI、TTD）		

AD，常染色体显性遗传；AR，常染色体隐性遗传；XR，X 连锁隐性。

表 65.10　其他遗传性疾病伴掌跖角化病表型

疾病	基因	相关章节
鱼鳞病		
• ARCI（NIPAL4，TGM1，CERS3，ALOXB12）	表 65.1	
• EI	表 65.1	
• SEI	表 65.1	
• KRIE	表 65.1	
• EKV	表 65.1	
• LK	表 65.1	
• KLICK	表 65.1	
• EXI	表 65.1	
• IFAP	表 65.2	
• SAM	表 65.2	
• CEDNIK	表 65.2	
• SLS	表 65.2	
• KID	表 65.2	
• 患有鱼鳞病的中性脂质贮积病	表 65.2	
• TTD		
Naegeli-Franchescetti-Jadassohn 综合征	*KRT14*	第 70 章
Epidermolysis bullosa simplex	*KRT5*、*KRT14*	第 71 章
Kindler 综合征	*KIND1*	第 71 章
少汗型外胚叶发育不良	*EDA*	第 67 章
常染色体隐性遗传外胚叶发育不良	*GRHL2*	第 67 章
Ectodermal dysplasia-skin fragility 综合征	*PKP1*	第 67 章
先天性角化不良	*DKC1*，*TERC*，*TERT*，*TINF2*，*NOLA2*、*NOLA3*、*TCAB1*、*RTEL*	第 70 章

（续 表）

疾病	基因	相关章节
Darier 病	*ATP2A2*	第 66 章
毛发红糠疹	*CARD14*	第 36 章
Rapp-Hodgkin 综合征	*TP63*	第 67 章
Hay-Wells 综合征	*TP63*	第 67 章
ADULT 综合征	*TP63*	第 67 章
Cowden 综合征	*PTEN*	第 80 章
肥厚性骨关节病/原发性骨膜病	*HPGD*、*SLCO2A1*	第 72 章

"临床模式"大有裨益

PPK 可分为弥散、局灶性、条纹或点状模式，但这些分组之间没有绝对的界限。在弥散性角化病中，通常整个手掌或足底表皮，包括掌心和足背皮肤角质均匀增厚。在局灶性角化病中，掌跖皮肤承重区域不成比例地增厚。条纹状角化病在临床上与局灶性角化病重叠，但病变是明显的纵向的，特别是在手指上的细小病灶，其中角化性皮损蔓延覆盖屈侧。点状、丘疹或播散性角化病由多个散在的圆形病变组成。透明角化病延伸至掌跖皮肤之外，以胼胝的形式出现在手指或关节上的受力点上或其他部位。融合性角化过度可能延伸到整个表皮全层。瘢痕性角化病（"残毁性"）是指在指（趾）周围出现缩窄带。这种"假性自发性断趾"存在于许多严重的角化性皮肤病中，并且不能成为任何一种综合征的特征性诊断。

常见诊断方式及形态学改变

和很多角化性皮肤病一样，多汗症或真菌感染是掌跖角化病常见的临床症状，尤其是发生在足底时，常常表现为多孔、有弹性的海绵状，并伴有异味。异常角化和多孔角质层的保水作用引起浸渍和微生物过度增殖。有时可以发现轻微的掌跖外征象，如孤立性角化过度。因此，需要对于整个体表包括黏膜、指甲、毛发、出汗能力等进行检查。对于疑似皮肤外症状，其诊断需要采用多学科方法，其中对家族史的追溯尤为重要。皮肤活检对于探索组织学及超微结构、辅助角化病的诊断有着重要的作用，并为进一步进行遗传学分析提供基本线索[11]。例如，区分表皮松解型和非表皮松解型或阐明表皮松解征象。

非综合征性掌跖角化病

表皮松解性掌跖角化病

定义和术语

掌跖角化病与组织学上的表皮松解有关，是由位于 *KRT9* 的热点区域或 *KRT1* 的特定结构域的突变引起。Voerner 描述了具有常染色体显性遗传的弥散性 PPK，临床上与 Thost 和 Unna 描述的没有差异，但在受影响的手掌和足底具有 EHK 的组织学特征[1]。事实上，Thost 的家系也受到了 EPPK 的影响。

同义名

- 表皮松解性 PPK 伴有胼胝、角化、掌跖弥散性 Voerner-Unna-Thost 征
- Unna-Thost 病
- Voerner 病

流行病学

表皮松解性掌跖角化病（EPPK）是弥散性角化病最常见的形式[2,3]。北爱尔兰的患病率为 4.4/100 000[4]。

病理生理学

最初发现表皮松解性掌跖角化病的致病基因定位于 17 号染色体Ⅰ型角蛋白基因簇上，随后发现是由 *KRT1* 中的罕见突变和 *KRT9* 中较常见的突变引起[7-10]，这些基因通常在掌跖部位表达[5,6]。这些突变导致中间丝的完整性被破坏，降低了细胞骨架对轻度外部创伤的抵抗力，导致水疱、角化过度及具有张力细丝团块的表皮松解。到目前为止发现的大多数突变影响螺旋起始肽，但在螺旋终止基序中也发现了 3-bp 的插入[11]。*KRT1* 的突变影响了 2B 结构域，突变过程中，螺旋终止肽和剪接突变发挥了作用[12-15]。EPPK 在电子显微镜下异常的螺旋角蛋白细丝[16]是由于突变改变了角蛋白 1 的 1B 杆区域[17,18]。

临床特征[1,19]

弥漫性角化病在婴儿期进展迅速。在成人中，可见融合性角化病（图 65.39），分布于足背部，境界清晰，边缘有红斑（图 65.40）。水疱不是主要的临床特征，但水疱或皲裂意味着表皮韧性结构强度降低。头发、牙齿和指甲是正常的，但在 Vörner 的家系[1]中发

现了关节胼胝和指甲变化，其中许多人伴有 *KRT*9 突变。致残性疼痛，特别是发生于手掌的疼痛，表明其可能是螺旋角蛋白角化病的亚型[18]。此外，局限的皮损如在跟腱的背侧，通常称为 Greither 角化病，可能与 *KRT*1 突变的 EPPK 有关。临床上，单纯性 EPPK 与表皮松解性鱼鳞病不同，后者皮损通常累及手掌、足底和屈曲部位[12]。

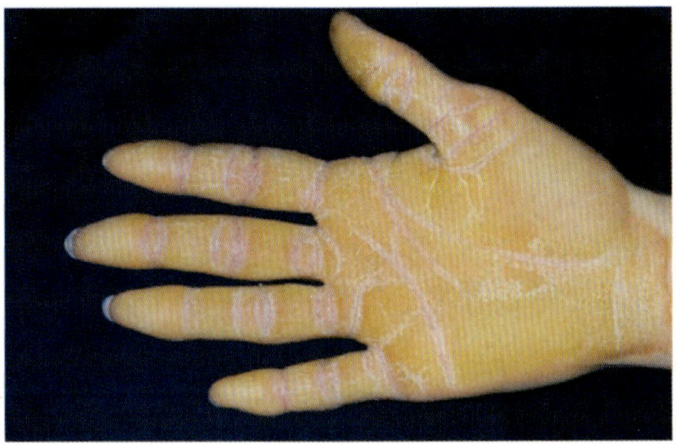

图 65.39　由编码角蛋白 9 的 *KRT*9 基因突变导致的表皮松解性掌跖角化病

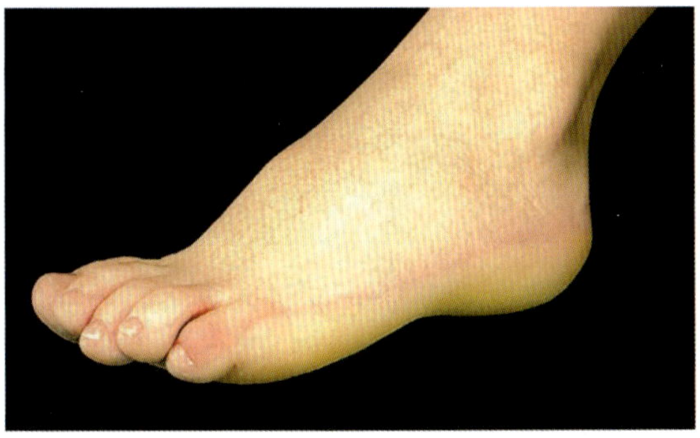

图 65.40　"Voerner-Unna-Thost"角化病
足底出现黄色角化过度皮损，边缘呈红色。

检查

组织学上，EPPK 出现角质形成细胞的表皮松解性改变。可以检测到圆形或卵圆形嗜酸性内容物[20]，在电子显微镜下可见大的张力细丝聚集体[21,22]。另外，超微结构显示在横向和纵向切片中发现含有管状结构的螺旋角蛋白（tono-tubules）[16-18]。最好在不同的掌跖部位进行活组织检查，避免漏诊轻度的局灶性 EHK[15]。

治疗

主要以机械性清除术为主，其次以温和的方式进行角质溶解再润滑，以避免皲裂。可以尝试口服低剂量维 A 酸，但可能引起过度剥脱[23]。研究显示，局部应用卡泊三醇有所帮助[24]。

先天性厚甲

定义和命名

先天性厚甲（pachyonychia congenita，PC）是由 5 种角蛋白基因 *KRT6A*，*KRT*16，*KRT6B*，*KRT6C* 或 *KRT*17 其中之一的突变引起的一组常染色体显性遗传角化病。临床表现多变，可以影响多个外胚叶结构，包括甲床、口腔黏膜、掌跖皮肤、牙齿和毛囊皮脂腺单位。

同义名

- PC-6a，PC-6b，PC-6c，PC-16，PC-17
- PC-1 型（Jadassohn-Lewandowsky）
- PC-2 型（Jackson-Lawler）

肥厚性指甲营养不良赋予了 PC 的名称[4]；然而，该疾病的表现是局灶性足底角化病，常伴有严重的疼痛[1]。PC 已分为两大类：PC-1 型（Jadassohn-Lewandowsky）和 PC-2 型（Jackson-Lawler）[5-10]，分别由编码两对二聚化角蛋白的 *KRT6A*/*KRT*16 和 *KRT6B*/*KRT*17 基因突变引起。PC-1 型被认为与 PPK 和口腔白血病相关，而 PC-2 型被认为与毛囊皮脂腺囊肿和新生儿牙齿相关[11]。针对数百名患者进行大规模基因型/表型分析，并没有证实他们的关联性[1,12,13]，关联分析产生了一种新的分类系统，该系统依赖于致病性角蛋白突变，如 PC-6a、PC-6b、PC-6c、PC-16、PC-17[11,14-17]。国际 PC 联盟（IPCC）提供了关于这些疾病的广泛临床信息。（www.pachyonychia.org 最近一次访问是在 2015 年 1 月）

病理生理学

与其他几种角蛋白疾病类似，PC 相关角蛋白中的大多数致病突变是杂合错义突变或小插入/缺失突变，通过显性-负性干扰破坏细胞骨架功能，导致细胞脆性增加[14]。PC 中皮损的分布对应着不同的突变角蛋白表达模式[11,15-17]。例如，指甲角蛋白 K6a 的突变可以影响口腔黏膜[18]。相反，K17 主要在毛囊皮脂腺单位中表达，而在掌跖皮肤和黏膜中表达较少[18-20]。

临床特征[1,3,14]

最近发表的关于临床症状的综合分析[13]表明，所有突变亚型中超过 90%的患者表现出三种临床特征：趾甲营养不良、足底角化病和 3 岁以上的患者出现足底疼痛，这三种特征对 PC 的诊断十分有价值（图 65.41）。

趾甲增厚，如甲床角化过度，在 1－9 岁出现。*KRT6A* 基因突变患者通常早期发病。值得注意的是，在许多情况下，并非所有 20 个指（趾）甲都累及。

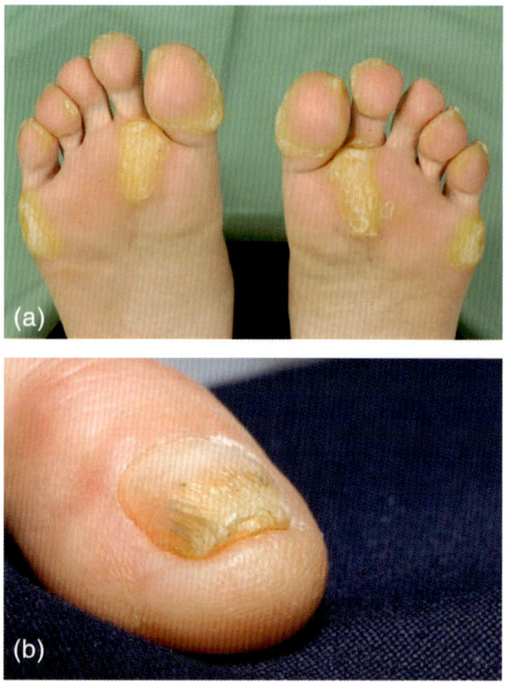

图 65.41 先天性厚甲
(a)压力区域点状角化过度;(b)楔形甲。

足底角化病不同程度地表现为胼胝、裂隙和皮肤增厚。着力点部位出现厚的黄色角化。儿童时期,在炎热季节,可能会发生摩擦性水疱。足底疼痛是 PC 的常见症状,严重影响患者生活质量。大约 1/4 的 PC 患者经常需要镇痛药,许多患者需要使用轮椅。这种特殊疼痛的原因仍然存在争议,可能与足底胼胝下水疱有关[21]。

其他的诊断性表现包括在膝盖和肘部毛囊性角化过度、口腔白斑、囊肿及牙齿发育不良[22-26]。在舌和口腔黏膜上可见斑片状的白色增厚区域。严重的口腔病变与念珠菌病类似[27]。喉部受累可能导致声音嘶哑,婴儿甚至出现致命的呼吸道梗阻[28]。部分患者,尤其是携带 *KRT*17 突变者以脂肪囊肿和(或)毛囊皮脂腺囊肿的形式形成囊肿。*KRT*17 突变携带者在出生时即出现牙齿萌出[13]。腋窝囊肿表现类似化脓性汗腺炎[29]。

值得注意的是,局灶性 PPK[30]或多发性脂肪瘤[31]患者分别出现 *KRT*16 和 *KRT*17 基因的突变,没有任何其他 PC 症状,与 4 种 PC 类型中的任何一种相比,*K*6*c* 的突变似乎与较轻的局灶性角化病相关[32]。

检查

电子显微镜下可见张力细丝聚集体中间丝紊乱[14,22]。在组织学上,掌跖表皮显示正角化过度和角化不全交替出现。棘层肥厚伴有局灶颗粒层增厚,其中存在大的畸形角质透明颗粒,但没有严重的表皮松解[33,34]。

囊肿为角质性表皮样囊肿、发疹型毛囊囊肿或真正的脂肪囊肿。角蛋白基因的突变分析由 IPCC 提供(www.pachyonychia.org)。分子鉴别诊断包括卷曲 6 基因(*FZD*6),其与常染色体隐性二十个指甲营养不良有关[35]。*Connexin* 30 基因中的杂合错义突变通常与 Clouston 综合征相关,在许多仅有厚甲样甲改变但没有其他表型的家系中被发现[36]。

治疗

通过医学专业的方式针对甲和皮肤角化过度进行磨削,其方式有填充、切割、研磨、浸泡。此外,纠正鞋和使用矫形器会减少起疱和胼胝。对于囊肿患者的有效治疗是手术切除/切开和引流。润肤剂和角质溶解剂仅对轻度角化病有帮助[37,38]。系统性使用维 A 酸治疗通常并不能令人满意,因为会增加疼痛[37,39]。针对多汗症的治疗可以减少水疱[40]。PC 相关的基因突变会产生不利的负面影响,这一事实促进了以各种方式清除皮肤的突变角蛋白的治疗策略的发展[41-43]。

Resources

Patients or clinicians may contact the IPC consortium via email or register online (http://www.pachyonychia.org/ last accessed January 2015). Detailed information on disease expression (including photographs for each for of PC), diagnostics and updates on clinical studies are provided.

疼痛性遗传性胼胝

定义

疼痛性遗传性胼胝(PHC)的发生有多种病因。事实上,一定大小的足底胼胝会不可避免地引起疼痛。水疱和张力细丝凝聚可能与表皮松解或角化病相关[1-4]。研究证实,疼痛性胼胝是 PC 新的临床变异("PC-6c")[5]。疼痛性角化病也可能与桥粒性疾病或[6]或眼皮肤酪氨酸血症(Ⅱ型)相关[7]。

非表皮松解性掌跖角化病(表 65.11)

定义

非表皮松解性掌跖角化病是一组具有异质性的非综合征性弥散性角化病,组织学上表现为棘层上部或颗粒层细胞没有溶解现象。

表 65.11 非表皮松解性掌跖角化病(NEPPK)

	Mal de Meleda[1]	Nagashima 型 NEPPK	Bothnia 型 NEPPK	Kimonis 型 NEPPK	Greither 角化症[2]
同义名	Siemens 掌跖角化病	Nagashima 掌跖角化病	非表皮松解性掌跖角化病	非表皮松解性 PPK	遗传性进行性角化病
MIM	248300	603357	600231	600962	144200
遗传方式	AR	AR	AD	AD	AD
基因	*SLURP1*	*SERPINB7*	*AQP5*	*KRT1*(V1 区域)	*KRT1* 等
发病年龄	2 岁以前,主要在 20 岁以前发病	出生时或婴儿早期,轻度、非进行性	儿童时期	出生时或婴儿早期	2 岁以后发病,逐渐改善
掌跖角化病临床特点	弥散性掌跖角化病,异味浸渍、手足活动受限和功能障碍、甲受累、不对称发病、多汗症、皮肤真菌感染	边界清楚的红斑和弥散的掌跖角化弥漫至手、足、背面 手腕、足踝内侧浸渍、多汗症	弥散性角化过度,皮损呈淡黄色,手掌和足底白色的海绵状浸渍,皮损界限清晰,边缘丘疹,多汗症,真菌感染	弥散型掌跖角化病,手指背部散在丘疹、胼胝伴有角化过度,红斑,真菌感染	进行性掌跖角化病,手腕屈侧角化过度,指背部丘疹、胼胝、界限清晰的红斑伴角化过度、多汗症
其他临床症状	口周红斑,孤立性角化性皮损,尤其是在关节部位,可能截肢	皮损范围累及跟腱、足踝、肘部和膝盖	—	延伸至跟腱、脐部和乳晕的过度角化,膝盖和肘部非常轻微的干燥和角化	皮损延伸至跟腱屈曲区、肘部和膝部皮肤、断指或起疱
组织学及超微结构	角化过度和乳头瘤样增生,棘层肥厚,无细胞溶解,皮肤真菌感染[3]	角化过度、棘层肥厚,无细胞溶解	角化过度,无细胞溶解,皮肤真菌感染[3]	角化过度,无细胞溶解	非特异性改变,定义不清,角蛋白中间丝畸变
备注	发病率 1/100 000	日本及中国高发[(1.2 ~ 3.1)/10 000]	口服红霉素效果良好	与 Unna-Thost 综合征相似	如存在羊毛卷发应排除 Carjaval 综合征

[1] Keratoderma of Gamborg Nielsen 1985(MIM 244850)MDM 的变异型。

[2] Greither keratoderma 名称未统一。

[3] 组织学可能显示存在海绵形成、水疱和中性粒细胞。

AD,常染色体显性遗传;AR,常染色体隐性遗传;NEPPK,非表皮松解性掌跖角化病。

Thost-Unna 角化病归属于 NEPPK 的临床特征,表现为弥散性黄色角化过度[1,2]。与此同时,Thost 家系内成员也出现 EPPK 表型[3]。考虑到 Mal de Meleda(MDM)是重要的鉴别诊断,至少有三种不同的 NEPPK 类型可以被排除:Bothnia 类型[4-6]、Kimonis 类型[7]和 Nagashima 类型[8,9]。Greither 描述了一种常染色体显性遗传性 PPK,逐渐发作并且在 50 岁趋于改善[10]。这个名词现在缺乏明确的定义[11,12],它可能是遗传异质性导致的[13,14],如属于 EPPK 与红斑角皮病的重叠性疾病[15]。

病理生理学

一项来自瑞典北部的家系及三个英国家系研究发现其发病与 12 号染色体上 2 型角蛋白基因簇的连锁着丝粒相关[16-18]。通过连锁数据和外显子组测序发现,这种形式的 NEPPK 是由编码水通道蛋白 5(*AQP5*)基因中的显性错义突变引起[19]。水通道蛋白是细胞膜蛋白家族,允许水渗透通过细胞膜。*AQP5* 表达定位于颗粒层角质形成细胞的细胞膜。当致病性突变发挥功能累积效应，角质形成细胞水分摄取开始增加，而不是经皮水分流失量增加[19]。Kimonis 等描述了另一种常染色体显性遗传的 NEPPK 类型[7]，该家系的发病是由于角蛋白 1 的 V1 结构域中高度保守的赖氨酸残基发生突变[7]。相比之下，Nagashima PPK(NPPK)在亚洲地区是一种常染色体隐性遗传疾病，由 *SERPINB7* 基因的无义突变引起。*SERPINB7* 编码一种丝氨酸蛋白酶抑制剂，其皮肤中的靶蛋白酶仍然未被确定[20]。

临床特征[5,7,8,10,21,22](表 65.11)

非表皮松解性掌跖角化病通常发生于出生后的前几个月，一般在 2 岁后皮损表现明显。通常，在整个足底发生均匀厚度可变的黄色角化过度，从足后跟和前足弓开始，随后逐渐扩展至手掌(图 65.42)。NEPPK 的皮损范围不固定，可以出现明显红色边界。多汗症、真菌感染、凹陷性角化十分常见。但指甲、头发和牙齿都是正常的。

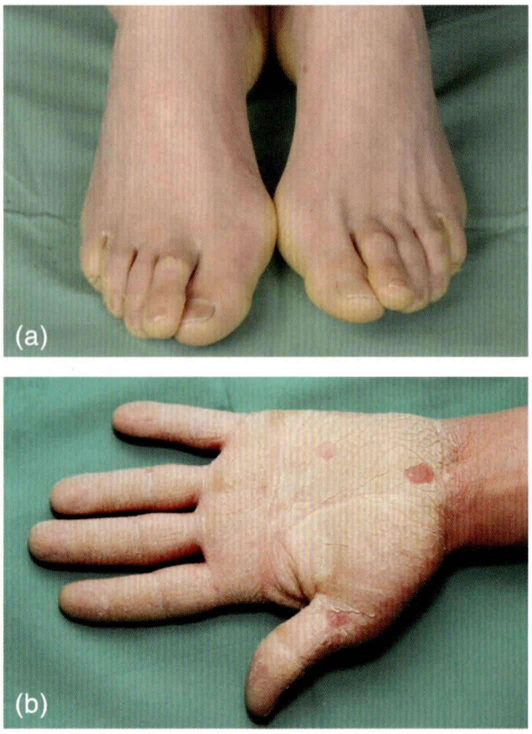

图 65.42 (a) *AQP5* 基因突变导致非表皮松解性掌跖角化病；(b)38 岁患者手掌部皮肤对水极其敏感(由德国明斯特大学医院皮肤科提供)

鉴别诊断

Mal de Meleda 病、EXI 和获得性 PPK 是重要的鉴别诊断。

Sybert 等报道，非表皮松解性角化病[21]与 MDM 相似，表现为显性遗传模式，可累及足趾。Gamborg-Nielsen[6]报道的隐性非表皮松解性角化病也与 MDM 相似。

检查

活组织检查主要用于排除表皮松解性角化病。由于 EHK 的多变性，在很多弥散性 PPK 患者中，光镜或电镜检查十分有意义[3]。组织学变化是非特异性的，表现为正角化过度、颗粒层增厚和中度棘层肥厚。皮肤癣菌感染引起的海绵水肿可能是混淆的原因之一。

治疗

可以使用角质溶解疗法，如可以使用白色软石蜡中的 5%～10%水杨酸，或 70%丙二醇中 5%～6%水杨酸的凝胶。用聚乙烯封包数天可增强角质溶解的疗效。对于出现功能学障碍的患者应使用低剂量阿维 A(0.2～0.5mg/kg)。针对真菌和细菌感染进行抗感染治疗。有报道称，Bothnia 型 NEPPK 外用红霉素反应良好[22]，对于 Nagashima 型 NEPPK 可以局部应用他克莫司[23]。

Mal de Meleda 病

定义和术语

Mal de Meleda 病是一种罕见的常染色体隐性遗传性角化病，在克罗地亚 Meleda 岛(Mljet)首次发现，因此以该岛命名[1,2]。这种疾病已在地中海沿岸地区广泛报道。

同义名

- 转移性掌跖角皮病
- 肢端角化性红皮病
- Meleda 病

病理生理学

Mal de Meleda 病是由 *SLURP1*(分泌的 Ly-6/PLAUR 相关蛋白 1)中的双等位基因突变引起[3,4-6]。几乎所有患者都发生在来自克罗地亚(包括 Meleda)、阿尔及利亚、以色列和突尼斯的家系中，他们极少有共同的遗传单倍体，表明突变来源于祖先[3,6-8]。西欧患者的单倍型分析表明其家系祖先受到 *W15R* 突变的影响[9]。SLURP-1 是 α7 烟碱乙酰胆碱受体(nAChR)的自分泌和旁分泌配体，参与微调生理细胞活化和黏附，如通过上调谷氨酰胺酶 1、K10、p21 和细胞凋亡蛋白酶 3 的表达发挥作用[10]。该基因在表皮分化的晚期颗粒层中表达，与丙烯醛有关[3,11]。

临床特征[2,12-15]

儿童早期发病，表现为红斑，进而发展为角化过度，呈现蜡状象牙黄色角化过度性斑块，蔓延到手掌和足底的整个表面（图 65.43），并延伸到手和脚的背面（"手套和袜套样"分布）。

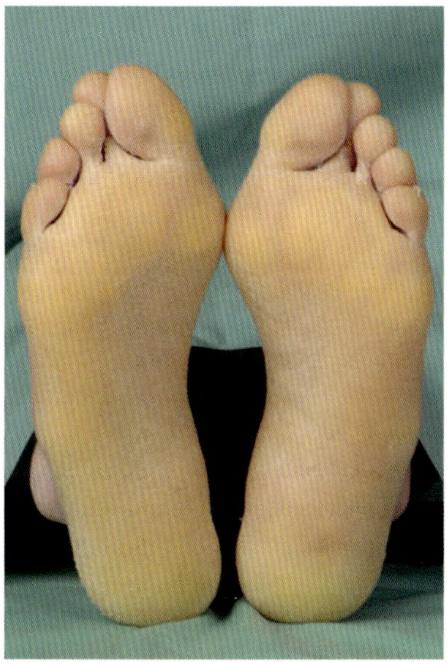

图 65.43 Mal de Meleda 病。无真菌感染的足底皮损
（由德国明斯特大学医院皮肤科提供）

本病的发病特点是在膝盖和肘部出现岛状皮损。在手掌和足底中央存在持续性红斑，伴有浸渍和恶臭。常合并真菌感染[16]（图 65.44）。手指周围角化过度可能导致肢端硬化和挛缩（表 65.12）；指甲变化包括过度弯曲、增厚和白甲[14,15]。可出现口角炎和嘴唇受累[17]，此外，病变皮肤可出现色素沉着斑[18]、黑素瘤[19,20]，足底 Bowen 病也有报道[21]。携带有杂合突变的女性患者可以表现为轻度的临床症状[22]，假性显性遗传的患者也有报道[23]。

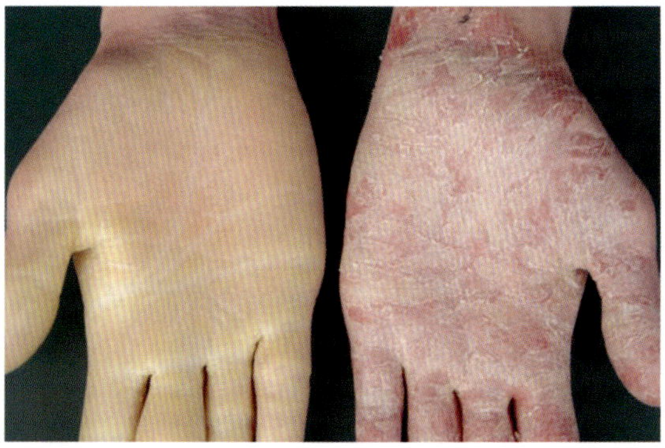

图 65.44 Mal de Meleda 病。左手毛癣菌感染
（由德国明斯特大学医院皮肤科提供）

表 65.12 遗传性皮肤病和假指/趾断症

角化病
Vohwinkel 综合征和 Bart-Pumphrey 综合征
Clouston 综合征
Mal de Meleda 病
Papillon-Léfèvre 综合征
Olmsted 综合征
甲兜蛋白角化病或 KLICK 综合征
广义的 MeDOC
板层状鱼鳞病
变异性红皮病
遗传性大疱性表皮松解症
慢性大疱性表皮松解症
Kindler 综合征
其他
结节性硬化症
红细胞生成性原卟啉病

鉴别诊断

请参阅其他类型 NEPPKs（表 65.11）。1985 年报道的 Gamborg Nielsen 角化病（MIM 244850）是 MDM 的另一种临床类型。Sybert 报道的角化病与 MDM 表型相似[24]。

检查

组织病理学显示角化过度、透明层增厚、明显的棘层肥厚，但无细胞溶解[12]。与乳头瘤样增生相关是该病的典型特征（作者经验）。血管周围明显的淋巴细胞浸润，汗腺扩张。电镜显示从颗粒层到角质层逐渐过渡[18]。

治疗

口服维 A 酸是首选，对于角化过度的改善比红斑反应效果较好[25-29]，切除角化皮肤和角化所导致的皮肤赘生物联合中厚皮片移植可以有效缓解功能损害。一位长期随访的患者显示切除区域没有角化过度复发的表现[30]，对于 MDM 病史较长的患者，应定期观察继发性恶性肿瘤的情况[21]。

兜甲蛋白角化病

定义和术语

两个相关家系中，Camisa 和 Rossana 等报道了弥散性穿通性蜂窝状角化病，手指/趾周围有环形缩窄，伴有轻微鱼鳞病[1-3]。在真正的 Vohwinkel 综合征中，可有听力受损但没有全身性鱼鳞病[4]。

同义名

- 变异型 Vohwinkel 综合征
- 残毁型角化病伴随鱼鳞病
- Camisa 综合征

病理生理学

兜甲蛋白角化病是由编码兜甲蛋白的 *LOR* 基因突变导致，兜甲蛋白是一种富含甘氨酸的角化包膜蛋白[3,4]。该基因中发现了几种不同的单核苷酸插入。这些插入都引起移码突变并导致蛋白质的异常表达，异常表达的蛋白具有富含精氨酸的 C-末端肽，包含有核识别信号[3-11]。突变蛋白被转运到细胞核，对角化的调节产生干扰[12]。直接或间接后果包括角质化包膜的改变、角质形成细胞脆性增加和表皮屏障功能异常及修复动力学异常[13]。敲除兜甲蛋白的转基因小鼠未表现出皮损[14]，但表达致病突变的兜甲蛋白基因小鼠表现出全身性鳞屑、脚垫增厚[15,16]。进行性对称性红斑角化症患者中出现 *LOR* 基因突变[17]，其确切性还存有争议[18]。

临床特征[4,7-11]

表现为出生时泛发性脱屑和火胶棉样改变[6,7,10]。然而鱼鳞病症状轻微，可能被忽视。褶皱性角化病多在儿童时期发病，逐渐延伸，融合形成蜂窝状图案（图 65.45）。角化病的边缘呈弥散性（与真正的 Vohwinkel 综合征相反），指（趾）周围可能形成瘢痕带（pseudo-ainhum 病）。关节垫和疣状角化病也有报道，但不是主要特征。蜂窝状角化病与轻度非综合征性鱼鳞病的组合是典型表现[7]，但在散发患者中，常染色体隐性遗传性 KLICK 综合征（见前文）应被视为重要的鉴别诊断。

检查

除角化过度外，组织学特征还包括颗粒层增厚和角化不全[1,7]。电子显微镜显示颗粒层细胞中含有致密核内颗粒，角质层下部有薄薄的角化包膜，角质形成细胞外有异常薄层[13]。免疫电镜显示这些细胞核中有兜甲蛋白的表达[3,4]。

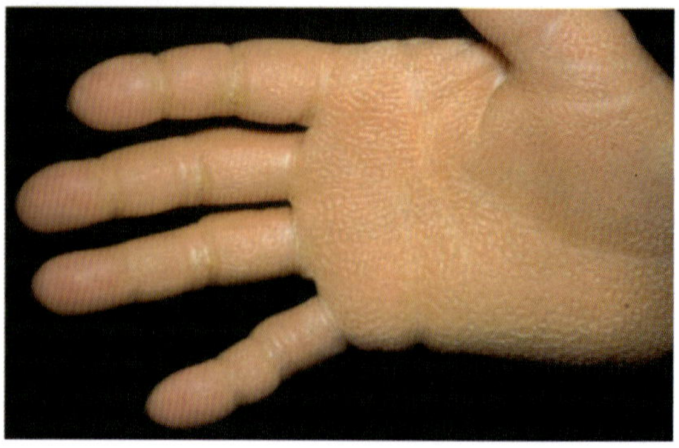

图 65.45 兜甲蛋白角化病

治疗

已有报道异维 A 酸治疗有效[1]。变异的兜甲蛋白 HaCaT 细胞模型实验显示血管内皮生长因子（VEGF）释放增加，可能引起致病性角质形成细胞增殖。VEGF 受体 2 抑制剂可能对兜甲蛋白角化病治疗有效[19]。

条纹状（或局灶性）掌跖角化病（表 65.13）

定义和术语

单发 SPPK 通常为常染色体显性遗传，并且由至少三种不同基因的缺陷引起[2-4]。它与桥粒的一系列孟德尔疾病谱有关[5]。最重要的是应排除伴随心肌病的角化病。

表 65.13 单发掌跖角化病及掌跖角化综合征（角质形成细胞黏附障碍相关）

	条纹状掌跖角化症（SPPK）			Naxos 综合征	Carvajal-Huerta 综合征
同义词	SPPK1	SPPK2	SPPK3	PPK 伴随心律失常心肌病	PPK 伴左室心肌病
MIM	148700	612908	607654	601214	605676
遗传方式	AD	AD	AD	AR 或 AD	AR 或 AD
基因	*DSG1*	*DSP*	*KRT1*	*JUP*	*DSP*
发病年龄	10 岁、20 岁	10 岁、20 岁	儿童时期	婴儿早期或青春期心肌病	儿童早期发病，伴有心肌病
掌跖角化病临床特点	手指或手掌屈曲部位条纹状角化过度，足底角化过度呈弥散性和点状分布，多由于机械摩擦所致			条纹或点状角化	条纹或点状角化蔓延至跟腱
其他临床症状	多汗症和疼痛	羊毛卷发，无心肌病	—	羊毛卷发伴有心肌病	羊毛卷发，可能较短，肘/膝关节角化性皮损，右/双心室心肌病

（续　表）

	条纹状掌跖角化症(SPPK)			Naxos 综合征	Carvajal-Huerta 综合征
组织学及超微结构	角质形成细胞黏附障碍，细胞间隙增大，与 DSP 关联不大	角质形成细胞黏附障碍，细胞间隙增大，胞质密度改变	电子密度降低、桥粒正常	角质形成细胞黏附障碍，细胞间隙增大，桥粒和电子聚集减少	细胞间隙增大，桥粒连接正常，超微结构损伤
备注	与SAM 综合征突变基因一致	与以下疾病致病基因一致：Carvajal 综合征、皮肤脆性增加、羊毛卷发和致死的棘层松解性 EB	与 Curth-Macklin 鱼鳞病相似的突变	与棘层松解性 EB 病的致病基因一致	与SPPK2、皮肤脆性羊毛发致病基因一致

AD，常染色体显性遗传；AR，常染色体隐性遗传。

同义名

- Brunauer-Fuhs-Siemens 综合征
- 变异型 Wachters 角化病
- 条纹状掌跖角化病
- 掌跖斑纹角化病

概述

Wachters 提出了一个新的角化性皮肤病，指的是在一个家族中同时出现孤立性和条纹状角化病[1]。如今，几种不同的条纹和(或)点状角化病被认识到，而且其中某些可能与综合征有关。考虑到环境因素的影响，如机械压力，条纹和(或)点状角化症的临床表现可以作为诊断的线索，识别以条纹状和(或)点状为主的表现可以作为诊断的临床线索，其中条纹状角化病与角质形成细胞松解相关但无特异性，这种组织学表现可能支持桥粒缺失的诊断。

病理生理学

最初，常染色体显性遗传的条纹状角化病定位到 18q12.1 上的桥粒钙黏蛋白簇[6]。SPPK 已被证明是由于 *DSG*1 基因杂合突变导致桥粒芯糖蛋白 1 单倍体不足引起[2,3,7-11]。*DSG*1 的杂合突变并不完全与角化过度的条纹状模式有关，因为它们也被发现可以引起局灶性和弥散性 PPK[12,13]。此外，*DSG*1 杂合突变的携带者仅出现 PPK，而两个集合突变携带者的后代可能患有为危及生命的 SAM 综合征。因此，*DSG*1 突变实际上是以半显性方式遗传[12,14]。

6p21 上的第二个 SPPK 基因座与桥粒斑蛋白(*DSP*)基因中的显性无义突变相关，也会引起单倍体不足[15,16]。大多数关于孤立性条纹状角化病的遗传学报告显示显性 *DSG*1 突变[2]。然而，也有隐性(或显性)*DSP* 突变可以引起心脏受累的条纹状或局灶性角化病(见后文 Carjaval 综合征)的报道[17,18]。最后，有一例角蛋白 1 的 V2 尾区域中移码突变的报道[19]，该突变与 ICM 报道的相似[20,21]。

临床特征

手掌和手指屈侧的皮肤增厚呈线性模式[21-23]。但足底皮损更多表现为成片分布甚至融合(图 65.46)。在一些其他类型角化病占主导地位的家系中，患病成员也可以出现条纹皮损。机械摩擦是重要诱因，疼痛、多汗症及膝关节轻度角化过度也有报道[2]。该病常伴有其他临床症状，如羊毛状发/心脏病。总之，条纹状角化病是角化病中的一个重要类型。

鉴别诊断

除了 EPPK 之外，还必须考虑连接蛋白病[24]及其他伴有此病的综合征[25,26]和获得性角化病[27]。重要的是，如果以局灶性和钱币性角化病为主要表现，并且组织学无特异性，应考虑 Howel-Evans 综合征(见下文伴食管癌的胼胝病)。

检查

角质形成细胞之间黏附力降低，细胞间隙变大是这些细胞-细胞连接病的重要组织学表现[28]。此外，与 *DSG* 基因突变相关角化性皮肤病电镜检查常显示角蛋白细丝异常伴桥粒消失。*DSG*1 突变的患者中，桥粒体积减小，而在 *DSP* 相关疾病中核周角蛋白细丝聚集似乎更为明显[29]。

治疗

系统性应用阿维 A 及高浓度尿素乳膏有良好治疗效果[30-32]。

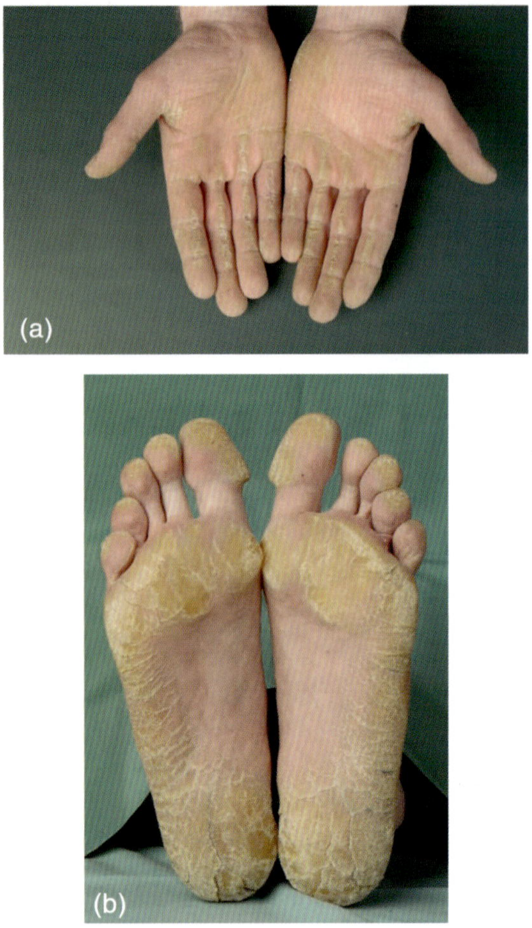

图 65.46 **条纹状及点状掌跖角化病**

同一个患者的手部(a)和足部(b)。(由德国明斯特医院皮肤科提供)

点状掌跖角化病

定义和术语

这种常染色体显性遗传性角化病典型的临床表现为手掌和足底上出现小的圆的丘疹病变,并且会在掌跖部受压部位出现融合[1]。

> **同义名**[2-4]
> - 点状掌跖角化病 Buschke-Fischer-Brauer 型
> - 掌跖点状角化病 1 型(PPKP1)
> - 弥散性角化病
> - 播散性鸡眼
> - 半透明丘疹型肢端角化病

流行病学

据估计,在克罗地亚点状掌跖角化病(PPKP)的发病率为 1.17/100 000[4]。

病理生理学

该疾病已被定位于 15q22[5-7] 和 8q24.13-8q24.21 两个染色体区域[8]。第一个位点含有 *AAGAB* 基因,该基因在 PPKP1 患者已发现突变[9,10];*AAGAB* 编码 α-和 γ-衔接蛋白-结合蛋白 p34[9-16]。p34 缺乏可导致表皮生长因子信号转导增加,进而可能促使角质形成细胞增殖[13]。在中国的一个家系中发现了 8q 上的第二个基因座与 *COL14A1* 基因中的一个错义突变有关[17],这一点需要在其他家系中验证[15]。

临床特征[1-4]

这种常染色体显性疾病通常发病较晚,在青春期早期出现病变,但也可在 60 岁左右出现[1]。手掌和足底出现点状角化性丘疹,最初是半透明的,中央有凹陷,后来变得不透明并呈疣状(图 65.47)。家族间严重程度的差异具有特征性[13]。环境因素和

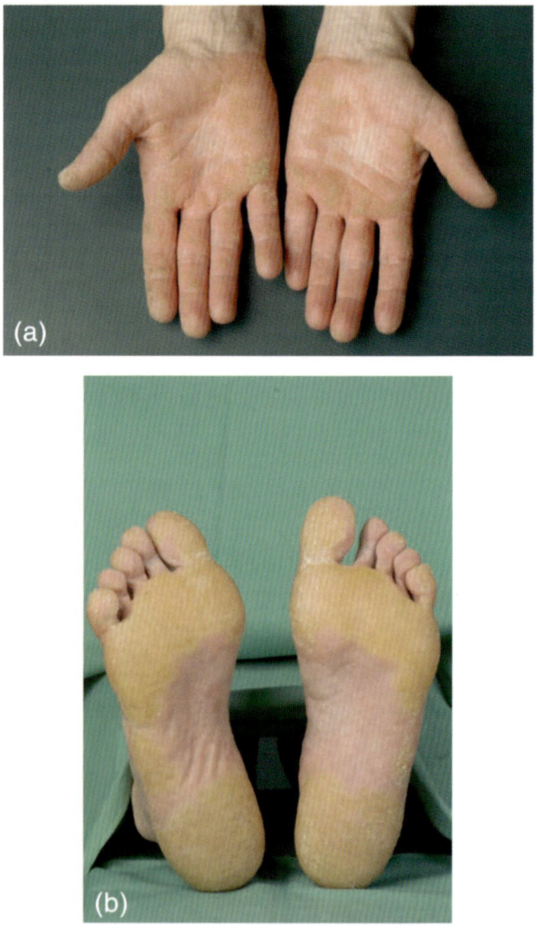

图 65.47 **点状掌跖角化病**

手掌上小而均匀的角化性丘疹(a)和同一患者足部的融合性角化过度(b)。(由德国蒙斯特大学医院皮肤科提供)

个人皮肤护理方式可能会影响角化过度的程度[18]。在许多家族中大小不一的皮损共存，包括更大的局灶性足底胼胝，体力劳动者中皮损更为明显。往往不累及手背、双腿、膝盖和肘部，多汗症和真菌感染少见[1]。目前尚不清楚 PPKP 是否与多种恶性肿瘤相关[13]。

鉴别诊断

需注意此病应该与乳腺癌和结肠腺癌[19,20]等恶性肿瘤相关的局灶性角化病相鉴别（见后文中的 Howel-Evans 综合征）。常染色体显性遗传点状汗孔角化症（也称为 PPKP2）可能具有相似的临床特征[21]。在肢端角化性弹性组织角化病（称为 PPKP3）中，弹性纤维紊乱是组织病理学标志[22]。

检查

点状皮损在组织学上是正角化过度，伴有致密的棘层增厚和颗粒层增厚，但也可能表现为颗粒层变薄和（局灶性）角化不全[1]。

治疗

仔细选择鞋类和定期使用磨脚石可以减轻不适。文献报道，角质溶解软膏及外用维 A 酸或卡泊三醇对角化病没有明显益处[1,23,24]。口服维 A 酸系统治疗可能疗效甚微，而且取决于剂量[0.5～1.0mg/(kg • d)][1,3,25]。参与 p34 信号传导的受体酪氨酸激酶抑制剂正在研发中，可能与未来的治疗相关[9,26]。

棘状角化病

定义和术语

棘状角化病（SK）是一种原因不明的罕见疾病，以遗传性/良性或特发性形式存在[1-3]。重要的是，该病的诊断需要排除获得性指状角化病[4]。Brown[1]将第一例描述为“点状角化突出”（点状皮肤角化病），从那时起，该疾病被描述为各种术语，其中“汗孔角化症”是一种误导性的误称。

同义名

- 音乐盒棘状角化病
- PPKP2[5]
- 点状汗孔角化性角化病[2,6,7]
- （掌跖多微小指状角化过度[4]）
- （丝状角化过度[8]）

临床特征

从掌跖表面突出的 1～2mm 的细小丘疹被描述为丝状、尖刺状、多刺状、微小指状或类似音乐盒状棘突（图 65.48）。单侧皮损已有报道[9]。SK 可能为常染色体显性遗传病，病变可以发生于儿童早期，并且随着年龄增加数量逐渐增加，即病变出现于 10－50 岁[1-3]。钩住衣服和其他物品时会产生不适感[9]。

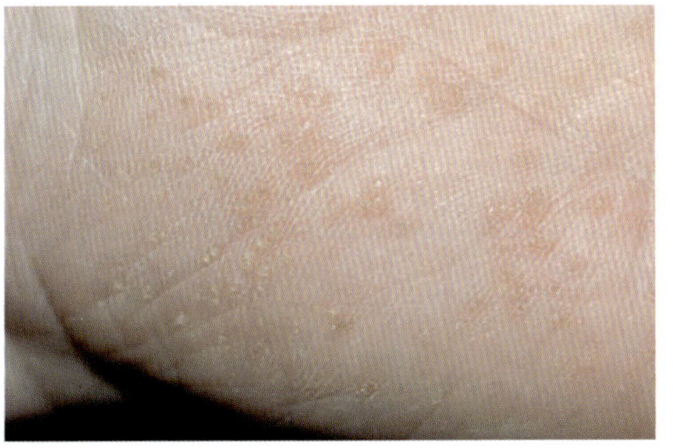

图 65.48 **棘状角化病**
从 20 岁开始在手掌和足掌上出现，儿子和女儿也受到影响。

鉴别诊断

本病应与 Darier 病[10,11]、疣状表皮发育不良[12]、砷角化病[4]、多发性丝状疣、副肿瘤性毛囊角化过度[13]和（或）多发微小指状角化过度（见文献[4]）进行鉴别诊断。

检查

组织学检查显示，从角质层到颗粒层下部密集的柱状角化不全[2,3,9,14]。在角化不全柱下面没有角化不良和空泡化的角质形成细胞，可以与汗孔角化症进行区别[3,15]。自身免疫指标筛查，全血细胞计数血液检查，肝肾功能和放射学检查是排除相关并发症所必需的，如多囊肾和多囊肝[16]、肾衰竭[17]、结核病[18]、高脂血症[19]，恶性肿瘤如多发性骨髓瘤[8,20-23]或 HIV 相关的 6 型毛发红糠疹[24]。

治疗

机械清创术如皮肤磨削，可能比局部角质剥脱更有效[9]。阿维 A 酯或阿维 A 酸有暂时的作用[8,12,25]。局部外用氟尿嘧啶软膏的治疗效果有差异[14,16]。

边缘性丘疹性角化病

定义和术语

边缘性丘疹性角化病（MPK）具有异质性，指的是肢端角化性弹性纤维病及局灶性肢端角化过度，其特征是丘疹、斑块和结节，位于手掌与手背皮肤交界处或足底与足背皮肤交界处，沿着手掌和小鱼际隆起交界处行走（图 65.49）[1,2]。

第6部分

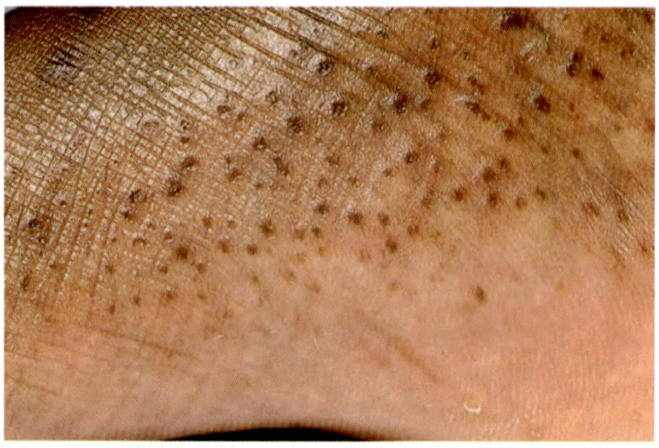

图 65.49 边缘性丘疹性角化病

肢端角化性弹力纤维病、点状掌跖角化病 3 型（PPKP3）：足底边缘的火山口状点状角化病（Wallace 线）。

同义名
- 肢端角化性弹性纤维病
- 局灶性肢端角化过度
- PPKP3[3]

病理生理学

有文献报道，该病与染色体 2p 或散发性发生的常染色体显性遗传有关[4]。

临床特征和鉴别诊断

Costa[5,6]报道了 13 例沿着手、足边界分布的角化和脐状丘疹。他注意到真皮中弹性纤维碎裂和稀疏，并引入了肢端角化性弹力纤维病的术语。Fiallo 等[7]认为，主要损伤在于弹性组织。但是，Dowd 等[8]报道了 15 例沿着手足边缘有类似卵圆形或多边形的月牙状丘疹，没有日晒伤或弹性纤维破裂，多为家族性。它被称为局灶性肢端角化过度症以便区分，然而 Costa 的 13 名患者中有 8 名[5]看起来与其相同。Rongioletti 等[1]建议，从实用角度将边缘性丘疹性角化病分为遗传型、伴有弹性纤维破裂型（肢端角化性弹力纤维病）或不伴有弹性纤维破裂型（局灶性肢端角化过度）。以下疾病应与边缘丘疹性角化病相鉴别。

掌纹点状角化病。这种情况最常见于非裔加勒比海人或黑人，可能通过常染色体显性方式遗传，并可能与 AE 和（或）体力劳动相关[9-14]。在临床上表现为 1～4mm 的境界清楚的角化过度，即坚硬的疣状皮损，局限于手掌褶皱处[15]。点状角化病出现在掌纹这个位置是可能的，但是并不常见[16]。大约 1/3 的黑人可能出现累及手掌屈侧皱褶的角化过度性凹陷，但很少累及白人[17,18]。

边缘角化性类弹力纤维病[19,20]是一种后天获得性疾病，也称为指状丘疹钙化弹性蛋白病。它表现为坚硬退行性胶原斑块，有时呈凹陷性的，主要在拇指和示指的掌侧和背侧皮肤交界处呈线性排列。有组织学证据表明与日光损伤有关[21-23]。

镶嵌性肢端角化病[24]曾报道于非洲患者中，踝关节和胫前出现广泛的多角形丘疹性病变[25]。

检查

组织病理显示局灶性角化过度。肢端角化性弹力纤维病的显微镜下表现是大量弹性组织变性，而局灶性肢端角化过度中没有发现弹性纤维变化[1,13]。

Cole 病

定义和术语

这种遗传性皮肤病的特征是点状角化和色素异常。Cole 病（CD）以先天性或早发性点状角化为特征，四肢有形状不规则的色素减退斑[1-4]。

同义名
- 滴状色素减退
- 点状 PPK 伴或不伴异位钙化

病理生理学

超微结构分析表明黑素小体从黑素细胞到角质形成细胞的转移存在缺陷，因为黑素细胞的细胞质和树突中有许多黑素小体，而邻近的角质形成细胞几乎没有黑素[2]。Eytan 等[4]最近证明，*ENPP1* 基因的特定错义突变是这种疾病的基础。基因产物 ENPP1 是一种细胞表面蛋白，催化三磷腺苷水解成单磷腺苷并产生细胞外无机焦磷酸盐，这是骨化的主要抑制剂。虽然 *ENPP1* 的隐性突变导致一系列遗传形式的异位钙化，但该基因中的显性突变会导致 CD。CD 致病突变会影响 *ENPP1* 的特定结构域，该结构域调节胰岛素信号传导。胰岛素信号传导对表皮生长因子信号传导的影响表明，由于 *AAGAB* 突变，CD 和点状角化之间存在病理生理学联系[5]。

临床表现

该病在出生后的第一年就出现。受影响的个体患有相对轻微的局灶性或点状角化（图 65.50）。此外，还会形成界限清楚、形状不规则的不同程度色素减退斑，主要位于四肢[1-3]。可能伴有早发钙化性肌腱病或皮肤钙质沉着[4]。

鉴别诊断

伴有斑点状色素沉着的单纯性大疱性表皮松解

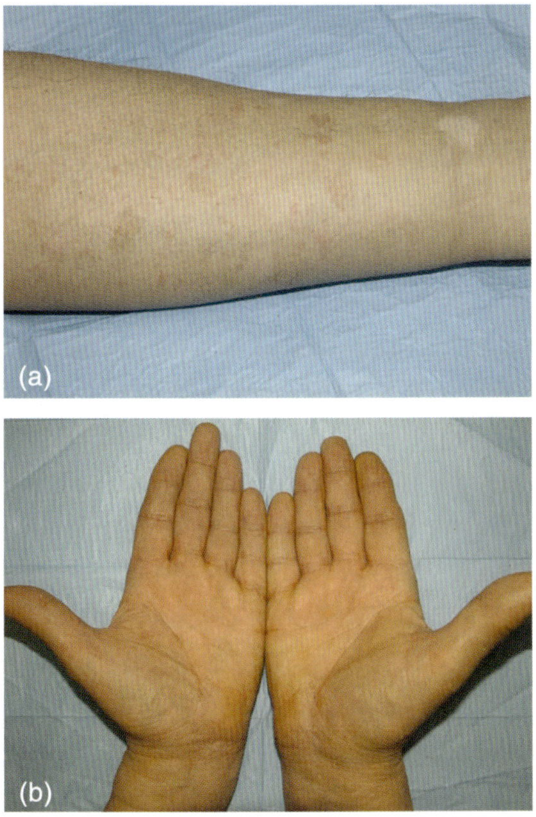

图 65.50 Cole 病

(a)患者前臂色素减退;(b)同一患者合并轻度角化。(由西班牙韦斯卡医院 San Jorge 医院 Y. Gilaberte 博士提供)

症和 Naegeli-Franceschetti-Jadassohn 综合征(见第 70 章)可能与 CD 混淆。

检查

组织学表现为角化过度、颗粒层增厚和棘层增厚。超微结构证实了角质形成细胞内黑素含量降低,黑素细胞内黑素小体不成比例地增大,但黑素细胞数量正常。

暂时性水源性角化病

定义和术语

这种罕见疾病主要累及手掌,表现为由于接触水或汗液引发或加剧的一种轻微的角化性皮肤病[1]。

同义名

- 瞬态反应性半透明丘疹性肢端角化病
- 水源性汗管角化病

病理生理学

大多数暂时性水源性皮肤角化病(TAK)病例是后天获得性的,但也有研究报道了常染色体隐性[1]或显性遗传病例[2]。该疾病可能与环氧合酶 2 抑制剂的使用有关[3]。与哮喘等其他疾病的关系尚不清楚[4]。它可能与遗传性的半透明丘疹性肢端角化病(MIM 101840)不同,后者皮损一旦出现就会持续存在[5,6]。

临床特征[1-4,6-13]

发病年龄为 6—45 岁,女性更常见,典型表现是将手浸入水中或出汗后几分钟内出现轻微皮肤角化(图 65.51)。只有部分患者累及足底。患者将手浸入水中可出现特征性表现(浸桶征)[13]。疼痛、灼热或瘙痒的白色丘疹性病变与扩张的汗孔有关,可通过皮肤镜检查发现[14]。手部干燥后不久病变消退,手掌中央留下轻度角化过度。

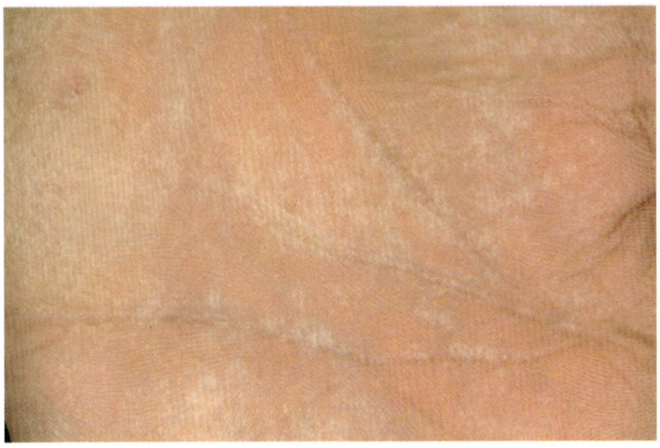

图 65.51 暂时性水源性皮肤角化病,浸泡后表现为手掌皮肤的白色浸渍

(由英国爱丁堡皇家医院 G. Kavanagh 博士提供)

鉴别诊断

暂时性水源性皮肤角化病应与其他对水暴露敏感的角化病区别,如 Bothnia 型 NEPPK[15,16]。重要的是,手掌的水源性皱纹(图 65.52)与囊性纤维化相关(约 50%的受影响患者),并且可以在高达 10%的杂合 *CFTR* 基因杂合突变携带者中观察到。

检查

组织学可能显示外泌汗腺增生,管腔轻度扩张[4]。

治疗

20%氯化铝六水合物联合尿素乳膏[4,11]或肉毒杆菌毒素[21]可能显著改善病情。

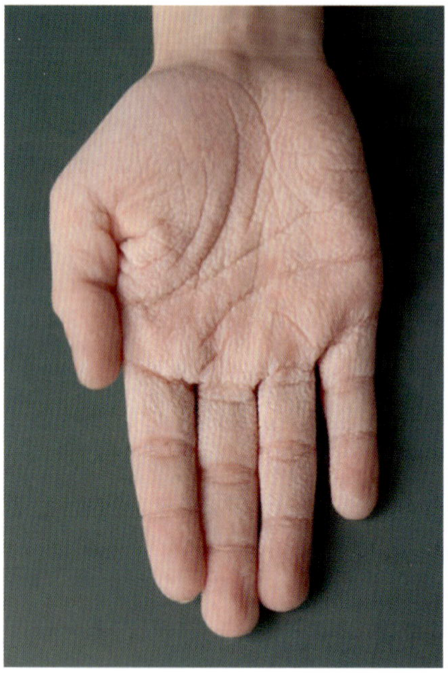

图 65.52 囊性纤维化中的水源性手掌皱纹

综合征性角化病

掌跖角化病伴心肌病(见表 65.13)

每当羊毛状发与任何类型的 PPK,特别是条纹状角化病相关时,建议筛查可能存在的心脏异常[1,2]。与孤立性条纹性角化病(Ⅰ/Ⅱ型)一样,以下综合征性疾病的组织学特征为角质形成细胞松解[3]。

Naxos 综合征

定义

该病与致心律失常性右心室心肌病/心肌病相关[4]并伴有 PPK 和羊毛状发[5,6]。

病理生理学

首次报道的来自希腊纳克索斯岛和米洛斯群岛的 7 个家系在编码桥粒斑珠蛋白的 *JUP* 基因中都有 2 个碱基缺失[7],桥粒斑珠蛋白是在表皮和心肌桥粒中发现的一种细胞连接蛋白。从其他桥粒遗传性皮肤病[8]中可以看出,*JUP* 的不同突变显示出大的表型谱,如桥粒斑珠蛋白的表达突变,可能仅表现出轻微的皮肤脆弱、角化性皮肤病和羊毛状发[9]。值得注意的是,常染色体显性遗传 *JUP* 突变是孤立性致心律失常性右心室心肌病[10]和伴有白甲和牙齿缺失的纳克索斯综合征亚型的基础[11]。最后,由于纯合无义突变导致的桥粒斑珠蛋白完全丧失可能导致棘层松解性大疱性表皮松解[12]。

临床特征

羊毛状发出生即有,而手掌和足底的弥散性或条纹状角化过度在出生后第一年出现,此时皮肤开始受到机械应力作用。心脏病症状于青春期显现,外显率为 100%[13]。

Carvajal-Huerta 综合征

定义

该病是一种伴有 NEPPK、羊毛状发和扩张型心肌病的心脏皮肤综合征[1]。

病理生理学

隐性桥粒斑蛋白(DSP)的致病突变引发了终止密码子过早出现及蛋白质截短,从而导致了本病的发生[14]。*DSP* 的其他遗传缺陷也能产生多种表型。*DSP* 中发生 10 个氨基酸的插入对桥粒组装具有显著的负面影响,研究人员已发现这与心肌病和肘膝关节的轻度角化过度有关[15]。错义突变 *p.S299R* 的杂合突变携带者表现为孤立的致心律失常性右心室心肌病,无皮肤表型[16]。桥粒斑蛋白尾部结构域的完全丧失表现为棘层松解性大疱性表皮松解症[17]。因此,桥粒斑蛋白的含量对于维持表皮完整性至关重要,如携带一个无效等位基因和一个错义突变的复合杂合子患者表现出明显的皮肤脆性增加和脱发,但没有心脏异常[18]。

临床特征

最初由 Carvajal-Huerta 描述的 3 个厄瓜多尔的家系显示出隐性遗传、在青少年时期发病、具有羊毛状发和相关心肌病的条纹状角化病[1]。因此,该综合征类似 Naxos 病,但它出现的年龄更早,表现为以左心室受累为主的双侧心室受累,导致早期心力衰竭、心脏扩大及心肌收缩紊乱[19,20]。

鉴别诊断

值得注意的是,最近报道了一种新的疾病,其结合了羊毛状发、少毛和 PPK,但没有心脏异常。有报道发现该病是由 *KANK2* 突变引起[22]。

检查

组织学检查显示了基底层上方角质形成细胞的细胞间隙增大(角质形成细胞松解)。超微结构可能显示桥粒聚集[3,14]或中间丝破坏征象,如基底上方角质形成细胞中角蛋白的核周定位[1]。在静息心电图上,受影响的患者表现出复极化和(或)去极化异常;在超声心动图或心脏 MRI 上可以发现心室的结构/功能异常[15,21]。

治疗

监测条纹状角化病患者的心脏功能，因为早期诊断和干预可能会改善预后。根据心肌症状，植入有/无抗心律失常药物的自动心律转复除颤器，或者在终末期进行心脏移植也是一种选择[23]。考虑到显性遗传和隐性遗传，应该对可能受影响的家庭成员进行筛查[15]。

Resources

Further information

http://anpat.unipd.it/ARVC/ (last accessed April 2015).

掌跖角化病伴听力障碍

遗传性角化病并发听力受损最常见的原因是连接蛋白功能缺陷[1,2]，因此间隙连接 β2(*GJB2*)基因中编码连接蛋白 26 的 *PTCs* 是非综合征性常染色体隐性遗传性耳聋的最常见原因[3-5]。在几个患有弥散性或转移性常染色体显性遗传性角化病和不同程度的语言发展前全聋的几个家系中，已发现连接蛋白 26 的错义突变(MIM 148350)[6-10]。

尽管如此，考虑到母系遗传可能指向一种罕见的线粒体型角化性皮肤病[11]，在患有听力障碍的掌跖角化病中，建立全面的家族史至关重要。

Vohwinkel 综合征与 Bart-Pumphrey 综合征

定义和术语

Vohwinkel[12]和 Wigley[13]分别独立报道了与指关节星状角化病及手指周围环状带形成(伪自发性断趾病)相关的蜂窝状角化病。Vohwinkel 的家族有中度感音神经性聋[14]，随后的病例证实为常染色体显性遗传的一类疾病[15-18]。

> **同义名**
> - 遗传性残毁性角化病
> - 瘢痕化角化病伴听力障碍
> - 皮肤角化病伴感音神经性聋

病理生理学

在 3 个不相关的均患有“经典”Vohwinkel 综合征的英国、西班牙和意大利家系中，Maestrini 等[19]在编码连接蛋白 26 的 *GJB2* 中发现相同的突变 *p.D66H*，这一基因也与 Bart-Pumphrey 综合征[20]及 KID 综合征有关[21]。表 65.5 中综述了与 *GJB2* 突变相关的表型变异。可以在 connexin-deafness 主页上找到 *GJB2* 显性和隐性突变的完整列表(http://davinci.crg.es/deafness/2015 年 4 月最后访问)[22]。

连接蛋白 26 在耳蜗中表达，在耳蜗中它可以允许钾再循环到内淋巴[23,24]。在皮肤中，这种蛋白存在于掌跖表皮和汗腺，并且在某些疾病诸如银屑病中表达上调[25,26]。阻止连接蛋白 26 表达的突变纯合子患者没有明显的皮肤表型，这表明显性负效应或功能获得效应可能参与 *GJB2* 突变皮肤表现的发病机制。

连接蛋白基因突变的表型效应可能有多种机制[27,28]：突变蛋白有时不能形成功能性间隙连接通道；在其他情况下，突变蛋白的异常运输可能会阻止它们中的某些成分进入细胞膜表面并导致它们在细胞器中积累，从而引发内质网应激反应[29]；最后，突变蛋白可能对其他连接蛋白的功能产生有害影响(如 *c.del42E* 已被证实对野生型连接蛋白 43 具有显性负性作用)[30]。

临床特征[12-18,31]

掌跖角化病开始于儿童期，表现为有光泽或半透明的丘疹性角化过度，逐渐在手足融合。可见条纹状病变。关节和其他伸肌部位的疣状丘疹合并为特征性的“海星”状角化。手腕和跟腱的角化病的边缘由正常皮肤上棘状指状过度角化组成。这与 LK[32]的弥散性边缘形成对比。手指/足趾上的多发性角化病导致环状角化过度，容易形成瘢痕带和自身断离(图 65.53)。小指和第 5 趾通常受到影响。从出生开始可能就存在高音感觉神经性听力受损[17]，但除非经过测试，否则可能无法发现。但是听力受损不是进行性的。到目前为止，只有一名 Vohwinkel 综合征的患者发生局灶性癫痫[33]。

Bart-Pumphrey 综合征

该等位基因疾病(MIM 149200)的特征是关节垫(类似于 Vohwinkel 综合征的局灶性角化病)、角化性皮肤病、白甲和兼有感觉性和传导性混合性聋[20,34-36]。

检查

组织学可以是非特异性的，表现为乳头瘤状增生伴明显的角化过度。

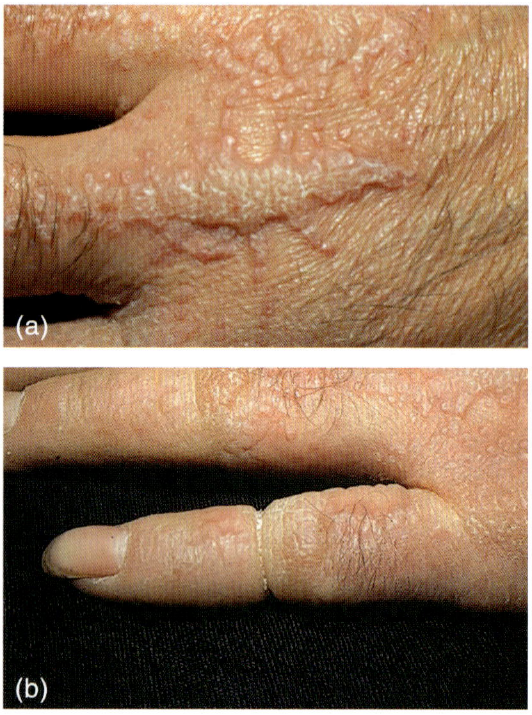

图 65.53 Vohwinkel 综合征
(a)"海星"病变；(b)伪自发性断趾病。

治疗

应用阿维 A 酯[18]、阿维 A 酸[37]及手术松解瘢痕带可成功治疗 Vohwinkel 综合征。适当的听力康复(助听器、语言治疗、语言训练、人工耳蜗植入、教育计划)对于听力丧失患者有效实现听觉语音识别非常重要[41]。

线粒体性掌跖角化病伴听力障碍(表 65.14)

Reid 等[1]报道了一个家族性进行性语后聋伴变异性足底角化病的苏格兰家系(图 65.54)，该病由编码丝氨酸转移 RNA 和细胞色素氧化酶第一个亚基的线粒体 DNA(mtDNA)特异性突变引起[2]。

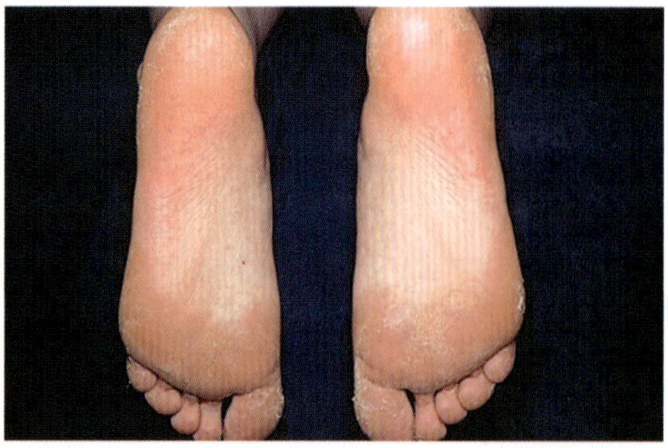

图 65.54 伴聋的线粒体角化病

病理生理学

在新西兰家系、日本患者[3,4]和其他家系[2,5,6]中发现了相同的点突变，即 m.7445A>G，他们表现出 PPK(主要是足底)和感音神经性聋。在因线粒体突变导致临床表现和听力损失的患者中，约 1/4 可能有 A7445G 替代[7]。野生型和突变型 DNA("异质性")的线粒体内含量的个体差异会影响表型，包括听力丧失的严重程度、角化性皮肤病和发病年龄。值得注意的是，mtDNA 突变所致聋约占遗传性聋患者的 3.5%；但其他突变，如 m.1555A>G，与角化病无关[8]。

掌跖角化病伴癌症(表 65.15)

在残毁性角化病[1]、汗孔角化症[2]和 Clouston 综合征[3]及非综合征性局灶性或弥散性 PPKs[4,5]中已观察到起源于 PPK 的皮肤恶性肿瘤。在各种角化性皮肤病中已有关于受累皮肤发生黑素瘤的报道[6-12]。在日本患者中可能更为常见，因为该人群中肢端黑素瘤的发病率较高[13]。报道的 EPPK 与乳腺癌/卵巢癌之间的关联不是该疾病的一般特征[14,15]。伴有恶性肿瘤的点状/局灶性角化病，可能包括 Howel-Evans 综合征(见后文)，因此应该与 *AAGAB* 突变引起的点状 PPK 相区别，后者很可能与恶性肿瘤无关(见前文 Buschke-Fischer-Brauer 综合征)[16-18]。

Huriez 综合征

概述

这种综合征代表了一种易患癌症的角化病的原型[19-21]，受累皮肤鳞状细胞癌的发病风险增加了约 100 倍[22-24]。该疾病的特征是手部弥散性硬化萎缩，轻度 PPK 和指甲发育不全三联征[25-28](图 65.55)。需要与 Kindler 病、隐性交界性大疱性表皮松解症及先天性角化不良相鉴别。

Tylosis 食管癌/Howel-Evans 综合征

病理生理学

该疾病定位于染色体 17q23 的 42.5-kb 片段[29-31]，该区域通常在食管癌中缺失[32]。Blaydon 等[33]首次发现编码膜内蛋白酶的 *RHBDF2* 中的错义突变是该疾病的基础，并在最近得到验证[34,35]。*RHBDF2* 调节皮肤中 TNF-α 转化酶(TACE)的成熟[36,37]。功能数据表明，突变型 *RHBDF2* 通过 EGFR 增加信号传导，导致过度增殖和创伤修复失调，这可能是刺激癌前病变的后续发展的主要原因[33]。

表 65.14 外胚叶发育异常和线粒体疾病中的掌跖角化病

	Clouston 综合征	牙-甲-皮肤综合征	Papillon-Léfèvre 综合征	线粒体 PPK
同义名	2 型有汗性外胚叶发育不良	PPK 伴有囊性眼睑、牙发育不全、少毛症，外分泌腺肿瘤伴外胚叶发育不良，眼睑汗囊瘤、毛发稀少、牙发育不全和甲异常综合征	角化性皮肤病伴牙周炎	PPK 伴线粒体感觉神经性听力丧失
MIM	129500	224750，257980	245000	590080
遗传	常染色体显性遗传	常染色体隐性遗传(如果是杂合，症状轻微)	常染色体隐性遗传	母系遗传
基因	*GJB6* Connexin 30	*WNT10A* Wingless 型 MMTV 整合定点家族，成员 10A	*CTSC* 组织蛋白酶 C	*MT-TS1*(A7445G，mtDNA) 线粒体 tRNA 丝氨酸 1
发病年龄	幼年	幼年	2 岁之前	幼儿期
掌跖的主要特征	指甲营养不良、少毛症和 PPK(乳头状瘤，裂隙性和渐变性)，可能表现为伪阿洪病	晚发浸渍性 PPK、迟发性肢端多汗症	渐变性 PPK，之前有红斑，多汗症，可能有伪阿洪病	PPK 早期呈蜂窝状外观，主要表现在足底，局灶性或弥散性分布，手指上也同时存在，足跟和足趾上有胼胝，有或无红斑性边界
其他临床发现	营养不良的指甲，通常小而厚，有杵状指，毛发苍白和纤细，(进行性)少毛症，眉毛稀疏或缺乏，关节过度色素沉着	老年患者出现眼睑囊肿(不一定在年轻时出现)，乳牙和恒牙减少或缺乏，指甲营养不良，少毛症，舌面光滑，毛囊和附属器肿瘤	牙周病，严重的牙龈炎，乳牙在 4—5 岁时脱落，膝盖和肘部形成银屑病样斑块，化脓感染的倾向，头发可能稀疏 Haim-Munk 综合征(MIM 245010)+ 甲弯曲，蜘蛛脚样指和肢端骨溶解	儿童时期发病的进行性感觉神经性听力损失，严重程度不一，与疣状线性表皮痣、寻常型鱼鳞病和(或)胆脂瘤同时发生
组织学和超微结构	靶向突变分析，排除先天性甲肥厚	汗囊瘤组织学	伴有不规则角化不全和中度血管周围浸润的角化过度，粒细胞和角质细胞中脂质样空泡，张力细丝减少，不规则角质透明颗粒	颗粒层增加，中度棘层肥厚，无表皮松解性改变
备注	特殊毛发护理，假发，人造指甲，角质层	不同的表现可被视为等位基因疾病	对维 A 酸反应良好，将抗生素和牙齿护理相结合，可减轻牙龈炎症、挽救牙齿	靶向突变分析，助听器、人工耳蜗植入、语言治疗、教育计划

MMTV，小鼠乳腺肿瘤病毒；PPK，掌跖角化病。

表 65.15 与癌症相关的掌跖角化病

	Huriez 综合征	Tylosis 食管癌(TOC)	掌跖角化病、性别转换和癌症
同义名	四肢的硬化萎缩性及角化性皮肤病	Howel-Evans 综合征	掌跖角化过度伴 SSC 和 46，XX 性转换，伴有 PPK 的真性畸形
MIM	181600	148500	610644

（续 表）

	Huriez 综合征	Tylosis 食管癌（TOC）	掌跖角化病、性别转换和癌症
遗传	常染色体显性遗传	常染色体显性遗传	常染色体隐性遗传
基因	未知（染色体 4q23）	*RHBDF2*（iRhom2）	*RSPO1*（R-spondin protein 1）
发病年龄	婴儿早期	青春期	婴儿期（?）
掌跖的主要特点	手掌和手指上的不断加重的硬化性萎缩，角化过度和皮肤干燥，足趾极少受累，皮纹消失	局灶性非表皮松解 PPK	轻度 PPK 伴指端硬化，指甲发育不全，多汗症
其他临床发现	年轻时受累皮肤恶变，SCC 发生风险升高 100 倍	口腔白斑角化病、毛囊角化过度、鳞状食管癌高风险（65 岁时为 95%）	男性患者：尿道下裂、生殖腺功能低下、男性乳腺增生 女性患者：真性两性畸形（阴蒂增大、外生殖器性别不明、性腺同时具有睾丸和卵巢） 由于慢性牙周病导致的恒牙过早脱落，SCC 和喉癌易感性增加
组织学和超微结构	颗粒层、棘层增厚，朗格汉斯细胞数量减少	非表皮松解性角化过度，表皮中 iRhom2 的细胞质染色异常	非表皮松解性角化过度，核型，具有 Huriez 综合征的共同特征
备注	阿维 A 可以减轻疼痛性角化过度和皮肤癌的发病率	遗传咨询，突变携带者筛查和预防性内镜检查	男性或女性患者的核型：46，XX（SRY-）

PPK，掌跖角化病；SCC，鳞状细胞癌。

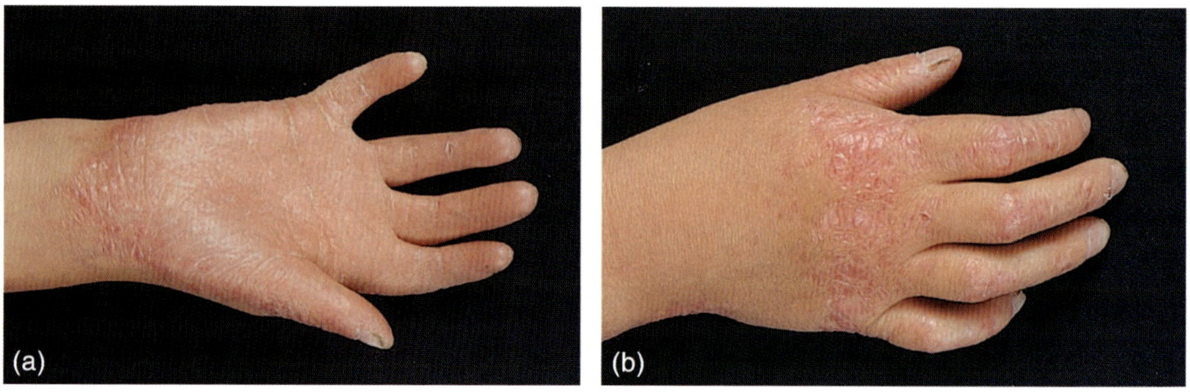

图 65.55 Huriez 综合征

（a）角化性皮肤病；（b）手背上的萎缩性皮肤和硬化。（由荷兰马斯特里赫特大学皮肤科 M. van Steensel 博士提供）

临床特征

Howel-Evans 描述了 2 个与后期发展为食管癌相关的常染色体显性遗传性角化性皮肤病的家系[38]。主要影响足底的受力点，而手掌较少受累[39,40]（图 65.56）。口腔白斑角化病和毛囊角化过度的程度不一。最初受影响的家庭成员中有 37% 患有食管癌。据报道，德裔美国家庭患食管癌的风险普遍较高（38 倍）[29]。由于没有指甲变化，这种疾病可以与 PC 区别开来[17]。

掌跖角化病、性别转换和癌症

概述

这种形式的 PPK 以常染色体隐性方式遗传，其特征在于女性患者中女性向男性的性别转换。因此，大多数患有这种角化病的个体表现为有或没有生殖腺发育不全的男性个体（这与真正的两性畸形不同，后者特征在于雄性和雌性性腺结构共存）。性别逆转最常见的原因是编码睾丸决定因子（XX 男性 SRY+）

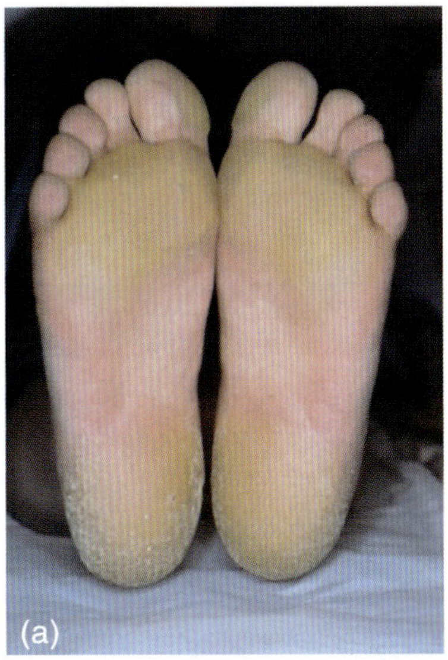

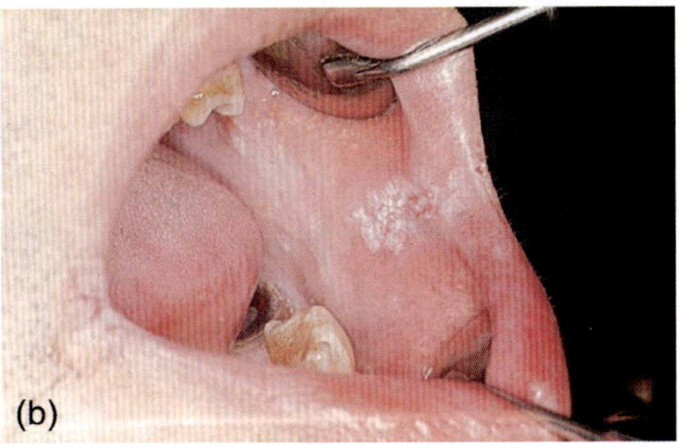

图 65.56 Tylosis 食管癌(Howel-Evans 综合征)
(a)角化病;(b)口腔黏膜病变。(图片由英国利物浦利物浦大学牙科学院 W. R. Tyldesley 教授和英国邓迪 Ninewells 医院 M. S. Lewis-Jones 博士提供)

的 *SRY* 基因易位[1]。在伴有性别转换和癌症的 PPK 中,男性患者携带正常的女性染色体组,没有 *SRY* 基因(XX 男性,SRY-)[2],但是没有性别转换的 XY 男性也可能表现出角化性皮肤病。有趣的是,皮肤表型与 Huriez 综合征类似;受影响的患者易患鳞状细胞癌[2-5]。

病理生理学

编码反应蛋白 1 的 *RSPO*1 中纯合子功能丧失突变引起的硬化性 PPK 要么与女性-男性性别转换和鳞状细胞癌相关[6],要么与真性雌雄同体、先天性双侧角膜混浊、甲营养不良和听力障碍相关[7]。R-spondins 是与 FZD-LRP 受体复合物相互作用的生长因子小家族[8]。*RSPO*1 的突变与较大的细胞间隙相关,表明 *RSPO*1 缺陷损害了桥粒连接[6]。R-spondin1 的破坏显著说明即使在没有睾丸决定因子(*SRY*)的情况下,单个基因(即 *RSPO*1)的突变也可导致完全的女性-男性性别转换[8]。值得注意的是,受累家系可能表现出隐性遗传模式,似乎只有男性受到影响,因为发生了女性-男性性别转换。

外胚叶发育不良性掌跖角化病及相关疾病

(见表 65.14)

Clouston 综合征(多汗性外胚叶发育不良 2 型)

定义

婴幼儿早期发生的小甲、甲营养不良、少毛症,与乳头状瘤病和裂隙性角化病[1-3]相结合是本病的特有的临床表现[4],但这种表现可能类似于 PC[5]。

病理生理学

这种常染色体显性遗传外胚叶发育不良是由编码连接蛋白 30[6,7]的缝隙连接 β-6(*GJB6*)基因突变引起的,是 p63 的一个潜在靶点[8]。

牙-指甲-皮肤发育不良

> **同义名**
> - Schöpf-Schulz-Passarge 综合征
> - PPK 伴囊性眼睑、牙发育不全、少毛症
> - 伴外胚叶发育不良的外泌汗腺肿瘤

定义

该术语包括一大组具有异质性的常染色体隐性遗传疾病,这些疾病与伴有 PPK 和指甲营养不良的多种牙齿异常共享相关等位基因[9-11]。基于特定的临床表现,几种特定的亚型已经被认识,如 Schöpf-Schulz-Passarge 综合征。这种表现的特点是少毛症、指甲脆性增加、乳牙早期脱落、眼睑囊肿、老年患者发生的毛囊和附属器肿瘤[12-15]。弥散性 PPK 可能由于多发性掌跖小汗腺汗管纤维腺瘤所致[16]。

病理生理学

这些疾病由 *WNT10A* 基因的突变引起,该基因编码一种在皮肤中表达的信号分子,对于外胚叶附属器的发育至关重要[9,10]。表型异质性是 *WNT10A* 突变所致疾病的规律,引起从单一症状严重牙齿缺失到 Schöpf-Schulz-Passarge 综合征。值得注意的是,杂合子(主要是男性)也可以表现出临床特征,如牙齿和指甲的异常[10]。

Resources

Further information

Ectodermal Dysplasia Society (www. ectodermaldysplasia. org).

National Foundation for Ectodermal Dysplasias (NFED) (www. nfed. org).

(All last accessed January 2015.)

Papillon-Léfèvre 和 Haim-Munk 综合征

定义

在 Papillon-Léfèvre 综合征中,手掌和足底的红肿和增厚与牙周炎和频繁的皮肤细菌感染有关(图 65.57)。角化过度性皮损也可以累及肘部和膝盖,pseudo-ainhum 病(见表 65.12)也可见于该综合征。硬脑膜和脉络丛钙化也有报道。发病率估计为 1~4/1 000 000[1-9]。Haim-Munk 综合征与 Papillon-Léfèvre 综合征有相同等位基因,其特征为厚甲症、细长指和肢端骨质溶解[10-12];后一种情况主要发生在南印度裔犹太人的一个家系中(所谓的"科钦犹太人")[13]。维 A 酸已被证明对患者有益,包括口腔疾病的治疗和阿洪病的预防[14,15]。

病理生理学

这两种疾病均由编码溶酶体蛋白酶组织蛋白酶 C 的 *CTSC* 基因发生纯合突变引起[12,16,17]。组织蛋白酶 C 在多种组织中均有表达:如免疫系统中的有核白细胞,肺、肾和其他上皮组织细胞中。其主要功能是蛋白质降解和酶原激活。因此,Papillon-Léfèvre 综合征中几种关键蛋白酶的活性均降低[18]。中性粒细胞的吞噬作用和对 T 细胞和 B 细胞有丝分裂原的反应性受损[19-21]解释了化脓性感染的易感性,这也可能涉及内脏器官[22-24]。同时,高水平的氧化应激标记物被证实[25],自然杀伤(NK)细胞的细胞毒性似乎受损[26]。严重的牙龈炎和牙周炎影响乳牙和恒牙,导致牙齿脱落,除非进行治疗[5-7,27,28]。致命性革兰阴性病原体(通常包括共生放线杆菌)侵入肺泡[29-31]。此外,也有一些关于与组织蛋白酶 C 缺乏相关的黑素瘤和(或)鳞状细胞癌的报道[32-34]。

Olmsted 综合征

定义和术语

本病常呈散发性,临床表现为严重的破坏性穿通性角化病,并伴有明显的口周角化过度。最近,常染色体显性遗传、常染色体隐性遗传和 X 连锁隐性遗传形式均已被证实,并确定了致病基因[1,2,7-10]。

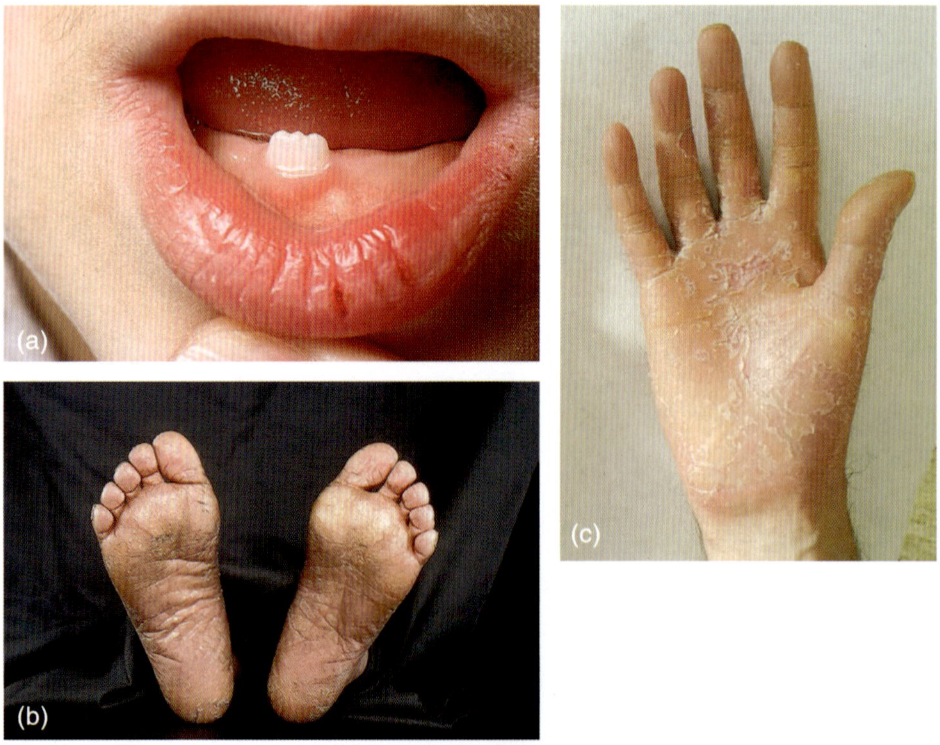

图 65.57 Papillon-Léfèvre 综合征

(a)牙齿缺失;(b)弥散性足底角化过度;(c)银屑病样的手掌表型。

> **同义名**
> • 伴有口周角化性斑块的残毁性 PPK

流行病学

全世界共报道了 65 例病例，其中只有 16 例为家族性，具有不同的遗传模式[8-12]。

病理生理学

该疾病可能被列入皮肤通道病的列表中：瞬时受体电位香草酸 3 基因（*TRPV3*）的功能获得性突变被确定为常染色体显性遗传性 OLS 的原因[8]。散发病例是由新的显性突变引起[12]。还报道了同一基因突变的常染色体隐性遗传[10]。*TRPV3* 是编码 TRP 阳离子选择性离子通道的关键元素，参与调节皮肤屏障形成、毛发生长、表皮分化（通过 TGF-α/EGFR 信号传导）、皮肤炎症、疼痛和瘙痒[13,14]。

相比之下，伴有泛发性秃发及严重甲营养不良的 X 连锁隐性遗传 OLS 变异型的患者携带 *MBTPS2* 特异性突变，这一基因与 IFAP、KFSD 和 BRESEK/BRESHECK 综合征相关[9,15-17]（见毛囊性鱼鳞病—脱发—畏光综合征）。因此，正如 Oeffner 等所预测的那样，该基因缺陷，导致了许多突变特异性表型[15]。*MBTPS2* 编码锌金属蛋白酶，这种蛋白酶对于胆固醇稳态和内质网应激反应至关重要[15]。

临床特征

出生第一年发病，表现手掌和足底为对称分布、界限清晰的角化性皮疹周围绕以红斑，手指屈曲畸形、挛缩或自发截肢[1]（图 65.58）。病程缓慢但呈渐进性。患者自觉瘙痒，轻微压痛[4,7,18]。口周和肛周可见红斑和疣状角化过度。大量角化过度和（或）臀沟的裂隙可能引起疼痛和明显不适。延伸到前臂或膝盖屈侧的角化病可沿毛囊或呈线状分布[3,4]。可见脱发、指甲和牙齿异常、关节松弛和角膜营养不良[7,19]。复发性皮肤感染[20]和鳞状细胞癌或恶性黑素瘤的发生[7,8,21,22]有大量报道。很少观察到与 *TRPV3* 突变相关的高水平 IgE 伴嗜酸性粒细胞增多、红斑肢痛症和聋[23-26]。

鉴别诊断

掌跖角化病伴腔口周围皮损和指端缩窄可能让人联想到 MDM、肠病性肢端皮炎、皮肤黏膜念珠菌病、反向性银屑病、多汗性外胚叶发育不良（Clouston 综合征）、PC 先天性甲肥厚、Papillon-Lefèvre 综合征和 Vohwinkel 角化病[6,7]。

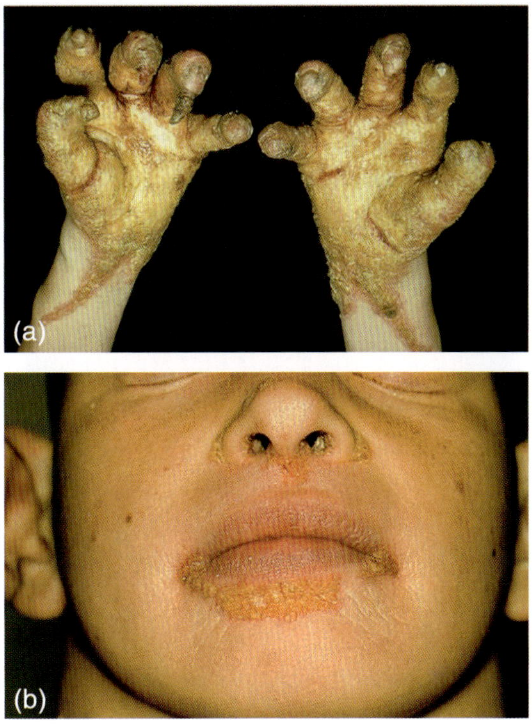

图 65.58　Olmsted 综合征
（a）具有条纹状特征的粗大角化病；（b）口腔周围角化过度。（图片由美国亚利桑那州斯科茨代尔梅奥诊所 R. K. Winkelmann 教授提供）

检查

组织病理学显示银屑病样增生、过度正角化和角化不全伴血管周围炎性浸润，包括肥大细胞数量增加[8,27]。组织化学染色显示表皮过度增殖[26,28]。

治疗

该病治疗困难。已观察到用阿维 A 酯[29,30]或阿维 A[12,18]治疗后有不同程度的改善。外用角质溶解剂、润肤剂和皮质类固醇及钙调神经磷酸酶抑制剂可暂时缓解角化过度、疼痛或瘙痒[7,23,31]。严重角化病的切除和皮肤移植在一些患者中显示出良好的长期临床结果[32]。如一名女性患者所示，厄洛替尼（一种 EGFR 抑制剂）可导致角化变薄，并在 3 周内消除口周斑块。多年的随访表明，最初显著的治疗反应并没有得到充分保持[33]。

掌跖角化病伴眼部表现

眼皮肤酪氨酸血症（酪氨酸血症Ⅱ型）

定义和术语

酪氨酸氨基转移酶缺乏会导致疱疹性角膜溃疡和疼痛性掌跖角化病，并伴有进行性精神障碍[1,2]。

同义名
- 酪氨酸转氨酶缺乏症
- Richner-Hanhart 综合征

病理生理学

这种常染色体隐性遗传病是由编码酪氨酸氨基转移酶的 *TAT* 的双等位基因突变引起[3]。酪氨酸氨基转移酶缺乏会影响酪氨酸和苯丙氨酸的降解途径[4-6]。角质形成细胞超微结构显示，过量的细胞内酪氨酸使微丝聚集增强，形成具有黏附性的球形透明角质颗粒和成束的张力细丝[7]。

临床特征

出生后的第一年出现畏光和角膜溃疡。1～2 年后，在足底的受压区域出现红斑性痂壳(图 65.59)，其次是疼痛性局限性角化过度[1,2]，通常导致儿童用脚趾行走。角化病的表现多样，从粗糙的角化到片状黄白色角化过度性丘疹不等。有时会出现大疱性皮损和多汗症。在不完全的形式中，角化病可能是主要特征[8]，尽管角化病可能会延迟到 20 岁出现[9]。除非治疗得当，否则行为问题会在几年内出现并逐渐恶化，最终会导致营养不良或死亡[10]。

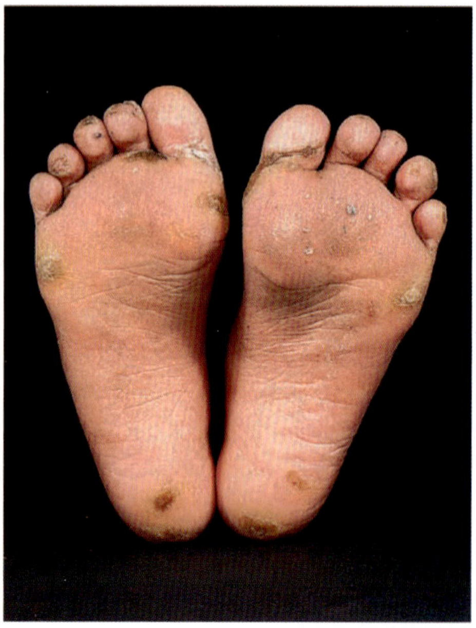

图 65.59 具有胼胝样角化过度的眼皮肤酪氨酸血症(Richner-Hanhart 综合征)

检查

通过串联质谱法和酪氨酸氨基转移酶基因分析在新生儿中进行筛查，酪氨酸水平升高可以证实诊断。尿液中酪氨酸及其代谢物水平升高[11]。裂隙灯检查可能会在眼部病变中发现酪氨酸晶体[12]。组织学显示棘层肥厚伴角化过度，颗粒层增厚[7]。

治疗

通过限制天然蛋白质的摄入可以降低血浆酪氨酸水平。为了避免必需氨基酸的缺乏，可使用不含苯丙氨酸和酪氨酸的氨基酸配方(血浆酪氨酸水平低于 600μmol/L)。尽早开始饮食管理可迅速缓解眼部和皮肤症状，并防止精神症状的发展[11,13-15]。

掌跖角化病伴神经系统表现

该类别主要与神经—鱼鳞病综合征重叠，如 CEDNIK、SLS、Chanarin-Dorfmann 综合征及 TTD(见表 65.2 和表 65.4)。似乎只有少数几种遗传疾病表现为单纯 PPK 与神经症状伴随出现。一些报道将神经病变或痉挛性麻痹与角化病联系起来。这些包括患有痉挛性截瘫、弓形足和智力发育迟缓的条纹状皮肤角化病的四兄弟[1]；常染色体显性遗传的点状角化病和痉挛性麻痹[2]；常染色体显性遗传的局灶性角化病，伴有指甲营养不良、运动和感觉神经病变[3]和 Charcot-Marie-Tooth 病[4]。伴有聋的非典型性红斑角化病也与周围神经病变有关[5]。

临床特征

鉴别诊断

例如，肢端骨质溶解性皮肤角化病(Bureau-Barrière 综合征)[6,7]可能表现为前足区域弥散性角化病伴骨质溶解、小腿多发性神经病变和足部无痛性溃疡。这种疾病是非家族性疾病，通常归入神经营养性溃疡的概念[8]。

获得性角化病

该组疾病是指 Patel 等[1]总结和综述的具有众多潜在病因的一类疾病。

临床特征与病理

胼胝或更广泛的足底表皮增厚，通常伴随肥胖，并且随着年龄增长或骨科疾病而发生[2]。

更年期皮肤角化病(Haxthausen 病)[3,4]：这种发生于 45 岁以上女性的疾病，其特异性尚不确定。与肥胖和高血压有很强的相关性，最先累及足跟和前足的受压区域(图 65.60)。红斑和伴有裂隙的严重角化过度引起行走疼痛。角化过度区域缓慢延伸直至融合。随后，手掌中央可能也会受到影响。冬季症状可能更严重。Deschamps 等[4]排除了内分泌功能紊乱、接触性皮炎和真菌感染，并发现血清维生素 A 水平正常。然而，Wachtel[5]报道了 3 名年轻女性，她们在双侧卵巢切除术后出现的相同病症被雌激素替代疗法所逆转。Laurent 等[6]通过在导管内颗粒细胞中发现复合透明角质颗粒，从而提示顶端汗管的角化可以作为顶端汗管分化的标志物[7]。在一份报道中，角质层剥脱剂和润肤剂无效时，在油包水基质中添加 0.05%的雌二醇外用是有效的[8]。鉴于阿维 A 酯的成功应用，阿维 A 可能是治疗一种选择[1]。

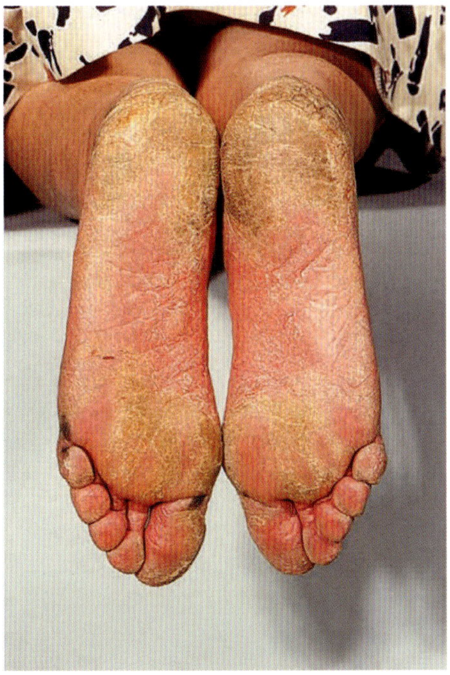

图 65.60　更年期角化性皮肤病

炎症性皮肤病：在银屑病中，手掌中心可见弥散性粗大和角化过度。扇形边缘（月牙形花边），手指两侧的 Caro-Senear 病变（凹陷斑块）和指节受累可能提示诊断。反应性关节炎的皮损是紧密堆积的，类似于指甲的前端（Blenorrhagica 角化病）。广泛的角化过度性湿疹在临床和组织学上可能难以区分，但明显的瘙痒可能提示湿疹。毛发红糠疹的均匀橙色角化过度与成人急性毛囊性丘疹、儿童膝关节和肘部皮损有关。红斑狼疮可能表现为手掌干燥性、萎缩性[9]、肥厚性（图 65.61）[10]或溃疡性[11]手掌病变。据报道，角化病还与手足发绀和网状青斑有关[12]。在一名患有免疫性大疱性疾病和获得性弥散性 PPK 的患者中发现了抗桥粒胶蛋白 3 抗体[13]。在扁平苔藓中，疣

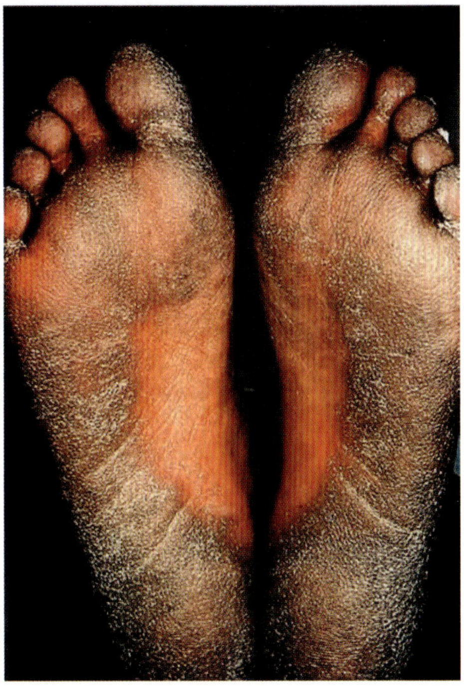

图 65.61　与红斑狼疮相关的角化病
（由英国伦敦皇家自由医院 I. Sarkany 博士提供）

状病变可能被误认为是病毒疣；扁平苔藓和其他苔藓样皮疹如光泽苔藓可能模仿点状角化病[14]。

感染：特别是由红色毛癣菌引起的毛癣菌病可能是单侧的并且缺乏炎症征象。陈旧性结痂的疥疮皮损中也能见到角化性皮损（图 65.62）。二期梅毒皮损累及手掌是众所周知的，过度角化的晚期梅毒可能呈疣状或局灶性[15]。晚期雅司病等热带疾病可能因角化病而变得复杂。在免疫功能受损的患者中，病毒疣可能在手掌或足底融合。

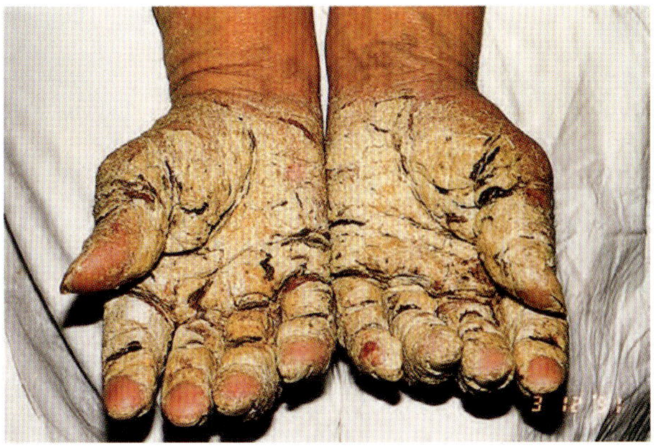

图 65.62　表现为角化病的挪威疥疮
（由英国牛津拉德克利夫医院 N. Walker 博士提供）

黏液性水肿和淋巴水肿：掌跖角化过度伴黏液性水肿，可通过治疗改善，已有多次报道[16,17]。因此，必须怀疑获得性 PPK 患者是否存在甲状腺功能减退症[18]。在慢性淋巴水肿中，覆盖在淋巴水肿区域的皮肤首先弥散性增厚，然后发展成天鹅绒般的乳头瘤状表面，最终被大的不规则的疣状突起（淋巴淤积性疣病；苔藓足）覆盖[19-21]。该病临床表现和着色芽生菌病相似。淋巴水肿性角化病是丝虫病中最具特征性的临床表现，但也可以在任何原因所致的慢性淋巴水肿的背景下发生。组织学上，存在角化过度、棘层肥厚、乳头瘤状增生，真皮水肿伴淋巴管扩张、显著的新生血管形成、局灶性硬化和炎性细胞浸润。在 3 个病例中给予阿维 A 酯 0.6 mg/(kg • d)治疗，角化过度和淋巴水肿均得到改善[19]。

恶性肿瘤：除了"牛肚掌"（见第 147 章）和 Bazex 副肿瘤性肢端角化病（见第 147 章），还观察到获得性弥散性 PPK 伴有支气管癌[22,23]，并且已报道丝状 PPK 与乳腺癌、结肠癌和肾癌有关[24-26]。对于获得性鱼鳞病，蕈样肉芽肿是获得性 PPK 的重要鉴别诊断[27]。以砷为代表的明确的致癌物，可能同时引起角化病和内脏恶性肿瘤[28,29]。一项调查显示，癌症患者的手掌角化病发生率比对照组高出 4～5 倍[30]。肺癌或膀胱癌患者的角化病发病率是否增加一直存在争议[31-33]。吸烟[31]和乳头瘤病毒感染[32]也可引起皮肤角化过度。与癌症相关的角化病在组织学上与砷角化病不同[34]。

药物：角化病可能是对碘等药物过敏的结果。也可能由替加氟、葡聚糖、锂和卤化除草剂及二噁英中毒引起[35-39]。偶尔可见砷引起的不规则疣状角化病，甚至更多的是玻璃状病变[40]。癌症治疗中使用的药物通常会引起掌跖红斑（手足综合征）并可能引起角化性皮肤病[41-43]。

多种角化异常

角质松解性冬季红斑

定义和术语

这是一种罕见的表皮疾病，其特征是反复发生的皮肤剥脱、掌跖红斑和季节性改变，最初在 1977 年被描述为冬令红斑性角质松解症。

> **同义名**
> - Oudtshoorn 病
> - 冬令红斑性角质松解症

流行病学

在来自普罗旺斯角奥茨胡恩地区的至少 35 个欧洲血统的南非家庭中观察到这种情况[1,2]。该人群的发病率为 1/7000。此后在其他几个国家也发现了病例，其中大多数与奥茨胡恩群集的家族联系很明显。

病理生理学

本病是一种具有可变外显率的常染色体显性遗传病，在 5 名南非人和 1 名德国人中报道了与染色体 8p22-p23 的连锁[3]。到目前为止，在疾病区域的候选基因组织蛋白酶 B(*CTSB*)和法尼基-二磷酸-法尼基转移酶 1(*FDFT1*)中未发现致病突变[4,5]。这种基因变异可能起源于 18 世纪末的一位法国移民，他的后代中超过 400 名受到影响。在一个有 4 名受影响成员的挪威家系中没有显示与染色体 8p22-p23 的连锁，这表明了遗传异质性[6]。寒冷干燥的天气是常见诱因，因此该病在南非好发于冬季，但在温带气候下可能持续多年。其他诱因包括发热性疾病、手术、压力和月经，妊娠可以改善病情，随着年龄增长，病情好转。患儿的父亲没有受到影响，但是父亲的姑姑和其他家庭成员有类似的掌跖皮损，而她的父亲的曾曾祖母来自奥茨胡恩[7]，提示本病呈部分外显。

临床特征

手和足的对称性角质剥脱可以在婴儿期到成年早期的任何年龄发生，但通常在出生时不存在（图 65.63a）。在手掌和足底的几个部位周期性离心性剥脱（有时之前出现多形红斑样丘疹）是一个恒定的特征，可能扩展到手背和足背，以及指间间隙。发作前可能有瘙痒和多汗症，伴有脓疱形成。随后出现掌跖红斑，然后演变为浅表无痛性不透明干燥水疱，这些水疱可以被剥离或拉开，留下完整的红色基底。第二波可以在病变的中心开始，导致回旋状和多环状红斑，最终消退。每隔几周循环一次，在两次发作之间，手掌和足底看起来是正常的。小腿、膝盖上可见类似玫瑰花样皮损，偶可见于大腿（图 65.63b）、上臂和肩部。有研究报道了一名患者出现躯干病变[2]，另有一名患者的面部受累[8]。

鉴别诊断

包括家族性 PSSs、脓疱疮、环状红斑、多形红斑、Hailey-Hailey 病、红斑角化病和局限性大疱性表皮松解症。据报道，两名患有非典型常染色体隐性遗传性红细胞生成性原卟啉病的兄弟姐妹（英国人）有类似的手掌表型，在夏季更活跃[9]。

检查

病变活动性边缘的活组织检查显示增生、海绵水肿，棘层上部角质形成细胞胞质淡染、核周空泡化和核固缩。在颗粒层消失的部位，表皮形成楔形角化不全，夹

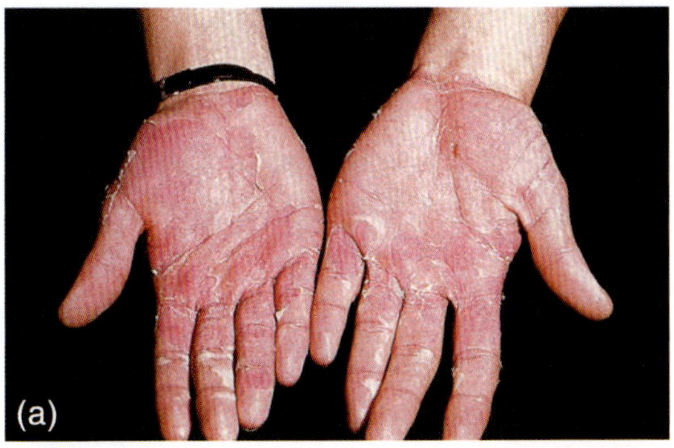

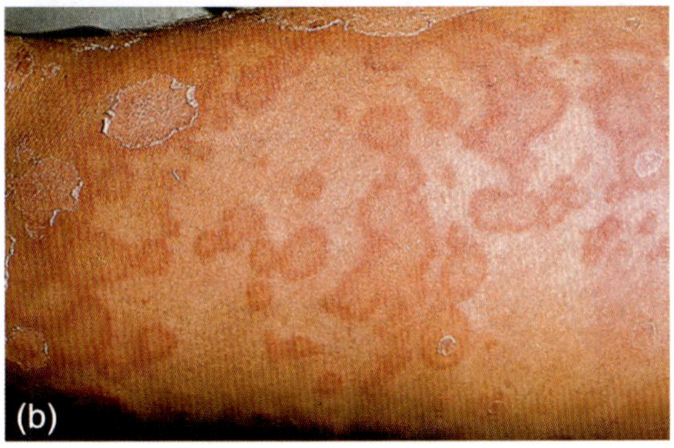

图 65.63　奥茨胡恩病

(a)手掌病变;(b)躯干病变。

在角化过度的角质层中并脱落[2]。在再生期间,未分化的角质形成细胞不限于基底层,而是出现在表皮的下半部分。挪威家系的皮肤组织学改变是非特异性的[6]。

治疗

目前尚无有效的治疗方法,局部使用角质溶解剂、维 A 酸和类固醇可能会加重病情。外用尿素和焦油化合物、止汗剂、口服维 A 酸类和光动力疗法已有尝试,但是疗效未知[10]。

汗孔角化病

定义和术语

汗孔角化病是指一组异质性角化性疾病,可以看到病变中存在所谓的"角质样板层"。根据各种形式的弥散性汗孔角化病的临床差异将其分类可能是不合理的[1]。

这些疾病的特征在于边缘性角化病变,组织学上显示角化不全的角质形成细胞柱(角质样板层)。已发现本病有多种形式,但术语和分类仍有争议[2,3]。有些形式似乎是癌前病变[4]。

> **同义名**
> - 萎缩性离心性角化不全
> - 角化不全性汗孔角化病

病理生理学

浅表播散型光化性汗孔角化症(DSAP)已经在中国人家系中被定位在染色体 12q[5]、15q[6]、18p[7]和 16q[8]。12q 杂合性缺失和该基因座的基因序列变异已有报道,但这些发现的意义尚不确定[9-13]。最近,*MVK* 基因的杂合突变已经被报道引起 Mibelli 型汗孔角化病和 DSAP[14,15-17]。*MVK* 编码甲羟戊酸激酶,其参与胆固醇和类异戊二烯的生物合成。该酶似乎调节角质形成细胞分化。值得注意的是,*MVK* 中双等位基因突变与名为甲羟戊酸尿症的神经系统疾病有关。目前尚不清楚为什么甲羟戊酸尿症患儿的父母中没有发现皮肤表型,他们是 *MVK* 突变的必需携带者。

单个皮损的离心过程被认为反映了异常细胞克隆的迁移[18]。角质形成细胞发育不良,Otsuka 等[19,20]报道了角质形成细胞的非整倍性和染色体异常。肿瘤抑制蛋白 p53 在角质样板层中过表达[21-24],但是 D'Errico 等[24]在 DSAP 衍生的角质形成细胞和成纤维细胞中未发现 p53 突变或辐射超敏反应的证据。研究发现,成纤维细胞,特别是 3 号染色体的细胞遗传学异常[25]。与免疫抑制相关[2]表明存在免疫受损,可能是对发育异常细胞的免疫监视降低,但感染作为病因的可能性仍然存在[26]。Esser 等[27]分别在 2 名患有 Mibelli 型汗孔角化病的患者中发现了 HPV 66 型和 14 型的证据。

临床亚型

浅表播散型光化性汗孔角化病:这种形式是最常见的表现形式,皮损多发,最大可达 10mm,好发于中年人的曝光部位,尤其是女性的四肢,特别是那些对阳光敏感者(图 65.64)。但角化嵴比 Mibelli 型汗孔角化病的角化嵴更细。本病丘疹被角化嵴包围,很容易被误认为光化性角化病,这两种病可能共存。人工光不会诱发皮损[28],但光化学疗法可引起[29]。此外,

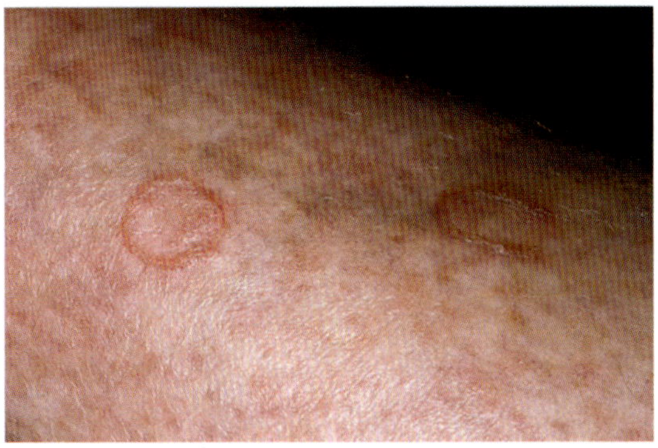

图 65.64　浅表播散型光化性汗孔角化病:边缘隆起的环状角化性病变

放射治疗也被证明会加剧这种疾病。在一项纳入 29 名患者的研究中，没有发现汗孔角化病变中出现皮肤癌的证据[30]。

免疫抑制性浅表播散型汗孔角化病：据报道，这种表型在肾、肝、心脏和骨髓移植及艾滋病后多发[2]。病变的分布与 DSAP 相似，但曝光部位的发病率较低[31]。

儿童浅表播散型汗孔角化病：该病可以作为常染色体显性遗传，但也可见散发病例。播散性扁平病变通常发生于儿童期，大多在 5－10 岁，但可能出生时就存在，也可能在青春期或更晚的时候首次发病。掌跖皮损可能与本病相关（掌跖播散性汗孔角化病）[32]。在一名患有颅缝早闭和其他先天性异常的男性婴儿中，1 月龄时首先出现泛发性皮损[33]。

Mibelli 型汗孔角化病[34,35]：Mibelli 有时泛指汗孔角化病，但通常仅指单发或少量的较大的皮损。皮损表现为环形干燥性斑块（图 65.65），周围是隆起的细角化性边缘，中央凹陷。病变最常见于四肢，离心性扩散，直径可达到几厘米。中央通常出现萎缩，但也可能是过度角化[36]。面部、头皮、指甲、生殖器、口腔黏膜和角膜也可能受到影响。该病可能是家族性的，遗传方式为常染色体显性遗传，儿童期发病（MIM 175800），也可能呈散发性或晚期发病。

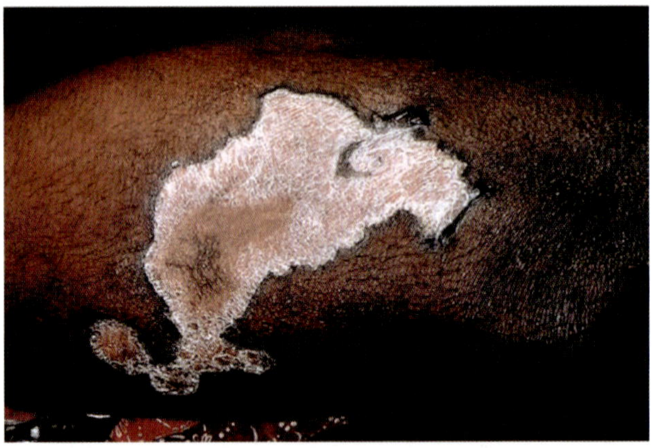

图 65.65 Mibelli 型汗孔角化病

巨大型汗孔角化病：皮损直径达 20cm，周围隆起边缘为 1cm，这种类型非常罕见[37]，最常见于足部。大面积的病变被认为具有较高的恶变率[4,37,38]。

掌跖汗孔角化病：（Mantoux）组织学上与角质样板层类似的角化不全性角化过度出现在一些点状角皮病中，但边缘病变的缺失使该病不同于真正的汗孔角化病[39]，但是可以识别出手掌和足底有角质样板层的环状病变[27,40]。

线状型汗孔角化病[38,41,42]：线状型汗孔角化病表现为典型的角质样板层，沿 Blaschko 线分布，通常出现在童年时期。这些皮损可能是由于异常克隆的表皮前体中易患汗孔角化病倾向所致。在该类型中已经报道了恶变和转移[38,43]。浅表播散型光化性汗孔角化病呈现线状加重也有报道[44-46]。

疣状汗孔角化病[47-49]：这种罕见的汗孔角化病局限于身体褶皱（ptyche，希腊语为褶皱）部位。褐色至红色的斑疹、斑块通常在肛周对称形成，有病例报道出现在阴囊部位。组织学上多发性典型角质样板层的存在（点状型汗孔角化病）解释了角化或疣状外观和丘疹的扩张性生长。该病常有剧烈瘙痒，主要局限于 6－84 岁的男性。可与线状型汗孔角化病或 DSAP 共同发生。

检查

当以直角切割时，在病变的边缘可以看到特征性组织病理学改变。角质层过度角化，并且在隆起的边界处可以看到一列染色不良的角化不全的角质层细胞，即角质样板层，倾斜地穿过周围的正常染色细胞。下方的角质形成细胞体积增大、空泡化，其中一些细胞角化不良、具有多形性。角化不全柱下方颗粒层消失。可有不同程度致密的淋巴细胞苔藓样浸润，胶样小体和淀粉样物质少见[50,51]。这些变化也会影响毛囊或顶端汗管。汗孔的受累解释了“汗孔角化病”这个术语。病变的中心区域通常是萎缩性的，但偶尔可能表现出严重的角化过度。真皮乳头层纤维化，含有噬黑素细胞[52]。在其他疾病中也可以发现角质样板层，如病毒疣、一些鱼鳞病和痣样过度角化病，但不存在下方角质形成细胞的特征性变化。

治疗

浅表播散型汗孔角化症通常不需要治疗。应建议患者光保护措施。角质溶解剂几乎没有什么缓解作用。外用他卡西醇[56]、外用维 A 酸、氟尿嘧啶软膏[57,58]、咪喹莫特乳膏[59]和口服乙酸乙酯[60]已经证明有效。双氯芬酸凝胶疗效不佳[61]。冷冻疗法、二氧化碳法、脉冲染料激光疗法和光动力疗法效果各异[53-55]。深度皮肤磨削术对于疣状汗孔角化症是有用的[62]。

穿通性角化病

穿通性（表皮消除）疾病的性质尚不确定[1]。它们表现为角化性丘疹，但由于表皮受累可能继发于其他皮肤病，因此它们可能不是真正的角化性疾病。有学者提出，将此类疾病统一称为“获得性穿通性皮肤病”及其亚类[2,3]。

病理生理学

关于真正的穿通的概念越来越有争议[4]。来自刮擦的创伤被认为是引发皮损的因素。也有文献报道了有眼部受累的家系患者(MIM 149500)[5,6]。

临床特征

主要在四肢上可见毛囊性或非毛囊性角化性丘疹或直径达 1cm 的结节(图 65.66)。部分皮损中央凹陷,内含黏附性坏死栓。最常见于糖尿病或肾衰竭透析之前、期间或之后[7]。72 名英国肾透析患者中有 11%发生了穿通性皮肤病[8]。许多与恶性肿瘤、感染或炎症相关的病例已经被报道,但通常也与肾功能衰竭或糖尿病有关[9]。一名患者应用两种抗 TNF 药物后发生了穿通性毛囊炎,停药后有所改善[10]。

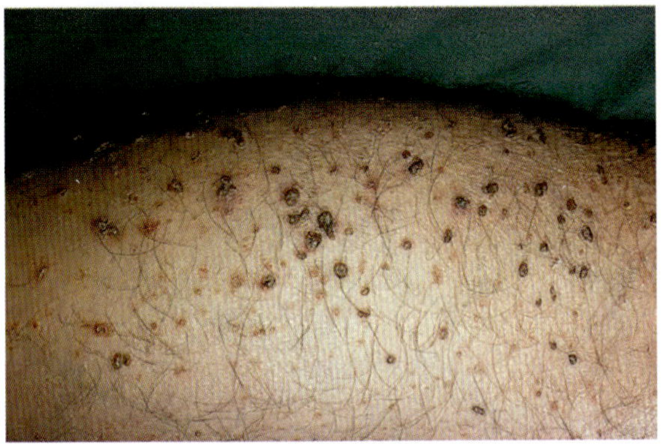

图 65.66 Kyrle 病/获得性穿通性皮肤病:大腿上有大的角质栓塞

检查

获得性穿通性皮肤病的组织学可能显示毛囊性和非毛囊性病变,伴大小不一的溃疡面[9]。可以看到退化的胶原蛋白、弹性组织和角蛋白与一种成分不明的透明物质混合,部分学者认为这是代谢物的积累[2]。可能发现穿通性毛囊炎、反应性穿通性胶原病或 Kyrle 病(真皮穿通性毛囊与毛囊旁角化过度症)的异常改变[11-13]。

治疗

大多数获得性穿通性皮肤病可以通过强效类固醇局部外用或病灶内注射的方式治疗,从而达到清除病变的目的。常规或窄谱 UVB 光疗[14-16]也取得成功。外用维 A 酸可减轻皮损。其他报道有效的药物包括别嘌醇[17]和多西环素[18]。

临床亚型

坏死性漏斗状结晶性毛囊炎:Lucke 等[19]报道了 2 例以负性双折射针样晶体排出为特征的穿通性疾病,该物质与尿酸单钠类似。Kossard 等[20]报道了一个类似的病例,并表明这种疾病是由于在临界浓度下,毛囊脂质在微生物周围形成晶体所致。临床上,表现为多发性蜡状丘疹,好发于前额、颈部和背部。组织学显示毛囊上皮坏死,有时还有毛囊周围中性粒细胞浸润。在毛囊口中发现了含有酵母菌和革兰阳性细菌的结晶沉积物,并被角化不全柱包绕。此外,这些组织学变化也可能是上皮性皮肤肿瘤附近的巧合性发现[21]。局部或全身抗真菌治疗后皮损消退也表明了微生物发病机制。

匐行性穿通性弹性纤维病(见第 96 章):表现为聚集性分布的弓状或匐行性角化性丘疹,与 Down 综合征、结缔组织病和青霉胺治疗相关。组织学上可以看到穿过表皮的与弹性组织相结合的无定形团块。

反应性穿通性胶原病(见第 96 章):本病主要发生于儿童,通常在四肢上形成 2~5mm 丘疹。新旧皮损可同时出现[22]。

多发性微小指状角化过度

定义

关于本病曾有多种命名,包括微小和丝状角化病、播散性棘状角化病、微小聚集性角化病或指状角化病等[1-4](图 65.67)。已经提出了一种更宽泛的命名,称为"多发性微指状角化过度症"[5]。此外,Caccetta 等提出了另外一种更符合逻辑的命名[6]。

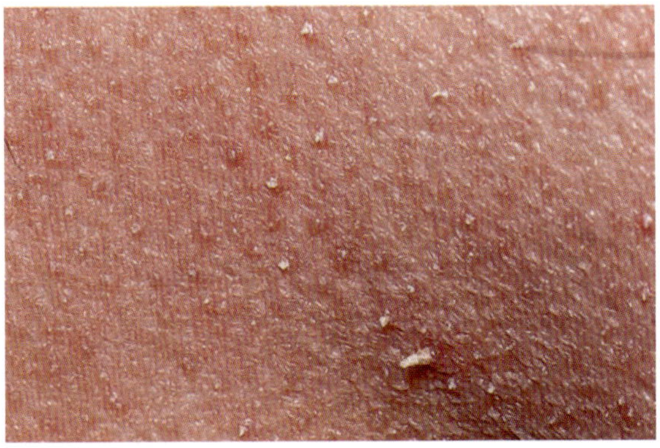

图 65.67 指状角化过度
(由英国达勒姆 Dryburn 医院 F. A. Ive 博士提供)

临床特征

病例可以是散发性[3]也可以是家族性,呈常染色体显性遗传[2,7,8],可早发或晚发,暂时性或持续性。躯干和四肢出现非毛囊性棘状角化病[6]。已报道的与之相关的因素包括药物、恶性肿瘤,尤其是血液病和 X 射线照射[4,5,8-13]。面部,特别是鼻上的棘状角化过度是毛囊性的，通常与副蛋白血症、多发性骨髓瘤和冷球蛋白血症相关，但也可能是特发性的[10,11]。一例与喉癌相关的病例在手术后消失[14]。丝状角化病伴有毛发红糠疹样皮损和聚合性痤疮，常与HIV感染有关[15]。一种家族性丝状角化病与厚甲、足底角化过度、关节松弛和长指相关[16]。

鉴别诊断

棘状掌跖角化病[17,18]被认为是一种特殊类型的PPK(见前文棘状角化病)。

检查

在组织病理学上，点状表皮隆起部位可见局灶性分布的密集的棘状过度正角化，颗粒层增厚[6,19]，可能存在角化不全[16,20]，但术语汗孔角化病的使用具有误导性[5,6]。与副蛋白血症相关的棘状角化过度，代表免疫球蛋白沉积的过度角化柱中有嗜酸性包涵体[10]。

治疗

角质剥脱剂和维A酸治疗无效[6]。

Flegel病

定义和术语

Flegel病是一种罕见的良性老年性角化病，其特征为累及四肢的多发性红褐色角化性丘疹[1]。

同义名
- 持久性豆状角化过度症

病理生理学

该病呈常染色体显性遗传[2]。尽管该疾病具有强烈的遗传成分，但迄今为止尚无发现确定候选基因的报道。角质形成细胞的低增殖率及丝聚蛋白、兜甲蛋白和高分子量角蛋白的下调；以及角质层中角蛋白结构的缺失，均提示角质形成细胞的潴留性角化过度和表皮分化失调的复杂性[3]。

临床特征

皮损表现为直径2～3mm的角化性红棕色丘疹，边缘不规则、不连续(“玉米片征”)，发生于足背部和小腿下部，30—40岁之后发病。病变可能扩展到小腿上部和大腿，也会扩散到手臂、躯干或耳郭上。手掌和足底可能会出现细小的点状结构[1,4](图65.68)。一些患者自觉瘙痒。去除角化性鳞屑，可见非渗出性红色血性基底。

检查

组织病理学上，角化过度、局灶性角化不全，其上

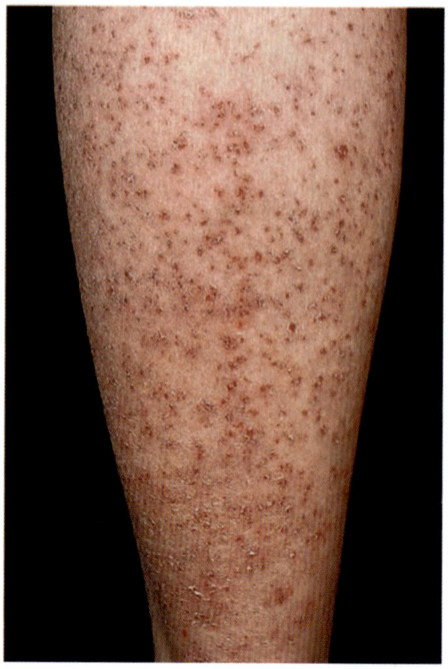

图65.68 Flegel病：腿部的多边形角化病

覆盖一层缺少透明角质颗粒的薄的扁平表皮。皮损周围表皮棘层肥厚，形成领圈状细长的嵴状突起。早期皮损中可见淋巴细胞苔藓样浸润。电子显微镜下，至少在进展期皮损中，角质小体(Odland体)减少和畸形[1-6]。

治疗

治疗困难，建议采用联合治疗方式，包括冷冻疗法、外用皮质类固醇、局部外用和系统使用维A酸类药物、卡泊三醇、PUVA和氟尿嘧啶，疗效各异[3,7]。

局限性掌跖角化不足

病理生理学

该疾病被认为是角质形成细胞克隆突变引起的局限性角化性疾病[1]。棘层肥厚、扩张扭曲的毛细血管和粗糙的透明角质颗粒提示本病可能起源于病毒感染。除了一篇发现HPV 4型特异性DNA的报道外，分子研究未能检测出HPV[2]。

临床特征

手掌和足底的局灶性掌跖角化减少症，其临床特征是手掌的大小鱼际区域或足底处单发的红斑，边界清楚的局限性凹陷(图65.69)。往往只有一个皮损。大多数患者是年龄在42—84岁的女性[3,4]。先天性病例是特殊情况[5]。有时该部位存在创伤或烧伤的病史。

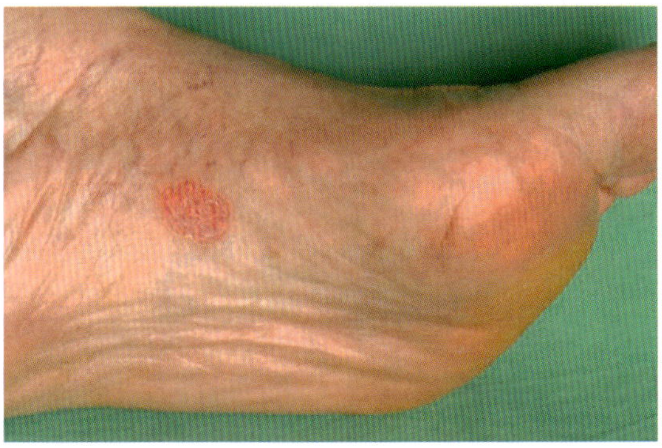

图 65.69　女性患者前足内侧局限性角化不足（由德国明斯特大学医院皮肤科 F. Schedel 博士提供）

检查

组织病理学上，角质层在减少的颗粒层上方突然变薄，从而在正常皮肤和皮损部位之间形成明显差异[6]。患者可能对光致癌作用的易感性增加，但恶变的可能性不大[7,8]。

治疗

可尝试局部用卡泊三醇[9]、冷冻疗法[10]、光动力疗法[11]或氟尿嘧啶乳膏[12]。然而，完全切除病变是确切有效的治疗方法。

儿童蜡状角化病

定义

这种疾病通常发生于儿童，表现为无症状的小的角化过度性丘疹，多见于躯干或四肢近端上。病因尚不清楚，到目前为止只有少数病例被报道[1]。

临床特征

两个家庭中的 3 个孩子表现为泛发的离散性半球形角化性丘疹，呈肉色或淡黄色[2]。与先前报道的 2 名“播散性色素减退性角化病”的年轻患者表现相同[3]。在成年人中观察到晚期表现[4]。病案报道该病皮损呈线状排列[5]，也可以是泛发性皮损线性加重，[6]，进一步支持了它可能是一种遗传性皮肤病的观点。该模式类似于融合性网状乳头瘤病（Gougerot-Carteaud 综合征），但本病的角化过度更明显。鉴别诊断包括深肤色人群 Darier 病中的白斑[7]。肢端分布的、马赛克样较大丘疹已被诊断为马赛克样肢端角化病（参见之前的局灶性肢端角化病）[8]。

检查

组织学检查结果显示正角化过度，表皮隆起和乳头瘤状增生，以及轻度棘层肥厚。

乳头角化过度

病理生理学

该病在青春期、妊娠期或全身激素治疗时发生和加重表明本病受到激素的影响[1]。

临床特征

皮损双侧分布，主要累及乳头顶部。皮损可能导致压痛或不适、瘙痒、触摸敏感或母乳喂养不适[2]。乳头和乳晕的痣样角化过度可能孤立出现，也可能与表皮痣和其他皮肤病相关，如黑棘皮病、Darier 病、慢性湿疹、慢性黏膜皮肤念珠菌病或皮肤 T 细胞淋巴瘤[3,4]。

鉴别诊断

最重要的鉴别诊断是 Paget 病。

检查

在组织学上，可以发现表皮的乳头瘤样增生、棘层肥厚和角化过度。表皮突呈丝状，基底层色素沉着。稀疏淋巴细胞浸润和表皮内淋巴细胞聚集，但切勿与 T 细胞淋巴瘤混淆。

治疗

治疗包括局部用药（角质溶解剂、类固醇、维 A 酸、卡泊三醇）[5,6]和消融治疗（冷冻疗法、二氧化碳激光、射频和刮除）[7-9]。

（**译者**：沈长兵　崔勇　**一审**：罗娅珺　沈长兵　崔勇　**二审**：崔勇　**三审**：夏汝山　**润色**：张松）

参考文献

完整的参考文献列表可在 *www.rooksdermatology.com* 的在线版本中找到。

以下列出的是重要参考文献。

Introduction

[8] Peukert M. über Ichthyosis. Eineübersicht. *Dermatol Z (Berlin)* 1899;171-204.

Ichthyoses

[4] Oji V, Tadini G, Akiyama M, *et al*. Revised nomenclature and classification of inherited ichthyoses: results of the First Ichthyosis Consensus Conference in Sorèze 2009. *J Am Acad Dermatol* 2010;63:607-41.

Ichthyosis vulgaris

[2] Smith FJ, Irvine AD, Terron-Kwiatkowski A, *et al*. Loss-of-function mutations in the gene encoding filaggrin cause ichthyosis vulgaris. *Nat Genet* 2006;38:337-42.

[9] Wells RS, Kerr CB. Clinical features of autosomal dominant and sex-linked ichthyosis in an English population. *BMJ* 1966;1:947-50.

Recessive X-linked ichthyosis

[7] Elias PM, Crumrine D, Rassner U, *et al*. Basis for abnormal desquamation and permeability barrier dysfunction in RXLI.

J Invest Dermatol 2004;122:314-19.

[11] Kent L, Emerton J, Bhadravathi V, *et al*. X-linked ichthyosis (steroid sulfatase deficiency) is associated with increased risk of attention deficit hyperactivity disorder, autism and social communication deficits. *J Med Genet* 2008;45:519-24.

Autosomal recessive congenital ichthyosis

[3] Traupe H, Fischer J, Oji V. Nonsyndromic types of ichthyoses-an update. *J Dtsch Dermatol Ges* 2014;12:109-21.

[4] Hernández-Martin A, Garcia-Doval I, Aranegui B, *et al*. Prevalence of autosomal recessive congenital ichthyosis: a population-based study using the capture-recapture method in Spain. *J Am Acad Dermatol* 2012;67:240-4.

Harlequin ichthyosis

[3] Akiyama M, Sugiyama-Nakagiri Y, Sakai K, *et al*. Mutations in lipid transporter ABCA12 in harlequin ichthyosis and functional recovery by corrective gene transfer. *J Clin Invest* 2005;115:1777-84.

Collodion baby and self-improving congenital ichthyosis

[3] Raghunath M, Hennies HC, Ahvazi B, *et al*. Self-healing collodion baby: a dynamic phenotype explained by a particular transglutaminase-1 mutation. *J Invest Dermatol* 2003;120:224-8.

Bathing suit ichthyosis

[2] Oji V, Hautier JM, Ahvazi B, *et al*. Bathing suit ichthyosis is caused by transglutaminase-1 deficiency: evidence for a temperature-sensitive phenotype. *Hum Mol Genet* 2006;15:3083-97.

Lamellar ichthyosis and congenital ichthyosiform erythroderma

[3] Fischer J. Autosomal recessive congenital ichthyosis. *J Invest Dermatol* 2009;129:1319-21.

[21] Vahlquist A, Bygum A, Gånemo A, *et al*. Genotypic and clinical spectrum of selfimproving collodion ichthyosis: ALOX12B, ALOXE3, and TGM1 mutations in Scandinavian patients. *J Invest Dermatol* 2010;130:438-43.

[29] Elias PM, Williams ML, Holleran WM, *et al*. Pathogenesis of permeability barrier abnormalities in the ichthyoses: inherited disorders of lipid metabolism. *J Lipid Res* 2008;49:697-714.

Keratinopathic ichthyoses

[5] Ross R, DiGiovanna JJ, Capaldi L, *et al*. Histopathologic characterization of epidermolytic hyperkeratosis: a systematic review of histology from the National Registry for Ichthyosis and Related Skin Disorders. *J Am Acad Dermatol* 2008;59:86-90.

[10] Roth W, Kumar V, Beer HD, *et al*. Keratin 1 maintains skin integrity and participates in an inflammatory network in skin through interleukin-18. *J Cell Sci* 2012;125:5269-79.

Epidermolytic ichthyosis

[1] DiGiovanna JJ, Bale SJ. Clinical heterogeneity in epidermolytic hyperkeratosis. *Arch Dermatol* 1994;130:1026-35.

[11] Schmuth M, Yosipovitch G, Williams ML, *et al*. Pathogenesis of the permeability barrier abnormality in epidermolytic hyperkeratosis. *J Invest Dermatol* 2001;117:837-47.

Superficial epidermolytic ichthyosis

[1] Siemens WH. Dichtung und Wahrheitüber die 'Ichthyosis bullosa', mit Bemerkungen zur Systemik der Epidermolysen. *Arch Dermatol Syph* 1937;175:590-608.

Annular epidermolytic ichthyosis

[1] Joh GY, Traupe H, Metze D, *et al*. A novel dinucleotide mutation in keratin 10 in the annular epidermolytic ichthyosis variant of bullous congenital ichthyosiform erythroderma. *J Invest Dermatol* 1997;108:357-61.

Congenital reticular ichthyosiform erythroderma

[1] Choate KA, Lu Y, Zhou J, *et al*. Mitotic recombination in patients with ichthyosis causes reversion of dominant mutations in KRT10. *Science* 2010;330:94-7.

Ichthyosis Curth-Macklin

[1] Sprecher E, Ishida-Yamamoto A, Becker OM, *et al*. Evidence for novel functions of the keratin tail emerging from a mutation causing ichthyosis hystrix. *J Invest Dermatol* 2001;116:511-19.

Erythrokeratoderma

Erythrokeratoderma variabilis

[7] Rogers M. Erythrokeratodermas: a classification in a state of flux? *Australas J Dermatol* 2005;46:127-41.

Progressive symmetrical erythrokeratoderma

[2] Richard G, Brown N, Rouan F, *et al*. Genetic heterogeneity in erythrokeratodermia variabilis: novel mutations in the connexin gene GJB4 (Cx30.3) and genotype-phenotype correlations. *J Invest Dermatol* 2003;120:601-9.

Symmetrical acrokeratoderma

[1] Liu Z, Zhou Y, Chen RY, *et al*. Symmetrical acrokeratoderma: A peculiar entity in China? Clinicopathologic and immunopathologic study of 34 new cases. *J Am Acad Dermatol* 2014;70:533-8.

Other non-syndromic forms of ichthyosis

Exfoliative ichthyosis

[1] Blaydon DC, Nitoiu D, Eckl KM, *et al*. Mutations in CSTA, encoding Cystatin A, underlie exfoliative ichthyosis and reveal a role for this protease inhibitor in cell-cell adhesion. *Am J Hum Genet* 2011;89:564-71.

X-linked syndromes concerning distal cholesterol biosynthesis

Conradi-Hünermann-Happle syndrome

[1] Happle R, Phillips RJ, Roessner A, Jünemann G. Homologous genes for X-linked chondrodysplasia punctata in man and mouse. *Hum Genet* 1983;63:24-7.

[3] Braverman N, Lin P, Moebius FF, *et al*. Mutations in the gene encoding 3 betahydroxysteroid-delta 8, delta 7-isomerase cause X-linked dominant Conradi-Hünermann syndrome. *Nat Genet* 1999;22:291-4.

Congenital hemidysplasia-ichthyosiform naevus-limb defect syndrome

[1] Happle R, Koch H, Lenz W. The CHILD syndrome. Congenital hemidysplasia with ichthyosiform erythroderma and limb defects. *Eur J Pediatr* 1980;134:27-33.

[10] Paller AS, van Steensel MA, Rodriguez-Martín M, *et al*. Pathogenesis-based therapy reverses cutaneous abnormalities in an inherited disorder of distal cholesterol metabolism. *J Invest Dermatol* 2011;131:2242-8.

Ichthyosis follicularis-atrichia-photophobia syndrome

[1] Hamm H, Meinecke P, Traupe H. Further delineation of the ichthyosis follicularis, atrichia, and photophobia syndrome. *Eur J Pediatr* 1991;150:627-9.

[3] Oeffner F, Fischer G, Happle R, *et al*. IFAP syndrome is caused by deficiency in MBTPS2, an intramembrane zinc metalloprotease essential for cholesterol homeostasis and ER stress response. *Am J Hum Genet* 2009;84:459-67.

Exfoliative disorders of cornification

Comèl-Netherton syndrome

[1] Comèl M. Ichthyosis linearis circumflexa. *Dermatologica* 1949;98:133-6.

[5] Chavanas S, Bodemer C, Rochat A, *et al*. Mutations in

SPINK5, encoding a serine protease inhibitor, cause Netherton syndrome. *Nat Genet* 2000;25:141-2.

[17] Hovnanian A. Netherton syndrome: skin inflammation and allergy by loss of protease inhibition. *Cell Tissue Res* 2013; 351:289-300.

[51] Renner ED, Hartl D, Rylaarsdam S, *et al*. Comèl-Netherton syndrome defined as primary immunodeficiency. *J Allergy Clin Immunol* 2009;124:536-43.

[53] Di WL, Larcher F, Semenova E, *et al*. Ex-vivo gene therapy restores LEKTI activity and corrects the architecture of Netherton syndrome-derived skin grafts. *Mol Ther* 2011; 19:408-16.

Severe dermatitis-multiple allergies-metabolic wasting syndrome

[1] Samuelov L, Sarig O, Harmon RM, *et al*. Desmoglein 1 deficiency results in severe dermatitis, multiple allergies and metabolic wasting. *Nat Genet* 2013;45:1244-8.

Peeling skin syndrome type A

[5] Cabral RM, Kurban M, Wajid M, *et al*. Whole-exome sequencing in a single proband reveals a mutation in the CHST8 gene in autosomal recessive peeling skin syndrome. *Genomics* 2012;99:202-8.

Inflammatory peeling skin disease

[2] Traupe H. Peeling-skin syndrome: Clinical and morphological evidence for two types. In: Traupe H, ed. *The Ichthyoses: a guide to clinical diagnosis, genetic counselling, and therapy*. Berlin: Springer, 1989:207-10.

[4] Oji V, Eckl KM, Aufenvenne K, *et al*. Loss of corneodesmosin leads to severe skin barrier defect, pruritus, and atopy: unraveling the peeling skin disease. *Am J Hum Genet* 2010;87: 274-81.

[15] Jonca N, Leclerc EA, Caubet C, *et al*. Corneodesmosomes and corneodesmosin: from the stratum corneum cohesion to the pathophysiology of genodermatoses. *Eur J Dermatol* 2011; 21:35-42.

Acral peeling skin syndrome

[4] Cassidy AJ, van Steensel MA, Steijlen PM, *et al*. A homozygous missense mutation in TGM5 abolishes epidermal transglutaminase 5 activity and causes acral peeling skin syndrome. *Am J Hum Genet* 2005;77:909-17.

Neuro-ichthyotic syndromes

[1] Rizzo WB, Jenkens SM, Boucher P. Recognition and diagnosis of neuro-ichthyotic syndromes. *Semin Neurol* 2012; 32: 75-84.

CEDNIK, MEDNIK, ARC, Gaucher disease type II, ELOVL4 deficiency and Stormorken syndrome

[1] Holleran WM, Ginns EI, Menon GK, *et al*. Consequences of beta-glucocerebrosidase deficiency in epidermis. Ultrastructure and permeability barrier alterations in Gaucher disease. *J Clin Invest* 1994;93:1756-64.

[5] Dereure O. [Differentiating between Mednik and Cednik syndromes.] *Ann Dermatol Venereol* 2009;136:850-1.

[7] Gissen P, Johnson CA, Morgan NV, *et al*. Mutations in VPS33B, encoding a regulator of SNARE-dependent membrane fusion, cause arthrogryposis-renal dysfunction-cholestasis(ARC) syndrome. *Nat Genet* 2004;36:400-4.

[13] Aldahmesh MA, Mohamed JY, Alkuraya HS, *et al*. Recessive mutations in ELOVL4 cause ichthyosis, intellectual disability, and spastic quadriplegia. *Am J Hum Genet* 2011; 89: 745-50.

[18] Misceo D, Holmgren A, Louch WE, *et al*. A dominant STIM1 mutation causes Stormorken syndrome. *Hum Mutat* 2014; 35:556-64.

Refsum disease

[3] van den Brink DM, Brites P, Haasjes J, *et al*. Identification of PEX7 as the second gene involved in Refsum disease. *Am J Hum Genet* 2003;72:471-7.

[10] Zolotov D, Wagner S, Kalb K, *et al*. Long-term strategies for the treatment of Refsum's disease using therapeutic apheresis. *J Clin Apher* 2012;27:99-105.

Multiple sulphatase deficiency

[2] Dierks T, Dickmanns A, Preusser-Kunze A, *et al*. Molecular basis for multiple sulfatase deficiency and mechanism for formylglycine generation of the human formylglycine-generating enzyme. *Cell* 2005;121:541-52.

Sjögren-Larsson syndrome

[5] De Laurenzi V, Rogers GR, Hamrock DJ, *et al*. Sjögren-Larsson syndrome is caused by mutations in the fatty aldehyde dehydrogenase gene. *Nat Genet* 1996;12:52-7.

[9] Kathuria S, Arora S, Ramesh V. Sjögren-Larsson syndrome: importance of early diagnosis and aggressive physiotherapy. *Dermatol Online J* 2012 Sep 15;18(9):11.

Keratitis-ichthyosis-deafness

[4] de Zwart-Storm EA, Hamm H, Stoevesandt J, *et al*. A novel missense mutation in GJB2 disturbs gap junction protein transport and causes focal palmoplantar keratoderma with deafness. *J Med Genet* 2008;45:161-6.

[5] Easton JA, Donnelly S, Kamps MA, *et al*. Porokeratotic eccrine nevus may be caused by somatic connexin26 mutations. *J Invest Dermatol* 2012;132:2184-91.

[20] Coggshall K, Farsani T, Ruben B, *et al*. Keratitis, ichthyosis, and deafness syndrome: a review of infectious and neoplastic complications. *J Am Acad Dermatol* 2013;69:127-34.

Neutral lipid storage disease with ichthyosis

[1] Léfèvre C, Jobard F, Caux F, *et al*. Mutations in CGI-58, the gene encoding a new protein of the esterase/lipase/thioesterase subfamily, in Chanarin-Dorfman syndrome. *Am J Hum Genet* 2001;69:1002-12.

Trichothiodystrophy/Tay syndrome

[1] Morice-Picard F, Cario-André M, Rezvani H *et al*. New clinico-genetic classification of trichothiodystrophy. *Am J Med Genet A* 2009;149A:2020-30.

[2] Faghri S, Tamura D, Kraemer KH, Digiovanna JJ. Trichothiodystrophy: a systematic review of 112 published cases characterises a wide spectrum of clinical manifestations. *J Med Genet* 2008;45:609-21.

Neu-Laxova syndrome

[4] Shaheen R, Rahbeeni Z, Alhashem A, *et al*. Neu-Laxova syndrome, an inborn error of serine metabolism, is caused by mutations in PHGDH. *Am J Hum Genet* 2014;94:898-904.

Coloboma heart defect-ichthyosiform dermatosis-mental retardation-ear anomalies syndrome

[1] Ng BG, Hackmann K, Jones MA, *et al*. Mutations in the glycosylphosphatidylinositol gene PIGL cause CHIME syndrome. *Am J Hum Genet* 2012;90:685-8.

Miscellaneous syndromic ichthyoses

Ichthyosis-prematurity syndrome

[6] Klar J, Schweiger M, Zimmerman R, *et al*. Mutations in the fatty acid transport protein 4 gene cause the ichthyosis prematurity syndrome. *Am J Hum Genet* 2009;85:248-53.

[11] Anton-Lamprecht I. Diagnostic ultrastructural of non-neoplastic diseases. In: Papadimitriou J, Henderson DW, Spagnolo DV, eds. *The Skin*. Edinburgh: Churchill Livingstone,

第6部分

1992;459-550.

Ichthyosis with hypotrichosis

[1] Basel-Vanagaite L, Attia R, Ishida-Yamamoto A, *et al*. Autosomal recessive ichthyosis with hypotrichosis caused by a mutation in ST14, encoding type II transmembrane serine protease matriptase. *Am J Hum Genet* 2007;80:467-77.

[8] Sales KU, Masedunskas A, Bey AL, *et al*. Matriptase initiates activation of epidermal pro-kallikrein and disease onset in a mouse model of Netherton syndrome. *Nat Genet* 2010;42:676-83.

Neonatal ichthyosis-sclerosing cholangitis

[1] Hadj-Rabia S, Baala L, Vabres P, *et al*. Claudin-1 gene mutations in neonatal sclerosing cholangitis associated with ichthyosis: a tight junction disease. *Gastroenterology* 2004;127:1386-90.

Management of congenital ichthyoses

[1] Hernández-Martin A, Aranegui B, Martin-Santiago A, Garcia-Doval I. A systematic review of clinical trials of treatments for the congenital ichthyoses, excluding ichthyosis vulgaris. *J Am Acad Dermatol* 2013;69:544-9.

Management of collodion baby

[1] Prado R, Ellis LZ, Gamble R, *et al*. Collodion baby: an update with a focus on practical management. *J Am Acad Dermatol* 2012;67:1362-74.

The issue of bathing

[2] Traupe H, Burgdorf WHC. Treatment of ichthyosis-There is always something you can do! In Memoriam: Wolfgang Küster. *J Am Acad Dermatol* 2007;57:542-7.

Practical treatment options for daily care

[2] Craiglow BG, Choate KA, Milstone LM. Topical tazarotene for the treatment of ectropion in ichthyosis. *JAMA Dermatol* 2013;149:598-600.

Systemic treatment options

[1] Vahlquist A, Gånemo A, Virtanen M. Congenital ichthyosis: an overview of current and emerging therapies. *Acta Derm Venereol* 2008;88:4-14.

[9] Chamcheu JC, Wood GS, Siddiqui IA, *et al*. Progress towards genetic and pharmacological therapies for keratin genodermatoses: current perspective and future promise. *Exp Dermatol* 2012;21:481-9.

Special aspects of treatment

[10] Haenssle HA, Finkenrath A, Hausser I, *et al*. Effective treatment of severe thermodysregulation by oral retinoids in a patient with recessive congenital lamellar ichthyosis. *Clin Exp Dermatol* 2008;33:578-81.

[15] Thacher TD, Fischer PR, Pettifor JM, Darmstadt GL. Nutritional rickets in ichthyosis and response to calcipotriene. *Pediatrics* 2004;114:119-23.

[23] Freitas CF, Mulinari-Brenner F, Fontana HR, *et al*. Ichthyosis associated with widespread tinea corporis: report of three cases. *An Bras Dermatol* 2013;88:627-30.

Acquired ichthyoses

[1] Patel N, Spencer LA, English JC 3rd, Zirwas MJ. Acquired ichthyosis. *J Am Acad Dermatol* 2006;55:647-56.

[5] Word AP, Cayce R, Pandya AG. Beware of underlying malignancy: acquired ichthyosis. *Am J Med* 2014;127:202-4.

[22] Aggett PJ, Cavanagh HP, Matthew DJ, *et al*. Shwachman's syndrome: a review of 21 cases. *Arch Dis Child* 1980;55:331-47.

[41] Sparsa A, Boulinguez S, Le-Brun V, *et al*. Acquired ichthyosis with pravastatin. *J Eur Acad Dermatol Venereol* 2007;21:549-50.

Pityriasis rotunda

[11] Friedmann AC, Ameen M, Swale VJ. Familial pityriasis rotunda in black-skinned patients: a first report. *Br J Dermatol* 2007;156:1362-402.

[19] Yoneda K, Presland RB, Demitsu T, *et al*. The profilaggrin N-terminal domain is absent in pityriasis rotunda. *Br J Dermatol* 2012;166:227-9.

Palmoplantar keratoderma

[2] Braun-Falco M. Hereditary palmoplantar keratodermas. *J Dtsch Dermatol Ges* 2009;7:971-84.

[8] Lucker GPH, Van de Kerkhof PCM, Steiljen PM. The hereditary palmoplantar keratoses: an updated review and classification. *Br J Dermatol* 1994;131:1-14.

[11] Schiller S, Seebode C, Hennies HC, *et al*. Palmoplantar keratoderma(PPK): acquired and genetic causes of a not so rare disease. *J Dtsch Dermatol Ges* 2014;12:781-8.

Epidermolytic palmoplantar keratoderma

[3] Kuster W, Becker A. Indication for the identity of palmoplantar keratoderma type Unna-Thost with type Vörner. *Acta Derm Venereol(Stockh)* 1992;72:120-2.

[8] Reis A, Hennies H-C, Langbein L, *et al*. Keratin 9 gene mutations in epidermolytic palmoplantar keratoderma(EPPK). *Nat Genet* 1994;8:174-9.

[18] Grimberg G, Hausser I, Mueller FB, *et al*. Novel and recurrent mutations in the 1B domain of keratin 1 in palmoplantar keratoderma with tonotubules*Br J Dermatol* 2009;160:446-49.

Pachyonychia congenita

[1] McLean WH, Hansen CD, Eliason MJ, Smith FJ. The phenotypic and molecular genetic features of pachyonychia congenital. *J Invest Dermatol* 2011;131:1015-17.

[13] Eliason MJ, Leachman SA, Feng BJ, *et al*. A review of the clinical phenotype of 254 patients with genetically confirmed pachyonychia congenita. *J Am Acad Dermatol* 2012;67:680-6.

[37] Goldberg I, Fruchter D, Meilick A, *et al*. Best treatment practices for pachyonychia congenita. *J Eur Acad Dermatol Venereol* 2013;28:279-85.

[43] McLean WH, Moore CB. Keratin disorders: from gene to therapy. *Hum Mol Genet* 2011;20:189-97.

Painful hereditary callosities

[5] Wilson NJ, Messenger AG, Leachman SA, *et al*. Keratin K6c mutations cause focal palmoplantar keratoderma. *J Invest Dermatol* 2010;130:425-9.

Non-epidermolytic palmoplantar keratoderma

[3] Kuster W, Becker A. Indication for the identity of palmoplantar keratoderma Unna Thost with type Vörner. *Acta Derm Venereol(Stockh)* 1992;72:120-2.

[19] Blaydon DC, Lind LK, Plagnol V, *et al*. Mutations in AQP5, encoding a waterchannel protein, cause autosomal-dominant diffuse nonepidermolytic palmoplantar keratoderma. *Am J Hum Genet* 2013;93(2):330-5.

[20] Kubo A, Shiohama A, Sasaki T, *et al*. Mutations in SERPINB7, encoding a member of the serine protease inhibitor superfamily, cause Nagashima-type palmoplantar keratosis. *Am J Hum Genet* 2013;93:945-56.

Mal de Meleda

[3] Fischer J, Bouadjar B, Heilig R, *et al*. Mutations in the gene encoding SLURP-1 in mal de Meleda. *Hum Mol Genet* 2001;

第6部分

10:875-80.

[11] Favre B, Plantard L, Aeschbach L, *et al*. SLURP1 is a late marker of epidermal differentiation and is absent in Mal de Meleda. *J Invest Dermatol* 2007;127:301-8.

[29] Bergman R, Bitterman-Deutsch O, Fartsach M, *et al*. Mal de Meleda keratoderma with pseudoainhum. *Br J Dermatol* 1993;128:207-12.

Loricrin keratoderma

[4] Korge BP, Ishida-Yamamoto A, Punter C, *et al*. Loricrin mutation in Vohwinkel's keratoderma is unique to the variant with ichthyosis. *J Invest Dermatol* 1997;109:604-10.

[13] Schmuth M, Fluhr JW, Crumrine DC, *et al*. Structural and functional consequences of loricrin mutations in human loricrin keratoderma (Vohwinkel syndrome with ichthyosis). *J Invest Dermatol* 2004;122:909-22.

Striate (and focal) palmoplantar keratoderma

[5] Lai-Cheong JE, Arita K, McGrath JA. Genetic diseases of junctions. *J Invest Dermatol* 2007;127:2713-25.

[17] Norgett EE, Hatsell SJ, Carvajal-Huerta L, *et al*. Recessive mutation in desmoplakin disrupts desmoplakin-intermediate filament interactions and causes dilated cardiomyopathy, woolly hair and keratoderma. *Hum Mol Genet* 2000;9:2761-6.

[28] Bergman R, Hershkovitz D, Fuchs D, *et al*. Disadhesion of epidermal keratinocytes: a histologic clue to palmoplantar keratodermas caused by DSG1 mutations. *J Am Acad Dermatol* 2010;62:107-13.

Punctate palmoplantar keratoderma

[1] Emmert S, Kuster W, Hennies HC, *et al*. 47 patients in 14 families with the rare genodermatosis keratosis punctata palmoplantaris Buschke-Fischer-Brauer. *Eur J Dermatol* 2003; 13:16-20.

[10] Giehl KA, Eckstein GN, Pasternack SM, *et al*. Nonsense mutations in AAGAB cause punctate palmoplantar keratoderma type Buschke-Fischer-Brauer. *Am J Hum Genet* 2012; 91: 754-9.

[13] Pöhler E, Zamiri M, Harkins CP, *et al*. Heterozygous mutations in AAGAB cause type 1 punctate palmoplantar keratoderma with evidence for increased growth factor signaling. *J Invest Dermatol* 2013 Dec;133(12):2805-8.

Spiny keratoderma

[3] Grillo E, Pérez-García B, González-García C, Vano-Galván S, Jaén-Olasolo P. Spiky keratotic projections on the palms and fingers. Spiny keratoderma. *Dermatol Online J* 2012;18:8.

Marginal papular keratoderma

[1] Rongioletti F, Betti R, Crosti C, Rebora A. Marginal papular acrokeratodermas: a unified nosography for focal acral hyperkeratosis, acrokeratoelastoidosis and related disorders. *Dermatology* 1994;188:28-31.

[3] Stevens HP, Kelsel, D, Bryant P, *et al*. Linkage of an American pedigree with palmoplantar keratoderma and malignancy (palmoplantar ectodermal dysplasia type III) to 17q24: literature survey and proposed updated classification of the keratodermas. *Arch Derm* 1996;132:640-51.

Cole disease

[4] Eytan O, Morice-Picard F, Sarig O, *et al*. Cole disease results from mutations in ENPP1. *Am J Hum Genet* 2013; 93: 752-7.

Transient aquagenic keratoderma

[7] Yan AC, Aasi SZ, Alms WJ, *et al*. Aquagenic palmoplantar keratoderma. *J Am Acad Dermatol* 2001;44:696-9.

[18] Grasemann H, Ratjen F, Solomon M. Aquagenic wrinkling of the palms in a patient with cystic fibrosis. *N Engl J Med* 2013;369:2362-3.

Palmoplantar keratoderma and cardiomyopathy

[2] Carvajal-Huerta L. Epidermolytic palmoplantar keratoderma with woolly hair and dilated cardiomyopathy. *J Am Acad Dermatol* 1998;39:418-21.

[8] Petrof G, Mellerio JE, McGrath JA. Desmosomal genodermatoses. *Br J Dermatol* 2012;166:36-45.

[18] Whittock NV, Wan H, Morley SM, *et al*. Compound heterozygosity for nonsense and missense mutations in desmoplakin underlies skin fragility/woolly hair syndrome. *J Invest Dermatol* 2002;118:232-8.

Palmoplantar keratoderma and hearing impairment

[1] Kelsell DP, Dunlop J, Hodgins MB. Human diseases: clues to cracking the connexin code. *Trends Cell Biol* 2001;11:2-6.

[11] Pandya A. Nonsyndromic hearing loss and deafness, mitochondrial. In: Pagon RA, Adam MP, Bird TD, Dolan CR, Fong CT, Stephens K, eds. *GeneReviews*. Seattle (WA): University of Washington, Seattle, 2013.

[12] Vohwinkel KH. Keratoma hereditarium mutilans. *Arch Dermatol Syphilol* 1929;158:354-64.

[27] Scott CA, Tattersall D, O'Toole EA, Kelsell DP. Connexins in epidermal homeostasis and skin disease. *Biochim Biophys Acta* 2012;1818:1952-61.

Mitochondrial palmoplantar keratoderma with hearing impairment

[8] Pandya A. Nonsyndromic hearing loss and deafness, mitochondrial. In: Pagon RA, Adam MP, Bird TD, Dolan CR, Fong CT, Stephens K, eds. *GeneReviews*™ [Internet]. Seattle (WA): University of Washington, Seattle, 2013.

Palmoplantar keratoderma and cancer

[4] Rogozinski TT, Schwartz RA, Towpik E. Verrucous carcinoma in Unna-Thost hyperkeratosis of the palms and soles. *J Am Acad Dermatol* 1994;31:1061-2.

[22] Lee YA, Stevens HP, Delaporte E, Wahn U. Reis A. A gene for an autosomal dominant scleroatrophic syndrome predisposing to skin cancer (Huriez syndrome) maps to chromosome 4q23. *Am J Hum Genet* 2000;66:326-330.

[33] Blaydon DC, Etheridge SL, Risk JM, *et al*. RHBDF2 mutations are associated with tylosis, a familial esophageal cancer syndrome. *Am J Hum Genet* 2012;90:340-6.

[40] Howel-Evans W, McGonnell RB, Clarke GA, Sheppard PM. Carcinoma of the oesophagus with keratosis palmaris et plantaris (tylosis): a study of two families. *QJM* 1950; 27: 415-29.

Palmoplantar keratoderma, sex reversal and cancer

[2] Radi O, Parma P, Imbeaud S, *et al*. XX sex reversal, palmoplantar keratoderma, and predisposition to squamous cell carcinoma: genetic analysis in one family. *Am J Med Genet* 2005;138:241-6.

Palmoplantar keratoderma in ectodermal dysplasia and related diseases

[10] Bohring A, Stamm T, Spaich C, *et al*. WNT10A mutations are a frequent cause of a broad spectrum of ectodermal dysplasias with sex-biased manifestation pattern in heterozygotes. *Am J Hum Genet* 2009;85:97-105.

[12] Schöpf E, Schulz HJ, Passarge E. Syndrome of cystic eyelids, palmo-plantar keratosis, hypodontia and hypotrichosis as a possible autosomal recessive trait. *Birth Defects* 1971;7:219-21.

Papillon-Léfèvre and Haim-Munk syndrome

[12] Hart TC, Hart PS, Michalec MD, *et al*. Haim-Munk syndrome and Papillon-Léfèvre syndrome are allelic mutations in cathepsin C. *J Med Genet* 2000;37:88-94.

[30] Eickholz P, Kugel B, Pohl S, *et al*. Combined mechanical and antibiotic periodontal therapy in a case of Papillon-Léfèvre syndrome. *J Periodontol* 2001;72:542-9.

[32] Nakajima K, Nakano H, Takiyoshi N, *et al*. Papillon-Léfèvre syndrome and malignant melanoma. A high incidence of melanoma development in Japanese palmoplantar keratoderma patients. *Dermatology* 2008;217:58-62.

Olmsted syndrome

[1] Olmsted HC. Keratoderma palmaris et plantaris congenitalis: report of a case showing associated lesions of unusual location. *Am J Dis Child* 1927;33:757-64.

[8] Lin Z, Chen Q, Lee M, *et al*. Exome sequencing reveals mutations in TRPV3 as a cause of Olmsted syndrome. *Am J Hum Genet* 2012;90:558-64.

Palmoplantar keratoderma and ophthalmic manifestations

Oculocutaneous tyrosinaemia (tyrosinaemia type II)

[1] Richner H. Hornhautaffektion bei Keratoma palmare et plantare hereditarium. *Klin Monatsbl Augenheilkd* 1938; 100: 580-8.

Acquired keratodermas

[1] Patel S, Zirwas M, English JC 3rd. Acquired palmoplantar keratoderma. *Am J Clin Dermatol* 2007;8:1-11.

[3] Haxthausen H. Keratoderma climactericum. *Br J Dermatol* 1934;46:161-7.

[27] Kim J, Foster R, Lam M, Kumarasinghe SP. Mycosis fungoides: An important differential diagnosis for acquired palmoplantar keratoderma. *Australas J Dermatol* 2014; 56: 49-51.

Miscellaneous disorders of keratinization

Porokeratoses

[1] Sertznig P, von Felbert V, Megahed M. Porokeratosis: present concepts. *J Eur Acad Dermatol Venereol* 2012; 26: 404-12.

[14] Zhang SQ, Jiang T, Li M, *et al*. Exome sequencing identifies MVK mutations in disseminated superficial actinic porokeratosis. *Nat Genet* 2012;44:1156-60.

[24] D'Errico M, Teson M, Calcagnile A, *et al*. Characterization of the ultraviolet B and X-ray response of primary cultured epidermal cells from patients with disseminated superficial actinic porokeratosis. *Br J Dermatol* 2004;150:47-55.

[27] Esser AC, Pittelkow MR, Randle HW. Human papillomavirus isolated from transplant-associated porokeratoses of mibelli responsive to topical 5% imiquimod cream. *Dermatol Surg* 2006;32:858-61.

[55] Cavicchini S, Tourlaki A. Successful treatment of disseminated superficial actinic porokeratosis with methyl aminolevulinate-photodynamic therapy. *J Dermatolog Treat* 2006; 17: 190-1.

Perforating keratotic disorders

[9] Saray Y, Seckin D, Bilezikci B. Acquired perforating dermatosis: clinicopathological features in twenty-two cases. *J Eur Acad Dermatol Venereol* 2006;20:679-88.

[21] Denisjuk N, Hilty N, Pfaltz M, Kempf W. Necrotizing infundibular crystalline folliculitis: a clinicopathological study. *J Am Acad Dermatol* 2012;66:823-6.

Multiple minute digitate hyperkeratoses

[6] Caccetta TP, Dessauvagie B, McCallum D, *et al*. Multiple minute digitate hyperkeratosis: a proposed algorithm for the digitate keratoses. *J Am Acad Dermatol* 2012;67:49-55.

[18] Torres G, Behshad R, Han A, *et al*. 'I forgot to shave my hands': a case of spiny keratoderma. *J Am Acad Dermatol* 2008;58:344-8.

Flegel disease

[1] Flegel H. Hyperkeratosis lenticularis perstans. *Hautarzt* 1958;9:362-4.

Circumscribed palmoplantar hypokeratosis

[3] Pérez A, Rütten A, Gold R, *et al*. Circumscribed palmar or plantar hypokeratosis: a distinctive epidermal malformation of the palms or soles. *J Am Acad Dermatol* 2002;47:21-7.

[4] Urbina F, Pérez A, Requena L, *et al*. Circumscribed palmar or plantar hypokeratosis 10 years after the first description: what is known and the issues under discussion. *Acta Dermosifiliogr* 2013;731:262-7.

Waxy keratoses of childhood

[1] Gönül M, Kiliç A, Gül U, *et al*. A case of waxy keratoses of childhood. *Dermatology* 2008;217(2):143.

Hyperkeratosis of the nipple

[2] Baykal C, Büyükbabani N, Kavak A, *et al*. Nevoid hyperkeratosis of the nipple and areola: A distinct entity. *J Am Acad Dermatol* 2002;46:414-18.

第 66 章
遗传性棘层松解性皮肤病

Mozheh Zamiri, Colin S. Munro
Queen Elizabeth University Hospital, Glasgow, UK

66

Darier 病

定义和术语

Darier 病(Darier disease,DD)是一种常染色体显性遗传性皮肤病,临床特征为慢性角化性丘疹,组织病理学表现表皮棘层松解和角化不良。

同义名

- Darier-White 病
- 毛囊角化病

概述

1889 年,DD 首先由 Darier 和 White 分别报道[1,2]。临床特征是慢性复发性局灶性或聚集性角化性丘疹,通常在青少年期或成年发病,好发于脂溢性区域。其他皮损包括甲的特异性表现、掌跖改变[3-5]和黏膜受累。角化性皮损的组织病理显示基底层上方棘层松解,上方角化不良[3]。DD 为常染色体显性遗传方式[4],但新的突变相对常见,皮损常呈痣样分布。尽管 DD 没有恒定关联的皮肤外组织器官受累,但有报道神经精神性疾病发生率显著增高[6,7]。治疗通常是给予外用抗菌药物和糖皮质激素,但对于重症患者口服维 A 酸是一种重要的治疗方法。

流行病学

DD 在世界各国均有发生,报道北欧人群的发病率是 1/100 000～1/30 000[4,7-9]。男女发病率相同,青少年早期即可有皮疹出现,但通常到 60－70 岁才发展成为患者[3]。成人完全外显[4],但临床表型多变,有些患者仅有甲改变[5]。一些家系主要表现为扁平疣样角化,称为疣状肢端角化症[8,10,11]。

病理生理学

DD 的组织学表现为细胞连接(棘层松解)和分化异常(图 66.1),尽管有同义名毛囊角化病,但病变不仅限于毛囊周围[12]。早期皮损表现为基底层上方裂隙,随后不规则扩展至整个表皮生发层[3,5]。上覆表皮中可见嗜酸性胞质的圆形角化不良细胞,即"圆体",有皱缩细胞质的小细胞(俗称"谷粒")和角质层角化过度。这些改变是否就是一种细胞凋亡仍存在争议[13,14]。免疫组化显示:桥粒组分广泛分布于棘层松解细胞的胞质内,细胞内外结构区域分离[15-17]。超微结构显示:张力丝与桥粒分离,角蛋白丝聚集在细胞核周围[18]。

DD 及将在本章后部描述的 Hailey-Hailey 病(HHD),都是由于细胞内钙离子泵基因突变所致,是 P 型阳离子转运三磷腺苷酶(ATPases)高度进化的古老家族成员[19]。DD 的致病基因是 *ATP2A2*[20,21-24],位于染色体 12q24.1[25,26]。*ATP2A2* 编码肌/内质网 Ca^{2+} ATP 酶 2 型(SERCA2)。SERCAs 是肌质或内质网(ER)膜的跨膜通道,它通过泵送 Ca^{2+} 对抗钙离子浓度梯度[27]。两个钙离子从细胞质进入通道并结合。当 ATP 磷酸化通道时,由此所致的构象变化导致 Ca^{2+} 释放到 ER 腔中[28]。然后钙泵被去磷酸化,上述循环重新开始。*ATP2A2* 基因有 21 个外显子,它编码了一个 4.4 kb 的转录本,由于选择性剪接[28]有 3 个主要亚型。SERCA2a 在慢缩骨骼肌和心肌中表达[27,29]。SERCA2b 和 SERCA2c 的表达分布更为广泛。尚有第四种亚型存在于肌肉中[30]。表皮中的主要亚型是 SERCA2b[31,32]。

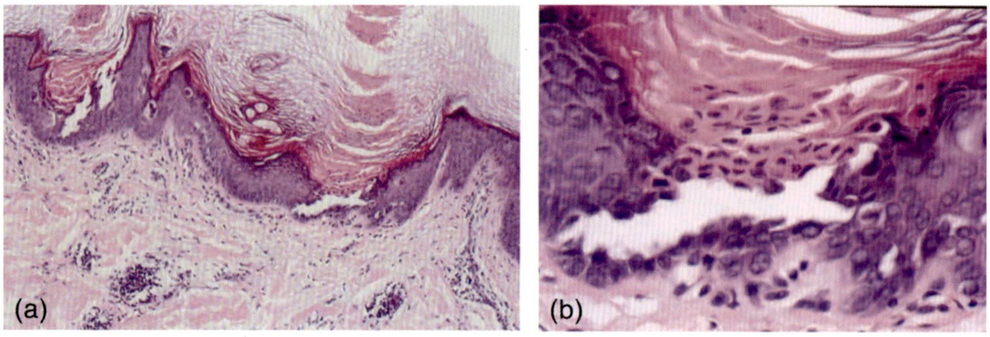

图 66.1 Darier 病的组织学表现
(a)棘层松解伴基底层上方裂隙;(b)高倍镜下嗜酸性胞质的圆形角化不良细胞(圆体)和角化过度的核固缩细胞(谷粒)。

目前,全世界各地已有 200 余种 DD 患者不同的 *ATP2A2* 致病突变报道[20-24,33-42]。包括错义突变、无义突变和移码突变,以及框内缺失或插入。其中许多突变被预测会产生 SERCA2 单倍剂量不足,伴有随之发生的功能下降。约一半的突变是错义突变或框内缺失后表达突变的 SERCA2 蛋白。体外模型研究显示,大多数突变体钙转运活性降低[33,43,44]。体外研究也显示[45],在温度升高时特异的错义突变允许 Ca^{2+} 渗漏回细胞质,提示了升温会加剧疾病的机制。有学者认为,错义突变所致疾病更为严重[22,34],可能是由于正常等位基因的显性负效应所致[43]。然而,家系内表型变异亦表明其他遗传因素、表观遗传或环境因素也会改变表型。

单倍剂量不足和 *ATP2A2* 的其他突变导致 DD 的机制尚不完全清楚,但表皮角质形成细胞的分化和黏附依赖于高浓度的 Ca^{2+}[46]。大多数致病的 SERCA2 突变体表现为表达减少或 Ca^{2+} 泵活性受损[33,44,47],预示会导致细胞质钙浓度增多和 ER 内钙浓度降低。在 DD 中,表皮 Ca^{2+} 浓度梯度从基底层向表层的正常增加被破坏[48,49]。ER 内钙的储存对于细胞内钙依赖信号通路至关重要,而钙依赖信号通路的作用之一是调控黏附蛋白向细胞膜的转运[50]。在接收到嘌呤的信号后,通过 G 蛋白偶联细胞膜受体和三磷酸肌醇(IP3)介导,ER 钙迅速释放到细胞质中。而细胞质钙的增加又反过来导致细胞膜储存调控通道瞬态受体电位阳离子 1(TRPC1)允许细胞外钙进入,增加钙流量[28]。DD 中 SERCA2 功能受损与 TRPC1 上调有关,TRPC1 可促进细胞增殖,抑制细胞凋亡[51]。角质形成细胞中第二个 SERCA2-依赖性信号通路由鞘脂类介导[52]。用毒胡萝卜素或 SERCA2 特异 siRNA 阻断 SERCA 活性可阻止该信号,并影响 Ca^{2+} 封闭、E-钙黏蛋白和桥粒斑蛋白定位和 Ca^{2+} 调控的分化[52]。ER 和 Ca^{2+} 的减少干扰了分子伴侣钙网蛋白和钙蛋白的正确折叠、分类和翻译后修饰[53,54]。培养的 DD 角质细胞[54]或 SERCA2 缺陷细胞[55]显示黏附分子桥粒斑蛋白在细胞膜上的转运受损。蛋白激酶 C 是一种调节纤维间丝结合及桥粒装配的调节器,它到细胞膜的转运也受到了损伤[55]。

最终 DD 中的角化不良被认为是细胞凋亡的一种表现形式[18],也有不同观点认为上调 TRPC1 的抗凋亡作用可导致角化异常[51]。SERCA2 对 ER 应激敏感,导致不溶性和聚集性。SERCA2 致病性错义突变体更易于聚集并对蛋白酶体降解具有抗性[56]。*Bcl*-2 基因家族抗凋亡蛋白的表达下降,尽管可能是一种继发改变,亦可促进细胞凋亡[18,57-59]。

尽管有这些体外实验结果,但 DD 的发病机制仍然不清楚。基因表达广泛,而表型主要或完全位于皮肤。鼠 SERCA2 单倍剂量不足时心脏功能受损和胃食管鳞癌的发病率增加[60-62],DD 患者中未见此特征[60-62]。局限于皮肤可能是由于表皮缺乏补偿性机制,如表皮内的 SERCA3[31,63]。本病发病通常较晚,仅部分区域皮肤受累,皮损呈局灶性分布,不仅限于附属器结构中。甲和掌跖损害持续存在、累及加重。Müller 和他的同事们在研究犬类同系物的基础上提出了该疾病局灶性病变是由于继发性突变的累及,这些继发性突变的存在可能是通过改变 SERCA2-缺陷表皮的 p53/p21^{WAF1} 细胞周期控制而实现的[64]。

临床特征

病史

发病的高峰年龄为 6—20 岁,但也可能发生在婴儿或老年期[3]。在出现皮疹前就有轻度的甲或手掌改变或肢端角化[4]。虽然可以自愈,但本病通常表现为慢性复发性病程。加重疾病的因素包括摩擦、高温、出汗和阳光或 UVB[3,4]。

临床表现

躯干、面部、头皮边缘、太阳穴、耳、头皮、颈部和褶皱部位，如会阴、腋窝和腹股沟等脂溢性区域出现散在或融合的粗糙、油腻、皮色或黄褐色丘疹是最常见的表现(图 66.2)。毛发生长不受影响。该病通常开始于曝光部位，如颈部出现一小群角化性丘疹。孤立的乳头状角化过度可能是本病最先出现的体征[65]。融合性的丘疹，尤其是位于腋窝、会阴、腹股沟和臀沟时，可形成不规则形疣状裂隙性斑块(图 66.3)，有时会缓慢增大并散发恶臭[3]。四肢可见散在的丘疹，但也有部分病例以四肢角化过度性斑块为主[22,66]。

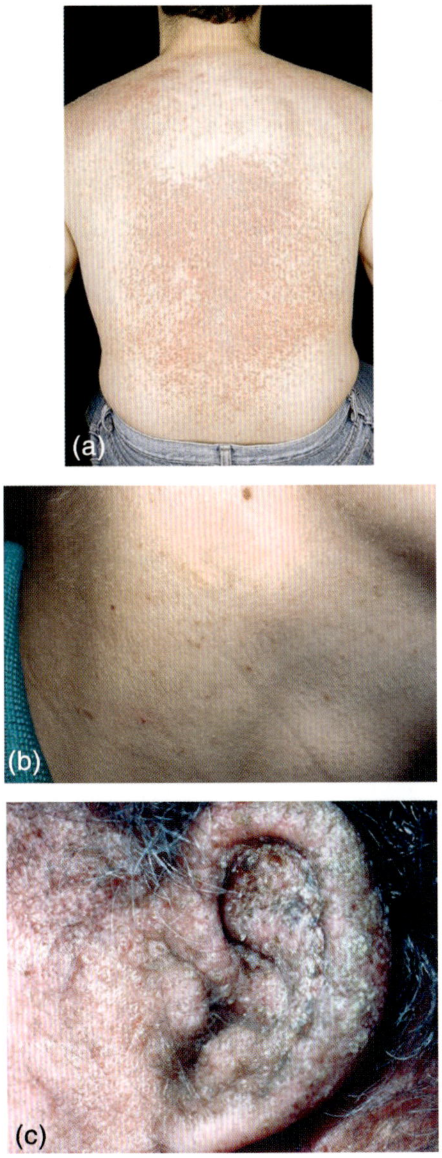

图 66.2　Darier 病皮损

(a)脂溢性区域较多角化性丘疹；(b)9 岁女孩颈部日晒皮肤上发生的早期角化性丘疹；(c)57 岁男性患者耳部融合性皮损。

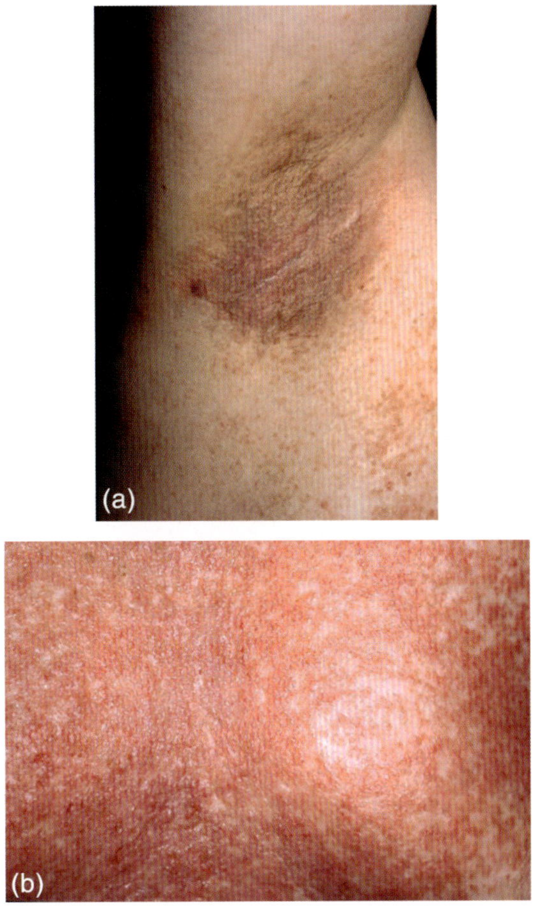

图 66.3　Darier 病

(a)腋窝不规则形丘疹、疣状、裂隙性斑块；(b)胸部融合性炎症和糜烂性损害。

横向照明条件下易见疣状肢端角化，呈扁平疣样损害，常见于手背，也可发生于其他部位(图 66.4)。手部包括指甲病变可能是本病的最早表现[3,4]。指甲脆弱易碎，疼痛的纵向分裂或独特的红色和白色纵向条纹终止于 V 形缺口是典型表现(图 66.5)。随着时间的推移指甲可能发展到严重营养不良。灶性掌跖病变如凹点(图 66.6)或角化常见，偶尔出现弥散性皮肤角化。已有报道发现丝状角化病[67,68]。黏膜受累表现为白色有脐凹或鹅卵石样丘疹(图 66.7)。口腔、食管、宫颈和直肠黏膜均可受累[69-77]。口腔病变最常见于上腭[69,78-82]。融合的颊部病变可能类似黏膜白斑病。也可能出现涎管闭塞及复发性涎腺炎[81,83-85]。

眼部表现包括角化过度斑块和睑缘的脂溢性碎屑沉积，具有典型的组织学特征[86,87]。已报道慢性睑缘炎与干眼综合征、角膜糜烂有关[88]，还有白内障术后眼内炎[89,90]。亦可能发生各种角膜异常[91,92]。

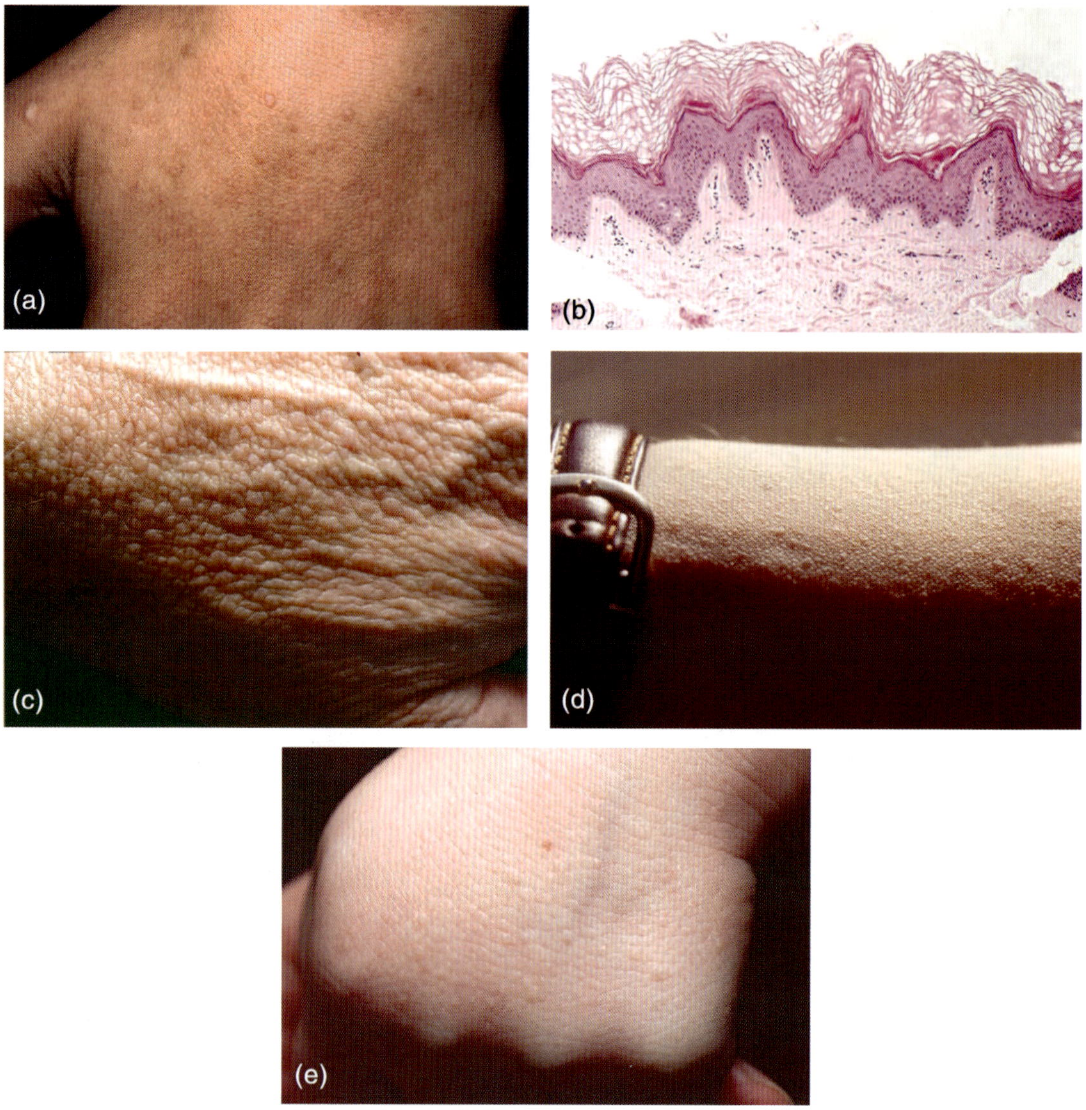

图 66.4　Darier 病中的疣状肢端角化病(AKV)

(a)15 岁男孩手背扁平疣样皮损;(b)组织病理检查示"教堂尖顶"式角化过度;(c)斜向照明条件下易见 45 岁男性的多发 AKV 皮损;(d)31 岁女性前臂类似病变;(e)4 岁男孩手部皮损,分子生物学研究证实为 DD。

DD 患者皮损分布广泛、常伴有恶臭和疼痛,会影响患者的社会交往、工作或学习[93]。皮损范围和临床严重程度对患者健康相关生活质量产生负性影响[94]。

临床亚型

疾病的严重程度有很大差异,即使在同一家系中也是如此,轻症患者表现为手掌或甲改变,重症患者则表现为广泛受累。报道的变异表现包括皱褶部位的糜烂或水疱大疱性疾病[95-99],尤其是远端肢体的肢端糜烂或角化过度斑块(图 66.8a)[22,66,100-103]。具有典型 DD 组织学特征的患者可有多发粉刺或结节囊肿性痤疮,引起深在的凹点状瘢痕(图 66.8 b)[104-107]。家系中患者均有边缘不规则的掌跖出血斑(图 66.8c)[22,108-112],可能是一种特异性突变所致[22,113]。还有躯干部类似 Grover 病的色素性丘疹[114]。深肤色人种中,局灶性病变还会产生白斑病样色素减退斑或丘疹(图 66.9 a)[115-119];有时浅色皮肤患者也会出现类似的病变(图 66.9 b)。

鉴别诊断

DD 可类似于脂溢性皮炎,特别是位于头皮时,也可类似于痤疮,指甲和手部体征有助于鉴别。皱褶部位的糜烂、大疱或肥厚性病变在临床和组织学上与 HHD 相似,但 DD 通常在其他部位出现特征性皮肤损害;HHD 通常发病较晚[120]。Dowling-Degos 病和黑棘皮病主要表现为躯干上部屈侧色素沉着,同时伴

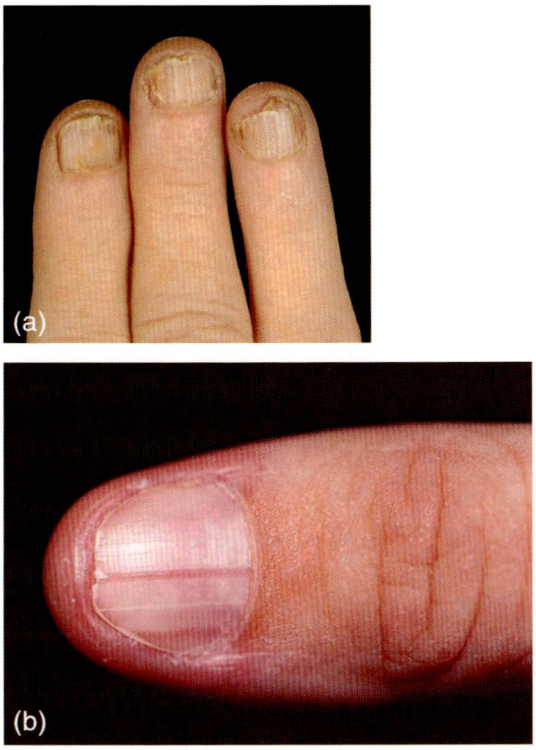

图 66.5　Darier 病甲营养不良

(a)甲板脆弱、纵裂和末端缺口；(b)28 岁女性早期的甲改变表现为白色细带和一条末端缺口的红色纵向带。

有网状乳头瘤病的扁平皮损。糜烂性或大疱性屈侧 DD 需与寻常型/增殖型天疱疮或增殖型脓皮病鉴别。肢端丘疹类似于扁平疣或 AKV，许多病例可能是 DD 等位基因突变所致[121]。部分外阴棘层松解性丘疹病例也可能是 DD 或 HHD 的表现[73,122,123]。

棘层松解偶尔出现在其他一些表皮疾病。病理科医师常将一些暂时性或持续性棘层松解性皮肤病(Grover disease)诊断为 DD[124,125]，但临床表现和家族史或阳性体征有助于鉴别。无 *ATPA2* 突变[126]。Galli-Galli 病表现为屈侧棘层松解性丘疹水疱或雀斑，是 Dowling-Degos 病(MIM:179850)的等位基因变异，由编码角蛋白 5 的 *KRT5* 突变引起。

Hopf 的 AKV(MIM:101900)中，在手足背部和其他部位可见多发皮色或浅色丘疹[131]。病变与 DD 的临床表现相同[121,132,133]。组织学显示角化过度呈"教堂尖顶"模式(图 66.4 b)，棘层松解不常见。一些家系中，Hopf 的 AKV 发现与 DD 是等位基因[121,134-137]。

常有报道沿 Blaschko 线的局限性或节段性分布的表皮痣具有 DD 的临床特征和棘层松解性角化不良的组织学表现(见图 66.10)[138-141]。由于发病较

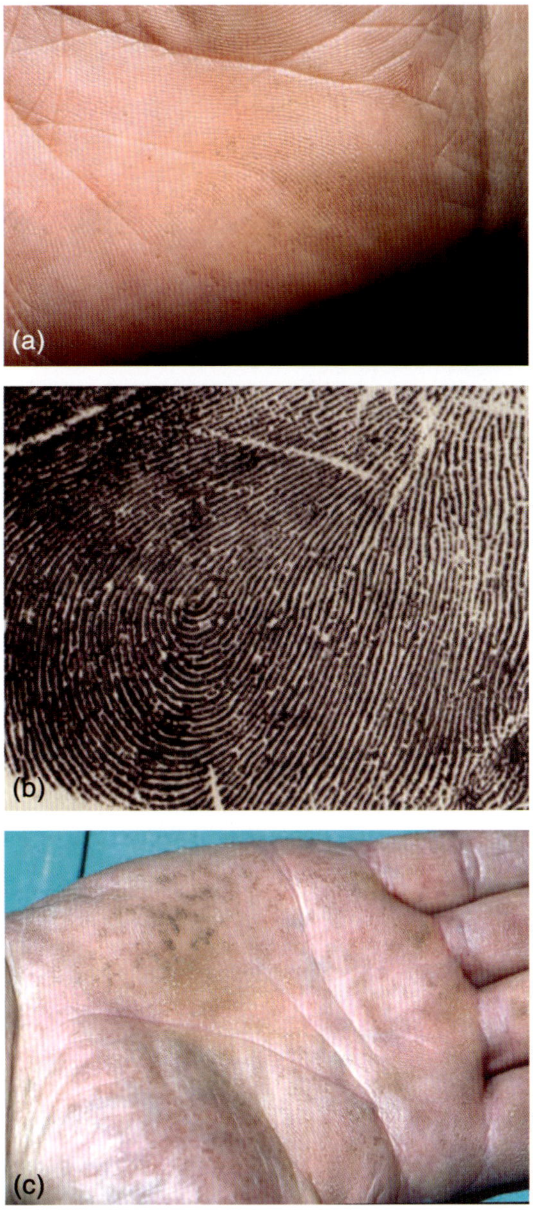

图 66.6　Darier 病掌跖皮损

(a)15 岁男孩出现点状凹陷性损害；(b)掌纹纹路中断；(c)57 岁男性角化和点状凹陷性损害。

晚，光加重性和偶有相关征象，这种痣被认为是 DD 的镶嵌形式。这种痣中部分 *ATP2A2* 突变的 1 型体细胞嵌合体已经被证实[142-144]。理论上，如果在性腺中也存在 *ATP2A2* 突变的单个嵌合体，那么儿童也可以遗传获得 DD[145]，但这一点尚未见报道。

少数泛发性 DD 患者可出现严重的线性发疹叠加在广泛性疾病上。可能是由于 2 型嵌合，在这种嵌合中，个体发生杂合丢失，导致潜在突变的局部纯合或半杂合[144,146]。DD 家系患儿的局部棘层松解性病变也可能是类似机制[148]。

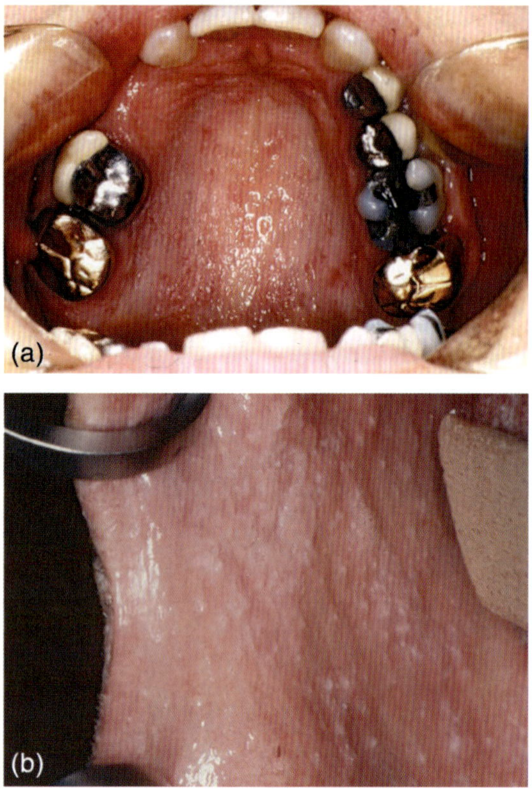

图 66.7 Darier 病口腔黏膜病变

(a)31 岁妇女的脐凹状和鹅卵石样丘疹(由 R. I. Macleod 博士提供，皇家维多利亚医院，泰恩河畔的纽卡斯尔)；(b)51 岁男性颊部病变。

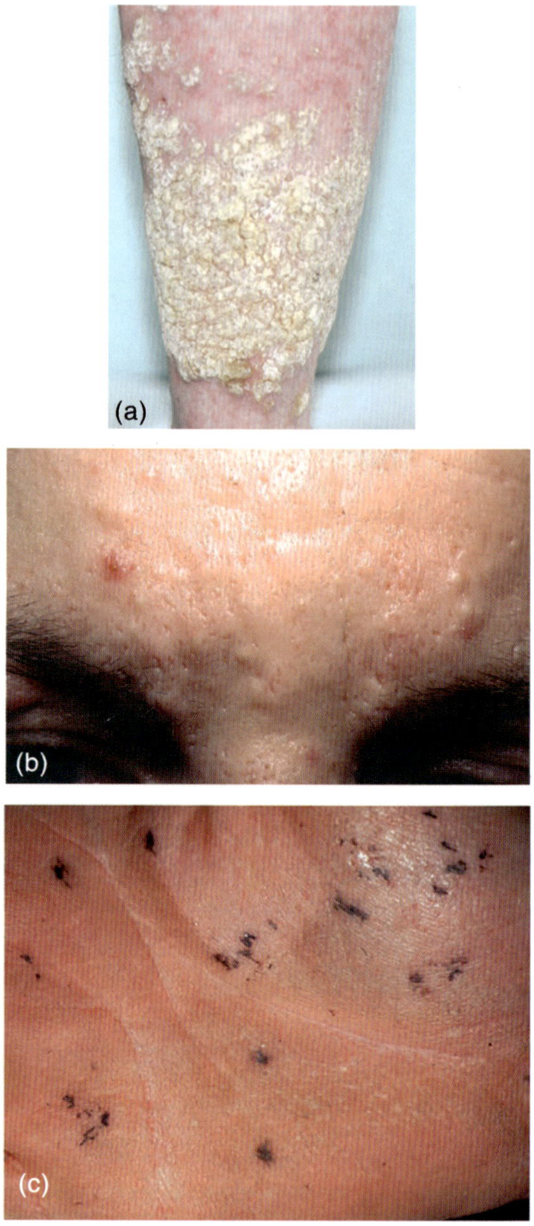

图 66.8 Darier 病的变异型

(a)小腿角化斑块；(b)多发粉刺和深凹点状瘢痕；(c)特异 ATP2A2 突变型 DD 患者的掌跖损害中伴有出血现象。(Ruiz-Perez et al，1999[22]，经牛津大学出版社许可转载)

严重程度分级

建议分级

- 0 级：亚临床；没有典型的皮疹或症状轻微和无症状，但有相关特征，如出现肢端角化症或指甲营养不良。此级通常只有在有家族史的背景下才被识别。
- 1 级：轻度；局限性角化丘疹占体表≤10% 区域(如躯干或皱褶部位)，可引起瘙痒或轻度刺激。痣样 DD 病例多属于这一级。
- 2 级：中度；广泛的丘疹和半融合性损害伴结痂或继发性感染，累及 10%～30%区域，广泛性发疹或有症状的皱褶部位丘疹。
- 3 级：严重；广泛融合的皮疹、结痂、糜烂或大疱性皮疹混合存在，累及>30%的躯干区域或四肢及屈侧皱褶部位的融合性侵蚀或角化过度性损害。

任何用于指导治疗的临床严重程度的评估还应考虑随时间的变化及疾病对患者生活质量的影响。

并发症和共病

常见脓疱和湿疹样变，单纯疱疹(图 66.11)、带状疱疹或牛痘感染概率增加；严重感染时可播散甚或致命[149-155]。DD 中是否有细胞介导的免疫缺陷的证据尚存在矛盾[156-159]，且 DD 患者的慢性化脓性感染风险增加[160]。有报道，并发皮肤或黏膜的鳞状细胞癌[161-166]和乳房 Paget 病[167]，但确切发病率尚不清楚。还有报道并发骨囊肿[168-170]。*SERCA2a* 的表达在心脏中尤为重要，但尚无证据表明 DD 患者存在普遍的心脏功能障碍[171,172]。

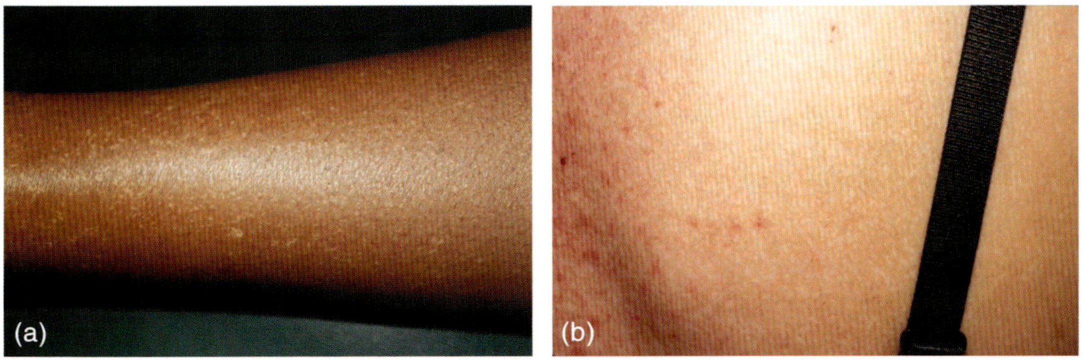

图 66.9 点状白斑

(a)深色皮肤色素减退斑和丘疹(由 Yoseph Legesse 博士提供,埃塞俄比亚亚的斯亚贝巴大学);(b) 31 岁白人女性背部的类似病变。

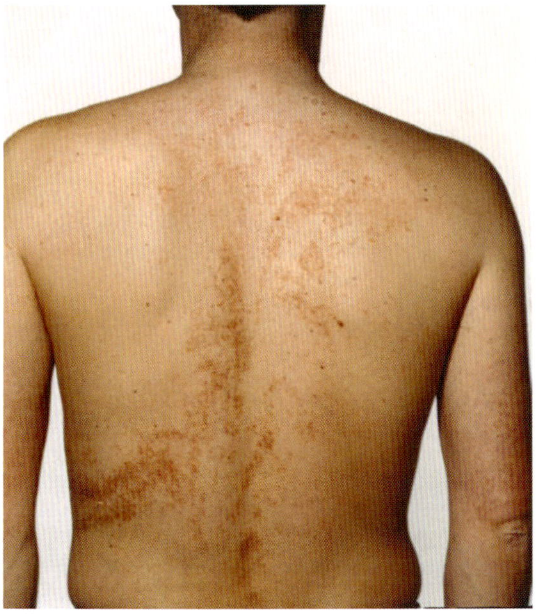

图 66.10 沿 Blaschko 线的表皮痣。临床和组织学表现为 Darier 病

已有报道与 DD 有关的神经精神症状包括抑郁症、双相情感障碍、癫痫和智力障碍[6,7,39,173,174]。研究表明,突变蛋白聚合物在神经元中的累积可能是上述病征的发病机制[55]。现已排除 *ATP2A2* 为双相情感障碍的一种常见易感基因,但密切相关位点的共分离可能解释这些相关家系的病因[175-180]。锂剂可能通过抑制表皮 *SERCA2* 水平而加重 DD 的皮肤病变[181-184]。

病程和预后

DD 病程呈慢性、复发性,严重程度难以预测。随年龄增长,病情减轻或者恶化[3]。

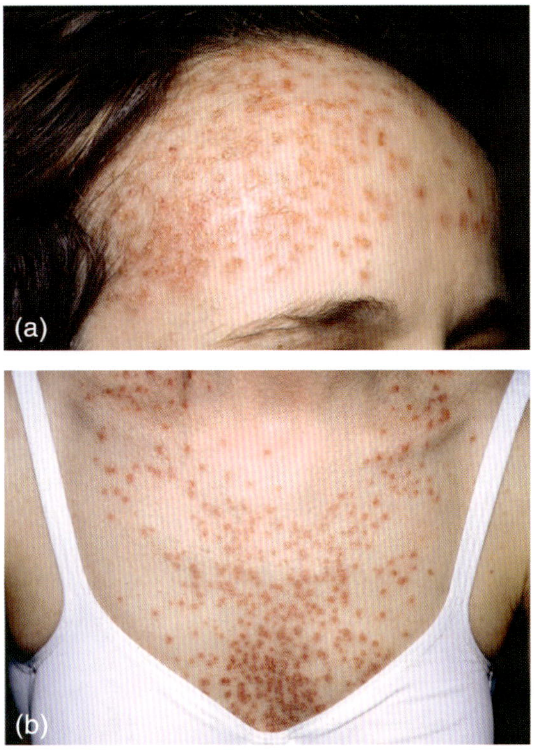

图 66.11 (a,b)Darier 病患者单纯疱疹重复感染

检查

该病通常可临床诊断,组织学检查有助于确诊。没有症状时,无特异的系统症状。可以考虑进行商业化的 *ATP2A2* 基因测序,但并不是遗传咨询所需,不需要对无症状儿童进行分子学诊断。有症状或伴有明显感染的皮损,应采集标本进行细菌培养,病情急性加重或难治性患者应考虑进行病毒学或真菌学检查。即使没有明显水疱形成,也应高度怀疑单纯疱疹重复感染。

治疗

目前尚无针对 DD 治疗的大型对照研究[185]。成功治疗的个案报告不具有代表性。轻度患者只需要使用润肤剂，包括含有尿素或乳酸的润肤剂，以减轻角化过度，简单的卫生措施可防止继发感染，应避免过热或日晒[186]。使用局部消毒剂，如氯己定洁面乳或高锰酸钾洗浴，以及局部抗生素和抗真菌药可用于预防或治疗继发感染。一般不推荐长期口服抗生素。

急性、症状性和炎性病变推荐局部外用糖皮质激素。通常使用强效甚至超强效类固醇，常与外用抗菌药联合使用。避免长期局部使用强效糖皮质激素，特别是在屈侧皱褶部位。感染加重最常见的原因是葡萄球菌感染，可短期口服适宜的抗生素。鉴于金黄色葡萄球菌常有多重耐药，建议进行微生物学检查并提出治疗建议。没有证据表明长期使用抗生素有效。合并单纯疱疹病毒感染的 DD 需立即口服或注射抗病毒药物，如阿昔洛韦[151]。西多福韦已用于皮肤牛痘感染[155]。

已报道多种外用维 A 酸治疗有效[187-192]。1 例患者局部应用他卡西醇治疗有效，但12例应用卡泊三醇治疗的患者中 8 例出现刺激症状[193]。事实上，已证实许多外用药物具有刺激性，Oster-Schmidt[190] 报道将他扎罗汀在水中稀释至 0.01%治疗成功；也有建议间断使用该药物[185]。局部免疫抑制药他克莫司和吡美莫司已被用于治疗[194-196]，但必须首先排除疱疹病毒感染。局部外用 5-FU 对一些患者明显有效[197-201]，但疗效可能是暂时的[201]。

口服维 A 酸是治疗严重病例的主要药物。阿维 A 0.25～0.5 mg/(kg·d)或异维 A 酸 0.5 mg/(kg·d)可减轻角化过度和恶臭[202-205]。对生育期妇女可用口服阿利维 A 酸替代阿维 A[207-209]。环孢素对慢性稳定期患者无效，但据报道对严重的感染性病变或湿疹样变[210-212]及外阴病变[213]有效。UVB 光疗或补骨脂素和 UVA 可能无效，且有加重疾病的风险。6 例患者光动力治疗后 4 例缓解[214,215]，但另外有一例出现暴发[216]。用于治疗局限性皮损的物理疗法包括切除和移植、电干燥、皮肤磨削和消融激光治疗[99,185,217-223]。肉毒杆菌毒素局部注射可以减少屈侧病变的浸渍[224-226]，乳房缩小术已用于治疗乳房下疾病[227]。

分级治疗方案

一线治疗

- 润肤剂和局部消毒防腐剂
- 避免过热或 UVB

二线治疗

- 中强效/强效局部皮质类固醇与抗真菌/抗生素联合
- 局部用维 A 酸类药物(考虑稀释或间歇使用)
- 急性加重
  - 口服抗生素(根据细菌学)
  - 抗真菌药物用于已证实感染
  - 口服抗病毒药物，如阿昔洛韦
  - 慢性疾病：口服阿维 A 0.25～0.5 mg/(kg·d)或异维 A 酸 0.5 mg/(kg·d)

三线治疗

- 外用 5-FU 霜
- 外用他克莫司
- 外用他卡西醇
- 口服阿利维 A 酸
- 光动力治疗
- 外科或物理治疗
- 炎症性疾病：口服环孢素 2.5 mg/(kg·d)；排除感染
- 屈侧皮损
  - 肉毒杆菌毒素
  - 乳房缩小术

Hailey-Hailey 病

定义和术语

Hailey-Hailey 病(Hailey-Hailey disease，HHD)是一种常染色体显性遗传性皮肤病，以糜烂和水疱为特征，最常见的发病部位为皱褶和摩擦或创伤部位。

同义名

- 家族性良性慢性天疱疮

概述

1939 年，由 Hailey 兄弟首次描述，典型表现为糜烂、水疱、浸渍和继发感染，累及皱褶和摩擦部位[120,228]。皮损组织学表现为广泛的棘层松解伴少量角化不良细胞。常有家族史，但这种疾病往往表现不完全，轻症者可能永远不会被确诊。HHD 呈慢性复发过程。常需联合治疗，包括简单防护措施，局部和口服抗菌药，局部外用皮质类固醇和口服维 A 酸。

流行病学

发病率和患病率

据报道，每 5 万人中就有 1 人发病，尽管 HHD 可能还未得到充分认识[120]。

病理生理学

Hailey-Hailey 病是一种角化细胞黏附障碍性疾病[229]。HHD 皮损的组织学显示：广泛的基底层上方角质形成细胞之间黏附障碍，或棘层松解，被描述为“倒塌的砖墙”(图 66.12)。基底层上方棘层松解形成裂隙和大疱，内含漂浮或连接松散的细胞团。粘着连接可使角质形成细胞继续黏附[230]。可出现轻度角化不良。

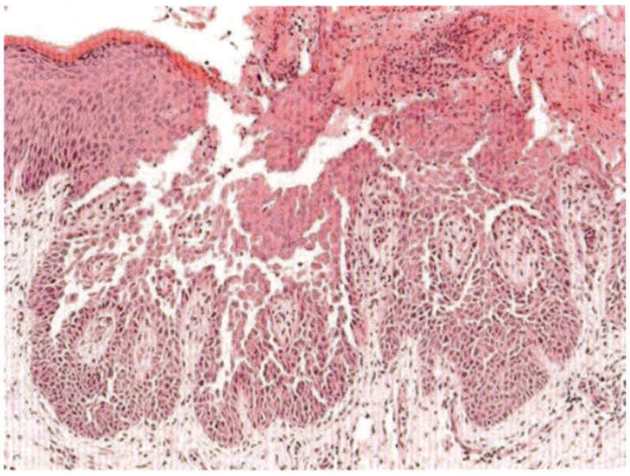

图 66.12 Hailey-Hailey 病

皮损的组织学表现为整个棘层显著松解，呈现所谓的“倒塌砖墙”外观。表面覆有鳞屑和痂皮，但很少出现角化不良。(R. A. J. Eady 教授提供，英国伦敦圣约翰皮肤病研究所)

HHD 是由 *ATP2C1* 基因突变引起的，该基因位于染色体 3q21-24 上，编码人体分泌通路 Ca^{2+}/Mn^{2+} ATP 酶 1(SPCA1)[63,231-233]。这是高尔基体膜的钙泵，在结构和功能上类似于 ER 中的 SERCA 泵，尽管每个循环只输送一个 Ca^{2+} 或 Mn^{2+}。*ATP2C1* 基因已有超过 100 种错义、无义和其他突变[231,232-236]。该疾病可能与单倍剂量不足有关：大多数突变被预测导致 *SPCA1* 表达减少或缺失，或影响高度保守的关键功能区域。没有发现基因型/表型相关性。

SPCA1 存在于高尔基复合体的膜中，但其分布仅限于跨高尔基网络的管状部分[237]。*ATP2C1* 在表皮基底层的表达最多[238]，但也会存在于基底细胞上方的角质形成细胞中[63]。在 HHD 的角质形成细胞中，高尔基体内的集钙减少[239]。*SPCA1* 在调节胞质内钙方面不如 *SERCA2* 重要，并且有报道称，*ATP2C1* 中致病突变对静息期胞质钙水平的影响各不相同[48,231]。然而，siRNA 失活 *ATP2C1* 表达后，静息时细胞内 Ca^{2+} 水平升高[47]。Ca^{2+} 从高尔基体向细胞质的短暂释放会刺激含有货物蛋白和高尔基池的膜发生融合，对高尔基体分泌和合成新蛋白至关重要[240]。*SPCA1* 将细胞质钙恢复到基础水平是将其运送到靶细胞所必需的[240]。在酵母中，*SPCA1* 同源物 *PMR1* 的缺失导致蛋白加工和运输的缺陷，以及错折叠 ER 蛋白降解的缺陷[63]。在 HHD 角质形成细胞中，桥粒斑蛋白和桥粒芯糖蛋白 3 进入细胞膜的数量减少[241]。*SPCA1* 缺陷也使得角质形成细胞更容易受到内质网应激反应的影响[62,242]。体外 *ATP2C1* 表达下调降低了肌动蛋白重组[243]。*PMR1* 缺陷的酵母实验进一步提高了细胞内锰浓度，增加影响细胞周期调控的可能性[244]。*SPCA1* 单倍剂量不足小鼠未出现皮肤改变，但乳头状瘤和皮肤及食管鳞癌的发生率增加[245]。

与 Darier 病和 *SERCA2* 基因的关系类似，*SPCA1* 的基因表达广泛，因此 *ATP2C1* 的一个等位基因缺失会导致皮肤出现表型的原因不清[32,63,246,247]。角质形成细胞缺乏补偿机制可能是原因之一[63,248]。其他因素，如热、摩擦或感染被认为是确切的发病诱因，与临床症状、迟发症状和局限性损害有关。体外研究表明，白细胞介素 6(IL-6)、IL-8 等促炎细胞因子可能调节 *ATP2C1* 基因表达，UVB 等发病诱因可将 *SPCA1* 降低至临界水平[249-251]。UVB 照射角质形成细胞后 ATP2C1 mRNA 表达降低，可通过维 A 酸类、皮质类固醇、环孢素、他克莫司和维生素 D_3 等抑制[250,251]。

临床特征

病史

Hailey-Hailey 病发病通常在 20—40 岁[120]，在皱褶或其他摩擦部位出现疼痛、瘙痒和恶臭的病变(图 66.13 a,b)。HHD 可局限性或泛发，偶尔可引起红皮病[252-254]。在腋下、乳房下或腹部皱褶、腹股沟或会阴，病变表现为裂隙和糜烂，严重的病例中浸渍的表皮进展为疣状赘生物。遮挡较少的区域，如躯干或颈部病变，可表现为水疱或扁平大疱，但也可是类似盘状湿疹的糜烂结痂，或周围有鳞屑的环状斑块(图 66.13 c,d)，通常伴有炎症后色素沉着。常见的发病诱因包括高温、出汗、摩擦和感染。报道的其他诱因包括接触过敏、黏附敷料或心电图电极、紫外线照射和疥疮[120,229,255-260]。病灶可位于炎症性皮肤病的部位，如银屑病和脂溢性皮炎[256,261]。部分患者的指甲可见白色线状条带(纵向白甲病)(图 66.14 a)，但无 Darier 病的脆弱甲表现[120,262-265]。口腔(图 66.14 b)、结膜、食管或阴道很少受累，若发病，往往与创伤或感染相关[120,267-271]。即使是轻症患者也会降低生活质量，皱褶或腹股沟受累严重甚至会致残[93]。

临床亚型

阴股部皮肤丘疹性棘层松解，无 HHD 的其他特征[122,123,272]在某些情况下是 HHD 的等位基因突变型[273,274]。

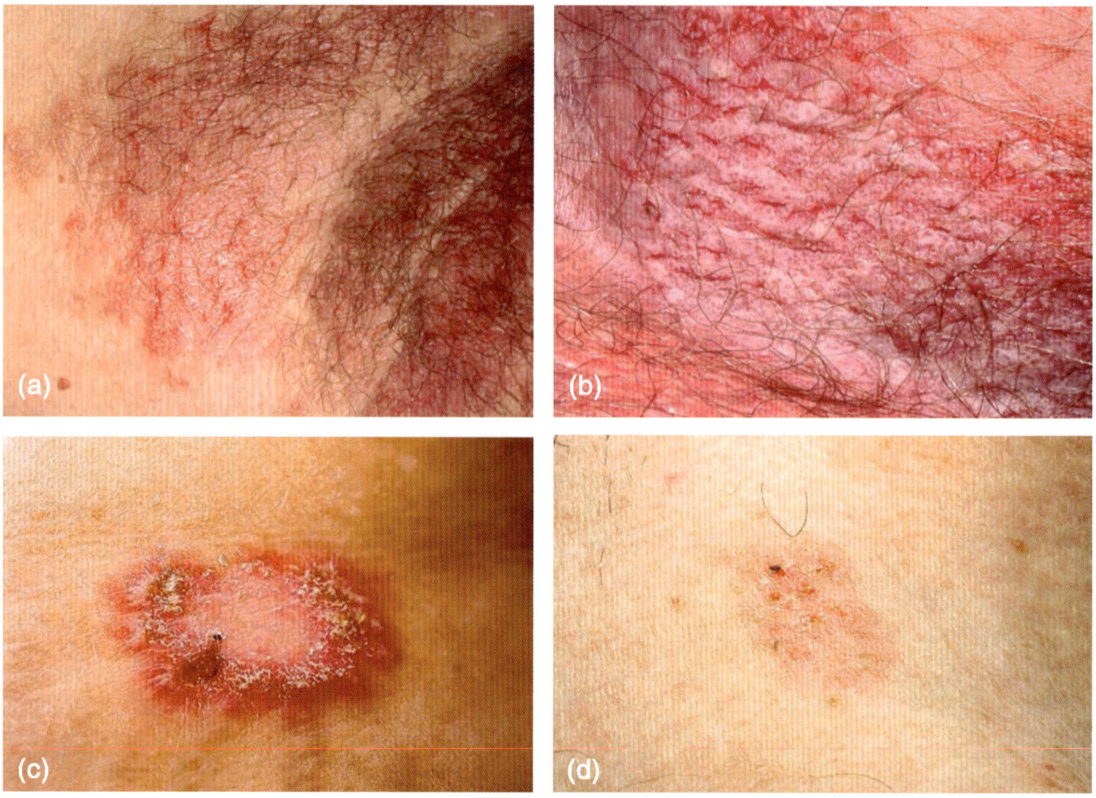

图 66.13 Hailey-Hailey 病皮损表现

(a)腋窝典型裂隙性斑块;(b)40 岁男性腹股沟炎症、浸渍和裂隙性病变;(c)有陈旧边缘的环形斑块。(由英国伦敦圣约翰皮肤病研究所 R. A. J. Eady 教授提供);(d)类似盘状湿疹的未定类病变。

有报道,复发性线状皮肤棘细胞松解具有 HHD 的组织病理学和超微结构特征[275]提示 1 型镶嵌现象,尽管与泛发性 HHD 不同。一些病例在儿童期发病[276,277]。一个有 HHD 家族史的患者出现严重的线性病变,是由于在 *ATP2C1* 位点杂合性缺失(2 型镶嵌)[278]。

鉴别诊断

HHD 的诊断常常延迟或漏诊[120,255,279]。孤立的擦伤、糜烂提示皱褶部位伴随反复细菌或真菌感染的脂溢性湿疹或银屑病,这可能确实存在,但裂隙的存在可能是一个诊断线索。在非遮挡区,病变类似于体癣或盘状湿疹,或自身免疫性天疱疮。HHD 小水疱可能类似单纯疱疹的水疱,使疾病复杂化[280-285]。对抗菌药物和(或)局部糖皮质激素治疗有效进一步导致延迟诊断。严重的大疱性和糜烂性病变提示多形性红斑,甚至中毒性表皮坏死松解[254]。皱褶部位 HHD 增殖肥厚或疣状增生在临床和组织学上可能与皱褶部位 DD 重叠。其他部位 DD 的典型丘疹或指甲病变有助于鉴别疾病。同样,在增殖型天疱疮中,口腔病变的存在可能有助于区分。肥厚的外阴 HHD 可能类似病毒疣[123,286]或外阴上皮内瘤[120,287]。据报道,对胶黏剂敷料的反应类似接触性过敏,可能是由 HHD 引起的[259]。临床上,纵向白甲的存在可能有助于 HHD 的诊断[120,262,263]。排除自身免疫性天疱疮需要组织学检查,包括免疫荧光检查。典型的 DD 表现为棘层松解不明显,角化不良较多,但潮红的部位和重复感染性皱褶部位疾病的鉴别并不容易。

严重程度分级

建议分级

- 0 级:亚临床;家系中有明确的携带者,无明显疾病或指甲损伤
- 1 级:轻度;局部(如会阴或腋窝)和间歇性病变,简单的局部治疗有效。
- 2 级:中度;两个或多个部位的慢性病变(如腋窝和腹股沟)或局部皮损严重和局部治疗无效。
- 3 级:重度;局部和系统治疗仍呈弥漫性的或慢性致残的疾病。

在 Burge 的研究中[120],尽管标准没有被确切定

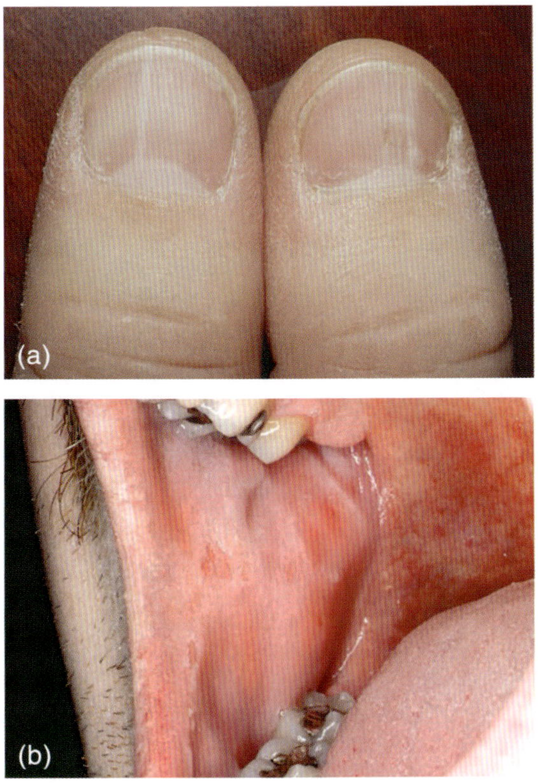

图 66.14 Hailey-Hailey 病患者皮肤外病变

(a)指甲白色线状条带；无 Darier 病甲末端缺口；(b)无痛性口腔糜烂，活检不能确定诊断。

义，58 名患者中有 20 名为轻度，36 名为中度，2 名为重度。

并发症和共病

继发性细菌和念珠菌感染很常见[279,288]，可能存在未被识别的癣。对于疼痛或播散性加重者应怀疑单纯疱疹感染[281]。疣状会阴病变中可能存在人乳头瘤病毒(HPV)感染[289,290]。报道的与 HHD 相关的鳞状细胞癌可能与 HPV 携带有关[291-294]，但在一例外用他克莫司的病例中未检出 HPV[295]。与其他慢性皮肤病一样，应考虑过敏性接触性皮炎的可能性[296,297]。在三个 HHD 家系中，情感障碍被发现与共分离有关[298-300]。

病程和预后

Hailey-Hailey 病表现为一种慢性复发和缓解交替的过程，但可能在老年时改善[120]。

检查

皮肤活检显示了上述特征。应采用拭子进行细菌、真菌和病毒培养或其他检查，以排除合并感染。致病基因 *ATP2C1* 的测序一般不作为诊断或遗传咨询所必须，但可作商业用途。

治疗

基本措施包括穿宽松的衣服，皱褶部位使用吸水垫，适当减肥。理论上润肤剂和抗菌药可预防病情加重[120,255,301]。

外用强效或超强效皮质类固醇有效，特别是与抗菌/抗真菌药物联合使用时。对于病情急性加重者，建议及时、早期使用[120]，但有引起皮肤萎缩特别是皱褶部位皮肤萎缩的可能，应避免长期使用[302]。使用的外用抗菌药物包括四环素、夫西地酸或咪唑类。广谱抗菌药物如口服氟氯西林、红霉素或四环素可能有助于治疗，在指导治疗方面，取皮肤拭子做细菌、真菌和酵母培养，以及病毒聚合酶链反应(PCR)非常重要。疼痛、顽固性疾病可能提示单纯疱疹病毒重叠感染，如果不能及时获得 PCR 结果，应考虑进行系统抗病毒治疗。镇痛是必要的，严重患者必要时可口服吗啡。

尽管他克莫司可能有刺激性[308]，但已有数个报道外用他克莫司有效[303-307]。治疗时应排除单纯疱疹病毒和其他感染，一名患者局部外用他克莫司治疗后出现了外阴鳞状细胞癌[295]。据报道，其他有治疗作用的外用药物包括骨化三醇和他卡西醇[309-311]及 5-FU 治疗 1 例[312]。庆大霉素诱导 *ATP2C1* 无义突变已在体外实验中得到证实，但其与患者护理的相关性尚未得到证实[313]。

系统用药的证据也很有限，但系统使用皮质类固醇治疗对急性重症炎症性疾病是有效的[252,255,314]。口服阿维 A[288,315-318] 或阿利维 A 酸[319]、环孢素[320-324]、甲氨蝶呤[325,326]、氨苯砜[327-329] 和骨化三醇[330] 均有报道有效。建议在疾病控制时停用系统治疗药物。Le Saché-de Peufeilhoux 等[331]发现，长期口服多西环素对 6 名患者有效，2 例持续缓解。Lew 等[332]发现，口服特比萘芬 1 个疗程后病情持续缓解。作者推测这是由于药物的非抗生素效应。生物制剂依那西普[333] 和阿法西普[334] 已经成功地用于个案治疗。

报道的物理治疗方法包括消融治疗，如冷冻[252]、皮肤磨削[335-339]、电干燥[340]、各种形式的激光治疗[220,341-346]和氩等离子凝固[347]。一种新的治疗方法，低温大气氩等离子体，也可能有效[348]。手术切除皱褶部位病变，有或无皮瓣移植[349-352]，乳房下病变的乳房缩小术[353] 已被报道。超微放射治疗的效果不确定[354,355]，已提出电子束治疗[356]。腋下或乳房下使用肉毒杆菌毒素局部注射可减少出汗[338,357-359]。

尽管紫外线通常会加重 HHD[361]，有报道亚红斑剂量 UVB 有效控制了 1 例银屑病合并 HHD 患者[360]。光动力疗法疼痛明显，疗效尚不确定[362,363]。

分级治疗方案

一线治疗

- 减少高温、摩擦和出汗
- 减肥
- 润肤剂和局部防腐剂

二线治疗

- 中强效/强效皮质类固醇与抗真菌/抗生素局部联合
- 口服抗生素和(或)抗病毒药物用于继发性感染
- 口服泼尼松龙 20～30mg/d;急性暴发短期应用

三线治疗

- 外用他克莫司
- 低剂量长期抗生素,如四环素
- 口服环孢素或甲氨蝶呤
- 口服维 A 酸
- 皱褶部位疾病
  - 外科消融术或切除
  - 乳房缩减术
  - 肉毒杆菌毒素

(译者:刘艳 一审:穆欣 二审:崔勇 三审:周蜜 润色:张松)

参考文献

所有文献请查阅网址:www. rooksdermatology. com.
以下列出的是重要参考文献。

[3] Burge SM, Wilkinson JD. Darier-White disease: a review of the clinical features in 163 patients. *J Am Acad Dermatol* 1992;27:40-50.

[4] Munro CS. The phenotype of Darier's disease: penetrance and expressivity in adults and children. *Br J Dermatol* 1992;127:126-30.

[20] Sakuntabhai A, Ruiz-Perez V, Carter S, *et al*. Mutations in ATP2A2, encoding a Ca^{2+} pump, cause Darier disease. *Nat Genet* 1999;21:271-7.

[28] Hovnanian A. SERCA pumps and human diseases. *Subcell Biochem* 2007;45:337-63.

[120] Burge SM. Hailey-Hailey disease: the clinical features, response to treatment and prognosis. *Br J Dermatol* 1992;126:275-82.

[121] Dhitavat J, Macfarlane S, Dode L, *et al*. Acrokeratosis verruciformis of Hopf is caused by mutation in ATP2A2: evidence that it is allelic to Darier's disease. *J Invest Dermatol* 2003;120:229-32.

[142] Sakuntabhai A, Dhitavat J, Burge S, *et al*. Mosaicism for ATP2A2 mutations causes segmental Darier's disease. *J Invest Dermatol* 2000;115:1144-7.

[185] Cooper SM, Burge SM. Darier's disease: epidemiology, pathophysiology, and management. *A m J Clin Dermatol* 2003;4:97-105.

[229] Burge SM, Millard PR, Wojnarowska F. Hailey-Hailey disease: a widespread abnormality of cell adhesion. *Br J Dermatol* 1991;124:329-32.

[231] Hu Z, Bonifas JM, Beech J, *et al*. Mutations in ATP2C1, encoding a calcium pump, cause Hailey-Hailey disease. *Nat Genet* 2000;24:61-5.

67

第 67 章
外胚叶发育不良

Peter Itin

Department of Dermatology, University Hospital Basle, Basle, Switzerland

外胚叶发育不良

定义和术语

外胚叶发育不良是一大组遗传异质性疾病，其特征是两种或两种以上外胚叶结构存在先天性缺陷，其中至少有一种外胚叶结构包括毛发(毛发发育不良)、牙齿(牙齿缺陷)、甲(甲发育不良)或汗腺(出汗障碍)异常[1]。中胚叶发育障碍和偶尔的内胚叶发育障碍可共存。在已知的大约 220 种外胚叶发育不良中，有 80 种类型的分子学基础已经被破译。

传统的单纯以临床标准为基础的分类方案缺乏实用性，严格应用时，因其涵盖了多组疾病(如伴有皮肤或者毛发改变的角化性皮肤病，或者伴有相关特征的鱼鳞病)[2]，导致了疾病种类太多以至于临床医师在把握分类上无所适从。最新的证据表明，在协调外胚叶器官发生的多种关键致病通路中存在遗传缺陷。随着对已知外胚叶发育不良病因深入了解，更好地阐释了外胚叶发育不良的发病机制，可能会将临床与详尽的分子学特征结合对其进行重新分类。

同义名

- 先天性外胚叶缺陷
- 遗传性外胚叶缺陷

概述

外胚叶发育不良是一组复杂而高度异质性的遗传性疾病。尽管为数不多的几个综合征有相对特殊的表型，但多数外胚叶发育不良的临床特征相同。据某些研究者推测，广义的外胚叶发育不良有 200～220 种。试图总结该组疾病的任何方法都将存在一些挑战[3]。首先，也是最重要的是，外胚叶发育不良是如何定义的？在这个宽泛的术语下，哪些不同的实体应该被贴上标签？Danz 在 1793 年描述了第一批我们目前所称呼的外胚叶发育不良患者[4]。他报道了 2 个天生没有头发和牙齿的犹太男孩。1875 年，Charles Darwin 报道了 1 个牙齿发育不良伴畸形的印度家系。受累的男性患者体毛稀少，早年就秃顶了。在炎热的天气里，它们还会因为皮肤的过度干燥而饱受折磨。这个家族现在被重新认定为有 X 连锁少汗性外胚叶发育不良，但是“外胚叶发育不良”这个术语直到 1929 年才出现。在此报道之前，曾以“毛发和指甲营养不良”“皮肤、毛发、牙齿发育不良”和“先天性外胚叶缺陷”等不同名称，描述过一些零星的有关毛发稀少、牙齿发育不全、甲发育不良、无汗症的系列报道。Weech 概述的定义明确了外胚叶发育不良的三个基本方面：①绝大多数的紊乱必须累及外胚叶来源的组织；②这些紊乱必须是发育方面的；③遗传是病因。Weech 指出，X 连锁少汗性外胚叶发育不良

(Christ-Siemens-Touraine 综合征，CST)或少汗性外胚叶发育不良[(hypohidrotic，HED)；MIM：305100]发生于男性患者，但同时也注意到女性也有类似的报道。他同时也指出，这种涉及性别遗传的模式，有时候发病率与性别无关[5]。对于某些作者和临床医师来说，外胚叶发育不良这个术语仍然专门用于指CST 综合征和常染色体显性或隐性遗传的 HED。随着越来越多的临床报道中记录了表现类似而又有细微差别的患者被报道出来，“外胚叶发育不良”这个词被扩展到包括许多不同的遗传实体。为了概括这些遗传异质性及症状的多样性，Touraine 建议表达为“外胚叶多种发育障碍”。不久之后，又开始尝试更加正式的分类；最开始只是按有汗与无汗分类，但是这种分类无法反映出各种形式的外胚叶发育不良相关的指甲、毛发与牙齿异常的复杂性。

目前，最广为接受并使用的外胚叶发育不良的定义认为其是一组遗传性疾病，共有以下两种或者两种以上的发育异常：毛发(图 67.1)、牙齿(图 67.2)、指甲(图 67.3)、汗腺和其他外胚叶结构。其他外胚叶的器官包括乳腺、中枢神经系统、外耳、黑素细胞、角膜、结膜、泪腺和泪管。这种定义方法有其优点和缺点。一个明显的好处是，许多患者和家庭遇到的问题是相似的，而不用去区分其具体属于外胚叶发育不良的哪个亚型。父母和孩子可以通过成为大型支持网络的一员而受益，如外胚叶发育不良协会(总部设在英国；http://www.ectodermaldysplasia.org，最后访问日期：2014 年 8 月)和国家外胚叶发育不良基金会(总部设在美国；http://www.nfed.org，最后访问日期：2014 年 8 月)。尽管更加宽泛的定义具有更好的包容性，但这种宽泛定义下的很多情况不被认为是原发的外胚叶发育不良。

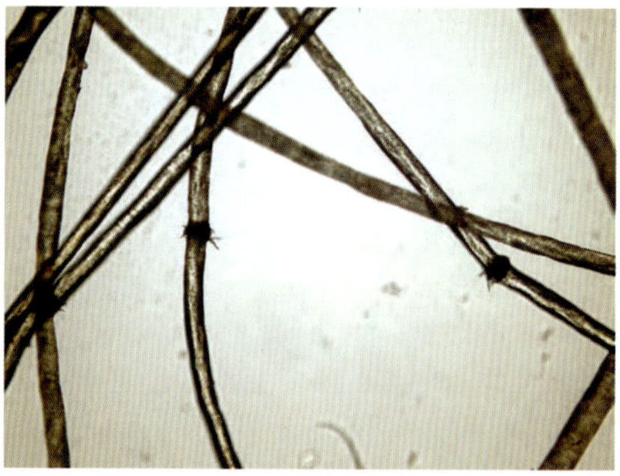

图 67.1 外胚叶发育不良中的毛干异常，如结节性裂发

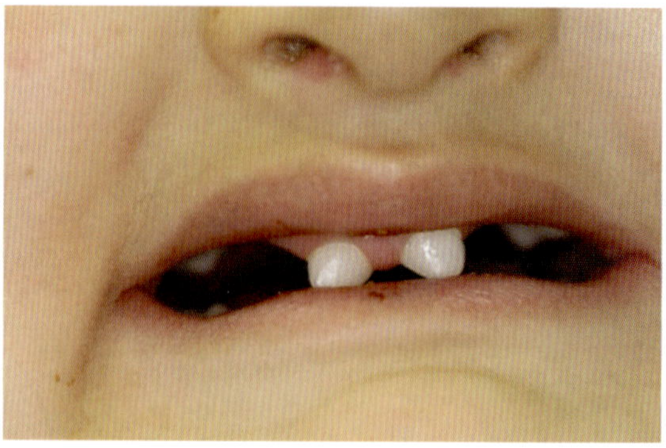

图 67.2 外胚叶发育不良中牙发育不良与牙畸形

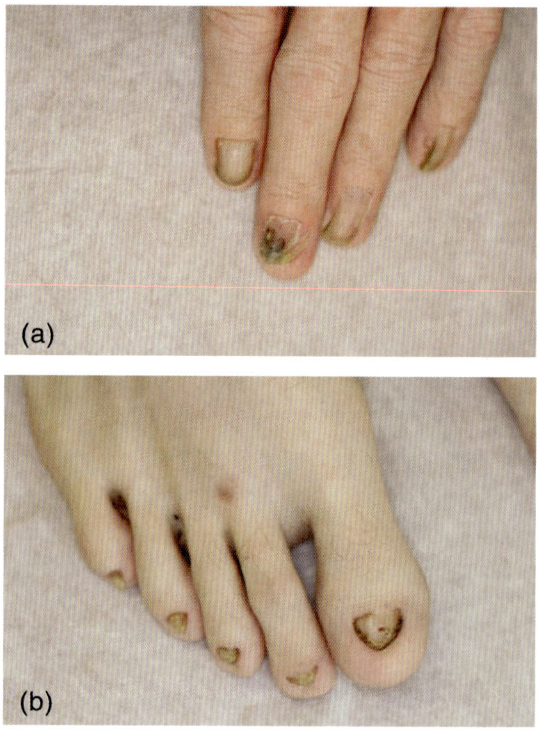

图 67.3 指甲(a)和趾甲(b)发育不良是外胚叶发育不良标记性表现

例如，色素失禁症、先天性角化不良、毛发硫营养障碍症、心面皮肤综合征、先天性厚甲和 Goltz 综合征等多种遗传性皮肤疾病，按照这个定义，都属于外胚叶发育不良，但通常的做法是其中许多疾病多被视为独立的实体。如果应用最宽泛的定义外胚叶发育不良是“一种遗传性疾病，涉及以下两种或两种以上的外胚叶附属器：牙齿、毛发、汗腺”，那么 220 多种不同的情况都属于“外胚叶发育不良”[6]。

临床分类

接受了外胚叶发育不良最宽泛的定义后，针对该组疾病所面临的第二个挑战是设计出一个有意义的功能分类系统。直到 20 世纪末，外胚叶发育不良的分类系统都是以临床表现为基础的。有些研究者提出了按照共同表型特征分组的疾病分类学问题。Pinheiro 和 Freire-Maia 在其经典专著和后期的著作中对外胚叶发育不良的临床表型和遗传模式进行了最全面的阐述[7]。他们的分类依据头发、指甲、牙齿或汗腺异常的存在情况按组进行分类，并使用"1-2-3-4 系统"对涉及头发①(89%)、牙齿②(78%)、指甲③(73.5%)或汗腺④(38%)的情况进行分类(图 67.1，图 67.2 和图 67.3)。这种分类是一种全新的尝试，它试图将一组很难分组的复杂情况有序分组，但这种分组方法很难使用，特别是分组完全不同的临床实体，如 Goltz 综合征和先天性厚甲。与其他基于临床表型的外胚叶发育不良的分类方式一样，该分类系统因遗传的微妙之处(如不完全外显和临床表型的变异性)而变得繁杂。在外胚叶发育不良中，出汗情况通常不能标准测量及牙齿或指甲发育不良可能表现得非常轻微，这些都是非常常见的。同时期的研究者 Visinoni 等对 Pinheiro 和 Freire-Maia 的传统外胚叶发育不良的范畴进行了综合考虑(表 67.1)[2]。临床分类目前需要变得更有针对性，方便使用，能够更好地与不断更新的分子数据整合。平衡其涵盖范围(每一种可能的外胚叶发育不良)与使用的方便性及可行性，将需要做出艰难的决定。此外，新的分类应该允许包括少症状甚至单一症状变异的外胚叶发育不良，这只有通过整合临床和分子方面信息才可能实现。

表 67.1 外胚叶发育不良的分类

外胚叶发育不良(ED)	MIM	遗传类型
亚组 毛发-牙齿-甲-汗腺		
01 肢端-肾叶缺陷-外胚叶发育不良-脂肪萎缩性糖尿病	207780	AR
02 秃发-挛缩-侏儒-弱智综合征	20355	AR
03 睑缘粘连-外胚叶缺陷-唇/腭裂(AEC)	106260	AD
04 甲缺如伴屈侧色素沉着	106750	AD
05 关节挛缩伴外胚叶发育不良	601701	AR
06 唇/腭裂-外胚叶发育不良(CLPED1)综合征(Zlotogora-Ogur 综合征；Margarita Island 综合征)	225060	AR
07 卷发-肢端角化-龋齿综合征(van Steensel *et al*,2001[61])	607656	AD
08 先天性角化不良，常显(Scoggins 型先天性角化不良)	127550	AD
09 先天性角化不良，常隐	224230	AR
10 先天性角化不良，X 连锁型(Zinsser-Cole-Engman 综合征)	305000	XR
11 缺指(趾)畸形-外胚叶发育不良-唇/腭裂综合征 1(EEC1)	129900	AD
12 缺指(趾)畸形-外胚叶发育不良-唇/腭裂综合征 3(EEC3)	604292	AD
13 少汗性外胚叶发育不良伴黑棘皮病(Lelis 综合征)	608290	?
14 外胚叶发育不良伴胎生牙(Turnpenny 型)	601345	AD
15 少汗性外胚叶发育不良伴甲状腺功能低下及胼胝体发育不良	225040	AD? AR?；AD，X-linked，比邻基因综合征
16 局灶性真皮发育不良(FDH)	305600	XD
17 少汗性外胚叶发育不良，常显(ADHED)	129490	AD
18 少汗性外胚叶发育不良，常隐(ARHED)	224900	AR
19 少汗性外胚叶发育不良，X 连锁(XLHED；Christ-Siemens-Touraine 综合征)	305100	XR
20 少汗性外胚叶发育不良伴免疫缺陷	300291	XD
21 少汗性外胚叶发育不良伴免疫缺陷、骨硬化病及淋巴水肿综合征(OLEDAID 综合征)	300301	XD

(续 表)

外胚叶发育不良(ED)	MIM	遗传类型
22 脱色性色素失禁症[HMI;1 型色素失禁症(IP1)]	300337	XD
23 角膜炎-鱼鳞病-聋综合征(KID 综合征),常显	148210	AD
24 角膜炎-鱼鳞病-聋综合征(KID 综合征),常隐	242150	AR
25 Naegeli-Franceschetti-Jadassohn 综合征(NFJS)	161000	AD
26 牙-甲-真皮发育不良(OODD)	257980	AR
27 牙-毛脱落综合征	273400	AR
28 先天性厚甲,1 型(PC-1)	167200	AD
29 先天性厚甲,2 型(PC-2)	167210	AD
30 Papillon-Lefevre 综合征	245000	AR
31 Rosselli-Gulienetti 综合征	225000	AR
32 头皮-耳-乳头综合征(Finlay-Marks 综合征;外胚叶发育不良伴肾上腺囊肿)	181270;129550	AD
亚组 毛发-牙齿-甲		
33 Ackerman 综合征	200970	AR
34 肢端-皮肤-甲-泪道-牙齿综合征(ADULT 综合征)	103285	AD
35 关节挛缩-外胚叶发育不良-唇/腭裂-发育迟缓	301815	XR
36 心-面-皮肤综合征(CFC 综合征)	115150	AD
37 Clouston 综合征	129500	AD
38 Coffin-Siris 综合征	135900	AD? AR? XD?
39 Costello 综合征	218040	AR
40 颅骨-外胚叶发育不良(Sensenbrenner 综合征)	218330	AR
41 皮肤-牙齿发育不良	125640	AD
42 外胚叶发育不良综合征伴特殊面容及足部轴前多指畸形(单例)	129540	AD?
43 外胚叶发育不良,毛发-牙齿-甲床炎型	129510	AD
44 Ellis-van Creveld(EVC)综合征	225500	AR
45 GOMBO 综合征	233270	AR
46 生长迟缓-秃发-假性无牙-视神经萎缩综合征(GAPO 综合征)	230740	AR
47 有汗性外胚叶发育不良,常隐(弗里德牙齿和指甲综合征)	602401	AR
48 色素失禁症 2 型(IP2)	308300	XD
49 眼-毛发发育不良(OTD)	257960	AR
50 牙齿-毛发-甲-手指-掌综合征	601957	AD? XD?
51 松果体增生-胰岛素抵抗性糖尿病	262190	AR
52 Rothmund-Thomson 综合征(RTS)	268400	AR
53 Schinzel-Giedion 中面部凹陷综合征	269150	AR? AD?
54 Schoepf-Schulz-Passarge 综合征	224750	AR
55 Sener 综合征	606156	?
56 拇指畸形和秃头症	188150	AD
57 毛发-牙齿-骨综合征(TDO 综合征)	190320	AD
58 毛发-牙齿-甲床萎缩	275450	AR?
59 毛发-鼻-指(趾)综合征,1 型(TRPS1)	190350	AD
60 含硫毛发萎缩-光敏型(TTDP)	601675	AR

（续　表）

外胚叶发育不良(ED)	MIM	遗传类型
61 Witkop 综合征	189500	AD
亚组 毛发-牙齿-汗腺		
62 Böök 综合征	112300	AD
63 毛囊性鱼鳞病-无毛症-畏光综合征(IFAP 综合征)	308205	XR
64 Johnson 神经外胚叶综合征	147770	AD
65 白黑皮肤-幼稚症-发育迟缓-牙发育不良-少毛症	246500	AR
66 Ulnar-Mammary 综合征(UMS)	181450	AD
67 少汗性外胚叶发育不良伴甲状腺功能减退及纤毛运动障碍(HEDH 综合征)	225050	AR
68 外胚叶发育不良/皮肤脆弱综合征	604536	AR
亚组 牙齿-甲-汗腺		
69 牙釉质-甲-少汗综合征	104570	AD
70 肢体-乳房综合征(LMS)	603543	AD
亚组 毛发-甲		
71 Barber-Say 综合征	209885	AR? AD? XD?
72 Blepharo-Cheilodontic 综合征	119580	AD
73 掌骨过短-无牙-少毛-白化病	211370	AR
74 白内障-多毛-智障综合征(CAHMR 综合征)	211770	AR
75 小脑性共济失调-外胚叶发育不良	212835	AR
76 Dubowitz 综合征	223370	AR
77 外胚叶发育不良-感音性耳聋	224800	AR
78 外胚叶发育不良-缺指(趾)畸形-黄斑营养不良综合征(EEM)综合征	225280	AR
79 牙龈纤维瘤伴多毛症	135400	AD
80 Gorlin-Chaudhry-Moss 综合征	233500	AR
81 Hallermann-Streiff 综合征(HSS)	234100	AR
82 全身多毛症	145700	AD
83 Johanson-Blizzard 综合征(JBS)	243800	AR
84 眼-齿-骨发育不良,常隐	257850	AR
85 眼-齿-指(趾)发育不良(ODDD)	164200	AD
86 口-面-指综合征 1 型(OFD1)	311200	XD
87 扭曲发	261900	AR
88 毛发牙齿发育不良伴屈光不正	262020	AR
89 早老症样身材矮小伴色素痣(Mulvihill-Smith 综合征)	176690	AD
90 Rodrigues 失明(小眼畸形、小角膜和角膜硬化、身材矮小伴毛发、牙齿异常)	268320	AR
91 毛发牙齿发育不良	601453	AD
92 蓬发-视网膜色素营养不良-牙齿异常-短指症	191482	AD
93 苏黎世神经外胚叶综合征	280000	AR
亚组 毛发-甲		
94 先天性秃发伴掌趾角化症	104100	AD
95 无甲-甲营养不良伴远端指(趾)骨发育不良或缺失(Cooks 综合征)	106995	AD
96 软骨-毛发发育不良(CHH)	250250	AR

（续 表）

外胚叶发育不良(ED)	MIM	遗传类型
97 卷毛-睑缘粘连-甲萎缩综合征(CHANDS)	214350	AR
98 有汗性外胚叶发育不良，Christianson-Fourie 型	601375	AD
99 外胚叶发育不良，纯“毛发-甲”型	602032	AD?
100 肘部多毛(肘部多毛症)	139600	AD
101 鱼鳞病伴男性性功能减退症	308200	XR?
102 鱼鳞病伴秃发、唇外翻、睑外翻及智力发育迟钝	242510	AR
103 淋巴水肿-甲状旁腺功能减退综合征	247410	AR? XR?
104 念珠状发	158000	AD
105 指甲-毛发发育不良伴中性粒细胞减少症	258360	AR
106 息肉病-皮肤色素沉着-脱发-指甲改变	175500	?
107 腘部翼状胬肉综合征，致死型	263650	AR
108 T 细胞免疫缺陷-先天性秃发-甲营养障碍	601705	AR?
109 睫毛粗长症伴智力发育迟缓、侏儒症及视网膜色素变性	275400	AR
110 含硫毛发萎缩，非光敏型 1 型(TTDN1)	234050	AR
亚组 毛发-汗腺		
111 局限性面部真皮发育不良，Ⅰ至Ⅳ型	136500;227260	AD,AR
112 四肢缺乏-外胚叶发育不良-泪小管异常(单例)	273390	AR
亚组 牙齿-甲		
113 角膜-皮肤-骨综合征(CDO 综合征)	122440	AD
114 先天性耳聋伴甲营养不良，常显	124480	AD
115 耳聋-甲营养不良-骨营养不良-智力发育迟缓综合征(DOOR 综合征)	220500	AR? AD?
116 皮肤骨溶解，Kirghizian 型	221810	AR
117 Haim-Munk 综合征(HMS)	245010	AR
118 感音性听力丧失伴牙釉质发育不全及指甲缺陷(Heimler 综合征)	234580	AR
119 泪腺-耳郭-牙齿-指综合征(LADD)	149730	AD
120 牙-指甲过小发育不良	601319	AR
121 耳-腭-指综合征，1 型(OPD1)	311300	XD
122 致密性成骨不全症	265800	AR
123 Weyers 面骨发育障碍	193530	AD
124 Williams-Beuren 综合征(WBS)	194050	AD
亚组 牙齿-汗腺		
125 Kohlschutter-Tonz 综合征(癫痫-痴呆-牙釉质发育不良)	226750	AR? XR?
126 Marshall 综合征 1 型	154780	AD
亚组 甲-汗腺		
127 外胚叶发育不良-手指指纹缺失-通关手	129200	AD
128 先天性厚甲，常隐	260130	AR

改编于 Visinoni 等，2009[62]。

AD，常染色体显性遗传；AR，常染色体隐性遗传；XD，X 连锁显性遗传；XR，X 连锁隐性遗传。

分子学分类

近十年来，外胚叶发育不良的一些重要分子学基础已被探明[1]。在某些案例中，可以从分子学上来证实临床表型，如 Hay-Wells 综合征和缺指（趾）畸形-外胚叶发育不良-唇/腭裂综合征（EEC 综合征）具有共同的临床表型：外胚叶发育不良和唇/腭裂，目前认为这两个病的致病基因是等位的[8]。在分子学进步的推动下，一些研究者提出了针对该病新的分子学分类方法[1,2,9]。这些分类方法基于分子在疾病发病过程中扮演的级别，如将结构上或发育上有突变的分子归为一类（框图 67.1）。该法有许多优点，特别是对拟通过分子诊断，并希望进行分子治疗的患者。然而，该分类系统需要紧密结合临床，需要让所有涉猎该病的临床医师都能应用。非常重要的一点是，目前不可能对所有的病人都进行分子学的诊断，即使是那些在临床表现非常典型患者。此外，分子诊断的获取途径及支付费用的能力往往是实现分子诊断的障碍。

框图 67.1　外胚叶发育不良中的分子路径

Hedgehog 信号通路
- Wingless 信号通路
- TNF-α 信号通路
- NF-κB 信号通路
- ED 信号通路
- p63 信号通路
- Gap junctions-connexin 通路
- Axin 通路

流行病学

发病率和患病率

最近的一项研究显示，丹麦的少汗性外胚叶发育不良的发病率为 16/100 000。因此，所有类型的外胚叶发育不良的发病率应更高。该病在全球都有发生，因此该数据可能适用于世界上许多地方[10]。

年龄

外胚叶发育不良的患者常因并发高热或者肺炎而在出生后最初几年被确诊。

性别

所有的遗传模式均可发生于该病，男女均可受累。在 X 连锁遗传模式中，女性患者往往症状不是很重，但并非没有症状。

种族

外胚叶发育不良分布于世界各地各个种族。

相关疾病

通常可伴发湿疹、过敏性哮喘、鼻炎和食物过敏。

病理生理学

皮肤及其附属器主要由来自外胚叶的结构组成，但附属器的发生则是中胚叶相关信号通路在基板的帮助下协调完成的。相当复杂的信号通路调控着外胚叶的形成与功能。近年来，人们对外胚叶发生的分子机制有了深入了解，这为建立更加合理的外胚叶发育不良分类标准奠定了基础。有趣的是，临床表型非常充分的外胚叶发育不良综合征和单一表型或者少症状表型的外胚叶发育畸形都能由外胚叶关键基因突变引起。不同组织结构域的胚胎发生和各胚层之间的特殊作用可引起表型多变的外胚叶发育不良。除了外胚叶发育不良中典型的临床复合症状或者关键的单一临床发现外，越来越有必要记录关键信号通路上的关键基因突变。皮肤是外胚叶和中胚叶干细胞分化的产物[11]。然而，根据 Spemann 组织者理论，即使是内胚层也在包括皮肤在内的所有器官的形成过程中起作用[12]。皮肤器官的协调发生是通过复杂的信息交换，特别是中胚叶和外胚叶之间的信号交换而实现。中胚叶信号通路，如 Wnt 信号是诱导皮肤附属器发生的关键。Wnt 信号可影响间充质细胞和上皮细胞[13]。它对外异蛋白级联也产生影响[13]。中胚层通过 Wnt 信号诱导基板产生，外胚叶在外异蛋白和音猬因子信号通路的作用下发育成表皮[14]。某些信号级联之间存在交叉，如外异蛋白和 p53 信号通路之间就有交叉。外胚叶和中胚叶之间相互作用的信号通路发生遗传缺陷，可引起外胚叶发育不良的产生。Dickkopf 的表达可引起基板的定位及形成，而音猬因子级联在毛胚芽的形成中起重要作用。Ripply 是一种维 A 酸诱导抑制因子，在外胚叶基板形成前起重要作用[15]。最近 Mikkola 和他的同事们研究发现，众多基因和基因通路，如肿瘤坏死因子（TNF）、NF-κB（活化 B 细胞的“kappa 轻链增强剂”核转录因子）和 Wnt 信号通路、转化生子因子 β（TGF-β）信号通路、成纤维细胞生长因子信号通路、趋化因子通路和其他基因参与了毛发的发生[16]。疾病胚胎发生关联分析揭示致病基因与胚胎发生相关基因之间存在联系[17]。在包括皮肤在内的多种器官的胚胎及疾病发生过程中，发现了类似的转录因子和microRNA 谱。

外胚叶发育不良主要表现为外胚叶结构异常，常涉及影响皮肤胚胎发生的关键基因，如外异蛋白、无翅基因、*p63* 和*音猬因子*（*SHH*）[1-18]。外异蛋白 A（EDA）通路非常保守，它精细调节脊椎动物外胚叶器官的大小、间距、位置(甚至形状)。EDA 在外胚叶器官的发生中具有双重作用:抑制骨形态发生蛋白(BMP)的活性及诱导 SHH 的表达[19]。Wnt 通路同时调控 EDA 和外异蛋白 A 受体(EDAR),EDAR 同时也被激活素和 BMP 通路调控[18]。Wnt 通路在生理状态和病理状态下的作用在很多论文中都有很完善的记载[20]。在皮肤中,Wnt 信号对建立皮肤组织结构、真皮、皮肤附属器分布区域、轴向分化及附属器之间区域非常重要[21]。局灶真皮发育不良是一种多器官发育障碍,该病的发生强调了 Wnt 蛋白在外胚叶-中胚叶信息交换中的重要性,因为在编码 Wnt 级联成员中发现了 *PORCN* 基因突变。*WNT10A* 突变是外胚叶发育不良伴牙齿、甲、皮肤及毛发异常疾病谱的常见原因[22]。该基因同样也是罕见综合征牙齿-甲-皮肤发育不良的致病基因。Schöpf-Schulz-Passarge 综合征为 *WNT10A* 基因纯合无义突变的结果[22]。近 50% 的孤立性少齿症患者中存在 *WNT10A* 基因突变,这一事实非常重要[23]。

研究表明,90%的少汗或无汗性外胚叶发育不良病例只与 4 个基因(*EDA1*,*EDAR*,*EDARAAD* 和 *WNT10A*)相关[24]。p63 在表皮成熟的过程中起重要作用;它在角质形成细胞屏障形成、终末分化、黏附、增殖及基底膜的形成中都有重要作用[25]。由于 p63 配体较多,并与许多其他信号通路相关,因此 p63 相关疾病的临床特征异质性大而多样[26]。p63 通过 *MYC* 基因网络调节人类角质形成细胞的增殖[27]。非综合征性唇裂中已观察到 p63 基因突变,这强调了一个事实[28]:单一症状的外胚叶畸形可能源于外胚叶某个关键基因突变。在最近的一项研究中,来自健康捐赠者和两个 EEC 综合征患者的成纤维细胞被重组到被诱导的多能干细胞(iPSC)系,其中来自 EEC 综合征患者在 p63 基因的 DNA 结合域存在两个不同的突变[29]。两个来自 EEC 综合征患者的诱导多能干细胞均显示出向早期外胚叶转化而表达 K18($^+$)细胞,但不能进一步分化为 K14($^+$)表达细胞(表皮/边缘)或者 K3/K12($^+$)表达细胞(角膜上皮)。APR-246[PRIMA-1(MET)],一种小复合体,能够在人类肿瘤细胞中恢复 p53 突变体的功能,能够逆转角膜上皮细胞系定型和维持 p63 相关信号通路的正常。这项研究为未来治疗提供了可能性途径。

人类骨骼发育不良相关信号通路也常常对皮肤产生影响。这些信号通路包括 TGF-β,Wnt,音猬因子,Notch,BMP,成纤维细胞生长因子(FGF)及其他。编码 FGF 受体的基因突变可导致 Crouzon 综合征、Apert 综合征、Beare-Stevenson 综合征和多种显示皮肤受累的其他综合征。硬化性骨化病或者 Van Buchem 病也有指甲改变,其致病基因为 *SOST*(骨硬化蛋白)[30]。*AXIN2* 突变可引起牙齿发育不良和外胚叶发育不良伴恶性肿瘤[31]。修补基因(*PTCH*)突变或 *SHH* 突变可引起基底细胞痣综合征和其他主要累及外胚叶结构畸形的疾病。编码黏附分子的多种基因突变可导致外胚叶发育不良,包括连接蛋白基因突变引起角膜炎-鱼鳞病-耳聋综合征、眼-齿-指发育不良、Clouston 综合征、Vohwinkel 综合征、Bart-Pumphrey 综合征及其他疾病。然而,桥粒结构成分突变可引起孤立的心脏病,而与外胚叶发育不良无关。此外,桥粒形成基因的突变也可导致皮肤和心脏的复合问题。许多疾病属于外胚叶发育不良但缺乏系统症状,它们由对细胞间黏附有重要作用的基因突变所致[32]。

以下章节综述了一些常见外胚叶发育不良,并根据其发病机制所涉及的信号通路进行分类。

TNF-like/NF-κB 信号通路突变所致的外胚叶发育不良

转录因子 NF-κB 调节多种基因的表达,这些基因编码重要免疫和压力反应递质、调节细胞黏附、拮抗凋亡及炎症反应[33]。此外,该转录因子在表皮的发育和自稳及维持淋巴管的正常功能上发挥重要作用[34]。NF-κB 由 Rel 家族中的 5 个同源或异源二聚体蛋白组成。NF-κB 在细胞质内与 IκB 家族(IκBα,IκBβ 和 IκBεi)抑制蛋白结合,通常处于失活状态。多种刺激如细胞因子、各种压力信号、病毒及细菌感染都会导致 IκB 分子上的两个重要的丝氨酸残基发生磷酸化。这些位点的磷酸化使得 IκB 分子被 ubiquitation 复合体识别。ubiquitation 磷酸化后,IκBs 被蛋白酶降解并释放游离的 NF-κB,NF-κB 进入胞核内并激活目标基因[35]。磷酸化 IκB 的激酶为 IκK(IκB 激酶),它由两个催化亚单位(IκKα/IκK1 和 IκKβ/IκK2)和一个 IκKγ 组件(通常被称为 NEMO)构成,NEMO 在该复合体中具有维持结构和调节的功能。缺乏 NEMO 的细胞系在最强的刺激下也无法激活 NF-κB。大量的老鼠模型研究证实了 NF-κB 信号通路在凋亡、炎症和免疫功能中的重要地位。NF-κB 完全缺如可引起产前死亡,为大规模的 TNF 诱导的肝细胞凋亡所致,能够改变 NF-κB 活性的微小基因敲除也能引起免疫缺陷。在多种外胚叶发育不良中均发现存在 NF-κB 通路缺陷。在许多情况下,这些主要以表型驱动、人-鼠模型对比的研究已经为分子通路提供了重要的新见解。其中最具特征性的一个是 NF-κB 相关体系为 ectodysplasin 通路,该通路是作为

NF-κB 上游的一个激活剂。自 1997 年以来，在 HED 的 X 连锁、常染色体显性和常染色体隐性等各亚型中均发现了该通路的缺陷。随后，该通路下游成分的基因突变在家族性色素失禁症和少汗性外胚叶发育不良伴免疫缺陷和(或)骨硬化病中被发现。

1996 年，首次描述了 X 连锁 HED 的致病基因为 *EDA*，该基因定位在染色体 Xq12-13.1 上，并在同源斑纹鼠中发现了该基因的突变[36]。*EDA* 编码跨膜蛋白外异蛋白 A 的两种剪接体，这种跨膜蛋白与 TNF 超家族同源[37]。EDA 胞外结构域具有胶原样重复和成对碱性氨基酸蛋白酶切割位点，这在 TNF 蛋白中是独一无二的。要保证 EDA 的溶解及功能性，必须切割。两个最长的剪接体(EDA-A1 和 EDA-A2)分别与两个不同的受体结合：EDA-A1 与 EDAR 蛋白结合，EDA-A2 与另一种 X 连锁受体 XEDAR 结合[18]。在 HED 患者中 *EDA* 基因的所有功能域都发现了突变位点，其中许多突变被认为对 *EDA* 基因的降解及分裂有影响，使其丧失功能。通过分离常染色体显性或隐性 HED 中基因 *EDA*，证实了其在毛囊形态发生上的生理作用。常染色体显性或隐性 HED 患者与 X 连锁 HED 患者的临床表型是相似的。该病中突变的 *EDAR* 基因与 *DL* 鼠基因具有同源性，并编码肿瘤坏死因子受体(TNFR)超家族中的一个成员，作为外异蛋白受体(EDAR)发挥作用。*EDAR* 失功能性突变已在常染色体隐性 HED 中报道，而在常染色显性 HED 中存在 *EDAR* 显性失活突变，这种突变影响 EDAR 的死亡结构域[38]。

当第三个同源鼠的致病分子被发现后，EDA/EDAR 通路得以进一步细化。皱纹小鼠(cr)是一种自发鼠突变体，其表型与无绒毛鼠及斑纹鼠相似[18]。应用定位克隆技术，发现其致病基因编码一种名为 EDARADD(EDAR-associated death domain)的转接蛋白，用于 EDA/EDAR 复合物。人类同源基因 *EDARADD* 的突变被认为是常染色体隐性遗传 HED 的一个原因[39]。EDARADD 与 EDAR 的胞内死亡结构域相互作用，并与其下游通路信号相联系，致使 NF-κB 活化[39]。EDARADD 与 TRAF 1,2,3 相关联。EDAR 通路必须依赖 NEMO 来活化 NF-κB[40]，当在色素失禁症中鉴定出 X 连锁 *IKBKG* 基因(通常被称为 *NEMO*)失功能性突变后，在人类 HED 中的这种交互作用变得更加清晰[40]。这种基因突变通常对男性是致命的。然而，不是特别严重的(亚等位基因的)*IKBKG* 基因突变在一些男性患者中被报道，这些 HED 患者具有罕见的临床表型并伴有免疫缺陷(EDA-ID)[41]。*IKBKG* 基因编码区域的突变与 EDA-ID 的表型相关，然而引发 *IKBKG* 基因终止密码子的特定突变会引起更加严重的综合征，这些综合征为骨硬化病综合征和(或)伴有淋巴水肿的 EDA-ID[42]。

另外两个与 EDAR 相关的 TNFR 超家族成员 XEDAR 和 TROY/TAJ 已被报道[18]。这些受体释放的信号可激活 NF-κB，为人类研究 HED 的候选基因及候选信号通路提供了思路。肿瘤坏死因子受体相关因子 6(TRAF-6)是一种细胞质适配蛋白，它与 TNRF 超家族成员的信号相关联，并通过活化 IKK(κB 激酶抑制剂)复合体来激活转录因子，如 NF-κB。TRAF-6 鼠表现出 HED，揭示出这些信号系统的复杂性。最近，首例 *TRAF*-6 基因突变的 HED 患者被报道[43]。

TP63 相关表型：分子通路概述

p63 在表皮的形成过程中起着至关重要的作用[44]。p63 对皮肤屏障的形成、角质形成细胞的终末分化、黏附和增殖及基底膜组装具有重要作用[25]；同时它也与腭裂有关。p63 的靶基因众多，包括 *EDAR*、*NOTCH*、*BMP*、*CTNNB*1、*FAS* 等。由于 p63 与其他许多信号通路相关，p63 相关疾病的临床特征具有相当的异质性[26]。p63 通过 MYC 基因网络调节人角质形成细胞的增殖[27]。许多基因在缺乏功能完整的 p63 的情况下会出现差异表达。因此，在睑缘粘连-外胚叶缺陷-唇/腭裂综合征(AEC 综合征)皮肤中发现了编码 p63 的 *TP*63 基因突变，这种突变破坏了数个信号通路[45]。表观遗传学修饰已证明可以通过影响 p63 而对终末分化基因进行调控。在不同的外胚叶发育不良中，p63 突变可引起稳定性及转录活性改变[46]。在非综合征型唇裂中已观察到 *TP*63 突变，这强调了一个事实[28]：即单一症状型外胚叶发育畸形可能是由外胚叶的某个关键基因突变所致。E3 瘙痒连接酶介导 p63 的降解，在另一个层面上提供了调控，从而为外胚叶发育不良提出了新的治疗策略[47]。

*p*53 基因家族包含了细胞周期的关键调控因子，这些调控因子在 50%以上的人类癌症中发生突变。*p*63 通过 MYC 调控的基因网络从而调控人角质形成细胞的增殖，通过细胞黏附相关基因网络调控人角质形成细胞的分化[27]。p63 和 p73 是与 p53 具有高氨基酸同源性相关分子。p63 和 p53 是胚胎发育过程中基因表达的关键调控因子，它们调节面部隆起和肢芽的发育，对颅骨闭合和晶状体的发育至关重要[26]。肢体缺陷最好的解释是外胚叶顶嵴发育失败[48]。*p*63 和 *p*73 基因在人类癌症中的作

第6部分

用已被广泛研究。虽然 *p*53 在肿瘤发生中起重要作用，但这种作用在 *p*63 中并不明显。*TP*63 和 *TP*73 基因与 *TP*53 的不同之处在于，它们各自利用两个不同的转录起始位点编辑不同的异构体（详见文献[49]）。

*p*63 基因突变目前已在 6 个不同的人类疾病表型中被识别出来，这 6 个疾病均以外胚叶发育不良作为关键特征[25]（图 67.4）。部分基因型与临床表型的相关性已被阐明（详见文献[49]）。*TP*63 突变是导致 EEC 综合征的主要原因。van Bokhoven 等在一篇权威论文证实，在 43 个 EEC 综合征家系中，有 40 个家系发生了 *TP*63 突变；除一个突变外，其余所有突变均位于 DNA 结合域内所有突变中有 75%发生了 5 个氨基酸残基序列改变。在 AEC 综合征（也称为 Hay-Wells syndrome）中，通常没有或极少发生肢体异常，突变仅在 *TP*63 基因的编码区域中的不育 α 基序(SAM)域中被检测到，突变与复合体获得或失去或改变功能效应有关[50]。在肢体-乳房综合征(LMS)中，*TP*63 移码突变导致 p63 蛋白的截短，这在 2 个不相关患者的第 13 号外显子中被报道[50]，在另一个家族中存在 N-末端突变[25]。肢端-皮肤-爪-泪管-牙齿综合征（ADULT 综合征）中发生的突变引发了有趣的见解：第一个突变是在外显子 3 上，而外显子 3 只在 p63 的反式同工酶中表达，并导致 DNA 结合域外的一个氨基酸被替换[51]。随后的一项报道表明，发生的一种突变在 ΔN-p63γ 上产生重要的反式激活作用，ΔN-p63γ 是 p63 的另外一种惰性异构体[49]。非综合征型分裂手-分裂足畸形(SHFM)综合征是一组遗传异质性疾病，但一些病例（约 10%）可归因于 *TP*63 突变[50]。其中一些突变似乎只针对 SHFM 这种疾病，而另一些突变在 EEC 综合征和 SHFM 综合征中均存在[49]。

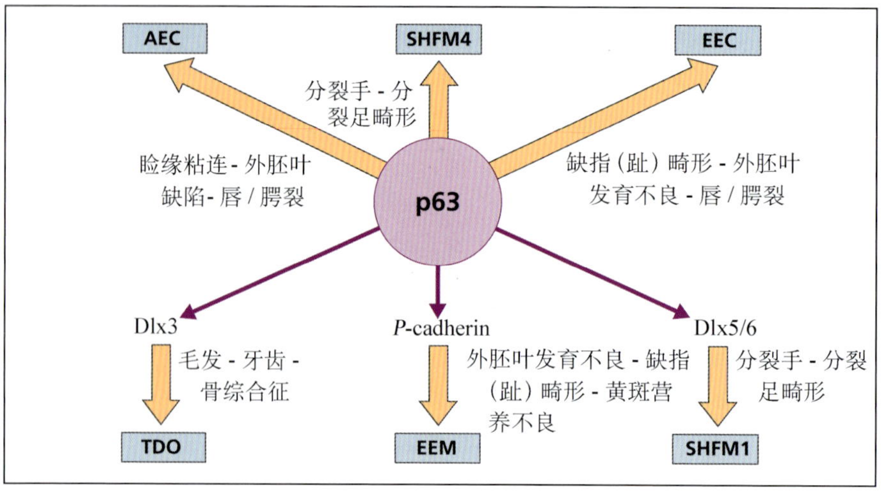

图 67.4 p63 在外胚叶发育不良中的中枢作用

（来自 Koster 2010[25]. 经自然出版集团许可转载）

- 肢体乳腺综合征（MIM：603543）：该常染色体显性综合征首次在一个荷兰家系中报道，其特征为手足畸形和乳腺不发育/发育不全。所有患者的皮肤和毛发正常，但部分患者有泪道闭锁、甲发育不良、汗液过少、牙发育不良或腭裂[49]。此外，还观察到女性内生殖器发育不良[53]。LMS 与 EEC 综合征的区别在于 LMS 中总能发现乳腺异常（在 EEC 中并不常见），而 EEC 综合征中皮肤、指甲和牙齿异常则更为频繁。LMS 中仅发生腭裂，而 EEC 综合征中唇裂及腭裂均有发生。
- 非综合征型分裂手-分裂足畸形综合征（MIM：183600）：该综合征没有皮肤表型特点，因此这里不详细讨论。然而，孤立的 SHFM 综合征致病的分子基础也是 p63 突变[28]。

p63 以外的转录因子缺陷

除了 p63 通路外，其他几个外胚叶发育不良现在被归因于转录因子的缺陷，这些转录因子调控着外胚叶形态发生中几个重要靶基因的表达[54]。在许多案例中，定位克隆研究揭示特定基因发生了多种突变，但具体的分子信号通路还有待阐明。

Ellis-van Creveld(EvC)综合征：是一种隐性外胚叶发育不良，特征是骨骼发育不良，四肢短、肋骨短、多指（趾）畸形和先天性心脏缺陷[55]。有证据表明，Evc 和 Evc2 这两种纤毛蛋白（Evc 和 Evc2 是与 Evc 综合征相关的人类疾病基因的产物）在顺化后的下游起作用，转导 sonic hedgehog 基因信号。Evc/Evc2 的缺失不会影响 sonic hedgehog 信号通路诱导的平滑磷酸化和纤毛定位，但会阻碍由平滑持续活性形式介导的 sonic hedgehog 通路的激活[56]。

Witkop 综合征（MIM：189500）：是一种常染色体显性外胚叶发育不良，主要表现在牙齿（牛牙、部分或完全无牙）和指甲（反甲、甲纵嵴和甲凹陷）异常[57]。该病由 *MSX*1 基因突变引起，*MSX*1 基因是同源框基因家族的一员，也是重要的转录调控因子。

皮肤科医师更容易识别的外胚叶发育不良中，毛发-牙齿-骨综合征（TDO 综合征）和毛发-鼻-指（趾）综合征（TRPS）都是由重要转录因子编码的基因突变引起。TDO 的致病基因是 *DLX*3，它编码一种同源域转录因子，这种转录因子在许多源自上皮-间充质相互作用的结构（如牙齿、毛囊和肢芽）中表达。TDO 综合征发生显性突变会损害 *DLX*3 表达下调 δNp63α 的能力[58]。*TRPS*1 基因是 TRPS Ⅰ型和Ⅲ型的致病基础，并在骨骼、肾和毛囊的发育和分化中起重要作用[59]；包括 *TRPS*1 和 *EXT*1 基因在内的微缺失综合征（8q42. 11-8q24. 1）是 TRPS Ⅱ型的发病基础。

遗传学

外胚叶发育不良是一类异质性疾病，其遗传模式包括常染色体隐性遗传、常染色体显性遗传、X 连锁遗传和线粒体遗传。

环境因素

表观遗传因素似乎是影响该病表型的重要因素。

Resources

Further information

Canadian Ectodermal Dysplasia Syndromes Association：http://ectodermaldysplasia. ca/.

Ectodermal Dysplasia Society：http://www. ectodermaldysplasia. org/.

Ectodermal Dysplasias-International Network：http://www. edsinfo. org/.

National Foundation for Ectodermal Dysplasias：http://nfed. org/.

（All last accessed August 2014.）

X-连锁少汗性外胚叶发育不良伴免疫缺陷

定义和术语

X-连锁少汗性外胚叶发育不良伴免疫缺陷（ectodermal dysplasia with immunodeficiency，EDA-ID）是一种罕见疾病，其显著临床特征为少汗症、出牙延迟、毛发粗糙伴免疫缺陷及频繁的细菌感染。致病突变在 *IKBKG* 基因中被确定，编码在 B 细胞激酶 γ 中多肽基因增强剂 κ 轻链的抑制剂，被称为 NF-κB 的重要调控因子（NEMO）。NEMO 通过磷酸化及降解 IκB 来活化 NF-κB。NEMO 功能障碍可导致对多糖的抑菌反应受损、NK 细胞活性受损、高 IgM 综合征和低 γ 球蛋白血症。患者常伴有炎症性肠病和类风湿关节炎。

> **同义名**
> • 少汗性外胚叶发育不良伴免疫缺陷、骨硬化病及淋巴水肿。

概述

在少数典型少汗性外胚叶发育不良患者中观察到异常严重的复发感染，提示可能存在一种特殊的 HED 伴免疫缺陷综合征（specific syndrome of HED and immunodeficiency，EDA-ID）[1]。EDA-ID 综合征最初报道了一名患有粟粒性结核病的男孩，第 2 例报告的病例是由铜绿假单胞菌、鸟型分枝杆菌和巨细胞病毒所致，呈反复发作性和危及生命的感染。第 3 例患儿表型轻微，由金黄色葡萄球菌和肺炎链球菌反复感染所致，另 1 例来自不同家系，该家系中有 3 个兄弟姐妹反复发生严重肺炎链球菌感染，研究发现他们对多糖抗原反应减弱。所有这些病例均发生于男性，提示为 X 连锁遗传。自这些原始报道后，该病的表型谱被描绘，包括严重威胁生命或复发的细菌感染（发生在下呼吸道、皮肤、软组织、骨骼和胃肠道）及脑膜炎和幼儿败血症。总的来说，最常见的致病菌为革兰阳性菌（肺炎链球菌和金黄色葡萄球菌），其次是革兰阴性菌（假单胞菌和流感嗜血杆菌）和分枝杆菌。大多数患者有严重的低 γ 球蛋白血症，血清 IgG 水平低，其他免疫球蛋白亚型（IgA、IgM 和 IgE）水平不一。部分患者 IgM 水平显著升高，多糖抗体反应受损是该病最常见的特征。

X 连锁 *IKBKG* 基因上发生等位基因突变或体细胞突变可导致多种形式的无汗性外胚叶发育不良伴免疫缺陷[2]。编码 NEMO 的基因发生错义突变与诱导 NF-κB 蛋白核易位信号减少有关，这种突变会导致 NF-κB 靶基因表达缺陷[3,4]。研究表明，致病突变优先损害与 K63 和 M1 相关的 di-Ub 之间的相互作用，这与其在体内的泛素结合缺陷相关[5]。据报道，部分（但不是全部）EDA-ID 患者的 NK 细胞活性受损；免疫异常的程度和范围可能与涉及的 NEMO 基因突变的类型有关。

流行病学

发病率和患病率

患病率还不清楚。据推测，这种 X 连锁在男性发病率约为 1/250 000。

年龄

典型的症状和体征可在早期出现。毛发稀疏伴少毛或全秃、锥形牙齿畸形或缺牙、出汗障碍合并反复感染，是早期诊断的主要临床线索。该病可能与淋巴水肿和骨硬化病有关。

性别

NEMO 基因编码区发生突变的患者呈 X 连锁隐性遗传。这意味着该病通常发生于男性。

种族

发病不存在种族差异。

相关疾病

25%的患者同时患有炎症性肠病和类风湿关节炎。有一种变异型与骨硬化症和淋巴水肿有关。反复发作的细菌感染非常常见[1]。

遗传学

该病通常以 X 连锁隐性方式遗传。体细胞镶嵌现象也常被观察到[2]。常染色体显性模式的患者报道不足 10 例，是由编码 NF-κB 亚基 1 的 *NFKBIA* 基因（该基因也与 NF-κB 信号通路相关）发生突变引起。

环境因素

出汗不足或减少会导致热耐受不良。

临床特征

病史

头发生长不正常是很常见。许多患者有成长障碍。儿童时期不明原因的发热和随后发生的热耐受不良是典型的表现。缺牙或牙畸形也是儿童时期的表型特征和诊断线索。对于发生顽固性脂溢性皮炎或特应性湿疹样暴发和糜烂皮疹的男婴，应考虑 *IKBKG* 基因突变，尤其是具有外胚叶发育不良表型时[6]。

鉴别诊断

除了反复的细菌感染外，其临床表现、鉴别诊断及自然病程均与典型 HED 患者相似。然而，其外胚叶发育不良相关的症状与体征没有典型的外胚叶发育不良明显，骨硬化症和淋巴水肿是 X 连锁无汗性外胚叶发育不良伴免疫缺陷所特有的表现。如前所述，该病的常染色体显性形式可以根据其遗传方式加以区分。

少汗性外胚叶发育不良

定义和术语

X 连锁少汗性外胚叶发育不良（Freire-Maia 1-2-3-4）是最常见的外胚叶发育不良。然而，常染色体显性和常染色体隐性遗传模式已被描述。该病的特点是毛发少、头皮和体毛生长缓慢、眉毛稀疏、少汗、指甲畸形和牙齿发育不良。Peg 型乳牙和恒牙是典型表现。出汗减少会导致热耐受不良和皮肤干燥。X 连锁少汗性外胚叶发育不良 1（ECTD1，HED/EDA）是由编码外胚叶发育不良蛋白 *EDA* 基因突变引起。此外，少汗性外胚叶发育不良的常染色体隐性形式（ECTD10B、ECTD11B）和常染色体显性形式（ECTD10A、ECTD11A）分别由 *EDAR* 和 *EDARADD* 基因突变引起。治疗需要多学科协作。早期诊断很重要，可避免由高温和感染引起的危及生命的并发症。

> **同义名**
> - 外胚叶发育不良
> - X 连锁少汗/毛发/牙齿型外胚叶发育不良
> - X 连锁无汗性外胚叶发育不良
> - Christ-Siemens-Touraine 综合征

概述

X 连锁少汗性外胚叶发育不良最早由 Danz 在 1972 年描述，随后 Charles Darwin 在 1875 年对其进行了报道。少汗性外胚叶发育不良是一种 X 连锁遗传的单基因病，但常染色体显性和隐性遗传模式也有描述。第 4 种类型非常罕见，为免疫缺陷型。少汗或无汗性外胚叶发育不良是外胚叶发育不良谱系中最常见的类型。临床特征为头皮少毛，亦可有眉毛、睫毛稀少，眼周色素沉着，皮肤干燥，乳牙和恒牙呈钉状，伴牙发育不良（表 67.2）。额部隆起和鞍鼻可能发生。生物学上最重要的发现是无汗或少汗。受累者表现为热耐受不良而出现高热发作，这可导致癫痫发作和神经损伤[1]。

流行病学

发病率和患病率

Nguyen-Nielsen 等最近的一项研究显示，以人口学为基础的患病率为 21.9/100 000，明显高于先前预计值[2]。79%的病例出现牙齿畸形。

年龄

X 连锁 HED 诊断最常见的年龄发生在 11—18 岁。

表 67.2 常染色体显性少汗性外胚叶发育不良的临床特点

并发症	发病率(%)
光滑、干燥的皮肤	78
稀疏的头发	89
稀疏的眉毛	100
稀疏的体毛	62
出汗减少	85
热耐受不良	50
甲营养不良症	39
牙发育不良	100

改编于 Aswegan 等,1997[7]。

性别

X 连锁 HED 的女性患者表现不太明显,通常表现为沿 Blaschko 线排列的斑状病变,与男性患者泛发性分布的表现相反。

种族

没有种族差异。

相关疾病

免疫缺陷,有时伴骨硬化症和淋巴水肿,可同时发生在几个亚型的 HED 中。乳房发育不全或不发育可能是额外的发现[3]。

病理生理学

少汗性外胚叶发育不良是由编码外胚叶发育不良蛋白/NF-κB 通路成员的基因突变引起[4]。编码肿瘤坏死因子家族中上皮形成素外异蛋白 A 的 *EDA* 基因突变,导致 X 连锁 HED(称为 Christ-Siemens-Touraine 综合征)。编码外胚叶发育不良素 A 受体的 *EDAR* 基因或编码 EDARADD 蛋白的 *EDARADD* 基因突变可导致常染色体隐性遗传和常染色体显性 HED。NEMO[也称为 NF-κB 激酶亚基 γ(IKKγ)抑制剂]是一种蛋白质,在人类由 *IKBKG* 基因编码,该基因位于 Xq28 上。*IKBKG* 突变导致伴免疫缺陷的 HED。其他形式的 HED 由以下突变引起:①编码 wingless10A 的 *WNT10A*;②编码 TNFR 相关因子 6 的 *TRAF6*;③*NFKBIA* 基因,它编码 B 细胞抑制剂 α 中 κ 轻链基因增强子的核因子;④*EDA2R*(也称为 *XEDAR*),编码 ectodysplasin2A 受体。

发病诱因

阳性家族史是一个发病诱因。

病理学

组织学示汗腺缺失或减少,皮脂腺减少;表皮变薄,皮突变平;毛囊及皮脂腺不同程度上减少;大汗腺可缺失、减少或正常;上呼吸道黏液腺稀少或缺失;毛干不同程度异常,包括纵向裂缝或沟槽和横向裂隙。颌骨 X 线片可能提示牙齿发育不全或不发育。

遗传学

X 连锁遗传、常染色体显性和常染色体隐性遗传都存在。

环境因素

患者应避免在没有冷却设备和特殊衣物的情况下,处在炎热的地方和进行剧烈的体力活动。在温度较高的环境中应喝冷饮。晴天戴帽子是必须的。

临床特征[1]

病史

热耐受不良史是其特征,但非必须。有时家系中其他家庭成员存在受累情况。牙齿缺失或畸形有利于诊断。

临床表现(表 67.2)

- 毛发:头发稀疏、干燥、无光泽,颜色浅(图 67.5a)。反映微观假象的条码样外观在 HED 患者中常见。整个毛干上有不同长度的平行暗带。扫描电镜研究显示毛囊变形,成嵴和毛球扭曲,但这些表现并非特异。眉毛稀疏或缺失(图 67.5b);偶见外 2/3 缺失。睫毛可正常、稀疏或完全缺失。胡须、阴部和腋窝区域等表现第二性征的毛发有不同程度减少,也可

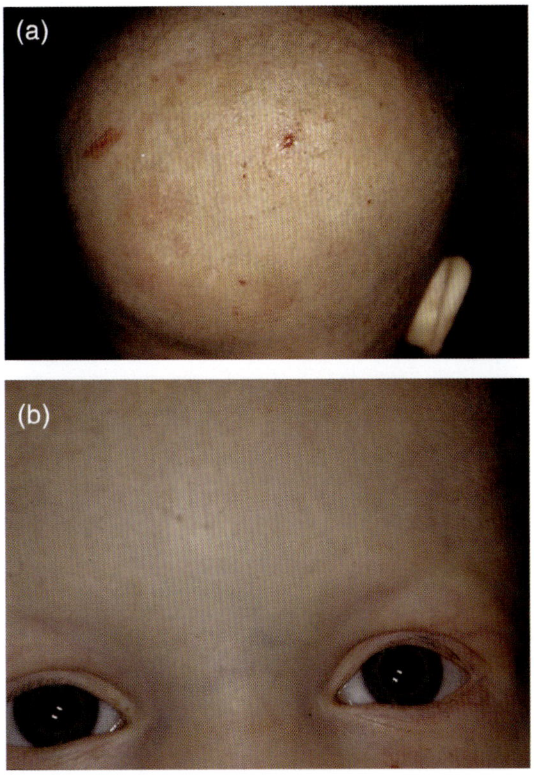

图 67.5 (a)毛发稀少;(b)少汗性外胚叶发育不良中眉毛和睫毛减少

正常。躯干和四肢通常无毛发。约 70%的 X 连锁 HED 的女性携带者称自己的毛发稀疏或纤细。光镜和电镜显示不同的毛干缺陷，包括扭曲发、隧道毛发和结节性脆发。

- 牙齿：多种牙齿异常可能与之相关，从牙齿完全缺失（无牙）到牙齿稀疏、形状异常（图 67.6）。研究表明，在 28 颗牙齿中，受累男性平均有 24 颗缺失。出牙延迟，龅牙，往往体积较小且牙间隔宽，经常呈锥形或钉状。乳牙和恒牙均可受累。牙槽嵴发育不全，致嘴唇呈饱满、外翻状。约 80%的 X 连锁 HED 女性携带者有明显的牙齿异常，包括恒牙缺失及小齿或钉状齿。
- 甲：指甲通常是正常的，尽管有 39%的病例报道有甲发育不良。
- 汗腺：由于小汗腺减少或缺乏，出汗通常严重减少或消失。出汗缺乏会导致无法通过蒸发散热调节体温，强体力活动时或热环境下更易发生高热。由于低体表面积比，温度调节是婴幼儿期最大的问题，可能会经历多次发热，体温可高达 42℃。中暑是无汗性外胚叶发育不良患者在生命最初几年最常见的死亡原因。热耐受不良确实也可发生在年长儿童及成年人中，但问题往往不大，因为他们能够较好地通过喝冷饮、弄湿皮肤或衣服及寻找凉爽的环境来控制体温。多达 25%的杂合子女性出现热耐受不良，近一半患者被注意到出汗能力下降。X 连锁 HED 女性携带者皮肤少汗区呈与 Blaschko 相对应的线性模式出现。
- 皮肤：出生时，受累男性皮肤可出现明显鳞屑或脱皮，易被误诊为火棉胶婴儿。儿童和成人皮肤细腻、光滑、干燥。眶周色素沉着和细纹是该病的特征。湿疹常见，在弯曲部位明显。面部可见类似粟丘疹样小丘疹。皮纹常减少甚至消失（图 67.7）。下唇通常突起，耳呈典型畸形（Spock 耳）（图 67.8）。

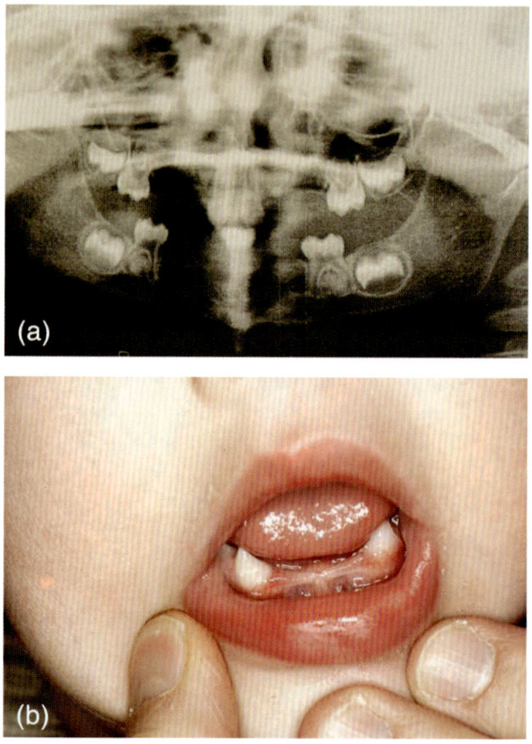

图 67.6 (a)牙发育不全；(b)少汗性外胚叶发育不良的锥形齿和缺齿

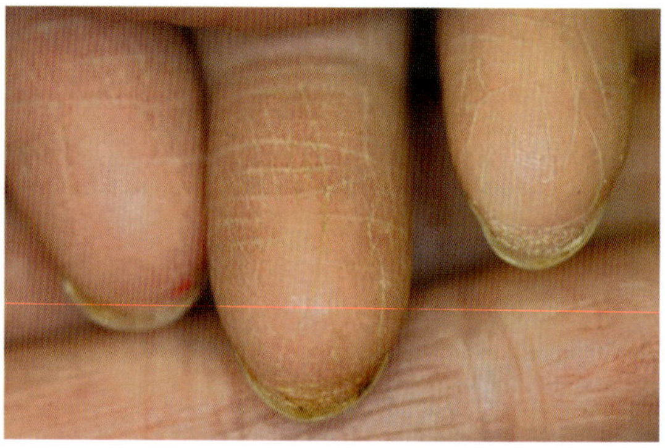

图 67.7 少汗性外胚叶发育不良的皮纹退化

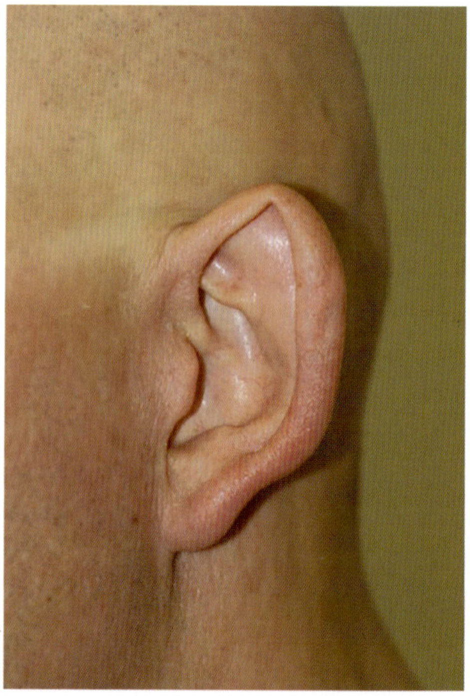

图 67.8 少汗性外胚叶发育不良的“Spock”耳

临床亚型

临床表现变异大，因人而异。尽管有些人只有轻微的主观热耐受不良，但汗腺减少可被识别出来。在某些情况下，头毛呈黑色，但也可呈浅色，尽管大多数患者头发是减少的。

鉴别诊断

Christ-Siemens-Touraine 综合征的鉴别诊断包括其他形式的 HEDs、伴免疫缺陷或聋的外胚叶发育不良。此外，症状少的患者，应排除干燥综合征。

严重程度分级

在 X 连锁 HED 中，家系间和家系内都存在临床异质性，这表明其他遗传因素可影响该病的严重程度。研究表明，*EDAR 370A* 等位基因能够减轻 *EDA* 基因突变所致的 HED 的严重程度。

并发症和共病

无汗性外胚叶发育不良死亡率高达 21%。在患病的第一年，49 例患者中有 14 例报道有严重的非致命性损害，严重性疾病总发病占 43%[5]。幸存者伴发病包括湿疹(71%)、哮喘(65%)和反复喘息、鼻部结痂(79%)、上呼吸道反复感染(44%)和婴儿喂养问题(68%)(表 67.3)。

表 67.3 不同年龄段少汗性外胚叶发育不良的并发症

并发症	发病率
第一年	
死亡率	9/43(21%)
严重的非致命疾病	14/49(29%)
严重疾病的总发作次数	25/58(43%)
0－3 岁	
0－3 岁的死亡率	12/43(28%)
严重的非致命疾病	18/51(49%)
严重疾病的总发作次数	32/65(49%)
幸存者的其他并发症	
湿疹	39/55(71%)
哮喘或反复喘息	35/54(65%)
鼻腔结痂	42/53(79%)
婴儿期反复发热	27/50(54%)
儿童期反复上呼吸道感染	21/47(44%)
婴儿期喂养问题	32/47(68%)
特定过敏	14/53(26%)

改编于 Clarke 等，1987[5] 经 BMJ 出版集团许可转载。

病程和预后

早期诊断是必要的，可避免由高热和感染所致危及生命的并发症。避免高温和体力透支是最重要的预防措施。用湿衣服和冷饮给身体降温是治疗高热的唯一有效方法。口腔正畸干预很有必要，尤其是对语言能力的发展而言。由于儿童可较早发生蛀牙，应教导他们注意牙齿卫生。

检查

Gaide 和 Schneider[6] 的研究表明，对怀孕的虎斑小鼠处理后，其后代的虎斑表型得到永久性保留。虎斑小鼠是一种伴重组形式 EDA1 的外胚叶发育不良小鼠模型，重组的 EDA1 能够通过胎盘屏障[6]。值得注意的是，小鼠出生后，汗腺也能被 EDA1 诱导产生。该研究团队的另一项研究显示，对犬产后进行治疗能诱导其牙齿生长；第一项针对人类的研究目前正在进行中。

治疗

必须监测暴露在高温下的情况。对保温箱中的婴儿来说，严格的体温监测是必要的。较大儿童应该学会用物理降温来处理发热和运动产热，如常喝凉水、弄湿衣服或穿特殊的降温背心和帽子。早期治疗牙齿可使牙齿功能恢复，改善牙齿外观。正畸治疗通常包括植骨或鼻窦提升，然后放置支持牙假体的种植牙。HED 合并免疫缺陷者需基础免疫治疗，积极控制感染或造血干细胞移植。

X 连锁 HED 患者早在 6 岁时即可表现出哮喘样或类似眼干燥病样症状，且患病率高，这说明筛查评估、定期监测和治疗干预应从幼儿期开始。

新近研究显示，HED 患者每日使用 2 次 1ml 3% 米诺地尔，效果良好。1 个月后，患者出现绒毛生长；1 年后，毛发显著生长。

Resources

Further information

National Center for Technology Information, GeneReviews fact sheet: http://www.ncbi.nlm.nih.gov/books/NBK1112/.

National Foundation for Ectodermal Dysplasias, fact sheet: http://nfed.org/index.php/about_ed/types_of_ectodermal_dysplasias.

National Organization for Rare Diseases, fact sheet: http://www.rarediseases.org/rare-disease-information/rare-diseases/byID/804/viewAbstract.

Online Medelian Inheritance in Man, fact sheet: http://omim.org/entry/305100.

Orphanet: http://www.orpha.net/consor/cgi-bin/OC_Exp.php?lng=EN&Expert=238468.

(All last accessed August 2014.)

睑缘粘连-外胚叶缺陷-唇/腭裂综合征

定义和术语

睑缘粘连-外胚叶缺陷-唇/腭裂(ankyloblepharon-ectodermal defect-cleft lip/palate,AEC)综合征是*TP63*基因错义突变影响该基因 p63 SAM 结构的结果,p63 SAM 是一个蛋白-蛋白相互作用结构域。AEC 综合征的遗传模式为常染色体显性遗传。该综合征以唇/腭裂、严重头皮糜烂及表皮附属器异常为特征,包括少毛、少牙、指甲缺如或营养不良、轻度少汗(框图 67.2)。其中一个显著的特征是睑板粘连,即眼睑边缘的部分增厚融合。

同义名

- AEC 综合征
- Hay-Wells 综合征
- 丝状睑缘粘连-外胚叶发育不良-腭裂综合征

概述

1976 年,Hay 和 Wells 描述了一种常染色体显性遗传综合征,包括睑板粘连、外胚叶缺陷和唇/腭裂[1]。该病目前被认为与 Rapp-Hodgkin 综合征(MIM:129400)相同[2]。

框图 67.2 AEC 综合征的临床特征

主要临床特征

- 颅面畸形:中面部发育不良、高额、小嘴、窄鼻、短人中、上唇缘短
- 唇/腭裂
- 悬腭垂发育不良
- 牙列不齐:牙齿发育不良、锥形齿
- 头发生长不良:眉毛和睫毛稀疏、扭曲发和管状发
- 甲营养不良:增厚、易脆、变窄和变色
- 少汗症
- 小儿尿道下裂

报道的其他临床特征

- 出生时出现红皮病和皮肤鳞屑
- 身材矮小
- 智力低下
- 无舌乳头的舌头
- 传导性听力丧失
- 上颌骨发育不良
- 耳道闭锁
- 咽鼓管发育不良
- 眼科并发症:双侧斑点闭锁、泪道发育不良、角膜瘢痕形成

改编自 Camacho 等,1993[10]。

流行病学

发病率和患病率

AEC 综合征非常罕见,其确切发病率和流行程度尚不清楚。

年龄

AEC 综合征在出生时表现为头皮侵蚀性皮炎和火棉胶样改变。

性别

因该综合征为常染色体显性遗传,两性受到同等程度影响。

种族

未见明显种族优势。

相关疾病

AEC 综合征无相关伴发疾病。

病理生理学

AEC 属于 TP63 相关疾病表型(见本章前面的病理学生理学)。

发病诱因

如果父母一方患有这种综合征,则传给下一代的概率为 50%。

病理学

病灶处皮肤组织病理学表现为表皮轻度萎缩、灶性角化过度和血管周围少量淋巴细胞浸润;噬黑素细胞可反映炎症后的变化。对毛干的检查显示,有些患者头发稀疏,黑素丧失。此外,结构异常包括扭曲发、三角隧道发和微管发和不规则压痕及浅沟[3]。扫描电镜示,受累毛干存在各种缺陷,包括角质层和毛乳头破裂,这些都不具特异性。指甲可凸起增厚、萎缩或缺如。头皮活检示,角质层及颗粒层变薄;毛囊缩小,立毛肌增厚。汗液激发试验显示,人体大部分区域汗腺呈片状丢失。

遗传学

AEC 综合征呈常染色体显性遗传。大约 70%的病例是由*TP63*基因新发突变引起。

临床特征(框图 67.2)

病史和临床表现

大约 90%的患者出生时即有类似火棉胶样改变。在一组系列报道中,75%的患者在出生时皮肤受到侵蚀,63%的患者继续遭受慢性头皮侵蚀和反复发作的头皮感染[4]。最初的 7 名患者中有 3 名患者有与脱发相关的头皮感染或头皮毛囊炎。头皮常伴有严重的糜烂性皮炎、继发性结痂和二重感染。89%的患者毛发稀疏,100%的患者毛发呈金属丝样,89%的患者头发呈浅色[5]。局灶性或弥散性脱发很常见。患者睫毛发育不良,眉毛也常受累。39%的患者没有指

甲，没有趾甲的占 11%。18 例患者中发现全部存在指甲营养不良。睑缘粘连(ankyloblepharon filiforme adnatum)指眼睑融合，在其最轻微的表型中，眼睑边缘的中央部分有部分增厚融合，而眼角很少受累。结膜炎和睑缘炎可能由眼部异常引起。最初报道家族的特征呈部分或完全脱发，甲缺如或营养不良，牙齿间距大，局部无汗。在 16 例患者中，全部患者均有排汗量减少[5]。其他异常包括泪道闭锁、乳头增生、并指畸形和耳郭畸形。鱼鳞病样鳞屑占 17%，角化过度占 39%。所有 AEC 患者均发生色素改变。

临床亚型

CHAND 综合征以卷发、睑缘粘连和指甲病变为特征，与 AEC 综合征相似性很大[6]。McGrath 等[7]的研究表明，该综合征是由 p63 SAM 区域的杂合错义突变引起。*TP63* 突变具有高效性，可引起多种等位基因紊乱，包括 EEC 和 ADULT 综合征、LMS 和 SHFM 4 型。Rapp-Hodgkin 综合征不再被认为是一个单独的实体，而是 AEC 综合征的临床变体。有趣的是，在 AEC 综合征患者中，突变会导致 SAM 区域的氨基酸替换。然而，在 EEC 综合征中发现突变导致 DNA 结合区域的氨基酸被取代。最近报道了一例新生儿具有 AEC 和 EEC 综合征的重叠特征。

鉴别诊断

鉴别诊断包括单纯型大疱性表皮松解症和少汗性外胚叶发育不良。

并发症和共病

外耳道和上腭异常经常导致慢性中耳炎和继发性听力丧失。泪道闭锁可引起溢泪、慢性结膜炎和畏光。头皮糜烂和慢性感染严重者需要通过植皮手术干预[9]。

病程和预后

出生时，超过 3/4 的新生儿皮肤呈红色，被侵蚀，脱屑明显，类似火棉胶样婴儿。这种情况在最初几周内就会消失，但下方的皮肤干燥(图 67.9)。超过 2/3 的患者有严重的、反复发生的头皮糜烂和头皮感染等慢性问题，最终导致瘢痕形成，这是 AEC 综合征的主要特征。最初 Hay 和 Wells 描述的 7 例患者中有 4 例报道了掌跖角化，后来在 18 例患者中全部发生了掌跖角化病[5]。

治疗

新生儿呈火棉胶样婴儿改变者应使用润肤剂。患有 AEC 的新生儿通常皮肤非常脆弱，应该非常细心地护理。应采用新生儿重症监护护理方案，参照现有的针对大疱性表皮松解新生儿的护理方案。丝状睑缘粘连可能需要手术矫正或待其自行松解。泪道闭锁须通过手术矫正。头皮伤口须积极护理并配合局部或系统应用抗生素治疗。其他异常如唇/腭裂、尿道下裂和上颌发育不全须通过手术纠正。牙齿的保护和修复是必需的。

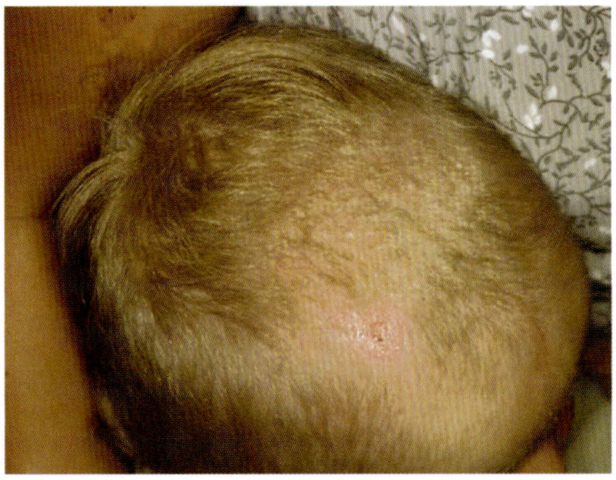

图 67.9 头顶发生糜烂性皮炎后，额部头皮毛发明显减少。该患者的 *p63* 基因发生了突变

Resources

Further information

Ectodermal Dysplasia Society: http://www.ectodermaldysplasia.org/.

Genetic and Rare Diseases Information Center, fact sheet: http://rarediseases.info.nih.gov/gard/2076/eec-syndrome/resources/.

National Foundation for Ectodermal Dysplasias: http://www.nfed.org/.

(All last accessed August 2014.)

缺指(趾)畸形-外胚叶发育不良-唇/腭裂综合征

定义

EEC 综合征(ectrodactyly-ectodermal dysplasia-cleft lip/palate syndrome)的主要特征是缺指(趾)畸形(分裂手或足畸形)、唇/腭裂、泪道异常和表皮附属器异常，包括少毛症、少齿症、甲营养不良和偶尔的少汗症。

概述

部分遗传性皮肤病已被定位到染色体 3q27 上，是由 *TP63* 基因突变引起。EEC 综合征最初是由学者 Eckholdt 和 Matens 于 1804 年描述，自此之后其临床谱被进一步描绘。Rosselli 和 Gulienetti 于 1961 年描述了一位具有典型 EEC 综合征特征的患者。1970 年，Rüdiger 等建议将该综合征命名为 EEC。这种综合征 90%以上的病例是由 *TP63* 基因突变引起的。EEC 综合征以常染色体显性模式遗传。其表型多变，即使是显著而典型 EEC 致病基因突变，其表型也可能为肢体和颅面轻微受累[1]。该病通常需要多学科专家配合。

流行病学

发病率和患病率

EEC 综合征非常罕见，目前仅报道 300 例左右。自 1995—2006 年，法国登记的 312 例口面裂患者中，只有 2 例为 EEC 综合征患者[2]。

年龄

通常出生时或较小年龄就表现出症状。

性别

因该综合征为常染色体显性遗传，故男女受累率相同。

种族

没有特定的种族倾向。

相关疾病

伴发的疾病包括泌尿生殖系统畸形如肾发育不全、尿道闭锁或肾盂积水，传导性或神经感音性听力丧失，乳腺/乳头发育不全，某些眼科疾病如泪小管闭锁或发育不全（见于 90%以上的患者）、畏光、角膜溃疡、角膜炎、睑缘炎、内眦赘皮及内分泌疾病（胸腺发育不全、垂体功能减退、生长激素缺乏）。

病理生理学

约 90%的案例中，EEC 综合征是由编码 p63 转录因子的 *TP63* 基因（3q27）发生错义突变所致。该转录因子对外胚叶和四肢的发生至关重要。一系列复杂的遗传学研究表明，一种名为 TAp63 的 p63 蛋白变体的存在与否，决定了一个带有 *TP63* 突变的孩子是否会患上 EEC。最近有报道称，唇裂和皮肤缺损是由 p63 功能丧失引起，肢体畸形是由于获得性和（或）显性突变所致[3]。TAp63 是 EEC 相关表型在外显率和表达率方面的强修饰因子[3]。

发病诱因

如果父母中有一方患病，那么孩子患病风险为 50%。

病理学

手足畸形的影像学表现为掌骨和跖骨缺失或发育不全。扫描电镜显示受累个体的毛干有纵向沟槽、扭曲的球茎和外层缺陷。这些发现可以在许多其他外胚叶发育不良中看到，并非 EEC 综合征所特有。

遗传学

该病呈常染色体显性遗传，呈不完全外显，表达多变。近 90%的 EEC 病例是由 5 个热点突变引起的[4]。

环境因素

由于汗腺减少或消失，炎热和干燥的环境可能是危险的，可致中暑，癫痫，甚至死亡。

临床特征

病史

通常有阳性家族史。

临床表现

该综合征主要表现为缺指（趾）畸形（图 67.10）、手足并指（趾）和唇/腭裂（框图 67.3）。此外，外胚叶还可发生多种改变，如皮肤干燥伴色素减退、头皮和眉毛稀少（图 67.11）、小而畸形的牙或牙缺失，以及指甲发育不良。汗腺和皮脂腺常缺失或减少。临床表现多变，少或症状病例非常常见。许多伴发表现包括泌尿生殖系统畸形、聋、鼻后孔闭锁、乳房或乳头发育不全、伴泪腺导管异常的眼科疾病、畏光、角膜溃疡、角膜炎、睑缘炎和睑外翻，以及激素失调。EEC 综合征的产前诊断基于在三维超声上识别“龙虾爪”畸形改变[5]。

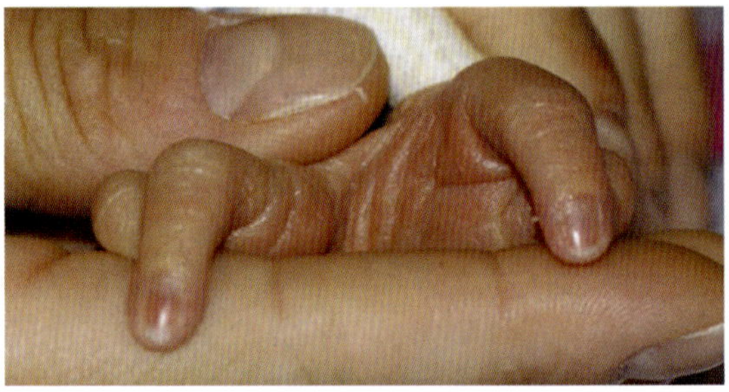

图 67.10 缺指（趾）畸形-外胚叶发育不良-唇/腭裂综合征中的指（趾）畸形

框图 67.3 EEC 综合征的诊断标准

EEC 综合征的主要诊断标准
- 外胚叶发育不良
- 缺指（趾）畸形
- 唇/腭裂
- 泪道异常

EEC 综合征的次要诊断标准
- 肾畸形
- 聋
- 智力迟钝
- 后鼻孔闭锁

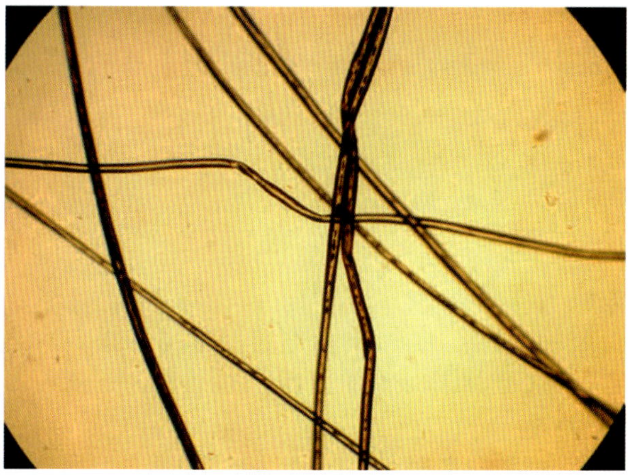

图 67.11　缺指(趾)畸形-外胚叶发育不良-唇/腭裂综合征中的毛干改变

鉴别诊断

鉴别诊断囊括了 p63 综合征的整个疾病谱，包括 AEC 综合征和 ADULT 综合征、LMS 和非综合征型 SHFM[4]。此外，EvC 综合征必须与 EEC 综合征鉴别[6]。最后，van der Woude 综合征以唇/腭裂作为 p63 综合征的特征[7]。典型的变异有牙发育不良和下唇凹陷。该综合征是由 p63 调控的 *IRF6*[8] 突变引起，具有表型重叠。有趣的是，下唇凹陷最近也被报道与 *TP63* 突变有关[9]。

严重程度分级

基因型与表型的严重程度相关。

并发症和共病

肾畸形伴输尿管扩张或尿道闭锁、双输尿管、肾积水、多发肾囊肿、肾不发育或发育不良可共存。内分泌异常包括胸腺缺失、垂体功能减退、孤立性生长激素缺乏和垂体性尿崩症。

检查

对于具有典型 EEC 体征和症状的患者，可直接诊断。然而，也推荐使用分子遗传学证实 *TP63* 突变的存在。

治疗

治疗主要为对症处理。然而，分子遗传学研究逐步提高了基因治疗的可能性。在新近的一项研究中，在健康供体和 *p63* 的 DNA-结合域携带两种不同的点突变的 EEC 患者中的成纤维细胞，被重新编程成 iPSC 系[10]。2 例 EEC 患者的 iPSC 均表现出早期外胚叶特点[K18(+)]，但未能进一步分化为 K14(+)细胞(表皮/边缘)或 K3/K12(+)细胞(角膜上皮)。APR-246[PRIMA-1(MET)]是一种小化合物，可恢复突变体 p53 在人类肿瘤细胞中的功能，可逆转角膜上皮谱系发育方向，恢复正常的 p63 相关信号通路。

Resources

Further information

Ectodermal Dysplasia Society: http://www.ectodermaldysplasia.org/.

Genetic and Rare Diseases Information Center, fact sheet: http://rarediseases.info.nih.gov/gard/2076/eec-syndrome/resources/.

National Foundation for Ectodermal Dysplasias: http://www.nfed.org/.

(All last accessed August 2014.)

毛发-牙齿-骨综合征

定义和术语

毛发-牙齿-骨综合征(Tricho-dento-osseous syndrome，TDO)是一种罕见的常染色体显性疾病，以卷发、牙釉质发育不良伴牙斑、釉质低矿化和骨硬化为特征[1]。此外，颅面部形态变异很大[2]。Lichtenstein 等[3]分析了 107 例该病的特征，并将其命名为 TDO 综合征。

同义名
- TDO

概述

毛发-牙齿-骨综合征是一种罕见的外胚叶发育不良伴骨密度增加，尤其是颅骨。

流行病学

发病率和患病率

这种疾病罕见，缺乏流行病学数据。

年龄

出生时表现为头发浓密、怪异或卷曲。后期头发可变直。

性别

呈常染色体显性遗传，两性受累无差异。

种族

没有种族差异。

相关疾病

罕见小指内弯。

病理生理学

病理学

牙齿影像学检查可见未萌出牙和牛齿(牙髓腔增大所致)[1,2]。扫描电镜分析可见受累牙齿的牙釉质凹陷、均匀变薄,牙尖周围可见异常的胶原膜。X 线片显示颅骨硬化,可增厚。长骨亦可硬化。

遗传学

同源盒转录因子 3(*DLX*3)基因突变是导致该综合征的原因[2]。

临床特征

病史

通常有阳性家族史。出生时乱蓬蓬杂乱发是其典型表现。

临床表现

出生时头发卷缩,随年龄增长,头发逐渐变直而呈现蓬乱外观。可有数种牙齿畸形,包括牙釉质发育不良(可致牙斑)、牛牙症和龋齿[1,2]。指甲薄而脆,易脱落。脚趾甲可增厚或正常。汗腺和皮脂腺正常,皮肤无特殊。额部前凸,下腭呈方形,头部拉长。3/4 的患者发生部分颅骨过早闭合。颅骨放射学上显示致密改变,或增厚改变。这对患者来说不会造成问题,而且这些改变可能是偶然发现,如当出于不相关的原因需要获得颅骨 X 线片时。

临床亚型

颅面部的变异性在毛发-牙齿-骨综合征里有较多记录[2]。

鉴别诊断

卷发和指甲发育不良也见于 CHAND 综合征(卷发、睑板粘连和指甲发育不良),但睑缘粘连使该病与众不同。Witkop 综合征(牙齿和指甲综合征)缺少卷曲的头发。

病程与预后

随着时间的推移,头发病变可获改善。受累者身体都很健康,但在 30 岁之前大部分牙齿都会脱落。

治疗

包括适当的牙齿护理和修复。

检查

临床诊断可通过突变分析确诊。

毛发-鼻-指(趾)骨综合征

定义和术语

毛发-鼻-指(趾)骨综合征(tricho-rhino-phalangeal syndrome,TRPS)是一种外胚叶发育不良,特征是毛发和指甲畸形、面部异常、部分手指和脚趾中间指(趾)骨干骺端呈锥形改变。

> **同义名**
> - TRPS Ⅰ至Ⅲ型
> - 毛发-鼻-指(趾)骨综合征,1~3 型
> - Langer-Giedion 综合征(Ⅱ型)

概述

1966 年,Giedion 首次描述了该综合征。TRPS 有 3 种亚型,临床表型重叠较多,但仍可区分开来。

流行病学

发病率和患病率

该综合征罕见,缺乏流行和发病率数据。

年龄

根据表型的严重程度差异,出生后可很早出现少毛症、球状鼻和短指。

性别

在这种常染色体显性遗传性皮肤病中,两性受累程度相同。

遗传学

毛发-鼻-指(趾)骨综合征是一种常染色体显性疾病,由 *TRPS*1 基因突变引起,*TRPS*1 基因编码 GATA 型转录因子,GATA 型转录因子有 9 个锌指基序[2]。因此,TRPS 目前被归为外胚叶发育不良中的一种转录因子疾病[3]。*TRPS*1 是一种转录抑制因子,介导包括软骨细胞和软骨膜[6]在内的多个组织中的细胞分化[4,5]。*TRPS*1 基因发生错义突变(TRPS Ⅲ型)的患者的临床表型比在该基因中发生无义突变(TRPS Ⅰ型)的患者更严重。

临床特征

临床上,该综合征的特征为生长迟缓、颅面异常、手脚短指(趾)、毛发稀疏且生长缓慢、鼻呈梨形、人中细长、上唇薄(框图 67.4)。典型的放射学表现包括锥形骨骺、掌骨和指骨缩短、髋关节畸形和身材矮小。指甲变现为甲营养或发育不良、脆甲、生长缓慢、嵌甲和白甲。多次报道指甲缩短、增宽,形成球拍样外观[7]。此外,纵向条纹常见[8]。

> **框图 67.4 毛发-鼻-指(趾)骨综合征(TRPS)Ⅰ至Ⅲ型的临床特征**
>
> **皮肤附属器**
> - 纤细而稀疏,生长缓慢的头皮毛发
> - 毛干变平
> - 稀疏的眉毛和睫毛

（续框图）

- 稀疏的体毛
- 脆性增加，生长缓慢的指甲

颅面部畸形

- 梨形鼻和球形鼻
- 细长的人中
- 上唇薄，下唇凸出
- 下颌骨和面中部发育不全
- 小头畸形
- 下颌后缩
- 高腭
- 小而多余的牙齿
- 侧面突出的大耳

骨骼畸形

- 短的掌骨和趾骨
- 掌骨的球状末端
- 骨干骺端呈锥形
- 翼状肩胛骨和松弛的关节
- 臀部佩尔斯特样改变和侧位髌骨
- 外生骨疣

其他畸形

- 黑素细胞痣
- 生长迟缓
- 智力迟钝

改编自 Itin 等，1996[12]。

临床表型重叠程度较高的三种 TRPS 亚型可以进行区分（表 67.4）。除上述特征外，Ⅰ型还可表现为出生后中等程度的发育迟缓、罕有智力低下和中度指骨、掌骨缩短畸形。眉毛通常稀疏或可能呈中间厚而边缘薄改变。

Ⅱ型通常被称为 Langer-Giedion 综合征。TRPS Ⅱ型的特征是存在多发性软骨外生骨疣，这与 TRPS Ⅰ型和Ⅲ型有明显的区别[9]。智障和小头畸形是 TRPS Ⅱ型的典型特征。眉毛通常粗而浓密。在 TRPS Ⅱ型中有报道，婴儿期的皮肤松弛冗赘，儿童期则消失。生长发育迟缓仅为中度，可见轻度短指。大多数案例为散发。研究表明，Langer-Giedion 综合征是一种真正的连续基因综合征，因其失去了至少两个基因（*TRPS*1 和 *EXT*1）的功能拷贝，这两个基因编码外泌素糖基转移酶 1，也参与了遗传性多发性外生骨疣的发病[10]。

Ⅲ型，也称为 Sugio-Kajii 综合征，是最罕见的类型[11,12]。它的特点是明显的身材矮小，严重的短指畸形（因趾骨和掌骨的缩短所致）和明显的锥形骨骺改变。眉毛正常；没有外生骨疣和智力缺陷。遗传方式为常染色体显性遗传。有散发病例的报道。Lüdecke 等[13]进行了大量的突变分析，认为 TRPS Ⅲ型处于 TRPS 谱的严重末端，是由 *TRPS*1 基因突变引起。

Resources

Patient resources

TRPS Support Group UK：http://trpsuk.org/ (last accessed August 2014).

表 67.4 毛发-鼻-指（趾）骨综合征（TRPS）主要类型的临床特征

	TRPS Ⅰ	TRPS Ⅱ	TRPS Ⅲ
遗传	常染色体显性	绝大多数散发	常染色体显性
外生骨疣	—	+++	—
眉毛	正常或稀疏	正常或浓密	正常
皮肤松弛	—	+	—
智力迟钝	—（个例描述）	经常存在	—
小头畸形	—	+	—
生长迟滞	（+）	—	+++
短指（趾）症	+	+	+++
掌骨和指骨异常	+	+	+++
遗传缺陷	*TRPS*1 基因无义突变	8q24.11-13 中删除突变	*TRPS*1 基因的错义突变

改编自 Itin 等，1996[12]。

有汗性外胚叶发育不良

定义和术语

有汗性外胚叶发育不良是外胚叶发育不良疾病谱中的一种罕见遗传性皮肤病[1]。该病累及皮肤、指甲和毛发，但患者出汗正常。*connexin* 基因突变引起复杂的症状，表现为毛发少而脆、甲营养不良、杵状指，指腹突起的真皮嵴和不同程度的角化。关节部位的色素沉着相当常见[2]。

> **同义名**
> • Clouston 病
> • 外胚叶发育不良 2(以前)

概述

有汗性外胚叶发育不良或 Clouston 病是一种常染色体显性遗传性疾病，临床表现为甲营养不良、脱发和皮肤角化病。

流行病学

发病率和患病率

有汗性外胚叶发育不良患病率为 1～9/100 000，但尚没有确切的流行病学资料[3,4]。

年龄

稀疏的头发和甲营养不良早年即可存在。持续脱发可持续到青春期，可引起部分或全部脱发。头发从小就稀疏脆弱。掌跖角化病始于儿童期，随年龄增长而加重。即使在同一家族中，表型也有明显差异。

性别

由于该病呈常染色体显性遗传模式，两性均受影响。

种族

起初，大多数报道的病例为法裔加拿大家系。随后，一个马来华人家系及非洲人、西班牙人和伊萨瓦人的后裔被报道，所以该病似乎呈全球性。

相关疾病

继发性结膜炎和睑缘炎是因睫毛稀疏或缺如所致。斜视和白内障有零星报道，但似乎没有真正的联系。畏光、结膜炎、睑缘炎和睫毛、眉毛稀疏常见。可见颅骨增厚但并无功能性影响。在单个病例中，Clouston 综合征被报道可伴有轻度感音神经性聋和畏光，提示角膜炎-鱼鳞病-耳聋综合征是由一种密切相关的突变引起[5]。

病理生理学

该病由 β 缝隙连接蛋白基因突变所致，β 缝隙连接蛋白基因位于染色体 13q12 上，并编码联接蛋白 30(Cx30)。

病理学

手掌和脚掌的常规组织学表现为角化过度，颗粒层正常。电镜下见颗粒层的桥粒数目增加。

遗传学

这是一种常染色体显性遗传病，由 *Cx30* 突变引起[6]。数个小汗腺汗管纤维腺瘤已在有汗性外胚叶发育不良中报道。正常人体皮肤免疫组化染色显示 Cx30 主要表达于毛囊、甲和掌跖皮肤，部分与 p63 表达重叠。此外，在小鼠毛囊和甲单位发育过程中也记录了 Cx30 和 p63 的共表达。在培养细胞中，ΔNp63α 异构体可使 Cx30 蛋白表达显著上调。进一步体外分析研究表明：ΔNp63α 可通过与 Cx30 基因的内含子 1 的序列结合而参与 Cx30 表达[7]。

临床特征

病史

这种常染色体显性遗传病可能有阳性家族史。由于临床表现多变，病史不是直观明确的。约 1/3 的患者只有指甲营养不良。少毛症是一种进展性疾病，但也是一种异质性疾病，可呈弥散性或片状。甲周感染是相当常见并且非常顽固。

临床表现

患者呈现部分脱发或全秃(图 67.12)。头发稀疏，在婴儿期头发扭曲、脆弱呈苍白色。青春期时，脱发可致全秃。睫毛短小稀疏，眉毛、腋毛、阴毛稀疏或缺失。指甲在儿童早期可能是白色的，随后有增厚的趋势，生长缓慢，通常有条纹、增厚和远端甲剥离。甲受累非常常见，可畸形，变小。掌跖角化病的表现多样，指尖皮纹明显(图 67.13)。色素沉着，尤其是关节上的色素沉着常见。

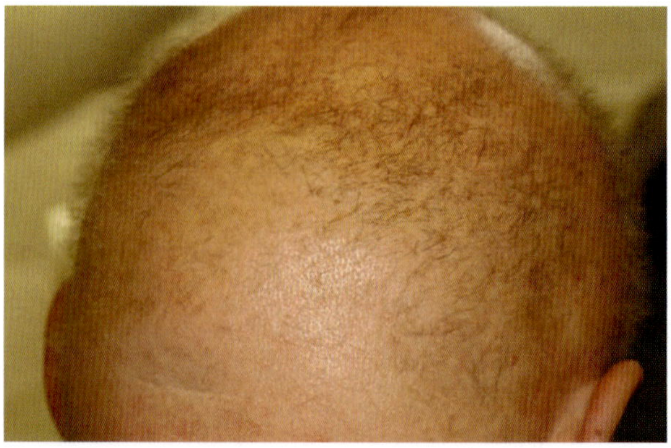

图 67.12 有汗性外胚叶发育不良中的毛发减少

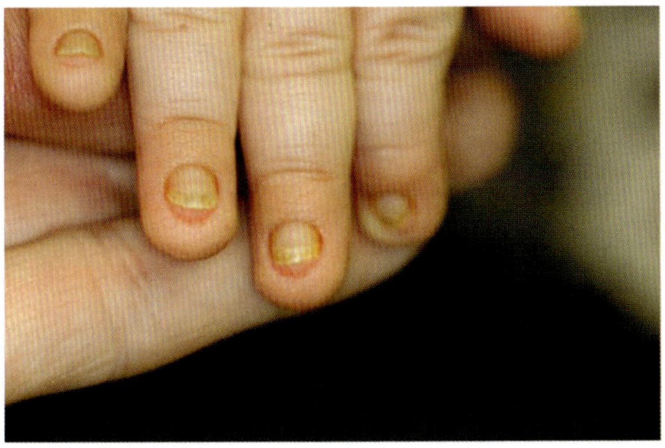

图 67.13 有汗性外胚叶发育不良伴微甲、淡黄色甲板和明显的皮纹

临床亚型

表型高度可变。

鉴别诊断

鉴别诊断包括先天性厚甲和单纯毛发-指甲外胚叶发育不良。1996 年，一个三代 6 人患者的非洲家系被报道具有短而稀疏的头发和睫毛。甲表现为营养不良、增厚，但出汗、皮肤和牙齿正常。

病程和预后

单一症状型或少症状型表现相当常见。1/3 的有汗性外胚叶发育不良患者仅以指甲发育不良为表现。即使在同一个家族中，疾病表达的严重程度也是千差万别的。临床特征随时间增加而增加，但预期寿命正常。

检查

为了明确诊断，必须对 Cx30 进行基因突变分析。然而，并非在所有国家，保险公司都承担这种分析的费用。

治疗

对于这种综合征没有针对病因的治疗或特定的治疗方法。角质剥脱剂和润肤剂用于掌跖角化病，严重脱发时，可用假发。专业的修脚和美甲可以帮助减少甲营养不良问题。据报道，维 A 酸本身作为有丝分裂原，通过扩大微小化的毛囊来增强米诺地尔的吸收，可以有效治疗有汗性外胚叶发育不良[8]。

局灶性真皮发育不良

定义和术语

局灶性真皮发育不良（Focal dermal hypoplasia，FDH）是一大类外胚叶发育不良中的一种。是一种罕见的遗传性皮肤病，影响外胚叶和中胚叶起源的组织。X 连锁显性遗传模式在许多家系中都有记载，这种遗传模式对男性具有致命的影响，只有发生镶嵌现象的男性才能存活下来。

同义名

- Goltz 综合征
- Goltz-Gorlin 综合征
- Jessner-Cole 综合征

概述

1962 年，Goltz 和他的同事定义了一种现在被称为 FDH 的症候群，该症候群有大量的外胚叶和中胚叶畸形[1]。到目前为止，文献中只报道了 200～300 例。主要临床表现为牙釉质线状发育不全（沿 Blaschko 线分布）、腔口周围乳头状瘤、脂肪疝、线状毛细血管扩张及色素沉着异常（沿 Blaschko 线分布）[2]。

流行病学

局灶性真皮发育不良非常罕见，据估计，发病率不到 1/1 000 000；90％的患者是女性。约 10％的受累男性中，FDH 的发病基础是 *PORCN* 的镶嵌突变或染色体异常所致[3]。

年龄

患者生来就有多种畸形，在出生时就可能被诊断。

性别

90％为女性，10％为男性。

种族

世界各地均有报道，但没有人种或种族倾向。

相关疾病

是一种外胚叶-中胚叶畸形疾病，累及多种器官。

病理生理学

局灶性真皮发育不良以 X 连锁显性遗传为特征，90％患者为女性。胚胎发育不仅局限于一个组织的发育源。在胚胎分化过程中，生长过程以空间有序和形态学分级的方式控制和协调。FDH 是由编码 WNT 信号通路重要元件的 *PORCN* 基因突变引起。WNT 蛋白在胚胎发育、组织稳态和干细胞维持中发挥重要作用。与 FDH 的女性特异性遗传模式一致，*PORCN* 半合子雄性果蝇胚胎在胚胎发生早期表现出生长停滞，不能产生中胚层，这种表型早期与 Wnt 活性的丧失有关，类似于人类的同源基因。

病理学

红斑部位活检显示轻度角化过度，表皮棘层增厚，有时伴有表皮下裂隙形成。在萎缩皮损中，表皮萎缩，基底层色素沉着。皮下常可见楔形瘢痕区域，由平行排列的透明胶原束和大量成纤维细胞组成。由于真皮内胶原纤维缺乏，脂肪组织几乎靠近表皮。这种现象被称为脂肪异位[4]。病变组织内及周围可见大量血管内皮细胞增生。有些血管内可见密集的红细胞，亦可见血管外红细胞及小部分区域出血。真皮网状层纤维组织附近可见岛状分布的脂肪组织。瘢痕组织中波形蛋白、纤连蛋白和Ⅲ型胶原的免疫组化反应呈阳性。皮损部位表皮基底膜区未见Ⅳ型胶原[5]。

遗传学

FDH为X-染色体显性遗传模式，典型者在男性中具有致死性[6]。*PORCN*基因突变导致WNT级联改变，这在胚胎发生过程中非常重要。

临床特征

病史

FDH的临床表现包括皮肤异常和眼、骨骼、牙齿、指甲、口腔结构和软组织的各种缺损[7]。皮肤病变最突出的临床特征是红色或红黄色筛状萎缩性皮损。色素沉着或色素减退在萎缩部位很常见。萎缩部位皮肤的毛细血管扩张也很常见(图67.14)。典型的皮损沿Blaschko线分布，通常累及躯干和四肢，但在身体任何部位均可发病。线性牙釉质发育不全是一个关键特征(图67.15)。许多口腔改变已被描述，包括齿少、颌骨囊肿、唇裂、舌半裂和乳头瘤病。

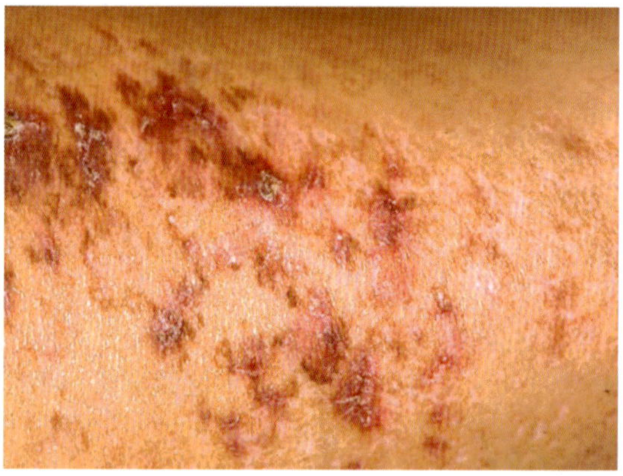

图67.14 局灶性真皮发育不良的条纹状萎缩和毛细血管扩张病灶

其他皮肤异常包括脂肪瘤样结节和乳头状瘤病变。眼部异常约占40%，包括眼缺失、斜视、小视和眼球震颤。骨骼变化包括并指(趾)畸形(图67.16)、多指(趾)畸形、龙虾爪畸形和纹状骨病。

鉴别诊断

鉴别诊断包括局限性面部真皮发育不良的1～4型和MIDAS综合征(见下节)。

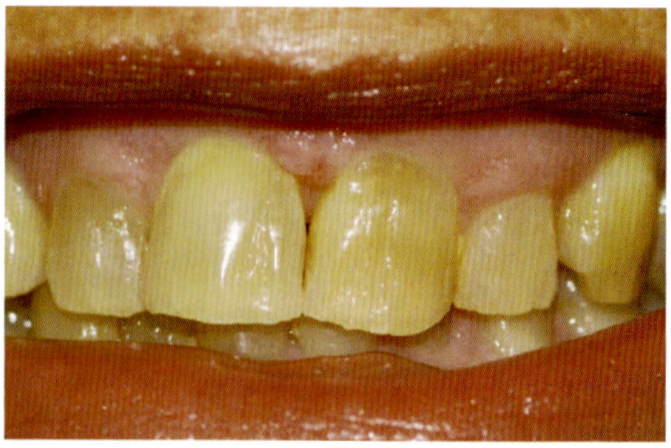

图67.15 局灶性真皮发育不良时Blaschko线分布的牙釉质发育不全

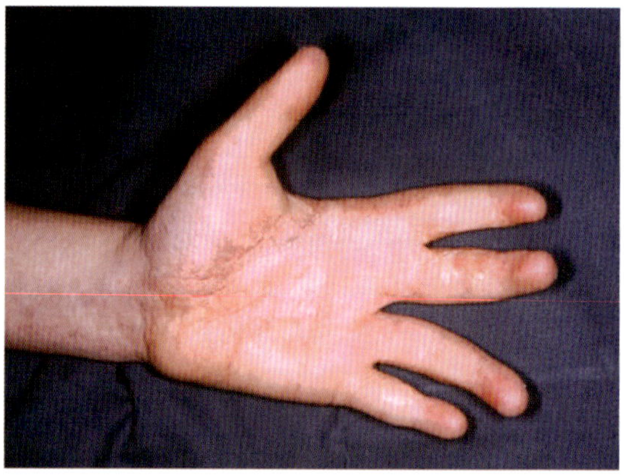

图67.16 真皮局灶性发育不良并指畸形术后

治疗

FDH患者的临床治疗应该是跨学科的。儿童应尽早看牙医和眼科医师。在患者的治疗上整形外科专家也很重要。此外，心理和行为健康治疗也是必要的。

MIDAS综合征

定义和术语

MIDAS综合征(microphthalmia，dermal aplasia and sclerocornea syndrome)由Happle提出，又名小眼畸形伴线状皮肤缺陷综合征。它是一种X连锁显性疾病，男性患者具有致死性，具有单侧或双侧小眼症伴有局限于面颈部线状皮肤缺损。该病是一种非常罕见的疾病，发病率<1/1000 000。

存在一种与小头畸形、面部畸形和其他畸形相关的先天性线性皮肤缺损，是由Xq21染色体上的*COX7B*基因突变引起。

同义名
- MIDAS 综合征
- 小眼畸形伴线状皮肤缺损
- 小眼畸形
- 真皮发育不良
- 硬化性角膜

概述

小眼畸形伴线性皮肤缺损综合征是一种罕见的男性致死性 X 连锁相关疾病，以小眼畸形、其他眼部畸形及通常局限于面颈部的线性皮损为特征，且随着年龄的增长，发育不良部位的皮肤上出现色素沉着改变。此外，还可出现小头畸形、智力障碍、胼胝体发育不全和心脏畸形。大多数患者存在细胞遗传学上可见的缺失或不平衡易位，导致 Xp22 单体形成。*HCCS* 基因的杂合突变已被证明是该病的病因[1]。*HCCS* 编码全细胞色素 C-型合成酶，该合成酶催化血红素基团转化为细胞色素 C 和细胞色素 C1。细胞色素 C 在氧化磷酸化中起关键作用，但也被证明可以调节细胞凋亡。因此，缺乏 HCCS 活性的细胞容易发生凋亡，进而影响组织的形成。另一个位于 Xq21.1 上的 *COX7B* 基因（编码细胞色素 C 氧化酶的一个结构亚单位）突变，已经在具有 MIDAS 表型的女性中被发现，进一步支持线粒体酶在 MIDAS 综合征发病机制中的作用[2]。

流行病学

年龄

这种疾病非常罕见，发病率<1/1 000 000。

性别

是一种 X 连锁显性疾病，男性患者具有致死性。

种族

没有已知的种族发病优势。

相关疾病

该综合征可并发心脏畸形（18%）、胼胝体发育不全和髓鞘异常形成、小头畸形、轻度至重度智力障碍（25%）、听力丧失、膈疝、前置肛门或无肛门、泌尿生殖系统畸形。

临床特征

病史

家族史揭示母传女模式。

临床表现

临床最常见的表现为小眼畸形/无眼症（93%）、角膜硬化/角膜混浊和面颈部沿 Blaschko 线分布的先天性线性皮肤缺陷（95%）。其他表现包括各种眼部异常、心脏缺陷、脑成像异常、小头畸形、出生后生长迟缓和面部畸形。可发生甲营养不良。

临床亚型

存在一种与小头畸形、面部畸形和其他畸形相关的先天性线性皮肤缺陷，是由 Xq21 染色体上的 *COX7B* 基因突变引起的。

鉴别诊断

鉴别诊断包括局灶性真皮发育不良、色素失禁症（Bloch-Sulzberger 病）、眼脑皮综合征和 Aicardi 综合征。

检查

建议完善眼科和皮肤科检查、脑部 MRI（对比和不对比）检查、听力评估及心脏评估。临床上提示 MIDAS 综合征印象时应通过染色体分析和分子遗传学分析来确认，这些分析记录了 *HCCS* 或 *COX7B* 的突变。

治疗

眼和皮肤问题应由相对应专业医师给予治疗。MIDAS 综合征患者应检查心脏、泌尿生殖系统和中枢神经畸形。学习障碍应该在早期进行评估。

局灶性面部真皮发育不良

定义和术语

局灶性面部真皮发育不良（focal facial dermal dysplasia，FFDD）是一组罕见的表现为双侧面部发育缺陷的异质性疾病。病变的皮肤类似于先天性皮肤发育不良。FFDD 有 4 中类型[1]。1 型也称为 Brauer 综合征，呈常染色体显性遗传模式；双颞区的皮肤异常类似于钳痕。此外，可见侧眉稀疏、鼻尖扁平、双行睫毛。2 型也被称为 Brauer-Setleis 综合征。临床特征与 1 型非常相似，但眼眶周围皮肤有萎缩和皱纹。也是常染色体显性遗传。3 型称为 Setleis 综合征，临

同义名

FFDD1 型
- Brauer 综合征
- 太阳穴部位遗传性对称发育不良痣
- 双侧太阳穴部位先天性皮肤发育不良

FFDD2 型
- Brauer-Setleis 综合征

FFDD3 型
- Setleis 综合征

FFDD 4 型
- 局灶性耳前真皮发育不良

第6部分

床特征与 2 型相同，但遗传模式为常染色体隐性遗传。致病基因为 *TWIST2* 基因[2]。4 型为耳前孤立性皮损，遗传类型为常染色体隐性或显性遗传[3]，是由 *CYP26C1* 基因突变引起的[4]。

流行病学

局灶性面部真皮发育不良是一种非常罕见的疾病，发病率不到 1∶1 000 000。

临床特征

所有类型的 FFDD 的共同特征是双颞区皮肤萎缩样改变。

(译者：张士德 **一审：**刘建彬 赵敬军 **二审：**崔勇 **三审：**冯文莉 奚志琴 **润色：**张松**)**

参考文献

所有文献请查阅网址：www. rooksdermatology. com.
以下列出的是重要参考文献。

Ectodermal dysplasias

[1] Itin PH. Ectodermal dysplasia: thoughts and practical concepts concerning disease classification-the role of functional pathways in the molecular genetic diagnosis. *Dermatology* 2013;226:111-14.

[2] Visinoni AF, Lisboa-Costa T, Pagnan NA, Chautard-Freire-Maia EA. Ectodermal dysplasias: clinical and molecular review. *Am J Med Genet* 2009;149A:1980-2002.

[10] Nguyen-Nielsen M, Skovbo S, Svaneby D, Pedersen L, Fryzek J. The prevalence of X-linked hypohidrotic ectodermal dysplasia(XLHED) in Denmark, 1995-2010. *Eur J Med Genet* 2013;56:236-42.

[14] Van Raamsdonk CD. Hereditary hair loss and the ancient signaling pathways that regulate ectodermal appendage formation. *Clin Genet* 2009;76:332-40.

[17] Gong B, Liu T, Zhang X, *et al*. Disease embryo development network reveals the relationship between disease genes and embryo development genes. *J Theor Biol* 2011;287:100-8.

[18] Sadier A, Viriot L, Pantalacci S, Laudet V. The ectodysplasin pathway: from diseases to adaptations. *Trends Genet* 2014;30(1):24-31.

[24] Cluzeau C, Hadj-Rabia S, Jambou M, *et al*. Only four genes (EDA1, EDAR, EDARADD, and WNT10A) account for 90% of hypohidrotic/anhidrotic ectodermal dysplasia cases. *Hum Mut* 2011;32:70-2.

[25] Koster MI. p63 in skin development and ectodermal dysplasias. *J Invest Dermatol* 2010;130:2352-8.

[32] Petrof G, Mellerio JE, McGrath JA. Desmosomal genodermatoses. *Br J Dermatol* 2012;166:36-45.

[40] Smahi A, Courtois G, Rabia SH, *et al*. The NF-kappaB signalling pathway in human diseases: from incontinentia pigmenti to ectodermal dysplasias and immune-deficiency syndromes. *Hum Mol Genet* 2002;11:2371-5.

[50] Van Bokhoven H, Hamel BCJ, Bamshad M*et al*. p63 gene mutations in EEC syndrome, limb-mammary syndrome, and isolated split hand-split foot malformation suggest a genotype-phenotype correlation. *Am J Hum Genet* 2001;69:481-92.

[54] Gerstein MB, Kundaje A, Hariharan M, *et al*. Architecture of the human regulatory network derived from ENCODE data. *Nature* 2012;489:91-100.

X-linked hypohidrotic ectodermal dysplasia with immunodeficiency

[1] Kawai T, Nishikomori R, Heike T. Diagnosis and treatment in anhidrotic ectodermal dysplasia with immunodeficiency. *Allergol Int* 2012;61:207-17.

[2] Kawai T, Nishikomori R, Izawa K, *et al*. Frequent somatic mosaicism of NEMO in T cells of patients with X-linked anhidrotic ectodermal dysplasia with immunodeficiency. *Blood* 2012;119:5458-66.

[3] Doffinger R, Smahi A, Bessia C, *et al*. X-linked anhidrotic ectodermal dysplasia with immunodeficiency is caused by impaired NF-κB signaling. *Nature Genet* 2001;27:277-85.

[4] Temmerman ST, Ma CA, Zhao Y, *et al*. Defective nuclear IKK alfa function in patients with ectodermal dysplasia with immune deficiency. *J Clin Invest* 2012;122:315-26.

[5] Ngadjeua F, Chiaravalli J, Traincard FC, Raynal B, Fontan E, Agou F. Two-sided ubiquitin binding of NF-κB essential modulator(NEMO) zinc finger unveiled by a mutation associated with anhidrotic ectodermal dysplasia with immunodeficiency syndrome. *J Biol Chem* 2013;288(47):33722-37.

[6] Mancini AJ, Lawley LP, Uzel G. X-linked ectodermal dysplasia with immunodeficiency caused by NEMO mutation: early recognition and diagnosis. *Arch Dermatol* 2008;144:342-6.

Hypohidrotic ectodermal dysplasia

[1] Itin PH, Fistarol SK. Ectodermal dysplasias. *Am J Med Genet* 2004;131C:45-51.

[2] Nguyen-Nielsen M, Skovbo S, Svaneby D, Pedersen L, Fryzek J. The prevalence of X-linked hypohidrotic ectodermal dysplasia(XLHED) in Denmark, 1995-2010. *Eur J Med Genet* 2013;56:236-42.

[3] Haghighi A, Nikuei P, Haghighi-Kakhki H, *et al*. Whole-exome sequencing identifies a novel missense mutation in EDAR causing autosomal recessive hypohidrotic ectodermal dysplasia with bilateral amastia and palmoplantar hyperkeratosis. *Br J Dermatol* 2013;168:1353-6.

[4] Itin PH. Ectodermal dysplasia: thoughts and practical concepts concerning disease classification-the role of functional pathways in the molecular genetic diagnosis. *Dermatology* 2013;226:111-14.

[5] Clarke A, Phillips DIM, Brown R, Harper PS. Clinical aspects of X-linked hypohidrotic ectodermal dysplasia. *Arch Dis Child* 1987;62:989-96.

[6] Gaide O, Schneider P. Permanent correction of an inherited ectodermal dysplasia with recombinant EDA. *Nat Med* 2003;9(5):614-18.

[7] Aswegan AL, Josephson KD, Mowbray R, Pauli RM, Spritz RA, Williams MS. Autosomal dominant hypohidrotic ectodermal dysplasia in a large family. *Am J Med Genet* 1997;72:462-7.

Ankyloblepharon-ectodermal defect-cleft lip/palate syndrome

[1] Mancini AJ, Paller AS. What syndrome is this? Ankyloblepharon-ecteodermal defects-cleft lip and palate(Hay-Wells) syndrome. *Pediatr Dermatol* 1997;14:403-5.

[2] Cambiaghi S, Tadini G, Barbareschi M, Menni S, Caputo R. Rapp-Hodgkin syndrome and AEC syndrome: are they the same entity? *Br J Dermatol* 1994;130:97-101.

[3] Dishop MK, Bree AF, Hicks MJ. Pathologic changes of skin and hair in ankyloblepharon-ectodermal defects-cleft lip/palate(AEC) syndrome. *Am J Med Genet* 2009;149A:1935-41.

[4] Vanderhooft SL, Stephan MJ, Sybert VP. Severe skin ero-

sions and scalp infections in AEC syndrome. *Pediatr Dermatol* 1993;10:334-40.

[5] Julapalli MR, Scher RK, Sybert VP, Siegfried EC, Bree AF. Dermatologic findings of ankyloblepharon-ectodermal defects-cleft lip/palate (AEC) syndrome. *Am J Med Genet* 2009; 149A:1900-6.

[6] Bertola DR, Kim CA, Sugayama SMM, Albano LMJ, Utagawa CY, Gonzalez CH. AEC syndrome and CHAND syndrome: further evidence of clinical overlapping in the ectodermal dysplasias. *Pediatr Dermatol* 2000;17:218-21.

[7] McGrath JA, Duijf PH, Doetsch V, *et al*. Hay-Wells syndrome is caused by heterozygous missense mutations in the SAM domain of p63. *Hum Mol Genet* 2001;10:221-9.

[8] Celik TH, Buyukcam A, Simsek-Kiper PO, *et al*. A newborn with overlapping features of AEC and EEC syndromes. *Am J Med Genet* 2011;155A:3100-3.

[9] Cole P, Hatef DA, Kaufman Y, *et al*. Facial clefting and oroauditory pathway manifestations in ankyloblepharon-ectodermal defects-cleft lip/palate (AEC) syndrome. *Am J Med Genet* 2009;149A:1910-15.

[10] Camacho F, Ferrando J, Pichardo AR, Sotillo I, Jorquera E. Rapp-Hodgkin syndrome with pili canaliculi. *Pediatr Dermatol* 1993;10:54-7.

Ectrodactyly-ectodermal dysplasia-cleft lip/palate syndrome

[1] Maclean K, Holme SA, Gilmour E, *et al*. EEC syndrome, Arg227Gln TP63 mutation and micturition difficulties: is there a genotype-phenotype correlation? *Am J Med Genet* 2007;143A:1114-19.

[2] Doray B, Badila-Timbolschi D, Schaefer E, *et al*. Epidemiology of orofacial clefts (1995-2006) in France (Congenital Malformations of Alsace Registry). *Arch Pediatr* 2012; 19: 1021-9.

[3] Vernersson Lindahl E, Garcia EL, Mills AA. An allelic series of Trp63 mutations defines TAp63 as a modifier of EEC syndrome. *Am J Med Genet* 2013;161A:1961-71.

[4] Rinne T, Hamel B, van Bokhoven H, Brunner HG. Pattern of p63 mutations and their phenotypes-update. *Am J Med Genet* 2006;140A:1396-406.

[5] Rios LT, Araujo Junior E, Caetano AC, Nardozza LM, Moron AF, Martins MG. Prenatal diagnosis of EEC syndrome with "lobster claw" anomaly by 3D ultrasound. *J Clin Imaging Sci* 2012;2:40.

[6] Ruiz-Perez VL, Thompson SW, Blair HJ, *et al*. Mutations in two nonhomologous genes in a head-to-head configuration cause Ellis-van Creveld syndrome. *Am J Hum Genet* 2003; 72:728-32.

[7] Birnbaum S, Reutter H, Lauster C, *et al*. Mutation screening in the IRF6-gene in patients with apparently nonsyndromic orofacial clefts and a positive family history suggestive of autosomal-dominant inheritance. *Am J Med Genet* 2008;146A: 787-90.

[8] Kondo S, Schutte BC, Richardson RJ, *et al*. Mutations in IRF6 cause Van der Woude and popliteal pterygium syndromes. *Nature Genet* 2002;32:285-9.

[9] Goldsmith T, Eytan O, Magal L, *et al*. A mutation in TP63 causing a mild ectodermal dysplasia phenotype. *J Invest Dermatol* 2014;134:2277-80.

[10] Shalom-Feuerstein R, Serror L, Aberdam E, *et al*. Impaired epithelial differentiation of induced pluripotent stem cells from ectodermal dysplasia-related patients is rescued by the small compound APR-246/PRIMA-1MET. *Proc Natl Acad Sci USA* 2013;110:2152-6.

Tricho-dento-osseous syndrome

[1] Al-Batayneh OB. Tricho-dento-osseous syndrome: diagnosis and dental management. *Int J Dent* 2012;2012:514692.

[2] Nguyen T, Phillips C, Frazier-Bower S, Wright T. Craniofacial variations in the tricho-dento-osseous syndrome. *Clin Genet* 2013;83:375-9.

[3] Lichtenstein J, Warson R, Jorgenson R, *et al*. The tricho-dento-osseous (TDO) syndrome. *Am J Hum Genet* 1972;24:569-82.

Tricho-rhino-phalangeal syndrome

[1] Giedion A. Das tricho-rhino-phalangeale syndrom. *Helv Paediatr Acta* 1966;5:475-82.

[2] Gai Z, Gui T, Muragaki Y. The function of TRPS1 in the development and differentiation of bone, kidney, and hair follicles. Histol Histopathol 2011;26:915-21.

[3] Lamartine J. Towards a new classification of ectodermal dysplasias. *Clin Exp Dermatol* 2003;28:351-5.

[4] Momeni P, Glöckner G, Schmidt O, *et al*. Mutations in a new gene, encoding a zinc-finger protein, cause tricho-rhino-phalangeal syndrome type I. *Nature Genet* 2000;24:71-4.

[5] Malik TH, Von Stechow D, Bronson RT, Shivdasani RA. Deletion of the GATA domain of TRPS1 causes an absence of facial hair and provides new insights into the bone disorder in inherited tricho-rhino-phalangeal syndromes. *Mol Cell Biol* 2002;24:8592-600.

[6] Napierla D, Sam K, Morello R, *et al*. Uncoupling of chondrocyte differentiation and perichondrial mineralization underlies the skeletal dysplasia in trichorhino-phalangeal syndrome. *Hum Mol Genet* 2008;17:2244-54.

[7] Seitz CS, Lüdecke HJ, Wagner N, Bröcker EB, Hamm H. Trichorhinophalangeal syndrome I. Clinical and molecular characterization of 3 members of a family and 1 sporadic case. *Arch Dermatol* 2001;137:1437-42.

[8] Lalevic BM, Nikolic MM, Polic DJ. Etude des cheveux du syndrome trichorhinophalangien type I. *Ann Dermatol Venereol* 1994;121:618-22.

[9] Hall BD, Langer LV, Giedion A, *et al*. Langer-Giedion syndrome. *Birth Defects* 1974;10:147-64.

[10] Hou J, Parrish J, Lüdecke HJ, *et al*. A 4-megabase YAC contig that spans the Langer-Giedion syndrome region on human chromosome 8q24. 1: use in refining the location of the trichorhinophalangeal syndrome and multiple exostoses genes (TRPS1 and EXT1). *Genomics* 1995;29:87-97.

[11] Niikawa N, Kamei T. The Sugio-Kajii syndrome, proposed tricho-rhino-phalangeal syndrome type III. *Am J Med Genet* 1986;24:759-60.

[12] Itin PH, Bohn S, Mathys D, Guggenheim R, Richard G. Trichorhinophalangeal syndrome type III. *Dermatology* 1996; 193:349-52.

[13] Lüdecke HJ, Schaper J, Meinecke P, *et al*. Genotypic and phenotypic spectrum in tricho-rhino-phalangeal syndrome types I and III. *Am J Hum Genet* 2001;68:81-91.

Hidrotic ectodermal dysplasia

[1] Fraser FC, Der Kaloustian VM. A man, a syndrome, a gene: Clouston's hidrotic ectodermal dysplasia (HED). *Am J Med Genet* 2001;100:164-8.

[2] Fulk CS. Hidrotic ectodermal dysplasia. Report of a case with reticulated acropigmentation. *J Am Acad Dermatol* 1982;6:

476-80.
[3] Koch P, Foss P, Baum HP, Zaun H. Warzenförmige palmoplantare Keratodermie als charakteristisches Merkmal der hidrotischen ektodermalen Dysplasie vom Typ Clouston. *Hautarzt* 1995;46:272-5.
[4] Ando Y, Tanaka T, Horiguchi Y, Ikai K, Tomono H. Hidrotic ectodermal dysplasia: a clinical and ultrastructural observation. *Dermatologica* 1988;176:205-11.
[5] Suigura K, Teranishi M, Matsumoto Y, Akiyama M. Clouston syndrome with heterozygous GJB6 mutation p. Ala88Val and GJB2 variant p. Val27Ile revealing mild sensorineural hearing loss and photophobia. *JAMA Dermatol* 2013;epub.
[6] Lamartine J, Essenfelder GM, Kibar Z, *et al*. Mutations in GJB6 cause hidrotic ectodermal dysplasia. *Nature Genet* 2000;26:142-4.
[7] Fujimoto A, Kurban M, Nakamura M, *et al*. GJB6, of which mutations underlie Clouston syndrome, is a potential direct target gene of p63. *J Dermatol Sci* 2013;69:159-66.
[8] Melkote S, Duhrat RS, Palav A, Jerajani HR. Alopecia in congenital hidrotic ectodermal dysplasia responding to treatment with a combination of topical minoxidil and tretinoin. *Int J Dermatol* 2009;48:184-5.

Focal dermal hypoplasia

[1] Goltz RW, Peterson WC, Gorlin RJ, Ravits HG. Focal dermal hypoplasia. *Arch Dermatol* 1962;86:708-17.
[2] Itin P. Alterations in nails and teeth as a clue for genodermatoses. *Hautarzt* 2014;65:513-19.
[3] Lombardi MP, Bulk S, Celli J, *et al*. Mutation updat for the PORCN gene. *Hum Mutat* 2011;32:723-8.
[4] Howell JB, Freeman RG. Cutaneous defects of focal dermal hypoplasia: an ectomesodermal dysplasia syndrome. *J Cutan Pathol* 1989;16:237-58.
[5] Büchner SA, Itin P. Focal dermal hypoplasia syndrome in a male. Case report, histologic and immunohistochemical studies. *Arch Dermatol* 1992;128:1078-82.
[6] Hamm H. Cutaneous mosaicism of lethal mutations. *Am J Med Genet* 1999;85:342-5.
[7] Wang L, Jin X, Zhao X, *et al*. Focal dermal hypoplasia: updates. *Oral Dis* 2014;20:17-24.

MIDAS syndrome

[1] Wimplinger I, Morelo M, Rosenberger G, *et al*. Mutations of the mitochondrial holocytochrome c-type synthase in X-linked dominant microphthalmia with linear skin defects syndrome. *Am J Hum Genet* 2006;79:878-89.
[2] Indrieri A, van Rahden VA, Tiranti V, *et al*. Mutations in COX7B cause microphthalmia with linear skin lesions, an unconventional mitochondrial disease. *Am J Hum Genet* 2012;91:942-9.

Focal facial dermal dysplasia

[1] Kowalski DC, Fenske NA. The focal facial dermal dysplasias: report of a kindred and a proposed new classification. *J Am Acad Dermatol* 1992;27:575-82.
[2] Turkel T, Sosic D, Al-Gazali LI, *et al*. Homozygous nonsense mutations in TWIST2 cause Setleis syndrome. *Am J Hum Genet* 2014;87:289-96.
[3] Coughlin CC, Dunbar SW, Bayliss SJ, Berk DR. Focal preauricular dermal dysplasia in a newborn. *Pediatr Dermatol* 2013;30:e259-60.
[4] Slavotinek AM, Mehrotra P, Nazarenko I, *et al*. Focal facial dermal dysplasia, type IV, is caused by mutations in CYP26C1. *Hum Mol Genet* 2013;22:696-03.

68

第 68 章
遗传性毛发病

Eli Sprecher

Department of Dermatology, Tel Aviv Sourasky Medical Center, Tel Aviv, Israel

定义

先天性和遗传性毛发生长和分化障碍，也称为遗传性毛发病，可分为与毛发过度生长(称为多毛症)或毛发发育缺陷(称为脱发)相关的疾病[1]。体表无毛发称为无毛症，而毛发稀少称为少毛症。其中一些疾病与毛干的结构异常有关。最后，毛囊单位的遗传性疾病可以单独存在，也可以是更复杂的遗传性毛发综合征的一部分。在下面的章节中，我们将介绍具有代表性的遗传性毛发综合征的临床和病理特点。表 68.1、表 68.2 和表 68.3 列出了与多毛症和脱发相关的主要疾病。

表 68.1 多毛症

病名	MIM	遗传	基因或遗传缺陷	皮肤特点	皮肤外特点
A. 以多毛症为主要特征的疾病					
先天性全身多毛症，Ambras 型	145701	AD	8 号染色体复杂重排/*TRPS1* 可能参与	体表毳毛过度生长	面部骨骼畸形
全身多毛症	145700	AD	未知	毳毛过度生长；双眉毛	—

（续　表）

病名	MIM	遗传	基因或遗传缺陷	皮肤特点	皮肤外特点
广泛终毛增多症	135400	AD	17 号染色体 CNV 变异/*SOX9* 或 *ABCA5* 可能参与(1 例)	面部和身体终毛过度生长	颜面畸形；牙龈增生
先天性广泛多毛症	307150	RXL	染色体 Xq27.1 上的插入/*FGF13* 可能参与	男性先天性广泛性多毛症；女性斑片状多毛症	脊柱侧凸；牙齿/口感异常；聋
Cantu(坎图)综合征	239850	AD	*ABCC9*	多毛症	巨大胎儿；面部畸形；牙龈增生；骨骼畸形；心脏缺陷；轻度智障
组织细胞增多症与淋巴结病综合征(H 综合征)	602782	AR	*SLC29A3*	色素过度沉着；局部多毛症	肝脾大；心脏异常；听力下降；性腺功能减退；身材矮小；高血糖
睫毛粗长	190330	AR	*FGF5*	长睫毛；眉毛、面颊和前额多毛症	—
B. 多毛症作为次要特征的疾病					
Hurler 综合征	607014	AR	*IDUA*	婴儿早期或儿童期多毛症，主要表现在眉毛；真皮黑素细胞增多症	身材矮小；面部粗糙；牙龈增生；牙齿异常；巨舌；眼病；心脏、胃肠和骨骼缺陷及神经缺陷
Cornelia de Lange(多毛发育障碍综合征)	122470 300590 610759 614701 300882	AD RXL AD AD RXL	*NIPBL* *SMC1A* *SMC3* *RAD21* *HDAC8*	低后发际线；多毛症；眉毛生长旺盛；睫毛卷曲；大理石样皮肤；断掌	身材矮小，听力下降，小头畸形，面部畸形，唇腭裂，心脏缺陷，肾缺陷，智力低下
先天性广泛性脂肪代谢障碍(贝氏综合征)	608594 269700 612526 613327	AR	*AGPAT2* *BSCL2* *CAV1* *PTRF*	多毛症；黑棘皮病	脂肪组织减少；糖尿病；高三酰甘油血症；肝脂肪变性
18 三体综合征	—	—	—	全身多毛症	见第 76 章
Donohue 综合征(妖精貌综合征)	246200	AR	*INSR*	多毛症；黑棘皮病；甲发育不良；皮肤角化病；因脂肪减少而导致的皮肤松弛和褶皱	严重发育不良；小精灵面容综合征；腹部膨隆；超大的阴茎和阴蒂；多囊卵巢；牙龈增生；手足粗大；乳房和乳头过早增大
Coffin-Siris 综合征	135900	AR	*ARID1B*	全身多毛症伴头皮少毛症；甲发育异常；大理石状皮肤	身材矮小；精神运动发育迟缓；胼胝体发育不全；粗糙的面部特征；骨骼发育不良；心脏缺陷；肾缺陷；胃肠道并发症
Leigh 脑病(亚急性坏死性脑脊髓病)	256000	AR	编码线粒体呼吸链复合物Ⅰ至Ⅴ多种的基因突变	全身多毛症	进行性神经功能恶化；眼肌麻痹；乳酸中毒

（续　表）

病名	MIM	遗传	基因或遗传缺陷	皮肤特点	皮肤外特点
Zimmerman-Laband 综合征	135500	AD	?	全身多毛症；牙龈纤维瘤病；指甲发育不良	面部畸形，包括球根状软鼻、厚唇、厚软的耳；骨骼发育不良和关节过度伸展；肝脾大；心血管缺陷；智障
Schinzel-Giedion 中脸收缩综合征	269150	AD	*SETBP1*	多毛症；面部血管瘤；发育不全的皮嵴；杵状指	发育迟缓；由于眼眶浅、前额突出和巨舌导致的伴有眼球突出的面部畸形；生殖泌尿道畸形；骨骼发育不良；神经缺陷和智障
Barber-Say 综合征	209885	AD	?	多毛症；皮肤松弛萎缩	面部畸形，包括下颌前突、耳畸形、球状鼻、巨口、薄唇；乳头发育不全；外生殖器异常
颅面畸形，骨骼异常和智障综合征	614132	AR	*TMCO1*	多毛症；发际线低；牙龈增生	面部畸形，包括宽鼻梁的小鼻、浓密的眉毛、扁平的脸、耳低和大头畸形；唇腭裂；骨骼发育不良；神经精神症状
Lymphoedema-distichiasis 综合征（双睫综合征）	153400	AD	*FOXC2*	睫毛特别多	淋巴水肿

AD，常染色体显性遗传；AR，常染色体隐性遗传；CNV，拷贝数变异；RXL，X 连锁隐性遗传。

表 68.2　无毛症

病名	MIM	遗传	基因或遗传缺陷	皮肤特点	皮肤外特点
A 非综合征性无毛症					
伴丘疹损害的无毛症	209500	AR	*HR*	无毛症；丘疹性损害	无
先天性普秃	203655	AR	*HR*	无毛症	无
毛发/指甲型外胚叶发育不良	614931	AR	*HOXC13*	无毛症（部分患者少毛症）；反甲和指甲过小	无
致死性棘层松解性大疱性表皮松解症	609638	AR	*DSP*	广泛无毛；泛发水疱；甲缺如	无
B 综合征性无毛症					
2A 型维生素 D 依赖性佝偻病	277440	AR	*VDR*	无毛症或接近无毛症；丘疹性损害	发育迟缓；佝偻病；牙齿畸形；运动发育迟缓；癫痫发作
毛囊性鱼鳞病-无毛症-畏光综合征（等同于棘状秃发性毛发角化症）	308205	RXL	*MBTPS2*	无毛症或接近无毛症；甲营养不良；红皮病；鱼鳞癣；毛囊角化过度、掌跖角皮病	畏光；血管化角膜炎；BRESHECK 综合征

（续 表）

病名	MIM	遗传	基因或遗传缺陷	皮肤特点	皮肤外特点
角膜炎-鱼鳞病-聋(KID)综合征	148210	AD	*GJB2*	无毛/少毛；鱼鳞癣；口腔白斑；掌跖角皮病；鳞状细胞癌	角膜炎；聋
生长迟缓-秃发-埋伏牙和视神经萎缩(GAPO)综合征	230740	AR	*ANTXR1*	儿童期头发永久脱落	伴有招风耳和厚唇的面部畸形；生牙失败；视神经萎缩
T 细胞免疫缺陷-脱发和甲营养不良综合征	601705	AR	*FOXN1*	脱发；甲发育异常	严重的 T 细胞免疫缺陷
2 型额鼻发育不良	613451	AR	*ALX4*	无毛	额鼻发育不良(颅骨缺损大、冠状颅缝早闭、眼距过长、鼻梁严重凹陷和双鼻尖)；隐睾症；胼胝体发育不全与智障
AEC 综合征	106260	AD	*TP63*	稀疏、粗糙、结实的头发	失聪
EEC 综合征	604292	AD		头皮糜烂和红皮病	睑板粘连，泪道闭锁，睑结膜炎
Rapp-Hodgkin 综合征	129400	AD		掌跖角化病	腭裂
ADULT 综合征	103285	AD		甲营养不良	牙齿异常；并指；心脏缺陷；肾脏疾病；乳腺发育不全

AD，常染色体显性；ADULT，肢端-皮肤-指(趾)甲-泪管-牙综合征；AEC，睑板粘连-外胚叶缺损-唇腭裂；AR，常染色体阴性；BRESHECK，脑异常、发育迟缓、外胚叶发育不良、骨骼畸形、先天性巨结肠、耳/眼畸形、腭裂/隐睾和肾发育不良/发育不全；EEC，缺趾(指)畸形、外胚叶发育不良、唇腭裂；GAPO，生长迟缓、脱发、埋伏牙和视神经萎缩。

表 68.3 少毛症

病名	MIM	遗传	基因或遗传缺陷	皮肤特点	皮肤外特点
A. 非综合征性少毛症					
遗传性单纯性少毛症(1 型少毛症)	605389	AD	*APCDD1* *RPL21*	全身少毛症，自幼开始发病，眉毛、睫毛和面部毛发少	无
头皮单纯性少毛症(2 型少毛症)	146520	AD	*CDSN*	头皮少毛症，自幼开始	无
3 型少毛症	613981	AD	*KRT74* *KRT71*	头皮少毛症；羊毛状发	无
Marie Unna 遗传性少毛症(4 型少毛症)	146550	AD	*U2HR*	出生时头发稀疏到正常；儿童早期粗硬、扭曲的头发逐渐发展为全身性少毛症	无
Marie Unna 遗传性少毛症(5 型少毛症)	612841	AD	*EPS8L3*		无
局限性，常染色体隐性遗传少毛症 1 型(6 型少毛症)	607903	AR	*DSG4*	全身毛发减少伴第二性征毛发稀少；念珠状发和其他毛干结构异常；毛囊性角化过度	无

（续 表）

病名	MIM	遗传	基因或遗传缺陷	皮肤特点	皮肤外特点
局限性，常染色体隐性遗传少毛症 2 型（7 型少毛症）	604379	AR	*LIPH*	头皮、眉毛、睫毛稀疏，直至全身少毛症；一些患者羊毛状发（以及其他毛干异常）	无
局限性，常染色体隐性遗传少毛症 3 型（8 型少毛症）	278150	AR	*LPAR6*	头皮、眉毛、睫毛稀疏，直至全身少毛症；部分患者羊毛状发（及其他毛干异常）；部分患者金发；部分患者顶针甲或甲纵嵴	无
9 型少毛症	614237	AR	10q11.23-q22.3	头皮、手臂和腿部毛发稀疏；眉毛和睫毛未受累	无
10 型少毛症	614238	AR	7p22.3-p21.3	泛发性少毛症、头皮丘疹	无
11 型少毛症	615059	AD	*SNRPE*	泛发性少毛症伴阴毛稀少	无
角皮病和羊毛状发	—	AR	*KANK2*	泛发性少毛症；羊毛状发；条纹状掌跖角皮病；白甲；假性阿洪病	无
念珠状发	158000	AR	*KRT81* *KRT83* *KRT86*	毛发脆性增加导致的少毛症（局部到广泛性），始于儿童早期，随着时间推移而改善；枕部受累最重；毛囊角化过度；甲营养不良	无
少毛症和皮肤复发性水疱	613102	AR	*DSC3*	泛发性少毛症；皮肤水疱	无
皮脆性卷曲毛发综合征	607655	AR	*DSP*	少毛症；羊毛状发；掌跖角皮病；皮肤脆性增加和水疱；甲营养不良	无
伴皮肤脆性增加的外胚叶发育不良	604536	AR	*PKP1*	严重的少毛症；皮肤脆性增加；甲营养不良；掌跖糜烂性角化病	无
4 型外胚叶发育不良，毛发/指甲型	602032	AR	*KRT85*	局限性到广泛性少毛症（伴卷毛）；甲发育异常	无
常染色体显性遗传性泛发性毛囊错构瘤综合征	605827	AD	?	少毛症；粟丘疹；手掌点状凹陷；少汗症；基底细胞样毛囊错构瘤	无
Rombo 综合征	180730	AD	?	睫毛和眉毛缺如或营养不良；嘴唇和双手青紫；面部粟丘疹和毛细血管扩张；毛囊性皮肤萎缩；基底细胞癌	无
B. 少毛综合征					
Naxos 病	601214	AR	*JUP*	少毛症；羊毛状发；掌跖角化病	致心律失常的右心室发育不良；扩张性心脏肥大

（续 表）

病名	MIM	遗传	基因或遗传缺陷	皮肤特点	皮肤外特点
伴羊毛状发和角皮病的扩张型心肌病	605676	AR	*DSP*	少毛症；羊毛状发；掌跖角化病	扩张型左心室心肌病
伴少毛症的常染色体隐性遗传性鱼鳞病	610765	AR	*ST14*	伴有头发卷曲和长睫毛的全身少毛症；多发性毛干异常；鱼鳞病	畏光；角膜混浊；眼睑炎；牙齿异常
Netherton 综合征	256500	AR	*SPINK5*	伴有毛干结构异常的少毛症（套叠性脆发症）；先天性红皮病；回旋形线状鱼鳞病	生长迟缓；围产期高钠血症；特应性体质；多种食物过敏；反复感染；胃肠病；IgE 水平高
新生儿鱼鳞病-硬化性胆管炎（NISCH）综合征	607626	AR	*CLDN1*	伴有外侧眉毛脱落的毛发减少；睫毛稀疏；鱼鳞病；黄疸	硬化性胆管炎；肝大；牙齿发育不全
严重皮炎-多种过敏和代谢消耗（SAM）综合征	615508	AR	*DSG1*	少毛症；伴有棘层松解的先天性红皮病；掌跖角化病	生长迟缓；围产期高钠血症；反复感染；食管炎；心脏缺陷；IgE 水平高
Bazex 综合征	301845	XLD	*Xq25-27.1*	伴扭曲发和结节性脆发病的少毛症；面部色素沉着和粟丘疹（成年后消退）；毛囊性皮肤萎缩；黑头粉刺；毛周角化病；局部少汗；在 20 岁发生基底细胞肿瘤	皱缩的长鼻；关节活动过度
Clouston 综合征	—	AD	*GJB6*	伴有坚硬、易碎、灰暗毛发的少毛症；掌跖角化病；甲发育异常	身材矮小；眼科表现包括白内障、结膜炎、斜视、畏光
网状色素性皮病	125595	AD	*KRT14*	脱发；网状色素沉着；少汗症/多汗症；无指纹；掌跖角化病；甲营养不良	牙齿异常
伴青少年黄斑营养不良的少毛症	601553	AR	*CDH3*	伴有扭曲发的全身少毛症；浅色头发	视网膜黄斑变性
外胚叶发育不良-指外翻-黄斑营养不良（EEM 综合征）	225280	AR	*CDH3*	全身少毛症；浅色头发	视网膜黄斑变性；牙齿异常；缺指畸形；并指（趾）
少汗型外胚叶发育不良型 1，10A，10B，11A，11B	305100 129490 224900 614940	XLR AD AR	*EDA* *EDAR* *EDARADD*	全身少毛症；少汗；指甲发育异常；皮肤干燥	面部畸形，包括眼部色素沉着、鼻部外翻、嘴唇突出；圆锥形牙齿和牙发育不全；中暑；乳腺发育不全；声音沙哑
外胚叶发育不良并指综合征 1	613573	AR	*PVRL4*	具卷毛的全身少毛症；甲发育异常；掌跖角化病	并指；牙齿异常

（续 表）

病名	MIM	遗传	基因或遗传缺陷	皮肤特点	皮肤外特点
外胚叶发育不良并指综合征 2	613576	AR	?	全身少毛症；甲发育异常；掌跖角化病；多汗	并指；面部先天性畸形；牙齿异常；心脏肥大
唇裂/腭外胚叶发育不良综合征	225060	AR	*PVRL1*	少毛症；掌跖角化病；甲营养不良	面部畸形；唇腭裂；牙齿发育不全；并指畸形
眼-齿-指发育不良	164200	AD	*GJA1*	少毛症；干性发质；掌跖角化病	小眼、白内障、斜视；牙齿异常；唇腭裂；多个骨骼畸形；失聪；淋巴水肿；神经系统缺陷
Hallerman-Streiff 综合征	234100	?	(*GJA1* ?)	少毛症；浅色头发；皮肤萎缩和毛细血管扩张	身材矮小；多发骨骼畸形；伴有小尖鼻、薄唇，小口畸形、前额凸出和小颌的面部畸形；小眼、白内障、斜视和（眼组织）残缺；牙齿异常；气管软化；肺动脉高压与感染；神经系统缺陷
牙齿-指甲-皮肤发育不良	257980	AR	*WNT10A*	少毛症；干枯头发；甲营养不良；掌跖角化病；多汗症；舌乳头减少	牙齿发育不全
Schopf-Schulz-Passarge 综合征	224750	AR	*WNT10A*	少毛症；干瘦头发；甲营养不良；掌跖角化病；多汗症；舌乳头减少	牙齿发育不全；鸟样面容；眼睑囊肿；非黑素瘤皮肤癌
少毛症-淋巴水肿-毛细血管扩张综合征	607823	AD(?) AR	*SOX18*	自童年开始的渐进性脱发，包括头皮、眉毛和睫毛	毛细血管扩张（肢端）；下肢淋巴水肿、先天性眼睑水肿、阴囊积水、阴囊水肿
毛发-鼻-指（趾）综合征（TRPS）Ⅰ、Ⅱ、Ⅲ型	190350 150230 190351	AD	*TRPS1*	少毛症；甲营养不良	生长迟缓；骨骼发育不良，包括手足发育异常；迟发性骨质减少和骨关节炎；面部畸形，包括大耳和梨形鼻；牙齿异常；张力减退
点状软骨发育不良 2	302960	XLD	*EBP*	斑状脱发；粗而稀疏的头发；鱼鳞病；沿 Blaschko 线的毛囊性皮肤萎缩	身材矮小；前额隆起；听力丧失；白内障、小眼症；骨骼发育不良伴点状骨骺；精神功能异常

（续　表）

病名	MIM	遗传	基因或遗传缺陷	皮肤特点	皮肤外特点
口-面-指综合征	311200	XLD	*OFD1*	脱发；稀疏而粗糙的毛发；面部粟丘疹	身材矮小；小头畸形，前额隆起，鼻翼软骨发育不全；口腔系带增生、舌裂/分叶、舌错构瘤；唇腭裂、唇异常、牙齿异常；肝、胰腺、卵巢和肾囊肿；斜短多指（趾）畸形；神经精神并发症
1 型颅骨外胚层发育不良	218330	AR	*IFT122*	稀疏的细发；薄短甲	牙齿异常；面部先天性畸形；颅缝早闭；短指畸形，四肢短小；主动脉瓣二叶畸形；肝病；肾衰竭；骨质疏松症
2 型颅骨外胚层发育不良	613610	AR	*WDR35*		
3 型颅骨外胚层发育不良	614099	AR	*IFT43*		
4 型颅骨外胚层发育不良	614378	AR	*WDR19*		
软骨毛发发育不全	250250	AR	*RMRP*	全身少毛症伴头发稀疏和毳毛	骨骼发育不良和身材矮小；吸收不良和先天性巨结肠病；血液学异常；细胞免疫缺陷；患淋巴瘤和皮肤癌的风险增加
伴有生长期毛发松动综合征的 Noonan 综合征样疾病	607721	AD	*SHOC2*	稀疏的浅色头发；色素沉着；皮肤皱纹	发育迟缓；巨颅；心脏缺陷；低张力和智力迟钝；大脑异常
Nicolaides-Baraitser 综合征	601358	?	?	少毛症；前额发际线低；皮肤皱缩或湿疹	身材矮小；骨骼发育不良；面部畸形；神经精神症状
身材矮小-指甲发育不良-面部畸形和毛发减少（SOFT）综合征	614813	AR	*POC1A*	泛发性少毛症；指甲发育不良	长骨缩短及其他骨骼异常导致身材矮小；巨颅；面部畸形；精子减少；声音尖锐
巨颅-脱发-皮肤松弛-脊柱侧凸（MACS）综合征	613075	AR	*RIN2*	脱发；前额发际线后移；皮肤松弛；	身材矮小；相貌丑陋；牙齿异常；脊柱侧凸；关节过度伸展
Costello 综合征	218040	AD	*HRAS*	稀疏卷曲的头发；指甲营养不良；皮肤松弛；眶周乳头瘤；黑棘皮病	身材矮小；面部畸形：双颊饱满、头大、厚唇和巨舌；心脏缺陷；肺缺陷；幽门狭窄；肾缺陷；精神运动发育延迟和神经缺陷；恶性肿瘤

（续　表）

病名	MIM	遗传	基因或遗传缺陷	皮肤特点	皮肤外特点
Cardio-facio-cutaneous 综合征	115150 615278 615279 615280	AD	*BRAF* *KRAS* *MAP2K1* *MAP2K2*	稀疏的卷发；无眉毛和睫毛；鱼鳞病；血管瘤；毛周角化病；黑子；异常的掌跖皱痕	身材矮小；面部畸形；眼缺陷；心脏缺陷；骨量减少；神经缺陷，包括癫痫和低张力；精神发育迟滞
Yunis-Yaron 综合征	216340	AR	*FIG4*	累及头皮、眉毛和睫毛的少毛症；手掌皱褶；甲发育不全	生长迟缓；面部畸形包括，耳发育不良和眼突出；牙齿异常；心脏缺陷；幽门狭窄；小阴茎畸形和尿道下裂；严重的神经系统缺陷
Alopecia-neurological defects-endocrinopathy（ANE）综合征	612079	AR	*RBM28*	不同程度的脱发；屈侧色素过度沉着	生长迟缓；性腺功能减退；艾迪生疾病；牙齿异常
Woodhouse-Sakhati 综合征	241080	AR	*DCAF17*	头皮和眉毛脱落	聋；性腺功能减退；糖尿病；锥体外系畸形、智力发育迟缓等神经缺陷
Bjornstad 综合征	262000	AR	*BCS1L*	少毛症；伴有扭曲发的粗糙干燥和脆性增强的毛发	神经性聋；性腺功能减退
精氨基琥珀酸尿症	207900	AR	*ASL*	伴有结节性脆发病的干燥、稀疏、枯萎的毛发	发育不良；肝纤维化和肝大；脑病；营养不良、呕吐；神经系统缺陷；智力发育迟缓
生物素酶缺乏症	253260	AR	*BTD*	脱发；皮炎；皮肤感染	肝脾大；呕吐、腹泻；听力损害；视力丧失；呼吸困难；智力缺陷
新生儿炎症性皮肤和肠道疾病	614328	AR	*ADAM17*	短而易折的头发、杂乱的眉毛和睫毛；眶周红斑；脓疱疮；指甲发育不良和甲沟炎	慢性出血性腹泻、吸收不良；左心室扩张；高 IgE
发-肝-肠综合征	222470 614602	AR	*TTC37* *SKIV2L*	少毛症伴有结节性脆发症和羊毛状发	发育不良；脸颊和前额突出；先天性心脏病；胆汁郁积性黄疸、肝大、肝硬化；严重的分泌性腹泻；智力缺陷
Menkes 病	309400	XLR	*ATP7A*	坚硬、卷曲、稀疏的头发，表现为扭曲发、念珠状发和结节性脆发症；皮肤松弛；色素减退	身材矮小；小头畸形；关节松弛；骨质疏松症；神经退行性表现；血管病变；慢性腹泻；泌尿生殖异常；骨骼发育不良（包括枕角）

第6部分

（续　表）

病名	MIM	遗传	基因或遗传缺陷	皮肤特点	皮肤外特点
毛发硫营养障碍，光敏型	601675	AR	*ERCC2* *ERCC3* *GTF2H5*	由毛发缺硫脆性增加引起的少毛症；鱼鳞病；光敏感；脆甲症；脂肪组织缺乏	身材矮小；早衰貌；小头畸形；包括白内障和小角膜的各种眼部表现；关节挛缩；低丙种球蛋白血（症）；复发性感染；性腺功能减退；哮喘；智力缺陷
毛发硫营养障碍，非光敏型	234050	AR	*MPLKIP*	由毛发缺硫脆性增加引起的少毛症	身材矮小；智力缺陷；生育力降低
Rothmund-Thompson 综合征	268400	AR	*RECQL4*	累及头皮、面部、眉毛和睫毛的少毛症；皮肤异色症主要见于曝光部位；光敏感；足底和膝盖的角化过度性损害；甲营养不良；非黑素瘤性皮肤癌	身材矮小；骨骼发育不良；性腺功能减退；白内障；牙齿异常；骨肉瘤风险增加
早衰症	176670	AD	*LMNA*	脱发；皮下脂肪缺乏；皮肤有皱纹、萎缩和色素沉着；硬皮病	生长迟缓；骨质疏松症；过早老化；早熟性的心血管疾病；胰岛素抵抗
Werner 综合征	277700	—	*RECQL2*	早秃；皮肤异色症；硬皮病样改变；脂肪组织缺失；色素沉着过度；皮肤钙质沉着；溃疡	身材矮小；早老貌；白内障；视网膜变性；骨质疏松和缺血性坏死；早发性心血管疾病；糖尿病；性腺功能减退；恶性肿瘤

AD，常染色体显性遗传；AR，常染色体隐性遗传；XLD，X 连锁显性遗传。

概述

在过去的 10 年里，毛发研究领域取得了巨大的进展，遗传性毛发疾病的数量呈指数级增长，其分子机制已被发现[2]。这一趋势的背后有两个主要原因：首先，现认为，毛囊是研究上皮组织和间充质组织之间复杂的发育和相互调节作用的独特模型。[3-6]。其次，众所周知，毛发疾病发病率高。无毛（脱发）或毛发过多（多毛症）患者的寿命明显与正常人一致；然而，患有这些疾病的人往往会经历头发生长异常，影响他们个人和社会生活的许多方面[7-11]。

由于这些疾病大多极为罕见，多数没有流行病学数据。

多毛症

全身多毛症

这组非常罕见的疾病通常在出生时表现为全身多毛症（图 68.1）。各种类型的全身多毛症是根据皮肤外的特殊表现来分类的。不幸的是，由于这些疾病的分子基础仍不明确，通常不清楚它们是否是不同的疾病，或者是不同临床表现而具有共同的潜在遗传缺陷（见表 68.1）。

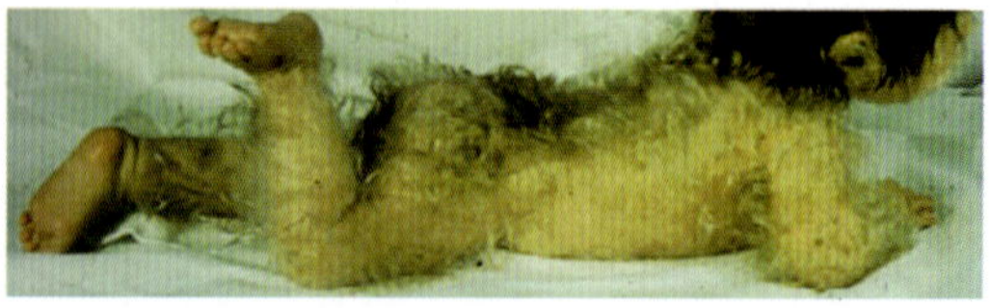

图 68.1　全身多毛症（由 Peter Itin 教授提供）

先天性泛发性多毛症，Ambras 型

患有这种疾病的儿童表现为全身性多毛症，包括整个皮肤表面的大量毳毛，好发于面部、耳和肩部。外耳多毛症是典型的表现。面部畸形和骨骼异常也曾被报道[12]。该疾病被发现是由于 8q23.1 的染色体重排导致 *TRPS*1 基因的下调[13]，该基因也被认为参与了另一种复杂毛发疾病[毛发-鼻-指(趾)骨综合征]的发病机制(见第 67 章)。有趣的是，在这种疾病的小鼠模型("考拉"小鼠)中也发现了类似的缺陷[13]。

全身终毛增多症

这种疾病以常染色体显性遗传的方式遗传，特征是终毛过多和发病年龄各异。许多患者表现为面部畸形，经常伴有严重的牙龈增生[14]。在一些病例中，染色体 17q24.2-q24.3 上的基因变化被发现与疾病表型分离[15]。这些变化可能会影响 SOX9 的功能，而已知 SOX9 在调节毛发生长中发挥作用。最近，在一个病例中发现了 *ABCA*5 基因的突变[15a]。

Cantu(坎图)综合征

Cantu(坎图)综合征是一种常染色体显性遗传疾病，以先天性多毛症伴有长的卷曲睫毛、巨大儿、面部畸形、牙龈增生、骨骼异常、心脏缺损、偶发轻度智障为特征[16]。该疾病被发现是由激活编码磺酰脲类受体 2 的 *ABCC*9 突变引起[17,18]。有趣的是，这个分子是三磷腺苷(ATP)敏感钾通道复合物的一部分，是用于治疗男性型和女性型脱发药物米诺地尔的作用靶点[19]。

局限性多毛症

先天性局限性多毛症是在肘部(肘部多毛症)和颈部(颈前、颈后多毛症)周围的孤立病变[20,21]。先天性局限性多毛症与脊髓(骶尾部毛痣)或颅骨闭合不全(毛领征)有关[22-25]。局限性多毛症常伴有色素异常沉着，如先天性黑素细胞痣和 Becker 痣。局限性多毛症也是先天性卟啉病的一个典型特征(见第 60 章)。

组织细胞增多症和淋巴结病综合征(又称 H 综合征)是一种复杂的疾病，皮肤和系统表现多样，包括皮肤色素沉着、局部多毛症、肝脾大、心脏畸形、听力丧失、性腺功能减退、身材矮小和高血糖/糖尿病等[26,27](图 68.2)。该疾病被发现是由编码平衡型核苷转运蛋白(hENT3)的 *SLC29A*3 突变引起的[28,29]。虽然疾病确切的发病机制仍不清楚，但值得注意的是，患者皮肤真皮浸润的组织细胞与 Rosai-Dorfman 病相似[30]。

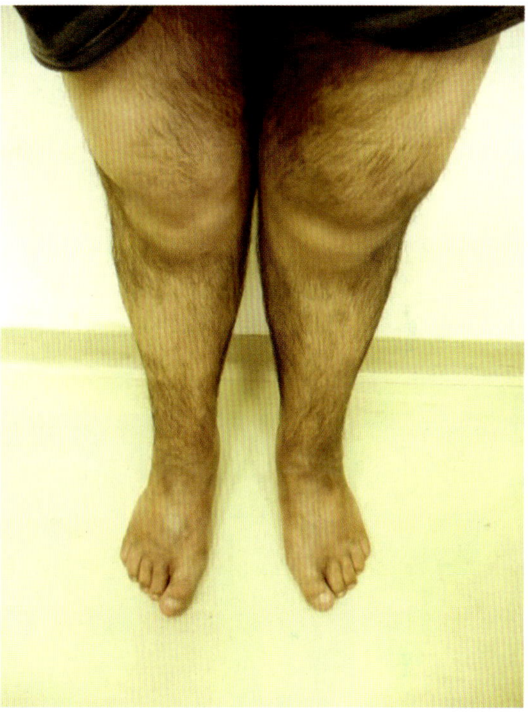

图 68.2　成人 H 综合征患者的下肢多毛及色素沉着斑块

(由 Avraham Zlotogorski 教授提供)

鉴别诊断

要排除任何形式的毛发过多，最重要的诊断是多毛症，多毛症是指过量的毛发生长，以男性型模式分布。需要进行彻底的检查，以寻找内分泌、药物或副肿瘤的原因(见第 147 章)。迟发性多毛症增加了潜在恶性肿瘤的可能性[31]。

治疗

脱毛或激光技术已成功应用[32]。据报道，手术切除牙龈和拔牙可以改善全身终毛增多症患者的口腔功能[33]。

第6部分

无毛症

无毛症是指一组非常罕见的疾病，其特征是在头皮和身体完全或几乎完全没有可见的毛发。

伴丘疹性损害的无毛症

临床特征

伴丘疹性损害的无毛症(APL)的儿童通常出生时头发正常，在出生后第一个月内头发逐渐脱落，此后永不再生。在10—20岁，患者出现弥散性丘疹性皮疹，面颊和头皮上特别明显，几乎可以累及身体的任何部位[34-36](图68.3)。虽然有报道称APL伴有智力障碍、胃肠道息肉病和骨龄延迟，但这些关联被认为是虚假的。在组织学上，APL的特征在于存在明显的真皮囊肿，反映了毛囊不同区域的异常发育[37](图68.3c)。

发病机制

伴丘疹性损害的无毛症是由编码 *HR* 基因(无毛转录共抑制因子)突变引起[34,36,38]。无毛症已证实是组蛋白H3K9去甲基化酶作用的结果[39]。可通过影响WNT信号通路[40]、影响聚胺合成[41]或者其他靶点[42]来调节毛发周期，导致无毛症。无论其确切的作用机制如何，无毛(基因)的下调与异常的毛发生长期相关，并干扰正常的毛发生长周期，导致毛囊异常发育形成表皮囊肿，在临床表现为丘疹[43]。值得注意的是，位于 *HR* 基因上游的短调控开放框架中由于杂合突变导致的无毛(基因)过表达，也导致患有Marie Unna遗传性少毛症的患者的毛发发育异常[44]，这表明无毛(基因)表达的缺乏或增加对毛发的生长和发育都有害。Marie Unna遗传性少毛症(也称为少毛症4和5)与以常染色体显性遗传的APL形成对照。受影响的个体在出生时头发稀疏或正常，在幼儿时期发展为粗糙、金属丝样且扭曲的头发，随后在成年发展为全身性脱发[45](图68.4)。

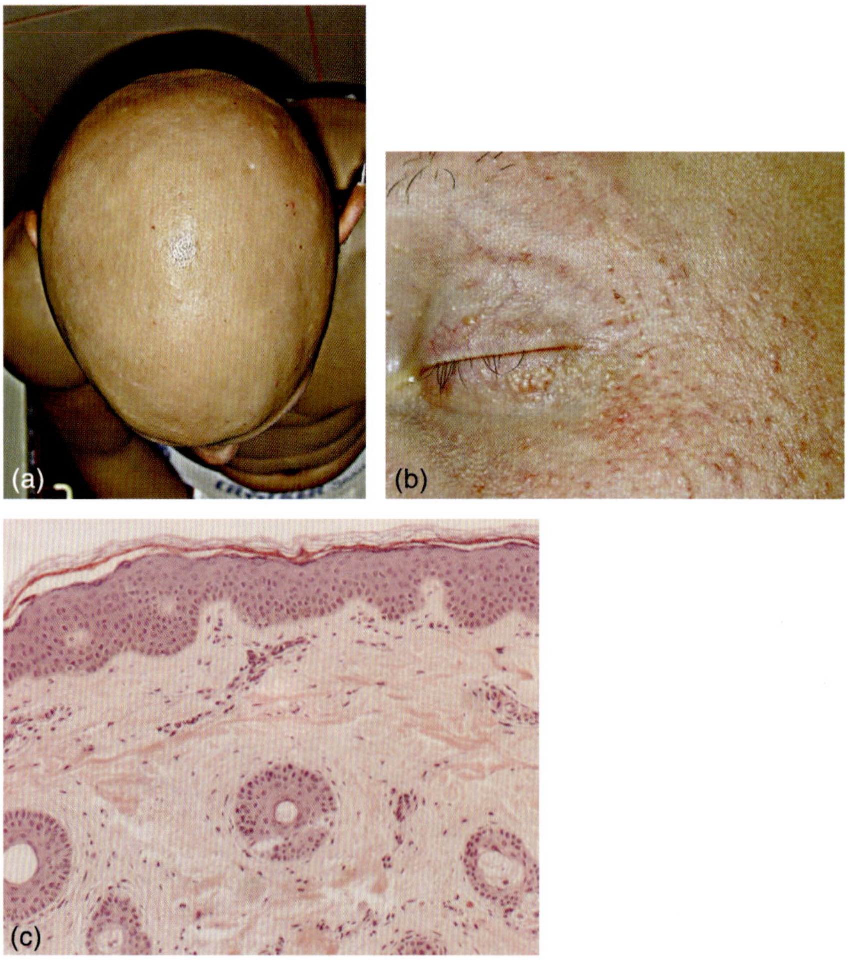

图 68.3 (a)伴丘疹性损害的无毛症患者毛发完全缺失；(b)毛发缺失部位毛囊性损害；(c)组织学可见明显的真皮囊肿

第6部分

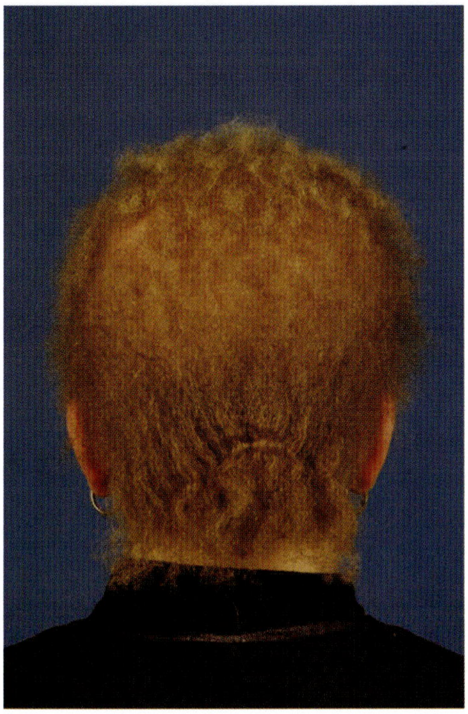

图 68.4 Marie Unna 遗传性少毛症中纤细、粗糙、稀疏的毛发
（由 Maurice Van Steensel 教授提供）

鉴别诊断

另一种遗传性先天性无毛症，称为先天性普秃（MIM203655），也是由 *HR* 突变引起的，除了没有皮肤丘疹外，临床上与 APL 相同[36,38]。抗维生素 D 佝偻病（VDRR；MIM277440）是一种常染色体隐性遗传疾病，它是由于效应器官对 1,25-二羟基维生素 D_3 无反应而引起的。受累患者的血清 25-羟基维生素 D 正常，血清 1,25-二羟基维生素 D_3 偏高，严重的低钙血症，从而导致佝偻病和牙齿缺损[46]。伴有脱发的 VDRR（Ⅱa 型）必须与不伴有脱发的 VDRR（Ⅱb 型）区分。VDRR Ⅱa 型患者出生时头发正常，在出生后一年内脱落，此后不会明显再生（图 68.5）。相反，骨质的改变可以随着年龄增长而改善。类似于在 APL 中观察到的粟丘疹样病变也已在 VDRR 中发现[46]。VDRR 是由编码维生素 D_3 受体（VDR）的基因突变引起的。大多数导致 VDRR Ⅱa 型的突变会影响受体的 N-末端 DNA 结合域，其含有两个负责与 DNA 结合和与其他蛋白质相互作用的锌指结构域。相反，位于 C-末端的维生素 D 结合域的突变不会引起脱发[47]。因此，维生素 D 与 VDR 结合不是正常毛发生长发育所必需的，这可以解释为什么其他形式的维生素 D 结合缺陷而引起的遗传性佝偻病与脱发无关[46,47]。这些研究强调了 VDR 与 DNA 结合及其在头发生长周期中与其他转录因子的相互作用的重要性。生理条件下，无毛功能与 VDR 相关的事实解释了两种表型的临床相似性[42]。

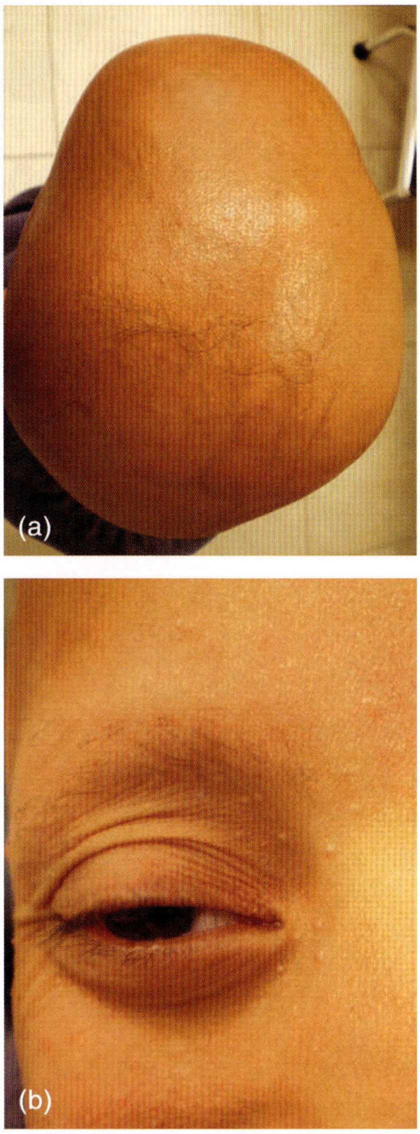

图 68.5 在一个患有抗维生素 D 佝偻病的年轻患者中头发几乎完全缺失(a)；脸部中央部分的白色丘疹(b)

Bazex 综合征也应包括在与伴有丘疹性皮疹相关型脱发的鉴别诊断中。这种 X 连锁隐性遗传疾病[48]表现为稀毛症，粟丘疹，手背与足背、面部和肘部与膝盖的伸肌表面的皮肤萎缩及面部少汗[49,50]。毛发镜可以显示出结节性脆发和扭曲发。在患者 20 岁以后经常会发生基底细胞肿瘤[50]。尽管没有发展为基底细胞癌，但泛发的基底细胞样囊性错构瘤综合征临床表现与之相似[51]。

另一种完全无毛的疾病是发育迟缓、秃头症、假性无牙，视神经萎缩(GAPO)综合征[52](图 68.6)。这种常染色体隐性遗传复杂性疾病是由编码炭疽毒素受体的 *ANTXR1* 突变引起的，其在肌动蛋白组配中起到重要的作用[53]。

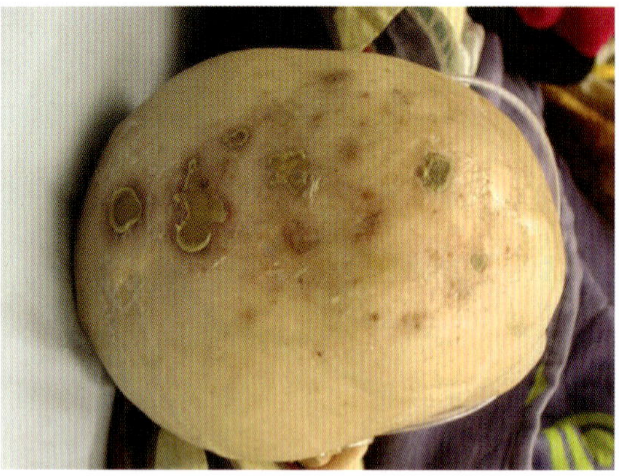

图 68.6 患有发育迟缓、秃头症、假性无牙、视神经萎缩(GAPO)综合征的患者的全秃
(由 David Enk 教授提供)

治疗

准确的诊断对于避免将 APL 误诊为普秃而系统使用糖皮质激素或进行不必要的治疗至关重要。口服或静脉注射钙和活性维生素 D 代谢物可以减轻维生素 D 抵抗性佝偻病患者的骨病，而不影响头发状态[54]。

伴毛囊性鱼鳞病及畏光的无毛症

临床特征

这种疾病表现为先天性全身或局部无毛，严重的弥散性毛囊角化过度，不同程度的鳞屑和血管性角膜炎导致的畏光和失明[55]。伴有无毛和畏光(IFAP)的毛囊性鱼鳞病是 X 连锁的隐性遗传。疾病严重程度不等。IFAP 已报道伴有广泛的皮肤外临床表现包括 BRESHECK 在内的标志性表现[大脑异常(包括智力低下、胼胝体发育不全和橄榄体脑桥小脑萎缩)，生长发育迟缓，外胚叶发育不良，骨骼畸形(脊柱侧凸、肋骨和骨盆异常)，先天性巨结肠，聋(听力丧失)/眼畸形，腭裂/隐睾症和肾发育不良/发育不全][56]。IFAP 已证实在临床上与棘状秃发性毛囊角化病有交叉，其特征是瘢痕性脱发，其典型部位为枕骨上方，亦可累及睫毛和眉毛，出现面部红斑、毛囊角化过度、皮肤角化病、睑缘炎、结膜炎和角膜炎等[57]。

发病机制

已经发现，IFAP、BRESHECK 综合征和 KFSD 是由编码膜结合转录因子蛋白酶的位点 2(*MBTPS2*)基因[56,58,59]突变引起的，这是一种参与内质网应激反应及胆固醇体内平衡的蛋白质。*MBTPS2* 调节调控分子和转录激活因子向细胞核迁移[60]。由于 *MBTPS2* 基因位于 X 染色体上，因此女性携带者或表型正常，或表现出斑秃样线状皮肤萎缩性损害，或沿 Blaschko 线分布的毛囊性鱼鳞病，都表明了 X 染色体在遗传上的非活性化现象(即莱昂化现象)[61]。

治疗

治疗的主要目的是为了维持视觉功能[62]，以及预防或纠正系统性并发症。几例患者使用阿维 A 治疗后，鱼鳞样损害和角膜糜烂有所改善，但秃发或畏光症状没有改善[53,53,64]。

少毛症

少毛症代表了一组临床表现非常多样化的疾病，其特征是毛囊密度降低。少毛症的表型多样，即使是同一家族的受累成员，其仍有显著差异，这通常使诊断复杂化。传统上，这些疾病根据其遗传方式和皮肤外的特征性表现进行分类[2]。表 68.3 提供了这组疾病的完整列表。在接下来的小节中详细描述了少毛症的主要形式。

非综合征性常染色体显性遗传少毛症

常染色体显性遗传少毛症包括两种主要的疾病：分别为单纯型泛发型遗传性少毛症(也称为 1 型少毛症)和单纯型头皮少毛症(也称为 2 型少毛症)。

单纯型泛发型遗传性少毛症患者的典型表现是出生时毛发正常，儿童早期开始出现进行性的脱发和毛发变稀，累及除了睫毛、眉毛和胡须之外所有身体部位的毛发[65]。头发的颜色也会受到影响，但毛干结构是正常的。研究发现，该病是由编码 WNT 信号通路调节因子的 *APCDD1* 基因频发突变导致[65]，其在毛囊发育过程中起关键作用[40,66,67]。

在单纯型头皮少毛症中观察到类似的临床表现，但仅局限于头皮(图 68.7)。在几个家系中发现这种疾病是由编码角膜锁链蛋白的 *CDSN* 基因突变引起的，角膜锁链蛋白是角膜桥粒的组成部分[68]。值得注意的是，同一基因的遗传学改变与剥脱皮肤综合征的炎症亚型[69]和银屑病[70,71]有关。每种类型的突变似乎都会产生不同的有害作用：与少毛症相关的显性突变导致有毒的淀粉样变物质在毛囊周围聚积[72]；隐性突变导致的皮肤剥脱综合征造成角膜锁链蛋白表达的缺失[69]，而与银屑病风险增加相关的 *CDSN* 基因的多态性似乎导致了 CDSN mRNA 稳定性的增加[70]。

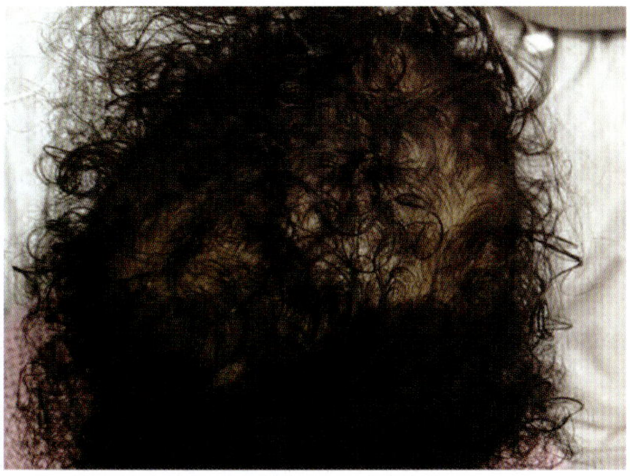

图 68.7 由 *CDSN* 基因突变引起的头皮型常染色体显性遗传性少毛症

非综合征性常染色体隐性遗传少毛症

非综合征性常染色体隐性遗传少毛症（别名为 7 和 8 型少毛症）的特征是在身体的大部分区域存在不同程度的毛发缺乏，偶伴有色素减退[73]（图 68.8）。这种疾病与羊毛状发有交叉[74]，都表现出细而紧密卷曲的头发（与普通卷发不同，羊毛状发生长缓慢且比正常头发更短，并且可能伴发如结节性脆发的几种结构异常）[75]。这种少毛症是渐进性的，可以仅限于头皮或累及整个身体表面，包括眉毛、睫毛和面部毛发[75]。非综合征性常染色体隐性遗传少毛症是由两种基因突变引起的：*LIPH*[76] 和 *LPAR6*[77,78]。*LIPH* 编码脂肪酶 H，促进溶血磷脂酸的合成，溶血磷脂酸是由 *LPAR6* 编码的 G 蛋白偶联受体的天然配体，其在毛囊内毛根鞘的 Henle 和 Huxley 层中均有表达[79]。

常染色体显性遗传少毛综合征

毛发-鼻-指(趾)骨综合征

关于该综合征的详细描述见第 67 章。毛发-鼻-指（趾）骨综合征（TRPS）的三种亚型已有报道。

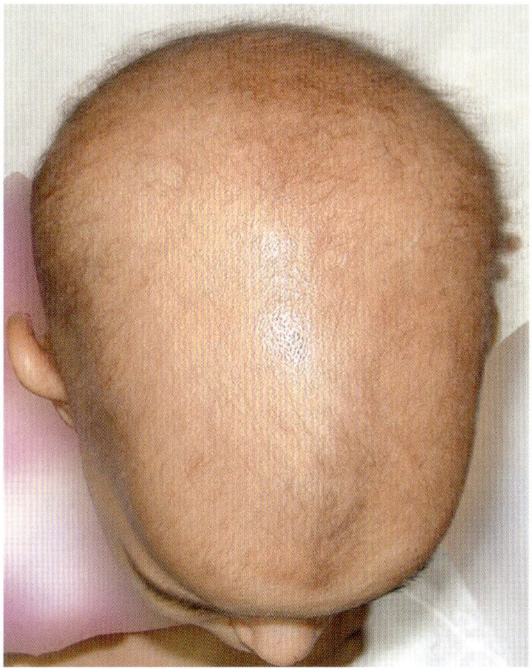

图 68.8 携带 *LIPH* 基因突变的患者稀疏，短而色浅的毛发

TRPSⅠ 患者的特征是头发稀疏，指甲薄而畸形及典型的蒜头鼻、长人中、牙齿异常和大耳。患者表现出掌骨和跖骨短小，在中间指（趾）骨处有伴发圆锥形骨骺的短指（趾），脊柱侧凸，脊柱前弯，髋骨畸形，髌骨异常，身材矮小，并且在成年期患有骨质疏松和骨关节炎[80]。有研究表明，该疾病是由 *TRPS1* 基因突变引起的，该编码基因调节软骨、肾和毛囊形成的 GATA 型锌指转录因子[81]。与 TRPSⅠ 相比，TRPSⅢ 表现出更严重的骨骼病变，但也是由于 *TRPS1* 的突变引起的[82]。

TRPSⅡ（Langer-Giedion 综合征）与 TRPSⅠ 具有相同的特征，除了在一些患者中明显存在多发性外生骨疣和临界智力[83]。在 TRPSⅠ 和 TRPSⅢ 中，眉毛出现中间增厚和边缘缺失（眉形），但在 TRPSⅡ 中眉毛是正常的。TRPSⅡ 是一种相邻基因综合征，由 *TRPS1* 及编码外生骨疣 1 的 *EXT1* 缺失突变引起的[84]。

连接蛋白疾病

由连接蛋白功能缺陷引起的许多显性综合征与各种类型的脱发相关[85]。角膜炎-鱼鳞病-耳聋综合征可以表现为脱发和密集的毛囊性丘疹（图 68.9），它是由编码连接蛋白 26 的 *GJB2* 基因突变引起的[86]。Clouston 综合征的特征是伴有掌跖角化病和

第6部分

指甲营养不良的斑秃至全秃表现(图 68.10),它是由编码连接蛋白 30 的 *GJB6* 基因突变而造成的[87]。编码连接蛋白 43 的 *GJA1* 基因的突变导致眼、牙、指(趾)发育不良综合征(oculodentodigital dysplasia, ODDD),其表现为细小且生长缓慢的稀疏的毛发、掌跖角化病、面部畸形、各种眼部异常、牙齿异常、唇腭裂、骨质增生和其他骨骼问题以及许多神经系统缺陷[88,89]。

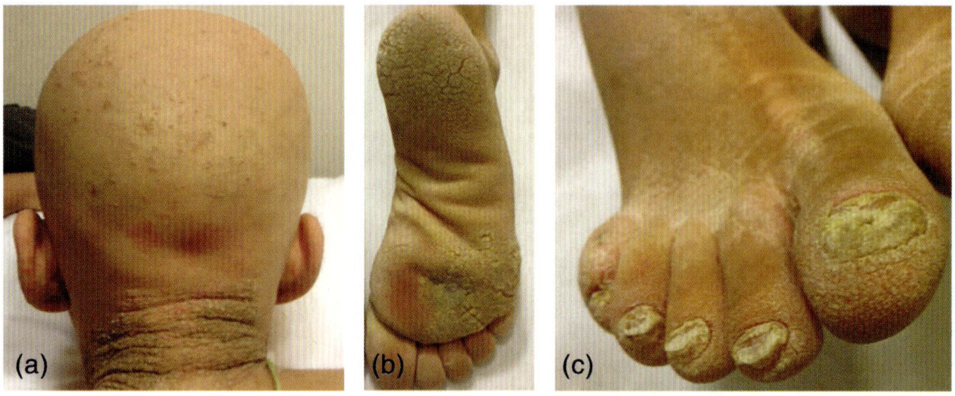

图 68.9 患有角膜炎-鱼鳞病-聋综合征的患者表现出伴有颈背部的毛囊性丘疹(a),足底角化病(b)和严重甲营养不良(c)相关的毛发缺乏

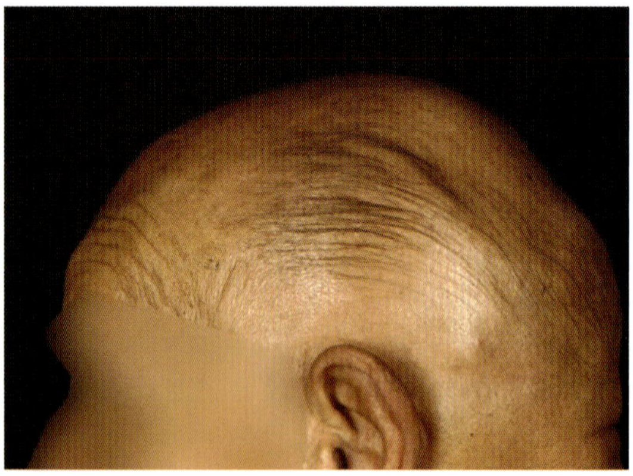

图 68.10 患有 Clouston 综合征的成年患者的弥漫性的少毛症

(由 Maurice Van Steensel 教授提供)

常染色体隐性遗传少毛综合征

伴青少年黄斑营养不良的少毛症

在伴青少年黄斑营养不良(hypotrichosis with juvenile macular dystrophy, HJMD)的少毛症中,患儿早期的短、色淡且稀疏的头发形成与后期视网膜黄斑进行性退行性变的发展有关,并会导致患者在 20—30 岁失明[90](图 68.11)。这种疾病是由编码 P-钙黏蛋白的 *CDH3* 基因突变引起的[91],该蛋白是黏合连接的一个组成部分,在视网膜色素上皮细胞中表达[92]并调控毛发的生长和颜色[93,94]。*HJMD* 已被证明是外胚叶发育不良、缺指畸形和黄斑发育营养不良(*E*ctodermal dysplasia, *E*ctrodactyly, and *M*acular dystrophy, EEM)综合征的等位基因,EEM 与 HJMD 有相同的临床特征,并且与牙齿和四肢的发育异常有关[95]。

常染色体隐性遗传鱼鳞病伴少毛症

受累患者生来头发短而稀疏,并且出现大量鳞屑(图 68.12),还伴有畏光、角膜混浊和结膜黄斑等眼科表现[96],也会出现牙齿异常。毛发显微镜下可以观察到毛发结构缺损[96]。这种疾病是由编码蛋白裂解酶的 *ST14* 基因突变引起的[96],此酶是一种丝氨酸蛋白酶,其功能是作为膜结合的细胞表面蛋白,或在其胞外释放后作为一种可溶性胞外蛋白酶[97]。蛋白裂解酶已证实在丝聚蛋白加工和调节表皮增殖与分化中发挥作用[97,98]。同一基因的突变也会引起鱼鳞病、毛囊性皮肤萎缩、少毛症和少汗症等病症,其在许多方面类似于伴有少毛症的常染色体隐性鱼鳞病[99]。

毛干结构异常

这些疾病被疑诊时很容易鉴别,因为在光学显微镜下检查头发样本,通常足以做出诊断[100],很少需要扫描电子显微镜来确诊。近来,皮肤镜检查是一种有效且成本低廉的辅助技术,可用于快速诊断毛干异常[101]。

第6部分

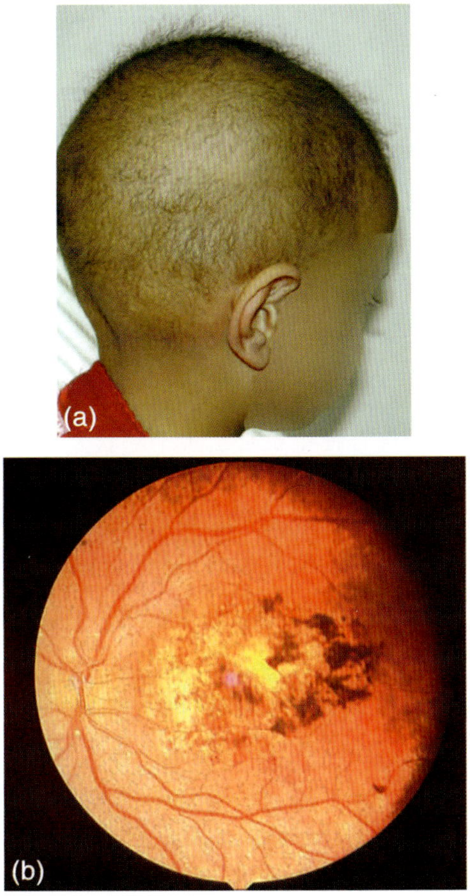

图 68.11 伴有少毛症和青少年黄斑营养不良的年轻患者的头皮上稀疏且短的头发(a)；眼底检查显示视网膜黄斑中严重的退行性色素改变(b)

作为一个群体，伴有毛发稀少的毛干疾病在临床和分子水平上大部分重叠，因为毛干异常经常(但不总是)导致少毛症[75]。与其他基因型一样，诊断毛干结构疾病的第一步是确定毛发疾病是独立的，还是其他更复杂疾病的一部分。以下部分回顾了作为单基因遗传的毛干疾病(见表 68.3)。本组毛发疾病在第 89 章进行了详细的回顾。

念珠状发

临床特征

串珠发是念珠状发的标志。头发在峡部很脆弱，导致了明显的少毛症[74,100](图 68.13)。随着年龄的逐渐增长，到青春期或成年早期，头发逐渐改善，妊娠期和夏季也可有所改善。体毛、睫毛和眉毛很少累及。家庭内表型变异常常发生[102]。相关的特征还包括颈背部的毛囊性丘疹及毛周角化病和指甲营养

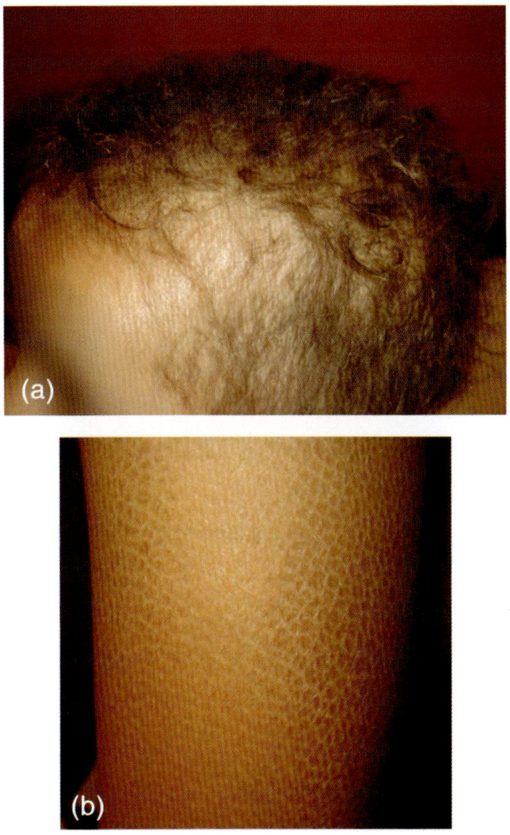

图 68.12 患有少毛症的常染色体隐性鱼鳞病患者的少毛症(a)和薄层状鱼鳞病(b)

不良[74,100]。

发病机制

念珠状发通常是常染色体显性遗传，是由编码几种毛发角蛋白的基因突变(*KRT*81，*KRT*83，*KRT*86)引起的[103-105]。也有报道称，在局限性常染色体隐性遗传少毛症中发现了编码桥粒芯蛋白 4 的 *DSG*4 基因突变的隐性遗传，其特征是念珠状发、脆弱的头皮和易折断的体毛，并与毛囊性角化过度相关[106]。在 Monilethrix 病等综合征形式的少毛症中观察到了念珠状发[107]。

鉴别诊断

念珠状发必须与扭曲发鉴别开来，因其毛干扭曲会使人产生串珠样的错觉[100]。假性念珠状发是指由于毛干脆弱易折断而导致的定义不清的少毛症。在电子显微镜下，不规则节点代表了毛干边缘的凹陷；在其他情况下，毛干的串珠样外观则反映了不规则的扭曲，而不像毛干那样扁平；假性念珠状发其实是由毛干的轴内断裂引起。尽管已经有报道称假性念珠状发是常染色体遗传，但是许多权威人士仍认为它是由于毛干创伤引起的一种人造表现[108]。

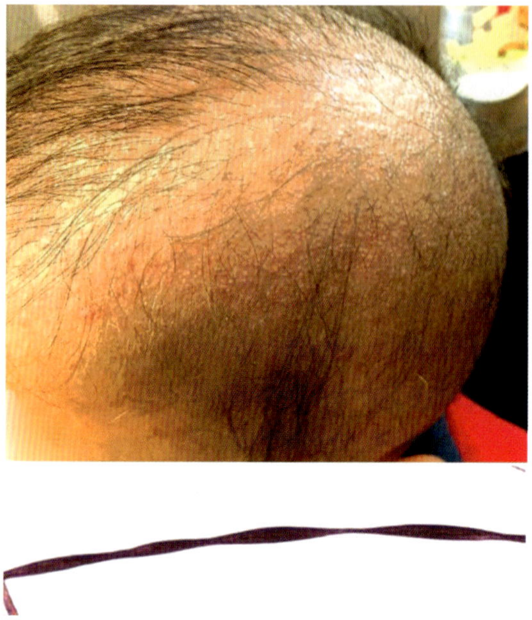

图 68.13 伴有念珠状发的患者相关的短而稀疏的头发和毛囊性丘疹；在显微镜下念珠状发的串珠样典型表现

治疗

念珠状发在使用米诺地尔[109,110]和口服维A酸[111-113]治疗的非对照性研究中获得了成功。

羊毛状发

临床特征

羊毛状发是指存在于全身或局部的卷发，通常表现为生长缓慢和(或)容易断裂，有时伴有色素减退(图68.14)。这种疾病可以表现为一种孤立的显性特征，在这种情况下还可以等同于常染色体隐性遗传性局限性少毛症[75]，但在各种心源性疾病中也有报道[114]。

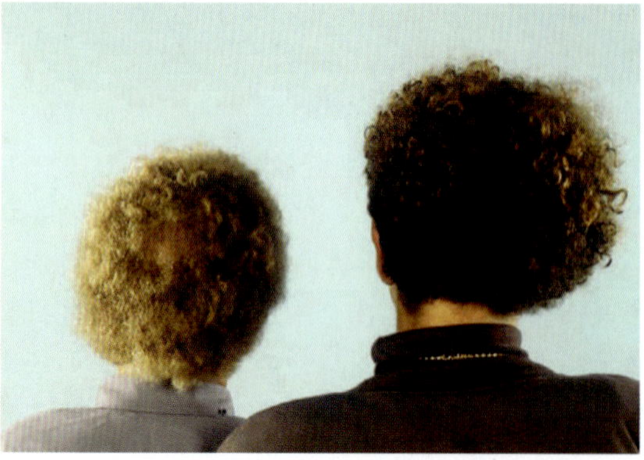

图 68.14 一个白人妇女和她儿子的羊毛状发
(由 Rudolf Happle 教授提供)

伴有羊毛状发的患者在某些情况下可能会患有Noonan综合征，尤其是合并眉部瘢痕性红斑[115]。这些患者往往表现为身材矮小、上睑下垂、智力低下、颈蹼和肺动脉狭窄。

发病机制

目前已证实，单独的常染色体隐性遗传羊毛状发与常染色体隐性遗传局限性少毛症(见非综合征性常染色体隐性遗传少毛症)具有等位基因，是由 *LPAR6* 和 *LIPH* 突变引起的[74,78]。常染色体显性遗传也有报道，与两种毛发角蛋白基因 *KRT71* 和 *KRT74* 突变有关[116,117]。

在复杂综合征中也可出现羊毛状发。Naxos病和Carvajal综合征表现为羊毛状发、少毛症、弥散性掌跖角化病和心脏病，分别由编码两种桥粒斑珠蛋白(plakoglobin)和桥粒斑蛋白(Desmoplakin)的 *JUP* 和 *DSP* 的隐性突变引起[118,119]。

扭曲发

临床特征

扭曲发指在显微镜下显示180°扭曲的头发[100](图68.15b)。伴有扭曲发的患者通常在头皮(图68.15a)和身体上出现易碎的、短而稀疏的毛发。孤立性扭曲发可以是先天性的，但通常仅在童年时期较为严重，并随着时间的推移而自发改善。

发病机制

扭曲发可能是常染色体显性遗传，孤立性扭曲发的分子原因仍尚不清楚。

鉴别诊断

曾有报道，复杂综合征中出现扭曲发。扭曲发通常见于Menkes病(见第63章)，该疾病是一种X连锁遗传的代谢紊乱，通常会导致早夭[120]。Menkes病的特征是伴有少量细小的、金属丝样的、易碎的、银色或白色的毛发，并且表型多变。毛发显微镜下通常显示扭曲发、念珠状发和结节性脆发。皮肤可能会出现色斑，且经常是松弛的。上唇会伴有明显的"丘比特弓"样表现。值得注意的是，无症状的女性携带者可以沿着Blaschko线出现扭曲发和不均匀皮肤色素沉着。系统性临床表现包括肌张力减退、癫痫发作、精神运动发育迟缓及周期性体温过低等早发性神经系统症状。在磁共振血管造影(MRA)中可以看到中枢神经系统中扭曲的血管，并且其在细胞组织学上表现为内部弹性层的断裂。另外还观察到骨质疏松，骨骼发育不良及牙齿和眼部异常等表现[121]。该疾病是由编码跨高尔基体膜结合铜转运蛋白的 *ATP7A* 基

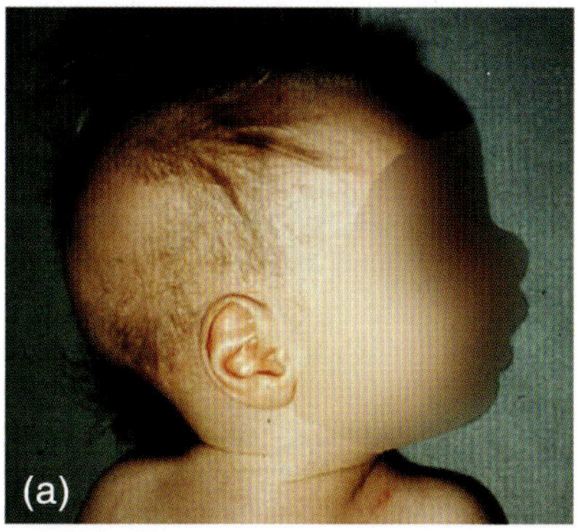

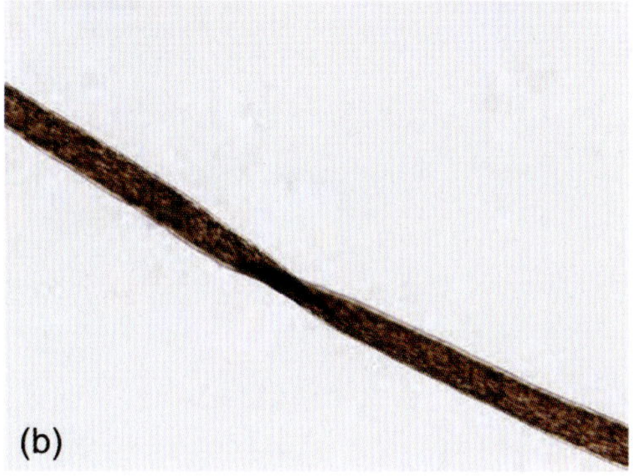

图 68.15 (a)患有 Menkes 病的儿童暗淡稀疏的头发。(由 Rudolf Happle 教授提供)(b)沿其轴线扭转的毛发，典型的扭曲发(由 Reuven Bergman 教授提供)

因[122,123]突变引起的。因此，血清铜和血浆铜蓝蛋白水平降低，众多铜依赖性酶活性丧失，其中最受影响的酶是酪氨酸酶、赖氨酰氧化酶、单胺氧化酶、细胞色素氧化酶和抗坏血酸氧化酶，这些酶的缺乏分别解释了患者出现色素脱失、皮肤松弛、毛发异常、体温过低和骨骼变化等典型症状。枕角病等同于 Menkes 病，表现为更严重的皮肤改变，不太明显的神经病学临床表现和枕骨上及其他骨骼上的外生骨疣(此是综合征名称的由来)[124]。

Björnstad 综合征的特征性表现是卷曲发和渐进性感觉神经性耳聋二联征[125]。该综合征是由 *BCS1L* 基因突变引起的，*BCS1L* 基因在线粒体功能中起重要作用[126]。卷曲发也见于 Netherton 综合征[127](见下文)、伴青少年黄斑营养不良的少毛症[91](见上文)、Bazex 综合征[128]、瓜氨酸血症[129]和伴少毛症的常染色体隐性遗传鱼鳞病[96](见上文)等疾病。

除了上面提到的遗传性疾病外，扭曲发还被发现与红斑狼疮和其他形式的瘢痕性秃发等系统性后天性疾病相关[130]。

结节性脆发症

临床特征

结节性脆发症的诊断由来是因为在显微镜下可以观察到沿着毛干出现的不规则间隔排列的膨出，这似乎是因为角质层缺损和皮质纤维暴露导致这些区域相对更容易破裂。结节性脆发很少被描述为孤立性病变，更倾向于作为遗传性或获得性头发脆弱的伴随症状而出现[131-134]。

发病机制

目前还没有单个基因与独立的结节性脆发症相关。结节性脆发症被认为在 Netherton 综合征[127](见第 65 章)、Menkes 综合征[107](见第 81 章)和毛发硫营养不良[135]中出现。它还在精氨基琥珀酸尿症[133]中作为典型特征，该疾病具有发育不良、肝疾病和神经病学等临床表现，是由编码精氨基琥珀酸裂解酶[136]的 *ASL* 的突变引起。结节性脆发也被观察到与少毛症相关，这是毛发-鼻-指(趾)综合征(THE)的一部分，其特征是顽固性腹泻，由两种调控基因 *TTC37* 和 *SKIV2L*[137,138]突变引起的(图 68.16)。

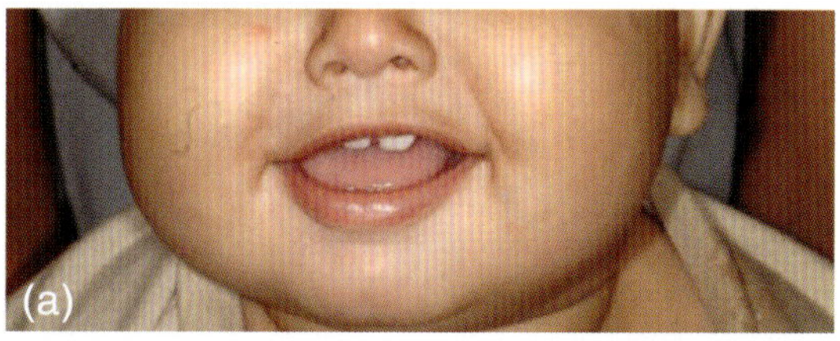

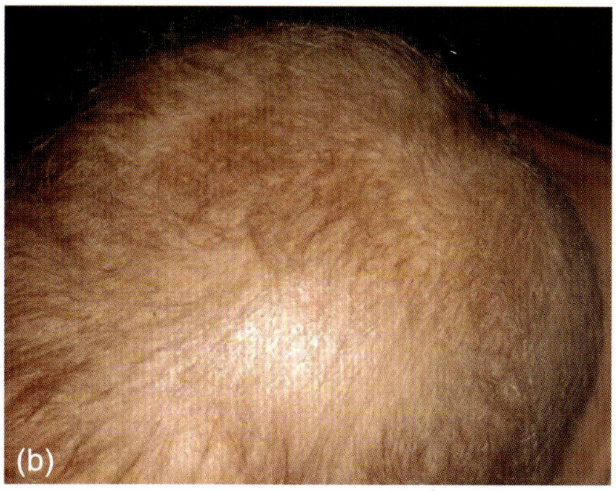

图 68.16 毛发鼻指(趾)综合征的典型皮肤表现，包括面颊肿胀(a)和毛发稀少(b)

套叠性脆发症

临床特征

头发稀疏、短小、非常薄并且在显微镜下显示典型的球窝（“竹节样发”）外观，表现为毛干的远端部分被压缩与膨出的凹陷与近端轴相契合。套叠性脆发被认为是 Netherton 综合征的标志之一[139]（见第 65 章），尽管在其他鱼鳞样病中也可以看到类似改变[140]。套叠性脆发通常仅在出生后第一年出现，建议检查眉毛以明确毛干是否异常[141]。

发病机制

Netherton 综合征是由 *SPINK*5 突变引起的，*SPINK*5 编码一种名为 LEKTI 的丝氨酸蛋白酶抑制剂[142]。目前尚不清楚 LEKTI 缺乏是如何导致毛干异常的。LEKTI 缺乏导致角膜锁链蛋白和桥粒芯蛋白 1 的降解增加[143]；有趣的是，角膜锁链蛋白缺乏不会导致头发异常[69]，而桥粒芯蛋白 1 缺陷与严重皮炎、多种变态反应和代谢消耗（SAM 综合征）背景下的少毛症相关[144]，毛发显微镜检查不能发现套叠性脆发，暗示 LEKTI 在毛干形成过程中具有特殊作用。

毛发硫营养不良

临床特征

毛发硫营养不良指的是一组显著的异质性失调症，这些疾病普遍都存在头发脆弱的共性，这种头发可以在偏振光毛发显微镜下观察到典型的“虎尾带”模式[135,145]。各种毛干缺陷如扭曲发和结节性脆发都曾被报道。稀毛症通常累及头皮（图 68.17）、眉毛和睫毛，但有时也会影响其他部位。累及指甲可表现出广泛的营养不良。其他临床特征还包括身材矮小、缺乏脂肪组织的早老貌、小头畸形、包括白内障和小角膜在内的各种眼部表现、关节挛缩和哮喘[146]等。据报道，该表现与许多临床表现相关，这些临床表现包括 Sabinas 综合征（MIM211390）的智力低下、龋齿和不孕症，发-脑综合征的生长发育延迟（MIM234050），Tay 综合征的鱼鳞病特征（MIM242170），光敏性鱼鳞病的光敏感，PIBIDS 综合征的脆发、智力低下、生育能力减弱、身材短小（MIM278720）和免疫缺陷（MIM258360）（表 68.4）。

发病机制

这种毛发缺陷是由毛干中毛小皮的主要组成成分高硫蛋白质含量的降低引起的，已发现该病是由多基因突变引起的。*C7ORF*11（*MPLKIP*）可以编码一种功能不明的蛋白质，它的突变会引起非光敏性毛发硫营养不良[147]。编码转录因子复合物元件的 *TTFIH*[148]，与参与核苷酸切除修复的 *ERCC*3、*ERCC*2 和 *GTF*2*H*5[149-151] 的多基因突变会引起光敏性毛发硫营养不良。

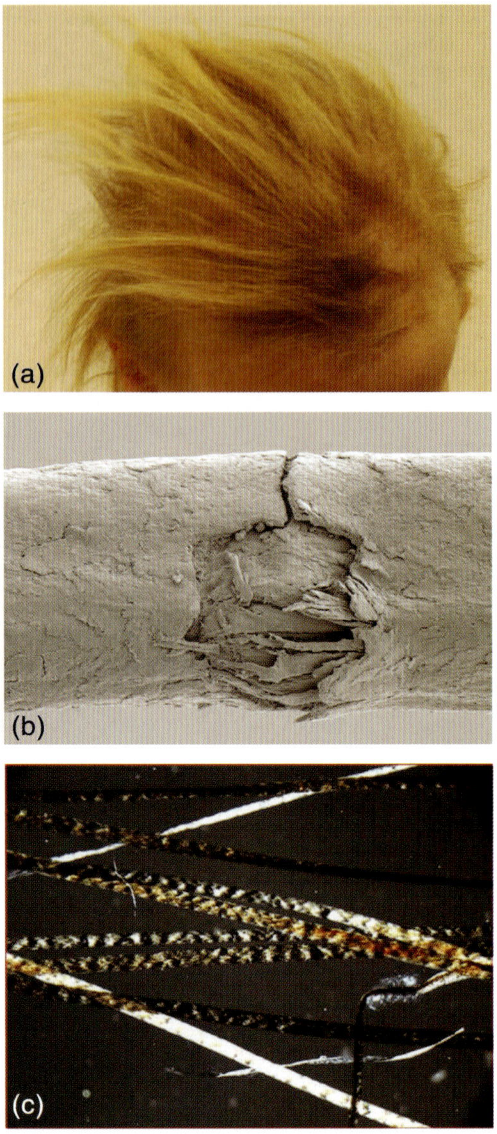

图 68.17 (a)一个伴有毛发硫营养不良的患者的浅色粗糙的毛发。(由 Peter Itin 教授提供)。(b)通过扫描电子显微镜观察到有缺陷的角质层(由 Peter Itin 教授提供)。(c)在偏振光显微镜下的虎尾带
（由 Reuven Bergman 教授提供）

蓬发综合征

临床特征

孤立的三角形管状发可引起蓬发综合征[152]。这种结构性毛发缺陷通常在儿童早期就表现得非常明显，表现为头发干燥、粗糙、卷曲和色浅，它们竖立于

表 68.4 毛发硫营养不良变异型

类型	临床特征	综合征名称
A	头发+指甲	—
B	头发+指甲+智力障碍	Sabinas
C	头发+指甲+智力障碍、毛囊炎、骨龄延迟、龋齿	Pollitt
D	(脆)发+指甲+不孕症、生长发育迟滞、身材短小	BIDS
E	鱼鳞病+BIDS+智力障碍+性腺功能低下+白内障+早衰相貌+小头畸形+共济失调+基底神经节钙化	Tay/IBIDS
F	光敏感和 BIDS	PIBIDS
G	头发+智力低下+免疫缺陷	Itin
H	毛发硫营养不良伴有严重宫内发育迟缓、生长发育迟滞、复发性感染、白内障、肝血管瘤	—

PIBIDS,光敏性鱼鳞病、毛发焦枯、智力低下、生育能力减弱和身材矮小。

头皮并且难以梳理(图 68.18)。这些被牵拉下来的头发在显微镜检查时可能会产生误导,因为只能在横断面上见到这些导致毛发僵硬刻板的三角形断层外观(毛干缺陷的由来)和赋予头发硬度的典型纵向凹槽,只有在横截面上(或扫描电镜下)才能看到[153]。

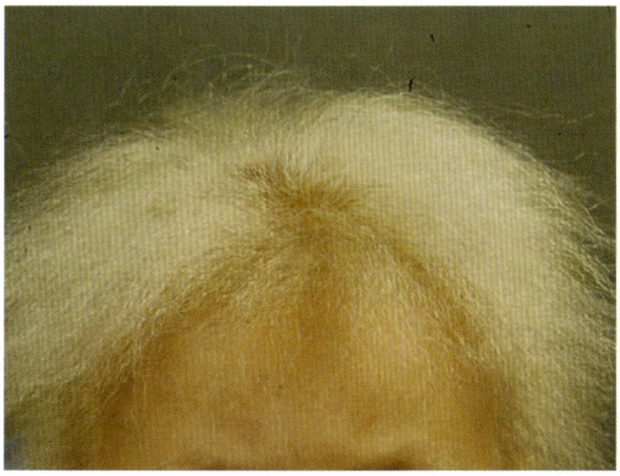

图 68.18 蓬发综合征
(由 Peter Itin 教授提供)

发病机制

蓬发综合征可以是散发的,也可以是隐性或显性遗传特征[154],其分子机制尚不明确。此外,它已被发现与骨骼发育不良和其他的复合型综合征相关[153]。

其他遗传性毛干缺陷

环状发和假环状发

环状发反映在毛干内存在充气腔,这导致在显微镜下观察到交替的明暗带[155,156]。这种疾病已被证明是一种常染色体显性遗传病[157]。假环状发是由于光在毛干的扁平或扭曲平面上反射而产生,并且被认为是正常变异。

生长期头发松动综合征

这种疾病始于儿童早期,其特征是头发很容易从头皮上脱落。该疾病被认为是由于角质层和内根鞘之间的粘连不良所致。目前认为,该疾病是常染色体显性遗传。患者经常因为头发缓慢生长和随后的斑片状脱发就诊。受累头发细短、稀疏、不规则并且经常伴有色浅。进行性脱发是其特点[158](图 68.19)。随着时间的推移症状逐渐改善。生长期头发松动综合征的诊断基于标准毛发检查中 70%或更多生长期毛发处于松动状态[159]。

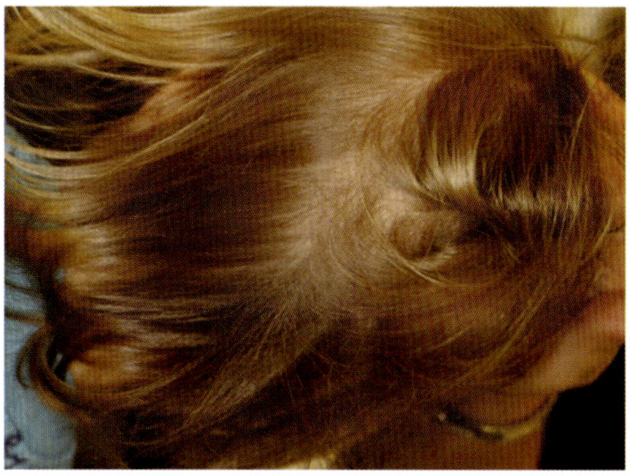

图 68.19 生长期毛发松动综合征
(由 Peter Itin 教授提供)

由于症状通常是轻微的,该疾病有可能诊断不出来。然而,因为在正常儿童和成人中经常可以看到松动的生长期毛发,所以该疾病也可能被过度诊断。一项报道表明,角蛋白缺陷可能是这种疾病的原因[160],但是该结果并没有被重复证实。据报道,生长期头发松动综合征伴有的三角形管状发与 Noonan 综合征的表型相关[161]。

生长期头发松动综合征应该与短生长期综合征[162]相鉴别,短生长期综合征的特征在于由于生长期的先天性缩短而无法使毛发长长。与生长期头发松动综合征相反，它与毛发不规则、系统性疾病或皮肤病无关。青春期后，该疾病将会改善。

卷发

新生儿卷发是齿状发-多骨综合征的典型特征，由 *DLX*3 基因突变引起[163,164]，这种疾病也会伴有指甲发育不良、牙齿异常和骨骼畸形，包括骨密度增加和由于颅缝的过早闭合导致的长颅畸形。卷发也可见于 Menkes 病、1 型巨大轴索性神经病变、Noonan 综合征和眼齿指发育不良[165,166]。

刺猬发

刺猬发是先天性甲状腺功能减退症的标志，该疾病存在刺猬发和腭裂综合征(Bamforth-Lazarus 综合征)，也伴有鼻后孔闭锁和会厌分叉[167]。这种毛发紊乱是通过常染色体隐性遗传，是由毛囊形态发生过程中 SHH 信号通路的下游靶点 *FOXE*1 基因突变引起[168,169]。

遗传性毛发疾病的总体诊断方法

诊断这一类疾病最重要的一步是将它们与获得性疾病区分开来。尽管先天性或早发性的家族史及相关的临床特征可能符合孟德尔遗传定律，但是仍不能完全排除获得性多毛症或脱发。例如，广泛性先天性秃发的诊断可能需要进行皮肤活检，因为通常很难将这种疾病与自身免疫性斑秃区分开来。

一旦明确患者患有遗传性多毛症(见表 68.1)、秃发(见表 68.2)或少毛症(见表 68.3)，为了做出诊断需确定：①遗传模式；②不存在(见表 68.1A，表 68.2A 和表 68.3A)或存在(见表 68.1B，表 68.2B 和表 68.3B)皮肤外临床表现；③不存在或存在毛干显微结构异常。在此阶段，对于大多数毛发基因疾病谱来说，几乎不存在循证治疗方案，但正确的诊断可能需要进行系统性检查(见表 68.1B，表 68.2B 和表 68.3B)，并且对于进一步指导分子生物学分析至关重要，反之，这在必要时为适当的遗传咨询和产前诊断奠定基础。

(**译者**：夏汝山 **一审**：杨军 **二审**：崔勇 **三审**：杨璐 **润色**：张松)

参考文献

下列全部参考文献可在 www. rooksdermatology. com. 在线查询以下列出的是重要参考文献。

[2] Betz RC, Cabral RM, Christiano AM, *et al*. Unveiling the roots of monogenic genodermatoses: genotrichoses as a paradigm. *J Invest Dermatol* 2012;132:906-14.

[5] Paus R, Cotsarelis G. The biology of hair follicles. *N Engl J Med* 1999;341:491-7.

[40] Thompson CC, Sisk JM, Beaudoin GM, 3rd. Hairless and Wnt signaling: allies in epithelial stem cell differentiation. *Cell Cycle* 2006;5:1913-17.

[50] Parren LJ, Frank J. Hereditary tumour syndromes featuring basal cell carcinomas . *Br J Dermatol* 2011;165:30-4.

[67] Myung PS, Takeo M, Ito M, *et al*. Epithelial Wnt ligand secretion is required for adult hair follicle growth and regeneration. *J Invest Dermatol* 2013;133:31-41.

[73] Sprecher E. Genetic hair and nail disorders. *Clin Dermatol* 2005;23:47-55.

[75] Shimomura Y. Congenital hair loss disorders: rare, but not too rare. *J Dermatol* 2012;39:3-10.

[85] Lai-Cheong JE, Arita K, McGrath JA. Genetic diseases of junctions. *J Invest Dermatol* 2007;127:2713-25.

[143] Hovnanian A. Netherton syndrome: skin inflammation and allergy by loss of protease inhibition. *Cell Tissue Res* 2013;351:289-300.

[146] Itin PH, Sarasin A, Pittelkow MR. Trichothiodystrophy: update on the sulfurdeficient brittle hair syndromes. *J Am Acad Dermatol* 2001;44:891-920; quiz 1-4.

第 69 章

甲和甲生长的遗传缺陷

Adam Rubin[1], Amy S. Paller[2]

[1]Department of Dermatology, University of Pennsylvania, Philadelphia, PA, USA

[2]Departments of Dermatology and Pediatrics, Northwestern University, Chicago, IL, USA

先天性厚甲

定义和术语

甲改变是众多遗传性皮肤病(尤其是外胚叶发育异常)的表型之一。本章主要概述一些较常见、具有独特表型而既往鲜有详细描述的遗传性甲病。表 69.1 列举了具有甲异常表型的其他非综合征和综合征性遗传性皮肤病及其相关特征。

表 69.1 具有甲表型的已知突变基因的关键遗传综合征(经许可后改编自 Harper J、Oranje A、Prose N 所著 Textbook of Pediatric Dermatology, Blackwell Publishing 第二版)

名称(别称)	MIM 编号/一级参考	遗传方式	突变基因	表型特征：甲	表型特征：其他部位
具有甲异常的综合性遗传性皮肤病					
Acro-Dermato-Ungual-Lacrimal-Tooth 综合征(ADULT 综合征)[1]	103285	AD	*TP63*	指甲/趾甲发育不良	皮肤:重度雀斑 其他:泪道闭锁;指/趾缺如、并指畸形;乳房和乳头发育不全
Adams-Oliver 综合征[2-5]	614814 100300 614219 615297	AD	*RBPJ* *EOGT* *DOCK6* *ARHGAP31*	甲发育不全	皮肤发育不全、并指畸形、小头畸形、短睑裂、短远端指/趾骨、脚趾缺失、手/足非对称性缩短、智力缺陷
Ⅰ型先天性红细胞生成障碍性贫血[6]	224120	AR	*CDAN1*(*codanin* 1)	甲发育不全	生长迟缓、肢端骨发育不全、脊柱侧凸
睑缘粘连-外胚叶缺陷-唇腭裂(AEC)综合征[7]	106260	AD	*TP63*	严重营养不良	皮肤:干燥光滑;掌跖角化过度伴有皮纹缺失;偶发性网状色素沉着;多乳头、重度复发性头皮脓疱和糜烂 面部:先天性上睑下垂伴眼睑部分粘连;宽鼻梁;上颌骨发育不全;耳郭畸形;唇裂 其他:泪道闭锁;畏光

（续 表）

名称(别称)	MIM 编号/一级参考	遗传方式	突变基因	表型特征	
				甲	其他部位
自身免疫性多内分泌病-念珠菌病-外胚叶发育不良(APECED)综合征；Ⅰ型自身免疫性多发性内分泌综合征[8]	240300	AD	*AIRE*	增厚和营养不良	口腔念珠菌病；自身免疫性内分泌病(高促性腺激素型性腺功能减退、胰岛素依赖型糖尿病、自身免疫性甲状腺疾病和垂体缺陷)；自身免疫性或免疫介导的胃肠道疾病(慢性萎缩性胃炎、恶性贫血和吸收不良)；慢性活动性肝炎；自身免疫性皮肤病(白癜风和脱发)；角膜结膜炎；(细胞和体液)免疫缺陷；无脾畸形和胆石症
b1 型短指(趾)畸形[9]	113000	AD	*ROR2* (*receptor tyrosine kinase-like orphan receptor 2*)	甲发育不全，无甲	中指(趾)骨短小、末节指骨发育不全或缺失、并指
Coffin-Siris 综合征[10]	135900	AR? AD?	*SMARCB1*，*SMARCA4*，*SMARCA2*，*ARID1A* *ARID1B*	小指/趾甲发育不全或缺失；其他指/趾甲偶发性发育不全或缺失	皮肤：皮纹变化；通贯手 其他：面容粗糙伴厚唇、宽鼻梁、宽唇、鼻孔前倾、鼻梁低；精神运动和生长发育迟缓；肌张力减退；关节松弛；小指弯曲变形；小指/趾末节指/跖骨普遍缺失；其他指(趾)中节和近端指骨普遍发育不全；双侧或单侧桡骨头脱位；髌骨发育不良或缺失；频发呼吸道感染；脐疝和腹股沟疝；腭裂；婴儿期喂养困难；6 个腰椎；胸骨短小；小头畸形
角膜上皮内角化不良和外胚叶发育异常[11]	615225	AD	*NLR family，pyrin domain containing 1* (*NLRP1*)	伴甲床明显增厚的甲营养不良	角膜病变伴新生血管形成和角膜混浊、掌跖角化过度、多汗症、角膜角化不良、瘙痒性角化过度瘢痕、掌跖角化过度、慢性鼻炎、声嘶
颅外胚叶综合征(Ⅰ型 Levin 综合征；Sensenbrenner 综合征)[12]	218330	AR	*IFT122*	宽而短的甲板	皮肤：肘部和膝盖凹陷；双侧拇指褶皱；各脚趾单屈侧褶线；双侧单掌纹 骨骼：近侧肢体短小(上肢最严重)；腓骨不成比例的短小；中节和远端指/跖骨明显缩短；指/趾蹼；手指弯曲变形；第 1 和第 2 脚趾间间距过大；踇外翻；头骨细长；原发性骨质疏松症；高弓腭；矢状缝闭合；胸部短而窄；漏斗胸 其他：远视；近视；眼球震颤；前额突出；内眦赘皮和眼裂倾斜；脸颊饱满；发育异常对耳轮的耳郭后倾；眼距过窄；宽鼻梁；鼻孔前倾；下唇外翻；额头毛细血管痣；多发性口腔系带；心脏缺陷

（续 表）

名称(别称)	MIM 编号/一级参考	遗传方式	突变基因	表型特征	
				甲	其他部位
耳聋和甲营养不良(Door 综合征)[13]	220500	AR	*TBC1D24*	指甲和趾甲发育不全或发育不良;无甲	皮肤:皮纹异常 其他:感音神经性聋;明显耳低位;癫痫发作和智力低下;拇指/趾三指节畸形;手指和脚趾末端指骨发育不全或缺失;偶发性小指内弯和曲指畸形
先天性角化病(X 连锁)(Zinsser-Cole-Engman 综合征)[14]	305000	XR	*DKC1*	伴有迟发性甲沟炎的甲营养不良,偶发性无甲;甲发育不全	皮肤:色素沉着和色素减退、毛细血管扩张性红斑;溃疡;干燥脱屑;萎缩;角化过度斑块(掌跖和关节);癌前病变;指纹缺失 眼:睑缘炎;下睑外翻;泪点闭塞;大疱性结膜炎;持续流泪 其他:典型面部特征;偶发性智力和生长发育迟缓;Fanconi 样全血细胞减少;唇、口、肛门、尿道和结膜癌前白斑;骨骼脆性增强;生殖器畸形;食管功能障碍和(或)憩室;舌乳头萎缩;牙龈炎
先天性角化病(常染色体显性遗传)[15-17]	127550 613990 613989	AD	*TERC* *TINF2* *TERT*	甲营养不良	皮肤:色素沉着和色素减退、毛细血管扩张性红斑;溃疡;干燥脱屑;萎缩;角化过度斑块(掌跖和关节);癌前病变;指纹缺失 眼:睑缘炎;下睑外翻;泪点闭塞;大疱性结膜炎;持续流泪 其他:典型面部特征;偶发性智力和生长发育迟缓;Fanconi 样全血细胞减少;唇、口、肛门、尿道和结膜癌前白斑;骨骼脆性增强;生殖器畸形;食管功能障碍和(或)憩室;舌乳头萎缩;牙龈炎
先天性角化病(常染色体隐性遗传)[18-23]	224230 613276 613987 613988 615190 613989	AR	*NOLA3* *C16orf57* *NOLA2* *WRAP53* *RTEL1* *TERT*	甲营养不良	皮肤:色素沉着和色素减退、毛细血管扩张性红斑;溃疡;干燥脱屑 其他:全血细胞减少症;血小板减少症;小血小板;T 细胞异常;手指和足趾营养不良
外胚叶发育不良,伴有缺指/趾和黄斑发育不良[24]	225280	AR	*CDH3*	发育不良	缺指/趾;并指畸形;掌裂;黄斑发育不良

（续 表）

名称（别称）	MIM 编号/一级参考	遗传方式	突变基因	表型特征	
				甲	其他部位
Ellis-van Creveld 综合征（软骨外胚叶发育不良，中胚层发育不良）[25] 见下文 Weyer 面骨发育不全	225500	AR	*EVC*（*Ellis van Cre-veld syndrome*），*EVC2*（*Ellis van Cre-veld syndrome 2*）	发育不良（脆弱、沟痕和发育不全）	皮肤：湿疹、不同形式的瘀斑；四肢短、多指、牙齿畸形 其他：偶发性斜视、白内障、虹膜缺损、小眼病；眼球突出；短肢侏儒症；双侧多指（通常发生于手）；短指畸形；四肢长骨粗短；钩骨腕骨粘连；畸形足；膝外翻；并指畸形；偶发性轻度智力发育迟滞；心脏病；呼吸困难；牙龈融合；腭裂；尿道上裂；尿道下裂；生殖器发育异常 面部：宽鼻梁；偶发性唇裂、额头凸起和眼距过宽
大疱性表皮松解症					
大疱性表皮松解症（常染色体隐性遗传）[26]	226600	AR	*COL7A1*（*collagen, type VII, alpha 1*）	无甲、甲营养不良、甲萎缩	严重瘢痕性水疱、手足挛缩、连指畸形、牙齿异常、粟丘疹、胃肠道狭窄
非herlitz 型交界性大疱性表皮松解症[27]	226650	AR	*COL17A1*（*collagen XVII, alpha-1 polypeptide*），*LAMA3*（*alpha-3 laminin*），*LAMB3*（*beta-3 laminin*），*LAMC2*（*gamma-2 laminin gene*），*ITGB4*（*integrin, beta 4*）	甲营养不良、甲碎裂	非瘢痕型水疱、牙齿异常、足底角化过度
致死性棘层大疱性表皮松解症[28]	609638	NK	*DSP*（*desmoplakin*）	甲脱落	皮肤：普秃、皮肤脆性综合征、大片皮肤脱落、组织病理学上类似于寻常型天疱疮
伴有肌营养不良的单纯大疱性表皮松解症[29]	226670	AR	*PLEC*（*plectin*）	甲营养不良	进行性肌营养不良、水疱、萎缩性瘢痕、脱发
进行性变异性红斑角化病（EKVP）[30]	133200	AD	*GJA1*（*gap junction protein alpha 1*），（*connexin 43*）	近端甲突出、呈瓷白色，无营养不良	皮肤：出生时皮肤正常。儿童期在摩擦部位发生色素沉着和鳞屑。进展为近乎融合的波纹状角化过度。腔口周围区域色素沉着，掌跖角化病和短暂回状红斑。红斑可由压力和温暖环境诱导发生
喉-甲-皮肤综合征[31]	245660	AR	*LAMA3*（*laminin, alpha 3*）	甲营养不良、甲脱落	声音嘶哑、皮肤溃疡、牙齿异常、结膜充血和糜烂

（续　表）

名称(别称)	MIM 编号/一级参考	遗传方式	突变基因	表型特征	
				甲	其他部位
局灶性真皮发育不良综合征(Goltz 综合征)[32]	305600	XL	*PORCN*	甲变薄、匙状甲、甲狭窄、沟槽样色素减退或缺失	皮肤:出生时多部位皮肤缺失;发育不良或薄弱区域;线性色素沉着或色素减退;毛细血管扩张;皮下脂肪疝;黏膜和腔口周围皮肤多发性乳头状瘤;囊性角化过度型丘疹;唇和肛门周围的血管纤维结节;掌跖角化过度;偶发性皮纹改变 其他:偶发性听力丧失;视盘缺损;小眼畸形;瞳孔形态不规则;角膜或玻璃体混浊;蓝色巩膜;唇乳头状瘤;耳郭畸形;鼻翼不对称和缺口;尖下颌;三角形脸部;眼距过宽;智力发育迟缓;身材矮小;并指/趾畸形;多指/趾畸形;外生殖器发育不全;脐带和(或)腹股沟疝;脊柱畸形(脊柱侧凸、脊柱裂等);高弓腭;牙龈乳头状瘤;小乳房
发育迟缓-脱发-假性牙釉质-视神经萎缩(gapo)[33]	230740	AR	*ANTXR1*	在2名患者中发现了手指和脚趾过度凸起	皮肤:干燥;冗余;脆弱,伤口愈合不充分(小而凹陷的瘢痕);局部脱色区;异常皱纹;颈背和上背部皮革样厚实皮肤;皮纹异常 面部:“小面”和“特征性面部外观”;不对称外观;颅面部发育异常;小下颌畸形;嘴唇突出和增厚;耳郭突出;眉弓隆起;鼻梁凹陷;轻微耳郭畸形 其他:感觉神经性听觉减退;视神经萎缩;青光眼;圆锥角膜;眼球震颤;畏光;侏儒症;偶发性智力发育迟缓;肱骨对称性缩短;手指过伸;第 2 和第 3 趾小于第 4 趾;跗趾和第 2 趾之间的差距过大;前囟门宽;头皮静脉扩张;肝脾大;双侧后鼻孔闭锁;舌下结缔组织增生;乳腺发育不全;漏斗胸;脐疝;儿童期和青春期骨骼成熟延迟
Haim-Munk 综合征[34]	245010	AR	*CTSC*(*cathepsin C*)	钩甲	先天性掌跖角化病、扁平足、牙周炎、蜘蛛样指综合征、肢端骨质溶解

第6部分

（续 表）

名称（别称）	MIM 编号/一级参考	遗传方式	突变基因	表型特征	
				甲	其他部位
高磷血症伴 2 型智障综合征[35]	614749	AR	*Phosphatidylinositol glycan anchor biosynthesis, class O*（*PIGO*）	甲发育不全、无甲	出生时即患有肛门狭窄/肛门闭锁伴会阴瘘；眼距宽、睑裂长、鼻短、鼻梁和鼻尖宽、上唇上翻、血清碱性磷酸酶（ALP）持续升高、智力发育迟缓
X 连锁少汗性外胚叶发育不良［ED1；Christ-Siemens-Touraine（CST）综合征］[36]	305100	XR	*ED1*	总体正常；偶发性出生时发育不良或缺失和（或）脆甲和甲脆性发育不全	皮肤：由于皮脂腺发育不全或缺失所致皮肤薄、光滑、干燥；偶发性色素沉着和皮纹变化；乳头和乳晕缺失或增多 面部：重度患者（通常为男性）表现出高度特征性的厚而突出的嘴唇、鼻梁凹陷（鞍鼻）、额头凸起、上颌骨发育不全，眼下方、眼周、口周、鼻周皱纹，耳郭的轻微改变；眶周区域通常比身体的其他部分着色更深 其他：偶发性传导性听力丧失；畏光；泪腺功能减退；泪道发育不全；萎缩性鼻炎；中耳炎；味觉和（或）嗅觉降低；上呼吸道黏液腺萎缩；呼吸困难；慢性咽炎和喉炎；乳腺发育不全
少汗性外胚叶发育不良-常染色体显性遗传[37]	129490	AD	*EDAR*	通常正常；偶发性发育不良	皮肤：光滑、薄、干燥和发育不全 其他：畏光；泪道发育不全；泪腺功能减退；鞍鼻；嘴唇厚而突出；前额突出；慢性鼻炎、频发呼吸道感染
少汗性外胚叶发育不良（常染色体隐性遗传）[38]	224900	AR	*EDAR*	通常正常；偶发性发育不良	皮肤：光滑、薄、干燥和发育不全 其他：畏光；泪道发育不全；泪腺功能减退；鞍鼻；嘴唇厚而突出；前额突出；慢性鼻炎、频发呼吸道感染
伴有免疫缺陷的 HED[39]	300291	XD	*IKBKG*	通常正常；偶发性发育不良	相比于经典 HED，外胚叶发育不良特征较轻；发育停滞；消化道反复感染；反复呼吸道感染；异常 γ 球蛋白血症
伴有免疫缺陷、骨质疏松症和淋巴水肿的 HED[39]	300301	XD	*IKBKG*	通常正常；偶发性发育不良	相比于经典 HED，外胚叶发育不良特征较轻；发育停滞；消化道反复感染；反复呼吸道感染；异常 γ 球蛋白血症；骨化症。一般比 300291 更严重

（续　表）

名称（别称）	MIM 编号/一级参考	遗传方式	突变基因	表型特征	
				甲	其他部位
伴有或不伴有 BRESHECK 综合征的 IFAP 综合征[40]	308205	XL	*MBTPS2*（*membranebound transcription factor peptidase, site 2*）	甲营养不良、甲沟炎、甲肥厚	IFAP：毛囊性鱼鳞病、无毛和畏光 BRESHECK：脑异常、发育迟缓、外胚叶发育不良、骨骼畸形、先天性巨结肠、耳/眼畸形、腭裂/隐睾症和肾发育异常/发育不全
色素失禁症（家族性男性致死型 IP，Bloch-Sulzberger 综合征）[41]	308300	XL	*IKBKG*（*inhibitor of kappa light polypeptide gene enhancer in B cells, kinase gamma*）	约 1/10 患者出现全部或大部分指（趾）营养不良	皮肤：新生儿期出现水疱-大疱性皮疹伴有或后期出现疣状病变和奇怪的色素沉着；可能存在点状色素斑，脱发 其他：偶发性听力丧失；约 1/5 病例发生眼部病变，包括失明、斜视、白内障、葡萄膜炎、晶体后纤维增生、视神经萎缩、小眼病；偶发性马蹄内翻足畸形、腭裂、小头畸形；大约 1/3 的病例出现重度中枢神经系统异常：痉挛性四肢瘫痪、偏瘫、双侧瘫痪；癫痫；智力发育迟缓；偶发性身材矮小
角膜炎、鱼鳞病和耳聋（Keratitis, Ichthyosis and Deafness, KID）综合征[42]	148210	AD	*GJB2*	出生时即缺失；发育迟缓；白甲和厚甲症（最常见于指甲）；毁损性营养不良	皮肤：伴有皮脂腺功能障碍的鱼鳞状红皮病；嘴巴和下颌周围褶皱；肘部、膝盖和手足背部的红斑角化过度；手掌和足底明显增厚（皮革般的密度）；对鳞状细胞癌的易感性增加 其他：感觉性神经性聋；角膜血管化伴有血管翳形成，导致视力丧失；角膜炎；偶发性泪液分泌减少；畏光；双侧膝关节和肘关节屈曲挛缩伴跟腱强直
肢体-乳腺综合征[43]	603543	AD	*TP63*（*tumour protein p63*）	甲发育不良	乳腺发育不全；唇裂/腭裂+/−悬雍垂裂；泪道闭锁
Margarita Island ED［等同于唇裂/腭裂-外胚叶发育不全综合征（CLEPD1）］[44]	225060	AR	*PVRL1*	发育不良	唇腭裂；并指畸形
甲髌综合征[45]	161200		*LMX1B*（*LIM homeobox transcription factor 1, beta*）	三角形甲半月、尺骨侧甲营养不良、甲半月发育不良、无甲、甲营养不良	其他：髌骨缺失或发育不全、肘部异常、髂骨角、肾病、青光眼、Lester 征（虹膜中心周围花形色素沉着）

（续 表）

名称（别称）	MIM编号/一级参考	遗传方式	突变基因	表型特征	
				甲	其他部位
牙齿-甲床真皮发育不良[46]	257980	AR	*WNT10A*（*wing-lesstype MMTV integration site family, member 10A*）	甲营养不良	皮肤：掌跖增厚；面部红斑病变；手掌皮肤增厚伴疼痛 其他：轻度智力障碍、钉状切牙、牙齿畸形、牙齿缺失、毛发稀少、头发干燥稀疏、眉毛变稀
先天性厚甲症[47]	167200 167210	AD	*KRT6A* *KRT6B* *KRT6C* *KRT16* *KRT17*	重度楔形增厚	皮肤：局灶性掌跖角化病；膝盖、肘部、臀部、脚踝和腘窝区域的疣状病变；毛囊角化病/毛发角化病，多发性毛囊皮脂腺囊肿（脂肪瘤） 其他：口腔黏膜白斑；声音嘶哑
Pallister-Hall 综合征[48]	146510	AD	*GLI3*	甲发育异常/发育不全	下丘脑错构瘤、多指畸形、垂体功能障碍、内脏器官异常
掌跖角化病、皲裂、腔口周围角化性斑块（Olmsted 综合征）[49,50]	614594	AD	*Transient receptor potential cation channel, subfamily V, member 3*（*TRPV3*）	不同程度的甲营养不良	掌跖角化病引起疼痛和致残、自发性断离，或手指自发收缩断离、腔口周围红斑角化鳞屑性皮损
Papillon-Lefèvre 综合征[51]	245000	AR	*CTSC*	偶发性营养不良（匙状甲和甲条纹；甲裂痕）	皮肤：掌跖角化过度伴皲裂和开裂倾向；上肢伸侧和下肢屈侧干燥和污秽样外观；面部、骶部和臀部偶发性湿疹和红斑 其他：重度牙龈炎；偶发性颅内钙化；肝功能异常；肾异常；普遍骨质疏松症
皮肤异色与中性粒细胞减少症（Navajo 皮肤异色病）[52]	604173	AR	*USB1*（*U6 snRNA biogenesis 1*），*C16orf57*	厚甲	皮肤：出生时即有湿疹，并在2岁前发展为皮肤异色病 其他：非周期性中性粒细胞减少、反复上呼吸道感染和胸部感染、中性粒细胞功能障碍 与 Rothmund-Thompson 综合征相似（见下文），但 *RECQL4* 无突变
腘窝翼状胬肉综合征[53]	119500	AD	*IRF6*	从基部延伸到甲尖端的金字塔形皮褶	唇腭裂、腘窝翼状胬肉
致死型腘窝翼状胬肉综合征[54]	263650	AR	*RIPK4*（*receptor-interacting serine-threonine kinase 4*）	无甲、甲发育不全	腘窝翼状胬肉、睑缘粘连、下颌之间牵连、唇腭裂和并指畸形
Rapp-Hodgkin 综合征[55]	129400	AD?	*TP63*	小而狭窄且发育不良	皮肤：干燥而粗糙；肘部和膝盖伸侧皮肤增厚；皮纹发育不全 面部：唇裂；上颌骨发育不全；轻度额隆；小口畸形；鼻梁轻度凹陷；耳郭畸形

（续 表）

名称（别称）	MIM 编号/一级参考	遗传方式	突变基因	表型特征	
				甲	其他部位
					其他：传导性听力丧失（继发于中耳炎）；慢性溢泪；角膜混浊；畏光；泪点闭锁；眼睑外翻；泪腺突起；身材矮小；偶发性并指畸形 无睑缘粘连，以及重度头皮糜烂性皮炎有助于区分 Rapp-Hodgkin 综合征与 AEC 综合征（见上文）
Robinow 综合征，常染色体隐性遗传[56]	268310	AR	*ROR2*（*receptor tyrosine kinase-like orphan receptor 2*）	无甲	身材矮小、肋骨和椎体异常、生殖器发育不良、空蝶鞍、牙龈肥大、眼距过宽、睑裂宽、鼻根宽
Rothmund-Thomson 综合征[57]	268400	AR	*RECQL4*	常有营养不良	皮肤：皮肤异色病，包括出生后 3～6 个月开始出现的皮肤萎缩、不规则色素沉着和毛细血管扩张；掌跖过度角化；光敏感；皮疹初期呈红色、隆起性、水肿性斑块，首发于脸颊、手、前臂和臀部，呈对称分布，随后发生于躯干和下肢；数年后，色素沉着、色素减退和毛细血管扩张的区域皮肤变得干燥、鳞屑和萎缩 其他：白内障，通常是双侧的（发病于 3－6 岁）；偶发性角膜退行性病变；小手脚；末端指/趾骨短，并指；掌骨缺如，尺骨和桡骨发育不全；骨肉瘤风险增加；身材矮小；偶发性智力发育迟缓；性腺功能低下；隐睾症；颅骨畸形；脊柱侧凸
头皮-耳-乳头综合征[58]（Finlay-Marks 综合征）	181270	AD	*KCTD1*	脆甲	皮肤：隆起型坚硬头皮结节 其他：耳屏小；耳杯状突出；乳头缺失或退化；乳腺发育不良；第3/第 4 指部分并指
Schinzel-Giedion 面中部回缩综合征[59]	269150	AR?	*SETBP1*	狭窄、深嵌、三角形和过度凸起	皮肤：多发于颈部；乳头发育不全；真皮嵴发育不全；猿线 面部：鞍鼻、鼻根凹陷、鼻梁短；额头突出；眼距过宽；耳郭小/畸形；鼻孔前倾；面中部发育不全；面部血管瘤 四肢：四肢短小；手脚远端指骨发育不全；拇指掌骨短；畸形足

第6部分

（续 表）

名称（别称）	MIM 编号/一级参考	遗传方式	突变基因	表型特征	
				甲	其他部位
					其他：重度智力发育迟缓；生长迟缓；脑电图异常和癫痫发作；痉挛；反复呼吸暂停；多发缝间骨；颅缝线和囟门宽；肋骨宽、皮质增宽、长管状骨和椎骨的密度增加、耻骨发育不全/再生障碍；后鼻孔狭窄；颈部短宽；阴茎短小伴尿道下裂
Schopf-Schulz-Passarge 综合征[60]（囊性眼睑-掌跖角化病-牙缺失-少毛症）	224750	AR	*WNT10A*（*wing-lesstype MMTV integration site family*，*member 10A*）	伴有甲横沟和斜沟的脆甲；甲松解、甲发育不全、甲脆性增加、甲营养不良	皮肤：掌跖角化病；面部皮肤毛细血管扩张；丘疹；多发性肿瘤伴卵泡分化 鸟样面容 其他：双侧早期老年性白内障；动脉硬化性眼底改变；近视；迟发性眼睑囊肿
硬化症 1[61]	269500	AR	*SOST*（*sclerostin*）	甲发育异常	骨骼过度生长、方形下颌、并指畸形
硬化症 2[62]	614305	NK	*LRP4*（*low density lipoprotein receptor related protein 4*）	甲发育不良、甲分为两部分	其他：手指并指、面部不对称、颅骨和长骨增厚
身材矮小、甲发育不良、面部畸形和毛发稀少[63]	614813	AR	*POC1 centriolar protein A*（*POC1A*）	指甲发育不全	长骨严重缩短、脱发、生长迟缓、巨头畸形、长而呈三角形的脸部特征，伴随突鼻和小耳、异常高音调。指弯曲畸形、短指症、远端指骨发育不全、长骨短粗
T 细胞免疫缺陷、先天性脱发和甲营养不良[64]	601705	AR	*FOXN1*（*forkhead box N1*）	甲线状隆起和点状凹痕	其他：先天性脱发、重度 T 细胞免疫缺陷
毛发-牙齿-骨质综合征[65]	190320	AD	*DLX3*	扁平、增厚、畸形、条纹；甲脆弱	脸：偶发性前额突出 其他：偶发性指弯曲；部分患者表现出颅缝过早融合，导致轻度至中度长头畸形
Ⅰ型和Ⅲ型鼻咽毛囊综合征[66,67]	190350 190351	AD	*TRPS1*	偶发性薄、短、伴长的纵向凹槽；扁平、匙状甲、颜色正常、拇指尖端短小	其他：梨形鼻；长而宽的人中；耳郭突出；偶发性外斜视和畏光；身材矮小；上呼吸道感染易感性增加；上腭狭窄；脊柱侧凸、前凸或后凸；鸡胸 四肢：短中指/趾畸形；短肢畸形；跖骨短小；部分手指中节指骨周围型骨质疏松伴 12 型锥形骨骺（关节变厚）；手指尺侧和桡侧偏斜；偶发性小指内弯；肩胛骨翼状外翻；髋外翻；股骨头缺血坏死样异常（Ⅲ型：严重短指、短掌骨、严重身材矮小）

（续 表）

名称（别称）	MIM 编号/一级参考	遗传方式	突变基因	表型特征	
				甲	其他部位
Ⅱ型鼻咽毛囊综合征（Langer-Giedion 综合征）[68]	150230	AD	*TRPS1* 及 *EXT1* 基因缺失	偶发性薄、短、伴长的纵向凹槽；扁平、匙状甲、颜色正常；拇指尖端短小	同上，并发多发性软骨外生骨疣；常见智力发育迟缓
毛发硫发育不良症、光敏感[69]	601675	AR	*ERCC2*，*ERCC3*，*or GTF2H5*	甲脆性增加、甲营养不良	头发脆弱、鱼鳞样皮肤、身材矮小、智力发育迟缓、光敏感
尺骨乳腺综合征[70]	181450	AD	*TBX3*	缺指、小指甲部分重复	肢体缺损、牙齿异位和发育不全、乳腺发育不全、生殖器畸形、男性青春期延迟
Weaver 综合征[71]	277590	AD	*EZH2* [*enhancer of zeste homolog 2* (*Drosophila*)]	扁平、深嵌、窄甲	前额、面部宽阔，眼距过宽、显著人中增宽
Weyer 肢端面骨发育不全[72]（Ellis van Creveld 的轻度 AD 表型？MIM 225500，见上文）	193530	AD	*EVC2*	发育不全/发育异常	其他：身材矮小；轴后多指；短肢；面部发育异常；下颌骨异常；眼距过窄；对耳轮突出
Witkop 综合征[73]（牙齿和甲综合征）	189500	AD	*MSX1*	反甲；甲纵嵴；甲点状凹陷，趾甲比指甲更易受累	唇外翻、牙缺失
Yunis-Varon 综合征[74]	216340	AR	*FIG4*	拇指缺失、其他指骨发育不全或缺失	锁骨颅骨发育不良、小颌畸形、骨盆发育异常、双侧髋关节脱位、嘴唇收缩边界不明显、重度神经受累。神经元、肌肉和软骨中存在扩大空泡
伴有甲异常的非综合征性遗传性皮肤病					
家族性念珠菌病 7（念珠菌病、家族性慢性皮肤黏膜病变、常染色体显性遗传）[75]	614162	AD	*STAT 1*(*signal transducer and activator of transcription1*)	念珠菌甲真菌病和甲沟炎	其他：皮肤和黏膜念珠菌感染
毛囊角化病[76]	124200	AD	*ATP2A2*	甲纵向红斑、纵向白斑和远端 V 形痕	皮肤：皮脂溢出部位疣状丘疹和斑块、掌跖点状角化病、掌跖增厚、Hopf 疣状肢端角化病 其他：神经精神障碍，包括轻度智力发育迟缓、精神病和情感障碍
外胚叶发育不良 9，头发/甲型[77]	614931	AR	*HOXC13*(*homeobox C 13*)	小甲症和重度甲营养不良	其他：先天性无毛症

（续 表）

名称（别称）	MIM 编号/一级参考	遗传方式	突变基因	表型特征	
				甲	其他部位
外胚叶发育不良，单纯的毛发和甲型[78]	602032	AD	*KRT*85	先天性甲营养不良；小甲症；甲剥离；脆甲症	皮肤：颈部秃发性毛囊炎
外胚叶发育不良/皮肤脆弱综合征（McGrath 综合征）[79]	604536	NK	*PKP*1（*plakophilin* 1）	厚甲、甲营养不良	其他：严重水疱、脱屑、头发短而稀疏、皮肤脆弱、掌跖皲裂及角化过度
单纯性大疱性表皮松解症，常染色体隐性遗传 2[80]	615425	AR	*DST*（*Dystonin*）	甲营养不良	皮肤：创伤引起的水疱主要发生于足部和脚踝
单纯性大疱性表皮松解症，Dowling Meara 型[81]	131760	AD	*KRT*5 *KRT*14	甲营养不良、甲脱落、钳形甲畸形	皮肤：全身簇集性水疱，具有疱疹样外观，可为血疱；水疱多见于肢端，也可见于甲周；手掌和足底过度角化/掌跖角化病
Hailey-Hailey 病（良性慢性天疱疮）[82]	169600	AD	*ATP*2*C*1	指甲纵向白斑	皮肤褶皱区复发性水疱
多汗性外胚叶发育不良（Clouston 综合征/ED2）[83]	129500	AD	*GJB*6（*connexin*-30）	甲发育不良、甲沟炎	其他：头发脆性增加、脱发、头发生长缓慢、掌跖角化过度
Kindler 综合征[84]	173650	AR	*KIND*1	甲发育不良、甲小皮长而厚	先天性水疱，皮肤异色症，皮肤萎缩，光敏感
串珠样发[85]	158000	AD	*KRT*81，*KRT*83，*KRT*86	偶发性发育不良	皮肤：毛囊角化症，尤其在颈后少毛症
仅限于甲改变的疾病					
先天性无甲[86]	206800	AR	*R-spondin* 4（*RS-PO*4）	先天性无甲，涉及指/趾甲	无其他相关异常
完全或部分白甲[87]	151600	AD 及 AR	*PLCD*1	多个甲完全或部分变白	无其他确定相关性
先天性非综合征性甲病 10[88]	614157	AR	*FZD*6（*Frizzled family receptor* 6）	厚甲、甲下皮增厚、甲剥离、爪状甲	

AD，常染色体显性遗传；AR，常染色体隐性遗传；XR，X 连锁隐性。

先天性厚甲（pachyonychia congenita，PC）是一组由甲角蛋白编码基因的显性突变引起的疾病。几乎所有患者均具有类似的临床特征，即趾甲增厚、足跖角化且常伴足底疼痛（表 69.2）。有趣的是，虽然此疾病被称为厚甲，但实际上大约有 2% 的患者并无指/趾甲受累。据统计，全球有 5000～10 000 名厚甲患者。根据其临床表型，PC 曾被分为以下两类亚型：Jadassohn-Lewandowsky 型（Ⅰ型，MIM 167200）和 Jackson-Lawler 型（Ⅱ型，MIM167210）。基于对 250 余名患者的基因型-表型联合分析研究表明，上述两种临床表型与突变基因型并未显示出绝对的相关性。因此，此旧分类系统已被废弃。

表 69.2 先天性厚甲症的临床特征

临床表现	Overall %	PC-K6a %	PC-K6b %	PC-K6c %	PC-K16 %	PC-K17 %
趾甲营养不良	97	99	98	59	96	99
指甲营养不良	79	99	51	0	62	87
足底角化	91	89	96	94	99	80
足底疼痛	96	97	100	100	97	89
掌角化	59	55	41	18	78	52
声音嘶哑	28	45	20	0	35	23
口腔黏膜白斑	56	88	29	18	40	27
胎生牙	14	2	0	0	0	76
囊肿	59	67	73	24	27	92
毛囊角化过度	45	60	47	0	14	68

修改自 http://www.pachyonychia.org/pc_data.php.

同义名

- 先天性厚甲(congenital pachyonychia)
- 厚甲综合征(pachyonychia congenita syndrome)
- 厚甲鱼鳞病(pachyonychia ichthyosiformis)

病理生理学

角蛋白在 PC 患者的甲床、掌跖表皮和黏膜中均有表达。新型分类系统主要基于导致 PC 的缺陷基因,即根据编码角蛋白的 5 个具体突变基因(*KRT6A*、*KRT6B*、*KRT6C*、*KRT16*、*KRT17*)的基因型,将 PC 分为 5 个亚型:即 PC-K6a、PC-K6b、PC-K6c、PC-K16、和 PC-K17[1]。鉴于角蛋白在保持上皮结构完整性中的重要作用,上述基因突变可导致细胞脆性增加和代偿性角化过度。甲病的严重程度可能与具体突变有关。例如,针对 PC-K16 基因而言,携带 p. Leu132Pro 突变的患者表现为所有指甲的发育不良,而 p. Asn125Ser 或 p. Arg127Cys 突变携带者的指甲通常无明显变化[2]。

临床特征

基于先天性厚甲研究数据,PC 的临床特征目前已被逐渐阐明并不断更新(http://www.pachyonychia.org/pc/data.php,末次更新于 2014 年 7 月)。PC 最早期和最常见临床特征为趾甲发育不良,总发生率为 97%,其中 56.7%的患者在出生即出现[1](图 69.1a,b)。足小趾和踇趾为主要发病部位,且几乎 70%的患者 10 个趾甲均受累,且通常合并发育不良。79%的患者可发生指甲发育不良[3],且几乎 70%的患者在出生时即有表现[1](图 69.1c)。多数患者 10 个指甲均合并发育不良,且所有指甲发育不良的患者亦伴随趾甲发育不良。到 5 岁时,约 75%的患者会出现趾、指甲变化。具体而言,PC 患者指甲通常呈现明显指甲下过度角化,呈 V 形,亦可能伴随甲的过早脱落。PC-K6c 是 PC 病情最轻的一种亚型,可仅表现为足跖角化病而无甲改变[4,5]。PC-K6a 和 PC-K17 是 PC 中病情最严重的亚型[6]。PC-K6a 最为常见,占全部 PC 患者的 41.3%[3]。据报道,93%的 PC-K6a 患者伴有甲周感染(如细菌、念珠菌感染)。

甲发育不良可引起患者尴尬不适,但伴剧烈疼痛的足跖角化对患者的功能限制更为显著,且其总体发生率高达 96%[3](图 69.1d,e)。10.4%的 PC 患者在 1 岁时即出现足跖角化病,PC-K6a、PC-K16 和 PC-K17 型患者(涵盖多数 PC 患者)通常在 5 岁时出现临床症状,而多数轻型 PC(PC-K6b 和 K6c)患者则发病于 5 岁之后[1]。足底角化增厚多倾向于局灶性增厚,足跟和前脚掌等受压点最为严重,弥散性足底受累较少见[7]。亦有研究报道,皮损扩散至足背部的病例,多见于伴发感染、外伤、足部潮湿的 PC 患者[8]。足底角化病常伴有疼痛性糜烂、皲裂和(或)大疱,其可能位于角质层下,仅能通过皮肤成像方法检测[9]。手掌角化病总体发生率<50%,且仅有 50%患者在其 5 岁前出现症状[1]。

声音嘶哑和口腔角化性白斑通常于患者出生后的第一年出现,特别是患有 PC-K6a 的婴儿,可分别被误诊为各种气道问题和鹅口疮。总体上,56%的 PC 患者可发生口腔角化性白斑,其中 PC-K6a 和 PC-K17 型患者发病更早或病情更严重。胎生牙与 PC-K17 发病关联尤为紧密,其他特征包括毛囊皮脂腺囊肿(图 69.1f),见于大多数 PC-K6a、PC-K6b 和 PC-K17 患者,以及毛囊角化过度。毛囊皮脂腺囊肿和角化过度最常发生于学龄期儿童,在更年幼儿童群体中亦有发生[1]。50%的 PC 患者有多汗症表现,但通常发生于成年人群。

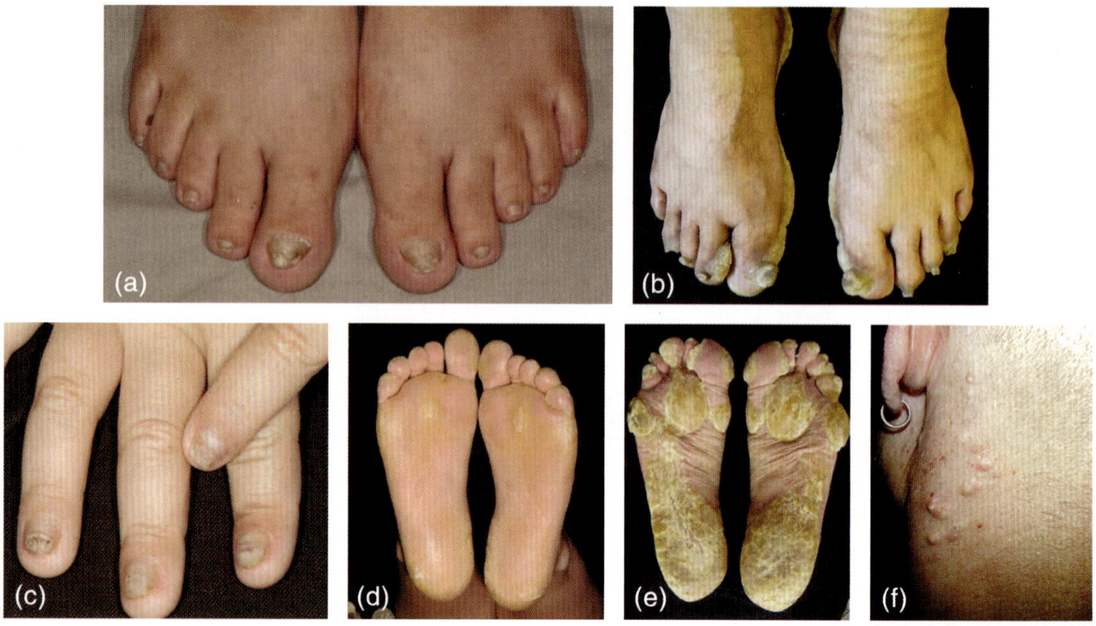

图 69.1 甲发育不良和足跖角化病是先天性厚甲的主要特征

(a)PC-K17(*K17 N92S* 突变)患者趾甲出现发育不良;(b)PC-K16(*K16 L132P* 突变)患者表现出重度甲发育不良和明显足跖角化病;(c)PC-K6a(*K6a N172del* 突变)患者指甲发育不良;(d)PC-K6a(*K6a N171K* 突变)患者轻度足跖角化病;(e)PC-K16(*K16 N125D* 突变)患者严重足跖角化病。[a-e 图来源于 PC 项目中 International Pachyonychia Congenita Research Registry(IPCRR)](f)PC 患者颈部多发性皮脂腺囊肿。(由 Dr E. Sprecher 提供)

第6部分

甲病可导致患者(尤其是青少年患者)尴尬不适,并尝试寻求各种方法遮盖病甲[1]。掌跖角化病可造成患者功能障碍,影响步行、游戏、学业、各种其他工作和个人发展,尤其对学龄期和成人患者影响最为显著。

儿童因鞋内摩擦引起的趾甲创伤可导致类似 PC 的症状,但通常仅影响小趾甲,而不涉及其他趾甲。与 PC 最容易混淆的遗传性疾病是有汗型外胚叶发育异常(Clouston 综合征;MIM 604418;见第 67 章),是由该病致病基因——编码连接蛋白 30 的 *GJB6* 基因突变引起的。患者通常在出生时表现出与 PC 难以区分的指/趾甲改变和疼痛性角化病。有汗型外胚叶发育异常区别于 PC 的临床特征为听力丧失和童年期间头发稀疏,仅在出现两个显性突变基因时才会表现出上述症状[10]。若编码 frizzled 6(甲床中 Wnt 信号途径的受体)的 *FZD6* 基因的两个等位基因同时发生突变,同样可导致患儿出生时的肥厚性指甲发育不良[11,12]。

检查

在 International Pachyonychia Congenita Research Registry(IPCRR,www.pachyonychia.org,最后更新于 2014 年 7 月)注册的患者,可以受试者身份接受免费基因检测分型。

治疗

对甲进行机械处理(锉、磨和剪等)效果最为显著,尤其对甲进行浸泡后[13]。虽然抗生素和抗真菌有助于治疗继发性甲沟炎,但其在改善甲发育不良方面效果甚微。机械性干预亦可改善掌/跖角化,而外用维 A 酸、类固醇、角质溶解剂和保湿剂暂无明显疗效。鉴于 PC 常引起剧烈疼痛,镇痛尤为关键。有报道称,注射肉毒杆菌毒素可使 8 例 PC 患者和其他多汗症患者病情得到 3 个月的缓解[14],但 International Pachyonychia Congenita Consortium 的一项研究显示,肉毒杆菌注射并无明显效果[13]。口服维 A 酸可缓解 50%患者的足底增厚,但仅对 1/3 患者的足底疼痛有效,且 87%患者的甲病持续恶化或无明显改善,还常伴随难以耐受的不良反应,特别是在较大剂量下(如阿维 A 每日剂量>25 mg)不良反应尤其显著[15]。系统给予患者西罗莫司可同时抑制 mTOR 活化及角蛋白 6a 的表达,一项为期 12 周的试验显示,该疗法可部分改善足底增厚和疼痛症状,但不良反应较严重,且在改善甲症状方面收效甚微[16]。此外,他汀类药物可降低 *KRT6A* 的表达[17],提示可使用口服他汀类药物抑制 PC-K6a 型患者角蛋白 6a 的表达,从而促进正常角蛋白 6b 和 6c 蛋白代偿。在初步验证性临床试验中，针对突变体 *KRT6A* 的 siRNA 局部注射可促进足跖角化的显著改善[18]，但治疗效果并不持久，因此目前正在进一步研发使用微针给药及能够渗透足底表皮屏障的乳膏制剂[19]。

Resources

Patient resources

Support group: International Pachyonychia Congenita Research Registry or IPCRR(www.pachyonychia.org last accessed July 2014).

先天性角化不良

定义和术语

先天性角化不良(Dyskeratosis congenita，DC)是一组以甲发育不良、口腔白斑、网状色素沉着、骨髓造血功能衰竭和鳞状细胞癌发生倾向为特征的异质性遗传性疾病。

同义名

• Zinsser-Engman-Cole 综合征

概述

据统计，DC 患病率约为 1/1 000 000。患者多为男性，大约 50%的患者为 X 连锁隐性遗传。*DCK1* 基因杂合突变的女性携带者，因其 X 染色体失活导致突变体等位基因的显著表达，从而表现出疾病表型[1]。既往研究也报道了该病的常染色体隐性遗传和常染色体显性遗传模式(见表 69.3)。DC 发病中位年龄为 15 岁，多数患者在青少年或青年时期才出现症状。

表 69.3　先天性角化不良的潜在突变基因

遗传方式	MIM 编号	基因位置	基因	蛋白名称	蛋白质功能	占病例的百分比*
XLR	305000	Xq28	*DKC1*	Dyskerin	端粒酶复合物组分，其将核糖体 RNA 尿苷残基转化为假尿苷	17～36
AD	613990	14q12	*TINF2*	TRF1-interacting nuclear factor 2	Shelterin 复合物组分，在 DNA 复制过程中保护端粒末端	11～24
AD	127550	3q26.2	*TERC*	Telomerase RNA component	作为添加端粒重复序列的模板	6～10
AD	613989	5p15.33	*TERT*	Telomerase	端粒酶的催化组分，合成端粒重复序列	1～7
AR	613276	16q21	*C16orf57*	Mpn1 RNA exonuclease	在转录后处理小核 RNA	2
AR	224230	15q14	*NOLA3*	NOP10: nuclearprotein, Family A, member 3	小核仁 RNA 结合蛋白，与端粒酶复合物中的 NHP2 和 dyskerin 有关；参与尿苷向假尿苷的转化	<1
AR	613987	5q35.3	*NOLA2*	NHP2: nuclear protein, Family A, member 2	小核仁 RNA 结合蛋白，与端粒酶复合物中的 NOP10 和 dyskerin 有关；参与尿苷向假尿苷的转化	<1
AR	613988	17p13.1	*WRAP53*	WD repeat-containing protein encoding RNA Antisense to p53; 也称 TCAB1: 即 telomerase Cajal body protein 1	对端粒酶运输很重要	<1
AR	615190	20q13.33	*RTEL1*	Telomere replication	DNA 解旋酶，对端粒维持、DNA 修复和防止过度减数分裂至关重要；与 TRF1 有交互作用	<1
AR	613989	5p15.33	*TERT*	Telomerase	端粒酶的催化组分，合成端粒重复序列	<1

* 并非所有病例都与特定基因型相关联，因此总和<100%。AD，常染色体显性遗传；AR，常染色体隐性遗传；XLR，X 连锁隐性。

第6部分

病理生理学

多数先天性角化不良患者的端粒严重缩短，因此该病症亦被认为是一种“端粒病”。研究者发现，60%的患者携带维持端粒酶正常结构基因的突变[2,3]（见表69.3）。端粒具有重复模板（TTAGGG），可对染色体的3′末端进行修复，从而防止复制后遗传编码信息的丢失。端粒长度过短时，其将发出信号，抑制细胞增殖，促进细胞衰老和凋亡，对快速分裂的细胞影响尤其严重。端粒酶催化DNA合成以维持端粒长度，端粒酶催化亚单元含有端粒酶反转录酶（TERT）及其模板：端粒酶RNA组分（TERC）。诱导端粒酶复合物在DC中受突变影响的其他组分包括*DKC1*（编码角化不良蛋白dyskerin，一种可与RNA和TERC结合的小核仁蛋白）、*NHP2*和*NOP4*[4]。DC发病的最常见原因是*DKC1*突变，但因其他端粒酶复合物组分突变从而导致DC症状的案例也有报道。*TINF2*（一种维持端粒正常结构的必需端粒蛋白复合体shelterin组分）突变可诱发至少10%的DC发病。近期研究发现，*TCAB1*基因可编码将端粒酶运输至Cajal小体的关键蛋白，而Cajal小体与核蛋白复合物的修饰和组装密切相关。因此，*TCAB1*基因缺陷将会影响端粒酶RNA活性，限制其维持端粒长度的作用[5]。此外，以下基因突变亦与DC发生有关：①*RTEL1*，一种在CTC1（保守的端粒维持组分1）中与shelterin相互作用的解旋酶[6,7]；②*C16orf57*基因[9]。

临床特征

DC表型多样，即便是同一基因突变的DC患者亦存在显著的表型差异。最简化的DC临床诊断标准包括至少含有两个主要特征和两个次要特征[10]（表69.4）。初始症状包括甲变薄、甲发育不良，发生年龄通常在5—13岁（图69.2 a,b），较轻的甲病变表现为甲隆起和纵向沟槽样改变；较严重甲病表现为甲短缩及翼状胬肉形成。皮肤变化通常继发于甲变化，最常见于儿童后期至青少年时期。其他症状还包括：面部、颈部、肩部、上背部和大腿细小网状暗褐色色素沉着，部分区域色素减退、萎缩、毛细血管扩张性斑块（皮肤异色病）（图69.2 b,c）。其他皮肤变化包括以下几点。

- 躯干毛细血管扩张。
- 面部潮红和萎缩、不规则色素沉着斑。
- 手足发绀。
- 掌跖角化。
- 掌/跖多汗和大疱。
- 肘、膝部和阴茎皮肤皱缩。
- 手足背部呈现弥散萎缩、透明和光亮外观。

表69.4 先天性角化不良的临床特征

主要特征（>75%的患者）
甲营养不良
白斑
皮肤色素沉着异常
骨髓功能衰竭
次要特征
10%～75%的患者
身材矮小
头发稀疏或过早灰白
多汗症
溢泪
发育迟缓
肺病
食管狭窄
蛀牙和牙脱落
<10%的患者
鳞状细胞癌，聋
宫内发育迟缓
胃肠疾病
肝病、肠病
共济失调
泌尿生殖问题
性腺功能低下、隐睾、包茎、尿道狭窄
小头畸形
骨骼畸形
骨质疏松症、脊柱侧凸、无菌性坏死
聋

头发、眉毛和睫毛通常稀疏且缺乏光泽。

DC的黏膜改变包括口腔和肛门黏膜、食管和尿道的白斑（图69.2d），极少出现水疱和糜烂。DC亦可诱发牙周炎。睑结膜处的病变可导致泪道闭锁、过度流泪、慢性睑缘炎、结膜炎和睑外翻。DC患者多伴随牙齿发育缺陷和早期蛀牙风险。

总体而言，近90%的患者可出现危及生命的骨髓功能衰竭，其特征为重度再生障碍性贫血伴中性粒细胞减少、脾大和出血。其他并发症还包括：急性髓性白血病和骨髓增生异常综合征；肺纤维化和肝硬化。携带突变基因的患者亦可出现孤立性特发性肺纤维化、肝疾病、再生障碍性贫血、骨髓增生异常和白血病，上述病症在携带*TERT*和*TERC*单个等位基因突变的患者中尤为突出。上皮肿瘤多发生于十几岁的青少年人群，常见于黏膜白斑区。舌鳞状细胞癌最常见，其次为皮肤鳞状细胞癌（图69.2e）。DC患者头颈部及肛门生殖器鳞状细胞癌发病风险升高。然

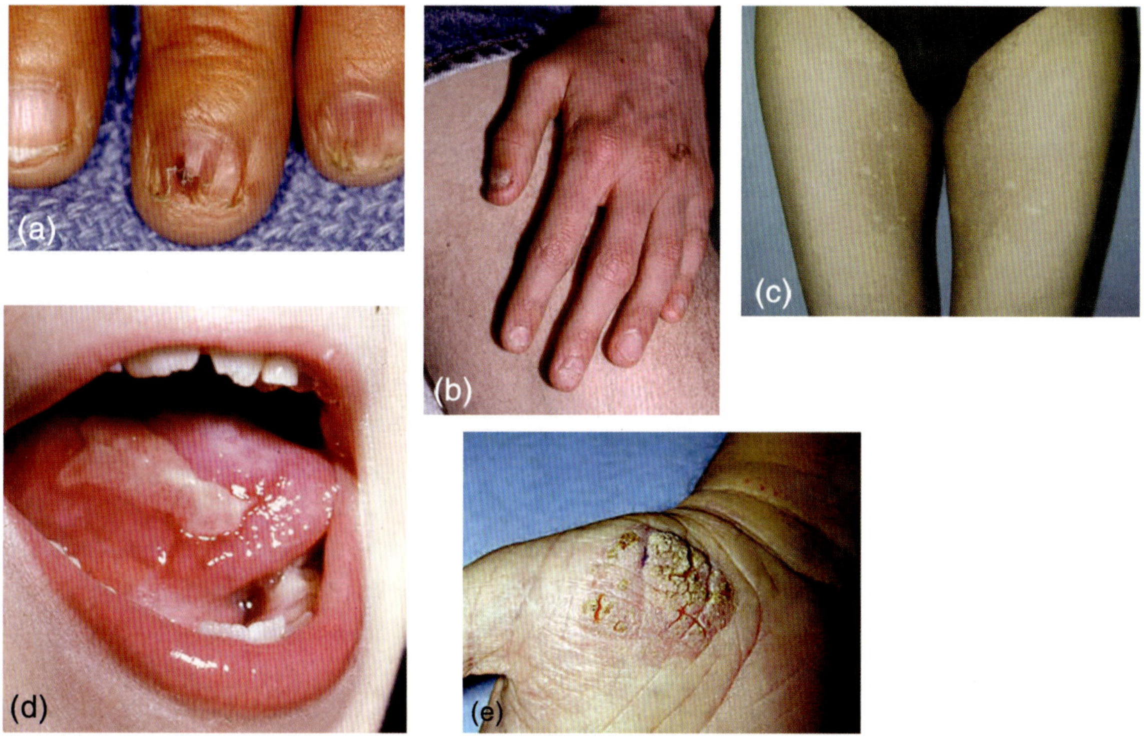

图 69.2 甲发育不良、皮肤黏膜炎和口腔黏膜白斑是先天性角化不良的主要黏膜皮肤表现

(a)甲翼状胬肉。(b)甲发育不良伴有大腿下部皮肤病变(毛细血管扩张、萎缩和色素缺失)。(c)一名年轻女性大腿皮肤异色病。(由 Dr E. Sprecher. 提供)(d)舌部黏膜白斑。(e)手部鳞状细胞癌;黏膜为主要典型发病部位。(由 Dr E. Sprecher 提供)

而,上述肿瘤的致病原因并非人乳头瘤病毒(HPV)感染,因此 HPV 疫苗接种可能效果甚微。极少数情况下,DC 可初始表现为常见的各种免疫缺陷[11]。

DC 中一种严重类型为 Hoyeraal-Hreidarsson 综合征。除 DC 主要特征外,该综合征还表现出小脑发育不全、发育迟缓、胎儿宫内发育迟缓,甚至出现免疫缺陷、肠病和(或)再生障碍性贫血。此类患者大多携带 *DKC1*、*TERC*、*TERT*、*TINF2* 或 *RTEL1* 突变[7]。Revesz 综合征是 DC 的另一种严重亚型,可伴随双侧渗出性视网膜病变、小脑发育不全和生长迟缓、指甲发育不良、毛发过细和骨髓发育不全[12]。

此类患者的平均预期寿命为 44 岁。患者常见死因包括骨髓功能衰竭(60%~70%)、肺部疾病(10%~15%)或恶性肿瘤(约 10%)。

患有扁平苔藓和移植物抗宿主病的 DC 患者常发生甲翼状胬肉。皮肤异色改变需要与 Rothmund-Thomson 综合征(*RECQL4* 突变)、伴有斑块状色素沉着的大疱性表皮松解症(通常为 *KRT5* 突变)、Naegeli-Franceschetti-Jadassohn 综合征/网状色素性皮肤病(*KRT14* 突变)或伴有中性粒细胞减少症的 Clericuzio 型皮肤异色病(另一种 *C16* 或 *f57* 突变)相鉴别[13]。

检查

推荐通过流式细胞术和荧光原位杂交(flow-FISH)检测白细胞亚群端粒长度的缩短情况,从而筛查 DC[10]。疾病监测的推荐方案包括:一年两次的血细胞计数检测,一年一次的骨髓功能评估、肝超声检查、肺功能检查和皮肤肿瘤筛查。

治疗

若患者血红蛋白持续<8g/dl,血小板$<30\ 000/mm^3$,中性粒细胞$<1000/mm^3$,推荐患者进行针对骨髓功能衰竭的治疗。同种异体干细胞移植多用于治疗骨髓功能衰竭,但患者 10 年生存率仍仅为 30%,死亡原因通常包括与疾病进展相关的肺部或血管并发症[14]或与骨髓抑制治疗方案相关的毒性作用。若存在可行的无 DC 相关遗传和临床证据的供体,应考虑干细胞移植,但该方案仍存在极大风险,包括移植物抗宿主病所致肺纤维化,患者移植后的远期生存率极低。在选择进行匹配度较低的供体移植前,可考虑应用雄激素(如甲氧苄胺或达那唑)治疗,可改善 60% 患者的血细胞计数[15];然而,雄激素治疗

可引起肝肿瘤，联合使用雄激素和粒细胞集落刺激因子(G-CSF)甚至可导致脾破裂。其他治疗方法还包括针对食管狭窄的探针扩张术；通过电灼、刮除术和手术去除颊部和肛门黏膜白斑；终身定期查体，以便早期发现黏膜或皮肤癌。

Resources

Patient resources

Support group: Dyskeratosis Congenita Outreach (http://www.dcoutreach.org/last accessed July 2014).

甲髌综合征

定义和术语

甲髌综合征(nail-patella syndrome，NPS)是一种常染色体显性疾病，主要表现为甲病及髌骨、髂骨角发育不良。

同义名

- 遗传性甲-骨发育不良(HOOD)
- Fong病
- Turner-Kieser综合征

概述

NPS是一种甲和骨骼发育异常性疾病，患病率约为1/50 000。然而，鉴于多数患病个体的轻度表型，该综合征的实际发生率可能更高[1](表69.5)。原发性突变可见于12%的NPS患者，另88%的患者属于先天性遗传。家系间及家系内均存在表型差异。虽然NPS往往出生时即有表现，但其漏诊率极高，可能几代人都未能被诊断。NPS发病率在不同性别间无显著差异。

表69.5 甲髌综合征的临床特征

特征	占患者百分比
甲病、三角形甲半月	98
髌骨发育不良或缺失	74
肘部畸形	70
髂骨角	70
肾功能不全	40
终末期肾病	5
高眼压、青光眼	33

病理生理学

NPS是由编码LIM同源框转录因子1-β的LMX1B染色体9q33.3的基因突变引起。*LIMX1B*由Wnt7a诱导表达，其在发育过程中促进四肢背侧间充质背腹极性建立及促进肾、眼和骨骼发育。有关甲解剖和胚胎发育的其他详细信息，请参阅第95章。*LMX1B*突变亦可导致甲-髌样肾脏疾病，但无骨骼和甲异常[2]。

临床特征

NPS患者可出现甲缺失或发育异常、变色、分裂、嵴状突起或凹陷，但多数患者甲发育异常表现为典型三角形甲半月，而非新月形甲半月，且该表现有时为NPS的唯一特征(图69.3)。该病临床表现通常具有双侧对称性，且在患儿出生时已存在。指甲患病风险高于趾甲，且通常拇指症状最为严重，其严重程度由拇指/趾到小指/趾逐渐减轻。指甲症状尺侧较桡侧更严重。患者表现出远端指间关节屈曲而近端指间关节过度伸展，从而导致"天鹅颈畸形"。远端指间关节往往无皮纹。

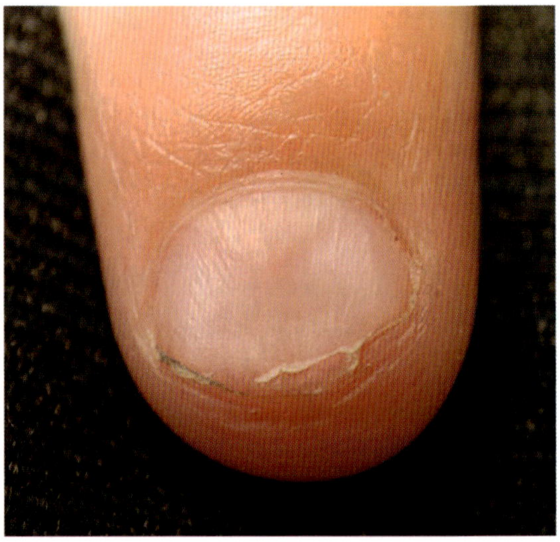

图69.3 甲髌综合征中以三角形甲半月为特征的甲发育不良
(由Dr Mark Holzberg提供)

74%患者可出现膝关节受累[3]，且往往呈现扁平外观。髌骨受累通常具有不对称性，特征性的表现为小型、不规则形髌骨或髌骨缺失，伴有复发性脱位或半脱位。屈曲挛缩和早期退行性关节炎在NPS患者中极为常见，常见临床特征包括膝关节疼痛、关节交锁、不稳定和无法伸直。肘关节受累通常也是不对称的，发生率为70%[3]。特征性髂骨角表现为双侧锥形骨突出物，从骨盆髂骨中心向后侧和外侧延伸。大约70%的NPS患者有此表现(该病症的主要病理学特征），但无明显症状。30%～50%的患者可发生肾改变，初始症状为伴或不伴有血尿和高血压的蛋白尿；仅5%的患者表现出终末期肾病（急性或进行性）。约 1/3 的患者可发生高眼压和原发性开角型青光眼，常见于低龄患者。牙齿松动和牙釉质薄也是该病的表现之一[3]。此外，由于中脑多巴胺能神经信号通路的异常，患者注意力缺陷、多动障碍和重度抑郁症的风险增加[4]。已有研究报道，NPS 相关的感觉神经性听力丧失。

检查

NPS 的诊断依赖于患者的临床表现，并需辅以实验室检查以确认骨放射成像的变化和肾病的证据。尽管 NPS 患者增大的髂骨角常可直接触及，影像学检查评估仍需完善。X 线检查也有助于诊断肘部和膝盖的骨性变化。此外，可通过电子显微镜观察肾小球基底膜的特征性改变。

治疗

甲异常无须治疗干预。骨科并发症可通过物理疗法、应用夹板或支具、采用镇痛药等方案治疗，极少数情况下采用手术治疗。鉴于患者具有肾病风险，应避免长期服用非甾体类抗炎药（NSAID）。建议患者每年接受常规高血压、肾病（尿液分析）和青光眼检查。应坚持药物治疗以控制高血压，必要时进行肾移植。此外，建议从青中年阶段开始即进行双能 X 射线吸收（DEXA）骨密度扫描检查。

Resources

Patient resources

Support groups: Nail Patella Syndrome Worldwide (www.npsw.org) and NailPatella Syndrome UK (www.npsuk.org) (both last accessed July 2014).

遗传性无甲

定义和术语

遗传性无甲是一种常染色体隐性遗传疾病，其特征在于孤立性先天性甲缺失症或指甲和（或）趾甲发育不全。

同义名
- 先天性甲缺损
- 甲变形-甲缺损

概述

遗传性无甲患者的指甲和（或）趾甲缺失或发育不全为先天性症状，且通常累及所有甲。该病是由位于染色体 20p13 上的 *R-spondin 4*（*RSPO4*）基因突变引起[1,2]。*RSPO4* 仅在手指/脚趾尖部皮下间充质组织中表达[3]。RSPO4 是 R-spondin 分泌蛋白家族的成员之一，可激活 Wnt/β-连环蛋白信号通路及配体 Wnt7a。

（**译者**：石琼　**一审**：郭伟楠　**二审**：崔勇　**三审**：陈嘉雯　**润色**：张松）

参考文献

所有文献请查阅网址：www.rooksdermatology.com.
以下列出的是重要参考文献。

Pachyonychia congenita

[1] Shah S, Boen M, Kenner-Bell B, Schwartz M, Rademaker A, Paller AS. Pachyonychia congenita in pediatric patients: natural history, features, and impact. *JAMA Dermatol* 2014; 150 (2): 146-53.

[2] Wilson NJ, Leachman SA, Hansen CD, *et al*. A large mutational study in pachyonychia congenita. *J Invest Dermatol* 2011; 131(5): 1018-24.

[3] Eliason MJ, Leachman SA, Feng BJ, Schwartz ME, Hansen CD. A review of the clinical phenotype of 254 patients with genetically confirmed pachyonychia congenita. *J Am Acad Dermatol* 2012; Jan 18.

[13] Goldberg I, Fruchter D, Meilick A, Schwartz ME, Sprecher E. Best treatment practices for pachyonychia congenita. *J Eur Acad Dermatol Venereol*. 2014; 28(3) 279-85.

Dyskeratosis congenita

[2] Ballew BJ, Savage SA. Updates on the biology and management of dyskeratosis congenita and related telomere biology disorders. *Expert Rev Hematol* 2013; 6(3): 327-37.

[3] Dokal I. Dyskeratosis congenita. *Hematol Am Soc Hematol Educ Program* 2011; 2011: 480-6.

[10] Savage SA, Alter BP. Dyskeratosis congenita. *Hematol Oncol Clin North Am* 2009; 23(2): 215-31.

[14] Gadalla SM, Sales-Bonfim C, Carreras J, *et al*. Outcomes of allogeneic hematopoietic cell transplantation in patients with dyskeratosis congenita. *Biol Blood Marrow Transplant* 2013; 19(8): 1238-43.

Nail-patella syndrome

[1] Sweeney E, Hoover-Fong JE, McIntosh I. Nail-patella syndrome. In: Pagon RA, Adam MP, Ardinger HH, Bird TD, *et al*., eds. *GeneReviews*®. Seattle (WA): University of Washington, Seattle, 1993-2014, updated 2009 Jul 28, PMID: 20301311 (last accessed July 2014).

Hereditary ononychia

[2] Blaydon DC, Ishii Y, O'Toole EA, *et al*. The gene encoding R-spondin 4 (RSPO4), a secreted protein implicated in Wnt signaling, is mutated in inherited anonychia. *Nature Genet* 2006; 38(11): 1245-7.

第 70 章

遗传性色素性皮肤病

Alain Taïeb, Fanny Morice-Picard, Khaled Ezzedine

Service de Dermatologie et Dermatologie Pédiatrique, Hôpital St André, Bordeaux, France

概述

正常皮肤颜色是由许多因素决定的,其中最重要的是黑素。尽管其他生色团和皮肤厚度也可能影响皮肤的颜色变化,但皮肤及头发颜色的差异主要由皮肤黑素含量不同引起。除黑素外,血红蛋白(氧化和还原状态)和类胡萝卜素也对皮肤颜色有显著影响(见第 88 章)。

黑素细胞负责合成黑素,黑素是一种复杂的醌/吲哚-醌衍生的生物聚合物的混合物。在妊娠的前 2 个月,黑素细胞从神经嵴迁移至表皮,并在被称为黑素小体的特殊囊泡内产生黑素。不同种族和民族之间的肤色差异与角质形成细胞周围的黑素小体的数量、大小、组成和分布有关。固有色素沉着是指在没有阳光照射和其他影响因素的情况下,由遗传因素决定的黑素沉着的数量。兼性(诱导性)色素沉着或"晒黑",由阳光照射(或其他外源性影响因素包括药物)引起。人体色素的调节是复杂的,并且与影响表皮或真皮-表皮内稳态的其他因素相互作用。黑素在真皮或表皮内的分泌涉及全身和局部因素,这在生理性色素变化中得到反映:如正常手掌的色素减退在黑色皮肤中更显著;在怀孕期间色素线增强;全身性疾病可伴有色素刺激因子过度产生,如艾迪生病中的α-黑素细胞刺激素(MSH)。

黑素的主要前体是酪氨酸,酪氨酸在酪氨酸酶的催化作用下羟基化形成多巴(3,4-二羟基苯丙氨酸)。一旦在黑素细胞内完全形成,黑素小体就会沿着树突向邻近的角质形成细胞运输。下一步涉及黑素小体的排出及向邻近角质形成细胞的转移,此机制仍然存在争议。黑素小体转移至角质形成细胞后,易位到角质形成细胞的顶端,保护细胞核免受紫外线诱变损伤。角质形成细胞终末分化伴随着黑素小体的降解,因此在表皮的上部通常不会看到黑素小体。

已知有数百个基因通过直接或间接作用于色素细胞谱系来调节哺乳动物在发育期或成熟后的皮肤、头发/毛发和眼中的色素沉着类型或模式,其中,只有少部分已被发现是单基因遗传性色素性疾病的致病基因(表 70.1)。有趣的是,一些已知对皮肤、眼或头发颜色的正常变异很重要的基因也在此列表中。这些疾病可分为三大类：色素减退性疾病、色素增加性疾病及同时出现色素减退和色素沉着的色素异常性皮肤病。然而，这种经典的临床分类在某种程度上具有误导性，因为在最后两组之间存在表型的重叠，如本章所示。

表 70.1 主要的单基因遗传性色素性皮肤病

疾病名称	遗传方式	基因	临床特征
色素减退性疾病			
黑素细胞谱系迁移缺陷			
斑驳病	常染色体显性遗传	*KIT/SLUG*	界限清楚的腹中线色素减退斑，白色额发
Waardenburg 综合征			
1 型	常染色体显性遗传	*PAX3*	白色额发、色素减退斑、内眦错位、虹膜异色、聋、滑膜炎和轻度面部畸形(宽鼻根)
2 型	常染色体显性遗传	*MITF/SLUG*	与 1 型相同，但无面部畸形
3 型	常染色体显性遗传	*PAX3*	与1 型相同，伴有肌肉骨骼异常(并指症、腕骨融合)
4 型	常染色体隐性遗传	*EDN3/EDNRB/SOX10*	(Shah-Waardenburg 综合征)Waardenburg 综合征表型伴先天性巨结肠，如果由 *SOX10* 基因突变导致，还可出现神经系统症状
白化病：黑素合成缺陷			
眼皮肤白化病 1A 型	常染色体隐性遗传	*TYR*	皮肤和毛发无黑素沉着，不能晒黑(眼皮肤白化病 1A 型)。部分白化病患者，头发随年龄增长而变黑(眼皮肤白化病 1B 型)
眼皮肤白化病 2 型	常染色体隐性遗传	*OCA2*	常见于黑色人种；随着年龄增长，头发从金色到棕红色、雀斑
眼皮肤白化病 3 型	常染色体隐性遗传	*TYRP1*	黑色人种中的红褐色白化病
眼皮肤白化病 4 型	常染色体隐性遗传	*SLC45A2*	与眼皮肤白化病 1 型类似，更常见于日本
眼皮肤白化病 5 型	常染色体隐性遗传	未知	已报道 1 个巴基斯坦家系
眼皮肤白化病 6 型	常染色体隐性遗传	*SLC24A5/NCKX5*	已报道 1 个中国家系及 5 个欧洲家系
眼皮肤白化病 7 型	常染色体隐性遗传	*C10orf11*	Faroe 白化病
眼白化病 1 型	X 染色体连锁隐性遗传	*GPR143*	独立的眼白化病
溶酶体的产生和运输缺陷，包括黑素小体			
Hermansky-Pudlak 综合征			
1 型	常染色体隐性遗传	*HPS1*	眼睛、头发和皮肤的色素减少，易瘀血并有出血倾向，肺间质纤维化，肉芽肿性结肠炎
2 型	常染色体隐性遗传	*AP3B1*	
3 型	常染色体隐性遗传	*HPS3*	
4 型	常染色体隐性遗传	*HPS4*	
5 型	常染色体隐性遗传	*HPS5*	
6 型	常染色体隐性遗传	*HPS6*	

（续　表）

疾病名称	遗传方式	基因	临床特征
7 型	常染色体隐性遗传	*DTNBP1*	
8 型	常染色体隐性遗传	*BLOC1S3*	
9 型	常染色体隐性遗传	*BLOC1S6*(*paladin*)	
Chediak-Higashi 综合征	常染色体隐性遗传	*CHS1*/*LYST*	部分白化病(金发、皮肤白皙)伴免疫缺陷(化脓性感染、噬血细胞综合征)和小脑综合征
Griscelli-Pruniéras 综合征			
1 型	常染色体隐性遗传	*MYO5A*	银灰色头发及皮肤变白、神经缺陷
2 型	常染色体隐性遗传	*RAB27A*	银灰色头发及皮肤变白、免疫缺陷
3 型	常染色体隐性遗传	*MLPH*	银灰色头发、皮肤变白
色素增加性疾病			
泛发的/弥散的			
家族性进行性色素沉着症	常染色体显性遗传	*KITLG*	出现边界清楚不规则的色素沉着斑，可累及黏膜及皮肤，随着年龄的增长，色素沉着斑逐渐增大、增多。也可见色素减退斑
线状色素失禁症	X 染色体连锁显性遗传	*IKBKG*	色素异常表现为躯干上的螺纹和条纹状
线状和旋涡状痣样过度黑素沉着病	散发病例	未知	通常没有除皮肤外的特征，极少数报道与心血管、神经和肌肉骨骼异常相关
点状/网状			
先天性角化不良	DKCA1/X 染色体连锁隐性遗传	*DKC1*/*dyskerin*	网状色素沉着、骨髓发育不良、血液和上皮恶性肿瘤
	DKCA2/常染色体显性遗传	*TERT*	
	DKCA3/常染色体显性遗传	*TINF2*	
	DKCA4/常染色体显性遗传	*RTEL1*	
	DKCB1	*NOLA3*	
	DKCB2	*NOLA2*	
	DKCB3	*TCAB1*/*WRAP53*	
	DKCB4	*TERT*	
	DKCB5	*RTEL1*	
Naegeli-Franceschetti-Jadassohn 综合征与网状色素性皮病	常染色体显性遗传	*KRT14*	皮纹缺失、皮肤出现网状色素沉着、脱发、掌跖角化、异常出汗、牙齿畸形和甲营养不良

（续 表）

疾病名称	遗传方式	基因	临床特征
Dowling-Degos 病（包括 Galli-Galli 病）	常染色体显性遗传	*KRT5*	青春期后皱褶部网状色素沉着
		POFUT1	颈部粉刺样皮损、口周凹陷性痤疮样瘢痕、生殖器和肛周网状色素性病变
		POGLUT1	*POGLUT1* 突变导致泛发性损害
Kitamura 网状肢端色素沉着症	常染色体显性遗传	*ADAM10*	手背部萎缩性色素沉着斑、手掌及脚掌异常的凹陷伴皮纹异常
Peutz-Jeghers-Touraine 综合征	常染色体显性遗传	*STK11*	嘴唇、颊黏膜及指、趾色素沉着斑；胃肠道错构瘤性息肉，可能与肿瘤风险增加有关
色素异常性病			
遗传性对称性色素异常症	常染色体显性遗传	*ADAR1*	手背及足背上有小的色素沉着斑和色素减退斑
遗传性泛发性色素异常症	常染色体显性遗传	*ABCB6*	色素减退斑和色素沉着斑分布于全身皮肤表面

改编于 Hershkovitz D，Sprecher E. Monogenic pigmentary skin disorders：genetics and pathophysiology Isr Med Assoc J 2008；10：713-17.

色素减退性疾病

斑驳病

概述

斑驳病是一种罕见的常染色体显性遗传病，临床表现为境界清楚的不规则色素减退斑[1]。据估计，斑驳病的发病率低于 1/20 000。男女发病率相同，不同人种均可发病。

病理生理学

该疾病是由编码 c-KIT 的 *KIT* 基因杂合突变导致。c-KIT 是一种跨膜酪氨酸激酶受体，负责触发细胞增殖和迁移[2]。*KIT* 基因显性突变导致黑素细胞向皮肤迁移的过程受损，导致黑素细胞和黑素缺乏，出现色素减退斑。斑驳病也可能是由编码锌指转录因子 *SNAI2* 基因的杂合子突变所引起[3]。

形态学研究表明，色素减退区缺乏黑素细胞和黑素小体，或者有时会出现异常的大黑素细胞数量减少。在色素减退区内的色素岛中，黑素细胞不仅产生正常的黑素小体，也产生异常的球形和颗粒状黑素小体。

临床特征

本病最典型、最常见的临床表现为白色额发，通常与白斑病前额中央的 V 形区域相关。斑驳病的色素减退性损害好发于躯干前部和四肢中部（图 70.1）。白斑通常发生于上胸部、腹部和四肢，呈双侧分布，但不一定对称。面部偶可出现白斑，特别是下巴处，手、足及背部皮肤通常无色素改变。此外，色素减退性损害或正常皮肤处随后可出现色素沉着的小斑点。

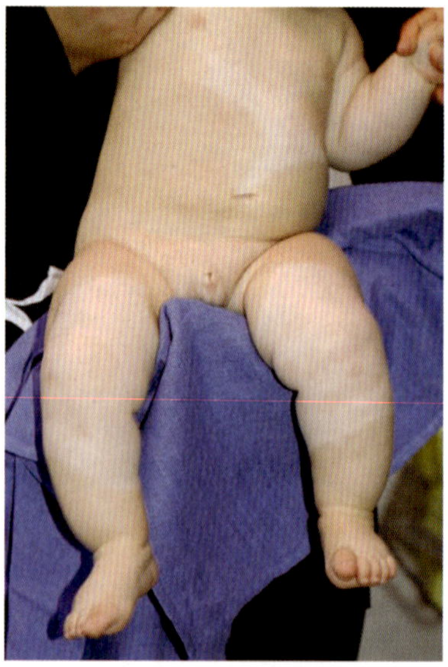

图 70.1 斑驳病典型的躯干和四肢色素减退表现

色素减退的范围不等。少数情况下白色额发是唯一的表现。斑驳病通常无皮肤外表现，然而，曾报道有患者在出现大片色素脱失区的同时伴有精神发育迟滞或聋[4]。

虽然斑驳病的皮肤病变十分典型，但孤立性白发或皮肤色素减退的发生可见于许多影响色素沉着的感染性疾病(如白癜风、斑秃、Vogt-Koyanagi 综合征、Alezzandrini 综合征、Woolf 综合征)及单基因遗传病[如结节性硬化症、Waardenburg 综合征(WS)]或体细胞遗传病(色素减退痣)。

斑驳病有别于白癜风之处在于新生儿期白斑,在出生时皮肤白皙、病变不易被发现的情况下,斑驳病的皮损主要分布于躯体中部,与白癜风的皮肤损害分布特点不同。此外,斑驳病色素减退斑边缘或中心可见特征性色素沉着斑(图 70.2 和图 70.3)。总体而言,成人的病变保持稳定。

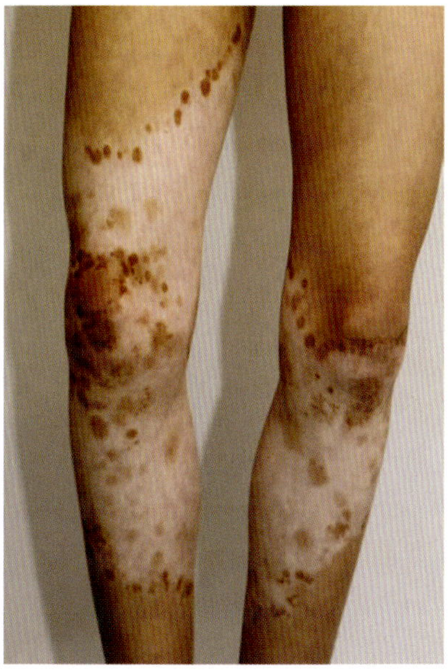

图 70.2 斑驳病腿部的局部色素再生模式

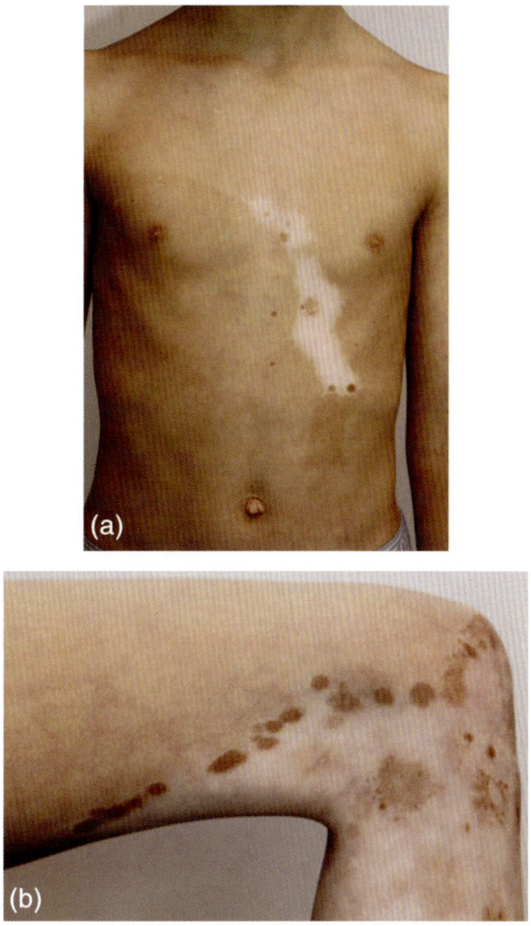

图 70.3 (a)注意斑驳病躯干上的马赛克样表现;(b)复色模式的细节(腿)

如果患者出现瞳孔间距增大或聋,则必须考虑 Waardenburg 综合征的诊断。斑驳病的疾病进展属于良性,建议采取防晒措施,以防止无色素区域被灼伤。表皮细胞移植或皮肤移植已经成功试用于斑驳病患者[5]。相比之下,光疗与局部外用皮质类固醇是无效的。

Waardenburg 综合征

概述

Waardenburg 综合征是一种常染色体显性遗传性疾病,以斑驳病和感音神经性聋为特征。根据突变基因(见表 70.1)的基础上对该病进行分子分类(Waardenburg 综合征 1-4 型)。Waardenburg 综合征 4 型为常染色体隐性遗传,发病率为 1/20 000~40 000,除此之外,其余均属于常染色体显性遗传性疾病。

病理生理学

Waardenburg 综合征患者的异常表现均与神经嵴谱系有关,1 型和 3 型是由于 *PAX*3 基因发生功能缺失性突变引起的[1]。相应地,*MITF* 基因突变导致 Waardenburg 综合征 2 型[2],Waardenburg 综合征 2 型的特征取决于其遗传异质性,它也可由编码锌指转录因子的 *SLUG* 基因突变引起[3]。

Waardenburg 综合征 4 型可由至少三个基因的突变引起,包括编码内皮素-B 受体的 *EDNRB*、编码 EDNRB 配体的 *EDN*3 及与 *PAX*3 一样调节 *MITF* 表达的 *SOX*10。*EDNRB* 和 *EDN*3 中的双等位基因突变导致 Waardenburg 综合征 4 型,而相同基因的杂合突变导致孤立性的先天性巨结肠。*SOX*10 表达的缺失导致 *RET* 的异常表达,导致先天性巨结肠。此外,*SOX*10 表达的缺乏与髓鞘形成异常及神经系统症状有关。

临床特征

Waardenburg 综合征表现为花斑样先天性白斑病,

与不同严重程度的感音神经性聋有关。色素减退的区域可能会缩小，甚至会随着时间的推移而消失[4,5]。

临床亚型

Waardenburg 综合征 1 型为常染色体显性遗传性疾病，表现为白色额发、脱发、色素减退斑、内眦错位（眼内眦之间的距离增加、瞳孔之间的距离没有任何变化），1/3～1/2 的患者可出现与聋相关的虹膜异色症。患者也可能出现其他畸形特征，包括宽鼻根、连眉（眉毛内侧增生）和轻度骨骼异常（图 70.4）。Waardenburg 综合征 2 型（Klein-Waardenburg 综合征）为常染色体显性遗传性疾病，除了没有面部畸形和内眦错位、Waardenburg 综合征 2 型的临床表现与 Waardenburg 综合征 1 型相似，但聋和虹膜异色症的发病率更高。Waardenburg 综合征 3 型是一种常染色体显性遗传性疾病，比其他分型更为罕见，与 1 型具有相同的临床表现并有肌肉骨骼的异常。Waardenburg 综合征 4 型（Shah-Waardenburg 综合征）为常染色体隐性遗传，特点是白色额发伴有先天性巨结肠。

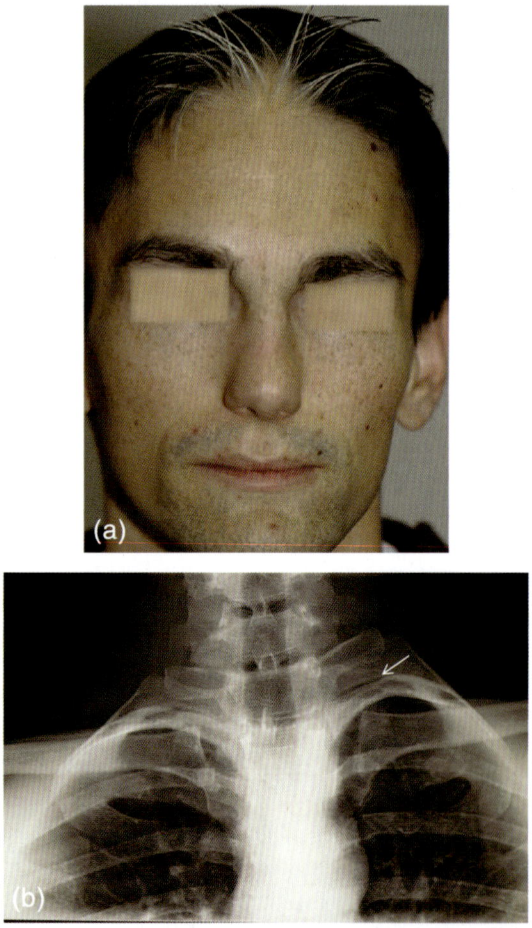

图 70.4　Waardenburg 综合征典型面部畸形表现(a)和多余肋骨(b)

治疗

与 Waardenburg 综合征 1 型相关的听力丧失的处理取决于其严重程度。Waardenburg 综合征 1 型的听力损失通常是非进展性的，因此反复检查听力通常是没有必要的。

眼皮肤白化病

概述

眼皮肤白化病（Oculocutaneous albinism，OCA）是一种罕见的遗传性疾病，表现为皮肤、头发和眼普遍脱色，以及由于黑素生物合成缺陷而引起的眼部异常[1]。

基于不同的突变基因（见表 70.1）对该病进行分子分型（眼皮肤白化病 1-7 型）。

各种眼皮肤白化病亚型的命名从基于临床表现转向基于致病基因鉴定的分子分型。眼皮肤白化病是一组具有遗传异质性的疾病。最初，已知有 4 型眼皮肤白化病；近年来，又报道另外 3 型。共有 7 个基因与眼皮肤白化病的发病有关：*TYR* 与眼皮肤白化病 1 型相关、*OCA2* 与眼皮肤白化病 2 型相关、*TYRP1* 与眼皮肤白化病 3 型相关、*SLC45A2* 与眼皮肤白化病 4 型相关、*SLC24A5* 与眼皮肤白化病 6 型相关，*C10orf11* 与眼皮肤白化病 7 型相关[2-8]；OCA5 已被定位于 4q24，但致病基因尚待确认[2-8]。

流行病学

眼皮肤白化病是世界范围内最常见的弥散性色素减退性疾病，发病率约为 1/20 000。

不同亚型的眼皮肤白化病的发病率各大洲差异较大，但全球范围内最常见的是眼皮肤白化病 1 型，非洲患者中最常见的亚型为眼皮肤白化病 2 型，在西非的某些人群中，发病率达到 1/1000。

病理生理学和遗传学

眼皮肤白化病是由黑素生物合成缺陷所导致，但黑素细胞的存在和分布是正常的。黑素数量减少是导致对紫外线辐射的敏感性增加和皮肤癌易感性增加的原因，与白化病相关的眼部异常不仅是缺乏黑素的结果，也是缺乏左旋多巴的结果，左旋多巴是黑素合成的早期中间产物，已被证明是正常视网膜和视觉发育所必需的[9]。

眼皮肤白化病 1 型是由编码酪氨酸酶的 *TYR* 基因突变所致[2,10]。酪氨酸酶活性的完全缺乏导致眼皮肤白化病 1A 型，而酪氨酸酶活性部分缺乏导致眼皮肤白化病 1B 型[11]（图 70.5a，b）。一些眼皮肤白化病 1B 型患者毛发、皮肤的色素减退程度有所不同，体温较低处可见深色毛发，这种现象与温度敏感性的潜在突变有关。小鼠 *TYR* 基因的突变导致 Tyr 蛋白被保留在内质网中，随后发生早期降解。

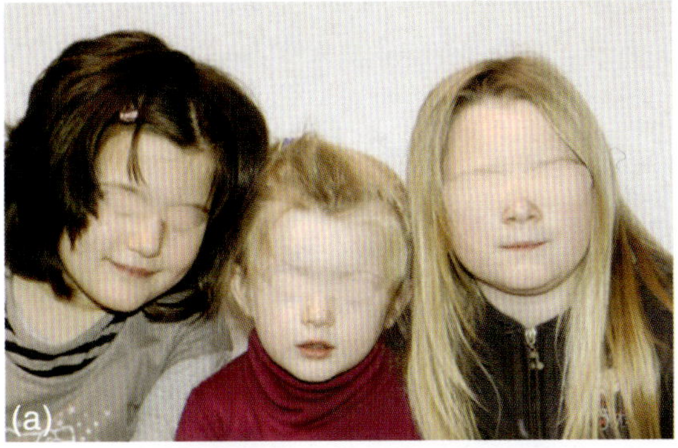

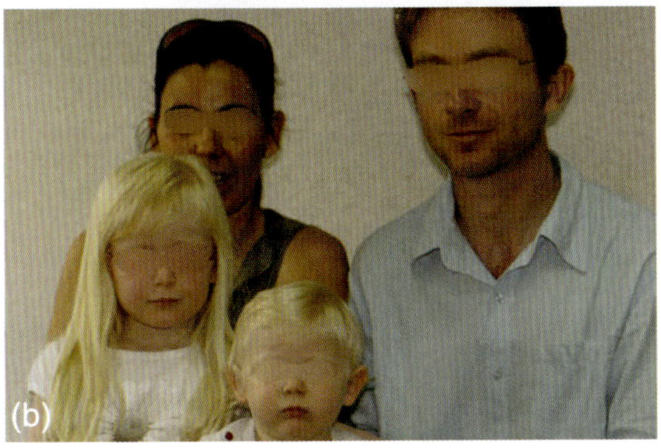

图 70.5 **眼皮肤白化病 1B 型(OCA1B)患者及其兄弟姐妹/家庭**

(a)中间和右边的儿童患病；左边的儿童正常；(b)两名儿童均患病。

眼皮肤白化病 2 型是由编码 P 蛋白的 *OCA2* 基因突变所致，P 蛋白是一种跨膜蛋白，对黑素的生物合成和其他黑素小体蛋白如酪氨酸酶的加工和运输具有重要意义。似乎 OCA2 至少通过维持黑素小体中的酸性 pH 发挥部分作用。

TYRP1 突变导致眼皮肤白化病 3 型，该基因编码的蛋白质催化二羟基吲哚-2-羧酸(DHICA)单体氧化成真黑素，并起到稳定酪氨酸酶的作用。它对棕黑素的产生不是必需的，这也解释了棕黑素在眼皮肤白化病 3 型患者的皮肤和毛发中的积累[4]。

眼皮肤白化病 4 型是由编码膜相关转运蛋白(MATP)即黑素小体中的一种膜转运蛋白的 *SLC45A2* 基因突变所导致[5]。

眼皮肤白化病 6 型是由编码一种膜相关转运蛋白(NCKX5)的 *SLC24A5* 基因突变导致的，这种蛋白质与黑素小体的正常成熟有关[6]。

临床特征

皮肤、毛发和眼的色素一般会减少，但其程度因白化病的类型而异。重要的是检查兄弟姐妹和父母的色素特征，以考虑白化病轻微变型的诊断(见图 70.5 a,b)。

所有类型的眼皮肤白化病和眼白化病(ocular albinism,OA)都有类似的眼部表现，包括不同程度的先天性眼球震颤、虹膜色素减退引起虹膜呈半透明样改变、视网膜色素上皮色素减少、黄斑中心凹发育不全、视力下降(通常在 20/60 至 20/400)、屈光不正，有时还有一定程度的色觉障碍[12,13]。

部分患者可有明显的畏光症状，裂隙灯下虹膜呈半透明状。视神经错位也是本病的一个特征，包括视交叉中纤维过度交叉，这可能导致斜视和立体视觉下降[12]。单眼视觉诱发电位可以证明纤维的异常交叉[2]。若没有视神经错位，可排除白化病的诊断。

临床亚型

严重的眼皮肤白化病 1a 型完全没有色素形成，表现为白色头发、粉红色皮肤(图 70.6 a,b)。无晒黑倾向。痣是无色素的。严重的视觉障碍，包括眼球震颤、畏光和屈光不正。

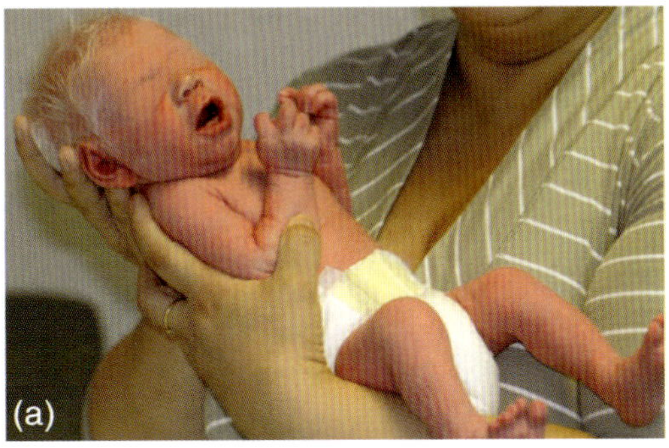

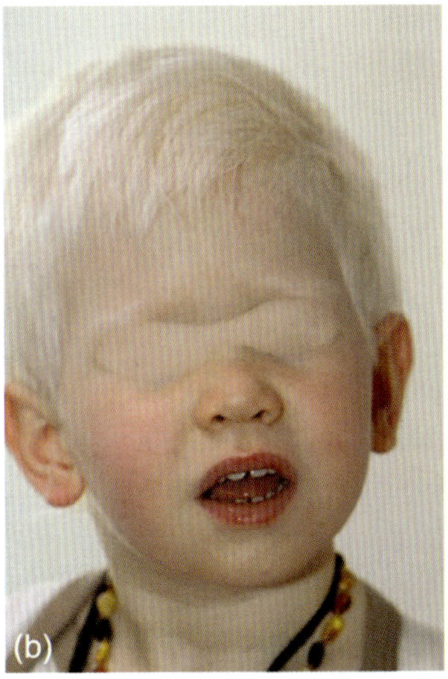

图 70.6 **(a)眼皮肤白化病 1A 型(OCA1A)患儿出生时的临床表现；(b)同一患儿长大一些后的临床表现**

在最初被描述为酪氨酸酶阳性的其他类型中，色素形成是高度可变的并且受患者皮肤光照类型影响，色素形成可随年龄增长而增加（图 70.7）。随着年龄的增长，患者会出现深褐色雀斑，尤其是在光暴露部位。随着年龄的增长，视力、眼球震颤症状可能有所改善。

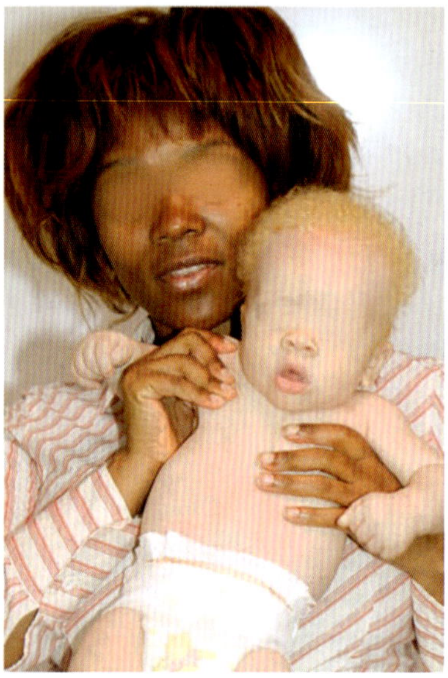

图 70.7 患眼皮肤白化病 2 型（OCA2）的婴儿（与母亲一起）

红褐色白化病（眼皮肤白化病 3 型）最初在 *TYRP*1 基因突变的欧洲患者中被发现[4,14]，但最近的分子研究表明它不仅局限于非洲人群。

鉴别诊断

眼白化病的诊断需排除诸多与色素减少相关的疾病。在眼和皮肤均出现色素减退的情况下要考虑的诊断包括：组氨酸血症、高胱氨酸尿症、苯丙酮尿症、Hermansky-Pudlak 综合征、Chédiak-Higashi 综合征及 Cross 综合征和 Tietz 综合征。需要将单纯性眼皮肤白化病与伴眼皮肤白化病的综合征区分开来，尤其是 Hermansky-Pudlak 综合征。没有白化病家族史的眼皮肤白化病患者的初始评估推荐血小板分泌试验。

并发症和共病

眼皮肤白化病患者的皮肤癌发病率升高，尤其是鳞状细胞癌，是导致非洲眼皮肤白化病 2 型患者死亡的原因之一。黑素瘤没有那么常见，这表明在紫外线暴露情况下，黑素产生是黑素瘤风险的关键因素之一。

病程和预后

与普通人群相比，眼皮肤白化病患者寿命是正常的，医疗问题通常不会增加。可能会出现皮肤癌，因此应定期进行皮肤检查。患者的发育及智力是正常的，生育能力也是正常的。

检查

眼皮肤白化病的诊断是根据皮肤和毛发色素减退的临床表现。眼科检查应包括使用光学相干断层扫描（OCT）检查视网膜，可显示特征性中央凹发育不全。电生理测试可以证实视神经错位，导致斜视和立体视觉受损。

由于眼皮肤白化病各个亚型之间在临床上有重叠，所以分子诊断对于确诊是非常必要的，还能为患者及其家属提供后续的预后信息和遗传咨询。

治疗

必须采取防晒措施以避免皮肤晒伤和皮肤癌，对生活在高紫外线风险环境中的患者尤为重要。必须尽早转诊给眼科医师。视力下降通常通过矫正透镜来控制，而斜视则需要进行眼部遮盖或手术矫正，墨镜对于保护眼睛和防止畏光非常重要。

Hermansky-Pudlak 综合征

概述

Hermansky-Pudlak 综合征是一种罕见的与出血素质相关的眼皮肤白化病[1,2]。与白化病一样，本病分子分型已被普遍接受，可识别该病的 9 个临床遗传亚型（见表 70.1）。除波多黎各外，这种疾病很少见于其他地方。

病理生理学

该疾病是由于溶酶体相关细胞器的异常生物合成导致黑素小体成熟障碍，且血小板中缺乏致密小体所导致[2]。Hermansky-Pudlak 综合征与 9 个不同基因的突变相关：*HPS*1（Hermansky-Pudlak 综合征 1 型）和 *HPS*4（Hermansky-Pudlak 综合征 4 型）编码 BLOC3 溶酶体复合物的组分，这对溶酶体相关细胞器的正常形成至关重要；*AP3B*1（Hermansky-Pudlak 综合征 2 型）编码 AP3 复合物的一个亚基，其负责介导蛋白质分选至溶酶体；*HPS*3（Hermansky-Pudlak 综合征 3 型）、*HSP*5（Hermansky-Pudlak 综合征 5 型）和 *HSP*6（Hermansky-Pudlak 综合征 6 型）都编码 BLOC2 组分；*DTNBP*1（Hermansky-Pudlak 综合征 7 型）、*BLOC*1*S*3（Hermansky-Pudlak 综合征 8 型）和 *BLOC*1*S*6（Hermansky-Pudlak 综合征 9 型）都编码 BLOC1 组分，这些都是黑素小体正常成熟所必需的[3-10]。

临床特征和并发症

该综合征的所有亚型都有共同的临床表现，包括眼、头发和皮肤的色素减退，易瘀血、出血倾向，肺间质性纤维化和肉芽肿性结肠炎[2]。

Hermansky-Pudlak 综合征的并发症继发于出血、肺纤维化和结肠炎。预后不明确，预期寿命为 30—50 岁。

检查

使用整体电子显微镜观察可见血小板中无致密体，这是一种标准诊断试验。此外，在刺激血小板后，含有二磷腺苷（ADP）、三磷腺苷（ATP）、血清素、钙和磷酸盐的致密体释放其内容物以吸附其他血小板，可用于筛查 Hermansky-Pudlak 综合征[7]。对于肺纤维化的检测和评估，应在成年后定期进行肺功能检查，必要时进行计算机断层扫描（CT）。Hermansky-Pudlak 综合征基因的分子分析有助于确诊并提供适当的遗传咨询。

Chédiak-Higashi 综合征

概述

Chédiak-Higashi 综合征是一种罕见的常染色体隐性遗传性疾病，表现为皮肤和眼出现色素减退、免疫缺陷，也可能出现神经系统症状[1]。

病理生理学和遗传学

该疾病是由编码称为溶酶体转运调节因子的蛋白质的 *CHS1*（*LYST*）基因发生功能缺失性突变所致。黑素细胞含有巨大的色素颗粒，这些颗粒是由大黑素小体的自噬作用和裂变缺陷引起的[2]。

临床特征

皮肤白皙、视网膜苍白、虹膜半透明。符合眼皮肤白化病的临床诊断标准并伴有明显的化脓性感染病史的个体需要考虑 Chédiak-Higashi 综合征（图 70.8）。可发现中性粒细胞明显减少。Chédiak-Higashi 综合征最可靠的临床诊断标准是发现多形核中性粒细胞内巨大包涵体。神经系统的表现（如进行性智力下降、脑神经麻痹、深腱反射减退、震颤和步态异常、癫痫）可在儿童期至成年早期的任何时间出现。

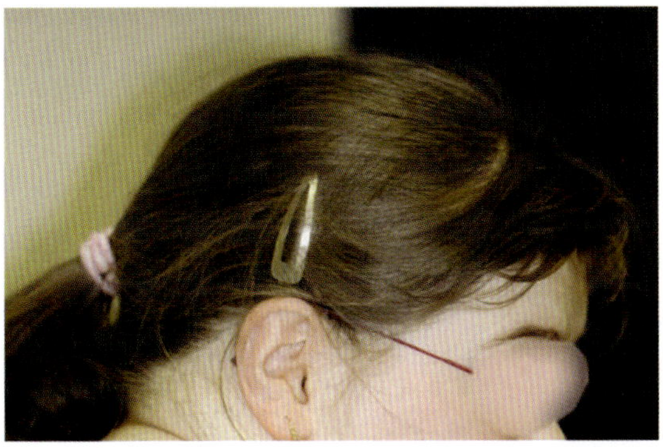

图 70.8 Chédiak-Higashi 综合征患者骨髓移植成功后：轻度智力发育迟缓和头发色素淡化

本病的衰退形式与基因型-表型相关。功能丧失性突变与严重的儿童期发病相关[3,4]。85%个体在疾病加速期发生可以致命的吞噬性淋巴组织细胞病，可发生于任何年龄段[5,6]。

检查

白细胞内可见过氧化物酶阳性的巨型包涵体是一线诊断性试验，光学显微镜下毛发出现色素凝结。

治疗

Chédiak-Higashi 综合征的唯一治疗方法是骨髓移植。已报道 1 例患者经过利妥昔单抗和环孢素联合治疗后完全缓解[7]。

Griscelli-Pruniéras 综合征Ⅰ型与Ⅱ型

概述

Griscelli-Pruniéras 综合征是一种罕见的常染色体隐性遗传病，与色素减退有关，其特征是毛发具有银灰色光泽、毛干中存在大量色素团，并伴有原发性神经功能障碍或严重的免疫功能障碍。

病理生理学和遗传学

所有与 Griscelli-Pruniéras 综合征相关的基因改变均导致黑素小体转运缺陷，从而导致黑素小体在黑素细胞中的异常积聚。Griscelli-Pruniéras 综合征Ⅰ型由编码肌球蛋白 5a 的 *MYO5A* 基因突变所致[1]，Griscelli-Pruniéras 综合征Ⅱ型是由 *RAB27A* 基因突变所致，Griscelli-Pruniéras 综合征Ⅲ型是由编码黑素亲和素的 *MLPH* 基因突变或 *MYO5A* 特定的遗传缺陷引起的[2,3]。

临床特征

1978 年，Griscelli 等报道了 2 例头发和皮肤部分白化病、反复化脓性感染和急性发热、肝脾大、中性粒细胞减少和血小板减少的患者[4]。

皮肤表现包括头发的色素异常，表现为银灰色、银色、灰色-金色或浅灰色[5]。神经系统受累是一个突出的特征，Griscelli-Pruniéras 综合征Ⅰ型患者具有原发性中枢神经系统功能障碍，Griscelli-Pruniéras 综合征Ⅱ型患者通常发生噬血细胞性淋巴组织细胞增多症，Griscelli-Pruniéras 综合征Ⅲ型的患者仅具有部分白化病。若患者表现为银发，须考虑 Griscelli-Pruniéras 综合征、Chédiak-Higashi 综合征及 Elejalde 综合征。Elejalde 综合征是一种常染色体隐性遗传性疾病，以色素减退、银灰色头发及神经缺陷为特征[6]。一些学者认为，该疾病实际上可能与 Griscelli-Pruniéras 综合征Ⅰ型相同[6]。

Griscelli-Pruniéras 综合征患者倾向于发生与 Chédiak-Higashi 综合征相似的"加速期"。已有 Griscelli-Pruniéras 综合征患者经骨髓移植治疗成功的报道。

眼-脑综合征伴色素减退(Cross 综合征/Kramer 综合征)

这种疾病最初是在一个近亲婚配的阿米什人家系中被发现，表现为伴有白色/银色头发的泛发性色素减退、严重智力低下、痉挛性四肢瘫痪和手足徐动症[1]。眼部异常包括小眼球、小而不透明的角膜和明显眼球震颤。

在阿米什、吉卜赛及南非已报道约 10 例 Cross 综合征患者。Cross 综合征是一种常染色体隐性遗传病，相关缺陷基因仍有待鉴定。

白化病-耳聋综合征(Ziprkowski-Margolis 综合征/Woolf 综合征)

白化病-耳聋综合征是一种 X 连锁疾病，包括先天性聋和部分白化病(非眼白化病)[1,2]。该疾病已被定位于 Xq26.3-q27.1，但致病基因尚未明确[3]。色素减退呈斑驳状，但更加弥散(图 70.9 a,b)。聋基本上属于感音神经性聋。

伊藤色素减少症

1952 年，伊藤报道了一例 22 岁日本女性出现双侧系统性脱色痣的案例[1]。伊藤色素减少症是一种罕见的神经外胚叶疾病，常伴有智力低下和癫痫[2,3]。患病率不详，但发病率在 1/10 000～1/8500，临床表现多种多样。皮肤异常的特征为单侧或双侧异常的皮肤斑状色素减退的螺纹、条纹和斑块，与 Blaschko 线相对应(图 70.10)[4]。皮肤外的病变包括神经、眼部和骨骼缺陷。伊藤色素减少症的皮肤病变需要与马赛克样脱色性病变和表现为皮肤萎缩性病变的局灶性皮肤发育不全区分开来。几乎所有病例都是散发的，提示发生了合子后突变，这种突变被认为在遗传给后代时是致命的。在一些患者中已经发现各种染色体异常，目前一致认为沿 Blaschko 线分布的色素沉着或色素减退的表型(图 70.10 和图 70.11)是皮肤嵌合现象，可能是单基因疾病，也可能是染色体疾病，而不是一种不同的疾病[4-6]。

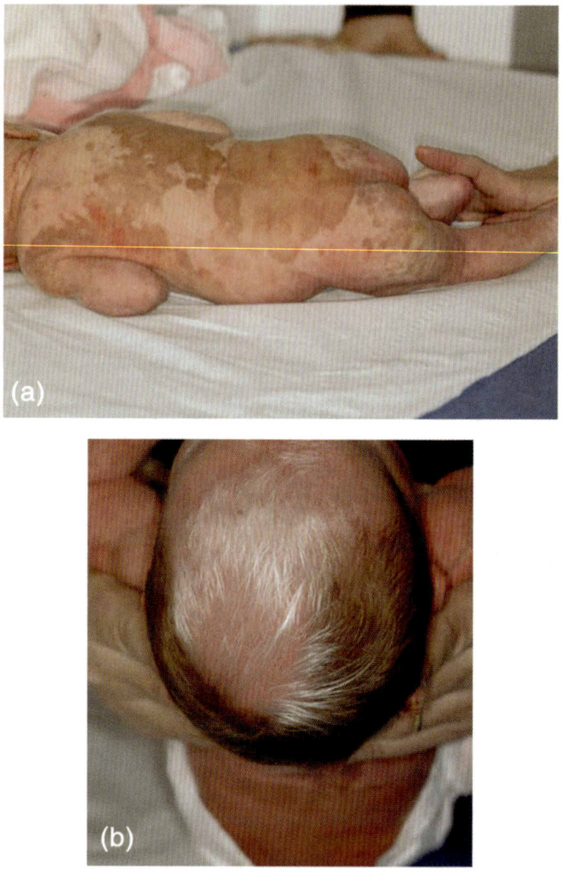

图 70.9 (a,b)白化病-耳聋综合征
(由 Odile Enjolras 博士提供)

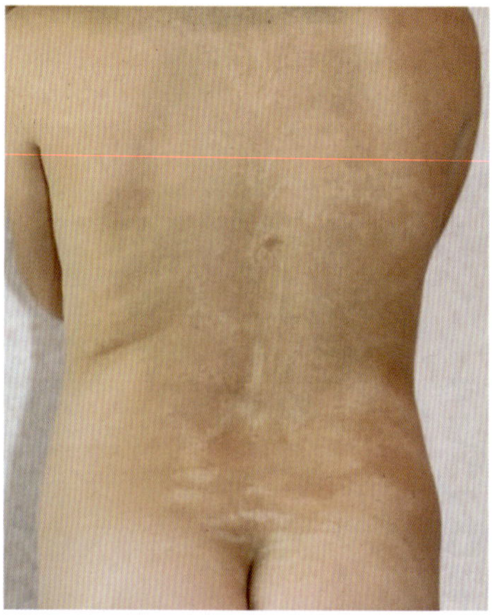

图 70.10 伊藤色素减少症

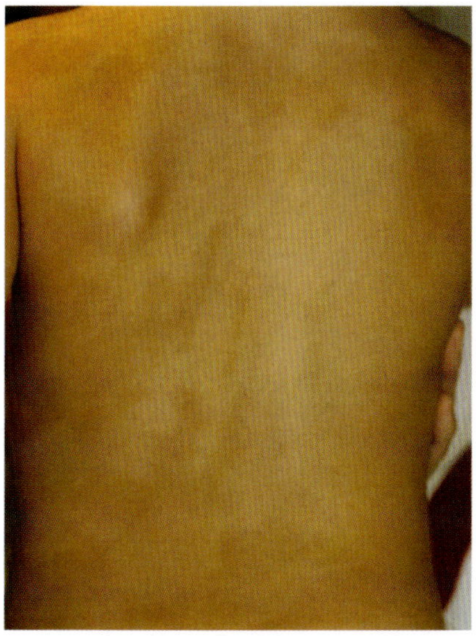

图 70.11 线状和旋涡状的痣样黑素沉着

色素增加性疾病

家族性进行性色素沉着症/不伴有全身症状的进行性色素沉着和泛发性雀斑样痣/家族性进行性色素沉着和色素减退症

家族性进行性色素沉着症是一种非常罕见的常染色体显性遗传病，这种疾病的特点是黏膜和皮肤都出现明显而不规则的色素沉着斑，这些斑块在出生时或婴儿早期就存在，随着年龄的增长，斑块的大小和数量都在增加。

家族性进行性色素沉着症 1 型(FPH1)已被定位于染色体 19pter-p13.1[1]，家族性进行性色素沉着症 2 型(FPH2；MIM 145250)是由染色体 12q22 上的 *KITLG* 基因(MIM 184745)突变引起的[2]，该基因突变也与色素过度减退的变异有关[3]。

色素失禁症

定义

色素失禁症(Incontinentia pigmenti，IP)是一种罕见的 X 染色体连锁显性多发性外胚叶发育不良性遗传病，对男性患者通常属于致命性疾病。女性患者典型表现为皮肤病变、牙齿异常、脱发、甲营养不良及眼部和神经系统病变[1,2]。

流行病学

患病率为 0.6～0.7/1 000 000，女性与男性的比例为 20∶1。

病理生理学和遗传学

色素失禁症是由编码核因子(NF)-κB 必需调节剂(NEMO)的 *IKBKG* 基因突变引起的，NEMO 也称为 NF-κB 激酶 γ 亚基(IKK-γ)的抑制剂[3]。NEMO(NF-κB 激酶 γ 亚基)是 I-κB 激酶(IKK)复合物抑制剂的调节亚基，其激活 NF-κB，从而激活参与炎症、免疫、细胞存活和其他信号通路的基因[4]。色素失禁症细胞对肿瘤坏死因子诱导的细胞凋亡高度敏感，这可以解释色素失禁症患者的皮肤、视网膜和神经病变的发生。

色素失禁症是一种 X 染色体连锁的显性遗传性疾病，85%的病例是由该基因第 4～10 外显子重复缺失所导致，这种突变可能遗传自母亲，也可能是新生突变。当女性患者的母亲携带 *IKBKG* 的突变基因时，其兄弟姐妹在受孕时遗传到突变的 *IKBKG* 等位基因的风险为 50%，大多数具有 *IKBKG* 功能缺失突变的男胎会发生流产，除了受影响的男胎流产外，患者的生育能力是正常的。可进行产前的遗传学诊断[5]。

临床特征

色素失禁症的典型皮肤损害表现为围产期出现的沿 Blaschko 线分布的周围性红斑性水疱(大疱期Ⅰ；图 70.12 a)，Ⅰ期在几个月内就发展为第Ⅱ阶段的疣状期，主要发生在四肢(图 70.12 b)，Ⅲ期在数月内出现按 Blaschko 线分布的线状和旋涡状色素沉着性皮肤损害，并在青春期逐渐消退(图 70.12c)。Ⅰ期皮疹可在发热性疾病发病期间复发，Ⅳ期的患者多在青春期出现下肢苍白、少毛、萎缩的线性条纹或斑块(图 70.12d)。色素失禁症患者的皮肤外损害表现为出牙延迟、牙齿缺失和畸形的锥形齿(图 70.13)，其他表现包括甲营养不良(图 70.14)、脱发(图 70.15)及多种伴有视网膜新生血管形成的眼部异常。中枢神经系统异常可包括小头畸形、癫痫、神经认知功能和运动功能障碍。大多数患者(>60%)神经系统是正常的[6]。

鉴别诊断

色素失禁症Ⅰ期病变必须与其他大疱性皮肤病(大疱性脓疱疮、大疱性表皮松解症、疱疹或水痘)鉴别，Ⅱ期病变需与疣或表皮痣综合征相鉴别，任何具有“线性和旋涡状”色素沉着的病症都与Ⅲ期有重叠，Ⅳ期类似于瘢痕形成、伊藤色素减少症或其他伴有局限性脱发的色素减退性疾病。

并发症和共病

预期寿命是正常的，没有新生儿中枢神经系统异常的患者通常具有正常的身体和智力发育。

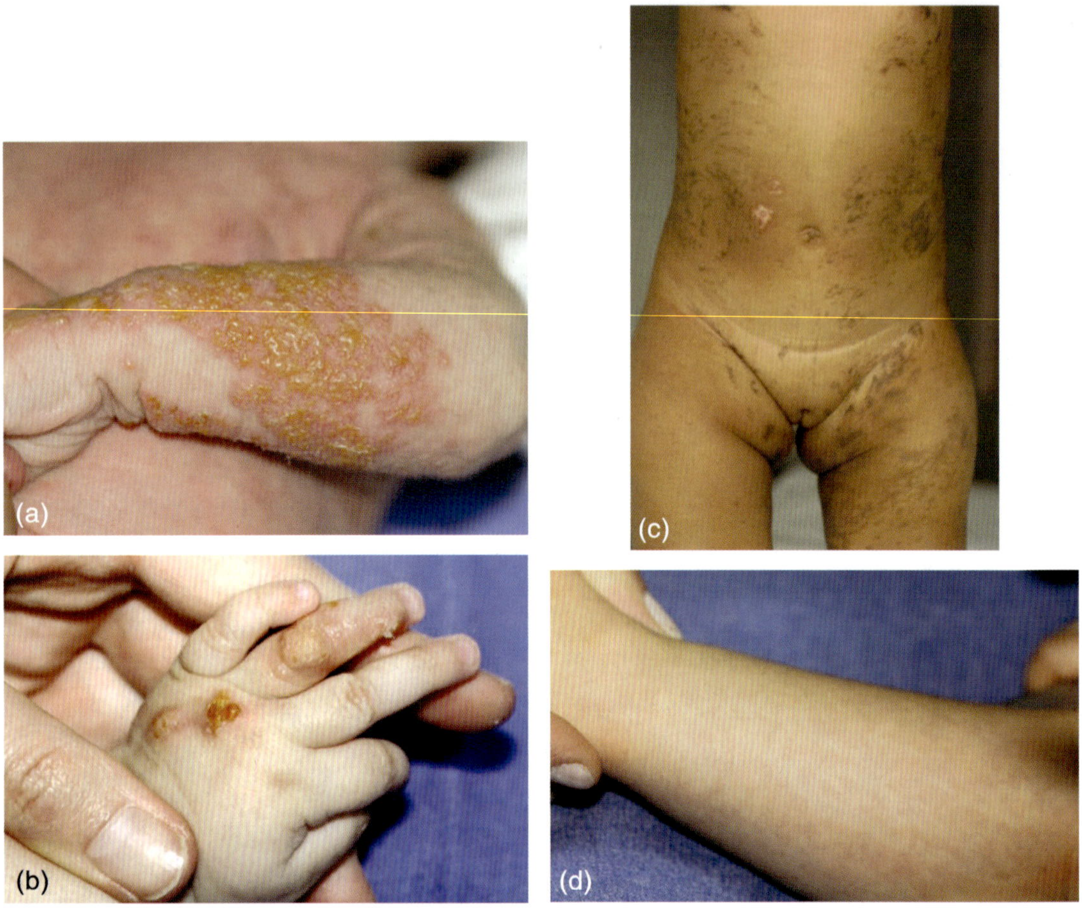

图 70.12 (a)色素失禁症的水疱大疱期，经常被误诊为大疱性脓疱疮；(b)疣状阶段；(c)色素沉着阶段，呈明显的线性模式按 Blaschko 线分布；(d)色素减退期伴脱发

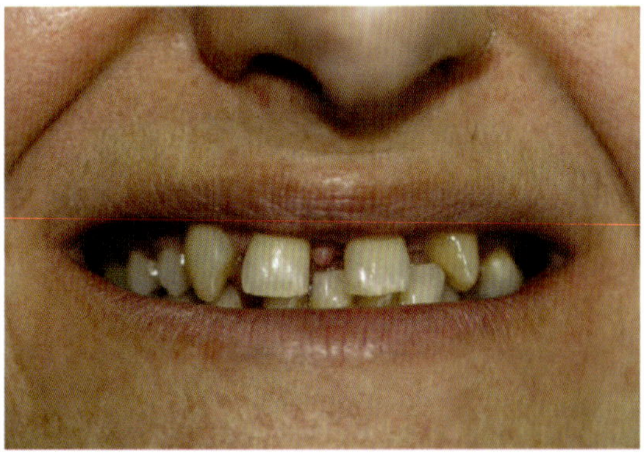

图 70.13 色素失禁症患儿母亲为携带者，表现为牙齿发育不良

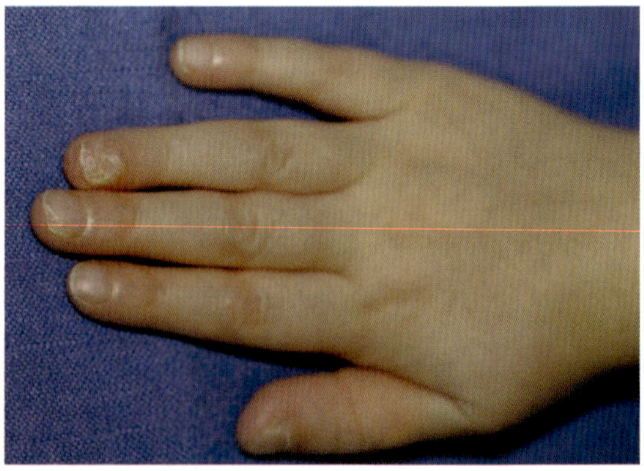

图 70.14 色素失禁症所致甲营养不良

治疗

色素失禁症没有特殊的治疗方法，对症治疗包括水疱的标准管理，视网膜新生血管的监测和治疗(冷冻疗法和激光光凝术)需要眼科随访，如果发生视网膜剥脱，需要进行治疗。牙齿异常应由儿科正畸医师结合语言治疗和儿科营养计划进行管理。如果出现小头畸形、癫痫发作、痉挛或局灶性缺陷，应将患者转诊给儿童神经科医师进行评估。任何患有功能性神经系统异常或视网膜新生血管形成的儿童都需要进行脑磁共振成像检查。

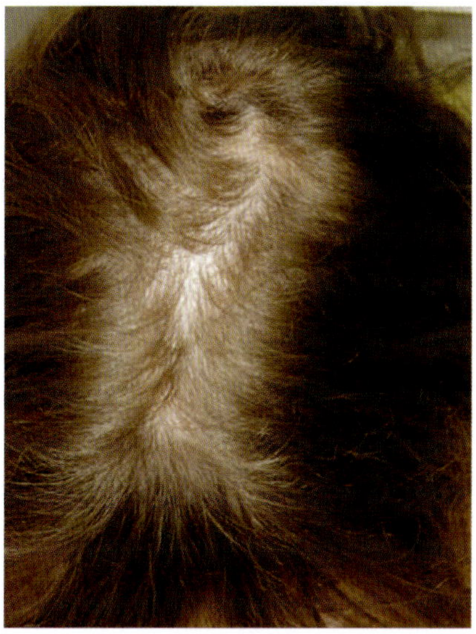

图 70.15 色素失禁症所致瘢痕性脱发

线状和旋涡状痣样过度黑素沉着病

线状和旋涡状痣样过度黑素沉着病（Linear and whorled hypermelanosis，LWNH）是一种良性皮肤病，表现为从婴儿期开始躯干和四肢出现按 Blaschko 线分布的色素沉着区，足底、手掌、面部和黏膜未累及。一般而言，患者不伴有皮肤外表现[1]，只有在极少数情况下与心血管、神经和肌肉骨骼异常相关[2]。其表型与伊藤色素减少症相反（见图 70.10），已检测到镶嵌性染色体异常[2]。如前述讨论的伊藤色素减少症，此类按 Blaschko 线分布的色素沉着或色素减退的表型（见图 70.10 和图 70.11）是一种皮肤嵌合现象，既可以是单基因疾病也可以是染色体疾病，而不是一种其他类型的疾病。

先天性角化不良

先天性角化不良（dyskeratosis congenital，DKC）是一种具有遗传异质性的疾病，可为常染色体隐性遗传、常染色体显性遗传和 X 染色体连锁遗传（见表 70.1）。表型多变，表现为皮肤网状色素沉着、甲营养不良和口腔黏膜白斑[1]，常发生恶变。色素改变最初可能局限于颈部、上胸部和肢体近端，但在受累区域内，色素改变始终呈弥散性。总体而言，恶性肿瘤易感性增加是先天性角化不良的一个重要特征，骨髓发育不良、血液系统和上皮恶性肿瘤是常见的并发症[2]。这种疾病是由编码参与和维持端粒功能的蛋白质的多基因突变引起的[3]。

鉴别诊断包括范科尼贫血症，本病是一种导致基因组不稳定的临床和遗传异质性疾病。范科尼贫血症有时也伴有色素异常，包括网状色素沉着和牛奶咖啡斑，诊断主要根据血液学异常，尤其是全血细胞减少，而且有增加瘤变的风险[4]。

Naegeli-Franceschetti-Jadassohn 综合征和网状色素性皮病

这两种疾病与常染色体显性遗传性外胚叶发育不良综合征密切相关，均由 *KRT14* 基因序列起始部位发生特异性突变导致[1]。这些突变导致角蛋白 14 单倍体不足，并且与角质形成细胞对促凋亡刺激的敏感性增加有关[2]。

Naegeli-Franceschetti-Jadassohn 综合征的主要表现为早期出现的无前期炎症阶段的网状皮肤色素沉着（图 70.16），汗腺功能减退导致高温时出现不适，伴有牙齿发育不良、掌跖部中度角化过度[3]。男女均可发病。网状色素性皮病的皮肤损害包括网状色素沉着、非瘢痕性脱发和甲营养不良。这两种疾病共同的临床表现为皮纹完全缺失、主要累及躯干和面部的网状皮肤色素沉着、掌跖角化病、异常出汗和其他轻微的发育异常，包括幼儿足底大疱、牙齿畸形、甲营养不良。

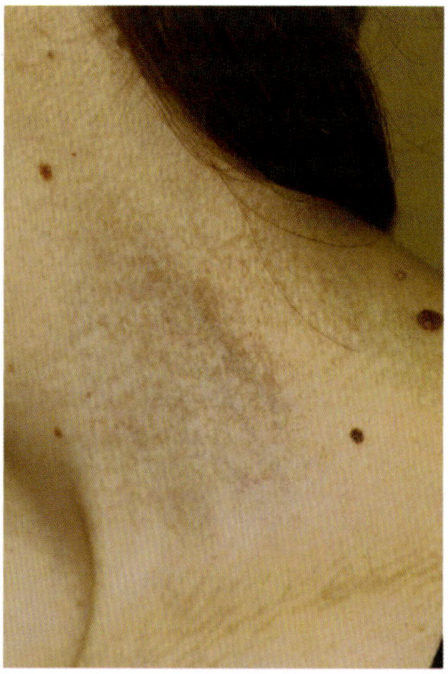

图 70.16 Naegeli-Franceschetti-Jadassohn 综合征：最早发现的家系的病例（由 P. Itin 提供）

Dowling-Degos 病

Dowling-Degos 病是由 Dowling 和 Freudenthal 首次报道的一种有变异性网状色素沉着性常染色体显性遗传性皮肤病，具有可变外显性。网状色素沉着通常呈扁平分布，可见颈部粉刺样病变、口周凹陷性痤疮样瘢痕及生殖器和肛周网状色素性病变（图70.17）[2-4]，通常于青春期后发病，网状色素沉着呈渐进性和损容性。目前还没有关于头发及甲异常的报道。也可发生泛发性 Dowling-Degos 病，表现为颈部、胸部和腹部大量色素沉着或红斑和丘疹[5]。色素性皮损的组织病理学显示表皮向下生长的特征性分支状模式。

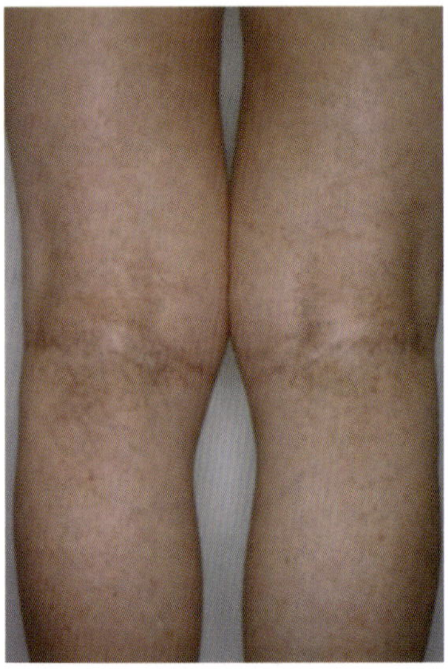

图 70.17 Dowling-Degos 病

至少有三个基因已被证明与 Dowling-Degos 病有关，屈侧 Dowling-Degos 病最初被发现是由编码角蛋白 5 起始部分的 *KRT*5 基因区发生功能缺失性突变引起的[4]。除了 Dowling-Degos 病的临床和组织学征象外，在组织学上以棘层松解为特征的 Galli-Galli 病，也被证明是由 *KRT*5 基因突变引起的[6]。最近，研究发现泛发性 Dowling-Degos 病与编码蛋白质 O-岩藻糖基转移酶 1 的 *POFUT*1[7] 和编码蛋白质 O-葡萄糖基转移酶 1 的 *POGLUT*1[8] 基因突变有关，*POFUT*1 基因敲除可降低角质形成细胞中 *KRT*5 的表达。此外，*POGLUT*1 和 *POFUT*1 都是 Notch 活性的重要调节因子。

Kitamura 网状肢端色素沉着症

Kitamura 网状肢端色素沉着症（Reticulate acropigmentation of Kitamura，RAK）是一种罕见的色素沉着性常染色体显性遗传性疾病，典型表现包括手背部萎缩性色素沉着斑（图 70.18 a-c）和在 10 岁或 20 岁中出现的掌跖凹陷性皮纹[1-3]，斑疹逐渐变黑，

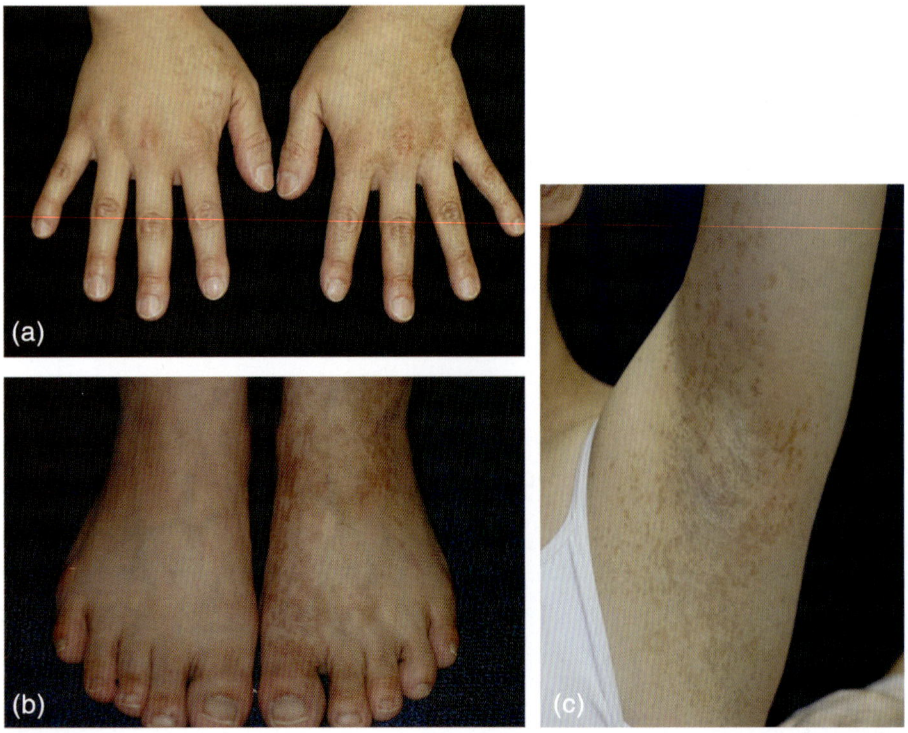

图 70.18 (a-c) Kitamura 网状肢端色素沉着症（分子诊断已确诊）（由 H. Ujiie 博士和 H. Shimizu 教授提供）

并随着皮疹的进展逐渐于扩散到四肢近端，直到中年停止。组织病理学上，色素性病变表现为色素沉着于表皮突顶端伴表皮变薄、表皮突延长和轻度角化过度、无角化不全[4]。已证实木村网状肢端色素沉着是由 *ADAM*10 突变引起的。

Peutz-Jeghers-Touraine 综合征

Peutz-Jeghers-Touraine 综合征（Peutz-Jeghers-Touraine syndrome，PJT）是一种罕见的、以常染色体显性遗传为主的特异性着色斑病综合征，典型的皮肤表现包括嘴唇的早发性雀斑（图 70.19），颊黏膜和手指黑斑也是常见的。

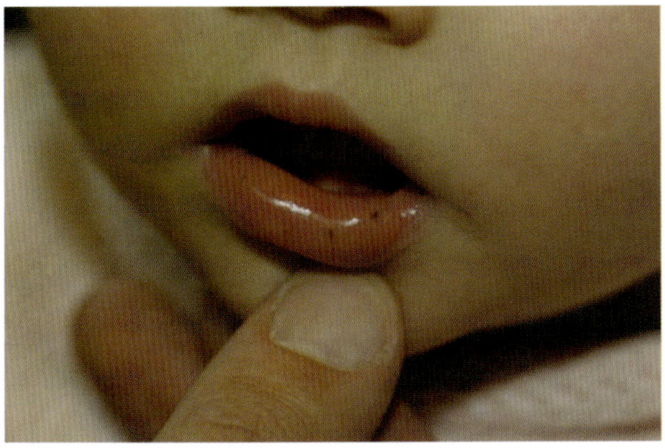

图 70.19 Peutz-Jeghers-Touraine 综合征。2 岁女孩下唇上的斑点

皮肤外的表现主要以错构瘤性息肉为主，可发生在胃肠道的任何部位，但好发于空肠，可能导致肠套叠和出血，小肠息肉恶变很少见[1]，肾盂、输尿管、膀胱、支气管和鼻部都可能出现息肉。在 Peutz-Jeghers-Touraine 综合征的非胃肠道相关肿瘤中，最具有特征性的是卵巢颗粒细胞瘤，但也有报道其他恶性肿瘤（特别是乳腺和胰腺）[2]。

从组织学而言，口腔黏膜病变类似于单纯性雀斑痣，在肢端病变中，伴有长树突的黑素细胞数量增加，黑素细胞中充满黑素小体，但角质形成细胞中的黑素小体很少，提示色素阻滞[3]。PJT 综合征中的胃肠道错构瘤不同于其他类型，其表现为细长的叶状上皮伴腺体囊性扩张覆盖在平滑肌束的树枝状网络上[1]。该病是由丝氨酸/苏氨酸激酶（*STK*11）基因突变所致[4]，参与 ATP 结合和催化部分的基因突变很少与癌症相关，而参与底物识别部分的基因突变则更多地与恶性肿瘤相关，患有乳腺癌的 Peutz-Jeghers-Touraine 综合征患者主要以截短突变为主[5]。

色素异常性皮肤病

遗传性对称性色素异常症

遗传性对称性色素异常症（dyschromatosis symmetrica hereditaria，DSH），又称为对称性肢端色素沉着或网状肢端色素沉着[1]，特征性表现为面部出现雀斑样色素斑块，伴有累及手背和足背的小的色素沉着斑和色素减退斑（图 70.20 a，b）。该病通常始于婴幼儿期，多发生于日本和中国，日本的患病率大约为1.5/100 000[2]。

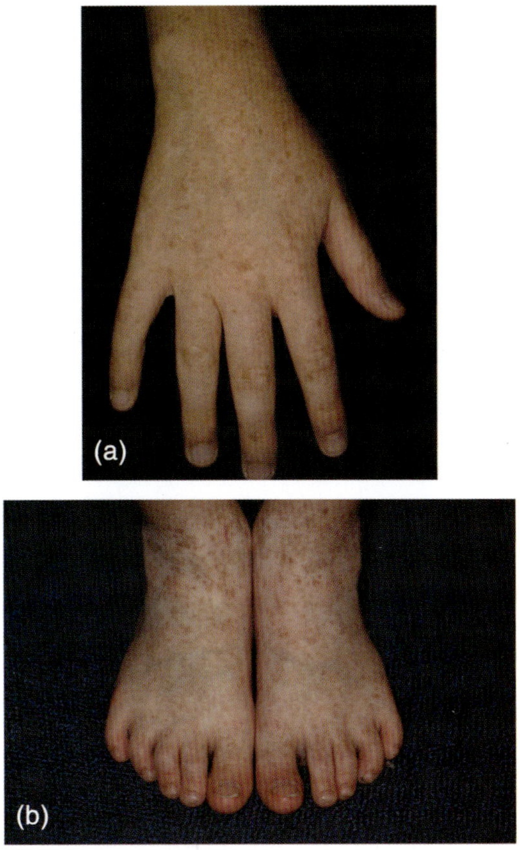

图 70.20 (a,b)遗传性对称性色素异常症（分子诊断已确诊）

（由 H. Ujiie 博士和 H. Shimizu 教授提供）

遗传性对称性色素异常症属于常染色体显性遗传性疾病，由位于染色体 1q21 上的 *ADAR*1 基因（作用于 RNA1 的腺苷脱氨酶）发生杂合突变所致[2]，*ADAR*1 介导信使 RNA 转录后修饰，即 RNA 编辑。Miyamura 等提出，在黑素母细胞迁移过程中 RNA 编辑受损，导致其分化为高活性或低活性的黑素细胞，受影响最大的黑素

细胞迁移至四肢最末端即手部和足部[2]。

遗传性泛发性色素异常症

遗传性泛发性色素异常症(Dyschromatosis universalis hereditaria,DUH)是一种罕见的常染色体遗传性皮肤病,表现为分布于全身皮肤表面的色素沉着和色素减退斑(图 70.21 a,b),病变通常出现在婴儿期或幼儿期,掌跖很少受累,也有报道头发和指甲发生异常。此外,遗传性泛发性色素异常症与神经、眼和血液系统并发症有关[1]。现有证据表明,遗传性泛发性色素异常症存在遗传异质性,实际上,遗传性泛发性色素异常症 1 型定位于染色体 6q24.2-q25.2[2-4],遗传性泛发性色素异常症 2 型定位于染色体 12q21-q23a[1,5],遗传性泛发性色素异常症 3 型由染色体 2q35 上的 *ABCB6* 基因突变导致[6]。

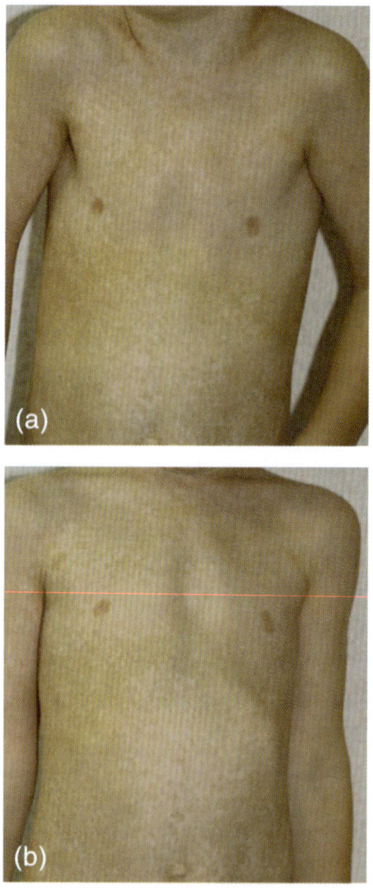

图 70.21 (a,b)遗传性泛发性色素异常病(未进行分子诊断)

(译者:肖学敏 陈思倩 一审:陈向齐 二审:崔勇 三审:陈嘉雯 润色:张松)

参考文献

所有文献请查阅网址:www.rooksdermatology.com.
以下列出的是重要参考文献。

Hypopigmentation disorders

Piebaldism

[2] Spritz RA, Holmes SA, Ramesar R, Greenberg J, Curtis D, Beighton P. Mutations of the KIT (mast/stem cell growth factor receptor) proto-oncogene account for a continuous range of phenotypes in human piebaldism. *Am J Hum Genet* 1992;51:1058-65.

Waardenburg syndrome

[2] Tassabehji M, Newton VE, Read AP. Waardenburg syndrome type 2 caused by mutations in the human microphthalmia (MITF) gene. *Nat Genet* 1994;8:251-5.

Oculocutaneous albinism

[2] Tomita Y, Takeda A, Okinaga S, Tagami H, Shibahara S. Human oculocutaneous albinism caused by single base insertion in the tyrosinase gene. *Biochem Biophys Res Commun* 1989;164:990-6.

[3] Rinchik EM, Bultman SJ, Horsthemke B, *et al*. A gene for the mouse pinkeyed dilution locus and for human type II oculocutaneous albinism. *Nature* 1993;361:72-6.

[4] Manga P, Kromberg JG, Box NF, Sturm RA, Jenkins T, Ramsay M. Rufous oculocutaneous albinism in southern African Blacks is caused by mutations in the TYRP1 gene. *Am J Hum Genet* 1997;61:1095-101.

[5] Newton JM, Cohen-Barak O, Hagiwara N, *et al*. Mutations in the human orthologue of the mouse underwhite gene (uw) underlie a new form of oculocutaneous albinism, OCA4. *Am J Hum Genet* 2001;69:981-8.

[6] Wei A-H, Zang D-J, Zhang Z, *et al*. Exome sequencing identifies SLC24A5 as a candidate gene for non-syndromic oculocutaneous albinism. *J Invest Dermatol* 2013;133:1834-40.

[7] Grønskov K, Dooley CM, Østergaard E, *et al*. Mutations in c10orf11, a melanocyte-differentiation gene, cause autosomal-recessive albinism. *Am J Hum Genet* 2013;92:415-21.

[8] Kausar T, Bhatti M, Ali M, Shaikh R, Ahmed Z. OCA5, a novel locus for nonsyndromic oculocutaneous albinism, maps to chromosome 4q24. *Clin Genet* 2012;84:91-3.

Chédiak-Higashi syndrome

[3] Karim MA, Suzuki K, Fukai K, *et al*. Apparent genotype-phenotype correlation in childhood, adolescent, and adult Chediak-Higashi syndrome. *Am J Med Genet* 2002; 108: 16-22.

Griscelli-Pruniéras syndrome

[1] Pastural E, Barrat FJ, Dufourcq-Lagelouse R, *et al*. Griscelli disease maps to chromosome 15q21 and is associated with mutations in the myosin-Va gene. *Nat Genet* 1997; 16: 289-92.

Oculocerebral syndrome with hypopigmentation

[1] Cross HE, McKusick VA, Breen W. A new oculocerebral syndrome with hypopigmentation. *J Pediatr* 1967;70:398-406.

Albinism-deafness syndrome

[1] Margolis E. A new hereditary syndrome-sex linked deafmutism associated with total albinism. *Acta Genet Stat Med* 1962;12:12-19.

Hypomelanosis of Ito

[1] Ito M. Studies on melanin XI: Incontinentia pigmenti achromians. A singular case of nevus depigmentosus systematicus

第6部分

bilateralis. *Tohoku J Exp Med* 1952;55:57-9.

Hyperpigmentation disorders

Familial progressive hyperpigmentation

[2] Wang ZQ, Si L, Tang Q, *et al*. Gain-of-function mutation of KIT ligand on melanin synthesis causes familial progressive hyperpigmentation. *Am J Hum Genet* 2009;84:672-7.

Linear and whorled naevoid hypermelanosis

[1] Kalter DC, Griffiths WA, Atherton DJ. Linear and whorled nevoid hypermelanosis. *J Am Acad Dermatol* 1988; 19: 1037-44.

Dyskeratosis congenita

[2] Ding YG, Zhu TS, Jiang W, *et al*. Identification of a novel mutation and a de novo mutation in DKC1 in two Chinese pedigrees with dyskeratosis congenita. *J Invest Dermatol* 2004;123:470-3.

Naegeli-Franceschetti-Jadassohn syndrome and dermatopathia pigmentosa reticularis

[1] Lugassy J, Itin P, Ishida-Yamamoto A, *et al*. Naegeli-Franceschetti-Jadassohn syndrome and dermatopathia pigmentosa reticularis: two allelic ectodermal dysplasias caused by dominant mutations in KRT14. *Am J Hum Genet* 2006; 79: 724-30.

Dowling-Degos disease

[4] Betz RC, Planko L, Eigelshoven S, *et al*. Loss-of-function mutations in the keratin 5 gene lead to Dowling-Degos disease. *Am J Hum Genet* 2006;78:510-19.

Reticulate acropigmentation of Kitamura

[4] Kono M, Sugiura K, Suganuma M, *et al*. Whole-exome sequencing identifies ADAM10 mutations as a cause of reticulate acropigmentation of Kitamura, a clinical entity distinct from Dowling-Degos disease. *Hum Mol Genet* 2013;22:3524-33.

Dyschromatoses

Dyschromatosis symmetrica hereditaria

[2] Miyamura Y, Suzuki T, Kono M, *et al*. Mutations of the RNA-specific adenosine deaminase gene (DSRAD) are involved in dyschromatosis symmetrica hereditaria . *Am J Hum Genet* 2003;73:693-9.

第 71 章

遗传性大疱性疾病

71

John A. McGrath

St John's Institute of Dermatology, Division of Genetics, Molecular Medicine, Faculty of Life Sciences and Medicine, King's College London, London, UK

概述

遗传性大疱性皮肤病并不常见,但往往会对患者及其家人产生巨大影响,并对个人、公共卫生事业造成严重的经济后果。近年来,已对这些罕见疾病开展深入研究,最初的目的是寻找致病基因和突变,但目前更多的研究集中于临床转化,开发新的临床服务,如建立多学科诊所、产前诊断及研究临床疾病模型,从而进行临床试验和改进疾病干预措施的可能性。遗传性大疱性皮肤病在临床表现和遗传因素上具有异质性,随着新研究结果的出现和疾病命名的更新,其分类将更倾向于进行周期性的修订。大疱性表皮松解症(Epidermolysis bullosa,EB)有时会被用来包含遗传性大疱性疾病谱,特别是当发现新的候选基因和遗传性皮肤或黏膜脆性作为主要或次要临床特征时，国际共识在确诊哪些疾病需要包括在EB分类中仍存在争议且一直在更新。尽管维持和提供一个实用的、临床上有助于帮助皮肤科医师和其他卫生保健人员的最佳护理患者框架也很重要，解密EB(及相关疾病)的分子机制仍然是提高我们对遗传性大疱性皮肤病认识的根本保障[1]。

定义和分类

大疱性表皮松解症是一种由遗传因素决定的皮肤脆性增加的疾病，其特征为轻度机械性创伤后皮肤及黏膜出现水疱。因此，本病又被称为机械性大疱性疾病。"表皮松解"的描述有些不合逻辑，因为表皮破坏并不是EB的主要改变。尽管如此，"大疱性表皮松解症"这个名称自1886年Koebner[1]最初提出后，现在已经被广泛使用，仍然是首选的术语。然而，EB的分类比较困难，传统上使用的各种各样的名称并未提供多大帮助。最初的分类方案主要基于遗传模式，涉及较少的患者和家庭的临床研究。虽然这些早期观察对于建立EB的整体性非常重要，但是Pearson[2]在20世纪60年代使用透射电子显微镜在裂解皮肤中观察到组织的超微结构水平(水疱形成)却是向前迈了一大步，别出心裁地将EB主要分为三组：单纯型EB、交界型EB和营养不良型EB。除了确定不同亚型EB水疱的特定位置，超微结构研究还能够识别不同的形态学异常，如单纯型EB的角蛋白微丝断裂、交界型EB中异常半桥粒的形成、营养不良型EB中退化的锚定纤维。在20世纪80年代，用基底膜带抗体对EB皮肤进行免疫组化标记成为一种有用的诊断方法，如分别发现交界型EB的层黏连蛋白332和隐性营养不良型EB中Ⅶ型胶原蛋白的免疫染色减少。20世纪90年代，候选基因和致病突变的研究发现，如单纯型EB(角蛋白14)中的*KRT*14基因和营养不良型EB(Ⅶ型胶原)中的*COL7A*1基因突变，预示分子诊断时代的来临。EB最初被认为是位于或靠近真皮-表皮交界处的大疱性疾病，现已发现EB包括多种表皮内亚型，其中一些表现为表皮内棘层或颗粒层水疱。EB的主要亚型如图71.1和表71.1所示。

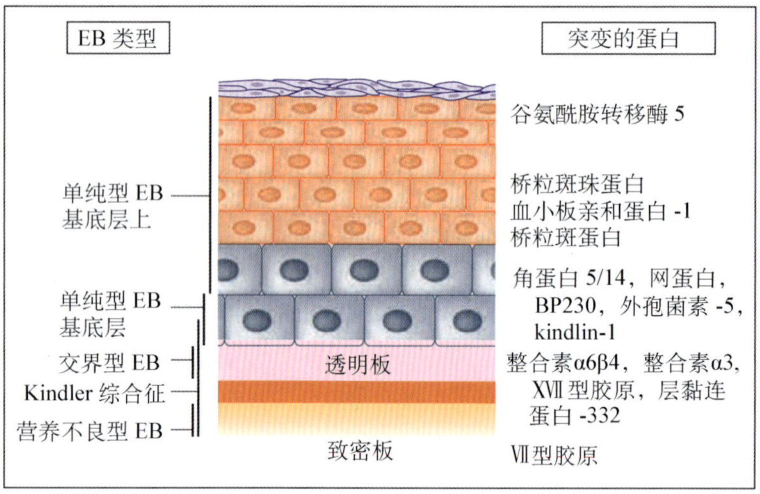

图71.1 在表皮及基底膜中大疱性表皮松解症(EB)亚型出现水疱的不同程度，以及目标蛋白的位置

表71.1 大疱性表皮松解症(EB)的主要分型

皮肤裂解程度	EB类型	EB亚型	缺陷蛋白
表皮内	单纯型EB	基底上单纯型EB	谷氨酰胺转移酶-5 血小板亲和蛋白-1 桥粒斑蛋白 桥粒斑珠蛋白
		基底部单纯型EB	角蛋白5和14 网蛋白 外孢菌素-5 大疱性类天疱疮抗原1/肌张力异常蛋白

（续　表）

皮肤裂解程度	EB 类型	EB 亚型	缺陷蛋白
透明板	交界型 EB	泛发性交界型 EB	层黏连蛋白-332；ⅩⅦ型胶原 α6，β4，α3 整合素亚单位
		局限性交界型 EB	Ⅶ型胶原；层黏连蛋白-332α6，β4 整合素亚单位
致密板下	营养不良型 EB	显性营养不良型 EB	Ⅶ型胶原
		隐性营养不良型 EB	Ⅶ型胶原
混合区	Kindler 综合征		Kindlin-1（Fermitin 家族同源性蛋白-1）

如此多的发现已对 EB 分类的诊断产生了影响，使得皮肤科医师开始考虑是否应该根据表型、皮肤病理或基因突变，或者根据两者的组合来进行分类。考虑到这一困境，国际共识小组在过去二十年中多次开会审查和修订 EB 的分类。最新的指南发表于 2014 年 6 月[3]。总的趋势是取消历史名，而使用直接的术语来表示疾病及其严重程度。不过，共识小组考虑到世界各地的皮肤科医师使用不同的诊断设备，因此提出了“洋葱皮”式分类方法-不同层次参考现有的诊断评估方法-如临床表型、传播方式、皮肤松解程度、免疫组化、基因突变检测等。本文认为，这种诊断 EB 的方式对 EB 的分类具有实用价值和学术价值，但随着更多研究成果的出现，这种方法可能会在未来几年得到进一步的修正。

患病率和发病率

关于 EB 发病率和患病率最准确的数据来源于美国国家 EB 注册中心（USA）项目，该项目对来自美国约 3300 名患者进行了纵向研究[1]。EB 的发病率和患病率估计分别约为 19.60 例/100 万和 8.22 例/100 万。单纯型 EB 的发病率和患病率分别为 10.75/100 万和 4.60/100 万；交界型 EB 的发病率和患病率分别为 2.04 例/100 万和 0.44 例/100 万；显性营养不良型 EB 的发病率和患病率分别为 2.86 例/100 万和 0.99 例/100 万；隐性营养不良型 EB 的发病率和患病率分别为 2.04 例/100 万和 0.92 例/100 万。将这些数据与来自其他较小人口国家的数据进行比较发现，EB 的主要类型和亚型之间几乎没有差异。这些数据表明，EB 无性别、种族、民族或地域差异。然而，应该注意的是，由于招募或选择偏差，可能低估了 EB 的真实患病率和发病率，尤其是临床症状较轻的 EB。

大疱性表皮松解症相关的皮肤蛋白与基因

目前已有 18 个不同的基因被证明含有与 EB 发病机制密切相关的突变（图 71.2）。这些基因编码的蛋白质参与细胞与细胞之间、细胞与基质之间连接结构的黏附及角质形成细胞的完整性和分化过程。了解这些蛋白的功能和组织分布，为理解 EB 蛋白的临床病理基础提供了理论依据。随着对 EB 分子病理认识的提高，将来基于特定病例相关基因/蛋白性质对这类疾病进行分类将是可行的，因此在描述 EB 的临床突变之前，本文将对相关蛋白进行概述。

角蛋白 5 与 14：KRT5，KRT14

角蛋白是上皮细胞胞质中最丰富的结构蛋白，形成直径 10nm 的中间丝网络[1]。角蛋白细丝网络通过提供结构稳定性和灵活性来维持角质形成细胞的形状。角蛋白的亚型很多，其中角蛋白 5 与 14 是基底部角质形成细胞中主要的角蛋白。*KRT*5 或 *KRT*14 基因的常染色体显性突变构成了最常见的 EB 亚型-局限性单纯型 EB，是一种英国有近 8000 人、全球近 40 万人受累的类型。单纯型 EB 常会导致轻微的水疱，在夏季通常更严重但不会导致瘢痕形成。单纯型 EB 的其他几个临床变异类型也可由 *KRT*5 或 *KRT*14 突变引起；其中大多数是显性的，*KRT*14 的常染色体隐性突变亦有报道[2]。

桥粒斑菲素蛋白-1：PKP1

遗传性皮肤脆性增加亦被证明是由桥粒细胞与细胞间连接的突变所致[1]。桥粒在相邻的角质形成细胞之间形成结构和信号通路，也存在于心肌细胞、脑膜和淋巴结的皮质中[2]。桥粒斑菲素蛋白-1仅局

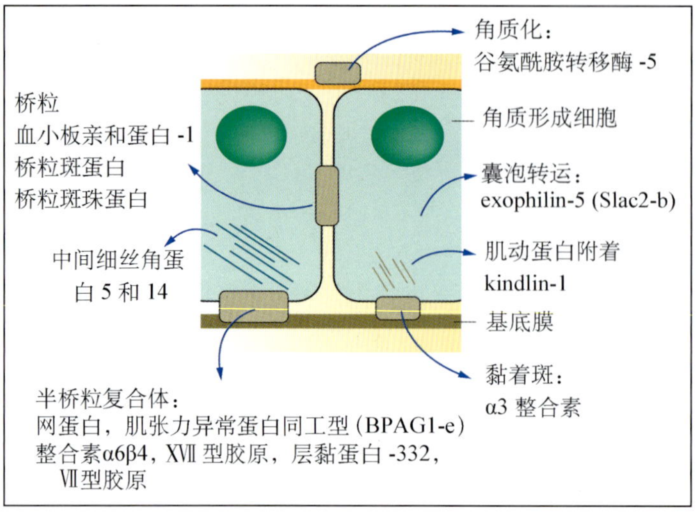

图 71.2 大疱性表皮松解症的发病机制中参与蛋白

限于角质形成细胞桥粒，而 *PKP1* 常染色体隐性功能丧失突变可导致外胚叶发育不良/皮肤脆性综合征[1]。皮肤脆性是由桥粒内斑的角质形成细胞黏附丧失所致；外胚叶发育不良的原因是表皮分化和增殖改变，桥粒斑菲素蛋白-1 存在于缺乏桥粒的细胞核中所致。在这些细胞中，桥粒斑菲素蛋白-1 与其他参与上皮细胞发育的信号分子之间的相互作用可能被破坏。

桥粒斑蛋白：DSP

桥粒斑蛋白是桥粒斑的主要细胞内结构成分。*DSP* 常染色体显性突变可导致掌跖角化病，其特征是手掌应力部位或足底负重区呈线性增厚（但无水疱）[1]。其他显性突变可引起心律失常性心肌病，通常没有任何皮肤异常。此外，*DSP* 常染色体隐性突变可导致羊毛状发和皮肤角化，伴或不伴有心肌病。这些疾病不被认为是 EB 的亚型。然而，一些隐性突变可导致严重的皮肤黏膜脆性，特别是在严重皮肤棘层松解的 EB 中[2]。在这些病例中，桥粒斑蛋白表达的丧失会导致早期死亡，其原因是严重的皮肤缺失和其他器官（尤其是心脏）的潜在受累。

桥粒斑珠蛋白：JUP

桥粒斑珠蛋白是细胞内一种组成桥粒成分的犰狳蛋白[1]。常染色体隐性突变已在 Naxos 病中被报道，表现为羊毛状发、掌跖角化病和心肌病症状；杂合子携带者容易发生心律失常或心力衰竭，其他常染色体显性突变可能引起心肌病。然而，这些病例中没有一例显示皮肤脆性增加。相比之下，毛发异常、角化性疾病、皮肤脆性增加且无心脏异常的患者中常观察到 *JUP* 的常染色体隐性突变[2]。在一些病例中，截短突变看似通过选择性剪接得以挽救，已有文献记录与皮肤中蛋白表达完全丧失相关的严重皮肤脆性增加的情况，该例儿童在早年死亡，而这种疾病迄今为止报道仅 1 例，是 EB 的一种亚型。

外孢菌素-5：EXPH5

既往报道 1 例轻微创伤诱导的皮肤鳞屑/结痂和间歇性皮肤水疱，伴有斑点状色素沉着的家系[1]。全基因组外显子测序鉴定出 *EXPH5* 基因的纯合子功能缺失突变，该基因编码外孢菌素-5（也称为 Slac2-b）。EXPH5 是 Rab GTPase Rab27B 的效应蛋白，被认为在细胞内囊泡运输肌动蛋白、微管蛋白网络及囊泡向细胞膜的转运中发挥重要作用[2]。患者外孢菌素-5 免疫染色缺失，表皮下层角质形成细胞黏附破坏，核周囊泡数量增多。尽管迄今为止只有 2 例个体被报道，这种遗传性皮肤脆性增加被归类为单纯型 EB 的常染色体隐性遗传形式[3,4]。

谷氨酰胺转移酶 5：TGM5

TGM5 的常染色体隐性突变被证明是肢端剥脱性皮肤综合征的主要原因[1]。谷氨酰胺转氨酶 5 是在皮肤中表达的 8 种不同的谷氨酰胺转氨酶之一，在角化细胞包膜的形成中具有独特的作用[2]。在肢端皮肤剥脱综合征，水疱的形成发生在颗粒层上方，恰好在角质层之下。然而，由于掌跖部角质层相对于其他身体部位的厚度增加，临床表现往往类似于最常见的局限性单纯型 EB，确实可能导致一些临床混淆[2]，

尽管两者都被纳入最新的 EB 分类中。与 *TGM5* 突变相关的肢端皮肤剥脱可能比目前认识的更为常见，因为在某些人群中，特别是在北欧，多达 1.5%的个体可能是常见的突变祖先等位基因的携带者。

网蛋白:PLEC

网蛋白是一种表皮黏连蛋白，存在于横纹肌的 Z 线中[1]。尽管存在于大部分表皮，但在基底层角质形成细胞中，它在连接角蛋白细丝网络和浆细胞膜上的半桥粒方面起着关键作用。*PLEC* 常染色体隐性突变引起单纯型 EB 伴肌营养不良，表现为皮肤小水疱和渐进性肌无力[2]。*PLEC* 的常染色体隐性突变也可导致皮肤水疱的产生及幽门闭锁，这两种表现偶可同时出现。网蛋白的常染色体显性突变也可能发生在其他形式的单纯型 EB 中，包括 Ogna 亚型；这些病例通常没有皮肤外的特征。*PLEC* 基因突变常见，但未被充分认识是造成单纯型 EB 的原因，约占所有病例的 1/10。

表皮肌张力异常蛋白异形体(BP230):DST-e

表皮肌张力异常蛋白异形体的常染色体隐性突变，也被称为 230kDa 大疱性类天疱疮抗原(BP230)，已被证明可导致一种相对较轻形式的遗传性大疱性皮肤病[1]。*DST-e* 的两个等位基因上的功能缺失突变导致半桥粒内斑块的完全缺失，而半桥粒内斑块是角蛋白中间丝固定在半桥粒上的位置。因此，本型水疱相对较小。在某种程度上，这可以归因于角蛋白 14 和网蛋白的代偿性上调[2]。尽管这种疾病可能比目前所知的更为常见，目前为止仅有 2 例携带 *DST-e* 突变相关的家系被报道。肌张力异常蛋白异形体的组织分布广泛，但神经或心脏受累似乎不是经典 EB 亚型的临床特征，皮肤产生水疱是其主要异常。

α6β4 整合蛋白:ITGA6,ITGB4

整合蛋白是一类在配体结合和信号转导中发挥重要作用的细胞黏附受体家族；α6β4 整合蛋白参与半桥粒装配及上皮-间质的信号通路[1]。*ITGA6* 或 *ITGB4* 的突变(分别编码 α6 和 β4 整合素亚单位)已被证明可导致常染色体隐性交界 EB 伴发幽门闭锁症[2]。在这种情况下，皮肤脆性增加的临床严重程度和胃流出道梗阻的程度可能有所不同，通常需要幽门矫正手术。尽管某些关键半胱氨酸残基上的错义突变也可能产生严重的临床后果，该病的更严重形式通常是由 *ITGA6* 或 *ITGB4* 等位基因上的功能缺失突变引起，其他的错义突变可导致不同形式的泛发性交界型 EB。

α3 整合蛋白亚单位:ITGA3

α3 整合蛋白亚单位是真皮-表皮连接部位的重要组成部分，可能与该处 β1 整合蛋白结合成为二聚物，并参与上皮-间质细胞信号通路[1]。常染色体隐性功能缺失突变已在 3 例外伤诱导性皮肤脆性增加患者中被报道[2]。在伴肺炎和先天性肾病综合征的患者中也发现 α3 整合蛋白在肺部及肾功能中起着重要作用。然而，与肺部与肾的表现相比，皮肤病变相对较轻，这为先天遗传异常提供了线索。早年死亡的患者多由于肺/肾疾病导致。

Kindlin-1:KIND1/FERMT1

Kindlin-1 是真皮-表皮交界处不同细胞-基质复合物的组成部分，在细胞迁移中起重要作用[1]。Kindlin-1，也被称为 fermitin 家系同源物-1，与肌动蛋白细胞骨架的锚定部位和通过 β1 整合蛋白的信号平台形成有关。*KIND1/FERMT1* 常染色体隐性突变可导致 Kindler 综合征，该病为一种遗传性大疱病，可能类似于早期发病的营养不良型 EB。随着年龄的增长，水疱往往减少，而出现新的特征——光敏感和皮肤异色症(色素沉着、色素减退、毛细血管扩张和皮肤萎缩)，在曝光部位最为明显。Kindler 综合征患者继发皮肤恶性肿瘤(如鳞状细胞癌)的风险可能增加。

XVII 型胶原:COL17A1

XVII 型胶原，又称 180 kDa 大疱性类天疱疮抗原，是一种位于半桥粒和透明层内的跨膜蛋白。它是自身免疫性大疱性疾病-大疱性类天疱疮的抗原靶点，两个等位基因的功能缺失突变导致泛发的中间交界型 EB(以前称为非 Herlitz 或泛发性萎缩性良性 EB)[2]。与层黏连蛋白-332 的完全缺失相比，XVII 型胶原的完全缺失导致的大疱性疾病的病情相对较轻，这一发现为这两种蛋白在正常表皮-真皮黏连中的作用提供了生理学见解[2]。XVII 型胶原蛋白的显性错义突变可能导致牙釉质缺损，偶尔会出现皮肤脆性增加，而 *COL17A1* 的大多数致病突变为常染色体隐性突变。

层黏连蛋白-332:LAMA3,LAMB3,LAMC2

层黏连蛋白-332，既往被称作层黏连蛋白-5，是一种由 α3、β3 和 γ2 层黏连蛋白多肽链组成的异源三聚体蛋白，位于表皮基底膜的透明板/致密板[1]。常染色体隐性突变影响三个基因中的任何一个等位基因均可导致严重的泛发性中间型或局部交界型EB。严重的全身性病变（既往称作Herlitz交界型EB）是EB最严重的形式，通常导致广泛的黏膜皮肤脆性增加，预后不良，大多数患者的存活期不超过婴儿期[1]。临床表现不太严重的交界型EB通常与某些残留功能的层黏连蛋白-332的突变有关。*LAMA3*基因的亚型*LAMA3A*突变与一种称为喉-甲-皮肤综合征的交界型EB有关，过多的肉芽组织可能导致喉部梗阻和失明[2]。

Ⅶ型胶原：COL7A1

Ⅶ型胶原是锚定纤维的主要成分[1]。这些黏附复合物插入致密板真皮侧，并被真皮胶原纤维穿过，在表皮和真皮之间的提供黏附功能。*COL7A1*的突变是常染色体显性和常染色体隐性营养不良型EB的基础。通常情况下，*COL7A1*两个等位基因上的功能缺失突变是严重泛发性隐性营养不良型EB的基础，患病个体可发展为广泛创伤诱导的大疱病[2]。伤口愈合不良将会导致慢性创伤、瘢痕形成和早期侵袭性皮肤恶性肿瘤发生率增加。然而，隐性营养不良型EB临床严重程度不一，一些破坏性较小的突变导致不太严重的表型。显性营养不良型EB在临床症状上通常比隐性疾病轻，多数病例是由Ⅶ型胶原三股螺旋内杂合错义突变所致。

其他与皮肤脆性增加相关的蛋白质和基因

除了上述最新EB分类中包含的18个基因外，还有一些与皮肤脆性增加相关的其他遗传学异常。这些蛋白/基因和临床病变是否应该包括在EB的分类中存在很大争议，目前尚未定论。

桥粒胶蛋白3：DSC3

桥粒胶蛋白3是一种跨膜桥粒钙黏素，表达于整个表皮，尤其是基底层角质形成细胞[1]。在1例来自阿富汗的家系中报道了*DSC3*的常染色体隐性突变，该家系患者表现为遗传性脱发（头皮毛发稀疏），头皮和其他部位的复发性小水疱[2]。据报道，1名患者头皮皮肤活检显示毛囊轻度堵塞。*DSC3*中存在纯合子无义突变，没有皮肤活检证据显示蛋白改变或存在小水疱，从皮肤学角度来看，皮肤变化更类似于毛发角化病。目前，尚无足够的数据将*DSC3*作为EB的新基因。

桥粒芯蛋白1：DSG1

桥粒芯蛋白1是一种跨膜的桥粒钙黏素，主要表达于表皮浅层。它是针对自身免疫性大疱性皮肤病——落叶型天疱疮的自身抗原，以及葡萄球菌烫伤样皮肤综合征中细菌毒素的靶点[1]。尽管半显性遗传可能发生在某些家系中[2]，*DSG1*的常染色体显性突变已在条纹状掌跖角化病中被报道。这种情况通常与皮肤水疱无关，组织病理中会经常出现细胞黏附受损的改变，在一些病例中仍可以看到皮肤脆性增加的临床表现。*DSG1*的双等位基因突变也在皮肤屏障破坏的患者中被发现[2]。值得注意的是，表皮内细胞黏附的丧失将导致严重的皮炎、多种过敏和代谢消耗。此外，还观察到过敏相关细胞因子随细胞黏附丧失而上调。虽然角质形成细胞黏附缺陷是主要的异常，但其临床特征并不表现为水疱或糜烂，因此将其归类为EB的一种类型可能不合理。然而，考虑到*TGM5*突变导致的肢端皮肤剥脱综合征也常未出现水疱或糜烂，因此EB的分类在一定程度上存在不一致性，该疾病形式故也被列入EB亚型列表中。

角膜锁链蛋白：CDSN

角膜锁链蛋白是角膜锁链蛋白体的重要组成部分，降解后可促使脱屑的发生。令人惊讶的是，*CDSN*的常染色体显性突变已被证明是单纯性遗传性少毛症的基础，并非皮肤屏障异常[1]。然而，*CDSN*的常染色体隐性突变已在泛发性皮肤剥脱的患者中有所报道[2]。临床上，角膜锁链蛋白表达的缺失导致皮肤屏障的严重破坏，伴有明显的炎症，容易出现特应性皮炎及瘙痒症状。与角膜锁链蛋白丧失相关的屏障破坏不像创伤导致的皮肤脆性增加，临床综合征并没有表现出与其他类似EB或EB样病变为特征桥粒性水疱形成的遗传性皮肤病之间的过多重叠。

CD151抗原/跨膜四蛋白：CD151

CD151是一种细胞表面蛋白，在皮肤中集中表达于半桥粒内基底层角质形成细胞胞膜表面[1]。它有助于细胞黏附、运动和细胞内整合素囊泡运输。由于CD151与磷脂酰肌醇-4-激酶有关，因此也被认为对信号转导和细胞骨架形成非常重要。既往报道描述了2例十几岁的兄妹伴发遗传性肾炎、EB和β地中海贫血[2]。两者均表现为下肢多发性复发性感染性水疱，继发萎缩、甲营养不良、双侧泪道狭窄、感音神经性聋、蛋白尿和贫血。这对兄妹和另一个体随后被证明是纯合子突变，在 *CD*151 中有 1 个 bp 长度的插入突变。到目前为止，对于 *CD*151 的改变是因果关系还是巧合，以及这些病例是否应该列入 EB 的分类，仍没有达成共识。

角蛋白 1 和角蛋白 10：KRT1，KRT10

表皮棘层（即基底层角质形成细胞上方）主要的表皮角蛋白为角蛋白 1 和角蛋白 10，其突变可导致表皮松解性鱼鳞病[1]。虽然这些疾病导致显微镜下角质形成细胞的溶解（表皮松解），并且可能与某些 EB 亚型临床重叠，特别是新生儿单纯型 EB，其主要的病理结果是表皮分化和增殖改变导致鳞屑（鱼鳞病）。因此，涉及 *KRT*1 和 *KRT*10 突变的遗传性皮肤病被归类为鱼鳞病，而不是水疱相关的遗传性皮肤病[2]。

临床亚型

单纯型 EB

单纯型 EB 亚型分为基底层型和基底层上型，表现为 12 种以上不同的临床亚型（表 71.2）。

表 71.2 单纯型大疱性表皮松解症（EB）临床亚型

单纯型 EB 类型	单纯型 EB 亚型	靶向蛋白质
基底层上	肢端皮肤剥脱综合征	谷氨酰胺转移酶-5
	浅表性单纯型 EB	未知
	外胚叶发育不良-皮肤脆性综合征	桥粒斑菲素蛋白 1 抗体
	严重棘层松解型 EB	桥粒斑蛋白[a]，桥粒斑珠蛋白[a]
基底层	单纯型 EB-局限型[b]	角蛋白 5 和 14
	单纯型 EB-泛发性严重型	角蛋白 5 和 14
	单纯型 EB-泛发性中间型	角蛋白 5 和 14
	单纯型 EB-斑点色素沉着型	角蛋白 5
	单纯型 EB-游走性环形红斑型	角蛋白-5
	单纯型 EB-常染色体隐性（K14）	角蛋白 14
	单纯型 EB-常染色体隐性（BP230）	230kDa 大疱性类天疱疮抗原
	单纯型 EB-常染色体隐性（外孢菌素-5）	外孢菌素-5
	单纯型 EB-肌肉营养不良	网蛋白
	单纯型 EB-肌肉营养不良	网蛋白，α6，β4 整合蛋白亚单位
	单纯型 EB-Ogna 型	网蛋白

[a] 尽管被认为与单纯型 EB 的基底细胞上亚型有关，但桥粒斑蛋白和桥粒斑珠蛋白显示泛表皮表达，这些蛋白的突变影响基底细胞和基底细胞上的角质形成。

[b] 偶尔这种类型的单纯型 EB 也可以由网蛋白、XVII 型胶原蛋白和 β4 整合蛋白亚单位突变引起。

局限性单纯型 EB

这是 EB 最常见的类型，呈常染色体显性遗传模式。主要侵犯足底和手掌，不侵犯脚趾两侧（图 71.3 和图 71.4），水疱产生时尤为疼痛[1]。许多患者的水疱仅仅侵犯双足，少数（约 10%）在其他部位也会有水疱产生，如手、腰部或颈部，尤其是在炎热的天气和衣服或其他物品摩擦后。对大多数人来说，水疱发生始于儿童时期，发病可能要推迟到成年早期，并且只有在剧烈运动后才会显现。水疱在温暖的天气里通常更严重。足部多汗是常见的症状；这种情况增加摩擦，也加剧水疱的发生。水疱愈合通常无临床明显瘢痕或粟丘疹的形成，但也可能少见的发生。

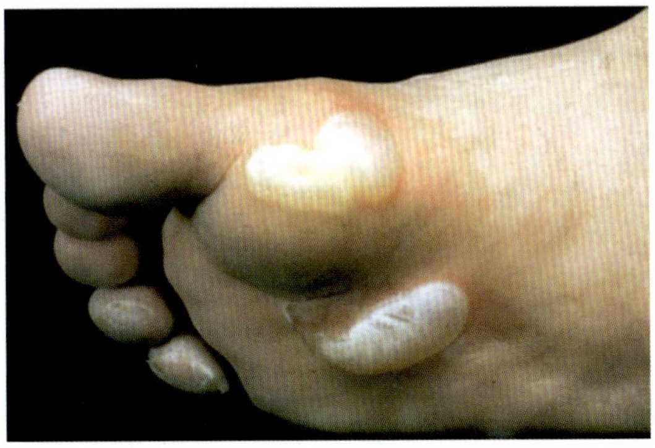

图 71.3 局限性单纯型大疱性表皮松解症患者足部水疱

特别是在成年人中，散在分布、有时呈点状的胼胝较为常见。虽然口腔黏膜水疱或溃疡的情况并不多见，但至少有 25%的婴儿会出现口腔内的微小病变，尤其是腭部，口径狭窄的奶瓶喂养加重损伤。头发和牙齿正常；甲营养不良不常见，且通常较为局限，症状较轻。大多数病例是由 *KRT*5 或 *KRT*14（分别编码角蛋白 5 和角蛋白 14）的点突变引起的错义突变导致[2]。

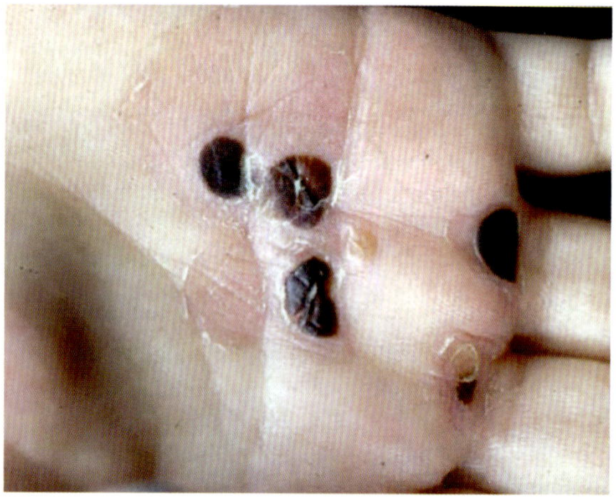

图 71.4 局限性单纯型大疱性表皮松解症患者出现水疱（部分为血性）和手掌糜烂

肢端皮肤剥脱综合征

常染色体显性单纯型 EB 的一个重要鉴别诊断是常染色体隐性遗传的肢端皮肤剥脱综合征（图 71.5）。临床上，这两种疾病看起来非常相似；事实上，许多确诊为散发的局限性单纯型 EB 的病例可能是肢端皮肤剥脱综合征[1]。水疱通常发生在足部，类似于局限性单纯型 EB 水疱，在肢端皮肤剥脱综合征中，一些水疱可能更明显地出现在脚趾的两侧或背部。水疱发生在颗粒层以上，由于肢端皮肤角质层较厚，临床表现上可能与基底层发生的水疱几乎相同。分子病理学涉及编码谷氨酰胺转氨酶 5 的 *TGM*5 基因突变，而不是 *KRT*5 或 *KRT*14[2]。

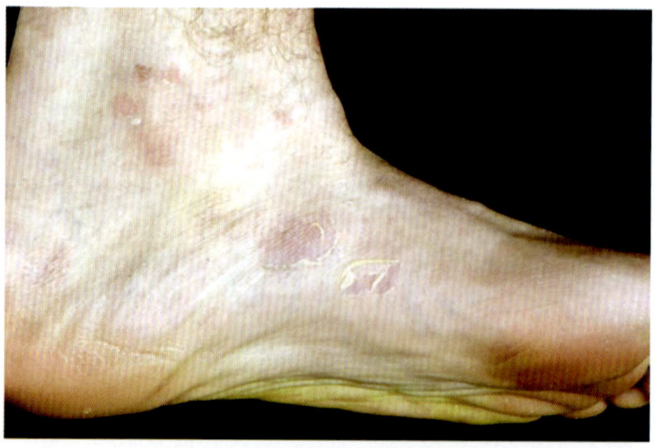

图 71.5 常染色体隐性肢端皮肤剥脱综合征，类似常染色体显性局限性单纯型大疱性表皮松解症

泛发性严重型单纯型 EB

单纯型 EB 的另一种常见亚型是泛发性严重型，既往称为 Dowling-Meara 亚型单纯型 EB，呈常染色体显性遗传，大约 30%是散发病例（新的突变）。由于水疱往往成群出现，类似疱疹样皮炎，因此早期使用“EB 疱疹样皮炎”一词。在婴儿期，水疱可能严重且泛发，侵犯黏膜，会导致甲脱落和粟丘疹形成，后者经常发生在出生后的第 1 周[1]。这个年龄阶段的鉴别诊断可能包括交界型和泛发性隐性营养不良型 EB。几个月后，手掌和足底的水疱就像其他地方一样发生愈发频繁。本病的特征性表现为躯干、四肢和颈部自发的疱疹样、环状或弧形水疱（图 71.6）。水疱愈合后可留下轻度色素沉着；约 40%的患者存在局限性萎缩性瘢痕。掌跖呈现不规则的角化过度，最终发展成融合性角化病，最早出现在儿童时期。一般情况随年龄的增长而改善。大多数病例是由 *KRT*5 或 *KRT*14 的杂合错义突变引起的，与局限性单纯型 EB 突变不同的是，此突变引起的氨基酸取代涉及角蛋白丝聚合的关键残基[2]。

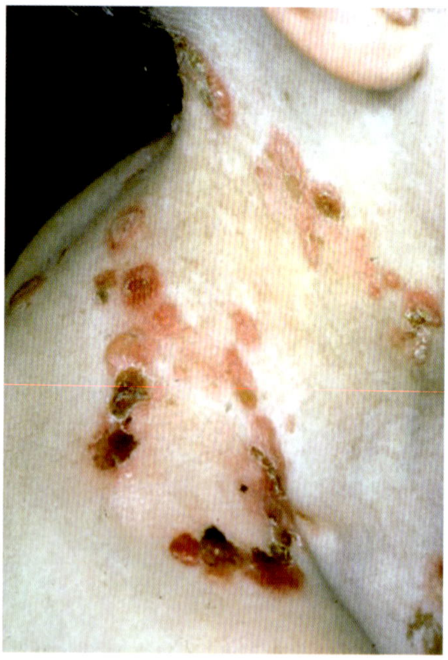

图 71.6 泛发性严重性单纯型大疱性表皮松解红斑基础上水疱产生

泛发性中间型单纯型 EB

这种 EB 亚型包括遗传性水疱，既往称为 Koebner 单纯型 EB[1]。多数为常染色体显性遗传。通常病情

较轻,约 60%的患者有局部瘢痕,约 15%有粟丘疹。头发、牙齿和甲的发育是正常的。甲很少受到肢端水疱的影响,仅仅是暂时脱落。水疱出现在出生第一年内,可能在出生时就存在。在婴儿期,通常出现在枕部、背部和腿部;而在儿童期,手和脚经常受到影响,手掌和足底没有类似局限性单纯型 EB 首先受累。与其他形式的单纯型 EB 一样,在温暖的天气下水疱更严重。水疱会在一生中不断出现,但患者在青春期后情况有所改善。研究经验显示,这种亚型的单纯型 EB 与局部性或泛发性的单纯型 EB 相比是罕见的。这种亚型病情较重,有时很难将这种单纯型 EB 亚型与有文献记载的具有疾病暴发期的局限性单纯型 EB 患者区分开来。大多数泛发性单纯型 EB 病变的水疱并不会导致瘢痕形成,口腔水疱伴龋齿可能是一个特征,甲营养不良并不少见。大多数的患者显示出角蛋白 5 和 14 的错义突变[2]。

伴斑点状色素沉着的单纯型 EB

这种常染色体显性遗传病多在出生时或婴儿期出现,其相关的色素变化可与其他形式的单纯型 EB 相鉴别[1]。该亚型表现为网状分布的棕褐色斑点状皮损,可由肢端部位扩散至躯干,随着年龄增长逐渐消退(图 71.7)。皮损可能覆盖整个皮肤表面,有先累及颈部、躯干上部或四肢的倾向性。水疱可以表现为局部,也可能变得泛发。病例报道掌跖点状角化有时会发展成角化病。轻度局限性皮肤萎缩和甲营养不良也是该病的特征。既往认为本病罕见,近年有更多的病例相继报道。角蛋白 14 的其他突变与此有关,报道发现大多数病例角蛋白 5 也存在相同的杂合错义突变[2]。

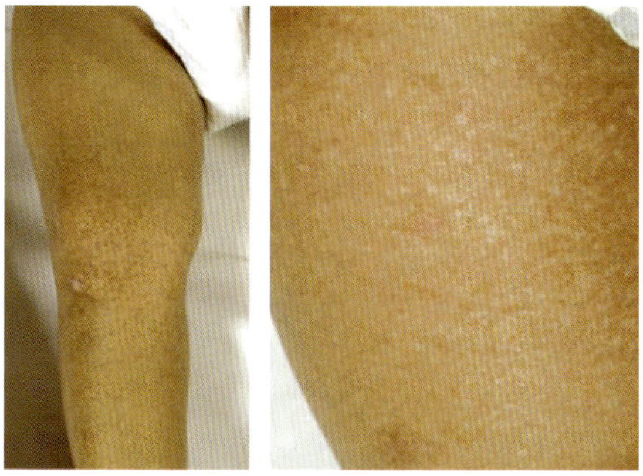

图 71.7 一名 18 个月大的儿童,下肢单纯型大疱性表皮松解症伴有斑点状色素沉着

(由英国伦敦圣约翰皮肤病研究所 J. E. Mellerio 博士提供)

Ogna 型单纯型 EB

这种常染色体显性疾病是以挪威的一个村庄命名的,该村庄是本病第一个患病家族发源地[1]。在最近的分类中,它是仅有的 2 个以名字命名的 EB 亚型之一(另一个是 Kindler 综合征)。这种疾病手和脚会出现季节性水疱,偶尔在其他地方也会出现。这种罕见的 EB 亚型在临床上可通过全身瘀伤倾向、出血性大疱和趾甲弯曲来鉴别[2]。这种疾病是由 *PLEC*(编码网蛋白)基因的一种特殊的错义突变引起的,尽管某些等位基因异质性可能是在世界不同地区其他类似临床病例的发病基础。Ogna 的错义突变使网蛋白更容易被蛋白水解,从而导致其表达和功能的降低。

单纯型 EB 伴游走性环形红斑

据报道,有 2 个常染色体显性遗传方式的单纯型 EB 家系的特征表现是游走性环状红斑和炎症后色素沉着[1]。出生时水疱就存在,且分布普遍广泛。该疾病的潜在病因是 KRT5(编码角蛋白 5)移码突变导致延迟的终止密码子,从而导致 T 细胞浸润性皮肤炎症[2]。

常染色体隐性角蛋白 14 突变单纯型 EB

单纯型 EB 至少有 5 个亚型可通过常染色体隐性遗传。其中有一种亚型涉及 *KRT*14 的双等位基因突变,是一种典型的无义突变,导致表皮中角蛋白 14 的表达完全缺失[1]。临床上,该病可能出现类似于泛发性中间型单纯型 EB 的症状,尽管后者通常是常染色体显性遗传(图 71.8)。该病水疱通常散发,伴有轻微的掌跖角化病和不同程度的甲营养不良、萎缩瘢痕、色素沉着、口腔和生殖器水疱[2]。然而,令人惊讶的是,角蛋白 14 完全缺失导致的表型通常没有某些杂合的错义突变严重,如发生在广泛性严重性单纯型 EB 的突变。*KRT*14 无义突变的杂合携带者通常不表现出表型异常(尽管 Naegeli-Franceschetti-Ja-

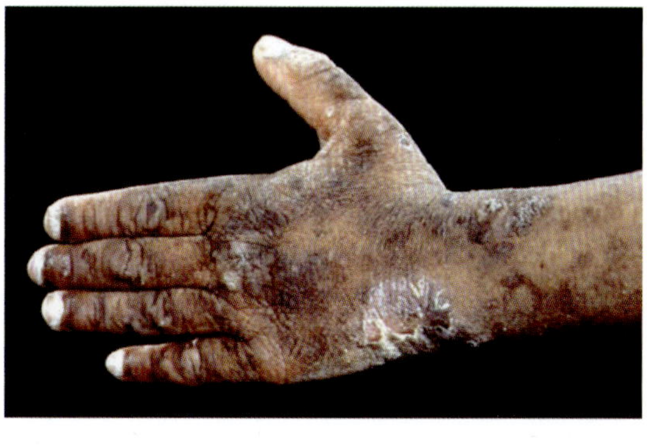

图 71.8 肢端水疱,常染色体隐性大疱性表皮松解症伴角蛋白 14 表达缺失

dassohn 外胚叶发育不良的发病基础是 *KRT*14 的其他杂合无义突变）。目前未涉及角蛋白 5 的隐性突变病例报道。

单纯型 EB 伴肌营养不良

本病在几个家系中已有报道，皮肤脆性增加和水疱的发生与一种神经肌肉疾病有关，主要为肌营养不良，重症肌无力和脊髓性肌肉萎缩也有描述，心肌病也可发生[1]。水疱可侵犯皮肤和口腔黏膜，在出生时或出生后不久发病。在儿童早期，肌无力和消瘦可能严重且明显，或在后期才发生肌无力和消瘦，但表现较轻。该病水疱可以泛发，也可局限于手和脚（图 71.9）。若合并萎缩性瘢痕、粟丘疹、甲营养不良和斑秃，可表现为交界型或营养不良型 EB。声门上瘢痕和声音嘶哑是重要的潜在并发症，可能需要进行气管切开[2]。该病为常染色体隐性遗传，由编码网蛋白的 *PLEC* 基因的突变引起，该蛋白是皮肤基底膜半桥粒内斑块的组成部分，也见于横纹肌 Z 线。然而，有相当多的表型与 *PLEC* 基因突变相关；*PLEC* 在不同的组织中至少有 8 种不同的表达模式亚型，其潜在突变位点对皮肤和皮肤外表现具有意义。

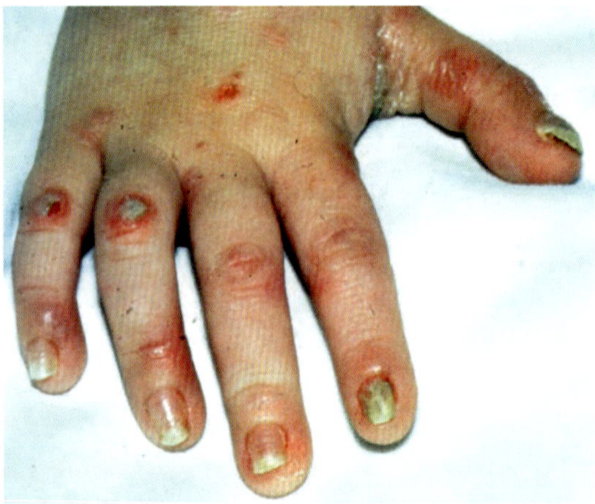

图 71.9　1 例单纯型大疱性表皮松解症合并肌营养不良患者，因网蛋白常染色体隐性突变导致肢端水疱及指甲营养不良

单纯型 EB 伴幽门闭锁

幽门闭锁症可能很少发生在单纯型 EB 中，大多数情况下发生于交界型 EB[1]。受累的婴儿往往患有全身性皮肤病变。仅有少数病例被报道，这种病例似乎和交界型 EB 伴幽门闭锁一样严重，临床难以区分开来。该病有广泛的水疱和糜烂，会增加新生儿期感染与早期死亡的风险。同样，这是单纯型 EB 的一种形式，通常预后较差，为常染色体隐性遗传模式，涉及 *PLEC* 基因的突变，通常发生在 31 号外显子外，大多数与肌营养不良相关的致病突变都位于 31 号外显子内[2]。

单纯型 EB 伴常染色体隐性 BP230

大疱性类天疱疮抗原（BP230）是半桥粒内斑块的结构成分。已有报道常染色体隐性遗传单纯型 EB 的无义突变导致皮肤中 BP230 蛋白表达完全缺失[1]。该病表现为终身性、全身性水疱，但临床表现较轻，只有少数主要的肢端水疱，大小可几厘米，无炎症，愈合后无瘢痕，仅有轻微炎症后色素异常（图 71.10）[2]。口腔和生殖器黏膜不受累。编码 BP230 的基因是一种肌张力异常蛋白（DST-e）异形体，编码的蛋白不同于在大脑和肌肉中表达的 *DST* 转录本，因此在遗传性皮肤脆性增加的患者中未发现皮肤外异常。*DST-e* 的杂合突变也会导致皮肤脆性增加，这只是儿童时期的一种短暂现象。成年后，携带无义突变 *DST-e* 的杂合携带者没有任何创伤性水疱；而纯合子个体水疱则伴随终身。

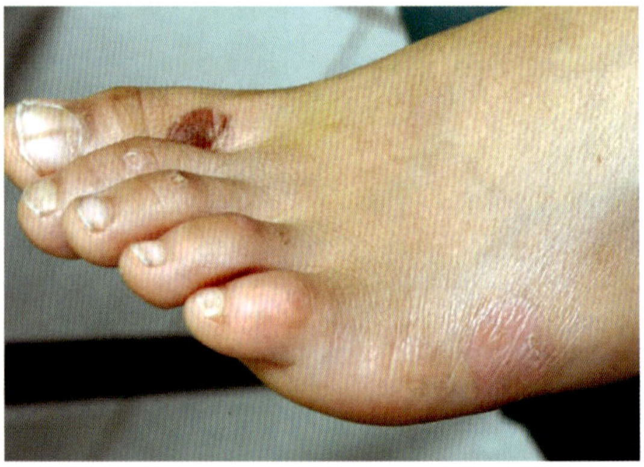

图 71.10　因 BP230 常染色体隐性突变所致常染色体隐性单纯型大疱性表皮松解症患者足部局部水疱

（由 Dr A. Nanda，Kuwait 提供）

单纯型 EB 伴常染色体隐性遗传外孢菌素-5

*EXPH*5 基因（编码外孢菌素-5，也称为 Slac2-b）常染色体隐性功能缺失突变，可导致轻度、散发、创伤性皮肤脆性增加，尽管在出生后不久即可出现水疱[1,2]。在婴儿后期，临床特征主要包括四肢结痂性糜烂，几乎没有完整的水疱。黏膜未见异常。外孢菌素-5 外源性蛋白参与角质形成细胞中囊泡的细胞内运输。在这些细胞内囊泡中运输的物质的性质尚不清楚，外孢菌素-5 的缺失会导致角蛋白丝断裂和表皮内皮肤脆性增加，尤其是在表皮下层。该病遗传模式为常染色体隐性遗传。

单纯型 EB 伴桥粒斑菲素蛋白-1 缺失

这是第一例报道关于桥粒细胞-细胞间连接的遗

传性疾病;它也被称为外胚叶发育不良皮肤脆性综合征[1]。为常染色体隐性遗传。出生时有广泛的糜烂,明显的口周皲裂和少毛症。在婴儿期,皮肤表现为外伤引起的鳞屑结痂,以及明显的掌跖角化,伴疼痛性裂隙和甲营养不良(图 71.11)。大多数病例头发和眉毛大量脱落,口周病变持续存在[2]。皮肤病理提示棘层受累,不影响基底层角质形成细胞,反映了该疾病桥粒斑菲素蛋白-1 的分布,以及该突变蛋白在疾病中的作用。由于皮肤、头发和甲的发育异常,"外胚叶发育不良"一词被引入诊断。该疾病也被称为单纯型 EB 伴桥粒斑菲素蛋白-1,是一种单纯型 EB 位于基底层上方的亚型。与其他遗传性桥粒性疾病不同的是,本病不涉及心脏,因为桥粒斑菲素蛋白-1 在心脏中不表达。

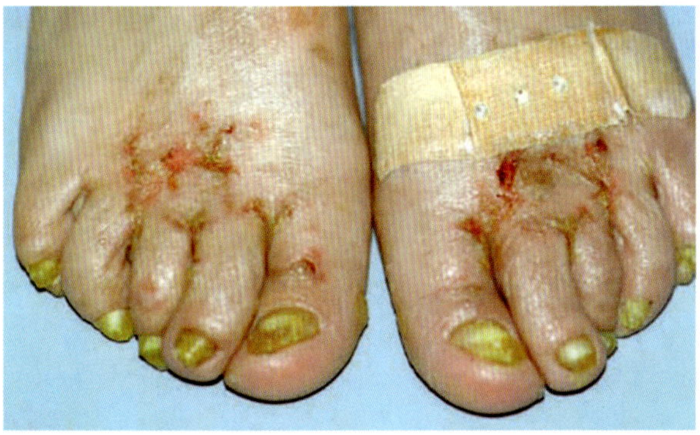

图 71.11　外胚叶发育不良-皮肤脆性综合征,足部糜烂和甲营养不良(单纯型棘层松解 EB-桥粒斑菲素蛋白-1)

单纯型 EB 伴桥粒斑蛋白缺陷

桥粒斑蛋白的常染色体隐性突变可导致一种非常严重的遗传性皮肤脆性症状。它最初被称为"致死性棘层松解性 EB",最新的 EB 分类试图避免使用"致死性"等情绪化的术语,因为这样一个毁灭性的术语可能会对家庭产生影响,而且某些病例的病程可能无法预测[1]。编码桥粒斑蛋白的 *DSP* 基因其他突变可以导致涉及皮肤、头发和心脏(心肌病)的常染色体显性和隐性疾病,包括一组心脏皮肤综合征,在这些疾病中,皮肤特征如羊毛状发和皮肤角化病可能与潜在威胁生命的心脏病一起或在之前发生。然而,由桥粒斑蛋白突变导致的明显的皮肤脆性增加而作为 EB 亚型分类的情况非常罕见。该病水疱常在出生时就出现,分布广泛。一个典型的特征是伴渗出的糜烂面而不是明显的水疱。其他表现包括甲异常、胎生牙、口腔内糜烂和脱发。胃肠道、泌尿道和呼吸道也可累及[2]。

单纯型 EB 伴桥粒斑珠蛋白缺乏

桥粒斑珠蛋白是另一种溶酶体斑块蛋白,其常染色体隐性突变也会导致一种非常严重的遗传性皮肤脆性病。这最初被称为"致死性先天性 EB",不过,就像桥粒斑蛋白的情况一样,最新的共识是避免使用"致死性"这个词,而选择皮肤脆性增加的桥粒斑珠蛋白缺乏症作为替代。与 *DSP* 突变类似,*JUP*(编码桥粒斑珠蛋白的基因)中的一些突变可能会导致心脏皮肤综合征。尽管其他显性或隐性突变可导致多种皮肤、头发和心脏亚型,迄今为止只有 1 例伴有 *JUP* 潜在突变的皮肤脆性病例被报道[2]。临床曾报道因广泛的糜烂、大量经皮体液丢失导致新生儿死亡,但在该病例中未发现心脏受累的证据。

浅表性单纯型 EB

这种常染色体显性疾病最初见于 7 例患者,其特征是表面糜烂,而不是完整的水疱,类似于落叶型天疱疮[1]。表皮松解通常发生在角质层下。愈合后局部形成萎缩性瘢痕或炎症后色素沉着。这种单纯型 EB 亚型的分子基础尚不清楚,关于 COL7A1(Ⅶ型胶原)致病突变的报道可能并不真实[2]。

单纯型 EB 的分子病理学

迄今为止,10 种不同基因的突变构成了单纯型 EB 疾病表型的基础。大约 2/3 的单纯型 EB 病例在 KRT5(角蛋白 5)或 KRT14(角蛋白 14)中有潜在的突变(图 71.12)。大多数突变为常染色体显性突变,KRT14 也可能发生常染色体隐性突变或偶尔发生双基因(*KRT5* 和 *KRT14*)遗传。关于基因型与表型的相关性,常染色体显性严重泛发性单纯型 EB 的突变

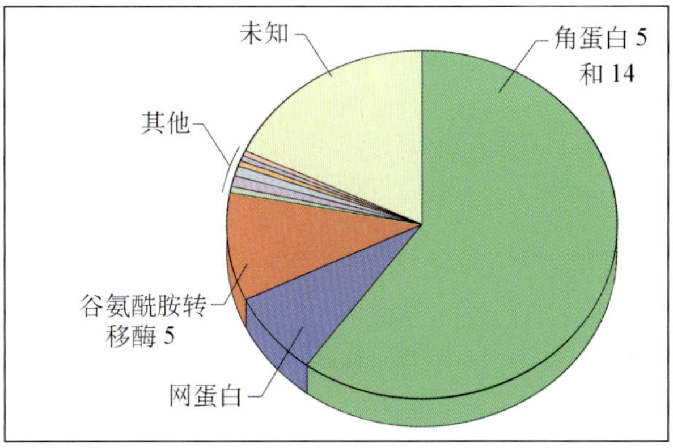

图 71.12　单纯型 EB 的分子基础

大多数突变发生在角蛋白 5 和 14、谷氨酰胺转氨酶 5 和网蛋白中。"其他"蛋白质包括桥粒斑菲素蛋白 1、桥粒斑蛋白、桥粒斑珠蛋白、β4 整合蛋白、BP230 和外孢菌素-5。

通常位于角蛋白的螺旋起始和终止基序中,这是角蛋白单体在中间丝聚合过程中的进行堆积和组装的关键位点。其他较轻微的泛发性或局限性单纯型 EB 通常在蛋白质非重要的部分发生突变,如连接区或尾部。然而,在所有经典的局限性单纯型 EB 的病例中,可能高达 30%的病例没有 *KRT*5 或 *KRT*14 的突变。其中一些病例是由于 *TGM*5(转谷氨酰胺酶5)常染色体隐性突变,和其他 *PLEC*(网蛋白)或偶尔和 *COL*17*A*1(17 型胶原)或 *ITGB*4(β4 整合素亚基)的突变引起,仍有少数表型的分子基础未知。*PLEC* 和 *DST-e*(BP230)都参与了半桥粒内斑块的形成,其中大多数致病突变导致显著不同的表型。导致肌营养不良的常染色体隐性 *PLEC* 突变通常位于杆状结构域(主要由 31 号外显子编码),而该基因其他部分的隐性突变可能是潜在的单纯型 EB 合并幽门闭锁的基础。常染色体显性 Ogna 型单纯型 EB 的多数病例涉及一种特定氨基酸的杂合突变,即 p. Arg2000。令人惊讶的是,*DST-e* 中的常染色体隐性突变导致皮肤中 BP230 完全丧失,仅导致相对轻微的水疱。*ITGA*6(α6 整合素亚单位)和 *ITGB*4(β4 整合素亚单位)还编码半桥粒跨膜蛋白,这意味着角质形成细胞内(单纯型 EB)和透明板(交界型 EB)可能发生裂隙。没有明确的基因型-表型相关性来决定精确的裂隙平面,因此有理由简单地将这种情况称为 EB 合并幽门闭锁,包括其所有的单纯型和交界型变异型。*EXPH*5(外孢菌素-5)突变是一种导致角质形成细胞脆性增加的新型病理学基础。到目前为止报道的所有病例均包含两个等位基因上的移码突变或无义突变,导致功能性外孢菌素-5 完全丧失和细胞囊泡向细胞核附近积聚。外孢菌素-5 的缺失如何破坏角质形成细胞完整性的确切机制尚不清楚。单纯型 EB 的表皮内亚型也可由三个桥粒的基因的突变引起:*PKP*1(桥粒斑菲素蛋白-1)、*DSP*(桥粒斑蛋白)和 *JUP*(桥粒斑珠蛋白)。尽管 *DSP* 和 *JUP* 中的一些错义突变可能与心肌病、皮肤变化和毛发异常有关,但大多数桥粒的皮肤脆性表型是由这些基因中一个基因的常染色体隐性功能缺失突变导致。桥粒斑蛋白和桥粒斑珠蛋白的表达为泛表皮性,而桥粒斑菲素蛋白-1 突变不影响角化细胞基底层。

交界型 EB

几乎所有交界型 EB 均为常染色体隐性遗传和在透明板层形成水疱为特征。传统上,交界型 EB 分为两大类:泛发性 EB 和局限性 EB,每一类都有若干个亚型(表 71.3)。Herlitz、非 Herlitz、泛发萎缩性良性、瘢痕性、进行性和萎缩性等术语不再用于 EB 的最新分类,"致命性"或"致死性"等词也不再作为诊断标签。泛发性交界型 EB 可细分为严重型、中间型、晚发型,以及与幽门闭锁或呼吸和肾相关的亚型。局限性交界型 EB 本身是一种诊断,但这个术语也包含了一种反向变异型及喉-甲-皮肤综合征。交界型 EB 的分子病理学涉及 8 个基因。

表 71.3 交界型大疱性表皮松解症(EB)临床亚型

交界型 EB 类型	交界型 EB 亚型	靶向蛋白
泛发型	严重型	层黏连蛋白-332
	中间型	层黏连蛋白-332,XVII型胶原
	晚发型	XVII型胶原
	伴幽门闭锁	α6 和 β4 整合素亚单位
	伴呼吸和肾受累	α3 整合素亚单位
局限型	局限型	层黏连蛋白-332,XVII型胶原,α6 和 β4 整合素亚单位
	反常型	层黏连蛋白-332
	喉-甲-皮肤综合征	层黏连蛋白 α3a

泛发性严重型交界型 EB

这是交界型 EB 最严重的形式。在出生时或出生后不久就会出现水疱和糜烂面,并迅速泛发全身[1]。整个皮肤非常脆弱,抱起或翻转婴儿可能会导致表皮大面积水疱或表皮脱落(图 71.13)。病变部位通常愈合很慢。愈合后可导致萎缩性瘢痕。通常不伴粟丘疹,可能在继发性感染后发生。常侵犯口腔和咽黏膜,且比较严重。声音嘶哑和哮鸣音可能提示喉部或声门上受累。值得注意的是,可能存在危及生命的气道狭窄。许多婴儿在婴儿期就因严重感染或发育不全而夭折,那些在最初几个月存活下来的婴儿,往往会出现特殊的病变特征,表现为皮损无法愈合,糜烂结痂处含有丰富的肉芽组织[2]。这些典型病变对称发生于鼻周和口周,也发生在其他部位,包括颈部、躯干、臀部，很少发生于上呼吸道。慢性感染加上蛋白质和铁从皮肤丧失，以及喂养困难，导致皮损难愈合和难治性贫血。牙齿表现牙釉质形成异常，牙本质正常，因而导致牙齿畸形、点状凹陷和过早脱落。在发生水疱和糜烂后，甲襞和甲床上形成丰富的肉芽组织，导致甲脱落，指尖发生球状改变（图 71.14）。角膜上可能出现水疱，引起疼痛、糜烂和瘢痕。泌尿道可能发生各种并发症，包括尿道口狭窄、尿潴留、肾盂积水和膀胱肥大。

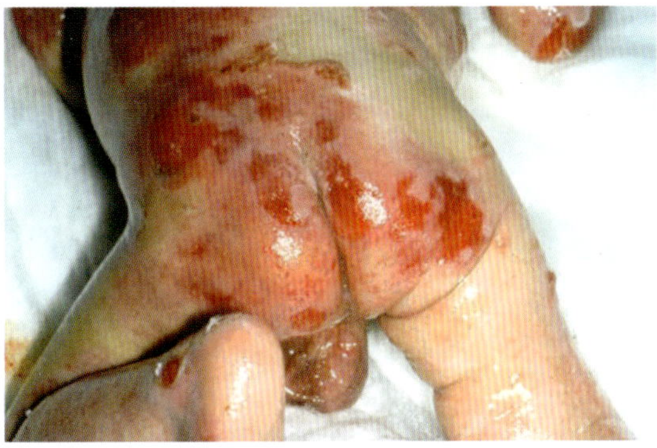

图 71.13 严重交界型大疱性表皮松解症患儿臀部大面积糜烂

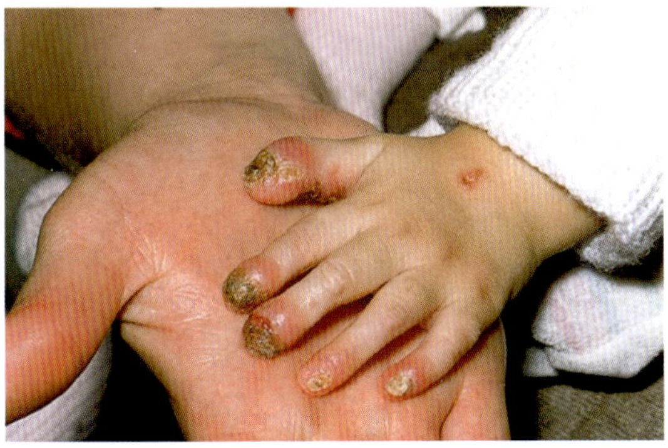

图 71.14 重度交界型大疱性表皮松解症患者指甲的变化
（由英国伦敦圣约翰皮肤病研究所 R. A. J. Eady 教授提供）

泛发性中间型交界型 EB

这种交界型 EB 亚型的早期临床病程可能与泛发性严重型相似，大面积皮肤脆性增加和水疱出现，患者通常能生存到成年[1]。水疱持续存在，随着年龄的增长，病情会逐渐减轻（图 71.15）。黏膜可受累，较泛发性严重型交界型 EB 症状轻。牙齿有严重的牙釉质缺损（图 71.16），而无法正常萌牙。甲营养不良或经常缺失（图 71.17），尤其是趾甲。多达 5% 的患者可能出现在一定程度的假性并趾，临床提示营养

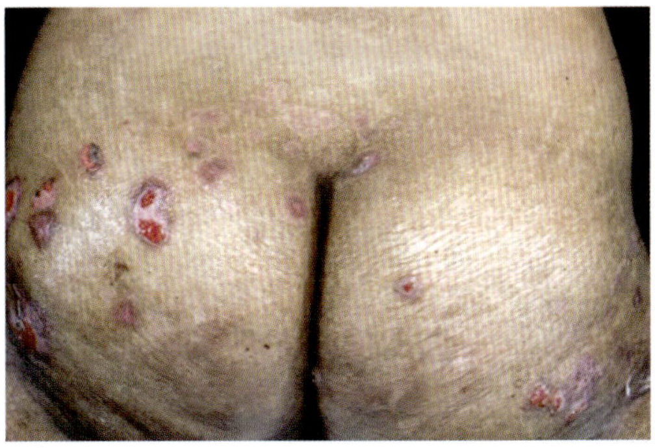

图 71.15 1 例泛发性交界型大疱性表皮松解症患者臀部糜烂、瘢痕和萎缩

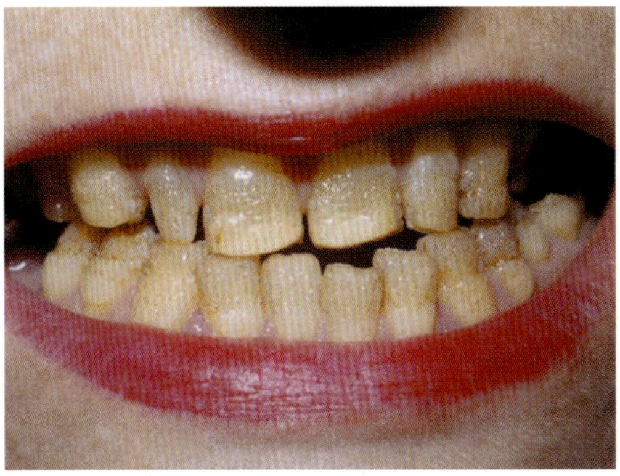

图 71.16 广泛性中间型交界型大疱性表皮松解症牙齿点蚀及变色情况
（由英国伦敦圣约翰皮肤病研究所 R. A. J. Eady 教授提供）

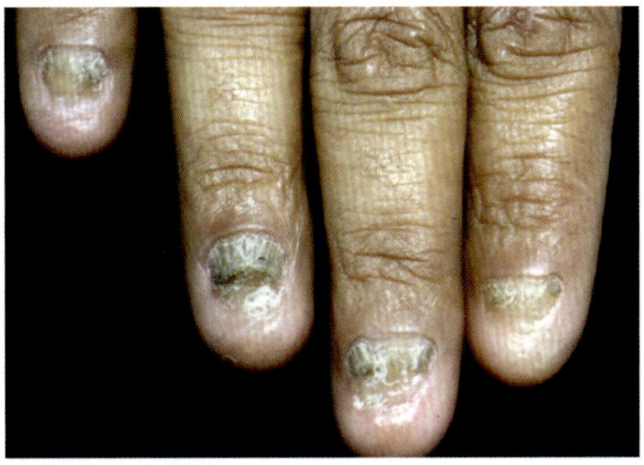

图 71.17 泛发性中间型交界型大疱性表皮松解症的甲营养不良表现

不良型 EB。一般情况下，弥散性中间型交界型 EB 病灶愈合后遗留萎缩性瘢痕，易被误诊为是营养不良型 EB 的瘢痕，特别是发生在小腿或手背时。炎症后色素减退或色素脱失可出现在瘢痕区。这种 EB 的

重要症状是毛发发育不良；脱发可影响头发、眉毛和睫毛，体毛也表现为稀疏或缺失（图71.18）。色素痣或获得性斑点状色素沉着具有不规则的边界，较为常见，不是这种EB亚型所特有的，在单纯型和营养不良型EB也能观察到。食管狭窄、喉受累、口腔糜烂、角膜溃疡和尿道狭窄均有报道。在这种类型的交界型EB中，皮肤白皙的个体中常会看到一小块没有水疱的皮肤，并且这些区域可能比有水疱的区域略暗[2]。这种现象被称为"逆转嵌合"或"自然基因疗法"，代表着突变基因的自发纠正。

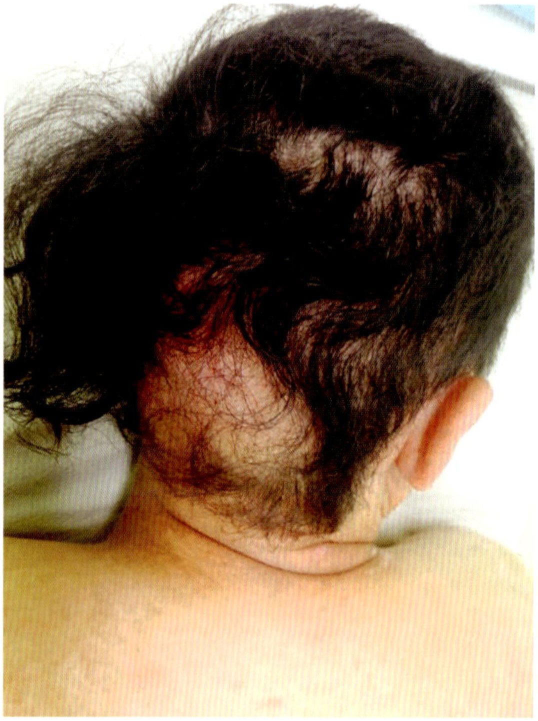

图71.18 泛发性交界型大疱性表皮松解症头皮脱发及毛发稀疏

（由以色列特拉维夫E. Sprecher教授提供）

泛发性晚发型交界型EB

这是一种罕见的常染色体隐性交界型EB，可能包含几种密切相关的类型。除了症状出现延迟外，临床特征与泛发性中间型交界型EB重叠，通常儿童期才开始发病，尤其在5—8岁[1]。最初，创伤引起的水疱主要发生在手和脚，尽管之前可能有甲营养不良。之后，膝和肘部也会受累。渐进性萎缩导致早期指纹缺失和轻微手指挛缩。牙釉质可能存在缺陷，舌乳头可能消失。有时会累及口腔黏膜。尽管也存在明显遗传异质性，*COL17A1*（XⅦ型胶原）的潜在突变为这种交界型EB特殊的临床病理类型提供了支持[2]。

交界型EB伴幽门闭锁

这种罕见疾病通常被认为是交界型EB的亚型，尽管并不十分罕见，人们发现水疱的真正位置是在基底层角质形成细胞的细胞质中，就在质膜上方，而不是在透明层内。因此，无论是在临床上还是在EB的分类上，都存在与单纯型EB的重叠。水疱通常出生即有，妊娠时多合并羊水过多。病变通常累及广泛，可导致萎缩瘢痕形成[1]。牙齿发育不良，缺乏正常的牙釉质，甲营养不良。早期喂食会导致呕吐。大多数病例会在婴儿早期夭折。在存活的儿童中，可出现血尿、排尿困难和反复尿道感染。手术矫正先天性幽门闭锁可改善预后，尽管根本的分子病理学性质，包括*ITGA6*（α6整合蛋白）和*ITGB4*（β4整合蛋白）突变，决定了皮肤黏膜脆性增加的严重程度和疾病过程是否会像严重的泛发性或中间型交界型EB那样[2]。

交界型EB累及呼吸系统和肾

这是对交界型EB分类的最新补充。3例患有先天性肾病综合征、间质性肺疾病和皮肤脆性增加的儿童被报道在*ITGA3*（α3整合蛋白）存在纯合子突变[1]。临床上以肾和呼吸系统的病变为主，但关于皮肤脆性增加的研究首先提示了分子缺陷。出生时没有水疱或糜烂。1例患者在3月龄时受创伤后出现小水疱和糜烂。病灶愈合缓慢，无瘢痕，遗留红斑，无黏膜受累。头发、眉毛、睫毛细小稀疏，部分甲营养不良。所有病例由于反复肺部感染和多器官衰竭死于婴儿期，这与α3整合蛋白在几种组织中的分布一致[2]。

局限性交界型EB

局部表现为交界型EB：典型临床表现包括甲营养不良、牙釉质改变、仅累及下肢和足部的水疱[1]。少数患者在足底形成与角化过度相关的慢性、疼痛性糜烂，尚不清楚小腿是水疱的好发部位的原因。水疱可始于新生儿，也可是迟发性的。有些病例可能是由*COL17A1*（XⅦ型胶原）突变引起，这种突变通常（但不总是）以错义突变为主而非无义或移码突变，从而为局限性或泛发性疾病的基因型-表型相关性奠定基础[2]。

反向型局限性交界型EB

在罕见的反向型局限性交界型EB中，患者新生儿期可出现所有皮肤脆性增加伴全身水疱。然而，后续的病变主要累及腹股沟、会阴和腋窝，因此描述为"反向型"[1]。愈合后可出现小的白色萎缩纹。牙齿发育异常、角膜侵蚀、甲营养不良都是其特征。主要累及皱褶部位的原因尚不清楚；与*COL17A1*（XⅦ型胶原）突变有关的患者，可能是因为在较温暖的身体部位某些突变蛋白可能更不稳定，基因异质性也可能造成这种现象[2]。此外，既往报道有交界型和营养不良型 EB 合并反向型的描述。

局限性交界型 EB 伴喉-甲-皮肤综合征

这种交界型 EB 的亚型在婴儿期发病，慢性糜烂多侵及面部（主要是在鼻周和口周），在四肢、躯干和生殖器也可见糜烂。甲会出现明显的甲周炎和甲下炎症，声音嘶哑是该病普遍特征。牙齿可能呈锯齿状。皮肤和黏膜有明显的肉芽组织，可导致伤口延迟愈合、喉梗阻和失明。该病是由层黏蛋白 332 基因中的 *LAMA3A*（而非 *LAMA3*）的一种特定剪接变体的常染色体隐性突变引起的[1]。最初认为，*LAMA3A* 只存在于旁遮普血统的人群中，在喉-甲-皮肤综合征患者中发现了 *LAMA3A* 的其他突变[2]。此外，在某些情况下，可能与某些形式的泛发性中间型交界型 EB 有相当大的重叠。

交界型 EB 的分子病理学

泛发性严重交界型 EB 是由于 *LAMA3*、*LAMB3* 或 *LAMC2* 任一基因发生双等位基因功能缺失突变引起，这三个基因分别编码异源三聚体层黏连蛋白 332 的 α3、β3 和 γ2 多肽链。这三种基因突变也可能导致泛发性中间型变异型，突变的后果通常破坏性较小，如存在一些残留蛋白、数量减少和功能受损。然而，中等严重程度的类似表型也可由 *COL17A1* 功能缺失突变导致的 XVII 型胶原蛋白完全缺失所引起。罕见的是，双基因遗传可能起作用：交界型 EB 可能是 *COL17A1* 和 *LAMB3* 共同突变引起。交界型 EB 的局限性类型，包括某些反向型案例，也可能由于一系列的破坏性更小的突变如 *LAMA3*、*LAMB3*、*LAMC2*、*COL17A1* 或 *ITGA6*（α6 整合蛋白）和 *ITGB4*（β4 inte-grin）的突变引起。*ITGA6* 或 *ITGB4* 的功能缺失突变（无义、移码或涉及关键的半胱氨酸残基的替换）是幽门闭锁的交界型 EB 的基础。*ITGA3*（α3 整合蛋白）常染色体隐性无义或剪接位点突变在泛发性交界型 EB 伴呼吸和肾疾病的个体中被发现。*LAMA3A* 突变发生于局限性交界型 EB 伴喉-甲-皮肤综合征，*LAMA3A*/*LAMA3* 的复合杂合突变引起的表型与泛发性中间型交界型 EB 表现会有所重叠。

营养不良型 EB

营养不良型 EB 可为常染色体隐性或常染色体显性遗传（表 71.4）。临床上，营养不良型 EB 以皮肤脆性增加、水疱、瘢痕、甲营养不良、粟丘疹形成为特征。黏膜受累常见，糜烂和瘢痕会累及口腔、食管、生殖器和肛门。某些隐性和显性遗传的营养不良型 EB 的临床表现可能存在重叠，在缺乏分子诊断的情况下，尤其是在散发性病例中可能使遗传咨询出现困难。所有的营养不良型 EB 病例，无论其基因型如何，都是由单个基因 *COL7A1* 的突变引起。*COL7A1* 编码 VII 型胶原，是致密层下锚定纤维结构的主要成分。最新的 EB 分类不再包含任何同名亚型，也认识到患者之间的表型表现差异很大，并且考虑到临床表现的范围，在某些情况下，个别类别的诊断标记可能具有一定随意性。显性营养不良型 EB 可分为 6 个亚型：泛发型、肢端型、胫骨前型、痒疹型、仅甲受累型和新生儿大疱性表皮松解型。隐性营养不良型 EB 可分为泛发严重型 EB、泛发中间型 EB、反常型 EB、局限型 EB、胫骨前型 EB、痒疹型 EB、向心型 EB 和新生儿大疱性表皮松解型 EB。因此，在疾病分类中有几个临床亚型同时属于显性和隐性亚型。

表 71.4 营养不良型大疱性表皮松解症（EB）的临床亚型

营养不良型 EB[a]	营养不良型 EB 亚型
显性遗传	泛发型
	肢端型
	胫骨前型
	痒疹型
	仅甲受累型
	新生儿大疱性表皮松解型
隐性遗传	泛发严重型
	泛发中间型
	反常型
	局限型
	胫骨前型
	痒疹型
	向心型
	新生儿大疱性表皮松解型

[a] 营养不良型 EB 各种类型和亚型的靶向蛋白均为 VII 型胶原。

泛发型显性营养不良型 EB

显性营养不良型 EB 的水疱主要发生在受创伤的骨隆突上皮肤，如膝关节、踝关节、手或足背[1]。最常见的症状是局部瘢痕与粟丘疹的形成和甲营养不良。甲营养不良可能是该病最重要的诊断特征，尤其是在成人，因为许多患者只有局限的瘢痕，随着年龄的增长瘢痕不甚明显。甲板，尤其是踇趾，通常很小或完全缺失（图 71.19），正常的甲被萎缩的瘢痕组织所替代。口腔水疱通常比较轻微，牙齿通常是正常的。然而，肛门周围病变可能引起显著疼痛，尤其是在儿童。像 Bart 综合征这样的术语已经过时，报道

的原始家系有 *COL7A1* 基因改变，特别是该基因在显性营养不良型 EB 多个家族中具有多种形式[2]。皮肤特征如白色丘疹样损害，一度被认为是显性营养不良型 EB 亚型的病理特征，现在已认识到可发生在显性甚至隐性营养不良型 EB 中，与疾病亚型无关。

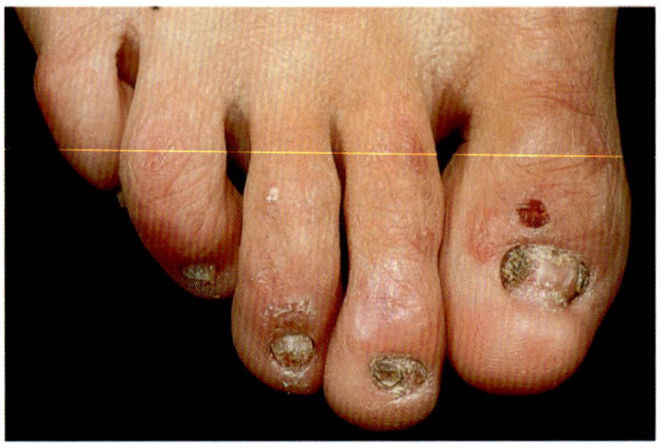

图 71.19 显性营养不良型大疱性表皮松解症趾甲变化及皮肤瘢痕
（由英国伦敦圣约翰皮肤病研究所 R. A. J. Eady 教授提供）

肢端型显性营养不良型 EB

这种显性营养不良型 EB 的性质尚未被准确地定义，因为“肢端”一词在已发表的文献中并没有被广泛使用[1]。它被纳入最新的 EB 分类是为了帮助描述那些皮肤受累模式更为局限、通常涉及手足的显性营养不良型 EB 病例[2]。然而“肢端”一词更倾向于局部表现，尽管大部分皮肤未受累，但仍可发生一些口腔或食管病变。创伤引起的水疱、瘢痕和粟丘疹通常存在于肢端皮肤。

胫骨前型显性或隐性营养不良型 EB

这一亚型的营养不良型 EB 可能通过常染色体显性（多数）或常染色体隐性遗传，在没有相关家族史的情况下，表现上有相当多的重叠。因此，可能需要对 *COL7A1* 进行分子筛选以进行基因分型和准确的遗传咨询。临床表现为胫骨处水疱、萎缩、瘢痕[1]。病灶通常为紫红色，有时类似扁平苔藓。指/趾甲有营养不良的倾向。胫前皮肤可能瘙痒，表型可能与痒疹性营养不良型 EB 重叠（见下一节）。临床征象并不局限于胫骨，在其他身体部位也可能会发现相对较轻微的皮肤脆性增加、瘢痕和粟丘疹，尤其是骨突起处，此种亚型的特征性皮损在胫骨处最为明显[2]。

痒疹型显性或隐性营养不良型 EB

这一亚型的营养不良型 EB 在临床和遗传方面与胫骨前型有重叠。主要的区别是剧烈的瘙痒，其病因尚不明确。相关研究排除了伴发的特应性体质和一系列可能的代谢、生化和内分泌因素在疾病发病机制中的作用[1]。而且，在痒疹型营养不良型 EB 中，没有特定的基因型-表型相关性来提示某些类型的 *COL7A1* 突变[2]。该病临床可表现为肥厚性扁平苔藓或结节性痒疹或自身免疫性炎症性水疱（图 71.20），甚至可表现为人工皮炎。与胫骨前型 EB 类似，症状和体征的首次出现可能会延迟几十年，常常导致皮损的遗传原因被忽略。胫骨常受累，瘙痒性皮损可发生在任何部位。

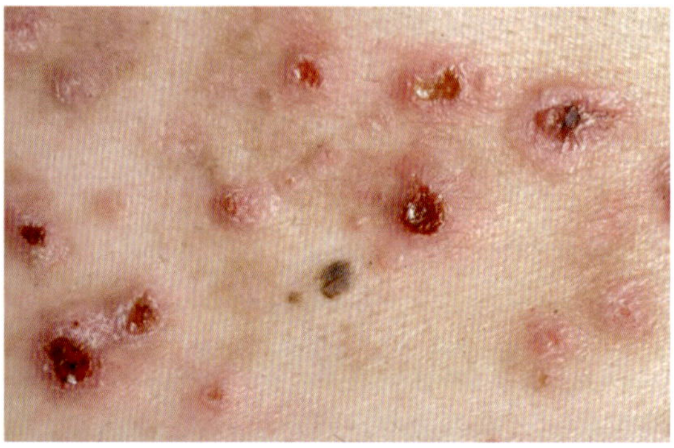

图 71.20 痒疹型 EB（营养不良型 EB）中炎性水疱，类似获得性免疫性大疱病

仅甲受累型显性营养不良型 EB

该病通常只在家庭成员出现创伤性皮肤水疱时才会被首次诊断出来，而对家系的回顾显示，可有一代或几代其他个体患有甲营养不良，无水疱、瘢痕、粟丘疹或黏膜脓肿史[1,2]。所有受累的个体均可显示 *COL7A1* 中存在杂合突变，类似于显性营养不良型 EB 的其他亚型水疱的病理基础；在一些个体中，除了甲营养不良外，没有其他临床症状，甲营养不良有时仅局限于𧿹甲。因此，在许多家庭中，根本没有考虑诊断为营养不良型 EB 亚型。所以这种显性营养不良型 EB 的变体可能比目前所认识的更为普遍。

新生儿显性或隐性营养不良型大疱性表皮松解症

是营养不良型 EB 的一种奇特亚型，出现在新生儿最初几周或几个月，表现为局部或全身的水疱，有自行临床改善的迹象（图 71.21）。表型的改善反映了皮肤底层病理的改善，即真皮-表皮交界处的Ⅶ型胶原增加。最初皮肤活检显示，表皮内对Ⅶ型胶原蛋白的斑点标记和核周空泡扩张的超微结构征象，呈颗粒状外观（星状体）。最初认为，Ⅶ型胶原分泌和组装形成锚定纤维过程的完全纠正导致了新生儿暂时性大疱性表皮松解症的诊断名称[1]。然而，现在强调，大多数病例没有完全缓解，可能有显性或隐性营养不良型 EB 的永久性红斑，尽管比早期的皮损轻微[2]。

表皮内Ⅶ型胶原并不是新生儿大疱性表皮松解症的唯一发现，根据潜在的 *COL7A1* 突变的性质，也可以发生在其他类型的营养不良型 EB 中。

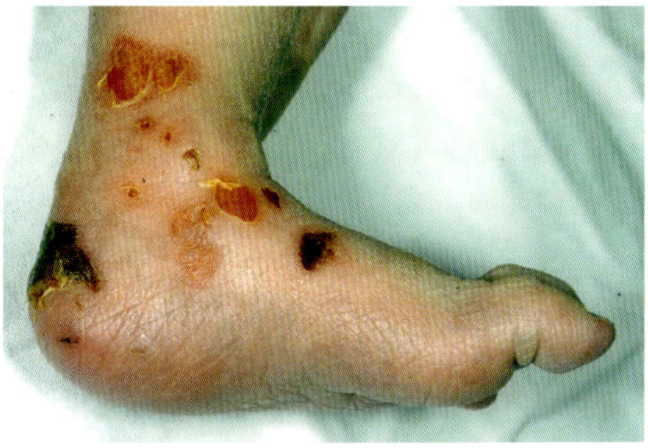

图 71.21 患有大疱性表皮松解症（显性）2 月龄男婴的肢端水疱。到 9 月龄时水疱已消退，遗留几个小瘢痕和持续的趾甲营养不良（终身）

泛发型严重隐性营养不良型 EB

该病大疱在出生时或在婴儿早期出现，皮肤非常脆弱（图 71.22）。临床表现可能包括局部皮肤缺失，尤其是小腿。水疱自发形成，或在皮肤任何部位受到极轻微创伤后形成，可能具有出血倾向[1]。愈合的病灶留下萎缩性瘢痕，在大关节如膝关节，可能发生较厚的瘢痕。粟丘疹的形成几乎是不变的特征。整体皮肤都很脆弱，容易起水疱，经常受到摩擦和创伤的部位最容易出现水疱，包括膝部、肘部、手、脚、颈后、肩部和脊柱（图 71.23）。慢性糜烂和溃疡往往覆盖着一层蜕膜，通常与痂壳堆积和积垢有关，增加继发性感

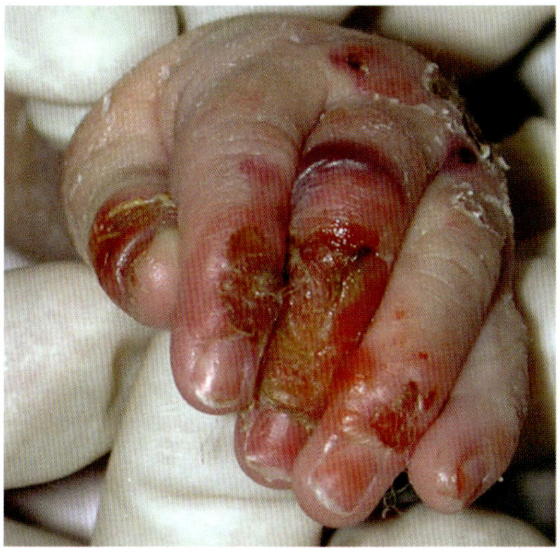

图 71.22 4 周龄的严重泛发性营养不良型表皮松解症患儿手上出现水疱和糜烂

染的风险。瘙痒很频繁，持续的摩擦和抓挠可能导致水疱产生。剧烈疼痛可能与换药有关。常累及头皮，头发和体毛生长受损，可能会出现瘢痕性脱发。童年时反复出现水疱，并伴有逐渐加重的瘢痕导致相邻手指、脚趾的融合（假性并指）。手指会发生渐进性挛缩，并逐渐被包裹在茧状的薄瘢痕组织中，类似于手套（图 71.24）。停止使用双手会导致骨吸收和肌肉萎缩。非皮肤上皮部位也有形成水疱、糜烂和瘢痕的危险。

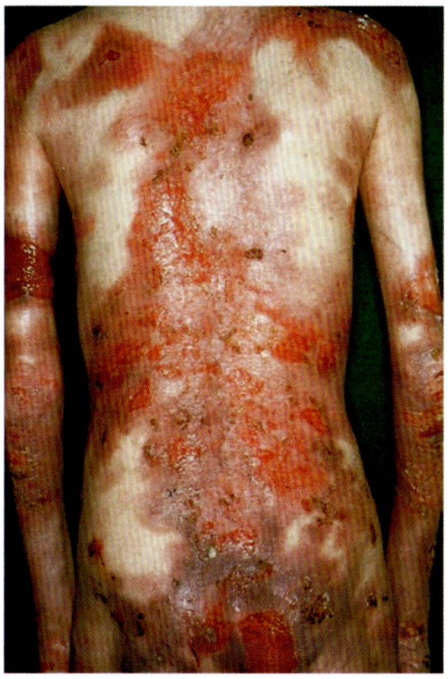

图 71.23 重度泛发性隐性营养不良型大疱性表皮松解症患者背部广泛皮损
（由英国伦敦圣约翰学院 R. A. J. Eady 教授提供）

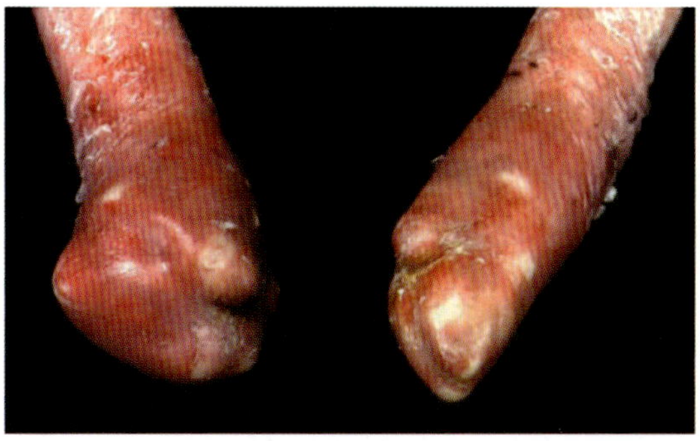

图 71.24 重度隐性营养不良型大疱性表皮松解症连指手套样畸形
（由英国伦敦圣约翰皮肤病研究所 R. A. J. Eady 教授提供）

口腔病变可能比较严重，导致明显的舌系带短缩和小口畸形[2]。牙龈脆弱，轻微刷牙可能导致牙龈损伤伴出血。舌乳头消失，舌面变光滑、有光泽和萎缩。虽然营养不良型 EB 的牙釉质异常证据有限，但牙齿

发生龋病的风险高(图 71.25)。食管受累是一种严重且常见的并发症。可能发生在生命早期,甚至在婴儿期,在 20—30 岁时将影响大多数患者。食管水疱可引起急性疼痛和吞咽障碍,吞咽固体物质困难。随着时间的推移,由瘢痕和纤维化或网状结构的形成所致的食管狭窄可能造成食管部分或完全梗阻。儿童常见肛周水疱、糜烂和疼痛的肛裂。瘢痕所致的肛门狭窄可能会导致便秘。眼部的主要并发症包括睑球粘连、角膜糜烂、角膜混浊或瘢痕形成。大多数重度泛发性隐性营养不良型 EB 患者瘦弱并且矮小。血液中部分维生素和微量金属含量低,难治性贫血明显。骨质减少和骨质疏松症并不少见。继发性淀粉样变也可在伴有持续性慢性炎症和大面积瘢痕的病例中发生。这种 EB 更为常见的、临床上非常重要的并发症是鳞状细胞癌的发生(图 71.26),甚至在 6 岁的儿童中也是如此。大多数肿瘤发生在四肢,常发生在慢性、不可愈合的溃疡部位。多发原发性肿瘤,每种继发性肿瘤逐渐失分化是常见病程,通常在第一次恶性肿瘤发生后 5 年内死亡。

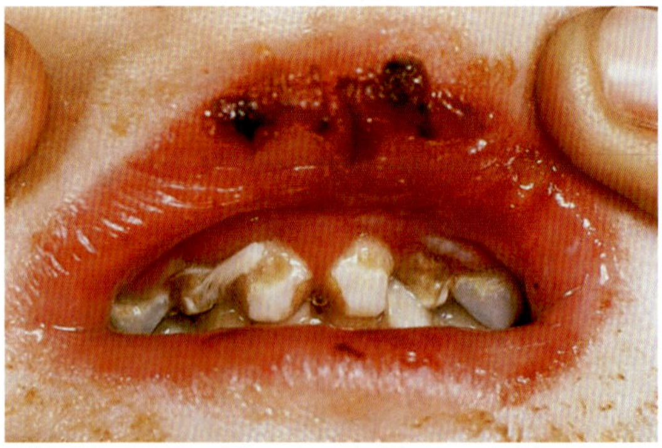

图 71.25 重度泛发性隐性营养不良型大疱性表皮松解症患者口腔龋病及唇部水疱
(由英国伦敦圣约翰学院 R. A. J. Eady 教授提供)

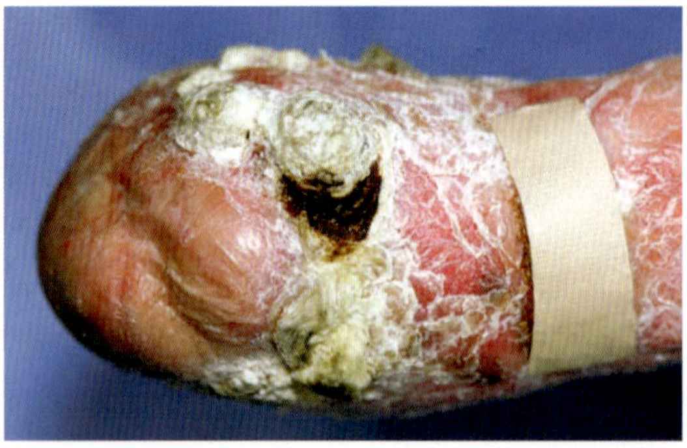

图 71.26 35 岁重度隐性营养不良型大疱性表皮松解症患者手部瘢痕上的鳞状细胞癌

泛发性中间型隐性营养不良型 EB

这种营养不良型 EB 亚型与泛发性严重隐性营养不良型 EB 有共同的皮肤和皮肤外特征,临床症状通常轻得多[1]。患者的皮肤和黏膜非常脆弱,病变包括甲改变、粟丘疹和萎缩性瘢痕,往往更局限,与许多显性营养不良型 EB 病例所见的病变相似(图 71.27)。生长迟缓和贫血通常较轻微。假性并指、食管受累和鳞状细胞癌也可能发生,这些并发症通常比泛发性严重隐性营养不良型 EB 更轻或更少发生。

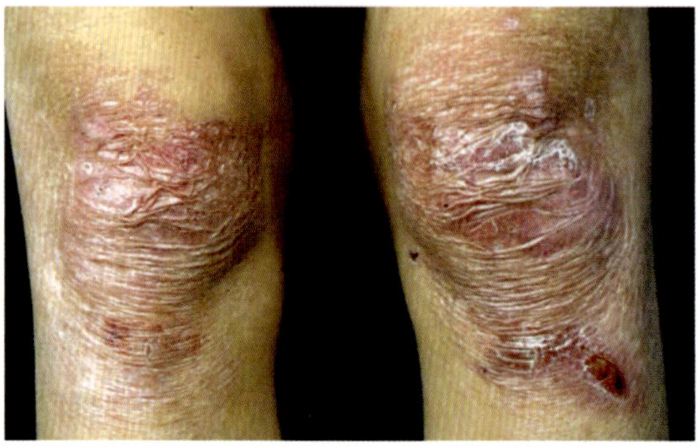

图 71.27 1 名 14 岁的泛发性中间型隐性营养不良型大疱性表皮松解症患者膝关节瘢痕形成

反向型隐性营养不良型 EB

在这种营养不良型 EB 类型中,水疱和瘢痕形成主要发生在腹股沟和腋窝(图 71.28)、颈部和腰部区域,早期水疱的分布可能比较广泛,并不代表随后的分布模式[1]。创伤性角膜糜烂和食管病变常见。甲营养不良、黏膜受累和牙齿改变类似于泛发性类型。患者也有罹患鳞状细胞癌的风险。弯曲部位易于受累的原因目前尚不清楚,有些病例可能与 *COL7A1* 的突变有关[2]。

局限型隐性营养不良型 EB

局限型隐性营养不良 EB 与泛发性中间型重叠,也与反向型重叠,仅有胫骨前或甲受累,强调了临床特征的范围。尝试将所有亚型归入整齐、明确定义类别的目标有点武断[1]。皮肤脆性增加、瘢痕和粟丘疹主要局限于手、足和甲,可能较轻微[2]。某些病例的症状可能在出生后数年出现。明显的黏膜受累罕见。

向心型隐性营养不良型 EB

这种营养不良型 EB 亚型因其独特的临床特征在最新的 EB 分类中得以保留,目前仅报道 1 例,因此该亚型可能在今后的分类中被归入其他类别[1]。报道的患者在出生时全身出现水疱,在出生后的第一

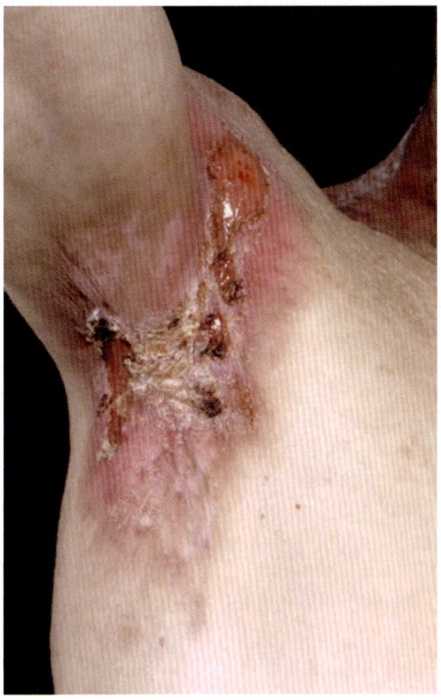

图 71.28 反向型隐性营养不良型大疱性表皮松解症，侵犯腋窝和颈部的瘢痕和糜烂

（由英国伦敦圣约翰皮肤病研究所 R. A. J. Eady 教授提供）

年，患者的皮损仅限于手和脚[2]。几十年来，水疱在近端缓慢地向心性发展，仅在活动边缘有进展性水疱和粟丘疹，远端有萎缩性瘢痕和甲营养不良。成年后期死于其他原因，躯干、面部或颈部未出现水疱，无任何全身症状或相关症状。

营养不良型 EB 的分子病理学

所有营养不良型 EB 显性和隐性形式，都是由 *COL7A1*（Ⅶ型胶原）基因突变引起的。已有超过 1000 种不同的突变被报道，很少有重复的突变；大多数是特定于家系或偶尔的区域性的创始效应。突变谱主要包括无义突变、小插入/缺失突变、错义突变和剪接位点突变。在泛发性严重隐性亚型中，由于 *COL7A1* 等位基因上的无义突变或移码突变，通常会导致Ⅶ型胶原的完全缺失。泛发性中间型变异通常表达某些Ⅶ型胶原，其中至少有一种致病的 *COL7A1* 突变对蛋白质结构和功能的危害效应较小。大多数显性营养不良型 EB 病例是由Ⅶ型胶原三股螺旋内杂合甘氨酸取代引起，尽管少数病例是由框内剪接位点突变或导致框内外显子跳跃的小插入/缺失引起。大多数显性营养不良型 EB 临床亚型（如胫骨前型、痒疹型、仅甲受累型和新生儿大疱性表皮松解症）尚未建立基因型与表型的相关性，在某些病例中，某些特定的甘氨酸替代与反向型的某些病例相关。甘氨酸替代也可导致隐性营养不良型 EB，少数甘氨酸替代可导致显性和隐性疾病。哪些因素决定了某些甘氨酸替代的基因型还有待确定。除了甘氨酸替代外，涉及其他氨基酸残基的少量错义突变可能是显性和隐性营养不良型 EB 的基础。

Kindler 综合征

Kindler 综合征在 EB 的分类中被单独列为第四类，是一种常染色体隐性遗传病。最初，它可能类似于泛发型或局限型营养不良型 EB，尽管皮肤活检通常显示多变的裂隙平面、分裂的或重复的致密层，与单纯型 EB、交界型 EB 和营养不良型 EB 的组织分离的特定平面不同[1]。在大多数 Kindler 综合征病例中，初发水疱在儿童期就会减少，逐渐出现皮肤异色症（图 71.29）。在这一阶段的鉴别诊断包括其他先天性皮肤异色症，如先天性角化不良和 Rothmund-Thomson 综合征。生活在阳光充足气候中的个体皮肤异色症的变化尤为明显。其他一些可变的临床特征包括牙龈炎、眼睑外翻、角膜糜烂、牙周炎、外尿道口瘢痕形成及患皮肤鳞状细胞癌风险增加[2]。慢性结肠炎也可能使 Kindler 综合征的一些病例复杂化。手部可出现假性并指，类似于营养不良型 EB 的某些病例。

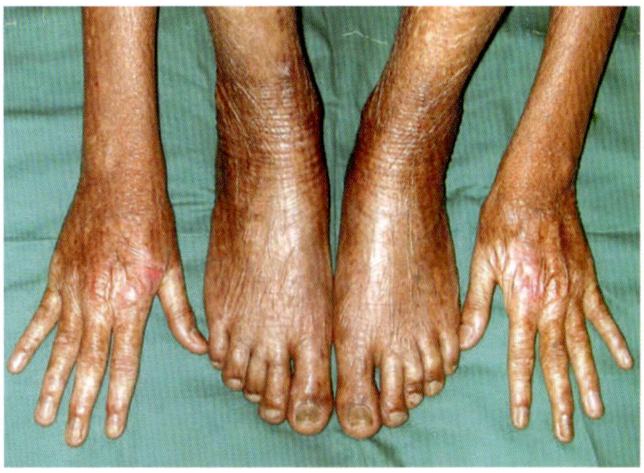

图 71.29 12 岁印度 Kindler 综合征患者的皮肤异色病

Kindler 综合征的分子病理学

Kindler 综合征的发生是由于编码 kindlin-1 蛋白的 *KIND1*/*FERMT1* 基因的两个等位基因发生功能缺失突变所致。kindlin-1 蛋白是一种参与肌动蛋白微丝附着于真皮-表皮交界处的接触连接蛋白[1,2]。该基因/蛋白也被称为 FERMT1 或 fermitin 家族同源-1，迄今这两个术语都在使用。到目前为止，仅有

第6部分

黏着斑蛋白提示 EB 的病理生理学是 α3 整合蛋白(呼吸系统及肾受累的交界型 EB)。*KIND1/FERMT1* 的致病突变多为无义突变、移码突变或剪接位点突变；少数情况下可能发生错义突变、基因内大量缺失和启动子区域突变。突变的杂合携带者无症状，无黏膜皮肤异常。到目前为止，尚无证据表明 Kindler 综合征的遗传异质性，新一代测序的出现可能会使黏着斑蛋白遗传性皮肤病致病基因谱扩大，如果皮肤脆性增加是核心的临床特征，其中某些 Kindler 综合征未来可能出现在 EB 分类中。

诊断

尽管在阐明不同形式 EB 的分子基础方面取得了令人瞩目的进展，最初的诊断仍主要依赖于仔细的临床检查、家族史调查和水疱形成程度的确定。由于临床特征可能并无帮助，甚至产生误导，特别是在新生儿中，诊断往往会依赖于皮肤活检组织病理分析。传统上，使用透射电镜和免疫荧光显微镜，通过抗体筛选 EB 涉及的候选蛋白是首选方法。然而，随着分子诊断学方法的日益普及，一些 EB 病例，如明显的常染色体显性单纯型 EB 或显性营养不良型 EB，可将 DNA 测序作为主要诊断方法，从而避免皮肤活检。然而，近年可以从多种显微技术中获得诊断信息，但对于大多数隐性 EB 而言，皮肤活检仍然是确定诊断的关键。许多隐性 EB 的特征是与一种特定蛋白质的减少或完全缺失有关，仅通过皮肤活检和免疫标记通常可以为确定诊断及鉴定出候选基因测序提供充分的信息。因此，透射电镜作为诊断工具的价值近年有所下降，虽然在相当少数病例中仍然是一个有用的手段。EB 实验室诊断概要如图 71.30 所示。

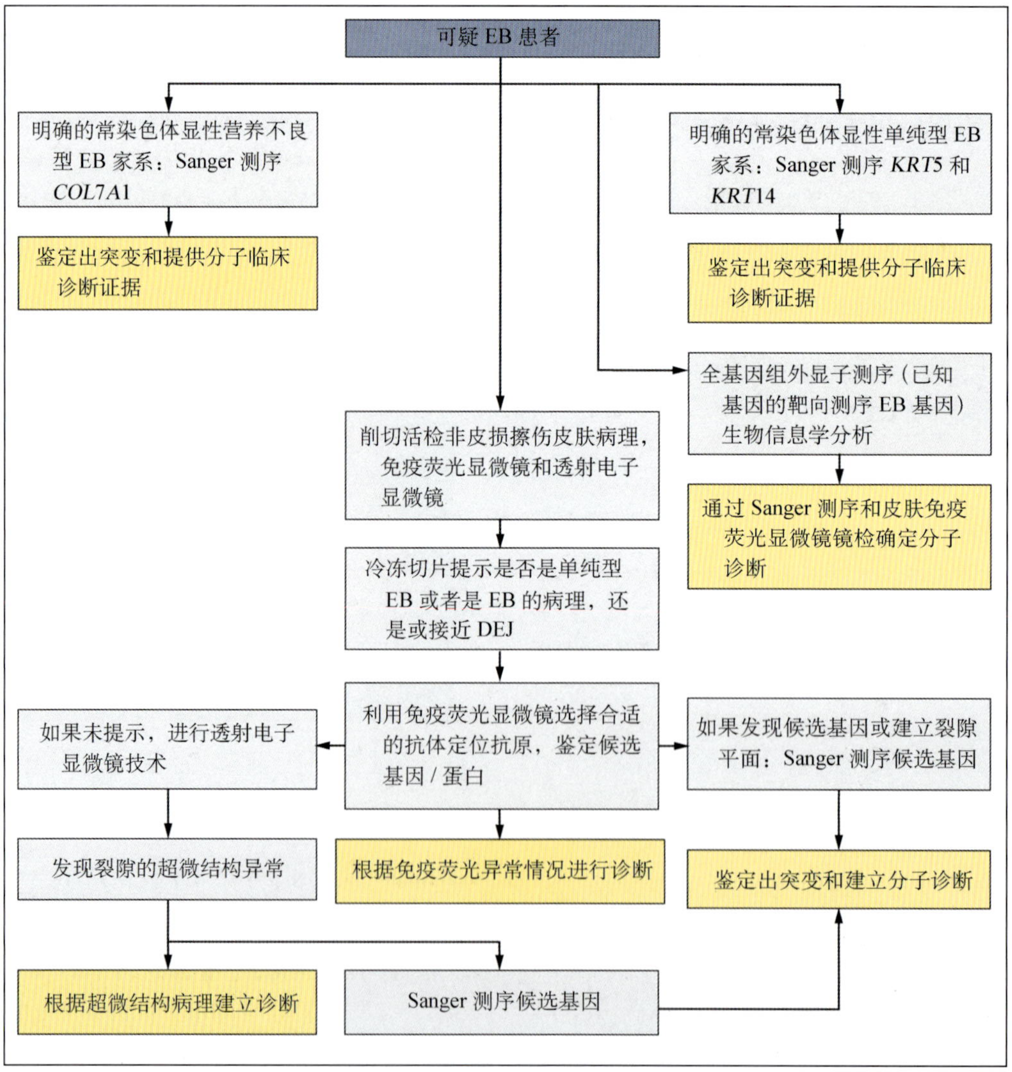

图 71.30 实验室诊断大疱性表皮松解症(EB)方法概述

皮肤活组织检查

皮肤活检的主要目的首先是确定水疱或组织分离的程度，其次是寻找可能指示潜在疾病的其他线索，从而有助于诊断[1]。正确的皮肤活检取材部位，对于明确诊断非常重要。大多数在临床上比较明显的水疱，特别是血疱，往往超过 12 小时，对于诊断来说过于陈旧。时间较长的水疱可能造成严重的诊断困难，可能发生以下情况：蛋白水解抗原降解引起的免疫染色假阴性，疱顶下方的再上皮化和多个裂隙平面。没有水疱的皮肤样本，轻轻摩擦产生轻微的红斑是可取的，这通常将包含一个裂隙面，很少有任何继发改变。由于诊断征象多见于真皮-表皮交界处及其周围，因此活检标本优先选择较厚的标本（图 71.31）。必须注意确保有足够数量的真皮，以便检查整个真皮-表皮交界处。样品应立即浸入适当的电子显微镜固定剂或 Michel's 传递用培养基中进行免疫荧光检测[2]。如果有设备，可以对用于免疫荧光检测的皮肤样本进行快速冷冻。

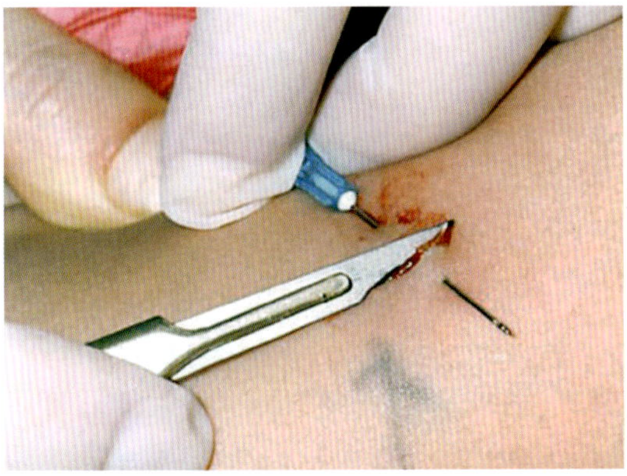

图 71.31 适用于疑似大疱性表皮松解症的削切活检技术

透射电子显微镜法

EB 患者皮肤超微结构分析的主要目的是显示组织分离或起疱的程度。仅用光学显微镜观察皮肤切片不足以建立精确的诊断，空泡变化可能出现在单纯型 EB 中，尤其是半薄、嵌入树脂的切片（厚 0.5μm）代替传统石蜡组织后（图 71.32）。然而，大多数裂隙需要通过超微结构检查来确定。单纯型 EB 表现为表皮内裂隙，交界型 EB 表现为透明板下裂隙，营养不良型 EB 表现为致密板下裂隙[1]。在 Kindler 综合征中，裂隙平面可能是可变的和混合的（以上所有的水平面）。单纯型 EB 裂隙可能表现为细胞溶解或棘层松解，这取决于某些亚型的潜在病理变化（图 71.33）。其他对诊断重要的超微结构特征是：基底角

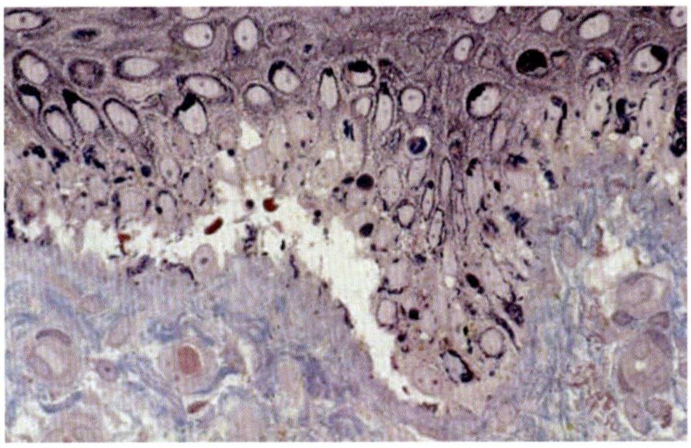

图 71.32 严重泛发性单纯型大疱性表皮松解症光镜下（半薄切片）显示表皮内裂隙（Huber 染色）

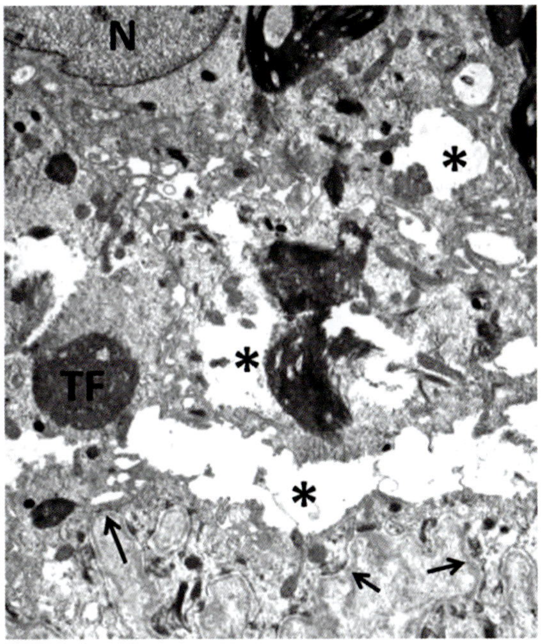

图 71.33 严重单纯型大疱性表皮松解症部分基底角质形成细胞的电镜表现为张力丝团簇（TF）和细胞溶解（星号）

N，细胞核；箭，表示真皮-表皮交界处。

质形成细胞中的角蛋白丝往往被破坏或聚集，或其他变异，桥粒细胞连接、颗粒层或细胞质囊泡可能异常。半桥粒通常稀疏且变小，在较严重的交界型 EB 中，锚定纤维数量减少，在营养不良型 EB 中出现缺失或结构异常[2]。即使使用锚定纤维分析，显性和局限性隐性营养不良型 EB 之间仍没有明显区别。特定亚型 EB 的某些超微结构表现可能具有诊断价值。例如，在严重泛发性单纯型 EB 基底角质形成细胞中存在球状的张力细丝团块；基底角质形成细胞苍白和张力原纤维缺乏与角蛋白 14 的隐性敲除突变有关；

成组的核周泡状内涵体是单纯型 EB 伴 exophilin-5 的病理特征；细胞内星状体提示新生儿大疱性表皮松解症。

值得注意的是，准备电子显微镜检查皮肤组织标本需要注意以下细节：选择最佳的固定剂，组织处理和识别真正的病理改变或假象。总的来说，电子显微镜为约 10%的病例中 EB 的诊断提供了帮助；其余的通常可以结合免疫荧光显微镜和 DNA 测序来诊断。因此，目前常见的做法是对初步诊断的皮肤活检标本进行处理，并将其装入树脂中，当其他技术不能明确诊断时继续对皮肤标本进行切片检查。

抗原定位和抗体探针

通过间接免疫组织化学染色法可以确定水疱形成的程度。其目的不是寻找皮肤抗原表达减少的情况，而是利用抗体对正常皮肤和不同形式 EB 患者皮肤中强表达的蛋白质来对真皮-表皮交界处或其他结合部进行染色[1]。例如，抗Ⅳ型胶原抗体会使致密板染色。如果该抗体标记了水疱的顶部，那么分离水平必须在致密层之下（图 71.34）。该表现提示诊断营养不良型 EB，因为对于单纯型 EB 和交界型 EB，Ⅳ型胶原免疫染色会映射到水疱基底部。尽管抗原定位研究（如角蛋白 14 或Ⅳ型胶原抗体）可能为石蜡切片提供信息，但大多数诊断性实验是在冷冻皮肤切片上免疫组化研究。除了在所有皮肤中表达的抗体外，也可以使用抗体来处理不同形式 EB 中突变的蛋白质。这种策略对于诊断隐性 EB 特别有用，在隐性 EB 中，潜在的突变往往导致突变蛋白的表达减少，导致免疫标记的减少，甚至对特定蛋白的抗体探针的反应完全缺失[2]。例如，在隐性营养不良型 EB 中，编码型Ⅶ胶原的 *COL7A1* 发生突变。与对照皮肤相比，抗Ⅶ型胶原抗体免疫标记的隐性营养不良型 EB 皮肤在真皮-表皮交界处的标记减少，或完全缺失（图 71.35）。由于其他基底膜抗体探针（如层黏连蛋白 332 检测或 α6β4 整合蛋白）的免疫标记与患者对照处没有差异，这揭示了营养不良型 EB 的诊断。石蜡切片不适合用跨膜蛋白（如整合蛋白）抗体进行标记，需要使用冰冻皮肤。

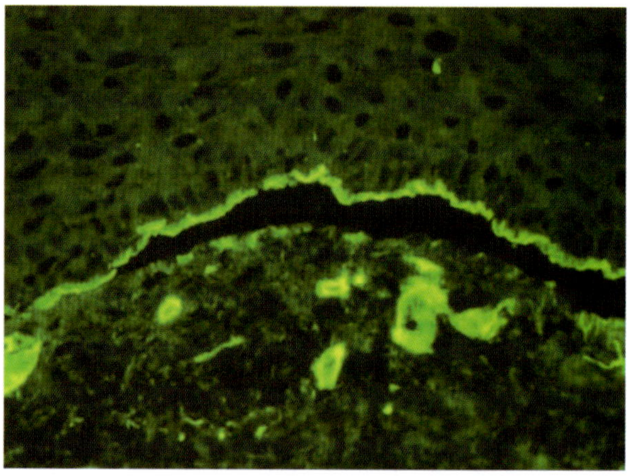

图 71.34　营养不良性型大疱性表皮松解症患者Ⅳ型胶原抗原在疱顶（致密板下水疱）

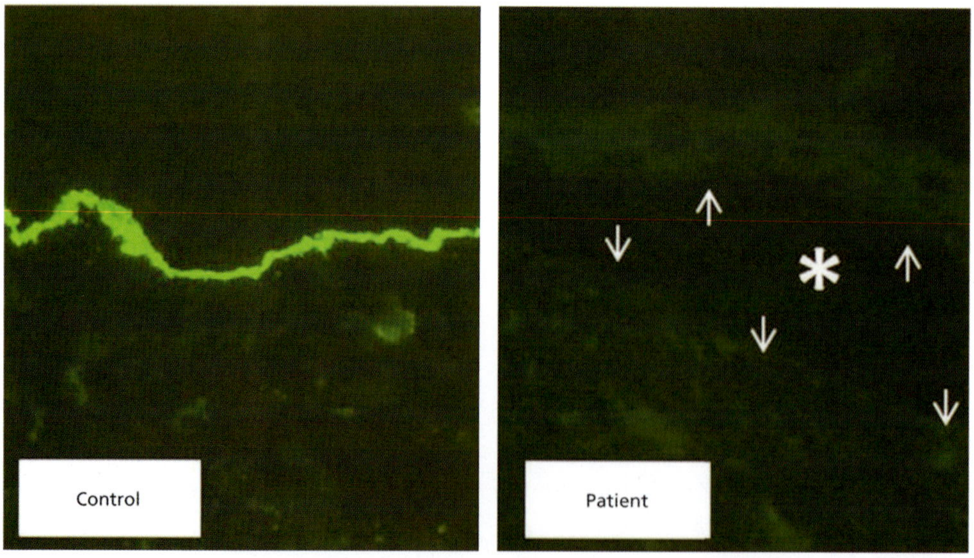

图 71.35　正常皮肤Ⅶ型胶原免疫标记在真皮-表皮交界处呈亮线性染色。相反，在严重泛发性隐性营养不良型大疱性表皮松解症患者中，Ⅶ型胶原免疫反应性完全缺失
（星号，表示水疱；箭，表示水疱的顶部和底部）

然而，免疫荧光显微镜并不能对所有 EB 病例做出诊断。例如，如果 EB 皮肤活检标本中没有水疱，皮损与对照的免疫标记则没有明确的差异，尽管使用的抗体针对的是 EB 所有的候选蛋白，也不能得出正常的结论。某些情况下，常染色体显性单纯型 EB 和显性营养不良型 EB 不能排除。在这种情况下，可能需要进行更多的诊断试验，如透射电镜或 DNA 测序，以达到准确诊断。

Sanger 测序

到目前为止，18 个不同的基因已经在 EB 的分子病理学中被发现。大多数致病突变是点突变，或涉及小插入或缺失突变。因此，基于 DNA Sanger 测序的突变检测策略已经建立起来，直接测序聚合酶链反应（PCR）产物，包括所有已知 EB 基因的所有编码区域和剪接位点的外显子和旁侧内含子序列（图 71.36）[1]。因此，对于已知的 EB 基因，这相当于 400 多个 PCR 产物。然而，对所有患者进行所有这些 PCR 产物测序并不是通常的做法。通常，基因的扩增和测序会受到临床表现及皮肤组织活检所提示的基因或蛋白的影响。例如，如果一个患者皮肤组织活检提示Ⅶ型胶原的减少，Sanger 测序将重点关注 *COL7A1* 基因，而不是其他基因[2]。对于其他亚型的 EB，包括常染色体显性遗传的单纯型 EB 和显性营养不良型 EB，针对 *KRT5*（角蛋白 5），*KRT14*（角蛋白 14）和 *COL7A1*（Ⅶ型胶原）基因进行 Sanger 测序可以作为一线诊断的依据。大多数 EB 病例的 DNA 测序诊断利用外周血和唾液中的 DNA 进行，对于镶嵌疾病（包括可逆性镶嵌），通常需要从受累和未受累皮肤中获取 DNA 进行测序和机制研究。

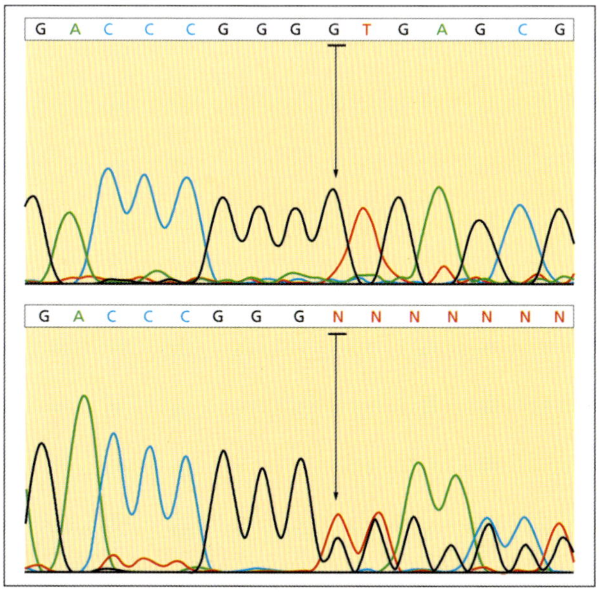

图 71.36 Sanger 测序

上图显示的是野生型 DNA 序列，但在下图有一个 1 bp 缺失突变（G 核苷酸）引起移码，导致下游提前出现的终止密码子。在几种严重的隐性大疱性表皮松解症均可发现该种突变。

新一代测序

DNA 技术的发展引入了新一代测序技术，这种技术的出现对 EB 等遗传性疾病的 DNA 诊断产生了重大影响[1]。新一代测序的目的是一次性对所有的基因组进行测序（全基因组测序）或对 22 000 左右已知基因的所有编码区域进行测序（全外显子组测序），然后应用一系列生物信息过滤器来识别出引起疾病的突变。这一方法在识别新的疾病与基因关联（如常染色体隐性单纯型 EB 中 *EXPH5* 突变）研究中提供了丰富的信息，目前已用于诊断[2]。在 EB 诊断中使用新一代测序的总成本可能与皮肤活检和 Sanger 测序方法类似或更便宜，预计未来几年成本将进一步下降。然而，主要的障碍是诊断所需的时间。快速诊断对于临床医师，尤其是那些参与可疑新生儿 EB 管理的临床医师来说是非常重要的。目前，皮肤活检可以在 2～3 天对大部分 EB 进行诊断。相比之下，新一代测序可能需要几个星期才能完成。即使优先使用测序仪，并且测序集中在已知 EB 基因层面，也需要至少 1 周（通常更长）的时间才能达到诊断。尽管如此，该技术仍在快速发展，能够在一天内完成基因组测序的时代已经不远了。如果新一代测序能得到适当的生物信息学支持，将有潜力成为所有遗传性皮肤病首选的诊断方法，不需要临床或皮肤活检的详细数据的情况下有能力识别致病性突变，并提供一个其他已知的和未知的潜在的遗传修饰数据文件。然而，就目前而言，新一代测序应该被视为 EB 诊断的一种新兴技术，而不是其他现有诊断方法的直接替代品。

鉴别诊断

区分 EB 与非 EB，或 EB 的一种亚型与另一种亚型是非常困难的，尤其是在新生儿期（图 71.37）[1]。在此阶段，EB 的鉴别诊断可能需要包括以下疾病：先天性大疱性鱼鳞病样红皮病、葡萄球菌烫伤样皮肤综合征、大疱性脓疱病、色素失禁症、新生儿单纯疱疹、自身免疫性大疱病（如胎传天疱疮或妊娠类天疱疮、皮肤发育不全、局灶性真皮发育不全）和 Gunther 病。在婴幼儿、大龄儿童或成人中，存在一些自身免疫性大疱性疾病，如大疱性类天疱疮、黏膜类天疱疮或线状 IgA 大疱病，可与交界型 EB 或重度泛发性单纯型 EB 临床表现有重叠。获得性 EB 可类似于营养不良型 EB。通常根据起疱的时间可将遗传性 EB 与自身免疫性大疱病区分开来。先天性厚甲和表皮松解性鱼鳞病在一些儿童或成人中也可能与 EB 混淆。皮肤剥脱综合征具有异质性，有些可能类似 EB。事实上，由于谷氨酰胺转氨酶 5 突变导致的常染色体隐性肢端皮肤剥脱综合征现在被认为是单纯型 EB 的特殊亚型，而不是一种鉴别诊断[2]。最后，人为皮肤损伤，包括虐待儿童，在某些情况下也可作为鉴别诊断。

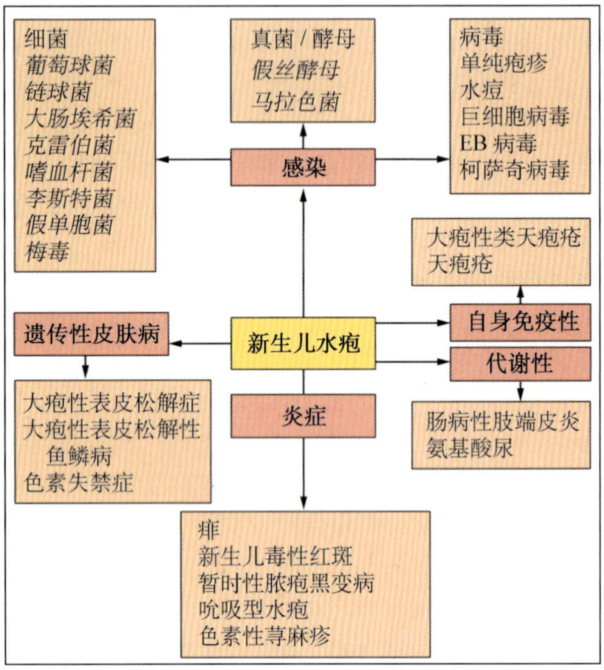

图 71.37　新生儿皮肤水疱的鉴别诊断

其他遗传性大疱性皮肤病

皮肤剥脱综合征

除了 *TGM5* 突变导致的肢端皮肤剥脱综合征外，还有其他几种皮肤剥脱综合征不属于 EB 类型。肢端皮肤剥脱综合征可由半胱氨酸蛋白酶抑制剂(*CSTA*)的突变引起[1]，有些病例可能具有表皮松解性鱼鳞病的临床表现[2]。这些病例的肢端皮肤剥脱可因浸泡在水中而加重。更多的皮肤剥脱综合征与 *CHST8* 的常染色体隐性突变有关，该突变编码高尔基体跨膜 N-乙酰半乳糖胺-4-O-硫基转移酶[3]。*CDSN* 编码角膜锁链蛋白，该蛋白是一种参与角质形成细胞分化的蛋白，也是角质细胞间桥的结构成分。该基因的常染色体隐性突变，以及编码桥粒芯蛋白-1 的 *DSG1* 双等位基因突变，均可导致一种炎症性更广泛的皮肤剥脱病，产生皮肤屏障缺陷、瘙痒和特应性皮炎[4,5]，临床表现可能与 Netherton 综合征有部分重叠。

皮肤角化病

角蛋白中间丝网络的破坏可导致显微镜下和某些临床上细胞脆性增强的表现。尽管报道了有 20 多种不同的角蛋白基因病，但 EB 的分类中仅包括角蛋白 5(*KRT5*)和角蛋白 14(*KRT14*)。而角蛋白 1(*KRT1*)和角蛋白 9(*KRT9*)突变可导致表皮松解性掌跖角化病[1,2]。后者主要症状是掌跖皮肤呈弥散性黄色增厚，而非皮肤脆性增加。先天性厚甲也可发生水疱，大多数由于角蛋白 6a(*KRT6A*)、6b(*KRT6B*)、6c(*KRT6C*)、16(*KRT16*)和 17(*KRT17*)中常染色体显性突变所致[3]。水通道蛋白 5(*AQP5*)的常染色体显性突变也可导致角化病，皮肤在水中浸泡后脆性会增加[4]。

钙泵障碍

Darier 病是一种严重的显性遗传性皮肤疾病，其特征是细胞间的黏附丧失和角化异常。由基因 *ATP2A2* 缺陷所致，此基因编码内质网网状结构 Ca^{2+}-ATPase 异形体 2(SERCA2)，即细胞内 Ca^{2+}-ATPase 泵。机械性地，桥粒和粘着连接不成熟，并且有角质形成细胞分化异常[1]。光镜下可见皮肤棘层松解性角化不良。皮脂分泌区域和褶皱处出现油腻的丘疹和斑块，几乎所有患者都有甲异常，有 V 形甲板缺口和纵向紫/白色带状条纹[2]。Hailey-Hailey 病（家族性慢性良性天疱疮）也是一种常染色体显性遗传病，表现为摩擦部位自觉不适的糜烂或疣状病变。它是由另一种钙泵基因 *ATP2C1* 的突变引起的[3]。在 Hailey-Hailey 病中，皮肤脆性增加比 Darier 病更明显。褶皱处皮肤可能会出现增厚和乳头状瘤，患者不会出现在 Darier 疾病中所见的角化过度性丘疹[4]。

桥粒障碍

桥粒是细胞间的连接，有助于各种组织包括皮肤的细胞-细胞黏附、信号传递、发育和分化。在跨膜和细胞内斑块蛋白组成的网络中，已有 10 个不同的桥粒基因的致病性常染色体显性或隐性突变被报道，导致一系列对皮肤、头发和心脏有不同影响的表型[1]。到目前为止，编码桥粒蛋白的基因中存在的潜在突变导致至少 12 种常染色体隐性遗传的和 4 种常染色体显性遗传的疾病/综合征，这些疾病中只有 3 种被列在 EB 分类中[2]。桥粒性水疱遗传性皮肤病主要涉及桥粒斑块（血小板亲和蛋白-1、桥粒斑蛋白、桥粒斑珠蛋白）中表达的蛋白，其他几种疾病的皮肤病理表现为角化病，这是由于桥粒功能障碍导致的分化异常。

代谢与信号障碍

肢端皮炎是一种遗传性缺锌性疾病。临床表现为湿疹样、粉红色、鳞屑性斑块，可发展为水疱性、大疱性、脓疱性或脱屑性皮损，主要发生于腔口周围和四肢。传染性口角炎，又称唇炎，是一种常见的早期表现，其次是甲沟炎。随后特征性症状包括脱发和腹泻。通常出现在婴儿时期，人工喂养的婴儿在几天内出现症状，母乳喂养的婴儿在断奶后的几天到几周出现症状。该疾病是由锌转运基因 *SLC39A4* 的常染色体隐性突变引起的，并对补锌有反应[1]。色素失禁症是一种 X 连锁显性遗传性皮肤病，在子宫对男性胎儿是致命的。该病由转录因子 NF-κB 异常所致免疫应激反应、炎症、细胞黏附功能及针对细胞凋亡的保护功能失调引起的[2]。复杂的 *IKBKG*（以前称为 *NEMO*，NF-κB 基本调谐子）基因重排出现在约 85% 的色素失禁症患者，导致 NF-κB 因子激活丧失。临床上表现为沿 Blaschko 线分布的炎症性和水疱性皮损，随后出现色素沉着和疣状增生。

治疗

目前尚无针对任何形式大疱性表皮松解症（EB）的根治疗法，临床处置的重点在于采取保护和避免发病诱因的对症措施。在重度 EB 中，整个皮肤包括口腔黏膜在内的其他复层鳞状上皮非常脆弱，轻微的摩擦或擦伤即可引发水疱。在中度 EB 中，水疱并不总是由轻微的摩擦引起的，可能只在皮肤受到剧烈撞击后出现。主要治疗难点在于泛发性重症隐性营养不良型 EB 的新生儿、儿童、青少年或伴有慢性疾病的成人继发的严重的全身性疾病。

新生儿与婴儿的治疗

由于新生儿严重的水疱和糜烂可能与交界型大疱性表皮松解症（JEB）、营养不良型大疱性表皮松解症（DEB）或单纯型大疱性表皮松解症（SEB）有关，因此早期目标是通过适当的皮肤活检明确诊断。这些有助于新生儿重症泛发性 EB 的诊断，其临床表现易与 JEB 或泛发性 DEB 相混淆，提示预后不良。专业的护理是治疗新生儿 EB 的关键[1]。具有照顾婴儿和 EB 患儿经验的儿科护理专家通常是帮助协调医院治疗、启动诊断测试和培训父母的最佳人选。理想情况下，EB 患儿在覆有丝绸床单的厚泡沫垫上哺乳和照顾，这样婴儿可以被抱着、喂养和护理，而不会造成过度创伤。皮损处用无菌生理盐水清洗，覆以舒适的非黏附敷料[2]。一些 EB 专家倾向于局部使用抗菌剂如稳定的过氧化氢乳膏（如 Hioxyl®，Quinoderm，UK）或 1% 氯己定乳膏，而非局部抗生素，以防止抗生素耐药菌出现。另一种选择是 1% 磺胺嘧啶银乳膏（Flamazine®，Smith and Nephew，UK）或含多黏菌素 B、杆菌肽的药膏来治疗开放性伤口，由于有系统性吸收的潜力，局部使用银制剂应加以限制。医院内局部抗生素莫匹罗星乳膏不作为常规用药，易出现耐莫匹罗星的金黄色葡萄球菌。日常生活中作为局部感染的短期应用（至多 7 天）通常是安全有效的。目前新敷料 Mepitel® 和 Mepilex®（Molynycke，Luton，UK）主要用于儿童和老年患者。Mepitel 是一种多孔的、轻度黏附的硅胶材料，可放置长达 7 天。任何渗出物基本都能通过孔隙被敷料二次吸收，敷料可及时更换。Mepilex 有泡沫衬垫，可在需要的地方提供更多保护。其他敷料有 Urgotul®（Urgo Medical，Loughborough，UK）和 PolyMem®（Ferris Mfg. Corp.，Fortworth，TX，USA）。

单纯型 EB 的治疗

控制温度和湿度可降低单纯型 EB 患者发生起水疱的阈值，因此降低这两个因素的防范措施非常必要[1]。局限性或泛发性单纯型 EB 患者应穿着合脚、内衬柔软且透气性好的鞋子。尤其在炎热的天气，冷却鞋垫如 CoolSorb®（Algeos Ltd，Liverpool，UK）可能有帮助。与羊毛袜或合成纤维袜相比，棉袜更受欢迎，双层运动袜可起到额外的摩擦保护功能，并具有良好的吸水性。散热银纤维袜，如 Carnation Silversocks®（Cuxson Gerrard and Co.，Oldbury，UK）对于许多患者是有用的。将普通袜子（或者 T 恤）翻过来可有效减少衣服皱褶与皮肤间的摩擦。单纯型患者的多汗症会使水疱恶化，可用 20%三氯化铝进行治疗，但并非对所有患者都有帮助。肉毒杆菌毒素注射也可以改善某些人的肢端多汗症。敷料在单纯型 EB 中的应用不是必要的，有时会加剧水疱形成。使用非灭菌的玉米淀粉有时可以减少水疱形成和促进伤口愈合。玉米淀粉可直接用于皮肤（包括起疱的部位），也可撒在袜子或鞋子上。有些患者口服四环素可减少新发水疱数量[2]，目前尚无系统疗法可改善单纯型 EB。

泛发性重度交界型 EB 的治疗

重症 JEB 患者通常预后较差，多数存活不超过几周或几个月。少数临床严重度较轻患者预后良好可以存活数年。在治疗此类型儿童时应特别小心，由于他们的皮肤非常脆弱，应使用无黏附敷料（见新生儿护理一节）。还应评估除皮肤外的异常，即是否为与肌营养不良、幽门闭锁等相关的 JEB 亚型。面部糜烂和甲周炎亦常见，许多伤口覆有丰富肉芽组织，短期局部应用强效糖皮质激素能够起到改善的作用。皮肤移植术也可能有效，但由于皮肤损害程度和潜在组织脆性，加之预后不良，使得临床可行性降低[1]。一些儿童因为声音嘶哑和气道阻塞而需要气管切开。

泛发性重度隐性营养不良型 EB 的治疗

泛发性重度隐性营养不良型 EB 患者往往能活到中年，因此需要终身护理。理想情况下，他们应该每隔 6 个月在多学科诊所进行一次检查，以帮助满足这些患者的特殊需求。在使用胶带、血压计袖带、止血带和任何可致水疱形成或皮肤损伤的器械时，应采取预防措施。以下系统需要特别注意。

口腔护理

小口畸形、口腔纤维化和舌系带短缩增加了检查和接触牙齿及口腔黏膜的难度。治疗应从儿童早期开始，需要有丰富经验的小儿口腔科医师参与，因为他们对 EB 患儿的牙科并发症具有专业知识。必要时进行龋齿治疗和洁牙（最好是儿童电动牙刷）以修复恒牙和乳牙维持其功能。牙冠及种植牙应用在成人中效果显著。更常见的预防措施包括每日补充氟化物及使用含氟化钠和氯己定成分的漱口水。

胃肠道营养

常见的是吞咽困难和吞咽疼痛[1]。食管狭窄可通过 X 线钡餐和上消化道内镜（图 71.38）检查证实。食管痉挛常伴急性梗阻，可通过钙通道阻滞药（如舌下含服硝苯地平）缓解。治疗食管狭窄需要内镜引导下的球囊扩张，需要隔几个月重复做一次。大多数患者有胃食管反流，使用质子泵抑制药可防止食管内壁进一步损害。慢性便秘也很常见，其原因复杂，可能与饮食中纤维摄入不足有关，因此高纤维饮食是必要的。吞咽高纤维饮食困难者可能会从如 Enrich®（Abbot Laboratories Ltd，Maidstone，UK）一类营养品中受益。渗透性和刺激性泻药及粪便软化剂也有一定作用，需要视个人情况而定。尤其在儿童中，肛门水疱及糜烂容易导致便秘，联合使用甘油栓剂与局麻药可有一定效果。努力保证充足的营养和均衡的饮食对维持儿童的生长尤为重要，患儿经常缺乏维生素和微量元素（包括锌、铁和硒）[2]，全面的营养补充对生长发育、控制贫血及伤口愈合有一定作用。通过胃造口进行喂养，除了解决吞咽困难外，还能提供适当的营养成分。肠外营养可在家进行且耐受性较好。

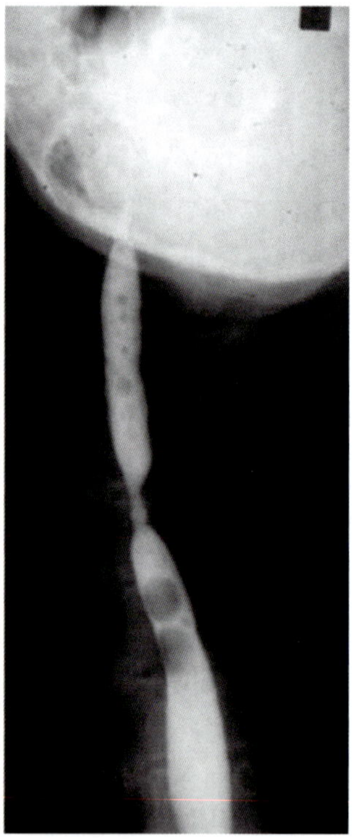

图 71.38 隐性营养不良型大疱性表皮松解症钡餐平片示食管上段狭窄

（由英国伦敦圣约翰皮肤病研究所 R. A. J. Eady 教授提供）

眼

应局部使用抗生素和麻醉药对眼外部擦伤进行紧急处理[1]。角膜受伤后需要佩戴眼罩 2～3 天，直到疼痛减轻。水疱造成眼睑瘢痕愈合可导致眼睑闭合不全，失去对眼的正常保护，可能需要进行整形手术。白天可使用人工泪液润滑，晚上使用膏状润滑剂。

骨骼肌系统

虽然早期运动和物理治疗可能有帮助，但手指和手的进行性挛缩和最终的并指手畸形几乎无法避免[1]。瘢痕组织和挛缩的紧密束缚也会对肘部和膝盖产生影响。外科手术是一个高度专业化的过程，手指挛缩松解术需要植皮、术后夹板、强化理疗和专业疗法[2]。然而手术只是起暂时性的缓解作用，大多数患者需要在几年内接受进一步的手术治疗。足部也有类似的瘢痕形成过程，因足部畸形通常不会对患者站立或行走造成影响，故很少进行手术治疗。

贫血

所有重症隐性营养不良型 EB 患者均有贫血，表现为慢性病性贫血[1]。尽管口服铁剂，血清铁蛋白水平仍较低。在广泛皮损和继发感染的患者中，血清铁蛋白含量往往不能准确反映需要补铁量，而血清铁含量可能是反映需铁量的指标。肌内注射铁剂可有疼痛，尤其在肌肉薄弱的地方。静脉给药有致敏风险。Venofer®（Synar-Med，UK）是一种可静脉注射的蔗糖铁注射液，并已多次用于一些 DEB 患者[2]，药物反应良好，没有严重的不良反应。新的制剂如 Ferinject®（ferric carboxymaltose；Vifor Pharma，Wigan，UK）耐受性更好，是一些治疗中心和患者的首选。在静脉注射铁剂后，血红蛋白水平可升高，患者自觉症状改善。当血红蛋白水平＜7.00 g/dl 或患者呼吸急促、易疲劳时，可能需要输红细胞。

骨异常

几乎所有患者都有骨性改变，主要是骨质疏松[1]。其原因是多方面的，与营养不良、维生素 D 缺乏、部分患者相对不运动及既往系统应用糖皮质激素治疗有关。系统应用糖皮质激素所致骨异常多见于老年患者。目前采用双能 X 射线吸收仪（DEXA）定期检查骨密度是日常疾病管理的一部分，特别是髋部和脊柱[2]。治疗中建议补充钙剂、维生素 D 和双膦酸盐。

泌尿生殖道异常

患者泌尿生殖道和肾并发症少见[1]。可能导致尿道外口狭窄。建议泌尿外科在功能受损前及时进行干预，虽然这样偶尔会导致更多瘢痕形成。透析在部分终末期肾病患者中效果良好。

隐性营养不良型 EB 的系统治疗

目前并不推荐长期系统应用糖皮质激素，因为发生并发症风险高，且苯妥英钠尚未被证实比安慰剂效果更好[1]。尽管 EB 的随机临床试验很少，其他在小人群中尝试过的系统性药物如维生素 E、米诺环素、环孢素和维 A 酸的疗效不确切。理论上，系统应用维 A 酸如异维 A 酸或阿维 A 酯，可能会降低患鳞状细胞癌的风险，目前尚无证据支持，可能需终身应用的疗法。此外，当维 A 酸剂量达到 0.5 mg/(kg・d)，会增加皮肤机械脆性、水疱和瘙痒的发生概率。

隐性营养不良型 EB 与恶性肿瘤

几乎所有泛发性重症隐性营养不良型 EB 患者及少数轻、中度患者，都有发生鳞状细胞癌的风险[1]。借助连续摄片，从 5 岁起定期（至少每 6 个月）进行全面监测，发现可疑病灶立即活检。组织学表现及外观、愈合方式均不典型的病灶，如皮损未愈合，应再次活检。早期鳞状细胞癌组织学分化良好且仅有灶性改变易被漏诊[2]。推荐手术切除并严格随访，及时发现复发病灶。在某些情况下，可能需要截肢。前哨淋巴结活检能否作为早期筛查手段有待证实。传统的外科切除术并不能被 Mohs'外科手术取代。若发生在腋窝的局部转移，局部或广泛手术切除可以减少病变不愈合、疼痛、恶臭或慢性感染的机会。表皮生长因子受体拮抗剂或抗体治疗可能在抑制早期肿瘤进展（不包括晚期肿瘤）中起作用，原发性或继发性肿瘤的放化疗远期效果不佳。放疗和外科手术一样，可缩小肿瘤的体积。

疼痛管理

EB 患者常有剧烈疼痛，传统的非阿片类或非甾体类抗炎药物治疗无效[1]。阿片类药物有成瘾性且易加重慢性便秘，不作为长期疗法。局部应用阿片类药物如二醋吗啡，在 EB 患者的疼痛治疗中有效，降低了对强效、全身镇痛的需求[2]。尤其在鳞状细胞癌伴慢性疼痛及慢性溃疡和糜烂时效果显著。阿米替林对成人和儿童的疼痛治疗都有效，而苯二氮䓬类药物如咪达唑仑可减轻更换敷料时的疼痛。心理支持和认知行为疗法也可能有助于疼痛管理。

皮肤移植

自体皮瓣移植治疗泛发性隐性营养不良 EB 或胫骨前 EB 患者的慢性溃疡或糜烂有短期至长期作用。体外培养的自体角质细胞已成功应用于交界型 EB 的治疗。异体角质细胞移植存活时间短但可能有助于减轻伤口疼痛。皮肤生物等效物（皮肤移植中使用的表皮和真皮成分）也被用于单纯型 EB、交界型 EB 和营养不良 EB 的治疗，效果不确切。长期以来，在通过对照试验获得更全面的数据（或采用替代疗法）之前，人们一直关注生物等效物的疗效。来自英国国家EB登记处的一些数据表明，此类治疗无效或有效持续时间短。

创新疗法

进一步了解大疱性遗传性皮肤病的分子学基础，有利于遗传咨询和产前诊断。研究的最大关键是为大疱性遗传性皮肤病的患者提出新的治疗方法。近年来，在基因、蛋白、细胞、药物和分子疗法方面取得的进展，尤其是细胞疗法，已进入临床试验阶段[1]。

显性EB的基因治疗

对于常染色体显性EB，存在一个等位基因突变而干扰正常的野生型等位基因（称为显性负效应）。因此，治疗原理是设法使已突变的等位基因沉默，野生型等位基因不受突变等位基因干扰自行发挥作用。目前，正在评估的一项技术是利用小干扰RNA（siRNA）使已突变的等位基因沉默。一项利用siRNA沉默先天性甲肥厚的突变角蛋白（K6a）的临床试验显示，与单独使用载体相比，siRNA能有效抑制基因沉默，并有效减少皮肤增厚的临床效应[1]。由于在真皮中注射siRNA不仅疼痛且可行性低，给药方式存在问题，目前正在评估其他局部给药方法。siRNA沉默突变体K5已在体外成功应用，这对野生型K5表达的影响最小，这一发现对单纯型EB患者的治疗有潜在临床价值。此外，剪接体介导的RNA反式剪接（SMaRT）可用于治疗显性和隐性疾病，仍处于体外实验阶段。SMaRT的作用原理与siRNA相同，通过沉默突变基因进行基因校正。该技术利用内源性剪接体切除突变的外显子，从而敲除细胞中的突变蛋白。SMaRT已成功用于敲除单纯型EB中的*PLEC*突变及营养不良型EB中的*COL7A1*突变，并切除单纯型EB细胞系中*KRT14*的前7个外显子。SMaRT有效切除基因突变的同时增加了正常等位基因的表达，使其成为治疗遗传性皮肤病的一种潜在疗法。

隐性EB的基因治疗

大多数隐性遗传性大疱病与两个等位基因突变后的功能缺失有关。其突变的结果是不产生功能蛋白，数年来正在寻找基因替代疗法。构建的功能基因取代无功能基因在理论上是可行的，推广到临床试验阶段较难——效率、传递和安全性方面的问题仍需要临床前优化。目前在EB基因治疗的临床试验中，只有一篇报道涉及将*LAMB3*基因校正的角质形成细胞移植到一名泛发性中度交界型EB患者身上[1]，使得真皮-表皮交界处层黏连蛋白-332的功能改善，皮肤更加强健。该方法用反转录病毒作为载体存在潜在的安全问题，目前尚未报道在该患者或其患者中进行广泛治疗。对于隐性营养不良型EB，美国斯坦福大学正在进行的一项Ⅰ期临床试验，对患者进行体外*COL7A1*基因校正和角质形成细胞移植（http://clinicaltrials.gov/ct2/show/NCT01263379? term = NCT01263379&rank = 1; last accessed September 2014），许多国家仍在努力开展类似的临床试验[2]。

基因组编辑

基因组序列编辑或校正技术也有望为EB治疗提供新疗法。核酸酶由两部分构成：序列特异性DNA结合域和非特异性DNA切割域，结合后的核酸酶产生靶向DNA双链断裂效应从而激活细胞DNA修复机制。基因组编辑利用核酸酶的这一特性发挥作用。转录激活子样效应核酸酶可通过锌指核酸酶（ZFNs）和转录激活子样效应蛋白（TALENs）将核酸酶传递到目标DNA-结合区域。近年来发现，RNA介导的DNA核酸内切酶簇调控中间短回文结构（CRISPR）。CRISPR系统通过沉默外源性DNA，为细菌和古生菌提供获得性免疫。该系统可被修饰为RNA介导的DNA核酸内切酶Cas随后切割的目标DNA。值得注意的是，对隐性营养不良型EB基因组编辑技术的探索，TALENs已被用于校正原代成纤维细胞中的*COL7A1*基因突变[2]。

重组蛋白疗法

另一种具有前景的治疗方法是重组蛋白疗法——隐性营养不良型EB患者皮肤中缺乏Ⅶ型胶原蛋白，那么重组Ⅶ型胶原蛋白能否应用在有该种缺陷的皮肤中？在小鼠模型实验中，将重组Ⅶ型胶原皮内注射于基底膜区，形成人锚定纤维结构，从而逆转疾病的病理特性[1]。也有用来测试静脉注射重组胶原蛋白的其他小鼠模型。这些研究表明，Ⅶ型胶原介导隐性营养不良型EB皮肤移植，修复真皮-表皮粘连，并形成锚定纤维。重组型胶原蛋白治疗隐性营养不良型EB目前在犬模型上试验[2]。受试者是否会产生对抗该种蛋白的自身抗体仍是未知数。然而，这些抗体往往不与真皮-表皮交界处结合，可能无临床相关性。

真皮内异体成纤维细胞疗法

Ⅶ型胶原蛋白通常由角质形成细胞和成纤维细

胞合成。因此,需要评估注射野生型成纤维细胞治疗隐性营养不良型 EB 是否有助于恢复皮肤中Ⅶ型胶原蛋白的表达。人体内的首次研究表明,单次皮内注射同种异体成纤维细胞后至少可在 3 个月内增加真皮-表皮交界处Ⅶ型胶原蛋白的表达。一种推测是人肝素结合 EGF 样生长因子(HB-EGF)上调突变体部分功能蛋白的合成。临床试验比较异体成纤维细胞与载体在伤口愈合的隐性营养不良 EB 也有报道。研究表明,成纤维细胞与载体在创面愈合中并无差异[2]。另一项研究显示,相比与载体,单次注射同种异体成纤维细胞 28 天后可促进隐性营养不良型 EB 创面愈合[3]。皮内注射成纤维细胞产生疼痛,需要寻求新的注射方法,并优化成纤维细胞注射的频率和单次注射细胞的数量,有利于增加该疗法的临床实用性。

真皮内间充质细胞疗法

经皮注射骨髓源性间充质细胞(MSCs)已在隐性营养不良型 EB 个体中得到评估。注射 0.5×10^6 同种异体 MSCs 与注射生理盐水的对照组相比,改善伤口愈合的作用可持续 4 个月,之后恢复原来的皮肤脆性和病理学特性[1]。最近对小鼠的研究表明,骨髓间充质基质细胞池中含有包括上皮祖细胞在内的细胞亚群。这些血小板源性生长因子受体 α 多肽(PDGFRα)阳性、家系阴性的间充质细胞,沿着隐性营养不良型 EB 水疱顶部缺氧的角质形成细胞快速释放的高迁移率族蛋白 B1(HMGB1)的浓度梯度向损伤皮肤募集[2]。未来隐性营养不良型 EB 的临床试验可能专注于研究这一人群的间充质细胞和 HMGB1 招募因子。这些研究很可能在再生医学中对其他慢性创伤的治疗有更广泛的影响和作用。几个国家关于骨髓源性和脂肪源性间充质细胞的静脉临床试验也进入早期临床试验阶段。这些细胞与组织不匹配,希望输注的细胞有抗炎作用从而发挥短期临床效应。

骨髓干细胞治疗

骨髓移植主要用于如再生障碍性贫血和白血病等血液疾病。由于多能干细胞不仅可以分化成血细胞,还可以分化成其他类型细胞,骨髓移植的范围已经扩大到组织再生及治疗包括 EB 在内的遗传性皮肤病[1]。2010 年报道了 6 例隐性营养不良型 EB 患儿进行全骨髓移植的Ⅰ期临床试验。这些移植主要涉及 EB 患者骨髓细胞清除及同胞配对供体移植。皮肤起疱显著减少(最多减少 50%)且 5/6 的受试对象皮肤中胶原蛋白含量增加。移植术后 5 年的一些儿童皮肤状态仍有很大改善。报道中一名儿童死于移植术失败和败血症,另一名儿童死于移植前隐性营养不良型 EB 的并发症。随后针对 EB 患者骨髓移植的新方案开始制定常规包括修订免疫调节治疗和移植方案。虽然皮肤病理改善的作用机制尚不明确,低强度预处理显著降低了 EB 患者骨髓移植的死亡率。部分患者皮肤Ⅶ型胶原蛋白没有增加仍能长期受益。因此,EB 骨髓移植目前仍处于临床研究阶段。

自然基因治疗:回复突变体嵌合

最近一项引人注目的临床观察发现患遗传性大疱性皮肤病的个体,包括所有主要的 EB 亚型,其皮肤斑块对创伤的耐受性更强且往往不起疱,部分或全部基底膜缺损得到纠正[1](图 71.39)。这种由可能性基因矫正事件引起的现象称为"回复突变体嵌合",或"自然基因疗法",并且在许多其他遗传性皮肤病及骨髓疾病中都观察到了该现象。回复突变体嵌合可能比目前人们已知的更为普遍[2]。关键在于如何利用这种自然现象来帮助患者。最初尝试从泛发性中度交界型 EB 患者中扩增回复体角质形成细胞并将其用于皮肤移植,尝试均未成功,原因在于培养中无法维持逆转程度。而将另一名患者的回复体皮肤穿刺移植到未回复的区域已经取得临床和功能的改善,

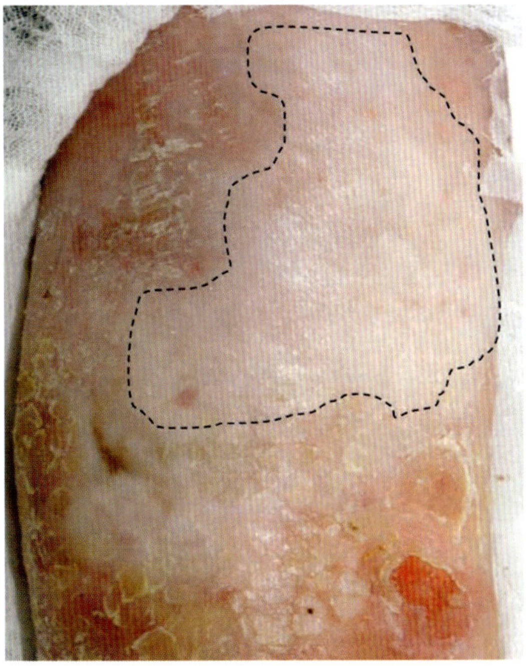

图 71.39 隐性营养不良型大疱性表皮松解症的回复突变体嵌合现象

COL7A1 突变的自发纠正发生在虚线内的皮肤。这将导致Ⅶ型胶原蛋白表达的恢复和皮肤增厚而不起水疱。

在供体和受体部位均保持逆转[3]。

诱导多能干细胞

近年来，干细胞生物学最重要的进展之一是发现与多能胚胎干细胞功能类似的细胞，可通过转染3或4个胚胎转录因子从成纤维细胞或角质形成细胞等体细胞中获得，由此产生的细胞称为诱导多能干细胞(iPSCs)[1]。类似的重编程也可通过化学组合7种小分子化合物实现。如何更好地利用诱导多能干细胞获得临床收益是翻译研究的关键。到目前为止，隐性营养不良型EB患者成纤维细胞和角质形成细胞用于诱导iPSCs，可分化为多种其他组织或细胞，包括含有上皮祖细胞的间充质细胞[2]。从EB细胞中提取的iPSCs可用于疾病建模和疾病修饰化合物的检测，其内在的皮肤脆性及遗传缺陷与患者原始皮肤相同。然而，这些突变细胞基因的成功编辑为iPSC基因治疗的临床转译提供了方向。除基因编辑外，在隐性营养不良型EB患者角质形成细胞中观察到的自然基因治疗或许是可行的。

无义突变促通读药物及小分子治疗

据估计，人类10%的遗传疾病由无义突变引起，这些突变在转录过程中起终止密码子的作用，产生随后被降解的截断mRNA分子。无义通读药物的作用是促进核糖体"通读"早期终止密码子，从而产生一种可存活的蛋白质产物[1]。不幸的是，用于确定药物成功通读的荧光素酶假阳性问题延缓了药物的开发。尽管研究人员对用于生物读出检测的稳定性提出警告，一些研究为这类药物治疗遗传性皮肤病的可行性提供了支持。对治疗EB的其他小分子的研究包括与角蛋白基因突变相关的单纯型EB局部抗IL-1B细胞因子评估。一项初步研究表明可能通过改变白细胞介素1β信号减少水疱形成，有待进一步的临床试验[2]。

(译者：高金平　**一审**：唐利利　**二审**：崔勇　**三审**：陈嘉雯　**润色**：张松)

参考文献

所有文献请查阅网址：www. rooksdermatology. com
以下列出的是重要参考文献。

Introduction

[1] Salam A, Proudfoot LE, McGrath JA. Inherited blistering skin diseases: underlying molecular mechanisms and emerging therapies. *Ann Med* 2014;46:49-61.

Definition and classification

[3] Fine J-D, Bruckner-Tuderman L, Eady RA, *et al*. Inherited epidermolysis bullosa: updated recommendations on diagnosis and classification. *J Am Acad Dermatol* 2014; 70: 1103-26.

Skin proteins and genes implicated in epidermolysis bullosa

***Exophilin*-5:*EXPH*5**

[1] McGrath JA, Stone KL, Begum R, *et al*. Germline mutation in EXPH5 implicates the Rab27B effector protein Slac2-b in inherited skin fragility. *Am J Hum Genet* 2012;91:1115-21.

***Transglutaminase* 5:*TGM*5**

[2] Kiritsi D, Cosgarea I, Franzke CW, *et al*. Acral peeling skin syndrome with TGM5 gene mutations may resemble epidermolysis bullosa simplex in young individuals. *J Invest Dermatol* 2010;130:1741-6.

Dystonin-epidermal isoform*(*BP*230);*DST-e

[1] Groves RW, Liu L, Dopping-Hepenstal PJ, *et al*. A homozygous nonsense mutation within the dystonin gene coding for the coiled-coil domain of the epithelial isoform of BPAG1 underlies a new subtype of autosomal recessive epidermolysis bullosa simplex. *J Invest Dermatol* 2010;130:1551-7.

α 6 β 4 integrin*:*ITGA6*,*ITGB4

[2] Schumann H, Kiritsi D, Pigors M, *et al*. Phenotypic spectrum of epidermolysis bullosa associated withα6β4 integrin mutations. *Br J Dermatol* 2013;169:115-24.

α 3 integrin subunit*:*ITGA3

[2] Has C, Sparta G, Kiritsi D, *et al*. Integrin alpha3 mutations with kidney, lung, and skin disease. *N Engl J Med* 2012; 366:1508-14.

Clinical subtypes

EB simplex

Acral peeling skin syndrome

[1] Kiritsi D, Cosgarea I, Franzke CW, *et al*. Acral peeling skin syndrome with TGM5 gene mutations may resemble epidermolysis bullosa simplex in young individuals. *J Invest Dermatol* 2010;130:1741-6.

Generalized severe EB simplex

[2] Haines RL, Lane EB. Keratins and disease at a glance. *J Cell Sci* 2012;125:3923-8.

EB simplex autosomal recessive BP230

[1] Groves RW, Liu L, Dopping-Hepenstal PJ, *et al*. A homozygous nonsense mutation within the dystonin gene coding for the coiled-coil domain of the epithelial isoform of BPAG1 underlies a new subtype of autosomal recessive epidermolysis bullosa simplex. *J Invest Dermatol* 2010;130:1551-7

EB simplex autosomal recessive exophilin-5

[1] McGrath JA, Stone KL, Begum R, *et al*. Germline mutation in EXPH5 implicates the Rab27B effector protein Slac2-b in inherited skin fragility. *Am J Hum Genet* 2012;91:1115-21.

Junctional EB

Generalized intermediate junctional EB

[2] Pasmooij AM, Nijenhuis M, Brander R, Jonkman MF. Natural gene therapy may occur in all patients with generalized non-Herlitz junctional epidermolysis bullosa with COL17A1 mutations. *J Invest Dermatol* 2012;132:1374-83.

Junctional EB with pyloric atresia

[2] Schumann H, Kiritsi D, Pigors M, *et al*. Phenotypic spectrum of epidermolysis bullosa associated withα6β4 integrin mutations. *Br J Dermatol* 2013;169:115-24.

Junctional EB with respiratory and renal involvement

[1] Has C, Sparta G, Kiritsi D, *et al*. Integrin alpha3 mutations with kidney, lung, and skin disease. *N Engl J Med* 2012;

366:1508-14.

Dystrophic EB

Dominant dystrophic EB acral

[2] Fine J-D, Bruckner-Tuderman L, Eady RA, *et al*. Inherited epidermolysis bullosa: updated recommendations on diagnosis and classification. *J Am Acad Dermatol* 2014; 70: 1103-26.

Recessive dystrophic EB centripetalis

[1] Fine J-D, Bruckner-Tuderman L, Eady RA, *et al*. Inherited epidermolysis bullosa: updated recommendations on diagnosis and classification. *J Am Acad Dermatol* 2014; 70: 1103-26.

Diagnosis

Skin biopsy

Transmission electron microscopy

[2] Shinkuma S, McMillan JR, Shimizu H. Ultrastructure and molecular pathogenesis of epidermolysis bullosa. *Clin Dermatol* 2011;29:412-19.

Differential diagnosis

[2] Kiritsi D, Cosgarea I, Franzke CW, *et al*. Acral peeling skin syndrome with TGM5 gene mutations may resemble epidermolysis bullosa simplex in young individuals. *J Invest Dermatol* 2010;130:1741-6.

Innovative therapies

Natural gene therapy: revertant mosaicism

[2] Pasmooij AM, Nijenhuis M, Brander R, Jonkman MF. Natural gene therapy may occur in all patients with generalized non-Herlitz junctional epidermolysis bullosa with COL17A1 mutations. *J Invest Dermatol* 2012;132:1374-83.

第6部分

第 72 章

胶原蛋白、弹性蛋白和真皮基质相关遗传性疾病

Nigel Burrows

Department of Dermatology, Addenbrooke's Hospital, Cambridge University Hospitals NHS Foundation Trust, Cambridge, UK

胶原蛋白相关遗传性疾病

Ehlers-Danlos 综合征

定义和术语

Ehlers-Danlos 综合征(yEDS)是一组遗传性结缔组织相关的异质性疾病,累及皮肤、关节、内脏器官、眼及血管的结构和功能。以关节活动过度、皮肤弹性过度及组织脆性增加为特征。

> 同义名
> • 皮肤弹性过度

概述

最初,EDS 被分为 11 个临床亚型。然而,在1986 年,《国际结缔组织遗传性疾病分类学》将 EDS 重新定义为Ⅰ至Ⅷ型和Ⅹ型[1]。随着疾病相关的分子生物学研究的进展,又产生了新的分类法(Villefranche)[2]。此后,更多亚型的分子生物学特征被报道,进一步扩展了疾病的表型谱。

流行病学

发病率和患病率

EDS 整体发病率为 1/5000～10 000[3]。关节过度活动型是最常见的亚型,确切发病率不详,在1/10 000～15 000。其次是经典型(1/20 000～50 000)和血管型(1/100 000～250 000)[4,5]。其余亚型发病率更低。

年龄

虽然特征可以在出生时就出现,但大部分患者多是在幼年时期出现症状,因此增加了诊断难度,特别是在经典型和关节过度活动型,因为一般直到儿童开始行走时才被发现。

性别

总体患病率在不同性别间无差异，但女性更容易出现关节过度活动型。

种族

无种族差异。

相关疾病

许多未分类的EDS亚型与其他一些疾病症状表现有重叠，如成骨不全症（OI）、弹力纤维假黄瘤（PXE）、Marfan综合征（MFS）[6]。此外，还与肾小管性酸中毒和髓质海绵肾相关[7]。

在一些脑动脉瘤破裂的患者中，可出现成纤维细胞Ⅲ型胶原合成的减少，但这类患者并没有EDS的其他皮肤症状[8]。在这类患者中，胶原合成障碍并不是由*COL3A1*基因突变所引起，而是由于异常的翻译后修饰或者胶原代谢异常所引起[9]。

病理生理学

不同类型EDS的发病原因都涉及纤维胶原蛋白缺陷，以及近来报道的细胞内转运、分泌和细胞外基质（ECM）分子的组装障碍，包括蛋白聚糖和细胞黏合素-X等[10]。

病理学

皮肤组织表现多样，但缺乏明显的异常改变。特征性表现为真皮胶原结构排列疏松、紊乱。弹性纤维通常增加而且排列不规则。在经典型的EDS(Ⅰ型)可以看到由纤维包裹的脂肪和黏液样物质组成的“假瘤样结构”，可伴钙化。骨的矿化减少而且胶原纤维不规则。血管型EDS(vEDS;Ⅳ型EDS)可以出现由于小动脉外膜缺陷不足以支撑来自周围结缔组织的压力从而引起的血管脆性增加[11,12]。通常，在vEDS患者，皮肤厚度减少到正常厚度的25%，胶原纤维束也缩小。患者的纤维直径存在显著差异[13]。许多患者成纤维细胞中存在大量包含异常Ⅲ型前胶原的粗面内质网[13,14]。皮肤和血管脆性增加导致皮肤易出现瘀斑。除此以外，一些患者还可出现血小板超微结构和功能异常[15,16]。凝血因子缺陷仅有极少数的报道。

虽然针对常见亚型进行深入准确的细化分类不太可能实现，但真皮胶原电镜检查均发现纤维的形状和大小都不规则（如花椰菜样纤维）[17]。细胞黏合素-X缺陷的患者均会出现一致性胶原纤维轻度疏松及排列稍紊乱的现象[15]。D4ST1缺陷型EDS，胶原纤维排列轻度疏松，但大小和形状没有改变[18]。相反，关节松弛型EDS的特征则为横截面出现尖角的纤维，伴纤维的严重扭曲，类似象形文字的扭曲程度，从而引起皮肤脆性增加。

遗传学[19,20-23,24,25-32]

30%～50%的常染色体显性遗传亚型是自发突变。常染色体隐性遗传不是很常见的亚型。目前只有两个X染色体连锁遗传的家系被报道，给这一疾病的基因型带来了更多的不确定性。

根据不同分子学异常进行亚型分类见表72.1。

表72.1 Ehlers-Danlos综合征（EDS）的临床和分子亚型

EDS分型	同义词	Villefranche分类	遗传类型	临床特征	超微结构表现	分子缺陷（参考文献在括号中）
Ⅰ	重型	经典型	常染色体显性遗传	柔软的天鹅绒样皮肤弹性过度；容易出现瘀斑；关节活动度增加；假瘤样改变	“花椰菜样”纤维	90%患者携带*COL5A1*和*COL5A2*突变[19]。大部分是COL5A1的无义突变，其他是结构突变[20]。
Ⅱ	轻型					
Ⅲ	关节活动过度型	关节活动过度型	常染色体显性遗传	关节活动度增加；皮肤异常比较轻微	同上，但不是很明显	在一些女性患者出现TNXB单倍体不足[42]
Ⅳ	面部早老型或者瘀斑型	血管型	常染色体显性遗传	皮肤菲薄、易瘀青、小关节活动过度、血管及肠管容易破裂	小的形态多样的纤维结构	*COL3A1*突变。主要是引起甘氨酸被取代的点突变，也会出现外显子跳读和缺失[21-23,24]；无效突变预后更好一些[25]
Ⅴ	X连锁型	其他	X连锁隐性遗传	类似轻度经典型；瘀青更明显	—	?

（续　表）

EDS 分型	同义词	Villefranche 分类	遗传类型	临床特征	超微结构表现	分子缺陷（参考文献在括号中）
ⅥA	眼脊柱侧弯型	脊柱后侧突型	常染色体隐性遗传	皮肤柔软弹性过度；关节活动过度；脊柱侧弯；眼脆性增加；圆锥角膜	小的胶原束；纤维正常或者类似经典型表现	赖氨酸羟化酶（*PLOD*1）突变。最常见突变是一段 180bp 的重复和提前终止信号导致的赖氨酸羟化酶活性降低[59]
ⅦA，ⅦB	先天性多发性关节松弛型	关节松弛型	常染色体显性遗传	低肌张力婴儿；先天性髋关节脱位；关节过度活动；皮肤柔软；正常瘢痕化；身材矮小	尖角的纤维	A 和 B:*COL*1*A*1 和 *COL*1*A*2 突变，6 号外显子缺失（原胶原 N 端蛋白酶/*ADAMTS*2 剪切位点）引起Ⅰ型胶原交联的减少[26-31,70]
ⅦC	皮肤脆裂型	皮肤脆裂	常染色体隐性遗传	明显的关节过度活动；皮肤非常柔软和严重的皮肤脆性增加；容易瘀青	如象形文字一般的纤维	原胶原 N 端蛋白酶（*ADAMTS*2）突变引起无法剪切Ⅰ型和Ⅱ型原胶原 N 端前肽[32]
Ⅷ	牙周型	其他	常染色体显性遗传	严重的牙周炎；色素性胫前斑块和瘢痕	一些患者会出现小的纤维	偶发Ⅲ型胶原缺陷[81]
Ⅹ	纤连蛋白型	其他	常染色体隐性遗传	类似轻度经典型；更容易出现瘀青	大的，不规则的纤维	纤连蛋白缺陷异常[7,84]
—	类早衰型	其他	常染色体隐性遗传	萎缩性瘢痕；皮肤及关节松弛；早老面容；身材矮小；骨质疏松；智力迟钝	—	*XGPT*1/*B*4*GALT*7 突变引起Ⅰ型半乳糖基转移酶和葡糖氨基葡聚糖合成减少[87-89]
—	细胞黏合素-X*	—	常染色体隐性遗传	类似轻度经典型但没有瘢痕	正常纤维但密度降低	*TNXB* 突变引起细胞黏合素-X 缺陷[92-96]
—	椎骨及手发育不良型*	—	常染色体隐性遗传	皮肤菲薄、容易瘀青、掌纹明显。小关节过度活动伴发后期的挛缩。锥形手指、身材稍矮小伴扁平椎骨、骨质疏松和变宽的干骺端	胶原纤维外观正常	*SLC*39*A*13 突变减弱了跨膜锌转运蛋白活性[68]
ⅥB	肌肉挛缩型*	—	常染色体隐性遗传	典型 EDS 特征及特殊的颌面外观、先天性多发性挛缩、脊柱后侧突和先天性心血管、胃肠道、肾、眼、中枢神经系统缺陷。与拇指内收-马蹄内翻足综合征表型有重叠	由不同直径胶原纤维组成的小的胶原束。成纤维细胞中可见扩张的内质网	*CHST*14 突变引起核心蛋白聚糖侧链（硫酸皮肤素）改变和降低了糖胺聚糖的柔韧性，引起异常胶原束的形成[65-67]

第6部分

（续 表）

EDS 分型	同义词	Villefranche 分类	遗传类型	临床特征	超微结构表现	分子缺陷（参考文献在括号中）
—	脊柱后侧突伴有肌病和聋型*	—	常染色体隐性遗传	除了EDS典型的皮肤改变外，还出现出生时严重的肌张力减退、进行性脊柱侧突、关节过度活动、肌病和感音神经性听力障碍	皮肤正常胶原纤维。成纤维细胞内质槽扩大。紊乱的肌原纤维（肌肉中）	*FKBP4* 突变导致内质网中蛋白质折叠异常的亚型，这些异常会影响一种或多种细胞外基质[69]
—	β3GalT6 缺陷型*	—	常染色体隐性遗传	临床表现多样，包括骨骼发育不良和畸形、脊柱后侧突、智力障碍、肌张力减低和类早衰特征	松散的胶原纤维	*B3GALT6* 突变降低了半乳糖转移酶Ⅱ的活性，使得葡糖氨基葡聚糖合成减少[90,91]
—	EDS 室周结节异位型*	—	散发突变和X连锁	室周结节异位伴发关节活动过度型EDS表型	局灶性的扭曲排列的纤维	*FLNA* 突变[97,98]，机制不清

* Villefranche 会议后出现的新分型。

临床特征

临床表现

临床表现为皮肤伸展过度、脆性增加、容易瘀青和关节松弛的患者都应该考虑EDS的诊断。其他表型取决于EDS的亚型。然而，一些患者出现主要表型的重叠，从而增加了单靠临床特征诊断的难度，如皮肤脆性增加可能在儿童行走后才出现[33]。

临床亚型

经典型 Ehlers-Danlos 综合征

皮肤表现为天鹅绒般柔软和弹性过度（图72.1），但可以正常回弹。掌趾部位皮肤可能会变松，掌纹增多。年轻时皮肤通常不会出现松弛，但随着年龄的增大，会出现眼睑部位多余的褶皱（眼睑皮肤松弛症）及面部和四肢皮肤松弛。继发性皮肤松弛在一例轻度经典型EDS患者的下背部被报道[34]。妊娠期间通常不会出现妊娠纹。细小的伤口能形成裂开的创面，使得愈合缓慢，最终遗留较宽的萎缩性的“卷烟纸样”的瘢痕（图72.2和图72.3）。缝合的伤口也会被反复撕开。由于结缔组织的堆积，皮肤尤其是瘢痕或者被压迫的部位可能出现蓝灰色海绵状的肿物（质软的假瘤样结构）。约1/3患者，在小腿和前臂会出现较小的、质硬皮下结节（扁球形），X线显示是钙化结节。

患者皮肤易出现瘀青，在反复外伤的部位由于含铁血黄素的沉积会出现色素沉着。

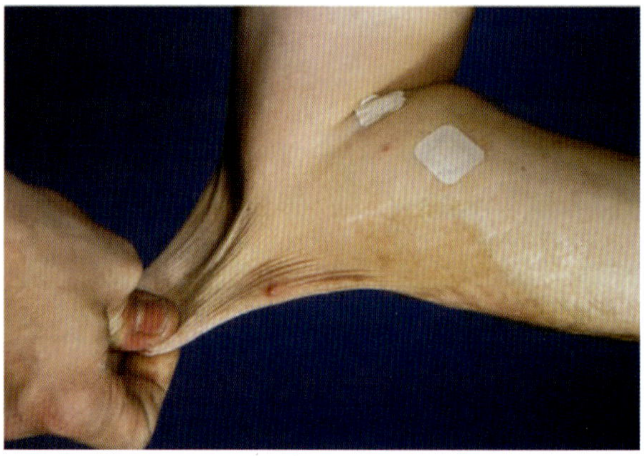

图 72.1 经典型 Ehlers-Danlos 综合征患者的皮肤弹性过度

患者面容具有一定特征性，包括宽眼距、宽鼻梁和内眦赘皮。EDS患者更容易出现Gorlin征，表现为舌尖能够到鼻。巩膜有时候是蓝色的。

关节可以出现明显的活动过度，甚至影响行走，特别是在妊娠期间尤为明显。大关节的半脱位也可能发生[35]。肌张力较差，可出现疝。易出现足底压迫性的丘疹。横膈膨出和胃扭转也偶有报道[36]。还有可能出现有症状的膀胱憩室[37]。在早期还有可能出现静脉曲张。在这类患者中，由于过早的胎膜破裂引起的早产很常见。

因为这类患者身心发育正常，所以预期寿命并未

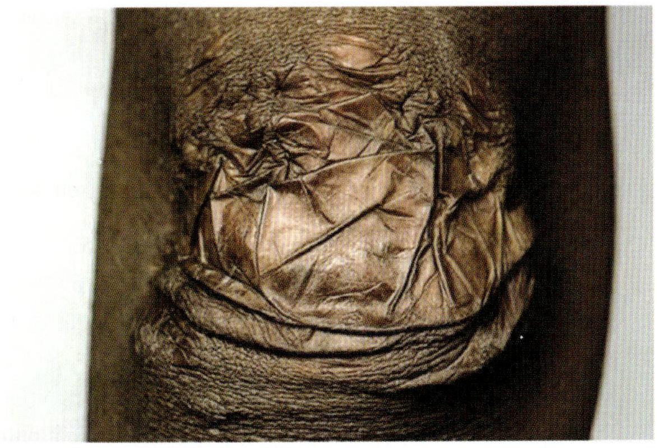

图 72.2　经典型 Ehlers-Danlos 综合征患者的肘部萎缩性瘢痕

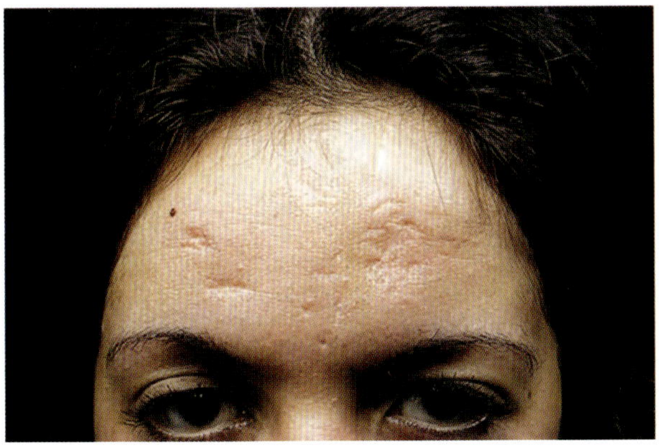

图 72.3　经典型 Ehlers-Danlos 综合征患者的前额瘢痕

减少，因此大的家系并不少见。轻度的经典型 EDS 在<50 岁的皮肤患者群中占到约 9%，而且与良性关节过度活动综合征（HMS）且关节活动在正常范围内的情况常合并出现[38]。基于关节过度活动度、皮肤弹性和瘀青情况的临床简易评分系统在预测人群中哪些个体可能会在皮肤手术后出现愈合不好的瘢痕方面会有帮助[39]。

关节活动过度型（Ehlers-Danlos 综合征Ⅲ）

关节过度活动型 EDS 和关节 HMS 都是常染色体显性遗传，现在很多学者认为两者就是同一种疾病。也形成了新的诊断标准[40]。Beighton 评分（表 72.2）是一种实用的能够快速评估全身关节活动度的方法。一个成年人达到 4 分或者以上就可以考虑诊断既往或者现在有关节过度活动[41]。最终，分子水平的诊断会揭示这两个疾病是否是基因异质性的问题。细胞黏合素-X 单倍体不足导致真皮胶原合成的减少，是 5%～10%关节过度活动型 EDS 的病因，但仅在女性患者中被报道[42]。有Ⅲ型胶原蛋白缺陷引起关节过度活动型 EDS 表型的家系报道，这一突变常见于 vEDS[43]。

表 72.2　Beighton 评分

活动度	评分
双侧第 5 指背屈>90°	2
双侧拇指屈曲至前臂	2
双侧肘过伸>10°	2
双侧膝过伸>10°	2
双膝伸直双手掌触地	1
合计	9

Ostlere et al. 1996[34]。

出生时可能会出现马蹄内翻足和（或）先天性髋关节脱位。其他表现包括早产（胎膜脆弱易破引起）、瘀青（易引起虐待儿童的误会）[49]、腹股沟疝和气胸[50,51]。许多患者出现面部早衰的表现，皮肤表现为过早老化的菲薄状态，且呈半透明脆弱状（图 72.4）、眼窝凹陷、薄而尖的鼻和薄嘴唇。在 vEDS 更常见匐行穿通性弹性组织变性[52]。不像其他类型的 EDS，皮肤没有弹性过度，而且关节活动过度主要局限于手足小关节。皮肤表面的静脉通常很容易看到。有形成瘢痕疙瘩的倾向。

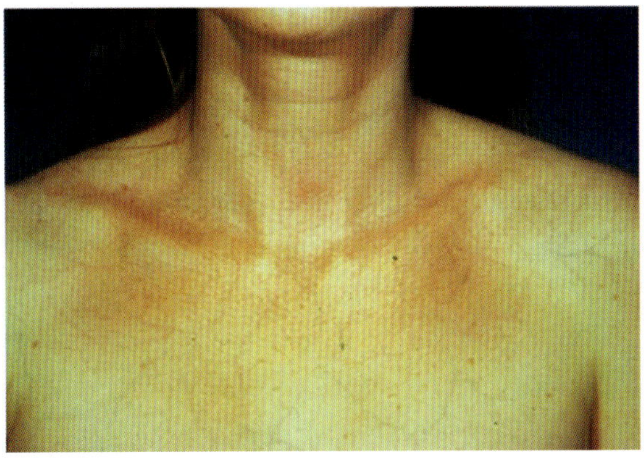

图 72.4　血管型（面部早老型）Ehlers-Danlos 综合征患者的皮肤萎缩

超微结构改变与经典型 EDS 类似。皮肤仅表现为瘢痕和弹性过度，而关节活动度显著增加，关节脱位及疼痛常见[44,45]。关节外症状，包括晕厥、心悸和疲劳等自主神经异常的表现，在关节过度活动型患者很常见，具体机制尚不清楚[46]。胃肠道症状也很常见[47]。在这类亚型的患者容易出现对局麻药反应不佳的情况[48]。

血管型(Ehlers-Danlos 综合征Ⅳ,vEDS)

这一严重亚型是常染色体显性遗传。主要累及Ⅲ型胶原蛋白丰富的组织,如动脉、肠道和子宫。

主要并发症常见于大动脉、结肠和妊娠子宫的自发破裂。迄今为止,最大样本量病例系列观察发现vEDS患者中位生存期是48岁,25%患者20岁内首次出现严重并发症[24]。大部分死因是由于胸部及腹部动脉夹层或者破裂。这一观察还发现81名女性患者的183次怀孕中,12位在怀孕期间由于妊娠并发症导致围生期死亡[24],7名由于血管破裂,5名由于子宫破裂。

X连锁型(Ehlers-Danlos 综合征Ⅴ)

已有2个Ⅴ型EDS家系被报道。临床表现类似轻度经典型EDS,但瘀青更明显。但这一类型EDS是X连锁遗传的[53]。发病机制仍不明[54]。有一个家系报道赖氨酰氧化酶活性下降,但其他家系未见类似报道[56]。要解决这一类型发病机制的疑问,必须有明确的基因或者生化异常被发现[23]。

脊柱后侧突型(Ehlers-Danlos 综合征ⅥA和ⅥB)

A型(Ehlers-Danlos 综合征ⅥA;眼脊柱侧弯型)。这是第一个被报道的胶原蛋白结构异常引起的常染色体隐性遗传病[56-58]。发病机制是由PLOD1基因编码的赖氨酸羟化酶缺陷引起的生化异常[57,59],现在称之为前胶原-赖氨酸2-氧化戊二酸5-加双氧酶。

这种酶的缺乏引起皮肤中Ⅰ型和Ⅲ型胶原赖氨酰残基羟基化减少;需要羟赖氨酸进行的交联将不能形成,而赖氨酸形成的交联没有羟赖氨酸的交联牢固[61]。尿液中出现异常的吡啶啉交联有助于诊断[62]。

临床表现包括柔软如天鹅绒般的皮肤弹性过度和关节活动度增加。脊柱侧突比较常见。眼部表现包括小角膜、青光眼、圆锥角膜和眼脆性增加。一些患者可以出现马方综合征样体型。大的伤口会出现出血,运动发育可能会延迟[63]。

B型(Ehlers-Danlos 综合征ⅥB)。一些学组把临床类似ⅥA型EDS但有正常赖氨酰吡啶啉/羟化赖氨酸吡啶啉(LP/HP)比例和(或)未见PLOD1基因突变的EDS定义为ⅥB型EDS。起先肌肉挛缩型EDS被归类为此型EDS,但几类新的有不同脊柱后侧突表现的同时具有重叠EDS表型的新亚型被报道。这些亚型都是常染色体隐性遗传,除了具有典型的EDS皮肤表现,还具有出生时严重的肌张力减退,运动发育延迟和脊柱后侧突的表现[64]。

肌肉挛缩型 Ehlers-Danlos 综合征

这一型EDS已在Kosho型和D4ST1缺陷型EDS中被报道[65-67]。除了EDS以外的表现,还包括独特的颅面部特征和先天性多发挛缩。表型与拇指内收-马蹄内翻足综合征有重叠,提示这些问题可能是一个连续的表型谱。

椎骨及手发育不良型 Ehlers-Danlos 综合征

患者表现为皮肤菲薄,容易瘀青和手掌皱纹明显,小关节活动度增加伴随有进行性挛缩、锥形指、扁平椎骨和干垢端变宽[68]。

Ehlers-Danlos 综合征伴有进展性的脊柱后侧突、肌病和聋哑型

这类患者具有典型的EDS皮肤表现、出生时严重的肌张力减退、进展性的脊柱侧突、关节活动度增加、肌病和感音神经性听力障碍[69]。

关节松弛型(Ehlers-Danlos 综合征ⅦA和ⅦB;先天性多发性关节松弛型)

这是一种比较罕见的由Ⅰ型胶原蛋白缺陷引起的常染色体显性遗传病,类似OI,所以有一些表型上的重叠。

关节松弛型EDS最具有诊断价值的临床表现是关节活动过度,反复发作的关节脱位,最典型的是双侧先天性髋关节脱位。皮肤表现要比绝大部分其他类型EDS要轻。这类患者掌跖部位皮肤明显松弛,形成关节松弛型EDS较具特征性表现之一,掌跖部位十字交叉征[70]。

值得一提的是,EDS的心脏瓣膜亚型(MIM 225320)是由于同一基因*COL1A2*突变引起的隐性遗传病,表现为EDS表现及主动脉瓣和二尖瓣疾病[71]。

皮肤脆裂型(Ehlers-Danlos 综合征ⅦC)

一种非常罕见的常染色体隐性遗传病,特征表现包括胎膜早破,极度脆弱、松弛的皮肤和瘀青(图72.5)[72-75]。面部特征性表现为蓝色巩膜、眼睑肿胀、内眦赘皮、眼裂向下倾斜、伴有牙龈增生的小颌畸形和牙齿异常[76]。其他特征包括脐疝、随着年龄增加逐渐加重的关节松弛、囟门延迟闭合、身材矮小和短指畸形。严重的并发症包括膀胱或者隔膜自发性的破裂。

两个病例报道了此类患者出生后出现先天性颅骨骨折及皮肤撕裂[77,78]。

牙周炎型(Ehlers-Danlos 综合征Ⅷ)

此型临床表现类似于经典型EDS,但仅有中度的小关节过度活动和轻度的皮肤症状。最具有特征性的临床特征是过早的牙周组织退化(图72.6),导致20—30岁牙齿的脱落和胫前明显的色素沉着斑(图72.7)[79,80]。

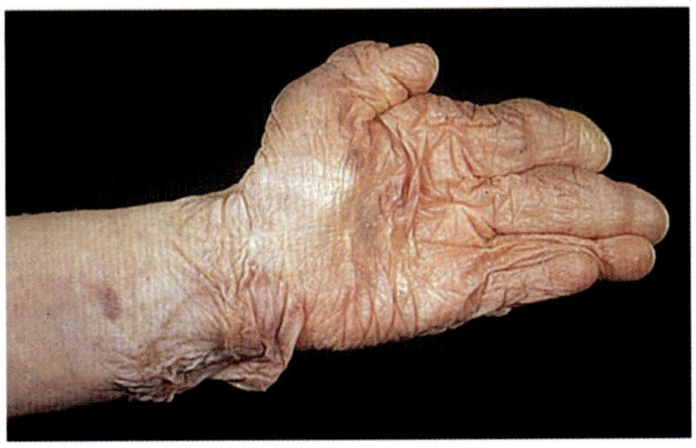

图 72.5 皮肤脆裂症患者的肢端皮肤脆弱和松弛

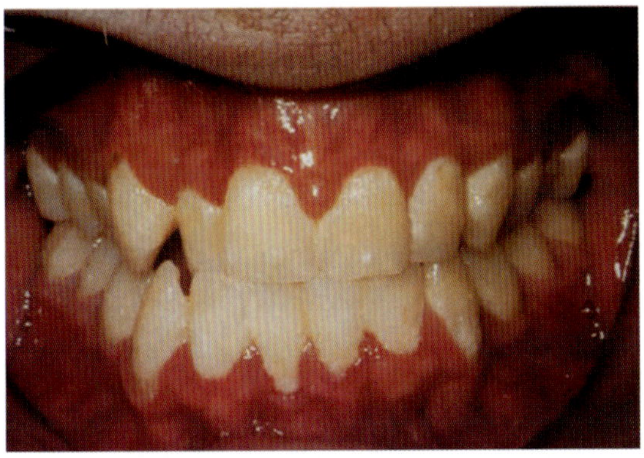

图 72.6 牙周炎型 Ehlers-Danlos 综合征患者的过早牙周组织退化(Ⅷ型)

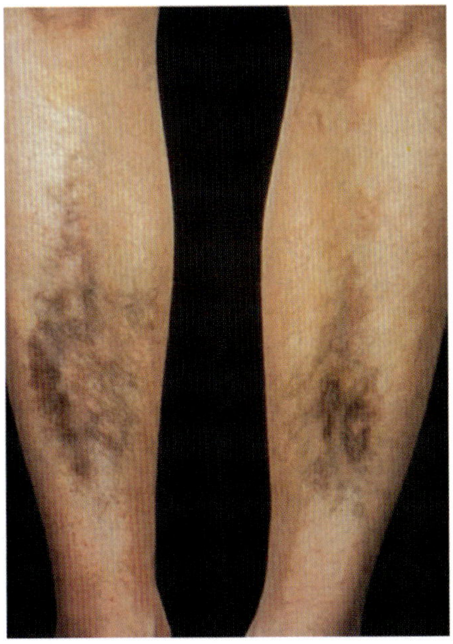

图 72.7 牙周炎型 Ehlers-Danlos 综合征患者的胫前色素沉着斑(Ⅷ型)

皮肤中Ⅲ型胶原蛋白比例减少[81]。皮肤电镜显示胶原蛋白减少,同时发现胶原纤维直径和形态异常[82]。研究发现,此型是常染色体显性遗传,5 个家系中 3 个的突变基因定位于染色体 12p13,说明此型的致病基因具有一定遗传异质性[83]。

Ehlers-Danlos 综合征Ⅸ型(枕角综合征)

此型是 X 染色体隐性异常,突变基因与 Menkes 综合征突变基因为等位基因,以前被认为是 EDS 的一个亚型[1]。之前被命名为 X 连锁的皮肤松弛症或者"枕角综合征",但现在已经被重新分类为一类铜转运异常疾病(具体见第 81 章)。

纤维连接蛋白缺陷型(Ehlers-Danlos 综合征 X)

目前为止,只有一个家系被报道患有这一型常染色体隐性遗传的疾病。皮肤及关节改变轻微,但由于血小板聚集的缺陷,很容易出现瘀青。这一缺陷在体外可被纯化的纤维连接蛋白逆转。一些患者在真皮胶原中发现复合原纤维,可能由纤维连接蛋白相互作用缺陷导致[84]。

早衰型 Ehlers-Danlos 综合征

EDS 与面容早衰、身材矮小、骨质减少、伤口愈合延迟和智力缺陷少见的联系已经被确认[85-87]。患者一般不会出现全部的早衰综合征的典型表型。病因是 *B4GALT7*(*XGPT1*)基因突变引起糖胺聚糖(GAG)合成减少[87-89]。

近来有报道,*B3GALT6* 基因负责编码 GAG 途径的下一步酶解过程,携带这一基因突变患者的临床表现与其他常染色体隐性遗传的 EDS 亚型的临床表现有重叠,特别是早衰型和肌肉挛缩型 EDS,提示这一亚型具有遗传异质性[90,91]。然而,β3GalT6 缺陷型 EDS 独特的临床表现包括进展性的关节挛缩、多发骨折、脊椎干骺端发育不良和智力受损[90]。

细胞黏合素-X 缺陷型 Ehlers-Danlos 综合征

细胞黏合素-X 缺陷引起一种临床表现独特的常染色体隐性遗传型的 EDS[92,93]。此型患者表现为皮肤弹性过度、瘀青和关节松弛,但不出现瘢痕化表现[94,95]。广泛的肌力弱和远端挛缩也是特征之一[94]。细胞黏合素-X 编码一个大的细胞外基质蛋白,这是细胞外基质形成过程中真皮成纤维细胞胶原沉积的一个重要调节蛋白[95],而且与许多其他细胞外基质成分相互作用[10]。

血清中细胞黏合素-X 缺失和 *TNX-B* 基因突变可以明确诊断。

Ehlers-Danlos 综合征和室周结节异位[97,98]

Ehlers-Danlos 综合征与室周结节异位相关,这是一种神经元迁移异常性疾病,由 *FLNA* 基因突变引起，以癫痫和神经元在大脑侧脑室周围聚集为特征。散发突变及 X 连锁遗传家系被报道。这种 EDS 亚型与关节过度活动型的表型类似，报道的额外特征包括主动脉扩张、脊柱侧突、蛛网膜下出血和内脏疝气形成等。

鉴别诊断

Ehlers-Danlos 综合征应该与皮肤松弛症（详见第 79 章）相鉴别，后者表现为褶皱部位的皮肤下垂。EDS 患者可能在成年后期也出现褶皱部位的皮肤下垂，但通常局限在肘部和眼周。Turner 综合征也可以出现皮肤弹性过度的表现，但还会出现身材矮小、肘外翻和蹼状颈等典型特征。软骨毛发发育不良综合征也可以出现皮肤弹性过度伴有真皮乳头弹性纤维异常[99]。

血管型 EDS 临床表现与 Loeys-Dietz 综合征（LDS）有重叠，这是一种常染色体显性遗传的动脉瘤疾病。Ⅰ型 LDS 与 MFS 和关节过度活动型 EDS 临床表现有重叠，而Ⅱ型患者的表型与 vEDS 的表型类似[100]。LDS 是由于转化生长因子 β 受体基因 *TGFBR1* 和 *TGFB2* 突变引起的。因此，任何 vEDS 表型的患者，如果Ⅲ型胶原正常，都应该筛查 *TGFBR* 基因的突变。

如果出现血管并发症，如主动脉瘤或者主动脉夹层，要注意排除马方综合征。

角膜脆弱综合征（BCS）是一种罕见的常染色体遗传性疾病，是由致病基因 *ZNF469* 或者 *PRDM5* 基因突变引起的，这些基因编码锌指蛋白，临床表型与ⅥA 型 EDS 有明显重叠[101,102]。主要特征包括薄而脆弱的角膜和眼部脆性增加、蓝色巩膜和圆锥形角膜，但这些症状与皮肤脆性增加、关节活动度增加和脊柱后侧突相关[10]。

并发症和共病

不同 EDS 亚型潜在的分子机制和表型不同，并发症也不同。

病程和预后

预后取决于 EDS 的分型。因为关节过度活动型和经典型 EDS 的身心发育正常，所以预期寿命不受影响，因此大的遗传性家系比较常见。

检查

尽可能地进行基因检查。常规心电图能够帮助评估心脏瓣膜脱垂情况。尽管主动脉扩张在经典型和关节过度活动型中比较少见，但也应该进行主动脉弓影像学检查来评估主动脉扩张情况。vEDS 的成人患者出现主动脉瘤和主动脉破裂的风险增加，虽然暂时没有对照试验研究证实这一筛查的有效性，仍建议进行从头到髂动脉的非侵入性的主动脉分支成像[103]。

在身体活动明显减少的患者，建议进行双能 X 线骨密度仪（DEXA）扫描进行骨密度测定。

治疗

尽管不同类型 EDS 预后差别很大，但还是应该尽力较全面地去描述患者的临床表现、生化指标及分子生物学特征。需要多个学科的专家提出综合治疗方法进行干预。同时，患者需要接受遗传咨询。

一线治疗

关节

患者应该避免关节的过度活动，以免引起过度活动带来的额外应力性损伤。物理治疗的目的在于增加关节周围组织的张力和强度、神经肌肉协调性和关节本体感觉。

皮肤

建议患者进行简单的防护，减少意外磕碰引起的创伤，以及形成瘢痕及瘀斑的机会。建议患儿避免参加肢体接触性的体育活动。多一些日晒可以帮助减少皮肤损害，因此建议增加患儿日晒时间。脊柱后侧突型 EDS 患者大剂量摄入抗坏血酸（维生素 C，1～4g/d）能够帮助减少瘀青和促进伤口愈合[104,105]。

伤口需要无张力缝合，最好缝合双层。缝合尽量选深层缝合。皮肤缝线要比平时长 2 倍，而且邻近皮肤要额外用胶带固定，有助于预防瘢痕的伸展。

妊娠

研究发现，患有 EDS 的妇女发生产科和妇科症状的概率比一般人群高很多[106]。对于某些 EDS 亚型的患者，怀孕是一个比较特殊的问题。在妊娠和分娩过程中，可能出现宫颈功能不全、子宫脱垂、子宫撕裂、产后伤口愈合不良及分娩期间和产后出血过多等特殊情况[107]。

婴儿的风险包括胎膜早破引起的继发早产和所有遗传的并发症。

因为孕产妇死亡率高，vEDS 患者应该避免妊娠。最大样本量的系列研究发现，81 名女性中 12 名孕产妇由于子宫和动脉破裂死亡[24]。目前尚不清楚择期剖宫产是否能减少这种风险。应在具有多学科介入的专业产科病房中照顾这些妊娠期的患者。

血管型 EDS 的特殊预防措施

此类患者应避免创伤，包括有身体接触的运动，避免可引起瓦氏反应的动作，因为可以引起颅内压增高。如果可能的话，应保守处理出血的情况。

一项随机实验已证实赛利洛尔，一种具有部分 β2 激动剂特性的长效 β1 拮抗药，可将动脉夹层破裂的发生率降低 3 倍[108]。

Resources

Patient resources

UK EDS Support Group：www. ehlers-danlos. org/www. rareconnect. org/en/community/ehlers-danlos-syndrome (all last accessed January 2015).

脯肽酶缺乏症

定义

脯肽酶缺乏是一种罕见的先天性胶原代谢障碍，与慢性皮肤溃疡、智力低下及反复呼吸道感染有关[1,2]。

概述

脯肽酶(肽酶 D)参与内源性和膳食蛋白质降解的后期过程，在胶原分解代谢中特别重要。脯肽酶缺乏是一种罕见的临床表现多样性的累及多系统的疾病。

流行病学

发病率和患病率

这是一种罕见病，新生儿发病率为 1/1 000 000～2 000 000。被报道的病例不超过 100 例。

年龄

典型特征通常首次出现于婴幼儿期到青年期。

性别

男女发病率无差异。

种族

在以色列北部的某些地区此病更为常见[3]。

相关疾病

据报道，大约 10%的病例具有系统性红斑狼疮的特征。因此，脯肽酶缺乏可能是由于对狼疮相关自身抗原缺乏免疫耐受而导致系统性红斑狼疮发展的一个危险因素[4,5]。

病理生理学

胶原蛋白被降解成亚氨基二肽，然后被分解成氨基酸，这些氨基酸可以被循环利用合成胶原蛋白。脯肽酶在 C 端分离脯氨酸或羟脯氨酸的二肽。因此，脯肽酶活性降低会导致胶原合成和伤口愈合受损[6]。尚不清楚脯肽酶缺乏是如何导致其他不同的临床特征的。

病理学

光镜和电镜研究显示，来源于患者的成纤维细胞体外培养出现坏死样细胞死亡，包括形态异常、胞质空泡增多、细胞膜和线粒体异常[7]。

遗传学

这一疾病具有常染色体隐性遗传的特点[2,8]。脯肽酶基因突变(*PEPD*)导致脯肽酶活性丧失[7]。杂合子不出现临床表现[9]。

临床特征

病史

患者的症状严重程度差异很大；然而，最典型的特征是顽固性皮肤溃疡。

临床表现

大多数患者存在智力和发育障碍，面容异常，包括高眼压相关的眼突出、高额、鞍鼻和小颌。大约 85%的患者会出现皮肤改变。皮肤可能会出现海绵状改变，有点状凹陷性瘢痕，尤其是腿部(图 72.8)。皮肤脆弱、腿部溃疡很常见。偶尔会出现光敏感、毛细血管扩张、紫癜、早衰和淋巴水肿[10]。

约 30%的患者会出现脾大，反复发作的皮肤、耳或胸部感染和肥胖或腹部脂肪堆积。有家系被报道出现相关的慢性肺病，类似于囊性纤维化[11]。

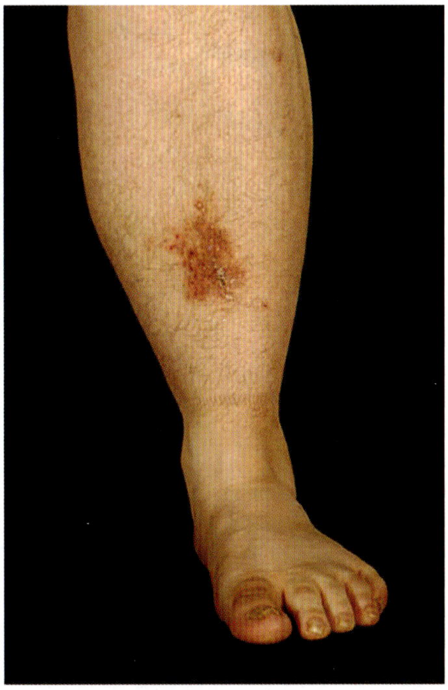

图 72.8 脯肽酶缺乏症患者的点状凹陷性皮肤

(由英国剑桥阿登布鲁克医院馈赠)

鉴别诊断

可以出现类似系统性红斑狼疮的症状，如脾大、光敏性皮疹和自身抗体[12]。

并发症和共病

复发性感染和皮肤溃疡是最为棘手的并发症。

病程和预后

脯肽酶缺乏症是一种慢性疾病。

检查

尿液中排出大量亚氨基二肽[13,14]，胶原中的脯氨酸/羟脯氨酸比值增加。在红细胞和白细胞或培养的成纤维细胞中可检测到脯肽酶活性降低或缺失。其他实验室异常包括轻度贫血、血小板减少和高丙种球蛋白血症。

治疗

治疗仅局限于改善皮肤溃疡。

一线治疗

研究发现，帮助溃疡愈合方面，局部外用 5% 脯氨酸和 5% 甘氨酸混合软膏比单用 5% 脯氨酸软膏效果要好[15]。口服脯氨酸对临床症状无改善作用。

二线治疗

一例病例报道发现，局部和系统使用生长激素治愈了患者顽固性的腿部溃疡[16]，另一名患者使用的是氨苯砜达到同样的效果[17]。通过输注含脯肽酶的红细胞进行酶替代补充治疗[18]、糖皮质激素冲击疗法[19]和(血液)分离置换疗法[20]，均能改善皮肤溃疡。不同的组合疗法也被使用[21]。

Resources

Patient resources

National Information Centre for Metabolic Diseases (http://www.climb.org.uk/last accessed January 2015) is a resource for young people, adults, families and professionals.

成骨不全症

定义和术语

这是一组主要由 I 型胶原异常引起的以骨质疏松症伴骨折为特征的异质性遗传性疾病。

> **同义名**
> • 脆骨病

概述

2009 年，Sillence 将 OI 分为 I 至 IV 型[1]。从那时起，由于新分子的发现，进一步的亚型已经被鉴定，分类也在扩大[2]。

流行病学

发病率和患病率

发病率大约为 1/15 000[3]。

年龄

发病年龄取决于疾病的严重程度。最严重的分型会引起围产期死亡，而最轻的分型直到成年才会被诊断出来。

性别

男女发病率无差异。

种族

无种族差异。

相关疾病

由于 I 型胶原异常，临床表现可能会和某些 EDS 亚型出现重叠[4]。

病理生理学

病理学

患者骨骼会出现胶原蛋白的明显缺乏，并且经常出现扭曲的结构[5]。真皮较薄，嗜银的弹性纤维相对增多，成熟的胶原蛋白缺乏[6]。

遗传学

通常以常染色体显性方式遗传，新生突变具有很高的频率(25%～30%)；常染色体隐性遗传形式则不常见。*COL1A1* 和 *COL1A2* 基因突变主要引起常染色体显性遗传亚型，占所有病例的 95%左右[7]。

临床特征[1,5,8]

临床表现

除了容易发生骨折以外，患者还可能出现蓝色巩膜(图 72.9)、聋、骨骼畸形、牙本质形成异常(牙本质发育不全)、轻度关节活动过度、疝气、二尖瓣脱垂、微血管脆弱增加导致的瘀青和薄而脆弱的皮肤[1]。

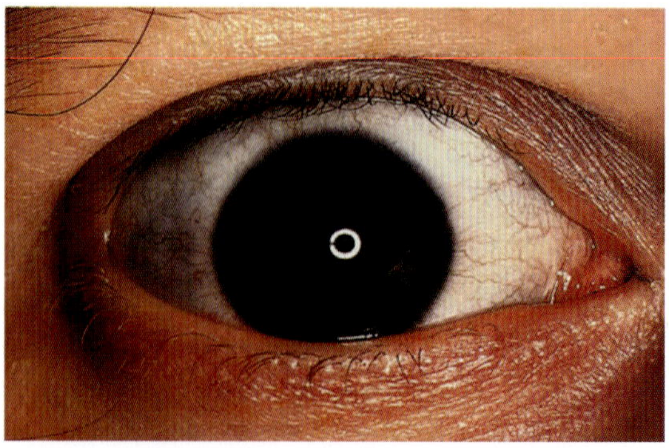

图 72.9 成骨不全症患者的蓝色巩膜

临床分型

最常见的类型是 I 至 IV 型，与 I 型胶原异常有关，较少见的 V 至 XV 型表现出致病基因异质性。

ⅠA 型：经典型

这是最常见的分型，是常染色体显性遗传模式，但也有散发病例的报道[9]。此型患者在儿童时期骨折很常见。巩膜呈蓝色或灰色，瘀青和早发性聋常见，但一般不出现骨骼畸形或仅出现轻度骨骼畸形。关节松弛常见。二尖瓣脱垂的发生率增加，主动脉瓣很薄，偶尔会出现功能不全[10-12]。一些患者（ⅠB 型）有牙本质发育不全，但这一表型在Ⅳ型更常见。大多数患者的皮肤胶原蛋白增加，并且Ⅰ型/Ⅲ型胶原比例增加[13]。其他患者的 α_2 链异常，这一蛋白不易被胃蛋白酶水解[14]。

Ⅱ型：围产期致命型

此型患儿可在子宫内出现多处骨折，婴儿出生后很少能存活数天以上[15]。由于泛发性的结缔组织脆弱，在分娩过程中可能会发生四肢撕裂。造影显示肋骨呈串珠状，股骨皱缩，头骨有少量钙化。基于肋骨和四肢骨骼的异常情况，这种亚型被进一步分类[13,16]。通常是常染色体显性遗传。性腺嵌合体引起的多次复发有可能出现类似常染色体隐性遗传的模式[17]。

Ⅲ型：畸形进展型

在这种情况下，子宫内或分娩时就有骨折、长骨薄、偶尔会出现囊性改变。随着孩子年龄的增长，进行性脊柱侧突和长骨弯曲会导致致残畸形。巩膜在儿童时期是蓝色的，但在成人期恢复正常。遗传模式不确定，但该疾病可能是遗传异质性的。这一亚型患者可能无法合成 α_2 链[9,18]。

Ⅳ型：正常巩膜的轻型

这一型的临床特征和遗传模式与Ⅰ型相似，但巩膜不蓝，牙本质发育不全常见，聋罕见[1]。

鉴别诊断

四肢短小、颅骨大的患者可能会与软骨发育不全的患者相混淆，但软骨发育不全的患者不会出现骨骼脆弱和皮肤菲薄的症状。在 OI 中出现的多重骨折通常会误解为虐待儿童。

严重程度分级

OI 的不同亚型不仅反映了分子的多样性，也反映了表型的可变性。

并发症和共病

详见不同分型。

病程和预后

预后取决于症状的严重程度。意外创伤引起的呼吸衰竭是早产死亡的最常见原因。然而，尽管 OI 的并发症众多，大多数儿童和成人患者仍过着丰富多彩的正常生活。

检查

从第 16 周起使用超声波进行产检，使得严重亚型的产前诊断成为可能[19]。起初研究 OI 的首选检查是 X 线片检查。对于某些亚型，X 线片影像学特征是具有特异性的[20]。

治疗

为了预防骨折和残疾，提高功能和生活质量，需要多学科的方法，包括药品、骨科、理疗和康复的介入[21]。

一线治疗

双膦酸盐已成为这类患者的标准治疗方案，但尚不清楚需要多长时间的维持治疗[22]。持续预防维生素 D 和钙的缺乏是很重要的。

二线治疗

采用同种异体骨髓和间充质细胞移植进行体细胞治疗[23,24]。

Resources

Further information

http://www.ncbi.nlm.nih.gov/omim

http://rarediseases.org/

Steiner RD, Adsit J, Basel D. GeneReviews. [Internet] http://www.ncbi.nlm.nih.gov/books/NBK1295/

Patient resources

Brittle Bone Society: http://www.brittlebone.org (last accessed January 2015).

弹力纤维相关遗传性疾病

弹性蛋白病

遗传性泛发性皮肤松弛症

定义和术语

皮肤松弛症的典型临床表现是皮肤松弛下垂，皮肤被牵拉后只能慢慢回弹[1]。组织学上，真皮中有弹性纤维组织的丢失和碎裂。这种疾病可以遗传或后天获得，呈现异质性的特点。遗传形式包括常染色体显性、几种常染色体隐性和 X 连锁类型。

同义名

- 泛发性弹力纤维松解症
- 泛发性弹力纤维碎裂症
- 泛发性皮肤松垂

概述

泛发性皮肤松弛症比较罕见。临床表现和遗传模式存在明显的异质性。皮肤松弛会影响皮肤和其他部位的结缔组织,包括心脏、血管、关节、肠和肺。

流行病学

发病率和患病率

关于发病率,目前还没有可靠的数据,但出生时的患病率估计为 1/1000 000。常染色体隐性遗传(*ARCL*1 和 *ARCL*2)是最常见的类型[2]。

年龄

出生或者婴儿早期就可以出现症状,但常染色体显性遗传的患者发病年龄更晚,症状更轻一些。

性别

常染色体显性和隐性遗传方式下,男女发病率没有差别。X-连锁遗传的皮肤松弛症只累及男性患者。

种族

无种族差异性。

相关疾病

区分皮肤松弛症和其他结缔组织的遗传病很重要。但皮肤松弛症也可能伴随其他疾病,如弹力纤维假黄瘤和 EDS[3]。

病理生理学

皮肤松弛症是由正常弹性组织功能被破坏所引起的。到目前为止,已鉴定出三类主要蛋白质与弹力纤维形态异常相关。

- 直接与弹力纤维结合的蛋白(包括纤维蛋白-4、纤维蛋白-5 和潜在转化生长因子 β 结合蛋白)。
- 与弹力纤维修饰和分泌相关的蛋白。
- 与线粒体功能相关的蛋白[4]。

病理学

皮肤厚度正常,但弹力纤维稀少、短小、碎裂和聚集,特别是在真皮上层,出现颗粒状变性[5]。肺和主动脉弹力纤维也可能发生类似的变化。

多种超微结构变化已被报道,包括弹力蛋白微纤维与无定形基质的分离、"木纹"征的出现及弹力纤维的聚集、碎裂和簇集[5-7]。

遗传学(表 72.3;[28-51])

这个病存在遗传和表型异质性。约 30%常染色体显性遗传的皮肤松弛症患者有新发突变,且无家族史[8]。

表 72.3 皮肤松弛及相关综合征

类型	分子缺陷	主要临床表现	MIM	参考文献
常染色体显性(ADCL1 和 ADCL2)	*ELN*,*FBLN5*[a]	症状不如常染色体隐性遗传类型严重 通常是儿童/成人早期发病 皮肤松弛,胃肠憩室,疝,子宫脱垂,主动脉扩张	ADCL1(ELN) 123700 ADCL2(FBLN5) 614434	[27-29] [30]
常染色体隐性 1A 型	*FBLN5*	皮肤松弛、肺气肿、胃肠和膀胱憩室、动脉迂曲和动脉瘤、肺动脉狭窄、疝、骨质疏松	219100	[31]
常染色体隐性 1B 型	*FBLN4*/*EFEMP2*	除 1A 型表现外,还出现主动脉瓣上狭窄	614437	[32]
常染色体隐性 1C/URDS 型	*LTBP4*	皮肤松弛、微颌后缩、中脸扁平、发际线后移、囟门宽、较轻的心血管并发症局限于肺动脉狭窄和卵圆孔未闭、严重的泌尿生殖系统和胃肠道疾病	613177	[33]
常染色体隐性 2A 型	突变的 *ATP6V0A2* 基因失去功能	皮肤松弛、生长发育迟缓、骨骼异常、囟门宽且闭合延迟、头颅畸形、疝、髋关节脱位、蛋白质糖基化异常	219200	[34]
常染色体隐性 2B 型	*PYCR1*	皮肤松弛、生长发育迟缓、关节松弛、小头畸形,三角脸,大耳、早衰外观、骨质疏松、蛋白质糖基化正常	612940	[35,36]
常染色体隐性 3A 和 B(de Barsey 综合征)	*ALDH18A1* 和 *PYCR1*	皮肤松弛、早衰外观,角膜混浊,精神发育迟缓,假性手足徐动症样运动	ARCLⅢA (ALDH18A1) 219150 ARCL3B(PYCR1) 614438	[37,38] [39]

（续 表）

类型	分子缺陷	主要临床表现	MIM	参考文献
X 连锁（枕角综合征）	*ATP7A*（与 Menker 综合征有关的等位基因）	膀胱憩室、腹股沟疝、轻度皮肤松弛和过展、关节松弛和毛发粗大、骨骼异常，包括持续开放性前囟和枕外生骨疣	304150	[21,22,40]
其他伴有皮肤松弛综合征的疾病				
骨发育不良性老年状皮肤	*GORAB*/*SCYL1BP* 常染色体隐性	身材矮小、有早衰的外表、皮肤松弛、骨质疏松、缝间骨、下颌前突，颧骨发育不良	231070	[41,42]
MACS	*RIN2* 常染色体隐性	巨颅、脱发、皮肤松弛	613075	[43]
SCARF 综合征	不明确的 X 连锁隐性	SCARF 首字母缩写分别代表：骨骼异常、皮肤松弛/颅缝早闭、生殖器性别不清、发育迟缓、面部异常	312830	[44]
动脉迂曲综合征	*SLC2A10*	长脸、双颊下垂、下垂和短的眼睑裂缝、大耳、喙状鼻、发育不良、小颌畸形、疝、表皮松弛、动脉迂曲和动脉瘤。肺部未受影响	208050	[45]
Costello 综合征	*HRAS*	与心面皮肤综合征的表型重叠：面部粗犷、身材矮小，尤其是手和足部皮肤松弛，严重的喂养困难和发育不良、心脏异常、儿童期常出现面部疣	218040	[46,47]
转醛醇酶缺陷	*TALDO1*	皮肤松弛、生长迟缓、畸形特征、先天性心脏病、肝脾大、血小板异常聚集	606003	[48]
Lenz-Majewski 综合征	*PTDSS1*	宫内生长迟缓、出生后身材矮小、头部比例过大、明显的颅面和牙齿异常、远端肢体异常，特别是短指（趾）畸形和交感神经管障碍。X 线片上显示很明显的进行性骨硬化。中至重度智力障碍 婴儿期皮肤松弛，皮肤菲薄，头皮静脉突出、大理石样肤色	151050	[49,50]

[a] 只有一例家系报道。

MACS，大头畸形-脱发-皮肤松弛-脊柱侧突综合征。

URDS，Urban-Rifkin-Davis 综合征。

临床特征

临床分型（见表 72.3）

已报道多种临床分型[8-11]。

常染色体显性遗传皮肤松弛症

皮肤表现可以出现在任何年龄，但往往比隐性遗传型出现的晚一些（图 72.10）。少数患者仅在面部、颈部、腹股沟和（或）腋窝部位出现皮肤冗余，而大部分患者发病部位更为广泛[12]。皮肤质地柔软，可出现不同程度的伸展过度。轻微面部畸形，但常见[12]。腹股沟疝常见。虽然常染色体显性皮肤松弛症被认为是一种较为温和的疾病亚型，但其他系统受累的症状可以从轻微到严重不等，包括支气管扩张和肺气肿、疝、二尖瓣和三尖瓣脱垂、肺动脉狭窄、主动脉和动脉扩张和迂曲、胃肠道和泌尿生殖道憩室[8,13]。迄今为止，这一疾病最大样本量的病例报道中，35%的患者肺部和 57%的患者主动脉受累[12]。

常染色体隐性遗传皮肤松弛症

已知几种常染色体隐性遗传皮肤松弛症，分为

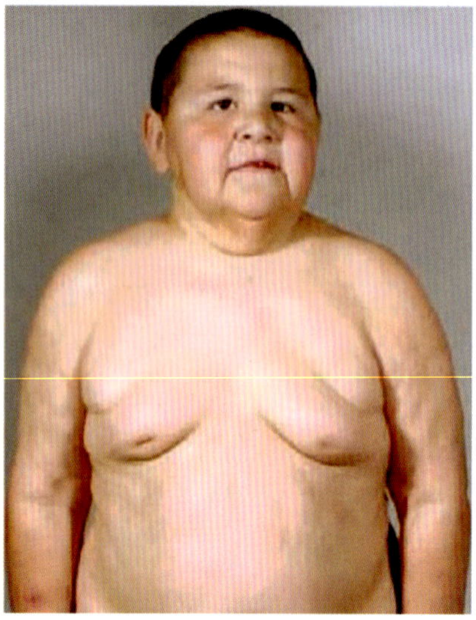

图 72.10 1 个 13 岁男性的常染色体显性遗传的皮肤松弛症患者
（摘自 Berk 等，2012[8]. 得到 Elsevier 的许可）

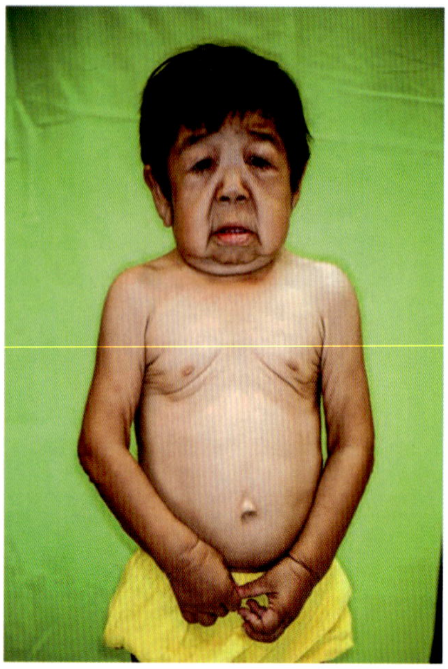

图 72.11 由于 FBLN5 突变引起的 1 个 4 岁 IA 型常染色体隐性遗传皮肤松弛症女孩
广泛松弛的皮肤可影响躯干、四肢，最明显的是面部，“下垂”的外观让人感觉眼睛向下倾斜。（转载经过泰国清迈大学 Nik Kantaputra 医师的同意）

1 型(ARCL-1A、-B 和-C)、2 型(ARCL-2A 和-B)和 3 型(De Barsy 综合征)[2,8,14]。婴儿和儿童死亡率很高。典型的面容包括向下倾斜的睑裂、宽扁的鼻、下垂的脸颊和大耳(图 72.11)。膝盖、腹部和大腿周围有明显的皮肤褶皱。疝、憩室、动脉迂曲和动脉瘤、严重肺气肿、肺心病和发育迟缓等是可变的但重要的并发症。在最初几年中容易发生呼吸系统并发症导致的死亡。多个 ARCL1 亚型以显著的血管和内脏受累为特征，而 ARCL2 亚型以显著的神经系统表现和脑结构异常为特征。值得注意的是，由发育延迟和角膜的弹性膜变性引起的角膜混浊为特征的 de Barsy 综合征[15-17]被证明是由与 *ARCL2* 相关的基因突变引起的[18]，这表明这种皮肤松弛症亚型并不需要单独分类。

X 连锁隐性遗传型(枕角综合征)

枕角综合征(以前称为 EDS IX 型)男性患者细胞内铜与铜依赖性酶的分布存在缺陷[19]。赖氨酸氧化酶是一种主要的铜依赖性酶，其活性在一些患者中显著降低[20]，导致胶原和弹力蛋白交联缺陷。枕角综合征被认为是 Menkes 综合征的一种相对不严重的亚型，这两种疾病都是由 *ATP7A* 基因突变引起的[21,22]。临床表现包括儿童时期膀胱憩室的发展、腹股沟疝、皮肤轻度松弛、肱骨和锁骨等骨骼缺损。青春期出现骨质枕角[20]。其他特征包括轻度慢性腹泻和体位性低血压。

鉴别诊断

虽然皱皮综合征与Ⅱ型皮肤松弛症有许多相似之处(均由 *ATP6V0A2* 突变引起)，但前者的皮肤变化主要局限于腹部、手部和脚部。面部畸形在皱皮综合征中不太明显，而且一般不会出现大囟门[23]。

获得性皮肤松弛症(见第 96 章)比较罕见，任何年龄均能发病，但往往在炎症过程或相关疾病之后发生。

EDS 患者皮肤是弹性过度，但不松弛，拉扯后能很快回弹。PXE 患者皮肤可能松弛，通常呈黄色，而且面部通常不受累。组织学特征出现钙化有助于鉴别。神经纤维瘤病患者可能会出现松弛皮肤的局限性皱褶，在妖精综合征、Patterson 综合征和 18-三体综合征中也可能出现松弛的皱褶皮肤，但这些疾病以其相关的其他特征而鉴别。

Apert 综合征中有患者报道前额出现明显皱纹[24]，尽管这一综合征和其他颅缝早闭综合征很容易通过其颅面部畸形和可识别的关联性加以区分(表 72.4)。

病程和预后

预后取决于皮肤松弛症的分型，但一般常染色体显性类型的预后较好。

检查

皮肤活检对疾病诊断有所帮助。并可进行超声

表 72.4 主要的颅缝早闭综合征

综合征	除颅缝早闭外的其他表现	染色体定位	基因
Apert	中面部畸形、手足并指(趾)、痤疮	10q26	*FGFR2*
Crouzon	眼球出、黑棘皮病(AN)	10q26	*FGFR2*
		4p16.3	*FGFR3*(同 AN)
Pfeiffer	粗大的拇指和踇趾	8p11.2-11.1/10q26	*FGFR1*/*FGFR2*
Saethre-Chotzen	上睑下垂、面部不对称、发际线低	7p21	*TWIST*
Beare-Stevenson	回旋状皮肤	10q26	*FGFR2*

FGFR:成纤维细胞生长因子受体基因;*TWIST*,人类同源小鼠 *TWIST* 基因,一种碱性螺旋-环-螺旋转录因子。

心动图、胸部 X 线和肺功能测试。2 型常染色体隐性遗传皮肤松弛症患者必须进行神经系统检查和影像学检查。如果怀疑有获得性皮肤松弛症,应寻找主要病因。对于先天性和遗传性皮肤松弛可进行分子水平检测。

治疗

治疗意义有限,旨在减轻并发症。必要时可手术切除松弛的皮肤,患者通常预后良好,但这一效果难以长期维持[12,25]。有报道称,肉毒素的微创注射已成功改善了一个患者的面部缺陷[26]。尽管胃肠外的铜-组氨酸补充治疗对 Menkes 病患者有益,但对结缔组织异常的治疗作用似乎较小[27]。

Resources

Patient resources

Cutis Laxa Internationale: http://asso.orpha.net/cutislax/gb01-cutis_laxa_homepage.htm

There is no support group for cutis laxa in the UK but Making Contact.org (http://www.makingcontact.org) may be a useful resource for carers and patients. (All last accessed January 2015.)

Williams-Beuren 综合征

定义和术语

Williams-Beuren 综合征(WBS)是一种多系统疾病,以皮肤过早松弛、先天性心脏病(特别是主动脉瓣狭窄)、代谢异常、面部畸形和发育问题为特征[1,2]。这一疾病是由包含多个基因的 Williams-Beuren 综合征染色体区域(7 号染色体)的缺失引起的[3]。

同义名
- Williams 综合征

概述

Williams-Beuren 综合征是一种罕见的遗传性发育障碍相关的疾病。

流行病学

发病率和患病率

大约 1/10 000 人受累[4]。

年龄

可以从成年早期开始发病。

性别

男女发病无差异。

种族

没有发现种族差异。

病理生理学

目前还不清楚邻近基因缺陷的哪些因素引起表型,但它可能与某些特定基因的表达减少有关。尽管该区域包含 *ELN* 基因[5,6],WBS 具有许多与弹力蛋白缺陷相关的临床特征,但 WBS 并非严格意义上的弹力蛋白病变。

遗传学

这种综合征是由染色体 7q11.23 上 1.5-1.8 Mb 的半合子缺失引起的,该区域至少包含 28 个基因[3]。缺失发生在母系或父系遗传的 7 号染色体上,几乎所有病例都是散发病例[7]。家系病例为常染色体显性遗传。

环境因素

英国报道称,为了预防孕妇佝偻病,在服用过量维生素 D 后,出现了 Williams 综合征的"流行"。因为维生素 D 可以使弹力蛋白基因的表达下调[9]。

临床特征

临床表现

该综合征的特征是皮肤过早松弛、先天性心脏病(特别是主动脉瓣上狭窄)、代谢异常和面部畸形,包括鼻梁扁平、鼻短而上翘和眼周围结缔组织松垮[1]。新生儿有"小精灵"样的面貌。随着患者年龄的增长,他们的特征变得明显且更粗糙,如脸颊饱满、嘴唇突出、牙齿咬合错位[7,10](图 72.12)。头发早白可以从年轻时期开始。可能出现腹股沟(和其他)疝气。最近一项研究也证实了皱纹(92%)和异常瘢痕(33%)的发生率增加,以及皮肤的生物力学特性也出现异常[11]。

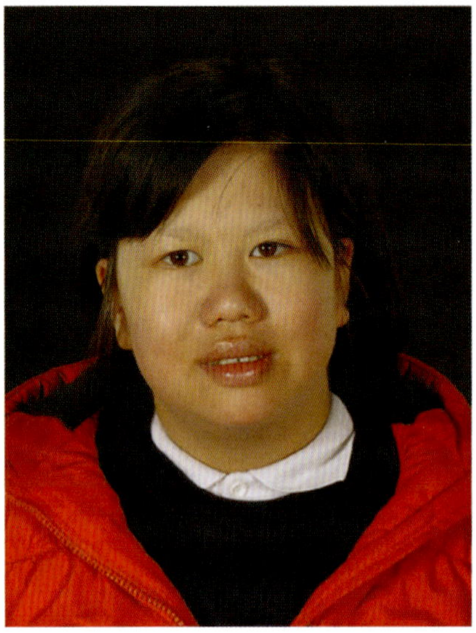

图 72.12 Williams-Beuren 综合征患儿表现出面颊和嘴唇丰满、眶周肿胀和内眦皮皱褶等面部特征
(英国剑桥阿登布鲁克英国国民医疗部信托基金版权所有)

运动和感觉功能发育延迟有时会被与"鸡尾酒会"人格相关的高于平均水平的语言技能所掩盖[12]。

鉴别诊断

由于弹力蛋白基因(*ELN*)突变,家族性主动脉瓣上狭窄患者会出现相同的心血管异常表现,但缺乏 WBS 的其他特征[13,14]。

并发症和伴发疾病

可以出现内分泌异常,包括不同程度的高钙血症,有时伴有相关症状[15],糖耐量受损[16]和亚临床甲状腺疾病[17]。约 50%的患者会出现高血压[18]。心血管并发症是死亡的主要原因[19]。

病程和预后

心血管疾病相关死亡率是对照组的 25～100 倍[19]。

检查与检验

超声心动图可以发现大多数的狭窄。应定期监测血钙水平并检查其他内分泌相关的指标。

治疗

针对特定的并发症进行治疗。外科手术是动脉狭窄的首选[7]。

Resources

Further information

http://rarediseases.org

Patient resources

Williams Syndrome Foundation UK: www.williams-syndrome.org.uk(All last accessed January 2015.)

米其林轮胎婴儿

这个命名指的是一组异质性很强的疾病,表现为环形的皮肤褶皱[1]。一些病例被证实是由潜在的平滑肌错构瘤[2]或脂肪组织增生[3]引起的。也可观察到异常的弹力纤维。该表型可自行缓解[4],可以单独出现,也可以与其他异常伴发[5]。

这种疾病可以是新发突变,也可以是常染色体显性或隐性遗传来的[1,6]。它应该与其他有冗余皮肤褶皱的疾病相鉴别,如妖精貌综合征和皮肤松弛症。最近提出了有助于更好地描述该综合征的诊断标准,并建议将该疾病改名为环形皮肤皱褶综合征[7]。

肌原纤维蛋白病

Marfan 综合征

定义

完整的综合征包括主动脉扩张、晶体异位和骨骼异常。患者一般有不相称的高瘦身材,伴有异常长的四肢[1]。

概述

Marfan 综合征是一种常染色体显性遗传的结缔组织疾病,临床表现多样,主要影响心血管系统、骨骼系统和眼睛。

流行病学

发病率和患病率

Marfan 综合征影响 1/5000～10 000 个体[1]。

年龄

症状可能出现在任何年龄,甚至在同一个家系中,患病个体之间的差异都很大。

性别

发病率男女无差异。

种族

无种族差异。

相关疾病

据报道，一些患者同时患有 EDS 和 MFS[2]。一种新报道的伴有先天性脂肪营养不良和新生儿早衰外观的特异性 Marfan 综合征表型已被鉴定是由 *FBN*1 倒数第二个的 64 号外显子截短突变引起的[3,4]。据报道，作为 2b 型多发性内分泌肿瘤综合征（MEN2b）的一部分，与远端色素沉着、眼睑和舌神经瘤、甲状腺髓质癌和嗜铬细胞瘤相关的 Marfan 样体质被发现是由 *RET* 基因的一种特异性突变引起的[5]。

病理生理学

原纤维蛋白 1 是弹力蛋白相关微纤维的一个组成部分，其异常是造成 MFS 的原因。它在眼的睫状小带（晶状体悬韧带）中特别重要。生长因子信号的变化也对 MFS 至关重要。除了结构作用外，原纤维蛋白 1 还能结合转化生长因子 β，异常原纤维蛋白导致引起损伤的转化生长因子 β 信号的增加[6]。

病理学

患有 MFS 的患者皮肤和培养的真皮成纤维细胞中缺乏原纤维蛋白[7,8]，并在主动脉中积聚黏液物质[9]。肺中也可见轻微到严重程度不等的弹力组织退行性变化[10]。

遗传学

位于染色体 15q21.1 并编码原纤维蛋白-1 的 *FBN*1 基因突变导致大多数（如果不是所有）MFD 病例[11,12]。高达 30％的病例是新发突变[13]，并且发生了强烈的父系年龄效应。出现“新”突变患者的父亲平均年龄比平均值高 5－10 岁[14]。

转化生长因子 β 受体（*TGFBR*1 和 *TGFBR*2）基因突变已在一些与经典 MFS 表型重叠的疾病中被鉴定出来[15]。

临床特征

病史

MFS 的诊断标准于 2010 年修订，主动脉根部动脉瘤和晶体异位现在被认为是主要表现[16]。

临床表现

完整的综合征表现包括骨骼、眼和心血管缺陷。患者通常很高，骨骼比例也不正常，但并非全都如此。四肢很长，远端最明显，形成蜘蛛状指。简单的筛选测试包括拇指标志（如果在握紧的手掌里拇指内收超过尺侧边界，则为阳性）、手腕标志（如果拇指和小指缠绕在对侧手腕上时可以重叠，则为阳性）和下身（耻骨支到地面的距离）与上身（身高减去下身长度）的比率，但这个比率可以随年龄和性别而变化。

颅骨呈长头型，鼻旁窦大，上腭高且呈拱形[17]。其他骨骼变化包括关节过度伸展、脊柱后侧突、漏斗胸和扁平足。肌肉可能发育不全、张力较低，皮下脂肪较少。

常见的眼异常[18,19]包括晶体异位（通常向上异位）、震颤的虹膜（虹膜震颤）、近视和视网膜剥离，较少的症状包括蓝色巩膜和虹膜异色。

升主动脉瘤样扩张是心血管系统最主要的异常，主动脉扩张可从儿童期开始。主动脉瓣和二尖瓣功能不全常见于二尖瓣脱垂的情况，发生率为 80％[20]。

皮肤异常最为常见。可能发生匍行性穿通性弹性纤维病[21]。在 7％的儿童和 35％的成人患者中观察到萎缩纹[22]。其他特征包括草纸样瘢痕和皮肤过度伸展[22]。MASS（MIM604308）的别名（代表二尖瓣脱垂、近视、边界性和非进行性主动脉扩张，以及非特异性皮肤和骨骼特征），已用于描述一种具有显著皮肤表现的 MFS 亚型[23]。

其他异常包括神经性聋，发生率为 6％；尸检时常发现肺畸形；肾异常表现为蛋白尿和微血尿[24,25]。

临床亚型

MFS 有显著的表型可变性，与密切相关的综合征表型有相当大的重叠。

新生儿 MFS 是最严重的一种亚型，通常在出生后的第一年死于严重的房室瓣膜功能障碍引起的充血性心力衰竭。这种表型是由 *FBN*1 基因的两个特定区域的突变引起的[26]。

鉴别诊断

应在患有近视或向下性晶体异位的 Marfan 综合征患者中，考虑同时患有同型胱氨酸尿症（由胱硫醚 β 合成酶突变引起）的可能性。尿检准确性低，应测量血液中蛋氨酸和同型半胱氨酸的水平。例如，通过补充吡哆醇来快速诊断和治疗同型胱氨酸尿症可降低冠状动脉或脑血管栓塞的风险[27]。

由转化生长因子 β 受体基因 *TGFBR*1 和 *TGFBR*2 突变引起的 LDS 有显著的表型重叠[12,28]。

Marfan 综合征与其他纤维蛋白病也有一些临床特征是相似的，特别是晶体显性异位、Shprintzen-Goldberg 综合征（颅缝早闭、心脏特征、神经发育延迟和 Marfan 样特征）、Weill-Marchesani 综合征（晶体异位、身材矮小、短头畸形和关节僵硬），以及 Beals 综合征[先天性挛缩性蜘蛛样指（趾）]。与有些 EDS 亚型、家族性胸主动脉瘤和动脉迂曲综合征也有表型的重叠[16]。

病程和预后

主动脉夹层是最常见的死亡原因；50％的 40 岁

以下未确诊的患者死于主动脉夹层，青春期风险增加[29]。然而，随着β-阻滞药、Ⅰ型血管紧张素Ⅱ受体阻滞药的使用及血管和心脏外科手术的改善，预后得到了很大的改善，接受治疗的患者的预期寿命接近正常值[30]。

检查

建议对主动脉根部宽度和主动脉瓣和二尖瓣功能定期进行仔细的影像学检查和监测。

治疗

症状发作前患者的识别对于降低主动脉恶性事件的发生率至关重要[30]。主动脉夹层最重要的两个危险因素是累及范围和家族史。

β-受体阻滞药已使用多年。近年来，提倡使用血管紧张素转换酶抑制药，因其对循环转化生长因子β的抑制作用。首次对成人患者进行的前瞻性多中心试验表明，添加氯沙坦可减少主动脉根部扩张，并在主动脉根部置换术后降低主动脉弓扩张率[31]。然而，在儿童和年轻成人患者中，与对照组相比，氯沙坦或阿替洛尔组主动脉根部扩张率无显著差异[32]。

有许多标准可以确定成人患者主动脉根部手术干预的必要性，包括在那些主动脉根部直径＞50 mm 的成人患者中（这是针对体表面积的指标）[29]。

对受影响的个体或家系来说大多数 *FNB*1 突变都是独特的，但尽管这种现状和散发病例的存在，产前和植入前诊断仍然是可行的[33]。

Resources

Further information

http://rarediseases.org/

http://www.ncbi.nlm.nih.gov/omim

Patient resources

Marfan Support Group UK：http://www.marfan-association.org.uk/（All last accessed January 2015.）

婴幼儿皮肤僵硬综合征

透明纤维瘤病综合征

定义和术语

透明纤维瘤病是导致儿童皮肤僵硬和关节挛缩的几种罕见综合征之一。

> **同义名**
> - 系统性透明变性
> - 透明纤维瘤病合并婴儿系统性玻璃样变性（ISH）和幼年型玻璃样纤维瘤病（JHF）

概述

JHF 和 ISH 都是罕见的等位基因常染色体隐性遗传的结缔组织疾病，临床特征有重叠，包括进行性关节挛缩、皮肤丘疹和结节及慢性疼痛[1-3]。

流行病学

发病率和患病率

这些都是非常罕见的疾病，JHF 比 ISH 相对更常见一些[4]。

年龄

多在婴儿期或儿童期发病。

性别

发病率没有男女差异。

种族

没有种族差异性的报道。

病理生理学

炭疽毒素受体 2（*ANTXR*2 或 *CMG*2）编码一种跨膜蛋白，这种跨膜蛋白在基底膜基质组装和内皮细胞形态形成中发挥作用。其缺陷导致血浆（透明物质）外渗[4]。

病理学[4,5-7]

电镜下可见透明嗜酸性物质纤维颗粒状沉积，使真皮增厚。透明物质也可存在于其他组织中，包括肠道、肌肉和骨骼。真皮胶原减少，胶原纤维比正常皮肤少且薄。患者皮肤中，已证实 pro-α2 链和Ⅲ型胶原缺失。

遗传学

透明纤维瘤病是由编码炭疽毒素受体 2 基因，也称为毛细血管形态发生蛋白 2（*ANTXR*2/*CMG*2）的纯合或复合杂合突变引起的[1-3,4]。

临床特征

临床表现

婴儿系统性透明变性是一种更严重的亚型，其特征是皮肤在婴儿期的最初几周变得弥散性增厚和变硬，关节活动受限。丘疹或结节可能在出生时或在儿童早期出现，特别是在面部、颈部或肛门周围区域。在 JHF 这一更温和的亚型中，发病可能延迟至 3 个月至 4 岁[8]。其他多种表现包括牙龈肥大、色素过度沉着、关节疼痛性肿胀伴挛缩、肌张力低下、骨质疏松、腹泻伴低蛋白血症、严重感染和生长障碍。

鉴别诊断

鉴别诊断应考虑 Winchester 综合征、皮肤僵硬综合征、类脂质蛋白沉积症(Urbach-Wiethe 病)、先天性泛发性多发性纤维瘤病(MIM 228550)和Ⅱ型黏多糖贮积症(Hunter 综合征)。同样,患有 Farber 病(MIM 228000)的婴儿临床表现与 ISH 非常相似;黄色的结节和组织学上肉芽肿的出现可以诊断 Farber 病,这一疾病是由于酸性神经酰胺酶活性降低引起的。

严重程度分级

Denadai 等针对临床表现的严重程度提出了 1~4 的分级体系[4]。

病程和预后

ISH 预后较差,由于反复呼吸道感染和严重腹泻,患儿生存期不太可能超过 2 岁[9]。大多数 JHF 患者能活到 30—40 岁[10]。

检查

如果条件允许,尽量做分子水平检测。

治疗

这些疾病的治疗仅限于缓解症状。在早期阶段,病灶内注射、系统性类固醇治疗和理疗可能对关节挛缩有治疗作用。

放疗对肿瘤效果不好,切除后可能复发[11]。

皮肤僵硬综合征

定义

皮肤僵硬综合征是导致儿童皮肤僵硬和关节挛缩的几种罕见综合征之一。

流行病学

发病率和患病率

文献一共报道了大约 40 个病例[1]。

年龄

多在婴儿期或儿童早期发病。

性别

发病率没有男女差异。

种族

43 个已发表病例中,5 个来自巴西[2]。

病理生理学

原纤维蛋白 1 整合素结合域的突变导致细胞-基质相互作用发生改变,弹性组织的生成受阻,真皮中转化生长因子 β 信号增加。系统性硬化中也有类似的观察结果[1]。

病理学

在没有炎症的情况下,可以出现深层的硬化表现,水平方向排列的增厚的胶原束呈网格状排列[3]。

遗传学

由于编码原纤维蛋白 1 整合素结合域的 *FBN1* 基因突变而引起的常染色体显性遗传的疾病[1]。

临床特征

临床表现

患者的皮肤出现弥散性变硬和变厚,导致关节活动度降低和屈曲挛缩[4]。更多多样性的表现包括毛发过多、身材矮小、脂肪营养不良、肌无力、远端指间关节上的皮肤结节和弥散性神经嵌压症[1]。一般无内脏受累[5]。

鉴别诊断

需要排除黏多糖贮积症。皮肤组织学可帮助区分硬皮病和新生儿硬肿病。婴儿透明变性、限制性皮肤病和 Hutchinson-Gilford 早衰症均可以出现紧绷的皮肤,但可以通过分子分析帮助鉴别[5]。

先天性筋膜营养不良(CFD)(MIM 28020)是一种独特的、可能常染色体隐性遗传的疾病,与皮肤僵硬综合征具有重叠表现[6]。CFD 的特点是轻度多毛、关节活动受限、影响步态和局限性的外观正常但质地硬如磐石般的皮肤,以臀部和腿部最明显[7]。胸筋膜增厚可能会引起由胸廓发育不全导致的通气不足。尽管 CFD 的基因缺陷尚不清楚,但在皮肤紧绷小鼠模型中皮肤僵硬综合征和 CFD 显示出一些相似之处[8,9]。

病程和预后

皮肤症状进展缓慢。

检查

虽然进行皮肤组织病理学检查是有帮助的,但也没有特异性。其他实验室检查通常是正常的。

治疗

没有特异性的治疗方法,理疗对于缓解关节活动受限有一定帮助。

Resources

Further information

http://www.ncbi.nlm.nih.gov/omim

Winchester 综合征

定义和术语

这是导致儿童皮肤增厚僵硬、骨溶解、关节挛缩及其他特征的几种罕见综合征之一[1]。

概述

Winchester 综合征被归类于遗传性溶骨症或“骨消失”综合征的一组异质性表现的疾病分组里。骨和关节异常是主要特征。

> **同义名**
> - 遗传性挛缩伴皮肤硬皮病样改变
> - 皮肤僵硬综合征[2]

流行病学

发病率和患病率

这一疾病非常罕见，患病率仍不清楚。

年龄

从婴儿期开始发病。

性别

尽管这是一种常染色体隐性遗传性疾病，但更多的女性病例被报道。

种族

种族差异性仍不清楚。

病理生理学

基质金属蛋白酶 14（*MMP*14/*MT*1*MMP*）的突变减少了金属蛋白酶的膜定位，导致 MMP2 激活障碍[3]。众所周知，在小鼠成纤维细胞中，这会导致 I 型胶原降解能力的下降[4]。

病理学

真皮的变化是多样性的，可能与疾病的发展阶段有关[5]。年轻患者在真皮深层出现成纤维细胞的增殖，而老年患者在整个真皮深层出现大量异常卷曲的胶原，和少量的成纤维细胞。这些患者均会出现淋巴细胞围管性浸润。在电镜下，真皮成纤维细胞中出现线粒体肿胀、变性和空泡化。

遗传学

Winchester 综合征是一种常染色体隐性遗传性疾病，由于编码基质金属蛋白酶的 *MMP*14 基因突变导致的。

Torg 综合征、伴有结节和关节病的多中心骨溶解症（MONA）和 Winchester 综合征被认为是等位基因疾病[6]，但随着对 Winchester 综合征独有的 *MMP*14 基因突变的鉴定，情况已不再如此[3]。

临床特征

临床表现

这是一种婴儿期疾病，其特征是关节挛缩、牙龈肥大、侏儒症、骨溶解（尤其是手和脚）、骨质疏松、关节痛、角膜混浊和多毛症[1,7,8]。表皮出现皮肤弥散性增厚和皮革状改变的，伴发色素沉着斑、多发性对称性限局性带状皮肤改变[9]。心电图异常提示可能发生了心肌损伤[1]。

鉴别诊断

Winchester 综合征患者与 MONA（MIM 259600）患者具有类似的临床表现，但前者没有皮下结节的特征。

Winchester 综合征患者皮肤改变与 Buschke 硬化性水肿相似，但不同的是，前者发病较早。这种情况下还必须与新生儿硬肿症相鉴别，这是一种累及皮下脂肪而不是皮肤的疾病。与黏多糖症也有一些相似的临床表现。

并发症和共病

进行性骨溶解可导致大小关节功能丧失。

病程和预后

预后相对较好，许多患者存活至成年。

检查

通过 X 线片可以检测到溶骨变化。

治疗

没有有效的治疗方式被报道，目前治疗主要是对症处理。

Resources

Further information

http://rarediseases.org/

Patient resources

Society for Mucopolysaccharide Diseases (UK): www.mpssociety.org.uk (All last accessed January 2015.)

限制性皮肤病

定义和术语

限制性皮肤病是一种非常罕见的常染色体隐性致死性核纤层蛋白病。主要表现为出生时皮肤紧绷、发亮，限制关节活动。

> **同义名**
> - 致死性紧绷皮肤挛缩综合征

流行病学

发病率和患病率

限制性皮肤病是一种非常罕见的皮肤病，目前仅报道有 60 例患者[1]。

年龄

出生后即有相关皮肤表现。

第6部分

性别

发病无性别差异。

病理生理学

*ZMPSTE*24 和 *LMNA* 基因突变导致前核纤层蛋白 A 沉积，从而对细胞核功能造成不利影响[2,3]。

病理学

表皮角化过度伴角化不全，异常角质透明颗粒。真表皮交界处平坦，真皮变薄和皮下脂肪组织增厚。伴有小汗腺和皮脂腺发育不良。胶原束像在肌腱中一样被拉伸并平行排列[4,5]。

遗传学

限制性皮肤病是一种常染色体隐性疾病，在大多数情况下是由 *ZMPSTE*24 基因的纯合或复合杂合突变其引起的，极少数是由 *LMNA* 基因杂合突变引起[1]。

临床特征

临床表现[6-9]

宫内生长迟缓和胎膜破裂引起早产是本病的特征。出生时，患儿皮肤紧绷、呈红色、发亮并伴有屈伸障碍。典型的面容包括小而圆的、固定张开的口唇，小颌、伴有后鼻孔闭锁/狭窄的鼻畸形，低位耳和颅缝增宽。半数儿童有新生儿牙齿。骨骼变化包括囟门扩大、锁骨发育不良和骨密度降低。关节屈位固定，呼吸运动严重受限。呼吸功能不全和继发感染是导致出生后几周内死亡的主要原因。

鉴别诊断

Hutchinson-Gilford 早衰综合征（也是由 *LMNA* 突变引起）与本病有一些相似的临床特征，如锁骨发育不良、骨密度降低，伴有眉毛和睫毛稀疏的小颌畸形及关节挛缩。除了会出现颅骨结构异常，Neu-Laxova 综合征与限制性皮肤病的表现十分相似。火棉胶样膜的皮肤表现可能会与限制性皮肤病所混淆。另外，新生儿硬皮病也需与限制性皮肤病相鉴别。

病程和预后

受呼吸衰竭的影响，常于出生后一周内死亡[10]。

检查

骨骼变化的影像学研究、皮肤解剖和基因检测为其研究方向。

治疗

目前无特异性的治疗方法。

Resources

Further information

http://www.ncbi.nlm.nih.gov/omim

早衰综合征

早衰症

定义和术语

这是一种非常罕见的疾病，其特征是身体发育迟缓、面容异常、骨骼异常及在儿童早期发生硬皮病样改变。虽然逐渐出现老年退行性变，但许多更常见的老年特征，如白内障、老年性痴呆和老花眼，都没有出现。

同义名

- Hutchinson-Gilford 早衰综合征

概述

早衰一词源于希腊语 geras，意思为年老。由于严重的全身性动脉粥样硬化，死亡通常发生在 10—20 岁，但 Hutchinson-Gilford 早衰综合征被认为是一种节段性衰老综合征，因为衰老的一些其他典型特征，如白内障、老年性痴呆、老花眼、癌症的发生率增加和痴呆并没有出现。

流行病学

发病率和患病率

Hutchinson-Gilford 早衰综合征是早衰群体中最常见的一类疾病，世界范围内发病率约 1/400 万[1]。

年龄

出生后的临床表现并不典型。文献报道的平均诊断年龄在 2.6—2.9 岁[1]。

性别

男性发病率偏高。男女发病比例为 1.5∶1.2[1]。

种族

约有 150 例报道于高加索人。而该差异可能是由于文献报道偏倚造成。

病理生理学

核纤层蛋白 A 是一种中间丝蛋白，作为核内支架，具有影响 DNA 修复、调节基因表达和稳定端粒的功能。突变的 *LMNA* 会产生异常的核纤层蛋白 A 前体，早衰蛋白，属于通常应该被清除掉的法尼基化群体。这将会导致基因组不稳定、细胞增殖减少、细胞过早衰老与死亡[2-4]。

病理学

主要表现为皮肤、骨骼和心血管系统的异常[5]。表皮、真皮出现萎缩，可能是由于皮肤的胶原进行性透明化和皮下脂肪丢失造成。利用扫描电镜对一位患者的毛发进行分析显示，异常的纵向凹陷并伴有轻微的毛小皮缺陷[6]。

心血管系统障碍表现为广泛的动脉粥样硬化及广泛的心肌纤维化，出现老年人广泛脂褐素（年龄色素）沉积特征[7,8]。

骨骼表现出多种异常变化，包括骨溶解、骨质疏松、坏死、脱臼和骨折愈合不良[9,10]。

遗传学

由于核纤层蛋白A基因（*LMNA*）的新生杂合突变引起，该基因是编码内膜层的主要成分[11,12]。

临床特征

临床表现[13,14]（表72.5）

最常见的表现特征是发育不良，面部和四肢皮下脂肪减少[1,15]。离巢幼鸟样面容。进展到第二年，皮肤在某些部位变薄、紧绷、有光泽，而在其他部位则松弛、有细纹。常见的面部发绀。几年后，逐渐形成斑驳的色素沉着，多数出现在暴露部位，但不具有光敏性。下躯干或大腿可能有增厚的硬化区域，有时手和手臂上甚至会出现多个瘢痕疙瘩[6]。指甲通常变小、变薄且营养不良。可伴有乳头发育不全。

表72.5 典型早衰综合征的临床表现

	Pangeria（Werner 综合征）	类早衰症（Hutchinson-Gilford 综合征）	肢端早衰（Gotton 综合征）
身材	矮小；12岁停止生长	矮小	通常正常；少数出生时体重较轻且身材短小
面部	喙状鼻；耳皮肤萎缩并紧紧束缚，形成鸟状面容	鸟状面容，耳突出，喙状鼻，薄嘴唇，中央面部发绀，眼突出，额叶和顶叶隆起，假性脑积水，中面部发育不全，有小颌和大前囟；额叶结节和头皮静脉突出	小颌畸形；鼻尖部皮肤萎缩
皮肤	皮肤干燥萎缩；有斑驳的色素沉着和毛细血管扩张，尤其是四肢、面部和颈部	干燥、菲薄且褶皱，伴有渐进性斑驳色素沉着；四肢可能出现硬皮病样改变；汗液减少	皮肤透明萎缩，伴有毛细血管扩张和四肢斑驳的色素沉着，容易出现瘀伤和突出的静脉
头皮毛发	20岁开始变白；20—25岁开始脱发	出生后2年开始脱发	正常
眼	双侧青少年白内障（20—30岁）；角膜病变；青光眼	眼球突出；其余正常	正常
指甲	正常	薄且脆	营养不良或增厚
四肢	躯干更易受影响；硬皮病；关节活动受限；下肢溃疡；骨质突出部角化过度；广泛的皮下脂肪丢失	关节突出；髋外翻；全身皮下脂肪丢失；肌肉系统发育不良；无肢端硬化或雷诺现象	最明显为四肢皮肤萎缩；无腿部溃疡。手和脚可能很小

牙齿排列异常并发育延迟，可能存在一些骨骼异常，如锁骨营养不良和髋外翻，伴有关节挛缩和"骑马"样形态。进展性的骨质再吸收可能会引起频发骨折[10]。性成熟缺失但智力是正常的。

心绞痛和脑卒中很常见。虽然明确的糖尿病并不常见，但往往可以检测出存在胰岛素抵抗。

鉴别诊断

与其他早衰综合征具有类似表现：如下颌骨发育不良[16]、Mulvihill-Smith 综合征[17]、Wiedemann-Rautenstrauch 新生儿假性脑积水早衰综合征[18-20]。

儿童早期生长迟缓与伴有皮肤老化、毛发正常的老年性皮肤骨发育不良有关[21]（见表72.3）。老年性皮肤骨发育不良、皱皮综合征和2型常染色体隐性表皮松弛症可同时发生[22-24]。

在与先天性脂肪营养不良、早产伴发加速线性生长相关的患有多发性硬化症的新生儿中，可以看到具有明显面部特征的早熟外观，这是由于 *FBN1* 倒数第二个外显子64的截短突变[25]。

Cockayne 综合征可能会（见第78章）混淆诊断，但早衰综合征的特点是脱发、无光敏感和眼部变化，以及四肢无不成比例的增大。

在变异性早老症中，性成熟和骨骼生长是正常的[26]。

新生儿硬皮病坚硬的皮肤也可能混淆诊断，但这些婴儿缺乏其他骨骼特征。

病程与预后

平均寿命约 13 岁，主要致死原因为心肌梗死或脑卒中[1]。

检查

分子诊断是非常重要的。对心脑血管疾病的监测也是必需的。

治疗

一线治疗

婴儿和儿童可能会遇到喂养困难和发育不良等困难，需要营养方面的建议。另外，降低动脉粥样硬化疾病风险的措施很重要。同时，应早期安排物理和专业治疗，以帮助减少关节炎等并发症产生。

二线治疗

一项关于儿童法尼基转移酶抑制剂洛那法尼的临床试验表明，该治疗可能有助于改善体重增加、血管硬度、骨骼结构和听力状况[27]，以及降低神经后遗症[28]。

Resources

Further information

http://www.ncbi.nlm.nih.gov/omim

http://rarediseases.org/

Patient resources

Patient support group (Progeria UK): www.progeria.co.uk

Progeria Research Foundation (USA): www.progeriaresearch.org

(All last accessed January 2015.)

Werner 综合征

定义和术语

Werner 综合征是一种遗传性早衰症，是一种从青春期开始加速衰老的疾病。皮肤变化包括萎缩、皮肤脂肪丢失、皱纹、白发（头发变白）、脱发、甲营养不良、色素沉着缺陷、皮肤白斑、硬化和溃疡。

同义名

- 全老症
- 成人早衰综合征

概述

超过 150 种疾病表现出一种或多种的明显过早衰老的特征，但这一过程与真正的早衰征存在差异。Werner 综合征的特征是多系统受累和恶性肿瘤风险增加[1,2]。该疾病是由 *RECQL2* 基因突变引起的[3]。

流行病学

发病率和患病率

据统计，在美国 Werner 综合征的发病率为 1/200 000[4]。而在日本，发病率为 1/20 000～1/40 000[5]。

年龄

病程进展通常要到 10～20 年。

性别

发病无性别差异。

种族

据报道，日本（约占所有病例的 75%）和北撒丁岛（首先发现的突变）的发病率相对较高[6,7]。

病理生理学

RECQL2（以前称为 *WRN*）是 DNA 螺旋酶 RecQ 家族成员，在修复受损复制链（DNA 上释放允许合成的位点）过程中起到关键作用。缺乏这种螺旋酶会导致基因组不稳定，从而引起癌症[8]。

病理学

许多组织都会出现早衰症状，但其特征各不相同。通常会出现微小内脏和全身性动脉粥样硬化。表皮萎缩，部分附属器减少。真皮层增厚，透明胶原替代了皮下脂肪，糖胺聚糖增加，出现异常弹性纤维蛋白，神经和血管出现紊乱，这些均与糖尿病相似。这些异常在肢端皮肤比躯干更明显[9]。

遗传学

Werner 综合征作为一种常染色体隐性遗传疾病，在具有血缘关系的人群中更常见。已经有超过 70 个致病突变位点被报道。大多数是终止密码子突变、剪切突变或小的插入、缺失突变，产生蛋白质截短和（或）基因无义突变介导的 mRNA 衰变[10]。

临床特征

临床表现[2]（见表 72.5）

两鬓斑白通常是最早的迹象，通常在 14－18 岁发病，但可能很少在 8 岁就出现该特征。最初的标志性变化通常在 18－30 岁才被注意到，开始的时间也可能更早。

除头发变稀薄和变银灰色外，皮肤表现还包括皮下组织的缺失及硬皮病样改变，伴随相关的毛细血管扩张、钙化和溃疡。还会出现典型的斑片状色素改变。

声带变薄和会厌固定所发出的高音调或嘶哑的声音是其特点。智力通常是正常的。

第6部分

大多数患者身材矮小。性腺功能减退和过早绝经是其特征，阴毛和腋毛稀疏或缺失。也有部分患者能达到正常身高且成功受孕。

弥散性早期动脉粥样硬化导致缺血性和瓣膜性心脏病，是患者过早死亡的主要原因。糖尿病发生率至少达 30%。该类糖尿病的特点是外周胰岛素抵抗[11,12]。大多数情况下，白内障在 20－35 岁发生。其他眼部缺陷也可能出现[13]。

骨质疏松症和关节炎可能是病情严重的重要原因。

鉴别诊断

包括早老症、Rothmund-Thomson 综合征（见第 77 章）、系统性硬化（第 56 章）和 Huriez 综合征（第 65 章）。

Werner 综合征的早期可能会误诊为硬皮病。

与其他衰老综合征相关的疾病鉴别请参考表 72.5。

并发症和共病

最近对 189 名 Werner 综合征患者伴发的肿瘤类型[14]进行研究证实，最常见的肿瘤是甲状腺癌（16.1%），恶性黑素瘤、脑膜瘤、软组织肉瘤、血液病和骨肿瘤占所有报告恶性肿瘤的 2/3。

病程和预后

通常在 30－60 岁由于心肌梗死或恶性肿瘤引起死亡[15]。

检查

约有 90% 的 Werner 综合征患者发现有 WRN 基因的突变[16]。应当对已知的并发症，尤其是糖尿病、动脉硬化和性腺功能减退进行评估和干预。动脉、韧带、肌腱和皮下组织可能出现钙化；四肢，尤其是腿部可能会出现骨质疏松。X 线片也可以检测到手指和（或）脚趾远端指骨的骨硬化[17]。

治疗

只有针对出现的症状进行干预。足部和腿部复发性疼痛性溃疡的治疗很困难，可能需要截肢。而进行白内障手术应特别小心，因为它往往存在复杂的严重退化性角膜病变[13]。

Resources

Further information

http://www.ncbi.nlm.nih.gov/omim

http://rarediseases.org/

Patient resources

http://rarediseases.org/

(All last accessed January 2015.)

肢端早老症

定义和术语

该疾病最早由 Gottron 于 1941 年提出[1]，以皮肤萎缩和皮下脂肪丢失为特征，尤其是远端肢体以上，但无动脉粥样硬化、糖尿病或预期寿命降低的倾向。命名“acrogeria”指肢端过早老化。

> **同义名**
> - 变异性早老症
> - 肢端变形性早老症
> - Gottron 综合征

概述

目前尚不清楚为何 Gottron 综合征是一类独特的或异质的疾病。

流行病学特征

发病率和患病率

该类疾病非常罕见，仅有 40 例报道。

年龄

出生后或生后很快发病。

性别

大多数病患为女性[2,3]。

病理生理学

病理学

在受影响最严重的部位，皮下脂肪消失。真皮萎缩，胶原束稀薄，但有丰富的因胶原缺乏而呈团块状的弹性蛋白[3,4]。

临床特征

临床表现（见表 72.5）

这些变化在出生时或出生后不久发生。表现为皮肤变干、变薄、透明和皱褶，尤其是手和脚，而躯干和面部受到的影响较小。患者的鼻子尖端突出，嘴唇变薄，面部看起来像是“被捏住了”，有着干瘪的“猫头鹰眼睛”的外貌。而皮下脂肪的缺乏更加重了早衰的症状。

临床亚型

肢端早衰可能包括几个亚型。首先，Ⅲ型胶原蛋白缺乏同 vEDS 中发生一样[5,6]。成纤维细胞的超微结构变化与 vEDS 相似[7]。其次，具有正常的Ⅲ型胶原蛋白的影响肢端皮肤的肢端早衰症，是另一种亚型[4,8]。*LMNA* 突变与该类型相关[9]。最后，还有一小部分病例，这些病例不宜归入任何以前已知类别，被称为变异性和肢端变形性早老症[10,11]。然而，还不完全清楚这些是否是独立存在的类别。

鉴别诊断

无其他系统受累有助于与早老症疾病和全老症疾病相鉴别。表型重叠见于最近发现的Ⅱ型 LDS[12]，这是由 *TGFBR*1 和 *TGFBR*2 基因突变引起的。早先报道的一些Ⅲ型胶原正常的病例可能是 LDS。

病程和预后

健康情况尚可，预期寿命正常。

检查

应通过分子分析手段排除血管型 EDS 和 LDS。

治疗

无特效的治疗手段。

Resources

Further information

http://rarediseases.org/

家族性下颌骨发育不良

定义和术语

这是一种罕见的遗传和表型不均一的常染色体隐性遗传疾病，以可变的早衰表现，包括下颌骨和锁骨发育不全在内的骨骼异常为特征，以及出现肢端骨质溶解、皮肤萎缩和脂肪营养不良[1,2]。

> 同义名
> • 颅下颌关节皮肤骨发育不全

流行病学

发病率和患病率

发病率约为 1/1 000 000。

年龄

受累个体在出生时外观正常，然后逐渐发展为脂肪营养不良、颅面部和骨骼畸形等特征。

性别

男女发病率相当。

种族

无种族偏倚。

病理生理学

下颌骨发育不良的潜在缺陷是通过 *LMNA* 或 *ZMPSTE*24 基因突变改变核纤层蛋白 A 所致[3,4]。核纤层蛋白 A 是一种中间丝蛋白，作为核内支架，具有影响 DNA 修复、基因表达调控和端粒稳定性的功能。细胞衰老可能是通过多种分子途径发生的[5]。

遗传学

两种类型的下颌骨发育不良都是常染色体隐性遗传，有两种基因突变：编码核纤层蛋白 A/C 与 A 型下颌骨发育不良相关的基因 *LMNA*；编码核纤层蛋白 A 成熟相关的内蛋白酶与 B 型下颌骨发育不良相关的基因 *ZMPSTE*24[3,4]。有些下颌骨发育不良患者的 *LMNA* 或 *ZMPSTE*24 基因均无突变，提示该疾病还存在其他致病基因的突变位点。

临床特征

临床表现

主要特征是下颌骨发育不良、颅缝闭合延迟、锁骨发育不全、与肢端骨溶解和手足皮肤萎缩相关的棒状末端指骨[1,2]（图 72.13）。其他特征可能包括身材矮小、多块缝间骨、眼突出和尖鼻[6,7]。一些患者表现出鸟状面容、高音调和外胚叶缺陷（如皮肤萎缩、斑驳状色素沉着、脱发和甲发育不良）等早老特征[8,9]。

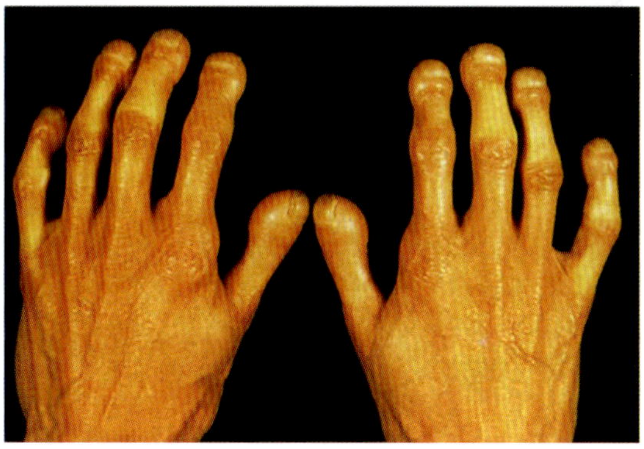

图 72.13 家族性下颌骨发育不良，表现为短棒状末梢指骨，即所谓的“树蛙”外形
（感谢都灵大学 A. M. Zina 博士的馈赠）

临床亚型

两种类型的体脂分布模式差异明显：四肢部分脂肪营养不良（A 型）和皮下脂肪的广泛损失（B 型），都与胰岛素抵抗、糖尿病和高脂血症有关[10]。

LMNA 突变的下颌骨发育不良患者通常在出生后 4 年内发育正常，而 *ZMPSTE*24 突变患者的表型更为严重[11]。

鉴别诊断

皮肤的变化与中度的早老症表现类似，还有一些病例被误诊为肢端早衰症和 Werner 综合征。Néstor-Guillermo 早衰症（MIM 614008）是一种新描述的早衰综合征，以严重骨质溶解、骨质疏松、全身性脂肪萎缩和相对较长的生存期为特征[12,13]。直到 2 岁左右仍维持正常发育，因此可能与下颌骨发育不良相混淆。它是由 *BANF1* 基因突变引起的，其产物与核包膜组装有关，并与核纤层蛋白 A 相互作用[14]。

并发症和共病

由于代谢紊乱的进一步发展，可能会增加心血管疾病的风险。

病程和预后

具体预后情况尚不清楚，但临床特征的严重程度随着时间的推移而加重。

检查

针对一些可能参与代谢的相关性分子进行分析和适当的研究。

治疗

无特异性手段，只有针对降低代谢性并发症的相关措施。

Resources

Further information

http://www.ncbi.nlm.nih.gov/omim

http://rarediseases.org/

Patient resources

http://rarediseases.org/

(All last accessed January 2015.)

Mulvihill-Smith 综合征

定义和术语

一种罕见的累及多系统的早衰症。

> 同义名
> • 身材矮小、有色素痣的早衰

流行病学特征

发病率和患病率

目前，报道病例仅有 11 例[1]。

年龄

儿童时期相关症状表现明显。

性别

尽管应该平等地影响两性，男性报道例数多于女性。

种族

无偏倚。

病理生理学

病因不明。

病理学

对一名患者进行研究发现，其皮肤成纤维细胞在培养过程中生长缓慢，其大小在形态上与正常对照组不同，含有大量包涵体，且没有原发性纤毛[2]。

遗传学

潜在的遗传原因尚不清楚。已报道的病例可能与常染色体隐性遗传有关。

临床特征

临床表现

这种罕见的早衰综合征以出生时低体重、身材矮小和中度智力发育迟滞为特征，与多发色素痣和具有小头畸形的独特鸟状面容相关[2,3]。

前额宽，下巴小，面部皮下脂肪缺乏，出现早衰面容。其他特征包括感音神经性聋、尿道下裂、声音高亢、牙齿排列不规则、毛发细、白内障、肝大和低 IgG 的免疫功能缺陷。

鉴别诊断

Cockayne 综合征患者有类似的面部特征，伴有身材矮小和智力迟钝。与伴有多发性斑点(过去称为 LEOPARD 综合征)，同样伴有生长迟缓和多发斑点的患者容易混淆。

并发症和共病

4 个病例在 20 岁时罹患癌症，涉及部位包括胃部、舌、胰腺和皮肤(黑素瘤)[4-6]。

病程和预后

随着年龄的增长，临床特征越来越明显。成人表现包括肿瘤的进展、严重睡眠障碍(兴奋性失眠)和认知能力下降[4]。

检查

无相关特定研究，但诊断取决于对相关特征的识别。

治疗

对特定症状进行有针对性的治疗。

Resources

Further information

http://www.ncbi.nlm.nih.gov/omim

http://rarediseases.org/

新生儿类早衰症

定义和术语

一种罕见的常染色体隐性遗传疾病，其特征包括宫内生长迟缓、发育不全、身材矮小、皮下脂肪减少、早衰症状伴有大头畸形、不同程度的智力障碍和儿童期死亡[1]。

同义名
- Wiedemann-Rautenstrauch 综合征
- 新生儿假性脑积水早老综合征

流行病学

发病率和患病率

非常罕见,仅报道 30 例[2]。

年龄

可能于出生前或出生后出现生长迟缓。

性别

无性别差异。

种族

无种族差异。

病理生理学

在某些病例中观察到染色体断裂增加,这表明 DNA 修复缺陷可能与发病机制有关。

遗传学

该疾病以常染色体隐性遗传。尽管在一个长期存活的家族纯合子图谱中,在 19p13.3p13.2 号染色体上识别出一个 2.3Mb 的致病区域[2],但仍没有发现本病的致病基因。

临床特征

临床表现[3-5]

能够观察到胎儿的宫内生长异常。面部特征包括头骨正面和侧面隆起、面部骨骼较小、鼻呈小喙状、耳位置较低,口小伴牙齿畸形和眼睑外翻。头皮头发和眉毛长而稀疏、四肢纤细、手大、手指长、指甲萎缩。皮下脂肪减少,皮肤变薄起皱,静脉突出明显。主要特征是轻到中度的智力和身体发育迟缓。

鉴别诊断

Wiedemann-Rautenstrauch 综合征需与其他出生后表现为早老症的疾病鉴别[2],如 Petty-Laxova-Wiedemann 综合征[6]和 Hallerman-Striff 综合征[7]。真正的儿童早衰综合征通常在出生后的某个时候才表现出早衰的特征。一个罕见的 MFS 变体会使人联想到 Wiedemann-Rautenstrauch 综合征的一些主要特征[8]。

病程和预后

通常在出生后第一年致命,主要是由于呼吸道感染所致。只有少数人存活到 20 多岁[2]。

治疗

无特异性疗法。

异位钙化和异常矿化相关疾病

弹力纤维假黄瘤

定义和术语

弹力纤维假黄瘤是一种常染色体隐性遗传的多系统受累的疾病,其特征是弹力组织的广泛碎裂和进行性钙化,主要发生在真皮、血管和眼后极部玻璃膜。

同义名
- 系统性弹力组织断裂
- Gronblad-Strandberg 综合征

概述

弹力纤维假黄瘤是一种遗传性多系统受累的疾病,发病率高,偶尔死亡。外周组织出现异常钙化,尽管发现了致病性的分子缺陷,但导致钙化的机制尚不清楚。目前,没有有效的治疗方法可以逆转这些改变[1]。

流行病学特征

发病率和患病率

确切的患病率尚不清楚,但据称约有 1/50 000[2]。

年龄

PXE 的第一个表现通常是皮肤改变,通常在十几岁左右出现,但也可以在儿童早期出现[3]。

性别

尽管 PXE 是常染色体隐性遗传,但女性患病率略高于男性(<2∶1)。这可能部分反映了自选偏倚,因为似乎女性更容易皮肤受累[3]。

种族

未观察到种族差异性。

相关疾病

弹力纤维假黄瘤样皮肤改变也可见于其他几种遗传性疾病,包括由 *GGCX* 突变引起的具有多个凝血因子缺陷的弹力纤维假黄瘤样病[4];以及 1 型婴儿泛发性动脉钙化(CAGI1),这是一种由于 *ENPP1* 基因的突变导致的以广泛的血管钙化为特征的疾病,预后不良[5]。CAGI1 也可由 *ABCC6* 突变引起,这一基因通常与经典的 PXE 相关[5]。

在畸形性骨炎(骨 Paget 病)、镰状细胞贫血和家族性肿瘤钙化的患者中,偶尔会出现 PXE 皮肤变化和(或)血管样条纹症。PXE 也被报道与骨异常扩张症有关,其特征是侏儒症、异常的影像学变化和血清

第6部分

碱性磷酸酶水平升高[6]。

一个 MFS 患者报道出现了 PXE 的典型特征，但这也可能只是一种偶然的联系[7]。

病理生理学

弹力纤维假黄瘤是由 *ABCC6* 基因突变引起的[8-10]。这是三磷腺苷结合盒（ABC）家族的成员，是一种跨膜转运蛋白。该基因的突变影响阴离子肽的转运[11]。*ABCC6* 主要表达于肝和肾但不仅限于此，正常 *ABCC6* 的缺失会介导 ATP 的细胞释放，后者可转化为 PPi，这是一种主要的钙化抑制剂，这表明 PPi 在 PXE 钙化调节过程中起的关键作用[13]。

病理学

在完全成熟的皮损中，真皮中层的弹力纤维变性、碎裂、肿胀，呈团块状，异常纤维钙染色阳性。同样的变化也发生在血管中层和内膜的结缔组织、眼后玻璃膜、心内膜和心包膜。心脏有时会增大，伴有弥散性钙化[14]，很少有肺钙化的报道[15]。钙化可能发生在其他内脏，包括胎盘、肝、肾、睾丸、脾和乳腺组织[16-18]。

特征性的皮肤改变和血管样条纹症被报道为相对孤立的临床表现，但有时并非如此，在 10 例具有血管样条纹症但没有明显皮肤异常的患者中，对任何部位的瘢痕组织进行活检，其中 6 例患者中可被诊断为 PXE，其中 3 例在正常外观的褶皱部位皮肤中发现弹力组织的组织学改变[19]。从具有 PXE 皮肤表现的患者的正常腋窝皮肤所取的组织进行活检也证实了类似的现象[20]。

遗传学

致病性突变基因 *ABCC6* 位于 16p13.1 号染色体上。2 个复发性突变 *P. R1141X* 和 *G. Del23-29* 大约占到突变的 40%[1]。家族遗传是常染色体隐性遗传模式。一些大规模的调查研究都未能在杂合子中发现任何 PXE 的可靠表型[2]。目前还没有发现基因型和表型的相关性[21]。

与婴儿泛发性动脉钙化的临床表型重叠相一致，偶有报道发现 *ABCC6* 基因突变导致了 GACI1 为主的表型，而 *ENPP1* 导致了 PXE 表型[4,22,23]。

临床特征

病史

完整的综合征表现包括无症状的褶皱部位皮损、视力障碍和钙化引起的心血管表现。其特点是发病晚，进展缓慢。

临床表现

最近提出了最新的诊断分类[24]。表 72.6 进行了总结。

表 72.6 修订的弹力纤维假黄瘤（PXE）诊断标准（来自 Plomp et al[24]）

主要诊断标准
1. 皮肤
a. 颈部外侧和（或）身体屈侧出现黄色丘疹和（或）斑块；或
b. 皮损的皮肤活检中出现弹力蛋白的形态变化，包括弹力纤维的破碎、结块和钙化
2. 眼
a. 视网膜的橙色橘皮改变；或
b. 一个或多个血管样条纹症，每个至少与一个圆盘直径一样长。如有疑问，需对眼底进行荧光素或吲哚菁绿血管造影确认
3. 遗传学
a. *ABCC6* 两个等位基因的致病性突变；或
b. 一级亲属（父母、兄弟姐妹、子女），独立满足明确 PXE 的诊断标准。
次要诊断标准
1. 眼
a. 一条短于一个圆盘直径的血管样条纹症；或
b. 视网膜上一个或多个“彗星”；或
c. 视网膜上一个或多个“翼征”
2. 遗传学
a. *ABCC6* 一个等位基因的致病性突变
PXE 诊断所需条件
1. 明确诊断
a. 满足 2 个（或 2 个以上）的主要诊断标准，但不能在同一个类别（皮肤、眼、遗传学）
2. 很可能诊断
a. 满足 2 个眼的主要诊断标准或 2 个皮肤的主要诊断标准；或
b. 满足 1 个主要诊断标准和 1 个或多个次要诊断标准，且不属于一个类别
3. 有可能诊断
a. 满足 1 个主要诊断标准；或
b. 满足 1 个或多个次要诊断标准

皮肤表现

典型皮损是呈线状或网状排列的小的（1～3mm）黄色丘疹，有融合成斑块的倾向。皮肤质地柔软、松弛，有轻微皱纹，可能会出现褶皱，尤其是老年患者。皮损表面稍有砾石覆盖的感觉，被描述为“鹅卵石”“摩洛哥皮革”或“鸡皮肤”样外观（图 72.14）。好发部位是颈侧、锁骨下方、腋窝（图 72.15）、腹部、腹股沟、会阴和大腿。通常为局限性，但也有可能泛发全身。很少在儿童早期发病，通常在青少年时期发病，但也可能在老年时才发病。软腭、嘴唇内部及胃、直肠和阴道的黏膜也可能发生类似的表现。在口腔中，病变可能与皮脂腺（Fordyce 斑点）相似。腹部可能出现网状色素沉着[25]。据报道，也可以出现许多粉刺样皮损[26]。偶尔皮损中也可以出现慢性肉芽肿结节，但很少见[27]。

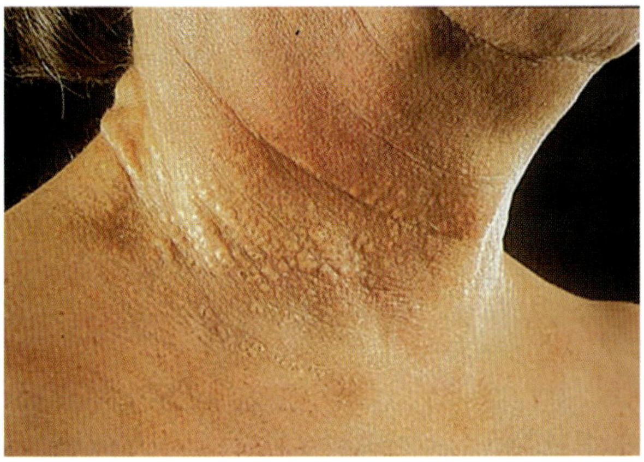

图 72.14　弹力纤维假黄瘤患者颈部典型“鸡皮肤”样改变

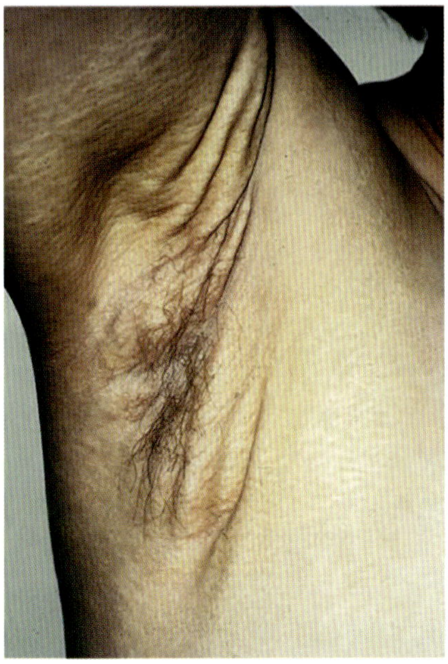

图 72.15　弹力纤维假黄瘤患者典型的腋窝皮肤变黄，皱褶松散。这种情况下的改变往往不易觉察

偶尔会出现自发性穿通性皮损，从其中排出断裂的弹力纤维（有时像典型的匍行性穿通性弹性纤维病表现）。

最近研究表明，在 30 岁以下的 PXE 患者中，出现比较明显的颏褶是一个敏感且高度特异的表现[28]。

心血管改变

通常直到成年才表现出血管受累相关的临床症状。幼儿期的动脉受累可能是与婴儿泛发性动脉钙化表型重叠的表现[29]。血管受累可以是全身性的，但也可能只累及肠系膜、内脏动脉或四肢动脉等较大动脉[30]。动脉内弹性层钙化导致血管闭塞。可能会出现间歇性跛行伴外周搏动减弱，动脉粥样硬化形成加速，常伴有高血压[31,32]。

血管造影可发现血管瘤畸形、动脉瘤样扩张和周围或内脏动脉狭窄或闭塞[33]。偶尔可能由于脑出血、冠状动脉闭塞或肠道大量出血引起死亡，但比较少见[34]。在儿童早期可以出现间歇性跛行和心绞痛[35]。最近的研究报道了一些发生率较低的心脏并发症，而心肌病之前就已被报道[36-38]。

眼部症状

眼部的症状具有多样性。视网膜色素上皮黄色病变，表现为眼底检查出现的“橙色橘皮”改变，可在儿童时期作为最早的眼科征象出现，但随着年龄的增长，这一特征往往变得不那么明显（图 72.16）。视网膜的血管样条纹症表现为由视神经头周围放射状排列不完整的界限不清的板岩灰色条纹（图 72.17）[39,40]。它们通常是对称的，15 岁之前少见，通常在 20—40 岁首次出现[35]。

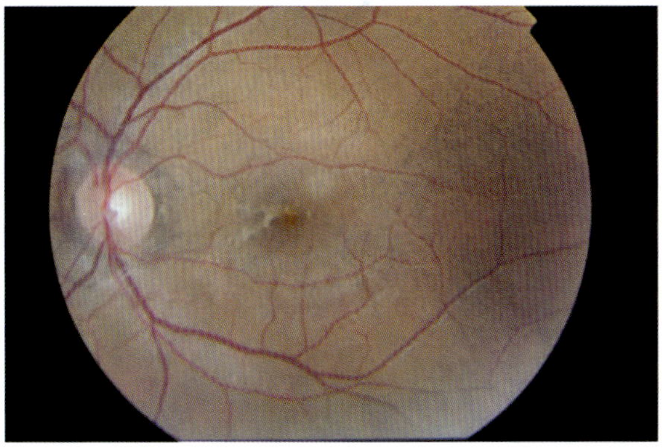

图 72.16　左眼底黄斑处出现血管样条纹症，导致中央视力下降

在视网膜周围可见斑点状的“橙色橘皮”样改变。（感谢英国伦敦剑桥大学医院 NHS 基金会 Louise Allen 女士的馈赠）

其他相关的眼部表现包括脉络膜上小的珍珠白隆起的疣，或在脉络膜裂开的焦点区域出现凿孔样萎缩[41]。也可能出现布满斑点的黄色斑纹（豹斑），这一表现可能早于血管样条纹症[42]。大约 50%的患者可能在整个黄斑和视神经区域出现一些小而圆的无

第6部分

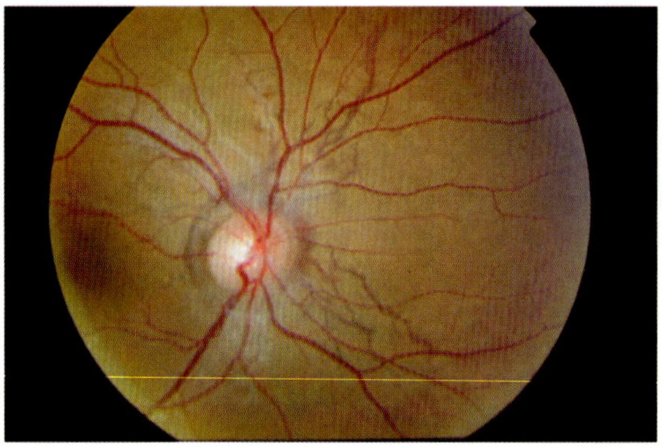

图 72.17 弹力纤维假黄瘤患者的右眼底可见视神经放射出的血管样条纹症
（感谢英国伦敦剑桥大学医院 NHS 基金会 Louise Allen 女士的馈赠）

序分布的色素点[43]。

到 50 岁时，大多数患者会出现视力受损（通常不超过 6/60），这是由于黄斑萎缩、脉络膜破裂或脉络膜新生血管形成所致，伴有或不伴有血管样条纹症引起的脉络膜出血[44]；PXE 患者的视网膜功能障碍也可能导致其视力丧失[45]。

胃肠道症状

最常见的症状是上消化道出血，特别是胃出血。约 10%的患者会有出血并发症[46]。确切的原因尚不清楚，但可能反映了黏膜下钙化血管的脆性，这些血管无法收缩。

产科风险

最初的研究表明，在妊娠的前三个月流产的风险增加，可能与胎盘停止发育有关[47,48]，但对 306 名妇女 795 次妊娠的更大规模研究表明，胎儿流产或不良的生殖结局的情况并没有增加。而且，胃出血和视网膜并发症的发生率＜1%，这低于之前的预计值[49]。12%的妊娠患者出现与妊娠相关的皮肤症状加重[50]。

临床亚型

大多数情况下，血清钙和磷酸盐水平正常，但少数患者的磷酸盐水平升高，伴有轻度高钙血症和维生素 D 代谢异常[51,52]。虽然临床症状是 PXE 的表现，但这一生化变化与肿瘤钙化相似[53]。这似乎是一种独特的罕见类型的 PXE，可能与其他家系成员的肾衰竭有关。其中一些患者还患有系统性硬化症[54]。

有些患者有多个钙化的皮肤结节、血管样条纹症和高磷血症，但没有假性黄瘤的皮肤表现[54]。

镰状细胞病和 β 地中海贫血都会引起临床和组织病理学上的类似 PXE 表现，包括皮肤、眼和血管系统的症状[55]。但这些异常多为获得性的，且与原发性疾病相关，发病晚，症状比遗传性 PXE 轻。

报道发现一组具有 PXE 样表型、皮肤松弛和维生素 K 依赖性凝血因子缺乏的患者[54]。这是由于编码维生素 K 依赖性 γ-谷氨酰羧化酶的 *GGCX* 基因突变引起的，该酶在激活几种凝血因子和一个钙化系统抑制剂-基质 gla 蛋白（MGP）中起重要作用[56,57]。这种重叠性在一个家系报道中被进一步证实，这一家系具有典型 PXE 的皮肤和组织学特征，并同时携带 *GGCX* 和 *ABCC6* 的致病性（复合杂合子）突变[58]。

鉴别诊断

播散型豆状皮肤纤维瘤病（buschke-ollendorff）有相似的临床症状，其中幼年弹性瘤是其临床特征之一，在组织学上表现为弹力纤维增厚。

丘疹性弹性组织破裂是一种罕见的获得性弹力纤维疾病，表现为多发性、白色或肤色、非毛囊性丘疹，在躯干和上肢对称分布，可能与 PXE 混淆[59]。

如果受累皮肤松弛部位在肢端，那么必须排除其他形式的皮肤松弛症。在出现明显的日光性弹力纤维变性和（或）黄斑变性时，诊断可能会很困难。有许多获得性综合征具有 PXE 样表现（见第 96 章）。

并发症和共病

不同程度的视力损害在老年人中很常见。高达 10%的患者会出现胃肠道出血，而且可能会出现周围器官和心脏并发症。皮肤病损可能会进展成局部皮肤松弛。

病程和预后

弹力纤维假黄瘤发病率高，但死亡率低[3,60]。

检查

应检查钙和磷酸盐水平。PXE 的组织学改变通常是有特征性的，从颈部侧面取皮肤活检是有帮助的（真皮中层弹力纤维聚集、变性、碎裂和肿胀，异常纤维钙染色阳性）。影像学检查可以看到软组织或血管的钙化[18]。

尽管心脏异常的发生率尚不清楚，但建议至少进行基本的超声心动图检查，并根据症状决定是否需要进一步的检查。

如果怀疑 *GGCX* 基因缺失，应分析维生素 K 凝血因子。

通过对 *ABCC6* 基因的分析，可以做出明确的诊断。

治疗

目前还没有特异性的治疗。最重要的治疗就是由专家对各系统并发症的预防及迅速处理。通常建议每年进行眼科和心血管评估。患者及其家属也应接受遗传咨询。

一线治疗

饮食[61]

有治疗尝试限制含钙食物摄入,但这种治疗方法仍然存在争议。有人认为,在青春期乳品摄入(富含钙和磷酸盐)较多的人在年老后会患上了更严重的疾病[62]。然而,这一点从未得到证实,迄今为止,没有强有力的证据表明膳食钙摄入量与 PXE 的严重程度有关。人类饮食干预的唯一对照实验是口服磷酸盐结合剂,但这并没有导致钙化水平降低或改善临床症状[63]。最近对 *PXE* 基因敲除小鼠的研究表明,补充碳酸镁可完全消除异常钙化[64,65],但这一结果还未在人身上进行验证。在小鼠模型中,颈动脉内膜增厚程度(可能是 PXE 患者治疗反应的预测性生物标志物)也可通过补充镁而降低[66]。

眼

眼科医师应该建议患者学会使用阿姆斯勒方格表来检测早期视力的损伤程度。患者应避免任何可能导致血压突然升高或产生眼睛接触性伤害的活动。

心血管

应通过控制血压、体重和血脂、避免吸烟和定期运动将心血管风险降至最低。

胃肠道

尽可能避免使用阿司匹林和非甾体抗炎药,以降低胃肠道出血的风险。

手术

尽管在一份报告中,2/9 的整形手术患者出现了从伤口中排出钙质物质的并发症,延迟了伤口愈合,导致了较差的美容效果[67],但整形手术总体是可以改善皮损美容外观,特别是继发性皮肤松弛症。

二线治疗

激光光凝可能有助于预防进一步的视网膜出血,但容易复发[14]。玻璃体腔注射抗血管内皮生长因子(anti-VEGF)有利于治疗继发于血管样条纹症的脉络膜新生血管形成,尤其是在疾病早期[68]。胃肠道出血和严重的外周血管病可能需要手术干预。

Resources

Patient resources

UK support group (PiXiE): www.pxe.org.uk

US support group (PXE International): www.pxe.org

进行性骨化性纤维发育不良

定义

进行性骨化性纤维发育不良是骨骼肌、筋膜、肌腱和韧带的异位骨化所引起的严重致残性疾病。

流行病学特征

发病率和患病率

发病率约 1/2 000 000[1]。

年龄

出生时未出现骨化,但受累个体患有踇趾畸形,即踇趾缩短、偏斜和单独趾骨。

无性别和种族偏倚[2]。

病理生理学

遗传学

ACVR1 基因断续(95%)或发生常染色体显性突变,而该基因编码 Ⅰ 型骨形态生成蛋白(BMP)跨膜受体[3,4]。

环境因素

轻微创伤或病毒性因素可引发急性炎症性肌炎,导致进行性骨化,手术干预会进一步加重骨化[5]。

临床特征

临床表现

在出生时会出现畸形的踇趾,但其他肢体骨骼畸形也可能存在。平均开始骨化年龄为 5 岁,具有进展性,到了 15 岁,95% 以上患者有肢体功能运动受限[6]。胸锁乳突肌、咬肌及背躯干和近侧肢体的肌肉尤其受到影响。另外,骨外生骨疣也可能发生。

鉴别诊断

在进行性骨发育异常中,骨形成可出现在骨骼肌肌腱和韧带中,但除此之外,最初真皮受累[7]。

病程和预后

大多数患者在 30 岁前都会使用上轮椅,并需要终身护理。

治疗

目前尚无有效治疗手段。

原发性肥大性骨关节病

定义和术语

原发性肥大性骨关节病(PHO)是一组遗传性疾病,具有累及骨骼和皮肤的共同临床特征。

同义名

- 厚皮性骨膜病
- Touraine-Solente-Gole 综合征

流行病学特征

发病率和患病率

该类疾病十分罕见。

年龄

婴儿期为 1 型；青春期为 2 型。

性别

多发生于男性，可能与高的前列腺素水平有关。

发病诱因

原发性 PHO 有遗传基础，而继发性 PHO 则与潜在的恶性肿瘤、心肺疾病和较少见的炎症性肠病有关[1]。

遗传学

HPGD(15-羟基前列腺素脱氢酶)纯合子基因突变，该基因是前列腺素降解的主要酶，导致常染色体隐性 1 型发生[2]。它也与颅骨关节炎的等位基因变异有关。常染色体隐性 2 型由 *SLCO2A1* 基因纯合或复合杂合突变引起，该基因参与细胞的前列腺素转运[3]。常染色体 *PHO* 的基因位点是未知的。

临床特征

临床表现

PHO 的特点是指关节畸形和肢端松解(在 1 型中更常见)，特征包括厚皮症、面部和头皮有皱纹，且囟门闭合延迟。可出现油性皮肤、多汗症、流涎和掌跖角化过度。严重的脑回状头皮和骨髓纤维化见于 2 型[4,5]。

检查

诊断是基于影像学筛查骨骼异常，如骨干骨膜病和肢端骨质溶解等。

治疗[6]

非甾体抗炎药物可使症状缓解。皮质类固醇或秋水仙碱也被应用于治疗。另外，维 A 酸可改善皮肤症状。

其他皮肤疾病

皮纹病

先天性皮肤纹理消失，又被称为皮纹病，是一种罕见的常染色体显性遗传疾病。这类患者因录入指纹困难，因此造成他国入境困难，因此该类疾病又被称作"移民延误病"[1]。目前，据报道，只有很小一部分的病例是单独伴随指纹缺失发生的[1,2]。除了指纹缺失，同时伴发的症状有掌跖部异常出汗、皮肤水疱、面部遗传性粟丘疹、杵状指、受热或创伤后出现皮肤结节和裂纹等[3-5]。

皮纹病是由皮肤特异性同型体 *SMARCAD1*(是解旋酶蛋白超家族中 SNF 亚家族的一员)发生突变引起的[6-8]。研究表明，所有引起突变的方式都是打破了同一个保守序列的剪切位点，从而引起该同型体单倍体不足[6]。虽然皮肤特异性 *SMARCAD1* 同型体主要表达于皮肤成纤维细胞中，但是该同型体具有调节大量表皮分化基因的功能[7]。

值得一提的是，皮纹病还是一系列复杂的外胚叶发育不良疾病的特征性表现[6,9]。另外，获得性皮纹病还被证实与慢性皮炎相关[8]。

类脂蛋白沉积症

定义和术语

类脂蛋白沉积症是一种罕见的常染色体隐性疾病，表现为透明样物质浸润皮肤、口腔、喉及内脏器官[1]。而该透明样物质的具体成分目前仍不清。

同义名

- Urbach-Wiethe 病
- 表皮及黏膜透明样变性
- 脂质球蛋白样沉积

流行病学

年龄

婴儿时期出现声音嘶哑。

性别

无性别偏倚特征。

种族

类脂蛋白沉积症常见于非洲西南部的纳马夸兰地区，该类人群主要追溯到德国移民[2]。

病理生理学

病理学

表皮层出现不规则的棘层肥厚。真皮层增厚，在其深层出现细胞外透明样物质的沉积，该类物质高碘酸-雪夫(PAS)染色强阳性。分布于真表皮交界处、围绕血管及汗腺处的(PAS 染色阳性的)基底膜也会可增厚。而免疫荧光对Ⅳ型胶原的染色进一步能够证明基底膜增厚[1]。通过超显微结构观察，血管周围的基底膜会出现多个同心圆，并且会以无规律的方式复制真表皮连接处的致密层。透明样物质的沉积并不是主要特征。免疫组化对该病的诊断主要是通过对细胞外基质蛋白 1(ECM1)抗体染色而实现的[3]。

第6部分

遗传学

该疾病主要是由于 *ECM*1 基因发生纯合或复合杂合突变引起[4]。*ECM*1 可以与不同的蛋白结合(串珠蛋白聚糖、纤维蛋白和基质金属蛋白酶-9),但是它的作用仍不明[1]。有意思的是,约有 75%苔藓样硬化患者中出现 ECM1 抗体阳性[5]。

临床特征

临床表现

类脂蛋白沉积症通常在婴儿期出现,表现为声音嘶哑,该症状可进展为失语症。患儿声带增厚,会厌出现结节。若出现喘鸣等症状,则需要进行气管切开术[6]。嘴唇、咽、软腭、悬雍垂和扁桃体处形成黄白色黏膜下浸润带。舌变大并与黏膜下浸润带紧密相连。舌系带缩短且增厚,影响舌的运动,久而久之舌将无法伸出。另外,还会出现唾液腺反复感染等症状[2]。

最初的皮肤损伤通常是儿童早期出现的水疱,轻微创伤后即出现糜烂结痂等现象[2]。创伤后患儿面部和其他地方都会出现痤疮样、麻点样瘢痕。渗透至皮肤会导致蜡样丘疹、角化过度或疣状斑块,并随着时间的推移颜色变暗。这些损伤可能影响手掌或手背部、前额或肘部,这些表现较为突出的部位皮损类似黄瘤病样表现。表现为典型的沿眼睑边缘分别的"串珠状"丘疹,但可能很小(念珠状睑缘炎)(图 72.18)。可能会引起睫毛脱落或头皮受累引起的斑秃[7]。部分患者有显著的瘙痒症状或对光敏感度增加[2]。累及内脏的相关症状也有所报道[8]。这些症状会持续到成人早期但随后会逐渐稳定下来。

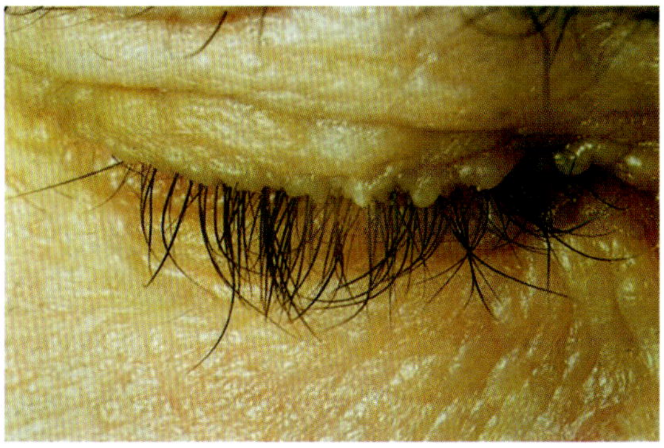

图 72.18 类脂蛋白沉积症

上眼睑边缘有典型的"串珠状"丘疹。(由来自英国伦敦 Chelsea 与 Westminster 医院的 R. C. D. Staughton 博士提供)

鉴别诊断

红细胞生成性原卟啉病引起蜡样丘疹和凹陷的瘢痕(该瘢痕出现在日光暴露部位)。红细胞生成性原卟啉病引起的面部皮肤透明质沉积很少能模拟类脂蛋白沉积[9]。从组织形态学上来说,黄瘤病和淀粉样沉积症也被排除在外。成人的其他鉴别诊断包括苔藓样黏液水肿病和伴有声音嘶哑的黏液水肿病。

并发症和共病

许多出现癫痫和精神问题的患者可能与颅内钙化有关(如出现在颞叶及杏仁核)[10]。

检查

受累皮肤的组织学和超微结构分析会展现以上特点。对 *ECM*1 中致病性突变的鉴定,将会提供一个决定性诊断。

治疗

显微喉镜检查和声带分离是有效的方法。磨皮术[11],化学皮肤剥脱术,眼睑成形术、二氧化碳激光疗法[12]可能会有所帮助。据报道,一名患者口服二甲基亚砜有效[13],但对其他患者并没有效果[14]。还有研究表明,口服阿维 A 脂[15]、阿维 A[16]和青霉胺[17]也是有效的。

翼状胬肉综合征

定义和术语

翼状胬肉综合征以关节运动的屈伸度异常和颌面部形态异常为特征,最常见的是唇裂和(或)腭裂。有些亚型甚至是致命的。

同义名

- 多发性翼状胬肉综合征
- 腘翼状胬肉综合征

流行病学

发病率和患病率

该类疾病十分罕见。

年龄

出生后即可有相关症状表现。

病理生理学

遗传学

- 腘翼状胬肉综合征 1:*IRF*6 常染色体显性突变。
- 腘翼状胬肉综合征 2(致死型):*RIPK*4 常染色体隐性突变。
- 多发性翼状胬肉综合征(*escobar* 型):*CHRNG* 常染色体隐性突变。
- 多发性翼状胬肉综合征(致死型):*CHRNA*1,*CHRND* 或 *CHRNG* 常染色体隐性突变。

临床特征

临床表现

多发性翼状胬肉综合征通常在出生时即可出现典型的蹼带(翼状胬肉),通常累及颈部、肘前和腘窝。肌肉无力导致关节挛缩(关节挛缩)。

Escobar 型是两种类型中危害性较低的,致命性与器官发育不全有关,通常在妊娠中期、后期或出生后不久致死[1]。相关的并发症如胎儿颈部积液和颈部囊状水瘤可通过产前诊断发现。

腘翼状胬肉综合征I型并未出现颈部和臂部蹼带结构。但可能会表现为指关节和外生殖器畸形。大多数有先天性唇裂和(或)腭裂,等位基因表型与 van der Woude 综合征(*van der Woude*)(MIM 119300)的颌面部特征相似[2]。部分患有致死型腘翼状胬肉综合征的患者(另称为 Bartsocas-Papas 综合征)翼状胬肉的分布非常广泛。通常在婴儿期死亡,也有存活至儿童早期的报道[3,4]。

(译者:晋亮 杨怡 一审:晋亮 杨怡 二审:崔勇 三审:王清玉 润色:张松)

参考文献

所有在列参考文献均可通过访问 www. rooksdermatology. com 获取。
以下列出的是重要参考文献。

Ehlers-Danlos syndrome

[2] Beighton P, de Paepe A, Steinmann B, *et al*. Ehlers-Danlos syndromes: revised nosology, Villefranche, 1997. *Am J Med Genet* 1998;77:31-7.

[3] Steinmann B, Royce PM, Superti-Furga A. The Ehlers-Danlos syndrome. In: Royce PM, Steinmann B, eds. *Connective Tissue and its Heritable Disorders: Molecular, Genetic and Medical Aspects*. New York: Wiley- Liss, 2002:431-523.

[10] De Paepe A, Malfait F. The Ehlers-Danlos syndrome, a disorder with many faces. *Clin Genet* 2012;82:1-11.

[19] Symoens S, Syx D, Malfait F, *et al*. Comprehensive molecular analysis demonstrates type V collagen mutations in over 90% of patients with classic EDS and allows to refine diagnostic criteria. *Hum Mutat* 2012;33:1485-93.

[24] Pepin M, Schwarze U, Superti-Furga A, et al. Clinical and genetic features of Ehlers-Danlos syndrome type IV, the vascular type. *N Engl J Med* 2000;342:673-80.

[40] Grahame R, Bird HA, Child A, *et al*. The revised (Brighton 1998) criteria for the diagnosis of benign joint hypermobility syndrome (BJHS). *J Rheumatol* 2000;27:1777-9.

[64] Malfait F, De Paepe A. The Ehlers-Danlos syndrome. *Adv Exp Med Biol* 2014;802:129-43.

Prolidase deficiency

[5] Kurien BT, D'Sousa A, Bruner BF, *et al*. Prolidase deficiency breaks tolerance to lupus-associated antigens. *Int J Rheum Dis* 2013;16:674-80.

[7] Forlina A, Luupi A, Vaghi P, *et al*. Mutation analysis of five new patients affected by prolidase deficiency; the lack of enzyme activity causes necrosis-like cell death in cultured fibroblasts. *Hum Genet* 2002;111:3114-22.

[10] Milligan A, Graham-Brown RAC, Burns DA, *et al*. Prolidase deficiency. A case report and literature review. *Br J Dermatol* 1989;121:405-9.

[15] Jemec GB, Moe AT. Topical treatment of skin ulcers in prolidase deficiency. *Pediatr Dermatol* 1996;13:58-60.

Osteogenesis imperfecta

[1] Sillence DO, Senn A, Danks DM, *et al*. Genetic heterogeneity in osteogenesis imperfecta. *J Med Genet* 1979;16:101-16.

[2] Van Dijk FS, Pals G, Van Rijn RR, *et al*. Classification of osteogenesis imperfecta revisited. *Eur J Med Genet* 2010;53:1-5.

[5] Smith R. Osteogenesis imperfecta. *BMJ* 1984;289:394-5.

[8] Byers PH, Wallis GA, Willing MC. Osteogenesis imperfecta: translation of mutation to phenotype. *J Med Genet* 1991;28:433-42.

[17] Byers PH. Brittle bones, fragile molecular disorders of collagen gene structure and expression. *Trends Genet* 1990; 6: 293-300.

[21] Ben Amor M, Rauch F, Monti E, Antoniazzi F. Osteogenesis imperfecta. *Pediatr Endocrinol Rev* 2013; 10 Suppl. 2: 397-405.

[22] Glorieux FH. Experience with bisphosphonates in osteogenesis imperfecta. *Pediatrics* 2007;119:S163-5.

Cutis laxa

[2] Morava E, Guillard M, Lefeber DJ, Wevers RA. Autosomal recessive cutis laxa syndrome revisited. *Eur J Hum Genet* 2009;17:1099-110.

[4] Urban Z, Davis EC. Cutis laxa: Intersection of elastic fiber biogenesis, TGFβ signaling, the secretory pathway and metabolism. *Matrix Biol* 2014;33C:16-22.

[8] Berk DR, Bentley DD, Bayliss SJ, *et al*. Cutis laxa: A review. *J Am Acad Dermatol* 2012;66:842. e1-17.

[9] Pope FM. Cutis laxa. In: Beighton P, ed. *McKusick's Heritable Disorders of Connective Tissue*, 5th edn. St Louis: Mosby, 1993:253-79.

[11] Urban Z. The complexity of elastic fiber biogenesis: the paradigm of cutis laxa. *J Inv Dermatol* 2012;132(E1):E12-14.

[12] Hadj-Rabia S, Callewaer BL, Bourrat E, *et al*. Twenty patients including 7 probands with autosomal dominant cutis laxa confirm clinical and molecular homogeneity. *Orphanet J Rare Dis* 2013;8:36.

[14] Callewaert B, Su C-T, Damme TV, *et al*. Comprehensive clinical and molecular analysis of 12 families with type 1 recessive cutis laxa. *Hum Mutat* 2013;34:111-21.

[20] Byers PH, Siegel RC, Holbrook K, *et al*. X-linked cutis laxa: defective cross-link formation in collagen. *N Engl J Med* 1980;303:61-5.

Williams-Beuren syndrome

[7] Pober BR. Williams-Beuren syndrome. *N Engl J Med* 2010; 362:239-52.

Marfan syndrome

[16] Loeys BL, Dietz HC, Braverman AC, *et al*. The revised Ghent nosology for the Marfan syndrome. *J Med Genet* 2010; 47; 476-85.

Hyaline fibromatosis syndrome

[4] Denadai R, Raposo-Amaral CE, Bertola D, *et al*. Identification of 2 novel ANTXR2 mutations in patients with hyaline fibromatosis syndrome and proposal of a modified grading sys-

第6部分

tem. *Am J Med Genet A* 2012;158A:732-42.

Stiff skin syndrome

[5] Liu T, McCalmont TH, Frieden IJ, *et al*. The stiff skin syndrome: case series, differential diagnosis of the stiff skin phenotype, and review of the literature. *Arch Dermatol* 2008; 144:1351-9.

Neonatal progeroid syndrome

[5] Pivnick EK, Angle B, Kaufman RA, *et al*. Neonatal progeroid (Wiedemann-Rautenstrauch) syndrome: a report of five new cases and review. *Am J Med Genet* 2000;90:131-40.

Pseudoxanthoma elasticum

[1] Uitto J, Váradi A, Bercovitch L, *et al*. Pseudoxanthoma elasticum: progress in research toward treatment: summary of the 2012 PXE International Research Meeting. *J Invest Dermatol* 2013;133:1444-9.

[3] Neldner KH. Pseudoxanthoma elasticum. *Clin Dermatol* 1988;6:1-159.

[4] Nitschke Y, Baujat G, Botschen U, *et al*. Generalized arterial calcification of infancy and pseudoxanthoma elasticum can be caused by mutations in either ENPP1 or ABCC6. *Am J Hum Genet* 2012;90:25-39.

[5] Nitschke Y, Baujat G, Botschen U, *et al*. Generalized arterial calcification of infancy and pseudoxanthoma elasticum can be caused by mutations in either ENPP1 or ABCC6. *Am J Hum Genet* 2012;90:25-39.

[24] Plomp AS, Toonstra J, Bergen AAB, *et al*. Proposal for updating the pseudoxanthoma elasticum classification system and a review of the clinical findings. *Am J Med Genet Part A* 2010;152A:1049-58.

[35] Naouri M, Boisseau C, Bonicel P, *et al*. Manifestations of pseudoxanthoma elasticum in childhood. *Br J Dermatol* 2009;161635-9.

[49] Bercovitch L, Leroux T, Terry S, et al. Pregnancy and obstetrical outcomes in pseudoxanthoma elasticum. *Br J Dermatol* 2004;151:1011-18.

第 73 章

皮肤脉管系统疾病

Anne Dompmartin[1], Nicole Revencu[2], Laurence M. Boon[3], Miikka Vikkula[4]

[1]Consultation of Vascular Anomalies, Université de Caen Basse Normandie, Caen; and Department of Dermatology, CHU Caen, Caen, France

[2]Center for Human Genetics and Center for Vascular Anomalies, Cliniques Universitaires Saint-Luc, Université Catholique de Louvain, Brussels, Belgium

[3]Center for Vascular Anomalies, Cliniques Universitaires Saint-Luc, Université Catholique de Louvain, Brussels, Belgium

[4]Human Molecular Genetics, de Duve Institute, Université Catholique de Louvain, Brussels, Belgium

概述

血管生成、血管新生与(或)淋巴管生成的过程中,会形成局部结构性的异常,脉管性疾病则是源于这些异常。根据临床与生物学标准,这类疾病被分为脉管肿瘤类与脉管畸形类[1]。国际脉管性疾病研究学会(ISSVA)采纳了这个疾病分类标准,并且它的分类程度足够详细,涵盖了所有已报道的病症[2]。根据临床表型精准划分的,研究鉴别与表现相关的致病基因,这一工作已经成为更好治疗这类疾病的基础。研究多种家族遗传性疾病之后,发现脉管疾病中确定存在一种近显性遗传模式。这种遗传模式是生殖细胞的单个突变与局部体细胞突变双重组合,因而生殖细胞/体细胞遗传性缺陷会造成更常见的散发型脉管畸形。临床表型与基因型的关联研究目前已经解释阐明了多种脉管畸形疾病。

毛细血管疾病

毛细血管畸形

同义名
- 葡萄酒色斑

概述

毛细血管畸形(CM)是一种在出生时出现的散发型斑片,表现均匀,颜色可为粉红色、红色或者紫色。一般出现在皮肤上,有时也出现在黏膜上(图 73.1)。

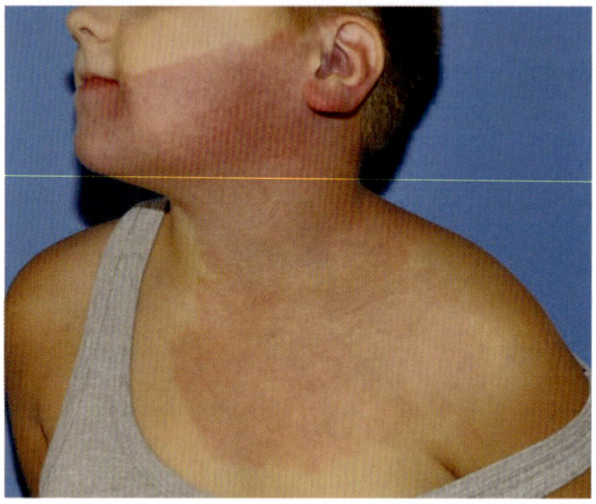

图 73.1 10 岁男孩,患有大面积毛细血管畸形,累及 V3 区、颈部与胸部

流行病学

这是最常见的脉管畸形疾病。出生时,大约每 1000 个新生儿中有 3 人会出现毛细血管畸形[3],其发病率在两性间分布均等。

病理生理学

CM 的特征包括真皮乳头层和网状层上方存在形态扩张的毛细血管但数量正常,并伴随有局部区域正常形态毛细血管的数量增加。血管内皮细胞是扁平的。免疫组织化学法研究发现,凝血因子Ⅷ、纤维连接蛋白和基底膜蛋白都是正常的,但是通过 S100 染色发现了异常的神经分布[4]。在多位 CM 患者的 *GNAQ* 基因上发现了一个复发性体细胞激活突变(c. 548G→A, p. Arg183Gln)[5]。*GNAQ* 中另一种体细胞突变,导致第 209 位氨基酸 Q209 被替换为另一种氨基酸,在蓝痣、太田痣和葡萄膜黑素瘤疾病的研究中也发现有此突变存在[6]。这可能有助于解释在色素血管性斑痣性错构瘤病的情况中,会同时出现血管性与色素性改变。

临床特征

毛细血管畸形是一类粉红色、红色或者紫色的扁平皮损,大小不一,边界清晰(图 73.1)。通常分布在头颈部,也会分布在躯干或四肢部位。毛细管畸形斑片随着儿童的生长而增大,持续终身。本病的斑片随着年龄的增长而增厚,并出现颜色加深,其下的组织(皮肤、脂肪、肌肉和骨骼)可能会出现肥大。毛细血管畸形基本上是一种单发的,呈散发型的孤立性畸形。在更复杂的病变中会看到多个病变区域。

检查

大多数 CM 不需要任何鉴别诊断。而相应的表现和症状,较大的病损区域和多灶性提示,可能存在一种"综合征"型。例如,在面部上半部分,毛细血管畸形斑片区域越大,患有 Sturge-Weber 综合征的风险越高。下肢节段性 CM 需要在 8 岁左右进行检查扫描来评估生长差异。

治疗

毛细血管畸形是无任何自觉症状,但是会产生影响社交活动,影响美观,造成严重的心理影响。脉冲染料激光是本病的一线治疗[7]。治疗后 75% 患者可以在不改变皮肤纹理的同时实现颜色减淡。激光治疗需要连续进行数次才能完成。因有疼痛,儿童治疗通常会在全身麻醉下进行。CM 伴随的组织增生,常见于唇部,可以通过手术切除。

Sturge-Weber 综合征

概述

Sturge-Weber Syndrome(SWS)是一种严重的神经皮肤散发型病变,临床特征为出现在三叉神经第一分布区的 CM 病损。本病在病损的同侧,伴随出现软脑膜和(或)视网膜的毛细血管-静脉畸形(图 73.2)。

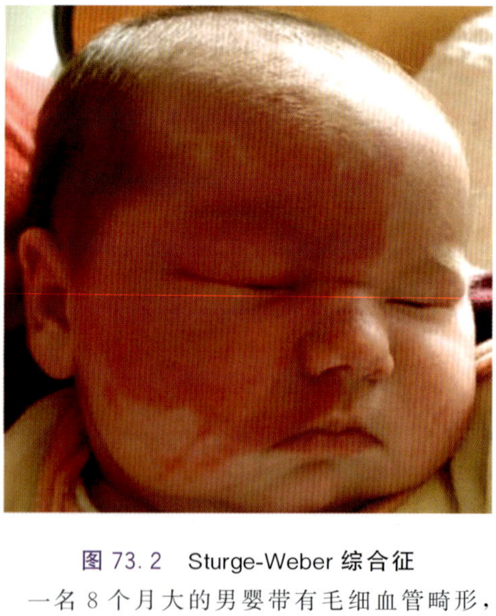

图 73.2 Sturge-Weber 综合征

一名 8 个月大的男婴带有毛细血管畸形,累及左侧 V1、V2 和 V3 区,以及右侧 V3 区域。

流行病学

发病率约为 1/50 000。本病在男女间发病概率均等。

病理生理学

在一些 Sturge-Weber 综合征患者中发现了常见 CM 的致病基因,*GNAQ* 基因上的一个体细胞激活突变(c. 548G →A,p. Arg183Gln)[5]。这同一突变可以导致 SWS 或者 CM 疾病,这一病理事实的发生,极有可能反映出体细胞在不同的胚胎期发生了突变(SWS 的突变产生时间早于 CM)。

临床特征

Sturge-Weber 综合征患者的特征为分布在额头和上眼睑皮肤(V1)的 CM,伴随同侧的软脑膜毛细血管-静脉异常和(或)影响到眼部[8]。CM 也可能双侧分布及(或)更广泛,累及三叉神经上颌(V2)和下颌(V3)分布区,有时也可出现在躯干和四肢(图 73.2)。75%的颅内血管异常患儿会有癫痫,通常来说会在 2 岁之前发作,同时还存在对侧神经功能缺损和智力障碍的风险。可以观察到脑回状钙化。另外超过半数的患者可伴有青光眼,这是主要的眼部并发症。

检查

额睑部 CM 患者应当有必要进行脑部磁共振成像(MRI)、眼科眼底检查及定期评估眼内压。异常 MRI 出现时需要进行进一步神经功能评价。

治疗

脉冲染料激光可以用来治疗 CM。癫痫和青光眼的治疗管理更为迫切。是否推荐给予预防性抗惊厥药物治疗,仍然存在争议。对于顽固性癫痫患者,可以进行手术(脑叶切除术)。终身需要在眼科定期跟踪随诊,在婴儿期随访间隔需要更短。

毛细血管畸形-动静脉畸形

概述

毛细血管畸形-动静脉畸形(CM-AVM)是一种常染色体显性病变,以多发性 CM 为特征,伴随快血流型血管畸形的风险增高(图 73.3)[9]。据报道,已有超过 100 个家庭患有这种疾病[10]。

流行病学

发病率约为 1/50 000,但是本病确诊率可能低于实际[10]。发病分布不存在性别差异,外显率较高(>95%),且存在家族内临床多样性,需要重视。

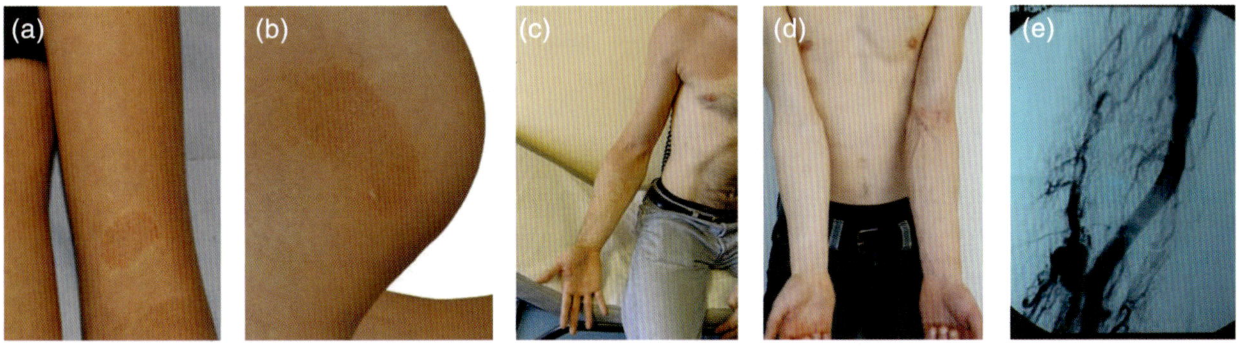

图 73.3 毛细血管-动静脉畸形病谱

(a、b)14 岁女孩,患有多发毛细血管畸形。(a)注意手臂病变区域的白晕。(b)臀部病变,在多普勒超声检查中发现血管过多。(c-e)两名 Parkes-Weber 综合征患者,带有 RASA1 突变。在胸部和手臂上病变区域血管充盈。(c)触诊有温感。(d)静脉扩张。(e)继发动静脉瘘,经动脉造影确诊。

病理生理学

病因是位于 *RASA*1 基因上的功能缺失型杂合突变[9,11-13]。在大约 2/3 的患者中都检测到发生了一个突变[10,14]。体细胞复合作用可以解释家族临床表现的多样性和病损多灶性[10]。*RASA*1 基因编码 p120RASGAP,这是 RAS(取名来源于大鼠肉瘤病毒)的负调控因子,而 miR-132 可干预下调其表达。这一因子还参与 EPHB4→p120RASGAP→PI3K/MAPK→mTOR 信号通路[15]。

临床特征

所有患者均存在皮肤 CM(图 73.3)。本病临床表现有别于普通 CM,为诊断提示了线索。典型病损均为多灶性的,但存在个别只有单一病损的患者。大小不一,分布无规律。与普通 CM 不同,此病直至成年早期,新的病损会随着时间推移出现。本病的 CM 颜色为粉红色、红色或褐色,密度均匀或呈毛细血管扩张型。约有半数在皮损周围带有特征性白晕。一些患者皮肤,尤其四肢上有多个点状毛细血管扩张,皮损部位周围有白晕。

在大约 1/3 CM-AVM 患者中观察到快血流型血管畸形:动静脉畸形(AVM)、动静脉瘘(AVF)或者 Parkes Weber 综合征(毛细血管充盈出现在单一上肢或下肢、骨性和软组织肥大、多发小动静脉微瘘管，ICD-11：1412478956)(图 73.3)。AVM 和 AVF 或分布在中枢神经系统区域(颅内或椎管内)，或分布在中枢神经系统以外区域(尤其是在四肢、面部和颈部)。

CM-AVM 患者的 CM 是无症状的。中枢神经系统内的 AVM 或 AVF 通常很早就出现症状：在围产期或儿童期[10,14]。伴随的症状有心力衰竭、脑积水、癫痫、发育迟缓、截瘫或四肢瘫痪及神经源性膀胱。面部、颈部和四肢上的 AVM 或 AVF 有随着时间推移加重的可能，并会造成疼痛、局部破坏、局部出血和心力衰竭。较多情况下还会累及皮肤、皮下组织、肌肉和骨骼。Parkes Weber 综合征造成最主要的问题是下肢不等长，导致脊椎侧弯。也会发生心脏负荷过重或心力衰竭。

检查

较小的毛细血管畸形不需要任何检查，除非触诊时皮肤区域温热。发现这样的情况，需要采用多普勒超声检测是否存在快血流型病损。动静脉畸形和动静脉瘘采用多普勒超声与(或)MRI 及动脉造影检查随诊[16]。出现下肢不等长的 Parkes Weber 综合征患者，随诊中应进行放射性检查。可以进行遗传咨询评估家族病史，进行遗传学检测能明确临床诊断。带有 *RASA1* 突变的患者必须进行 MRI 筛查无症状的脑内和脊内的快血流型病损。

治疗

脉冲染料激光治疗只对 CM-AVM 患者的 CM 部分有效，或者无效。AVM 或 AVF 患者的随诊必须由血管专业多学科协作团队负责。风险与益处评估是否进行治疗，需要考虑的因素有：症状、患者年龄、病损大小与区域位置、血管构造和预期进展。Parkes Weber 综合征患者应尽可能非手术治疗(如压力弹性袜)，下肢不等长应一直跟踪至青春期结束。骺骨干固定术可能有一定必要性，但因为其有可能加重快血流型病损[17]，必须尽量避免此手术。需要进行遗传咨询。

匍行性血管瘤

同义名
- 进行性斑片状毛细血管畸形

概述

匍行性血管瘤或进行性斑片毛细血管畸形是一种先天性少见皮肤疾病，特征表现为红斑背景，其上呈现非紫癜性红色点状病损。病损沿 Blaschko 线分布。

流行病学

女性发病率高于男性发病，男女性别比达到 1∶9[18]。此少见病患病率<1∶1 000 000。

病理生理学

匍行性血管瘤组织学上呈现浅表真皮乳头层毛细血管扩张。此疾病似乎属于遗传异质性 X 连锁显性和常染色体显性遗传病。据研究报道，发现一个患病家系位于 Xq11.3-Xq12 区域的基因及 *PORCN* 基因的缺失[19,20]。这些发现提示匍行性血管瘤可能是局灶性真皮发育不全或 Goltz-Gorlin 综合征(人类孟德尔遗传数据编号 MIM：305600)(见第 67 章)的一种轻度等位基因变异。

脑海绵状血管畸形

同义名
- 脑海绵状瘤(Cerebral cavernoma)
- 脑海绵状血管瘤(Cerebral cavernous angioma)

概述

脑海绵状血管畸形(CCMs)是中枢神经系统局灶性血管病变。以毛细血管样脉管扩张与(或)大空腔为组织病理特征。血管内皮细胞存在紧密连接缺损不全。

流行病学

患病率为 1∶200～1∶1000。散发型和家族型均存在，通常在散发型病例中会观察单个脑内血管病变，在家族型病例中可见多发病灶。家族型病例有 10%～20% 高加索人种患者，以及多达 50% 的墨西哥血统西班牙裔美国人患者。发病不存在性别分布差异。家族内临床多样性十分重要。

病理生理学

家族型有一个常染色体显性遗传致病基因，并发现与三个基因上的功能缺失型突变相关：CCM1 (*KRIT1*)、*CCM2* 和 CCM3(*PDCD*)及第四个突变位点提示出现在 3q26.3-27.2 上。分子遗传筛选检测揭露出多发性 CCM 及存在家族病史的患者中大约 95% 带有杂合突变，而在父母正常的多发性患者中，只有 50% 带有杂合突变[21,22]。研究已经证明，可以通过正常等位基因上体细胞突变的第二次打击来解释此疾病的多灶性[23]。采用激光捕获显微切割，证实一部分血管内皮细胞发生了突变，但仅限于血管内皮细胞。这与免疫组织化学研究发现一致[24]。

临床特征

脑海绵状血管畸形分布在中枢神经系统区域内。大约 9%的患者伴有血管性皮肤病变，这类患者主要携带有 *KRIT*1 突变。本病的血管畸形由 CM（34%）、静脉畸形（21%）或者更确切地说，是由表皮角化过度的毛细血管静脉畸形（39%）构成。不论携带哪个关联基因，60%的突变携带者是有临床症状的。伴随症状主要是癫痫和脑血肿，还有头痛和局限性神经功能缺损。影像学表现比临床症状的外显率更高，但即使采用高灵敏度梯度回声 MRI 检查外显率也不能达到 100%。进行遗传咨询很关键。在任何年纪都可能出现症状，家族性 CCM 最常见的情况是在大约 30 岁发病。很重要的是，随着年龄增长，会出现新的病变且病变的面积会增大。症状似乎与病变数量不相关，与病变位置区域相关。在脑干的基底神经节上发生病变时出现的疾病症状最严重[26]。

检查

通常梯度回声 MRI 检查会用于出现症状患者的 CCM 诊断。一些临床医师推荐对无症状患者采用脑部磁共振成像检查进行监测。但是这存在争议，因为无症状病变者通常没有接受治疗。在没有家族病史存在的情况下，对 *CCM*1-3 基因畸形进行遗传性检测，可以区别鉴定出分子亚型，评估遗传的风险。

治疗

当前临床指南推荐给予有症状的患者抗癫痫治疗，如果发生出血、局限性神经功能缺损或顽固性癫痫，则手术切除。必须避免采用抗凝治疗。需要进行遗传咨询。

局部过度生长综合征的毛细血管畸形

同义名

Klippel-Trenaunay-Weber 综合征
- Klippel-Trenaunay 综合征

巨脑畸形-毛细血管畸形-多小脑回综合征
- 巨头畸形-毛细血管畸形
- 巨头畸形-先天性毛细血管扩张大理石样皮肤
- 巨头畸形-"大理石样皮肤"

概述

在多种存在局部过度生长的疾病中，伴随出现的此种毛细血管畸形。疾病包括 Parkes Weber 综合征（见本章前面毛细血管畸形-动静脉畸形部分内容）、Klippel-Trenaunay-Weber 综合征（KTS）、CLOVES 综合征、Proteus 综合征和巨脑畸形-毛细血管畸形-多小脑回（MCAP）综合征（图 73.4）。

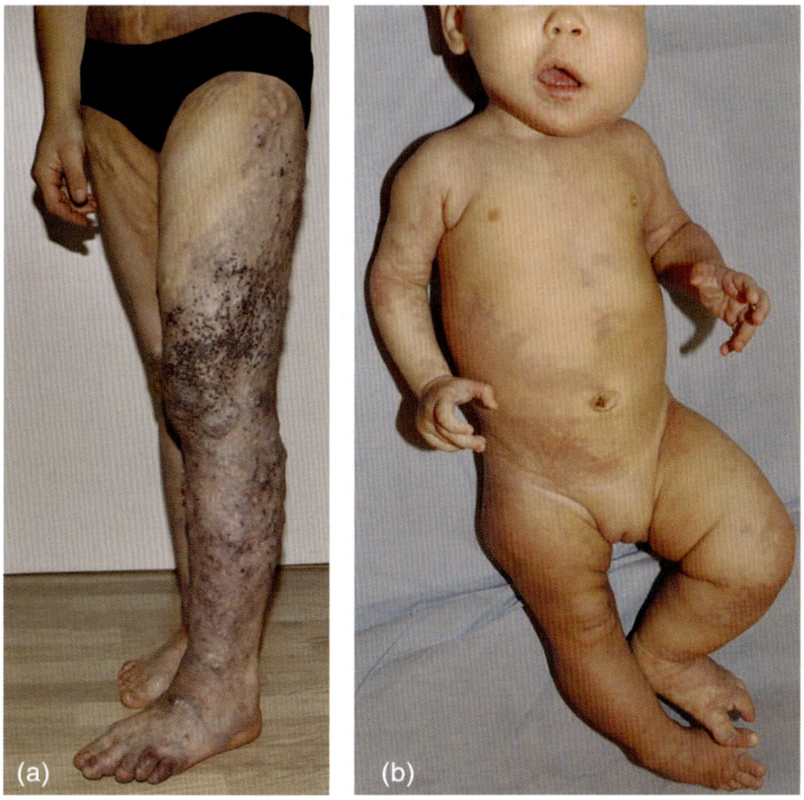

图 73.4 **过度生长综合征的毛细血管畸形** (a)Klippel-Trenaunay-Weber 综合征，左侧下肢出现毛细血管-淋巴管-静脉畸形，伴随肢体过度生长；(b)一名 8 个月 CLOVES 综合征女婴，大面积毛细血管畸形，半面与左侧下肢肥大，脚趾间间隔明显。

第6部分

流行病学

KTS、CLOVES 综合征、Proteus 综合征和 MCAP 综合征均极为罕见，患病率<1∶1 000 000，这一数字有可能被低估。

病理生理学

这四种综合征都属于散发型。Happle 提出 KTS 和 Proteus 综合征都是源于一种合子后突变，在非嵌合状态下具有致死性[27]。KTS、CLOVES 综合征和 MCAP 综合征患者的研究，发现了在 *PIK3CA* 基因上的体细胞激活突变[28,29]。在 Proteus 综合征患者身上的 *AKT1* 基因发现了体细胞激活突变[30]。

临床特征

KTS 为散发型和先天型。此病的特征是单一肢体的围度和长度非对称性过度生长，并伴有由结合型毛细血管、淋巴管和静脉畸形组成的脉管病变（图 73.4）[31,32]。本病患者的下肢股外侧多持续存在胚胎静脉（Servelle 静脉）及深静脉系统畸形（狭窄、发育不良、发育不全）。KTS 常伴随有局部血管内凝血障碍（见本章后面“静脉畸形”部分内容）。存在血栓栓塞和继发肺动脉高压的高风险[31]。

CLOVES 这一缩写代表了先天性脂肪瘤过度生长、脉管畸形、表皮痣和脊柱/骨骼异常。此疾病的临床特征以足部非对称性过度生长，以躯干大量动静脉、静脉、毛细血管、淋巴管或结合型脉管畸形为主要表现（图 73.4）[33]。本病早期曾被描述为 Proteus 综合征，尽管并未达到一些具体的标准，病程自然发展也不同[33,34]。大部分 CLOVES 综合征患者出现增大的骨骼结构，但没有出现结构扭曲，并且没有脑回状结缔组织增厚[35]。

Proteus 综合征的临床表现特征是非对称性进行性、不成比例严重变形的过度生长，骨质增厚、脂肪组织异常紊乱、表皮痣、脉管畸形及肿瘤风险增高[36]。通常在出生时可以观察到部分生长过度，而出生后的生长过度更为显著。脑回状结缔组织增厚是此病的一个非常鲜明的特征，也是诊断的判断依据，多发于足底和手掌。脉管畸形症状包括：毛细血管、静脉或淋巴管畸形。其脉管畸形与 KTS 和 CLOVES 综合征患者的类似。其他经报道的异常包括智力残疾、脑部畸形、眼和肾异常[36,37]。Proteus 综合征有过度诊断的现象，有可能至少一半患者应诊断为其他疾病[37]。

MCAP 综合征曾经被称为巨头畸形-先天性毛细血管扩张大理石样皮肤[38,39]。此疾病临床上以巨头畸形（巨脑畸形）和毛细血管畸形为特征，并带有其他多种症状的不同组合：过度生长、脑和身体非对称、并指畸形、多指畸形、发育迟缓和关节过度松弛[40,41]。常见大脑皮质畸形，尤其见多小脑回[42]。这些 MCAP 患者的 CM 表现为斑块状的网状图案，皮肤没有萎缩。因为此疾病的表现不同于先天性毛细血管扩张大理石样皮肤，学界在 2007 年提出命名为巨头畸形-毛细血管畸形[43]。因为相对于一个增大的大脑来说，巨头畸形是次要的，且此疾病常见外侧裂多小脑回，于是之后在 2012 年提出了疾病命名为巨脑畸形-毛细血管畸形-多小脑回综合征[44]。

检查

脉管畸形需要检查其散发型孤立的病变。建议进行全身骨骼检查，尤其是检查骨骼侧弯。KTS 患者患病的肢端和躯干的深静脉和浅静脉系统，需要进行彻底全面的分析检查。D-二聚体和纤维蛋白原检查可用于评估局部血管内凝血障碍的严重程度。多普勒超声检查可以帮助诊断 CLOVES 和 Proteus 综合征的软组织肿块。手术前推荐进行 MRI 检查。MCAP 综合征的检查应包括神经影像。遗传性检测嵌合突变情况，可以发现潜在病因。

治疗

KTS、CLOVES 和 Proteus 综合征患者的治疗需要多学科协同，包括治疗过度生长（减量和骺骨干固定术或行截肢术）、治疗脊柱侧弯和脉管畸形（硬化疗法、栓塞治疗和手术）。KTS 患者在进行任何介入治疗之前，应给予低分子肝素，以避免肺动脉栓塞。有肺动脉栓塞确诊病史的患者，肝素也可以作为预防性治疗长期使用[45,46]。对 MCAP 患者的治疗在于控制症状，主要包括跟踪神经发育、认知发育和非对称发育的治疗。有必要进行遗传咨询。

小头畸形-毛细血管畸形综合征

概述

小头畸形-毛细血管畸形（MIC-CAP）综合征是一种先天性常染色体隐性遗传疾病。本病临床特征包括先天性严重小头畸形、早发性顽固癫痫、重度发育迟缓、痉挛性四肢麻痹和多处皮肤小 CM 病变。CM 在出生时即可见，遍布全身，直径 2～20mm[47,48]。

流行病学

患病率未知。目前仅报道了几个家族病例。

病理生理学

MIC-CAP 综合征致病源于 *STAMBP* 基因上的纯合或复合杂合突变。这个基因编码的去泛素化异肽酶在 PI3K-AKT-mTOR 和 RAS-MAPK 通路中起作用[49]。

检查

检查包括进行神经影像学检测、癫痫发作时进行脑电图检查及视觉和听觉评估。遗传学检测可以用于确认临床诊断。

治疗

治疗在于控制症状，主要包括跟踪神经发育和认知发育、物理治疗、语言障碍矫正和抗癫痫药物治疗。有必要进行遗传咨询。

动静脉疾病

动静脉畸形

概述

动静脉畸形是先天性、破坏性快血流型血管畸形，可能随着时间推移而加重。病变可发生在身体任何部位(图 73.5)。

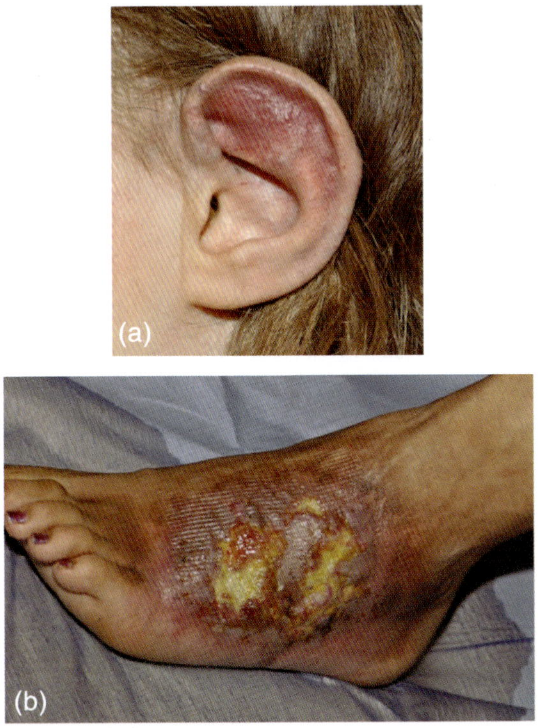

图 73.5　动静脉畸形(AVM)疾病谱

(a)一名 4 岁女童，左耳 AVM Ⅱ级；(b)左脚大面积溃疡 AVM Ⅲ级。

流行病学

患病率在男性和女性间分布均等。发病率未知。AVM 可以是单独的疾病或是某种疾病的一部分，例如，CM-AVM、遗传性出血性毛细血管扩张(HHT)或 PTEN 错构瘤综合征(PTHS)。颅内 AVM 可能是无症状的。基于尸体解剖和影像学研究显示，脑部 AVM 患病率变化很大，从 0.01%～0.5%[50] 到 4.3%[51]。颅外 AVM 相对少见。

病理生理学

动静脉畸形里包括动脉扭曲、动静脉瘘和动静脉纤维化导致的血管壁增厚[4]。AVM 中，正常从供血动脉到引流静脉分流血液的毛细血管床被病变取而代之。一条动脉与一条静脉直接相连形成了动静脉瘘。动静脉瘘比 AVM 少见，通常见于创伤后。AVM 的起因不明。此病通常是散发性的。而当其是 CM-AVM、HHT 或 PTHS 的一部分时，存在潜在的致病遗传缺陷。

临床特征

动静脉畸形的临床病变具有局限性，出现在脑部、皮肤、肌肉、骨骼或内脏。Parks Weber 综合征包含多发性微瘘管(见本章前页 CM-AVM 部分)。AVM 病变发展增大的进程很缓慢，但是在青春期、孕期、创伤后，尤其在治疗不彻底之后，可能出现迅速恶化。在出生时，AVM 在皮肤上的临床表现可呈现毛细血管充盈，因而可能会误诊为 CM(图 73.5)。出现温感升高、震颤或血管杂音，则提示快血流特性。本病的进展不一，且无法预测，而随着时间推移，很多病例病情加重，且危及生命。本病的临床症状取决于病变大小、流变学、发生部位及患者的年龄。新生儿患者出现较大的脑部 AVM，则常常伴随充血性心力衰竭。儿童期和成年期的临床症状更多样化：脑积水、头痛、癫痫、颅内病变出血和局限性神经功能缺损、发绀、杵状指、红细胞增多症与右向左分流伴随脑脓肿、肺动静脉畸形脑栓塞、心力衰竭、门静脉高压、肝动静脉畸形、胆管疾病、沉重感、疼痛、搏动性肿块、震颤、营养性变化(变形、溃疡、破坏)及皮肤、皮下、肌肉病变区域出血。

检查

必须通过影像学检查确认临床诊断，鉴别病变区域，评估治疗方案：多普勒超声表现高流速动脉，静脉血流具搏动性并呈低阻频谱。由此可以区分 AVM 与血管肿瘤(血管瘤)及其他(脉管)畸形[52]。T2 加权 MRI 提示正常或肥大组织中出现静脉和动脉扩张。这一检查可以确认 AVM 的程度范围，可以对颅内病变与其他(脉管)畸形进行区分。术前检查可以应用动脉造影，鉴别供血动脉和定位病灶。

治疗

根据病变种类、位置和症状，才能形成确定的治疗方案。需由多学科协同团队进行评估决策，团队应包括皮肤科医师、内科医师或儿科医师、外科医师和介入放射科医师。此疾病的治疗方案可为保守型随诊，也可进行积极治疗，包括栓塞术和(或)手术切除。非手术治疗包括降压药物治疗、镇痛药、压力弹性袜和创面处理。抗血管生成抑制剂已进行了试验研究[53,54]。有创外科治疗可能造成破坏性的影响，尤其如果出现了操作不当(如不应采用近端结扎)。因而有创治疗必须由会诊中心经培训的专业医师完成。治疗应尽可能彻底，以避免复发新的动脉和畸形加剧。

遗传性出血性毛细血管扩张

同义名

• Rendu-Osler-Weber 综合征

概述

遗传性出血性血管扩张是一种常染色体显性疾病，临床特征为皮肤黏膜和胃肠道毛细血管扩张，伴随肺、肝或脑部的 AVM、AVF(图 73.6)。

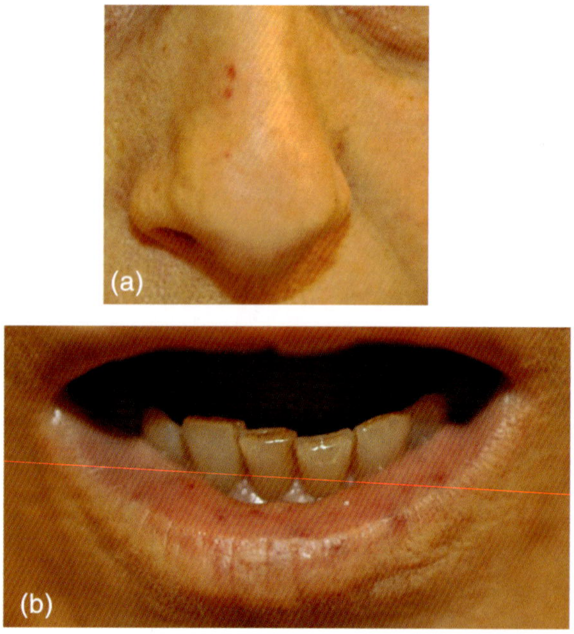

图 73.6 (a、b)一名 62 岁女性，多发皮肤和黏膜毛细血管扩张患者，伴随复发性鼻出血、遗传性出血性毛细血管扩张的典型症状

流行病学

发病率为 1∶(5000 ～8000)。男性和女性发病率大致均等。

病理生理学

超微结构观察发现，HHT 毛细血管扩张属于微 AVF[55]。对两位 HHT1 患者的一处脑部和一处肺部 AVM 进行组织学分析，研究发现血管扩张、平滑肌细胞层不同程度增厚和结构破坏[56]。有观点提出，毛细血管扩张和 AVM 体现了一定的连续性[57]。

至少有 6 个基因与此病相关：4 个已鉴别基因(*ENG*、*ACVRL*1、*SMAD*4 和 *GDF*2)及 2 个已定位基因(*HHT*3 位于染色体 5q31.3-q32，*HHT*4 位于染色体 7p14)[58-64]。超过 80%的 HHT 患者的 *ENG*、*ACVRL*1 或 *SMAD*4 基因上发现突变(分别为 61%、37%和 2%)[64]。这 3 个基因，还有 *GDF*2 基因，负责编码转化生长因子 β(TGF-β)信号通路的组分：分别为 Endoglin 蛋白、ALK1、SMAD4 和 BMP9。致病突变可能导致功能丧失。在包括血管系统在内很多器官的生长发育和稳态平衡中，TGF-β 信号通路都有很重要的作用。

临床特征

HHT 诊断时使用库拉索标准，诊断依据包括鼻出血、毛细血管扩张、内脏快血流型病变和家族病史。如果出现符合 3 项及以上依据的临床症状，则 HHT 的诊断为“明确”；如果症状符合 2 项，则诊断为“可能”；如果只符合 1 项，则认为“不太可能”诊断为 HHT。带有 *ENG* 基因突变的患者和带有 *ACVRL*1 基因突变的患者，在临床上很相似。然而带有 *ACVRL*1 基因突变的患者具有以下特点：发病较晚、外显率更低、脑部和肺部 AVM 更少、更多见肝部病变，以及存在伴随肺动脉高压的风险。带有 *SMAD*4 基因突变的 HHT 患者则合并幼年型息肉病。这类患者的 HHT 临床表型，与 *ENG* 或 *ACVRL*1 基因突变导致的疾病表现类似[60]。

检查

应当采用超声心电图[65]。面对儿童和青年患者进行无症状 AVM 筛查检查时，尤其当他们比普通人群存在更高的大出血风险时，必须进行脑部 MRI、胸部计算机断层扫描(CT)和肝多普勒超声检查[66]。已有症状的 AVM 患者则需要和散发型 AVM 疾病类似，进行放射科检查。通过遗传咨询可调查评估家族病史，进行遗传检测。每年应检测血红蛋白和血细胞比容水平。

治疗

现在 HHT 疾病的诊断和治疗，已有国际指南共识[67]。需要多学科配合进行控制症状治疗：针对贫血或红细胞增多，定期随诊进行血氧测定和血细胞计数检查；针对贫血给予补铁和输血；针对鼻出血给予鼻腔加湿和鼻腔用润滑剂，以及给予止血药治疗。激光可用于治疗皮肤、鼻部或胃肠道毛细血管扩张。快血流型病变区域的治疗与已介绍过的散发型 AVM 治疗类似。抗血管生成剂现处于研究阶段，如沙利度胺和贝伐单抗[抗血管内皮细胞生长因子 A（anti-VEGF-A）][53,68]。需要进行遗传咨询。

PTEN 错构瘤综合征

概述

PTEN 错构瘤综合征（PHTS）是一种常染色体显性疾病，将 Bannayan Riley Ruvalcaba 综合征（BRRS）患者和 Cowden 综合征患者重新进行了集合。这些患者通常患有巨头畸形、面部毛根鞘瘤、乳头状瘤丘疹、肢端角化、良性甲状腺疾病、脂肪瘤团块、癌症患病风险增高、脉管异常（图 73.7）。这些表征的患病率存在性别分布差异[69]。

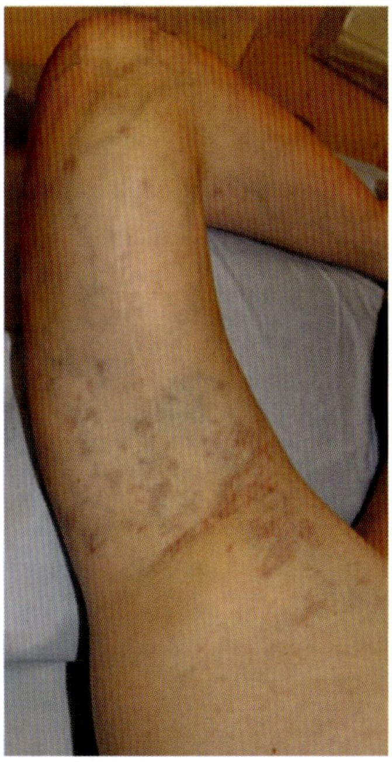

图 73.7 **一名 14 岁男童带有遗传性 PTEN 突变**
斑片状毛细血管畸形及其下静脉异常，右侧上肢肥大。此患者也带有典型阴茎色素沉着斑点。

流行病学

患病率为 1∶200 000[70]，但是本病确诊率可能更低[71]。

病理生理学

在大约 60%BRRS 患者和 81% Cowden 综合征患者中，都发现了 *PTEN* 基因杂合突变。*PTEN* 基因编码双特异性磷酸酶，是 PI3K 和 MAPK 信号通路的负调节因子[72,73]。大多数 *PTEN* 突变会导致提前终止密码子，可能表明突变产生的作用属于功能缺失型和单拷贝缺失[73,74]。

临床特征

PHTS 患者的大多数血管异常（86%）都属于快血流型[75]。颅外的血管异常基本上发生在肌内或皮下组织，伴随异位性脂肪、结构破坏、重度进行性病变肌肉增大。患者临床症状包括肿胀、疼痛和皮肤毛细血管色斑（图 73.7）[75]。BRRS 的临床表现以巨头畸形、不同程度的发育迟滞、错构瘤肠息肉、阴茎头脂肪瘤和黑褐色色素斑为特征[76,77]。Cowden 综合征临床表现有巨头畸形、多发性错构瘤、良性和恶性肿瘤风险增高（如甲状腺、乳腺癌、子宫内膜癌）及皮肤黏膜病变（良性肉色丘疹、肢端角化、乳头状瘤病变）（参见第 80 章）。以上两类都属于 PHTS 疾病表型的部分[69]。

检查

测量非典型血管病变患者的头围有助于进行诊断。男性患者常见阴茎色素沉着。本病多有家族病史，需要进行遗传咨询和遗传检测。必须进行甲状腺和乳腺超声检查以排除癌症。保持每年复查。此外，女性年龄超过 30 岁之后，应每年接受乳腺钼靶摄影检查。建议患者从 35 岁开始接受结肠镜检查监测大肠癌[78]。PHTS 血管病变推荐进行放射科检查，包括多普勒超声、T2 加权 MRI 和磁共振血管成像（MRA）[75]。

治疗

PTEN 基因突变患者的综合治疗包括儿童认知发育的监测、成年患者良性和恶性肿瘤的随诊筛查。乳头状瘤丘疹临床上可以通过外用药物、刮除术、冷冻外科治疗、激光或外科手术治疗。治疗 PHTS 的快血流型病变与治疗散发型 AVM 类似。西罗莫司的有效性在临床试验研究中得到验证[79]。需要给予患者遗传咨询。

静脉疾病

静脉畸形

同义名
- 静脉血管瘤
- 海绵状瘤
- 海绵状血管瘤

概述

静脉畸形（VM）是一类先天性散发型血管病变，临床特征是畸形静脉组成的局部瘤体团块，从浅蓝到深蓝颜色不一（图 73.8）。本病可发生在任何组织或器官上。按压后或者处于垂直位置时，瘤体块可被压缩[80]。

流行病学

静脉畸形的发病率估计为 1∶10 000[81]。发病率不存在性别分布差异。据专科疾病中心研究，这是最常见的脉管畸形疾病[82,83]。静脉畸形属于散发型，大多数为单病灶（99%）。

相关疾病

42%患者中出现血浆 D-二聚体含量升高，这反映出纤维蛋白溶解增加。这一局限性血管内凝血异常（LIC）与静脉畸形病变的大小、深度和是否有可触摸到的静脉石相关。大多数多发性散发型 VM 疾病存在 LIC[82,84,85]。25%LIC 患者的 D-二聚体水平非常高（高达正常范围上限 2 倍以上），40%则伴随纤维蛋白原水平降低。后者在介入或手术过程中，面临严重出血弥散性血管内凝血的高风险。在脉管异常疾病之中，检查出现 LIC 对于判断静脉畸形具有 96%的特异性[82]。

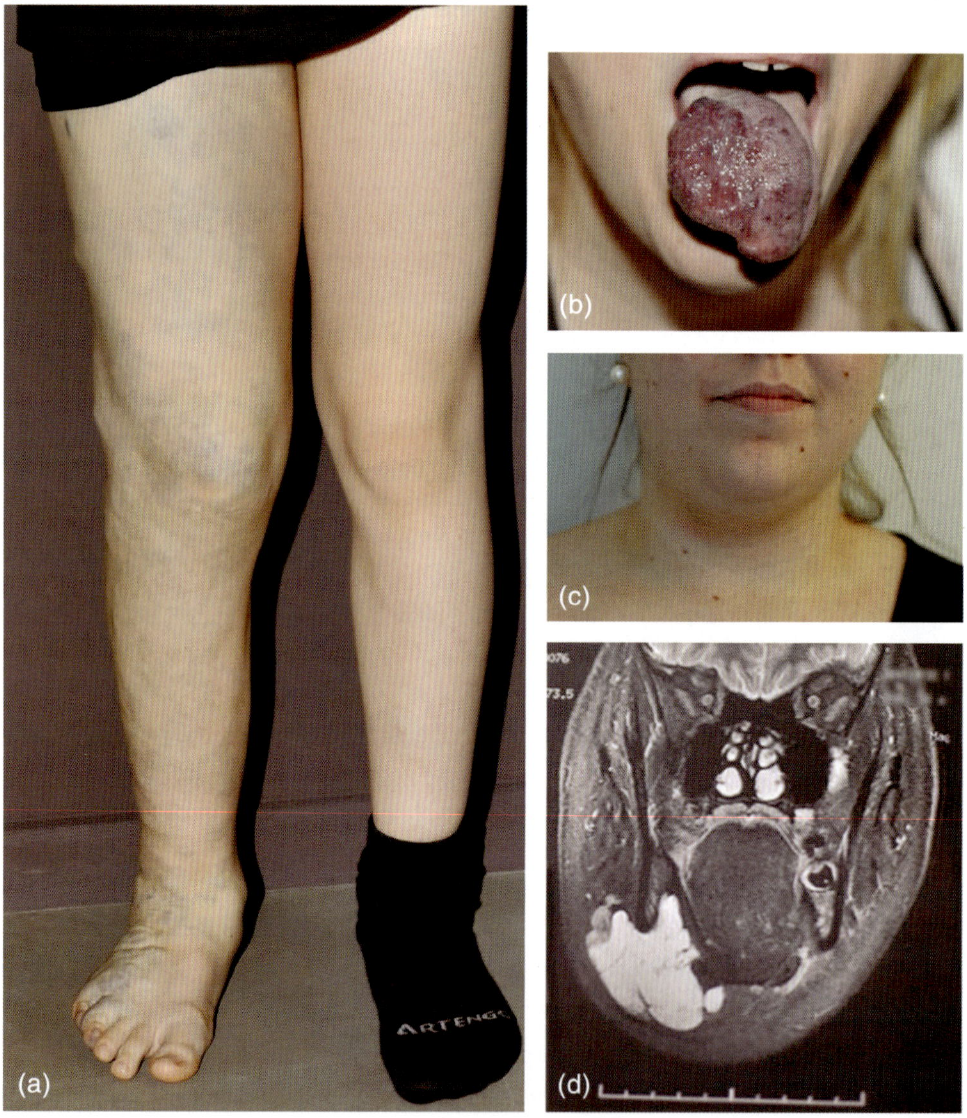

图 73.8 静脉畸形（VM）病谱

（a）左侧下肢大范围 VM，病变侵入皮肤、肌肉和膝关节；（b）舌 VM，造成睡眠呼吸暂停。（c、d）右侧脸颊深部 VM，导致右侧脸部肿大（c）；T2 加权 MRI 图像上呈现明亮组织（d）。

病理生理学

VM 的组织学特征是增大、卷曲的静脉血管被单层扁平内皮细胞所覆盖，再由不规则分布的平滑肌细胞包围[80,86]。大约 50%VM 患者携带 *TEK* 基因体细胞突变，*TEK* 基因编码内皮细胞酪氨酸激酶受体 TIE2[87,88]。最常见的一种突变是 p.L914F，占所有突变的 75%。目前尚未有病例和研究发现这类突变属于遗传性突变，因而推测当生殖细胞发生这样的突变时，可能会产生致命的影响[88]。突变造成 TIE2 严重过度磷酸化。一些散发型静脉畸形患者，尤其携带多发性病变区域，他们 *TEK* 的一个等位基因上同时存在两种不同的突变[87,89]。两种突变的单独作用都是增高 TIE2 的磷酸化水平，同一等位基因发生顺式突变后，综合的作用更大。TIE2 过度磷酸化后，激活 PI3K→AKT→FOXO1 信号通路，降低血小板源性生长因子 β(PDGF-β)的生成。可能这一机制能够解释 VM 中血管平滑肌缺乏[90]。

临床特征

静脉畸形多为单发，不到 1%为多发。静脉畸形病变表现各异，既有小疱状，也有大片浅蓝色病变(图 73.8)。触诊无痛感，除非静脉已形成血栓。临床中没有震颤、血管杂音症状，畸形病变区域的温感不高于其他正常区域。VM 可以发生在皮肤、黏膜、肌肉、关节、神经、骨骼和内脏器官，如脑部、胃肠道或泌尿道。根据病变的大小、位置、患者的激素水平与身体活动水平这些因素的影响，VM 可造成疼痛、出血的症状及(或)功能缺损，甚至危及生命。口腔内 VM 常伴随睡眠呼吸暂停。偏头痛则是颞肌内 VM 的一项共同特征。四肢 VM 可能造成肌无力。

临床亚型

极少数患者为多发性散发型 VM。他们的病变属于皮肤和皮下病变，基本很少累及更深的结构。病变通常直径较小(<5cm²)，更多位于表层且相对不易压缩。随着时间推移，可出现新的病变[80,91]。

鉴别诊断

不同病理生理形成的病变区域，临床表现可能很相似，包括遗传性皮肤黏膜静脉畸形、蓝色橡皮疱痣综合征、静脉血管球瘤畸形、过度角化性皮肤毛细血管静脉畸形、淋巴管畸形伴随囊肿内出血、皮下血管瘤、医源性静脉狭窄和蓝痣。这些疾病的区分需要基于临床病史、医学检查和多普勒超声检查。部分情况下需要进行组织学检测。遗传检测可能有助于诊断。

并发症和共病

有研究文献发现，肢体广泛性血管畸形合并 LIC 的部分患者，会出现肺血栓栓塞症伴或不伴随肺动脉高压并发症。放射检查显示他们均有引流大静脉[92,93]。

病程和预后

静脉畸形随个体生长按比例发展。本病不会自行消退。起初无症状的病变区域，常在青春期发展出现疼痛症状。随着时间推移，美学和功能性损害会因病变扩大或出血而恶化。取决于病变的位置，此疾病可能会危及生命。

检查

多普勒超声是确认病变区域血管状态(慢血流型)、鉴别引流血管解剖学形态的最好检查。自旋回波 T1 加权和 T2 加权、抑脂序列 MRI 图像可以描绘出血管病变及邻近结构的解剖学关系[80]。这两项影像学检查是 VM 疾病治疗前和治疗后效果评估必须完成的检查。需要进行血液检测鉴别诊断本病相关的凝血异常。

治疗

穿着量身定制的压力紧身衣可控制症状，缓解广泛性 VM 患者肢端的疼痛和血栓[80,94]。阿司匹林可以帮助缓解 VM 患儿的疼痛，提高 D-二聚体含量。给予低分子肝素[100 aXa/(kg · d)]可以缓解疼痛及提高 D-二聚体含量，预防手术过程中出血[84,85]。首选治疗方法是硬化疗法之后行手术切除术(只要有可能)。脉冲染料与(或)YAG 激光对浅表小病变区域治疗有效。局限性 VM 可以外科手术切除。广泛性 VM 需要由介入放射治疗医师实施硬化疗法，并进行多个疗程，部分情况还需进行(局部)手术切除。硬化药物包括泡沫硬化剂(硫酸四癸钠、聚乙二醇单十二醚、鱼肝油酸钠)、微泡沫、博来霉素、无水乙醇和射线造影乙基纤维素-乙醇[95,96]。清楚掌握潜在的病因病原机制，就能有可能应用分子靶向治疗。雷帕霉素处于临床试验研究阶段，很有前景[97]。

皮肤黏膜静脉畸形

同义名

- 静脉畸形，多发性皮肤和黏膜病变

概述

皮肤黏膜静脉畸形(VMCM)是一种遗传性的常染色体显性遗传、多发性小型呈蓝色的静脉血管异常病变(图 73.9)。此疾病主要在皮肤和口腔黏膜发病，而在很少见的情况下，也会出现在肌肉、胃肠道、肺部和脑部[86,98-100]。

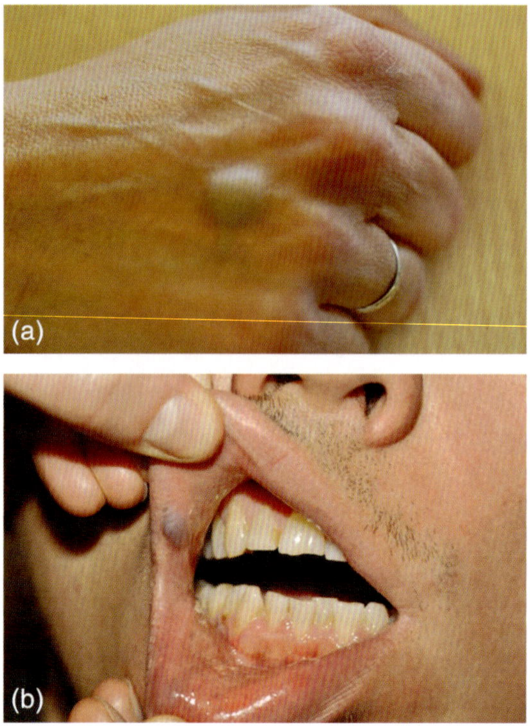

图 73.9 皮肤黏膜静脉畸形病谱

(a)右手小面积皮下静脉畸形；(b)口唇黏膜皮下静脉畸形。这些患者在其他位置还有更多病变。

流行病学

皮肤黏膜 VM 占静脉畸形中不到 1%[81]。患病率不明确，不存在性别分布差异。

病理生理学

类似于散发型静脉畸形，*TEK* 基因突变激活导致 VMCM 发生[81,86,99]。然而两者的突变本质上不一样。VMCM 突变属于常染色体显性的遗传性突变，患者所有细胞里均可见杂合状态突变。而 VM 属于体细胞突变，仅仅可见于 VM 病变组织。此外，最常见的 VMCM 突变是 p. R849W，轻度激活 TIE2。VM 最常见体细胞突变是 p. L914F，激活 TIE2 的作用很强。VMCM 的多发性局部病变，是由体细胞正常等位基因上受到二次打击造成。唯一的报告研究显示，突变二次打击导致功能丧失，可能取代了野生等位基因的保护作用[87]。

临床特征

皮肤黏膜病变临床上多为多发性，直径较小（$<5\text{cm}^2$）[91]。大多数只有少量不明显、微小、蓝色斑点（$<5\text{mm}^2$），而其余情况会额外出现鸡蛋大小的症状明显的病变（图 73.9）[80]。此疾病临床病变数量、大小和位置的表现，存在很大的家族内和家族间差异性，证实胚系突变不足以全面解释发病机制。随着时间推移，会发展出来新的 VM[80]。部分病例伴随出现 LIC[99]。

检查和治疗

参见 VM 部分。遗传检测可以给出明确诊断。需要进行遗传咨询。

蓝色橡皮疱痣综合征

同义名

- Bean 综合征

概述

蓝色橡皮疱痣（BRBN）综合征是一种罕见、散发型、先天性、慢血流型血管异常疾病。其病变特征为数量多、分布广泛的皮肤和体内 VM。临床表现为点状、橡胶状、深蓝色、掌跖区域病变和胃肠道 VM（图 73.10）[101,102]。

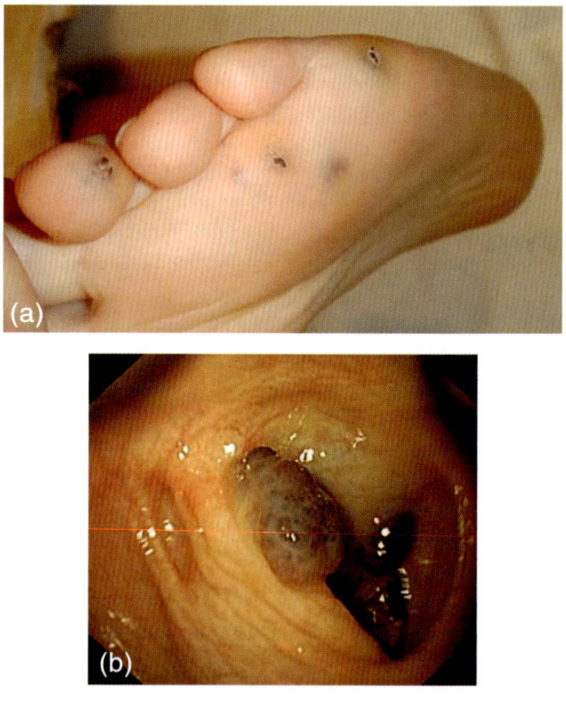

图 73.10 蓝色橡皮疱痣综合征病谱

(a)足跖上典型多发性过度角化病变；(b)胃镜检查发现胃肠道静脉畸形。

流行病学

患病率尚无数据。不存在性别优势。

相关疾病

BRBN 综合征与 LIC 相关联[82]，这一点与静脉畸形类似。

病理生理学

与 VM 和 VMCM 类似，也是 *TEK* 突变激活产生了 BRBN 综合征[89]。而本病在同一等位基因上还有体细胞顺式双重突变，形成强化的受体激活作用。即使隔着距离，明显有区别的病变可能带有同样的顺式突变。

临床特征

大部分患者出生时即带有大片 VM。另外出生时还可见点状(1～2cm)皮肤病损，随着时间推移其数量和大小会增加，病程发展通常在青春期阶段(图 73.10)[103]。临床表现病损的颜色为深蓝到紫色，多为角化过度，橡皮样质地。尤其多发于手掌和脚掌底。胃肠道 VM 病变最常见于小肠，也可累及从口腔到肛门任何黏膜区域。临床上可导致胃肠出血伴随慢性缺铁和严重贫血、肠套叠、肠扭转和梗阻[104]。脑部、肾、肺和其他器官也会发生 VM。病变数量、大小和位置存在患者个体间极大的差异[89]。当出血症状得到控制，预期寿命应不受影响。

检查

参见 VM 与 VMCM 部分。内镜检查、结肠镜检查、无线胶囊内镜或 MRI 可用于检测记录胃肠道病变[80,105]。

治疗

参见 VM 与 VMCM 部分。源于胃肠道出血的慢性贫血必须给予铁补充剂，乃至输血治疗。对于需要输血治疗或因肠套叠出现经常性间歇性腹部疼痛的患者，应当考虑积极手术切除所有胃肠道病变区域[104]。分子靶向治疗，如西罗莫司，在完成临床试验验证研究之后可能将是一项治疗选择[97,106]。

球形细胞静脉畸形

同义名

- 血管球瘤
- 血管瘤病
- 遗传性多发血管球瘤
- 球细胞静脉畸形
- 血管球肉瘤

概述

球形细胞静脉畸形(GVM)是一种常染色体显性遗传性静脉异常，表现特征为多发性浅蓝色、紫色病变，主要见于四肢(图 73.11)[91]。

流行病学

球形细胞静脉畸形病例占静脉畸形的大约 5%[91]。

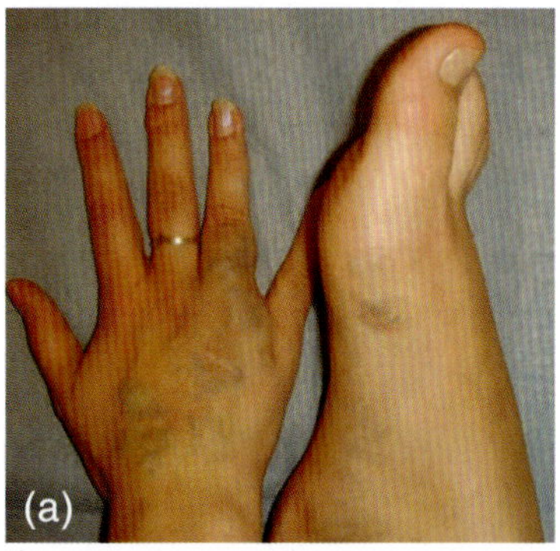

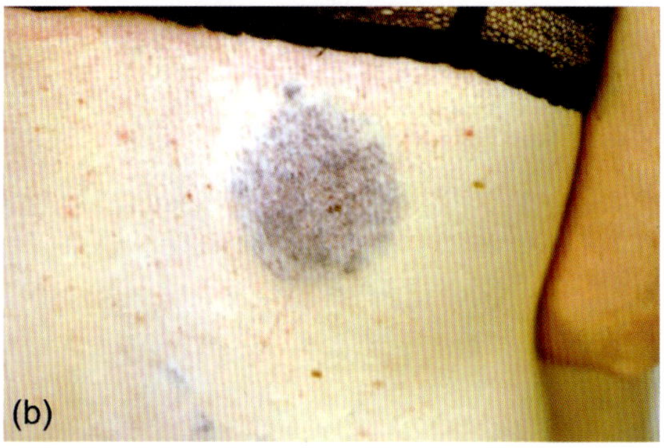

图 73.11 球形细胞静脉畸形(GVM)病谱
(a)一名 20 岁女性患者，右脚和右手上出现皮肤/皮下鹅卵石样病变；(b)背部一处斑片状 GVM。

患病率尚无数据且不存在性别优势。超过 80% 的 GVM 以常染色体显性性状遗传。对于其余病例，不一定存在家族病史[107-109,110]。GVM 的外显率与年龄相关，外显率在 20 岁时达到峰值 93%[91,108]。

相关疾病

与 VM、VMCM 和 BRBN 综合征不同，GVM 不会伴随凝血异常[82]。

病理生理学

GVM 的组织学特征为分化异常的管腔壁平滑肌细胞，环绕在扩张迂曲的血管腔周围，这类细胞称为“血管球形”细胞[108,111]。编码肾小球蛋白的 *GLMN* 基因，发生了功能缺失显性突变，由此导致了 GVM[108,109,112]。除此可遗传的突变之外，还需有体细胞二次打击存在才能发展为 GVM[108,110]。最常见的二次打击突变是获得性单亲二倍体，能够让这一遗传性突变形成纯合子细胞[110]。肾小球蛋白的功能将完全丧失。肾小球蛋白功能不全能够导致本疾病临床表型形成，目前这一病理关联的潜在机制尚不明确。

临床特征

球形细胞静脉畸形是先天性的，不会自行消退。直到成年早期之前，仍会新发小块病变。患者个体之间病变的数量、大小、位置存在很大差异。一些患者出现很少不明显的、极小的蓝色斑点(通常聚集成团),而一些则出现广泛的病变区域[91]。GVM 通常直径较小(<5cm^2),病变的颜色范围包括粉红色到紫色且微高出表面,外观表现呈鹅卵石样,尤其当病变发生于四肢时出现轻微角化过度(图 73.11)[91]。本病累及皮肤及皮下组织,极少涉及黏膜、深层肌肉、关节或骨骼。触诊无明显压缩感,但有疼痛感。斑片状 GVM 是一种罕见的变异型,可见一个单独的大块病变,尤其在出生时这一临床表现与毛细血管-静脉畸形极为相似[91,113]。斑片状 GVM 在胸部发病时,可能伴随胸腔积液[114]。

检查

D-二聚体与血纤维蛋白原水平检测可以帮助区分 GVM 与其他 VM、VMCM 和 BRBN 疾病。多普勒超声是确诊的最佳检查,可以确认此血管畸形的慢血流型形状,细胞构成密度增高,相比 VM 压缩性更低。自旋回波 T1 加权和 T2 加权、抑脂序列 MRI 图像能够看到病变向深层组织的扩展[80]。治疗前检测评估需要完成这些射线检查。组织学与(或)遗传检测可以进行确诊。

治疗

穿着量身定制的压力紧身衣是 GVM 患者的禁忌,会增添患者的疼痛[80,94]。可供选择的治疗是手术切除。通常需要进行皮肤移植。可以给予硬化疗法,但疗效常常有限,GVM 患者治疗后发生溃疡的风险比 VM 患者更高。脉冲染色与(或)YAG 激光治疗小病变效果较好。需要进行遗传咨询。

Maffucci 综合征

同义名

- 多发内生软骨瘤病,Maffucci 型

概述

在 1881 年首次描述报道,Maffucci 综合征具有特征性的多发内生软骨瘤,伴随浅表和深部慢血流型静脉样畸形,包括带有梭形细胞病变(图 73.12)[115]。这种病变被称为梭形细胞血管瘤。此疾病的表现和症状会随时间推移发展,造成形态怪异的畸形,尤其多发于手部和脚部。随着年龄增长,恶性肿瘤风险升高。

流行病学

患病率未知。此疾病是一种罕见病,已报道病例

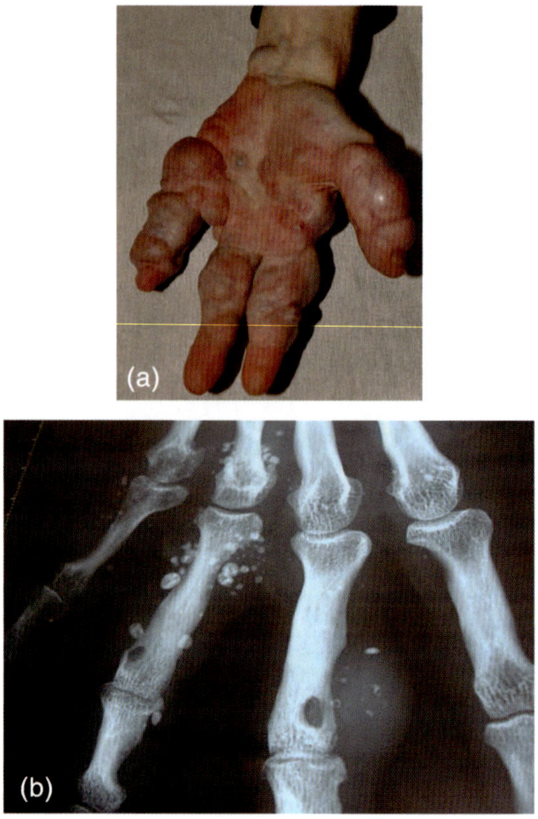

图 73.12 一名 15 岁女童患有 Maffucci 综合征,左手多发性内生软骨瘤与梭形细胞血管瘤 (a)左手无名指已截肢;(b)X-线片上的内生软骨瘤与静脉结石。

不足 200 例。发病年龄较小,一般在 4—5 岁。Maffucci 综合征为中胚叶层发育异常,25%的病例属于先天性[4]。不存在性别分布差异。

病理生理学

梭形细胞血管瘤的病变构成为静脉样的薄壁脉管被梭形成纤维细胞分割开。Maffucci 综合征是一种散发型、非遗传性疾病。患者通常拥有正常的生殖细胞核型。多发性内生软骨瘤 Ollier 病的临床表现与 Maffucci 综合征相似,确认其致病基因为编码甲状旁腺激素受体 1 的 *PTHR*1 基因上发生的一个突变,而这一基因突变在 Maffucci 综合征中并没有被发现[116]。同样的,在内生软骨瘤患者中发现了编码蛋白酪氨酸磷酸酶非受体型 11 的 *PTPN*11 基因上存在突变,但在 Maffucci 综合征中检测不到这一突变[117]。另外,*IDH*1 和 *IDH*2 基因分别编码异柠檬酸脱氢酶 1 和 2。在内生软骨瘤和 Maffucci 患者的梭形细胞血管瘤中,发现了这两种基因的体细胞突变[118,119]。77%的患者的病变区域携带 *IDH*1(98%)或 *IDH*2(2%)基因突变,最常见突变型为 *IDH*1 上

p. R132C 替换。*IDH*1 突变与基因组高度甲基化有关，也与数个基因的转录下调相关。其他一些与综合征的病理潜在相关的基因，可能位于染色体 2p22.3、2q24.3 和 14q11.2，这些基因在内生软骨瘤和梭形细胞血管瘤中经常发生改变[120]。

临床特征

Maffucci 综合征属于内生软骨瘤疾病[121-123]。内生软骨瘤是软骨细胞的错构瘤性增生，进而造成骨干或骨骼干骺端出现软骨内成骨异常骨化。任何骨骼位置都可能发生病变。如果病变发生在双侧，表现为不对称型[120]。

梭形细胞血管瘤的表现为位于皮下、坚硬的浅蓝色结节，病变通常于青春期阶段在手指和脚趾上出现(图 73.12)[123,124]。Maffucci 综合征患者带有出现骨性和非骨性恶性病变的重大风险[125]。具体患病率尚不明确，但随着年龄增长，发病率提高。内生软骨瘤可退化为软骨肉瘤，很难区分鉴别。检查是否存在疼痛和(或)体积增加能够帮助判断。大多数软骨肉瘤病理组织分级属于低分化(1 或 2)，可采取手术切除成功治疗[126]。其他 Maffucci 综合征相关的中胚叶层肿瘤包括纤维肉瘤、胶质瘤、星形细胞瘤、卵巢肿瘤、血管肉瘤和白血病[127]。这些肿瘤中 1/3 为非中胚层肿瘤，如腺癌。因此，尤其强调，此疾病需要长期细致的随诊和影像检查。

检查

内生软骨瘤在常规影像检查的图像上呈现为低密度透光。表现为多个椭圆形溶骨型病变，边缘清晰，常可见于长管骨和扁骨的干骺端与(或)骨干处[127-129]。检查可见静脉结石[85]。与静脉畸形不同，此疾病患者血液 D-二聚体含量正常。组织学检测可做临床诊断的确认。

治疗

当出现功能性缺损的情况，有必要对梭形细胞血管瘤和内生软骨瘤进行手术切除。恶性病变应尽早接受手术治疗。

淋巴管疾病

概述

淋巴异常包含淋巴管畸形(LM)和各种类型的淋巴水肿。LM 是局灶性病变，可呈现孤立的病灶或某种综合征表现的一部分。淋巴水肿是淋巴液在结缔组织中的累积形成，分为原发性和继发性两种类型。继发性的病因是各种外部因素，如感染或手术。原发性淋巴水肿是遗传性疾病。根据发病年龄，原发性淋巴水肿可以被分为：Ⅰ型先天型淋巴水肿，出生时发病；Ⅱ型早发型(Meige 病)，在青春期之后发病；以及迟发型淋巴水肿，35 岁之后发病。目前经研究已知有十几种淋巴管疾病及相应的潜在发病基因，大约 40%家族型病例和 10%散发型病例可以归入这些分类[130,131]。

淋巴管畸形

同义名

- 海绵状淋巴管瘤
- 水囊状淋巴管瘤
- 囊性淋巴管瘤
- 淋巴管瘤
- 局限性淋巴管瘤
- 淋巴管瘤病
- 大囊型淋巴管畸形
- 微囊型淋巴管畸形

概述

淋巴管畸形的局部病灶由扩张的淋巴管形成，与淋巴系统分离开。LM 有大囊型、微囊型或混合型(图 73.13)，疾病表现为散发型。

流行病学

淋巴管畸形属于罕见病，具体患病率未知。不存在性别分布差异。

病理生理学

大囊型 LM 的病变为一层较厚的纤维膜包裹着单个或多个淋巴囊肿。微囊型 LM 的特征表现为淋巴管扩张，管壁厚度各异。在囊肿内发生出血的病例或混合型淋巴管-静脉畸形病例中，患者临床上可观察到出血。内皮细胞可表达特定淋巴管标志物，如 Podoplanin、D2-40 和 VEGFR-3[132]。

目前为止尚未见报道 LM 家族型病例。本病表现为孤立的散发型。LM 也可看作是某些综合征的一部分，如 Klippel-Trenaunay-Weber 综合征(毛细血管-淋巴管-静脉畸形伴随过度生长)[4,33,133,134]、CLOVES 综合征。这些综合征的发病源于体细胞激活突变，发生突变的基因为 *PIK3CA*，编码磷脂酰肌醇-3-激酶催化 α 亚基 28。在 LM 中也发现存在类似体细胞突变[135]。

临床特征

大囊型 LM 早在妊娠早期就可以进行宫内诊

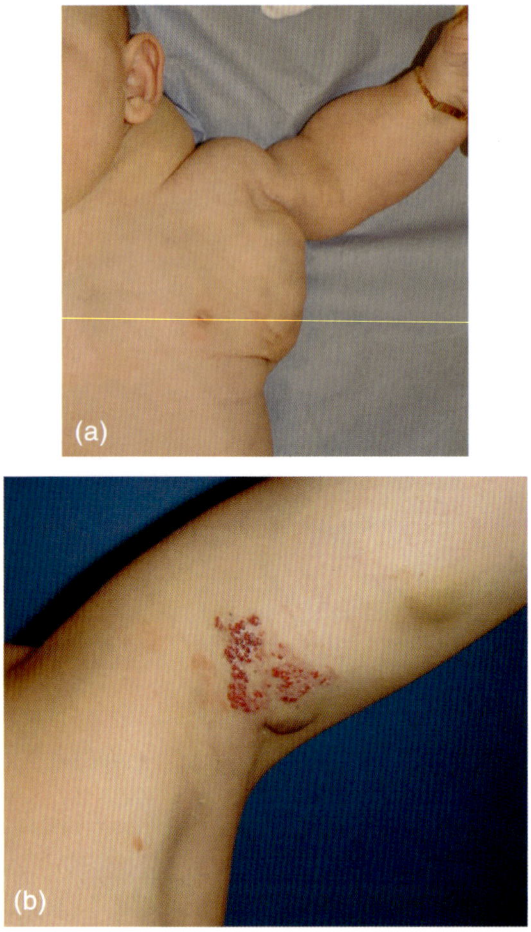

图 73.13 淋巴管畸形(LM)病谱

(a)一名 10 个月患病女婴，颈部、胸部和腋下大范围大囊/微囊型 LM；(b)左侧手臂微囊型真皮和皮下组织 LM，伴随囊内出血。

断[136]。多发于颈部、胸壁和腋下。临床表现有多分叶状、边缘清晰且透明、质软、触诊时仅有轻微压缩感的皮损。微囊型 LM 大多数出现在头部和颈部。病变为轮廓不清的疱囊斑块，常侵入邻近结构。皮肤颜色可保持正常，但发生囊肿内出血后会变成蓝色或紫色(图 73.13)。毛细血管-淋巴管畸形或局限性血管角皮瘤通常的临床表现是位于肢端的过度角化斑块。

LM 常导致不对称性骨骼过度生长，尤其易于面部发生。因为病灶内出血或感染，会突然出现疼痛和病灶增大。复发性丹毒或蜂窝织炎都是最主要的并发症，病程会发展为败血症，需要尽早接受治疗。脏器 LM 可造成蛋白丢失性肠病和低白蛋白血症。

罕见病 Gorham-Stout 综合征或"骨质溶解症"的临床特征为进行性脱钙与骨质破坏，被淋巴管和毛细血管取代[137,138]。表现为肌萎缩、骨痛、骨折、胸腔积液、腹水和脑脊液鼻漏。16%的患者病情严重，具致命性。广义的淋巴异常比 Gorham-Stout 综合征更常见，但并不会导致骨质溶解。这种淋巴异常累及脏器和大囊型 LM 的发病率比较高。

检查

多普勒超声是确认此疾病慢血流型脉管病变中疱囊状态的推荐检查。与 VM 不同，囊肿不可能在压缩后彻底排空，且常包含碎屑形成回声影。微囊型 LM 表现为边界不清的皮下脂肪回声影。自旋回波 T1 加权和 T2 加权、抑脂序列 MRI 图像能够看到脉管病变和邻近结构之间的解剖学关系。与 VM 区分进行鉴别诊断有一定难度，除非存在边缘、间隔的或未见对比增强的液平[80,139-142]。这两项放射性检查是 LM 疾病治疗前检测和评估治疗疗效的必要项目。因广泛性 LM 通常合并出现静脉病变，D-二聚体和纤维蛋白原水平检测有助于发现评估伴随的凝血异常。

治疗

细菌感染应给予系统性抗生素和镇痛药物治疗。有时，大囊型病变可能进展为病灶退化。根据病灶的解剖学部位和程度，可考虑手术完全切除。微囊型 LM 经常会复发，且很难区分异常组织与邻近结构。治疗大囊型 LM 可吸净淋巴液，再经皮囊肿内注射硬化药物，需要由介入放射科医师操作。现有的几种硬化药物包括：OK-432(A 群化脓性链球菌死菌株提取物)[143]、多西环素、博来霉素[144,145]和乙醇[145]。多次注射硬化疗法对微囊型 LM 有效，使用博来霉素尤其明显。硬化后可能出现发热、红斑和水肿。微囊型皮肤 LM 可由经验丰富的医师采用激光治疗[146]。研究探索潜在的病因病原机制让设计分子靶向治疗成为可能。西罗莫司在临床研究中被发现很有前景[79,147]。西地那非也已表现出一定疗效[148]。

Schimmelpenning-Feuerstein-Mims 综合征

同义名

- Schimmelpenning 综合征
- 线型皮脂腺痣综合征
- Jadassohn 痣斑痣性错构瘤病
- 表皮痣综合征

概述

Schimmelpenning-Feuerstein-Mims(SFM)综合征的表现特征为认知发育迟滞和皮脂腺痣(通常出现

在面部、颈部和头皮），伴随中枢神经系统、眼、骨骼和心血管系统异常。临床上超过10%的患者出现脉管异常表现[149]。

流行病学

SFM综合征为罕见病。确切患病率尚不明确。不存在性别分布差异。

病理生理学

综合征的发病原因为编码HRAS（Harvey小鼠肉瘤病毒原癌基因蛋白）和KRAS（Kirsten大鼠肉瘤病毒原癌基因蛋白）的基因上带有合子后激活突变[150]。在皮脂腺痣疾病中也发现有这些基因突变（5%KRAS病例，91%HRAS病例）。SFM综合征属于RAS病变中的一种。

临床特征

SFM综合征中的脉管异常可出现在动脉[主动脉缩窄、动脉瘤和（或）肾动脉狭窄、颈动脉狭窄]、毛细血管、淋巴管（LM、乳糜胸、淋巴水肿）或静脉。

检查

遗传检测有助于诊断。

治疗

本病伴随的脉管异常适用于相应独立病症类似的处理和治疗。未来的靶向治疗可以针对靶点RAS信号通路。

遗传性ⅠA型淋巴水肿

同义名
- Nonne-Milroy病

概述

遗传性ⅠA型淋巴水肿（LMPH1A）是一种常染色体显性遗传、先天性淋巴水肿。此疾病由淋巴液在结缔组织中累积而形成（图73.14）。

流行病学

患病率尚不明确，可能是原发性淋巴水肿中最常见的类型[130]。女性与男性似乎有相同的发病率。家系内存在很大差异性，外显率85%～90%。

病理生理学

遗传性ⅠA型淋巴水肿的致病基因机制已经明确，*FLT4*基因上的功能缺失型显性突变，影响到血管内皮生长因子受体3的细胞内酪氨酸激酶结构域（VEGFR-3）[151,152]。对某个家系的研究中，发现了纯合隐性基因突变[153]。大约70%的病例中都有发现*FLT4*基因突变。

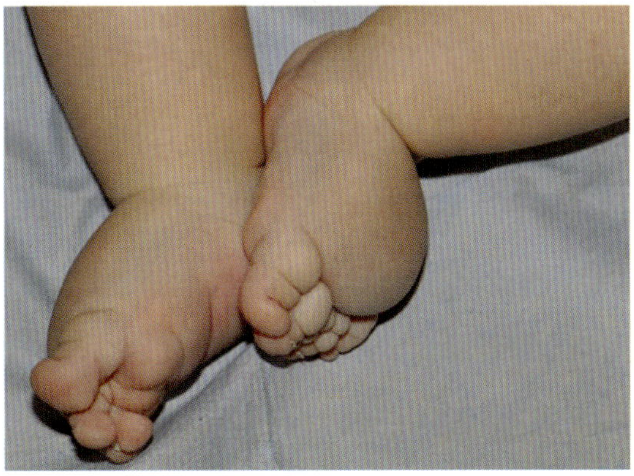

图73.14 一名20个月男婴，脚部和小腿双侧淋巴水肿

临床特征

遗传性ⅠA型淋巴水肿的临床表现特征为双下肢淋巴水肿，在膝盖以下发病，通常出生时即已出现（图73.14）。淋巴水肿偶尔可以在产前检测发现。有病例报道，少部分家族性患者临床上出现了胸腔积液、乳糜性腹水或积液[153-155]。其他伴随病症包括鞘膜积液、静脉增粗、脚趾甲上翘及乳头状瘤病[156]。淋巴水肿可自发性改善，在产前阶段也会发生[157]。*VEGFC*突变患者也有类似的症状。

检查

淋巴水肿的淋巴造影检查已经被淋巴显像取代。然而，这一检查并不是明确诊断的必要检查，如今通常直接进行分子检测。此外，即使放射性示踪剂的摄取模式存在差异，它们通常也没有区别。但检测LMPH1A病例时，如果见示踪剂摄取不足部分显影，则提示淋巴发育不全/发育不良或外周畸形。双行睫-淋巴水肿综合征（参见下一章节）则存在淋巴管增生[156,158]。遗传检测可提供确定的分子诊断。

其他类型的遗传性原发淋巴水肿

除了LMPH1A，其他类型的常染色体显性原发性淋巴水肿已有了研究记载。

1. *LMPH1B*（MIN：611944） 致病基因定位在染色体6q16.2-q22.1，从儿童时期就开始出现小腿淋巴水肿的临床表现，在成年后有所改善。

2. *LMPH1C*（MIN：613480） 由编码Cx47的*GJC2*基因突变引发[159,160]。具有不完全外显率。淋巴水肿在儿童时期或青春期发病，男性患者发病晚于女性[159]。此疾病可累及所有四肢。其他伴随症状包括上睑下垂、蜂窝织炎、静脉功能不全及常见皮肤反复感染。

3. *LMPH1D*（MIN：615907） 临床上表现为新生儿或很早期就出现小腿淋巴水肿，伴随脚趾甲发育不良、下肢乳头状瘤病和角化过度。外显子测序能够鉴定 *VEGFC* 基因的杂合突变[161,162]。这一基因编码 VEGFR-3 的一种配体。

4. 遗传性Ⅱ型淋巴水肿（MIN：153200） 也被称为 Meige 淋巴水肿或早发型淋巴水肿。表现为起病较迟（青春期）的淋巴水肿，主要累及小腿，也包括面部和上肢。有时伴随出现腭裂和黄甲。此疾病与遗传性淋巴水肿综合征型的致病基因等位，即由 *FOXC2* 基因突变引起。综合征疾病包含双行睫-淋巴水肿综合征、淋巴水肿眼睑下垂和黄甲综合征。

治疗

淋巴水肿患者需由专科医师进行随诊。主要为对症治疗。治疗金标准是采用压力紧身衣和手动淋巴引流。蜂窝织炎和复发性蜂窝织炎可分别给予适当的抗生素药物和预防性抗生素治疗。在部分患者中已证实淋巴-静脉微吻合术具有疗效[163]。负压吸脂手术联合术后弹力压缩绷带也有效果[164]。研究探索原发性淋巴水肿不同亚型的致病起因和分子学机制，是未来研发靶向治疗的关键。需要进行遗传咨询。

双行睫-淋巴水肿综合征

概述

常染色体显性遗传性双行睫-淋巴水肿综合征的临床上表现以迟发型下肢淋巴水肿为特征，伴随从睑板腺开口处生长出双行（排）睫毛（双行睫）（图 73.15）。双行睫-淋巴水肿综合征可能与一些遗传性淋巴水肿疾病致病基因等位，包括遗传性Ⅱ型淋巴水肿、淋巴水肿眼睑下垂和黄甲综合征[165]。

流行病学

患病率未知，且值得关注的是家系内存在较大差异性。继 LMPH1A 之后，双行睫-淋巴水肿是原发性淋巴水肿中最常鉴别出的遗传疾病。男性发病似乎早于女性出现症状[158]。

病理生理学

双行睫-淋巴水肿和黄甲综合征的致病基因已经清楚，编码叉头框 C2 转录因子的 *FOXC2* 基因上带有功能缺失型突变[165,166]。FOXC2 作用于 VEGFC/VEGFR-3 复合物下游。FOXC2 受 GATA2 的调控，本身则调控 CX47/GJC 连接蛋白和 KIF11 连接蛋白的表达[131]。收集淋巴管的淋巴瓣膜发育过程中，*FOXC2* 有很重要的意义[167]。

临床特征

通常淋巴水肿在青春期阶段发病，而在很早期可能出现胎儿水肿表现[157]。双行睫的外显率很高，有助于鉴别诊断。双行睫的症状可导致角膜刺激、感染及畏光。其他伴随症状包括静脉曲张、心脏畸形、腭裂、眼睑下垂和黄甲[158,165]。

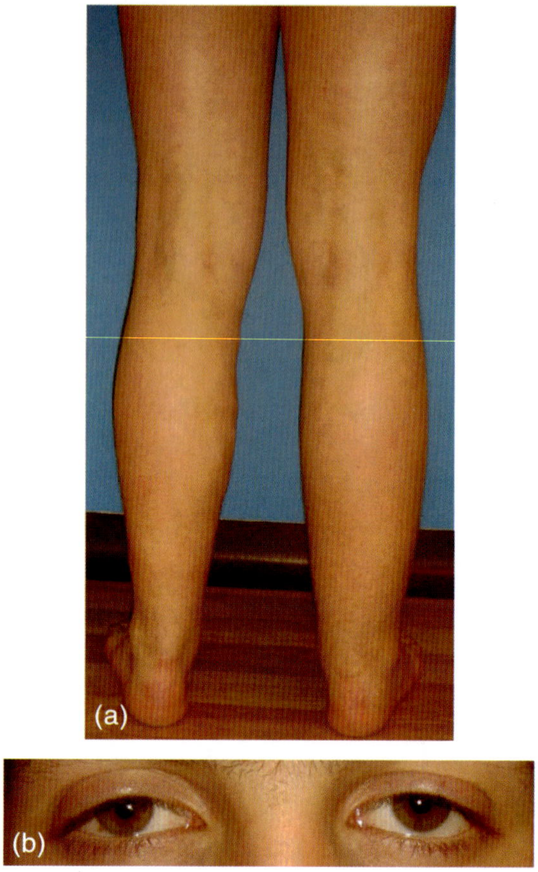

图 73.15 一名携带 *FOXC2* 基因突变的患者
（a）下肢双侧淋巴水肿（右侧腿累及更多）；（b）双侧眼睑下垂。

检查与治疗

参见 LMPH1A 部分。

稀毛发-淋巴水肿-毛细血管扩张综合征

同义名
- 稀毛发-淋巴水肿-毛细血管扩张-肾损伤综合征

概述

这种综合征是一种常染色体显性或隐性遗传性疾病，在儿童时期或青春期阶段发病。

流行病学

本病为极罕见病，只有很少的几个家族性病例报道[168,169]。

病理生理学

稀毛发-淋巴水肿-毛细血管扩张综合征的病因为编码转录因子的 *SOX*18 基因上出现隐性或显性突变[168]。*SOX*18 基因上一个特别的终止密码子突变(p. C240 *)导致重度肾小球肾炎，进而发展为终末期肾病必须进行肾移植[169]。*SOX*18 基因调控 PROX1 的表达，是淋巴管生成过程的主要调控因子[131]。

临床特征

此疾病表现为下肢淋巴水肿在儿童或青春期阶段发病，毛发稀疏，没有睫毛和眉毛，毛细血管扩张累及手掌、足底、头皮和阴囊[168]。肾畸形与一个特异突变有关[169]。临床上可出现产前胎儿水肿[168]。

检查与治疗

参见 LMPH1A 部分。带有显性提前终止密码子基因突变的患者，应当专门注意随访检测肾功能。

Hennekam 淋巴管扩张-淋巴水肿综合征

同义名

- 淋巴水肿-淋巴管扩张-智力发育迟滞综合征
- 淋巴水肿-肠道淋巴管扩张-智力残疾综合征

概述

此疾病是一种常染色体隐性、泛发性、淋巴管发育异常疾病。以肠道淋巴管扩张为临床表现，伴随下肢、外生殖器和面部重度进行性淋巴水肿。还包括有重度智力发育迟滞[170]。

流行病学

患病率未知。

病理生理学

Hennekam 淋巴管扩张-淋巴水肿综合征由 *CCBE*1 基因(编码胶原和钙离子结合表皮生长因子 EGF 结构域-1)[171]或 *FAT*4 基因(编码果蝇 FAT 肿瘤抑制因子同源体 4)[172]上的纯合突变或复合杂合突变造成[172]。基因突变是通过研究一部分患者得以鉴定，说明此疾病可能具有遗传异质性。另一方面，在泛发性淋巴管发育异常患者之中鉴别出复合杂合 *CCBE*1 基因突变，而这些患者并没有 Hennekam 淋巴管扩张-淋巴水肿综合征的其他临床症状[173]。据报道，Van Maldergem 综合征患者(临床表现有智力残疾，伴随面部畸形和骨骼异常)遗传检测也发现了带有 *FAT*4 基因突变。这些研究提示这三种疾病是等位基因病[172]。*CCBE*1 基因通过激活 ADAMTS3(含 3 型血小板结合蛋白基序的解聚蛋白样金属蛋白酶)与 VEGFC，调节淋巴管生成[174]。

临床特征

患者除了泛发性淋巴功能障碍，临床上还可见独特的面部特征，如颜面部平坦、鼻梁扁平、眶距过宽、内眦赘皮、小口、口腔牙齿和耳部异常。这些表现和 Down 综合征很相似。还可能出现并指、屈曲指、颅缝早闭、甲状腺功能减退和异位肾。胎儿可能出现水肿[175]。

检查

参见 LMPH1A 部分。

治疗

参见 LMPH1A 部分。继发性肠道淋巴管扩张激发的蛋白丢失性肠病可给予细致的营养支持管理，包含限制脂肪摄入，补充中链三酰甘油或肠外营养[176]。奥曲肽药物治疗能够对此疾病有效[177]。如果有可见的淋巴管漏，可以尝试实施外科结扎手术[178]。

小头畸形伴/不伴脉络膜视网膜病变、淋巴水肿或智力发育迟滞

同义名

- 小头畸形、淋巴水肿和脉络膜视网膜发育不良综合征
- 小头畸形和脉络膜视网膜病变伴/不伴智力发育迟滞

概述

小头畸形伴/不伴脉络膜视网膜病变、淋巴水肿或智力发育迟滞(MCLMR)的疾病症状包含小头畸形、脉络膜视网膜病变、淋巴水肿和智力残疾。属于染色体显性遗传性疾病，具有不完全外显性，且家系内表现度临床差异大。淋巴水肿程度不定无规则。

流行病学

患病率尚不明确。

病理生理学

MCLMR 由 *KIF*11 的杂合突变导致，*KIF*11 基因编码驱动蛋白家族成员 11[135,179]。*KIF*11 表达受 *FOXC*2 调控，与微管活性相关。*KIF*11 突变与疾病的表型表现关联，尚不清楚潜在的病理生理学机制。

临床特征

当临床出现淋巴水肿，通常为局限于下肢的先天性淋巴水肿，伴/不伴随静脉扩张。小头畸形为先天性，超过 90% 的患者均有此畸形，轻重程度不

一。疾病表现还包含 2/3 的患者会带有认知发展迟滞[135,179]。最常见的眼部表现是脉络膜视网膜病变，2/3 的患者有此症状。可呈现独特的面部特征，如耳郭前突、睑裂上斜、阔鼻、圆形鼻尖、人中长、上唇薄及下巴突出[135,179,190]。

检查和治疗

参见 LMPH1A 部分。

后鼻孔闭锁和淋巴水肿

概述

后鼻孔闭锁和淋巴水肿是一种非常罕见的疾病，为常染色体隐性遗传，发病于儿童时期[181]。

流行病学

目前仅有一组家系病例报道。

病理生理学

一项淋巴水肿和后鼻孔闭锁的家系研究，针对的大家族内有近亲血缘，进行了同合性测算分析与潜在的候选基因分析，进而鉴定出一处长达 2kb 基因片段缺失。这个缺失包括 *PTPN14* 基因的外显子 7，*PTPN14* 基因编码非受体型蛋白酪氨酸磷酸酯酶 14[181]。PTPN14 与 VEGFR13 相互作用，可能参与调控其受体复合物的活性。

临床特征

后鼻孔闭锁和淋巴水肿属于极罕见病，是常染色体隐性遗传性疾病，后鼻孔闭锁和下肢淋巴水肿为临床特征。有时伴随出现心包积液和漏斗胸[181]。

检查与治疗

参见 LMPH1A 部分。

原发性淋巴水肿伴脊髓发育不良

> **同义名**
> • Emberger 综合征

概述

此疾病是常染色体显性遗传性疾病。

流行病学

原发性淋巴水肿伴脊髓发育不良为极罕见综合征，只有很少几个家庭遗传病例报道。

病理生理学

致病基因鉴定为转录因子基因 *GATA2* 功能缺失型杂合突变[160,182]。*GATA2* 在淋巴瓣膜中高度表达，并调控 *FOXC2* 基因的表达。

临床特征

临床表现包括下肢和外生殖器淋巴水肿，发病于儿童时期。患者存在一系列疾病的高风险，包括先天性聋、免疫系统功能紊乱、蜂窝织炎、脊髓发育不良及急性髓细胞白血病[183]。

检查和治疗

参见 LMPH1A 部分。需要定期随诊，以尽早发现脊髓发育不良。

其他带有淋巴水肿的综合征

在很多种综合征的患者病症里可以观察到淋巴水肿。疾病表现包括局限性或泛发性，在出生前与(或)出生后发病，甚至患有相同综合征的患者中间也存在很大差异性。在 Turner 综合征(图 73.16a)、Noonan 综合征(图 73.16b)、Costello 综合征及心脏-面部-皮肤综合征的情况下，往往会出现其他更具体明确的临床表现，可以帮助鉴别诊断。

结论

有很多综合征疾病的病变影响了皮肤血管结构系统。采用生物学分类方法研究脉管异常，已帮助区分出来多种类型。对于病因机制的遗传学研究借助于分类研究有了很大进展，鉴定出多个在遗传性脉管异常中突变的基因。此外，经研究鉴定发现体细胞改变是孤立性非遗传性脉管畸形的病因。新一代测序(外显子组或靶基因)技术应用的飞速发展，使遗传性检测的影响进一步增强，可以实现有效且相对快速的方法进行诊断检测。

多种疾病的脉管内皮细胞功能障碍，其病因基础是基因突变的存在。我们现在已经了解清楚了大部分的突变及其所涉及的信号通路。虽然我们仍未掌握这些致病基因突变导致疾病的具体分子学机制，尚缺乏充分的研究认识。而现有的知识基础足够让我们开始设计生成动物模型，从现有为其他疾病研发出的药物中，根据脉管异常疾病的通路，选择靶向这些通路的药物，通过动物模型测试验证分子疗法。酪氨酸激酶受体似乎是病因机制的核心及它们下游的信号通路，包括 PI3K-AKT 以及 RAS-ERK。现在存在着一些分子，能够调控这些通路的活性，我们有希望在不远的将来，发展出全新的治疗方案。

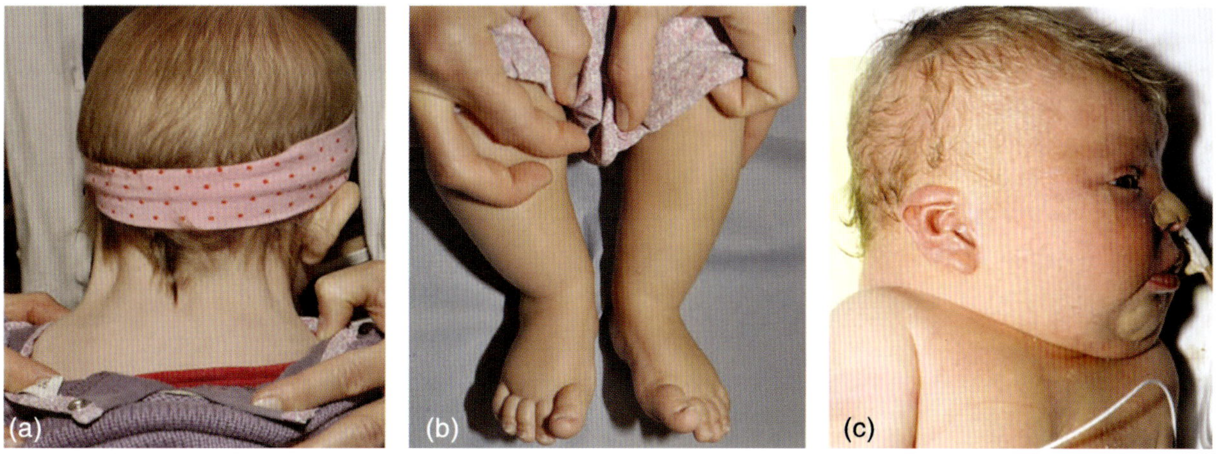

图 73.16 其他包含淋巴水肿的综合征

(a、b)一名 7 个月的女婴患有 Turner 综合征,(a)颈蹼,(b)右脚淋巴水肿;(c)一名新生儿 Noonan 综合征患者,面颈部水肿。

(译者:罗娅珺 一审:沈长兵 二审:高敏 三审:孙晓颖 润色:张松)

参考文献

所有文献请查阅网址:www. rooksdermatology. com.
以下列出的是重要参考文献。

[5] Shirley MD, Tang H, Gallione CJ, *et al*. Sturge-Weber syndrome and portwine stains caused by somatic mutation in GNAQ. *New Engl J Med* 2013;368(21):1971-9.

[10] Revencu N, Boon LM, Mendola A, *et al*. RASA1 mutations and associated phenotypes in 68 families with capillary malformation-arteriovenous malformation. *Hum Mutat* 2013;34(12):1632-41.

[25] Sirvente J, Enjolras O, Wassef M, Tournier-Lasserve E, Labauge P. Frequency and phenotypes of cutaneous vascular malformations in a consecutive series of 417 patients with familial cerebral cavernous malformations. *J Eur Acad Dermatol Venereol* 2009;23(9):1066-72.

[28] Kurek KC, Luks VL, Ayturk UM, *et al*. Somatic mosaic activating mutations in PIK3CA cause CLOVES syndrome. *Am J Hum Genet* 2012;90(6):1108-15.

[65] Shovlin CL. Hereditary haemorrhagic telangiectasia: pathophysiology, diagnosis and treatment. *Blood Rev* 2010;24(6):203-19.

[75] Tan WH, Baris HN, Burrows PE, *et al*. The spectrum of vascular anomalies in patients with PTEN mutations: implications for diagnosis and management. *J Med Genet* 2007;44(9):594-602.

[86] Vikkula M, Boon LM, Carraway KL, 3rd, *et al*. Vascular dysmorphogenesis caused by an activating mutation in the receptor tyrosine kinase TIE2. *Cell* 1996;87(7):1181-90.

[87] Limaye N, Wouters V, Uebelhoer M, *et al*. Somatic mutations in angiopoietin receptor gene TEK cause solitary and multiple sporadic venous malformations. *Nat Genet* 2009;41(1):118-24.

[108] Brouillard P, Boon LM, Mulliken JB, *et al*. Mutations in a novel factor, glomulin, are responsible for glomuvenous malformations("glomangiomas"). *Am J Hum Genet* 2002;70(4):866-74.

[131] Brouillard P, Boon L, Vikkula M. Genetics of lymphatic anomalies. *J Clin Invest* 2014;124(3):898-904.

74

第74章 脂肪组织遗传性疾病

George W. M. Millington

Dermatology Department, Norfolk and Norwich University Hospital, Norwich, UK

概述

皮下脂肪主要由两种细胞群构成，即白色脂肪组织和褐色脂肪组织，还包括促进其代谢功能的毛细血管[1]。成年人的脂肪几乎都由白色脂肪组织构成，功能包括皮肤保温、能量储存和最近刚认识到的激素合成作用[1-4]。多余的能量贮存在白色脂肪组织导致肥胖[1-4]。褐色脂肪组织在婴儿体内多见，其功能与白色脂肪组织差别较大，主要是产热[5]。褐色脂肪组织在儿童和成人体内的功能尚不清楚[5]。脂肪组织疾病主要包括脂肪分布失调、脂肪营养不良[6]、脂肪水肿[7]和纤维脂肪增生[8]、肥胖[9]、肿瘤[10]、炎症(如脂膜炎[11,12])等。越来越多的证据表明，遗传因素在这些疾病病理发展过程中的作用。

先天性(家族性)脂肪营养不良

先天性脂肪营养不良主要特征是身体不同解剖部位的选择性脂肪组织流失[1]。有不同类型和程度的脂肪流失，包括皮肤很小的凹陷到几乎完全的脂肪组织缺失。一些患者只有轻微的美容问题，有的患者还有严重的代谢并发症和多系统疾病[1]。

获得性脂肪营养不良较家族性营养不良常见，目前在病因学上认为没有明显的遗传基础。它可能由各种环境因素造成，如病毒感染[1]。

各种脂肪营养不良的共同临床特征包括胰岛素耐受、高脂血症、肝疾病和基础代谢率增高。

先天性全身性脂肪营养不良

先天性全身性脂肪营养不良(CGLs; Berardinelli-Seip综合征)是一种罕见的常染色体隐性遗传性疾病[1]。新生儿最早期的表现是脂肪组织的严重缺乏，随后发展成独特的全身肌肉发达外观。身材高大的患儿显著增多，这与骨龄发育提前和食欲过盛有关。幼儿早期通常还伴有胰岛素抵抗和高脂血症[1,2]，这个年龄的孩子容易发生由严重的高脂血症导致的急性胰腺炎，然后在比较典型的身体弯曲部位会发生黑棘皮症，伴随肝的脂肪浸润，导致肝硬化[1,2]。这个时期会出现明显的肝脾大和脐疝，出现假性肢端肥大症样面容，伴随下颌骨、手和足的轻微增大。青春期女性患者发育特点类似多囊卵巢综合征(PCOS)，伴随有阴蒂增大和生育能力低下。青春期男性患者生育能力正常[1,2]。男性和女性患者一般都将向2型糖尿病演变。现在的分子生物学技术已经能够鉴定出先天性全身性脂肪营养不良的6个临床基因亚型，但仍存在某些患者没有这些明确定义的突变或典型的临床表型，还有一些亚型患者可能与其他疾病重合，如下颌骨发育不良(MAD)亚型与儿童早衰症[3,4]可能有基因突变重叠位点(见第79章)[3,5,6](表74.1)。

表 74.1　先天性全身脂肪营养不良的特征

临床亚型	遗传方式	基因	基因功能	临床总结	MIM
CGL1	常染色体隐性	*AGPAT2*	脂肪细胞内催化磷脂和三酰甘油合成酶	全身性脂肪营养不良，胰岛素抵抗，黑棘皮病，肌肉肥大，肝大，糖尿病，高三酰甘油血症	608594
CGL2	常染色体隐性	*BSCL2*	在脂肪前体细胞和神经元中编码 seipin 的脂滴形成功能	如上所述，但更为严重的还有轻度学习困难，感觉运动神经病，继发性线粒体功能障碍，心肌病	269700
CGL3	常染色体隐性	*CAV1*	脂肪细胞膜蛋白。可能会方便跨膜胰岛素信号转导	关于 CGL1＋突出的静脉，多毛症，短小身材，维生素 D 抗性，低钙血症	612526
CGL4	常染色体隐性	*PTRF*	在caveolae 的生物发生中编码 cavin 因子，caveolae 参与信号转导以及膜和脂质运输	关于 CGL1＋先天性肌病，颈椎不稳，心律失常和肌病，幽门狭窄	613327
MAD-A 型	常染色体隐性	*LMNA*	核纤层蛋白 A 和 C(交替拼接)都是双核层黏连蛋白。任一种的破坏都会导致细胞老化加速	脂肪代谢障碍。代谢表型较温和。下颌骨锁骨发育不全和肢端骨溶解。偶发性早衰症特征，白黑皮病丘疹，心肌病	248370
MAD-B 型	常染色体隐性	*ZMPSTE24*	锌金属蛋白酶参与核纤层蛋白黏连蛋白 A 的加工和成熟	全身性脂肪营养不良。较温和的代谢表型。骨质改变，如 A 型皮肤萎缩，突出的浅表血管，斑驳的色素沉着，稀薄的喙鼻，脱发，牙列延迟，牙齿拥挤，颅骨缝线缝合迟，关节僵硬(孕激素性肾小球硬化)	608612
Nestor-Guillermo 早衰综合征	常染色体隐性	*BANF1*	介导非特异性 DNA 结合并在有丝分裂中发挥作用	全身性脂肪营养不良，脊柱侧弯，肺动脉高压，早衰特征	614008

CGL，先天性全身性脂肪营养不良；MAD，下颌骨发育不良。

家族性局部脂肪营养不良

家族性局部脂肪营养不良(FPLs)是从童年后期和成年早期开始发生的，进行性的非典型的皮下脂肪组织分布。与先天性全身性脂肪营养不良相比，在整个婴幼儿期身体脂肪分布正常。上下肢及臀部、躯干呈渐进性的脂肪组织缺失(图 74.1)[1]。某些患者脂肪组织反常地堆积在面颈部，容易与 Cushing 综合征

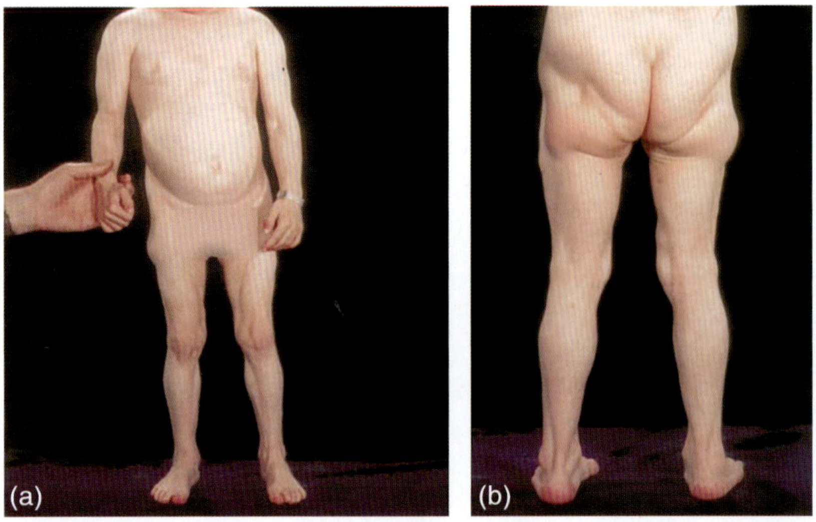

图 74.1　(a)上肢和下肢的普遍脂肪萎缩；(b)臀部严重脂肪萎缩

(摘自 Martinez 等，2000[7]. 经 John Wiley & Sons 许可转载)

相混淆[1]。成年患者的病情演变包括 2 型糖尿病伴有黑棘皮症(较少见)、高脂血症。约 1/4 女性患者还伴有多毛症和月经不调,类似多囊卵巢综合征(PCOS)[1,2]。家族性局部脂肪营养不良通常伴有轻至中度的肌病、心肌症和心律失常。家族性局部脂肪营养不良与先天性全身性脂肪营养不良,多个临床亚型有重叠,包括儿童早衰症(表 74.2)。某些家族性局部脂肪营养不良患者没有明确的基因突变[1]。

表 74.2 家族性部分脂肪营养不良的特征

临床亚型	遗传方式	基因	基因功能	临床总结	MIM
FPL1(Kobberling 型)	常染色体显色	?	?	四肢皮下脂肪组织丢失	608600
FPL2(Dunnigan 型)	常染色体显色	*LMNA*	LaminA 和 C 核蛋白(交替剪接)的断裂导致加速细胞老化和脂肪细胞死亡	从青春期开始,四肢和躯干皮下脂肪组织就会减少(但不包括面部和颈部)	151660
FPL3	常染色体显色	*PPARG*	PPAR-γ 参与脂肪细胞分化	四肢和臀脂丢失,腹部/内脏脂肪正常,正常或轻度减少的面部脂肪	604367
FPL4	常染色体显色	*AKT2*	AKT2 参与胰岛素信号传导和脂肪细胞分化	肢体皮下脂肪组织丢失	613877
FPL5	常染色体显色	*PLIN1*	Perilipin 是一种磷蛋白,包围着脂肪细胞中的脂质储存液滴	重度高三酰甘油血症	615238
Hutchinson-Gilford 早衰综合征(见第 79 章)	常染色体显色	*LMNA*	特异性剪接突变导致异常截短的层黏连蛋白 A 的积累	矮小、低体重、部分或全身性脂肪营养不良、全身脱发、硬皮病、关节活动度降低、骨溶解、面容老化、胰岛素抵抗	176670
非典型孕激素综合征(见第 79 章)	常染色体显色	*LMNA*	综上所述	早衰容貌(如上),皮下脂肪丢失,胰岛素抵抗	—
SHORT 综合征	常染色体显色	*PIK3R1*	?	矮小,部分脂肪营养不良,牙列延迟,眼压降低,虹膜发育不全,眼高,聋,腹股沟疝,过度伸展,发育迟缓	269880

FPL,家族性部分脂肪营养不良症;SHORT,矮小身材,关节和(或)腹股沟疝的高伸性,眼压,Rieger 异常和牙齿发育延迟。

遗传性肥胖症

肥胖被认为是一个严重的公共卫生问题[1]。身体超重会引起心理问题、癌症、代谢性疾病、心血管疾病、肌肉骨骼疾病和皮肤病[1,2]。单纯的肥胖是多个基因因素、环境因素或基因环境相互作用导致[1-3]。其中遗传发挥的作用越来越被人们所知,尤其是在童年期就开始的肥胖[3]。尽管大量的肥胖病例是由多基因导致的,仍有一些肥胖儿童患的是单基因病,这种单基因病一般只引起肥胖[3]。但通常他们还会有其他临床表现[3],一些肥胖患者有很明显的皮肤病学症状[3]。

无侵皮表现的单基因肥胖症

存在某些罕见的无侵皮表现的单基因肥胖综合征(表 74.3)[4-6]。因为这些疾病都会造成严重的肥胖[1-3],因此受影响的患者极有可能产生肥胖的继发性后果,包括皮肤问题(框图 74.1)[3]。

表 74.3 无皮肤特征的单基因肥胖综合征

症状	遗传方式	基因或染色体	其他临床特征
瘦素受体缺乏	常染色体隐性	*LEPR*	性腺功能减退，高瘦素血症
黑素皮质素-4 受体缺乏症	常染色体显性	*MC4R*	加速生长，高身材
BDNF 缺乏症	常染色体显性	*BDNF*，p13p15. 3inv	发育迟缓，多动症，记忆问题，疼痛感减少
TrkB 缺乏症	常染色体显性	*NTRK2*	发育迟缓，多动症，记忆问题，疼痛感减少
SIM1 缺乏症	常染色体隐性	*SIM1*，1p22，16q16. 2transl	发育迟缓(严重)
Bardet-Biedel 综合征	常染色体隐性	*BBS1-16*，*ARL6*，*MKKS*，*MKS1*，*CEP290*	发育迟缓、多指的，视网膜病变，肾异常
Carpenter 综合征	常染色体隐性	*RAB23*，6p11	颅结节病，多指，心脏缺损
Börjeson-Forssman-Lehman 综合征	X 连锁隐性	*PHF6*，Xq27. 3	发育迟缓，癫痫，性腺功能减退，面部肿胀，眼睑裂痕狭窄，大耳
SH2B 缺乏症	复制数变异	*SH2B*，16p11. 2	胰岛素抵抗，高胰岛素血症
MOMO 综合征	常染色体隐性	?	巨人症，大头畸形，视网膜结肠炎和眼球震颤，睑裂向下倾斜，智力低下和骨骼成熟延迟，身材矮小
Cohen 综合征	?	*VPS13B*	发育迟缓，下睑裂，上颌骨发育不全，小腭，高拱腭，牙齿畸形，身材矮小，青春期延迟，胰岛素抵抗，视网膜病变，中性粒细胞减少
MORM 综合征	常染色体隐性	*INPP5E*，9q34	智力低下，躯干肥胖，视网膜营养不良和微小阴茎

BDNF，脑源性神经营养因子；SH2B1，SH2B 适配蛋白 1；SIM1，与人类似的苍蝇基因，因此被称为 SIM1；TrkB，酪氨酸受体激酶 B。

框图 74.1 原发性肥胖继发性皮肤并发症

- 纹
- 伤口愈合不良
- 皮肤感染
- 淋巴血管紊乱与溃疡
- 高雄激素和多毛症
- 银屑病
- 特异性湿疹
- 毛发角化病
- 刺激性接触性皮炎
- 皮肤癌
- 化脓性隐炎
- 硬肿
- 网状肝
- 毛状窦
- 糖尿病相关皮肤变化

有侵皮表现的单基因肥胖症

有一些罕见的疾病中，遗传性肥胖作为综合征的表现之一，以伴随有皮肤并发症为特征[3]。下面以前阿片黑素细胞皮质激素(POMC)代谢路径缺失(包括激素原转换酶 1 缺乏)和 Prader-Willi 综合征(PWS)为特例讨论，其余的在表 74.4 中概述。

前阿片黑素细胞皮质激素和激素原转换酶 1 缺乏

严重肥胖、皮肤异常白皙、红色头发分别都是 *POMC* 和 *PSK1* 基因常染色体隐性突变患者的外貌特征(图 74.4)。通过这些例子，我们可以明白肥胖和皮肤表型的病理学[1,2]。

前阿片黑素细胞皮质激素(POMC)和激素原转换酶 1(PC1)生物化学代谢路径相同[1,2]。POMC 是一个前肽，它通过一系列酶催化作用(包括 PC1 催化)产生活性肽，以组织特异性方式，产生黑素细胞刺激激素(MSHs)、促肾上腺皮质激素(ACTH)和 β-内啡肽(图 74.4)[1,2]。黑素细胞刺激激素(MSHs)和促肾上腺皮质激素(ACTH)与细胞外黑质激素受体(MCRs)结合[1-3]，α-黑素细胞刺激激素(MSH)和促肾上腺皮质激素(ACTH)与细胞外黑质激素受体 1(MC1R)结合使皮肤色素沉着增加[1]。黑质激素受体 1(*MC1R*)基因纯合子和杂合子突变导致人皮肤异常白皙和红色头发(但不一定导致肥胖)，这种体征表现在人 *POMC* 基因失活突变时也可以看到[1]。黑质激素受体1(*MC1R*)基因突变与皮肤癌患病危险

表 74.4　具有皮肤特征的单基因肥胖综合征

皮肤症状综合征	遗传方式	基因或染色体	皮肤特征	其他临床特征
促黑素皮质素缺乏	常染色体隐性	*POMC*	红发，白皙皮肤（1 型）	身材高大，肾上腺素不足
脯氨酸转化酶 1 缺乏	常染色体隐性	*PC1*	红发，白皙皮肤（1 型）	餐后低血糖，性腺功能减退，胰岛素升高和 32-33 分裂前胰岛素原
Prader-Willi 综合征	印记	15q11-q13，*SNRPN* Necdin	泛发性色素沉着，黑棘皮病	发育迟缓，低肌张力，矮小的身高，手脚小，促性腺激素缺乏
McCune-Albright 综合征[a]	印记	*GNAS1*	非典型咖啡豆斑，线性表皮痣，颈项色素沉着	多发性纤维发育不良，甲状腺中毒[b]，性早熟，库欣综合征[b]，巨人症[b]，肢端肥大症[b]
Albright 遗传性骨营养不良（假性甲状旁腺功能低下）	印记	*GNAS1*	皮下骨化，掌指关节凹陷	矮小，骨骼缺损，短指，圆相，多激素抵抗（包括 PTH）（图 74.2，图 74.3）
Carney 复合体	常染色体隐性	*PRKAR1A*	雀斑，口腔和黏膜色素沉着，多个蓝色痣，schwannomata，咖啡色斑，乳腺导管腺瘤，皮肤和黏膜黏液瘤，皮肤标签，脂质瘤，毛癣	心脏黏液瘤，心肌病，性早熟，库欣综合征[b]，巨人症[b]，肢端肥大症[b]，甲状腺结节和癌，泌乳素瘤，骨软骨瘤
脆性 X 综合征	X 连锁隐性	Xq26.3 在 X 染色体上扩增 CGG 重复序列，导致 *FMR1* 基因表达失败	区域色素沉着	发育迟缓，下颌骨突出，大兰花色，大耳，面部拉长，运动过度，肌肉张力减退最初加速了生长，但成人身材矮小，二尖瓣脱垂
MOMES 综合征	常染色体隐性	4q35.1 del，5p14.3 dup	特应性湿疹	发育迟缓，眼部异常，大头畸形，上颌骨发育不全，妊娠
尺乳综合征	常染色体隐性	*TBX3*	少汗，乳头发育不全，乳房缺失，腋毛缺失，指甲复制	手指畸形，性腺功能低下，生长迟缓，心脏传导异常，牙齿异常
Majewski Ⅱ 型骨发育不良原始性侏儒症	常染色体隐性	*PCNT*	全身色素沉着，雀斑，局部色素沉着，咖啡黄斑，干燥症，稀疏的头发，鬼臼皮病，酒窝	生长迟缓，骨发育不良，脊柱侧弯，小头畸形，鼻和耳突出，牙列发育不良，发育迟缓，中枢神经系统动脉瘤，出血性中风的风险
Coffin-Lowry 综合征	X 连锁隐性	*CLS*	嘴唇肿，皮肤松弛	发育迟缓，生长发育迟缓，青春期延迟，后凸畸形和脊柱侧弯，颈椎肋骨，隆凸和漏斗胸，前额突出，肢端亢进，睑裂向下倾斜，耳突出和低下，聋，癫痫发作，"跌落"发作，心脏病
二倍体/三倍体嵌合体	染色体缺陷	二倍体/三倍体嵌合体	横掌皱褶，不规则皮肤色素沉着	发育迟缓，生长发育迟缓，不对称生长，前额突出，小颌畸形，耳低，肌张力减退，性早熟，微小阴茎，隐睾症，斜足，狭小手

（续　表）

皮肤症状综合征	遗传方式	基因或染色体	皮肤特征	其他临床特征
脯氨酸酶缺乏	常染色体隐性	*PEPD*	腿溃疡，丘疹，红斑和坏死性病变，毛细血管扩张，瘙痒，脓疱疮样和湿疹样病变，光敏性，多毛症	发育迟缓，反复呼吸道感染，过度体力，眼球突出症，小颌畸形，鞍鼻
Rubinstein-Taybi 综合征	常染色体隐性	*CREBBP*，16p13.3 and *EP*300，22q13.2	瘢痕疙瘩	身材矮小，发育迟缓，拇指和脚趾宽大，眼、心、肾和牙齿问题
Alström 综合征[8]	常染色体隐性	*ALMS*1，2p13	黑棘皮病	畏光和视觉障碍，聋和眼球震颤，扩张型心肌病，严重的胰岛素抵抗，肺、肝和泌尿系统功能障碍
瘦素缺乏[9]	常染色体隐性	*LEP*	脱发	性腺功能减退，频繁感染，低脂血症

PTH，甲状旁腺激素。[a] 仅在存在库欣综合征的情况下肥胖。[b] 次要的皮肤变化。

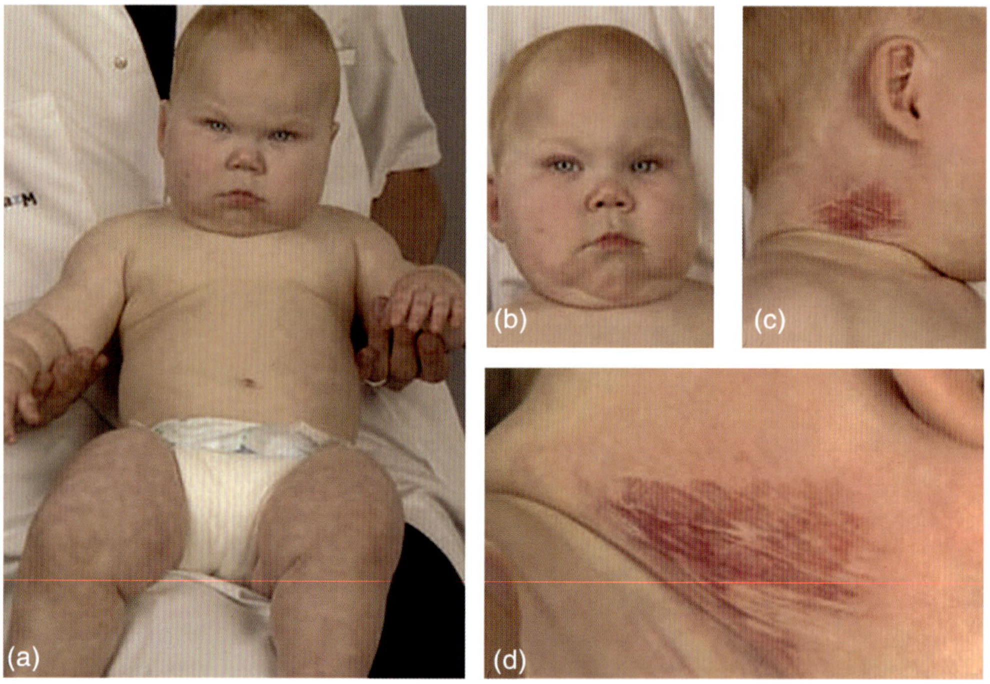

图 74.2　Albright 遗传性骨营养不良的临床特征

(a)肥胖；(b)圆形相；(c)皮肤发育不良的病变；(d)皮肤病变的详细视图。（摘自 Klaasens 等，2009[7]. 经 John Wiley & Sons 许可转载）

性增加有关，但欧洲人群中 *POMC* 单核苷酸多态性与皮肤癌患病危险性增加无关[4]。在中枢神经系统，从前阿片黑素细胞皮质激素（POMC）神经元细胞释放出的黑素细胞刺激激素（MSH）与黑质激素受体 4（MC4R）在离散式摄食中枢结合，使人的摄食减少[2,4]。黑质激素受体 4（*MC4R*）杂合子基因突变与人严重肥胖和身材高大有关（见表 74.3），就像人前阿片黑素细胞皮质激素（POMC）缺乏一样，但一般没有皮肤白皙和红头发体征表现[1,2]。促肾上腺皮质激素（ACTH）与黑质激素受体2（MC2R）在肾上腺结合，

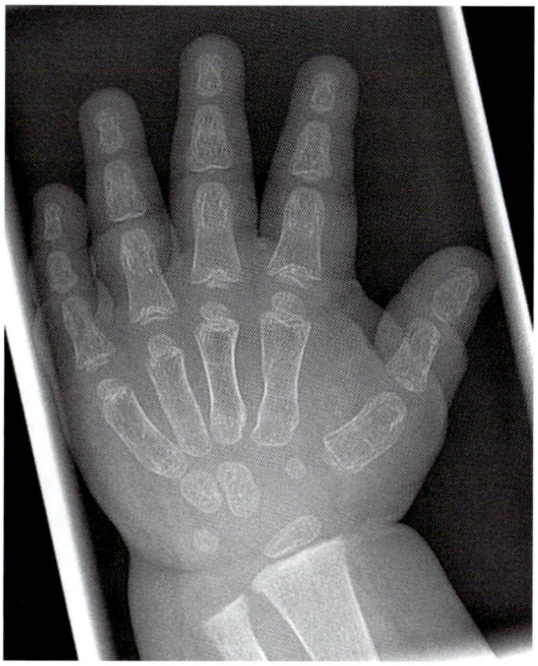

图 74.3　X 线下 Albright 遗传性骨营养不良的手指骨关节成像[7]

引起糖皮质激素释放[3]。促肾上腺皮质激素（ACTH）增多，与黑质激素受体 1（MC1R）结合，会引起色素过度沉着，因此黑质激素受体 2（MC2R）和前阿片黑素细胞皮质激素（POMC）缺乏都会引起糖皮质激素分泌不足，都不会引起色素过度沉着[1,3]。

激素原转换酶 1（*PCSK*1）缺乏会造成人重度肥胖，伴随有糖皮质激素分泌不足、低促性腺素性功能减退症和餐后低血糖[5]。此外，新生儿患者会发展成重度吸收障碍，可能是因为在小肠激素分泌细胞内缺少激素原转换酶 1（PC1）而导致前肽加工受损[5]。人 *PCSK*1 基因突变不一定改变皮肤色素沉着，而 *POMC* 基因突变通常会改变色素沉着（图 74.5）[1,6]。

Prader-Willi 综合征

遗传印记是指负责某个表型的等位基因只从亲本一方（父系或母系）被遗传的过程。它是由 DNA 甲基化改变、突起组蛋白修饰或非编码微小 RNA 在转录中的作用引起的表观遗传现象[1,2]。Prader-Willi 综合征、Albright 遗传性骨营养不良和 McCune-Albright 综合征都以常染色体显性遗传方式遗传，以遗传印记为特色[1]。

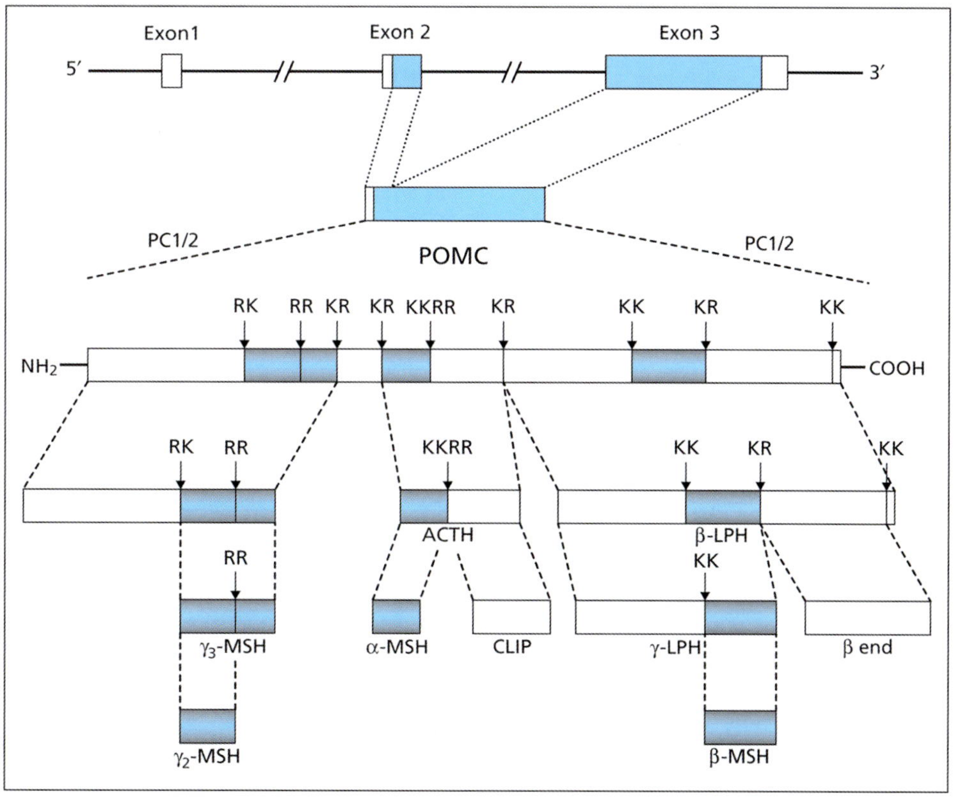

图 74.4　前阿片-黑素-皮质素（POMC）的基因结构和翻译后处理

哺乳动物 POMC 由三个外显子组成，其中外显子 2 和 3 被翻译。原激素转化酶 1 和 2（PC1/2）通过在由赖氨酸（K）和（或）精氨酸（R）组成的配对二元氨基酸残基上切割，将母体 POMC 肽分解成连续较小的肽。ACTH，促肾上腺皮质激素；β 末端，β 内啡肽；MSH，黑素细胞刺激激素。（引自 Millington 2006[1]. 经 John Wiley & Sons 许可转载）

第6部分

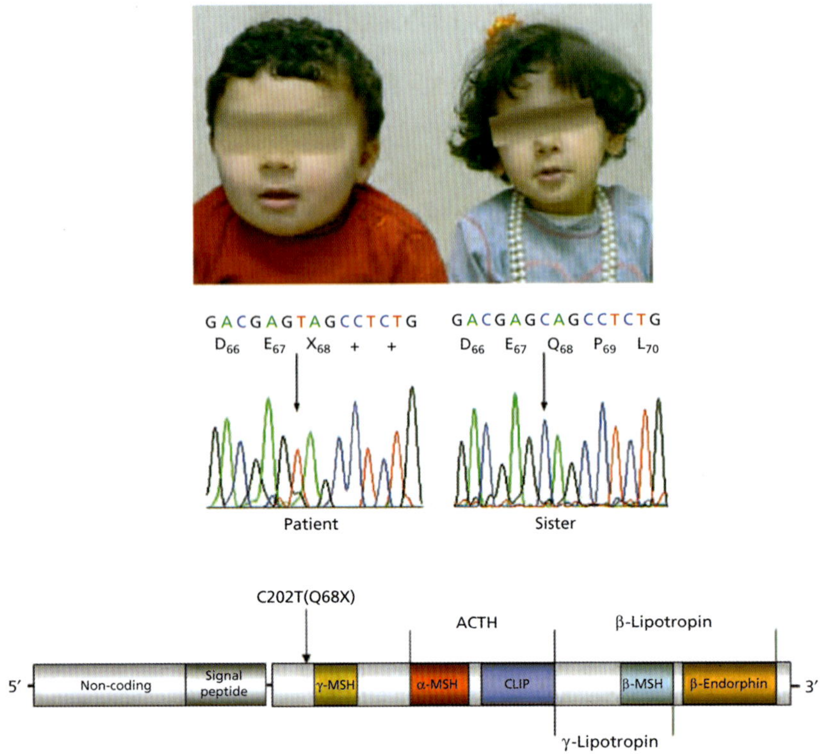

图 74.5 一位前阿片-黑素-皮质素(POMC)缺乏的患者和他未受影响的妹妹缺乏红头发 箭显示 C202T 突变导致蛋白质中的过早停止,就在 γ-黑素细胞刺激激素肽的上游。(来自 Cirillo et al,2012[6]。经 John Wiley & Sons 许可转载)

Prader-Willi 综合征(PWS)是由于父系(非母系)染色体遗传区域 15q11-q13 失活或缺失导致的严重肥胖[1]。许多 Prader-Willi 综合征患者有色素减退,但大多数缺少典型的白化病眼部特征[1]。PWS 的其他特征包括黑棘皮症、痛感减低,引起慢性的皮疮和瘢痕[1]。有人在尸检时检测到 PWS 患者的下丘脑有 PC2 和 7B2 的功能性缺失[3]。7B2 是一个在调节分泌路径中与 PC2 相互作用的分子伴侣[3]。它的基因位点在第 15 条常染色体上,与 PWS 基因位点相邻[3]。PC2 和 PCSK1 一样,在中枢神经系统和皮肤内,参与处理 POMC 向 MSHs 和 ACTH 代谢路径,有可能解释 Prader-Willi 综合征(PWS)患者的肥胖和(或)皮肤表现[1,3,5]。

脂肪瘤的遗传关联

脂肪瘤是脂肪细胞的良性肿瘤,将在第 137 章详细介绍。表 74.5 总结了脂肪瘤的遗传关联信息[1-5]。

表 74.5 遗传性脂肪瘤病

综合征	遗传方式	基因或染色体	基因功能	临床总结	MIM
多发性脂肪瘤病(图 74.6)(家族性多发性脂肪瘤病)	常染色体显性遗传	染色体重排(12q13 或 12q14)	尚不明确	在躯干和四肢上包裹非疼痛性脂肪瘤,晚发,没有其他症状特征	151900
多发性对称脂肪瘤病(Madelung 病)	尚未明确	少数病例携带 MERFF 综合征(线粒体 M. A8344G 突变)	尚不明确	颈部未包裹脂肪瘤(“脂肪项圈”)。与高乙醇摄入量和多发性神经病有关。在与 MERFF 相关的病例中,存在可变的神经症状	151800
脂肪沉着症	通常为散发性;在某些家族中常染色体显性遗传	尚不明确	尚不明确	躯干和四肢疼痛性脂肪瘤。晚发。女性:男性比例5:1。肥胖,紫癜,睡眠障碍,记忆受损,抑郁,焦虑,心跳加快,气短,糖尿病,腹胀,便秘,疲劳,虚弱,关节疼痛	

（续　表）

综合征	遗传方式	基因或染色体	基因功能	临床总结	MIM
神经纤维瘤病 1 型（见第 80 章）	常染色体显性遗传	*NF1*（神经纤维蛋白）	RAS-MAPK 通路的负调节因子	CALMs，腋窝雀斑，神经纤维瘤，Lisch 结节，脂肪瘤，大头畸形，视神经胶质瘤，易患实体癌和中枢神经系统肿瘤	
Legius 综合征（见第 80 章）	常染色体显性遗传	*SPRED1*	RAS-MAPK 通路的负调节因子	CALMs，腋窝雀斑，大头畸形，脂肪瘤，易患实体癌（注意没有神经纤维瘤）	
多发性错构瘤综合征	常染色体显性遗传	*PTEN*	细胞周期，肿瘤抑制因子	甲状腺、乳腺和子宫内膜的良性和恶性肿瘤、大头畸形、毛状瘤、乳头状丘疹、脂肪瘤	
Bannayan-Riley-Ruvalcaba(BRR)综合征[a]	常染色体显性遗传	*PTEN*	细胞周期，肿瘤抑制因子	大头畸形，肠错构瘤性息肉病，脂肪瘤，龟头阴茎的色素斑	
变形杆菌综合征[a]（见第 75 章和第 105 章）	Mosaic 紊乱	*AKT1*	癌基因，蛋白激酶	不对称过度生长，通常为肢体，足底皮肤肥大，表皮痣，脑形结缔组织痣，淋巴管瘤，血管瘤，脂肪瘤，血管畸形	
多发性内分泌肿瘤 1 型	常染色体显性遗传	*MEN1*（*MENIN*）	肿瘤抑制物	甲状旁腺，胃肠内分泌和垂体肿瘤，脂肪瘤，面部血管纤维瘤和胶原瘤，CALMs，色素减退，牙龈丘疹，脑膜瘤，室管膜瘤	
鼻-眼睑脂肪瘤-结肠瘤综合征	常染色体显性遗传	尚不明确	尚不明确	上眼睑和鼻-睑脂肪瘤，上下眼睑缺损，泪点发育不全或错位，上颌发育不全	
过度生长和脂肪瘤	仅个例出现	染色体 12 的周向反转-*HMGA2* 的截断	脂肪生成，成骨，控制生长	躯体过度生长，晚期软骨内骨和牙体年龄与骨骺发育不良，多发性脂肪瘤，血小板减少，关节炎，小脑肿瘤，面部畸形特征	
家族性额骨发育不良 1 型	常染色体隐性遗传	*ALX3*	含有同源结构域的蛋白质	额角发育不全，肥大症，隐匿性前颅裂，脂肪瘤	136760
家族性腺瘤性息肉病 1 例（Gardner 综合征）	常染色体隐性遗传	*APC*	肿瘤抑制物	多发性胃肠腺瘤性息肉，牙列异常，骨瘤，表皮样囊肿，脂肪瘤，色素沉着，瘢痕疙瘩，结肠直肠和其他癌症	
Aicardi 综合征，又名点头癫痫-胼胝体发育不全-视网膜脉络膜色素缺失综合征	性染色体显性遗传	尚不明确	尚不明确	小儿痉挛，视网膜腔隙，胼胝体发育不全，可有海绵状血管瘤，血管肉瘤，脂肪瘤	304050
腰肌膨出	尚不明确	尚不明确	尚不明确	皮肤和椎管内脂肪瘤（解剖学上相连）	

第6部分

（续　表）

综合征	遗传方式	基因或染色体	基因功能	临床总结	MIM
脑神经皮脂瘤病	尚未明确	尚不明确	尚不明确	眼异常，非瘢痕性脱发，鼻血脂瘤，皮肤、颅内和椎管内脂肪瘤，皮肤发育不全，角质增生，脑膜异常，局灶性血管缺陷，轻度学习困难缩窄主动脉，骨囊肿，颌骨肿瘤	613001

[a] BRR 和 Proteus 综合征被越来越多地认为有一系列的表现是相同的情况。

CALMs，钙、咖啡-斑；MERFF，与损坏的红色纤维相关的肌阵挛癫痫；RAS-MAPK，大鼠肉瘤-丝裂原活化蛋白激酶。

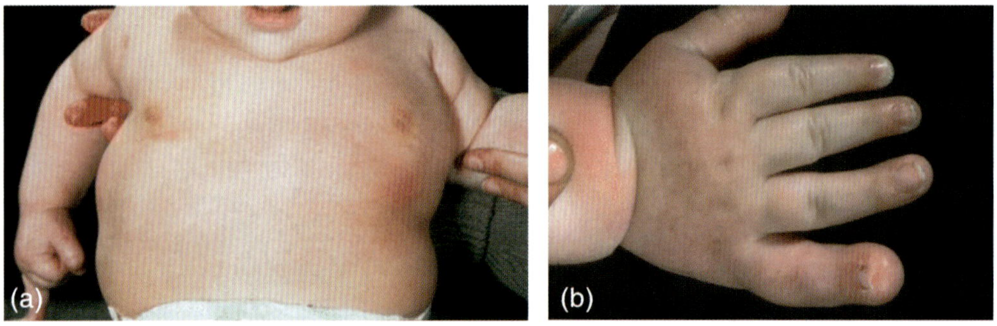

图 74.6　多发性脂肪瘤与变形杆菌综合征有关

（来自 Smithson and Winter 2004[5]。经 John Wiley & Sons 许可转载）

CLOVES 综合征

CLOVES 综合征（先天性脂肪瘤过度生长、血管畸形、表皮痣、脊柱侧弯或脊髓异常）是一种先天性过度生长综合征，伴有渐进性节段性的纤维组织、脂肪细胞、骨组织部分增殖[1-3]。其病因为 *PIK3CA* 基因突变[1-3]。*PIK3CA* 基因突变同样存在于其他限制性表型，如巨趾和面部脂肪瘤[4,5]。

遗传性脂膜炎

脂膜炎是一种脂肪组织炎症，在第 99 章将详细介绍。表 74.6 总结了脂膜炎的遗传关联信息[1-3]。

表 74.6　遗传性脂膜炎

综合征	遗传基因的模式	基因	基因功能	临床总结
α-1 抗胰蛋白酶缺乏症（图 74.7 和图 74.8）	常染色体隐性	*SERPIN1*	α1 抗胰蛋白是一种血清蛋白酶抑制剂，其主要作用是抑制组织弹性蛋白酶	肺气肿，肝病，泛神经炎，肾小球肾炎，关节炎，血管炎，葡萄膜炎
慢性非典型中性粒细胞皮肤病伴脂营养不良和体温升高（CANDLE）综合征（Nakajo-Nishimura 综合征）	常染色体隐性	*PSMB8*	编码免疫蛋白酶体的催化亚基，影响 MHC Ⅰ类分子上的抗原库	不能茁壮成长，关节挛缩，肌肉萎缩，阴茎炎引起的脂肪营养不良，面部脂肪丢失，骶环红斑斑块，体温升高，炎症标志物，微细胞贫血

（续 表）

综合征	遗传基因的模式	基因	基因功能	临床总结
自身免疫淋巴增殖综合征（Canale-Smith 综合征）	常染色体显性	*TNFSF6*，*TNFRSF6*	血液学细胞凋亡和免疫谱系	淋巴结肿大，肝脾大，自身免疫性贫血和血小板减少，荨麻疹，血管炎，泛性炎，恶性淋巴瘤的风险增加

MHC，主要组织相容性复合体。

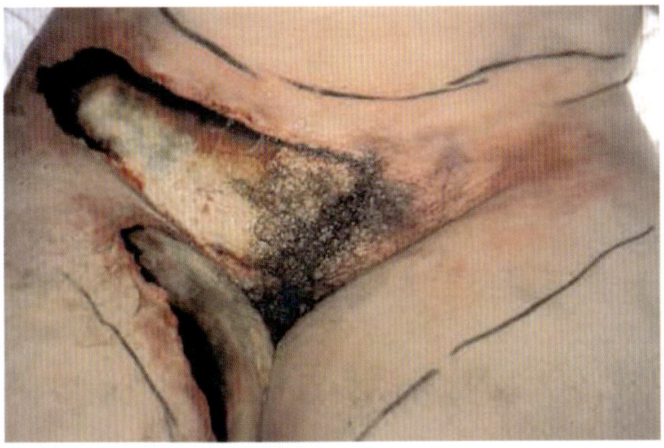

图 74.7 由纯合子 ZZα_1-抗胰蛋白酶缺乏引起的遗传性喉炎

（来自 Chowdhury et al，2002[4]，经 John Wiley & Sons 许可转载）

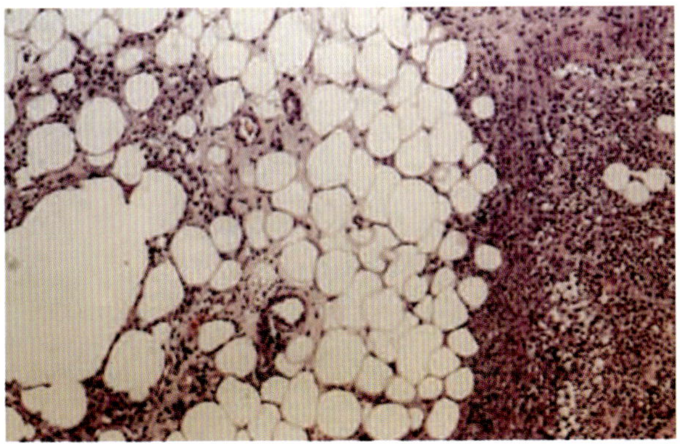

图 74.8 α-1 抗胰蛋白酶缺乏症

（表型 PiZZ。来自 Yesudian et al，2004[5]，经 John Wiley & Sons 许可转载）

家族性脂肪水肿

脂肪水肿，是下肢脂肪的持续性堆积（图 74.9），将在本书其他章节讨论。报道有一个家系，身材矮小和脂肪水肿影响了四代人。这与两代人的 *PIT*1 基因突变以及先证者的生长激素缺乏、继发性甲状腺功能减退和低催乳素血症有关[1]。

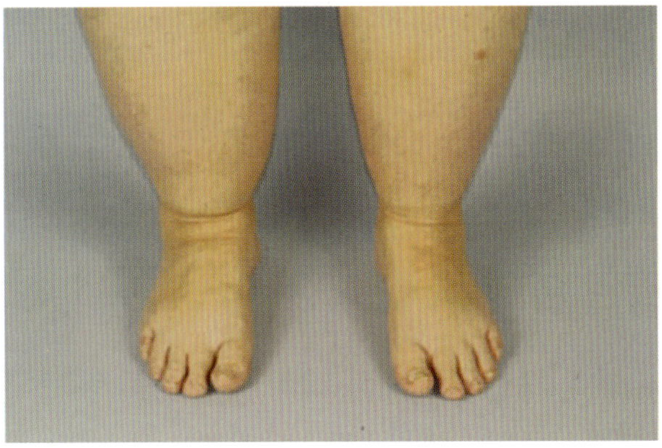

图 74.9 脂肪水肿

（来自 Langendoen et al，2009[2]，经 John Wiley & Sons 许可转载）

（译者：刘建彬 **一审**：张士德 **二审**：高敏 **三审**：孙晓颖 **润色**：张松）

参考文献

所有文献请查阅网址：www. rooksdermatology. com.

以下列出的是重要参考文献。

Introduction

[6] Garg A. Lipodystrophies: genetic and acquired body fat disorders. *J Clin Endocrinol Metab* 2011; 96: 3313-25.

[8] Lindhurst MJ, Parker VE, Payne F, *et al*. Mosaic overgrowth with fibroadipose hyperplasia is caused by somatic activating mutations in PIK3CA. *Nat Genet* 2012; 44: 928-33.

Congenital (familial) lipodystrophies

[1] Garg A. Lipodystrophies: genetic and acquired body fat disorders. *J Clin Endocrinol Metab* 2011; 96: 3313-25.

[2] Semple RK, Savage DB, Cochran EK, *et al*. Genetic syndromes of severe insulin resistance. *Endocr Rev* 2011; 32: 498-514.

Hereditary obesity

[2] Shipman AR, Millington GWM. Obesity and the skin. *Br J Dermatol* 2011; 165: 743-50.

[3] Millington GWM. Obesity, genetics and the skin. *Clin Exp Dermatol* 2013; 38: 50-6.

第6部分

Monogenic obesity with cutaneous features

Pro-opiomelanocortin and prohormone convertase 1 deficiency

[4] Shipman AR, Millington GWM. Obesity and the skin. *Br J Dermatol* 2011;165:743-50.

Genetic associations with lipoma

[1] Gologorsky Y, Gologorsky D, Yarygina AS, *et al*. Familial multiple lipomatosis: report of a new family. *Cutis* 2007;79:227-32.

[2] Hansson E, Svensson H, Brorson H. Review of Dercum's disease and proposal of diagnostic criteria, diagnostic methods, classification and management. *Orphanet J Rare Dis* 2012;7:23.

CLOVES syndrome

[1] Lindhurst MJ, Parker VE, Payne F, *et al*. Mosaic overgrowth with fibroadipose hyperplasia is caused by somatic activating mutations in PIK3CA. *Nat Genet* 2012;44:928-33.

Hereditary panniculitis

[1] Lomas DA. Twenty years of polymers: a personal perspective on alpha-1 antitrypsin deficiency. *COPD* 2013; 10 (S1): 17-25.

[2] Kanazawa N. Nakajo-Nishimura syndrome: an autoinflammatory disorder showing pernio-like rashes and progressive partial lipodystrophy. *Allergol Int* 2012;61:197-206.

[3] Lev A, Simon AJ, Amariglio N, *et al*. Thymic functions and gene expression profile distinct double-negative cells from single positive cells in the autoimmune lymphoproliferative syndrome. *Autoimmun Rev* 2012;11:723-30.

Familial lipoedema

[1] Bano G, Mansour S, Brice G, *et al*. Pit-1 mutation and lipoedema in a family. *Exp Clin Endocrinol Diabetes* 2010;118:377-80.

75

第 75 章 先天性痣与其他发育异常相关性皮肤病

Veronica A. Kinsler[1], Neil J. Sebire[2]

[1] Paediatric Dermatology, Great Ormond Street Hospital for Children NHS Foundation Trust, London, UK

[2] Paediatric Pathology Department, Great Ormond Street Hospital for Children NHS Foundation Trust, London, UK

先天性痣

概述

随着许多病变遗传基础的发现，对先天性痣的认识在近几年发生了很大的变化。有了这种新的认识，就有机会将现行公认的表型重新分类，新的分类法更简单且与临床更相关。需要注意的是，这一领域的研究仍然在以惊人的速度揭示新的发现，将来现有的分类法很可能需要进一步调整以与之相适应。

先天性痣可观察到的表型的基本原理

1. 先天性痣是由皮肤内或最终存在于皮肤的体细胞的突变所致。

2. 宏观上，先天性痣患者仅有部分皮肤受累，其他区域或皮肤其他部分完全正常。此种皮肤表型取决于基因嵌合现象，即单个受精卵发育而成的个体中存在两个或多个遗传性状的细胞群体。从技术上讲，任何一个小的先天性痣都是镶嵌的；然而，通常并不使用这一术语作为诊断，因为惯例混淆的认为无论是"大"的皮肤病变，还是存在多个病变或受累组织均为相同基因型所致。

3. 表型很大程度上取决于基因在发育过程中的正常功能及其所发生的特异性突变。在先天性痣患者中，基因型-表型的关联性、密码子，甚至碱基对水平似乎存在着高度特异性。

4. 病变的严重程度和(或)数量是评估发生皮外并发症可能性的一个重要指标(虽然不是绝对的)。在同一个体中，多发的先天性痣提示前体细胞在发育为一个完整区域的皮肤前发生嵌合突变，因此可发生皮外并发症状，当然，这仅仅是一个线索。

5. 突变的细胞类型决定先天性痣的表型，无论是皮损形态还是分布特征。然而，许多先天性痣确切的突变细胞类型尚不明确。

6. 显而易见的是，体细胞嵌合突变所致的皮肤表型与生殖细胞中的相同突变所致的表型不一定相同。其原因尚不明确，很可能在某种程度上与在发育过程中两个遗传群体之间的相互作用相关。

先天性痣的分类(见附录)

根据临床表型分类

1. 先天性表皮痣。

2. 先天性色素细胞痣。

3. 先天性结缔组织痣。

这些痣可以分为

- 仅累及皮肤——单发或者多发皮损。
- 综合征性——伴有皮外症状。

根据组织病理分类

根据组织病理中主要细胞的类型，先天性表皮痣可分为以下几种。

- 角质形成细胞痣。
- 皮脂腺痣。
- 毛囊痣。
- 小汗腺/大汗腺痣。

根据色素细胞的组织学特征，先天性色素细胞痣可分为以下几种。

- 黑素细胞痣。
- 蓝痣。
- Spitz 痣。
- 斑痣。

根据组织病理中主要细胞的类型，先天性结缔组织痣可分为以下几种。

- 胶原痣。
- 弹性组织痣。
- 黏液痣。
- 脂肪痣。

虽然也有其他损害称为“痣”，但本章旨在涵盖先天发生的痣，并试图包含已报道的各种罕见的组织学亚型。值得注意的是，先天性表皮痣有时被分为“器官样型”和“类器官样型”两种类型，单纯根据其主要细胞的组织学类型为附属器来源（器官样型-如皮脂腺、汗腺或毛囊）还是角质形成细胞来源（非器官样型）而区别。新分类法没有特别包括这种较武断的划分法。

根据致病基因分类

根据突变的致病基因，先天性痣可分为不同亚型。

- *FGFR2*。
- *FGFR3*。
- *NRAS*。
- *HRAS*。
- *KRAS*。
- *AKT1*。
- *PIK3CA*。
- *BRAF*。
- *KRT1*。
- *KRT10*。
- *GJB2*。

因此，临床诊断最初为先天性表皮痣综合征，是组织学和遗传学研究证实为 *AKT1* 突变所致的先天性角质形成细胞性表皮痣综合征。当临床界定明确的综合征（如本例中的 Proteus 综合征）通过这种系统分类得到明确诊断时，建议首选使用根据致病基因命名的诊断。这种系统分类法可以描述新的综合征，可以区分不同基因异常引起的相同临床表型，可以对部分已知综合征的限制性版本进行准确描述，可以将既往完全不同的疾病按相似型归类，如 Schimmelpenning 综合征与色素血管斑痣性错构瘤病。

同义名，参见框图 75.1。

框图 75.1　痣和“痣”样疾病（即呈线性或分段的分布而组织学上不是痣）。一些疾病的细节在其他章节中详述（见第 12 部分）

表皮痣

- 角质形成细胞/角化过度性/疣状表皮痣
- 表皮松解性角化过度/疣状表皮痣
- 炎症性线状疣状表皮痣（ILVEN）
- CHILD 痣（CHILD 综合征的部分表现）
- 伴“地平线”样基底层细胞的丘疹型表皮痣
- 皮脂腺痣
- 线性乳头状汗管囊腺瘤
- 粉刺痣
- 毛囊痣
- 线性基底细胞样毛囊错构瘤
- 掌跖多毛畸形
- 毛根鞘囊性痣
- 大汗腺痣
- 小汗腺痣
- 汗孔角化样小汗腺孔和真皮导管痣

色素细胞痣

- 先天性黑素细胞痣
- 先天性蓝痣
- 先天性斑痣
- 先天性 Spitz 痣
- 蒙古斑（真皮黑变病）

结缔组织痣

- 家族性皮肤胶原瘤
- 发疹性胶原瘤
- 鲨鱼斑
- 孤立性胶原瘤
- 弹性组织痣
- 青年弹性瘤
- 无弹性痣

（续框图）

- 蛋白多糖痣
- 黏液痣
- 混合结缔组织痣

肌肉痣
- 先天性平滑肌错构瘤
- 弥散性平滑肌错构瘤（可导致“米其林轮胎宝宝”）
- 先天性平滑肌瘤
- 横纹肌痣

脂肪痣
- 浅表脂肪瘤样痣
- 脂肪母细胞瘤
- 颅脑皮肤脂肪过多症
- 先天性脂肪瘤
- 先天性脂肪瘤病（可导致“米其林轮胎宝宝”）
- 神经脂肪瘤病
- psiloliparus 痣

当前未分类痣
- Becker 痣
- Angora 毛痣

痣样疾病
- Moulin 线状皮肤萎缩
- 线性硬皮病/硬斑病
- 线状苔藓
- 色素失禁症及其他伴镶嵌表达的 X 连锁疾病
- 线性 Darier 病及其他通常非线性表现的疾病的痣样表现

先天性表皮痣

定义

先天性表皮痣（CEN）为表皮良性痣，以典型的发展模式在出生时或出生后几年内出现。

概述

先天性表皮痣是一个描述性术语，指含表皮成分的先天性错构瘤。包含一组广泛的临床和组织学表型，这些表型可为单独的皮肤病变或多种综合征伴发的皮外症状。CEN 的临床诊断通常并不困难，但需要对患者进行全面的病史和体格检查以寻找伴随症状，并且在许多情况下需要组织病理学来做出更精确的诊断。此外，除了仅有小的单一病灶的新生儿或幼儿，其余患儿均需要随访，因为在最初几年完整的表型可能并未完全显现。

CEN 综合征是指 CEN 伴皮外症状，可以伴有神经、眼、骨骼和内分泌异常。文献报道的皮外症状非常广泛，部分诊断有显著的重叠，但许多病例是唯一的。不断被发现的 CEN 综合征的潜在遗传基础不仅证实某些表型是真正独立的诊断（如 Proteus 综合征），而且其他一些表型实际上是同一疾病的临床表型谱中的表现（如 Schimmelpenning-Feuerstein-MIMS 综合征和色素血管斑痣性错构瘤病）。

流行病学

发病率和患病率

目前尚无充分的所有类型 CEN 的大规模流行病学研究，但最常见的 CEN，即孤立性皮脂腺痣，发病率为 1～3‰。这是所有 CEN 组合在一起的最低出生发病率。目前尚无数据支持男女及种族之间发病率是否存在差异。

CEN 综合征的出生发病率不确定。本病极罕见，以 Proteus 综合征为例。专家推测，100 万胎儿发病率不足 1 人[1]。

年龄

一般出生时即有，然而有些类型可以在出生后几年出现典型的胚胎性分布的皮损，因此也归为本组。

病理生理学

遗传学

大多数 CEN 是由表皮前体细胞的单个嵌合突变引起的，导致表皮镶嵌，伴或不伴其他器官的镶嵌。因而患有 CEN 综合征的个体中被累及的所有组织发现的突变是相同的。CEN 的遗传学研究现状如下。

- 角质形成细胞性 CEN 的突变基因包括：成纤维细胞生长因子受体 3（*FGFR3*）（见于独立痣和作为 *FGFR3* 表皮痣综合征的一部分）[2,3]，*PIK3CA*（见于独立痣和作为 CLOVES 综合征的一部分）[4,5]，*HLAS* 和 *KRAS*（见于独立痣和作为特定的表皮痣综合征的一部分）[6-8]，*AKT1*（作为 Proteus 综合征的一部分）[1]，*KRT1*[9] 和 *KRT10*[10]（表皮松解痣亚型）。表皮松解亚型（组织病理学分型）准确诊断的关键在于，与性腺嵌合现象的痣有密切关系[11]，这些突变在生殖细胞系杂合态中有研究数据支持（见下文）。
- 皮脂腺痣患者中检测到 *HRAS* 及 *KRAS* 突变[见于独立痣和色素血管斑痣性错构瘤病的部分表现（*HRAS*）/Schimmelpenning 综合征（*HRAS* 或 *KRAS*）][12]。
- 毛囊痣患者中检测到 *FGFR2* 突变[13]，揭示与 Apert 综合征（由生殖系 *FGFR2* 突变引起）中部分患者明显发生的痤疮有关联。
- 汗孔角化性小汗腺痣患者中检测到 *GJB2* 基因突变[14]。

第6部分

CEN 的个体表型与基因型密切相关，多数病例的密码子特异性活化突变发生在热点部位。在独立的 CEN 及有与之相应的皮肤症状的 CEN 综合征中检测到的突变相同。

累及生殖细胞的嵌合突变才会传递至下一代，并与其后代的种系杂合性状相容（即所有皮肤都将被累及）。虽然在个体层面确定这一点通常不可行或不可能，但有临床报道，角质形成细胞性 CEN 的表皮松解亚型的传递方式遵从这种模式，只是除此之外尚未发现其他镶嵌性 CEN。这意味着在个体繁殖中，突变要么不影响配子，要么在种系中是致死性的[15]。还有一种可能是杂合的方式不同于镶嵌的方式，而这种联系到目前为止还没有被认知。例如，有报道极少数 Costello 综合征为 *HRAS* 突变所致，这一突变在皮脂腺痣最常见，然而 Costello 综合征患者并不会发生皮脂腺痣。目前认为，CEN 受累及的皮肤百分比可能是受累及配子百分比的一个指标；然而，没有公开的证据支持这一假设，即使小的表皮松解角质形成细胞性 CEN 也可能与性腺嵌合体有关。

少数情况下，CEN 仅是种系突变综合征的一个临床特征，如 CHILD 综合征（先天性偏侧发育不良伴鱼鳞病样红皮病及肢体缺陷）和 Cowden 综合征。这种 CEN 的皮肤表型只能归因于其他的遗传机制，否则所有皮肤都应被累及。在 CHILD 综合征中，突变机制是 X 染色体失活，揭示了该区域的突变的结果是突变的 *NSDHL* 等位基因未失活。Cowden 综合征中，这一机制与 *PTEN* 正常等位基因体细胞杂合性丢失相叠加[16]。

环境因素

目前环境因素对 CEN 发生发展的影响未知。

病理学

表皮痣是一种局限性的错构瘤，表现为表皮组织不同的病理学改变，主要表现为角化过度、表皮增厚和乳头状瘤病。病变最容易通过与周围正常皮肤对比而被识别——即病变交界处的活检组织。组织学分类依据病损中的主要的表皮成分（皮脂腺、角质形成细胞、滤泡、小汗腺/大汗腺）和是否有炎症成分（图 75.1）。在炎症性线状疣状表皮痣（ILVEN）中，通常有明显的炎症反应，如银屑病样改变伴表皮增生和真皮浅层致密的炎症细胞浸润（图 75.2）。

重要的是，组织病理学表现随患者年龄的不同而不同，如皮脂腺痣在较年轻患者中表皮往往正常，真皮中有特征性未成熟残留的毛囊伴小皮脂腺。青春期后，皮脂腺体积增大，病灶变得更加突出（图 75.3）。

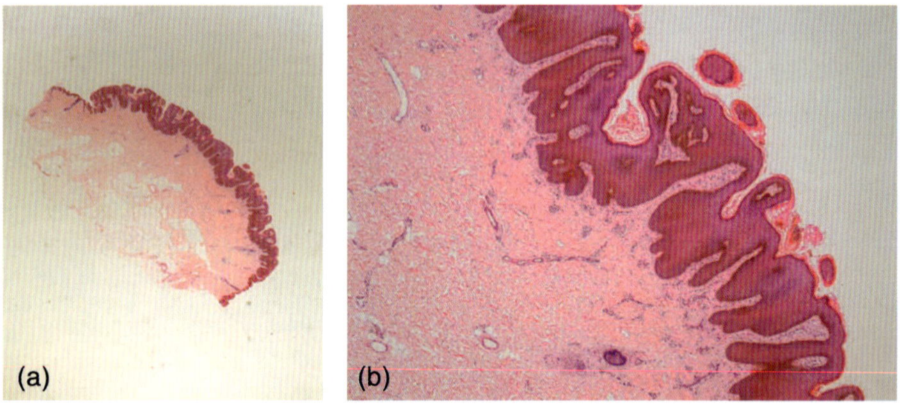

图 75.1 表皮痣组织学表现

表皮增厚，伴有乳头瘤病和轻度角化过度。放大倍数 (a)20×，(b)40×（HE）。

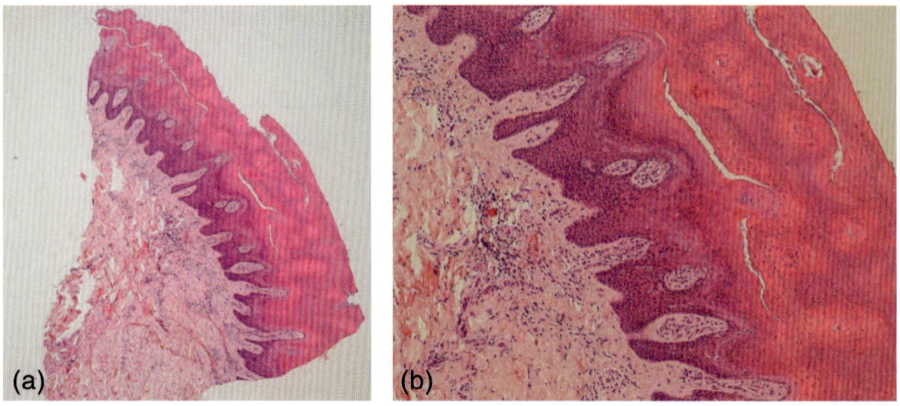

图 75.2 炎性线状疣状表皮痣组织学表现

表皮显著增厚，角化过度，伴炎性反应。放大倍数 (a)40×，(b)100×（HE）。

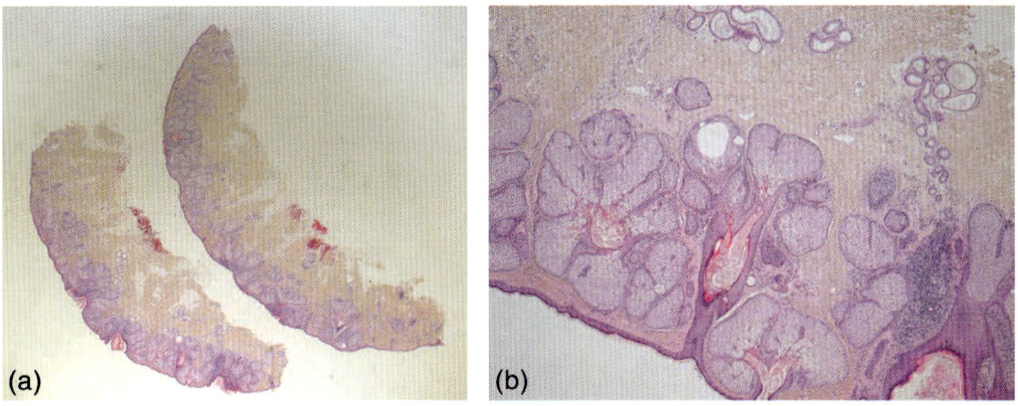

图 75.3　典型皮脂腺痣的组织学表现

显示真皮内显著皮脂腺增生。放大倍数(a)20×,(b)40×(HE)。

有或无表皮松解是角质形成细胞性痣的组织病理学改变中一个重要指标,如有则是表皮松解性痣。

临床特征

病史

先天性表皮痣定义为出生时发病,或在出生后的最初几年变得明显。该表型可在最初的几年有一定程度发展,且往往随着年龄的增长而变得更加突出,尤其是角质形成细胞性痣中逐渐角化过度。

临床表现

单个 CEN 病灶可以是圆形的,也可以是线性的,较大或多发病灶沿 Blaschko 线分布。到目前为止,唯一例外的是最近报道的 PENS 综合征中的痣(丘疹性表皮痣,基底层细胞呈"地平线"样),多发的皮损均为圆形/卵圆形。推测本病可能为一种 *de novo* 种系突变,或者受累及的细胞类型不是表皮前体细胞,或者该皮肤表型需要第二次打击才能形成。表皮痣本质上是非常浅表的、隆起的、看起来就像"黏在"皮肤表面而非固有的皮损,其表面的特征取决于占主导地位的细胞类型。

角质形成细胞性痣表现多样,可为质地柔软如天鹅绒样淡褐色斑疹样改变,或褐色或红色有明显的炎症成分的疣状或角化过度性皮损。ILVEN 通常在出生后的前几年发病而不是出生时,并逐渐发展,直至稳定性沿经典 Blaschko 线分布。特征性临床表现为炎性、角化过度性皮损,常常伴瘙痒。多局限于单个肢体,但也可更广泛(图 75.4)。临床和组织学上,ILVEN 和银屑病存在显著重叠[17,18]。

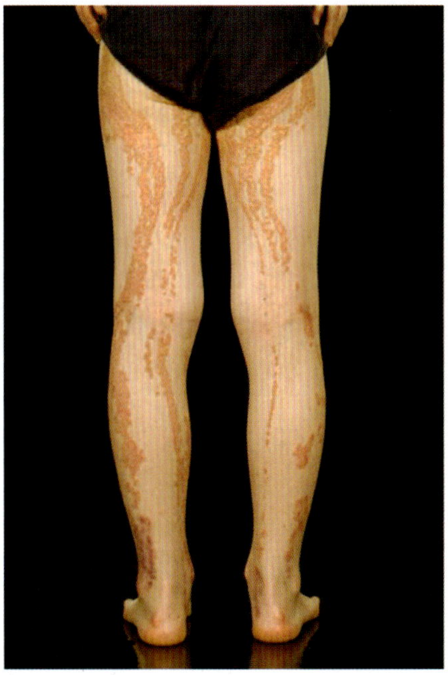

图 75.4　沿 Blaschko 线性分布的下肢广泛的炎性线状疣状表皮痣

皮脂腺痣有油腻的感觉和外观,常为黄色或粉色(图 75.5a),亦可为深褐色(图 75.5b)。毛囊痣(粉刺样痣或痤疮痣)的外观很有特点,为肤色、密集的多发性粉刺样皮疹。先天性小汗腺或大汗腺痣非常罕见,可通过局部多汗症辨别,伴汗孔角化变异的小汗腺痣有典型的汗孔角化病的征象(图 75.6)。尽管乳头状汗管囊腺瘤被认为是一种小汗腺/大汗腺错构瘤,但临床上常见其源于皮脂腺痣。

临床亚型

本章介绍几个明确界定的 CEN 综合征。需要注意的是,伴 CEN 的综合征不止这些,但要么极其罕见,要么是独特的病例。

HRAS 镶嵌:Schimmelpenning-Feuerstein-MIMS 综合征[19,20]和色素性血管性斑痣性错构瘤病[21]最初报道为两个独立的表型,但由于发现了相同的潜在突

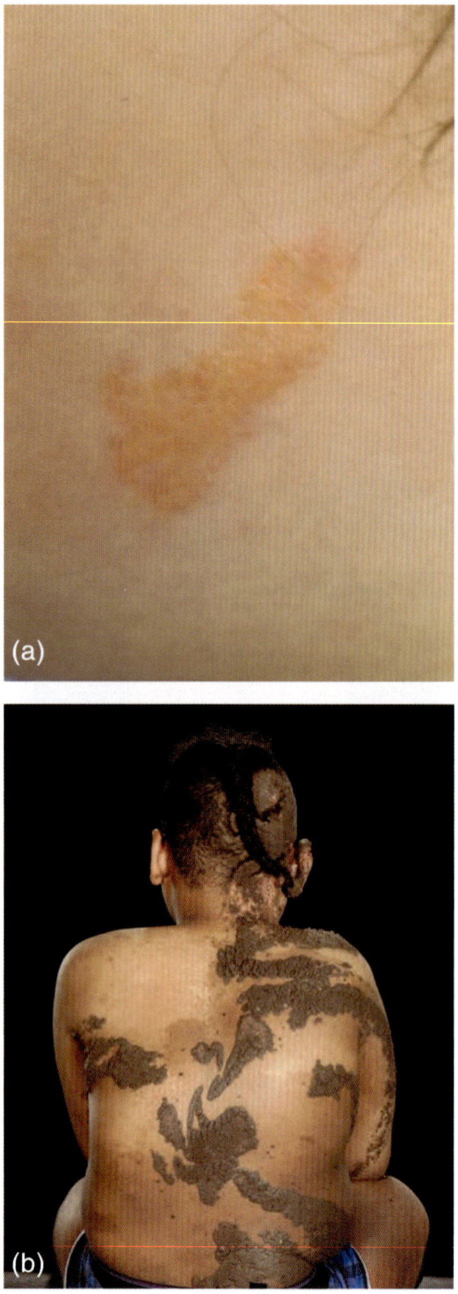

图 75.5 (a)面颊单发皮脂腺痣，黄色，质地油腻；(b)躯干和头皮沿 Blaschko 线分布的多色皮脂腺表皮痣，伴大面积咖啡斑样色素沉着叠加黑素细胞病变

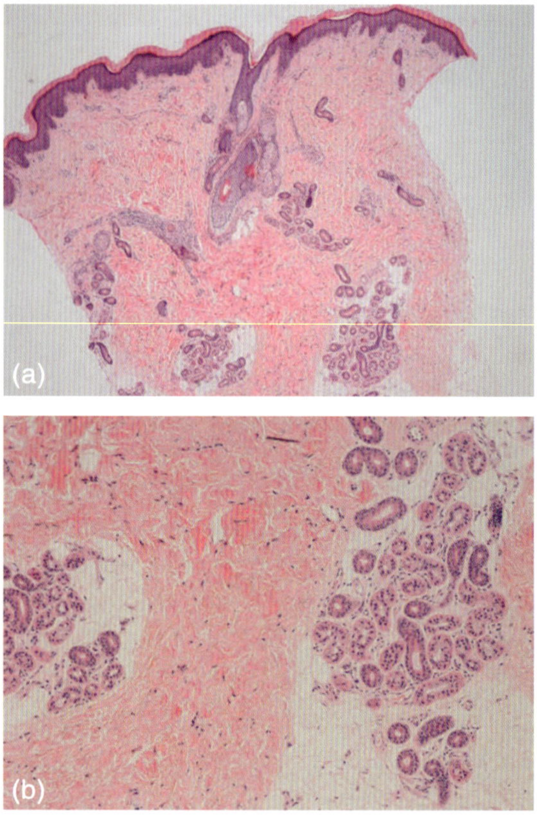

图 75.6 小汗腺痣的组织学表现

真皮内大量小汗腺。放大倍数(a)40×，(b)100×(HE)。

变[12,22]，二者被视为同一镶嵌性 RAS 病谱中的不同表型。Schimmelpenning 综合征的临床特征是线性皮脂腺表皮痣，伴或不伴以下特征：区域性角质形成细胞性表皮痣、斑痣(点状雀斑样痣)或区域性咖啡斑样色素沉着、神经系统异常、眼部异常、骨骼发育异常和低磷血症导致佝偻病(图 75.5b)。*HRAS* 镶嵌还有许多其他不太常见的伴随症状，如伴有表皮痣的羊毛状毛发痣最近也被确认为属于 *HRAS* 镶嵌病谱[23]。

变形综合征：是一种过度生长的镶嵌性疾病。诊断标准已确立[24]，皮肤病变包括角质形成细胞性表皮痣、结缔组织痣、脂肪瘤、血管痣和斑状脂肪发育不良或真皮发育不良。皮损的数量在某种程度上与发病个体表型的严重程度相关[25]，并且可以进行性发展[26]。根据诊断标准定义的变形综合征是体细胞 *AKT1* 镶嵌突变所致疾病[1]。然而有报道部分病例由相同突变引起，但不满足已有标准[27]。

PIK3CA 基因相关过度生长综合征群：是一新的复合性术语，这一新术语反映了多种不同临床表型的共同遗传基础[28]，包括在本章提及的“CLOVES 综合征”。这个缩写词是对伴随症状，先天性脂肪瘤样过度生长、血管畸形、表皮痣(角质形成细胞型)和骨骼异常的总体描述[29]。这种过度生长综合征也可伴有神经异常[30]。尽管本病与变形综合征有许多相似的临床特征，但可以从临床和基因上区别开来[24]。本病是由体细胞 *PIK3CA* 镶嵌突变引起的[5]。

FGR3 表皮痣综合征：*FGFR3* 嵌合突变所致的 *FGFR3* 角质形成细胞性表皮痣伴神经系统表型很少

报道[3,31]。不同寻常的是，这种突变可以在血液中的白细胞 DNA 中检测到[3,32]。

PENS 综合征：这个新界定的家族性或散发性综合征的特征是多发、圆形/卵圆形、丘疹状、白色/黄色、角化性皮损，直径 0.1～1.5 cm。出生时或出生后不久出现，其特征性组织学改变为基底层细胞呈“地平线”样[33,34]。许多病例报道有轻度神经发育迟缓和(或)癫痫[33]。遗传基础目前还不清楚。

CHILD 综合征：CHILD 综合征(MIM：308050)是一种罕见的、有显著中线分界的，仅累及单侧躯体的严重的遗传病[35]。本病常被归为 CEN，但作者更趋向于认为它可能是一种功能性镶嵌性鱼鳞病。本病潜在的遗传缺陷是 NSDHL 种系功能丢失突变[36]，该基因编码参与胆固醇代谢的酶，X 染色体失活被认为是导致偏侧发育不良表型的原因(尽管其确切机制尚不清楚)。这种遗传机制是 X 染色体显性遗传，男性中几乎普遍是致死的。诊断时需注意，双侧皮肤受累罕有报道[37,38]，肢体缺损也不常见。

贝克痣：参见相关章节。

Happle-Tinschert 综合征：是一种罕见的节段性基底细胞样毛囊错构瘤，伴皮外症状，尤其是牙齿、骨骼和神经系统症状[39,40]。遗传基础目前还不清楚。

毛囊痣/粉刺样痣综合征：有报道，粉刺样痣可伴发白内障、骨骼异常和神经系统异常[41-43]。虽然已知孤立的粉刺样痣的遗传基础为 *FGFR2* 突变，但该综合征的遗传基础目前尚不清楚。

并发症和共病

有些 CEN 发生良性肿瘤的风险增加，亦有发生恶变的风险，但由于发生这些肿瘤的个体表型罕见，这些风险未被很好地量化。对于单发孤立的皮脂腺痣，有证据显示其良性肿瘤(乳头状汗管囊腺瘤最常见)的恶变风险约为 1%，而基底细胞癌发生率不足 1%[44]，鳞状细胞癌更罕见(图 75.7 和图 75.8)。单发、小的 CEN 不需要常规切除；然而临床上，由于表皮痣少见，可影响美观，基于美观考虑这些病变往往被选择切除。作者发现，在伴泛发性皮脂腺痣的 *HRAS* 镶嵌病中，多发乳头状汗腺瘤常于青春期发病，治疗可能会相当困难。贝克痣患者发生黑素瘤已有报道[45,46]。

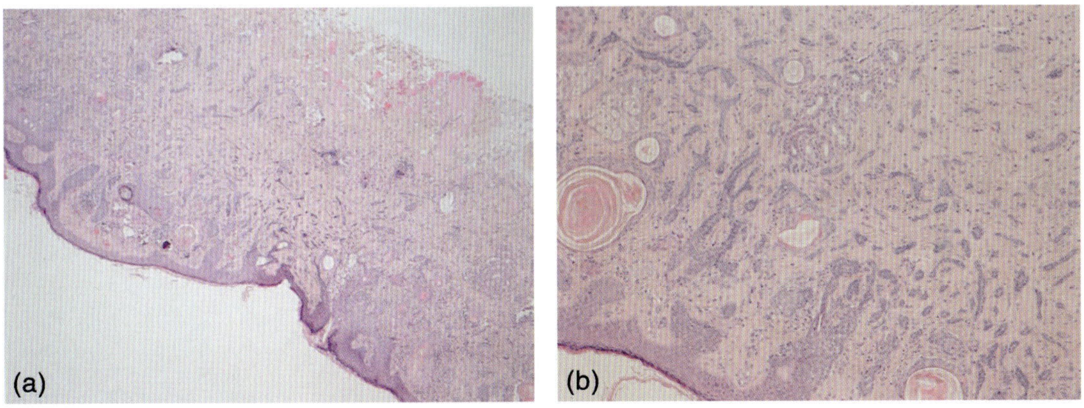

图 75.7 皮脂腺痣中促结缔组织增生性毛发上皮瘤的组织学表现
上皮组织线状浸润真皮，周围促结缔组织增生，胶原基质增生。放大倍数(a)40×，(b)100×(HE)。

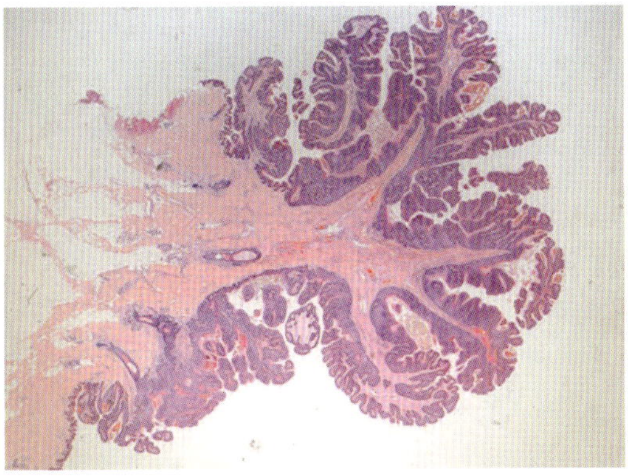

图 75.8 皮脂腺痣中汗管囊腺瘤的组织学表现
可见明显的乳头状结构。放大倍数 20×(HE)。

低磷性佝偻病和骨软化是 *RAS* 基因嵌合症的一系列严重而独特的并发症，最常见于 *HRAS* 嵌合，偶见于先天性黑素细胞痣综合征(*NRAS* 嵌合)[47]。最近，随着在本病患者骨骼细胞中发现 *RAS* 突变，这一分子遗传机制已得到证实[47]。这也为血清中骨源性 FGF23 水平升高提供了一种解释[48]，以往其水平的升高被认为是源自皮肤病变。这种病例需要补充磷酸盐并接受专业的内分泌医师管理。

CEN 伴发的神经系统症状多种多样，常见的有大脑先天性结构畸形[3,49-51]。角质形成细胞性 CEN 的表皮松解亚型尚未有累及神经系统的报道，然而根据其潜在的遗传缺陷推测该亚型亦可累及神经系统。

发生中枢神经系统(CNS)损害时往往表现为神经发育迟缓和(或)癫痫发作,两者都可很严重。易出现神经系统受累的高风险的 CEN 皮肤表型尚未确定,然而一项涵盖各种类型 CEN 的研究表明,当痣位于头部时,其发生风险增加[52]。

病程和预后

如果不手术切除,所有的合子后嵌合性 CEN 都是永久性的。无皮外症状的 CEN 预后良好。CEN 综合征患者的预后取决于神经系统、眼、骨骼和其他器官系统的累及程度,且应个体化评估。

治疗

皮外症状的病史采集、体格检查和相关检查对判断是孤立性 CEN 还是 CEN 综合征至关重要。表皮痣尤其是角质形成细胞性 CEN,无论大小都需活检以做出准确诊断。尚无证据显示,痣的大小与是否有性腺镶嵌相关。如果活检确诊为表皮松解性 CEN,应在适当年龄转介给临床遗传学家,因为如果生殖细胞和体细胞均发生嵌合,生殖系杂合性显性突变有可能遗传至后代。同样,具有遗传背景的 CEN(如 CHILD 综合征、Cowden 综合征)也应转介给临床遗传学家。

根据文献报道,皮外症状罕见,且往往是独特的表现,因此目前尚无标准化的检查流程。在缺乏系统研究调查的情况下,不同类型的痣需进行不同的检查,具体应根据其临床表现和已知该亚型的伴随症状来决定(如评估牙、眼、神经系统、骨或代谢系统)。多发性角质形成细胞性或皮脂腺表皮痣伴低磷酸盐血症非常常见,因而单一基线电解质和钙/磷酸盐/碱性磷酸酶测定可作为常规检查。如果神经系统评估有任何异常,应进行中枢神经系统的 MRI 检查。

适当的治疗方案取决于不同亚型和患者是否有伴随症状。目前还缺乏大规模的研究,但考虑到近期的遗传学进展,这一领域未来可能会有扩展。小的、单一的表皮痣可手术切除,但对于更广泛的病变,目前手术切除方法少见。面积大的角质形成细胞性表皮痣和皮脂腺痣应用消融性激光,可使厚的和(或)角化过度的皮损变薄,而小的疣状皮损冷冻治疗有效[53]。二氧化碳激光治疗 ILVEN,治疗反应不一[54]。有报道可应用治疗银屑病的药物,如局部使用卡泊三醇、依那西普和口服维 A 酸。众所周知,CHILD 综合征的皮损很难治疗,二氧化碳激光和局部使用卡泊三醇治疗效果参差不齐。然而最近,基于受累基因在胆固醇代谢中的作用,一种新的局部治疗方法在两个 CHILD 综合征患儿取得了成功[55],并且在其他小样本病例中也取得了同样的成功。泛发的表皮松解性、角化过度性表皮痣通常需要系统使用维 A 酸治疗,局部应用维生素 D 衍生物治疗成功的病例也已有报道[56,57]。

先天性色素细胞痣

先天性黑素细胞痣

定义和术语

先天性黑素细胞痣(CMN)是出生即有的良性、色素性、黑素细胞痣(见第 132 章)。

同义名

- 巨大毛痣(由于"多毛"和"巨大"这两个词通常不为患者所接受,因此最好避免使用)
- 痣细胞痣
- 斑痣型 CMN
- 神经皮肤黑变病
- 多发性 CMN
- CMN 综合征
- *NRAS* 镶嵌
- 镶嵌性 RAS 病

流行病学

发病率和患病率

与其他痣一样,因 CMN 是一种先天性疾病,受影响的胎儿可能会因此导致其流产,其真实发病率无法确切估计。小的、单发的 CMN 新生儿出生时的流行率为 1%～2%[1-3]。目前尚不清楚多发性 CMN 或 CMN 综合征的流行率。只有一项研究系统地评估了预期成人皮损>2cm 的 CMN 的新生儿患病率为 1/2000[4]。

年龄

先天性黑素细胞痣应在出生时就存在。然而,有一小部分皮损在出生时没有或几乎看不见,然后在出生后的第一年临床表现为典型的 CMN,这些被称为迟发性 CMN。这些"变暗的皮损"经历一段时间后会充分显现。在正常的 CMN 中,偶尔会出现迟发病变,在这种情况下,邻近 CMN 主体的轻症咖啡斑的颜色在出生后变得更深。这可导致 CMN 皮损面积超出儿童期的皮损面积,这一现象在 CMN 中并不常见。

性别

大多数研究显示,女性略多于男性,比例为 1.2∶1[5-7],然而一项大型前瞻性新生儿研究显示,男女发病率无差异[4]。

种族

先天性黑素细胞痣在各种族中均可见。到目前为止，不同的世界范围研究中，总患病率一致。然而，一项规模最大的研究的亚组分析表明，非洲黑人后裔的儿童患病率有小幅但显著的增加[4]，而在非洲和亚洲人口中因缺乏大规模研究，还不能得出种族群体之间没有差异的结论。

相关疾病

CMN 和 1 型神经纤维瘤病是否可以共存一直存在争议，这是由于很多文献报道 CMN 中可见到神经样损害而引起的混淆[8]，而就这一点现有的文献无法得出一致解释。然而，根据作者的经验，单发的 CMN 伴咖啡斑并非罕见，作为 1 型神经纤维病的特征表现，根据诊断标准，罕见多发性 CMN 的完全表型能与 1 型神经纤维化共存。因此，通常建议做一次全面的体格检查。

病理生理学

发病诱因

英国的一项研究发现，黑素皮质激素-1-受体（*MC1R*）基因的纯合子性和复合杂合子性种系变异在 CMN 患者中更为常见，某些变异与更严重的皮肤表型有关[9]。这种遗传倾向的机制尚不清楚，也可能存在其他种系遗传因素，因为在英国的一个队列研究中，25％～30％病例的二级亲属中有 CMN 阳性家族史[6]。

病理学

先天性黑素细胞痣几乎都是含有交界和皮内成分的复合痣，由温和的黑素细胞组成，特征性表现为痣细胞围绕附属器，并常深达肌肉和脂肪层。无细胞异型性。黑素细胞的形态常随深度而变化，在真皮深层分化程度较低，呈纺锤状至卵圆形（图 75.9）。

CMN 中可出现结节，几乎都是增殖性结节而非黑素瘤（图 75.10）。CMN 很少出现黑素瘤；一旦发生，表现为界限不清的浸润性细胞增殖，常伴有局灶性坏死，可见明显的细胞非典型性和有丝分裂象（图 75.11）。

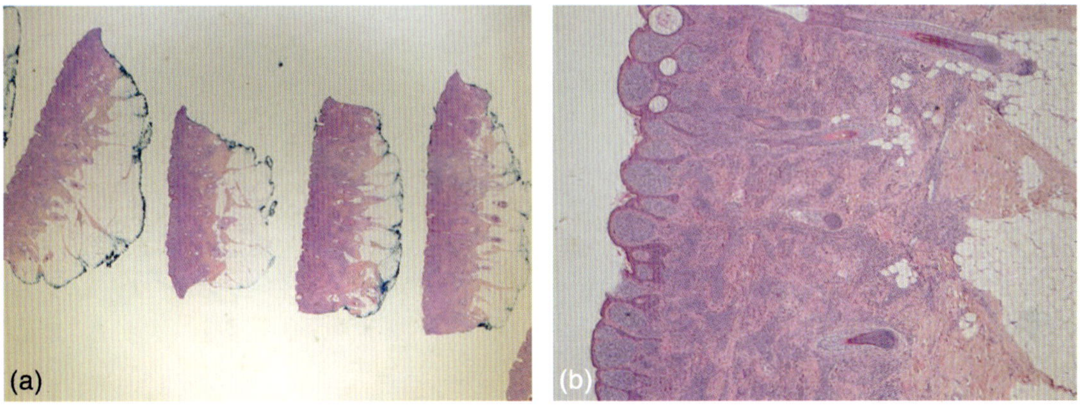

图 75.9　典型的先天性黑素细胞痣的组织学表现

损害主要位于真皮，由良性的痣细胞组成，深及附属器周围，细胞无异型。放大倍数(a)20×，(b)40×(HE)。

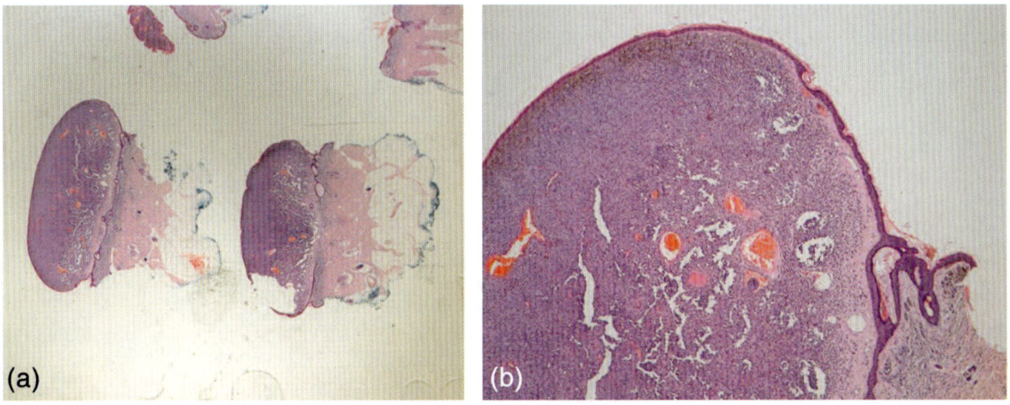

图 75.10　先天性黑素细胞痣中出现增生结节的组织学表现

大片良性的痣细胞形成一个明显的结节，但细胞无异型性。放大倍数(a)20×，(b)40×(HE)。

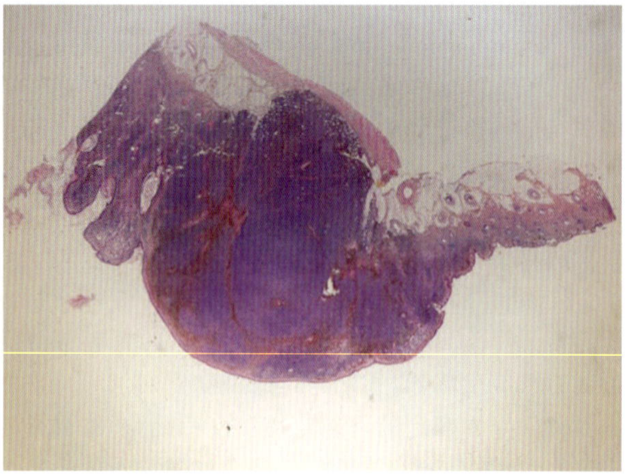

图 75.11 先天性黑素细胞痣内出现黑素瘤的组织学表现

可见增殖性亚群，广泛浸润且周围的结构扭曲，细胞有异型性。放大倍数 20×(HE)。

由于痣细胞表现出多种未分化和多能细胞的特征，目前尚不清楚是哪种类型细胞受到体细胞突变的影响。候选细胞包括成熟黑素细胞、未成熟黑素细胞、黑素细胞或真皮干细胞及神经嵴干细胞[10-15]，近期有证据支持其起源于某些类型的干细胞[16]。

遗传学

先天性黑素细胞痣是由宫内体细胞突变引起的。CMN 综合征发生在发育的早期，推测发生单个或多个皮损可能取决于突变的时间。种系背景基因型可能发挥同样重要的作用。根据目前的数据，多种 CMN 和 CMN 综合征通常由 *NRAS* 基因突变所致[17]，一项研究发现，少部分病例未发生 *NRAS* 突变[17]，另一项研究中所有病例均发生 *NRAS* 突变[18]。因此，多发性 CMN 和 CMN 综合征通常归于镶嵌性 RAS 病的病谱中。已证实单发 CMN 可携带 *NRAS*(更常见)或 *BRAF* 突变[18,19]，然而一项应用多种技术的研究发现，在无其他突变的单个病灶中该因果关系更难以证实[18]。引起 CMN 的 *NRAS* 突变是密码子特异性的，p. Q61K 最常见，p. Q61R 次之[17]。密码子 61 位于 NRAS GTP 酶的活性位点内，这些突变导致蛋白质结构性激活。近年来，表型-基因型的显著相关性得以证实，已证实 p. Q61H 和 p. G13R 突变与斑痣型 CMN(参见后面的临床亚型)相关[20]，但从未在经典 CMN 中被报道过。

环境因素

环境因素在 CMN 发病中未发挥显著作用。一项回顾性问卷调查研究 CMN 发病机制中潜在的环境因素的问题，表明孕期吸烟可能有轻微风险，但不包括使用日光浴床、药物、X 线、饮酒、母体感染和麻醉药。然而，与对照组相比分娩 CMN 胎儿的母亲明显更易出现流产、严重恶心/呕吐或血压升高。这些表现可能是突变的原因或结果，也可能是由一个共同的独立因素引起的。

临床特征

病史和临床表现

先天性黑素细胞痣通常为棕色或黑色，也可为呈红色或紫色，尤其是在出生时。颜色和(或)质地通常是与正常皮肤不同(图 75.12)。由于表面隆起，除了非常小的 CMN 外，皮损通常均可触及。出生时色泽最深，常在出生后几年一定程度变淡，偶尔改变显著[21,22]。

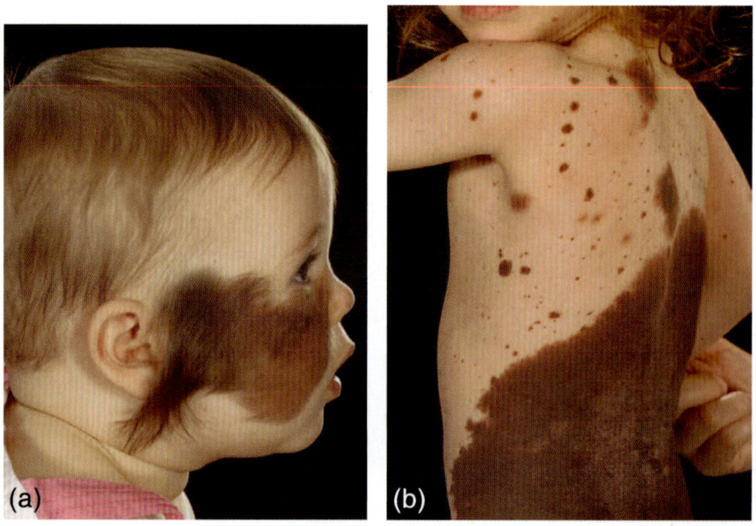

图 75.12 先天性黑素细胞痣(CMN)

(a)面部单个 CMN 显示明显的多毛；(b)后背多个大小不一的 CMN。

非头皮部位的 CMN，出生时毛发通常不明显，可在出生后一年内长出毛发。头皮 CMN 出生时即有浓密或金属丝般的毛发，且其生长速度显著快于周围正常头发。随着时间的推移，毛发的颜色常接近头皮毛发的颜色，但质地仍不同。偶尔，头皮 CMN 可无毛发。头皮 CMN 可在数年后出现白发，片状脱发也不少见。

CMN 可以单发，也可以多发。多发性 CMN 传统上被称为“卫星”病变，这可能源于黑素瘤这个术语的使用，它的意思是病变从中央向局部播散。多发性 CMN 曾被认为是一个替代术语，两者都可以理解[23]。

无论出生时或出生后，CMN 可有良性增殖区（图 75.13）[24,25]，这种表现在临床上和组织学上都很难与黑素瘤鉴别[8]，在这种情况下应寻求专科医师的帮助。新生肿块的处理方法见下述。虽然存在许多变异，作者见到常见的良性增生性病变有两种：增殖性结节和弥散性神经样增生。

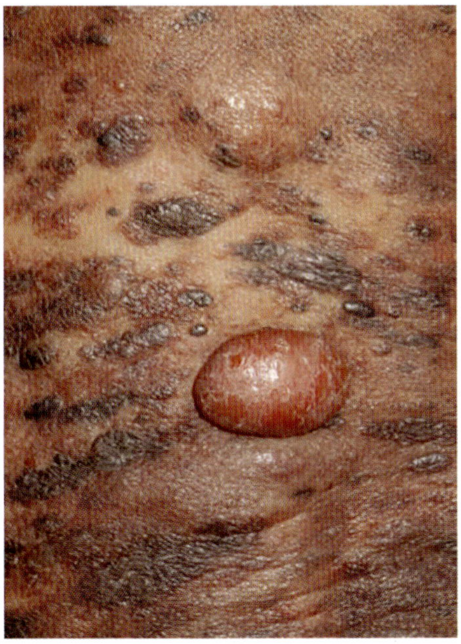

图 75.13　巨大先天性黑素细胞痣的良性增生结节，出生时出现，行为稳定

- 经典增殖性结节：通常出生时即有，界限清楚、对称、圆形或椭圆形结节，质地柔软至坚韧，颜色不一，直径数毫米到数厘米。如需手术，这些结节通常较容易切除。
- 弥散性神经样增生：出生时通常不存在，但可出现于儿童期任何阶段，并且持续缓慢进展，青春期可更活跃。边界欠清，直径数厘米到数十厘米，坚实，较大者往往会下垂（图 75.14），很难手术切除，易复发。组织病理学表现为神经样型分化的 CMN。

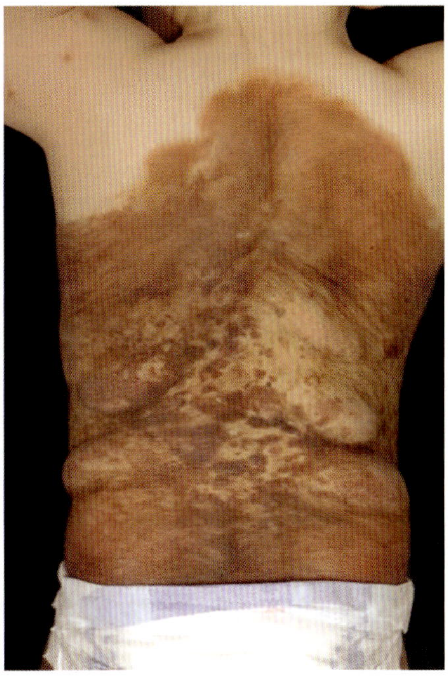

图 75.14　先天性黑素细胞痣的多发性神经样增生

临床亚型

斑痣型 CMN 是唯一一个边界清楚的临床亚型，相对少见。定义为一个咖啡斑背景上叠加多个不同大小和颜色的高出皮面的 CMN[26,27]。可以单发，也可以多发，较小的病变如没有重叠的深色区域通常难以与咖啡斑鉴别[20]。斑痣型 CMN 遗传基础有细微的不同（见前面的遗传学部分）。

鉴别诊断

先天性黑素细胞痣有时很难与先天性蓝痣鉴别，但后者通常为蓝/黑色而非棕/黑色，如有疑问组织病理有助于鉴别诊断。

严重程度分级

临床上最有用的表型测量指标仍然是单个病变和多个病变之间的区别（图 75.13）。因此，对患者进行全面检查以寻找第二个或更小的 CMN 是极其重要的，这些病变在出生时颜色可能相对略淡。

如果患者 CMN 超过一个，皮肤表型的严重程度与发生神经系统和恶性并发症的风险之间有一定的相关性。已证实与神经系统预后有最佳统计学相关性的临床特征是预期成人皮损尺寸（PAS）[6,28]。痣的总数也与神经系统预后密切相关，但由于最大病灶的 PAS 与病灶总数本身密切相关，这些是统计模型中的混杂因素，而在作者的研究中 PAS 始终是更可靠的测量指标。患者CMN表型的完整分类还应包括MRI检测到的神经病变、神经系统的异常临床表现、特征性面部表现和恶性肿瘤。临床医师建议还应包括皮肤表型的其他细节，如粗糙度和颜色[29]，但迄今为止尚未显示这些与测量结果相关。

PAS评估可以有多种方法，但没有一种是精确的。有一种方法涉及对测量直径应用乘法因子，该方法考虑到儿童头部和身体生长速度的差异。然而，这些作者自身不认为这种方法有用，因为最大的病变经常累及身体多个部位(如从头部延伸到躯干)。因此，在更好的评估方法出现之前，还是建议对患者进行全面检查，确定最大的病变；在一个标准的成人图上绘制出轮廓，然后估算最大的非圆周直径的预期成人皮损尺寸。

并发症和共病

神经系统异常

到目前为止，单发CMN，无论其大小和位置，尚未有神经系统MRI检查异常的报道。然而，对于多发性CMN，神经系统异常是最常见的并发症[28]。神经皮肤黑素沉着一词最初用来描述皮肤及中枢神经系统黑素性病变[30-32]。然而，由于随后许多报道称这些患者存在非黑素细胞性、结构性和肿瘤性病变，因此这个术语不再适用[28,33-35]，建议所有CMN并皮外症状的患者应用CMN综合征这一术语[36]。

典型黑素MRI信号特征的描述和首例CMN患者神经系统表现的报道[30,31,37-39]，开启了研究CMN神经系统症状之门。既往的所有报道均基于尸检报告故必然有失偏颇。自初期报道以后，进行了更大规模的前瞻性队列研究，根据对患者个体的长期随访，基于放射学表现近来提出了一种新的分类法[40]。最重要的是，长期以来坚持认为任何有“症状性”神经损伤(如癫痫发作或神经发育迟缓)的患者的死亡风险都很高的观点是错误的。这种混淆源于中枢神经系统内黑素瘤的并发症表现(参见下一部分)。

根据MRI检查，中枢神经系统异常可分为两组临床相关的组：单纯实质内黑变病和“其他”(除单纯实质内黑变病之外的任何CNS异常)。单纯实质内黑变病是多发性CMN最常见的并发症(一项大规模前瞻性研究发现伴有一个以上CMN病例的发生率约20%)，但死亡的风险并未增加。约50%的患者无CNS症状，但另外50%的患者，可有神经发育迟缓、注意力缺陷、多动症和自闭症或癫痫。由于实质内黑素沉着最常见的部位是杏仁核[22,28,30,37]，最常见的癫痫发作是颞叶癫痫。如果表现为这些特征性MRI改变，无须活检或切除，如果患者病情稳定，无须常规复查MRI。极少数病例癫痫发作对药物治疗抵抗，对于合适的病例手术可成功治疗[41-43]。只有确认患有单纯实质内黑变病的婴儿才不需要进一步的常规扫描，但应在出生后的最初几年随访神经系统发育情况，一旦出现异常及时转诊给儿童神经科医师。

所有其他改变都应该更加谨慎观测，因其非常罕见，仅个例报道。这些病变需要定期复查MRI，直到确定病情稳定。特别需要注意的是，由于黑素细胞的快速扩散生长，临床表现呈恶性进程，因此累及软脑膜的病变必须严密监测。根据作者的经验，CMN患者的脑积水通常需要分流，即使梗阻原因不明。目前认为是由于软脑膜疾病初期低于MRI分辨率，而通常在数周内其分辨率就变得很明显。它可能是一种新的恶性进程的表现，无论是软脑膜病变或是独立于实质内黑素瘤，但少数情况下也能多年稳定不变。Dandy-Walker畸形和其他颅后窝畸形均有报道。各种非黑素瘤性脑瘤亦有个例报道，通常可用常规方式治疗，但需注意的是，这些肿瘤应检测*NRAS*密码子61突变[17]，因为发生机制的不同可能改变肿瘤的治疗策略。

重要的是，CMN患者即使MRI检查无任何异常发现，也会出现神经系统发育异常和偶发癫痫[44]。最近发现，脑实质内病变和皮质发育不良的细微组织学改变低于MRI分辨率，是最可能的解释[41]。同样，这些神经系统症状并不意味死亡风险增加，应该像对待任何其他患病儿童一样对他们加以管理。

黑素瘤

CMN患者更常发生黑素瘤。然而，这种风险是两极化的，并在很大程度上与皮肤表型的严重程度有关。对于小的单个病变其风险非常低，估计<0.1%[45]。

现已明确证实，所有CMN黑素瘤的总体发病风险为0.1%～2%[6,46-49]。然而，这种风险是可变的，对于小的单个病灶，其风险非常低[45]，对于痣的PAS>60cm的个体，其风险高达10%～14%[6]。黑素瘤发病的中位年龄大约是7岁，因此与正常人群相比儿童的相对风险非常高，而这个年龄段人群对黑素瘤几乎是一无所知的。出现新发皮肤肿块的治疗方法介绍如下。

重要的是，原发性黑素瘤不但发生于受累皮肤，而且至少50%的病例发生于中枢神经系统[6,46]。到目前为止，6个月内的患儿进行MRI平扫检查，从未发现中枢神经系统黑素瘤。然而，考虑到存在低于MRI分辨率的病变，不能排除其可能性，任何CNS症状或体征出现急性改变的 CMN 患儿均应立即行 MRI 造影增强检查。黑素瘤发生于其他器官系统中罕见报道。

其他肿瘤

CMN 并发其他恶性肿瘤的报道很少，最显著的是横纹肌肉瘤[50-53]。

典型面部特征

依据严格意义上畸形的诊断标准，对有典型面部特征的 CMN 患儿与正常学龄儿童进行大规模队列研究的统计学比较[36]。在 CMN 队列研究中，74%患者至少有三个典型的面部特征：前额宽或突出、眼距过宽、眉毛异常、眶周丰满、小/短鼻、窄鼻脊、宽鼻尖、宽或圆脸、面颊饱满、上颌骨前突出、人中突出/长、下唇外翻。这些特征很可能是由于面部骨骼和(或)软骨和(或)真皮的前体细胞镶嵌突变所致，所有这些前体细胞均起源于神经嵴。已知 RAS 通路基因会改变面部发育，正如在种系 RAS 病中所见，面部变宽是动物模型和人类 *NRAS* 突变的一个特征[54,55]。此外，其他镶嵌疾病，如 Pallister-Killian 综合征[56]、*PIK3CA* 镶嵌[57]及 Cornelia de Lange 综合征[57]，这种典型的面部特征也有报道。

检查

CMN 的诊断通常是临床诊断。皮肤或皮肤外黑素瘤的神经病学检查和监测应按图 75.15 所示进行。

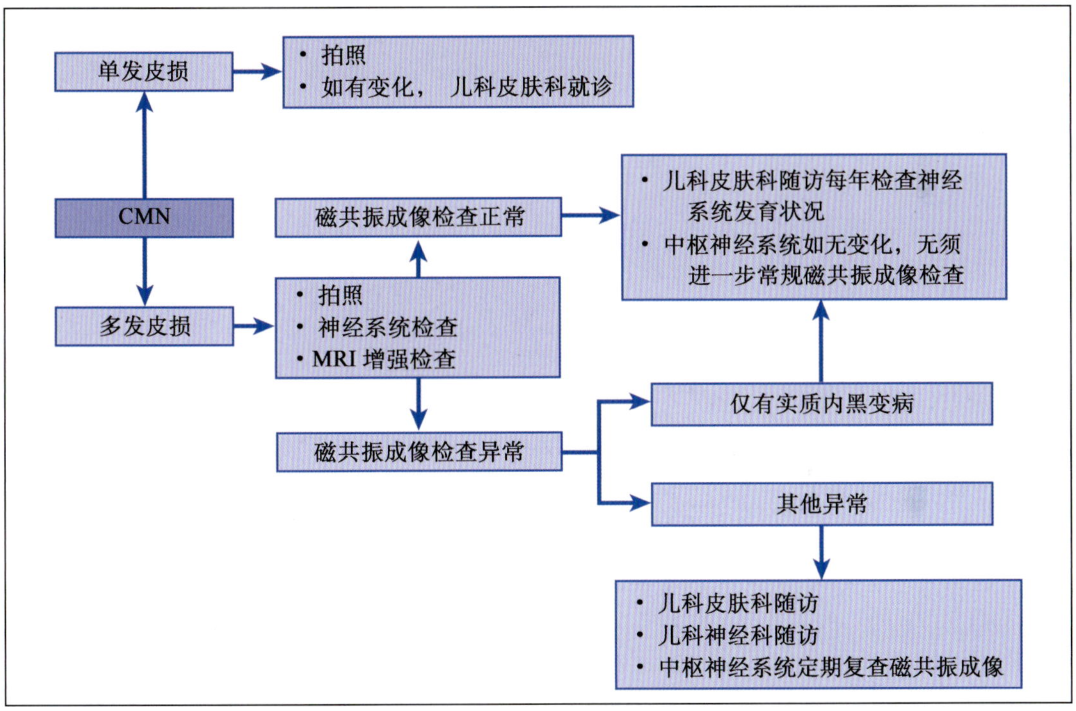

图 75.15 先天性黑素细胞痣(CMN)患者神经系统检查和随访的临床管理法则

治疗

所有 CMN 患儿出生后均需接受神经系统病史采集和体格检查(图 75.15)。任何有神经系统临床症状的儿童都需行中枢神经系统 MRI 检查。对于无神经系统临床症状的单发 CMN 患儿(无论其大小或位置)无须常规检查 MRI。出生时有多个(即两个或两个以上)CMN 的患儿(无论其大小或位置)，应在出生后 6 个月内常规进行脑和脊椎 MRI 增强造影检查。在大型儿科中心，这一检查通常不需要全身麻醉就可以完成。如 MRI 正常或仅为典型的实质内黑变病，且患者神经系统无异常临床症状(每次就诊时应进行评估)，则儿童期无须接受进一步影像学检查。如果 MRI 显示有其他颅内病变，患儿应根据情况紧急转诊到儿童神经内科和(或)神经外科。这些病例极有可能需要进一步的影像学检查。

任何年龄段出现神经系统急性症状，如颅内压升高或癫痫发作，应立即进行中枢神经系统 MRI 增强造影检查。根据经验，在这些病例中脑积水通常是由软脑膜疾病引起的，但颅内压升高的初期 MRI 常无异常发现。因此，颅内压升高而 MRI 正常的情况下，如果是由于软脑膜水平阻塞所致也需治疗(常采用脑室-腹腔分流术)，并在数周内复查 MRI 以观察进展。软脑膜疾病伴急性脑积水通常呈恶性进程，多为弥散性软脑膜黑素瘤；仅极少数由有关脊髓压迫的病变所导致的脑积水症状稳定且持续。由于脑脊液通常含有黑素细胞，而且这些细胞的组织学很难解释，因此脑脊液检查不推荐。每隔几周复查 MRI 评估恶性行为，直到病情稳定或明显恶化。如果进展明显，则需进行软脑膜组织活检以评估黑素瘤。尚未发表的作者的近期研究表明，软脑膜组织的阵列比较基因组杂交（CGH）模拟了 CMN 中温和性 CMN 和黑素瘤的表现[58]，因此可能是一项有用的临床检查。

CMN 中新发肿块的管理并无明确标准，肿块很常见，但前瞻性的数据稀缺。因此，在此介绍作者目前的做法，但前提是需要个体化管理。CMN 患者近期出现的新发肿物，如果临床诊断为良性增生性结节，则拍照并全面检查淋巴结，如局部淋巴结无增大，应在 4 周内进行临床复诊；如果出现局部淋巴结病变，应立即切除。如果在 4 周后复查时，结节继续进展，则需要活检，进行组织学检查、*NRAS* 和 *BRAF* 突变分析，并在可能的情况下采用比较基因组杂交（CGH）及荧光原位杂交（FISH）进行基因检测[17,58]。阵列 CGH 已被充分证实在临床上有助于鉴别良性温和性 CMN、增生性结节和黑素瘤，且常常有助于组织学诊断困难的病例[17,58]。如 4 周后随访肿物无变化仅需继续随访，除非有其他切除指征（如隔着衣服可见）。

需要再次强调的是，黑素瘤在 CMN 患者中常被过度诊断，确诊黑素瘤通常应征求临床和组织病理学专家的意见。一旦确诊黑素瘤，多发性 CMN 患者预后极差，常于确诊后 6～12 个月死亡。患者应转介到有儿科肿瘤学和黑素瘤多学科小组的专科中心。寻找转移灶的检查包括全身正电子发射断层扫描、胸部 X 线、腹部超声和中枢神经系统 MRI（如尚未进行）。血液检查应包括乳酸脱氢酶检测。皮肤黑素瘤通常可手术治疗。可以考虑使用新的化疗药物靶向抑制 *NRAS* 过度活化，尽管这些药物目前仍处于实验状态。因在多发性 CMN 常有 *NRAS* 突变，但从未发现 *BRAF* 嵌合突变，*BRAF* 抑制剂禁用于治疗本病。

重要的是，目前没有数据证实手术切除多发性 CMN 可降低患者罹患恶性肿瘤的风险。然而，在没有需要立即治疗的医疗问题的情况下，与患者及其家人讨论 CMN 的美容管理是很重要的。从美容角度如何最好地处理 CMN，有许多不同的观点，很大程度上取决于患者个人。脱毛最容易，且无须经常重复即可明显改善外观。脱毛膏和脱毛蜡通常粗糙、有刺激性或导致脱皮，不能用于 CMN 患儿。一些中心仍采用浅表祛除技术，如磨削、刮除或激光治疗，然而因为术后色素沉着复发，许多大型 CMN 中心不会选用这些技术。对出生时 CMN 的最初皮损和浅表祛除术后 CMN 的远期效果进行色泽比较是不合适的，因为许多 CMN 会随着年龄的增长而自行变浅。此外，浅表祛除术可以产生瘢痕。连续切除单个病灶或明显影响外观的病灶（如面部），虽然不可避免地会留下瘢痕但仍可取得非常好的效果。使用球囊皮肤扩张术进行大范围切除，美容效果也可很好，同样需要注意瘢痕形成和外科手术的负担。在每个个案中，手术的利弊应与家属讨论。

Resources

Patient resources

Caring Matters Now：www. caringmattersnow. co. uk.

Contact a Family：http://www. cafamily. org. uk.

Nevus Outreach：www. nevus. org.

（All last accessed January 2015.）

先天性 Spitz 痣、先天性蓝痣和先天性斑痣

先天性 Spitz 痣罕见，出生时发病率无确切的统计数据，出生以后它们的表现与黑素瘤相似[1]。通常在切除活检后才可确诊，其组织学特征与获得性 Spitz 痣的一致（见第 132 章）[2]。先天性黑素细胞痣出现 Spitz 样改变也有报道[2]。先天性 Spitz 痣恶变率尚不清楚。出生时聚集性或发疹性 Spitz 痣更罕见[3]。

先天性蓝痣罕见，可以分为普通型和细胞型或上皮样蓝痣 2 型。先天性普通蓝痣与获得性普通蓝痣的临床和组织学特征相同（图 75.16），后者已有体细胞 *GNAQ* 突变的报道[4]。如果临床表现典型，不需要手术切除。另一方面，先天性细胞型蓝痣通常比获得性蓝痣大得多，最常见于头皮。该亚型可并发多种潜在的头皮和神经缺陷[5,6]，甚至恶变[7]。出生时的多发性先天性蓝痣极少有报道（图 75.17）[8,9]可伴发葡萄膜黑素瘤，罕有家族性[10]。

先天性斑痣（斑点状雀斑样痣）是一种以咖啡斑为背景的色素性皮损，叠加深色色素区（或斑点），可通过其深色区域的大小与斑痣型先天性黑素细胞痣相鉴别。先天性斑痣的色素叠加区通常很小，直径最多只有几毫米（图 75.18）。出生时背景可能并不明显，叠加的色素斑点可随着时间的推移而增加。有些病变完全为斑疹，有些为丘疹性的或分布不均匀的斑点[11]。组织学上，斑痣为单纯性雀斑叠加良性交界

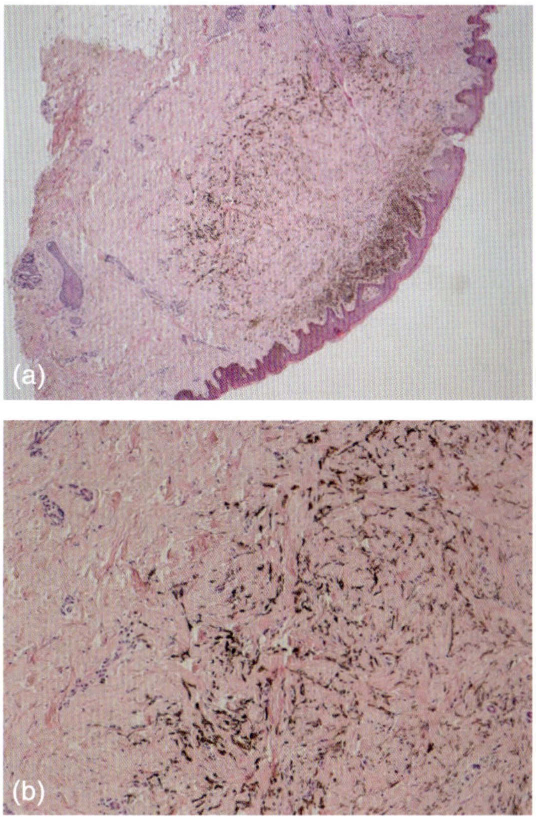

图 75.16 蓝痣的组织学表现

梭形色素痣细胞伸达深层真皮。放大倍数(a)40×,(b)100×(HE)。

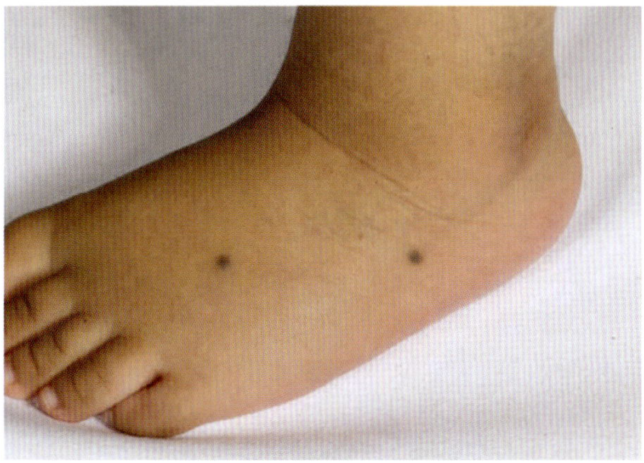

图 75.17 儿童足部两个先天性蓝痣,出生时有多个类似的皮损

性或混合性黑素细胞痣[12]。斑痣通常单发,其大小从直径 1cm 到节段分布,甚至覆盖整个肢体不等。较大的病变可是色素血管性斑痣性错构瘤病,或是最近报道的伴多汗症、感觉障碍、潜在的肌肉缺损和神经异常的斑点状雀斑样痣综合征的部分表现[13,14]。无论小或大的病变都是由于 *HRAS* 基因的体细胞激活突变所致[15,16],至少部分解释了这些病变发展成重叠性斑痣[17,18]的易感性,既往报道重叠性斑痣携带 *HRAS* 突变[19]。

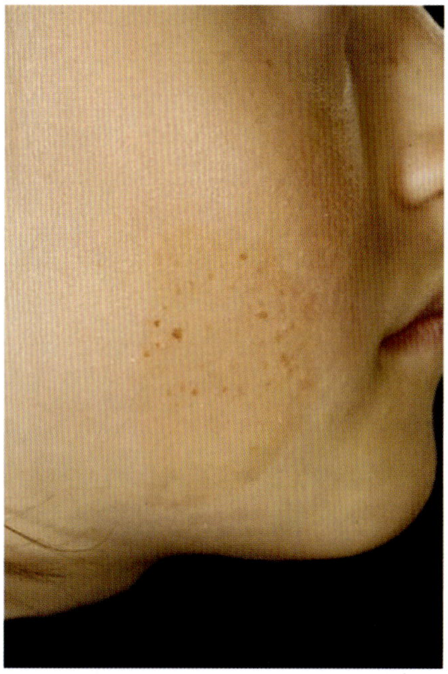

图 75.18 面部单发斑痣,咖啡斑基础上叠加深色区域

先天性结缔组织痣和脂肪痣

定义和术语

先天性结缔组织痣是一种在出生时存在的结缔组织成分的良性皮肤错构瘤。

同义名

- 胶原痣
- 家族性皮肤胶原瘤
- 弹力组织痣
- 青少年弹性组织瘤
- 无弹性痣
- 黏液痣
- 混合结缔组织痣
- 先天性脂肪瘤
- psiloliparus 痣

概述

先天性结缔组织痣是一组临床异质性错构瘤,根据组织学上的主要细胞类型来命名,因此通常需要活检才能准确诊断。

流行病学

发病率和患病率

先天性结缔组织痣是一组罕见的先天性疾病，发病率无确切统计数据。

性别

男女发病率相近。

种族

无种族差异。

病理生理学

病理学

组织学上，结缔组织痣是真皮的错构瘤性病变，通常具有混合的组织学成分[1]，但以一种成分为主。病变根据该主要成分命名，或缺乏的一种成分命名，如无弹性痣。病变边界不清、无包膜，病变组织替换了正常真皮或皮下组织导致真皮增厚。病变组织通常由不规则排列的胶原纤维组成，有或无数量不等的异常弹性组织(图 75.19)。

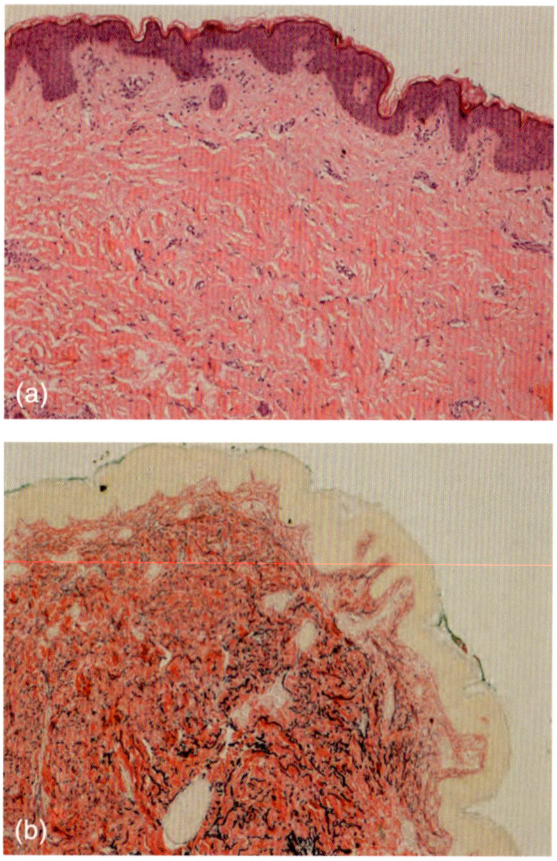

图 75.19 结缔组织痣的组织学表现

病变位于真皮内边界不清，由异常胶原束和混合性弹性纤维组成。放大倍数(a)100×(HE)，(b)van Gieson 弹力纤维染色。

环境因素

没有已知的环境因素。

临床特征

病史

根据定义，这些病变出生时即有，然而结缔组织痣的平均发病年龄为 2 岁[1]。可以单发，也可以多发，可并发皮外症状。有些可在出生后继续生长或在邻近部位出现新病灶，尤其是 Proteus 综合征的足底胶原瘤[2]和 Buschke-Ollendorff 综合征的弹性瘤。

临床表现

孤立的、先天性胶原瘤呈肤色、褐色或黄色结节或斑块，质软至坚硬(图 75.20)。这与发疹性胶原瘤形成鲜明对比，后者是一种在青春期后出现多发皮损的获得性疾病。家族性皮肤胶原瘤发病较晚，通常是多发的，往往皮损较大。Proteus 综合征并发的胶原瘤在出生后最初几年特征性发生于足底，外观似脑回。*PIK3CA* 镶嵌病引起的其他过度生长综合征也有类似的病变[3,4]。

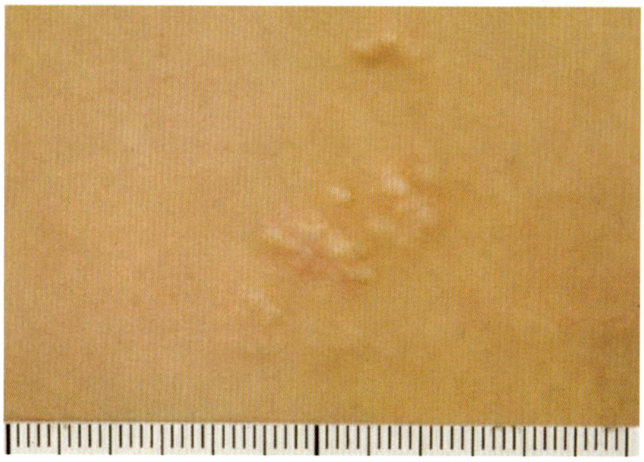

图 75.20 下腹部胶原瘤型结缔组织痣

先天性弹性瘤是一种坚硬的、肤色或乳白色/黄色的丘疹或结节，直径从数毫米到数厘米不等，常融合成斑块或肿块。单一病变可发生于任何部位；但在 Buschke-Ollendorff 综合征中，典型表现为下腹部、躯干、手臂和臀部的成组排列或融合成斑块。无弹性痣并非先天性的，而是在出生后二十年内开始发病，是因丘疹或斑块内弹性纤维缺失或碎裂而定义的组织病理学诊断，关于本病与发疹性胶原瘤或丘疹弹性组织断裂的诊断因存在重叠而有争议[5-7]。

先天性脂肪瘤表现为局限性、皮肤颜色、柔软的增生性皮损，边界模糊。“米其林轮胎”婴儿表型与脂肪痣和弥散性平滑肌错构瘤有关[8,9]。这种表型的婴儿皮肤普遍增厚，有明显的皱褶。psiloliparus 痣非常罕见，其特征是毛囊发育异常，真皮有显著脂肪沉积[10]，表面光滑、皮肤颜色或微黄色、位于头皮扁平或轻微隆起的病灶。这些痣可以是无异常伴随症状的单一病变[11]，也可以是脑-颅-皮肤脂肪瘤病的表现。

伴随症状、综合征及遗传机制

尽管有一例 *LEMD3* 与孤立性家族性胶原瘤的发病机制有关的报道，孤立性先天性结缔组织痣的遗传基础仍有待充分阐明[12]。单发、非综合征、非家族性结缔组织痣的遗传基础尚不清楚。

弹性瘤（偶为胶原瘤）可是 Buschke-Ollendorff 综合征的临床表现，Buschke-Ollendorff 综合征是一种常染色体显性遗传疾病，由 *LEMD3* 的种系功能性缺失突变引起[13]。疑似病例应进行 X 线片检查，以寻找骨斑点症和蜡油样骨病的特征性表现。

Proteus 综合征（*Akt1* 镶嵌[14]；见本章前节 CEN 部分）及 *PIK3CA* 过度生长综合征[15]中都可见足底胶原瘤，临床上因其在前者中呈特征性脑回样改变可与后者鉴别。

黏液痣伴发溶酶体贮积病亨特综合征——一种由于 *IDS* 基因的种系突变而引起的 X 隐性连锁疾病已有报道。本病呈进展性，且随着时间的推移，会发展为完整的表型，因此可疑病例应立即转介给相应的专家。

纤维结缔组织痣是结节性硬化症的常见表现，结节性硬化症是一种常染色体显性遗传错构瘤综合征，由两个基因（*TSC1* 和 *TSC2*）之一的突变引起。然而，这些病变通常不是先天性的，也不是本病仅有的临床表现。

先天性脂肪瘤在儿童皮肤科的重要性主要在于其伴随症状腰骶部病变和潜在的脊柱缺陷[16]，应采用适当的影像学技术予以循证。先天性脂肪瘤和 psiloliparus 痣也可是神经皮肤疾病——脑-颅-皮肤脂肪瘤病的一部分，如果怀疑这类疾病，需要进行眼科和神经系统检查。本病的遗传基础尚不清楚。

检查

全层皮肤活检进行组织病理学检查通常有助于准确诊断结缔组织痣，相邻的正常皮肤有助于比较细微的真皮变化。

治疗

家族史、体格检查和随访所有相关的皮外症状或综合征性表现很重要。如果这些均无异常，可以对单个病灶进行随访，直至确认为是孤立和稳定的。

“痣样”疾病和当前未分类痣

Becker 痣和安哥拉毛痣：遗传机制尚不清楚。Becker 痣（或 Becker 黑变病）是一种相对常见的、通常呈非线性排列的色素沉着性疾病，发病率约为 0.25%[1]，较常见于男性，极少数为先天性，多数病例在 20 岁之前发病。通常但并非所有表面毛发增多，常见于躯干上部。Becker 痣组织学表现为雀斑样黑素细胞增生、表皮增生和平滑肌增生，故作者将其归为当前未分类痣。Becker 痣并发皮外症状不少见[2]，称为 Becker 痣综合征[3]，可涉及深层结构，即深层乳腺组织、胸大肌（有时是肩部肌肉）发育不全或脂肪萎缩。已报道的其他皮外症状包括同侧肢体生长障碍、多乳头[4]和脊柱侧凸。线性分布的 Becker 痣罕有报道[5]。

安哥拉毛痣[6]：是一种非常罕见的基底层色素沉着增加的多毛痣，毛发呈白色，质地细如绒毛。可呈线性和非线性的分布。安哥拉毛痣可并发皮外症状。

Mouin 线性皮肤萎缩：指获得性色素沉着性皮下组织萎缩，不是痣，但沿 Blaschko 线分布[7]。通常在 20 岁前发病，并且经过初期发展后常稳定下来，有报道称可有非常缓慢的进展[8]。最常见的部位是躯干和单侧躯体[7,9]。到目前为止，还无家族性病例的报道，其遗传基础尽管有假说，但目前仍未知晓[10]。

线状苔藓：参见第 37 章。

线状硬斑病/硬皮病：参见第 57 章。

X 连锁遗传性皮肤病的线状痣样表现：这组“痣样”皮损沿 Blaschko 线分布的模式可以见于 X 连锁遗传性皮肤病，而非合子后嵌合性疾病。经典的疾病是色素失禁症。皮肤表型的重要分子基础是 X 染色体失活，产生功能性或表达水平的嵌合体，而不是 DNA 水平的嵌合体。详见第 65、67 和 70 章。

全身性皮肤病的线状痣样表现：无论是单一的线性病变，或作为泛发性疾病的一个线性皮肤表现，均很少见。这些病例的发病机制大多尚未在分子水平上阐明。已知的常染色体显性遗传伴有沿 Blaschko 线分布表现的病例，被认为是由于线性区域中正常等位基因的杂合性缺失所致[11]。截至目前，已在线性黑利-黑利病[12]和线性达里埃病[13]中证实了这一假设。

遗传基础不完全明确的沿 Blaschko 线性区域分布的疾病，如特应性湿疹、银屑病、幼年黄色肉芽肿、环状肉芽肿、扁平苔藓和寻常型天疱疮，很少被报道为典型疾病的伴随、先发或仅有的表现[14]。在炎性条件下，有时被称为“Blaschkitis”，应与 Blashko 线状病变鉴别。它们通常不是先天的。虽然关于发病机制的假说已提出，但至今没有数据可解释这一现象。

其他皮肤相关的发育异常性疾病

先天性皮肤发育不全

先天性皮肤发育不全(ACC)是一个描述性术语，包含了各种不同的异常，这些异常有一个共同特征即先天性局部皮肤缺损。最常见的(约 85%的病例)是头顶附近的单个孤立病灶。然而，ACC 可累及皮肤的任何区域，可伴肌肉和(或)骨骼甚至硬脑膜的潜在缺陷，并且可能是多种不同遗传性疾病的一个症状[1]。出生时，病变可以瘢痕性愈合(通常呈薄羊皮纸样外观)，也可以是开放性的，伴有不同程度的溃疡。缺损的周围有一圈头发，即“发圈”征，被认为与潜在缺陷风险增加有关[2]。

目前发表的最全面的 ACC 分类[1,3]，是根据缺损部位、伴发的潜在组织缺损、伴发的其他类型皮肤病(如大疱性表皮松解症、表皮痣)、其他器官受累(如肢体缺损)及潜在病因(如致畸源、胎儿乳头状突起、羊膜带)制定的。单一浅表病变预后良好，仅造成外观缺陷。然而，如有深在组织缺损，特别是如果涉及中枢神经系统，死亡率显著升高。不同综合征的预后随其潜在的基因异常而不同。典型 ACC 的组织病理学表现包括表皮平坦，特征性改变为其下有明显的真皮纤维化，其中完全没有正常的附属器结构(图 75.21)。

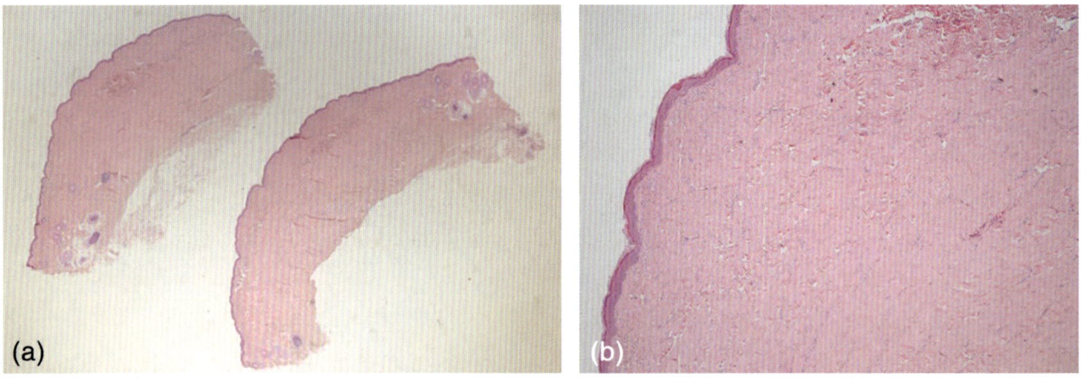

图 75.21 ACC 的组织学表现

表皮变平，伴深在的纤维化和无正常的附属器。放大倍数(a)20×，(b)40×(HE)。

ACC 的管理应包括仔细询问家族史和对儿童进行详细的体格检查，以寻找相关的缺陷，如果发现，应转介至临床遗传学家进一步检查。如果临床表现仅有 ACC，对直接潜在异常的进一步检查取决于临床医师的判断，应考虑是否存在发圈征、中线位置、大面积缺损及是否需要手术干预。如果需要进一步的检查则行颅脑 MRI。

ACC 的遗传基础因其伴随症状而异。可为染色体异常，特别是 13 染色体三体(Patau 综合征)[4]或 4p16.3 缺失导致中线融合缺陷(Wolf-Hirschhorn 综合征)[5]。ACC 是 Adam-Oliver 综合征，一种伴有肢体缺陷的遗传异质性疾病的一个特征性表现，目前已知该表型与 *MYH9*、*RBPJ*、*DOCK6*、*EOGT*、*ARHGAP31* 等基因突变相关[6-10]。遗传方式可是显性的，也可是隐性的，取决于基因及突变类型。ACC 可为许多类型的大疱性表皮松解症的非特异性表现；营养不良型大疱性表皮松解症与 ACC 的基因型-表型相关性仍未被发现[11]，推测可能是由于宫内摩擦造成的皮肤脱落，而非遗传缺陷。*ITGA6* 或 *ITGB4* 突变导致的大疱性表皮松解症伴幽门闭锁可能是一例外。最近证实，*BMS1*[12]和 *COX7B*[13]的突变可导致 ACC。

先天性肌肉错构瘤

平滑肌错构瘤是真皮内成熟平滑肌纤维增生性良性病变[1,2]。出生时的患病率估计为 0.04%～0.2%[2,3]。皮损呈肤色或淡红棕色，质软，边缘不清，上覆毛发，出生时可无症状。特征性表现为摩擦皮损时出现硬结或蠕动(假性 Darier 征)，局部毛发耸立。皮损单发，直径通常可达几厘米，最常发生在腰骶部[2]。一旦确诊其无进行性改变，因无恶变的病例报道，不需要预防性切除。弥散性平滑肌错构瘤导致“米其林轮胎”婴儿表型的病例报道罕见[4,5]，家族性多发性平滑肌错构瘤罕见[6,7]。这些病变的遗传基础尚不清楚。

本病的一个特征性组织病理学表现为，真皮内大量粗大的平滑肌纤维束，纵横交错，向不同方向扩展，病变界限不清、无包裹(图 75.22)。

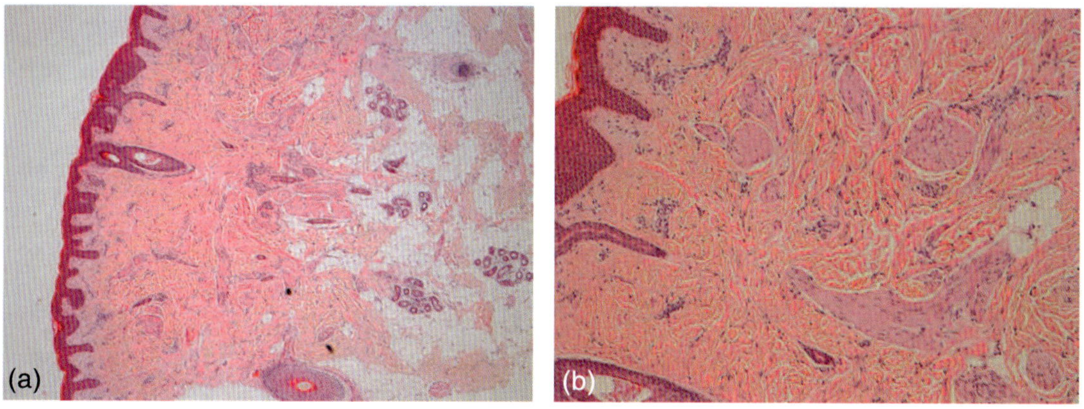

图 75.22 平滑肌错构瘤的组织学表现
真皮内由异常平滑肌束构成的边界不清的病变。放大倍数(a)40×,(b)100×(HE)。

横纹肌错构瘤是一种罕见的先天性病变,好发于头颈部,尤其是下颌。临床常表现为是柔软的息肉样皮损,组织学上为真皮和(或)皮下组织内良性横纹肌纤维增生,伴或不伴其他皮肤成分的错构瘤病变[8]。这些病变可以是孤立的也可伴发皮外症状[9]。

异三聚体 G 蛋白嵌合体疾病

异三聚体鸟嘌呤核苷酸结合蛋白(G 蛋白)嵌合体疾病是一组既往被认为是不同的疾病,最近因具有共同的遗传基础,即 G 蛋白亚基嵌合突变,而被归为一组的疾病。异三聚体 G 蛋白是由 α、β 和 γ 三个亚单位构成的蛋白质复合物,是细胞表面 G 蛋白偶联受体信号转导到细胞内信号通路的关键分子开关。异三聚体 G 蛋白与单体 G 蛋白不同,属于 RAS 家族的鸟苷三磷酸酶,并且与异三聚体复合物的 α 亚单位同源。关于单体 G 蛋白的嵌合体疾病,参见 *NRAS*、*HRAS* 和 *KRAS* 嵌合体疾病(本章前面述及的先天性黑素细胞痣综合征和角质形成性和皮脂腺表皮痣综合征)。

目前已知的异三聚体 G 蛋白嵌合体疾病有三种,即 McCune-Albright 综合征、Sturge-Weber 综合征和色素血管性斑痣性错构瘤病。这些疾病,由于镶嵌比例不同,以及突变累及的特定组织不同,其临床表现高度不同。

McCune-Albright 综合征

McCune-Albright 综合征的典型三联征是咖啡斑、多发性骨纤维发育不良和自主功能亢进的内分泌疾病[1]。同时具备这三种特征中的两种可进行临床诊断,具备这三种特征中的一种,并检测到突变可做出遗传学诊断[2]。

本病的咖啡斑的色素沉着必须与其他疾病的咖啡斑鉴别。典型的(但不是普遍的)McCune-Albright 综合征中的咖啡斑皮疹很大,在出生时就存在,或在头十年早期就出现,以中线为界呈“节段性”分布,边界不清。口腔色素沉着可发生在儿童晚期或成年早期[3]。骨受累可表现为病理性骨折、畸形和骨或关节疼痛。最常见的内分泌异常是促性腺激素依赖性性早熟,女孩比男孩发病早[4]。多种其他内分泌疾病已有报道,包括生长激素过剩、甲状腺功能亢进、库欣综合征和甲状旁腺功能亢进[5]。内分泌异常的检查应由儿科内分泌学专家进行,并在适当情况下进行治疗。

如果拟诊本病而仅有皮肤科表现,那么应该对颅骨、下颌骨、骨盆和长骨进行 X 线片检查,以寻找多发性骨纤维发育不良的证据。如果怀疑或确诊骨纤维发育不良,应根据最近的专家指南进行进一步的检查,因为 McCune-Albright 综合征发生骨肉瘤的风险虽小但明确有[6]。

McCune-Albright 综合征是由激动型 G 蛋白 α 亚基编码的基因 *GNAS* 的嵌合突变引起的[7],该基因编码 G 蛋白 α 亚单位家族之一,导致 G 蛋白偶联受体信号途径的配体独立激活。传统上,直接从受累组织(而非皮肤及白细胞)提取的 DNA,可以最大限度地提高遗传检出率[2]。可能是因为咖啡斑中突变细胞的比例很小,因此皮肤活检敏感性低故并非首选检查。然而,在患者的血液样本中可检测到突变,特别是在那些病变更为广泛的患者中[2]。因此,在其他受累组织不易采集的情况下,可检测血液。此外,新一代测序大大提高了突变检测的灵敏度，1%以下的镶嵌性突变亦可检测出[8]。

Sturge-Weber 综合征

Sturge-Weber 综合征的首例报道为面部和躯干大面积葡萄酒样痣（毛细血管畸形）、大脑表面同侧畸形所致对侧局灶性癫痫（后来在其他病例中被证实）和同侧眼内血管畸形引起的青光眼[9]。Sturge-Weber 综合征的诊断在随后发生了多次改变，目前包括没有皮肤症状的病例[10]，以及对侧和同侧大脑或眼畸形的病例[11,12]。血管畸形引起的各种临床并发症包括癫痫发作、神经系统发育迟缓、头痛、中风样发作、行为异常、偏瘫、青光眼、出生后不对称过度生长（如面部或四肢）和生长激素缺乏[13-15]。

由于葡萄酒样痣很常见，而 Sturge-Weber 综合征相对少见（未证实的发病率估计为 1∶20 000～1∶50 000），因此人们进行了许多尝试，试图从葡萄酒样痣的表型来预测眼、脑并发症。既往曾推测，面部病变如沿三叉神经分支分布，以及位于眼区或双侧面部是 Sturge-Weber 综合征伴随症状的可能较大[16,17]。然而最近提出一种全新的面部葡萄酒样痣的分类方法，该分类发现累及前额（其下限界定为外眼角至同侧耳郭螺旋顶部连线并包括上眼睑）任何部位的病变均与 Sturge-Weber 综合征密切相关[18]。这里的前额区域包含了三叉神经的所有三个分支，证实这三个分支都可累及[19,20]，并且在这种情况下，面部葡萄酒样痣似乎不遵循神经系统的分布模式，而是遵循从神经嵴的胚胎血管系统的分布模式[18]。指南建议，对所有病变位于前额任何部位（如上定义）的面部葡萄酒样痣婴儿的应紧急安排眼科检查，同时进行中枢神经系统的 MRI 检查[18]。青光眼可在出生时就出现，因此需要及时转诊至眼科以降低潜在的发病率。对中枢神经系统进行 MRI 检查的时机是有争议的，因为过早检查可能会错过后期变得明显的疾病[13]。然而，现在有一些证据表明，在发生脑损伤的婴儿中预防性地使用口服药物治疗可以减少静脉淤滞引起的脑萎缩和钙化[21,22]，而在有影像学异常时，是否预防性应用抗惊厥药物仍存在争议[13]。从皮肤病学的角度来看，最近的指南建议仅高危组在出生后 3 个月内应该进行扫描（有阳性结果的转诊神经科），如果临床怀疑但第一次扫描无异常，则在后期重复扫描[18]。

最近对 Sturge-Weber 综合征的遗传学基础的阐明有助于界定该疾病的表型。Sturge-Weber 综合征约 90%的病例是由 *GNAQ* 基因中密码子特异性嵌合激活突变引起的[23]，在一个队列研究中，同样的突变导致了类似规模的、孤立的、非综合征性葡萄酒样痣。这种发病机制与已报道的其他类型胎记中的基因型-表型敏感性相似，伴发皮外特征可能是突变时间较早和（或）其他未知的遗传或环境背景。实际上，突变仅在受累组织中可检测到，而不能从血液白细胞 DNA 中检测到，这证实了 Happle 的假说，即 Sturge-Weber 综合征是一种致死性突变由于发生嵌合突变而个体存活下来所致[24]。

色素性血管性斑痣性错构瘤病

色素性血管性斑痣性错构瘤病是一个描述性的术语，指一组有不同类型色素沉着和血管性皮肤病变共存的表型。

实际上这个词最初是用来描述一个特定的表型，即毛细血管畸形（葡萄酒样痣/鲜红斑痣）和真皮黑变病（蒙古斑）的组合（图 75.23）[25]，由于这一表型似乎比其他表型常见既往认为它等同于色素血管性斑痣

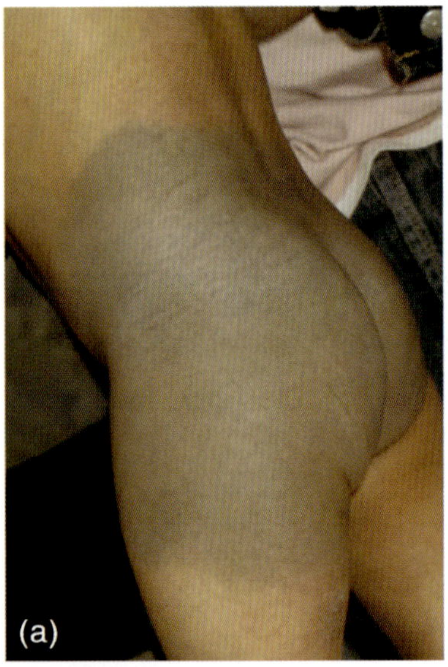

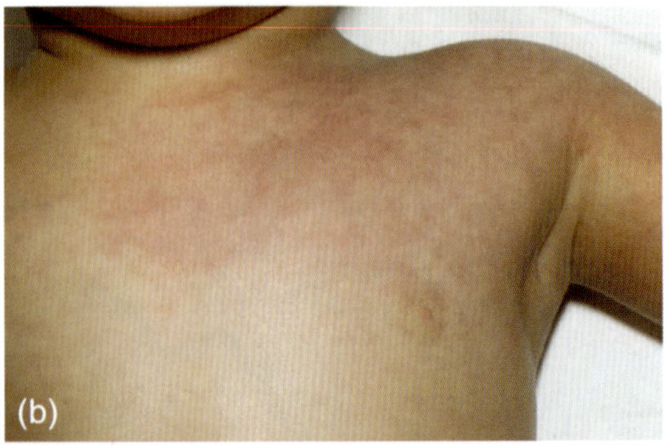

图 75.23 **Ⅱ型（或 cesioflammea 型）色素性血管畸形** 表现为（a）毛细血管畸形（葡萄酒样痣），（b）真皮黑变病（蒙古斑）的特征性组合。

性错构瘤病[26]。在迄今为止最大的一项研究中，该表型在墨西哥一家大型医院的儿科人群中流行率为0.006%，且是5年间的唯一类型。然而，不仅有其他亚型的明确表型证据，现在也有基因型证据。此外，文献中报道的所有表型并不是都可分类的，最近的遗传学进展将有助于对该病病谱的认识。由于迄今为止所报道的大多数病例都发生在非白人个体中，因此种族间的血管色素沉着病的发病率可能存在显著差异，但因报道的病例仍然太少，无法得出明确的结论。

既往曾提出过两种分类法，大致相同，如表75.1所示。

由于本病罕见，相关的伴随症状和治疗的建议是基于现有文献，以及与本病的表型和基因型相似且研究地更完善的 Sturge-Weber 综合征的基础下，并且在有大规模研究前应谨慎行事。已知色素血管性斑痣性错构瘤病的伴随症状有以下几种。

表 75.1　两种色素血管性斑痣性错构瘤病的分类方法

分类 1[27]	分类 2[28]	色素性表现	血管性表现
Ⅰ型	此分类中不存在	线状表皮痣	毛细血管畸形(葡萄酒样痣/鲜红斑痣)
Ⅱ型	鲜红斑痣合并青斑	真皮黑变病(蒙古斑)	毛细血管畸形(葡萄酒样痣/鲜红斑痣)
Ⅲ型	鲜红斑痣合并斑痣	斑痣	毛细血管畸形(分类1为葡萄酒样痣/鲜红斑痣，分类2为淡粉红色毛细血管扩张痣)
Ⅳ型	极罕见，本分类法中无法分类	真皮黑变病(蒙古斑)及斑痣	毛细血管畸形(葡萄酒样痣/鲜红斑痣)
Ⅴ型	青斑合并大理石样皮肤	斑痣	毛细血管畸形(先天性毛细血管扩张性大理石样皮肤)

- 贫血痣(所有类型都有报道)。
- 巩膜或眼内黑变病。重要的是，如果不进行扩张器和裂隙灯检查，症状可能不明显，因此所有确诊的患者应接受眼科检查[29]。
- 青光眼，一旦怀疑，应立即紧急转诊眼科，并定期随访。这似乎更多与巩膜外血管畸形有关，而非色素沉着异常[30]，文献研究表明，有青光眼的高危人群可能主要是眼周有皮肤血管病变者。
- 颅内血管畸形，建议在出生最初几个月内对大脑进行 MRI 检查。从放射学角度来看，这些病变往往与 Sturge-Weber 综合征的病变无法区分，导致既往认为这两种诊断并存的误解，现在的解释为致病基因接近，有时发病机制有重叠。临床上，这些病变可伴有大头畸形、发育迟缓和(或)癫痫发作。潜在的预防性药物可以用来减少静脉淤滞的影响和潜在的皮质萎缩(见 Sturge-Weber 综合征一节)。
- 过度生长，可为完全性偏侧肥大，或是面部或四肢局灶性不对称，相应诊断为色素血管性斑痣性错构瘤病和 Klippel-Trenaunay-Weber 综合征。
- 脉络膜和结膜黑素瘤及视神经盘的黑素细胞瘤都有报道[29,31,32]。应定期进行眼科检查以筛查该并发症，患者应意识到任何眼部症状都要及时汇报。目前已报道这种易感性与其遗传基础有关。

近年来，一些类型的色素血管性斑痣性错构瘤病的部分病例的遗传基础已经被发现。包括Ⅰ型、Ⅱ型(青斑合并鲜红斑痣)和Ⅴ型(青斑合并大理石样皮肤)。临床上可区分的表型中至少部分病例是由 *GNA11* 激活突变的镶嵌现象或 *GNAQ* 自身突变引起的，已知 *GNA11* 突变在黑素瘤中很少见，该基因也是导致 Sturge-Weber 综合征的 *GNAQ* 的旁系同源基因[33]。在同一个患者的色素和血管病变中，存在相同的突变，但血液中一般无法检测到突变[34]。这证实了致死性基因由于嵌合突变而个体存活的假说[24]，但进一步驳斥了双位点嵌合突变及两种病变共存的相似嵌合性疾病的假说[35]。致病机制可能是累及前体细胞的单一突变，在发育过程中引起色素和血管损伤。被累及的突变细胞类型尚不明确。

附录

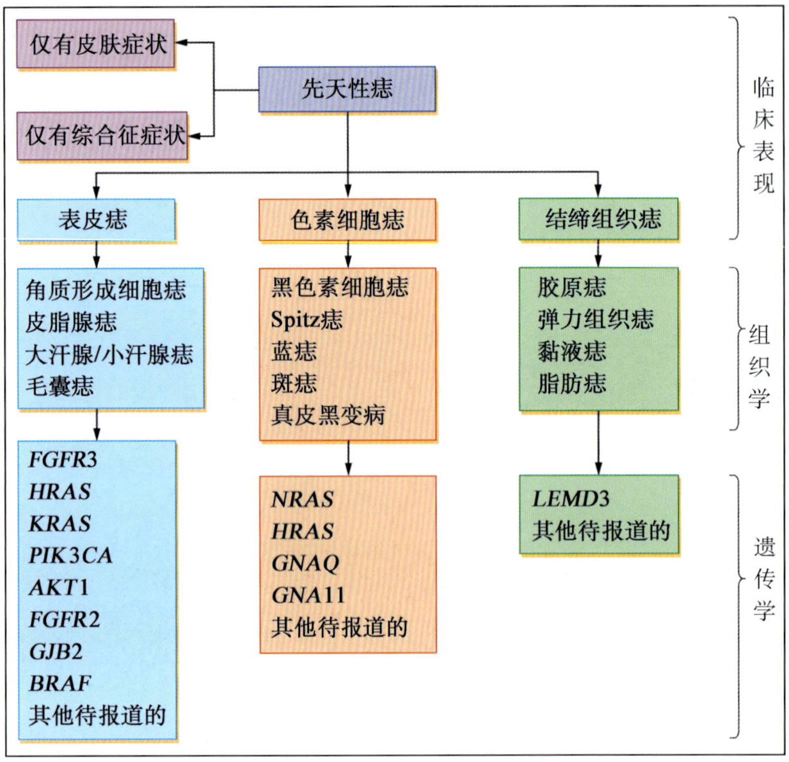

附图 75.1 根据临床表现、组织病理学和遗传对先天性痣进行统一分类

（译者：焦婷 一审：刘丽琴 二审：高敏 三审：骆彦霏 润色：张松）

参考文献

所有文献请查阅网址：www.rooksdermatology.com.
以下列出的是重要参考文献。

Congenital naevi

Congenital epidermal naevi

[2] Hafner C, van Oers JM, Vogt T, *et al*. Mosaicism of activating *FGFR3* mutations in human skin causes epidermal nevi. *J Clin Invest* 2006;116(8):2201-7.

[12] Groesser L, Herschberger E, Ruetten A, et al. Postzygotic *HRAS* and *KRAS* mutations cause nevus sebaceous and Schimmelpenning syndrome. *Nat Genet* 2012;44:783-7.

[22] Groesser L, Herschberger E, Sagrera A, *et al*. Phacomatosis pigmentokeratotica is caused by a postzygotic *HRAS* mutation in a multipotent progenitor cell. *J Invest Dermatol* 2013;133(8):1998-2003.

[24] Biesecker LG, Happle R, Mulliken JB, *et al*. Proteus syndrome: diagnostic criteria, differential diagnosis, and patient evaluation. *Am J Med Genet* 1999;84(5):389-95.

Congenital pigment cell naevi

Congenital melanocytic naevi

[16] Kinsler VA, Anderson G, Latimer B, *et al*. Immunohistochemical and ultrastructural features of congenital melanocytic naevus cells support a stem-cell phenotype. *Br J Dermatol* 2013;169:374-83.

[17] Kinsler VA, Thomas AC, Ishida M, *et al*. Multiple congenital melanocytic nevi and neurocutaneous melanosis are caused by postzygotic mutations in codon 61 of *NRAS*. *J Invest Dermatol* 2013;133(9):2229-36.

[19] Bauer J, Curtin JA, Pinkel D, Bastian BC. Congenital melanocytic nevi frequently harbor *NRAS* mutations but no *BRAF* mutations. *J Invest Dermatol* 2007;127(1):179-82.

[30] Barkovich AJ, Frieden IJ, Williams ML. MR of neurocutaneous melanosis. *Am J Neuroradiol* 1994;15(5):859-67.

[58] Bastian BC, Xiong J, Frieden IJ, *et al*. Genetic changes in neoplasms arising in congenital melanocytic nevi: differences between nodular proliferations and melanomas. *Am J Pathol* 2002;161(4):1163-9.

Congenital Spitz naevus, congenital blue naevus and congenital naevus spilus

[4] Van Raamsdonk CD, Bezrookove V, Green G, *et al*. Frequent somatic mutations of *GNAQ* in uveal melanoma and blue naevi. *Nature* 2009;457(7229):599-602.

[15] Groesser L, Herschberger E, Sagrera A, *et al*. Phacomatosis pigmentokeratotica is caused by a postzygotic *HRAS* mutation in a multipotent progenitor cell. *J Invest Dermatol* 2013;133(8):1998-2003.

[16] Sarin KY, McNiff JM, Kwok S, Kim J, Khavari PA. Activating *HRAS* mutation in nevus spilus. *J Invest Dermatol* 2014;134(6):1766-8.

[19] Bastian BC, LeBoit PE, Pinkel D. Mutations and copy number increase of *HRAS* in Spitz nevi with distinctive histopatho-

logical features. *Am J Pathol* 2000;157(3):967-72.

Congenital connective tissue naevi and fat naevi

[3] Kurek KC, Luks VL, Ayturk UM, *et al*. Somatic mosaic activating mutations in *pik3ca* cause cloves syndrome. *Am J Hum Genet* 2012;90(6):1108-15.

[10] Happle R, Kuster W. Nevus psiloliparus: a distinct fatty tissue nevus. *Dermatology* 1998;197(1):6-10.

[11] Happle R, Horster S. Nevus psiloliparus: report of two nonsyndromic cases. *Eur J Dermatol* 2004;14(5):314-16.

[13] Hellemans J, Preobrazhenska O, Willaert A, *et al*. Loss-of-function mutations in *LEMD3* result in osteopoikilosis, Buschke-Ollendorff syndrome and melorheostosis. *Nat Genet* 2004;36(11):1213-18.

[14] Lindhurst MJ, Sapp JC, Teer JK, *et al*. A mosaic activating mutation in *AKT1* associated with the Proteus syndrome. *N Engl J Med* 2011;365(7):611-19.

[16] Harris HW, Miller OF. Midline cutaneous and spinal defects. Midline cutaneous abnormalities associated with occult spinal disorders. *Arch Dermatol* 1976;112(12):1724-8.

'Naevoid' entities and currently unclassifiable naevi

[1] Ingordo V, Gentile C, Iannazzone SS, Cusano F, Naldi L. The 'EpiEnlist' project: a dermo-epidemiologic study on a representative sample of young Italian males. Prevalence of selected pigmentary lesions. *J Eur Acad Dermatol Venereol* 2007;21(8):1091-6.

[3] Happle R, Koopman RJ. Becker nevus syndrome. *Am J Med Genet* 1997;68(3):357-61.

[6] Schauder S, Hanefeld F, Noske UM, Zoll B. Depigmented hypertrichosis following Blaschko's lines associated with cerebral and ocular malformations: a new neurocutaneous, autosomal lethal gene syndrome from the group of epidermal naevus syndromes? *Br J Dermatol* 2000;142(6):1204-7.

[7] Moulin G, Hill MP, Guillaud V, Barrut D, Chevallier J, Thomas L. [Acquired atrophic pigmented band-like lesions following Blaschko's lines.] *Ann Dermatol Venereol* 1992;119(10):729-36.

[11] Happle R. A rule concerning the segmental manifestation of autosomal dominant skin disorders. Review of clinical examples providing evidence for dichotomous types of severity. *Arch Dermatol* 1997;133(12):1505-9.

[12] Poblete-Gutierrez P, Wiederholt T, Konig A, *et al*. Allelic loss underlies type 2 segmental Hailey-Hailey disease, providing molecular confirmation of a novel genetic concept. *J Clin Invest* 2004;114(10):1467-74.

[13] Folster-Holst R, Nellen RG, Jensen JM, *et al*. Molecular genetic support for the rule of dichotomy in type 2 segmental Darier disease. *Br J Dermatol* 2012;166(2):464-6.

[14] Happle R. Superimposed segmental manifestation of polygenic skin disorders. *Br J Dermatol* 2007;57(4):690-9.

Other developmental abnormalities affecting the skin

Aplasia cutis congenita

[1] Frieden IJ. Aplasia cutis congenita: a clinical review and proposal for classification. *J Am Acad Dermatol* 1986;14(4):646-60.

[6] Hassed SJ, Wiley GB, Wang S, *et al*. *RBPJ* mutations identified in two families affected by Adams-Oliver syndrome. *Am J Hum Genet* 2012;91(2):391-5.

[7] Shaheen R, Aglan M, Keppler-Noreuil K, *et al*. Mutations in *EOGT* confirm the genetic heterogeneity of autosomal-recessive Adams-Oliver syndrome. *Am J Hum Genet* 2013;92(4):598-604.

[8] Shaheen R, Faqeih E, Sunker A, *et al*. Recessive mutations in *DOCK6*, encoding the guanidine nucleotide exchange factor *DOCK6*, lead to abnormal actin cytoskeleton organization and Adams-Oliver syndrome. *Am J Hum Genet* 2011;89(2):328-33.

[9] Southgate L, Machado RD, Snape KM, *et al*. Gain-of-function mutations of *ARHGAP31*, a Cdc42/Rac1 GTPase regulator, cause syndromic cutis aplasia and limb anomalies. *Am J Hum Genet* 2011;88(5):574-85.

[10] Uyeda T, Echizenya T, Eto S, *et al*. Adams-Oliver syndrome and familial *MYH9* mutation. *Pediatr Int* 2012;54(3):407-9.

[12] Marneros AG. *BMS1* is mutated in aplasia cutis congenita. *PLOS Genet* 2013;9(6):e1003573.

[13] Indrieri A, van Rahden VA, Tiranti V, *et al*. Mutations in *COX7B* cause microphthalmia with linear skin lesions, an unconventional mitochondrial disease. *Am J Hum Genet* 2012;91(5):942-9.

Congenital muscle hamartoma

[2] Zvulunov A, Rotem A, Merlob P, Metzker A. Congenital smooth muscle hamartoma. Prevalence, clinical findings, and follow-up in 15 patients. *Am J Dis Child* 1990;144(7):782-4.

Heterotrimeric G-protein mosaic disorders

[1] Albright F, Butler AM, Hampton AO, Smith P. Syndrome characterized by osteitis fibrosa disseminata, areas of pigmentation and endocrine dysfunction, with precocious puberty in females: report of five cases. *N Engl J Med* 1937;216:727-46.

[6] Bousson V, Rey-Jouvin C, Laredo JD, *et al*. Fibrous dysplasia and McCune-Albright syndrome: imaging for positive and differential diagnoses, prognosis, and follow-up guidelines. *Eur J Radiol* 2014;83(10):1828-42.

[7] Weinstein LS, Shenker A, Gejman PV, Merino MJ, Friedman E, Spiegel AM. Activating mutations of the stimulatory G protein in the McCune-Albright syndrome. *N Engl J Med* 1991;325(24):1688-95.

[14] Lo W, Marchuk DA, Ball KL, *et al*. Updates and future horizons on the understanding, diagnosis, and treatment of Sturge-Weber syndrome brain involvement. *Dev Med Child Neurol* 2012;54(3):214-23.

[18] Waelchli R, Aylett SE, Robinson K, Chong KW, Martinez AE, Kinsler VA. New vascular classification of port-wine stains: improving prediction of Sturge-Weber risk. *Br J Dermatol* 2014;171(4):861-7.

[23] Shirley MD, Tang H, Gallione CJ, *et al*. S turge-Weber syndrome and portwine stains caused by somatic mutation in *GNAQ*. *N Engl J Med* 2013;368(21):1971-9.

[24] Happle R. Lethal genes surviving by mosaicism: a possible explanation for sporadic birth defects involving the skin. *J Am Acad Dermatol* 1987;16(4):899-906.

[26] Vidaurri-de la CH, Tamayo-Sanchez L, Duran-Mckinster C, Orozco-Covarrubias ML, Ruiz-Maldonado R. Phakomatosis pigmentovascularis II A and II B: clinical findings in 24 patients. *J Dermatol* 2003;30(5):381-8.

[28] Happle R. Phacomatosis pigmentovascularis revisited and reclassified. *Arch Dermatol* 2005;141(3):385-8.

[33] Van Raamsdonk CD, Griewank KG, Crosby MB, *et al*. Mutations in GNA11 in uveal melanoma. *N Engl J Med* 2010;363(23):2191-9.

第 76 章 染色体疾病

Alan D. Irvine[1], Jemima E. Mellerio[2]

[1]Our Lady's Children's Hospital, Crumlin; St James's Hospital, Dublin; and Trinity College, Dublin, Ireland

[2]St John's Institute of Dermatology, Guy's and St Thomas' NHS Foundation Trust, London; Great Ormond Street Hospital for Children NHS Foundation Trust, London, UK

概述

染色体疾病的致病原因可能是染色体数目或结构的异常，涉及常染色体或性染色体。体细胞是二倍体，具有一整套 46 条染色体，而配子(卵子和精子)是单倍体，经过减数分裂染色体数目减半，仅具有 23 条染色体。增加或缺失一条或多条染色体的数量异常，被称为非整倍性。染色体结构重排的形成，则是先产生染色体断裂，随后进行不同构型的愈合重连。它们可能是平衡的或不平衡的，取决于是否发生了遗传物质的增加(或缺失)。大约 7.5%的妊娠会发生染色体疾病，但大多数自然流产，其出生频率为 0.6%。在早期自然流产中，染色体疾病的发生率为 60%，而在晚期自然流产和死产中，其发生率为 5%。染色体异常通常会导致多种先天性畸形。对于出现不止一种身体生理异常的儿童，特别是如果发育迟缓，其检查应包括染色体检测。染色体疾病是无法治愈的，但通过产前诊断技术可以有效可靠地进行检测到。应为染色体疾病发病风险增加，即 35 岁以上的妇女和子女患有遗传疾病的夫妇提供羊膜穿刺术或绒毛膜绒毛取样，以尽量规避相关风险。

研究染色体异常的传统方法包括核型或荧光原位杂交(FISH)分析，而近年已开发出阵列比较基因组杂交[阵列 CGH 或“微阵列”，也称为染色体微阵列分析(CMA)]，并且这一新方法正在成为检查染色体数量(非整倍性)和结构(删除/重复/倒位)异常的主要遗传检测工具。

常染色体缺陷

Down 综合征(21-三体综合征)[1-3]

Down[1]于 1866 年描述了这种综合征。1959 年，它成为第一个被确认的染色体异常疾病[4]。它是最常见的常染色体异常，发生率约为活产婴儿的 1/700[5]。

病原学[2]

大多数病例(95%)的致病原因是 21 号染色体的三体性。在减数分裂时，21 号染色体不分离而得到的一条额外的染色体，通常来自母亲；随着孕妇年龄的增长，这种类型的发病率会增加。另一种不常见且临床上难以区分的类型(易位型)与母亲年龄无关，并且有时呈家族性。该类型患病的孩子拥有正常数量的 46 条染色体，但其父母中的一位在临床上表现正常，却携带部分易位的 21 号染色体。少数患者本身就是嵌合体，并且病症生理体征往往表现得不明显，智力更高[6]。

病理学

常见先天性心脏缺陷，大脑很小，脑回变平。肾异常不太常见。

免疫缺陷很常见。在唐氏综合征中经常伴随出现自身免疫性疾病，T 细胞功能受损并且通常与特应性皮肤疾病状态相关[7]。患者发生急性白血病的风险增加，通常不到 5 岁即发病。

皮肤苔藓样化斑片没有显示出组织学上可区分的特征，伴有角化过度，棘皮症和皮肤炎症浸润。

临床特征[8]

面容通常可作为临床诊断依据。头部很小，脸部扁平，鼻短，鼻根低平且宽，耳小而畸形。眼通常呈明显杏仁状，有倾斜的眼睑裂隙。眼睑变厚，睫毛短而稀疏。内眦赘皮在儿童早期常见，但随着年龄的增长往往变得不明显。虹膜往往发育不良，并且可能在其外 1/3 处显示出白点（Brushfield 斑）。四肢僵硬，关节韧带松弛。手指短且呈锥形，有时为蹼状。小指经常弯曲。这些特征性的表现存在患者个体差异，并提供可供参考的诊断指标[9]。

智力障碍是一项严重的并发症：智商通常低于 50，如果不是嵌合体型，应该怀疑为本病。先天性心脏畸形，尤其是心内膜垫缺损，存在于 40% 的患者中，并且可能发生十二指肠闭锁。其他并发症包括白内障（2%），癫痫（10%），甲状腺功能减退（3%），白血病（1%），寰枢椎不稳（2%～3%）和反复呼吸道感染。在所有中度和重度精神残疾的学龄儿童中约 1/3 为唐氏综合征。青春期常出现延迟且不完整，成人身高约 150cm。通常在 40 岁后出现早老性痴呆症。

皮肤在出生时是正常的，童年早期皮肤柔软，天鹅绒般的质感[8,10]。在 5－10 岁，皮肤变得越来越干燥且弹性下降。到 15 岁时，超过 70% 的患者表现出轻度至中度的全身性干燥症，且出现皮肤加速老化的表现[11]。斑片状苔藓样化在 10 岁以内患者中约占 30%，在 20 岁以上患者中占 80% 以上。这些皮肤斑块类似于单纯的扁平苔藓，最常见于上臂、手腕、大腿前部、踝关节后部和颈后部，并且可能被正确地视为特应性皮炎的表现。一些官方机构[10]认为其发病率低。

临床表现经常还包括胸骨前和肩胛间区域的慢性滤泡性丘疹，符合马拉色菌毛囊炎。在一项临床试验中，口服伊曲康唑产生了显著的临床改善，并且伴随着皮肤马拉色菌计数的减少。但是，当停止治疗并伴随马拉色菌的再次增多时丘疹则复发[12]。

头发可能是正常的，但通常很细，可能存在色素减退。斑秃的患病率很高，而且往往是广泛和持久的[7,13]。牙齿发育不良，出牙延迟。经常发生嘴唇开裂和增厚，随着年龄的增长，患病率和严重程度增加[14]。几乎在所有的病例中，舌都是阴囊舌。唐氏综合征患者的匍行穿孔性弹性组织变性[15,16]和汗管瘤发生率高于正常人，尤其在成年女性患者群体中[17,18]。

皮肤感染、口角炎、慢性睑缘炎和脓性鼻腔分泌物的发生十分常见。甲真菌病的患病率很高[7,19]。脸颊通常呈红色。外周循环不良，手足发绀发作频繁，大腿、臀部和躯干网状青斑一年四季都非常明显。

皮纹特征表现包括小指上的单个屈曲褶皱、通贯手掌褶纹（猿线）和手指尺箕纹的发生率增加。

患有唐氏综合征的人与其他原因导致智力障碍的人相比，没有证据表明其他皮肤病的患病率存在显著差异。虽然已经介绍了一种不寻常的过度角化形式，但银屑病仍然按正常的病程发生发展[20]。肢端雀斑样黑素瘤与唐氏综合征有关[21]。有证据表明，与其他智力障碍疾病患者相比，在本病患者中鬓发变白更常见脂溢性皮炎[22,23]，也存在过早老化。

18-三体综合征（Edwards 综合征）[1-3]

这是第二种最常见的多发畸形综合征，在活产婴儿中发生率大约 1/3000；95% 患病胎儿自然流产。在第一次或第二次减数分裂处的亲本不分离导致增加一条额外的 18 号染色体拷贝。很罕见是因为其主要遗传病因为亲本易位。有时候，镶嵌型患者的表型较为轻微，并且可以引起色素性皮肤变化，可见于伊藤色素减少症[4,5]。该综合征的临床特征包括严重的智力障碍，特征性的颅骨形状，下巴小而枕骨突出，耳低位且畸形，双手紧握，示指和第 5 指重叠，单掌纹，“摇椅”足和短胸骨。心脏、肾和其他器官的畸形很常见。皮肤特征包括颈部的皮肤松弛，前额和背部的多毛症，以及毛细血管瘤。指纹显示出独特的低拱形真皮脊纹。出生后一个月内死亡发生率为 30%。只有 10% 的患者存活超过第一年，这些婴儿表现出严重的发育迟缓。

13-三体综合征[1-4]

13-三体综合征在活产儿中的发病率为的 1/5000。在任一亲本的第一次或第二次减数分裂中不分离可引起 13 号染色体三体。在约 20% 的病例中，有一个亲本是易位携带者。大约 5% 的患者存在镶嵌现象，生存期可能延长[5]。该综合征的临床特征是智力障碍,前额倾斜反映潜在的全脑畸形(前脑的发育缺陷),眼部缺陷包括小眼或眼球缺血,腭裂和唇裂,耳位低,摇椅足,心脏缺陷和各种其他内脏异常。生存期超过 6 个月是不常见的。皮肤临床表现包括血管畸形(特别是前额),指甲凸出和局部性头皮皮肤缺陷。还曾有报道颈部的皮肤松弛症。此疾病手掌远端掌纹呈轴向三角形。

其他常染色体异常综合征

尽管这些常染色体异常引起的综合征包括独特的颅面畸形,但除了异常的皮纹外,没有表现出固有或多见的皮肤病学特征。其他染色体疾病在其他部分进行了叙述[1,2]。

4 号染色体短臂缺失综合征[3]

这些患儿有头小畸形、智力障碍、尿道下裂和多种畸形[如唇裂和(或)腭裂、耳位低下和耳前凹陷]。在某些情况下有头皮缺陷。

5 号染色体短臂缺失综合征(猫叫综合征)[4-6]

这是一种临床异质性综合征。患者有严重的智力迟钝和头小畸形,发出类似于猫的叫声。在某些患者中,耳前皮赘伴随着畸形的低位耳。头发可能会过早稀疏落变白。

18 号染色体长臂缺失综合征[7]

中面部发育不全使这些孩子的眼深陷。抗螺旋结构非常突出,并且存在多种骨骼和眼部异常。据报道,25%的病例发生湿疹。

性染色体缺陷

Turner 综合征[1,2]

Turner 综合征被定义为由于 X 染色体缺失或结构缺陷导致的一种性腺发育不全疾病。1938 年,Turner 对 7 个患有该综合征的女孩的临床表现进行了描述[1]。

病原学[2]

Turner 综合征在女性出生群体中的发病率为 1/2500[3]。大约 80%的病例,有一套 45 条染色体包括一条 XO 性染色体单体。这些病例的口腔涂片检测是染色质阴性。最新的数据表明,所有带有 45X 染色体的有生育能力的病例,实际上是隐蔽的嵌合体,提示有丝分裂损失可能是遗传异常的起因[4]。据报道,青少年母亲的后代中 45X 的发病率增加[5],但在丹麦的一项研究中,母亲的年龄与 Turner 综合征的风险之间没有显著相关性[6]。

其余 20%的病例中大多数是染色质阳性。有些患者有 46 条染色体但一条 X 染色体有部分缺失[7]。这些个体的临床表型可能与普通 XO 型没有显著差异,但患病程度可能较轻[8]。其他病例还带有各种类型的镶嵌现象(XX/XO 或 XXX/XO)[9]。

病理学[9]

此疾病中卵巢条索状组织代替正常性腺出现,其由基质样细胞和静止状态生殖上皮细胞组成,没有卵泡活性或生殖细胞。然而,卵泡和生殖细胞偶尔也会出现。

淋巴管造影研究显示,皮肤和皮下淋巴管发育不全[10]。

由于缺乏来自缺陷的激素的反馈抑制,使得出生 5 日的血清中即可见促卵泡激素(FSH)和促黄体激素(LH)水平升高[11]。

临床特征[8,12-15]

在 Turner 综合征患者中,超过 95%的病例以胎儿孕早期自发性流产结束。存活到孕中期的严重患病的胎儿可以通过超声检查进行检测,可见囊性水肿、乳糜胸、腹水和水肿。

生长障碍是 Turner 综合征婴儿出生时的一致表现,生长障碍从妊娠早期开始,并在妊娠中期确定形成[16]。新生儿多余的颈部皮肤和外周水肿可作为诊断指示。然而,诊断通常是之后由于出现身材矮小和原发性闭经再进行检查时才得以明确。

Turner 综合征的特征性临床表现包括:身材矮小、盾状胸且宽大、乳头间距很宽、手臂提携角宽、蹼颈(翼状胬肉)、耳畸形且耳位低、上腭高尖、第 4(有时还有第 5)掌骨和跖骨短、发育不全的指甲,并且有瘢痕疙瘩形成的倾向。骨骼异常是一个常见的表征[7],但表现非常多样。其中最常见的是肘外翻、脊柱后凸和骨骺缺损及病理性骨折。大约 25%的病例存在心血管异常[17],尤其是主动脉缩窄。眼部缺陷,斜视或眼睑下垂也是某些病例的临床表现。智力通常是正常水平。一些患有 Turner 综合征的女孩会遇到一系列社交困难,可能会导致巨大的压力。除此之外,在注意力和执行功能方面的研究取得了进展,确定患者存在着基础缺陷,这可以用来解释患者的视觉空间和算术障碍[18]。

Turner 综合征的皮肤病学特征很多但可变[19]。除了后发际低和皮肤尤其是颈部和臀部的皮肤松弛,Turner 综合征患者的黑素细胞痣的数量增加,因此患黑素瘤的风险增加[20]。患者可能在出生时出现手和足部的淋巴管扩张性水肿，并且在 2 年内消失。据报道，斑秃和银屑病的发生与 Turner 综合征有关联性，这可与 Turner 综合征患者易患自身免疫性疾病联系起来，易患的疾病主要是自身免疫性甲状腺炎和炎症性肠综合征[21]。

内分泌学检查显示垂体促性腺激素的生成增加，同时雌激素水平降低。因此，通常患者会出现原发性闭经，未能发展出完全的第二性征[22]。一些患者可有月经来潮，特殊病例还可生育。可检测肾上腺雄激素，并且在正常青春期发育的表现缺乏的情况下可有阴毛和腋毛。已知少数病例中[23]，另一种典型的 Turner 综合征（XO 染色体核型）患者伴随出现某种程度的生殖器男性化和多毛症。

诊断

羊膜穿刺术可以在产前进行诊断[5]。在婴儿期或儿童期出现的躯体异常可为诊断提供帮助，但如果症状表现不明显或不存在，则可能在青春期之前都没有怀疑患有此疾病的可能。尿中 FSH 水平的增加可支持诊断，可以通过口腔涂片检查及补充染色体检测来确诊。

治疗

雌激素替代治疗能使第二性征发育，但似乎不能改善身材或不孕不育。采用人生长激素治疗可以提高最终的成年身高。在生长激素治疗期间，黑素细胞痣可能生长得更快[24]。因此，Turner 综合征患者，尤其是生长激素治疗患者，应定期进行皮肤检查，并建议规律使用防晒霜。有关临床护理的最新综述，请参阅 Pinsker 等发表的研究[25]。

Klinefelter 综合征[1,2]

病原学

Klinefelter 综合征在男性新生儿中的发病率为 1/600[2]。在口腔涂片中，细胞核是染色质阳性，与正常女性的细胞核无法区分，但在培养物中发现有一套 47 条染色体包括性染色体 XXY 核型[3]。性腺发育中的分化沿着雄性系进行，但是睾丸不能完全发育，并且许多生精小管被纤维组织取代。睾丸间质细胞数量正常或增加。

临床特征[1,2,4-6]

此疾病患者在青春期前未出现临床症状，而在正常年龄显现。睾丸很小，不能产生成人正常水平的睾酮，导致第二性征发育不良和不育症。躯干、四肢和面部的毛发生长趋于减少。此病伴随精神障碍疾病很常见，但智力障碍则不常见。一些患者保留了类无睾者的身体比例。他们身材高大，肥胖，可能患上男性乳房发育。相关临床特征还包括骨质疏松症[7]和牙髓病（牙髓腔磨牙的垂直扩大）[8]。目前已有各种轻微皮纹变化的记录[9]。

有假说提出系统性红斑狼疮（SLE）和 Klinefelter 综合征之间存在关联[10]，很有意思的是临床上 SLE 在女性中比男性更常见，并且雌激素可能在某些患者中引起 SLE[11]。在一份男性性腺功能减退症伴有 Klinefelter 综合征的 SLE 病例报告中，采用睾酮治疗，其剂量足以使该激素的血清水平正常化至成年男性范围，血液学和血清学的异常，包括抗 DNA 抗体水平升高和补体水平降低，在增加睾酮剂量后 9 个月内均恢复正常[12]。男性的 SLE 通常比女性更严重，但 Klinefelter 综合征患者的 SLE 严重程度与女性相似[13]。

在 Klinefelter 综合征患者中存在的那条额外 X 染色体可以保护他们幸存于致死性的 X 连锁显性特征，这些特征在男性中通常是致命的，如患有失禁性黄疸[14,15]和病灶皮肤发育不全（Goltz 综合征）[16]的男性儿童。

患有 Klinefelter 综合征的患者发生腿部溃疡的风险增加，特别是伴随色素沉着过度或萎缩性白癜风[17-19]。一些作者将腿部溃疡归因于静脉功能不全，其他人则认为原因是纤溶酶原激活物抑制剂 1 的活性增加[20]。雄激素似乎可能预防腿部溃疡的发展，因为女性溃疡比男性更常见，并且发生腿部溃疡的男性往往比年龄匹配对照群体身高更高、体重更重、生育力更弱[21]。

诊断

男性乳房发育伴随小睾丸和其他明显正常的生殖器，应该提示疑似本病，可以通过发现尿排泄的促性腺激素增加来进一步证实诊断。染色体研究可进行确诊。

治疗

睾酮替代疗法将改善第二性征，但是此疾病的患者不孕不育无法治愈，除了染色体镶嵌型患者[22]。

性染色体的其他异常

还有其他一些累及性染色体的综合征。然而，非常罕见，皮肤特征并不那么突出。

XXYY 综合征[1]

这些个体在临床上呈现 Klinefelter 综合征的许多主要特征，包括稀疏的体毛。其他已被报道的特征

第6部分

是多发皮肤血管瘤、痤疮和早期外周血管疾病。

XYY 综合征[2]

这些患者是表型男性，通常身高很高，并且重度痤疮的发病率可能会增加（参见第 90 章）。他们可能有智力障碍，并且一向有攻击性行为[3]，并未被所有官方接受。没有证据表明 FSH 或 LH 的分泌增加[4]。

XXXXY 综合征[5]

这些患者，出生体重低，身体发育缓慢且智力受损。有多发骨骼缺陷，其中受限的肘内旋是最大特征。耳大，耳位低矮且畸形。存在性腺功能减退。未见一致的皮肤缺陷报道，但有些患者有皮肤病。

脆性 X 综合征[6-8]

由于三核苷酸串联重复序列的扩增和不稳定，导致 Xq27.3 带位置上出现叶酸敏感性脆性位点，这与脆性 X 综合征相关。患者存在智力障碍和轻度异常形态特征，轻度结缔组织异常导致皮肤细腻，过度伸展的关节和扁平足。男性比女性患病更多。这种疾病很常见，儿童中患病率约为 1/2000。

染色体镶嵌现象

染色体镶嵌现象的定义是两个或更多个不同细胞系的个体内共存，这些细胞系在遗传上是相同的，除了它们之间的染色体差异（总数/染色体倍性，缺失，重复，其他染色体异常）。由胚胎发生过程中某些细胞系出现的一个有丝分裂错误，引起的合子后事件，进而导致了嵌合体的镶嵌。嵌合体是身体各组织中异常细胞的不均匀发育和生长的结果。镶嵌度（染色体正常细胞相比异常细胞的比例或百分比）大致上与表型严重程度具有相关性。低水平镶嵌现象出现的异常表型更可能会较少。

镶嵌通常累及皮肤，表现为沿着 Blaschko 线的斑片状色素、血管、萎缩或过度角化的变化。任何患有斑片状色素异常的儿童，特别是如果不对称或遵循 Blaschko 线分布，应该考虑具有染色体镶嵌性的可能。这种可能性的认识对于皮肤科医师来说很重要，因为他们经常依此会做出或建议诊断。染色体嵌合的可能性适用于任何儿童或成人。一种特殊类型的染色体嵌合体称为伊藤色素减少症，其通常具有常染色体片段的 Xp11 断裂点易位。

如果成纤维细胞系受到影响，则相对容易确认皮肤中的镶嵌现象。通过皮肤活组织检查收集的成纤维细胞可以进行培养，并且可以使用传统的核型分析或 CGH 阵列进行染色体分析。如果在没有成纤维细胞受累的情况下角质形成细胞受到影响，则需要分离该细胞系并单独培养。如果可能，对外周血单核细胞（PBMC）、皮肤和任何其他器官进行取样，可以深入了解镶嵌现象。使用核型分析检测镶嵌现象是费力且昂贵的过程。取 95％置信区间，则必须检查 14 个细胞才能排除 20％的镶嵌现象，但要排除 5％镶嵌现象，就必须检查 63 个细胞，这是一个非常耗时的过程[1]。最近的研究工作凸显了 CGH 阵列在镶嵌现象检测中的重要作用[2]。通过阵列 CGH 检测，发现了数例常规核型正常的个体，实际为染色体异常的低水平嵌合体。

（译者：沈长兵 **一审：**罗娅珺 崔勇 **二审：**高敏 **三审：**骆彦霏 **润色：**尹晓雅**）**

第6部分

参考文献

所有文献请查阅网址：www. rooksdermatology. com.
以下列出的是重要参考文献。

Down syndrome(trisomy 21)

[22] Bilgili SG, Akdeniz N, Karadag AS, Akbayram S, Calka O, Ozkol HU. Mucocutaneous disorders in children with Down syndrome: case-controlled study. *Genet Couns* 2011; 22(4): 385-92.

[23] Ercis M, Balci S, Atakan N. Dermatological manifestations of 71 Down syndrome children admitted to a clinical genetics unit. *Clin Genet* 1996; 50(5): 317-20.

Trisomy 13

[3] Hodes ME, Cole J, Palmer CG, *et al*. Clinical experience with trisomies 18 and 13. *J Med Genet* 1978; 15: 48-60.

Turner syndrome

[4] Hook EB, Warburton D. Turner syndrome revisited: review of new data supports the hypothesis that all viable 45, X cases are cryptic mosaics with a rescue cell line, implying an origin by mitotic loss. *Hum Genet* 2014; 133: 417-24.

[15] Chacko E, Graber E, Regelmann MO, Wallach E, Costin G, Rapaport R. Update on Turner and Noonan syndromes. *Endocrinol Metab Clin North Am* 2012; 41: 713-34.

[18] Knickmeyer RC. Turner syndrome: advances in understanding altered cognition, brain structure and function. *Curr Opin Neurol* 2012; 25: 144-9.

[19] Lowenstein EJ, Kim KH, Glick SA. Turner's syndrome in dermatology. *J Am Acad Dermatol* 2004; 50: 767-76.

Klinefelter syndrome

[5] Becker KL, Hoffman DL, Albert A, *et al*. Klinefelter's syndrome. Clinical and laboratory findings in 50 patients. *Arch Intern Med* 1966; 118: 314-21.

Chromosomal mosaicism

[2] Cheung SW, Shaw CA, Scott DA, *et al*. Microarray-based CGH detects chromosomal mosaicism not revealed by conventional cytogenetics. *Am J Med Genet A* 2007; 143A(15): 1679-86.

第 77 章
皮肤异色综合征

Alan D. Irvine[1], Jemima E. Mellerio[2]

[1] Our Lady's Children's Hospital, Crumlin; St James's Hospital, Dublin; and Trinity College, Dublin, Ireland

[2] St John's Institute of Dermatology, Guy's and St Thomas' NHS Foundation Trust, London; Great Ormond Street Hospital for Children NHS Foundation Trust, London, UK

概述

皮肤异色综合征表现为皮肤萎缩、色素沉着或色素减退及毛细血管扩张。常存在于具有多种严重威胁生命的皮肤外临床表现的遗传性皮肤病。对这些疾病临床表型的描述有助于指导后续的分子遗传学检测，完善诊断并告知可能的相关症状特征和预后。表 77.1 总结了部分皮肤异色综合征较常见的重要黏膜和皮肤外特征。

表 77.1　皮肤异色综合征的主要临床特征

疾病	皮肤异色综合征	其他黏膜与皮肤的功能	皮肤外的特征	预后
先天性角化不良	自儿童晚期颈部、躯干、大腿	儿童时期患甲营养不良和白斑	骨髓衰竭 皮肤黏膜肿瘤 肺或肝纤维化 生长延迟 小头畸形 视网膜病(RS) 小脑发育不全(HHS 和 RS)	极不稳定 30—50 岁死于骨髓衰竭或肿瘤
Rothmund-Thomson 综合征	面部和暴露部位早期出现红斑和毛细血管扩张，随后出现面部、四肢和臀部的皮肤异色症	不同程度光敏性 青春期的角化病 基底细胞癌或鳞状细胞癌 毛发稀疏	幼年性白内障(RTS1) 骨肉瘤(RTS2) 身材矮小 脊髓发育不良、淋巴瘤和白血病 颅缝早闭(英国)	如无恶性肿瘤，则预期寿命正常

(续 表)

疾病	皮肤异色综合征	其他黏膜与皮肤的功能	皮肤外的特征	预后
伴中性粒细胞减少的皮肤异色症	前6个月出现红斑或湿疹改变，随后四肢出现向心扩散的皮肤异色症	不同程度光敏性 甲沟炎 掌趾角化过度	不同程度中性粒细胞减少症 呼吸道感染 骨髓发育不良和白血病的风险增加 不同程度身材矮小和畸形	取决于相关的肺部或血液疾病
遗传性纤维化性皮肤异色症伴肌腱挛缩、肌病及肺纤维化	日光暴露部位出现早期湿疹改变和皮肤异色症	硬皮病 出汗减少 脱发	前十年肢体挛缩 儿童期进行性肌病与肺纤维化的可变性发展	肺纤维化和肌病导致预期寿命缩短
肢端角化性皮肤异色症（Weary 综合征）	泛发性皮肤异色症，身体屈侧著，面部不明显	掌趾角化过度 线状角化过度 杵状指	组织钙化 不同程度心脏异常	尚不明确
Kindler 综合征（另见第 71 章）	儿童时期发生的渐进性皮肤异色症，尤其在暴露部位	不同程度光敏性 儿童皮肤脆性随着年龄的增长而改善 萎缩瘢痕和皱纹皮肤 部分并指 牙周炎 睑外翻 产道、肛门或食管狭窄 黏膜鳞状细胞癌的风险增加	偶发的结肠炎	通常正常
Bloom 综合征（另见第 79 章）	从婴儿期开始，面部、手部和前臂出现红斑和毛细血管扩张	不同程度光敏性 不同程度皮下脂肪减少 成年早期皮肤恶性肿瘤常见	出生前和出生后的生长限制 免疫缺陷 从 20—30 岁开始各种恶性肿瘤的风险增加 2 型糖尿病	因恶性肿瘤于成年早期至中期死亡

HHS，Hoyeraal-Hreidarsson 综合征；RS，Revesz 综合征；RTS1，Rothmund-Thomson 综合征 1 型；RTS2，Rothmund-Thomson 综合征 2 型。

先天性角化不良

定义和术语

先天性角化不良（DKC）是一种罕见的遗传性疾病，其特征为皮肤黏膜三联征，即网状色素沉着与萎缩、甲营养不良及白斑，可有骨髓衰竭与恶性肿瘤的易感性。本病具有临床及遗传异质性，由维持细胞分裂过程中端粒长度的基因突变引起[1-3]。

同义名

- Zinsser-Cole-Engman 综合征
- Hoyeraal-Hreidarsson 综合征
- Revesz 综合征

病理生理学

病理学

皮肤改变呈非特异性。表皮扁平；真皮血管增生，伴噬色素性巨噬细胞和数量不等的淋巴细胞浸润。结缔组织常表现正常。

遗传学

所有类型 DKC 均由参与维持及保护端粒的基因发生突变所致。端粒由染色体末端的串联核苷酸重复序列和蛋白复合物组成，以维持染色体完整性。人类端粒通常长 10～15kb。每一次细胞分裂，端粒因核苷酸重复序列丢失而缩短。如果这种缩短至关重要，细胞可能衰老，出现凋亡、遗传不稳定或增殖潜能降低[2,4]。DKC 患者端粒明显缩短（在第一个百分位以下），这一现象也见于遗传性和获得性血液病，如遗传性骨髓衰竭、再生障碍性贫血和骨髓发育不良等[1,2,4]。

正常情况下，存在一系列维持端粒长度的细胞机制。端粒酶通过替换端粒 DNA5′端的核苷酸重复序列来延长细胞分裂后的端粒[5]。它包括反转录酶活性，TERT，核苷酸重复的 RNA 模板，TERC。端粒酶复合物的组装和稳定性依赖于 H/ACA 小核仁核糖核蛋白(snoRNP)复合物，包括 dyskerin、NOLA2 和 NOLA3[6]。一种名为 shelterin(端粒蛋白复合体)的蛋白质复合物保护端粒末端，使其免受核酸外切酶及细胞 DNA 修复机制的破坏。该复合物包括 TIN2 和其他五种蛋白质[7]。截至目前，8 个不同的基因参与端粒的维持，与不同形式的 DKC 有关[5,8]，汇总见表 77.2。部分患者及家系未检测到已知基因突变，表明仍有基因尚未发掘。

表 77.2　先天性角化不良的致病基因及遗传模式(DKC)

基因	蛋白质	染色体定位	功能	遗传	MIM 编号	所有 DKC 病例的频率
DKC	Dyskerin	Xq28	H/ACA snoRNPs 和端粒酶组分	XLR	300126	30%
TERT	TERT	5p15	端粒酶反转录酶	AD AR	613989	5%
TERC	TERC	3q26	端粒酶的 RNA 组分	AD	127550	5%
TINF2	TIN2	14q12	端粒蛋白复合体的组分	AD	613990	10%
NOLA3	NOP10	15q14	H/ACA snoRNPs 组分	AR	224230	1%
NOLA2	NHP2	5q33	H/ACA snoRNPs 组分	AR	613987	1%
WRAP53	TCAB1	17p13	控制端粒酶的转运	AR	613988	<1%
RTEL1	RTEL1	20q13	端粒维持和 DNA 修复中的 DNA 解旋酶	AD AR	615190	<1%

AD，常染色体显性遗传；AR，常染色体隐性遗传；snoRNP，小核仁核糖核蛋白；XLR，X 连锁隐性。

X-连锁 DKC 患者发现的第一个突变是 *DKC1*，该基因编码 dyskerin，参与组成修饰核糖体 RNA 的 H/ACA snoRNP，也参与形成端粒酶复合物。X-连锁 DKC[12] 中的 *DKC1* 突变可能会影响其中一种或两种机制。女性携带者表现出 X 染色体偏态失活，表明野生型造血细胞比携带 *DKC1* 突变的细胞具有生长和生存优势[13]。最近，常染色体显性 DKC 家族中已鉴定出 *TERC* 及其编码的端粒酶组分[14]。此外，有证据表明，在携带 *TERC* 及 *TERT* 基因突变的家族中存在预期现象，引起连续世代中端粒进行性缩短[15]。成人再生障碍性贫血和端粒缩短的家系中伴有 *TERC* 和 *TERT* 基因突变，但无 DKC 的其他特征[15-17]。在一些具有严重 DKC 表型的家族中也鉴定出常染色体隐性遗传性 *TERT* 基因突变[18]。在常染色体显性遗传性 DKC 家族中，已鉴定出 *TINF2*(编码 TIN2，shelterin 组分)的突变[10,14]。常染色体隐性遗传性 DKC 也可由编码端粒酶和 snoRNP 复合物的 *NOLA2* 和 *NOLA3* 基因突变及编码 TCBA1 蛋白的 *WRAP53* 基因突变引起[11,19,20]。近期发现，一种严重的 DKC 表型与 *RTEL1* 基因的常染色体隐性突变有关，该突变与端粒末端的 DNA 复制有关[8]；杂合携带者表型可较轻[21]。

X-连锁隐性 DKC 是最常见的形式[9]，但在其他系谱中也可呈常染色体显性[10]或隐性[11]遗传。不同 DKC 患者的临床体征严重程度、体细胞和血液学异常、发病年龄和死亡年龄差异很大。

除外端粒缩短的直接致病性效应，有证据表明，*DKC* 基因突变，尤其是 *DKC1* 突变，也可导致核糖体生物发生和功能受损[22-24]。这导致 p53 在随后的凋亡和细胞周期停滞中被激活，导致干细胞数量下降。虽有其他证据表明 p53 通路的激活是端粒长度减少的次要机制，但其与直接继发于端粒缩短的效应存在临床相关性[25]。

临床特征[1,26,27]

DKC 起病晚，易被漏诊，其诊断的中位年龄为 15 岁(0—75 岁)。该综合征的基本特征是网状色素沉着和皮肤萎缩、甲营养不良及黏膜白斑。甲改变通常最先出现。5—13 岁，出现甲营养不良、脱落，甚至退化为角质，或完全被破坏。可伴有复发性化脓性甲癣。

色素改变可同时伴发或出现于 2～3 年后，并于 3～5 年后发展完全。细网状、灰色-棕色色素沉着在颈部(图 77.1a)和大腿最明显,但也可累及大部分躯干。皮肤萎缩,毛细血管扩张,引发皮肤异色表现。面部皮肤发红,萎缩,伴不规则斑状色素沉着,手足背部呈弥散性萎缩、透明、有光泽。掌趾部位可能增厚伴多汗,外伤后形成大疱。偶发过早白发和瘢痕性脱发。牙齿往往有缺陷和不规则生长,常见牙周病和早期龋齿。

黏膜病变可能与甲和皮肤改变同时或随后发生。舌黏膜和颊黏膜先出现小水疱和糜烂,继而转为不规则白斑(图 77.1b)。睑板结膜类似改变可使泪点消失,导致泪液过多、眼睑疼痛和瘢痕形成。肛门、食管或尿道白斑可引起狭窄。类似改变可发生于整个胃肠道和泌尿生殖道黏膜。患者可出现肺和肝纤维化[10]。

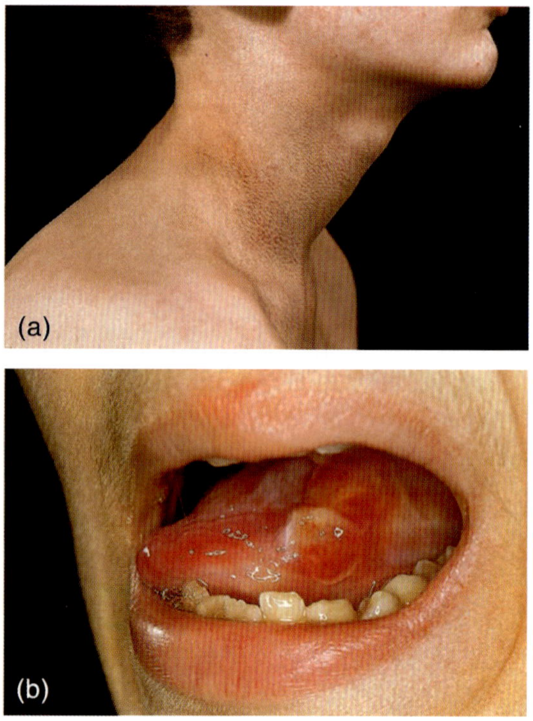

图 77.1 **先天性角化不良**

(a)颈部网状色素沉着;(b)黏膜白斑。

生长和精神运动发育可能延迟,并可伴发骨质疏松症。免疫缺陷、宫内生长迟缓、小头畸形、小脑发育不全和颅内钙化也有报道,尤其常见于 Hoyeraal-Hreidarsson 综合征。该综合征是 DKC 的一种严重形式,伴有 *DKC1*、*TERT*、*TINF2* 或 *RTEL1* 基因突变[29]。Revesz 综合征的特点是甲营养不良、毛发稀疏、小脑发育不全、渗出性视网膜病变、生长发育迟缓、骨髓发育不良[30]。一名 Revesz 综合征患者鉴定出 *TINF2* 基因突变,表明其是一种 DKC 的变异型[31]。

血液学异常

DKC 中骨髓衰竭的发生率很高:研究发现,93%的患者出现骨髓衰竭,71%的患者死于全血细胞减少[26]。发病年龄多样,10 岁开始患病风险增加。也有骨髓增生异常和急性髓系白血病的报道。近年来,骨髓和干细胞移植已应用于临床,但短期和长期并发症的发生率很高,尤其是放疗和化疗引发的肝肺并发症[32]。

恶性肿瘤

白斑区皮肤癌的发病率较高,多发生于 30—50 岁,严重者可致命。其他黏膜表面和萎缩性皮肤病变也可发生癌变。其他报道的肿瘤包括胰腺癌和霍奇金病。在对 104 例患者一项回顾研究中[33],12%的患者在报告时已出现一种或多种肿瘤(报道时患者的平均年龄为 21 岁)。

等位基因相关疾病

描述与端粒维持相关的重要基因的分子病理学有助于某些患者 *TERT*、*TERC* 和 *TINF2* 基因突变的鉴定。此类患者无 DKC 完全表型,但伴有再生障碍性贫血和骨髓衰竭,伴或不伴肺和肝纤维化。

预后

虽然并发症发生年龄差异大,但由于血液异常或肿瘤,预后通常较差。具有 *TINF2* 突变和 X-连锁 *DKC1* 突变的患者倾向于发生最严重和早期发作性疾病,但外显率可变。某些患者只有皮肤黏膜表现,预期寿命可到晚年[33]。

检查

询问个人史和家族史非常重要,包括骨髓衰竭,头颈、外阴病变或其他 50 岁以下发生的癌症,以及肺或肝纤维化。如上所述,DKC 表型多变,发生时间不确定。对其他家庭成员的检查有助于诊断。如有异常,应进行血细胞计数和骨髓活检。考虑到可能出现的纤维化,应进行肺功能检查和肝超声检查。骨密度评估可提示骨质疏松症。端粒长度测定将显示端粒缩短,这是本病的特点。若患者有家族史,应进行分子学分析,可检出超过 50%患者的潜在突变。由于外显率和发病时间的可变性,应同时对亲属进行携带者检测;应对有骨髓衰竭或其他并发症风险的亲属进行检测。受累家系可于孕早期及孕前行 DNA 分子诊断。

治疗

与 DKC 相关的再生障碍性贫血对免疫抑制治疗无反应,但可单独应用合成代谢类固醇羟甲雄酮。粒细胞集落刺激因子已成功用于短期内改善血液参数[34]。与 DKC 相关的骨髓衰竭也可通过同种异体骨髓移植进行治疗；但这种方法并不能逆转该综合征的其他系统表现[32]。鉴于潜在的肝或肺疾病的风险，应谨慎简化条件以降低风险。

据报道，维 A 酸类药物可使白斑病变消退[35]，从而降低恶性肿瘤的发生率。

Rothmund-Thomson 综合征

定义和术语

Rothmund-Thomson 综合征(RTS)是一种罕见的常染色体隐性遗传病，表现为早期皮肤异色、骨骼异常、身材矮小、过早衰老和恶性肿瘤的易感性增加[1]。

同义名

- 先天性皮肤异色症
- Baller-Gerold 综合征
- Rapadilino 综合征

病理生理学

病理学[2]

儿童期皮肤组织病理学改变为表皮变平、萎缩，真表皮交界处水肿。真皮内可见血管扩张和血管周围淋巴细胞浸润。在成人，暴露部位皮肤显示真皮弹性纤维断裂与表皮斑片状鲍温样角化不良。

遗传学

40%～60%RTS 患者染色体 8q24.3 上 DNA 解旋酶基因 *RECQL4* 复合杂合突变或纯合突变。然而，因遗传异质性，其余位点缺乏可识别的 *RECQL4* 变异[3]。RECQL4 蛋白对 DNA 复制的启动至关重要，为有效修复紫外线诱导的 DNA 损伤所必需[4]。据报道，个别 RTS 患者 DNA 修复能力降低，对 UVC 的敏感性有所增加[5,6]。

研究表明，可根据是否存在 *RECQL4* 突变对患者进行分类。Ⅰ型 RTS 患者有皮肤异色症，可伴幼年白内障，但尚未发现基因缺陷；在发现 *RECQL4* 突变的 RTS Ⅱ型中，患者具有典型的皮肤异色症表现，患骨肉瘤的风险增加[7]。然而在临床诊断为 RTS 的患者中鉴定出 *RECQL4* 基因突变意味着需持续监测恶性肿瘤。部分患者确诊为三倍体细胞嵌合体[8]。

与 RTS 临床重叠的另两种疾病中也发现了 *RECQL4* 基因突变：第一，Baller-Gerold 综合征(BGS)，其特征是颅缝早闭和桡骨缺损，其中皮肤异色症可能是一种特征。RTS 和 BGS 的临床和遗传相似性表明两类疾病为同一病谱[9]，但无皮肤异色症表现的 BGS 患者不存在 *RECQL4* 基因突变，因此二者可能为独立疾病[3]。第二，Rapadilino 综合征，包括生长迟缓、骨异常(尤其是桡骨缺损)和某些恶性肿瘤的风险增加，但未见皮肤异色症[10]。基因型-表型相关性已在许多患这些疾病和 *RECQL4* 基因突变的家系中得到证实[7]。

临床特征[1,3,11-13]

临床表现

出生时皮肤正常。通常病变最早发生在 3～6 个月，也可于 2 岁发生。表现为红斑和水肿性斑块，或短暂的弥散性红斑，进而发展为萎缩，毛细血管扩张，色素沉着和色素脱失(图 77.2)。色素沉着呈暗褐色不规则斑状或网状，晚于萎缩和毛细血管扩张出现(图 77.3)，但可延伸到这些区域以外，特别是颈部和躯干，且可能是唯一表现。面部和手部以毛细血管扩张为主。最终病灶如慢性放射性皮炎样改变。

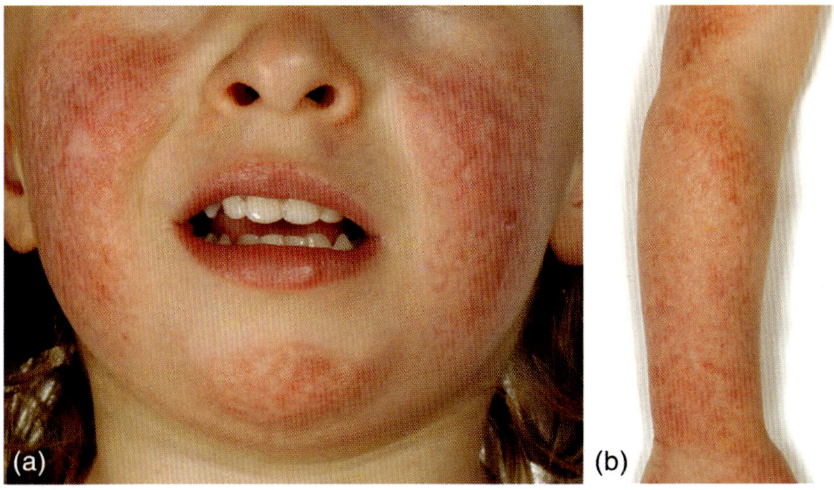

图 77.2 Rothmund-Thomson 综合征 (a)幼童面部毛细血管扩张、红斑及幼儿早期皮肤异色症；(b)幼童手臂毛细血管扩张、红斑和皮肤异色症，肘部屈曲处不受影响。(由英国伦敦皮肤科圣约翰学院 H. Fassihi 博士提供)

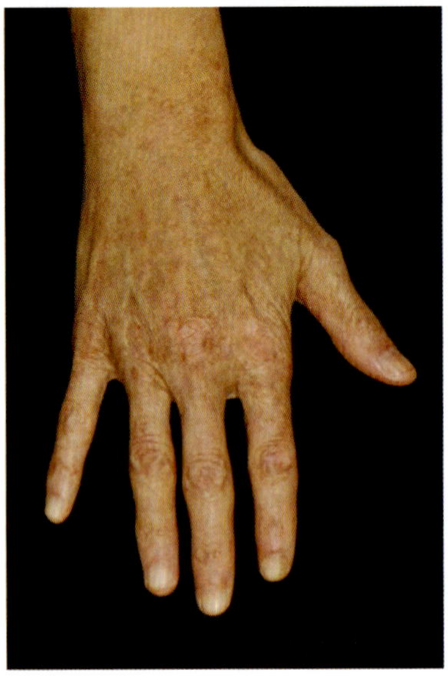

图 77.3　成年女性手背皮肤异色症，Rothmund-Thomson 综合征

面颊最先累及也最严重，但前额、下颌和耳部很少发生。其次，手、前臂、小腿、臀部和大腿经常受累。光敏感见于许多患者，日光暴露可扩大躯干皮疹的分布范围；但并不局限于曝光部位皮肤，可在没有红斑的情况下发生皮肤异色症。光敏感可能非常严重，引起大疱反应，儿童期后可逐渐减少，但可持续到成年。

一旦在早期发展稳定，皮损往往会保持不变。但很多情况下，从青春期开始，暴露的皮肤上会逐渐出现角化，如手、腕、足、踝和其他部位可出现大面积疣状角化[15]。鳞状细胞癌或基底细胞癌可发生于角化病或周围萎缩的皮肤[16]。

头皮、眉毛、睫毛、阴毛和腋毛常稀疏或消失；甲正常或小而营养不良；牙齿常正常，但也有小齿症和早期龋齿的报道。

在报道的病例中，10%～40%可发生双侧白内障，常发生在 4—7 岁，某些家系甚至更高。

骨骼异常包括桡骨射线状缺陷，可表现为拇指发育不全伴桡骨头异常或桡骨完全缺失。伴发骨肉瘤的风险是公认的，尤其是有 *RECQL4* 突变的患者风险更高，小腿骨骼容易受累，儿童时期即可出现[7,11,13]。在 41 例 RTS 患者中，Wang 等发现骨肉瘤发生率为 32%（高于先前的估计），桡骨缺损发生率为 20%[11]。

大多数患者身材矮小，四肢纤细，手脚小，手指短。头骨可能很小，特征像鸟，时有鞍鼻。常见不同程度的性腺功能减退，甲状旁腺功能亢进的发生率也呈上升趋势。有报道称，RTS 和 Addison 病之间存在一定联系[18]。

其他相关报道包括骨髓增生异常综合征[19]、淋巴瘤、白血病[20]、恶性外分泌孔瘤[21]、恶性纤维组织细胞瘤[22]和环状胰腺伴十二指肠狭窄[23]。RTS 患者通常智力正常。

鉴别诊断

鉴别诊断依赖于发病年龄和皮肤异色症的分布，皮肤异色症在光暴露的皮肤上最严重，但不一定局限。

在 Werner 综合征中，皮肤变化主要是硬皮病，皮肤和眼部病变的发展都比 RTS 晚。在 DKC 中，网状色素沉着发生在 5—13 岁，主要发生于颈部、躯干和大腿。随后可能出现萎缩和毛细血管扩张。甲改变持续而严重。在早衰症第一年中，孩子除矮小外其他表现正常，随后逐渐出现发育迟缓。头发、眉毛和睫毛消失，皮肤呈现日益衰老。在 Cockayne 综合征中，光敏感是患病 1 年后的显著特征，但无皮肤异色症。着色性干皮病不易引起混淆：轻症患者只有雀斑样斑，而轻型 RTS 患者的明显特征是毛细血管扩张。Kindler 综合征患者皮肤脆性增加的发生早于皮肤异色症，且具有光敏性。特征性的萎缩性瘢痕发生在青春期以后，牙龈受累可能导致明显的牙周病和牙齿脱落。毛细血管扩张是真皮局灶性发育不全的一种表现，常为不规则状、线状，出生时即可发生。红斑是 Bloom 综合征患者的重要的皮肤表现。

预后

预期寿命取决于相关恶性肿瘤发展进程；否则则表现同常人。

治疗

紫外线防护非常重要。详细检查对恶性肿瘤的检出具有重要作用。建议在 5 岁前对长骨进行 X 线检查[11]，因为如果后来怀疑为骨肉瘤，潜在的骨骼发育不良可能使 X 线结果诊断不明。目前尚不清楚 RTS 患者对化疗和放疗的敏感性。维 A 酸可改善皮肤皮损[24]。血管脉冲染料激光可显著改善血管扩张，尤其是面部[25]。

伴中性粒细胞减少的皮肤异色症，Clericuzio 型

定义

这种新近报道的常染色体隐性遗传性皮肤病的皮肤学表现包括由红斑发展成的皮肤异色症和甲沟炎[1-4]。它与中性粒细胞减少症、呼吸道感染和对骨髓发育不良和白血病的易感性有关。

病理生理学

C16ORF57 基因纯合子突变已发现于少数伴有中

性粒细胞减少的皮肤异色症近亲个体[5,6-8]。尽管突变产生临床表型的确切机制尚不完全清楚，但该基因编码 USB1 蛋白，后者是一种参与 RNA 剪接的外切酶。

临床特征

皮肤表现通常在出生后 6 个月开始，四肢出现红斑、湿疹或鱼鳞病样改变，随后向中央扩散，并被皮肤异色症取代[2-5]。光敏性是可变的。厚甲早期发病，可伴有掌跖角化病。与 RTS 相比，无脱发表现；与 DKC 不同，该疾病无白斑。

中性粒细胞减少症可变性大，可能呈周期性[2,3]，也可发生骨髓发育不良或急性髓系白血病[5,7]。复发性呼吸道感染合并慢性咳嗽和反应性气道改变常见，中耳炎也有报道[3]。患者可能身材矮小，出现面部畸形[8]。

遗传性纤维化性皮肤异色症伴肌腱挛缩、肌病及肺纤维化

定义

这种新描述的病症是一种罕见的常染色体显性遗传病，特征是早期发病的皮肤异色症及 *FAM111B* 基因突变引起的肌病、关节挛缩和肺纤维化。

病理生理学

遗传性纤维化性皮肤异色症伴肌腱挛缩、肌病和肺纤维化（HFP）已在少数具有不同种族背景的家系中描述。最近，*FAM111B* 基因的杂合错义突变被证明具有致病性[1]。该基因产物的功能目前尚不清楚，但在包括皮肤和骨骼肌在内的众多组织中均有表达[1]。皮肤组织病理学表现为真皮附属物变性和弹性球蛋白变性[2]。

临床特征[1,2]

HFP 的皮肤特征包括日光暴露部位出现早发性皮肤异色症，也可伴发湿疹。随后可出现更多硬皮病皮肤改变及排汗减少，而引发过热。头皮、睫毛、眉毛、体毛均有明显脱落，但甲及牙齿正常。在最初的十年中，下肢和（或）部分上肢的肌腱逐渐挛缩。肌病也开始于骨骼肌萎缩和脂肪浸润的早期。部分患者出现进行性肺纤维化，导致呼吸困难和肺功能减弱，这在成年后可能是致命的。

Weary 肢端角化性皮肤异色症

定义和术语

这种综合征已出现在少数家族，可能由常染色体显性基因决定，具有独特性[1-3]。其特点是广泛皮肤异色症，身体屈侧和面部、头皮和耳部更严重，手掌和脚底硬化，线性角化过度和屈肌硬化，以及杵状指。组织钙化、雷诺现象和心脏异常也有报道[1,3]。

同义名

- 遗传性硬化皮肤异色症

（**译者**：刘腾　**一审**：张天骄　**二审**：高敏　**三审**：骆彦霏　**润色**：尹晓雅）

参考文献

所有文献请查阅网址：www. rooksdermatology. com.
以下列出的是重要参考文献。

Dyskeratosis congenita

[1] Savage SA. Dyskeratosis congenita. In: Pagon RA, Adam MP, Ardinger HH, *et al*., eds. *GeneReviews*. Seattle, WA: University of Washington, 1993-2014.

[2] Mason PJ, Bessler M. The genetics of dyskeratosis congenita. *Cancer Genet* 2011;204:635-45.

[27] Vulliamy TJ, Marrone A, Knight SW, *et al*. Mutations in dyskeratosis congenita: their impact on telomere length and the diversity of clinical presentation. *Blood* 2006; 107: 2680-5.

Rothmund-Thomson syndrome

[1] Wang LL, Plon SE. Rothmund-Thomson syndrome. In: Pagon RA, Adam MP, Ardinger HH, *et al*., eds. *GeneReviews*. Seattle, WA: University of Washington, 1993-2014.

[7] Siitonen HA, Sotkasiira J, Biervliet M, *et al*. The mutation spectrum in *RECQL4* diseases. *Eur J Hum Genet* 2009;17: 151-8.

[11] Wang LL, Levy ML, Lewis RA, *et al*. Clinical manifestations in a cohort of 41 Rothmund-Thomson syndrome patients. *Am J Med Genet* 2001;102:11-17.

Poikiloderma with neutropenia, Clericuzio type

[1] Clericuzio C, Hoyme HE, Aase JM. Immune deficient poikiloderma: a new genodermatosis. *Am J Hum Genet* 1991; 49 (Suppl.): 131.

[5] Volpi L, Roversi G, Colombo EA, *et al*. Targeted next-generation sequencing appoints C16orf57 as Clericuzio-type poikiloderma with neutropenia gene. *Am J Hum Genet* 2010; 86:72-6.

Hereditary fibrosing poikiloderma with tendon contractures, myopathy and pulmonary fibrosis

[1] Mercier S, Kury S, Shabodien G, *et al*. Mutations in FAM111B cause hereditary fibrosing poikiloderma with tendon contracture, myopathy, and pulmonary fibrosis. *Am J Hum Genet* 2013;93:1100-7.

Acrokeratotic poikiloderma of Weary

[1] Weary PE, Hsu YT, Richardson DR, *et al*. Hereditary sclerosing poikiloderma: report of two families with an unusual and distinctive genodermatosis. *Arch Dermatol* 1969; 100: 413-22.

78

第 78 章

DNA修复异常相关性皮肤病

Hiva Fassihi

St John's Institute of Dermatology, Guy's and St Thomas' NHS Foundation Trust, London, UK

概述

人类基因组由大约 30 亿个 DNA 碱基对组成，其中含有大约 30 000 个蛋白质编码基因。这种 DNA 不断受到各种内源（如活性氧）和外源（如紫外线和电离辐射）因素的破坏。

细胞已经进化出许多复杂而有效的系统来识别和修复这种无活性转录基因的损伤，其中包括核苷酸切除修复、双链断裂修复和错配修复。受损 DNA 的成功修复还取决于 DNA 双螺旋的解链。

这些 DNA 修复途径中的缺陷会导致许多疾病，其中许多与皮肤病有关，通常包括光敏感、癌症和过早衰老（表 78.1）。

着色性干皮病

定义

着色性干皮病（XP）是一种罕见的 DNA 修复异常的常染色体隐性遗传病。其特征是出现暴露部位进行性的色素变化，紫外线（UVR）会引起的皮肤和黏膜癌的风险增加，约 50% 病例对日光高度敏感，约 30% 的病例出现神经退行性变。对应于受影响的 DNA 修复基因，分为 8 个互补组：XP-A 到 XP-G 和 XP-V（XP 变种）。XP 互补组之间和组内的临床特征存在很大差异[1]。

表 78.1 DNA 修复异常相关性皮肤病

疾病	DNA 修复缺陷
着色性干皮病	核苷酸切除修复
Cockayne 综合征	核苷酸切除修复
COFS 综合征	核苷酸切除修复
紫外线过敏症	核苷酸切除修复
毛发低硫营养不良	核苷酸切除修复
Rothmund-Thomson 综合征	重组 Q 螺旋酶
Bloom 综合征	重组 Q 螺旋酶
Werner 综合征	重组 Q 螺旋酶
运动失调性毛细血管扩张症	双链断裂修复
Fanconi 贫血症	链间交联修复
Muir-Torre 综合征	错配修复

概述

着色性干皮病是一种罕见的 DNA 修复异常性疾病，临床上呈现渐进性色素异常、并且在曝光部位 UVR 诱导的皮肤和黏膜癌的发生率增加。大约一半的个体在极少量的曝光下也表现为过度和持久的晒伤反应。在少数病例中，存在进行性神经退行性变[2]。

本病是由 Hebra 和 Kaposi 在 1874 年首先报道的[3]，1882 年正式引入了着色性干皮病这一术语[4]。1883 年，Neisser 报道了第一例累及神经系统的患者[5]，1932 年，De Santis 和 Cacchione 报道了三个患有XP伴有严重的进行性神经退行性变、侏儒症及性腺发育不全的同胞兄弟，并将其命名为De Sanctis-Cacchione综合征[6]。这一术语现已不再广泛使用，因为现在人们认识到XP可能与严重程度差异很大的神经系统疾病相关，并且De Sanctis-Cacchione综合征处于疾病谱的极端。

Cleaver于1968年报道了XP中的DNA修复异常。他在这些患者的皮肤成纤维细胞中发现了切除修复缺陷[7]。Setlow和Setlow[8]确认了UVR诱导的DNA光产物，并且发现XP细胞在体内切除修复中是有缺陷的[9]。XP的切除修复形式最初描述于1971年[10]，于1972年由Cleaver命名为“变异”[11]。这些“变异”培养的成纤维细胞能够修复UVR诱导的损伤，但研究发现在复制后修复的另一个DNA修复途径中存在缺陷[12]。此亚型现在称为XP变异型(XP-V)。De Weerd-Kastelein于1972年进行的细胞融合研究证明了XP中的分子异质性[13]。发现来自不同XP患者的成纤维细胞融合形成异核体可以纠正DNA修复中的缺陷。这表明患者在核苷酸切除修复中具有不同的缺陷，并且一个缺陷可以通过来自具有不同缺陷的患者细胞的融合来校正，因为此缺乏的蛋白质在融合细胞中是可用的。因此XP被定性为不同的互补组(XP-A到XP-G)。

第6部分

流行病学

发病率和患病率

20世纪70年代美国的XP发病率约为1/250 000[14]，日本约为1/80 000[15]。西欧最近的一项调查显示，每100万活产婴儿的发病率约为1/2 300 000[16]。日本的XP发病率明显高于西方国家，日本的大多数XP患者属于XP-A互补组(90%的患者是XPA始祖突变的纯合子，约占日本人口1%[17])。

北非和中东的患病率较高，尤其在有血缘关系的社区很常见。在印度和中东地区，发病率为1/10 000～30 000[18-21]。Soufir等在2010年报道了在马格里布地区(阿尔及利亚、突尼斯和摩洛哥)有85%的XP家族在*XPC*基因中携带了一个始祖突变[22]。最近，据报道，科摩罗群岛马高尼族人口中XP-C基因携带率为1/5000。这与另一个始祖突变有关[23]。

性别

着色性干皮病在男性及女性群体发病相当。

种族

全世界各种族均有报道。

病理生理学

着色性干皮病是一种常染色体隐性遗传疾病，由8个基因中任何一个的突变引起。这些基因中，其中的7种基因(*XPA*到*XPG*)产物参与核苷酸切除修复(NER)过程中、UVR诱导的光产物[环丁烷嘧啶二聚体(CPD)和嘧啶(6-4)嘧啶酮光产物(6-4PPs)]的DNA的识别和修复[24]。

NER由两个途径组成(图78.1)：全基因组核苷酸切除修复(GG-NER)，修复未转录的DNA损伤；以及转录偶联核苷酸切除修复(TC-NER)，快速修复转录区域中损伤的DNA[25,26]。在GG-NER中，光产物由蛋白质XPC和XPE识别。在TC-NER中，这些大量的病变阻断了RNA聚合酶Ⅱ的进展，该过程涉及2种不参与XP的蛋白质即CSA和CSB(Cockayne综合征蛋白A和Cockayne综合征蛋白B)。在初始损伤识别之后，此两种路径汇聚。XPB和XPD是蛋白质复合物TFIIH的一部分，它可以在光产物的位点周围打开DNA的结构。XPA蛋白质可以验证蛋白质是否处于正确的位置，然后核酸内切酶XPG和XPF在损伤的任一侧切割DNA，从而可以在大约30个核苷酸片段中去除受损区域。断裂的空隙由重新合成的DNA填补，新的DNA片段最终与原先存在的链相连。这被称为程序外DNA合成(UDS)。

编码这些蛋白质的7种基因(*XPA*至*XPG*)中的任何一种的突变，导致异常的NER和不同的XP互补组(分别为XP-A至XP-G)(表78.2)[27]。更具体地说，*XPA*、*ERCC3*(*XPB*)、*ERCC2*(*XPD*)、*ERCC4*(*XPF*)和*ERCC5*(*XPG*)基因突变导致GG-NER和TC-NER缺陷，但*XPC*和*DDB2*(XPE)突变基因只影响GG-NER，因此通过TC-NER途径对NER进行一定程度的保护。

第8个XP基因的缺陷不会影响NER。约20% XP患者，即所谓的XP变异(XP-V)，在复制含有UVR诱导的损伤的DNA方面存在问题[28]。它们在*POLH*(或*XPV*)基因中存在缺陷，该基因编码的DNA聚合酶η是复制到受损位点之外所需的特化酶之一(跨损伤合成)[12,29]。

临床特征

病史与临床表现

XP患者是一个临床异质性群体，在XP互补组之间和组内的临床特征差异很大(表78.2)。临床表现、疾病严重程度和发病年龄部分取决于累积的UVR暴露、互补组和致病突变的确切性质。

过度的晒伤和色素变化

XP患者的皮肤在出生时往往是正常的。XP的

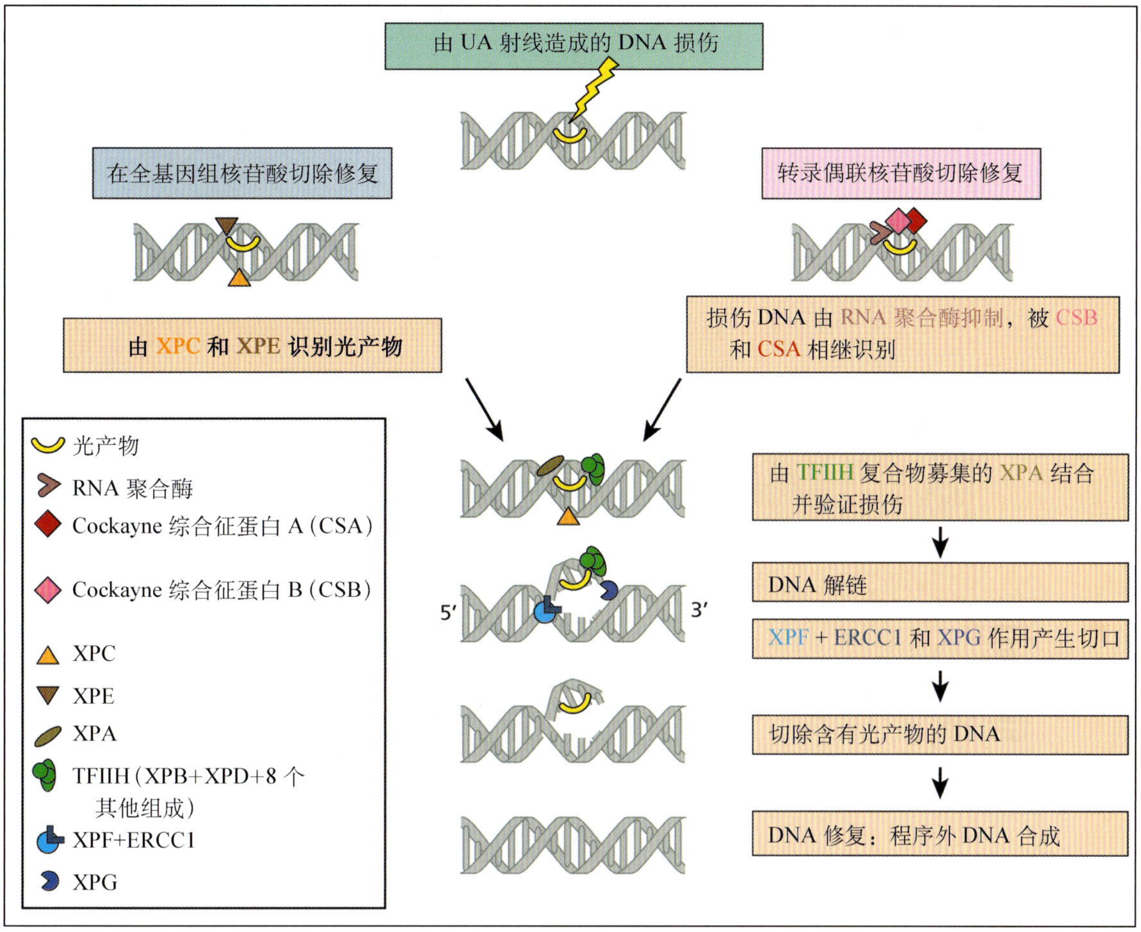

图 78.1　在全基因组核苷酸切除修复（GG-NER）中，XPE（与其伴侣蛋白 DDB1）结合光产物并募集另一种蛋白质 XPC，XPC 能识别并结合光产物的互补链。在转录偶联的 NER（TC-NER）中，RNA 聚合酶Ⅱ在光产物的位点处停滞，这将募集 CSA 和 CSB 蛋白（此为 Cockayne 综合征的缺陷而非 XP）。然后这两条路径汇合。TFIIH（包含 XPB 和 XPD 解旋酶的十肽复合物）打开 DNA 双链，随后 XPA 结合以校验所有蛋白质在正确位置。然后异二聚体核酸酶 ERCC1/XPF 和 XPG 在光产物任一侧的 5′至 3′末端切割受损的 DNA 链，通过使用未损坏的 DNA 链作为模板填充缺口，该过程称为程序外 DNA 合成（来自 Sethi et al，2013[26]）

变化是暴露于 UVR 的结果，因此这些变化的严重程度完全取决于日晒量和对 UVR 防护程度。诊断不及时和防晒不足会加重皮肤特征，导致明显的色素变化、多种皮肤癌和更差的预后。

在极弱的阳光照射下产生急性和严重的晒伤（图 78.2a），需要数周才能恢复，这曾被认为是 XP 的主要特征。然而，现在已知只有 50％的 XP 患者会有严重而持久的晒伤反应[30]，在许多情况下，这些反应被归咎为疏忽或被错误地贴上了脓疱病的标签。其余 50％的人有与皮肤类型相应的正常晒伤反应，并且在曝光部位出现着色斑和色素减退斑（图 78.2b），最初发生在面部和手背部，之后会累及其他曝光部位。着色斑是固定的，而随着时间的推移会变得更加密集和不规则。

互补组 XP-A、XP-B、XP-D、XP-F 和 XP-G 的患者遭受严重的晒伤反应，而 XP-C、XP-E 和 XP-V 组的患者有皮肤类型相应的正常晒伤反应[30]。XPA、XPB、XPD、XPF 和 XPG 蛋白是 NER 共同途径所必需的，而 XPC 和 XPE 蛋白仅仅参与了 GG-NER。在 XP-C 和 XP-E 组中，TC-NER 途径仍保持活性，能够选择性地从活性基因转录链中去除光产物，其动力学类似于在正常细胞中观察到的动力学[31]。XP-V 基因突变影响 DNA 聚合酶 η 的患者，也具有正常功能的 TC-NER（和 GG-NER）。因此，假设大约一半 XP 患者的正常晒伤反应与 TC-NER 的存在有关[32]，这得到了 XPC 敲除小鼠模型研究的支持[33,34]。

皮肤癌

DNA 对 UVR 的吸收会形成被 NER 识别和修复的光产物(CPD 和 6-4PP)。如果不修复,它们可能导致皮肤癌中发现的经典“UVB 特征”突变[35,36]。XP 细胞中的分子缺陷导致 UVR 诱导的 DNA 损伤的识别和修复出现异常,并且随后在受影响的个体暴露于阳光的皮肤中增加“UVB 特征”突变的诱导。这种增加的突变频率可能是 XP 患者中色素变化和皮肤癌的原因[37]。事实上,对来自 XP 患者的肿瘤中 p53 基因突变的检查揭示了大多数肿瘤中 UVR 暴露的突变特征[38]。

XP 患者发生非黑素瘤皮肤癌(NMSC)的风险增加 10 000 倍,20 岁以下患黑素瘤皮肤癌的风险增加 2000 倍[39]。NMSC 首次诊断的中位年龄为 9 岁,黑素瘤首诊的中位年龄为 22 岁[39]。在 XP 患者中口腔暴露于 UVR 可导致黏膜皮肤恶性肿瘤,最常见的是舌尖鳞状细胞癌。与 XP 互补组 XP-A 至 XP-G 的患者(通常在 20 岁之前患皮肤癌)相比,XP-V 患者(图 78.2c)往往在 20 岁或 30 岁首次诊断为皮肤癌。

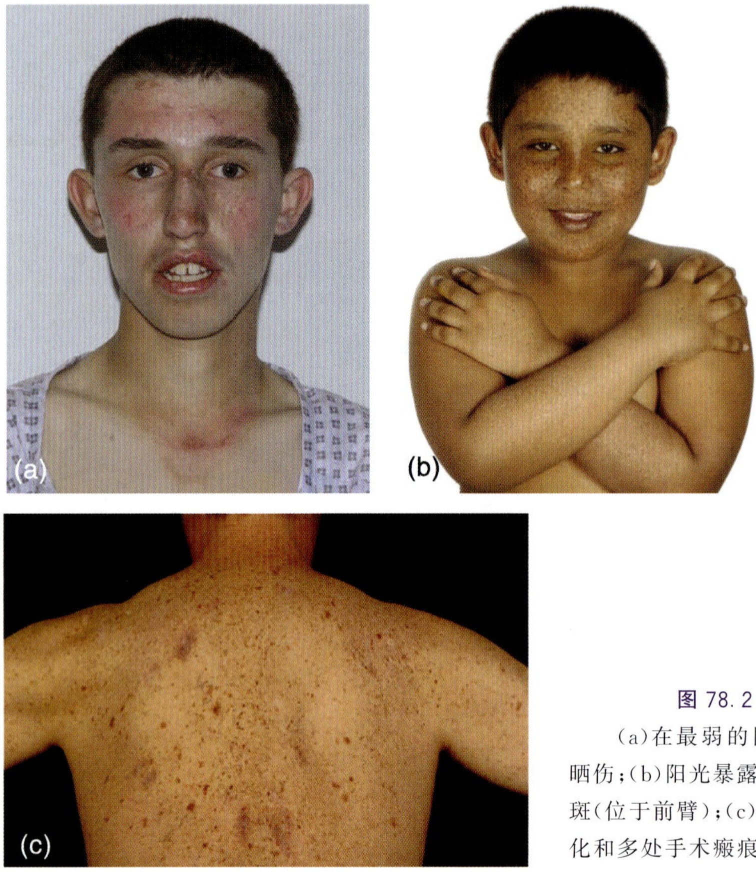

图 78.2 着色性干皮病

(a)在最弱的阳光照射下严重和过度的晒伤;(b)阳光暴露部位的着色斑和色素减退斑(位于前臂);(c)先前皮肤癌部位的色素变化和多处手术瘢痕。

表 78.2 不同 XP 互补组的基因、染色体定位、蛋白功能和主要临床特征

XP 互补组	基因	染色体定位	蛋白功能	缺陷途径	临床特征
XP-A	*XPA*	9q22.23	损伤校验	NER	严重的亚型;常见于日本;过度的晒伤;轻至重度的神经系统异常
XP-B	*ERCC3* (*XPB*)	2q14.3	解旋酶 TFIIH 的一部分	NER	非常罕见的亚型;过度晒伤;轻度神经系统异常(*XPB* 中的突变也可能导致 XP / CS 和 TTD)
XP-C	*XPC*	3p25.1	损伤识别	NER(GG-NER)	最常见的亚型;无异常的晒伤反应;暴露部位严重的非典型和密集的色素痣;严重的眼疾病;无神经系统异常
XP-D	*ERCC2* (*XPD*)	19q13.32	解旋酶 TFIIH 的一部分	NER	严重的过度晒伤;无至重度的神经系统异常(*XPD* 中的突变也可能导致 XP / CS 和 TTD)

（续 表）

XP 互补组	基因	染色体定位	蛋白功能	缺陷途径	临床特征
XP-E	*DDB2* (*XPE*)	11p11.2	损伤识别	NER(GG-NER)	十分罕见的亚型；无异常晒伤反应；色素痣并不突出；从 30 岁开始大量皮肤癌；无神经系统异常
XP-F	*ERCC4* (*XPF*)	16p13.12	核酸酶	NER	轻微的皮肤过度晒伤；皮肤表征温和；无至重度神经系统异常(*XPF* 中的突变也可能导致 XP / CS)
XP-G	*ERCC5* (*XPG*)	13q33.1	核酸酶	NER	十分罕见的亚型；过度晒伤；无至重度神经系统异常(*XPG* 中的突变也可能导致 XP / CS)
XP-V	*POLH* (*XPV*)	6p21.1	聚合酶	TLS	无异常晒伤反应；30－40 岁被诊断出患有多发皮肤癌；无眼部疾病；无神经系统异常

改编自 Lehmann et al. 2011[27]。

GG-NER，全球基因组核苷酸切除修复亚路径；NER，核苷酸切除修复；TLS，翻译合成；TTD，毛发硫营养不良；XP/CS，色素性干皮病/Cockayne 综合征。

与有正常皮肤类型的晒伤反应患者相比，有严重和过度晒伤反应的 XP 患者患皮肤癌的频率通常较低。这可能是由于严重的晒伤反应促使早期诊断和早期开始更严格的光保护，因此导致累积较少的 UVR 暴露。

其他恶性肿瘤

在正常细胞中，由香烟烟雾中的致癌物（苯并芘等化学物质）引起的 DNA 损伤被 NER 修复[40]，因此 XP 患者可能面临吸烟诱发肺癌的更高风险。XP 患者患脑癌的风险也增高了大约 50 倍，包括成神经管细胞瘤、胶质母细胞瘤、脊髓星形细胞瘤[41]和神经鞘瘤。这些恶性肿瘤与 UVR 无关，与 DNA 损伤的确切关系尚不清楚。高剂量 X 射线照射可用于治疗某些脑肿瘤，因为在 XP 患者中通过 X 射线修复 DNA 损伤的途径是正常的[41,42]。

眼部表现

眼睑和眼周皮肤暴露于 UVR 导致的 DNA 损伤可导致瘢痕性皮肤改变及需要切除的皮肤癌[43]。眼表面（结膜和角膜）可以产生 UVR 相关的损伤，包括眼干燥症、结膜充血和炎症，以及早发的睑裂斑和翼状胬肉的发展。长时间角膜暴露可导致角膜瘢痕和视力损害。眼表癌在有明显 UVR 暴露和眼部防晒差的患者中亦有报道，主要是鳞状细胞癌[44]。与 XP 相关的神经退行性变患者也可能出现眼-神经异常，包括瞳孔反射迟钝、眼球震颤和斜视。畏光也是常见的，并且通常是 XP 中最早出现的眼科症状。

神经退行性变

大约 30% 的 XP 患者会发生神经退行性变。在互补组内及不同的互补组间神经异常的发病年龄和进展速度均不同。XP-A、XP-B、XP-D、XP-F 和 XP-G 患者的易感性增加[1,30,32,39]。在 XP-C、XP-E 和 XP-V 患者中，尚未有过临床可检测的神经退行性变的报道。

我们对神经系统异常的发病机制知之甚少。这与 UVR 暴露无关。目前的理论认为，氧化性 DNA 损伤是在中枢神经系统的正常代谢过程中产生的，并且有些此类损伤，如 8,5-环嘌呤-2-脱氧核苷的产生，是由 NER 修复的[45]。在没有功能性修复的情况下，病变会持续存在并导致神经元细胞死亡。

XP 的神经系统表现通常出现在该病的自然病程的皮肤症状之后，并且在 2 岁之前不出现[46]。XP 患者在出生时是正常的。父母通常是在孩子开始上学时，首先注意到其轻微的认知障碍。小脑征象通常表现在 4－16 岁，通常是构音障碍和平衡障碍。紧接着是共济失调和反射消失。神经传导研究显示了轴突感觉和运动神经病变的证据，虽然在 20 岁之前通常不会出现，患者出现进行性小头畸形。磁共振成像显示大脑皮质萎缩伴脑室的扩张和颅骨二次增厚。大多数神经系统异常的 XP 患者也会出现感音神经性聋，并且可以根据听力损失的程度预测未来的神经系统受累程度[32]。患者起初依赖轮椅，继而卧床，最后死亡[46]。神经系统异常往往提示预后较差。

心理异常

许多 XP 患者的严格防晒措施和防紫外线服装限制（如面部遮阳板）可导致社会隔离，并且不可避免地导致患者易发生低情绪、抑郁和焦虑。严格防晒的依从性也是一个问题。

其他心理问题包括潜在致命皮肤癌的高风险引起的焦虑和抑郁的可能性，针对皮肤癌不断的外科手术，很多病变位于面部，与毁容相关及一些互补组中神经退行性变的可能性。

临床亚型

着色性干皮病亚型(XP-V):大约20%的XP患者患有XP-V。这种亚型是由编码DNA聚合酶η的*POLH*(*XPV*)基因突变引起的,这是通过UVR损伤位点复制所需特定的酶之一[12,28]。XP-V患者NER途径是正常的。XP-V通常在患者30岁后,一旦患上多发性皮肤癌而被诊断。未见神经系统症状。

着色性干皮病/Cockayne综合征复合体(XP/CS):这是一种非常罕见的常染色体隐性遗传疾病,其具有XP的皮肤特征及CS的全身和神经系统特征,如身材矮小、小头畸形、恶病质、发育异常、光敏感、早衰、视网膜变性、感音神经性聋和进行性神经功能障碍(见Cockayne综合征章节)。与主要继发于神经元变性的XP神经系统异常不同,在XP/CS复合体中观察到了CS典型的髓鞘形成障碍。*ERCC3*(*XPB*)、*ERCC2*(*XPD*)、*ERCC4*(*XPF*)和*ERCC5*(*XPG*)基因的突变在XP/CS复合体中均有报道。

着色性干皮病/毛发硫营养不良综合征(XP/TTD):XP/TTD综合征突变基因位于*ERCC3*(*XPB*)、*ERCC2*(*XPD*),其特征为具有XP的临床及细胞学发现,以及TTD的表型特征如缺硫毛发、"虎尾"样毛发束,发育迟缓/智力障碍,身材矮小和鱼鳞病(参见毛发硫营养不良章节)。

鉴别诊断

鉴别诊断包括毛发硫营养不良,Cockayne综合征,脑-眼-面-骨综合征,紫外线敏感综合征,红细胞生成性原卟啉症和Rothmund-Thomson综合征。

并发症和共病

XP的主要并发症与阳光暴露部位皮肤黏膜癌的高风险和某些互补组中神经退行性变的可能性有关。

病程和预后

目前尚无治愈XP的方法。据报道,患者整体中位死亡年龄为32岁[39],其中皮肤癌和神经退行性疾病是导致死亡的主要原因。避免阳光和定期随访以评估和治疗皮肤癌可延长预期寿命。没有神经系统疾病和严格进行UVR保护的患者预后良好。然而,神经系统异常是进行性的,并且这些患者的中位死亡年龄(29岁)明显小于没有神经退化的患者(37岁)[39]。

检查

在大多数情况下,可以对那些表现出极端和过度晒伤反应的个体进行临床诊断,或者从早期的面部和其他暴露部位出现和逐渐发展的着色斑进行诊断。

该诊断可以通过细胞学试验检查DNA修复缺陷来确诊。最常用的试验是测量培养的皮肤成纤维细胞中的程序外DNA合成。在通过NER除去UVR诱导的DNA损伤后,新合成的DNA取代了受损片段。因此,这种新DNA的合成称为程序外DNA合成(UDS)(图78.1)。皮肤成纤维细胞培养物来自于皮肤未暴露区域的4mm穿孔活检。成纤维细胞在皮氏培养皿中进行紫外线照射,UDS可以通过放射自显影[47]或液体闪烁计数[48]或最近使用的荧光测定[49]将核苷酸掺入到被照射细胞的DNA中来测量。降低的UDS水平可证实XP的诊断。

由于NER未受影响,因此XP-V患者在UDS中未显示缺陷。此外,XP-V细胞对UVR的杀伤不敏感。然而经验表明,咖啡因能够特异性地使XP-V细胞对UVR的杀伤敏感[50]。我们将培养物暴露于UVR并在咖啡因中培养几天,继而将其活力与正常细胞进行比较来诊断XP-V细胞。在咖啡因和正常UDS同时存在的情况下对UVR的特异敏感性证实了XP-V的诊断[51]。

随后,从血液样本中提取的DNA分析可以识别缺陷基因(确认互补组)[52]和患者中的致病突变。这可以进一步深入了解基因型-表型相关性,并在需要时进行遗传咨询和产前检测。

治疗

疾病治疗方面主要是通过使用高防晒系数的防晒霜、防紫外线的防护服、帽子、手套和太阳镜及UVR阻隔窗膜(在家中和汽车中)避免暴露于紫外线。荧光光源也会发出UVR,应避免照射或使用UVR滤光片来避免UVR照射。由于维生素D缺乏常见,应使用补充剂。禁止吸烟。类维生素A在预防皮肤癌方面可能会有作用[53,54]。

对该疾病的治疗涉及多个学科。定期进行皮肤和眼部检查及对各种癌症正确而及时的治疗至关重要。局部用氟尿嘧啶和咪喹莫特可用于早期或癌前病变。禁用光动力疗法,因为所涉及的照射可能导致进一步的皮肤损伤和致癌[55]。眼部必要时可使用润滑剂。

患者应接受适宜的遗传咨询。社会心理问题包括在学校和家中来自同龄人的孤立、受限的职业前景及严谨细致的防晒对生活质量的影响等都是需要关注的。

体外和离体实验已证实,校正不同形式的XP中校正潜在的遗传缺陷是可能的。使用病毒载体的动物研究也证实,使用基因治疗的方法来治疗此种疾病或许成为可能[56,57]。

Resources

Further information

UK National Xeroderma Pigmentosum Service: www.guysandstthomas.nhs.uk/xp(last accessed November 2014).

Patient resources

Enfants de la lune: http://www.enfantsdelalune.org.

Xeroderma Pigmentosum Society: http://www.xps.org/.

XP Family Support Group: http://www.xpfamily-support.org.

XP Freu(n)de: http://www.xerodermapigmento-sum.de.

XP Support Group: http://xpsupportgroup.org.uk/.

(All last accessed November 2014.)

Cockayne 综合征

定义

Cockayne 综合征(CS)是一种罕见的 DNA 修复异常的常染色体隐性遗传性疾病。其特征是身材矮小、光敏感、独特的面部外观、眼部缺陷、过早衰老和与广泛脱髓鞘相关的进行性神经功能障碍。

概述

CS 是一种罕见的 DNA 修复疾病,1936 年由 Cockayne 首先描述本病[1]。该疾病被定为后天进行性生长障碍,身材矮小,小头畸形,恶病质,发育异常,对光敏感,早衰,视网膜变性和感音神经性聋等特征[2]。患者具有伴有眼球内陷的特征性面部外观。根据疾病的严重程度,CS 分为三种临床类型(Ⅰ型、Ⅱ型和Ⅲ型)。

流行病学

在欧洲国家,CS 的年发病率约为 1/200 000。

年龄

从出生开始就存在光敏性,并且在最初几年内异常生长和发育变得明显。

性别

对男性和女性影响相同。

种族

CS 在全世界的很多种族中均有报道。

病理生理学

CS 是一种常染色体隐性遗传疾病,由 *ERCC*8(*CSA*)和 *ERCC*6(*CSB*)两种基因之一突变引起。这些基因的产物参与 NER(图 78.1)[3]。

CS 患者的皮肤成纤维细胞对 UVR 异常敏感[4-6]。与来自 XP 患者的细胞不同,GG-NER 过程通常在 CS 细胞中发生。然而,CS 细胞在 NER 的重要转录偶联亚途径中有缺陷(图 78.1)。在 DNA 损伤后,细胞除去 DNA 转录活跃区域的损伤是至关重要的。这种优先修复被称为转录偶联 NER(TC-NER),这种修复在 CS 细胞中特异性缺陷[7]。

UVR 暴露后细胞无法恢复正常的 RNA 合成水平[8],为 CS 细胞进行互补试验提供了一种手段。已经确定了两个补充组:CS-A(约占 CS 患者的 20%)和 CS-B(表 78.3)。

CS-A 由 *ERCC*8 基因突变引起,CS-B 由 *ERCC*6 基因突变引起[9,10]。这些基因编码参与 TC-NER 的蛋白质[10]。在 CS 患者中,大约 80%的患者具有 *ERCC*6 基因突变[11,12]。到目前为止,未发现 CS 的三种临床亚型(Ⅰ、Ⅱ、Ⅲ)和所涉及的基因之间具有相关性。CS 合并 XP 者罕见。XP/CS 复合体与 *XPB*、*XPD*、*XPF* 和 *XPG* 基因的突变有关。

临床特征

临床与表现

CS 的特点是皮肤光敏性(主要症状),后天进行性生长障碍,身材矮小,小头畸形,特征性鸟样相貌(图 78.3)(下颌前突,眼球内陷,凸而瘦的鼻,大耳和皮下脂肪减少),不成比例的手脚过大、恶病质、过早衰老和龋齿。皮肤干燥稀薄,头发稀疏,有时过早发灰[2,13,14]。与 XP 相比,CS 患者的皮肤癌发病率未增加[2]。

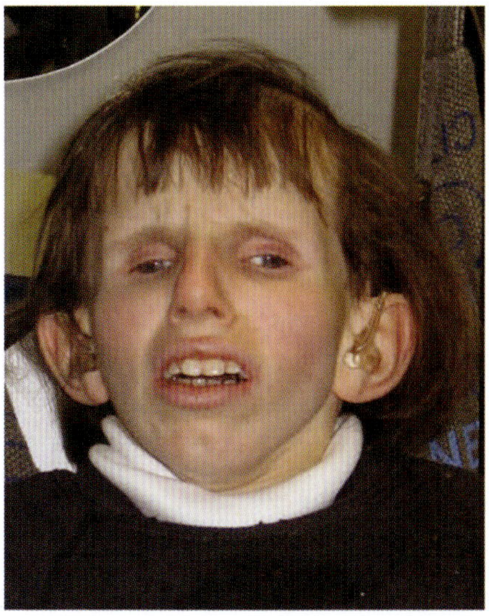

图 78.3　Cockayne 综合征显示具有突出的眼球内陷的特征性鸟状相貌

神经系统特征包括外周和中枢神经系统的广泛脱髓鞘，小头畸形，进行性认知衰退，手足舞蹈徐动症，脑积水和痉挛。眼科问题包括视网膜变性，白内障和视神经萎缩导致视力丧失[15]。有进行性感音神经性聋和伴有屈曲畸形的骨骼异常[16]。

发病年龄和疾病严重程度各不相同。在典型的CS Ⅰ型中，最初的症状通常出现在出生后的第一年。Ⅱ型是指症状较严重的早发病例，Ⅲ型是症状较轻的迟发病例。一般来说，CS-A 在临床过程中比 CS-B 更温和，但在每种类型中，没有明确的基因型-表型相关性[17-19]。

表 78.3 不同 Cockayne 综合征(CS)互补组和相关疾病的基因，蛋白质产物和主要临床特征

疾病	基因	缺陷途径	临床特征
CS-A	*ERCC8*(*CSA*)	TC-NER	罕见亚型(占 20%) 较温和的表型
CS-B	*ERCC6*(CSB)	TC-NER	常见亚型(占 80%) 更严重的表型
COFS1	*ERCC6*(*CSB*)	TC-NER	CS 的极端产前形式
COFS2	*ERCC2*(*XPD*)	NER	
COFS3	*ERCC5*(*XPG*)	NER	
COFS4	*ERCC1*	NER 稳定和增强 XPF 活动	
UVSS1	*ERCC6*(*CSB*)	TC-NER	光敏性 皮肤癌的风险没有增加 没有神经系统疾病的证据
UVSS2	*ERCC8*(*CSA*)	TC-NER	
UVSS3	*UVSSA*	体系稳定性 停滞的 RNA 聚合酶的泛素化	

COFS，脑-眼-面-骨综合征；NER，核苷酸切除修复；TC-NER，转录偶联核苷酸切除修复；UVSS，紫外线敏感综合征。

临床亚型

脑-眼-面-骨综合征(COFS)：是一种非常罕见的DNA 修复异常的常染色体隐性遗传病，是 CS 的产前极端形式[20,21]。临床上，它的特征是先天性小头畸形，先天性白内障和(或)小眼畸形，关节挛缩，严重的发育迟缓，生长迟缓和面部畸形(额缝突出，小颌)。轴性张力减退与周围性高血压形成对比，并与进食困难有关。可以观察到周围神经病变，感觉神经性听力损失和色素性视网膜病变。在 COFS 综合征中，光敏性是一个不稳定的特征[22]。产前诊断可以初步诊断白内障、关节挛缩和小头畸形的存在，随后通过检查绒毛膜绒毛或羊膜细胞中的 DNA 修复，或通过检查家族突变(如果已知)来确认。

在 COFS 中，已证实在 *ERCC6*、*ERCC2*(XPD)、*ERCC5*(XPG)和 *ERCC1* 基因(见表 78.3)中存在突变，分别命名为 COFS1、COFS2、COFS3 和 COFS4 综合征[23-26]。所有这些基因都参与编码 NER 的蛋白质(图 78.1)。

COFS 综合征是一种严重的疾病，患者往往出生后的几年内死亡，通常死于呼吸道感染[21]。

紫外线敏感综合征(UVSS)：是一种常染色体隐性遗传性 DNA 修复遗传性疾病，其特征是对紫外线辐射敏感，但不会增加皮肤癌或任何神经系统疾病的风险[27]。尽管有这种轻微的临床表型，但 UVSS 和 CS 细胞对 UVR 的细胞和生化反应难以区分，并且是由活跃转录基因中光产物的 TC-NER 缺陷引起的[28]。CS 基因的 *ERCC6* 和 *ERCC8* 突变在 UVSS 病例中已有报道，分别命名为 *UVSS1* 和 *UVSS2*[29,30]。最近，在病例中发现了 *UVSSA* 基因的突变，并命名为 *UVSS3*(见表 78.3)。*UVSSA* 基因编码的蛋白质，与 TC-NER 机制相互作用并稳定 CSB 复合物，并且还促进在 DNA 损伤位点停滞的 RNA 聚合酶的泛素化[31]。这些患者的轻度表型和缺乏神经系统疾病尚不完全清楚，但可能与这些患者氧化损伤的正常修复有关[29]。

鉴别诊断

鉴别诊断包括早衰、XP、COFS 综合征、UVSS、Rothmund-Thomson 综合征、Werner 综合征、Bloom

综合征和 Hartnup 病。

严重程度分级

根据疾病严重程度和症状、体征的发作年龄，CS 在临床上分为Ⅰ、Ⅱ型和Ⅲ型。

病程和预后

CS 型Ⅰ患者通常在 20 岁前死于进行性神经退行性变。Ⅱ型患者预后较差，而Ⅲ型患者常存活至成年期[32]。CS 无法治愈。生存超过 20 岁者并不常见，报告病例的平均死亡年龄是 12.5 岁。

检查

可以通过身材矮小、对光敏感、独特的面部外观、眼部缺陷和过早衰老的存在来进行临床诊断。早期脑图像不特异，但它可以提示脑和小脑萎缩。弥散性髓鞘化异常和基底神经节钙化可以继发。

通过细胞检测 DNA 修复，特别是 TC-NER 缺陷可以确诊该病。与 XP 患者一样，应采取皮肤活检进行成纤维细胞培养。CS 细胞特异性缺乏 TC-NER，这导致 UVR 照射后 RNA 合成的延长抑制。因此，CS 的检查包括对细胞的紫外线照射，然后在 24 小时后测量 RNA 合成。在正常细胞中，RNA 合成将恢复到未处理的水平，而在 CS 细胞中，RNA 合成依然被抑制[8]。正如 XP 中所见，在 CS 细胞中也没有 UDS 的异常。

随后，从血液中提取的 DNA 分析可以识别患者中的缺陷基因和致病突变[9-12]。如果需要，可据此进行遗传咨询和产前检测。

治疗

对该疾病的治疗是纯支持性的，涉及多个学科，包括临床遗传学、眼科学、神经学、皮肤病学、听力学（助听器）和物理治疗，以及解决患者及其家人的社会心理问题。

因患者光敏性增加，应避免 UVR 暴露，因此该类患者常见维生素 D 缺乏，应该给予补充。该类患者患皮肤癌的风险并没有增加。

应给予患者适宜的遗传咨询。通过羊膜穿刺或绒毛膜绒毛取样，利用 RNA 合成恢复试验或寻找致病性家族性突变（如果已知）进行产前诊断。

Resources

Patient resources

Amy and Friends-Cockayne Syndrome Support: www.amyandfriends.org/.

Share & Care, Cockayne Syndrome Network: www.cockaynesyndrome.net/.

(Both last accessed November 2014.)

毛发硫营养不良

定义

毛发硫营养不良（TTD）是一种罕见的 DNA 修复异常的常染色体隐性遗传病。它是一种多系统疾病，其特征是短而脆、缺硫的头发，在偏光显微镜下具有明暗相间的“虎尾”条纹，同时伴有光敏性、鱼鳞病、发育迟缓和身材矮小。

概述

毛发硫营养不良是一种罕见的 DNA 修复异常疾病，其特点是缺硫的头发，在偏光显微镜下出现明暗交替的条带[1-4]。其他临床特征包括光敏性（约累及一半患者）、鱼鳞病、发育迟缓、身材矮小、血液异常、骨骼异常和孕妇妊娠并发症[5]。

毛发硫营养不良一词在 1979 年由 Price 等首次提出，在这之后他们报道了 2 名有缺硫、脆弱的头发和其他各种特征的患者[6]。

自那时起，提出了许多基于不同临床关联的 TTD 变体，包括 BIDS 综合征（TTD D 型或 Amish 脆发综合征），IBIDS 综合征（TTD E 型或 Tay 综合征），PIBIDS 综合征（TTD F 型），Sabinas 综合征（TTD B 型），SIBIDS 综合征，ONMRS（Itin 综合征）和 Pollitt 综合征（TTD C 型）[7-10]。然而，最近对文献报道的 112 例 TTD 患者进行的全面综述表明，许多患者不符合这些指定的亚型，并且这些首字母缩略词并不能很好地描述 TTD 患者的临床表现[5]。因此，不应再继续使用这些首字母缩写词，现在 TTD 分为光敏和非光敏两种亚型。

流行病学

发病率和患病率

TTD 的发病率估计为 1/1 000 000。

性别

TTD 对男性和女性影响相同。

种族

据报道，尽管在血缘关系密切的人群中更为常见，但它可以发生在世界各地很多种族群体中。

病理生理学

毛发硫营养不良是一种常染色体隐性遗传疾病。光敏 TTD 由 DNA 修复基因 *ERCC2*(*XPD*)[11]，*ERCC3*(*XPB*)[12] 或 *GTF2H5*[13,14] 的突变引起。大多数患者携带 *ERCC2*(*XPD*) 基因突变。这三个基因分别编码 NER 途径中 TFIIH 复合物的 XPD、XPB 和

p8/TTDA 亚基(图 78.1)[15]。这些亚基中的突变可以影响 DNA 转录和修复。在少数非光敏性 TTD 病例中发现了功能未知基因 *MPLKIP*(*TTDN*1)的突变[16,17]。

虽然在 XP 中发现了 *ERCC*2(*XPD*)和 *ERCC*3(*XPB*)基因的突变,此种异常可使皮肤癌风险增加 10 000 倍,但尚未有 TTD 患者癌症风险增加的报道。这被认为是因为 XP 患者中这些基因的突变主要影响 DNA 修复,而 TTD 患者中相同基因的突变主要影响转录[5,18]。因此,XP 的临床特征与 UVR 诱导皮肤 DNA 损伤的异常修复有关,而 TTD 主要是与转录异常相关的发育障碍。这可以解释 TTD 的多系统参与,特别是胎儿发育异常和血液学特征。

临床特征

病史和临床表现

毛发硫营养不良的特点是短、脆、缺硫的头发,在偏振光显微镜下可见一个明暗交替的条带样图案(图 78.4a,b)[4]。大约 50%患者具有光敏感及严重和过度的晒伤反应。然而,与 XP 患者不同,TTD 患者的皮肤癌风险并未增加。TTD 的其他皮肤特征还包括鱼鳞病(图 78.4c),出生时皮肤干燥和火胶棉样膜。患者可能指(趾)甲变脆和出现明显的指(趾)甲营养不良。约 30%患者出现妊娠并发症,包括胎儿宫内发育迟缓、先兆子痫和子痫,低出生体重(<2500 g)和早产(妊娠 37 周前)[19,20]。其他常见的特征是发育迟缓/智力障碍(85%的病例),身材矮小(73%)和面部畸形,包括小头畸形、大耳和小颌畸形。神经影像学检查显示髓鞘形成和脑萎缩。大约 50%的病例出现眼部异常,包括先天性白内障、眼球震颤和斜视[21]。患者逐渐发展为关节挛缩和脱位。骨骼异常包括轴性骨硬化和远端骨质减少。很多患者出现贫血和中性粒细胞减少,并显示出 β-地中海贫血特征的血液学特征[22]。出生后第一年发生严重和复发性感染,特别是呼吸道感染。

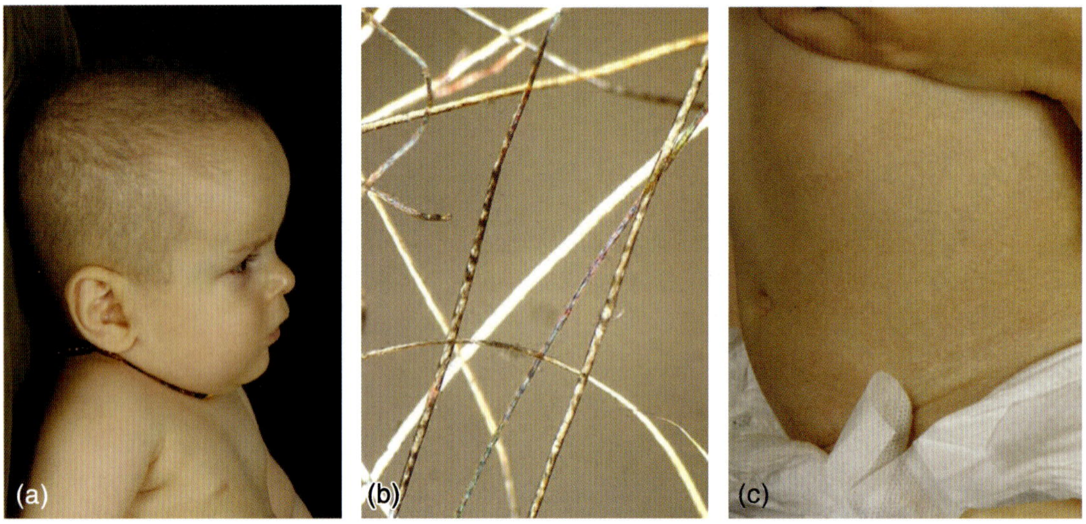

图 78.4 毛发硫营养不良

(a)短、脆、缺硫的头发;(b)偏振光显微镜下明暗交替的"虎尾"条纹;(c)躯干鱼鳞病。

临床特征的范围从仅有毛发受累的轻度疾病到具有严重发育缺陷和复发感染的严重疾病[5,23]。出生时和怀孕期间的异常,表明 TTD 的病理生理学涉及影响妊娠的发育异常及出生后的转录异常。

临床亚型

着色性干皮病/毛发低硫营养不良(XP/TTD)综合征 XP/TTD 综合征报道有 *ERCC*2(*XPD*)和 *ERCC*3(*XPB*)基因发生突变,表现为 TTD 的表型特征和 XP 的临床及细胞学结果。

鉴别诊断

鉴别诊断包括 CS,XP 和先天性脱发,尤其是 Menkes 病和 Netherton 综合征。

并发症和共病

TTD 的主要并发症与发生严重及潜在致命感染的高风险有关。

病程和预后

TTD 无法治愈。新生儿和儿童时期的发病率和死亡率都很高。据报道,总死亡年龄中位数为 3 年[5],其中肺炎和其他感染(尤其是败血症)是导致死亡的主要原因。

检查

可以通过在偏振光显微镜下显示"虎尾"带及其

他临床特征进行临床诊断。也可以通过对缺陷 DNA 修复的细胞试验确诊。尽管 TTD 和 XP 的临床特征有很大不同，但 TTD 细胞正如 XP 细胞，在 NER 中存在缺陷，这种缺陷可以使用 UDS 进行测量（参见本章 XP 部分）。UDS 水平降低可证实 TTD 的诊断。随后对从血液中提取的 DNA 进行分析可以识别患者的缺陷基因和致病突变。这可以进一步深入了解基因型-表型的相关性，并在需要时进行遗传咨询和产前检测。

治疗

疾病治疗需要采用多学科的方法，包括产科、儿科、遗传学、眼科学、神经病学、骨科、传染病和放射学。如果需要，应给予患者及其家属适当的遗传咨询和产前诊断。

尚无治愈方法。本病感染死亡率很高（比美国人群高 20 倍）[5]，因此任何感染都应积极治疗。应给予光敏患者防晒建议。

其他疾病

共济失调-毛细血管扩张症（Louis-Bar 综合征）

共济失调-毛细血管扩张症（AT）是一种罕见的常染色体隐性遗传性 DNA 修复异常性疾病。这是 1941 年 Denise Louis-Bar 首次报道的，但 Boder 和 Sedgwick 于 1958 年引入了运动失调性毛细血管扩张症一词[1]。它是一种多系统疾病，其特征是共济失调和黏膜皮肤毛细血管扩张。毛细血管扩张最初出现在结膜中，在面部区域最为突出。其他皮肤特征包括过早的头发变白，咖啡斑和色素变化，包括皮肤异色病。进行性小脑变性是 AT 的第一个临床表现，大约从 1 岁开始出现。免疫缺陷，易感染，性腺功能减退，对电离辐射敏感，胰岛素抵抗和易患癌症是 AT 的主要特征[2,3]。

AT 是一种染色体不稳定性疾病，在 *ATM* 基因中具有失活突变。ATM 蛋白激酶在控制双链断裂的 DNA 修复中起关键作用[4,5]。它还参与细胞周期调控和端粒长度维持。根据症状进行疾病管理，涉及多学科方法，包括物理疗法、言语治疗、神经病学和感染的早期治疗。由于 AT 患者的细胞对电离辐射敏感，因此应谨慎使用 X 线和放射治疗。由于严重的呼吸道感染，进行性神经变性和癌症风险增加，预后很差。

范可尼贫血症

范可尼贫血症是 DNA 修复异常的常染色体隐性遗传疾病。它于 1972 年由瑞士儿科医师 Guido Fanconi 首次描述。它具有临床异质性，其特征是先天性发育缺陷，早发性骨髓衰竭和高度易患癌症。对 DNA 链间烷化剂如丝裂霉素 C 存在细胞超敏反应[1]。2/3 的患者出生时患有先天性肾、心脏和骨骼畸形（拇指和桡骨的缺失或异常）。其他特征包括典型的面部外观，过小的头部、眼和嘴，听力损失，性腺功能减退和生育能力下降。皮肤异常包括网状或斑片状的过度色素沉着或色素减退及咖啡斑。骨髓衰竭通常发生在 10 岁。随后，患者出现淋巴瘤、食管癌、头颈部鳞状细胞癌、肝和脑肿瘤，以及急性髓性白血病等肿瘤[2]。

到目前为止，已鉴定出至少 15 个 FANC 基因突变，代表了 15 个范可尼贫血症互补组。这些基因产物构成了参与 DNA 修复，链间交联修复和维持基因组稳的"FA 途径"[3]。诊断基于对烷化剂如丝裂霉素 C 诱导的染色体断裂的评估。骨髓衰竭和癌症导致预后不良，患者的预期寿命降低至平均 20 年[2]。疾病治疗包含必要时输血支持治疗。造血干细胞移植对于血液学特征是有效的，但是这增加了实体瘤的风险，必须对其进行监测。

Muir-Torre 综合征

Muir-Torre 综合征是一种罕见的常染色体显性 DNA 修复异常性疾病。它由 Muir 于 1967 年和 Torre 于 1968 年独立报道[1,2]。存在许多临床变异，但其特征在于皮脂腺肿瘤和（或）角化棘皮瘤的发生与一种或多种内脏恶性肿瘤相关，特别是胃肠道或泌尿生殖系[3-5]。虽然恶性肿瘤通常是多发的，但侵袭性较弱，而且通常是低级别的。Muir-Torre 综合征发生是 DNA 错配修复基因（*MSH*-2、*MLH*-1 和最近的 *MSH*-6）之一突变的结果。疾病治疗涉及多学科方法，包括遗传咨询，定期皮肤评估和适当的癌症筛查。

（译者：赵洋 **一审：**栾兴宝 **二审：**高敏 **三审：**李晓欣 **润色：**尹晓雅）

参考文献

所有文献请查阅网址：www. rooksdermatology. com.
以下列出的是重要参考文献。

Xeroderma pigmentosum

[1] Fassihi H. Spotlight on 'xeroderma pigmentosum'. *Photo-*

第6部分

chem Photobiol Sci 2013;12:78-84.

[2] Kraemer KH, Lee MM, Scotto J. Xeroderma pigmentosum. Cutaneous, ocular, and neurologic abnormalities in 830 published cases. Arch Dermatol 1987;123:241-50.

[7] Cleaver JE. Defective repair replication of DNA in xeroderma pigmentosum. Nature 1968;218:652-6.

[25] Cleaver JE, Lam ET, Revet I. Disorders of nucleotide excision repair: the genetic and molecular basis of heterogeneity. *Nat Rev Genet* 2009;10:756-68.

[27] Lehmann AR, McGibbon D, Stefanini M. Xeroderma pigmentosum. *Orphanet J Rare Dis* 2011;6:70.

[30] Sethi M, Lehmann AR, Fawcett H, *et al*. Patients with xeroderma pigmentosum complementation groups C, E and V do not have abnormal sunburn reactions. *Br J Dermatol* 2013; 169:1279-87.

[32] Totonchy MB, Tamura D, Pantell MS, *et al*. Auditory analysis of xeroderma pigmentosum 1971-2012: hearing function, sun sensitivity and DNA repair predict neurological degeneration. *Brain* 2013;136:194-208.

[39] Bradford PT, Goldstein AM, Tamura D, *et al*. Cancer and neurologic degeneration in xeroderma pigmentosum: long term follow-up characterises the role of DNA repair. *J Med Genet* 2010;48:168-76.

[43] Brooks BP, Thompson AH, Bishop RJ, *et al*. Ocular manifestations of xeroderma pigmentosum: long-term follow-up highlights the role of DNA repair in protection from sun damage. *Ophthalmology* 2013;120:1324-36.

[46] Anttinen A, Koulu L, Nikoskelainen E, *et al*. Neurological symptoms and natural course of xeroderma pigmentosum. *Brain* 2008;131:1979-89.

Cockayne syndrome

[1] Cockayne EA. Dwarfism with retinal atrophy and deafness. *Arch Dis Child* 1936;11:1-8.

[2] Nance MA, Berry SA. Cockayne syndrome: review of 140 cases. *Am J Med Genet* 1992;42:68-84.

[3] Cleaver JE, Lam ET, Revet I. Disorders of nucleotide excision repair: the genetic and molecular basis of heterogeneity. *Nat Rev Genet* 2009;10:756-68.

[8] Mayne LV, Lehmann AR. Failure of RNA synthesis to recover after UV-irradiation: an early defect in cells from individuals with Cockayne's syndrome and xeroderma pigmentosum. *Cancer Res* 1982;42:1473-8.

[11] Stefanini M, Fawcett H, Botta E, *et al*. Genetic analysis of twenty-two patients with Cockayne syndrome. *Hum Genet* 1996;97:418-23.

[14] Frouin E, Laugel V, Durand M, *et al*. Dermatologic findings in 16 patients with Cockayne syndrome and cerebro-oculo-facial-skeletal syndrome. *JAMA Dermatol* 2013;149:1414-18.

[17] Lehmann AR, Thompson AF, Harcourt SA, *et al*. Cockayne's syndrome: correlation of clinical features with cellular sensitivity of RNA synthesis to UV-irradiation. *J Med Genet* 1993;30:679-82.

[19] Kraemer KH, Patronas NJ, Schiffmann R. Xeroderma pigmentosum, trichothiodystrophy and Cockayne syndrome: a complex genotype-phenotype relationship. *Neuroscience* 2007;145:1388-96.

[21] Preus M, Fraser FC. The cerebro-oculo-facio-skeletal syndrome. *Clin Genet* 1974;5:294-7.

[27] Spivak G. UV-sensitive syndrome. *Mutat Res* 2005; 577: 162-9.

Trichothiodystrophy

[4] Liang C, Morris A, Schlucker S, *et al*. Structural and molecular hair abnormalities in trichothiodystrophy. *J Invest Dermatol* 2006;126:2210-16.

[5] Faghri S, Tamura D, Kraemer KH, *et al*. Trichothiodystrophy: a systematic review of 112 published cases characterises a wide spectrum of clinical manifestations. *J Med Genet* 2008;45:609-21.

[11] Stefanini M, Lagomarsini P, Arlett CF, *et al*. Xeroderma pigmentosum (complementation group D) mutation is present in patients affected by trichothiodystrophy with photosensitivity. *Hum Genet* 1986;74:107-112.

[15] Hashimoto S, Egly JM. Trichothiodystrophy view from the molecular basis of DNA repair/transcription factor TFIIH. *Hum Mol Genet* 2009;18:R224-30.

[17] Stefanini M, Botta E, Lanzafame M, *et al*. Trichothiodystrophy: from basic mechanisms to clinical implications. *DNA Repair (Amst)* 2010;9:2-10.

[23] Kraemer KH, Patronas NJ, Schiffmann R, *et al*. Xeroderma pigmentosum, trichothiodystrophy and Cockayne syndrome: a complex genotype-phenotype relationship. *Neuroscience* 2007;145:1388-96.

Ataxia-telangiectasia (Louis-Bar syndrome)

[3] Knoch J, Kamenisch Y, Kubisch C, Berneburg M. Rare hereditary diseases with defects in DNA-repair. *Eur J Dermatol* 2012;22:443-55.

Fanconi anaemia

[2] Joenje H, Patel KJ. The emerging genetic and molecular basis of Fanconi anaemia. Nat Rev Genet 2001;2:446-57.

Muir-Torre syndrome

[5] Abbas O, Mahalingam M. Cutaneous sebaceous neoplasms as markers of Muir-Torre syndrome: a diagnostic algorithm. *J Cutan Pathol* 2009;36:613-19.

第6部分

第 79 章

早衰综合征

Alan D. Irvine[1], *Jemima E. Mellerio*[2]

[1] Our Lady's Children's Hospital, Crumlin; St James's Hospital, Dublin; and Trinity College, Dublin, Ireland

[2] St John's Institute of Dermatology, Guy's and St Thomas' NHS Foundation Trust, London; Great Ormond Street Hospital for Children NHS Foundation Trust, London, UK

概述

早衰综合征由一系列表现为过早老化的皮肤特征构成，如皮肤异色症、光敏感和色素沉着、硬皮病样改变、皮下脂肪改变、皮肤松弛、皱纹等。通常，这些疾病按发病机制进行分类：一类是由 DNA 修复机制受损引起，如 Bloom 综合征、Werner 综合征和着色性干皮病，可能与皮肤的光敏性、色素沉着、毛细血管扩张，以及皮肤和其他恶性肿瘤的发病率增加有关；另一类是由 lamin A 的加工异常导致核内 perlamin A 的积聚引起，如 Hutchinson-Gilford 早衰综合征、下颌骨-肢端发育不良症。与之相反，皮肤松弛症是由皮肤和其他组织中弹性纤维的基因缺陷引起。重要的是，许多类早衰症候群与严重的真皮外疾病相关，易发早衰、恶性肿瘤、发育障碍、神经功能受损或早逝。往往早期出现的皮肤特征性表现可帮助发现这类罕见疾病，对遗传咨询、治疗和预后具有重要意义。表 79.1 总结了早衰综合征的主要症状，其中一部分会在其他章节中讨论。

Werner 综合征

定义

临床上，该综合征常具有以下特征：硬皮病样皮肤改变、皮下钙化、身材矮小、过早老化面容、过早发生动脉硬化及糖尿病，易患恶性肿瘤[1]。

病理生理

Werner 综合征是一种罕见的常染色体隐性遗传性疾病，这种疾病是由编码 DNA 解旋酶的 *RECQL2*（*WRN*）基因在 8p12-p11.2 位点上突变引起[1-6]。在缺乏活性 WRN 解旋酶的情况下，双链 DNA 异常修复，引起 DNA 损伤积累、端粒缩短、遗传不稳定、缩短细胞复制寿命[7,8]。与正常对照组相比，临床上 *WRN* 杂合子突变携带者也表现出更多的遗传不稳定性[9]。相对于神经源性组织，间充质来源的组织更易受到影响，而神经源性组织的表型受阿尔茨海默病或帕金森病等不涉及神经系统的疾病的影响[10]。Werner 综合征在世界范围内都有报道，但日本报道的病例似乎更多一些，据估计该病的发病率约为 3/1 000 000[11]。

临床特征[1,11-13]

Werner 综合征患儿一般能正常发育至青春期，以后开始出现生长抑制和其他临床症状。皮肤症状表现为：皮肤紧绷、变薄，硬皮病样皮肤改变，特别是在面部及四肢的皮肤；此外，还有皮下钙化。脚踝和肘部皮肤可出现溃疡，面部出现过早老化面容，鸟喙样的鼻，头发稀疏、过早变为灰白色，身材矮小，四肢孱弱。患者易过早地发生动脉硬化、糖尿病、骨质疏松症、高血压及性功能减退，并有白内障和视网膜变

表 79.1 早衰综合征

疾病	MIM	遗传	基因	皮肤特点	光敏感	神经	免疫缺陷	生长受限	恶性肿瘤	死亡
Werner 综合征	277700	AR	*RECQL2*	硬皮病	—	—	—	自青春期	+(10%)	50 岁(恶性肿瘤或心血管病变)
Bloom 综合征	210900	AR	*RECQL3*	皮肤异色,毛细血管扩张	+	—	+	宫内或产后	+(15%) 平均 32 岁	恶性肿瘤早期死亡
XP-A[a]	278700	AR	*XPA*	雀斑,毛扩,皮肤癌	+	+	—	—	—	对于所有 XP 类型,取决于皮肤恶性肿瘤和(或)神经系统受累程度
XP-B[a]	610651	AR	*ERCC3*	雀斑,毛扩,皮肤癌	+	+	—	+	—	
XP-C[a]	278720	AR	*XPC*	雀斑,毛扩,皮肤癌	—	—	—	—	—	
XP-D[a]	278730	AR	*ERCC2*	皮肤异色,毛扩,皮肤癌	+	+	—	—	—	
XP-E[a]	278740	AR	*DDB2*	雀斑,皮肤异色,皮肤癌	—	—	—	—	—	
XP-F[a]	278760	AR	*ERCC4*	轻微斑点	+	+/—	—	+/—	—	
XP-G[a]	278780	AR	*ERCC5*	雀斑,皮肤异色,皮肤癌	+	+/—	—	—	—	
XP-V[a]	278750	AR	*POLH*	雀斑,皮肤异色,皮肤癌	—	—	—	—	—	
A 型 Cockayne 综合征[a]	216400	AR	*ECRR8*	早衰,色沉,萎缩,头发和指甲易脆,皮下脂肪减少	+	+	—	宫内或产后	—	儿童或青少年期死亡
B 型 Cockayne 综合征[a]	133540	AR	*ECRR6*	早衰,色沉,萎缩,头发和指甲易脆,皮下脂肪减少	+	+	—	宫内或产后	—	儿童期死亡
毛发营养不良[a]	601675	AD	*ERCC3* *GTF2H5* *ERCC2*	发质干细,鱼鳞样红皮病,发质脆,指甲脆,皮下脂肪减少	+/—	+	+	宫内	—	不定
经典 HGPS	176670	AD	*LMNA*	硬皮病,早衰,脱发	—	—	—	1 岁开始	—	青少年死于心血管疾病,平均 13 岁
原发性/继发性 HGPS 核纤层蛋白病	176670	AD AR	*LMNA*	可变硬皮病,早衰,毛发稀疏	—	—	—	可能显著	—	不定
MADA	248370	AR	*LMNA*		—	—	—	宫内	—	—
MADB	608612	AR	*ZMPTE24*	萎缩,色素沉着,毛发稀疏	—	—	—	—	—	—
新生儿早衰症(Wiedemann-Rautenstrauch 综合征)	264090	AR	——	头发稀疏,早衰,皮下脂肪减少	—	+	—	IUGR	—	儿童时期死亡

（续 表）

疾病	MIM	遗传	基因	皮肤特点	光敏感	神经	免疫缺陷	生长受限	恶性肿瘤	死亡
Hallermann-Steiff 综合征	234100	不定	—	皮肤萎缩，毛细血管扩张，毛发减少	—	+/—	—	身材矮小	—	—
限制性皮肤病	275210	AD	*LMNA*	皮肤紧致、硬化、糜烂、裂隙，薄而透明	—	—	—	IUGR	—	早产或死胎。生后 2 周内死亡
	275210	AR	*ZMPSTE24*		—	—	—	IUGR	—	

MIM，孟德尔遗传编码；AR，常染色体隐性遗传；AD，常染色体显性遗传；HGPS，哈钦森-吉尔福德早衰综合征；IUGR，宫内生长迟缓；MADA，A 型脂质营养不良性下颌骨-肢端发育不良；MADB，B 型脂质营养不良性下颌骨-肢端发育不良；XP，着色性干皮病。

[a] 另见第 78 章。

性的危险。更应注意是，Werner 综合征患者易发生恶性肿瘤，尤其是骨髓瘤、脑膜瘤、黑素瘤、甲状腺癌和骨肉瘤。平均寿命在 50 岁左右，通常死于心肌梗死或恶性肿瘤[13]。

部分患有“非典型性”Werner 综合征的患者，其临床症状更为严重，部分患者已证实具有编码 lamin A/C 的 *LMNA* 基因杂合突变[14]。因此，应该确认这是 Hutchinson-Gilford 早衰综合征（HGPS）的一种症状较轻、发病较晚的变异型[13]。但在其他病例中均未发现 *RECQL2* 或 *LMNA* 突变，这表明了还可能存在其他的遗传性发病机制[13]。

治疗

Werner 综合征的并发症，如心血管疾病、糖尿病及白内障，通常在发病时进行常规治疗。但最近的体外研究表明，Werner 综合征中异常的细胞表型可能适合用丝裂原活化蛋白（MAP）激酶抑制剂[15]或西罗莫司[16]来治疗。

Bloom 综合征

定义

该综合征常具有光敏感、毛细血管扩张性面部红斑、先天或后天发育缺陷、异常面容、免疫应答异常、恶性肿瘤倾向等特征[1-3]。

病理生理

Bloom 综合征是一种罕见的常染色体隐性遗传疾病。其基因（*RECQL3*）位于染色体 15q26.1 位点上，编码 DNA 解旋酶 RecQ 样蛋白-3[4]。这种解旋酶参与解决 DNA 复制过程中可能出现的异常结构，还可参与转录调节[5]。如果没有正常的 DNA 复制，就会出现染色体不稳定，从而导致明显的恶变倾向。来自 Bloom 综合征患者的淋巴细胞和成纤维细胞经培养后表现出较高的染色体畸变发生率，细胞中姐妹染色单体交换率（SCE）异常增高是该疾病的独有特征[6]。

Bloom 综合征在阿什肯纳兹犹太人（Ashkenazi Jews）中发生率更高，约占所有病例的 1/3。在这些患者中，大多数人都发现了一种共同祖传的始祖突变，估计携带率为 1%。在其他地域的患者中也发现了明确的原始基因突变[7,8]。

临床特征[1,3,9-11]

皮肤表现

在婴儿期或幼儿期，面部形成毛细血管扩张性红斑，类似红斑狼疮样红色斑点及斑块。它们大多出现在鼻和面颊的“蝴蝶”区域，但也可出现在眼睑、前额和耳的边缘，有时也会出现在手背和前臂的外侧，可有轻微的鳞屑。日光暴露后常出现病情加重，光照还引起口唇水疱、出血及结痂，但也有例外。

皮肤外表现

Bloom 综合征患者具有典型的外貌特征。在母体内和出生后均有中等程度的生长发育障碍（图 79.1）。患者具有窄瘦、细长的面容，鼻相对突出，下颏较小。四肢往往较长，手足较大，皮下脂肪可能减少。

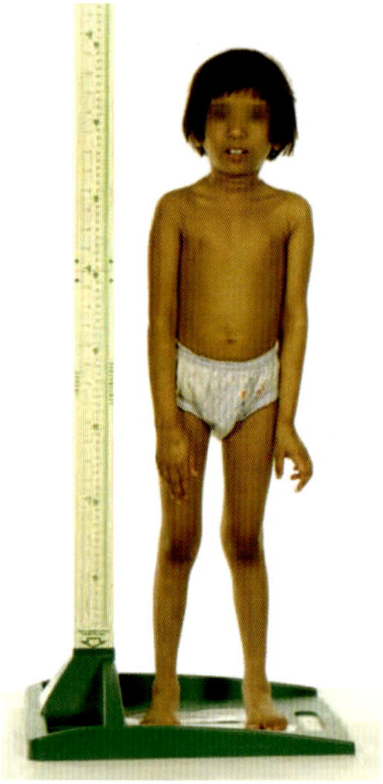

图 79.1 Bloom 综合征患儿身材矮小、面容特征明显

（由英国伦敦圣约翰皮肤病研究所 H. Fassihi 博士提供）

其他异常如牛奶-咖啡斑、手指弯曲变形、并指（趾）畸形、先天性心脏病、环状胰腺及可能由面颅解剖异常和高腭弓引起的尖锐的声音。已报道许多相关的发育缺陷，如 T 细胞和 B 细胞免疫缺陷，IgA 和 IgM 水平降低可增加肺炎、支气管扩张及慢性肺部疾病的易感性。胃食管反流也很常见，可能引起误吸，增加慢性肺部疾病的风险。

睾丸萎缩很普遍，成年男性患者不育。尽管睾丸的管状部位功能不佳，但分泌雄激素的部分得以保留，因而青春期发育正常。女性的生育能力似乎有所下降，但也有女性患者足月妊娠的报道[12]。Bloom 综合征患者的 2 型糖尿病发病率增加[13]，但神经发育正常。

据估计，相对于普通人群，该综合征患者患恶性肿瘤的风险增加了 150～300 倍。相较于普通人群中各型及各部位的肿瘤出现频繁且早，甚至儿童早期的罕见肿瘤也是如此[10]。肿瘤性疾病（特别是急性白血病）在 20—30 岁时死亡率显著增加[1,3,4,6,10]。主要累及上下消化道、泌尿生殖道及血液系统，但皮肤恶性肿瘤更常见，大约 15％的 Bloom 综合征患者患有皮肤癌，平均年龄为 32 岁[1,9]。尽管在大多数杂合 *RECQL3* 突变的携带者中，恶性肿瘤的发生频率并没有增加，但最近有研究表明，一些功能缺失突变的杂合子与乳腺癌风险增加有关[14,15]。

治疗

早期诊断 Bloom 综合征，有助于认识到易患恶性肿瘤倾向并采取光防护措施。染色体分析可以证实 SCEs 数量增加和染色体构型异常。*RECQL3* 基因检测可以确诊。在阿什肯纳兹犹太人（Ashkenazi Jews）中，妇女生育出患病儿童的风险为 1/200，因此对复发的始祖突变的定向筛查是必要的。

患者应尽量减少日晒，外出时使用高防晒系数的防晒霜。必要的定期检查可早期发现糖尿病及恶性肿瘤（如皮肤监测、成人的结肠镜检查及粪便潜血检查），对任何可能的支持恶性肿瘤的症状都应及时进行适当的检查。但是，由癌症放射性检查、治疗带来的电离辐射及烷化剂治疗可能会引起 Bloom 综合征患者的 DNA 进一步损伤或癌变，因此除非必须，应尽可能减少[16]。除此之外，还建议采用标准的癌症治疗方法，如出现糖尿病等相关疾病也采用标准治疗方案。

Bloom 综合征通过 SCE 分析，进行绒毛细胞培养及筛选来自绒毛膜或羊膜细胞的 *RECQL3* 的产前检测已成功应用[17]，胚胎植入前基因诊断[1]也已经开展。

早衰样核纤层蛋白病及相关疾病

核纤层蛋白包含一种中间长丝，它是位于内核膜下核纤层蛋白的重要结构，在维持核膜的大小和形状方面起着重要作用。*LMNA* 基因负责编码 A 型核纤层蛋白前体，进行翻译后修饰为 Lamin A。常染色体显性或隐性 *LMNA* 突变会导致很多不同的综合征，学术上将它们称为核纤层蛋白病。根据突变的位置和类型的不同会有不同的表型特征，但是本质上这种突变会导致核中的 A 型核纤层蛋白前体的累积。同时有些疾病以早衰症为特征，有些则涉及心肌病、肌营养不良、周围神经病变或脂肪营养不良（见表 79.1）[1,2]。锌金属蛋白酶基因 *ZMPSTE24* 参与翻译后的 Lamin A 加工，其突变也会导致类似的病症，这也是由于未修饰的 A 型核纤层蛋白前体在细胞核内的积累引起。

Hutchinson-Gilford 早衰综合征

定义

早产儿生长发育迟缓和儿童早期加速衰老是 HGPS[1] 的主要特征，患者通常在儿童或青少年时期死于心血管疾病。

病理生理

Hutchinson-Gilford 早衰综合征是一种常染色体显性遗传疾病，出生患病率估计为四百万分之一[2]。几乎所有报道的病例都由 1q22 染色体上编码 lamin A/C，*LMNA*，新生突变引起的[3,4]。在一份报道中，原发患者的母亲被证明有导致 *LMNA* 突变的体细胞和生殖系嵌合现象[5]。反复发生的突变，c. 1824C>T，是 HGPS 的经典形式[3,4,6]；这种突变会导致异常的基因碱基和 50 个氨基酸的缺失，从而形成一种异常的 perlamin A 蛋白称为早衰蛋白。这种缺失干扰了正常翻译后 perlamin A 修饰，持续法尼基化产生早衰蛋白，随年龄增长，该蛋白在核膜内不断积累，增加细胞损伤。其他显性 *LMNA* 突变已在非典型 HGPS 病例中被识别出来，这些病例严重程度，取决于潜在分子突变的影响[6-9]。

典型的 HGPS 患者成纤维细胞在光镜和电镜下可见核形态学改变，包括核膜分叶、核板增厚、核孔聚集、外周异染色质丢失[10]。这些变化是由于早衰蛋白随年龄增长而积累增加，导致 HGPS 患者出现进行性早衰。

组织学上，在皮肤硬化早期，真皮增厚，胶原纤维束增厚，但表皮正常[11]，然而这些变化可能是非特异性的[12]。在以后的生活中，表皮可能会变薄，真皮被纤维化的透明物质取代，汗腺和皮下组织减少[13]。

临床特征[1,2,14]

患者在母体宫内的生长通常正常，但也可生长迟缓；然而，在 1 岁之前，身高和体重低于第三百分位的人不能茁壮成长是常态，之后这种发育迟缓会持续并恶化。在患者几岁内，会发生一些典型的变化。机体发育呈典型面容，下颌骨后移较变小，鼻尖变尖，鼻梁变窄，面部和头皮静脉突出使头部显得很大，部分或全部脱发，眉毛和睫毛也可脱落，因此使巨头更加明显。眼突出，口唇变薄，可能有口周发绀，耳垂缺如。早期还表现为皮肤硬化性改变，特别是躯干和四肢，皮下脂肪减少，关节挛缩。指甲营养不良，锁骨可能很短，导致肩膀倾斜，胸部呈梨形。骨改变包括远端指(趾)骨溶解和前囟门闭合延迟。乳牙萌出较晚,甚至可能不脱落,导致齿列过度拥挤,也可引起部分恒牙不萌出。

在儿童后期,加速老化特征表现变得更为广泛,包括皮肤色素沉着、皮肤老化、传导性聋、骨关节炎、动脉粥样硬化导致缺血性心脏病和脑血管疾病,雷诺现象和胰岛素抵抗,但不是通常意义上的糖尿病。发育障碍意味着个体没有完成第二性特征,因此无法生育。值得注意的是,运动和智力发育正常,没有免疫缺陷或恶变倾向。

典型的 HGPS 通常能存活 6～20 年,平均 13 年[2];通常因心肌梗死、心力衰竭或中风致死。

诊断

该疾病的诊断通常根据严重的生长障碍、典型的临床表现和过早老化做出诊断。如果可疑,应对已知的 *LMNA* 突变进行靶向测序,如果阴性,则进行全基因测序[1]。因为 *ZMPSTE24* 等其他基因可能与其他早衰综合征有关,如果 *LMNA* 筛查为阴性,可能需要对 *ZMPSTE24* 等其他基因进行检测。

治疗

预防应以监测疾病进展为主,尽可能采取预防措施,出现并发症时及时治疗[1,2]。每 6～12 个月就应该对患者的生长发育、心血管、神经、肌肉骨骼、牙齿、耳和眼进行评估。血脂、心电图、超声心动图、颈动脉超声、髋关节 X 线和骨密度检测也应成为年度监测的一部分。鉴于患心血管疾病的风险增加,建议服用小剂量阿司匹林,避免阳光照射,以减缓皮肤老化的迹象。血脂水平通常正常,如果升高,可能需要他汀类药物治疗。

最近的研究发现了一些潜在的药物治疗可逆转 HGPS 潜在的分子缺陷,特别是通过减少法尼基化产生的早衰蛋白在核内积聚[15]。相关的药物包括普伐他汀、洛那法尼、唑来膦酸盐,以及西罗莫司。西罗莫司已被证明可以在体外逆转细胞表型缺陷[16-18],并提高 HGPS 患者的生存率[19]。

A 型和 B 型脂质营养不良性下颌骨-肢端发育不良症

定义

A 型(MADA)和 B 型(MADB)脂质营养不良性下颌骨一肢端发育不良症是一种常染色体隐性遗传疾病,伴有生长迟缓、骨骼畸形、脂质营养不良和色素性皮肤改变[1-3]。

病理生理

A 型(MADA)脂质营养不良由纯合子或复合杂合子 *LMNA* 突变引起[1,2,4,5],而 B 型(MADB)由锌金属蛋白酶 STE24 复合杂合子基因 *ZMPSTE24* 的突变引起,该基因参与 perlamin A 翻译后的修饰[3,6,7]。

临床特征[1-7]

该病患者在出生后发育迟缓,并出现锁骨及远端指(趾)骨的渐进性骨溶解。颅面变化包括下颌发育不全,导致齿列不齐,并有囟门和颅缝的闭合延迟,部分病例表现为早衰面容。总的来说,与 MADA 患者相比,MADB 在出生后一两年,会更早出现骨骼表现和皮肤萎缩。在 MADA 中,脂质营养不良导致部分患者的肢端脂肪组织丢失,躯干皮下脂肪增加,而在 MADB 中,脂质营养不良也倾向于影响躯干和颈部。可能会出现胰岛功能受损、胰岛素抵抗或糖尿病。皮肤改变包括斑片状色素沉着、皮肤萎缩、伴关节僵硬的皮肤硬化、肢端皮肤钙化及脱发。

常染色体显性和隐性皮肤松弛症

定义

皮肤松弛症是因皮肤缺乏弹性,引起皮肤松弛、皱纹及过早衰老的一组症状。除了皮肤变化外,其他器官因弹性组织减少、损伤或断裂引起的结缔组织问题与这类异质性疾病有一定的相关性,尤其是呼吸、消化、心血管、关节及泌尿生殖系统。还有一些症状与发育障碍、神经肌肉损害有关。皮肤松弛症是一种非常罕见的疾病,发病率约为 1/4 000 000[1-3]。

病理生理学

弹性纤维的形成是一个渐进的过程,并涉及各种不同的蛋白质之间的相互作用。由纤蛋白、原纤蛋白、各种糖蛋白组成的微纤维是可溶性弹性蛋白原单体的支架,在赖氨酰氧化酶作用下交联成不溶性弹性蛋白核[4]。由此产生的弹性纤维会保持皮肤、血管、肠、膀胱和关节等器官的弹性。一些参与弹性纤维形成的蛋白,如纤蛋白、弹性蛋白的缺陷引起不同的皮肤松弛表型。组织学和超微结构的改变取决于潜在的缺陷。

临床特征

表 79.2 总结了皮肤松弛症的不同表型,主要有常染色体显性皮肤松弛症(ADCL)和常染色体隐性皮肤松弛症(ARCL)。

表 79.2　皮肤松弛症的亚型、致病基因和显性表型

疾病	MIM	基因	染色体	皮肤松弛	肺气肿	血管介入	智力障碍	GI/GU 憩室	骨骼表现
ADCL1	123700	*ELN*	7q11.23	+	+	+	−	−	−
ADCL2	614434	*FBLN5*	14q32.12	+	+	+	−	−	−
ADCL1A	219100	*FBLN5*	14q32.12	+++	+++	+	−	+	−
ADCL1B	614437	*EFEMP2* (*FBLN4*)	11q13.1	++	++	+++	−	−	−
ARCL1C	613177	*LTBP4*	19q13.2	++	+++	+	−	+++	+
ARCL2A	219200	*ATP6V0A2*	12q24.31	++	−	+	++	−	+
ARCL2B	612940	*PYCR1*	17q25.3	++	−	−	++	−	++
ARCL2B	219150	*ALDH18A1*	10q24.1	+	−	+	+++	−	++
MACS	613075	*RIN2*	20p11.23	++	−	−	−	−	++
Geroderma osteo-dysplasticum	231070	*SCYL1BP1*	1q24.2	++	−	−	−	−	+++
XLCL(OHS)	304150	*ATP7A*	Xq21.1	+	−	+	+	+	+++

MIM，孟德尔遗传编码；ADCL，常染色体显性皮肤松弛；ARCL，常染色体隐性皮肤松弛症；GI/GU，胃肠道/泌尿生殖道；MACS，巨头畸形、脱发、皮肤松弛症、脊柱侧凸综合征；OHS，枕角综合征；XLCL，X-连锁皮肤松弛症。

常染色体显性皮肤松弛症(ADCL)

弹性蛋白基因 *ELN* 常染色体显性突变导致患者在幼年时期至成年早期阶段出现皮肤松弛、提前老化现象，并出现胃肠道憩室和腹股沟疝[5,6]。较为少见的表现如肺气肿、主动脉瘤和主动脉瓣或二尖瓣脱垂。在电子显微镜下[7]，皮肤中的弹性纤维稀疏且碎片化，缺乏无定形弹性蛋白。由杂合纤蛋白与基因 *FBLN5* 突变引起的 ADCL 也被报道[8]。

常染色体隐性皮肤松弛症(ARCL)

常染色体隐性皮肤松弛症的隐性表达中涉及多种基因，分别包括编码纤维蛋白 4 和 5，*FBLN5* 和 *EFEMP2*(*FBLN4*)基因[1,2]。其他致病基因功能特异性较差，但编码的蛋白质参与氨基酸代谢、转化生长因子 β1(TGF-β1)活性的调节，运输和(或)修饰细胞外基质的组成部分。

1 型 ARCL 包括发生在婴儿期或青年期的重型，因严重的心、肺损害出现危及生命的并发症而死亡[1,2]。根据潜在的遗传致病基因可分为三种主要表型，见表 79.2；通常，ARCL 1A 型(*FBLN5* 突变)与早期较严重的呼吸并发症相关[9,11]；ARCL 1B 型(*EFEMP2* 突变)血管脆性增大和血管畸形[12,13]；而 ARCL 1C 型(*LTBP4* 突变)更易导致肠道或膀胱憩室[14]。所有的表型都有皮肤改变，尤其在腋窝、颈部和腹股沟等部位的皮肤变化更明显，呈颜面下垂、老化面容。儿童早期多见肺不张、肺气肿；出现血管畸形，主动脉瓣狭窄、肺动脉狭窄、主动脉瘤特别多见。胃肠道、泌尿道憩室多发，而腹股沟疝、关节松弛、髋关节脱位和囟门延迟闭合少见。可见面部畸形、生长发育障碍，但智力正常。组织病理学表现为表皮弹性纤维正常或减少，而真皮有轻度碎裂[14]；超微结构表现为弹性纤维减少，弹性蛋白球粒增多[15]。

2 型 ARCL 包括许多不同表型，严重程度不同，但在一些表型特征上有重叠。它由参与线粒体、核内体和高尔基体功能，编码不同蛋白质基因突变引起。大多数患者由 *ATP6V0A2* ATP 酶基因突变引起，由 *PYCR1* 和 *ALDH38A1* 基因突变引起的较少[3,16-20]。皮肤表现为在皮肤皱纹，或不同程度的皮肤松弛之间变化，在面部及手足背侧的皮肤松弛表现为有过多的褶皱，但随着时间的推移可能会有改善。与 1 型 ARCL 不同，2 型 ARCL 通常有明显的发育障碍、癫痫和神经功能损害，大部分患者表现为大脑和小脑畸形。其他特征表现如发育障碍、先天性髋关节脱位、关节松弛、腹股沟疝、骨质疏松、高度近视和面部畸形。2 型 ARCL 的一种表型是 De-Barsy 综合征，因 *ALDH38A1*[2,22] 和 *PYCR1*[23] 突变引起，表现为泛发性皮肤松弛、早老面容，出生前后生长发育迟缓，角膜混浊或白内障，大部分患者发育严重障碍[20-23]。还存在胼胝体发育不全，关节松弛，肌张力减退，血管及面部畸形。2 型 ARCL 的另一种表型是巨头畸形、脱发、皮肤松弛及脊柱侧凸综合征(MACS)，可有面部粗糙、松弛下垂，发育障碍，它由 RIN2 的突变引起，因 RIN2 编码了一种 Rab5 效应蛋白核内体囊。在表

型谱较轻的一端，衰老的皮肤及骨的症状主要表现为婴儿幼儿期手、足及腹部出现早衰样皮肤皱纹[27,28]，骨质疏松及骨裂，还可出现腹股沟疝、髋关节脱位，而智力正常。致病基因是 *SCYL1BP1* 编码蛋白，它参与高尔基体转运及构成[28]。2 型 ARCL 皮肤组织病理可能正常，但在超微结构上，弹性纤维细小变形、密度降低[3]。

枕角综合征，英文全称 occipital horn syndrome；因枕骨的肌肉接头处有特征性钙化而得名，同时具有皮肤松弛、腹股沟疝、关节松弛、血管畸形，部分可有智力障碍[24,26]。这种 X-连锁障碍由参与铜转运的 ATP 酶基因 *ATP7A* 突变引起，突变也引起 Menke 病；与枕角综合征相反，Menke 病有严重的神经退行性变、生长发育障碍或儿童早期死亡，皮肤松弛相对较轻，头发稀疏、卷曲[26]。

治疗[1-3]

临床上，以早期发现患者可能出现的系统性并发症为目的，应监测髋关节是否脱位，是否有腹股沟疝及心血管系统的异常，可行超声、超声心动图、胸部计算机断层扫描、磁共振、血管造影及肺功能检查。同样，肾超声、膀胱尿道造影和钡灌肠可发现憩室疾病。特别是怀疑为 ARCL 3 型时，需要进行全面的眼科检查，如果有指征，则需要进行神经系统评估，行脑电图和脑 MR 扫描。

屈光不正、肺气肿、髋关节脱位、腹股沟疝、癫痫等并发症进行常规治疗。

β 受体阻滞剂或血管紧张素转换酶抑制药可以帮助鉴别主动脉根扩张。血管紧张素Ⅱ 1 型受体拮抗药氯沙坦在 Marfan 综合征的研究结果令人鼓舞的，对纤蛋白缺陷小鼠的研究结果显示，弹性纤维断裂减少，存活率提高，未来可能进行人类临床试验[30]。在出生后 2 个月内，如果对 Menke 病患者给予铜组氨酸治疗，临床症状可减轻[31]。动脉瘤和其他心血管畸形患者可做必要的外科治疗，面部皮肤松弛症患者也可行肉毒素注射和（或）整形外科手术[32,33]。

（译者：江维 **一审：**王彦晰 蔡宏 **二审：**高敏 **三审：**李晓欣 **润色：**尹晓雅**）**

参考文献

所有文献请查阅网址：www. rooksdermatology. com.
以下列出的是重要参考文献。

Werner syndrome

[1] Oshima J, Martin GM, Hisama FM. Werner syndrome. In: Pagon RA, Adam MP, Ardinger HH, *et al*. eds. *GeneReviews*. Seattle, WA: University of Washington, 2002. www. ncbi. nlm. nih. gov/books/NBK1116(last accessed November 2014).

[11] Goto M, Tanimoto K, Horiuchi Y, Sasazuki T. Family analysis of Werner's syndrome: a survey of 42 Japanese families with a review of the literature. *Clin Genet* 1981;19:8-15.

Bloom syndrome

[1] Sanz MM, German J. Bloom's syndrome. In: Pagon RA, Adam MP, Ardinger HH, *et al*., eds. *GeneReviews*. Seattle, WA: University of Washington, 2006. www. ncbi . nlm. nih. gov/books/NBK1116(last accessed November 2014).

[8] German J, Sanz MM, Ciocci S, *et al*. Syndrome-causing mutations of the BLM gene in persons in the Bloom's Syndrome Registry. *Hum Mutat* 2007;28:743-53.

Progeroid laminopathies and related conditions

[2] Bertrand AT, Chikhaoui K, Ben Yaou R, le Bonne G. Clinical and genetic heterogeneity in laminopathies. *Biochem Soc Trans* 2011;39:1687-92.

Hutchinson-Gilford progeria syndrome

[1] Gordon LB, Brown WT, Collins FS. Hutchinson-Gilford progeria syndrome. In: Pagon RA, Adam MP, Ardinger HH, *et al*., eds. *GeneReviews*. Seattle, WA: University of Washington, 2003. www. ncbi. nlm. nih. gov/books/NBK1116(last accessed November 2014).

[2] Hennekam RCM. Hutchinson-Gilford progeria syndrome: review of the phenotype . *Am J Med Genet A* 2006; 140A: 2603-24.

Mandibuloacral dysplasia with type A and type B lipodystrophy

[1] Novelli G, Muchir A, Sangiuolo F, *et al*. Mandibuloacral dysplasia is caused by a mutation in LMNA-encoding lamin A/C. *Am J Hum Genet* 2002;71:426-31.

[2] Ahmad Z, Zackai E, Medne L, Garg A. Early onset mandibuloacral dysplasia due to compound heterozygous mutations in ZMPSTE24. *Am J Med Genet* 2010;152A:2703-10.

Cutis laxa: autosomal dominant and autosomal recessive

[1] Van Maldergem L, Loeys B. *FBLN5*- related cutis laxa. In: Pagon RA, Adam MP, Ardinger HH, *et al*., eds. *GeneReviews*. Seattle, WA: University of Washington, 2009. www. ncbi. nlm. nih. gov/books/NBK1116(last accessed November 2014).

第 80 章

80

错构瘤综合征

Alan D. Irvine[1], Jemima E. Mellerio[2]

[1] Our Lady's Children's Hospital, Crumlin; St James's Hospital, Dublin; and Trinity College, Dublin, Ireland

[2] St John's Institute of Dermatology, Guy's and St Thomas' NHS Foundation Trust, London; Great Ormond Street Hospital for Children NHS Foundation Trust, London, UK

概述

本章节涵盖了四种常见的错构瘤综合征,包括神经纤维瘤病(NF),结节性硬化症,Gardner 综合征和 Cowden 综合征。这些病症具有不同的临床和遗传特征,需要详细地了解疾病各种情况,以及特定的治疗指南和计划。然而,他们拥有共同的特点如广泛多样化的皮肤表现、体细胞错构瘤、易发生皮肤及非皮肤肿瘤的高风险。

神经纤维瘤病

神经纤维瘤病包括几种不同的遗传疾病,其导致神经周围肿瘤的形成和许多其他病理特征。两个主要组成是 NF1 和 NF2。最常见的 NF1 型特点为咖啡牛奶斑及周围神经纤维瘤的发生。NF2 的特点是双侧前庭神经鞘瘤(听神经瘤),脑膜瘤和神经系统的其他肿瘤。NF2 没有明显的皮肤表现,且这里没有介绍。这些疾病病谱已在别处进行过总结[1-6]。神经鞘瘤病是一种外周神经肿瘤和疼痛的综合征,遗传学机制尚未明确;它没有皮肤病学特征,因此这里也不再讨论。

1 型神经纤维瘤病

概述[1-3]

1882 年,弗里德里希·冯·雷克林豪森发表了一篇描述这种疾病的专著,并指出该皮肤肿瘤来自周围神经[4]。回想起来,Virchow 首先报道了一个多人受累的家系[5]。现在已经认识到 NF1 是遗传性神经外胚层异常,其特点是有 6 个及以上的牛奶咖啡斑,腋窝雀斑(图 80.1),多个神经纤维瘤(图 80.2)和 Lisch 结节(色素虹膜错构瘤)(图 80.3)。遗传方式为常染色体显性遗传,5 岁时外显率接近 100%[3,6]。高基因突变率导致散发病例,约占全部病例的 50%[1-3]。据估计,在 2500~3300 个出生的婴儿中约有 1 个患有 NF1[3]。不完全症状或单一症状的形式是常见的。*NF1* 基因位于染色体 17[7,8],编码一种名为神经纤维瘤蛋白的蛋白质[9-11]。该基因全长 335kb,至少有 59 个外显子,产生四种主要的选择性剪接转录本。它在多种人体组织中广泛表达。神经纤维瘤蛋白表现出与鸟苷三磷酸酶(GTPase)激活蛋白相似的显著区域,能够下调 Ras 活性。大多数

*NF*1 种系突变改变读码框或插入一个过早终止密码子。没有发现突变热点，这意味着每个受影响的个体和家庭都有特定的突变。这些突变影响单倍体引起神经纤维瘤蛋白的功能不全，即只有 50%的正常蛋白质是由细胞产生的。进一步的研究支持了 *NF*1 基因为肿瘤活性抑制因子的观点，在神经纤维瘤病中发现了多种体细胞失活突变，符合经典的 Knudson“双击”肿瘤发生假说。随机获得的体细胞突变[12]部分解释了与 NF1 相关的肿瘤发病年龄延迟和表达变异[13]。敲除 *NF*1 基因的小鼠模型显示对某些肿瘤的易感性增加，进一步支持了 *NF*1 基因作为肿瘤抑制因子发挥作用[14,15]。神经纤维瘤蛋白已被证明存在于正常成人皮肤的角质形成细胞和黑素细胞[16]。包括神经纤维瘤蛋白和邻近基因在内的相邻基因缺失可导致更严重的 NF 表型，往往伴有相关的发育迟缓。肥大细胞在神经纤维瘤病中增多，并且可能通过产生几种生长因子参与这些肿瘤的发展和生长，如组胺和肿瘤坏死因子(TNF-α)[17,18]。

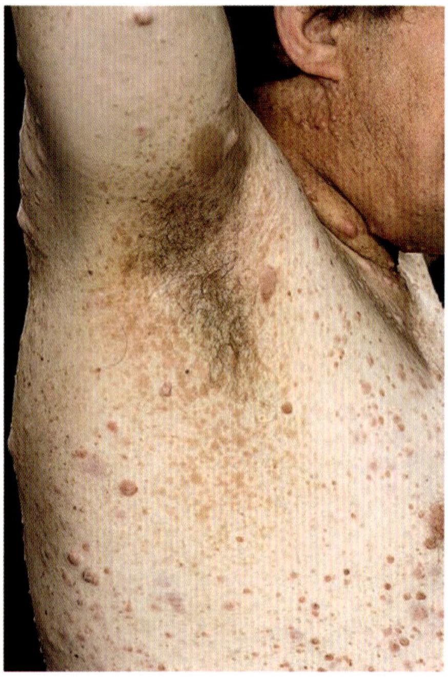

图 80.1 神经纤维瘤病：腋窝雀斑和多发性神经纤维瘤

(由英国伦敦大奥蒙德街医院 J. Harper 教授提供)

病理生理学

皮肤神经纤维瘤来源于周围神经及其支持结构，包括神经鞘细胞。超微结构上，它们是由胶原间质组织中的树突状施旺细胞组成。认为皮肤神经纤维瘤

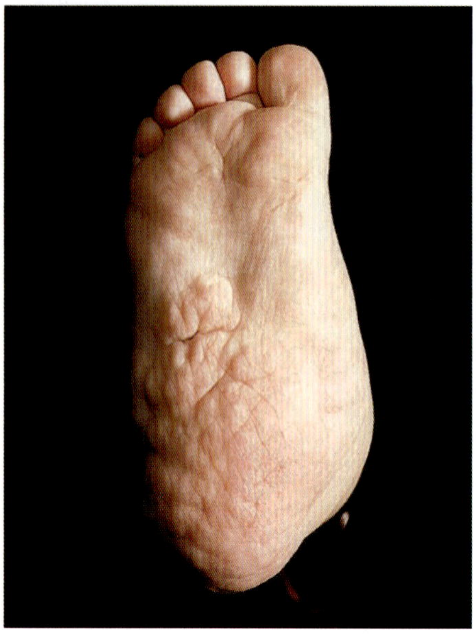

图 80.2 神经纤维瘤病：广泛的足部神经纤维瘤

(由英国伦敦大奥蒙德街医院 J. Harper 教授提供)

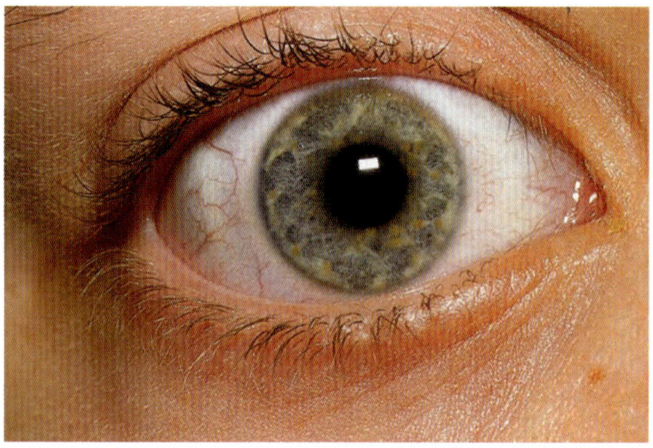

图 80.3 神经纤维瘤病：Lisch 结节(色素虹膜错构瘤)

(由英国伦敦大奥蒙德街医院 J. Harper 教授提供)

中的成纤维细胞样细胞来自于周围神经中的Ⅻa 因子和 HLA-DR-阳性的结缔组织细胞[19]。在牛奶咖啡斑和临床未受累的皮肤中，偶尔会在表皮细胞和黑素细胞中发现巨大的色素颗粒[20-24]。这在 McCune-Albright 综合征中很少见，在正常皮肤中也不常见。但它们可以在其他条件下被发现，它们的存在不能被认为是病态的。

临床特征[1,2,25-27]

1988 年制定的美国国立卫生研究院共识发展会议声明被证明非常有用，并被广泛应用于临床实践[28]。这需要满足框图 80.1 中列出的 2 个或 2 个以上的条件。

框图 80.1　1 型神经纤维瘤(NF1)的诊断标准

- 6 个或 6 个以上的牛奶咖啡斑,青春期前单个皮损的最大直径为＞5mm,青春期后单个皮损的最大直径为＞15mm
- 任何类型的 2 个或多个神经纤维瘤或一个丛状神经纤维瘤
- 腋窝或腹股沟区域的雀斑
- 视神经胶质瘤
- 2 个或多个 Lisch 结节
- 一种特殊的骨性病变,如蝶骨发育不良或长骨皮质变薄,伴有或不伴有假关节
- 符合上述 NF1 的标准和一个一级亲属(父母、兄弟姐妹、子女)

牛奶咖啡斑(CALMs)是清晰可见的淡褐色斑块,大小 0.5～50cm 不等,但大多数斑块的大小不超过 10cm。CALMs 是该疾病在所有儿童中出现的第一个特征[2,29]。在一项人口研究中,家长们注意到所有受影响儿童中在 4 岁或 4 岁以下首次出现牛奶咖啡斑,82％的儿童在出生后一年内出现牛奶咖啡斑。在第一个 10 年里,斑疹的大小和数量都在增加。

皮肤神经纤维瘤(以前称为软体动物纤维瘤)是一种软的,丁香粉色肿瘤,无柄和圆顶状,有时带蒂。这些病变大多发生在躯干和四肢;可能有几百个,直径从几毫米到几厘米不等。在女性中,常见于乳房的乳晕上。周围神经可出现小而硬的结节。蓝红斑疹和假性萎缩性斑疹也会出现,通常是神经纤维瘤的变体[30]。

丛状神经间质纤维瘤是一种沿神经方向弥散性、细长的纤维瘤,常累及三叉神经或上颈椎神经,通常在出生后 2 年内即可发现。丛状神经纤维瘤触诊时有一种独特的"虫袋"感觉。象皮病是一种类似的神经干弥散性纤维化病,与皮下组织和皮肤的过度生长有关,皮肤起皱下垂,可能造成严重的毁损。神经纤维瘤也可累及内脏和血管。

雀斑斑点常发生在腋窝时,几乎是病态的(Crowe 征)[31]。大约 70％的受影响的受试者中存在这种情况,并且出现的时间比牛奶咖啡斑稍晚,在一系列病例中最年轻的病例是 3 岁[29]。它也可能发生在其他摩擦区域,特别是腹股沟。在下面的丛状神经源纤维瘤上也可能有较深的色素斑块,如果这些斑块延伸到脊柱中线,可能表明肿瘤累及脊髓[32]。

Lisch 结节(色素虹膜错构瘤)表现为裂隙灯检查时虹膜表面可见的圆顶状病变。90％以上的患者都有这种情况,并且随着年龄的增长发病率也在增加[2,29]。无症状,但有助于诊断。它们不会发生在节段性或双侧听神经瘤病中[26]。

5％～10％的病例存在口腔病变,如腭腔,颊黏膜,舌和唇,或巨舌症,通常不对称[33]。

骨骼异常Ⅰ型神经纤维瘤中充分描述了骨骼异常,这可能是由于成骨细胞分化缺陷导致Ⅰ型神经纤维瘤单倍体缺乏[34]。2％的病例发生了脊柱侧凸。尽管进行了积极的手术,但早期的高度病变可能会进展不良,导致心肺疾病。涉及胫骨或桡骨的假关节发生率为 1％,但可能无症状[26]。蝶骨翼异常增生是一种特征性异常。

最近,除了典型的骨骼异常外,还发现了由于神经纤维溴蛋白功能丧失引起的全身性骨代谢缺陷[35]。早期识别Ⅰ型神经纤维瘤患者的骨质疏松症可进行更及时和积极的治疗,以防止在今后生活中增加骨折风险及避免可能的相关实质性疾病。身材矮小和巨头畸形也是这种情况的罕见特征[36]。

其他器官也可能受累。皮肤受累的严重程度不能可靠地反映其他器官的受累程度。25％～30％的儿童可能表现出学习困难[29,37],身体发育受损。语言障碍、眼距过宽和头痛也很常见[26,38]。

多种内分泌紊乱可能与这些有关[39]:性早熟、肢端肥大症[40]、Addison 病、甲状旁腺功能亢进、女性乳房发育和嗜铬细胞瘤。儿童可能发生肾血管性高血压[41,42]。骨软化症是肾小管先天性缺陷的结果。

累及下尿路可引起尿路症状[43]。便秘的发生是由于结肠肌肉功能障碍。胃肠道病变也可引起复发性出血或梗阻。心血管异常患病率高[44,45],Ⅰ型神经纤维瘤可并发肺动脉高压[46]。

恶性疾病约 40％的患者出现神经系统症状[33,47]。最常见的单发颅内肿瘤是视神经胶质瘤;星形细胞瘤和神经鞘瘤也会发生。一些报道认为,这些肿瘤可能与性别有关[48,49]。肿瘤可能发生在周围神经和脊髓内。颅内肿瘤可引起癫痫,但癫痫发作可发生在没有任何明显的局灶性病变的情况下。

神经纤维瘤的肉瘤改变发生在 1.5％～15％的病例中,比皮肤病变更常发生在更深的病变中[29,50]。这种情况在 40 岁之前很少见,偶可发生在儿童早期。生长缓慢,转移较晚,但局部复发较常见。相比之下,恶性周围神经鞘瘤(MPNSTs)是具有高度侵袭性的[51]。Ⅰ型神经纤维瘤相关的恶性周围神经鞘瘤的预后较自发的恶性周围神经鞘瘤差[52],已被证明这是由于额外的遗传缺陷[53]。恶性变化可能同时发生

在几个病灶。肿大或疼痛提示恶性改变的可能性，虽然快速肿大也可能继发于内出血。

与神经纤维瘤相关的其他恶性疾病包括 Wilms 瘤、横纹肌肉瘤、几种类型的白血病[54]、视网膜母细胞瘤[55]和恶性黑素瘤[56]。

瘙痒可能是神经纤维瘤的症状。在这种情况下，皮肤中存在大量肥大细胞，瘙痒对抗组胺药物的反应表明，组胺是瘙痒[32]的原因。此外，肥大细胞阻滞药酮替芬的有效作用已被报道[17]。

病程和预后[1,26,33,57]

个别患者的病程差异很大，大多数患者的病程为良性，不会出现重大并发症。事实上，Ⅰ型神经纤维瘤的诊断往往是在中年或晚年。表现上的广泛差异似乎至少部分是由基因决定的，与未受影响的 NF1 等位基因无关[58,59]。

典型的是，牛奶咖啡斑在出生时就会出现，在儿童早期发展并在一生中逐渐增加。皮肤神经纤维瘤出现在儿童时期，并在青春期数量迅速增加，这可能是由于激素的影响。然而，病变可能出现在出生时，并逐渐扩大。青春期前的早期发病和快速进展通常预示着不良预后，但儿童皮肤的小面积累及并不一定意味着良好预后，尽管在许多病例中该皮损是局限的。广泛累及泌尿、胃肠道或中枢神经系统预后不良。

妊娠期间经常发生不明原因的高血压，有时会导致现有病变的快速进展和新病变的发展[26,60]，这再次提示激素敏感性。

在报道时，详细的临床评估是必不可少的，必须包括对家庭所有其他成员的检查。建议调查应包括神经生理评估，骨骼检查，听力学检查和裂隙灯眼科检查。父母和兄弟姐妹也应该检查他们的眼是否有 Lisch 结节。建议Ⅰ型神经纤维瘤患者每年都要进行一次临床检查，其中必须包括血压的测量。进一步的检查有利于发现并发症。对于有大头畸形或有局灶性神经信号或症状的儿童，应进行磁共振成像（MRI）检查。常规的颅脑成像是一个有争议的话题。发现无症状的脑损伤将增加患者和家长的焦虑，且不会改变临床治疗。神经纤维瘤患者应由许多不同的专家监测，由一名医师担任协调员。理想的情况是在一些中心建立一个多学科诊所[61,62]。

关于Ⅰ型神经纤维瘤患者队列的长期随访信息表明，患恶性肿瘤和其他并发症，如肾动脉狭窄或嗜铬细胞瘤引起的高血压的患者预期寿命缩短[63-65]。

检查

诊断是建立在临床标准的基础上。分子遗传学检测是可行的，但基因的体积大、致病突变的范围广，阻碍了基因检测的广泛诊断应用[66]。在常规的实践中，分子检测是没有必要的，但在临床情况不清楚的情况下可以非常有用。皮肤性神经性纤维瘤在临床上和组织学上都是独特的，虽然婴儿的丛状神经性纤维瘤在临床上类似于先天性黑素细胞痣。牛奶咖啡斑通常是儿童最早的表现，在 10%～20% 的正常人和 35% 的 McCune-Albright 综合征患者中存在（表 80.1）[1,20]。如果只有 1～2 个皮损，在没有其他症状或家族病史的情况下，诊断意义不大；如果存在 6 个或更多，则 NF 的概率很高。*NF*1 基因的鉴定意味着该疾病的产前/症状前诊断现已成为可能，在结构合适的[29]家族中准确率超过 95%。然而，在表现出如此不同的表达和并发症的疾病中，决定产前诊断的意义还远远不清楚。产前诊断也不是约 50% 代表新突变的病例的选择。

表 80.1 以牛奶咖啡斑疹为临床表型的情况

情况	额外特征
共济失调毛细血管扩张症	神经退行性疾病
	皮肤毛细血管扩张症
	眼部毛细血管扩张症
	呼吸道感染
	青春期延迟
基底细胞痣综合征	多颌角化囊肿
	基底细胞癌
	特色面部特征
	骨骼异常
	卵巢肿瘤
Bloom 综合征	身材矮小
	光分布的毛细血管扩张性皮疹
	小颌畸形
	毛细血管扩张
	反复呼吸道感染
	患癌症的风险很高
Chédiak-Higashi 综合征	部分白化病
	频繁感染
	神经病变
	太阳能的敏感性
	畏光
Fanconi 贫血	café-au-lait 斑

（续 表）

情况	额外特征
戈谢病	智力障碍 再生障碍性贫血 恶性肿瘤 疼痛的骨性病变 脾大 贫血 严重的骨性/关节疼痛
猎人综合征	腹部疝 耳部感染 粗相 巨头 脾大 关节僵硬 发育迟缓 阻塞性气道疾病
Legius 综合征	脂肪瘤 巨头 学习困难 发育迟缓
McCune-Albright 综合征	通常被称为“缅因州海岸”的大型不对称 café-au-lait 斑 多发性纤维发育不良 病理性骨折 性早熟 许多功能亢进的内分泌病
Maffucci 综合征	血管瘤 内生软骨瘤 身材矮小 肢体长度不平等
Silver-Russell 综合征	生长限制 身材矮小 三角相 偏身肥大
结节性硬化症	请参阅本章中的部分

治疗

目前有症状的皮肤神经纤维瘤可以治疗。如果病变不是太广泛，可以切除更多的毁容病变[67]。二氧化碳激光手术是皮肤神经纤维瘤的一种治疗方式，但可导致增生性和萎缩性瘢痕，建议进行初步试验性治疗[68]。当体积增大和疼痛提示可能发生恶性变化时，也需要进行手术。癫痫应彻底检查，因为神经外科治疗有时是可行的。建议每 12 个月进行常规检查，延长随访时间。这些检查应包括每年的血压测量、头围测量、潜在脊柱侧弯的评估、是否存在与 MPNSTs 一致的疼痛肿块及眼科检查。英国和美国对有症状儿童的常规成像方法存在差异。在英国，只有在神经或眼科异常的情况下才建议筛查，而美国的做法是常规用颅脑 MRI 扫描筛查所有婴儿。曼彻斯特检查表在英国被广泛用于指导患者治疗（图 80.4）。

1 型神经纤维瘤通过改变健康和外观对生活质量有显著影响[69]。青春期是一个特别困难的时期，神经纤维瘤可能在荷尔蒙变化的反应下迅速生长。

遗传咨询很重要。告知家属 1 型神经纤维瘤的各种并发症是一项困难的咨询任务，在提供足够的信息和引起不必要的警报之间存在着一种平衡。应该让患者清楚，他们的孩子中有 50%可能受到影响，而且病情可能很严重。第一级亲属（如兄弟、姐妹和子女）没有这种疾病的特征，不太可能携带这种基因，其后代的风险很小，但并非没有，正如已观察到的性腺嵌合体那样[70,71]。

在撰写本文时，还没有针对 NF 相关肿瘤的许可治疗方法，但许多临床试验正在进行中[72]。此外，重要的临床前工作已导致对 NF 试验的潜在候选药物进行更合理的选择[73,74]。

1 型神经纤维瘤，幼年黄色肉芽肿和青少年慢性粒细胞白血病的关联

在许多患者中已经注意到幼年黄色肉芽肿与 1 型神经纤维瘤的关联[1]。现在已经认识到，患有 NF1 和幼年黄色肉芽肿的儿童患青少年慢性粒细胞白血病的风险比没有幼年黄色肉芽肿的 NF1 患者高 20%[2]。青少年慢性髓系白血病是一种罕见的白血病，占儿童白血病的 1%～2%。已经描述了 NF1，幼年黄色肉芽肿和幼年骨髓单核细胞白血病的罕见关联，最初表现为噬血细胞淋巴组织细胞增多症[3]。

节段性神经纤维瘤病

这种情况的特点是牛奶咖啡斑、皮肤性神经纤维瘤，有时是内脏性神经纤维瘤，局限于身体某节段[1-7]。这种情况可能代表了 *NF1* 基因的体细胞嵌合体。Rubenstein 等[8]报道了 2 例节段性神经纤维瘤患者，其中1名患者在下一代中出现了泛化神经

1 型神经纤维瘤病
审查指南

年度审查推荐			
在诊断的时候，或者可能诊断的时候，所有的患者都应该去遗传学部门 有重大并发症的患者将通过国家资助的综合NF1服务进行适当的随访 社区/地区儿科医师、全科医师应在整个儿童期进行年度审查，全科医师应在成年期进行年度审查。患者、儿科医师和全科医师可以通过电话获得与NF有关的NF基因医学服务			
年龄	遗传学预约	NF1评论由……进行	视力检查
风险＜6%和50%	第一年，然后是2岁和5岁*1	遗传学协调护理	在NF1检查时检查症状
＜8岁受累	诊断和评估的确认 家庭遗传辅导	全科医师及社区/地区儿科医师。在复杂情况下与NF部门保持联系	至少每年看儿科眼科医师
8－15岁受累	根据要求		每年看配镜师/视觉矫正师
16－18岁受累	再次咨询预约：成人并发症和遗传学	全科医师统筹照顾	在NF1检查时检查症状
＞16岁受累*2	根据要求		
*1 如果 5 年内没有牛奶咖啡斑，NF1 可以被排除在大多数 NF1 家族之外			
*2 根据 NICE 的“中度风险”指南，40—50 岁的女性应每年接受乳房 X 线检查			

检查清单 - 儿童 (0–16)
记录身高、体重和头围。尽可能快地量血压。
如果被提出，请参阅成人检查清单(图 80.4b)获取信息

	寻找什么	参考时机
皮肤	神经纤维瘤——会发痒，有时还会变软。可能是皮肤的，也可能是皮下的。丛状神经纤维瘤 - 注意位置、外观、大小和硬度。监测大面积咖啡或泡沫色素沉着和(或)毛发过度生长，以促进丛状突起的形成	快速增长，疼痛或变化的病变：紧急转诊到复杂的 NF1 服务或专家肉瘤小组
骨骼	脊柱侧弯——在整个生长期间寻找体征，特别是在青春期和青少年生长高峰期。假关节 - 胫骨最常见的影响，但桡骨和尺骨可能涉及	任何弯曲或弯曲，请咨询矫形外科医师
眼	0—7 岁的儿童是否定期接受眼科检查？是否有斜视、突出或视力下降的迹象	如对眼或视觉症状有疑问，应立即转介眼科医师
神经系统	神经系统症状回顾，特别是共济失调、头痛、意识丧失和视觉障碍	如果头痛的频率和(或)严重程度增加或出现其他症状，请咨询复杂的NF1服务或神经科医师
发育	回顾发展——特别注意协调和演讲方面的困难。可能有矮小和巨大的头畸形。应调查性早熟或青春期晚期	考虑转诊给儿科专家
教育和行为	学习和行为(尤其是注意力障碍、ADD、ADHD 和 ASD)问题的发生率越来越高。确定可能的特殊需要和适当的资源来评估它们	考虑转介专业人士评估教育需要

不确定？如果您有任何疑问，请随时联系 NF1 团队

(a)

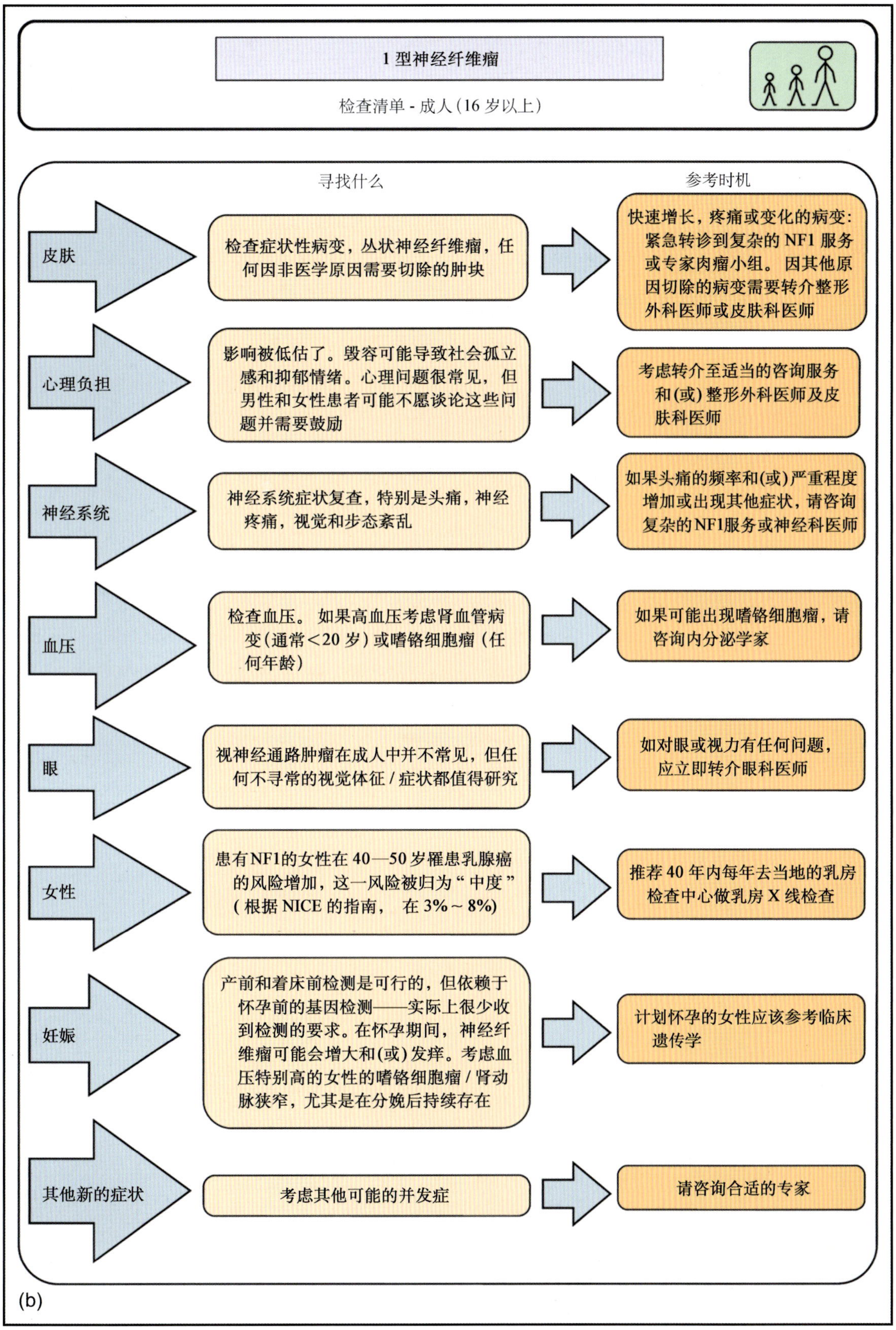

图 80.4 筛查神经纤维瘤病曼彻斯特检查表(由 Sue Huson 博士提供)

纤维瘤的迹象。根据这些和其他病例，很难让明显节段性 NF 的患者相信他们的后代不存在 1 型神经纤维瘤发生的风险，尽管风险很小。2011 年发表的一篇具有里程碑意义的论文表明，PRS1 和 PRS2 中 *NF*1 的微缺失是 1 型和 2 型嵌合体的基础，而这两种嵌合体之前被认为是减数分裂过程中非等位同源重组的热点[9]。

牛奶咖啡斑和肺动脉狭窄

同义名
- Watson 综合征

在 3 个家庭中，CALMs 与肺狭窄及低智力有关[1,2]。一些患者的腋窝、会阴和其他部位也有雀斑。没有其他证据表明神经纤维瘤存在[2]。牛奶咖啡斑在该综合征患者中约占 60%[1]。Allanson 等[3]证实与 *NF*1 基因标记物有联系，Tassabehji 等[4]发现具有该综合征特征的一个家族的 *NF*1 突变与 Noonan 综合征(NS)有关。这种明显表型的发病机制尚不清楚。

神经纤维瘤病-Noonan 综合征

具有 NF1 和 NS 特征的患者已被描述，尽管表型表达有相当大的变异性。目前尚不清楚是否存在特异的 NF-NS 表型。在对一系列 NF1 患者 Noonan 表型的调查中，我们得出结论，这不是一种独特的综合征[1]。最近，De Luca 等筛选了一个临床特征良好的 NF-NS 病例集，以检测 *NF*1 和 *PTPN*11 基因的整个编码序列中的突变[2]。在 17 个不相关的研究对象中，有 16 个发现了杂合 *NF*1 缺陷，从而证明 *NF*1 突变是导致这种情况的主要分子事件。我们观察到几个影响外显子 24 和 25 的框架内缺陷，这些缺陷编码了部分蛋白质的间隙相关区域。另一方面，在 100 例 *PTPN*11 突变阴性的 NS 患者中，没有发现 *PTPN*11 的缺陷，也没有发现影响 *NF*1 基因 11 到 27 外显子的病变，进一步证明 NF-NS 和 NS 是基因上不同的疾病。这些结果支持了 NF-NS 是 NF1 的一种变体，是由 *NF*1 基因突变引起的，其中一些突变已经被证明在其他个体中引起了经典的 NF1。

Legius 综合征

2007 年，一种类似 NF1 的重要疾病被描述。主要特征为多发 CALMs、头大、腋窝雀斑。利用 *NF*1 基因突变分析阴性的 5 个家系进行连锁分析，在 15 号染色体上鉴定出一个区域，即 *SPRED*1 基因被确定[1]。Legius 病在临床上表现为无 Lisch 结节及神经纤维瘤，在遗传学上表现为无 *NF*1 基因突变。通过了解这两种情况共有的分子途径，可以更好地理解 Legius 综合征和 NF1 之间的表型相似性。具体地说，负责 Legius 综合征的 *SPRED*1 基因抑制了 RAF1/BRAF 通路的 KRAS/NRAS/HRAS 复合物激活，而 *NF*1 基因神经纤维蛋白通过 Ras 激活 KRAS/NRAS/HRAS 复合物在该通路上游发挥作用(见参考文献[2])。

RAS 病变

1 型神经纤维瘤病和 Legius 综合征是一组名为 RAS 病变的较大疾病的一部分。引用术语 RAS 病变以定义由影响 Ras/丝裂原活化蛋白激酶(MAPK)途径的各种组分的突变组成的一组常染色体显性遗传病(图 80.5)[1]。这些疾病包括毛细血管畸形-动静脉畸形综合征(见第 73 章)，心脏-痤疮-自发综合征，Costello 综合征，Legius 综合征，NF1，NS 和 NS 伴多发痣(以前称为 LEOPARD 综合征)。

由于这些不同的疾病会影响相同的信号通路，因此它们具有许多表型特征，包括皮肤肿瘤，色素及毛发异常(见第 68 章)[2]。表 80.2 总结了它们的主要临床特征。在一个临床实体下重新组合这些不同的疾病是由于认识到设计针对 Ras/MAPK 途径的治疗性干预措施作为其治疗的一般方法的可能性[2,3]。

结节性硬化综合征

概述

结节性硬化症综合征(TSC)(先前称结节性硬化症)，代表许多器官中错构瘤形成的遗传病症，特别是皮肤、脑、眼、肾和心脏。典型的皮肤病变有许多，但并非必然出现，包括血管纤维瘤、皮革斑、甲周纤维瘤和灰叶白斑，这些典型的皮肤病变，与癫痫和智力障碍有关。"综合征"一词强调疾病的多系统累及和高度可变的表达。

TSC 在 19 世纪首次得到认可[1]。Rayer[2]首次描述了血管性丘疹，Bourneville[3]报道了 1 名患有偏瘫和癫痫的智力受损女孩。他没有意识到她的面部发疹或肾肿瘤是疾病的一部分。Sherlock[4]创造了现在已经过时的术语"epiloia"，这是一个囊括了癫痫、低智商和皮脂腺瘤诊断临床三位一体的缩写。

早期的人口研究大大低估了 TSC 的发病率。最近的研究表明，在牛津地区[5]的发病率为万分之一，

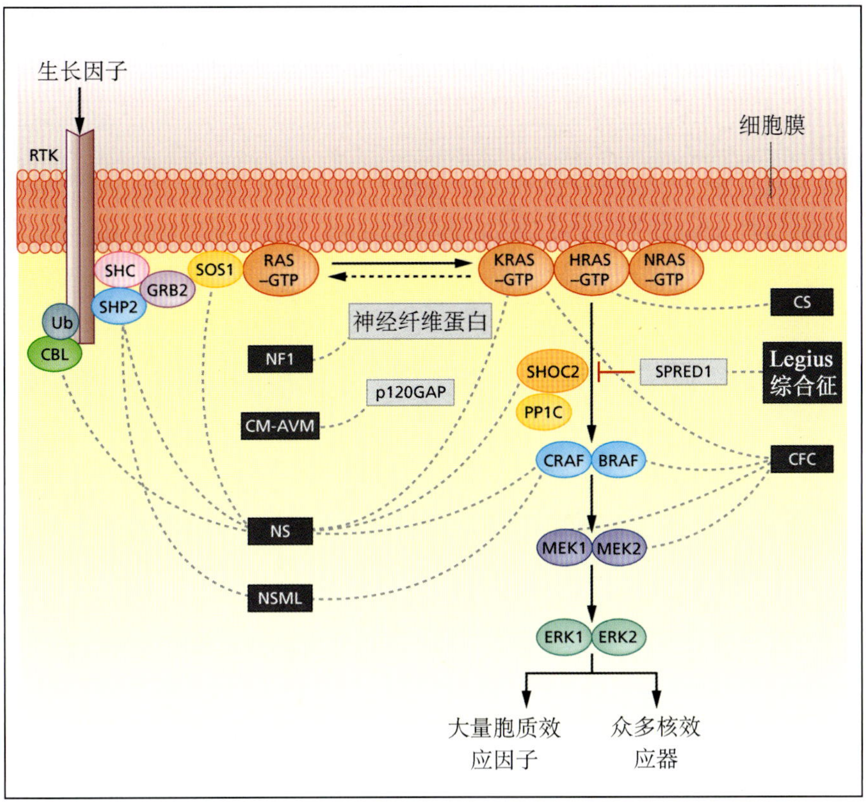

图 80.5　Ras/丝裂原活化蛋白激酶(MAPK)信号转导途径

蛋白激酶的 MAPK 信号传导途径与细胞增殖、分化、运动、细胞凋亡和衰老密切相关。RAS 病变是由编码 Ras/MAPK 途径的组分或调节剂的基因突变引起的医学遗传综合征(由虚线表示)。这些疾病包括 1 型神经纤维瘤(NF1),Noonan 综合征(NS),Noonan 综合征多发性痣(NSML),毛细血管畸形-静脉畸形综合征(CM-AVM),Costello 综合征(CS),心-面皮肤综合征(CFC)和 Legius 综合征。RTK,受体酪氨酸激酶;Ub,泛素。(来自 Rauen 2013[2],经年度评论许可转载)

表 80.2　Ras/MAPK 途径的遗传综合征

综合征	Ras/MAPK 途径基因	染色体位置	蛋白质	蛋白质功能	临床表型
1 型神经纤维瘤	*NF1*	17q11.2	神经纤维瘤蛋白	RasGAP	牛奶咖啡斑,间擦部位雀斑;神经纤维瘤和丛状神经纤维瘤;虹膜 Lisch 结节;骨质增生;视神经胶质瘤;正常的神经认知功能或轻度损伤;易患其他癌症
Noonan 综合征	*PTPN11* *SOS1* *RAF1* *KRAS* *NRAS* *SHOC2* *CBL*	12q24.1 2p22.1 3p25.1 12p12.1 1p13.2 10q25.2 11q23.3	SHP2 SOS1 CRAF KRAS NRAS SHOC2 CBL	Phosphatase RasGEF Kinase GTPase GTPase Scaffolding E3 ubiquitin ligase	颅面部畸形特征,包括宽阔的前额,高远距,上睑下垂,高弓形腭,以及低位,向后旋转的耳;先天性心脏缺陷;身材矮小;无睾丸;眼科异常;出血性疾病;正常的神经认知功能或轻度损伤;易患癌症

（续 表）

综合征	Ras/MAPK 途径基因	染色体位置	蛋白质	蛋白质功能	临床表型
Noonan 综合征多发性痣	*PTPN*11 *RAF*1	12q24.1 3p25.1	SHP2 RAF1/CRAF	Phosphatase kinase	与Noonan 综合征相同，但随着个体年龄的增长，可能会出现多种皮肤痣；不明确的癌症倾向
毛细血管畸形-静脉畸形综合征	*RASA*1	5q14.3	p120-RasGAP	RasGAP	多灶性毛细血管畸形，可能与动静脉畸形和肌腱相关；不明确的癌症倾向
Costello 综合征	*HRAS*	11p15.5	HRAS	GTPase	颅面部特征与 Noonan 综合征相似，但可能更粗糙；先天性心脏病；生长迟缓；身材矮小；眼科异常；多种皮肤表现，包括乳头状瘤；正常的神经认知功能或轻度损伤；肌张力低下；易患癌症
心-面-皮肤综合征	*BRAF* *MAP*2*K*1 *MAP*2*K*2 *KRAS*	7q34 15q22.31 19p13.3 12p12.1	BRAF MEK1 MEK2 KRAS	Kinase Kinase Kinase GTPase	颅骨面部特征与 Noonan 综合征相似；先天性心脏病；未能茁壮成长；身材矮小；眼科异常；多种皮肤表现，包括痣的进行性形成；正常的神经认知功能或轻度损伤；肌张力低下；不明确的癌症倾向
Legius 综合征	*SPRED*1	15q14	SPRED1	SPROUTY-related, EVH1 domain-containing protein 1	牛奶咖啡斑；间擦部位雀斑；大头畸形；正常的神经认知功能或轻度损伤；没有明显的癌症倾向

来自 Rauen 2013[2]。经年审许可转载。

苏格兰西部[6]的发病率为万分之一。Osborne 等[7]估计出生率可能在 1/5800 左右，这使得 TSC 和 NF1 成为最常见的单基因疾病之一。

TSC 的遗传是由一个常染色体显性基因决定的，即使在同一个家族中也表现出很大的表达变异性。遗传连锁研究首次将 TSC 基因定位于 9 号染色体[8,9]。目前已知约有一半 TSC 家族与 9q34（TSC1）相关，另一半与 16p13（TSC2）相关[10,11]。与 9 号染色体和 16 号染色体都无关的家系很少。*TSC*1 编码错构瘤素，*TSC*2 基因编码一种名为结核菌素的蛋白质。结核菌素显示与 GTPase-激活蛋白 Rap1 的催化区域同源的一个区域。Rap1 与 Ras 属于同一组 GTPases，参与调控细胞的增殖和分化。这表明结核菌素和神经纤维溴蛋白的一些生物学功能是相似的。

结核菌素活性的丧失被认为会导致 TSC 患者肿瘤中 Rap1 的活化[12]。对 TSC 患者各种错构瘤中 *TSC*1 和 *TSC*2 基因区域杂合性缺失的研究进一步支持了结核菌素的肿瘤抑制作用[13-15]。与 *TSC*1 和 *TSC*2 相关的家族间未发现明显的表型差异[16]。对 *TSC*2 位点缺失的分析发现了一种特殊的相关性，即由连续遗传缺陷引起的严重多囊肾[17]。

60%～70%的 TSC 病例为新发突变，但在对患病父母的子女进行遗传咨询时，应该充分检查，包括用伍德灯（Wood 灯）或尽可能用计算机断层扫描（CT）进行完整的皮肤检查[18]，肾超声或静脉肾盂造影及专家眼科检查。一项使用这些调查的研究表明，大约 30%的肉眼未受累的父母患有 TSC[19]。当受累儿童的 *TSC* 中发现突变时，可对父母进行基因检测。

病理生理学[20]

器官发生的缺陷几乎可以影响任何组织。大部分病变为错构瘤，在许多器官中细胞与胚胎细胞相似，提示缺陷发生在胚胎发育的早期。在许多病变中，如肾血管平滑肌脂肪瘤，存在血管和间充质组织的畸形。病灶生长缓慢，常因压迫而出现症状，但偶尔也有血管病变出血。

大部分皮肤病变表现为胶原蛋白过多。皮革斑无其他变化，仅从组织学角度无法识别。血管纤维瘤

(原名皮脂腺瘤)是由增生性血管和未成熟毛囊的皮脂腺组成。血管纤维瘤中胶原合成增加,但总胶原含量降低,但提示胶原的代谢增加[21]。甲周纤维瘤的组织病理学表现为远端胶原疏松,血管较多,近端胶原束致密,毛细血管较少[22]。白色灰叶状斑含有异常的黑素细胞,酪氨酸酶活性降低[23],电镜显示黑素体黑化不良[24,25]。

特征性胶质细胞增生结节可发生于大脑皮质、基底神经节和心室壁的任何部位,但在小脑、髓质或脊髓中较为少见[20]。胶质瘤并不少见,几乎总是发生在丘脑。胚胎型肾肿瘤,通常是多发、有包膜及良性的,约有 80%在死后发现,通常无症状。血管平滑肌脂肪瘤是一种特征性病变,但也可见于囊性肾病[26]。所谓的先天性心脏横纹肌瘤是胚胎心肌向非典型性浦肯野细胞的异常和过早分化。肺可表现为间质纤维化或纤维肌瘤病伴囊性改变[27-29]。TSC 患者的淋巴母细胞样细胞系和成纤维细胞对辐射和拟辐射化学物质异常敏感[30]。

临床特征[31-36]

该综合征的特征是皮肤损伤、智力障碍和癫痫,但这些症状在发病年龄和严重程度上存在很大差异。通常在 5 岁之前发生皮肤变化或癫痫发作,该疾病可能一直潜伏到青春期或成年期。由当时美国国家结节性硬化症协会(现为 TS 联盟)[37,38]委员会确定的诊断标准已被修改[39,40]。TSC 的确切诊断需满足两个主要特征(框图 80.2)。可能需要脑部 MRI 或非增强 CT,肾超声或超声心动图。

框图 80.2 结节硬化复合体诊断标准

主要功能

- 面部血管瘤或额头斑块
- 非外伤性额骨或周围纤维瘤
- 低黑素瘤(3 个以上)
- 皮革斑(结缔组织痣)
- 多发视网膜结节错构瘤
- 皮质块茎
- 室管膜下结节
- 室管膜下巨细胞星形细胞瘤
- 心脏横纹肌瘤,单个或多个
- 淋巴管肌瘤病
- 肾血管平滑肌脂肪瘤

次要功能

- 牙釉质中有多个随机分布的凹坑
- 错构瘤性直肠息肉
- 骨囊肿

(续框图)

- 脑白质迁移线
- 牙龈纤维瘤
- 非肾错构瘤
- 视网膜无色斑块
- “五彩纸屑”皮肤损伤
- 多发肾囊肿

明确的 TSC:两个主要特征或一个主要特征与两个次要特征

可能的 TSC:一个主要特征和一个次要特征

可能的 TSC:一个主要特性或两个或多个次要特性

在 60%～70%的病例中发现皮肤病变。四种类型的病变是特征性的。

1. 血管纤维瘤(图 80.6)可能很少在出生时出现或在婴儿期发展,通常出现在 3－10 岁,有时更晚。它们通常在青春期迅速进展,然后保持稳定。为坚实、离散、红棕色、毛细血管扩张性丘疹,直径 1～10mm,从鼻唇沟延伸到面颊和下颏,偶尔见于耳。它们可能数量众多且引人注目,很少形成类似尾状核的大团块。在许多情况下,可局限于鼻子或下巴两侧的很小的一个区域。易被忽视。

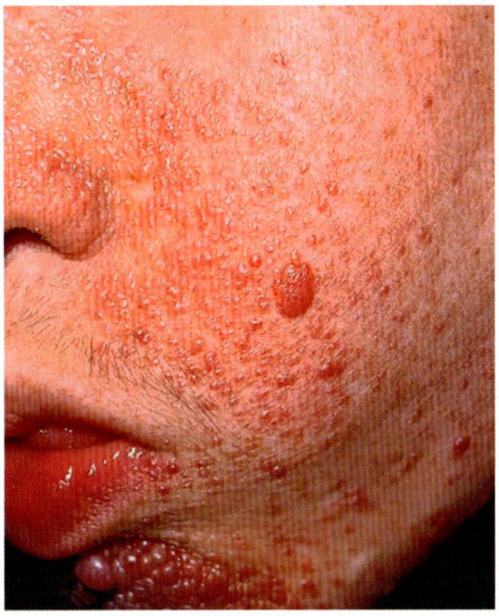

图 80.6 结节硬化:血管纤维瘤
(由英国伦敦大奥蒙德街医院 J. Harper 教授提供)

2. 甲周纤维瘤(Koenen 瘤)出现在青春期或之后,表现为指甲皱褶处出现光滑、坚实、肉色的赘生物。它们通常有 5～10mm 长,也可能很大。这可能是临床上唯一明显的异常。

3. 皮革斑是一种不规则增厚、轻度隆起、柔软的皮色斑块，通常位于腰骶区。

4. 白色卵圆形或灰叶状斑疹[23,41-43]，长 1～3cm，在 Wood 灯下最容易检测到，常见于躯干或四肢。它们是一种有诊断价值的体征，可能在出生时或婴儿早期发现，比该病的其他体征发展早几年，可能对伴惊厥的婴儿正确诊断有提示作用。然而，值得注意的是，每 1000 名明显正常的新生儿中就有 2～3 名出现色素减退的斑疹，因此，仅这些斑疹的存在并不代表 TSC[44]。

其他皮肤表现包括硬纤维瘤斑块，特别是在前额和头皮[45]（图 80.7），颈部和腋窝周围的软性有蒂纤维瘤，以及脊髓灰质炎[46]。

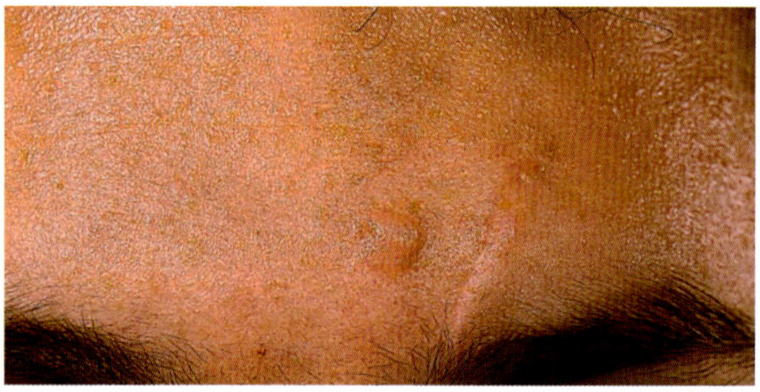

图 80.7 结节硬化：额部纤维性结节
（由英国伦敦大奥蒙德街医院 J. Harper 教授提供）

纤维性肿瘤偶见于牙龈和上腭，很少见于舌、喉和咽部[47]。成人患者牙釉质常出现小坑；虽然在乳牙中不太明显，但这些凹陷已被用作 TSC 患儿的早期诊断指标[48]。

60%～70%的病例存在学习困难，可能是进行性的，但如果整个儿童期智力发展正常，那么随后的恶化是不常见的[34]。有些病例虽然具有正常的智力，但却出现了严重的行为障碍。特别是自我伤害行为很常见，多达 10%的患者[49]。包括精神分裂症在内的精神病症状有时会进展[50]。

几乎所有智力受损的患者和大约 70%的平均智力水平的患者都患有癫痫[51]。它通常开始于婴儿期或幼儿期，因此通常比皮肤损伤早许多年。癫痫发作较少见的是延迟到青春期或成年期。这些病变可能是集中的，往往会逐渐变得更加频繁和严重，但可能会有长期的缓解。治疗可能是相当具有挑战性的，在某些情况下需要手术。少数患者发生颅内恶性改变。颅内压升高的症状和体征通常是由于 Monro 孔的肿瘤阻塞所致。脊髓损伤很少产生局灶性神经体征。脑电图异常的比例较高，且随年龄增长而增加，但无诊断模式。

50%的病例出现眼部征象，但可能很难发现[52,53]。视网膜间质瘤在血管周围可见白色条纹，或在椎间盘附近可见小的圆形肿瘤。色素沉积和其他视网膜异常可能发生。症状罕见，但可能有暗点瘤或黑蒙。虹膜内也会出现色素低下的斑点，这些斑点可能类似于皮肤上的灰叶斑疹[54]。

心脏和肾肿瘤通常无症状，除非是由于它们的大小或位置。超声心动图检测的心脏横纹肌瘤发生在 50%以上的婴儿中[55-57]。这些肿瘤可能导致早期死亡；然而，最近的证据表明，在大多数情况下，这些肿瘤在婴儿期早期和青春期复发[57]。胎儿超声心动图可以在产前检测出这些肿瘤[58,59]，通常是诊断的最初线索。肾受累包括血管平滑肌脂肪瘤[60]，肾实质的良性肿瘤，较少见的是肾囊肿[61,62]。很少出现肾源性症状，通常为血尿[63]。

肺部改变是罕见的，很少引起症状，但如果广泛可导致呼吸困难增加和复发性自发性气胸[28]。淋巴管平滑肌瘤病偶尔可见。这些呼吸系统并发症在女性中发生的频率要高得多，往往在第二个 10 年内在临床表现出来[27,29]。它们可能导致张力性气胸或肺心病而导致死亡。由淋巴管肌瘤引起的乳糜胸与 TSC 罕见的相关性似乎是显著的[64]。

胃肠道可能发生肿瘤[65]。通常是错构瘤性结肠息肉。在 TSC 患者的调查中应考虑结肠镜检查。

可能存在内分泌和其他代谢紊乱[66]。最常见的报道是垂体-肾上腺功能障碍，甲状腺疾病和早熟。

相关异常包括原发性局限性巨人症[67,68]和弥散性皮肤网状组织细胞增多症[69]。

在一些病例中，虽然这种病例的尸检结果常常显示累及其他器官，但临床上仅发现该综合征的某些症状。单侧、多发、面部血管纤维瘤在两例患者中均有报道，作者推测这是 TSC 的一种镶嵌形式[70]。

该疾病与多种组织和系统中的许多放射学表现相关[71]。

- 头骨：50%的患者在普通颅骨 X 线上可见钙化，但通常要到儿童晚期或成年后才可见。现在的研究应该包括 CT 和 MRI[72]。特征性 CT 表现为室周（室管膜下）结节、实质错构瘤（皮层结节）、心室大，室管膜下巨细胞星形细胞瘤少见。TSC 的典型 CT 表现包括向侧脑室投射的钙化的心室周围结节和减弱的实质病变。MRI 对实质病变的检测更为敏感。心室周围病变最初可能未见，可随时间进展为钙化灶。实质病变也是如此。

- 手和足[73]：囊肿样病变的指骨和不规则增厚的皮质的跖骨和跖骨已被报道，类似的病变在脊椎，骨盆或长骨并不罕见。
- 肺：肺间质纤维化可能有不规则的网状结构，在放射学上与其他类型的间质纤维化无法区分。
- 肾：研究包括超声和 CT[74]。血管造影有助于鉴别肾错构瘤与其他病变[75]。

病程和预后

严重受累的婴儿的预期寿命很差：3％的婴儿在出生后一年死亡，28％的婴儿在 10 岁以下死亡，75％的婴儿在 25 岁之前死亡。死亡通常是由于癫痫或并发感染，但偶尔也可能是由于肿瘤、心力衰竭或肺纤维化。对于有皮肤特征和癫痫的较大的儿童或年轻人的预后是不可预测的。必须对每一个病例进行详细检查和个别评估。

检查[36]

毛细血管扩张、缺乏粉刺和脓疱是区分寻常痤疮和血管纤维瘤的要点。囊性腺样上皮瘤的实性、肤色丘疹也必须鉴别。完全综合征在诊断上没有问题。困难出现在婴儿时期，经典三位一体并不明显。对于不明原因的癫痫、视网膜间质瘤、阳性的放射学或脑电图检查结果或家族史的患者，在伍德灯下发现白色灰叶状斑点将有助于确诊。部分通常在死后才被怀疑。被诊断为 TSC 的人的任何孩子都有 50％的概率遗传这种疾病。家庭筛查和遗传咨询转到临床遗传学服务机构进行。85％的病例可以进行 DNA 检测，应予以讨论。大约 3％的父母没有明显的 TSC 症状的家庭可能存在性腺镶嵌现象。

治疗

使用脉冲染料血管激光器（波长 595 nm）治疗血管纤维瘤可改善其外观，减少红肿。更多的丘疹/结节病灶最好在第一时间使用二氧化碳激光或其他清理技术进行治疗[76]。早期资料显示，1％～2％浓度的外用西罗莫司对皮肤血管纤维瘤的治疗可能有较大益处，而全身西罗莫司对内脏肿瘤和癫痫等神经系统并发症的治疗可能有帮助[77-81]。当癫痫不受药物控制且有固定的、局限的脑电图病灶时，应考虑进行神经外科手术[82]。

Gardner 综合征

概述

Gardner 综合征是 APC 相关息肉病的一种，是一组以家族性息肉病为主要特征的疾病。这类疾病包括：家族性腺瘤性息肉病（FAP）、Gardner 综合征和 Turcot 综合征的重叠表型，往往难以区分；FAP 降低，结肠息肉负担降低，癌症风险降低。所有这些都是由 *APC* 基因突变引起的，这些变异的综合征组合可以看作是可变表达率的一个例子[1-5]。

Turcot 综合征是结肠腺瘤性息肉病大肠埃希菌（APC）和中枢神经系统肿瘤，通常是成神经管细胞瘤之间的联系。衰减 APC 是一种结肠局限性疾病，这里不讨论。

Gardner 综合征是一种复杂的表型，包括多个表皮样囊肿、纤维组织肿瘤、骨瘤和结肠息肉病。先天性视网膜色素上皮肥大是 Gardner 综合征的常见症状，对于尚未出现其他表现的人来说，这是发现该基因缺陷的一个有价值的线索。这一特征也有助于区分 Gardner 综合征和其他 APC 相关疾病[6,7]。

病理生理学

息肉病的病理和自然病史与家族性大肠埃希菌基本相似。有几个研究小组报道了肝母细胞瘤与大肠埃希菌的关系[8,9]。皮肤囊肿的组织学和免疫组化提示这些来源于卵泡干细胞[10]。

临床特征[3,5,11-13]

结肠或直肠息肉病通常发生在 20 岁，但可能发生在幼儿。大约 50％的患者在 20 岁时出现这种情况。有很少的症状和肠套叠不是一个特征。15～20 年后，40％以上的报告病例出现恶性变化。

在研究一个家庭时，必须记住基因的可变表达率[14]。在没有息肉的情况下，皮肤和骨骼可能会发生变化，而当该综合征的一个或多个其他特征缺乏时，可能会出现息肉[15]。

表皮样囊肿可能很多，通常不规则地分布在面部、头皮和四肢，较少发生在躯干。它们最早可能出现在 4—10 岁，但通常较晚，而且几乎所有病例都最终出现。

骨瘤主要发生在上颌骨、下颌骨和蝶骨，但也发生在颅骨的其他骨骼中，较少见的是发生在长骨中。它们通常是小的，多的，在 50％的情况下存在。发病年龄通常不清楚，但可能出现在青春期。

纤维瘤或硬纤维瘤较少见。它们通常是腹部切口瘢痕的局限性较差的肿瘤，但也可能发生在其他部位。纤维肉瘤也与该综合征有关。手术中可发现肠系膜纤维性增生，术后可出现严重的腹膜瘢痕。一个非常大的硬纤维瘤广泛涉及胸壁和左前腹壁已被描述在一个有 Gardner 综合征家族史的患者。在术前 5 年切除左心房附件大动脉瘤后，胸切开术瘢痕处出现硬纤维瘤[16]。

皮下组织和其他器官的脂肪瘤经常被发现。胃、回肠或腹膜后组织的平滑肌瘤有时也会出现。

检查

由于多发表皮样或皮脂腺囊肿可能作为一种孤立的异常遗传，因此可能没有危险的意义，它们的发现表明有详细的家族史和对骨瘤的仔细检查，包括对颅骨和其他真皮肿瘤的放射检查。皮肤病变是可能无症状息肉病的重要指标。分子诊断现在可以通过直接测序和重复/插入分析。

治疗

治疗的主要手段是监测体细胞癌，最好是在具有该领域专门知识的癌症遗传学家的指导下进行[17-19]。

Cowden 综合征

概述

在这种罕见的疾病，多个错构瘤病变的外胚层、内胚层和中胚层的起源与恶性肿瘤的易感性有关，尤其是乳房。Cowden 第一次描述这种疾病的家庭[1]。

Cowden 综合征是由 *PTEN*（磷酸酶和张力蛋白同系物）突变引起的一系列疾病之一，有时统称为 PTEN 错构瘤综合征（PHTS）。这个集合描述包括 Cowden 综合征、PTEN-related Proteus 综合征、Bannayan-Riley-Ruvalcaba 综合征和 Proteus-like 综合征。Cowden 综合征的特点是黏膜和皮肤乳头状瘤病和纤维瘤病，女性有纤维囊性乳腺疾病，甲状腺癌/腺瘤的风险较高。子宫内膜癌的风险可能高达 28%。然而，Cowden 综合征和 Cowden 样综合征是基因异质性的，*PTEN* 突变只能解释所有病例的一部分。另外 5 个 Cowden 综合征的遗传亚型也得到了确认，因此在 MIM 中根据其不同的遗传病因进行了分类（表 80.3）。在某些情况下，很少有充分的病例特征能够得出紧密的基因型-表型相关性。

表 80.3 Cowden 综合征（CWS1）和 Cowden-样综合征的遗传基础

综合征	MIM 编码	基因	与 CWS1 的可能区别
CWS1	158350	*PTEN*	
CWS2	612359	*SDHB*	乳腺癌、甲状腺癌和肾癌增加
CWS3	615106	*SDHD*	乳腺癌、甲状腺癌和肾癌增加
CWS4	615107	*KLLN*	增加患乳腺癌和肾癌的风险
CWS5	615108	*PIK3CA*	基因型表型相关性的病例太少
CWS6	615109	*AKT1*	基因型表型相关性的病例太少

近年来，随着 *PTEN* 突变的最初发现，Cowden 综合征的遗传基础得到了更好的阐明。在有效诊断为 Cowden 综合征的患者中，一些临床评分系统可以预测 *PTEN* 突变检测[3]。

病理生理学[4,5]

口腔、眼和下颌周围的皮肤病变是毛囊瘤。乳腺病变为纤维腺瘤，易发生恶变。在面部和其他部位有一种独特的纤维瘤[5,7]，由广泛的非细胞胶原束组成，呈片状或螺旋状，偶尔可见巨细胞。Barax 等[8]将其称为“Cowden 纤维瘤”。对硬化性纤维瘤的免疫组化研究显示，一种针对人类 Ⅰ 型前胶原的抗体具有很强的染色效果[9]。有报道称淀粉样蛋白与多发性错构瘤综合征有关[3]。

临床特征[10-15]

所有报道的病例均有黏膜皮损，但其分布、范围和发病年龄各不相同。皮肤颜色，地衣样丘疹，直径可达 4mm，易于合并形成鹅卵石外观，分布在眼和嘴周围。在手背和手腕上有类似疣状角化病的病灶。手掌和足底有半透明的小角化。多发性血管瘤和脂肪瘤已发现在几个病例。恶性黑素瘤已发生[16]。

唇、颊黏膜、咽喉和外阴可见疣状和乳头状瘤样病变，可累及喉部。

在 21 例患者中，颅骨增大是最常见的皮肤外发现，影响 70%的患者[15]。

在该综合征中报道的许多其他异常中，最常见的是甲状腺和乳房。大约 30%的报道女性病例发展为乳腺癌[15]。乳腺纤维囊性疾病有时会导致大量增生。甲状腺肿或甲状腺腺瘤多见，甲状腺癌也有报道[8,10]。在患有多发性错构瘤综合征的妇女中，有 6%的妇女报告为子宫腺癌[15]。较少的关联包括腺样体相、高弓腭、白癜风、cafe-au-lait 斑点、骨骼异常、视网膜胶质瘤、假性脑瘤、胃肠道息肉和各种妇科疾病（月经不规则、子宫肌瘤）。肾细胞腺癌和原发性皮肤神经内分泌癌（Merkel 细胞癌）的相关性已在 1 例患者中得到证实[17]。

Ruschak 等[18]描述了一名患有这种综合征的患者，他的 T 淋巴细胞功能异常，并伴有复发性蜂窝织炎和脓肿形成，最终发展为急性髓系白血病。

诊断与鉴别诊断

Cowden 综合征的正式诊断标准一直是人们争论的焦点。最广泛使用的标准是国家综合癌症网络（NCCN）标准[19]。这些指南定期更新，建议读者检查这些指南的当前迭代。NCCN 将其诊断标准分为三大类：病理、主要和次要（表 80.4）。如果一个人遇到以下任何一种情况，就可以对 Cowden 综合征进行手术诊断。

表 80.4　Cowden 综合征的诊断标准

特殊标准	主要标准	次要标准
成人 Lhermitte-Duclos 疾病	乳腺癌	其他甲状腺病变(腺瘤,多结节性甲状腺肿)
黏膜与皮肤的病变	上皮性甲状腺癌(非髓质),特别是滤泡性甲状腺癌	智力残疾(智商<75)
毛鞘瘤		错构瘤
肢端角化病	巨头(>97 百分位)	肠息肉
乳头状病变	子宫内膜癌	乳腺纤维囊性疾病
黏膜病变		脂肪瘤
		纤维瘤
		泌尿生殖系统畸形
		子宫肌瘤

1. 病理形态学上的黏膜皮损合并以下一种。
   - 6 个或 6 个以上面部丘疹,其中 3 个或 3 个以上为毛囊瘤。
   - 皮肤面部丘疹和口腔黏膜乳头瘤病。
   - 口腔黏膜乳头状瘤病和肢端角化病。
   - 6 个或 6 个以上掌跖角化病。
2. 2 个或 2 个以上的主要标准。
3. 1 个主要和 3 个或更多的次要标准。
4. 4 个或更多的次要标准。

在一个个人符合上述诊断标准的家庭中,如果其他亲属符合下列任何一项标准,则认为他们患有 Cowden 综合征。

1. 特殊标准。
2. 任何一个主要标准,有或没有任何次要标准。
3. 2 个次要标准。
4. Bannayan-Riley-Ruvalcaba 综合征的病史。

鉴别诊断包括其他错构瘤综合征,包括幼型大肠埃希菌和 Peutz-Jeghers 综合征,以及不太可能的诊断,包括 Birt-Hogg-Dube 综合征、NF1、Gorlin 综合征和 Proteus 综合征。

治疗

确诊后,应进行全面检查,包括皮肤、黏膜、甲状腺和乳房。儿童应进行神经发育评估。成年人应进行基线甲状腺超声检查。30 岁或以上的女性应进行乳房检查和适当的筛查;35 岁以上的男性和女性应进行结肠镜检查。40 岁以上的男性和女性应进行肾 MRI 检查。进一步监测应在熟悉 Cowden 综合征的医师的监督下进行,并与在遗传性癌症综合征管理方面经验丰富的医学遗传学服务相结合。

最近的报道表明,西罗莫司的靶向治疗可能有价值[20],但在更广泛的实践中推荐这种治疗之前还需要进一步的工作。一些中心建议考虑预防性甲状腺切除术[21],这不是 Cowden 综合征的普遍做法。

皮肤表现应像处理任何其他情况一样加以处理。局部破坏性治疗,如冷冻治疗或刮除和烧灼是适当的。激光消融和氟尿嘧啶可能有帮助。其他恶性肿瘤应常规治疗。

(**译者:**朱婷婷　**一审:**张斌　**二审:**高敏　**三审:**李晓欣　**润色:**尹晓雅)

参考文献

所有文献请查阅网址:www.rooksdermatology.com.
以下列出的是重要参考文献。

Neurofibromatosis type 1

[6] Riccardi VM, Lewis RA. Penetrance of von Recklinghausen neurofibromatosis: a distinction between predecessors and descendants. *Am J Hum Genet* 1988;42:284-9.

[9] Cawthorn RM, Weiss R, Xu G, *et al*. A major segment of the neurofibromatosis type 1 gene: cDNA sequence, genomic structure and point mutations. *Cell* 1990;62:193-201.

[15] Jacks T, Shih TS, Schmitt EM, *et al*. Tumour predisposition to mice heterozygous for a targeted mutation in NF1. *Nat Genet* 1994;7:353-61.

[52] Zou C, Smith KD, Liu J, *et al*. Clinical, pathological, and molecular variables predictive of malignant peripheral nerve sheath tumor outcome. *Ann Surg* 2009;249:1014-22.

[61] Ferner RE, Huson SM, Thomas N, *et al*. Guidelines for the diagnosis and management of individuals with neurofibromatosis 1. *J Med Genet* 2007;44:81-8.

[71] Consoli C, Moss C, Green S, *et al*. Gonosomal mosaicism for a nonsense mutation (R1947X) in the NF1 gene in segmental neurofibromatosis type 1. *J Invest Dermatol* 2005; 125: 463-6.

Tuberous sclerosis complex

[1] Morgan JE, Wolfort F. The early history of tuberous sclerosis. *Arch Dermatol* 1979;115:1317-9.

[13] Green AJ, Smith M, Yates JRW. Loss of heterozygosity on chromosome 16p13.3 in hamartomas from tuberous sclerosis patients. *Nat Genet* 1994;6:193-6.

[18] Flinter FA, Neville BGR. Examining the parents of children with tuberous sclerosis. *Lancet* 1986;ii:1167.

[40] Gomez MR, Sampson JR, Whittemore EH. Tuberous Sclero-

第6部分

sis Complex, 3rd edn. Oxford: Oxford University Press, 1999.

[57] Smith HC, Watson GH, Patel RG, *et al*. Cardiac rhabdomyomata in tuberous sclerosis: their course and diagnostic value. *A rch Dis Child* 1989; 64: 196-200.

Gardner syndrome

[1] Gardner EJ. Follow-up study of a family group exhibiting dominant inheritance for a syndrome including intestinal polyps, osteomas, fibromas and epidermal cysts. *A m J Hum Genet* 1962; 14: 376-90.

[4] Gorlin RJ, Chaudhry AP. Multiple osteomatosis, fibromas, lipomas and fibrosarcomas of the skin and mesentery, epidermoid inclusion cysts of the skin, leiomyomas and multiple intestinal polyposis. A heritable disorder of connective tissue. *N Engl J Med* 1960; 263: 1151-8.

[7] Traboulsi EI, Krush AJ, Gardner EJ, *et al*. Prevalence and importance of pigmented ocular fundus lesions in Gardner's syndrome. *N Engl J Med*. 1987; 316: 661-7.

Cowden syndrome

[2] Liaw D, Marsh DJ, Li J, *et al*. Germline mutations of the PTEN gene in Cowden disease, an inherited breast and thyroid cancer syndrome. *Nat Genet* 1997; 16: 64-7.

[3] Tan MH, Mester J, Peterson C, *et al*. A clinical scoring system for selection of patients for PTEN mutation testing is proposed on the basis of a prospective study of 3042 probands. *A m J Hum Genet* 2011; 88(1): 42-56.

[19] Pilarski R, Burt R, Kohlman W, Pho L, Shannon KM, Swisher E. Cowden syndrome and the PTEN hamartoma tumor syndrome: systematic review and revised diagnostic criteria. *J Natl Cancer Inst* 2013; 105(21): 1607-16.

第 81 章

遗传性代谢性疾病

Andrew Morris

Manchester Centre for Genomic Medicine, Central Manchester University Hospitals NHS Foundation Trust, Manchester, UK

概述

遗传性代谢性疾病或者“先天性代谢缺陷”是代谢酶或者转运蛋白缺陷导致的疾病。这组疾病临床表现极其多样，常伴多系统受累。通常根据受累的器官或者传导通路将其进行分类。表 81.1 列出了具有皮肤特征的遗传性代谢性疾病，并列出各疾病在书中出现的章节。

溶酶体贮积病

溶酶体是人体内降解生物大分子的主要场所，含有 50 多种酸性水解酶。溶酶体贮积病是一组遗传性疾病，由于溶酶体中一种或多种水解酶缺陷，导致溶酶体中多种分子贮积。典型情况下，溶酶体贮积病是一组多系统受累的进行性疾病，临床表现取决于疾病种类和酶缺乏的严重程度。典型的皮肤表现为血管角皮瘤（最常见于 Fabry 病）、皮肤增厚和多毛，当合并面部骨骼异常（如黏多糖贮积病）会出现面部“粗犷”外观。

黏多糖贮积病

概述

黏多糖贮积病（MPS），是一组遗传性多系统受累的疾病，由于黏多糖降解缺陷，导致黏多糖在溶酶体异常积聚。其临床特征包括“粗犷”面容、肝脾大、骨骼发育异常、生长迟缓。在部分疾病中可以无上述表现。此外，每种疾病均存在一系列严重程度不同的疾病谱：如 MPS Ⅰ型的疾病谱可分为 Hurler 综合征（重度）、Hurler-Scheie 综合征（中度）、Scheie 综合征（轻度）。MPS Ⅲ型由四种不同的酶缺陷所致。表 81.2 总结了不同疾病的生化和临床特征，以及同义词和 MIM 分类链接。

表 81.1 伴皮肤表现的遗传代谢性疾病

疾病	例证	章节
溶酶体疾病	Fabry 病,MPS 等	本章节
线粒体疾病		本章节
过氧化物酶病	Refsum 病	第 65 章
先天性糖基化缺陷	磷酸甘露糖苷酶 2 缺陷	本章节
氨基酸病	ATP6VOA2 缺陷	第 96 章
	苯丙酮尿症	本章节
	酪氨酸血症	本章节和第 65 章
	脯氨酸肽酶缺陷	本章节
	黑尿酸症,Hartnup 病等	本章节
糖代谢疾病	Ⅰ型糖原贮积病	第 62 章
脂代谢疾病	高脂血症	第 62 章
	脑腱黄瘤病	第 62 章
	Smith-Lemli-Opitz 综合征和甲羟戊酸尿	本章节
	Conradi-Hünermann 综合征	第 65 章
	Sjögren-Larsson 综合征	第 65 章
	中性脂质贮积病(Chanarin-Dorfman)	第 65 章
	类固醇硫酸酶缺陷	第 65 章
核酸疾病	Lesch-Nyhan 综合征	本章节
血红素疾病	卟啉症	第 60 章
维生素疾病	生物素酶和全羧化酶合成酶缺陷	本章节和第 68 章
矿物质疾病	肠病性肢端皮炎	本章节
	Menkes 病和枕角综合征	本章节和第 96 章
	Wilson 病	本章节
	血色病	第 88 章

表 81.2 黏多糖贮积病分类(MPSs)

编号	MIM 编码	同义词	临床特征	酶缺陷	GAGs 贮存和分泌
MPS ⅠH	252800	Hurler	畸形,角膜混浊,DM,HSM,PR,心脏病,儿童期死亡	α-L-艾杜糖苷酸酶	DS,HS
MPS ⅠS	252800	Scheie	畸形,角膜混浊,DM,智商和寿命正常	α-L-艾杜糖苷酸酶	DS,HS
MPS ⅠH/S	252800	Hurler-Scheie	表型介于ⅠH 和ⅠS 之间	α-L-艾杜糖苷酸酶	DS,HS
MPS Ⅱ	309900	Hunter(重度)	畸形,DM,HSM,心脏病,PR,15 岁前死亡	艾杜糖醛酸-2-硫酸酯酶	DS,HS
		Hunter(轻度)	正常智商,身材矮小,成年期死亡	艾杜糖醛酸-2-硫酸酯酶	DS,HS
MPS ⅢA	252900	Sanfilippo A	PR,智力减退,活动过度,身材略矮小	N-乙酰硫酸肝素	HS
MPS ⅢB	252920	Sanfilippo B	与ⅢA 相似	N-辅酶-α 氨基葡糖苷	HS
MPS ⅢC	252930	Sanfilippo C	与ⅢA 相似	乙酰辅酶 A-α 氨基葡糖苷-N-乙酰转移酶	HS
MPS ⅢD	252940	Sanfilippo D	与ⅢA 相似	N-乙酰葡糖胺-6-硫酸酯酶	HS
MPS ⅣA	253000	Morquio A	DM,牙齿发育不全,角膜混浊	半乳糖-6-硫酸酯酶	KS

（续 表）

编号	MIM 编码	同义词	临床特征	酶缺陷	GAGs 贮存和分泌
MPS ⅣB	253010	Morquio B	轻度 DM，缓慢的神经退行性变	β-半乳糖苷酶	KS
MPS Ⅵ	253200	Maroteaux-Lamy	畸形，DM，角膜混浊，智力正常	N-乙酰-半乳糖-4-硫酸酯酶	DS
MPS Ⅶ	253220	Sly	胎儿水肿，畸形，DM，HSM，PR	β-葡萄糖醛酸酶	DS，HS
MPS Ⅸ	601492	Natowicz	一例病例报道软组织肿大	透明质酸酶	透明质酸

MPS Ⅴ和 MPS Ⅷ的术语不再使用。

DM，多发性骨发育不全；DS，硫酸皮肤素；GAG，黏多糖；HS，硫酸乙酰肝素；HSM，肝脾大；KS，硫酸角质素；PR，精神发育迟缓。

发病率

MPS 总的发病率约为 1∶25 000。

病理生理学

糖胺聚糖（GAGs，既往俗称黏多糖）是由硫酸己糖醛酸和己糖胺残基交联构成的长链糖。在结缔组织中，黏多糖与核心蛋白结合形成蛋白多糖。MPS 疾病积聚的 GAGs 中最主要的是硫酸皮肤素、硫酸乙酰肝素和硫酸角质素。

遗传学

除了 MPS Ⅱ型（Hunter 综合征）为 X 连锁遗传外，其余 MPS 疾病均为常染色体隐性遗传。

临床特征

临床表现

黏多糖贮积病多发于儿童早期，表现为生长发育迟缓、耳聋、上呼吸道疾病，少数患者表现为骨骼或心脏问题。

畸形：黏多糖贮积病患者常见“粗犷”面容（图 81.1）。但在与患者家属沟通时，应当避免使用“粗犷”这个词，以免让家属觉得不受尊重。患儿出生时很难察觉到特殊面容，但随着时间推移，特殊面容逐渐明显。面中部骨质发育不良导致鼻梁低平。皮肤和唇部增厚，舌增大。由于患者存在腺样体肥大，需要张口呼吸，所以患者嘴常常微微张开。许多患者全身多毛，部分患者表现为一字眉。MPS Ⅰ、Ⅵ、Ⅶ型患者可出现角膜混浊，双手和手指粗短。MPS Ⅳ型患者无面容畸形，而 MPS Ⅲ型患者面容轻微畸形。

其他皮肤表现：严重 MPS Ⅱ型（Hunter 综合征）患者背部常常可见象牙白色丘疹或结节。MPS Ⅰ型（Hurler 和 Hurler-Scheie 综合征）患者也会表现出类似的鹅卵石样皮肤。单个结节的大小 1～10mm，可以融合形成嵴状或网状模式[1]。典型皮损分布于肩胛角与腋后线中间（图 81.2），丘疹也可见于上臂和

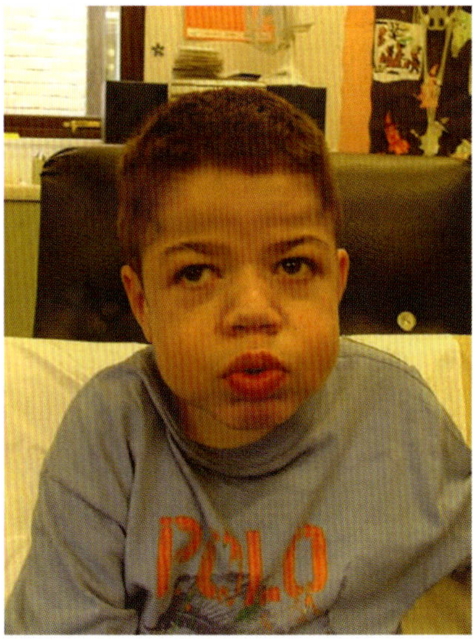

图 81.1 8 岁 Hunter 综合征男童（MPS Ⅱ）的面部特征

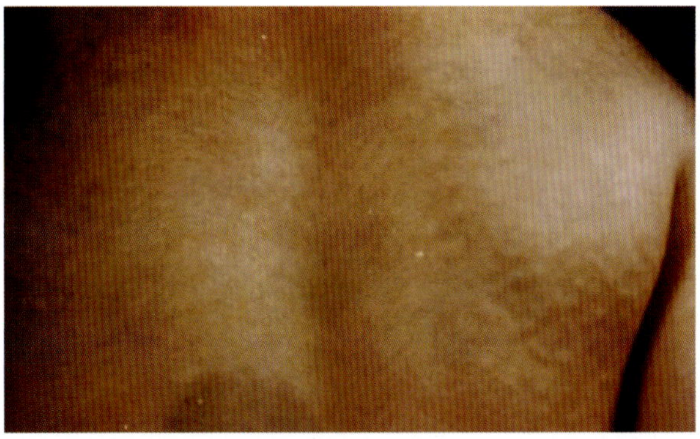

图 81.2 Hunter 综合征（MPS Ⅱ）男孩背部“鹅卵石”样皮肤和广泛蒙古斑

（摘自 Wraith 2006[86]，经斯普林格科学和商业媒体许可转载）

大腿外侧。患者 1—4 岁时出现典型丘疹，随后进展多年，老年时可自行消退。蒙古斑在 Hurler 和 Hunter 综合征患者中较常见，除了骶尾部外，上背部、前胸、四肢亦会出现。患者的蒙古斑通常比普通人消退晚，日本患者的蒙古斑可持续到少年时期[2]。

生长迟缓：是 MPS Ⅲ型(Sanfilippo 综合征)最显著的特征。患者在一段时间的多动、行为异常和睡眠障碍之后，逐渐退化到植物状态。Hurler 综合征、严重的 MPS Ⅱ和 MPS Ⅶ型患者也可出现学习障碍。其他神经系统问题包括癫痫发作、脑积水、脊髓压迫和腕管综合征。

骨发育不良：指多发性骨发育障碍，是 MPS Ⅳ型(Morquio 综合征)患者最突出的问题。MPS Ⅳ型患者身材矮小、关节松弛，导致髋关节和膝关节出现关节炎，并且存在寰枢椎脱位的风险。其他类型的 MPS 患者关节僵硬，驼背，身材矮小。

其他特征：耳、鼻和喉部感染，上呼吸道梗阻和聋较为常见。瓣膜性心脏病是常见死因。

鉴别诊断

黏多糖贮积病样疾病(包括粗犷面容特征)同样存在于其他溶酶体疾病，如糖蛋白降解障碍、黏脂贮积病和少数鞘脂贮积病(半乳糖唾液酸沉积病和 GM1 神经节苷脂沉积病的严重形式)。出生时表现为 MPS 样表型的患者，也有可能会患有Ⅱ型黏脂贮积病或者 GM1 神经节苷脂沉积病。尿液中寡糖分析联合胞质和白细胞内溶酶体测定有利于鉴别诊断。

检查

最有价值的检查方法是采用二维电泳检测尿液中的 GAGs。对白细胞、血浆或成纤维细胞进行酶测定可以确诊，遗传突变分析也可用于明确诊断。

组织学

即使患者临床上无皮肤异常表现，皮肤组织病理仍会出现特征性改变。表皮角质形成细胞肿胀，胞质淡染。成纤维细胞、施旺细胞、部分平滑肌细胞和汗腺细胞甲苯胺蓝染色呈现异染性(由 GAGs 沉积所致)。可见胶原碎裂和组织黏蛋白增多。Hunter 综合征中丘疹的病理特点表现为真皮网状层深层的胶原束间异染性物质沉积。超微结构显示，所有类型的 MPS 中，真皮成纤维细胞和施旺细胞存在膜结合型细胞质空泡，这些空泡看上去是空的或者含有纤维颗粒物[3]。

治疗

对症支持治疗非常重要。可能需要耳、鼻、喉、整形外科和神经外科的共同参与。药物治疗对于改善睡眠和行为问题有效，特别是对于 MPS Ⅲ患者。造血干细胞移植(HSCT)可采用骨髓或者脐带血，用于 Hurler 和 Maroteaux-Lamy 综合征患者的治疗[4]。Hurler 综合征患者在婴儿期进行干细胞移植，可以改善大多数系统症状，保持正常生长发育，但骨骼问题仍会持续进展，眼科症状则持续存在。此外，HSCT 存在较高的发病率和死亡率。目前，MPS Ⅰ、Ⅱ、Ⅳ和Ⅵ型可用酶替代疗法进行治疗，但主要受限于酶通过血脑屏障时会失活。尽管酶替代疗法早期治疗会改善预后，但骨骼和心脏瓣膜病对酶替代疗法存在抵抗[5]。

糖蛋白降解疾病

大多数分泌蛋白和细胞表面蛋白是糖基化蛋白，糖蛋白中的寡糖成分由溶酶体水解酶降解而来。相应酶的缺陷可导致各种寡糖和(或)糖肽积聚。此类疾病十分罕见。部分与黏多糖贮积病表现相似，如相似的面容和骨骼发育不良(称为多发性骨发育障碍)。部分病例可以见到血管角皮瘤。临床和生化特征总结见表 81.3。每种疾病的具体表现如下。

表 81.3 具有皮肤表现的糖蛋白降解疾病、鞘脂贮积病和黏脂贮积病

病名	酶缺陷	皮肤特征[a]	其他临床特征	尿液寡糖检测	酶学
糖蛋白降解疾病					
岩藻糖苷贮积症	α-L-岩藻糖苷酶	MLF(轻度)，AK	PR	+	白细胞
α-甘露糖苷贮积症	α-甘露糖苷酶	MLF	PR，聋，DM，HSM，频发感染	+	白细胞
β-甘露糖苷贮积症	β-甘露糖苷酶	AK	PR，聋，频发感染	+	白细胞
涎酸贮积症Ⅱ型	神经氨酸苷酶	MLF	PR，DM，HSM	+	培养细胞

（续 表）

病名	酶缺陷	皮肤特征[a]	其他临床特征	尿液寡糖检测	酶学
天门冬酰胺葡萄糖胺尿症	天冬氨酰葡糖胺苷酶	MLF，AK	PR，退化，癫痫发作	+	白细胞
Kanzaki	α-N-乙酰氨基半乳糖苷酶	AK，MLF（轻度）	PR		
鞘脂贮积病					
Fabry	α-半乳糖苷酶 A	AK，少汗	肢端感觉异常，肾衰竭，心脏疾病，脑卒中		白细胞
GM1 神经节苷脂贮积病（早发型）	β-半乳糖苷酶	MLF，AK，T	积液，HSM，DM，PR，退化，痉挛，CRS	+	白细胞
半乳糖涎酸贮积症（早发型）	PPCA	MLF，T	积液，HSM，心脏疾病，DM，PR，CRS	+	白细胞
半乳糖涎酸贮积症（晚发型）	PPCA	AK，MLF（轻度）	肌阵挛，共济失调，PR，CRS	+	白细胞
Gaucher Ⅰ型和Ⅲ型	β-葡萄糖苷酶	色素沉着，T	骨痛，DM，HSM±退化（Ⅲ型）		白细胞
Gaucher Ⅱ型	β-葡萄糖苷酶	火棉胶样婴儿	HSM，斜视，喘鸣，吞咽困难，痉挛		白细胞
Niemann-Pick A	鞘磷脂水解酶	丘疹，色素沉着	HSM，淋巴结病，PR，退化，痉挛，CRS		白细胞
Niemann-Pick B	神经磷脂酶	丘疹，色素沉着	HSM，肺疾病		白细胞
Farber	神经酰胺酶	结节	声音嘶哑，关节炎，PR，退化，CRS		白细胞
黏脂贮积病和其他疾病					
黏脂贮积病Ⅱ型	多种	MLF	齿龈增生，DM，PR，心肌病	+	血浆
黏脂贮积病Ⅲ型	多种	MLF（轻度）	关节炎，DM，PR	+	血浆
多重硫酸酶缺陷	多种	MLF±鱼鳞病	PR，退化，HSM，DM	+	白细胞
ISSD	唾液酸转运体	MLF，色素减退	PR，HSM，DM，积水/腹水	+	培养细胞

[a] 具有特征性或已在若干患者中被报道的表现。

AK，血管角皮瘤；CRS，樱桃红斑；DM，多发性骨发育障碍；HSM，肝脾大；ISSD，婴儿游离涎酸贮积症；MLF，黏多糖贮积症样面容；PPCA，保护蛋白/组织蛋白酶 A；PR，精神发育迟缓；T，毛细血管扩张。

病理生理学

基因

所有糖蛋白降解疾病均为常染色体隐性遗传。

检查

通过薄层层析法可对 α-甘露糖苷贮积症、涎酸贮积症、天冬氨酰葡萄糖胺尿症患者尿液中的异常寡糖进行检测，但 β-甘露糖苷贮积症或岩藻糖苷贮积症患者尿液中不一定一直存在异常寡糖。因此，酶分析方法对于明确这些疾病诊断非常重要。大多数酶分析方法可以在白细胞中进行，但唾液酸苷酶必须在培养细胞中进行检测才可靠。许多实验室可以为伴有相关临床特征的患者提供一系列白细胞内酶分析检测筛查。皮肤电镜检查可以显示胞质空泡化，特别是在内皮细胞、成纤维细胞、施旺细胞和汗腺肌上皮细胞内[6,7]。

治疗

对于大多数糖蛋白降解疾病，仅能进行对症治疗。针对 α-甘露糖苷贮积症的酶替代疗法目前仍处在研发阶段，骨髓移植可能会改善岩藻糖苷贮积症神经系统预后。

个体糖蛋白降解疾病

岩藻糖苷贮积症(MIM:230000):在儿童早期发病,表现为生长发育延迟,伴随神经退化。其他临床特征包括轻度的 MPS 样面容、矮小身材、少汗症和肝脾大。血管角皮瘤在儿童中晚期开始出现,年龄超过 20 岁的患者中有 85%存在血管角皮瘤[8]。血管角皮瘤外观和分布通常与 Fabry 病相一致,但部分患者的皮疹局限于四肢(图 81.3)。类似皮疹可发生于嘴唇、牙龈或者舌。

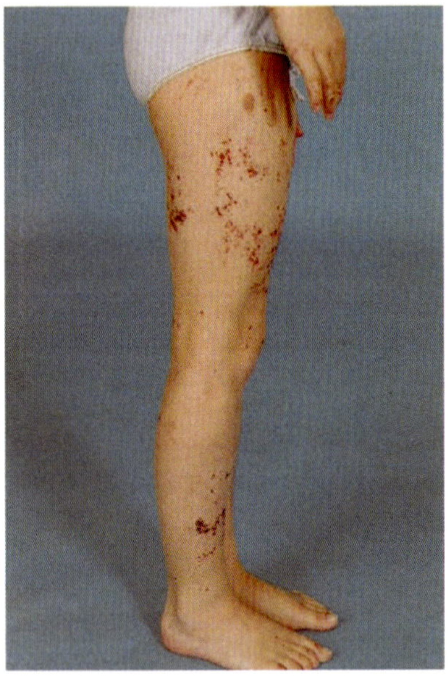

图 81.3 患有岩藻糖苷贮积病的 7 岁女童,四肢弥散性血管角皮瘤

α-甘露糖苷贮积症(MIM:248500):表现为 MPS 样面容、学习困难、聋、角膜混浊和白内障、多发性骨发育障碍、肝脾大和反复感染。

β-甘露糖苷贮积症(MIM:248510):表现为学习困难、聋和反复感染;患者面容不粗糙,但偶可见血管角皮瘤。

涎酸贮积症(MIM:256550):分为两种类型。轻度受累患者为涎酸贮积症Ⅰ型,表现为青春期或成人期发作的肌阵挛、视力下降和检眼镜下黄斑区"樱桃红斑"。涎酸贮积症Ⅱ型在儿童早期出现 MPS 样面容、生长发育迟缓、多发性骨发育障碍和肝脾大。

天门冬酰胺葡萄糖胺尿症(MIM:208400):除芬兰以外极为罕见。患者在儿童期出现生长发育迟缓,在青春期出现退化,最终演变为严重智力障碍。其面部特征逐渐变粗犷,皮肤松弛、嘴唇肥厚、鼻梁宽矮、头发粗糙。成人面部血管纤维瘤、牙龈过度增生和口腔黏膜水肿较常见[9]。血管角皮瘤较少见,可能局限于四肢。

α-*N*-乙酰-半乳糖胺酶缺陷(MIM:104170):极为罕见。已有报道称婴幼儿中伴有神经退行性变(Schindler 病),成人则伴有血管角皮瘤和轻度学习障碍(Kanzaki 病)。血管角皮瘤与 Fabry 病分布类似,也可能更为广泛,包括胸部、四肢、面部、嘴唇、口和消化道黏膜[6]。

黏脂贮积病Ⅱ型和Ⅲ型

概述

黏脂贮积病Ⅱ型和Ⅲ型属于常染色体隐性遗传疾病,多种溶酶体酶无法进入相应的细胞器,黏脂贮积病(ML)Ⅱ型(或者Ⅰ型细胞病)代表疾病谱最严重的一端:患者在出生时会出现粗糙面容特征,也可表现为齿龈增生、严重的神经系统受累、多发性骨发育障碍和心肌病。在 ML Ⅲ型患者中主要症状是关节炎(由骨骼发育不良导致);也可能伴有轻度学习困难(见表 81.3)。

检查

通过证明血浆糖蛋白降解障碍中错误靶向溶酶体酶的水平升高可明确诊断。对 ML Ⅱ型 和Ⅲ型患者的成纤维细胞进行培养,可见胞质内致密细胞质包涵体,因此得名Ⅰ型细胞病。皮肤组织病理可见成纤维细胞和其他间叶细胞内的膜结合空泡和胞质小体。

治疗

本病仅能对症治疗。

神经鞘脂贮积病

概述

鞘磷脂是细胞膜上的两性分子,可被溶酶体水解酶降解。如果上述酶(或其保护蛋白)缺陷,则会导致神经鞘脂贮积病。部分神经鞘脂贮积病(如 Tay-Sachs 病),症状局限于神经系统:在此不做讨论。其他神经鞘脂贮积病可能会出现 MPS 样面容、血管角皮瘤或者其他皮肤异常。神经鞘脂贮积病的临床和生化特征及皮肤特征概括于表 81.3 中。由于 Fabry 病的重要性,将单独描述该病。

病理生理学

遗传学

除 Fabry 病为 X 连锁遗传外,其他神经鞘脂贮积病均为常染色体隐性遗传。

临床特征

GM1 神经节苷脂沉积病(MIM:230500):极为罕见,临床病谱广泛。严重病例表现为胎儿水肿或肌张力减退、肝脾大和面部畸形(包括巨舌、齿龈增生和鼻梁低平)。神经退行性变是其他病例的主要表现。最轻症患者表现为儿童晚期构音障碍,肌张力障碍和骨骼发育不良(影响脊柱和臀部髋关节)。血管角皮瘤在少数婴儿型 GM1 神经节苷脂沉积病患者中较为突出,累及躯干、大腿和上臂[10]。婴儿期患者也有毛细血管扩张和广泛蒙古斑的报道。

半乳糖唾液酸沉积症(MIM:256540):极为罕见。保护性蛋白(保护性蛋白/组织蛋白酶 A,PPCA)缺陷导致唾液酸酶和 β-半乳糖苷酶联合缺陷。新生儿期发病,患儿表现与 GM1 神经节苷脂沉积病患者类似,常常伴有毛细血管扩张。迟发性病例出现轻度 MPS 样面容和神经退行性变,血管角皮瘤则更为常见[11]。

Gaucher 病(MIM:606463):是最常见的溶酶体疾病(1∶50 000)。临床可分为三型,Ⅰ型(非神经型)最为常见[12]。该型主要表现为儿童或成人肝脾大、血小板减少(脾功能亢进所致)或骨骼问题(缺血危象、骨痛或病理性骨折)。Ⅱ型患者(急性神经型)6 月龄前出现神经系统问题(斜视、吞咽困难和角弓反张)、体重增加缓慢和肝脾大;大多数在 2 岁前死亡。Ⅲ型(亚急性神经型)儿童早期时出现肝脾大,继而出现眼球运动障碍和其他神经系统问题。

皮肤表现在Ⅰ型患者常见但影响并不大,包括弥散性棕黄色色素沉着、皮肤易晒伤、棕色斑片和毛细血管扩张[13]。血小板减少会导致出现瘀点和瘀斑。少数Ⅱ型患者会伴先天性鱼鳞病,导致火棉胶样婴儿表型(图 81.4)。婴儿被厚紧有光泽的皮肤包裹,皮肤不断皲裂和脱屑,导致红皮病表现[14]。可出现斜视。如果患儿能存活超过 1 个月,皮肤可能会恢复正常。

Niemman-Pick 病(MIM:257200):由鞘磷脂水解酶缺陷引起,可分为 A 型(神经型)和 B 型(非神经型);C 型与细胞内脂质转运缺陷无关,不在此讨论。A 型通常在婴儿早期出现腹泻和呕吐、体重增长缓慢、肝脾大和神经系统症状,3 岁前死亡。A 型轻症患者可在青春期或成年期开始出现神经系统疾病。B 型患者在儿童或成年期出现脾大或肝脾大,并发症包括间质性肺病、生长缓慢、高脂血症和血小板减少症。

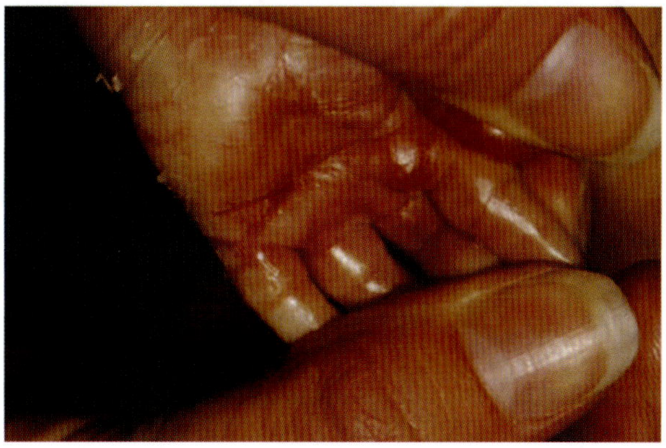

图 81.4　Gaucher 病Ⅱ型火棉胶样婴儿的手部

皮肤损害可能累及 A 型或 B 型患者,表现为蜡样硬结性斑块和棕黄色色素沉着。面部或躯干出现丘疹、丘疹结节或化脓性皮损,偶可融合[15,16]。组织学显示泡沫样巨噬细胞。儿童期可见蒙古斑。

Farber 病(MIM:228000):极为罕见。常在婴儿期早期发病,表现为哭声嘶哑、关节肿痛和皮下结节。最常受累的关节为手、腕、肘、膝关节和踝关节。皮下结节与红色丘疹有关,通常位于邻近受累关节和受压部位上方,如枕骨部和脊柱下段的关节。组织病理表现为含有大量泡沫样组织细胞的肉芽肿;电镜显示这些胞质空泡内含有曲线状包涵体(Farber 小体)[17]。绝大部分患者存在精神发育迟缓、体重增加缓慢,在儿童早期死于呼吸系统感染。

检查

可通过白细胞(或培养细胞)酶分析明确诊断。

组织学

骨髓内可发现"泡沫细胞",皮肤内较为少见。Niemann-Pick 细胞是典型代表,通常为单核组织细胞,胞质充满脂质小滴,苏丹红染色易于着色,含有双折光物质。超微结构下 Niemann-Pick 细胞胞质内含有层状颗粒样脂质包涵体[15]。Gaucher 细胞与其他脂质贮积症的泡沫细胞有显著差异。Gaucher 细胞为胞质淡染的巨大细胞,具有纤细、条纹、"皱纹纸"样外观。超微结构下,Gaucher 细胞内可见含扭曲管状结构的囊泡[18]。

治疗

酶替代疗法(ERT)可用于 Fabry 病和 1 型 Gaucher 病的治疗,但费用高,需至少每两周进行一次缓慢静脉注射治疗[12]。在英国,酶替代疗法用于 1 型 Gaucher 病的儿童患者或者伴有严重症状的成年患者。ERT 可缓解 3 型 Gaucher 病患者的系统并发症,但如果伴有神经系统退行性变,需考虑进行 HSCT

治疗。美格鲁特是一种口服药物，可通过减少糖鞘脂类的合成，从而达到减少葡糖脑苷脂积聚的作用（底物替代疗法）[12]。在英国，美格鲁特被批准用于 C 型 Niemann-Pick 病和不宜接受 ERT 治疗的 1 型 Gaucher 病患者，其常见不良反应有腹泻和体重减轻。对于其他神经鞘脂贮积病的治疗仅仅是对症治疗，但 ERT 用于 B 型 Niemann-Pick 病治疗已处于研发阶段。

Fabry 病

同义名

- Anderson-Fabry 病

概述

Fabry 病是一种罕见的 X 连锁溶酶体贮积病，其临床特点为血管角皮瘤伴多系统并发症[19]。男性患者常在儿童期发病，表现为肢端疼痛，随后出现血管角皮瘤。大多数成年男性患者进展为肾衰竭、心脏病和脑血管疾病。许多杂合子女性患者也会出现症状，其出现症状的时间要比男性晚。

发病率

男性发病率为 1/(40 000～60 000)。

病理生理学

α-半乳糖苷酶 A 缺乏影响含半乳糖残基的糖鞘脂（主要是酰基鞘氨醇三己糖 Gb3）的降解。Gb3 在血管内皮细胞、血管周细胞和平滑肌细胞积聚，导致动脉瘤血管扩张、缺血和梗死。糖鞘脂还会在肾小球和肾小管、心肌、自主神经节细胞和角膜上皮细胞积聚。

遗传学

Fabry 病为 X 连锁隐性遗传。已确定超过 500 个 α-半乳糖苷酶 A(*GLA*)基因突变，但没有一种是普遍存在的。p. N215S 突变与轻度“心脏”变异有关[20]。

临床特征

首发症状通常是掌跖部位严重的烧灼痛（肢端感觉异常）。男性患者中有 70%～85%出现该症状，通常在 5－15 岁出现，但临床诊断常滞后[21]。50%～70%的女性患者出现肢端感觉异常，平均发病年龄 15 岁[22]。发热或用力时往往会诱发疼痛，可能会持续数小时或数日。老年男性患者疼痛症状可能会自行缓解。

65%～70%男性和 35%～40%女性患者会出现弥散性躯干血管角皮瘤[21,22]。男性患者血管角皮瘤常在青春期前出现（发病年龄 19±14 岁，均数±标准差），而女性患者发病年龄通常较晚（28±17 岁）。皮损最初为红黑色或者黑色毛细血管扩张性斑疹或丘疹，直径可达 4mm，压之不褪色；较大的皮疹表面常伴有轻度角化过度。血管角皮瘤成簇出现，或多或少。男性患者最好发部位为肚脐周围（图 81.5）和躯干洗浴部位：大腿内侧、下背部、臀部、阴茎和阴囊。皮损也会累及上臂、唇缘、甲皱襞周围、掌跖，通常为伴有轻度角化过度的斑点状血管瘤。女性患者皮疹最常见于躯干和肢体近端；生殖器部位皮疹罕见。毛细血管扩张可见于 23%男性患者和 9%女性患者，通常在唇部、颊黏膜、耳部或者结膜[23]。

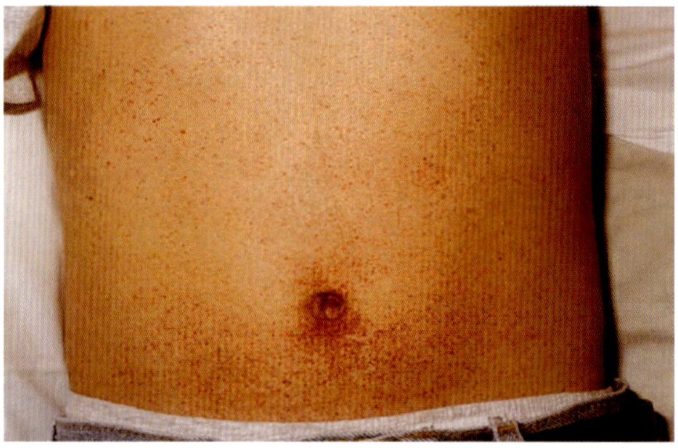

图 81.5　Fabry 病男性患者的脐周弥散性躯体性血管角化瘤

53%的男性和 28%的女性患者可出现无汗或者少汗症状，通常自 30 岁出现[23]，可能由于自主神经疾病所致，与热和运动不耐受有关。10%患者出现多汗症，主要为女性，通常自青春期后出现。后期，血管舒缩障碍会导致手部发红、发绀或发白。淋巴管水肿较常见，可能是由于淋巴微血管扩张引起[23]。

临床亚型

伴有心脏病变的男性患者通常在 40 岁后出现心肌病和蛋白尿。

鉴别诊断

Fabry 病血管角皮瘤的鉴别诊断包括紫癜、匍行性血管瘤和其他原因所致血管角皮瘤。局限性血管角化瘤包括局限型、阴囊型（Fordyce 型）和 Mibelli 型。尽管 Fabry 病是弥散性躯体性血管角皮瘤最常见的原因，弥散性躯干血管角皮瘤也可发生于其他多种溶酶体疾病（表 81.4）。少数已报道的弥散性躯体性血管角皮瘤患者并未发现特异性酶缺陷。

并发症和共病

几乎所有 Fabry 病的成年男性患者都有心脏受累，包括左心室扩张和肥大、二尖瓣反流、心律失常和

表 81.4　与血管网织细胞瘤相关的溶酶体疾病

病名/名称	酶缺陷	通常发病年龄	间充质细胞溶酶体贮积的超微结构
Fabry	α-半乳糖苷酶 A	>10 岁(男性),成年期(女性)	致密同心层状包涵体
岩藻糖苷贮积症	α-*L*-岩藻糖苷酶	儿童中期到晚期	含颗粒性物质的液泡
Kanzaki	α-*N*-乙酰氨基半乳糖苷酶	成年期	含纤维性物质的液泡
半乳糖涎酸贮积症	β-半乳糖苷酶和神经氨酸苷酶	成年期	含颗粒性物质的液泡
GM1 神经节苷脂贮积病	β-半乳糖苷酶	婴儿期	含纤维颗粒性物质的液泡
天门冬酰胺葡萄糖胺尿症	天冬氨酰葡萄糖胺苷酶	儿童晚期或成年期	含纤维颗粒性物质的液泡
β-甘露糖苷贮积症	β-甘露糖苷酶	儿童晚期或成年期	含颗粒性物质的液泡

缺血性心脏病。大多数男性患者伴有蛋白尿、高血压和逐渐恶化的肾功能。如果不采用酶替代疗法,患者于 40—50 岁会出现终末期肾衰竭[21]。脑血管病会导致早期中风或暂时性脑缺血发作。部分患者会出现神经系统问题,不伴有明显脑血栓发作,推测可能由于多条小血管受累引起。心脑血管疾病在杂合子女性较预期更为常见:一项涉及 248 名女性患者的调查研究显示,7%在平均年龄 50 岁时发生中风[24]。眩晕、头昏和听力丧失常见。其他并发症包括腹痛、腹泻、食管贲门失弛缓症和手指关节炎。

预后

患者预期寿命缩短,男性患者平均 50 岁,杂合子女性则为 70 岁。

检查

Fabry 病可通过皮肤病理或角膜裂隙灯确诊。男性患者可通过检测血浆、白细胞或培养皮肤成纤维细胞中 α-半乳糖苷酶 A 的缺陷来确诊。女性患者因为酶活性检测通常是正常的,必须进行分子水平分析来确诊。

组织学

血管角皮瘤光镜下显示表皮变薄,真皮上部可见血管扩张,伴或不伴角化过度(图 81.6)。特征性表现为在小血管中膜和内膜中见到空泡细胞。偏振光下可见聚积的鞘糖脂呈双折光性,形似马耳他十字架。电镜下可见血管内皮细胞(图 81.7)、血管周细胞、平滑肌、神经周细胞和真皮巨噬细胞内胞质包涵体。临床上可在未受累皮肤处发现包涵体,甚至婴儿也能见到。包涵体呈电子致密性和板层状,周径为 4～6nm[25]。与之相反的是,其他与血管角皮瘤相关的溶酶体疾病则为含有稀疏的纤维状或颗粒状物质的电子透明囊泡。

眼裂隙灯检查

大多数成年患者(男性和女性)存在无症状性角

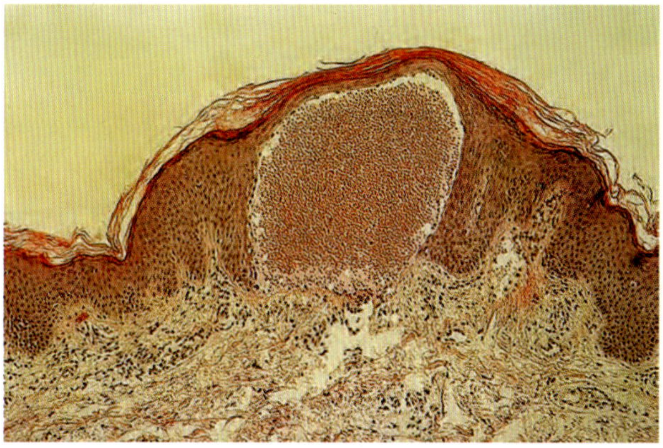

图 81.6　弥散性躯体性血管角皮瘤显示真皮乳头处明显扩张、充满血细胞的血管

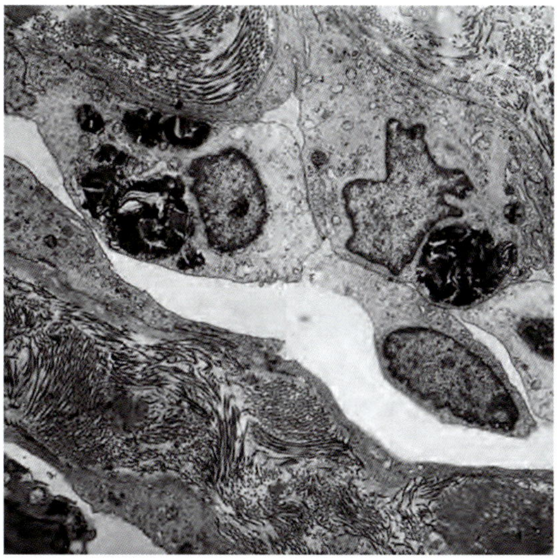

图 81.7　弥散性躯体性血管角皮瘤

电镜示内皮细胞内存在致密的胞质包涵体。(由英国伦敦国王学院 P. H. McKee 博士惠赠)

膜营养不良。由最初的混浊进展为向周边辐射的特征性轮状条纹(角膜轮纹病)。同样的病变可能由长期使用氯喹或胺碘酮引起。其他改变包括晶体混浊、结膜或视网膜血管迂曲。

治疗

卡马西平、加巴喷丁或苯妥英钠可能对肢端感觉异常有效,也可能需要阿片类药物来控制病情。可以对有美容需求或其他原因要求去除血管角皮瘤的患者进行激光治疗,不过很少有人要求这样做。心脏并发症应按常规处理。阿司匹林可以降低中风风险,如果有蛋白尿,应当使用血管紧张素转换酶抑制药进行治疗。肾衰竭采用透析或肾移植治疗;糖脂在移植组织中将不再积聚。基线肾功能正常的患者中,酶替代治疗(ERT)可减轻神经源性疼痛和左心室肥厚,并防止肾损害[19]。在英国,ERT在有症状的男性患者确诊后即开始治疗;女性患者如果存在心脏、神经或肾疾病、顽固性胃肠症状或无法通过其他方法控制的疼痛,即开始进行ERT。

线粒体呼吸链疾病

线粒体呼吸链利用细胞燃料氧化所释放的能量产生三磷腺苷(ATP)。由于对能量的普遍需求,线粒体疾病可以影响任何组织;神经肌肉疾病最常见,但随着疾病的发展,往往累及越来越多的明显无关的器官。多系统表现在儿童时期特别常见,但线粒体疾病可发生于任何年龄。

线粒体疾病通常存在不同的遗传模式。尽管大多数线粒体蛋白是由核基因编码的,但线粒体也有自己的基因组(mtDNA),完全遗传自母亲,每个细胞中有数百个拷贝。这些mtDNA突变可以是同质的,此时将影响一个细胞内的所有拷贝;也可以是异质的,此时只影响一定比例的拷贝。对于异质性突变,突变线粒体DNA的水平可能在母系中有所不同,只有当水平超过某一阈值时,才会出现临床疾病。如果突变mtDNA的水平很高,症状通常会比刚刚超过阈值时更严重。

线粒体疾病的皮肤表现

多发对称性脂肪瘤病

脂肪瘤见于伴有某些mtDNA突变的成年人。典型情况下,多个脂肪瘤对称分布于颈后和肩部,切除后经常复发[26]。多发对称性脂肪瘤病最常与mtDNA突变m.8344A>G和m.8363G>A有关,这两种突变都影响线粒体tRNA^{Lys}基因[27]。处于高度异质性的患者发生上述突变时,常常伴有神经疾病—肌阵挛性癫痫和伴粗糙红色纤维肌病两者的经典组合,也被称为MERRF综合征(MIM:545000);其他患者可能患有聋、共济失调或一种称为Leigh综合征的儿童神经退行性疾病。脂肪瘤可发生于伴有神经疾病的患者,也发生在突变水平较低的患者,而这些患者是无症状的。单一患者中,突变水平会在各个组织中各不相同,脂肪瘤中要高于其他组织(如未受影响的脂肪组织)。脂肪瘤中的细胞来自棕色脂肪[26],参与调节脂肪生成的基因表达已发生改变[27]。

肢端发绀

直立性肢端发绀是乙基丙二酸脑病的特征性表现(MIM:602473)[28]。患者伴有间歇性双足红色或紫色变色(伴或不伴手部),无营养相关性改变,也可能伴有复发性瘀点和瘀斑(血小板和凝血功能正常)。其他问题包括慢性腹泻、生长不良、发育迟缓和退化、癫痫和昏迷发作。大多数患者婴儿期发病,并在儿童早期死亡,少数患者病情较轻。乙基丙二酸脑病是一种常染色体隐性遗传病,由线粒体硫双加氧酶*ETHE1*突变引起。该酶缺乏导致硫化氢的积聚,硫化氢具有血管活性,会损伤小血管,从而导致肢端发绀和瘀点[29]。硫化氢还抑制细胞色素氧化酶(导致线粒体功能障碍)和短链脂肪酸氧化(导致乙基丙二酸尿症)。使用N-乙酰半胱氨酸和甲硝唑治疗有益[30]。N-乙酰半胱氨酸是谷胱甘肽的前体,能将硫化氢毒性解除;甲硝唑能减少肠道中硫化氢的形成。

掌跖角化病

非表皮松解性掌跖角化病发生于许多伴有M.7445A>G mtDNA突变的家系中[31]。所有受影响个体伴有感音神经性聋。可有弥散性或局限性表皮增厚,特别是受压部位,如跖骨头,不伴有表皮内水疱。角化过度从儿童中期开始出现,足底受影响的时间要早于手掌,也更为常见。皮肤活检显示伴有棘层肥厚的正角化过度和角化不全性角化过度。有趣的是,m.7445A>G突变在所有家系中均为同源性,但仅有60%个体患有聋,少于40%个体患掌跖角化病;其他遗传或环境因素肯定会影响疾病的表型。伴有聋的掌跖角化病也可由编码间隙连接蛋白的*GJB2*突变引起;这些病例表现为常染色体显性遗传。

其他皮肤病学表现

其他多种皮肤异常与线粒体疾病有关,但通常是非特异性的，并被其他症状所掩盖。多毛症发生于多种疾病中，特别是由 *SURF*1 突变引起的 Leigh 综合征[32]，但也见于 MELAS 综合征（线粒体肌病、脑病、乳酸酸中毒和卒中样发作）和由于 *SUCLG*1 突变引起的婴儿乳酸酸中毒。MELAS 综合征是一种常见线粒体疾病，通常由 m.3243A>G mtDNA 突变引起。m.3243A>G 突变患者[33]和其他线粒体疾病患者中，红斑、鱼鳞病、瘙痒、网状色素沉着和皮肤异色病均有报道。

先天性糖基化障碍

同义名

- 糖缺陷糖蛋白综合征

先天性糖基化障碍（CDGs）是一种罕见的多系统疾病，由蛋白质或脂质糖基化缺陷所引起。大多数为常染色体隐性遗传。这些疾病中最常见的是磷酸甘露糖酶 2 缺陷（PMM2-CDG，即涉及 *PMM*2 基因的 CDG），既往称为 CDG 型 1a。所有 PMM2-CDG 患者均有神经系统受累，许多患者尚有皮肤病表现，如橘皮、乳头内陷和脂肪垫[34]。类似的特性也发生于众多其他类型的 CDG 中。

CDG 中还可以发现其他多种皮肤异常。鱼鳞病发生于 SRD5A3-CDG、DOLK-CDG、PIGL-CDG 和 COG5-CDG。皮肤松弛可见于 COG7-CDG、ATP6VOA2-CDG 和 MAN1B1-CDG。Ehler-Danlos 综合征的早衰变异是由 B4GALT7-CDG 或 B4GALT6-CDG 所引起。COG6-CDG 与少汗症有关，EOGT-CDG 是 Adams-Oliver 综合征（先天性头皮皮肤发育不良和末端肢体畸形）的多种病因之一。POFUT1-CDG 是一种仅影响皮肤的常染色体显性遗传疾病，可引起色素减退斑片和网状色素沉着。最后，GALNT3-CDG 是引起高磷血症家族性肿瘤钙质沉着症的原因之一。参考文献提供以上疾病的查阅[34]。

磷酸甘露糖苷酶 2 缺陷

患病率

据估计，瑞典 PMM2-CDG 的发病率为 1/40 000。

病理生理学

大多数分泌蛋白和细胞表面蛋白是糖基化蛋白。蛋白质上附着的寡糖中甘露糖含量很高，PMM2 缺陷阻碍甘露糖合成，导致众多糖蛋白缺陷或功能障碍。

遗传学

PMM2-CDG 是一种由 *PMM*2 基因突变引起的常染色体隐性遗传病。磷酸甘露糖苷酶 2 催化甘露糖 6-磷酸异构化为甘露糖 1-磷酸，其甘露糖 1-磷酸是糖蛋白糖类基团合成的重要底物。目前已经鉴定了 90 多种 *PMM*2 突变，其中 p.R141H 突变是最常见的突变。

临床特征

PMM2-CDG 通常发生于新生儿期，表现为肌张力降低、内斜视和畸形[35]。部分患者伴有皮下脂肪垫，通常位于臀部上外侧的髂嵴上方，臀部其他部位的脂肪营养不良（图 81.8），也可发生在耻骨上区、大腿外侧或上臂。脂肪垫在婴儿期最明显，通常在儿童后期消失。皮肤可表现为松散的褶皱或增厚，可见橘皮外观。晚期，脂肪萎缩可以导致腿部条纹。乳头常常内陷。畸形特征可能包括巨大发育不良耳和骨骼异常，如长手指和足趾。

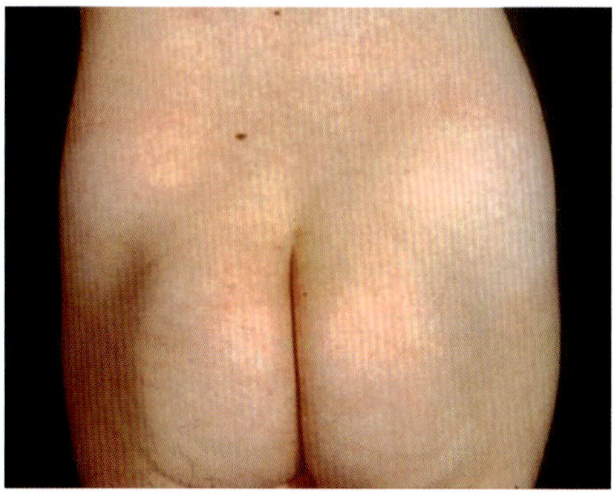

图 81.8 磷酸甘露糖苷酶 2 缺乏症患儿髂嵴上的脂肪垫

（由英国伦敦儿童健康研究所 P. T. Clayton 教授惠赠）

大多数患者具有严重的精神发育迟缓，不能行走。喂养问题、生长迟缓、肝大和性腺功能低下也较为常见。然而，疾病严重程度的差别范围很广。疾病谱轻度一端的患者无畸形或皮肤病特征，仅有轻微的学习障碍。

并发症和预后

并发症可能包括卒中样发作、癫痫、视网膜色素变性、严重感染、肾或肝损害、心肌病和心包积液。患病最初几年的死亡率很高（约 20%），但随后的死亡率要低得多，神经功能退化罕见[35]。

检查

包括 PMM2-CDG 在内的大多数 CDG，最初是通过转铁蛋白等电聚焦电泳技术来诊断的。血清转铁蛋白是一种糖蛋白，附着的寡糖使其带负电荷。大多数糖基化疾病可导致转铁蛋白等电聚焦电泳结果异常。进一步的检查可测定白细胞或成纤维细胞 PMM2 活性。

治疗

遗憾的是，尚无有效的方法治疗 PMM2-CDG（或大多数其他类型 CDG）。

氨基酸代谢与转运障碍疾病

氨基酸代谢与转运障碍疾病是一种由某种氨基酸缺陷或某种氨基酸及其相关化学物质的毒性积聚造成的多系统疾病。神经系统疾病常见，可以是急性（脑病或昏迷）或慢性（如精神发育迟缓）。通过分析氨基酸（血浆或尿液）或有机酸（尿液）来进行诊断。患者经常需要接受特殊的饮食治疗。

表 81.5 总结了具有皮肤病特征的氨基酸疾病，下面将对其中一些进行更详细的讨论。

表 81.5 具有皮肤特征的氨基酸代谢紊乱疾病

疾病	同义词	皮肤特征	其他特征
苯丙酮尿症（PKU）	苯丙氨酸羟化酶缺乏	皮肤和头发色素减退，湿疹	认知和行为问题，癫痫发作
酪氨酸血症 2 型	Richner-Hanhart 综合征	疼痛性掌跖角化过度	角膜溃疡，认知问题
黑尿酸症		耳郭、巩膜、皮肤和颊黏膜色素沉着	关节炎
脯氨酰氨基酸酶缺乏		溃疡，湿疹，紫癜，瘢痕，SLE 易感性	认知问题，面部畸形，脾大
精氨酸琥珀酸尿症	精氨酸琥珀酸酯裂解酶缺乏	结节性脆发症	认知问题，高氨血症
Hartnup 病		光感敏性皮炎	小脑共济失调
经典高胱胺酸尿症	胱硫醚 β 合成酶缺陷	皮肤和头发苍白，溃疡，腿部网状青斑	认知问题，晶体脱位，Marfan 体征，血栓栓塞
赖氨酸蛋白耐受		系统性红斑狼疮易感性	体重增长缓慢和发育迟缓，骨质减少，肝脾大，高氨血症
支链有机酸尿症	丙酸、甲基丙二酸和异戊酸血症	脱屑，口周皮炎，脱发，银屑病样皮损：可能是由于过度的蛋白质限制所致	急性脑病和酮症酸中毒，呕吐，认知问题

苯丙酮尿症

同义名
- 高苯丙氨酸血症（轻度）

概述

苯丙酮尿症（PKU）是一种因苯丙氨酸降解异常，导致血液中苯丙氨酸浓度升高的遗传性疾病。未经治疗可导致严重的神经发育问题。

发病率

尽管各国发病率有所不同，发病率约为 1/12 000。

病理生理学

遗传学

99％的 PKU 病例是由苯丙氨酸羟化酶（PAH）缺陷所致。PAH 是一种催化苯丙氨酸转化为酪氨酸的酶。其余患者存在影响四氢生物蝶呤合成或再循环的缺陷，四氢生物蝶呤是 PAH 的辅因子。所有病例均表现为常染色体隐性遗传。

临床特征

在大多数发达国家，PKU 是通过新生儿筛查发现的，典型临床特征罕见。在未筛查情况下，婴儿期或幼儿期患者出现心智发育迟缓和行为问题，有时会伴有癫痫发作。未经治疗的患者湿疹发生率增加（20％～40％）[36]。患者毛发、皮肤和虹膜色素沉着减少[36]。儿童的头发往往倾向于金色，其原本头发的颜色可能是棕色；而预期头发颜色为黑色的儿童中，头发则呈棕色。白人儿童经常有蓝色虹膜。色素改变是由黑素合成障碍引起的，通过补充酪氨酸可以改善，表明至少部分色素改变是由于酪氨酸缺乏所致，尽管高浓度的苯丙氨酸也可能抑制酪氨酸酶。

检查

苯丙酮尿症通常是通过新生儿筛查发现的。对未接受筛查的患者如果有可疑诊断，则应进行血浆氨基酸分析。如果提示 PKU，则应排除四氢生物蝶呤代谢缺陷，并进行 *PAH* 突变分析。

治疗

苯丙酮尿症是通过限制饮食中的苯丙氨酸来治疗的。大多数患者需要半合成饮食，其含有极低的天然蛋白，可补充含有除苯丙氨酸外的所有氨基酸。因为苯丙氨酸不是在体内合成的，半合成饮食可以将血液中的苯丙氨酸浓度降低到不会造成神经损害的水平。饮食治疗也可用于纠正酪氨酸缺陷，因此接受治疗的患者可有正常的色素沉着。

高苯丙氨酸水平所造成的损害随着年龄增长而减少，因此苯丙氨酸的目标浓度在年龄较大儿童和成人要求没有那么严格。事实上，尽管存在营养缺陷的风险，许多成年人恢复正常饮食也未出现重大问题。在妊娠期间需要进行严格饮食治疗，以避免对胎儿的不良影响。停止饮食治疗的成年人患湿疹的风险可能略有增加[37]，但并未发现低酪氨酸浓度和色素减退。

药理学剂量的四氢生物蝶呤可以降低部分 PAH 缺乏症患者的血苯丙氨酸浓度[38]。这些患者通常是具有一定残余酶活性的轻症 PKU 患者。除了使用四氢生物蝶呤治疗外，他们中的大多数仍然需要限制饮食中的苯丙氨酸。

四氢生物蝶呤的合成或循环过程中的缺陷需要不同的处理方法。患者需要使用神经递质前体。而对于大多数缺陷，需要使用四氢生物蝶呤而不是特殊饮食治疗。

2 型酪氨酸血症

同义名

- Richner-Hanhart 综合征

概述

2 型酪氨酸血症是由酪氨酸氨基转移酶缺陷引起，酪氨酸氨基转移酶是催化酪氨酸降解的第一步。眼、皮肤和大脑可能受到影响，但部分患者可能没有症状。临床上大约 75% 的患者出现角膜溃疡，80% 的患者出现疼痛性掌跖角化，60% 的患者出现学习障碍。同一家系内的临床表现也可能会有所不同。

患病率

2 型酪氨酸血症非常罕见，但已有 50 多例病例报道，其中许多有意大利血统。

病理生理学

眼科问题是由酪氨酸晶体沉积于角膜上皮细胞上破坏溶酶体从而导致炎症所致[39]。相比之下，皮肤病理活检显示未见酪氨酸晶体且炎症轻微。在角质层和上皮生发层，可见角化过度、棘层肥厚和角化不全，伴有均质折光性嗜酸性包涵体。电镜显示角质形成细胞的张力膜和微管增多[39]。

遗传学

这种常染色体隐性遗传病是由 *TAT* 基因突变引起的。

临床特征

通常 1 岁以内发病，但也有成人发病的报道。患者常常表现为畏光和眼痛，眼红伴有流泪，裂隙灯检查显示树枝状角膜糜烂，类似疱疹溃疡。若不治疗，角膜瘢痕可能导致永久性视力丧失和青光眼。

典型情况下，皮肤改变出现在 1 岁以后[40]。包括指(趾)端在内的手掌和足底出现疼痛性角化过度斑块，常见于压力点，如指尖。皮损首发表现可能为水疱和溃疡(图 81.9)。可能伴有掌跖多汗症和舌头白斑角化症。

大约 50% 的患者发生学习障碍，但严重程度不同。部分患者有严重的认知障碍和攻击行为。其他患者可有轻微的神经问题，如精细协调性差。

鉴别诊断

3 型酪氨酸血症是由于 4-羟基苯丙酮酸双加氧酶缺陷所致，其酪氨酸浓度往往低于 2 型酪氨酸血症，两者之间存在相当大的重叠。部分患者智力低下，但无皮肤或眼症状。

1 型酪氨酸血症是由富马酰乙酰丙酮酶缺陷引起，可导致严重的肝疾病和肾小管功能障碍。酪氨酸浓度中度升高。尽管使用尼替西农治疗后酪氨酸浓度进一步升高，但没有像 2 型酪氨酸血症那样的皮肤损害发生的报道。

检查

氨基酸分析显示血浆酪氨酸浓度显著升高，通常在 1200μmol/L 以上，但在正常饮食中也可能低至

400μmol/L。目前通常采用基因突变分析来确诊。

治疗

治疗2型酪氨酸血症的方法是饮食疗法。部分患者采用低蛋白饮食能达到可接受的酪氨酸浓度;另一些患者则需要更为严格的蛋白质限制及不含酪氨酸和苯丙氨酸的氨基酸补充剂。

当血浆酪氨酸浓度维持在800μmol/L以下时,眼和皮肤问题会得到缓解,但神经问题可能会恶化,多数(研究)中心的目标浓度是<500μmol/L。

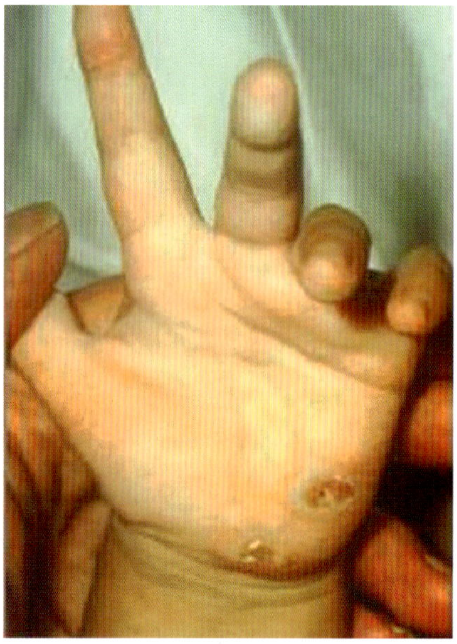

图81.9 患有2型酪氨酸血症的儿童手掌部角化过度病变

(来自Sarafoglou et al,2009[87],经麦格劳·希尔教育公司许可转载)

黑尿酸症

概述

黑尿酸症是一种非常罕见的由尿黑酸双加氧酶缺陷引起的遗传性疾病,主要问题表现为自成年开始的背痛和关节炎。

患病率

黑尿酸症非常罕见(1∶250 000~1∶1 000 000)。

病理生理学

尿黑酸双加氧酶可催化酪氨酸降解步骤中的第三步,其缺陷可导致尿黑酸及其氧化衍生物苯醌乙酸的积聚,并聚合形成一种黑素,沉积于结缔组织中。关节炎病因尚不清楚,但色素可能是一种化学刺激物。

遗传学

黑尿酸症是一种由*HGD*基因突变引起的常染色体隐性遗传病。

临床特征

大多数患者在25—40岁出现下腰背痛[41],可进展为脊柱后凸,常常会出现关节僵硬。其他患者可出现髋部或膝部关节炎。许多患者需要进行关节置换,部分患者长期卧床。老年患者常发生主动脉、二尖瓣或冠状动脉钙化。

儿童期无症状,但他们的尿液在数小时后变暗,特别是在碱化后。因此,布质尿布在洗涤时可能会变黑,就像弄脏的衣服和床单一样。褐黄病(黑素样黑素沉着)可在30岁以后开始出现。耳软骨出现灰色或蓝黑色变色,触之厚实僵硬[41]。耳耵聍可以是棕色或黑色。棕色或灰色沉积物也可出现在巩膜,通常位于内眦和角膜之间[41]。颊黏膜也可见色素,指甲有时呈棕色。皮肤可能有黝黑变色,特别是面颊、前额、腋窝和生殖器区域。

检查

可通过尿液有机酸分析显示尿黑酸的存在来确诊。

治疗

到目前为止,尚未发现任何治疗方法可以预防黑尿酸症的长期并发症。尼替西农可抑制酪氨酸分解第一步,即使在低剂量时,也能减少95%血浆和尿液中的尿黑酸。不幸的是,一项在成年人中进行的为期三年的对照试验显示,关节疾病的进展没有任何差异,可能是因为关节病变在治疗前已经很严重[42]。

脯氨酸酶缺乏症

概述

脯氨酸酶缺乏症是由于亚胺二肽不能分解而引起,其主要特征是出现皮损,尤其是溃疡。目前尚无特殊治疗方法。

患病率

非常罕见:报道过约80例患者。

病理生理学

降解二肽需要氨酰基脯氨酸二肽酶和N-末端脯氨酸或羟脯氨酸参与。目前尚不清楚亚胺二肽积聚是如何引起临床问题的。

遗传学

脯氨酸酶缺乏症是一种由*PEPD*基因突变引起的常染色体隐性遗传病。

临床特征

患者自出生至 22 岁的任何时间都可能出现症状，部分患者可能终身无症状。复发性溃疡是最常见的问题，大多数主要发生于小腿(图 81.10)[43]。皮肤脆性增加，有时受伤后会出现皮肤溃疡。溃疡治疗效果不佳，并可继发感染。其他皮肤问题包括皮炎(伴有结痂)、小的瘢痕、毛细血管扩张、紫癜或瘀斑(图 81.11)。可能伴有淋巴水肿或皮肤黏稠。许多患者出现精神发育迟缓，部分患者具有特征性面部外观，伴眼距过宽和低鼻梁[44]。可能有反复感染或慢性肺部疾病，类似于囊性纤维化。其他特征包括脾大、贫血、血小板减少或高丙种球蛋白血症；系统性红斑狼疮的患病风险增加[44,45]。

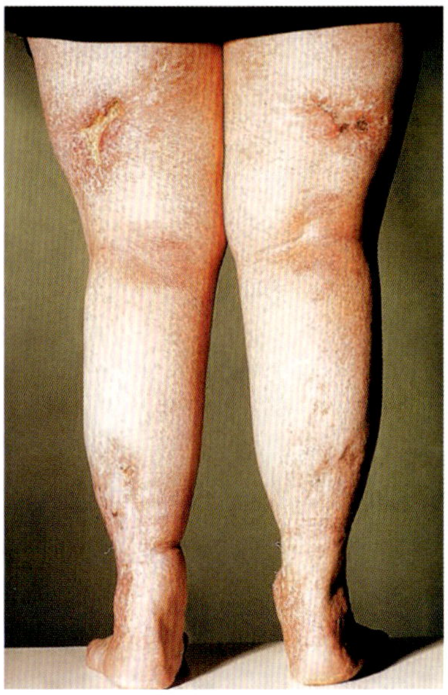

图 81.10 与脯氨酸酶缺乏症相关的反常分布的多发性溃疡

检查

血浆或尿液氨基酸分析显示存在不同的亚胺二肽。目前通过突变分析来明确诊断。

治疗

目前尚无特殊治疗方法，有传闻说使用多种药物都取得了成功，包括含有甘氨酸和脯氨酸的软膏，或系统使用抗坏血酸或锰(氨酰基脯氨酸二肽酶的辅因子)制剂。皮肤移植未获成功。应该积极治疗感染。

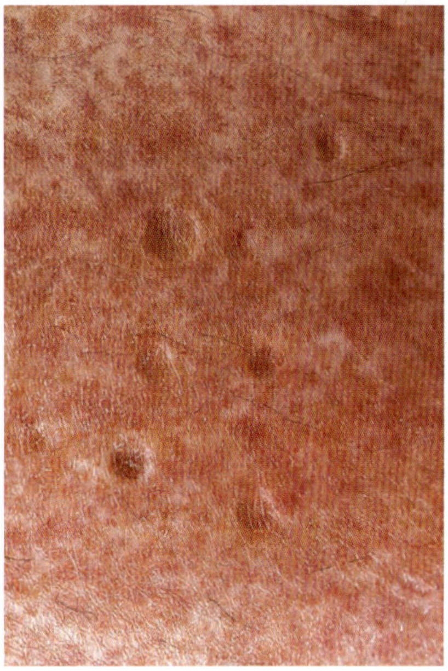

图 81.11 脯氨酸酶缺乏症中的凹痕皮肤

(由英国莱斯特皇家医务室 D. A. Burns 博士惠赠)

精氨基琥珀酸尿症

同义名

• 精氨酸琥珀酸酯裂解酶缺陷

概述

精氨基琥珀酸尿症(ASA)是一种罕见的尿素循环障碍，可表现为急性高氨血症，也可能表现为慢性学习困难和结节性脆发病(图 81.12)。

发病率

发病率大约为 1/70 000。

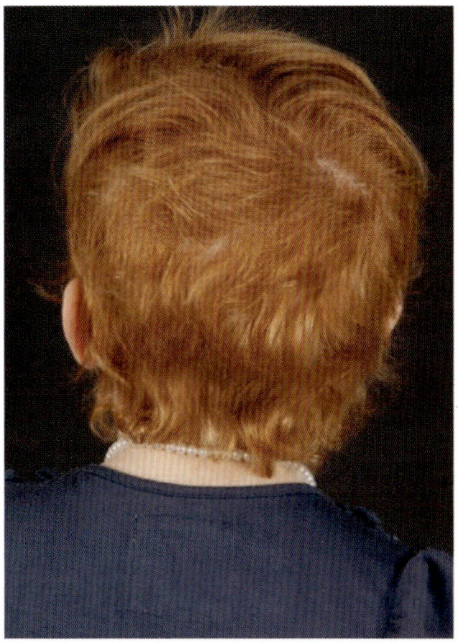

图 81.12 4 岁患精氨基琥珀酸尿症患者的结节性脆发病

(由英国曼彻斯特中央大学医院 NHS 基金会信托惠赠)

病理生理学

ASA 脑病主要是由高氨血症引起。有意见认为，结节性脆发病可能是由于慢性精氨酸缺乏所致。这似乎不太可能，因为精氨酸缺陷发生于大多数尿素循环障碍中，但毛发异常仅见于 ASA。精氨基琥珀酸裂解酶可稳定一氧化氮合酶，部分长期并发症可能是由于一氧化氮缺乏所致[46]。

遗传学

精氨基琥珀酸尿症是一种由 *ASL* 基因突变引起的常染色体隐性遗传病。

临床特征

许多患者由于急性高氨血症而出现呕吐、神志不清或昏迷。尽管精氨基琥珀酸尿症可发生于任何年龄，但通常发生在出生后 12～72 小时。

具有残存酶活性的患者往往在数岁时出现学习困难和头发稀疏、干燥和脆弱。显微镜检查发现毛干上有结节状肿胀、皮质纤维磨损，同结节性脆发病表现一致[47]。

预后

即使经过治疗，大多数患者仍存在学习障碍，伴有严重缺陷的患者将出现神经方面的问题、癫痫和慢性肝病。

检查

尽管精氨基琥珀酸也存在于血浆中，但最好通过尿液氨基酸分析来进行检测。

治疗

治疗包括限制蛋白质饮食和药[苯甲酸钠和(或)苯丁酸钠]。L-精氨酸也被用来纠正这种氨基酸缺乏，并促进氨的排泄(合成精氨基琥珀酸)。以上措施可预防高氨血症，并可缓解结节性脆发病的发生。

Hartnup 病

概述

Hartnup 病是由肾小管和肠上皮细胞中的一种中性氨基酸转运蛋白缺陷所致。儿童期表现为糙皮病样皮疹和神经系统问题，但许多患者无任何症状。

患病率

新生儿筛查发病率在 1∶(14 000～1∶45 000)，但具有临床表现的患者更少。

病理生理学

烟酰胺是许多反应所必需的(见第 63 章)，可以由膳食中的烟酸或色氨酸形成。Hartnup 病患者中，色氨酸(一种中性氨基酸)的肠道吸收障碍导致烟酰胺合成减少。部分患者没有症状可能是由于他们膳食中摄入了烟酸或吸收了寡肽色氨酸[48]。

遗传学

Hartnup 病是一种由 *SLC6A19* 基因突变引起的常染色体隐性遗传病。

临床特征

患者通常在 3—9 岁出现皮疹。患者曝光部位如面部、手背和手臂裸露部位的皮肤，出现边界清晰、干燥、鳞屑性斑片。暴露在阳光下会引起红斑，有时还会起水疱，随后可能会出现脱屑和色素减退[49]。小脑共济失调是最常见的神经问题，开始于皮疹出现之后。患者也可能伴有眼球震颤、手颤抖、虚弱或精神症状。

预后

即使没有治疗，症状也会随着年龄增长而改善。

检查

尿液中性氨基酸增多，而血浆中性氨基酸的浓度低或处于正常浓度下限。

治疗

口服烟酰胺(50～300mg/d)可以缓解皮疹和神经症状。推荐高蛋白饮食。

胆固醇合成障碍疾病

许多先天性缺陷影响胆固醇合成。其中两种疾病可导致皮肤问题，包括鱼鳞病，将在其他章节中讨论。上述疾病是甾醇 Δ^8-Δ^7 异构酶缺陷(X 连锁显性点状软骨发育不良或 Conradi-Hünermann 综合征)(见第 65 章)和 3β-羟基类固醇 C-4 脱氢酶缺陷(CHILD 综合征)(见第 65 章)。

Smith-Lemli-Opitz 综合征

Smith-Lemli-Opitz 综合征是一种由 7-脱氢胆固醇还原酶缺陷引起的常染色体隐性遗传病，是最常见的胆固醇合成障碍疾病。白人发病率在 1∶(15 000～1∶60 000)。其严重程度不一，大多数患者有面容畸形、2/3 的足趾并指畸形、隐睾、发育停滞、小头畸形、精神发育迟缓和自闭症。主要皮肤病变是光敏性，可以很严重[50]。其他特征可能包括浅色头发、手掌多汗症、湿疹、大理石样皮肤和手足发绀[51]。通过检查发现血浆 7-脱氢胆固醇水平升高而做出诊断。据报道，使用胆固醇治疗不会改变认知结局，但能改善光敏性[52]。

甲羟戊酸激酶缺陷

甲羟戊酸激酶缺陷是一种罕见的常染色体隐性遗传病，其严重程度不一。轻症患者仅有发热和炎症表现，可能每 4～6 周发生一次，并伴有高水平的 IgD[53]。期间伴有红斑丘疹，以及淋巴结病、关节痛和腹痛发生[54]。重症患者可有畸形、发育停滞和精神发育迟缓，还有炎症发作[55]。通过尿液有机酸分析证明存在甲羟戊酸为诊断依据，但轻症患者可能仅在病情危重时才会出现。该疾病无特殊治疗方法。

其他代谢紊乱性疾病

Lesch-Nyhan 综合征

概述

Lesch-Nyhan 综合征是一种由次黄嘌呤鸟嘌呤磷酸核糖转移酶（HPRT）缺陷引起的 X 连锁疾病。其特点是神经和心理问题，伴有强迫性自残，以及高尿酸血症的并发症。

患病率

Lesch-Nyhan 综合征非常罕见（约 1∶400 000）。

病理生理学

HPRT 通过嘌呤补救途径在嘌呤核苷酸的产生中起着重要的作用。神经症状与多巴胺能神经元的发育受损有关，但生化缺陷是如何导致这一点尚不清楚[56]。

遗传学

Lesch-Nyhan 综合征是一种由 *HPRT*1 突变引起的 X 连锁隐性遗传病。由于 X 染色体失活的偏态模式，已有少数女性发病的报道。

临床特征

患者出生后 4 月时出现运动障碍，继以舞蹈症、痉挛和构音障碍[57]。随后，尽管其痛觉正常，但仍会会产生自残的冲动，如咬伤手指或部分嘴唇，也可能在身体上和语言上攻击他人。患者智商评分通常在 60～70，许多可有癫痫发作。若不治疗，会发展为肾尿酸结石，痛风性关节炎和痛风石较少见。

临床亚型

Lesch-Nyhan 综合征仅见于 HPRT 完全（或接近完全）缺陷患者。部分缺陷可导致痛风，但很少有神经症状。

检查

尿酸排泄增加，大多数患者血浆尿酸浓度也升高，尽管后者在青春期前偶尔是正常的。通过测定红细胞 HPRT 活性可明确诊断。

治疗

别嘌醇可用来预防尿酸盐肾病，但并不能改善神经症状，对神经症状只能采取对症治疗。可以通过约束（如肘部夹板和护唇器）或拔牙来减少自残。

生物素代谢紊乱

概述

生物素作为一种水溶性维生素，是参与氨基酸降解、糖异生和脂肪酸合成四种羧化酶反应的辅因子。羧化全酶合成酶是将生物素与脱辅酶结合的必需酶。生物素酶是生物素回收利用和膳食蛋白结合生物素的必需酶。无论是生物素酶还是羧化全酶合成酶的缺陷都会导致羧化酶的多重缺乏。临床特征各不相同，但可能包括酸中毒、癫痫发作、皮疹和脱发。

患病率

严重生物素酶缺乏症的发生率约为 1∶100 000。部分生物素酶缺乏症的发生率大致相同，但其临床意义尚有争论。

病理生理学

遗传学

生物素酶和羧化全酶合成酶缺乏症均为常染色体隐性遗传病。

临床特征

羧化全酶合成酶缺乏症通常发生于出生后第一天，伴有呕吐、嗜睡、乳酸酸中毒、酮症酸中毒和高氨血症；未经治疗，会导致昏迷和死亡。具有部分残留酶活性的患者在儿童后期可能出现类似症状或发育障碍、脱发或皮疹。皮疹通常泛发，表现为红斑，上覆鳞屑，特别是影响口周区域。临床表现类似鱼鳞病或脂溢性皮炎[58]。

生物素酶缺乏症通常在 2—6 月龄发病，虽然症状可能出现得更早，少数患者发病更晚，在稍大的儿童发病[59,60]。最初特征通常是低张力和癫痫（全身性强直阵挛或肌阵挛）。也可以出现精神发育迟缓、听力丧失和视觉损害，视觉损害由视神经萎缩所致。皮肤症状常见，但可能延迟出现[60]。大多数患者会出现红色斑片或渗出性皮疹，尤其是口腔周围。皮疹泛发，可有皮肤感染、结膜炎、睑缘炎或甲分裂。头发稀疏，部分患者完全脱发，包括睫毛和眉毛脱落。

部分国家通过新生儿筛查诊断生物素酶缺乏症。

检查

具有羧化全酶合成酶缺乏症的患者通常会排出

特征性有机酸，包括乳酸、3-羟基异戊酸、3-羟基丙酸、柠檬酸甲酯和 3-甲基巴豆酰甘氨酸。通过突变分析及在低或高生物素浓度下测定成纤维细胞的羧化酶活性来确诊。

生物素酶缺乏症的有机酸可能是正常的，或仅表现为 3-羟基异戊酸增加。然而，通过测定血浆中生物素酶的活性，很容易诊断该病。

治疗

生物素酶缺乏症患者使用生物素（5～10mg/d）治疗后，癫痫发作和皮肤症状迅速得到改善。遗憾的是，除非及早开始治疗，否则认知、听力和视觉症状很可能会持续存在。

大多数羧化全酶合成酶缺乏症的患者对 10～20mg/d 的生物素治疗有效，但部分患者需要更大剂量。少数患者只有部分应答率，尽管已行早期治疗，仍可能存在学习障碍。

肠病性肢端皮炎

概述

肠病性肢端皮炎是一种影响肠道锌吸收的遗传性疾病。锌缺乏导致皮炎、脱发和腹泻。

患病率

肠病性肢端皮炎非常罕见（约 1∶500 000）。

病理生理学

肠病性肢端皮炎是由一种主要的肠道锌转运蛋白 ZIP4 缺陷引起。锌是许多酶的辅因子。由于细胞的快速更替，皮肤、肠道和免疫系统受影响最为严重。

遗传学

肠病性肢端皮炎是一种由编码 ZIP 的 *SLC39A4* 基因突变引起的常染色体隐性遗传病。

临床特征

患者表现为淡漠或易怒，口周、肛周及手足部位皮疹[61]。母乳喂养的婴儿在断奶后开始出现症状，如果采用配方奶喂养，则在 4－10 周龄时开始出现症状。红斑进展为水疱、大疱、脓疱、脱屑和结痂（图 81.13）。可有脱发和频发性睑缘炎、结膜炎和畏光。感染很常见，包括继发性皮肤感染，如白色念珠菌感染。伤口愈合不良，许多患者出现腹泻和生长迟缓。未经治疗可能致命，但部分患者可以生存至成年。

鉴别诊断

由于其他原因（如胃肠道疾病）导致锌缺乏症也会出现类似问题。生物素酶缺乏症和蛋白质营养不良可导致类似皮疹。

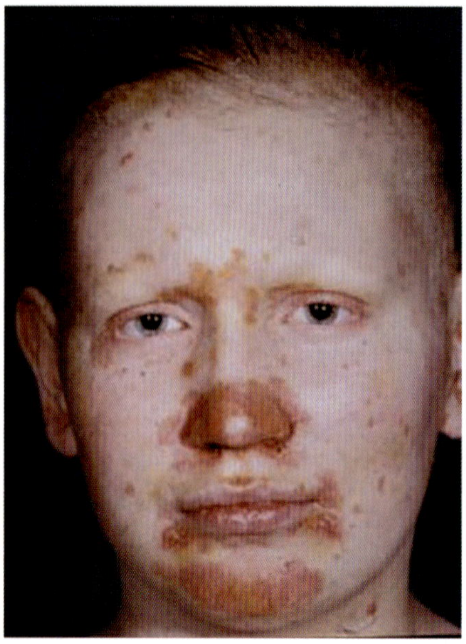

图 81.13 肠病性肢端皮炎伴典型湿疹样皮损 朱红色区域未受累及，毛发生长不良和稀疏。

检查

血清锌浓度通常很低，但也可以是正常的[61]。用放射性同位素可以证明锌吸收减少，但更容易进行的是锌试验疗法：患者在一周内就会缓解。通过观察停止治疗后的复发，可以排除获得性锌缺乏症。*SLC39A4* 突变分析的应用越来越广泛。

治疗

患者在数天内对口服硫酸锌治疗有反应[62]，儿童期的常用剂量为 150～400mg/d；青春期后较低的剂量可能已足够，但怀孕期间需要 400～500mg/d。如果硫酸锌导致胃部问题，建议使用其他锌盐或胶囊化制剂，但并未广泛使用。应当同时对铜缺乏进行监测。

Menkes 病与枕角综合征

概述

Menkes 病是一种铜缺陷所导致的神经退行性变、“扭曲头发”和结缔组织异常的 X 连锁疾病。枕角综合征是一种具有结缔组织异常但无神经变性的等位基因变异性疾病。

患病率

两种疾病都非常罕见（约 1∶250 000）。

病理生理学

Menkes 病是由编码铜转运蛋白 *ATP7A* 突变所引起。该缺陷阻止铜从肠黏膜进入门静脉循环，并导致铜缺乏症。铜是许多酶所必需的,包括赖氨酰氧酶(参与胶原交联)和酪氨酸酶(黑素合成所必需)。铜在线粒体功能和神经递质合成中的作用可以解释神经系统症状。

遗传学

这两种 X 连锁隐性疾病均是由 *ATP7A* 突变所引起。

临床特征

患有 Menkes 病的男孩通常在 2～3 个月时出现肌张力减退和癫痫发作。发育退化和痉挛在出生后第一年内较晚的时间出现。头发通常在最初几周是正常的,但很快就会变得稀疏和脆弱。典型病例中,头顶上方仅有稀疏的无色或金色头发,其他部位留有发茬(图 81.14);轻症患者,由于外伤可造成枕秃及头发出现色素沉着。显微镜下可见扭曲发,偶尔为结节性脆发[63]。患者具有典型的面部外观,面颊下垂和额头凸起。皮肤松弛,特别是在颈后。腹泻、骨质疏松和硬膜下出血常见。未经治疗,患者通常在 3 岁之前死亡。

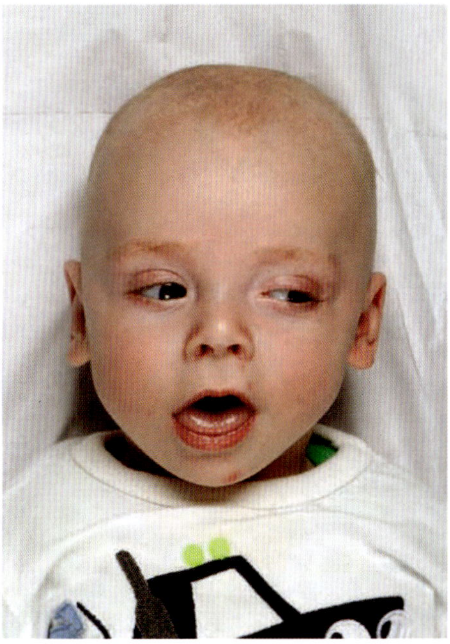

图 81.14 患有 Menkes 病的婴儿
(英国伯明翰儿童医院 A. Chakrapani 博士惠赠)

临床亚型

枕角综合征是一种伴有骨质脱钙和外骨化的轻微变异,尤其是在枕骨上方,因此被称为“枕角综合征”[64]。皮肤和关节松弛,既往被称为 X 连锁皮肤松弛。患者常因膀胱憩室而出现腹泻或尿路感染。可能有轻度学习困难,但其他神经症状和扭曲发罕见。

检查

血清铜和铜蓝蛋白浓度低只有在 3 月龄后才能诊断;<3 月龄的正常婴儿中也可以发现低水平的铜和铜蓝蛋白。目前通过突变分析来确诊。

治疗

每日皮下注射组氨酸铜可以改善预后,但前提是必须在出生后一个月内开始[65]。即使早期治疗,患有严重突变的患者仍可出现心智发育迟缓。组氨酸铜注射不能纠正结缔组织异常。

肝豆状核变性

同义名
- Wilson 病

概述

肝豆状核变性中铜的积聚导致肝或神经心理症状,皮肤病症状轻微。患者通常发生于儿童或年轻人。虽然有治疗方法,但神经系统症状常常持续存在。

患病率

肝豆状核变性的发病率为 1∶(30 000～100 000)。

病理生理学

Wilson 病中铜转运 ATP 酶的缺陷减少了胆汁中铜的排泄及铜与铜蓝蛋白结合。铜在肝积聚,随后在大脑、肾和其他组织中积聚。

遗传学

遗传性肝豆状核变性是一种由 *ATP7B* 突变引起的常染色体隐性遗传病。

临床特征

肝表现通常发生在 8—20 岁。可以是急性的,伴有肝炎和肝衰竭,或潜在性肝硬化。神经系统症状通常发生在 12—30 岁;构音障碍和书写功能退化是早期症状,其次是震颤、肌张力障碍和流涎。部分患者表现为行为改变或精神病。其他问题可能包括肾小管病或溶血性贫血。角膜缘可见一个棕色的 Kayser-Fleischer 环,特别是存在神经症状的患者中。

皮肤特征常见,但并不严重。蓝色甲半月是最特殊的一种表现,据说 10% 的成年患者在诊断时出现。常见表现包括干皮病和灰褐色色素沉着(特别是在腿部伸侧)及唇炎[66]。也可能出现由于肝疾病所产生的瘙痒、蜘蛛痣或由于药物治疗所产生的皮疹。

检查

血清铜和铜蓝蛋白浓度普遍较低，24 小时尿铜排泄量增加(特别是在服用青霉胺后)，而肝铜浓度升高。然而，这些测试都不具有 100%的敏感性或特异性，*ATP7B* 基因测序应用越来越广泛[67]。

治疗

治疗采用螯合剂(青霉胺、曲恩汀或四硫钼酸)或锌促进铜的排泄，可增加与金属硫蛋白结合铜的粪便排泄量[68]。推荐青霉胺用于肝病患者：大多数患者可以痊愈，但少数需要肝移植。对于有前驱症状或有神经症状的患者，常常使用锌剂，因其不良反应较少。遗憾的是，神经系统症状很少完全缓解，事实上，通常在治疗初期会出现恶化。

家族性肿瘤样钙质沉着症

概述

皮肤中的异位钙化被称为皮肤钙质沉着症。获得性皮肤异位钙化传统上分为转移性和营养不良性皮肤钙质沉着症[69,70]。转移性钙质沉着症中，如慢性肾衰竭，钙沉积是由于血液中钙和(或)磷酸盐水平升高所致。营养不良性钙质沉着症通常与自身免疫性疾病、动脉粥样硬化和癌症相关[71,72]，钙化物质随着某种形式的原发性组织损伤而积聚(见第 61 章)。

临床特征

获得性转移性钙化的遗传性对应类型被称为高磷血症家族性肿瘤样钙质沉着症(HFTC)。疾病表现为主要大关节上的巨大钙化肿块形成[73]。这些肿块位于真皮和皮下组织深处，可以影响关节活动，可导致疼痛和继发感染。钙化也可累及内脏器官和牙齿[73]。HFTC 是由于以下三个基因之一的功能丧失性突变所引起：*FGF23* 基因，编码一种强有力的磷酸盐尿蛋白；*KL* 基因，编码 FGF23 的辅助受体 Klotho；*GALNT3* 基因，编码一种糖基转移酶，该糖基转移酶负责介导 *FGF23* 重要的翻译后生理性修饰[73-76]。

营养不良性钙化的遗传性类型被命名为正常磷血症性家族性肿瘤样钙质沉着症(NFTC)。受此病影响患者在年轻时出现小血管炎样皮疹。数年后，皮肤和皮下组织出现钙化肿块(图 81.15)[73,77]。钙化病变在 NFTC 比 HFTC 更小及浅，因此倾向于穿透皮肤，导致疼痛性溃疡和继发感染。此外，患者在黏膜组织中表现出严重的炎症表现。NFTC 是由无菌 α 基序 9(*SAMD9*)基因[77,78]突变引起。*SAMD9* 可能在生理上具有抑癌基因的功能[79]，因过度表达 *SAMD9* 可导致细胞凋亡和恶性细胞增殖减少，而 *SAMD9* 表达下调则与细胞增殖和肿瘤生长增加有关[79]，且血液系统恶性肿瘤与 *SAMD9* 缺失有关[80]。肿瘤坏死因子-α 和干扰素-γ 诱导 *SAMD9* 表达，该表达可调节 EGR-1 表达[81,82]。EGR-1 是一种转录因子，已知在组织钙化、炎症发生和细胞迁移的调节中发挥作用[78,83,84]。

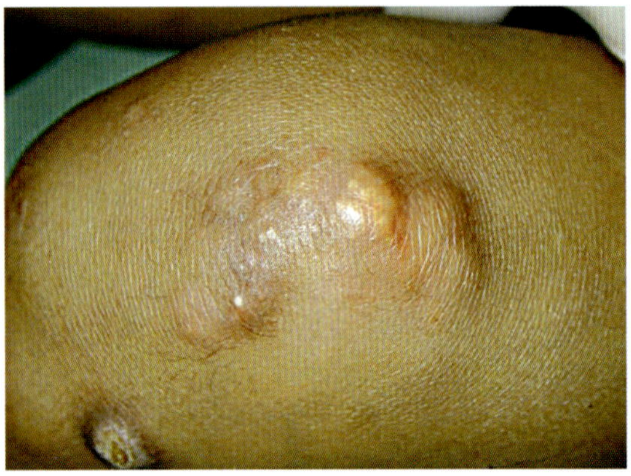

图 81.15 NFTC 患儿的膝关节钙质沉着

钙化性皮肤病可见于其他遗传性皮肤病，包括 Albright 遗传性骨营养不良、Rothmund-Thomson 综合征、遗传性硬皮病、弹力纤维性假黄瘤和获得性疾病(见第 61 章)。

治疗

如果存在明显的功能损害或难以接受的外观，则需要手术切除钙化肿块。磷酸盐结合剂对 HFTC 患者的治疗效果欠佳，乙酰唑胺可能有益[85]。

(译者：陆捷洁　一审：汪奕　二审：高敏　三审：尹利莎　润色：尹晓雅)

参考文献

所有文献请查阅网址：www. rooksdermatology. com.
以下列出的是重要参考文献。

[19] Germain DP. Fabry disease. *Orphanet J Rare Dis* 2010; 5:30.

[26] Plummer C, Spring PJ, Marotta R, *et al*. Multiple symmetrical lipomatosis-a mitochondrial disorder of brown fat. *Mitochondrion* 2013;13(4):269-76.

[29] Tiranti V, Viscomi C, Hildebrandt T, *et al*. Loss of ETHE1, a mitochondrial dioxygenase, causes fatal sulfide toxicity in ethylmalonic encephalopathy. *Nat Med* 2009;15(2):200-5.

[31] Sevior KB, Hatamochi A, Stewart IA, *et al*. Mitochondrial A7445G mutation in two pedigrees with palmoplantar keratoderma and deafness. *Am J Med Genet* 1998; 75(2): 179-85.

[34] Rymen D, Jaeken J. Skin manifestations in CDG. *J Inherit Metab Dis* 2014;37(5):699-708.

[40] Rabinowitz LG, Williams LR, Anderson CE, Mazur A, Kaplan P. Painful keratoderma and photophobia: hallmarks of tyrosinemia type II. *J Pediatr* 1995;126(2):266-9.

[44] Falik-Zaccai TC, Khayat M, Luder A, *et al*. A broad spectrum of developmental delay in a large cohort of prolidase deficiency patients demonstrates marked interfamilial and intrafamilial phenotypic variability. *Am J Med Genet B Neuropsychiatr Genet* 2010;153B(1):46-56.

[60] Wolf B, Heard GS, Weissbecker KA, McVoy JR, Grier RE, Leshner RT. Biotinidase deficiency: initial clinical features and rapid diagnosis. *Ann Neurol* 1985;18(5):614-17.

[61] Van Wouwe JP. Clinical and laboratory diagnosis of acrodermatitis enteropathica . *Eur J Pediatr* 1989;149(1):2-8.

[63] Kaler SG. Diagnosis and therapy of Menkes syndrome, a genetic form of copper deficiency. *Am J Clin Nutr* 1998; 67 (Suppl. 5):S1029-34.

[69] Sprecher E. Familial tumoral calcinosis: from characterization of a rare phenotype to the pathogenesis of ectopic calcification. *J Invest Dermatol* 2010;130:652-60.

[74] Benet-Pages A, Orlik P, Strom TM, Lorenz-Depiereux B. An FGF23 missense mutation causes familial tumoral calcinosis with hyperphosphatemia. *Hum Mol Genet* 2005;14:385-90.

[75] Ichikawa S, Imel EA, Kreiter ML, *et al*. A homozygous missense mutation in human KLOTHO causes severe tumoral calcinosis. *J Clin Invest* 2007;117:2684-91.

[76] Topaz O, Shurman DL, Bergman R, *et al*. Mutations in GALNT3, encoding a protein involved in O-linked glycosylation, cause familial tumoral calcinosis. *Nat Genet* 2004; 36: 579-81.

[77] Topaz O, Indelman M, Chefetz I, *et al*. A deleterious mutation in SAMD9 causes normophosphatemic familial tumoral calcinosis. *Am J Hum Genet* 2006;79:759-64.

[79] Li CF, MacDonald JR, Wei RY, *et al*. Human sterile alpha motif domain 9, a novel gene identified as down-regulated in aggressive fibromatosis, is absent in the mouse. *BMC Genomics* 2007;8:92.

[80] Asou H, Matsui H, Ozaki Y, *et al*. Identification of a common microdeletion cluster in 7q21. 3 subband among patients with myeloid leukemia and myelodysplastic syndrome. *Biochem Biophys Res Commun* 2009;383:245-51.

[81] Chefetz I, Ben Amitai D, Browning S, *et al*. Normophosphatemic familial tumoral calcinosis is caused by deleterious mutations in SAMD9, encoding a TNF-alpha responsive protein. *J Invest Dermatol* 2008;128:1423-9.

[82] Hershkovitz D, Gross Y, Nahum S, *et al*. Functional characterization of SAMD9, a protein deficient in normophosphatemic familial tumoral calcinosis. *J Invest Dermatol* 2011;131:662-9.

[85] Lammoglia JJ, Mericq V. Familial tumoral calcinosis caused by a novel FGF23 mutation: response to induction of tubular renal acidosis with acetazolamide and the non-calcium phosphate binder sevelamer. *Horm Res* 2009;71:178-84.

82

第 82 章
遗传性免疫缺陷性疾病

Tim Niehues[1], Andrew R. Gennery[2]

[1]Centre for Child Health and Adolescence, HELIOS Klinikum, Krefeld; Academic Hospital, RWTH, Aachen; Immunodeficiency and Rheumatology Centre, Krefeld, Germany

[2]Institute of Cellular Medicine, Newcastle University, Newcastle upon Tyne, UK

概述

定义

原发性免疫缺陷(PIDs)是一组由免疫系统缺陷引起的遗传性疾病,这些缺陷导致机体对感染的易感性增加,表现为周期性、持续性或机会性感染发作。随着对免疫系统和正常免疫应答的深入了解,免疫应答的缺陷也可以出现在以下几个方面。

- 对单一非特应性病原体的易感性。
- 自身免疫病。
- 自身炎症反应。
- 炎症应答缺陷。
- 感染后淋巴细胞凋亡功能缺陷。
- 肿瘤形成。

原发性免疫缺陷与继发性免疫缺陷不同,后者与HIV感染、免疫抑制相关药物(如生物制品、化疗药物、放疗、环孢素等)使用、营养缺陷、脾切除术、尿毒症、蛋白质丢失状态如肠病或肾病综合征、肝衰竭或肝硬化、代谢失调(如糖尿病)、特应性湿疹和自身免疫病[如系统性红斑狼疮(SLE)]及年幼或年老有关。PIDs代表“自然产物”,其临床表型有助于探讨人体免疫系统中特定分子的功能。

鉴于疾病的复杂性,临床表现的多样性,以及指导合理治疗所需的专业知识,PID患者最好由具备高度专业免疫系统知识并致力于多学科研究的医师去诊治。

流行病学

尽管PIDs相关的200多种基因缺陷均非常罕见,但此群体的发生率愈渐增高,欧洲的患病率估计为4.1/100 000[1]。

诊断

提示原发性免疫缺陷的临床特征

对感染的生理易感性与年龄有关。在0—4岁这个年龄段内，个体每年经历约 5 次感染，感染频率随年龄增加而降低。5－19 岁每年约感染 3 次，20－39 岁 2 次，40 岁之后约 1.5 次。某些原发性免疫缺陷疾病在成年之前不会出现。成人最常见的原发性免疫缺陷为常见变异型免疫缺陷病（common variable immunodeficiency，CVID），发病高峰在 20－40 岁和 50－60 岁。

医师需要辨别患者对感染的生理易感性和病理易感性。后者定义为在成人中，每年有 3 次以上的感染需要治疗（包括抗生素），且每次感染持续 4 周以上。感染病理易感性的其他指征包括异常病原体（如肺囊虫病）、慢性持续性感染、异常部位（器官脓肿）、常见病原体的异常严重感染或同一病原体引起的反复感染。PID 的其他表现包括免疫紊乱征象，通常用缩写 GARFIELD 表示。

- 肉芽肿。
- 自身免疫病。
- 反复发热和慢性炎症。
- 异常湿疹。
- 淋巴增殖性疾病。
- 慢性炎症性肠病。

由专家组杰夫瑞莫代尔基金会提出的 10 个高危指标从未经过前瞻性验证。英国的一项回顾性研究分析中，以 430 例 PID 儿童来验证这 10 个高危信号的预测价值。仅有 4 个指标具备阳性预测价值（即阳性家族史、抗生素治疗超过 2 个月、发育不良、深在性脓肿）。因此，尽管这些指标经常用于临床实践中，但在没有这些指标的情况下仍要考虑到免疫缺陷的可能。

- 1 年内 4 次或 4 次以上的新发耳部感染（儿童），2 次或 2 次以上的新发耳部感染（成人）。
- 1 年内 2 次或 2 次以上严重鼻窦感染（无过敏，成人）。
- 2 个月或 2 个月以上的抗生素治疗无效（儿童）。
- 1 年内发生 2 次或 2 次以上肺炎（儿童），1 年以上肺炎（成人）。
- 婴儿体重不增或发育不良。
- 复发性皮肤深部或器官脓肿。
- 持续的口咽部念珠菌或皮肤真菌感染。
- 需要静脉输注抗生素来清除感染。
- 2 种或 2 种以上的深部感染，包括败血症。
- 原发性免疫缺陷家族史。

其他高危指标包括复发性细菌或真菌感染，复发性病毒感染（如疱疹、疣、尖锐湿疣），合并有慢性腹泻伴体重下降，每年 1 次肺炎发作并持续 1 年以上，淋巴网状系统恶性肿瘤（如染色体断裂增多相关疾病中的淋巴瘤、CVID 中的肠道淋巴瘤），综合征方面[如迪格奥尔格（DiGeorge）综合征，常染色体显性遗传高 IgE 综合征]，白化病[如谢迪埃克-赫加希（Chediak-Higashi）综合征]和具有 X 连锁遗传或亲代血缘关系的病史。其所涉及的微生物种类，特别是不典型微生物，需行进一步研究。免疫缺陷患者中，皮肤感染一般表现为两种情况：一种是由正常个体中通常不致病的微生物引起的；另一种则是致病菌为常见微生物，但与免疫正常患者相比感染表现更为严重。过敏性/特应性表现在 PIDs 中很常见，但表现可能异常严重。自身免疫病和恶性疾病虽然不常见，但发病率有所升高。光敏性皮疹可能是某些疾病的一个特殊表现，如与 DNA 修复障碍相关的免疫缺陷。

某些情况下，如免疫球蛋白 A（IgA）缺乏，可能伴有胶原血管或其他免疫病理异常相关疾病的家族史。遗传性免疫缺陷携带者或受原发性免疫缺陷轻度变异影响的年长亲属可能有自身免疫性表现，[如口腔溃疡和慢性肉芽肿性疾病（CGD）]的 SLE 变异型或恶性肿瘤病史[X 连锁淋巴组织综合征（XLP）或维斯科特-奥尔德里奇（Wiskott-Aldrich）综合征（WAS）]。

原发性免疫缺陷相关的感染性疾病

水疱性病变或脓肿是 PID 易被忽视的表现。最典型的主要见于中性粒细胞相关疾病，如慢性肉芽肿性疾病（CGD）、Chediak-Higashi 综合征、白细胞黏附障碍和中性粒细胞特异性颗粒缺乏，但也见于高 IgE 综合征和抗体缺陷，如 X 连锁淋巴组织综合征（XLA）或补体疾病。然而，在这些疾病中，通常皮肤感染的同时会伴有其他部位感染。

皮肤和黏膜溃疡是若干种免疫缺陷状态的特征性表现和白细胞黏附障碍的标志。虽然感染被认为是皮肤溃疡的可能原因，但溃疡的出现难以明确是致病微生物的作用，中性粒细胞在小血管中累积，直至发生阻塞和组织坏死可能也是一个重要因素。溃疡也是中性粒细胞减少症的特征，包括先天性中性粒细胞减少症、周期性中性粒细胞减少症和 Chediak-Higashi 综合征。单纯疱疹病毒（HSV）引起的皮肤溃疡逐渐扩大，提示 T 淋巴细胞缺陷，但在 X 连锁淋巴组织综合征（XLA）中也有报道。

HSV 或水痘病毒极其严重或泛发感染，包括出血性水痘中的血疱，是 T 淋巴细胞缺陷的特征。大疱性脓疱疮伴清亮的水疱可能是中性粒细胞减少的一个表现。婴儿期高 IgE 综合征中皮肤受累表现为水疱已有报道。

寻常型病毒疣对免疫缺陷一般无提示意义。然而，疣体快速生长，特别是异常巨大或广泛的感染提示潜在免疫缺陷[2]。严重的泛发性传染性软疣见于免疫缺陷相关的疾病，如 WAS、CD40 配体缺乏和 DOCK8 缺陷综合征。

难治性皮肤和黏膜念珠菌感染是某些免疫功能障碍的特征性表现，尤其是重度联合免疫缺陷障碍(SCID)和 T 淋巴细胞缺陷。尽管如此，系统性念珠菌感染却相当罕见。持续性皮肤和黏膜念珠菌感染系统治疗反应不佳，提示慢性皮肤黏膜念珠菌病。侵入性真菌感染是中性粒细胞缺乏的标志[3]。

免疫缺陷相关非感染性非特异性表现

湿疹是某些原发性免疫缺陷疾病如 WAS 的特征性皮肤表现，并在其他疾病包括选择性 IgA 缺乏、选择性 IgM 缺乏、共济失调毛细血管扩张症和联合免疫缺陷等的发生率高于预期值。

同其他儿童一样，麻疹样皮疹有时由病毒感染引发，但在 SCID 患者中常是急性移植物抗宿主反应的表现，一般是由于母胎植入，或在出生后输注未经辐照的血液制品后，由第三方植入活化淋巴细胞引起。严重 T 淋巴细胞免疫缺陷患者接种麻疹、腮腺炎、风疹或水痘等活疫苗后可出现类似皮疹。

血小板减少引起的瘀点是 WAS 的一个高度特异性表现，也可发生在 Fanconi 贫血，先天性角化不良，Schwachman-Diamond 综合征和 Chediak-Higashi 综合征。

血管病变很少被视为自身免疫的表现，在 XLP、自身免疫淋巴增生性综合征(ALPS)和免疫失调多内分泌病肠病 X 连锁(IPEX)综合征及 CVID 中均有文献报道。

核因子 κB 基本调制器基因(NEMO)缺乏症和 Comel-Netherton 综合征中可出现鱼鳞病的表现。

早发型红皮病与婴儿发育不良共存高度提示免疫缺陷，通常是由于活化的 T 淋巴细胞失调侵袭皮肤所致。在某些病例中，这些是母系来源的，代表了真正的移植物抗宿主病，而在其他病例中，婴儿自身 T 淋巴细胞的异常克隆也会引起类似的反应，导致一种名为奥门综合征(Omenn syndrome)的疾病，即 SCID 的一种“漏出”形式。

PIDs 患者可出现硬结性红斑丘疹和斑块，伴有中央鳞屑、瘢痕、萎缩或溃疡，组织学表现为干酪样肉芽肿。这些情况报道于常见变异型免疫缺陷病、XLA、共济失调毛细血管扩张症、CGD、重组酶激活基因(RAG)缺失和线粒体 RNA 加工内核糖核酸酶(RMRP)缺陷相关的疾病[4]。

在多种补体缺陷的患者中，最常见的是 C2 缺乏，也存在 C3、C4、C1q 和 C1 酯酶抑制剂缺乏，会出现与典型的系统性红斑狼疮和盘状红斑狼疮类似的皮肤表现，但仅伴有轻微的系统表现，血浆无或仅有极低滴度的抗核抗体。在这些患者中，这种综合征可能早在出生后的第一年就开始发病，并且许多患者易患某种特定的感染，如脑膜炎球菌性脑膜炎。因此，类似红斑狼疮的疾病合并某些类型的反复感染高度提示遗传性补体缺陷相关疾病。

IgA 缺乏症患者 SLE 发病率增加，X 连锁 CGD 基因的女性携带者出现与盘状红斑狼疮相似的皮肤病变。

色素减退或色素沉着是少数免疫缺陷疾病的特征，特别是某些具备潜在 DNA 修复障碍的疾病，如布鲁姆综合征或尼梅亨断裂综合征。皮肤或毛发色素减退也是 Chediak-Higashi 和 Griscelli 综合征的特征。

实验室诊断

遗传诊断最好在临床和实验室免疫学研究的背景下进行。尽管全基因组测序愈渐低廉和便捷，但在缺乏临床和实验室免疫信息的情况下，对数据的解释实属困难。在进行更为专业的遗传学检测前，常规免疫学检查是必要的，其中包括 IgG、IgA、IgM 和 IgE，血细胞计数和白细胞差异计数在免疫缺陷筛查中至关重要(如中性粒细胞减少症、淋巴细胞减少症、单核细胞减少症或嗜酸性粒细胞增多症可能提供重要线索)。在儿科，这些数值必须与不同年龄相对应的正常值进行比较。接种后特异性抗体的滴度表明存在足够的 B 和 T 淋巴细胞相互作用及抗体产生。IgG 种类几乎无法确定，这只适用于 IgG 正常的病例，而不是典型的体液免疫缺陷。专业实验室进行的淋巴细胞亚群流式细胞术分析是临床免疫学家的一项重要工具，主要用于 PID 患者检查结果的解释分析。

免疫系统功能检查包括补体功能试验(如 CH50、AP50)、淋巴细胞增殖细胞周期试验(如共济失调性毛细血管扩张症)、细胞毒性试验(免疫失调性免疫缺陷)、凋亡试验(如 ALPS)和细胞因子模拟外周血单核细胞试验及钙动员试验。发现基因突变并不意味着它一定是导致疾病的原因，因此基因分析和数据需结合临床及免疫背景来解释。

治疗

尽管少数 PIDs 不需要特异性治疗(如选择性 IgA 免疫球蛋白缺乏症)，多数则需要强化治疗(如造血干细胞移植或基因治疗 SCID、CGD 和其他的 PIDs)。在许多 PIDs 中,常规免疫球蛋白替代能显著改变预后,如 CVID 和无丙种球蛋白血症。一旦建立足够的 IgG 滴度水平,大多数感染性并发症明显减少。在某些 PIDs 中,支持治疗是关键(如 CGD:抗菌和抗真菌预防)。自身免疫或自身炎症并发症可能需要免疫抑制或免疫调节治疗[如肉芽肿性器官疾病中的类固醇,爱泼斯坦-巴尔病毒(Epstein-Barr)并发症中的抗 CD20 治疗]。

伴有皮肤表现的原发性免疫缺陷

国际免疫学会联盟(IUIS)[1]专家委员会对原发性免疫缺陷定期进行分类。

PID 的分类如下。

- Ⅰ:联合免疫缺陷。
- Ⅱ:联合免疫缺陷相关综合征。
- Ⅲ:主要是抗体缺陷。
- Ⅳ:免疫失调疾病。
- Ⅴ:吞噬细胞数量和功能的先天缺陷。
- Ⅵ:固有免疫缺陷。
- Ⅶ:自身炎症性疾病。
- Ⅷ:补体缺陷。

皮肤是一个重要的机械屏障,是先天性免疫系统的重要组成部分,也是对感染进行先天性和适应性免疫应答的部位。因此,皮肤感染及其他皮肤病表现是 PID 的共同特征也就不足为奇了。据估计,近 50%患有 PID 的儿童有皮肤表现。在本章中,将不会完全涵盖 200 多个基因定义的 PIDS,而是重点关注皮肤表现突出及伴有毛发、指(趾)甲和汗腺改变的 PIDs(表 82.1)。

表 82.1 具有特征性皮肤表现及毛发、指(趾)甲和汗腺受累的原发性免疫缺陷

疾病	序列	基因	主要免疫缺陷	主要皮肤表现
重度联合免疫缺陷				
X 连锁	300400	*IL2RG*	SCID	细菌,病毒,真菌皮肤感染,卡介苗结节
JAK3 缺陷	600173	*JAK3*	SCID	细菌,病毒,真菌皮肤感染,卡介苗结节
IL7Ra 缺陷	146661	*IL7Ra*	SCID	细菌,病毒,真菌皮肤感染,卡介苗结节
ADA 缺陷	608958	*ADA*	SCID	细菌,病毒,真菌皮肤感染,卡介苗结节,隆突性纤维肉瘤
Artemis 缺陷	602450	*DCLRE1C*	SCID	细菌,病毒,真菌皮肤感染,卡介苗结节
RAG1 缺陷	601457	*RAG1*	SCID/CID	细菌,病毒,真菌皮肤感染,卡介苗结节,偶见肉芽肿
RAG2 缺陷	179616	*RAG2*	SCID/CID	细菌,病毒,真菌皮肤感染,卡介苗结节,偶见肉芽肿
ORAI-1	610277	*ORAI1*	SCID	外胚层发育不良
STIM-1	605921	*STIM1*	SCID	外胚层发育不良
FOXN1	601705	*FOXN1*	SCID	先天性脱发,指甲营养不良
DiGeorge 综合征	188400	*TBX1*	SCID/CID/Omenn	Omenn 特征,自身免疫性白癜风
CHARGE 综合征	214800	*CHD7*	SCID	Omenn 特征,自身免疫性白癜风
Omenn 综合征	603554	通常 *RAG1/2*,但是其他 SCID 基因也有描述	SCID/CID	红皮病,脱发,淋巴结增大
联合免疫缺陷				
Wiskott-Aldrich 综合征	301000	*WAS*	CID	湿疹,瘀点,挫伤,重度传染性软疣和水痘-带状疱疹病毒感染
DOCK8 缺陷	243700	*DOCK8*	CID	特应性湿疹,泛发性毁容性皮肤带状疱疹并发症,人乳头瘤病毒,传染性软疣和水痘病毒感染

（续 表）

疾病	序列	基因	主要免疫缺陷	主要皮肤表现
性连锁高 IgM 综合征	308230	*CD40LG*	CID	口腔溃疡，重度皮肤铜绿假单胞菌感染
CD40 缺陷	606843	*CD40*	CID	口腔溃疡，重度皮肤铜绿假单胞菌感染
MHC-Ⅰ缺陷	604571	*TAP1*， *TAP2*， *TAPBP*	CID	四肢和面中部坏死性肉芽肿皮肤改变
性连锁淋巴增殖综合征	300490	*SH2D1A*	CID	血管炎，结节性多动脉炎
X 连锁凋亡抑制	300079	*BIRC4*	CID	皮肤脓肿、瘘管
Comel-Netherton 综合征	256500	*SPINK5*	CID	套叠性脆发，鱼鳞病样红皮病和特应性湿疹
软骨毛发发育不全	250250	*RMRP*	CID/SCID	毛发稀疏，脱发，短肢侏儒症，皮肤癌，少有皮肤肉芽肿
DNA 修复缺陷				
共济失调性毛细血管扩张症	607585	*ATM*	CID	毛细血管扩张，咖啡斑，肉芽肿(部分患者)
Nijmegen 断裂综合征	602667	*NBS1*	CID	小头畸形，光敏，银屑病样病变，色素沉着或色素减退
LIG4 综合征	606593	*LIG4*	CID/SCID	光敏，银屑病样病变，色素沉着或色素减退
SCID 伴小头畸形、生长迟缓和对电离辐射敏感	611291	*NHEJ1*	CID/SCID	光敏，银屑病样病变，色素沉着或色素减退
Bloom 综合征	604610	*BLM*	CID	光敏，面颊皮疹
免疫缺陷-着丝粒不稳定-面先天性畸形(ICF)综合征	242860	*DNMT3B*， *ZBTB24*	CID	泛发性表皮疣和真菌感染
先天性角化不良	305000， 127550， 613989， 604319， 606471， 613987， 604173， 613988， 612199， 615190	*DKC1*， *TERC*， *TERT*， *TINF2*， *NOP10*， *NHP2*， *C16orf57*， *TCAB1*， *CTC1*， *RETL1*	CID	白斑病，口腔溃疡和网状色素沉着，掌部角化过度，口周网状色素沉着，甲营养不良
Fanconi 贫血	227650， 300514， 227615， 605724， 227646， 600901， 603467， 614082， 609053， 609054， 614083， 614087， 610832， 613390， 613951， 615272	*FANCA*， *FANCB*， *FANCC*， *BRCA2*， *FANCD2*， *FANCE*， *FANCF*， *FANCG*， *FANCI*， *BRIP1*， *FANCL*， *FANCM*， *PALB2*， *RAD51C*， *SLX4*， *ERCC4*	CID	皮肤黄褐色色素沉着，阳光暴露部位雀斑样色素沉着斑或分布更广的色沉。点片状色素减退，色素减退斑和咖啡斑

（续 表）

疾病	序列	基因	主要免疫缺陷	主要皮肤表现
抗体缺陷				
X-连锁无丙种球蛋白血症	300755	*BTK*	抗体缺陷	皮肤脓毒症，Stevens-Johnson 综合征，白癜风，斑秃
常染色体隐性型无丙种球蛋白血症	601495，613500，613501，613502，613506，612692，615214	*IGHM*，*IGLL*，*CD79A*，*BLNK*，*LRCC8*，*CD79B*，*PIK3R1*	抗体缺陷	皮肤脓毒症
PIK3CD	602839	*PIK3CD*	抗体缺陷	皮肤、唾液腺、泪腺、牙周脓肿，眼眶蜂窝织炎
常见变异型免疫缺陷病	607594，240500，613493，613494，613495，613496，614699，614700，615577，615767	*ICOS*，*TNFRSF13B*，*CD19*，*TNFRSF13C*，*MS4A1*，*CD81*，*CR2*，*LRBA*，*NFKB2*，*IL21*	CID，自身免疫	白癜风，湿疹，血管炎，瘀点，皮肤感染，结节样皮肤肉芽肿，皮肌炎，红斑狼疮
免疫失调				
Chediak-Higashi 综合征	214500	*LYST*	伴白化病的免疫缺陷	眼部周围皮肤白化病，局部白化病
Griscelli 综合征 2 型	607624	*RAB27A*	伴白化病的免疫缺陷	皮肤色素减轻，银白色头发，组织细胞吞噬性脂膜炎
Hermansky-Pudlak 综合征	608233	*AP3B1*	伴白化病的免疫缺陷	眼皮肤白化病伴中性粒细胞减少
免疫失调，多种内分泌疾病，肠道病，性联遗传(IPEX)综合征	304790	*FOXP3*		新生儿皮疹或湿疹常伴有早发型胰岛素依赖型糖尿病，自身免疫性肠病
自身免疫淋巴增生综合征	601859，603909，607271	*FASLG*，*TNFRSF6*，*CASP10*，*CASP8*		罕见儿童线状 IgA 大疱病、血管炎和荨麻疹，常见淋巴结增大
吞噬细胞缺陷				
慢性肉芽肿病	306400，233700，233690，233710，613960	*CYBB*，*NCF1*，*CYBA*，*NCF2*，*NCF4*	吞噬细胞功能缺陷	新生儿脓疱病，非特异性口周脓疱疹，皮肤破损处脓疱样或湿疹样改变，随后结节样改变并形成坏死性溃疡。鼻、眼、嘴和脸颊周围半透明丘疹。疫苗接种部位皮下结节，甚至溃疡形成。手术伤口愈合不良。肛周脓肿，慢性化脓性甲沟炎，头皮毛囊炎，溃疡性口炎

（续 表）

疾病	序列	基因	主要免疫缺陷	主要皮肤表现
先天性中性粒细胞减少症	202700，610738，612541，615285，616022，232220，600871，245000，604173，300299	*ELANE*，*HAX1*，*G6PC3*，*VPS45A*，*JAGN1*，*GFI1*，*GSD1b*，*CTSC*，*WAS*	中性粒分化缺陷	鼻炎、皮肤脓肿、口腔溃疡、牙龈炎和早期恒牙脱落
中性粒细胞黏附缺陷	116920，266265，612840	*ITGB2*，*SLC35C1*，*KIND3*	中性粒细胞迁移缺陷	脐带延迟脱落，脐炎，快速进行性糜烂性肛周溃疡，牙龈炎，溃疡性口炎，牙周炎，炎症性皮炎，类似坏疽性脓皮病
固有免疫缺陷				
NF-κB 通路相关免疫缺陷	300291，164008	*IKBKG*，*IKBKA*		头发稀疏，圆锥形牙齿，缺乏汗腺
Toll 样受体通路缺陷	607676，612260	*IRAK4*，*MYD88*		皮肤脓毒症
疣、低丙种球蛋白血症、感染、无效生成性慢性粒细胞缺乏（WHIM）综合征	193670	*CXCR4*		严重泛发性疣，累及所有皮肤和黏膜组织，伴有低丙种球蛋白血症和中性粒细胞减少
疣状表皮发育不良	226400	*EVER1* *EVER2*		与WHIM 综合征相似，人类乳头瘤病毒感染的易感性增加，表现为广泛的扁平疣和花斑糠疹样皮损和疣状皮肤癌，不伴中性粒细胞减少和低丙种球蛋白血症
常染色体显性遗传高 IgE 综合征	147060	*STAT3*		慢性皮炎及反复肺部及皮肤感染，婴儿期非特异性剥脱性丘疹及脓疱疹，分布于头皮、头皮边缘、臀部及皱褶近端部位，疖病及葡萄球菌肺部感染、口腔念珠菌病及念珠菌甲感染均属常见
慢性黏膜皮肤念珠菌病	240300，212050，607644，613108，613953，613956，614162	*AIRE*，*CARD9*，*CANDN1*，*CLEC7A*，*IL17RA*，*IL17F*，gain-of-function *STAT1*		外胚层发育不良伴甲真菌病，慢性表浅性黏膜念珠菌病，尤其影响口咽黏膜和会阴部
补体病				
C1q	613652	*C1QA*，*C1QB*，*C1QC*		系统性红斑狼疮，复发性皮损
C1r	216950	*C1R*		狼疮样症状
C1s	613783	*C1S*		系统性红斑狼疮
C2	217000	*C2*		过敏性紫癜，系统性红斑狼疮，多发性动脉炎，多发性肌炎，血管炎

（续 表）

疾病	序列	基因	主要免疫缺陷	主要皮肤表现
C3	613779	*C3*		反复细菌感染，特别是芽孢菌，系统性红斑狼疮
C4	614380 614379	*C4A* *C4B*		系统性红斑狼疮，过敏性紫癜
C5	609536	*C5*		系统性红斑狼疮，奈瑟菌感染
C6	612446	*C6*		脑膜炎球菌感染
C7	610102	*C7*		复发性脑膜炎球菌感染，坏疽性脓皮病
C8	613790 120690	*C8A* *C8B*		反复奈瑟菌感染
C9	613825	*C9*		系统性脑膜炎球菌感染
C1 酯酶抑制因子	106100	*C1NH*		局灶性局部皮下水肿，罕见系统性红斑狼疮
H 因子	609814	*HF1*		复发性细菌感染，非典型性溶血性尿毒综合征
I 因子	610984	*CFI*		反复细菌感染，非典型性溶血性尿毒综合征，罕见系统性红斑狼疮

联合免疫缺陷

重症联合免疫缺陷病

重症联合免疫缺陷病至少包括 12 种遗传亚型，该病主要是因为成熟 T 淋巴细胞发育或功能障碍所致的 T 淋巴细胞受损。此外，B 淋巴细胞活性和抗体产生也受到严重的损害。典型的临床表现是反复严重感染、慢性腹泻和相关的发育不良。若未进行造血干细胞移植（或在某些疾病中进行基因治疗），患儿通常在刚出生的数月内就会死亡。重症联合免疫缺陷症病的皮肤表现可能是临床诊断的线索之一。

重症联合免疫缺陷病的皮肤表现多种多样

重度联合免疫缺陷病患者由于皮肤屏障功能减退及获得性免疫受损，皮肤出现严重感染甚至溃烂。未能早期诊断的患儿在尿布衬垫区常常出现革兰阴性菌或真菌感染所致的深度皮肤溃疡（图 82.1）。最近，随着一些国家引入减毒活轮状病毒感染，长期腹泻及继发的局部皮肤感染很可能变得更加普遍。

慢性会阴念珠菌病

T 淋巴细胞缺陷有时合并自然杀伤（NK）细胞缺陷可出现持续性皮肤念珠菌感染。

红皮病

伴有发热的麻疹样皮疹，逐渐进展为失蛋白的融合性剥脱性红斑，这可能是由移植物抗宿主病而导致的。通常情况下，这是造血干细胞移植后的并发症，但对于有严重 T 淋巴细胞免疫缺陷的患者来说，非

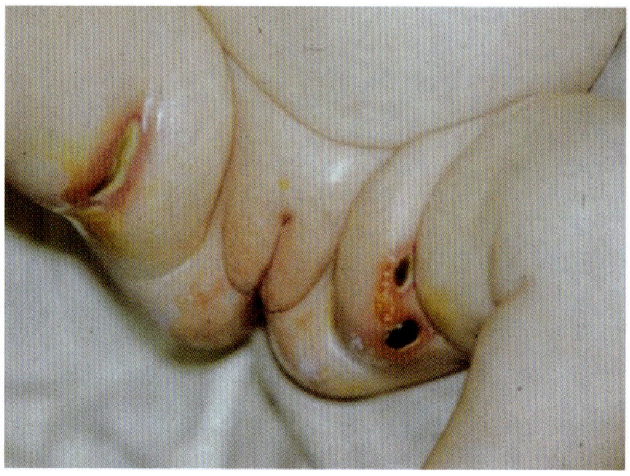

图 82.1 患重症联合免疫缺陷病的婴儿会阴部溃疡形成

宿主 T 淋巴细胞会导致严重的、通常是致命的移植物抗宿主病，最常见于经胎盘母体 T 淋巴细胞移植后（图 82.2），但输入未经辐照的血液制品也可能传入免疫活性的 HLA 反应 T 淋巴细胞。组织学检查有助于明确诊断，而循环淋巴细胞的遗传多态性分析可以帮助判断细胞来源。

Omenn 综合征的特点是全身增厚的红斑皮疹，常伴有鳞屑和红皮病[5]。最初的表现可能是丘疹后逐渐融合，皮肤往往会出现“皮革样”增厚，逐渐累及头发，甚至眉毛，常会发生脱落（图 82.3）。皮疹可能在出生时出现，或在生下来的前几周内逐渐出现。另外还可出现淋巴结增大，尤其是腋窝和腹股沟淋巴结，血清 IgE 水平升高，嗜酸性粒细胞明显增多和联

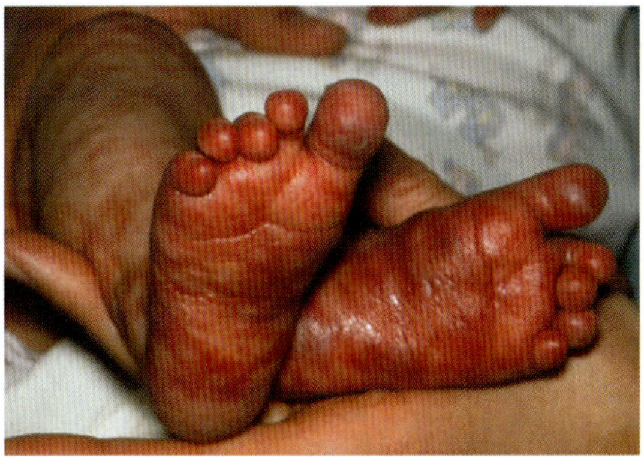

图 82.2 JAK 3 缺陷型重度联合免疫缺陷病婴儿的母体移植物抗宿主病

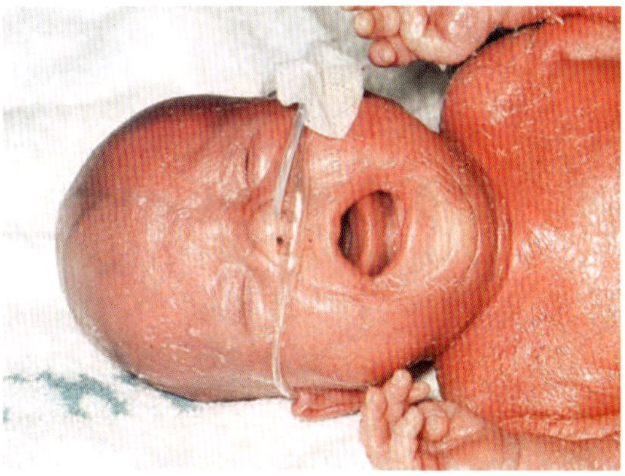

图 82.3 Omenn 综合征表现有特征性红皮病和脱发

合免疫缺陷。儿童常于婴儿早期发病，也可能在出生后第一年末出现，并出现腹泻、发育不良和长期感染，重度联合免疫缺陷病的其他类型也可见。活化单克隆功能不良的 T 淋巴细胞数量异常多，其 Vβ 储备受限，循环中存在大量的炎症细胞因子。外周血 B 淋巴细胞数量少或缺失，除 IgE 外，其他类别的免疫球蛋白水平也明显减少。临床表现可能与母胎植入的重度联合免疫缺陷病相似。皮肤组织学表现为真皮血管周围淋巴组织细胞大量浸润，由活化的 T 淋巴细胞和大量嗜酸性粒细胞组成，S100 阳性的朗格汉斯细胞通常缺失且无亲表皮性。淋巴结结构紊乱，其间充满大量的 S100 阳性树突网状细胞，未见生发中心，缺乏 B 细胞、少许 T 淋巴细胞。皮肤中活化的单克隆淋巴细胞似乎会刺激朗格汉斯细胞迁移到淋巴结、肝和脾，上述器官的淋巴组织均遭到严重破坏。分子遗传学研究以确定血液中 T 淋巴细胞的来源（母体或自体）将鉴别 Omenn 综合征和移植物抗宿主反应。钙调磷酸酶抑制剂和干扰素 γ 可改善临床症状，但造血干细胞移植是唯一有效的治疗方法。

肉芽肿性皮肤病变

皮肤可出现青斑样改变的肉芽肿[4]。这些皮肤肉芽肿已在不同的 PIDS 中观察到，包括不典型的 SCID，其中保留了自体 T 和 B 淋巴细胞的残余功能。病理组织学上为上皮样和非干酪样肉芽肿（图 82.4）。

Calmette-Guérin 杆菌感染

在某些地区，SCID 患儿做出免疫学诊断之前，可能在出生一周内注射减毒卡介苗。多数患者感染后呈潜伏状态，但有部分患者出现播散性结核，可影响许多器官，累及皮肤时见散在结节，活检后发现这些结节含有抗酸杆菌（图 82.5）。由于移植术后正常 T

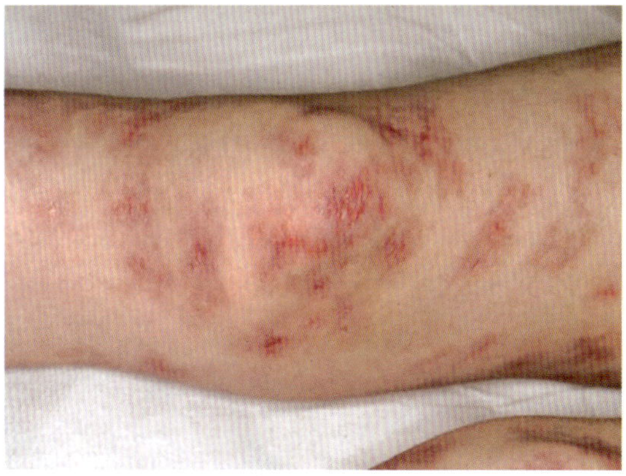

图 82.4 非典型重度联合免疫缺陷症患儿的炎性肉芽肿性皮损

淋巴细胞免疫系统的建立，使这些结节产生炎症反应，后可逐渐形成窦道脓肿，特别是在淋巴结中。

一些特殊的 SCID 基因型除上述特征外，还出现其他特殊的皮肤表现。

- 腺苷酸脱氨酶（ADA）缺乏：这些患者患有一种罕见的恶性皮肤肿瘤——隆突性皮肤纤维肉瘤。此外，骨骼畸形（肋骨末端的凹陷畸形，以及椎体突和肩胛骨的异常）在多达 50% 的 ADA 缺乏病例中都有报道。
- 钙通道缺损（*ORAI*-1，*STIM*-1）：部分患者有外胚层发育不良和肌病。
- 翼状螺旋域缺失（裸露表型-*FOXN*1）：这类型 SCID 出现先天性脱发和指甲营养不良。
- 完全性 DiGeorge 综合征和 CHARGE 综合征：DiGeorge 综合征是一种比较常见的综合征（1/4000），典型表现为先天性心脏病、胸腺发育不良、低钙血症及典型的面部畸形。CHARGE 综合征是一种与心脏和食管异常相关的疾病。

第6部分

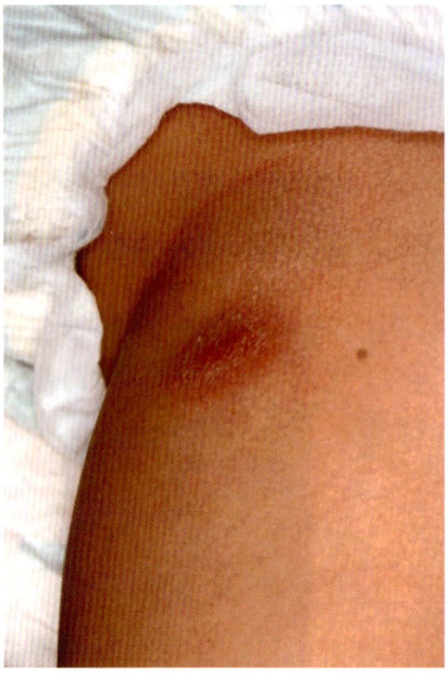

图 82.5 严重联合免疫缺陷症患儿接种卡介苗(BCG)后的皮肤表现

活检发现抗酸杆菌，并可分离出卡介苗分支杆菌。

这两种病均会出现胸腺发育不全和 T 淋巴细胞缺失。皮肤表现为湿疹性皮炎伴淋巴结增大，类似于 Omenn 综合征。部分患者还可出现自身免疫现象如白癜风。

其他联合免疫缺陷症

Wiskott-Aldrich 综合征

这种 X 连锁隐性遗传病以免疫缺陷、血小板减少、湿疹和高发的自身免疫病及恶性肿瘤为特征。编码 Wiskott-Aldrich 综合征蛋白（WASP）的基因只存在于骨髓来源细胞中，该蛋白是控制肌动蛋白微丝组装和细胞表面受体正确组装及细胞运动所必需。一些患者表达了有缺陷的 WASP，则会出现较轻的临床表现，这种现象被称为 X-连锁血小板减少症，其特征是血小板减少和出血倾向，但不出现湿疹或免疫缺陷。外显子 1-3 的错义突变表达正常蛋白质，但大多数其他类型突变则导致 WASP 的缺失。完全不表达 WASP 的患者通常表现为血小板减少、反复感染和湿疹的典型三联征（图 82.6），但严重程度各不相同，有些患者的湿疹非常轻微。一般来说，除有特征性紫癜和搔抓后出血表现的患者外，它与特应性皮炎是无法区分的。这种伴有擦伤、瘀斑和出血的现象通常出现在儿童早期，血小板减少和出血发作可能需要血小板输注。疱疹病毒感染较难控制，包括单纯疱疹病毒和水痘-带状疱疹病毒感染，可能引起严重且反复发作的疾病。脓疱病、蜂窝织炎和皮肤脓肿非常常见，广泛的传染性软疣和病毒疣及严重的瘀斑有助于临床鉴别 Wiskott-Aldrich 综合征与轻度的湿疹。实际上，Wiskott-Aldrich 综合征以非常广泛的传染性软疣为特征。感染加重出血倾向，出血可能导致早期死亡。随着年龄的增长，感染性并发症取代出血成为死亡的主要原因。自身免疫病（尤其是自身免疫性溶血性贫血和血管炎），以及恶性肿瘤（尤其是淋巴系统恶性肿瘤），随着年龄的增长而更加普遍，在许多情况下与 Epstein-Barr 病毒感染的异常持续有关。伴有平均血小板体积异常变小（<5fl）的血小板减少可作为标志性诊断。免疫缺陷的严重程度不一，但随着年龄逐渐加重，细胞免疫和体液免疫均受到影响。血小板输注（经辐照处理以预防移植物-宿主病）可以控制急性出血。尽量避免采用脾切除术和全身糖皮质激素治疗，因为会增加感染和死亡的风险。湿疹样改变可以局部应用糖皮质激素。无论是否预防性使用抗生素，静脉注射丙球都能减少细菌性鼻窦感染，并且在大剂量下可以帮助治疗自身免疫现象。仅采取这些治疗性措施不能明显改善预后。造血干细胞移植（HSCT）可实现免疫系统和血液系统重建，尽管发生 EB 病毒所致淋巴细胞增生性疾病的风险较高，但效果良好，自 2000 年以来移植后 5 年总存活率为 90%[6]。

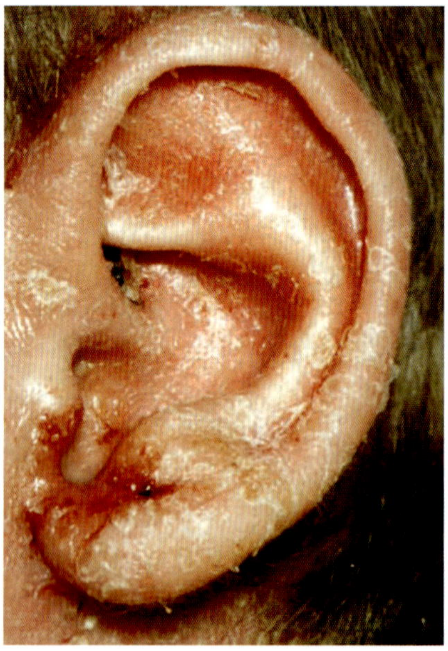

图 82.6 Wiskott-Aldrich 综合征患儿的严重湿疹

DOCK8 缺陷

胞质分裂因子 8（*DOCK8*）突变是导致常染色体隐性联合免疫缺陷并伴有高 IgE 的原因。皮肤表现包括特应性皮炎。DOCK8 缺陷最显著的特征是易受广泛的、变形的、多种病毒同时发生的皮肤感染，特别是 HSV、人乳头瘤病毒、传染性软疣和水痘-带状疱疹病毒[7]（图 82.7）。还有金黄色葡萄球菌皮肤脓肿和软组织感染。其他侵袭性感染也有描述，包括反复发作性鼻窦感染和脑膜炎，来自广谱的革兰阳性和革兰阴性菌，以及胞内真菌，如荚膜组织胞质菌、黏膜皮肤念珠菌病和反复胃肠道感染也较常见。患者也可能出现严重和广泛的食物过敏。血清 IgE 水平升高，嗜酸性粒细胞增多。DOCK8 缺陷症的患者恶性肿瘤的风险很高，特别是淋巴瘤和鳞状细胞癌。HSCT 治疗有效。

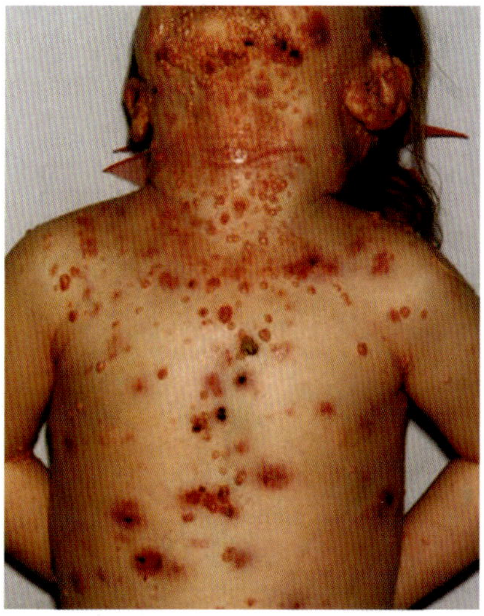

图 82.7 DOCK8 缺陷患儿的严重传染性软疣

CD 40 配体和 CD 40 缺陷

皮肤表现与同时存在的中性粒细胞减少有关，包括口腔溃疡。严重的皮肤感染，特别是铜绿假单胞菌感染可能发生。

Ⅰ类主要组织相容性复合体缺陷

临床上，这种疾病比Ⅱ类主要组织相容性复合体（MHC）缺陷要轻，其症状通常要到儿童晚期才开始，并且是由与抗原处理相关的转运体 1 或 2 或 TAP 结合蛋白缺乏引起。反复呼吸道感染导致支气管扩张和鼻窦问题常见。胃肠道症状很少见。最突出的临床表现是坏死性肉芽肿性病变，主要累及四肢（图 82.8）和面中部。这个病变开始于一个小脓疱或皮下结节后逐渐扩张甚至形成溃疡。皮损愈合缓慢，通常会留下色素沉着性瘢痕。面中部病变可能具有严重毁容性，类似中线肉芽肿。诊断依据是外周血中 HLAⅠ类表达缺失。治疗：有针对性应用抗生素（以痰培养为依据）以预防或减轻肺部疾病；理疗和支气管扩张药（视需要而定）。预防性连续性抗生素使用或许有所帮助，但尚未证明。

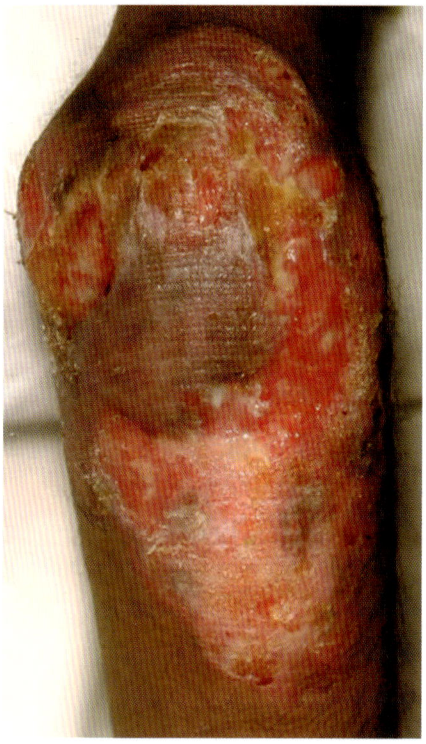

图 82.8 *TAP1* 缺陷患儿膝盖上的无菌性坏死性肉芽肿性病变

X-连锁淋巴细胞增生综合征

该病可出现暴发性致命性 E-B 病毒传染性单核细胞增多症，且是一种 X-连锁免疫缺陷病，在邓肯家族中首次发现。邓肯家族是美国中西部的一个大家庭，其中有 6 个男孩感染该病，这种疾病最初就以邓肯家族的名字命名（邓肯病）。有 3 种常见的临床表现，暴发性传染性单核细胞增多症（58%），免疫球蛋白异常血症后常演变为 CVID（31%）和 EB 病毒所致的 B 淋巴瘤，通常为结外淋巴瘤，会影响胃肠道或中枢神经系统（20%）。患者较少出现血管炎、再生障碍性贫血、噬细胞性淋巴组织细胞增多症、肺淋巴瘤样肉芽肿病或血管炎。很少有 XLP 相关性血管炎的病例被报道（图 82.9）。可出现类似血管炎的结节性多动脉炎（PAN）及中小型肌型血管炎。临床上出现 PAN 伴有明显淋巴结增大、嗜血细胞症或近期感染的男性患者应注意考虑该病。

该病预后差，EB 病毒感染初期就有很高的死亡风险，没有超过 40 岁的幸存者。大多数患者在被 EB 病毒感染之前都很健康，但其他病毒也可以作为发病诱因。该诊断包括用聚合酶链式反应在血液中显示的 Epstein-Barr 病毒基因组，以及由于免疫缺陷和对 EB 核抗原（EBNA）无抗体反应的 Epstein-Barr 病毒的异常反应。噬血细胞淋巴组织细胞增生

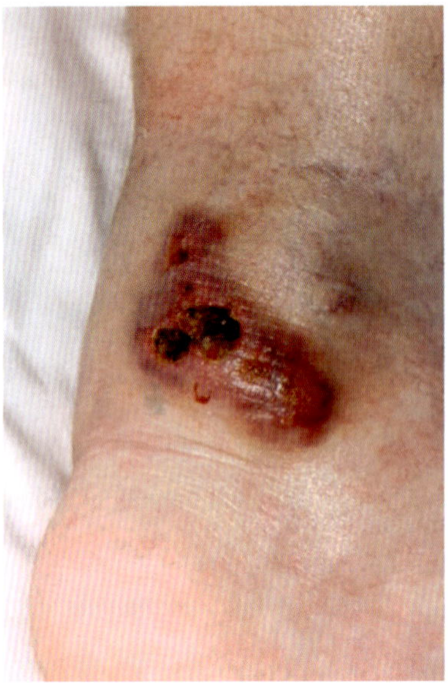

图 82.9 X 连锁淋巴增生性疾病患儿的血管炎

症(HLH)按 HLH2004 方案治疗，如果有中枢神经系统感染的证据，则采用地塞米松、依托泊苷和鞘内注射甲氨蝶呤联合治疗，以及环孢素免疫抑制；静脉注射免疫球蛋白有效，特别是当存在低丙种球蛋白血症时。

最近发现，*BIRC*4 缺陷也可出现在 X-连锁凋亡抑制蛋白(XIAP)缺陷的患者。患者也表现有 HLH，但其他症状包括克罗恩样肠病、孤立性脾大和脂肪样皮肤脓肿。HSCT 是基因缺陷的唯一治疗方法。

伴有相关或综合特征的联合免疫缺陷

DNA 修复损伤(另见第 78 章)

临床表现包括共济失调性毛细血管扩张症、Nijmegen 断裂综合征、连接酶 4(LIG4)综合征和 SCID 伴小头畸形、生长缓慢和对电离辐射的敏感性(cernunnos-XLF 缺陷)、Bloom 综合征和免疫缺陷、着丝粒不稳-面部异常(immunodeficiency，centromeric instability-facial anomalies，ICF)综合征。共济失调性毛细血管扩张症患者，在有特征性毛细血管扩张之前常表现为花纹状异常，通常这种异常首先出现在球结膜上(图 82.10)，随后可在其他地方出现，特别是在鼻、耳、肘窝和腘窝。其他 DNA 修复障碍与面部畸形有关，通常伴有身材矮小。小头畸形是特征性表现。皮肤表现包括光敏性、银屑病样和色素减退或色素沉着性皮损(图 82.11)。患者患淋巴网状组织恶性肿瘤的风险增加，泛发性疣或皮肤真菌感染是 ICF 综合征的特征(图 82.12)。

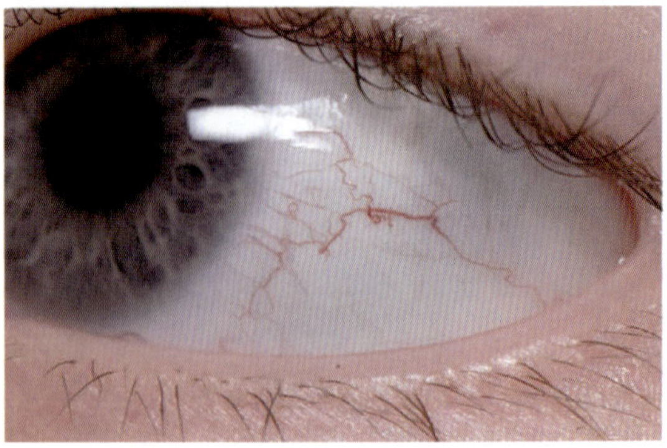

图 82.10 共济失调性毛细血管扩张症患者的球茎角膜扩张症

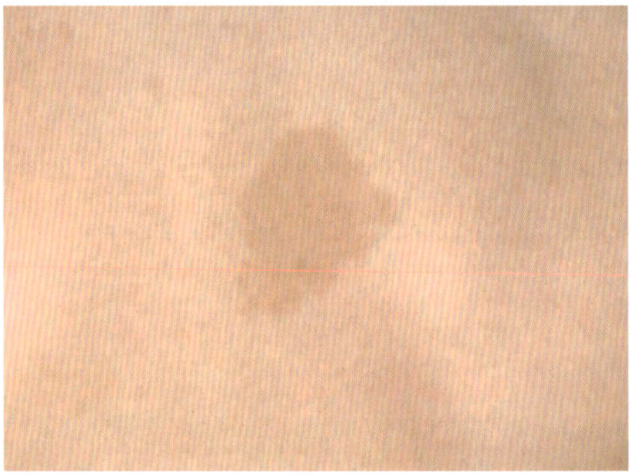

图 82.11 Bloom 综合征患者背部过多色素沉着区

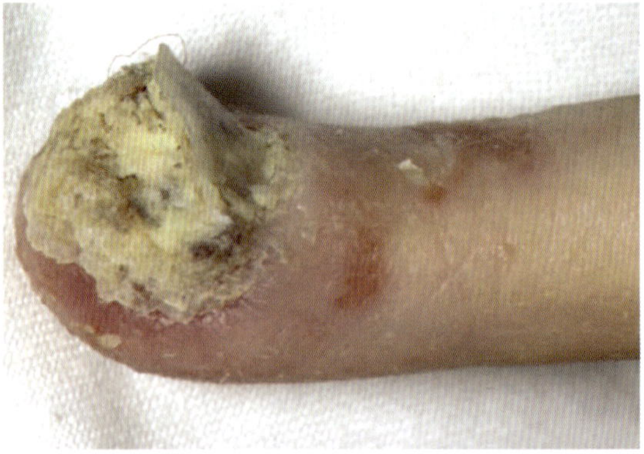

图 82.12 免疫缺陷、着丝粒不稳-面部异常(ICF)综合征中泛发性手指真菌感染

Comel-Netherton 综合征(另见第 65 章)

编码丝氨酸蛋白酶抑制剂 LEKTI 的 *SPINK*5 基因突变相关的 Comel-Netherton 综合征呈现出三种常见的婴儿鱼鳞病样红皮病、特应性体质、腹泻和发育停滞，这可能与包括轻度淋巴细胞缺乏和多糖抗

体缺陷在内的可变性免疫缺陷有关。其临床特征可能类似于 Omenn 综合征或 SCID，并伴有母胎植入、红皮病和鱼鳞病，其特征是角化异常、干燥、鱼鳞样变。毛干异常（套叠性脆发或竹节状发）具有诊断意义，但可能需数月才能发现。鉴别这些疾病十分重要，因为其他疾病可通过造血干细胞移植治疗，而康奈尔-尼顿综合征通常采用非手术治疗。也有康奈尔-尼顿综合征出现皮肤鳞状细胞癌的报道。

软骨-毛发发育不良

是一种常染色体隐性遗传的 T 淋巴细胞缺陷性疾病，通常表现为短肢侏儒和脱发。临床特点为头发、眉毛和睫毛稀少，在毛发镜检查中可观察到的特征性表现为中心色素核心的缺失。软骨-毛发发育不良为是常染色体隐性遗传性疾病，由编码内切核糖核酸酶 Rnase MRP 的 *RMRP* 基因突变导致免疫相关性软骨发育不良，表现为干骺端和脊柱发育不良，X 线检查可见严重的短小四肢及矮小骨架（－11.8 SD 至 2.1 SD）。大多数患者可见稀疏的浅色头发，但不一定出现。偶有其他典型并发症，如严重贫血、先天性巨结肠及恶性疾病如淋巴瘤和皮肤癌，还可见皮肤肉芽肿。免疫缺陷临床变化实属多样，多数患者可有 T 淋巴细胞减少，体外有丝分裂增殖反应减弱。一半的患者会出现反复感染，类似 SCID（重症联合免疫缺陷病）样症状通常具有特征性。患者对病毒易感性增强，特别是水痘-带状疱疹病毒、EB 病毒和其他人类疱疹病毒，感染后的患者死亡风险是正常人群的 300 倍。稀少浅色头发的孩子一旦出现严重的水痘或单纯疱疹病毒感染，就应考虑该病。HSCT 应评估用于治疗重度感染患者以成功纠正免疫缺陷。

先天性角化不良（另见第 69 章和 77 章）

先天性角化不良（DC）的患者容易出现反复感染、消化道症状和全血细胞减少。皮肤表现通常有黏膜白斑、口腔溃疡和网状色素沉着，主要分布于颈部、上胸部和上肢。部分患者还可出现掌部角化过度和特征性的口周网状色素沉着斑（图 82.13）。甲营养不良也是典型表现之一，起始即表现为纵裂、脆性增加、变形、折断和脱落。其他皮肤表现还包括掌跖多汗、水疱、手足发绀和稀疏头发及睫毛等秃发症。已经发现，dyskerin（*DKC1*），NOLA2（*NHP2*）或 NOLA3（*NOP10*），*TERC*、*TERT*，*TINF2*，*C16orf57*，*TCAB1*，*CTC1*，*RETL1* 及 *WRAP53* 等基因突变，这些基因均参与编码维持端粒结构所必需的蛋白。该病最为严重的一种类型可出现 Hoyeraal-Hreidarsson 综合征，患者可表现为小头畸形及小脑发育不全，或者再生障碍性贫血，进行性联合免疫缺陷合并发育迟缓，伴有低丙种球蛋白血症和淋巴细胞减少症。

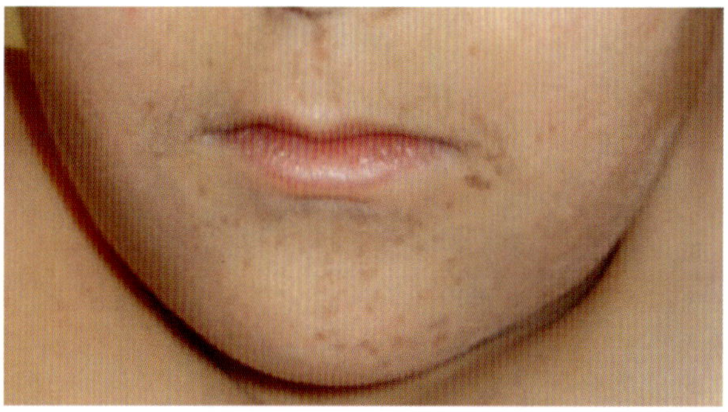

图 82.13 先天性角化不良出现典型的口周网状色素沉着

范科尼贫血（另见第 78 章）

范科尼贫血是一种染色体不稳定性疾病，其特征性表现有生长发育不良、进行性骨髓衰竭，通常还易伴恶性肿瘤。范科尼贫血患儿出生时一般为低体重儿，身材袖珍矮小。范科尼贫血的主要临床表现为儿童期和青春期进行性骨髓衰竭。通常在 4－10 岁易出现瘀点瘀斑等出血表现。除此之外，贫血和白细胞减少症等骨髓再生障碍也常出现。

主要的骨骼异常有至少累及一个拇指的缺失或发育不全，桡骨的发育不全或者缺失也较常出现。其他常见伴发症状有结构性肾畸形、内分泌疾病、生殖器发育不全、小头畸形和小眼畸形。

皮肤的主要表现为典型的黄褐色色素沉着，既可以表现为曝光部位的雀斑样色素沉着斑，还可以表现为更广泛的色素沉着，通常累及腹部、生殖器区域及褶皱区。受累皮肤还可出现点片状色素减退，色素减退斑和咖啡斑也有报道，还可伴较为严重的持续性病毒疣感染。

患儿出现白血病和其他恶性肿瘤的风险也较高，这可能是由于染色体结构的不稳定性使得染色体反复断裂和重排所致。

现在已经发现至少 16 个互补组（A-Q）及相关的基因缺陷与该病相关。范科尼蛋白参与 DNA 交联损伤的修复，部分还作用于 DNA 修复的其他途径。未经治疗的范科尼贫血患者预后不良，一旦出现骨髓衰竭，数年内即可死亡。最初，糖皮质激素、雄激素及羟甲烯龙可以用来刺激骨髓造血功能。HSCT 已成功用于治疗患者，但必须注意的是在移植前应避免使用烷化剂。患者移植后继发恶性肿瘤的风险增加。

抗体缺陷

X 连锁无丙种球蛋白血症(Bruton 综合征,XLA)

由 Bruton 于 1952 年首次发现,这种 X 连锁相关 B 淋巴细胞缺陷可表现为 B 淋巴细胞在前 B 淋巴细胞时期出现发育障碍。这是由编码细胞质酶即 Bruton 酪氨酸激酶(Btk)的基因突变所引起。

患儿通常出现所有种类的血清免疫球蛋白严重耗尽或缺失,而且在疫苗接种后无抗体生成。T 淋巴细胞数量正常,骨髓中可以发现前 B 淋巴细胞(含有细胞质 μ 链),但是外周血中却不见成熟 B 淋巴细胞。淋巴结缺乏滤泡和生发中心,任何部位都缺乏浆细胞。细胞裂解液中 btk 蛋白的缺失可以快速诊断此病。在分子学基础明确后,还可发现存在部分抗体功能的轻度表型。患儿多在 6—12 个月开始出现反复化脓性感染,这主要是来自母体的 IgG 逐渐耗尽所致。通常明确该病诊断都较为滞后;调查发现,患儿明确诊断的平均年龄为 3.5 岁,即使有阳性家族史,也需要到 2 岁才能诊断。临床表现中,肺部感染最为常见,其他还包括胃肠炎、关节炎、脑膜炎和骨髓炎。疖病与脓疱病是最常见的皮肤病,通常与中性粒细胞减少相关,其主要病原菌有金黄色葡萄球菌、假单胞菌,其他病原菌也可存在(图 82.14)。合并 HSV 感染后,皮肤可出现慢性溃疡性的改变。其他皮肤表现还有 Stevens-Johnson 综合征、白癜风及普秃。免疫球蛋白替代疗法是该病的主要治疗方法。慢性肺损伤和鼻窦疾病可能会在治疗的过程中逐渐进展,因此一旦出现呼吸道感染,即需要早期强效抗生素治疗。

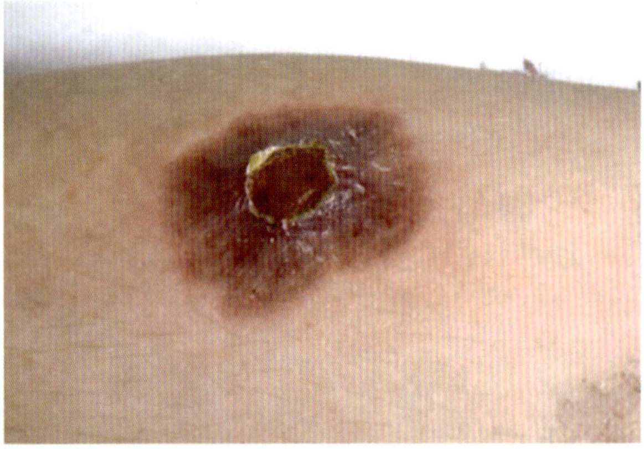

图 82.14 X 连锁无丙种球蛋白血症出现假单胞菌感染引起的蜂窝织炎

常染色体隐性型无丙种球蛋白血症

当其父母为近亲的患儿或者女性患者出现低丙种球蛋白血症时,可以考虑与常染色体隐性遗传缺陷相关,该病会影响 B 淋巴细胞的正常分化。目前,已经发现 μ 重链、Igα(B 淋巴细胞抗原受体相关的部分信号转导复合物)、15 轻链和 BLNK 分子(B-淋巴细胞连接蛋白)的编码基因出现突变,这些分子为早期 B 淋巴细胞发育所必需,包括从 pro-B 淋巴细胞阶段到 pre-B 淋巴细胞阶段。Pre-B 淋巴细胞在骨髓标本中检测不到,这与 X 连锁无丙种球蛋白血症不同。临床上还有尚未明确分子缺陷的其他类型。但在所有的病例中均可发现特异性的 B 淋巴细胞缺陷。皮肤脓毒症是其主要的临床表现之一,但较 XLA 少见。

PI3Kδ 缺乏症

最近发现,PI3Kδ 缺乏症是一种较为常见的抗体缺陷性疾病,是由于编码磷酸肌醇 3 激酶 δ 的基因发生显著的功能性突变所致,其主要临床症状为反复的肺部感染,还可累及皮肤,唾液腺和泪腺,甚至合并牙周脓肿形成及眼眶蜂窝织炎。

常见变异型免疫缺陷病

是一种以 IgG 及至少一种或多种其他血清免疫球蛋白总浓度低下为特征的疾病。患者通常表现为反复的感染、支气管扩张等慢性肺病和炎症性胃肠道疾病等。皮肤表现有白癜风、湿疹、血管炎、皮肤感染及紫癜(是由自身免疫调节障碍造成全血细胞减少所致)。皮肤还可出现结节样肉芽肿,这是自身炎症表现之一。患病家族中皮肌炎和系统性红斑狼疮的发病率也有所增加。

免疫失调性疾病

原发性免疫缺陷性疾病通常合并色素脱失,这主要是因为细胞毒性颗粒的生成或运输过程障碍。其中包括 Chediak-Higashi 综合征,Griscelli2 型综合征及 Hermansky-Pudlak 综合征。Chediak-Higashi 综合征和 Hermansky-Pudlak 综合征可以出现部分白化病的表现。Chediak-Higashi 综合征的临床特点为眼部周围皮肤的白化病、反复感染和神经系统累及表现。由于眼底色素脱失,常常出现畏光及眼球震颤,还可有严重的牙龈炎和口腔黏膜溃疡,皮肤色素脱失较明显,但在某些案例中色素脱失也可较轻(图 82.15)并只有仔细观察乳头和生殖器才能发现。光学显微镜下,外周血涂片中可以检测到所有含溶酶体颗粒的细胞,其细胞质中均含有标志性的巨大溶酶体颗粒。Chediak-Higashi 综合征患者的毛干内显示成簇的黑素聚集现象。该病主要与 LYST 基因突变相关,LYST 基因编码的蛋白可以通过微管相关机制将胞内蛋白分配进入各囊泡内。患者通常(但不总是)迅速进入淋巴细胞和巨噬细胞激活综合征状态(类似

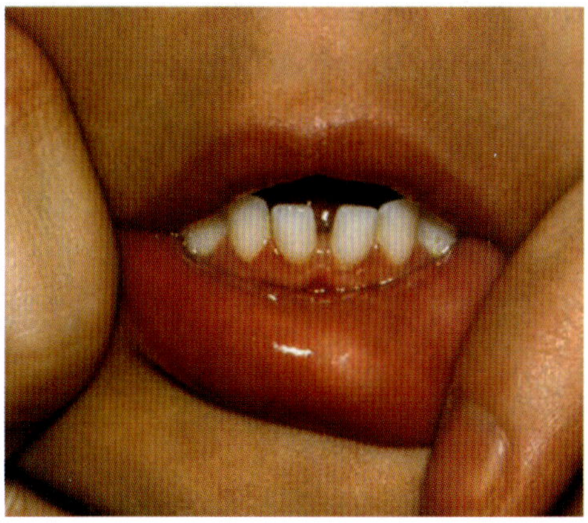

图 82.15 Chediak-Higashi 综合征的局部白化病表现

于在 XLP)，此时如果不积极治疗往往出现死亡。激活的淋巴细胞及巨噬细胞广泛分布于各器官组织当中，通常表现为短期内迅速增大的肝脾和淋巴结、黄疸、肝衰竭、呼吸窘迫、全血细胞减少和出血。没有行 HSCT 治疗的患者生存期限在 10 年内，也有报道过患者存活了 20～30 年。经过早期童年阶段后患儿通常会出现进行性神经损害，HSCT 通常不会有预防作用。

眼皮肤类白化病是 Hermansky-Pudlak 综合征的特征性表现，该综合征存在九种亚型，但只有 2 型是由 *AP3B1* 基因突变引起，通常合并先天性中性粒细胞减少症。其他并发症还有血小板功能障碍，偶见间质性肺病、肺纤维化和炎症性结肠炎。

Griscelli 综合征的特征性变化是皮肤和头发的色素减退。显微镜下可见毛干中分布不均的较大体积色素颗粒(图 82.16)。已经发现有三种基因参与该病的发生。其中，*MYO5A* 基因编码肌球蛋白 VA，*MLPH* 基因编码黑素亲和素，这些基因的缺陷会出现色素减退，但没有涉及神经或免疫系统功能缺陷。*RAB27A* 基因发生突变的患者也可存在相似的色素减退和反复的化脓性感染，其典型临床表现为特征性银白色头发，这在造血干细胞移植治疗后也会持续存在。少有患者同时合并家族性噬红细胞性网状细胞增多症或者组织细胞吞噬性脂膜炎。

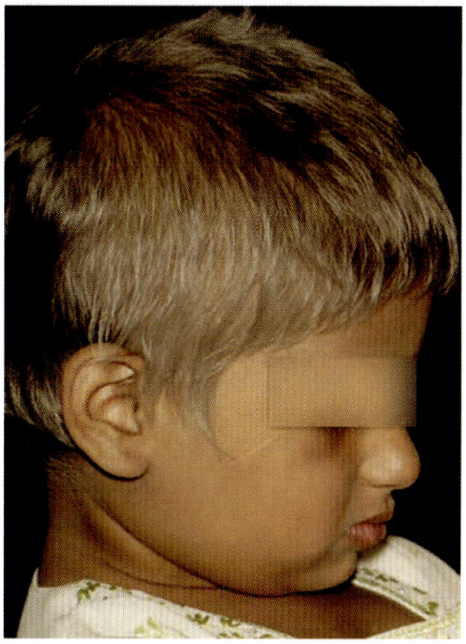

图 82.16 Griscelli 综合征患者的头发呈现银色并在造血干细胞移植后仍持续存在

IPEX 综合征(免疫失调、多种内分泌疾病、肠道病、性联遗传)

IPEX 为一种染色体 X 上 *FOXP3* 基因突变导致的遗传免疫缺陷病。该基因编码调节性 T 淋巴细胞发育过程所必需的一种转录因子。这些患儿通常在新生儿期或婴儿早期出现严重的皮疹或湿疹样改变，还常伴有早发型胰岛素依赖型糖尿病、自身免疫性肠病、甲状腺炎和自身免疫性血细胞减少症。其他表现还有自身免疫性血小板减少症引起的瘀斑。类似自身免疫性疾病的表现，特别是肠道疾病的表现，是由于 CD25、IL-10、IL-10 受体亚单位缺陷引起，其中毛囊炎也是临床症状之一，最近还发现 *STAT3* 基因的功能获得性突变参与其中。

自身免疫淋巴增生综合征(ALPS)

一旦感染，细胞凋亡或细胞程序性死亡对于调节免疫应答是至关重要的。细胞凋亡的缺陷导致 ALPS，其临床表现主要是自身免疫和淋巴组织增生。诱导细胞凋亡可以通过许多途径，其中最重要的一条是通过细胞表面分子 Fas(CD95)启动。CD95 的结合引发细胞内的级联反应，最后导致细胞凋亡，半胱氨酸蛋白酶等蛋白水解酶参与其中。虽然该病的发生的原因是该级联中不同分子相关基因发生突变，但临床症状相似，均表现为 ALPS。Fas 是一种三聚体表面蛋白质。杂合子中一对等位基因上 Fas 发生突变，可以导致异常蛋白链的产生，直接严重影响三聚体的功能，导致所有的临床症状。大多数病例为杂合子基因突变，少数病例为纯合子。

大多数患者在幼年早期发病，亦可发生在成人或表现为无症状。在该病诱发之前，患者通常没有症状，其常见的发病诱因是人类疱疹样病毒感染。自身免疫性表现可出现在人体任何系统中，但以血液系统累及最为常见，现已有报道发生儿童线状 IgA 大疱病(图 82.17)，其他皮肤表现可包括血管炎和荨麻疹。

淋巴组织的增生会出现明显不对称颈前淋巴结增大，几乎所有病例均有脾大，部分病例有肝大。据报道，恶性淋巴瘤(霍奇金和非霍奇金淋巴瘤)的发生频率也明显增加，但其组织学表现可能显示良性淋巴组织增殖，克隆型研究往往可区别二者。患者通常出现淋巴细胞计数增高，免疫球蛋白水平正常或升高，血液中还可查到多种自身抗体，血液中 CD3 阳性 T 细胞表达 α/β 受体但 CD4 或 CD8 不表达(即双阴性 T 淋巴细胞)，占总 CD3 细胞数的 5%～20%，这有助于诊断 FAS 缺陷病，但是更早出现的血清学检查可能是升高的维生素 B_{12} 和可溶性 FASL。自身免疫现象通常对糖皮质激素和大剂量丙种球蛋白静脉注射有效，氨苯砜可用于合并青少年大疱性皮肤病的 ALPS。尽可能避免脾切除，可能会发生严重的感染。

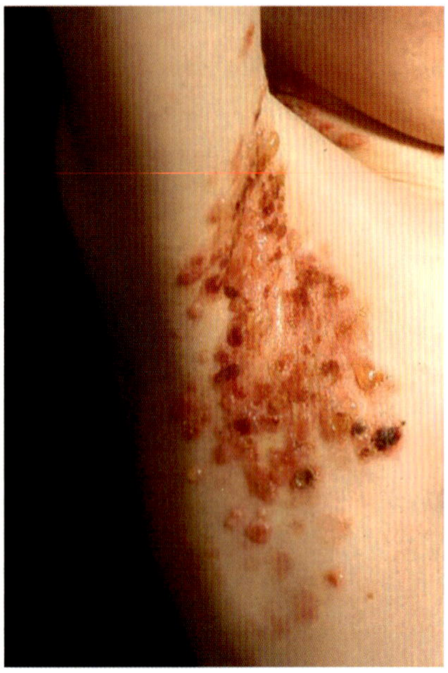

图 82.17 Fas 缺陷的自身免疫淋巴增生综合征出现儿童线状 IgA 大疱病

先天性吞噬细胞缺陷(功能、分化、黏附)

嗜中性粒细胞功能缺陷症

最初发现的吞噬细胞功能缺陷性疾病是慢性肉芽肿病(CGD)。CGD 主要是遗传缺陷导致吞噬细胞缺乏烟酰胺腺嘌呤二核苷酸磷酸(NADPH)氧化酶复合物，这会影响活性氧的产生。该疾病有多种临床表现，特征性表现是急性、潜在致命性细菌或真菌感染，出现葡萄球菌或真菌引起的各器官脓肿，如肝脾脓肿、肺脓肿及淋巴结脓肿。最早的临床表现常见于皮肤，新生儿脓疱病最为常见，随后还可出现非特异性、脓疱性皮肤疱疹，这是本病的高度特异性表现，最常见于眼、耳、口、鼻周围，有时被描述为“湿疹样”或“脂溢性”改变。擦伤等原因导致的皮肤破损都可逐渐发生脓疱样或湿疹样改变，之后可能发展成结节样皮损甚至坏死性溃疡。鼻、眼、口及面颊周围出现类似寻常狼疮或结节病样皮损，可为质地较硬的半透明丘疹(图 82.18)。疫苗接种部位可能发生皮下结节，之后也会逐渐溃烂。其他典型皮肤表现还有手术伤口及结节性皮损清除后伤口的愈合不良、肛周脓肿、慢性化脓性甲沟炎、头皮毛囊炎和溃疡性口炎。急性发热性嗜中性粒细胞性皮肤病(Sweet 综合征)及幼年慢性大疱性疾病均很少发生。患者常合并非感染炎症性疾病，如炎症性肠病、限制性肺功能障碍、急性泌尿生殖系统梗阻和疫苗接种部位的肉芽肿，炎症性肠病在临床和组织学上与克罗恩病难以区分。女性患者在光暴露后常发生红斑丘疹和荨麻疹样皮损或者盘状红斑狼疮及 Jessner 淋巴细胞浸润等表现(图 82.19)。

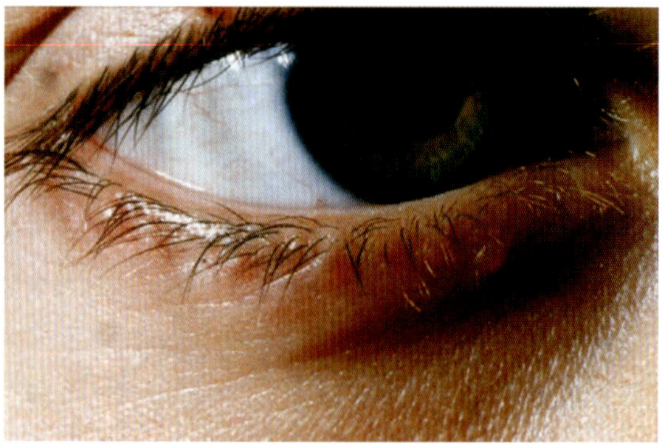

图 82.18 慢性肉芽肿患者眼睑周围的半透明丘疹病变

嗜中性粒细胞分化缺陷症

至今已发现至少有 9 种亚型的中性粒细胞减少症，其临床通常表现为伤口难愈、皮肤较深溃疡及不明原因的脓肿形成。中性粒细胞减少症患者在婴儿期通常以脐炎及皮肤脓肿、肝脓肿最为常见，还可出现口腔溃疡、牙龈炎和牙齿早期脱落。在 Papillon-Lefèvre 综合征中，可以发现编码组织蛋白酶 C 的 *CTSC* 基因突变。患者可有伴牙齿脱落的严重牙周炎和掌跖角化过度表现。

嗜中性粒细胞黏附缺陷症

参与这类疾病发生的黏附分子包括 CD18，FUCT1(GDP 岩藻糖转运蛋白)和其他相关的整合素家族。尽管患者外周血中白细胞明显增多，但临床上往往表现为伤口愈合不良。白细胞功能正常时可迁

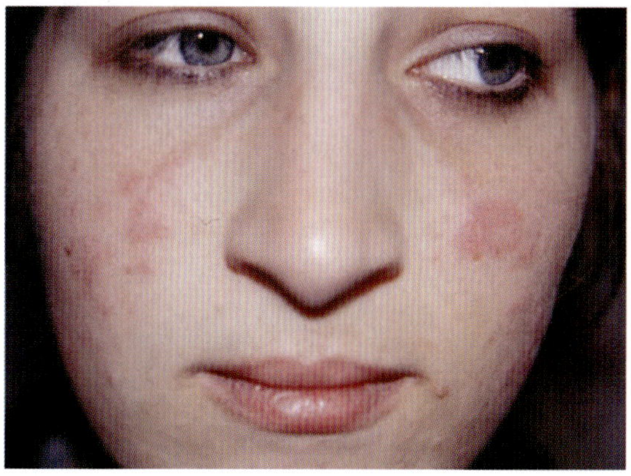

图 82.19 慢性肉芽肿病 X 连锁携带者的光敏性颧部片状红斑皮损

移至感染区域及炎症部位发挥作用，但患该病时，白细胞通常附着在炎症部位的血管壁上，不能移动到血管外的炎症组织中，导致小血管的阻塞和迅速扩大的非脓性坏死灶等临床症状的发生。最严重的一型(<1%)可表现新生儿期的脐带延迟脱落(由于脐带不能收缩，直到 3～4 周龄后脐带才可能脱落)、脐炎及快速进展的糜烂性肛周溃疡(图 82.20)。其他常见表现还有严重的牙龈炎、溃疡性口炎和牙周炎，这些都会导致牙齿脱落。该病还可部分表现为炎症性损伤，出现类似坏疽性脓皮病样皮损，激素治疗可能有一定效果。

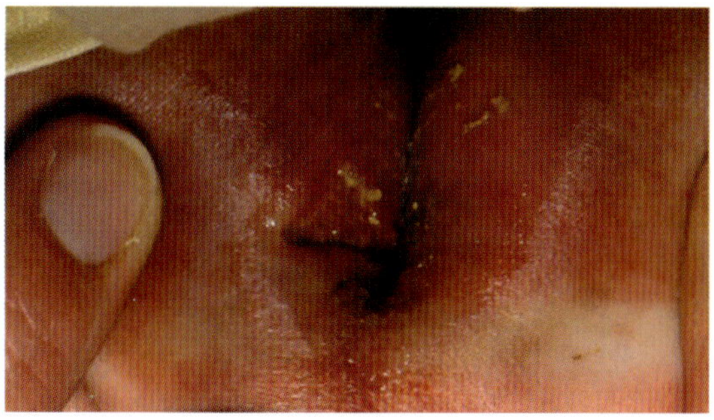

图 82.20 严重白细胞黏附缺陷 Ⅰ 型患儿的糜烂性肛周溃疡

固有免疫缺陷

NF-κB 途径相关的原发性免疫缺陷症

NF-κB 途径对于细胞外信号传至细胞核至关重要，可靶向诱导免疫、炎症、细胞存活和凋亡相关基因的表达。IκB 激酶(IKK)复合物是该信号途径中重要的蛋白复合物，由两种激酶(IKK-α 和 IKK-β)和非催化调节蛋白 NEMO 组成。编码这些分子的基因突变可导致外胚层发育不良相关的免疫缺陷。

色素失禁症是一种罕见的 X 连锁显性疾病，其特征性表现为皮肤、头发、牙齿和中枢神经系统的发育异常。患者母亲可出现典型的 Blaschko 线性皮损，其发生可分为连续的四个阶段或者部分重叠：①红斑样、水疱样及脓疱样皮损；②角化过度样疣状皮损；③Blaschko 线性皮损后出现的螺纹及条纹状色素沉着；④皮损处逐渐苍白并有瘢痕形成。患病女性在其他方面无任何异常。之前发现的患病男性均在出生前死亡，近期发现编码 NEMO 的 *IKBKG* 基因发生功能减退性突变，这将导致 X 连锁的无汗性外胚层发育不良(EDA)及以头发稀疏、圆锥形牙齿和汗腺缺乏为特征的免疫缺陷表现，一些患者还伴有反复的芽孢菌引起的肺部感染及针对多糖抗原的抗体反应不良或低丙种球蛋白血症。患儿均表现出多种 EDA 样皮损，但皮损较不伴免疫缺陷的典型 EDA 更轻。大多数患者拥有正常或稀疏的头发。患病的男孩从早期幼年阶段存在严重致命的临床表现，下呼吸道、皮肤及软组织、骨骼、胃肠道反复的细菌性感染，还有脑膜炎和败血症。致病病原体有最常见的革兰阳性菌(肺炎链球菌、金黄色葡萄球菌)，其次是革兰阴性菌(假单胞菌属、流感嗜血杆菌)和分枝杆菌。肺孢子菌感染也有报道。其他表现还包括骨硬化病和淋巴水肿(骨硬化淋巴结水肿样外胚层发育不良免疫缺陷)。

编码 IκBα 的 *IKBKA* 基因发生突变会导致其功能亢进，为常染色体显性遗传，会引起类似免疫缺陷的临床表现，通常还伴有外胚层发育不良，临床上与 *NEMO* 基因亚效突变的患者难以区分。

MyD88 和 IRAK-4 分子通过 Toll 样受体发挥作用，并通过 NF-κB 途径传信号至细胞核。若患者缺少了这些分子，则会出现严重的化脓性感染，最常见脑膜炎或其他的深部感染，也可为皮肤的败血症。

WHIM 综合征

趋化因子受体 *CXCR*4 基因发生突变，导致其功能亢进，由此产生疣、低丙种球蛋白血症、感染，无效生成性慢性粒细胞缺乏(WHIM)综合征。患者尤其易受人乳头瘤病毒(HPV)感染而出现疣病，还伴有中性粒细胞减少症和低丙种球蛋白血症。而疣病可能非常严重且广泛分布于所有皮肤和黏膜组织，临床表现与疣状表皮发育不良相似或出现疣状皮肤癌，但疣状表皮发育不良患者虽然也易感 HPV 并表现为广泛分布的扁平疣和花斑糠疹样皮损，却不伴中性粒细胞减少和低丙种球蛋白血症，且 75% 的疣状表皮发育不良患者中可发现 *EVER*1 和 *EVER*2 的基因突变。

高免疫球蛋白 E 综合征

高 IgE 综合征(之前称为 Job 综合征)是一种常染色体显性遗传病,其发病之初则可出现皮肤表现,因此需要皮肤科医师的特别重视[9],这是一种复杂疾病,其特征性表现包括血清 IgE 水平明显升高(通常在 2000～40 000 U/L)、慢性皮炎和反复的肺部及皮肤感染。资料显示,这些患者经常出现湿疹样改变,但是却与典型的特应性湿疹不同。患儿在婴儿期就会出现非特异性且易破溃的丘疹和脓疱疹,常出现在头皮、头皮边缘、臀部及腋窝、腹股沟和颈部等近端褶皱部位。在刚出生的几天内可能出现水疱样的皮疹,结痂是该病的主要特点。高 IgE 综合征无或仅有轻微的典型湿疹样苔藓化或鳞屑样改变。

通常出现疖病及葡萄球菌性肺炎、肺脓肿和脓胸。许多患者之后发展为具有诊断意义的葡萄球菌性肺气肿。虽然该病主要表现在皮肤和肺部的感染,但耳、鼻窦、关节和内部脏器的感染也很常见。增大的淋巴结还可逐渐发展为淋巴结脓肿。金黄色葡萄球菌是最常见的致病菌,其他致病菌还有流感嗜血杆菌、肺炎球菌、A 组链球菌和念珠菌。高 IgE 综合征还常见口腔和甲的念珠菌病感染。肺气肿可能显著增加曲霉菌感染的发生。

非免疫性临床表现多种多样,可以有异常的、粗糙的不对称面容,包括鼻梁增宽和头面肥大,还可出现骨密度低所致的频繁骨折、关节过度伸展、高发生率的脊柱侧凸、乳牙脱落延迟及随后的恒牙出现延迟和脑动脉瘤。

外周血中嗜酸性粒细胞比例增多,高达 50%～60%血清 IgE 水平一直很高(超过正常上限的 10 倍),但这些指标在婴儿期可能是正常的。

该疾病是由于杂合子中编码 *STAT*3 基因突变导致其功能减退所致。

主要的治疗方法是长期预防性抗葡萄球菌性抗生素的使用,如氟氯西林。保持皮肤的清洁也很重要,可以规范地使用局部抗菌药物。念珠菌感染通常局部用药即可,如治疗效果不好,可口服酮康唑或氟康唑。持续性肺气肿可以切除治疗。

慢性黏膜皮肤念珠菌病

慢性黏膜皮肤念珠菌病是一组累及皮肤、甲和黏膜的非侵入性念珠菌感染综合征。该病常出现 Th17 细胞数目减少或细胞功能的缺陷[8],包括 *STAT*1、*CARD*9、*STAT*3、*IL*17*RA*、*IL*17*F*、*IL*22、*IL*12*RB*、*CLEC*7*A* 等基因突变,导致其功能亢进。其中 *CLEC*7*A* 基因主要编码 Th17 细胞生长及功能所必需的重要递质。

自身免疫多种内分泌综合征 1 型,又称自身免疫性多种内分泌疾病念珠菌病及外胚层发育不良综合征(APECED),是由自身免疫蛋白基因(*AIRE*)突变所致。*AIRE* 基因编码一种转录因子,该因子是建立胸腺自我耐受机制中所必需的成分。患者会出现多种自身免疫性表现,常累及甲状旁腺、肾上腺和其他内分泌器官。该综合征的皮肤表现通常有外胚层发育不良,伴甲真菌病和慢性表浅性黏膜皮肤念珠菌病,主要是影响口咽黏膜和会阴区域(图 82.21)。这主要是由于自身抗体损害 Th17 细胞的发育或功能,Th17 对黏膜免疫力至关重要,Th17 缺陷与念珠菌的易感性相关。

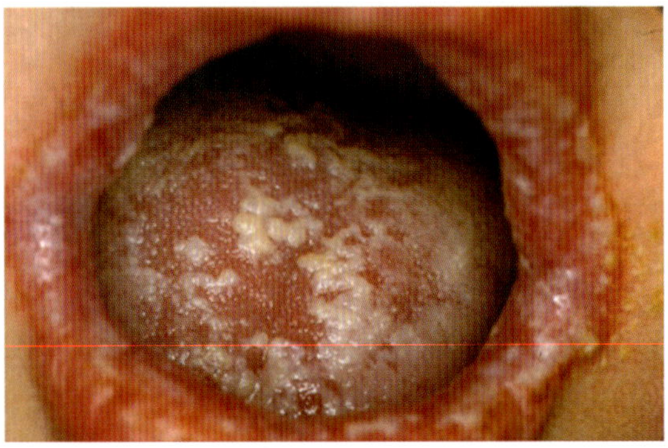

图 82.21　1 例 *STAT*1 基因突变患者的口咽黏膜皮肤念珠菌感染

补体缺陷

单一补体成分的缺乏较为罕见,除了 X 连锁遗传的备解素和 C1 酯酶抑制剂缺乏症之外,C2 缺陷症最常见,通常以常染色体隐性方式遗传。然而,杂合子患者通常出现大约正常水平一半的 C2 蛋白,这有时严重影响临床症状的发生。不同补体的缺乏可能导致不同的临床表现[10]。

补体缺陷易合并反复化脓性感染

反复化脓性感染是补体缺乏症的主要症状。链球菌和嗜血杆菌等病原体的感染是主要问题,因为抗体和补体对细菌的调理作用是消除微生物的关键。C3 缺乏症最为严重,主要有脑膜炎球菌性脑膜炎和肺炎球菌性肺炎,临床表现类似于低丙种球蛋白血症。经典通路中 C1q 和 C2 成分的缺陷及旁路途径中 D 因子的缺陷都会增加感染的发生。H 或 I 因子是旁路途径控制蛋白,它们的缺陷会导致 C3 补体的剧烈消耗,易致化脓性菌感染,包括脑膜炎球菌病、非典型溶血性尿毒症综合征。备解素缺乏症也会导致奈瑟菌病。终端补体的缺陷(C5～C9)会出现反复的球菌性脑膜炎和播散性淋球菌感染，所有这些补体缺乏均会出现这些临床表现，但患者通常不会出现皮肤的感染。

补体缺陷易合并自身免疫性疾病

已经发现 C1q 缺乏症患者出现多种临床症状，包括皮肤血管炎、SLE、膜性肾小球肾炎及脑膜炎和败血症等感染性疾病，还有口腔炎、脓皮病及持续性口腔和甲念珠菌感染。

C1r 或 C1s 缺陷的患者也可同样出现 SLE，临床提示 SLE 但缺乏确实的血清学证据和(或)膜性肾小球肾炎的表现。C4 缺陷的患者大部分为儿童或青少年，其主要临床症状包括 SLE 或 SLE 样综合征、Henoch-Schönlein 紫癜或 Sjögren 综合征。

C2 缺陷症最常见，已报道出现多种并发症，但患者通常无明显异常，其中包括 SLE、盘状红斑狼疮、膜性肾小球肾炎、Henoch-Schönlein 紫癜、类风湿关节炎、皮肌炎、克罗恩病和特发性血小板减少性紫癜。

据报道，C3 缺陷症患者合并感染时会发生一过性斑丘疹；组织学上显示出白细胞碎裂性血管炎的特征。其他表现还有 SLE 和膜性肾小球肾炎。同时，终端补体(C5～C9)缺陷最常见的症状为反复的感染，也可出现 SLE、盘状红斑狼疮、Sjögren 综合征、类风湿关节炎和强直性脊柱炎。

补体活化的调节功能缺陷

一些蛋白对补体系统具有调节功能，这些成分的缺陷会导致相关疾病的发生。其中最典型的是 C1 酯酶抑制剂缺乏症，会导致遗传性血管性水肿(见第 43 章)。临床上表现为血管性水肿，通常累及肠黏膜、面部或四肢，最严重时可出现危及生命的喉头水肿。

因子 1 的缺乏，以前称为 C3b 灭活因子，不能精确地剪切生成 C3，从而出现与 C3 缺陷症患者类似的临床表现。在这种情况下进行血浆输注可能引起过敏反应，因为其中含有的 C3 会迅速裂解成过敏毒素和 C3a。

(译者：刘毅　**一审**：李志强　**二审**：高敏　**三审**：尹利莎　**润色**：尹晓雅)

参考文献

所有文献请查阅网址：www. rooksdermatology. com.
以下列出的是重要参考文献。

[1] Al-Herz W, Bousfiha A, Casanova JL, *et al*. Primary immunodeficiency diseases: an update on the classification from the International Union of Immunological Societies Expert Committee for Primary Immunodeficiency. *Front Immunol* 2014 Apr 22;5:162.

[2] Leiding JW, Holland SM. Warts and all: human papillomavirus in primary immunodeficiencies. *J Allergy Clin Immunol* 2012;130:1030-48.

[3] Lanternier F, Cypowyj S, Picard C, *et al*. Primary immunodeficiencies underlying fungal infections. *Curr Opin Pediatr* 2013;25:736-47.

[4] Rose CD, Neven B, Wouters C. Granulomatous inflammation: The overlap of immune deficiency and inflammation. *Best Pract Res Clin Rheumatol* 2014;28:191-212.

[5] Marrella V, Maina V, Villa A. Omenn syndrome does not live by V(D)J recombination alone. *Curr Opin Allergy Clin Immunol* 2011;11:525-31.

[6] Buchbinder D, Nugent DJ, Fillipovich AH. Wiskott-Aldrich syndrome: diagnosis, current management, and emerging treatments. *Appl Clin Genet* 2014;7:55-66.

[7] Chu EY, Freeman AF, Jing H, *et al*. Cutaneous manifestations of DOCK8 deficiency syndrome. *Arch Dermatol* 2012;148:79-84.

[8] Puel A, Cypowyj S, Marodi L, Abel L, Picard C, Casanova JL. Inborn errors of human IL-17 immunity underlie chronic mucocutaneous candidiasis. *Curr Opin Allergy Clin Immunol* 2012;12:616-22.

[9] Yong PF, Freeman AF, Engelhardt KR, Holland S, Puck JM, Grimbacher B. An update on the hyper-IgE syndromes. *Arthritis Res Ther* 2012;14:228.

[10] Lipsker D, Hauptmann G. Cutaneous manifestations of complement deficiencies. *Lupus* 2010;19:1096-106.

第7部分　心身障碍、精神性和神经损伤相关性皮肤病

83

第 83 章
瘙痒、痒疹与单纯性苔藓

Sonja Ständer[1], Malcolm Greaves[2]

[1]Department of Dermatology, University Hospital Münster, Münster, Germany

[2]Cutaneous Allergy Clinic, St John's Institute of Dermatology, Guy's and St Thomas' NHS Foundation Trust, London, UK

瘙痒

定义和术语

慢性瘙痒(CP)是一种引起搔抓欲望的不愉快感觉[1],至少持续 6 周,是某些皮肤疾病及系统性、神经性或精神疾病的一种临床症状[2]。临床上,CP 可发生于皮肤病基础之上(国际分类术语:炎性皮肤瘙痒,如特应性皮炎),也可发生于外观正常的健康皮肤(分类术语:非炎症性皮肤瘙痒)。瘙痒导致的搔抓,常引起继发性皮损的出现,慢性瘙痒患者可形成典型临床皮损,如单纯性苔藓或结节性痒疹(PN)(分类术语:伴发慢性搔抓皮损的瘙痒)。特殊类型的慢性瘙痒用某些特定的术语来命名,如水源性瘙痒(接触水后引发的慢性瘙痒),先兆性瘙痒(在疾病发生前的慢性瘙痒)及副肿瘤性瘙痒(在恶性肿瘤基础上的瘙痒)。

同义名

• 痒

概述

过去十余年关于瘙痒的研究使我们对瘙痒的神经生物学有了进一步的认识,也使其新分类、问卷调查[3]和指南有了新进展[2,4]。慢性瘙痒可伴随许多其他疾病,最常见的疾病包括特应性皮炎、慢性荨麻疹、寻常型银屑病、透析或非透析治疗的慢性肾疾病、肝胆或胆汁淤积性肝病及血液疾病(表 83.1)[2]。不同疾病的临床症状、瘙痒的特征(如强度、特点及病程)、皮肤科检查、实验室检查和影像学检查及对治疗的反应均不同。大部分慢性瘙痒患者普遍有难以忍受的瘙痒症状,生活质量(quality of life,QoL)明显下降,包括明显影响日常活动和社交活动、睡眠困难和心身反应如反应性抑郁症[5]。如特应性皮炎中皮肤科生活质量量表(dermatology life quality index,DLQI)就与瘙痒、干燥、睡眠障碍有关[6]。在银屑病中,瘙痒是影响 QoL(DLQI≥10)严重程度的重要因素[7]。在系统性硬化症中,瘙痒的严重程度与严重的睡眠障碍独立相关[8]。真性红细胞增多症相关性水源性瘙痒可导致健康水平下降及疲劳程度的增高[9]。慢性肾疾病相关性瘙痒患者会存在睡眠质量差、抑郁症及死亡率高于 17%的风险[10]。有趣的是,与慢性瘙痒的病因无关,瘙痒对女性患者 QoL 的负面影响更大[11]。

流行病学

发病率和患病率

一项包含 1190 例患者的德国研究提示慢性瘙痒在一般人群中的发病率为 7%[12],这与前一项城市人群(奥斯陆:18 747 名参与者)调查所示的 8.4%时点患病率相似[13]。一般人群中慢性瘙痒患病率(4500 名研究对象)从 13.5%(时点患病率)到 25.5%(终身患病率)不等[14]。一项对劳动年龄人口的调查(11 730 例调查对象)显示时点患病率为 16.8%[15]。

随着年龄的增长，慢性瘙痒患病率增加[15]：在 16—30 岁的年龄组中，患病率为 12.3%，而在最大的年龄组(61—70 岁)，患病率增加到 20.3%。哥本哈根、伦敦及法国的回顾性研究发现，皮肤病患者发生瘙痒者占比分别为 2.5%、8.2%及 42%[16-18]。

表 83.1 导致瘙痒的疾病

疾病类型	举例	瘙痒患病率(%)
皮肤疾病	特应性皮炎	100
	荨麻疹(所有类型)	100
	红皮病	97
	烧伤后瘢痕	87
	银屑病	67～84
	系统性硬化	42.6
	HIV 瘙痒性丘疹性皮损	11～46
	水痘	17(带状疱疹发病时) 4.5(愈合后瘙痒)
系统性疾病	伴或不伴胆汁淤积的肝胆疾病，包括	80～100
代谢性疾病及内分泌疾病		
	原发性胆汁性肝硬化	25～70
	丙型肝炎病毒感染	15
	慢性肾疾病	10～77
	厌食症	58
	糖尿病	2.7～49
	甲状腺功能亢进	4～7.5
感染性疾病	HIV 与 AIDS	13
血液系统疾病及肿瘤	骨髓纤维化	69
	霍奇金淋巴瘤	30
	真性红细胞增多症	28～42.2
	非霍奇金淋巴瘤	10
	铁缺乏(贫血)	7.4～13.6
	特发性血小板增多症	7.1～9.1
	白血病	5
	实性肿瘤	3
药物性瘙痒	利妥昔单抗	20
	所有肿瘤靶向治疗	17.4
	伊马替尼	10.2
	英夫利昔单抗	8
	羟乙基淀粉	8～40
神经性疾病	肱桡部瘙痒	100
	感觉异常性背痛	100
	带状疱症后神经痛	58
精神或身心性疾病	抑郁症	17.5

修改自参考文献[4,227-231]。

年龄

慢性瘙痒的发生没有年龄限制，可发生于新生儿(如特应性皮炎、遗传性疾病如鱼鳞病)。随年龄增加，发生率增加[15]。

性别

慢性瘙痒发病率几乎无性别差异(女性：54.8%；男性：45.2%)[11]。男性慢性瘙痒发病年龄较女性患者大(平均 3 年)，且有较多的并发症(如心血管和泌尿生殖系统疾病)和较多的联合用药。女性则更多同时患有神经或心身疾病,且情绪和心身因素对女性慢性瘙痒患者造成负面影响更多见。相比于男性,结节性瘙痒在女性中更常见;女性患者瘙痒程度更高,对生活质量的影响更严重。

种族

目前认为,慢性瘙痒患病率在不同种族人群中不一致[19]。一项 11 730 名参与者的研究显示,慢性瘙痒的患病率随着 Fitzpatrick 皮肤类型降低而降低。Ⅰ型皮肤的慢性瘙痒患病率为 18.2%,Ⅱ型皮肤为 16.7%,Ⅲ型皮肤为 15.1%;Ⅳ型皮肤中只有 9%发生慢性瘙痒。

另一项研究发现,急性瘙痒在肤色较深的个体中更为普遍。欧洲的一项研究表明,来自东亚、中东和北非的健康男性移民比挪威人和其他西方国家的移民更容易出现急性瘙痒(就诊前一周存在瘙痒)[20]。不同皮肤类型发生急性瘙痒和慢性瘙痒有无差异还有待进一步研究。然而,外用辣椒素后发现,非洲裔美国人发生疼痛的比率低于东亚人、西班牙人和白种人,这表明不同种族对感觉症状的敏感性不同[21]。一项调查高加索人、非洲裔美国人和西班牙裔患者原发性胆汁性肝硬化相关瘙痒有无差异的美国研究发现:相比高加索人,非洲裔美国人和西班牙裔美国人有更严重的瘙痒[22]。总之,这些研究提示种族群体之间具有神经生物学差异且慢性瘙痒在不同种族人群中流行程度不同。

相关疾病

慢性瘙痒可能与皮肤病、系统疾病、神经或精神疾病有关。在多数情况下,多种疾病能导致慢性瘙痒的发生;少数患者可无伴发疾病。多项研究分析了慢性瘙痒患者伴随的疾病构成。对少数患者(34~132 名慢性瘙痒患者)进行的研究中发现,伴有系统性疾病的慢性瘙痒患者比例介于 13%和 50%[23-27]。根据一项对 3700 例慢性瘙痒患者伴随疾病的分析,慢性瘙痒基础疾病包括:皮肤病 31.6%、全身性疾病 8.6%、神经系统疾病 10.2%、精神疾病 1.5%、多种病因 41.3%和不明原因 6.8%[28]。但值得注意的是,只要研究对象没有跨学科、跨国或跨国际,选择偏倚都不可避免。

病理生理学

皮肤瘙痒诱导

皮肤感觉神经纤维参与皮肤瘙痒的病理生理学。几十年来,瘙痒一直被认为是由疼痛神经纤维介导的微弱疼痛信号。1997 年,传导组胺诱导的瘙痒而非疼痛的无髓鞘、机械不敏感的 C 纤维被发现[29]。2007 年,其他神经纤维类被证明与瘙痒信号的传递有关[30]。具有辣椒素受体(TRPV1)的伤害感受器能通过细胞内磷脂酶 Cβ3(PLCβ3)传递组胺诱导的瘙痒[31]。最近发现,机械敏感 C 纤维和薄的有髓鞘 Aδ 纤维可传导瘙痒,而这两种纤维都是经典的疼痛性神经纤维[30,32]。研究表明,蛋白酶噬菌体可激活机械敏感、非组胺能 C 纤维和 Aδ 纤维,从而诱发瘙痒。C 纤维和 Aδ 纤维可分别传递慢速烧灼样瘙痒及快速刺痛性瘙痒[33]。这解释了为什么瘙痒患者常伴有不同的感觉。瘙痒最常见的性质为灼烧感和刺痛感,但也可见刺痛感、热感和冷感。除了瘙痒的生理传播外,与所涉及的神经纤维无关,在慢性瘙痒患者的症状性皮肤区域中显示出 C 纤维的自发活动[34]。此外,在各类疾病中,皮肤的神经解剖学特征有病理改变有利于症状诱导和维持。特应性皮炎、结节性痒疹和银屑病的特征是 P 物质阳性皮肤神经纤维增加[35-37]。

瘙痒的中枢传递

周围传入神经纤维将瘙痒信号传递到脊髓,传入神经在此处进入背角(浅层Ⅰ至Ⅱ)并与次二级神经元形成突触[33]。在这里,瘙痒特异性脊髓神经元的特征在于能表达胃泌素释放肽受体(GRPR)和利尿钠多肽 B(nppB)[33,38,39]。有趣的是,胃泌素释放肽(GRP)也在外周发挥作用(表 83.2)。在动物模型中皮内注射 GRP 可诱导肥大细胞脱颗粒并继发动物搔抓反应[33,40]。目前认为,脊髓疼痛神经元及其中间神经元控制瘙痒神经元,从而通过搔抓缓解瘙痒。表达 atonal 相关转录因子 Bhlhb5 的脊髓中间神经元抑制背角内的瘙痒通路;这类神经元很可能由疼痛神经元控制[38,41]。次二级瘙痒神经元交叉至对侧脊髓-丘脑束并上升到多个涉及感觉、评价过程、情绪、奖赏和记忆的脑区域,如前额叶区域、辅助运动区(SMA)、前运动皮质、前岛叶皮质、前中脑皮质、初级(S1)和次级(S2)躯体感觉皮质、丘脑、基底神经节和小脑[33,42]。目前的磁共振研究表明,大脑中没有特定的瘙痒基质,但瘙痒激活区域与疼痛区域有广泛的重叠[38]。

搔抓

搔抓是脊髓水平的反射,但接受更高级中枢的调控。搔抓可缓解瘙痒数分钟。由于刺激脊髓中继突触传递回路可加强瘙痒的感觉,所以搔抓引起瘙痒的缓解可能是由于突触传递通路的暂时抑制[43]。刺激快速传导的有髓传入纤维可通过突触前和突触后机制抑制瘙痒信号传递通路。经皮神经电刺激(用于止痒治疗)[44]、振动或仅搔抓可激活快速传导的有髓传入纤维。或者是,搔抓可破坏感觉神经末梢,而修复感觉神经末梢需要数分钟。

表 83.2 瘙痒的重要递质和受体

递质	瘙痒有关受体	临床相关机制或疾病
乙酰胆碱	毒蕈碱样乙酰胆碱受体	特应性皮炎
皮肤和脊髓中神经递质		
GRP	GRP 受体	肥大细胞脱颗粒
细胞因子		
IL-31	IL-31RA/OSMR	特应性皮炎，原发性家族性皮肤淀粉样变
组胺	H1，H4 受体	荨麻疹，虫咬皮炎，皮肤肥大细胞增生症
神经肽		
内皮素 1	内皮素 A 受体	释放一氧化氮，扩张血管
神经营养因子		
NGF	TrkA	特应性皮炎，银屑病
阿片肽		
内啡肽	μ 阿片受体	胆汁淤积性瘙痒
强啡肽	κ 阿片受体	尿毒症瘙痒
蛋白酶及 Mrgpr 激动剂		
类胰蛋白酶，mucunain	PAR-2，PAR-4	特应性皮炎、皮肤肥大细胞增生症
组织蛋白酶 S	PAR-2，PAR-4，MrgprC11	
氯喹	MrgprA3，TRPA1	氯喹诱发的瘙痒
速激肽		
P 物质	神经激肽 1 受体	特应性皮炎、结节性痒疹，银屑病

根据 Akiyama 和 Carstens 2013 修改[33]。经 Elsevier 许可转载。GRP，胃泌素释放肽；Mrgpr，Mas 相关的 G 蛋白偶联受体；NGF，神经生长因子；OSMR，制瘤素 M 受体；PAR，蛋白酶激活受体；TrkA，原肌球蛋白相关激酶 A。

为什么有些瘙痒（如疥疮引起的瘙痒）会引起搔抓反应和抓痕，而一些则引起摩擦反应（如扁平苔藓和荨麻疹引起的瘙痒），目前尚不清楚。搔抓已被用作量化瘙痒程度的间接客观指标，用于评估瘙痒治疗[45,46]。

外周和中枢敏化

根据临床观察，外周和中枢敏化作用可导致慢性瘙痒[47]。敏化定义为初级感觉神经元对瘙痒和疼痛递质的反应增加。例如，可测量的神经元持续自发性活动、痒觉异化（非瘙痒性刺激，如慢性瘙痒区域轻微触摸引起瘙痒感）和过度瘙痒（由正常瘙痒刺激引起过强的瘙痒感觉）是敏化的临床指标。在皮肤中，感觉神经元的增生和神经受体的阈值降低导致由缓激肽或神经生长因子（NGF）等介导外周敏化的出现[48]。类似的，中枢敏化与浅表背角神经元的自发活动，机械刺激诱发反应的增强及神经元对递质的反应增强有关[33]。然而，所有关于中枢敏化的数据都是在动物研究中获得，在人类是否具有一致性，仍需进一步的研究。

皮肤瘙痒递质

皮肤瘙痒并非都需要递质的参与。没有证据表明递质参与了老化皮肤或干燥症的瘙痒。然而，瘙痒是炎症性皮肤病的主要症状，在此类皮肤病中，传递瘙痒的递质起着重要作用。炎症性皮肤病递质的概念最先由 Lewis 提出，并指出“H 物质”参与其中[49]。目前已获得一些皮肤瘙痒递质的种类及特征的数据。人类志愿者的皮肤对皮内注射认定为瘙痒递质的反应强度取决于个体对瘙痒的主观感知的测量，皮内注射瘙痒递质至人类志愿者的皮肤，可通过测量个体对瘙痒的主观感知评定反应强度，通常使用视觉模拟评分（VAS）或类似评分来评定。皮内注射瘙痒递质至小鼠皮肤内，可通过测量搔抓的频率、持续时间和强度来判断瘙痒程度。也可通过皮肤灌注或微透析技术在患病皮肤组织液中直接识别和测量递质。目前慢性瘙痒治疗仍缺乏有效药物，因此鉴定瘙痒相关递质及其受体十分重要。表 83.2 列出了目前认为重要的递质及其他可能相关的递质。

组胺和组胺受体

组胺是炎症及瘙痒的经典递质。在皮下浅层注射组胺可引起明显的瘙痒，但如果将其注入更深的部位则产生疼痛。然而，重复注射组胺将导致快速耐受[50]，因此组胺不太可能介导慢性炎症性皮肤病的瘙痒，如特应性皮炎或慢性单纯性苔藓（LSC）。

组胺与 G 蛋白偶联受体（GPCR）结合。目前已发现四种组胺受体。过去认为 H1 受体介导组胺诱导的瘙痒。新证据表明 H_1 受体介导的瘙痒可能与 PLCβ3 介导的组胺敏感性 C 神经元上的 TRPV1 受体开放有关[51]。组胺 H_4 受体是最近关注的热点，其可通过直接作用于各种免疫和炎症细胞（如肥大细胞和特应性皮炎中 Th2 淋巴细胞）而导致瘙痒[52,53]。H_4 受体拮抗剂可用于瘙痒的治疗。H_2 受体与组胺诱发的瘙痒无关[55]。皮肤中组胺主要来源于真皮肥大细胞，浸润的嗜碱性粒细胞可补充之。在荨麻疹和昆虫叮咬反应中，免疫球蛋白 E(IgE)高亲和力受体 FcεRⅠ与特异性抗原（慢性荨麻疹可通过自身抗体）交联可触发能量依赖性信号转导级联反应使这些细胞释放组胺（和其他递质）。已经证实慢性荨麻疹病变皮肤组织中组胺的水平升高[56]。由于组胺介导了荨麻疹的瘙痒且这种作用可被 H_1 抗组胺药减轻，因此临床上，抗组胺药也被不加选择地应用于治疗一些很少证据或没有证据表明组胺参与发病疾病中的瘙痒。而目前无其他有效的替代性止痒药物使得抗组胺药物应用更广泛。

乙酰胆碱

乙酰胆碱是自主神经系统中的神经递质，作用于毒蕈碱和烟碱受体。皮内注射乙酰胆碱会引起健康受试者疼痛及特应性个体瘙痒[57]。据报道，特应性皮炎患者组织中的乙酰胆碱水平升高[58]，表明这种递质可能在特应性皮炎的瘙痒中起作用。A 型肉毒素抑制乙酰胆碱的释放，并且在实验[59]及感觉异常性背痛患者[60]中显示出抑制组胺诱导瘙痒的作用。

速激肽

P 物质是含 11 氨基酸的神经肽，它优先与在中枢神经系统、脊髓背角和皮肤细胞（包括角质形成细胞和肥大细胞）中广泛表达的神经激肽 1 受体(NK1R)结合。P 物质在 C 神经纤维的细胞中合成，去极化时从这些神经元中释放。在皮肤中，SP 诱导伴有发红、萎缩和瘙痒的神经源性炎症，其中部分可由真皮肥大细胞的脱颗粒介导[61,62]。传入的神经元终端与真皮肥大细胞非常接近，和之前的推测一致，这些结构间确实存在相互作用[63]。速激肽的效应与肥大细胞表达的 NK1R 有关；如 SP 介导这些细胞释放肿瘤坏死因子 α(TNF-α)，进而导致损伤性传入神经元敏化[64]。最近发现 NK1R 拮抗剂有一定的治疗作用。Aprepitant，一种选择性 NK1R 拮抗剂，已被证明可有效抑制 Sézary 综合征，包括结节性痒疹的皮肤病瘙痒和靶向癌症治疗药物诱导的瘙痒[65-68]。其他 NK1R 受体拮抗剂仍在开发中。

阿片肽

阿片肽被分为三类：内啡肽、脑啡肽和强啡肽，受体也分为三种类型：μ、δ 和 κ 受体。吗啡和其他阿片类药物的瘙痒作用涉及 μ 阿片受体，且可被纳洛酮或纳曲酮拮抗。κ 阿片则介导止痒作用。由于 μ 和 κ 阿片受体激活之间的不平衡，阿片类药物可能通过中枢机制引起瘙痒[69]。皮肤中表达 μ 阿片受体。在胆汁淤积患者皮肤中发现了阿片肽的组织水平显著增加，阿片肽的血浆水平升高；μ 阿片受体拮抗剂纳洛酮可改善胆汁淤积性瘙痒[70-72]。Nalfurafine，一种 κ 阿片受体激动剂，可显著减轻尿毒症瘙痒，并于 2009 年在日本获得批准用于此指征[73]。

蛋白酶、Mas 相关的 G 蛋白偶联受体激动剂和内皮素 1

Shelley 和 Arthur[74] 首次报道了皮肤中蛋白酶激活肽产物可引起瘙痒。他们将刺毛黧豆的刺毛刺入人体皮肤，其所形成的瘙痒程度强于组胺。这种刺毛含有一种半胱氨酸蛋白酶-mucunain，它的受体是蛋白酶激活受体(PAR)2 和 4，能够激活传入机械敏感 C 纤维。人体皮肤中天然存在的 mucunain 对应物质为肥大细胞类胰蛋白酶，它引起伤害感受器传入 C 神经元释放瘙痒性速激肽 SP。PAR-2 在特应性皮炎患者的皮肤中存在过表达，使用皮肤微透析技术对特应性皮炎患者皮肤进行检测后发现，其皮损中的类胰蛋白酶水平增高[75]。这种受体可能在特应性瘙痒中发挥重要作用，并解释了特应性瘙痒对抗组胺药的反应不理想的情况。

有趣的是，最近的一项研究报道，SLIGRL-NH2，一种 PAR-2 激动剂和组胺非依赖性致痒原，通过 Mas 相关 G 蛋白偶联受体 2(MrgprC11)而不是 PAR-2 引起搔抓反应[76]。Mrgprs 由 50 多个成员组成，其中 MrgprAs，MrgprB4-5，MrgprC11 和 MrgprD 参与了与非组胺依赖的瘙痒[33]。氯喹通过 MrgprA3 诱导瘙痒。MrgprA3 是一种在皮肤中表达的受体，也表达一种特殊的能够介导瘙痒的背根神经节(DRG)神经元亚群[77]。遗传性疾病 Netherton 综合征是由 SPINK 基因突变导致多结构域丝氨酸蛋白酶抑制剂 LEKT1（淋巴上皮细胞 Kazal 型相关抑制剂）缺乏引起的，于是有人不禁猜测 Netherton 综合征患者的瘙痒是由于蛋白酶活性的增加介导的。蛋白酶组织蛋白酶 E 是一种内源性瘙痒诱导剂，这种作用是通过表皮中产生的内皮素 1 介导的[78]。内皮素 1 是一种强效的致痒原，由皮肤中的肥大细胞、内皮细胞和角质形成细胞产生，将其注射于皮肤时可引起搔抓反应[33]。

神经营养因子

神经营养因子是能够调节神经元生长和功能的神经肽。慢性瘙痒中重要的神经营养因子包括 NGF

和神经营养素4。NGF存在于角质形成细胞和肥大细胞中并与受体酪氨酸激酶受体A(TrkA)结合。NGF能够引起神经纤维芽生并上调SP[79-81]。最近的研究表明,特应性皮炎的瘙痒与神经营养因子有关。特应性皮炎患者受累皮肤角质形成细胞中NGF水平升高且表皮和真皮上层TrkA水平升高[82],并且血浆NGF水平与疾病活动之间存在显著相关性[83]。

细胞因子:白细胞介素2,白细胞介素31

人们逐渐认识到神经系统和免疫系统之间具有功能上的相互作用。神经肽如SP可引起细胞因子和黏附分子的转录[84]。白细胞介素2(IL-2)是一种由活化的T淋巴细胞分泌的候选细胞因子。特应性和非特应性志愿者皮内注射人重组IL-2均可引起剧烈瘙痒[85]。特应性皮炎皮肤中存在活化的T淋巴细胞,环孢素具有止痒作用(一种抑制因子IL-2分泌)[86],这两者表明该细胞因子在特应性皮炎中介导瘙痒。

最近,有证据表明IL-31可介导特应性皮炎的瘙痒。IL-31是皮肤中皮肤归巢的皮肤淋巴细胞抗原(CLA)亚型的一种Th2细胞因子,在特应性皮炎患者的皮肤和血清中该因子数量增加[87,88]。由IL-31受体A(IL-31RA)和抑瘤素M受体(OSMR)组成的异质二聚体受体位于角质形成细胞和单核细胞上,使用特应性皮炎小鼠模型的动物实验表明,激活此异质二聚体能够诱导皮肤瘙痒和搔抓反应[89]。随后,有研究表明,在同一动物模型中应用IL-31抗体中能够改善搔抓反应[90]。IL-31受体已被证实存在于背根神经节上的伤害感受器传入神经元,并且可以作用于神经的多个位点[91]。最近,人们已经注意到IL-31受体A和β内啡肽共存于皮肤,IL-31通过依赖于STAT3激活的钙流动使角质形成细胞释放的β内啡肽增加[92]。间接证据表明β内啡肽也参与特应性皮炎皮肤瘙痒。总之,这些数据可以解释IL-31和β内啡肽如何相互作用以引起特应性皮炎患者的瘙痒。

临床特征

病史

病史采集是慢性瘙痒患者诊断中的重要一环[4]。其旨在缩小难以检测的潜在疾病的范围,特别是在慢性瘙痒先于疾病进展(先兆性瘙痒)的情况下。为了获得全面的病史,建议使用标准化问卷[93]。问诊的要点总结在框图83.1中。持续剧烈的瘙痒可对患者造成相当严重的心理障碍。主治医师不可低估瘙痒对患者造成的负面心理影响。当医师在询问病史时解决这个问题是很重要的。慢性瘙痒患者,通常存在适应性障碍,患者常常逃避社交和职业环境,这可能导致反应性抑郁症[94]。这种情况提示患者需要心身护理。或者,慢性瘙痒的病因可能主要是精神性疾病。如果怀疑这种情况,患者应该接受精神科医师的检查。

框图83.1 慢性瘙痒(CP)患者的重要病史

瘙痒特有的病史

- 慢性瘙痒开始的时间点和总持续时间
- 局限性(起始,扩散)
- 性质:如烧灼样瘙痒、刺痒、刺痛痒、类似于昆虫在皮肤上/下面爬行的痒(表现形式)
- 强度:视觉模拟评分(VAS)或数字评定量表(NRS)的严重程度
- 病程:随时间的变化、持续的慢性瘙痒/发作、自行改善/恶化
- 触发因素、改善因素
- 对瘙痒的行为反应:搔抓、摩擦、扇巴掌(更少见)
- 与既往的疾病、手术、药物摄入和其他事件的时间关联
- 既往治疗:成功/不成功
- 患者自己关于慢性瘙痒原因的理论
- 心理压力因素
- 生活质量、负担、睡眠障碍的损害

一般病史

- 既往疾病,包括皮肤病
- 药物摄入、输注、输血
- 既往手术
- 过敏史:Ⅰ型/Ⅳ型过敏
- 特应性体质
- 恶性肿瘤的临床表现(体重减轻,发热,盗汗)
- 怀孕

摘自Ständer et al,2012[232],经John Wiley & Sons Ltd许可转载。

临床表现(图83.1,图83.2和图83.3)

慢性瘙痒最初可能发生在非患病皮肤上(分类术语:非炎性皮肤瘙痒;取代之前命名*pruritus sine materia*)或伴随一种皮肤病(炎性皮肤瘙痒)。慢性瘙痒引起的搔抓改变了最初的临床表现。因此,患者皮损可以表现为抓痕、结痂、苔藓样变、瘢痕、色素沉着或色素减退,这些都是搔抓的继发改变。如果患者主要表现为这些皮损(分类术语:瘙痒伴慢性搔抓损害),则可能掩盖原发皮肤病。因此,区分原发性皮肤病和继发性搔抓病变尤为重要,并且要询问患者缓解瘙痒的方法,以便合理地解释临床症状[4]。某些复发性的临床表现已归类为单纯性苔藓或结节性痒疹等特定疾病中。这些临床表现并非原发症状,而是由于慢性搔抓继发的反应性改变。

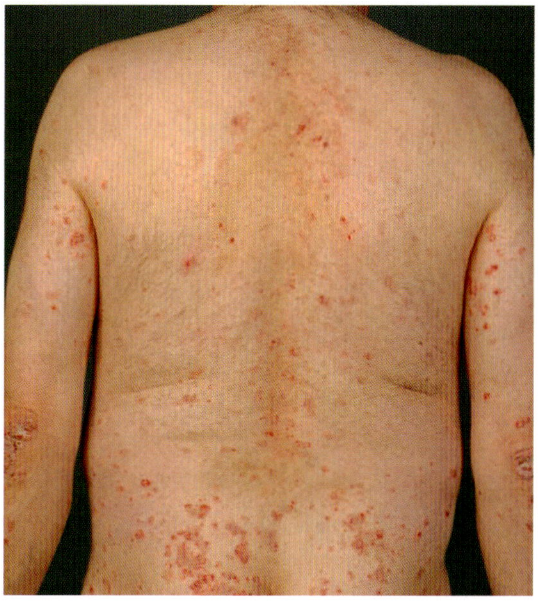

图 83.1　患有慢性瘙痒的银屑病患者

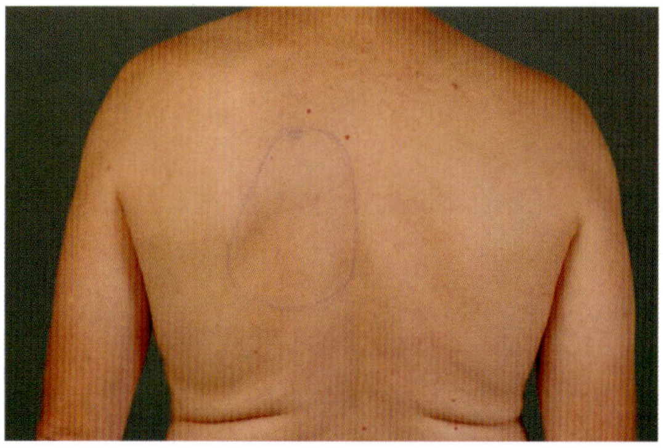

图 83.2　在非炎性皮肤上患有慢性瘙痒的患者(感觉异常性背痛;病变部位已标记)

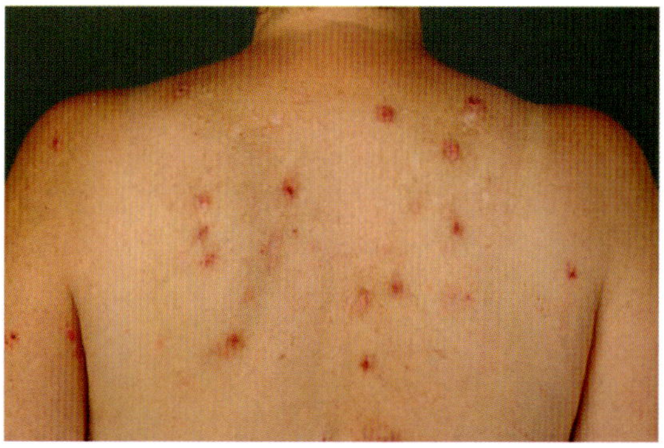

图 83.3　一名患有慢性瘙痒和慢性搔抓性皮损的患者(感觉异常性背痛)

临床亚型

炎性皮肤(皮肤病)基础上的瘙痒

大多数皮肤病可诱发瘙痒,尽管瘙痒的发生存在个体差异。几乎所有特应性皮炎和荨麻疹患者均伴随瘙痒,但其他疾病如毛发红糠疹或红斑狼疮仅部分患者伴随瘙痒症状。泛发性强烈的瘙痒是 Sézary 综合征的主要特征之一,如果皮肤被摩擦引起红肿(Darier 征),则也可发生于皮肤肥大细胞增多症中。在蕈样肉芽肿中,瘙痒可能是唯一的临床症状(“隐形蕈样肉芽肿”)[95]。目前关于特应性皮炎及寻常型银屑病中的瘙痒(特应性瘙痒及银屑病性瘙痒)已有了非常详细的研究,目前研究旨在探索新靶向治疗在这些疾病中的止痒作用。

特应性皮炎中的瘙痒

搔抓可加剧特应性皮炎的瘙痒,进一步导致炎症反应的增强(瘙痒-搔抓循环)(另见第 41 章)。瘙痒通常在夜间加重,接触羊毛、出汗、摄入辛辣食物和酒均可加剧瘙痒。特应性皮炎的瘙痒是多因素导致的,常由干燥(几乎存在于所有的特应性皮炎患者)、炎症、皮肤神经增生导致,也可继发于中枢神经系统瘙痒递质调节紊乱。在这种情况下,痒觉异化(发痒的皮肤)是形成特应性皮炎患者瘙痒的主要原因,因而解释了患者因出汗、温度及湿度的突然变化、穿脱衣物等引起的瘙痒突然发作。这些多重不同的机制可以解释特应性皮炎瘙痒的特点和原因之间存在的矛盾。特应性皮炎中的瘙痒涉及皮肤源性、神经源性和可能的心源性机制。Rajka[96]综述了一些研究,报道了特应性患者未累及的皮肤应用瘙痒性药物刺激可导致反应增强和异常延长。特应性皮炎患者对组胺离子电渗疗法的瘙痒反应的研究表明,传入皮肤纤维对高剂量的反应降低,但对低浓度的敏感性增加;可能是因为这些特应性患者临床上看起来正常的皮肤,其实渗透性是增加的[97]。受累皮肤中感觉神经纤维的密度也可能是非特异性增加[98],尽管这种增加是非特异性的。在特应性皮炎患者中,区分炎性改变或慢性苔藓样变的瘙痒与仅由皮肤过度干燥引起的瘙痒很重要。在许多情况下可能必须始终给予润肤剂,在炎症变化导致瘙痒的情况下单独使用润肤剂是不够的。最近的皮肤微透析研究表明,特应性皮炎患者的皮损中也存在肥大细胞递质,除组胺外,其他肥大细胞递质也参与其中[99]。一有关 H_1 抗组胺药有效性的循证回顾[100]发现,其对缓解瘙痒无显著价值。然而,很明显大多数瘙痒性特应性皮炎患者会接受抗组胺治疗主要是镇静型,并且通常具有一定的作用,这可能得益于这类抗组胺药对中枢神经系统的作用。根据先后给予特应性皮炎患者阿司咪唑（低镇静抗组胺药），曲美嗪（镇静抗组胺药）和硝西泮（非抗组胺镇静剂）后的瘙痒情况的比较发现：镇静治疗是系统治疗特应性皮炎患者瘙痒的必要组成。而且，特应性皮炎的瘙痒发生涉及中枢机制[101]。然而，这个研究中患者数量很小，且之后的研究提示矛盾的结果。

系统性使用抗生素经常可以缓解瘙痒，金黄色葡萄球菌作为超级抗原可活化T细胞，并通过Toll样受体激活真皮肥大细胞，促进产生致痒原IL-31[102]。

局部应用糖皮质激素通常能够有效抑制特应性皮炎患者的瘙痒。糖皮质激素本身不是止痒的，而是抑制皮肤病的炎症成分，间接地缓解瘙痒。糖皮质激素“湿包”技术对有强烈瘙痒的特应性皮炎患儿特别有效[103]。光疗广泛用于年龄较大的儿童和成人的特应性皮炎瘙痒，特别是瘙痒顽固且泛发时。广谱和窄谱紫外线B(UVB)都被用于抑制特应性皮炎患者的瘙痒，后者效果更好[104]。免疫抑制药（包括系统使用硫唑嘌呤和环孢素）对特定慢性特应性皮炎患者的瘙痒（和其他体征和症状）非常有效[85,105]，这可能是由于其能作用于活化的$CD4^+$ T辅助淋巴细胞。局部应用钙调神经磷酸酶抑制药他克莫司和吡美莫司对改善特应性皮炎瘙痒提供了有效的方法[106,107]。这些药物都是通过下调活化的T细胞发挥作用。最近的研究[108]聚焦于IL-31、组胺4受体还有SP在特应性皮炎瘙痒中的作用，这些都是以后止痒治疗干预的靶点。阿片类拮抗药如口服纳曲酮，可能对患有剧烈瘙痒性特应性皮炎的患者有效[109]。

寻常型银屑病瘙痒

80%～89%银屑病患者具有泛发性瘙痒[110-112]（另见第35章）。美国国家银屑病基金会收集了2003—2011年间5604名银屑病患者的数据，患者经常诉疼痛(83%)和瘙痒(93%)[113]。瘙痒可累及身体的所有部位，一些研究发现，银屑病受累面积与严重程度指数(PASI)评分和瘙痒强度之间存在相关性[111]，而其他研究则无法证实这一点[110,112]。瘙痒的存在和强度与患者的年龄、性别、银屑病的类型、病程或最后发作时间无关[111]。大约80%的患者每天发作瘙痒，通常为局限于银屑病皮损处的中等强度瘙痒[114,115]，但瘙痒严重影响患者的生活质量(QoL)[110]，引起自卑感和抑郁症状[112]。在一项比较特应性皮炎和银屑病的网络问卷调查研究中，银屑病受访者表示伴随的瘙痒症状更令他们窘迫[115]。加重瘙痒的重要日常因素有：环境温度(81%)、皮肤干燥(80%)、出汗(65%)和压力(55%)[110]。为评估包括瘙痒在内的银屑病症状，制定和验证了银屑病症状量表(PSI)，用来评估瘙痒、红斑、脱屑、灼热、皲裂、刺痛、脱屑和疼痛的严重程度[116]。

炎症反应、炎症性T细胞和中性粒细胞及其炎症递质（如IL-17）很可能导致银屑病的瘙痒。研究显示，IL-31 mRNA的表达与银屑病瘙痒无关[87,117]。感觉神经纤维、神经生长因子和神经肽似乎可诱导银屑病瘙痒[37]。瘙痒严重程度和表皮中的蛋白质基因产物免疫反应性表皮内神经纤维(IENF)、NGF免疫反应性角质形成细胞（整个表皮强阳性），还有NG-TrkA高亲和力受体的表达之间存在显著相关性。Nakamura等发现，血管周围区域含有神经肽SP的神经纤维数量增加，并且表皮基底层和血管内皮中性肽链内切酶（酶降解SP）的表达降低。他们还发现，TrkA在基底角质形成细胞和真皮神经旁的表达增加，肥大细胞数量也增加，同时还发现真皮乳头层中肥大细胞的脱颗粒过程[37]。

一项研究发现，银屑病瘙痒对大多数已知抗瘙痒药物包括光疗无反应[110]。然而，患者指出，伴随着银屑病皮损的有效清除，瘙痒也会减少。已证实，新型疗法，如apremilast（一种磷酸二酯酶4的特异性抑制剂），能够减轻银屑病瘙痒[118]。

系统性疾病瘙痒

本节涉及无原发皮肤病，且为系统性或内脏疾病导致的皮肤瘙痒，皮肤的任何病变都是继发于搔抓或摩擦。

慢性肾病（肾源性或尿毒症性瘙痒）

持续性瘙痒是降低慢性肾衰竭患者QoL的主要原因[119]。由于更有效的透析技术（见第153章），这种瘙痒逐渐减少，但10%～77%的患者仍然发生瘙痒[120]。儿童或急性肾衰竭患者很少伴瘙痒[121]，具体原因尚不清楚。血液透析的患者比持续性非卧床腹膜透析(CAPD)患者更常发生瘙痒[122]。这种瘙痒的临床特征已被全面阐述[119]。虽然部分患者的皮肤可能看起来干燥，但通常其外观基本上是正常的。肾源性瘙痒可持续广泛存在，且难以治疗，而其他患者的瘙痒为局限而短暂[119,121]。由搔抓和摩擦引起的继发皮肤改变很常见，包括色素沉着、痒疹结节和湿疹化，且经常继发感染。组织病理学上，临床上正常的皮肤可表现为汗腺和皮脂腺功能减退，而皮肤肥大细胞密度增加[123]。肥大细胞密度和瘙痒之间没有相关性。组织病理学可能存在微血管病变[124]。据报道，患者皮肤中神经元特异性烯醇酶阳性无髓神经纤维异常增生[125]。可能涉及发病机制的其他因素，包括继发性引起的甲状旁腺功能亢进，已知甲状旁腺激素会导致肥大细胞增多[126]，血清甲状旁腺激素水平升高[127]。尽管甲状旁腺切除术可以减轻部分患者的瘙痒症状[128]，但在肾衰竭患者中，甲状旁腺激素水平与瘙痒之间没有令人信服的相关性[126]。肾源性瘙痒与血液透析期的铝过量有关[129]，这可以通过给予甲磺酸去铁胺治疗，但该相关性尚未得到证实。药物递质可导致肾源性瘙痒。因抗组胺治疗无效，所以组胺可能不介导慢性肾源性瘙痒。慢性肾衰竭患者皮肤活组织病理检查显示，表皮内 $CD1^+$ T 细胞数量增加，这提示 T 细胞源性细胞因子可能与瘙痒有关[130,131]。有趣的是，血液透析患者的肾源性瘙痒与 Th1 淋巴细胞比例升高、C 反应蛋白和 IL-6 血清水平的升高有关，与之相比，非瘙痒性血液透析患者的这些物质水平可以称为"微炎症"[132]。这一点在 29 000 多名患者的 DOPPS（透析结果和实践模式研究）[10] 的分析中进行分析后得到了证实。该研究发现了以下肾性瘙痒的危险因素：男性，伴肺、心脏或肝（如丙型肝炎）疾病、血清钙/磷水平升高而无尿毒症。这些结果质疑了尿毒症瘙痒这个术语，现在该术语已经尽量避免使用，并已被肾源性瘙痒所取代[2]。

肾源性瘙痒的治疗具有挑战性。在血液透析相关瘙痒的双盲随机安慰剂对照研究中证实，局部外用钙调神经磷酸酶抑制药 0.1% 他克莫司无效[133]。最近也有证据表明，阿片肽与血液透析相关瘙痒有关，有报道称血液透析患者血浆甲硫氨酸水平升高[134]，尽管并未明确相关性[135]。最近的研究称，肾衰竭相关瘙痒对 κ 阿片受体激动药有反应[136,137]，提示阿片肽在其中起作用。Murphy 和 Carmichael[138] 对肾源性瘙痒的病理生理学进行了综述。重要的一般治疗措施包括针对干燥的润肤剂和针对继发性湿疹和相关感染的积极治疗。尽管随着具有更好生物相容性透析膜的出现，瘙痒的频率和严重程度已经降低，但透析本身对肾源性瘙痒几乎没有改善。肾源性瘙痒唯一可靠有效的治愈方法是肾移植。继发于甲状旁腺功能亢进瘙痒的患者行甲状旁腺切除术后瘙痒症状可以消失[128]。使用 UVB 光疗通常是有效的，并且可以全身和局部起作用。其作用得到最近的一项 meta 分析[139] 的支持。紫外线照射疗法可以消耗皮肤中的维生素 A 含量，有人提出这是一种治疗途径[140]。但只有 UVB 光疗和活性炭才有此适应证的记录[141,142]。

一项对 25 名患者进行的双盲安慰剂对照交叉试验表明，加巴喷丁可有效治疗肾衰竭相关瘙痒[143]。已有人提出其他的治疗方法包括肝素、美西律、离子交换树脂和静脉注射利多卡因，但疗效不确定且常不实用。1996 年，一篇关于口服阿片类拮抗药纳曲酮的安慰剂对照试验证实有效性的报道引起了广泛关注，但这种治疗的明确疗效仍有待独立证实[144]。上文已提到 κ 阿片类激动药可能有效，但目前尚不能获取这些化合物。抗组胺药和外用糖皮质激素通常对肾源性瘙痒无效，润肤剂可以缓解皮肤干燥患者的瘙痒。

由于瘙痒可能局限于某些身体部位，有报道称局部外用 0.025% 的辣椒碱对局限性肾源性瘙痒有效[145]。从长远来看，只有肾移植才可能为这些极度痛苦的患者带来持续性缓解。

肝胆疾病和胆汁淤积（胆汁淤积性瘙痒）

瘙痒可为泛发性或局限性（如可仅局限于手、足），而且可以是肝胆疾病的早期症状。它与摩擦而非搔抓相关，因此继发性抓痕、湿疹化和感染不如肾源性瘙痒中常见。瘙痒是胆汁淤积中常见且痛苦的症状；最近的研究表明，自体毒素和胆汁酸受体 TGR5 参与发病[146,147]。丙型肝炎是胆汁淤积性剧烈瘙痒的重要原因，发生于 15% 的丙型肝炎患者[148]。然而，把丙型肝炎检测作为瘙痒患者常规检查的一部分可能无益，因为一份病例对照研究提示瘙痒患者丙型肝炎感染率不高于一般人群[149]。

据推测，胆汁淤积性瘙痒与血浆胆盐水平升高有关[150]，但除妊娠期肝内胆汁淤积症（慢性瘙痒）外，缺乏两者相关的直接证据。皮肤组织及血清的胆盐含量与瘙痒强度的关系尚无定论，并且对照组与患病组的胆盐水平没有差异[151]。在人皮肤水疱基底加入胆盐，虽然引起瘙痒，但其最低有效浓度远超过胆汁淤积性黄疸所达到的浓度[152]。尽管缺乏可证实的定量关系，许多研究人员仍在探索降低血清和皮肤胆盐水平的方法以治疗胆汁淤积引起的瘙痒。例如，通过炭包被玻璃磁珠的血浆灌流可显著改善胆汁淤积性瘙痒症状，尽管临床反应和胆盐水平下降之间的关系未得到证实。最近的实验证据表明溶血磷脂酶，Autotaxin（ATX）及其产物溶血磷脂酸（LPA）可能是胆汁淤积性瘙痒的递质[146]。已证明血清 ATX 水平是胆汁淤积特有的[146]。相对于安慰剂，用胆盐螯合药考来维仑治疗胆汁淤积，可有效降低总血清胆盐，但仅略微改变瘙痒程度和 ATX 活性。利福平[153,154] 可显著降低对胆盐螯合剂无效的瘙痒患者的瘙痒强度和 ATX 活性[146]。临床上已经用离子交换树脂（包括考来烯胺[155-157]）获得了类似的结果。有些报道提出一种可能，即其他观察到临床改善的方法，如在体外白蛋白透析[158] 和光疗[156] 可能是通过去除自体毒素而起作用的。利福平是有效的，但有肝毒性，必须谨慎使用[159]。在最近的一项 meta 分析提出，熊去氧胆酸治疗效果不理想[160]。有人已经对肝胆性瘙痒的有效治疗方法进行了综述[161]。

早期的研究强调了胆汁淤积性瘙痒患者中枢阿片样肽失调的重要性[162]。人[162]和大鼠[163]胆汁淤积症中，阿片样肽的血浆水平均升高。此外，将胆汁淤积性瘙痒症患者的血浆注射到猴的延髓背角时会引起其搔抓面部，这一作用可被纳洛酮逆转[71]。最重要的是，严格对照实验证实了肠外和口服阿片拮抗药治疗胆汁淤积性瘙痒的有效性[164,165]。因此，基于慢性胆汁淤积症患者的阿片能张力增加及对纳洛酮或纳曲酮(特异性阿片类 μ 受体拮抗药)的显著反应，认为阿片类拮抗药治疗胆汁淤积性瘙痒有效。这种作用可能与阿片类戒断症状有关[166]。除胆管疾病外，妊娠期[167]和经前期[168]也可能发生胆汁淤积性瘙痒，但阿片肽在其中的作用尚未明确。

铁缺乏(另见第 63 章)

铁缺乏已被认为是无可见皮肤病甚至无贫血情况下慢性瘙痒的病因之一[169]。特别是，Salem 等报道[170]真性红细胞增多症(PV)中存在瘙痒和严重的铁缺乏。在这些患者中，铁缺乏的纠正与瘙痒的改善明显相关。一项为期 60 个月对医源性切开放血术引起铁缺乏的研究表明，21 名患者中均无瘙痒发生[171]；然而，铁缺乏仍是部分红细胞增多症患者瘙痒的一个病因之一[172]。

真性红细胞增多症(另见第 148 章)

瘙痒是红细胞增多症患者的常见症状[172]。多达 50%未经治疗的 PV 患者 JAK 激酶 JAK2V617 发生突变，在接触水后的数分钟内会出现严重、刺痛的痛苦症状，持续 15～60 分钟[173]。由于这种症状经常在患者洗澡后出现，因此通常被称为"浴痒"或水源性瘙痒。皮肤无明显皮损，瘙痒可能与血清和尿组胺水平升高有关[173]。血小板聚集可能是瘙痒的发生机制及致痒因子(包括组胺)的来源[174]。水引起的瘙痒可能先于 PV 几年发生[175]。局部海绵擦浴可以缓解瘙痒。成功治疗潜在的 PV 可能无法缓解瘙痒，虽然纠正失血引起的铁缺乏可能缓解瘙痒症状，但可能会加剧 PV[170]。因 JAK2V617 突变可导致肥大细胞活化增加，抗组胺药的有效率约为 30%。8-甲氧基补骨脂素联用 UVA 与补骨脂素 UVA(PUVA)光化学疗法成功治疗某些患者[176]。有学者宣称应用窄谱 UVB 光疗[177]有效。有报道，可长期应用干扰素-α2b 治疗 PV 的严重瘙痒[178]。另有报道提议，应用 5-羟色胺再摄取抑制药如帕罗西汀或疼痛调节剂普瑞巴林治疗 PV 的瘙痒[179,180]。可能对部分患者阿司匹林有效[174]。

甲状腺毒症

顽固性瘙痒和温暖潮湿的皮肤是甲状腺毒症公认的伴随症状，也有可能是表现症状[181](另见第 149 章)。原因尚不确定。局部瘙痒可能由皮肤黏膜念珠菌病引起。皮肤血管扩张是该疾病的常见特征，导致皮肤表面温度升高，从而降低瘙痒阈值[182]。黏液性水肿也可能导致令人烦恼的瘙痒，其原因通常是皮肤过度干燥、发凉，应用保湿霜治疗有效。

糖尿病(糖尿病性瘙痒)

与过去的认识[183,184]相反，泛发性瘙痒是糖尿病的一种表现[185,186](另见第 64 章)。在对 2656 名糖尿病门诊患者和 499 名非糖尿病受试者进行的大规模调查中，26.3%的糖尿病患者和 14.6%的非糖尿病受试者($P<0.001$)患有慢性瘙痒。糖尿病受试者中躯干特定部位瘙痒的患病率显著高于年龄相仿的非糖尿病受试者(11.3 vs. 2.9%，$P=0.0001$)。进一步的分析显示，感觉异常和跟腱反射消失是糖尿病瘙痒独立危险因素，表明糖尿病性瘙痒与糖尿病多发性神经病变的症状和体征显著相关[186]。最近的另一项研究表明，餐后血糖与泛发性糖尿病瘙痒正相关[187]。在这项研究中，385 名 2 型糖尿病患者中 27.5%有瘙痒症状。

恶性肿瘤(副肿瘤性瘙痒)

瘙痒作为恶性疾病的一种表现一直是 Lober[188]和 Paul 等综述的众多出版物的主题[189](另见第 147 章)。Paul 等随访 125 例泛发性瘙痒患者 6 年[189]。其中，66%的患者在研究结束时仍有瘙痒症状。虽然在研究开始时有 4 例证实有恶性疾病，但在随访期间只有 4 例出现恶性肿瘤。这与一般人群中的预期频率没有区别。

然而，众所周知，瘙痒可能先于实体瘤或血液增生性疾病出现(称为先兆性瘙痒)。例如，霍奇金病(5 年先兆瘙痒记录)和 PV(13 年先兆瘙痒记录)是先兆性瘙痒的典型疾病[173,190]。其他发生副肿瘤性瘙痒的疾病有 Sézary 综合征、骨髓增生异常综合征和骨髓炎；非霍奇金淋巴瘤的患者(包括儿童)、多发性骨髓瘤、慢性淋巴细胞白血病(CLL)和慢性粒单核细胞白血病患者则很少伴发瘙痒。30%霍奇金病患者有瘙痒症状。一项研究表明，这些患者的生存率明显低于非瘙痒病例[191]，但该结果未被其他研究证实[192,193]。

很罕见的是，肿瘤可能表现为局限性副肿瘤性瘙痒；例如，面部单侧瘙痒是脑干胶质瘤的早期症状，鼻瘙痒可能是大脑肿瘤的症状，有报道发现腹部瘙痒与神经纤维瘤病中的星形细胞瘤有关[192,193]。有学者报道其他实体肿瘤如肝、乳腺、肺、胃、喉、前列腺和宫颈癌会导致局限性或泛发性瘙痒[192,193]。

选择性 5-羟色胺再摄取抑制药(如帕罗西汀),联合 κ 阿片受体激动剂/μ 阿片受体拮抗药和疼痛调节药如普瑞巴林[193]可缓解副肿瘤性瘙痒。

药物引起的瘙痒

药物引起的瘙痒通常没有皮疹;据估计,瘙痒症状约占服用药物后所有皮肤不良反应的 5%[194](另见第 118 章)。一般来说,药物诱发的瘙痒可分为两组:第一组是,药物及其诱导慢性瘙痒的致病机制是已知的;药物摄入与瘙痒发作之间存在明确的时间关系。第二组中,药物在瘙痒中的作用通常不清楚,因为在服用药物和瘙痒发作之间可能存在很长的潜伏期,即使二者有明确关联,通常尚缺乏相关的致病机制。第一类药物代表有吗啡、氯喹和羟乙基淀粉(HES)[195]。HES 已被广泛用作血浆替代品,尤其是在欧洲,它还用于改善微循环功能。有报道泛发性瘙痒是其公认的并发症之一,发生率为 15%~42%[196],是由 HES 沉积在皮肤周围神经中引起的,可伴随严重、持久、机械诱导性瘙痒[195,197]。这种瘙痒对抗组胺治疗反应差,局部外用辣椒素或系统使用加巴喷丁或纳曲酮可能有效[198,199]。

第二组药物种类很多,如血管紧张素转换酶(ACE)抑制药(如卡托普利、依那普利)、β 受体阻滞药(如阿替洛尔、美托洛尔)、抗糖尿病药(如格列美脲、二甲双胍)、利尿药(如氢氯噻嗪)、激素、他汀类和别嘌醇[194]。据报道,许多其他药物也可诱发慢性瘙痒;使用特定药物引起瘙痒的概率及相关致病机制,有待于进一步研究[194]。

妊娠瘙痒

大约 20%的孕妇可出现瘙痒症状(另见第 115 章)。其中多数与已患皮肤病如银屑病和特应性皮炎有关。妊娠特应性皮肤病(AEP)包括以前命名的其他术语,如妊娠痒疹和妊娠瘙痒性毛囊炎[200]。AEP 发生在妊娠早期,对胎儿没有影响。约 21.6%的孕期瘙痒妇女可发生妊娠性多形疹[PEP;以前称为妊娠瘙痒性风团性丘疹和斑块(PUPP)],也不会危及胎儿健康。妊娠性类天疱疮(PG)很罕见(4.2%伴瘙痒的孕期妇女),并可能导致低体重婴儿。最严重的妊娠相关性瘙痒疾病为妊娠期肝内胆汁淤积(ICP)(3%伴瘙痒的孕期妇女)。ICP 发生于孕晚期,初发于手足,也可泛发至全身。病程中可能出现继发性抓痕和痒疹。通常可伴有胆汁酸升高并可能发生黄疸(发生于瘙痒发作后)。已发现多重耐药 P-糖蛋白 3(*MDR3*)基因的剪接突变与 ICP 有关,并且可能与死产和胆结石疾病有关[201]。

没有治疗方案在孕期是绝对安全的,但持续的剧烈瘙痒本身不利于孕期健康。氯雷他定用于孕期已超过 5000 次,且不增加胎儿风险,可用于妊娠的早中晚期。必要时,可以局部应用糖皮质激素;在妊娠晚期可予紫外线治疗。

老年性瘙痒

至少 50%70 岁及以上的老年人发生持续广泛瘙痒,常伴有大量抓痕。由于持续老龄化问题,这也将成一个新兴课题。瘙痒可能是女性绝经后综合征的一种表现。老年性瘙痒可能是疥疮等细微的皮肤病的症状(尤其是失去自理能力的老年人)。也可以是系统性疾病(包括肾、肝或恶性疾病)的皮肤表现、药物不良反应的皮肤表现,或是抑郁和孤独感症状或其中几种因素组合(多种病因的瘙痒)导致的症状。瘙痒多数情况下是皮肤过度干燥(干燥症)引起。一项 149 名老年男性和女性的研究提示,39%个体因干燥症而瘙痒[202]。有证据表明,随着皮肤老化,皮脂分泌缓慢减少且其成分也有所改变[203,204];但这不是老年人皮肤干燥的主要因素。皮肤的衰老常常与皮肤不能保持水分相关。这会导致皮肤干燥、开裂和令人苦恼的瘙痒,多数情况下润肤剂治疗有效。老年人水源性瘙痒[205]是老年性瘙痒的一种亚型,常见于失去自理能力的且暴露于过热的干燥环境中的老年人,常导致皮肤干燥,这种瘙痒和自发性瘙痒润肤剂治疗都有反应。对老化角质层的分析显示其水的含量大大降低[206]。最近,瘙痒性老化皮肤中已经检测到传入神经末梢的营养不良改变,这可能具有致病作用[207,208]。

最有利的治疗是选择几种不同的润肤剂,鼓励患者自行试验性使用,因为难以准确预测个体对不同润肤剂的有效性。白色软质石蜡软膏价格便宜,封闭性好,已证明其可加速受损皮肤中屏障功能的恢复[209]。鼓励患者每天至少使用润肤剂 4 次,必要时可调节环境温度和湿度。晚上服用帕罗西汀、阿米替林或米氮平对明显伴抑郁症的患者有效。干燥所致瘙痒不是糖皮质激素、抗组胺药和清凉洗剂的适应证。

神经疾病(神经性瘙痒)

慢性瘙痒可能发生在外周或中枢神经系统相关性神经纤维损伤或破坏的基础上,通常会引起瘙痒和疼痛的重叠症状[210]。疼痛和瘙痒的结合,即所谓的“痛痒”,涵盖了广泛的感觉:灼烧感,潮湿感,电击或针刺,以及各种疼痛症状(如动态机械性异常性疼痛)[210]。因此,病理性神经瘙痒不能与神经性疼痛明显区分[211]，而对瘙痒患者的分析清楚地表明神经性瘙痒和神经性疼痛可能相关[212]。神经性慢性瘙痒可能由局部神经纤维受压[如肱桡部瘙痒(BRP)，感觉异常性背痛]或局部/全身神经纤维变性(如小神经病变)引起，从而影响外周或中枢神经系统中的不同神经结构[210]。由神经纤维受压导致的瘙痒通常位于相应的皮区，而神经纤维变性导致局限性或全身性瘙痒。因此，神经性慢性瘙痒的发病机制和临床表现存在显著差异。神经性瘙痒的治疗也具有挑战性，因为常用的抗瘙痒药如抗组胺药、多塞平、氯丙嗪、局部和病灶内注射糖皮质激素均不能改善瘙痒症状[210]。

感觉异常性背痛

这是局部持续瘙痒的一个相当常见的原因。特征性表现为：患者诉局限于肩胛间区的持续性烧灼性瘙痒，通常从肩胛间区延伸到包括头皮的更广泛的区域。除伴或不伴斑状淀粉样变性和轻度苔藓化和色素沉着外(摩擦导致；淀粉样蛋白由角质形成细胞形成坏死物质引起)，皮损少见。近期报道强调，T_2～T_6的脊神经初级背支的神经根卡压和感觉神经病变在其中起重要作用[213-216]。辣椒素乳膏对部分患者有效[217]。

肱桡部瘙痒

肱桡部瘙痒主要累及皮区C_5/C_6，位于肘部及邻近上、下臂，也可累及肩部和颈部[210]。BRP经日光照射后加重，冷敷("冰袋趾")后改善。女性多于男性，发病年龄多超过60岁。椎间盘突出、骨赘、颈肋或颈髓室管膜瘤可压迫脊髓或颈椎神经根(颈神经根病)是最可能导致BRP的主要病因[218]。因此，除了详细的病史采集和神经及骨科检查外，强烈建议行颈椎磁共振检查[210]。局部外用麻醉剂或降温剂可改善BRP。抗惊厥药加巴喷丁是目前报道最有效的药物(剂量取决于年龄和并发症，300～3200 mg/d)[4]。其他轶事报告的治疗方法包括外用辣椒素和口服苯二氮䓬类药物等[219]。

精神疾病和心身疾病(心因性瘙痒)

局限性或全身性瘙痒为精神疾病或心身疾病的罕见表现(另见第86章)。没有理想的"确定，排除"诊断公式；因此，心因性局限性或泛发性瘙痒需通过排除皮肤或系统性病因后才可诊断。

肛周和女阴瘙痒可能是局部心因性瘙痒的表现，在某些情况下与压力有关，但有可能高估了这种病因的作用，所以必须注意排除其他隐匿性可治疗的病因，包括线虫(蛲虫)、药物性皮炎、糖尿病引起的念珠菌病、局限性特应性皮炎或寻常性银屑病及其他局部炎症(如硬化性萎缩性苔藓)或肿瘤性疾病。夜间伴有自觉热和出汗的瘙痒发作，往往是由焦虑所致。最近有文章报道了等待移植手术的患者中存在这种瘙痒[220]。泛发性心因性瘙痒可形成大量泛发性毁容性抓痕，甚至瘢痕形成至自残的程度。寄生虫恐惧症(皮肤感染寄生虫的妄想)通常易于识别，因为患者会描述皮肤瘙痒，甚至会把颗粒状物质描述成他们所认为的昆虫或其产物。这种情况应寻求精神科的帮助，并尝试抗抑郁药和抗焦虑药，包括多塞平、利培酮和羟嗪治疗，尽管其治愈率低。这类患者的治疗选择在综述中已被做好的总结[221]。匹莫齐特(苯丁基哌啶)，是一种吩噻嗪，已用于治疗寄生虫病妄想[222]。帕罗西汀是一种选择性5-羟色胺再摄取抑制药，也提倡用于这类病的治疗[223]。显而易见，患有严重持续性瘙痒的患者会继发抑郁，会降低瘙痒的阈值，从而形成一个"恶性循环"：瘙痒、抑郁，之后更瘙痒[224]。

瘙痒严重程度分级和测定

目前正在研究一种统一且普遍有效的记录瘙痒的方法[225]。瘙痒是一种主观症状，不仅表现出个体间的差异，还表现出由疲劳、焦虑或压力引起的个体内差异。实际上，瘙痒的严重程度可以测定，如VAS。VAS是一条100mm长的直线，两断点分别标有0＝无瘙痒，100＝能想象到最严重的瘙痒。要求患者在该线上标记，并且可以通过简单地测量其在线中的位置来确定此处表示的值。数字评定量表(NRS)是一种类似的测定瘙痒的方法，患者可指出0(无瘙痒)至10(能想象到最严重的瘙痒)之间的数字来评估瘙痒强度。口述疼痛量表(VRS)是用于评估慢性瘙痒中瘙痒强度的另一工具。瘙痒的严重程度用渐变形容词编码(从0＝无瘙痒；到4＝非常严重的瘙痒)表示[225]。三种强度评分VAS、NRS和VRS有高度的可靠性和相关性。在多次可靠性测试分析中，发现了信度良好的组间相关系数，证实了这些工具的良好再现性[225,226]。强度等级VAS的严重程度如下。

- 0分：没有瘙痒。
- ＞0分但＜30分：轻微瘙痒。
- ≥30分但＜70分：中度瘙痒。
- ≥70分但＜90分：严重瘙痒。
- ≥90分：非常严重的瘙痒。

目前无诊断性血清生物标志物可用于检测慢性瘙痒。在处理严重或起源不明确的慢性瘙痒时，可建议患者记录日常的瘙痒过程以帮助医师对症状的分析和解释。

第7部分

检查

慢性瘙痒患者的皮肤科检查包括对整个皮肤的完整检查，包括黏膜、头皮、头发、指甲和生殖器部位[4]。应记录原发性和继发性皮肤病变的分布及系统性疾病的皮肤表现。一般的体格检查应包括肝、肾、脾和淋巴结的触诊。

建议遵循由跨学科欧洲指南专家组[4]编制的包含实验室和放射学检查的诊断程序（表 83.3）。这些检查必须补充症状特异性诊断步骤。例如，在肾功能不全中，如果为病因不明的肾疾病，除了测定肌酐（老年患者还需检查尿素水平）外，磷酸盐、甲状旁腺素（PTH）、HCO_3^-、尿液分析、尿蛋白浓度、抗核抗体（ANA）、抗双链 DNS 抗体（抗 ds-DNS-Ab）、抗中性粒细胞胞质抗体（ANCA）、抗肾小球基底膜抗体（抗 GBM Ab）等也必须测定[4]。

表 83.3 慢性瘙痒的实验室和放射学检查

第一步筛查	• ESR • 血细胞计数差异 • 血尿素氮，肌酐 • 碱性磷酸酶，γ-GT，AST，ALT，胆红素 • TSH • 葡萄糖 • 铁蛋白 • 年龄＞40 岁：大便隐血 血液 • 生殖器-肛周瘙痒：粪便检测寄生虫	• 胸部 X 线检查 • 腹部超声 • 常规活组织检查组织学和 DIF（肥大细胞增多症，类天疱疮等）
进一步检查	• 免疫电泳 • 乙型肝炎和丙型肝炎抗体 • 抗线粒体抗体 • ANA • PTH，钙 • 甲状旁腺素 • 红细胞荧光 • HIV 抗体 • PSA • 类胰蛋白酶 • 胆汁酸（怀疑妊娠期肝内胆汁淤积症） • 拭子查念珠菌（黏膜皮肤瘙痒） • 尿液：组胺和代谢产物	• 进一步影像学检查和骨髓检查（取决于症状和之前的检查结果） • 如颈髓、胸髓 MRI（神经性瘙痒） • 皮肤活检（羟乙基淀粉，电子显微镜）

ALT，丙氨酸氨基转移酶；ANA，抗核抗体；AST，天冬氨酸转氨酶；DIF，直接免疫荧光；ESR，红细胞沉降率；γ-GT，γ-谷氨酰转移酶；PSA，前列腺特异性抗原；TSH，促甲状腺激素。

修改自 Weisshaar，2012[4]。

慢性瘙痒可以是某种疾病的前驱症状，可发生在霍奇金淋巴瘤（所谓的先兆性瘙痒）这种恶性疾病的首发症状之前。因此，原因不明慢性瘙痒，应根据患者的一般健康状况，每年重复一次健康检查，以确定可能的潜在病因[4]。

治疗

如上所示，慢性瘙痒可由多种疾病引起，并且可能具有异质性的临床表型。因此，没有针对慢性瘙痒的普适性治疗方法。但慢性瘙痒的治疗可以遵循一些原则。首先，采集年龄、既往疾病、用药及瘙痒性质和强度的病史非常重要；基于该信息，可以制定针对个体患者的治疗方案。需要特别注意老年患者、孕妇和儿童[4]。患有慢性瘙痒的患者都应采取一般的瘙痒缓解措施（框图 83.2）。除了一般治疗外，在行其他治疗之前，应对患者进行详细的诊断评估及治疗伴随的基础疾病[4]。如果瘙痒仍然存在，建议逐步对症治疗(框图 83.3)。具体的药物干预措施必须考虑到瘙痒的类型,并依据慢性瘙痒[4]的指南进行。

框图 83.2 治疗慢性瘙痒的一般措施

避免
- 皮肤干燥
- 加重皮肤干燥的因素(如频繁热水洗澡和洗澡)
- 接触刺激性物质(如春黄菊、茶树油)
- 辛辣的食物,大量的热饮和乙醇
- 兴奋、紧张、负面压力

应用
- 非碱性肥皂,保湿淋浴或沐浴油
- 温水浴,洗澡时间不超过 20 分钟
- 短时而温暖的淋浴
- 透气的柔软衣物(如棉)
- 每日使用保湿霜,特别是淋浴和沐浴后
- 局部对症治疗,尤其针对夜晚瘙痒:含有抗止痒药(如尿素,樟脑,薄荷醇,鞣酸)的乳霜/乳液/喷雾剂
- 冷湿敷(如红茶)

改编自 Weisshaar,2012[4]。

框图 83.3 慢性瘙痒对症治疗建议指南

	治疗
第 1 步	• 一般治疗措施(见框图 83.2) • 保湿基础治疗 • 初始对症治疗:系统性使用非镇静性 H_1 抗组胺药,局部使用糖皮质激素
第 2 步	• 如果已知慢性瘙痒的病因:对症对因适应性治疗
第 3 步	• 病因不明或第 2 步中难治性病例 • 局部和(或)系统性对症治疗,如辣椒素、钙调神经磷酸酶抑制剂、纳曲酮、加巴喷丁、普瑞巴林、紫外线光疗、免疫抑制药(环孢素)
每一步的伴随治疗	• 诊断和治疗潜在疾病 • 一般治疗措施 • 睡眠障碍:镇静性 H_1 抗组胺药,三环类抗抑郁药或抗精神病药 • 心身护理,习惯逆转疗法治疗搔抓行为 • 糜烂性搔抓性皮损:消毒措施,局部外用皮质类固醇

改编自 Weisshaar 2012[4]。

Resources

Further information

http://www.itchforum.net/content (link to the International Forum for the Studyof Itch (IFSI); last accessed August 2014).

Patient resources

Yosipovitch G, Kwatra SG. Living with Itch: a Patient's Guide . Baltimore: JohnsHopkins Press, 2013.

结节性痒疹

定义和术语

结节性痒疹的特征在于多发的对称分布的角化过度性或侵蚀性结节。"痒疹"一词的命名令人困惑;而结节性痒疹常发生在慢性瘙痒患者中,是慢性搔抓引起的反应性疾病。PN 的结节伴随剧烈瘙痒,形成了瘙痒-搔抓的恶性循环,使结节性痒疹病程持久,并演变成高度难治性 PN。与慢性瘙痒一样,结节性痒疹可伴随多种疾病,并对患者 QoL 产生高度负面影响。

同义名
- 结节性痒疹,Hyde 结节性痒疹

概述

1901 年,芝加哥皮肤科医师 James N. Hyde 在第六版蒙哥马利皮肤病教材[1]中写道:术语痒疹"造成了皮肤疾病术语极大的困惑"。但该说法仍然成立,因为术语用于描述皮肤病(如色素性痒疹,光化性痒疹)及描述继发性搔抓性病变(如结节性痒疹)。目前对急性单纯性痒疹或亚急性单纯性痒疹等疾病仍存在争议,其性质仍有待进一步研究。本章讨论了慢性瘙痒和慢性搔抓导致的严重性和难治性结节性痒疹皮损。

James N. Hyde1909 年首次使用结节性痒疹这个术语[2]。1879 年,William Augustus Hardaway(1850—1923)在其 1880 年发表的《皮肤病学档案》中首次将结节性痒疹描述为伴有瘙痒的多发性皮肤肿瘤[3]。1879 年和 1880 年,Hyde 在他自己的患者身上发现了结节性痒疹,并于 1883 年在他的教科书中对此进行了描述[4]。此时痒疹的概念已明确,并描述了几种临床亚型,如 Hutchinson 痒疹(1879),Hebra 痒疹,Hebra-Kaposi 痒疹,Besnier 痒疹(1892)和 Jacquet 痒疹(1894)。1909 年,Hyde 将结节性痒疹定义为痒疹中具有粗糙的角化过度

性结节，并对治疗具有慢性抵抗性的一种亚型。

这个定义至今仍然适用。结节性痒疹可定义为一种伴有多发、对称分布、角化过度性或侵蚀性结节的剧烈瘙痒性疾病[2,5-7]。慢性瘙痒的患者持续搔抓后可导致结节性痒疹的发生。因此，PN 可发生于各种能引起瘙痒的疾病。

流行病学

发病率和患病率

尽管结节性痒疹可出现在各种瘙痒性疾病（如皮肤病、系统性、神经性和精神疾病）中，但在日常临床工作中，很少会遇到具有典型结节性痒疹临床表现的患者。没有可用的流行病学研究。据估计美国和英国的患病率为 1～2.5/10 000。

年龄

结节性痒疹可发生于所有年龄段的患者，包括儿童[8]，但在老年患者中更为常见[9]。在一项 108 名患者的研究[5]中，结节性痒疹发病年龄为 12－96 岁，平均年龄为 61.54±16.70（中位数：61.9）。

性别

结节性痒疹在男性和女性中均有发生，但在女性中更为常见[10]。在对大量慢性瘙痒患者（1037 名）的分析中，女性明显比男性更易患结节性痒疹（F：22%；M：13.9%）。

种族

没有关于结节性痒疹种族差异的数据。

病理生理学

发病诱因

结节性痒疹是在慢性瘙痒基础上发生的反应性改变。因此，所有可能诱导慢性瘙痒的因素均可导致慢性瘙痒患者伴发结节性痒疹。一项对 100 多名结节性痒疹患者的研究发现，特应性体质是关键发病诱因[5]。这些患者中近一半（46.3%）的重要诱因是特应性体质或特应性皮炎。

病理学

慢性瘙痒是多种疾病和发病机制的基础。在部分患者中，慢性瘙痒引起严重且无法控制的搔抓，这可导致皮肤的机械创伤。最初表现为抓痕及结痂，持续的搔抓会诱发丘疹和结节，丘疹和结节周围有一过度色素沉着区，这是结节性痒疹的特征。除特应性皮炎易患性外，目前可诱发结节性痒疹的其他因素尚未明确。

结节性痒疹病变累及胶原纤维、表皮角质形成细胞、肥大细胞、Merkel 细胞、树突细胞、嗜酸性粒细胞、内皮细胞，其中最重要的是表皮及真皮内神经纤维[11,12]。对 136 例结节性痒疹患者进行的形态学研究发现结节具有以下组织学特征：致密角化过度、手掌多毛征（无毛皮肤出现毛发皮脂腺单位和致密的角质层，类似于有毛皮肤）、不规则表皮增生或假上皮瘤样增生、局灶性角化不全、颗粒层增厚、真皮乳头层垂直分布的胶原纤维纤维化、成纤维细胞和毛细血管增加、淋巴细胞，浅表血管周围和（或）间质巨噬细胞和轻度嗜酸性粒细胞及中性粒细胞的浸润[11]。总之，结节性痒疹没有严格一致的组织学表现，而是具有一系列不同组织学特征[11]。结节性痒疹皮损内的肥大细胞数量增加，且这些肥大细胞具有细胞体增大、树枝状外观（通常是圆形或细长的）的特征[13]。胞质体积增加但含有颗粒较少，表明肥大细胞脱颗粒释放到周围组织中[13]。肥大细胞脱颗粒产生物质可能包括组胺、类胰蛋白酶和前列腺素[6]，均为瘙痒递质[14]。其他小样本的研究描述了结节性痒疹伴有神经瘤（Pautrier 神经瘤）形成且真皮有髓神经增厚[15]、轴突和施万细胞的变性和碎裂，表皮下和真皮神经纤维的数量偶尔增加（神经元增生）[16,17]。在这些初步观察后随即进行了一系列研究，旨在通过特异性染色技术显示神经肽（SP，降钙素基因相关肽），NGF 和相应受体（TrkA，p75NGF），更详细地描述结节性痒疹结节的免疫神经解剖结构变化（表83.4）。由于感觉性

表 83.4　结节性痒疹神经纤维的形态学研究

年份，作者	活检数量	结果
1934，Pautrier LM	1	NF* 增生（Pautrier 神经瘤），SC* 增殖
1985；Rowland Payne CME et al	46	没有 Pautrier 神经瘤 2/42：神经增生
1989，Vaalasti A et al	8	乳头层增加 SP 和 CGRP 阳性 NF 束数量增加
1989，Lindley RP and Payne CME	26	5/26：神经增生（尤其是真皮神经束） 真皮 NF 密度增强
1992，Harris B et al	25	24/25：乳头状 NF 数量增加及增厚
1992，Abadia Molina F et al	7	表皮和真皮 PGP 9.5-、SP-、CGRP 阳性 NF 的数量增加 1/7：Pautrier 神经瘤

（续 表）

年份,作者	活检数量	结果
1996,Liang Y et al	6	真皮乳头层 PGP 9.5、NGF、CGRP 阳性 NF 的数量增加(定量分析) 表皮:无 NGF 阳性 NF,PGP 9.5 阳性 NF 减少,分枝增加变长
1998,Liang Y et al	8	NGF 阳性乳头状 NF 的数量增加 神经:分支增加,更曲折
1998,Johansson O et al	6	S100 阳性乳头状 NF 的数量增加
1999,Liang Y et al	8	p75 NGF 阳性乳头状 NF 增生 轴突增粗
2000,Johansson O et al	6	在嗜酸性粒细胞增加区伴随 PGP 9.5 阳性 NF 的数量增加
2002,Johansson O et al	5	真皮:大量 NGF 阳性细胞,TrkA-、p75-阳性 NF 增生 表皮:弱 NGF,p75 和 TrkA
2011,Schuhknecht B et al	53	无论患者年龄、结节性痒疹病因、瘙痒程度或性质如何,结节或非皮损皮肤表皮内 NF 密度显著降低

根据 Schuhknecht et al,2011[12]。

CGRP,降钙素基因相关肽;NF,神经纤维;NGF,神经生长因子;PGP 9.5,蛋白质基因产物 9.5;SC,施万细胞;SP,P 物质;TrkA,酪氨酸激酶 A。

无髓表皮神经纤维被认为在瘙痒诱导中起主要作用[14,18],因此,根据欧洲神经学联合学会的指南,对结节性痒疹中 IENF 的确切分布[12]进行研究。有趣的是,与真皮神经相比,未检测到表皮神经增生,但结节中 PN 患者及非皮损部位感觉 C 纤维显著减少。表皮增生与患者临床基本情况无关,且表皮神经参与结节性痒疹的发病[12]。结节性痒疹患者对加巴喷丁有良好反应(加巴喷丁是一种用于治疗疼痛和神经病变的药物),这提示结节性痒疹患者具有亚临床表皮小纤维神经病变[19,20]。真皮中 SP 阳性神经纤维的增生,其可能在结节性痒疹的病理生理学发挥重要作用,特别是鉴于阿瑞吡坦[一种 SP 拮抗剂(=NK1 拮抗剂)]可明显缓解结节性痒疹的瘙痒[21]。

临床特征

病史

病程可持续多年。根据一项研究,在患者就诊之前,结节性痒疹持续时间平均为 6.5 年[5]。由于患者经常无法准确记住结节性痒疹是如何开始出现的,从患者处获得准确的病史具有挑战性。由于患者无法区分原发性和继发性皮损,所以他们也无法确定某种皮肤病是否为慢性瘙痒的初始病因,也无法确定结节性痒疹是继发于慢性瘙痒还是在外观正常的皮肤上形成的。由于患者可能有数百个病灶皮损,因此无法描述皮损的动态发展过程;部分患者可能能够识别出始发皮损;然而,他们很难对这些皮损的进展和消退做出描述。因此,与慢性瘙痒的病史采集形式相同,结节性痒疹患者病史采集必须关注于慢性瘙痒潜在起源的识别。

临床表现

结节性痒疹的典型皮损是伴有边缘色素沉着的粉红色结节,表面可过度角化或侵蚀,也可表现为圆形或扁平斑块。部分患者初发皮损为丘疹,然后发展成结节。术语结节性痒疹似乎将结节性痒疹限定为皮损表现为结节的患者,但患者也可能表现为丘疹或斑块型病变[22](图 83.4,图 83.5 和图 83.6)。

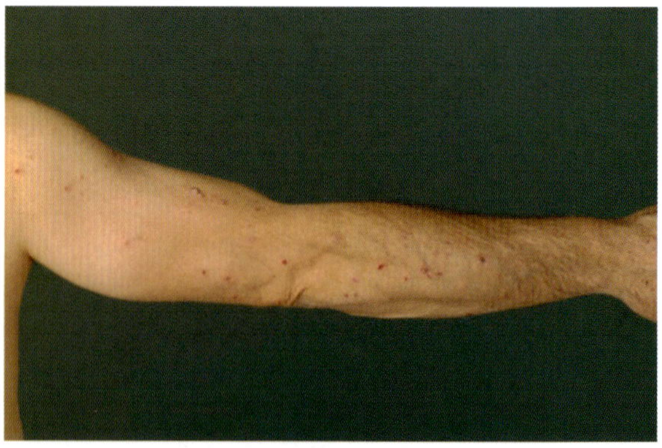

图 83.4 一名具有特应性体质 46 岁丘疹性痒疹患者

结节性痒疹通常双侧对称性散在分布于全身皮肤,多见于四肢、肩胛骨区、背部和臀部,一般不累及掌跖及面部。背部中央因患者无法触及和搔抓,常不受累,表现为"蝴蝶症"[23]。如果慢性瘙痒仅表现为局部瘙痒(如 BNP),PN 皮损可局限在某一部位。

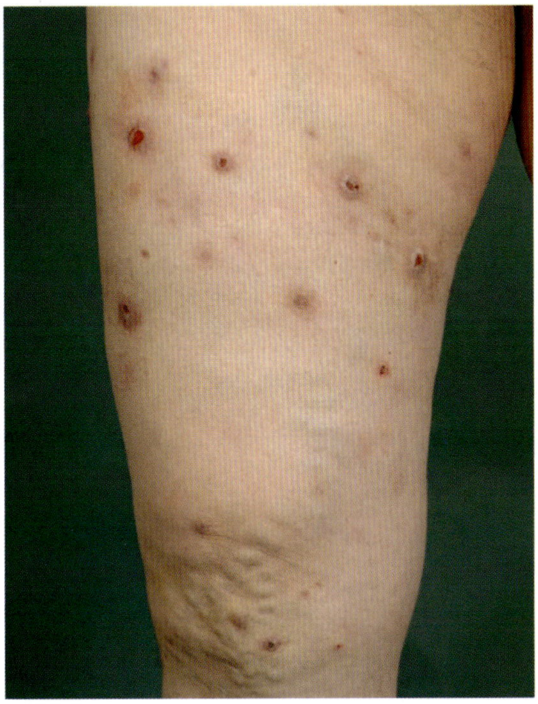

图 83.5 一名具有多种病因的 64 岁 PN 患者

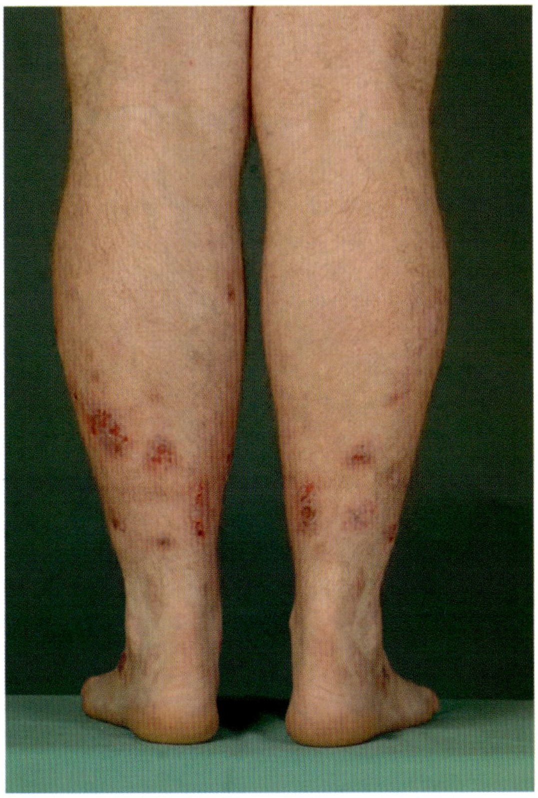

图 83.6 一名患有慢性静脉功能不全的 39 岁斑块状痒疹患者

临床亚型

临床亚型仅与基础疾病有关。与慢性瘙痒一样，其类别有很多。结节性痒疹患者的基础疾病可为皮肤病、系统性疾病、神经性或精神疾病，或者结节性痒疹可能具有多种病因。表 83.5 总结了迄今为止发表的研究中报道的结节性痒疹的基础疾病。就瘙痒程度而言，结节性痒疹患者的中位瘙痒强度很高，在数字评定量表(0～10)上得分为 8，且与不同的伴随疾病无关[5]。结节性痒疹患者瘙痒的性质包括灼热(占所有患者的 59.3%)、刺痛(47.2%)、麻刺感(35%)、发热(21.3%)和寒冷(2.7%)；结节性痒疹的不同基础疾病组中，瘙痒性质无统计学差异[5]。

表 83.5 已报道引起结节性痒疹的基础疾病

疾病类别	诊断
皮肤疾病	特应性皮炎，特应性体质
	钱币状湿疹
	银屑病
	Grover 病
	扁平苔藓获得性大疱性表皮松解症
	疱疹样皮炎
	大疱性类天疱疮
	结节性痒疹结节的分枝杆菌感染(不同种类，如鸟分枝杆菌)
	蕈样肉芽肿
	静脉淤积
系统性疾病	慢性肾衰竭
	糖尿病
	高胆红素血症
	山梨醇不耐受，乳糖不耐受
	麸质敏感性肠病
	锌缺乏，钴胺素缺乏
	结节病
	胃幽门螺杆菌感染
	HIV 感染
	肺结核
	肠道粪类圆线虫感染
	慢性 HCV/HBV 肝炎
	扁桃体炎
	铁缺乏，贫血
	霍奇金病
	血管免疫母细胞性 T 细胞淋巴瘤
	HTLV1 阳性成人 T 细胞白血病/淋巴瘤
	肿瘤(膀胱、乳房、食管、肾、肺、直肠、胃、子宫)
	药物摄入

（续 表）

疾病类别	诊断
神经性疾病	肱桡部瘙痒
	慢性疼痛综合征，不安腿综合征
	带状疱疹
	酗酒者神经病变，甲状腺功能减退症；霍奇金 B 细胞淋巴瘤患者多灶性非运动神经病变和传导阻滞
	椎间盘突出，$L_5 \sim S_1$ 腰椎间盘突出
	PUVA 疼痛
心因性疾病	寄生虫妄想
	情绪紧张和心理障碍
	心理障碍：抑郁，焦虑等

改编自 Iking et al，2013[5]，Schuhknecht et al，2011[12]。

病程和预后

结节性痒疹病程可持续数年至数十年，进展缓慢且对治疗常不敏感。但疾病可完全治愈。患者形成的无意识的搔抓习惯可能会影响疾病的预后；即使没有瘙痒感，患者仍会继续搔抓。

检查

皮肤科检查的目的是识别可能由于结节性痒疹的存在而掩盖的其他潜在皮肤病。例如，结节性痒疹可能是大疱性类天疱疮（也称为结节性类天疱疮）的表现[24]。因此，对于起因不明的 PN，皮肤活检是必需的。如果患者有水疱和（或）体检时发现红斑或水疱，应进行直接免疫荧光试验（表 83.6）。

表 83.6 基于已报道可引起结节性痒疹基础疾病的对结节性痒疹的推荐检查

检查水平	检查项目
皮肤	临床检查：寻找特应性皮炎、大疱性类天疱疮、淋巴瘤或其他皮肤病的体征
	皮肤活检
	• H&E 染色（常规组织学）
	• 若患者诉有水疱和（或）红斑、水疱，则行直接免疫荧光，以排除自身免疫疾病（大疱性类天疱疮，获得性大疱性表皮松解症）
	• 若组织学检查报告有肉芽肿性炎症浸润，则行分枝杆菌的聚合酶链式反应
	过敏检测以排除Ⅰ型或Ⅳ型过敏
实验室-基础（报道常有联系）	红细胞沉降率、血细胞分类计数、葡萄糖、免疫球蛋白 E，HIV 血清学
实验室-进一步（报道鲜有联系）	肌酐、尿素、尿酸、碱性磷酸酶、γ-GT、胆红素、AST、ALT、血清铁、铁蛋白、TSH、丙肝血清学、麦醇溶蛋白抗体、锌、钴胺素、总卟啉、粪便查粪类圆线虫
功能和放射学	• 胸部 X 线检查（排除结节病、肿瘤、淋巴瘤）
	• 超声腹部（排除肝或肾疾病）
	• 超声淋巴结（排除淋巴瘤；特别是患者诉体重减轻、发热或盗汗时）
	• 幽门螺杆菌呼气试验、乳糖和山梨糖醇不耐受症
	• 颈椎磁共振断层扫描[若患者有局部结节性痒疹（如下臂）]
	• 小腿结节性痒疹：用于治疗的静脉学检查以排除慢性静脉功能不全
耳鼻喉	排除扁桃体炎
精神躯体/精神疾病	排除焦虑、抑郁
神经学	排除多发神经病变、不宁腿综合征

Iking et al，2013[5]。经 John Wiley & Sons Ltd. 许可转载。

ALT，丙氨酸氨基转移酶；AST，天冬氨酸氨基转移酶；γ-GT，γ-谷氨酰转移酶；TSH，促甲状腺激素。

实验室和影像学检查与慢性瘙痒的诊断检查相似。经过完善的检查后，约有 13% 的结节性痒疹患者，未发现基础疾病或皮肤病[5]。另一个研究记录了大量的共病[5]，其中一些可参与诱导瘙痒的发病机制。因此，一项研究建议，对所有结节性痒疹患者进行全面的能够筛查结节性痒疹潜在疾病的诊断性检查（见表 83.6）。

治疗

一般治疗原则：与慢性瘙痒相同（参见上文关于瘙痒的部分）。必须采用综合治疗，包括治疗基础疾病、使用局部润肤剂（特别是干性皮肤、特应性体质患者）和局部用药（如薄荷醇）短期缓解瘙痒、特定的系统性止痒治疗，如有必要时可采用心理咨询。系统治疗结节性痒疹的药物目前均未有随机对照研究。病例报道，加巴喷丁、普瑞巴林、纳曲酮、阿瑞匹坦和环孢素治疗结节性痒疹有效[25,26]。沙利度胺具有一定效果（综述见参考文献[26]），但由于其可导致不可逆神经病变，故不推荐应用。结节性痒疹患者可有亚临床神经病变[12]，沙利度胺可能加剧这种情况。随机对照试验证实，0.1%戊酸倍他米松胶带、卡泊三醇软膏、吡美莫司乳膏、PUVA 和 PUVA＋308nm 准分子光可有效治疗结节[26]。据报道，外用辣椒素可改善结节性痒疹的症状，但缺乏随机对照试验[27]。其他侵入性局部治疗，如冷冻手术和皮内注射糖皮质激素或准分子激光，也可用于治疗结节性痒疹的结节性病变[28,29]。

Resources

Further information

http://www.itchforum.net/content [link to the International Forum for the Study of Itch (IFSI); last accessed August 2014].

Patient resources

http://www.nodular-prurigo.org.uk/jm/ (last accessed August 2014).

慢性单纯性苔藓

定义和术语

慢性单纯性苔藓是一种局限性、瘙痒性皮肤病，特征为少量严重苔藓样斑块，单个皮损更常见。

> **同义名**
> • 局限性神经性皮炎

概述

慢性单纯性苔藓（LSC）表现为极度瘙痒的局限性斑块，不断地搔抓和摩擦导致其皮损及镜下的典型特征。

流行病学

年龄

发病高峰为 30－50 岁，但青春期后的任何年龄皆可发病。

性别

女性多发。

病理生理学

与结节性痒疹类似，慢性单纯性苔藓是一种由搔抓引起的反应性病变。患者指尖搔抓可形成结节样皮损（结节性痒疹），而摩擦皮肤可形成斑块样皮损（慢性单纯性苔藓）。与结节性痒疹一样，慢性单纯性苔藓的基础疾病也很多；患有慢性单纯性苔藓的患者通常具有特应性背景。S100 染色显示，在皮损部位神经纤维群体密度增加，同时肥大细胞数量也增加。有人提出这些变化对于单纯性苔藓的发病机制至关重要，并且有证据表明，皮损中免疫反应性神经生长因子（见上文）增加[1]。皮损部位也存在神经肽如速激肽的表达上调[2]。但是，这些变化可能是反应性而非原发性的。

病理学

表皮增生和角化过度、皮嵴延长，有时可出现海绵水肿、小面积角化不全。真皮中慢性炎细胞浸润。在慢性病变中可见到纤维化。

临床特征

特征为反复发作的剧烈瘙痒和搔抓，间有无瘙痒间隔期。早期临床表现为皮肤变红、略微水肿。随着病程进展，红肿消退，皮肤色素沉着、局部变厚，略微鳞片状。正常皮肤皮纹加深为其特征。

可累及身体任何部位，易触及的部位最常见。好发于颈背、颈部两侧、小腿和脚踝、头皮、大腿上部、外阴、耻骨或阴囊及前臂伸侧。

病程和预后

慢性单纯性苔藓一般可以治愈，但常在同一部位复发。

检查

慢性单纯性苔藓的形态学诊断并不困难，根据皮损特点即可诊断。需要与扁平苔藓、苔藓样淀粉样变和银屑病鉴别诊断。

治疗

首先，需要和患者解释单纯性苔藓的特点和避免搔抓的必要性。治疗的目的旨在破坏瘙痒-搔抓循环进而抑制瘙痒，通常选择局部外用或皮损内注射糖皮质激素。应用敷料或绷带封包可加强外用糖皮质激素的作用。也可应用自粘性、糖皮质激素浸渍胶带敷贴治疗。

对于非常慢性的病变，系统性药物治疗如加巴喷丁可有效抑制瘙痒。

（**译者**：罗玲玲 **一审**：潘毅 **二审**：侯麦花 应为红 **三审**：毕晓东 司佳薇 **润色**：徐劲）

参考文献

所有文献请查阅网址：www.rooksdermatology.com.

第7部分

以下列出的是重要参考文献。

Pruritus

[2] Ständer S, Weisshaar E, Mettang T, *et al*. Clinical classification of itch: a positionpaper of the International Forum for the Study of Itch. *Acta Derm Venereol* 2007;87:291-4.

[3] Ikoma A, Steinhoff M, Ständer S, *et al*. The neurobiology of itch. *Nat Rev Neurosci* 2006;7:535-47.

[4] Weisshaar E, Szepietowski JC, Darsow U, *et al*. European Guideline on Chronic Pruritus. *Acta Derm Venereol* 2012;92:563-81.

[10] Pisoni RL, Wikström B, Elder SJ, *et al*. Pruritus in haemodialysis patients: International results from the Dialysis Outcomes and Practice Patterns Study(DOPPS). *Nephrol Dial Transplant* 2006;21:3495-505.

[33] Akiyama T, Carstens E. Neural processing of itch. *Neuroscience* 2013;250:697-714.

[42] Yosipovitch G, Bernhard JD. Clinical practice. Chronic pruritus. *N Engl J Med* 2013;368:1625-34.

[113] Armstrong AW, Schupp C, Wu J, *et al*. Quality of life and work productivity impairment among psoriasis patients: findings from the National Psoriasis Foundation survey data 2003-2011. *PLOS One* 2012;7:e52935.

[146] Kremer AE, van Dijk R, Leckie P, *et al*. Serum autotaxin is increased in pruritus of cholestasis, but not of other origin, and responds to therapeutic interventions. *Hepatology* 2012;56:1391-400.

[194] Reich A, Ständer S, Szepietowski JC. Drug-induced pruritus: a review. *Acta Derm Venereol* 2009;89:236-44.

[200] Ambros-Rudolph CM, Müllegger RR, Vaughan-Jones SA, *et al*. The specific dermatoses of pregnancy revisited and reclassified: results of a retrospective two-center study on 505 pregnant patients. *J Am Acad Dermatol* 2006;54:395-404.

Prurigo nodularis

[2] Hyde JN, Montgomery FH. *A Practical Treatise on Disease of the Skin for the Use of Students and Practitioners*, 8th edn. Philadelphia: Lea Brothers, 1909:174-5.

[5] Iking A, Grundmann S, Chatzigeorgakidis E, *et al*. Prurigo as a symptom of atopic and non-atopic diseases: Aetiological survey in a consecutive cohort of 108 patients. *J Eur Acad Dermatol Venereol* 2013;27:550-7.

[7] Metz M, Ständer S. Chronic pruritus-pathogenesis, clinical aspects and treatment . *J Eur Acad Dermatol Venereol* 2010;24:1249-60.

[10] Ständer S, Stumpf A, Osada N, *et al*. Gender differences in chronic pruritus: women present different morbidity, more scratch lesions and higher burden. *Br J Dermatol* 2013;168:1273-80.

[12] Schuhknecht B, Marziniak M, Wissel A, *et al*. Reduced intraepidermal nerve fibre density in lesional and nonlesional prurigo nodularis skin as a potential sign of subclinical cutaneous neuropathy. *Br J Dermatol* 2011;165:85-91.

[16] Lindley RP, Payne CM. Neural hyperplasia is not a diagnostic prerequisite in nodular prurigo. A controlled morphometric microscopic study of 26 biopsy specimens. *J Cutan Pathol* 1989;16:14.

[18] Boulais N, Misery L. *The epidermis: a sensory organ*. *Eur J Dermatol* 2008;18:119-27.

[20] Dereli T, Karaca N, Inanir I, *et al*. Gabapentin for the treatment of recalcitrant chronic prurigo nodularis. *Eur J Dermatol* 2008;18:85-6.

[22] Schedel F, Schürmann C, Augustin M, *et al*. Prurigo nodularis: introduction of a re-defined classification and Prurigo Activity Score(PAS). *Acta Derm Venereol* 2013;93:610.

[23] Kimura T, Miyazawa H. The 'butterfly' sign in patients with atopic dermatitis: evidence for the role of scratching in the development of skin manifestations. *J Am Acad Dermatol* 1989;21:579-80.

第 84 章

皮肤黏膜疼痛综合征

84

Joanna M. Zakrzewska[1], Anthony Bewley[2]

[1]Facial Pain Unit, University College London Hospitals NHS Foundation Trust, London, UK

[2]Department of Dermatology, Barts Health NHS Trust, London; and Queen Mary College of Medicine, University of London, London, UK

概述

皮肤黏膜疼痛综合征(MCPs)通常涉及头部、颈部和口腔。生殖器触物感痛综合征(外阴疼痛症、前庭疼痛症、阴茎阴囊疼痛症)也很常见，本章及生殖器章节都会对此进行讨论。许多 MCPs 没有明确的器质性病变(带状疱疹后遗神经痛和三叉神经营养综合征除外)，病因被认为脑神经系统和周围神经系统及大脑本身之间复杂的生理作用有关。因此，在确诊 MCPs 之前，与器质性病变的鉴别诊断至关重要。此类疾病患者的管理通常很复杂。越来越多的证据表明，这些患者最好由多学科的专业诊所进行管理。

触物感痛综合征是一组在皮肤特定部位有异常感觉的异质性疾病。皮肤感觉异常的病因并不明确。皮肤的临床体征可不明显或没有，也可能表现为抓痕、擦痕或者皮肤创伤。

这些疾病可分为无明确的神经因素和有明确的神经因素疾病(表 84.1)。

口灼痛综合征

定义和术语

口灼痛综合征(BMS)是一种持续烧灼样的疼痛感觉，通常伴随着味觉改变(非牙齿或系统原因)，并且没有明显的临床体征。

表 84.1 触物感痛综合征

感觉性单神经病	头皮触物感疼症(异常性疼痛)
感觉异常性背痛	外阴疼痛症
感觉异常性股痛	阴茎疼痛症/阴囊疼痛症
带状疱疹后遗神经痛	非典型三叉神经营养综合征
三叉神经营养综合征	三叉神经痛综合征
红斑性肢痛病	口灼痛综合征

同义名

- 舌痛症
- 口痛症
- 口灼症
- 口腔烫伤综合征
- 舌灼症
- 舌痛

概述

口灼痛综合征常见于围绝经期妇女。一般而言，没有异常的临床体征，因此医疗保健专业人员对其了解甚少。

流行病学

发病率和患病率

由于有许多不同的定义，而且通常是排除性诊断，因此很难确定这种疾病的发病率和患病率。据估计患病率约为1%。

年龄

发病高峰为50—60岁。

性别

男女比例约为1∶20。

种族

目前没有具体数据，但所有种族都有BMS的临床表现。

相关疾病

患者往往有心理健康问题的病史，最常见的是焦虑和抑郁[1]。排除器质性口腔疾病很重要。

病理生理学

已经有多种假说提出，口灼痛综合征很可能是神经性疼痛的一种形式。众所周知，有些人的味蕾数量增加(所谓的味觉超常者)。有人提出，BMS患者由于缺乏对小纤维传入[2]抑制的控制，味觉神经元连接内部产生了病理性变化而诱发烧灼感。BMS可能与智齿拔除过程中鼓索神经的损伤有关。此外，有些学者找到黏膜和(或)中枢神经系统[3]的神经病变的证据。

遗传学

BMS的遗传学目前尚不明确。

临床特征

病史

患者有口腔烧灼、疼痛或不适的病史，症状可为持续性也可为间歇性。常持续存在数月至数年。口腔最常受影响的区域是舌，通常为双侧受累。BMS可能累及嘴唇，偶尔累及全部口腔黏膜，通常不沿任一神经分布。症状不会放射至口外。患者还描述味觉改变(味觉障碍)，乃至流涎变化(最常见的是腔干燥或口干症)。许多人形容有金属味或苦味。某些(通常是辛辣或酸性)食物可能会诱发或加剧灼痛，然而食物或饮料至少能暂时缓解大多数患者的疼痛。一些患者习惯用舌挤压下前牙以试图缓解症状。

体格检查

口腔黏膜外观。一些患者可能有裂纹舌或地图舌。通常没有口干症的客观证据。

鉴别诊断

需与导致口腔疼痛的多种口腔器质性疾病相鉴别。详见表84.2。

严重程度分级

BMS病情没有严重程度分级。症状的严重程度可在一天中不断变化，在夜间最为严重。虽然有人自诉疼痛相对轻微，但更多人自觉是所能想象的最严重的疼痛。

并发症和共病

口灼痛综合征可能与情感障碍如焦虑和抑郁有关。已知一些患者试图自杀。大多数人表示该病严重影响生活质量。

病程和预后

预后多变。据报道，自行缓解率7年后为20%，5年后为3%[4]。绝大多数患者的疾病可以通过个性化的专科中心来控制管理。

表84.2 鉴别诊断及适当的检查与检验

鉴别诊断	检查
变应性接触性口炎	通常来自斑贴试验中"牙科系列"化学品的一个组成部分(参见第128章)
药物(如氟西汀、舍曲林、氯硝西泮、文拉法辛、依那普利、卡托普利、赖诺普利、坎地沙坦、依普沙坦、奥美拉唑、托吡酯、克林霉素或HRT)	排除法和激发试验
牙科(义齿和手术)	查体
微生物：念珠菌、疱疹病毒	MC&S
原发性皮肤病(如扁平苔藓，免疫性大疱病，口疮，皱襞舌)	通常临床上偶尔会进行皮肤或者黏膜活检
异常习惯：磨牙、咬颊	病史或观察
结缔组织病：干燥综合征，类风湿关节炎	免疫学检查
内分泌疾病：糖尿病，甲状腺疾病	血糖，TFT
胃食管反流	病史，牙科检查
营养不良	临床怀疑时：铁，叶酸和锌水平

HRT，激素替代疗法；MC&S，镜检，培养和药敏；TFT，甲状腺功能检查。

检查

如果病史上有某些特征提示，可能有其他原因引起 BMS，需进行相关检查（表 84.2）。

治疗

口灼痛综合征是一种难治性疾病，治疗方法多种多样（图 84.1）。一些疗法已经在开放性试验中进行了评估。临床随机对照试验的质量也各不相同[5,6]。

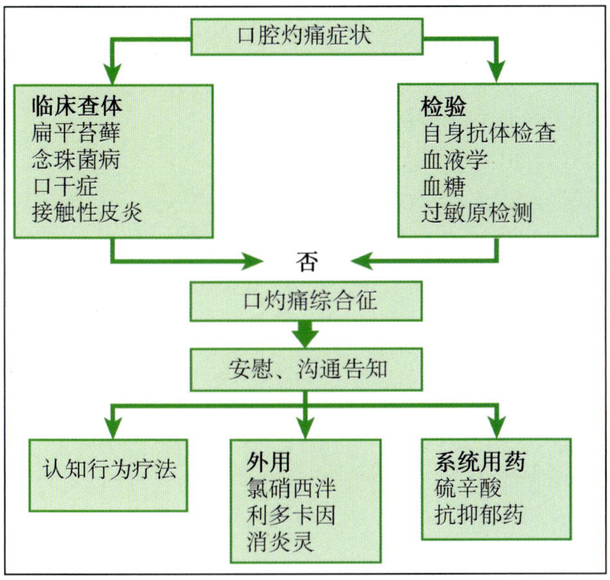

图 84.1 口灼痛综合征的治疗

> **阶梯治疗**
>
> **一线治疗**
>
> - 予详细书面说明，安慰患者并强调他们感受到的症状是真实的
> - 催涎剂和口服润滑剂
> - 在持续 2 周的随机对照试验中，已经证明含服氯硝西泮 1mg 是有效的。然而，这些片剂小且难以含服。患者通常最终吞服片剂，从而出现药物全身作用[7]
> - 局部利多卡因凝胶
> - 苄达明漱口
>
> **二线治疗**
>
> - 认知行为疗法（CBT）。有一项小型随机对照试验表明 CBT 是有效的。这需要一对一或与小组内其他患者一起进行。
>
> **三线治疗**
>
> - 其他系统性药物
> - α-硫辛酸已被广泛试验，但最近的研究表明它无效[8-10]
> - 加巴喷丁[9]
> - 抗抑郁药[选择性 5-羟色胺再摄取抑制药（SSRIs），帕罗西汀，度洛西汀，圣约翰草]已被使用，但作用有限

Resources

Further information

European Federation, fact sheet: http://www.efic.org/.

International Association for the Study of Pain, fact sheet on burning mouth syndrome: http://www.iasp-pain.org.

(Both last accessed January 2015.)

带状疱疹后遗神经痛

定义

带状疱疹后遗神经痛（PHN）是一种神经性疼痛，发生在受影响神经的一个或多个分支。它发生在带状疱疹感染后 3—6 个月（详见第 25 章）。如果第Ⅶ脑神经受累，急性期则被称为 Ramsay Hunt 综合征。

概述

带状疱疹后遗神经痛表现为持续性烧灼、刺痛或痒痛，伴有急性加重和相关的感觉异常。如果第Ⅶ脑神经受累，会有耳和舌部疼痛。如果三叉神经受累，会有严重的面部和（或）眼部疼痛。

流行病学

发病率和患病率

一项初级保健研究显示，每年 1000 名患者中有 3.4 人患病。急性带状疱疹 1 个月后发生 PHN 的风险为 6.5%。据估计，每 10 万人年发病率为 40 例[1]。在荷兰的一项初级保健研究中，PHN 发病率为每 10 万人每年 3.9 例[2]。

年龄

该病在 55 岁以上的老年人中更为常见——患病风险为 11%，而年轻人为 6.5%。

性别

男女比例 1∶1。

种族

所有种族均可受累。

相关疾病

带状疱疹后遗神经痛常导致情绪低落、睡眠欠佳和社交孤立。

病理生理学

诱因

带状疱疹更容易累及免疫功能低下的个体和老年患者。严重或播散性皮疹、累及三叉神经眼支、痛觉超敏、抑郁、急性带状疱疹病毒血症患者发生 PHN

的风险更高。

病理学

带状疱疹后遗神经痛可能由神经系统各级的神经病变引起(外周、中枢、自主神经)。患者发展成PHN的原因尚不完全清楚。体外研究表明,病毒本身可能会导致正常的沉默神经元产生自发的动作电位。70%PHN患者的皮肤表现出受累皮区的小纤维传入功能丧失和退化。在背根神经节损伤部位可能发生异位冲动,这些冲动可以通过机械或热刺激(触觉异常性疼痛)引起。还有一些证据表明,PHN患者的损伤感受器肾上腺素能敏感性增强。

致病微生物

带状疱疹是感染水痘-带状疱疹病毒引起的。病毒感染后潜伏在背根神经节。当病毒再次激活时,患者出现带状疱疹。高达11%的患者在急性期后发生神经损伤并导致持续性疼痛。

临床特征

病史

急性水痘-带状疱疹病毒再激活病史。PHN通常开始于急性感染后3个月。

临床表现

患者自诉各种不同性质的疼痛,包括自发的持续性深部疼痛和搏动性疼痛,烧灼感,刺痛或阵发性灼痛,有时由非伤害性刺激引发,如接触衣物或温度变化等[3]。疼痛伴有自主神经紊乱,生理及心理压力可加剧疼痛,通过放松可缓解。一些PHN患者在疼痛最严重的区域,有明显的感觉丧失(痛性感觉缺失),而另一些患者在最低限度感觉缺失时,出现显著的痛觉超敏。一些患者描述感觉丧失的区域被一个过渡区域包围,在这个过渡区域内,有害的刺激可以引起特别不适的疼痛,并广泛地发散。这些患者可能会竭尽全力保护该区域免受刺激,虽然用力压迫皮肤实际上可能会减轻疼痛。

临床亚型

急性期可能没有典型的水疱。

鉴别诊断

三叉神经性疼痛可由于其他原因引起。

严重程度分级

有轻微到严重的疼痛。

并发症和共病

包括抑郁,孤立,睡眠不佳及严重影响日常生活[4]。

病程和预后

一项长达3年的研究表明,症状会随着时间的推移逐渐改善,但感觉变化需要更长时间才能恢复。

检查

定量感觉试验将显示感觉变化的区域,这可能有助于监测进展评估。

治疗

由于每个患者可能有多种疼痛机制,单一药物不可能解决所有神经性疾病的疼痛,或显著减轻所有患者相同神经性疾病的疼痛。现在有一些国家和国际指南指导治疗神经性疼痛,包括PHN[5],还有一些专门的综述[6]。表84.3和图84.2总结了药物和治疗方案。

表84.3 可用于治疗带状疱疹后神经痛的不同药物

药物	最大剂量	需治疗人数	疗程
三环类抗抑郁药阿米替林	每天最多150mg	2.6	10周
加巴喷丁	1200mg每天3次(最多)	4.4	10周
普瑞巴林	300mg每天2次	4.9	3周
5%利多卡因贴剂	12～18小时最多3贴	2.0	3周
吗啡	每4小时最多10～15mg;由疼痛门诊建议	2.7	4—6周
曲马朵	50mg每天1～2次	4.8	4周

源自Dworkin et al,2007[11],Hempenstall et al,2005[12],Watson,2010[6]。

一线治疗

有些指南建议,如果病变部位便于敷贴,则局部使用5%利多卡因贴剂,也可外用更为便宜的利多卡因凝胶。床上用品会使三叉神经PHN患者面部皮肤触痛,晚上局部使用利多卡因最有用,能避免此类患者被反复痛醒。贴剂可以外贴每天12～18小时,连续使用3～4周。

系统治疗的一线药物是抗抑郁药(三环类抗抑郁药,如阿米替林)或钙通道α2-δ配体药物(加巴喷丁、普瑞巴林)。

二线治疗

如抗抑郁药为一线治疗,则抗癫痫药为二线。如抗癫痫药为一线治疗,则抗抑郁药为二线。非药物治疗应包括认知行为疗法(CBT)[7,8]。

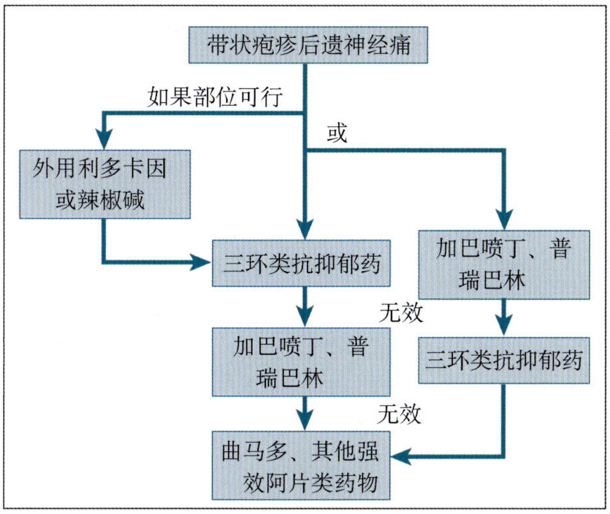

图 84.2 神经病理性疼痛的治疗

三线治疗

阿片类镇痛药和曲马朵短期服用。

预防

一项系统回顾[9]得出结论，系统使用糖皮质激素在预防 PHN 方面尚未被证实有效，因此不推荐使用。患有局限性带状疱疹的老年人，如果在发疹 72 小时内开始口服阿昔洛韦（800mg，每天 5 次，连续 7 天）可减少急性疼痛和愈合时间。阿昔洛韦治疗带状疱疹可减少眼部并发症，特别是角膜炎和前葡萄膜炎。

四项与安慰剂对照试验的系统回顾显示，口服阿昔洛韦减轻带状疱疹后疼痛的证据不足。在一项安慰剂对照试验中，泛昔洛韦和伐昔洛韦都可以显著降低 PHN 持续时间，但不能降低 PHN 发生率。泛昔洛韦（500mg，每天 3 次，持续 7 天）或伐昔洛韦（1000mg，每天 3 次，持续 7 天）可能比阿昔洛韦更能迅速缓解急性带状疱疹（50 岁以上）患者的带状疱疹相关疼痛。

已经研发出了一种能降低水痘-带状疱疹病毒再激活和 PHN 发生率的疫苗。在疫苗的安慰剂对照一级预防试验中，>60 岁的男女性治疗带状疱疹和 PHN 费用显著减少[10]

Resources

Further information

National Shingles Foundation：http://www.vzvfoundation.org/.

Patient.co.uk，fact sheet on PHN：http://www.patient.co.uk/health/postherpeticneuralgia

RamseyHunt.Org：www.ramsayhunt.org/.（All last accessed January 2015.）

三叉神经痛综合征

定义和术语

国际疼痛研究协会（IASP）将神经性疼痛定义为影响躯体感觉系统的病变或疾病直接导致的疼痛。如果疼痛分布在三叉神经，称为三叉神经性疼痛。在最新的国际头痛疾病分类中，疼痛性脑神经病包括三叉神经痛，带状疱疹后遗神经痛，创伤后三叉神经病和与中枢原因相关的疼痛，如多发性硬化、颅内占位性病变和中风后疼痛[1]。

同义名

- 创伤后痛性三叉神经病
- 非典型的牙痛
- 持续性牙槽神经痛
- 幻觉性牙痛[2]

概述

尽管引起三叉神经区域神经性疼痛的诱因较多，但本章仅讨论引起口内的那些疼痛。口面区域 PHN 与其他部位的临床表现一致，治疗方式也相同。三叉神经痛常出现于口腔中，也有口腔外特征，这里不加以讨论。

流行病学

发病率和患病率

由于疾病定义不同和缺乏适当研究，无法准确估计发病率和患病率。此类疼痛可能发生在 3%～6% 牙齿根管填充治疗后[3]。拔牙后也会出现疼痛，尤其因拔智齿而损伤下牙槽神经或舌神经时。三叉神经性疼痛综合征也可以由植入种植体或注射局部麻醉药来触发[4]。它可能在黏膜病变愈合后发生，如扁平苔藓。创伤后痛性三叉神经病通常指口腔外的疼痛。

性别

从有限的数据来看，该病更常见于女性。

相关疾病

通常与颞下颌关节紊乱和心理因素有关[5]。

病理生理学

诱因

如果有长期的术前疼痛，或者曾经历过疼痛的手术操作，可能更容易发生[3]。

第7部分

病理学

尽管常被称为特发性疼痛，但可能需要考虑心理和神经性因素。最近的一项研究表明，存在口腔内躯体感觉异常[6]，瞬目反射也有改变[7]。也可能存在中枢系统变化，因为不是所有患者使用局部麻醉药后疼痛都能得到缓解[8]。在病例对照研究中也指出，社会心理因素可能与疼痛的慢性化有关。

临床特征

病史

大多数患者会将最初症状与根管治疗、拔牙、小手术或创伤等一些牙科手术联系起来。患者通常对他们的症状难以描述。

临床表现

此类疼痛每天持续至少8小时，每月超过15天，连续3个月。可描述为一种钝痛、抽痛，偶尔是刺痛，甚至灼痛。它局限于牙周的解剖区域。通常伴有抑郁、焦虑和躯体化症状。该区域的典型表现是痛觉超敏，也有感觉过敏或感觉减退/缺失。Benoliel 等[9]在一系列的研究中，描述患者有肿胀和潮红症状。

临床亚型

位置可有所不同。三叉神经痛可为单侧或双侧。

鉴别诊断

包括牙齿疾患，如牙齿开裂。

严重程度分级

严重程度从中到重度不等。

病程和预后

据有限的数据显示，多达1/3患者7年内疼痛改善，10%完全缓解[10]。

检查

在转诊至专科诊疗中心之前，常需进行口内X线检查。进一步检查锥形束CT可以帮助鉴别其他病因，如牙齿断裂，牙根部填充不足或局部神经损伤。

治疗

目前没有随机对照试验的报道，其治疗基于专家意见，并从神经性疼痛的治疗方法中推断。抗癫痫药和抗抑郁药可能有帮助，许多患者也会使用非药物治疗，如针灸，经皮神经电刺激和放松技术[10]。许多患者会尝试一系列的治疗方法以寻求治愈。

阶梯治疗

一线治疗

• 安慰和书面宣教
• 避免那些可能对组织造成更大伤害的侵入性治疗
• 保持良好口腔卫生以防止进一步的牙齿问题非常重要
• 单纯镇痛治疗如对乙酰氨基酚和非甾体类抗炎药

（续）

二线治疗

• 阿米替林，选择性5-羟色胺再摄取抑制药，加巴喷丁和普瑞巴林（按此顺序先后使用）。

三线治疗

• 在一系列慢性面部疼痛症中，已经证明，使用认知行为疗法治疗所有慢性疼痛是有效的

Resources

Further information

International Association for the Study of Pain, fact sheet: http://www.iasp-pain.org (last accessed January 2015).

三叉神经营养综合征

定义

三叉神经营养综合征（TTS）是一种罕见疾病，系三叉神经分布区域的慢性疼痛、灼烧和刺痛感，与不可抗拒的抠挖皮肤的欲望有关。皮肤本身可能是相对麻痹的，因此患者没有意识到他或她正在造成损害。或者相关皮肤可能有触物感痛。无论是麻痹还是触物感痛，患者抠挖皮肤都是为了缓解不适感觉。

流行病学

TTS很罕见，但可发生于所有种族，通常发生在中年人群中。据报道男性更常见（男女比例为2∶1）。

病理生理学

三叉神经区域的神经营养变化，可能伴有传导痛觉和温觉的神经通路的损伤[1]。损伤的原因包括中枢感觉神经元损害、脑炎后帕金森综合征、脊髓空洞症、颅后窝肿瘤、小脑后下动脉闭塞[2]、麻风性神经炎、脑干梗死[3]或为了缓解难治性三叉神经痛的而破坏三叉神经（通过手术或乙醇注射到半月神经节）。三叉神经损伤也可能继发于带状疱疹或单纯疱疹相关神经炎。TTS通常是成年人的疾病，尽管近期报道，有一例14个月大的儿童继发于单纯疱疹三叉神经炎[4]。

该疾病的发生，几乎皆因三叉神经通路（周围或者中枢）有明显的缺陷。

临床特征

患者主诉在三叉神经支配的区域内，有感觉异常、痒痛感或灼热感。经过抠挖、摩擦或搔抓，局部形成糜

烂，并逐渐扩大增多，甚至可以破坏鼻软骨（图 84.3）[1]。患者承认，他们在试图缓解这种不适感时曾造成该区域创伤。人工皮炎的溃疡形态可非常怪异。溃疡可以向面颊及上唇扩散，随后在鼻翼区域形成的瘢痕会使唇部上翘，导致患者毁容而被嘲笑[2]。典型表现是鼻翼缘受累，鼻尖不受累。前额、头皮和面颊较少涉及。神经系统检查可能显示该区域的轻触觉和痛觉下降，有时无同侧角膜反射[2]。溃疡可继发感染。

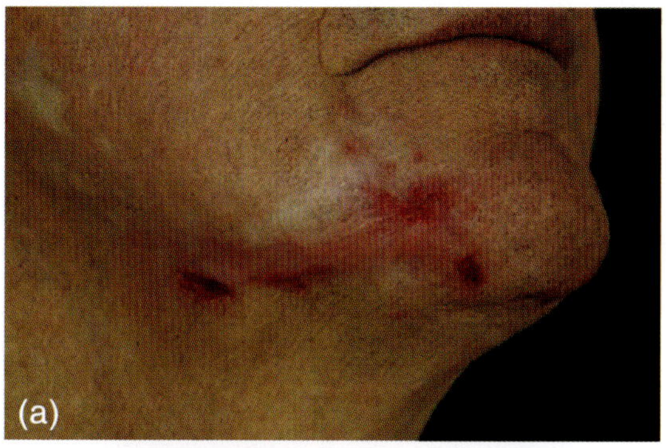

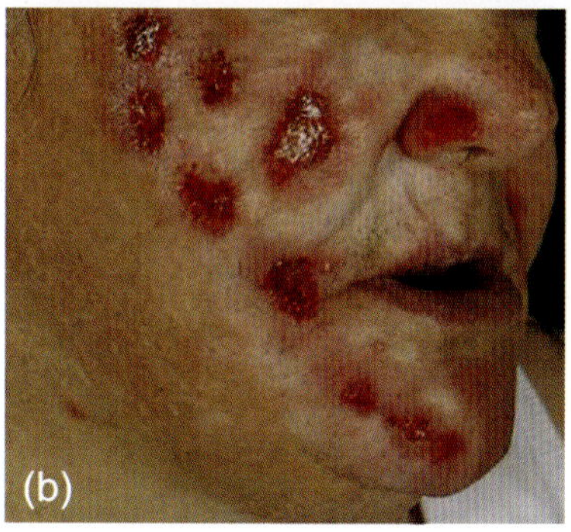

图 84.3　三叉神经营养综合征伴有（a）下颌瘢痕，（b）蔓延到脸颊的大量糜烂

治疗

治疗的目的是试图找到一种药物或治疗方式，既能缓解患者的不适感觉，同时能治疗皮肤改变。

阶梯治疗

一线治疗

- 用润肤剂和敷料（如有必要可使用抗生素等）对皮肤进行适当的治疗
- 用于皮肤异常感觉的治疗包括：加巴喷丁、普瑞巴林、阿米替林和选择性 5-羟色胺再摄取抑制药。应根据不良反应和患者接受度来选择这些药物
- 通过戴手套限制自己对皮肤造成伤害是有帮助的，但溃疡常常持续存在，尤其是老年人或神志异常的患者，因为他们无法控制抠挖皮肤的动作

（续）

- 已证明，使用适当的敷料（如水胶体敷料）可促进溃疡愈合[5]

二线治疗

- 习惯逆转 CBT 可能会有所帮助
- 度洛西汀和卡马西平[6]的疗效有限

三线治疗

- 过去的手术方法包括颈交感神经切除术[7]、经皮电刺激[8]、移植或使用神经支配的转位皮瓣[9]。如果该区域继续受到创伤，这些治疗都将失败

非典型三叉神经营养综合征

定义

非典型三叉神经营养综合征与 TTS 的不同之处在于其分布部位不同（通常涉及颈部或三叉神经的两个区域），且没有证实三叉神经病变、三叉神经或中枢神经系统的神经元和传导通路有任何疾病。溃疡可为双侧。

到目前为止，这是一个未定类的疾病。

流行病学

非典型三叉神经营养综合征很少见，但发生在所有种族，通常是中年人，男女皆可患病。

临床特征

除了溃疡可能是双侧和部位不典型外，非典型三叉神经营养综合征与 TTS 表现类似。患者自行损伤相关皮肤，以此缓解症状。这种情况可被误认为是人工皮炎。与慢性皮肤搔抓症不同，此类患者通常具有不可抗拒的疼痛/瘙痒/灼烧感（类似于 TTS），只有通过对面部或颈部的受影响区域进行深度创伤才能缓解这种感觉（图 84.4）。他们的强迫性冲动或行为似乎要少一些。此外，三叉神经传导通路无神经病

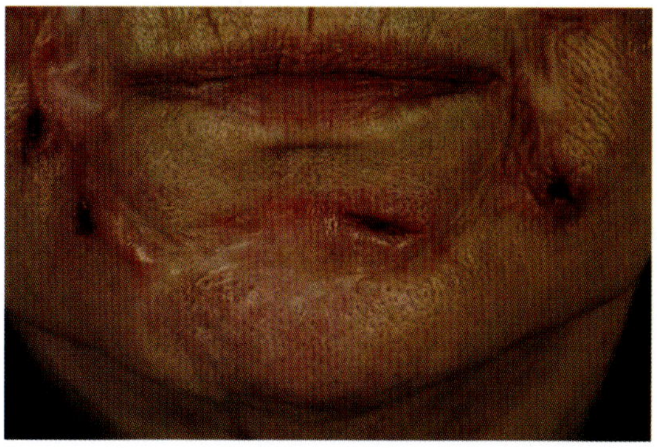

图 84.4　非典型三叉神经营养综合征患者

变，常为双侧溃疡。

检查

检查未能发现任何三叉神经或中枢神经病变。

治疗

治疗与 TTS 类似。

外阴疼痛症、阴囊疼痛症和阴茎疼痛症

定义和术语

外阴疼痛症、阴茎-阴囊疼痛症（PSD）是指特定部位皮肤的异常感觉。

> **同义名**
>
> **女性**
> - 外阴疼痛症
> - 前庭疼痛症（特定部位而非真正的同义名）
>
> **男性**
> - 阴茎-阴囊疼痛症
> - 阴囊疼痛症和阴茎疼痛症（特定部位而不是真正的同义词）
> - 阴茎触物感痛综合征
> - 阴茎疼痛综合征
> - 红肿阴囊（可能由 PSD 或其他原因引起）

概述

外阴疼痛症（女性，见第 112 章）和阴茎-阴囊疼痛症（PSD；男性，见第 111 章）有许多共同的临床特征，一般累及生殖器皮肤或特定部位。根据受累部位[1]的不同，外阴疼痛症可分为前庭疼痛症和其他外阴疼痛症。同样的，阴囊疼痛症和阴茎疼痛症也是特定部位的疼痛[2]。一些患者描述了如性接触和非性接触等激发因素。这些疾病的共同特征是特发性的，通常为慢性并且对简单的镇痛无反应。虽然这些疾病与显著的社会心理疾病有关，但不属于精神疾病。

流行病学

发病率和患病率

女性发病率为 8%，男性少见（2%），但可能漏报男性患者（或报道不充分）所致。

年龄

高发年龄为 30－40 岁，亦可发生于成年人任何年龄。

种族

影响所有种族。

相关疾病

可能与情感障碍（和抑郁）有关，但临床医师不应误认为抑郁和焦虑是该病的病因[3]。性功能障碍（性交困难，勃起和射精障碍）很常见。

据报道，肠易激综合征、纤维肌痛和慢性疲劳综合征在外阴疼痛症和 PSD 患者中更常见。

病理生理学

病理生理尚不明确，可能涉及支配生殖器区域的外周和（或）中枢神经系统感觉传导通路的功能障碍，或者是生殖器感知觉障碍[4]。

发病诱因

有人在早期文献中提出，感染和内分泌疾病可能导致外阴疼痛症和 PSD，但这些理论可能并不正确。

临床特征

病史

患者经常描述，严重的、慢性的（通常是几个月或更长时间）灼烧感、刺痛感、擦伤感和瘙痒感，影响整个生殖器皮肤或生殖器某个特定部位。疼痛可能由性接触等诱发，也可能持续存在。

临床表现

通常没有发现客观体征。患者可能有皮肤或者黏膜部位局部或广泛的红斑，可能是正常的表现，不应被过度解读。在女性中，点压痛（用棉签顶端）比男性更常见。虽然临床医师可结合病史及检查进行临床诊断[5]，但它仍应为排除性诊断。

鉴别诊断

鉴别诊断包括生殖器皮肤病，通常可以通过临床排除。一些患者的生殖器疼痛综合征是更广义的疼痛综合征疾病的一部分。

并发症和共病

性心理和社会心理的并发症比较常见。

病程和预后

如无治疗，此类疾病会顽固难愈。治疗通常有效，但需花费一定时间才能缓解或改善症状。也许，临床医师和患者必须通过反复试验来寻找最适合的个体化治疗方法。

治疗

充分详细地告知患者，让他们有更多的机会了解所患疾病。

> **阶梯治疗[2,6,7]**
>
> **一线治疗**
> - 外用利多卡因凝胶或软膏
> - 阿米替林（开始 10mg 低剂量，然后逐渐增加）。需提醒患者这是一种抗抑郁药（通常，用于生殖器疼痛综合征的剂量达不到抗抑郁剂量）。需提醒缓解症状很慢

（续）

- 其他三环类药物(多塞平)
- 考虑 CBT(特别存在性心理或心理社会并发症时)

二线治疗

- 选择性 5-羟色胺再摄取抑制药(SSRIs)
- 加巴喷丁和普瑞巴林(低剂量开始后逐渐加量)
- CBT

三线治疗

- 其他抗惊厥药，如托吡酯

Resources

Further information

International Society for the Study of Vulvar Disease: www. issvd. org.

Vulval Pain Society: www. vulvalpainsociety. org.

(Both last accessed January 2015.)

慢性头皮疼痛

定义和术语

头皮疼痛和压痛而没有任何头皮疾病是另一种黏膜皮肤疼痛综合征。它遵循其他黏膜皮肤疼痛综合征的模式，患者常常抱怨严重的慢性疼痛影响头皮和(或)头发，这可能由接触(如梳理头发)引起，找不到潜在的原因。

同义名

- 头皮痛感
- 头皮异常性疼痛

流行病学

发病率和患病率

该病罕见，也可能是报道较少所致。

病理生理学

这与其他皮肤疼痛综合征一样。一些研究者指出，丘脑功能障碍可能导致头皮痛觉超敏和其他皮肤疼痛综合征[1,2]。

临床特征

鉴别诊断

鉴别诊断包括所有头皮皮肤病。在没有头皮疾病的情况下，可通过临床病史来诊断。

治疗

阶梯治疗

一线治疗

- 教育和安慰
- 使用温和的洗发水；避免夸张的造型和染发
- 三环类药物(阿米替林；见上文生殖器疼痛综合征)
- CBT

二线治疗

- SSRIs
- 普瑞巴林和加巴喷丁
- CBT

三线治疗

- 针灸[3]

红斑性肢痛病

定义和术语

红斑性肢痛病的定义是四肢(通常是足部)强烈灼烧感，伴有持续的固定性红斑(参见第 103 章)。

同义名

- Mitchell 病
- 肢端疼痛症
- 红斑性神经痛
- 红斑肢痛症

流行病学

发病率和患病率

红斑性肢痛病的发病率为每 10 万人中 1.3 例发病[1]。

年龄

虽然也有儿童发病，但平均发病年龄为 60 岁。

性别

女性更常见。

病理生理学

红斑性肢痛病通常是特发性的。然而，最近发现，许多红斑性肢痛病患者有远端皮肤小神经纤维病变，其降低汗腺调节神经的功能(出汗)。据推测，这种神经病变可减少交感神经血管收缩反应，从而导致肢端血流增加。可能最终导致皮肤和皮下组织的氧合减少，进一步引发症状[2]。

继发性红斑肢痛病通常由潜在的白血病、血小板增多症或真性红细胞增多症引起，可能因为此类患者的微血管黏度升高[2]。其他继发性原因包括周围神经病变、结缔组织疾病、药物和毒药及怀孕。据认为，罕有的家族性红斑性肢痛病是由遗传性神经元离子通道病引起[2]。

临床特征

红斑性肢痛病依据临床表现来诊断。足部最常受累，但也可累及腿、手、耳、颈部和面部[3]。疼痛症状可能是间歇性的，但常伴有持续的感觉迟钝，易在夜间加重。

诱发或加重因素包括热和运动。冷却患处可使发作缓解。在两次发作之间，四肢可能感觉正常或微凉、青紫或不舒服[3]。患者通常会躺在床上，脚对着开着的窗户，或者躺在冰袋上（这两种情况都可能加剧疾病）。

鉴别诊断

鉴别诊断包括周围神经病变，结缔组织病，雷诺现象，肢端青紫症和周围血管病[3]。

检查

可根据临床表现来诊断红斑性肢痛病。

治疗

红斑性肢痛病的治疗很困难，经常对患者进行实验性的药物治疗[4]。对于轻度患者，局部治疗可能是一线治疗（如利多卡因贴剂，或多塞平乳膏或辣椒素乳膏）。对于中度，局部用药应联合加巴喷丁，普瑞巴林，SSRIs，阿米替林或去甲替林口服系统治疗[4]。三线治疗包括静脉注射剂，如利多卡因、硝普钠或前列腺素。

对药物治疗无反应的患者，可考虑采用交感神经阻滞，交感神经切除术或脊髓背索刺激等侵入性手术治疗[4]。

应对所有患者进行教育，避免发病诱因如受热、久站、运动和饮酒等。CBT 和其他谈话疗法可能有所帮助[4]。坚决反对可能使病情恶化的行为（如使用冰袋）。一些患者感到非常痛苦，甚至考虑自杀，因此评估是否合并心理疾病非常重要。

预后不一。有些患者治疗效果好，但少数患者病情顽固。该病最好由多学科的团队进行综合治疗。

（译者：符文好　**一审：**廖宁馨　**二审：**侯麦花　应为红　**三审：**毕晓东　陈莹莹　**润色：**徐劲）

参考文献

所有文献请查阅网址：www. rooksdermatology. com.
以下列出的是重要参考文献。

Burning mouth syndrome

[1] Taiminen T, Kuusalo L, Lehtinen L, *et al*. Psychiatric(axis 1) and personality(axis11) disorders in patients with burning mouth syndrome or atypical facial pain. *Scand J Pain* 2011; 2:155-60.

[3] Jaaskelainen SK, Teerijoki-Oksa T, Forssell H. Neurophysiologic and quantitative sensory testing in the diagnosis of trigeminal neuropathy and neuropathic pain. *Pain* 2005; 117:34.

[5] Patton LL, Siegel MA, Benoliel R, De Laat A. Management of burning mouth syndrome: systematic review and management recommendations. *Oral Surg Oral Med Oral Pathol Oral Radiol Endod* 2007;103(Suppl):S39-13.

Post-herpetic neuralgia

[5] O'Connor AB, Dworkin RH. Treatment of neuropathic pain: an overview of recent guidelines. *Am J Med* 2009; 122: S22-32.

[6] Watson PN. Postherpetic neuralgia. *Clin Evid (Online)* 2010;2010:pii:0905.

[8] Daniel HC, Van der Merwe JD. Chapter 58 Cognitive behavioral approaches and neuropathic pain. *Handb Clin Neurol* 2006;81:855-68.

Trigeminal neuropathic pain syndrome

[1] Anon. The International Classification of Headache Disorders 3rd edn(beta version). *Cephalalgia* 2013;33:629-808.

[4] Renton T, Yilmaz Z. Profiling of patients presenting with posttraumatic neuropathy of the trigeminal nerve. *J Orofac Pain* 2011;25:333-44.

[10] Pigg M, Svensson P, Drangsholt M, List T. Seven-year follow-up of patients diagnosed with atypical odontalgia: a prospective study. *J Orofac Pain* 2013;27:151-64.

Trigeminal trophic syndrome

[1] Kavanagh GM, Tidman NJ, McLaren KM, *et al*. The trigeminal trophic syndrome: an under-recognised complication. *Clin Exp Dermatol* 1996;21:299-301.

[2] Walton SL, Keczkes K. Trigeminal neurotrophic ulceration-a report of four patients. *Clin Exp Dermatol* 1985;10:485-90.

[5] Preston PW, Orpin SD, Tucker WFG, Zaki I. Successful use of thermoplastic dressing in two cases of the trigeminal trophic syndrome. *Clin Exp Derm* 2006;31:525-7.

Vulovodynia, scrotodynia and penodynia

[2] Edwards L, Lynch PJ. Genital pain syndromes. In: Edwards L, Lynch PJ, eds. *Genital Dermatology Atlas*. Philadelphia: Wolters Kluwer/Lippincott Williams and Wilkins, 2011: 46-56.

[3] Nunns D, Murphy R. Assessment and management of vulval pain. *BMJ* 2012;344:e1723.

[6] Mandal D, Nunns D, Byrne J, *et al*. Guidelines for the management of vulvodynia. *Br J Dermatol* 2010;162:1180-5.

Chronic scalp pain

[1] Defrin R, Lurie R. Indications for peripheral and central sensitization in patients with chronic scalp pain(trichodynia). *Clin J Pain* 2013;29(5):417-24.

[2] Burstein R, Jakubowski M, Garcia-Nicas E, *et al*. Thalamic sensitization transforms localized pain into widespread allodynia. *Ann Neurol* 2010;68(1):81-91.

[3] Hommer DH. Chinese scalp acupuncture relieves pain and restores function in complex regional pain syndrome. *Mil Med* 2012;177(10):1231-4.

Erythromelalgia

[2] Davis MD, Mark DP, Paola Sandroni MD, *et al*. Erythromelalgia: vasculopathy, neuropathy, or both? A prospective study of vascular and neurophysiologic studies in erythromelalgia. *Arch Dermatol* 2003;139(10):1337-43.

第7部分

[3] Davis MD, O'Fallon WM, Rogers RS, 3rd, *et al*. Natural history of erythromelalgia: presentation and outcome in 168 patients. *Arch Dermatol* 2000;136(3):330-6.
[4] Durosaro O, Davis MD, Hooten WM, *et al*. Intervention for erythromelalgia, a chronic pain syndrome: comprehensive pain rehabilitation center, Mayo Clinic. *Arch Dermatol* 2008;144(12):1578-83.

第 85 章

影响皮肤的神经系统疾病

David J. Eedy

Department of Dermatology, Craigavon Area Hospital, Craigavon, UK

概述

神经系统与皮肤之间的关系较复杂。神经性皮肤病变可概括地分为两大类：与感觉异常相关和与自主神经异常相关，两类之间互有重叠。中枢或周围神经系统病变累及皮肤时都会出现相应的临床表现。了解皮肤感觉和自主神经分布有助于鉴别神经性皮肤病变的临床表现。

皮肤神经分布

皮肤受到密集三维网络的神经支配，由高度特化的感觉传入和传出自主神经分支组成。感觉系统包含感受触觉、温度、疼痛、痒和各种其他理化刺激的受体[1,2]。自主神经系统由神经节后胆碱能副交感神经、肾上腺素能神经和胆碱能交感神经组成。它通过调节血管舒缩功能、立毛肌活动和外分泌腺的分泌，在维持皮肤自稳中发挥重要作用。1 cm^2 的皮肤可能由多达 1000 个这样的传入神经支配。感觉传入神经是单极的，并且每个分支都有一个单一的轴突到达皮肤。自主神经以另一种方式来支配皮肤。神经节后纤维起源于交感神经链，并且与感觉神经共同分布，直到它们分叉成丛，围绕汗腺、血管和立毛肌[1,2]。皮肤神经包含有髓和(或)无髓神经纤维：感觉神经亚组是有髓 A 纤维，而无髓的 C 纤维包含感觉和自主神经纤维。根据直径，感觉有髓纤维可以被进一步细分为传递触压觉的快速执行 Aα 神经和传递温度觉、有害感觉和痒感的慢速执行 Aδ 神经[2-4]。在真皮上部，小的有髓神经失去它们的神经鞘，并与无髓神经一起，终止于游离神经末梢，或与感受器相联系，如 Merkel 细胞或神经末梢器官[2,3]。

感觉神经分布

感觉神经随已知的皮片分布，邻近皮片间有部分重叠。感觉神经不仅可作为传入系统，将刺激由皮肤传递到中枢神经系统，也发挥传出神经分泌的功能，释放重要的控制内脏运动、炎症和营养功能的神经肽到皮肤上。无髓 C 纤维要么终止于游离神经感受器末梢，要么与 Pacinian 或 Meissner 触觉小体这样的感受器相联系。Pacinian 触觉小体，每个都由单一的有髓神经轴突支配，在手掌和足底分布最密集，在那里发挥机械性感受器的作用。Meissner 触觉小体也在手掌和足底分布最密集，受一个或更多的感觉神经末梢支配，它们作为机械性感受器，并且还传递触觉。Merkel 细胞，通常出现密度很低，而在毛囊周围、手掌、甲床和嘴唇密度会增加，与感觉传入终端间形成突触样的结构。Merkel 细胞的全部功能还未被充分理解，但最近的分子分析已揭示它可表达数十个突触前微粒，这些微粒对神经元释放突触囊泡是必需的[5]。Merkel 细胞产生分布范围广泛的神经肽，它们可能在局部炎症调节中发挥重要作用[2]。

感觉传入神经，不论是无髓 C 纤维或有髓 Aδ 纤维，都起源于背根神经节，并且在受到有害刺激时能释放多种神经肽[2-4]。感觉冲动由背根神经节中脊神经节细胞外周和中央轴突引导，并且通过横向脊髓-丘脑束和脊髓丘系传递到丘脑[4]。信息引起知觉是通过丘脑辐射从丘脑到达顶叶的中央后回。

C 和 Aδ 纤维不仅传递疼痛信息到达背根神经节，也有重要的传出功能，在遇到如化学、电、热和机械损伤或 UV 照射等有害刺激时，可释放一系列神经肽来刺激靶组织。C 纤维也可以被刺激，作为心理应激的结果，这可激活下丘脑-垂体-肾上腺轴及大脑和皮肤中的感觉神经[6,7]。在不同物种中，超过 20 种神经肽已经或多或少地被识别和描述[8]。初级感觉神经元中有着重要神经递质功能的神经肽包括三种速激肽：P 物质(SP)、神经激肽(NKA)和降钙素基因相关肽(CGRP)[9]。这些神经肽最常共存于初级感觉神经元共同的亚群，Aδ 和 C 纤维，和有害刺激引起的神经冲动传递中。它们通常出现在真皮上部游离神经末梢(图 85.1)和遍布身体的表皮中，但是在手掌和足底密度最大，部分终止于 Meissner 触觉小体周围的神经丛中(图 85.2)[9]。

辣椒素，是在红辣椒中发现的香草精生物碱[10]，通过结合到称为辣椒素受体的特殊受体来发挥伤害性感受，这一名称源自在受体的配体中发现的高香草族。辣椒素受体已经在无髓 C 纤维和有髓 Aδ 纤维中被发现，它可传递疼痛刺激。当辣椒素刺激瞬时感受器电位香草酸受体 1(TRPV1)，特别涉及神经性炎症中的一种辣椒素受体[10]，这会导致 Ca^{2+} 流入，紧接

图 85.1 人类表皮 P 物质的免疫反应神经末梢

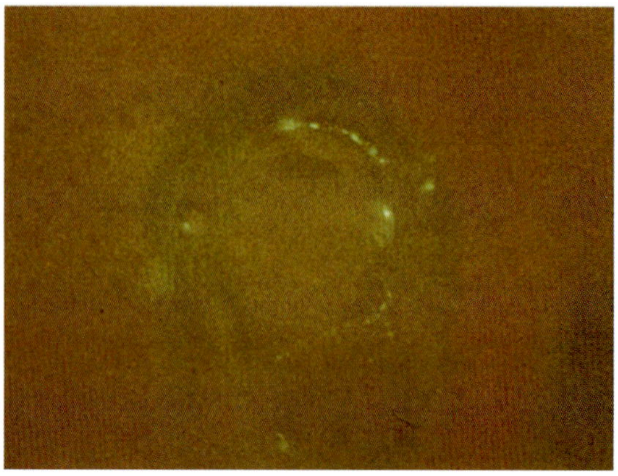

图 85.2 皮肤 Meissner 触觉小体的 P 物质纤维末梢

着使受体脱敏。如果 Ca^{2+} 超载，会导致细胞死亡[10,11]。TRPV1 与 TRPA1(瞬时受体电位锚蛋白 1)通道在角质形成细胞表面相连接，并且最近发现，它们相互连接的功能与疼痛和神经炎症相关[12]。有人提出，神经源性炎症涉及慢性皮肤血管失调性皮肤病(如酒渣鼻)的发病机制。由于它们参与酒渣鼻的病理生理过程，也许 TRPV1 和 TRPA1 可以作为治疗酒渣鼻炎性症状的治疗靶点[13]。TRPV1 和 TRPA1 也在大量非神经元区域表达，这引起了对这些受体潜在功能的大量研究[12]。

神经肽的释放常常会导致神经炎症。神经炎症的关键组成是：前毛细血管的血管舒张、血浆蛋白溢出和白细胞浸润，然后是外周神经的逆向刺激。神经肽可通过影响血管运动和细胞交通调节急慢性炎症。在释放后，神经肽在靶结构如皮肤血管和小汗腺上被膜结合的肽链内切酶代谢[14]。尤其是中性肽链内切酶(NEP)和血管紧张素转化酶(ACE)，似乎在终止神经肽激动剂的活动中发挥重要作用[8]。

参与神经炎症的感觉神经的一个关键受体是蛋白酶激活受体 2(PAR-2)。PAR-2 可在角质形成细胞(尤其是颗粒层)、内皮细胞、毛囊和汗腺的肌上皮细胞上结合 G 蛋白[10]。从脱颗粒的肥大细胞释放的类胰蛋白酶可在感觉神经末梢降解 PAR-2。这会导致它激活和刺激降钙素基因相关肽 CGRP 及神经激肽 SP 和 NKA 从感觉神经末梢释放。CGRP 与 CGRP-1 受体相互作用会引起小动脉扩张和充血；而在毛细血管后微静脉的内皮细胞上，SP 与 NKA-1 受体相互作用可引起血浆外渗。总的结果是组织水肿。SP 也许也会刺激肥大细胞脱颗粒，导致类胰蛋白酶释放，这会产生正反馈。类胰蛋白酶可降解 CGRP 并减弱它的作用(CGRP 通过 NEP 来抑制 SP 降解和增加 SP 释放)。肥大细胞和其他炎症细胞的递质可刺

激感觉神经释放血管活性肽[8,10]。

可见，不同神经递质、靶细胞和神经肽降解酶之间的密切相互作用对控制皮肤神经炎症至关重要[8]。

自主神经系统

自主神经系统通过起源于交感神经节的神经节后纤维支配皮肤，并终止于供应汗腺、血管和立毛肌的自主神经丛[1]。组织化学上，皮肤主要有两组神经节后神经纤维。第一组，神经节纤维合成和储存儿茶酚胺和去甲肾上腺素。第二组由包含乙酰胆碱的胆碱能纤维组成。与乙酰胆碱共定位的是"分泌"神经肽，如血管活性肠肽（VIP）和组氨酸蛋氨酸肽（PHM）。这些神经至少在生理学上应被看成副交感神经。外分泌汗腺的分泌部分、肌上皮细胞和邻近血管受篮状结构神经支配，主要包含乙酰胆碱，但也有包含"分泌神经肽"的大量纤维，包括 VIP（图 85.3）、PHM（图 85.4）、神经肽 Y（NPY）、CGRP、甘丙肽、心房利钠肽（ANP）和去甲肾上腺素。分泌神经肽，主要是 VIP 和 ANP，与去甲肾上腺素一起，不如乙酰胆碱对汗液产生有效，但可能协同放大乙酰胆碱诱导的腺苷酸 3′,5′-环磷酸腺苷（cAMP）积累，这是汗液产生最重要的第二信使。也许 ANP 至少部分负责对汗液中钠和其他电解质的调节[9]。NPY 已在深浅血管丛的外周小动脉神经纤维和外分泌汗腺中被识别；并可能在调节皮肤血管流动和外分泌腺发汗中起作用[9]。垂体腺苷酸环化酶激活多肽（PACAP）也在调节皮肤炎症中发挥重要作用。它属于 VIP 家族，并且能够在同一组织以不同亲和力结合到相同的 VIP 受体上。PACAP 和 VIP 都参与到髓鞘成熟和合成[15]。PACAP 导致肥大细胞脱颗粒，并且扩张小血管[16]。在急性炎症期间 PACAP 也许对内皮细胞有促炎作用，然而在慢性炎症条件下它发挥抗炎作用[8]。

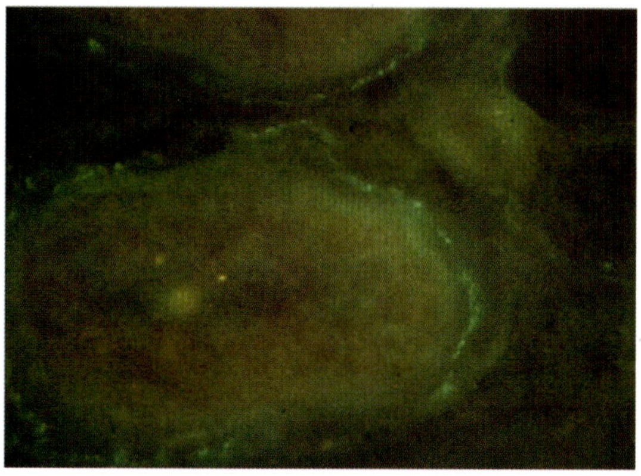

图 85.3　血管活性肠肽免疫反应性纤维围绕外泌汗腺的分泌细胞

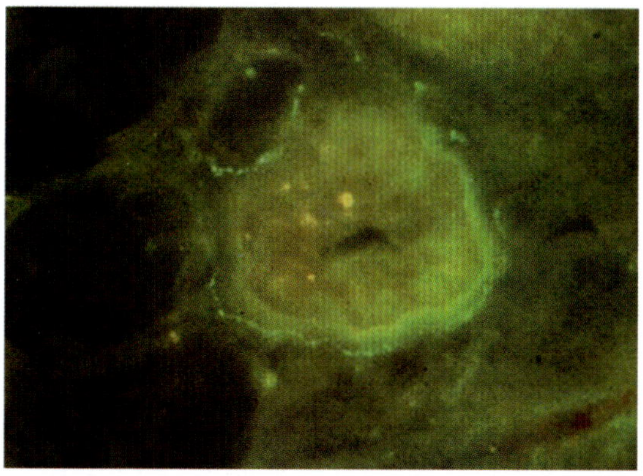

图 85.4　组氨酸蛋氨酸肽免疫反应性纤维围绕外泌汗腺

皮肤血管受肾上腺素能神经纤维支配，它们是血管收缩剂，而乙酰胆碱和神经肽，如 VIP 和 PHM，充当血管扩张药并且可增加血管渗透性[9,17]。身体有一个增加皮肤血流和出汗的机制，因此通过增加乙酰胆碱和分泌神经肽的释放，两者都可降低体温。如果下丘脑视前区感受到体温下降，就会激活交感神经系统，而这反过来会减少皮肤血流和出汗。相反，如果下丘脑感受到温暖的血流，抑制交感反应会使皮肤出汗和血流增加，从而使体温下降[18,19]。

肾上腺素能纤维介导剧烈的血管收缩和竖毛肌活动，从而将血液从皮肤转移出去，和拉伸毛发成为垂直的姿态，即经典的"战斗还是逃跑"反应[1]。

有雷诺现象和系统性硬化的患者，指神经缺乏 CGRP 纤维[20]，静脉内输入 CGRP 可增加这类患者手指的血流量。一个类似的 CGRP 纤维损耗，已经在有振动苍白指的患者指神经中被描述，并且这一状况，也许是血管收缩和感觉异常的原因[21]。

皮肤神经支配的神经生理学试验

交感皮肤反应

交感皮肤反应（SSR）是一个安全、简单和非侵入性的电生理试验，用来评估多种临床情景下的促汗功能[22-24]。它可被用来评估有可疑交感神经功能紊乱患者的自主神经功能。SSR 是与汗腺激活相关的多突触反应。它通常通过电刺激正中、尺骨、腓骨或腓肠神经来完成，使用一个传统的肌动电流描记器装置，来测量出汗引起的光滑皮肤电阻力的改变。传入成分也许通过非特异性感觉刺激或重复电刺激被激活；传出成分依赖来自交感神经链到汗腺的交感胆碱能纤维的运行。如果自主神经失常 SSR 将不能被引出。

冷诱导的血管舒张

手冷却是一个冷加压试验，是将一只手放入冷水中，使皮肤温度快速降低，伴随强烈的血管收缩，旨在限制热能传递到环境中[25-29]。几分钟后，作为冷诱导血管扩张的结果，皮肤温度开始升高。目前未知这一反应的精确机制，尽管交感神经系统也许在起作用，但是认为是通过增加交感神经刺激来介导的。将人体暴露于冷应激，可引起广泛的皮肤血管收缩。这是一个由交感神经控制系统介导的反应，部分由刺激皮肤冷受体触发，部分由冷的血液返回体循环和刺激下丘脑温度调节中枢引起。皮肤血管的张力主要受血管收缩性皮肤交感神经活动的控制。有报道，这种反应会在糖尿病和神经疾病患者、未成熟和老年个体中减少，可能是由于皮肤交感神经血管收缩减少所致[28,29]。

Lewis 三联反应

Lewis 描述了皮肤微循环使血管扩张的能力，是作为对固定机械敲击或用皮肤测角仪（轴突反射）直接刺激的反应[29-31]。血管舒张的数量可以用多普勒血流仪测量。在慢性去神经支配的皮肤，或神经肽已被辣椒素耗尽的皮肤，不发生轴突反射，即“逆向血管舒张”。逆向血管舒张和血浆溢出，发生在接受背根神经或周围感觉神经刺激的皮肤，动脉内输注 SP 可以模仿这种反应。

众所周知，组胺是 Lewis 三联反应的主要调节因素，通过 H_1 和 H_2 受体来引起血管舒张和增加血管渗透性。但是，已知来自主要感觉纤维的 SP、NKA 和 CGRP 也是皮肤 Lewis 三联反应的调节因素[32,33]。在神经炎性反应中，组胺和神经肽之间有双向联系：神经肽引起组胺从邻近肥大细胞释放；反过来，组胺唤起 SP 和 CGRP 的释放[34]。

神经病变性溃疡

定义和术语

神经病变性溃疡是一种发生在麻木皮肤的慢性溃疡。其典型表现是无痛、持续存在和非炎性的溃疡，出现在受创伤和压迫的区域。

> **同义名**
> • 糖尿病足

概述

神经病变性溃疡是发生在皮肤麻木区域的皮肤溃疡。这一溃疡典型的特点是无痛和伤口周围边界清楚。它通常发生在负重的体表，如足跟和跖骨头。

通常，潜在的神经病理是包含运动、感觉和自主神经成分的多发性神经末梢病变：绝大多数神经病变性溃疡发生在有 2 型糖尿病的患者[1,2]。其他原因包括外周神经损伤、外周神经病变、肾衰竭、酒精中毒、维生素缺乏、麻风、恶性贫血、脊髓空洞症、脊髓痨、脊柱裂、脊髓损伤和遗传性感觉和自主神经病变（HSANs）[3,4]。

流行病学

发病率和患病率

在生命的某一阶段，有 25% 的糖尿病患者会发生足溃疡[5]。每年糖尿病足溃疡的发病率约为 3%，而在美国和英国研究报道发病率高达 10%[6]。

病理生理学

发生溃疡的主要潜在因素是外周神经病变，其次是局部缺血。糖尿病患者的高血糖引起复杂和异常的酶活动，导致正常神经元传导减少、神经功能失调及局部缺血，引起神经元进一步损伤并最终死亡[7]。

当患者经历感觉缺失，受累区域受到创伤却常常不被觉察，若持续遭受重复的压力和剪切力，症状会逐渐恶化。

临床特征

神经病变性溃疡较多发生在足部、跖骨头下或足跟。它们有粉红色穿孔样基底，周围围绕明显的皮肤角化过度，容易出血、无痛（图 85.5 和图 85.6）。神经病变足的改变包括弓形足和爪形趾（图 85.7）。足部往往是麻木的、温暖的，可触及动脉搏动和扩张的静脉。前脚和足后跟皮肤干燥、角化过度。主要的神经病变肢体倾向于变得温暖、感觉迟钝，易于在足底形成溃疡，而神经局部缺血的肢体通常是冷的、褪色的，易于在足部边缘形成溃疡[2]。对糖尿病来说，神经病变和局部缺血之间也许有复杂的相互作用，当后者出

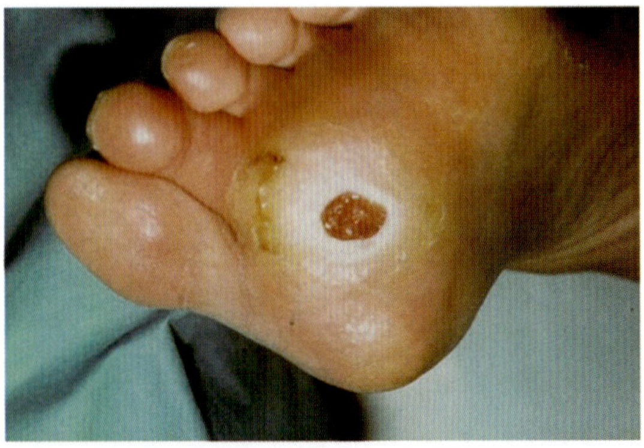

图 85.5 跖骨头下，典型神经病变性溃疡伴周围角化过度

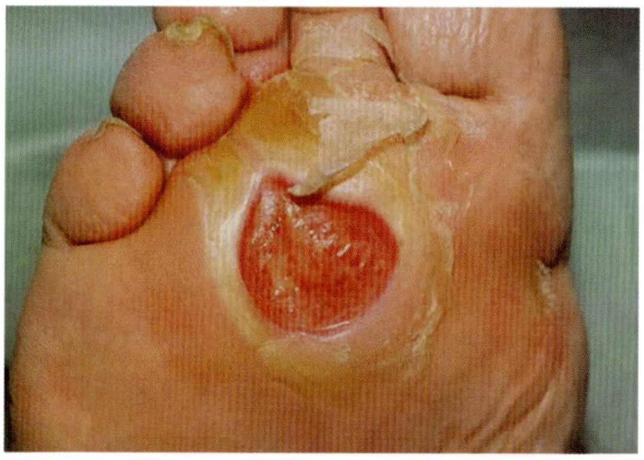

图 85.6 神经病变性溃疡，角化过度移除

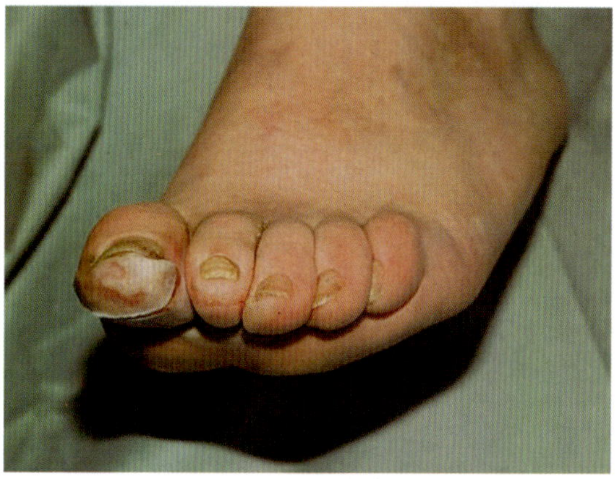

图 85.7 爪形足，发生在有蹞趾皮肤无痛损害的神经病变足

现时，足部可出现发冷、动脉搏动消失、角化过度、不易出血的深色纤维化及触痛。在已形成的胼胝上，持续的机械负荷过多可以引起龟裂，增加未来溃疡形成的风险[8]。

严重程度分级

Wagner 溃疡分级系统是一个较完善的系统，但它忽略了感染和局部缺血因素[7]。糖尿病足国际共识发布的创伤分类在局部缺血、神经病变、线性测量伤口直径、伤口深度和感染等方面对患者进行了评估[9]。

并发症和共病

常见的并发症是蜂窝织炎或深部感染的出现，伴随脓肿形成，或骨髓炎。有研究发现，革兰阳性需氧细菌定植占主要地位(84%)，其中金黄色葡萄球菌是最常见的感染因素(79%)。在 30%的患者中，分离到抗甲氧西林的金黄色葡萄球菌(MRSA)，在过去三年中增加了接近 2 倍[10]。溃疡的细菌定植并不一定表明感染。与之相比，感染也许会出现，尤其在没有发热的糖尿病患者。白细胞增加、红细胞沉降率(ESR)升高和局部体征也许比预期的要少。蜂窝织炎应该警惕有潜在引起骨髓炎的可能。

检查

在神经病变性溃疡中，轻微触碰、振动及尖-迟钝辨别感觉减退，可以分别用 Bailey® 尼龙线(它在遇到 10g 力时会弯曲)、神经感觉计和 Neurotip® 来检查[11](图 85.8)。

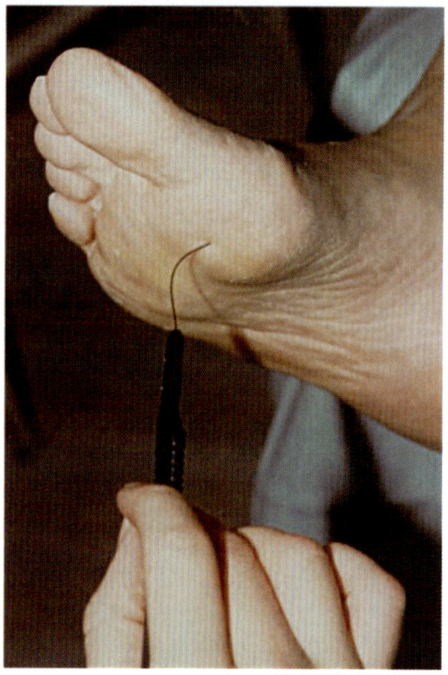

图 85.8 Bailey® 尼龙线评估神经病变足的感觉缺失

伤口探查发现溃疡底部触及明显的骨头是骨髓炎极好的预测指标[12](图 85.9)。X 线平片也许可显示骨膜反应或骨质溶解，并可识别异物、组织气体或骨异常。窦腔 X 射线片对显示窦道与关节或筋膜下跖面脓肿的交通也许是需要的。放射性同位素骨扫描或 MRI 扫描，也许对诊断有帮助[13]。

治疗

神经病变性溃疡的治疗，需要一个来自多学科足部护理团队综合的护理措施，患者和护理人员共同参与，这可减少发生多达 70%的截肢事件[14]。

阻止溃疡形成是至关重要的。检查居住环境的安全性很重要，并且要教育患者和照顾者注意有关的风险及防护鞋的使用。高危人群应该接受基础的足部护理指导，来自足科医师的更好，包括定期自我检查足部和学会正确剪趾甲的技巧。鞋应适应畸形，最好能根据患者的需求量身定做[15,16]，并制订随访计划来预防溃疡进一步形成[17]。以尿素为基础的产品也

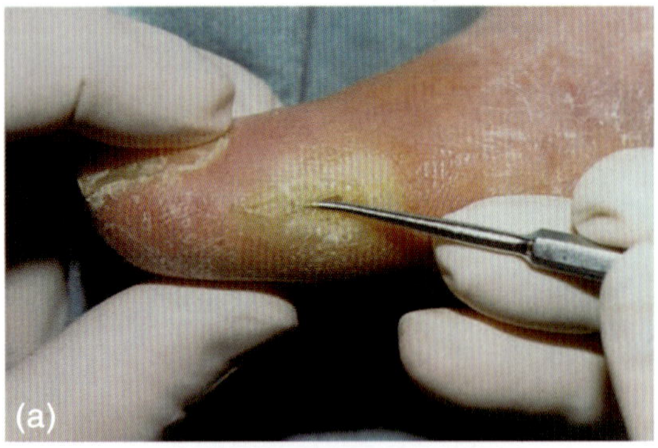

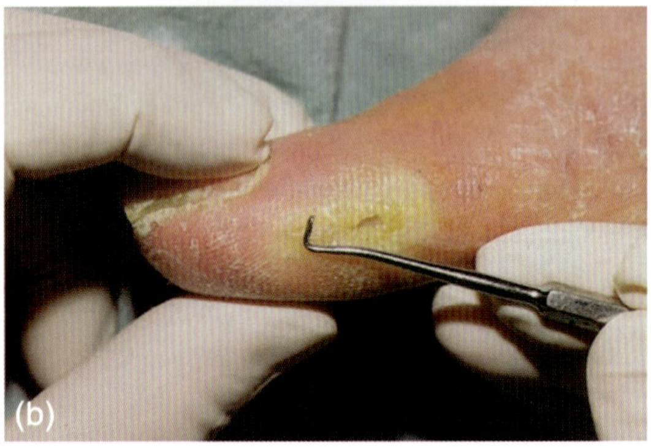

图 85.9　探查一个神经病变伤口
(a)探针就位;(b)探针移除。

许可帮助处理胼胝[8]。应该阻止患者自己去除胼胝,这应由足科医师来做。

治疗潜在的疾病过程很重要:有严重肢体缺血的患者应考虑动脉重建[18]。糖尿病控制应小心翼翼,并且必须消除创伤的物理原因。

溃疡最好采用结合清创术、伤口敷料和分流的方法治疗。常规使用手术刀、剪刀和(或)产钳进行的局部尖锐清创术是金标准。预防感染是最重要的,敷料应维持伤口湿润并吸收渗出物。敷料的选择依赖于对患者和伤口的深入评估[19,20]。

对于慢性溃疡,可以考虑一些新的治疗方法,如针对大面积缺损的显微外科移植和组织工程皮肤,主要作为暂时的方法使用。封闭式负压引流(VAC)装置可提高皮肤移植的成功率[19]。贝卡普勒明,一个据说对伤口愈合有帮助的生长因子,已证明有效[19,21]。但是,使用大剂量的贝卡普勒明可能有增加肿瘤的风险[22]。

骨髓源性细胞也许可以有效地治愈原本对治疗没有反应的伤口[23]。玻尿酸敷料(Hyalofill®)在慢性溃疡治疗中也是常规使用的[24-26]。

研究提议,从足部移除有害因素(压力、胼胝、感染和蜕下的皮)比应用到足部的辅助治疗(高压氧、细胞因子、生长因子)对治疗更重要[27]。

解除足部受累区域的异常压力是必要的[28]。一个接触铸件(如 Aircast 步行者® 泡沫靴子;图 85.10),对治愈跖骨头溃疡是有用的,但是需要专家来安装,并且有感染或有明显缺血的溃疡禁用[28]。一种改良的有分层粘着泡沫的靴子,也许可以实现完全移除压力点[29]。巴黎靴子石膏(有一个摇杆基底),应用已经超过几周或几个月,在一些中心似乎很受欢迎[30]。不可拆卸比可拆卸的设备能更好地促进溃疡愈合,可能是增加了患者的依从性[31]。

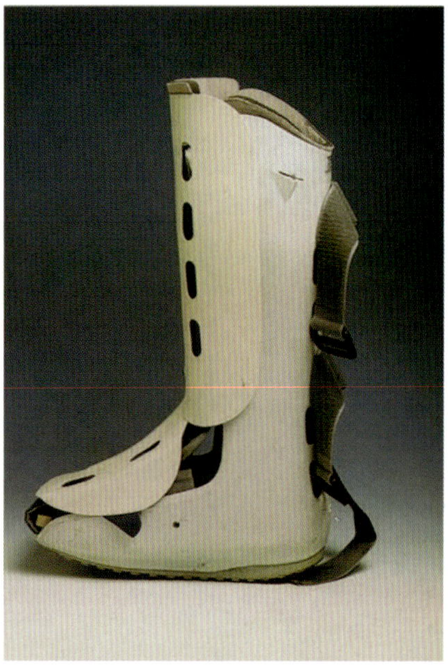

图 85.10　Aircast 步行者® 靴子

阶梯治疗

一线治疗

- 基础足部护理
- 合适的鞋
- 控制高血压和糖尿病
- 戒烟

二线治疗

- 矫正装置
- 电模式

三线治疗

- 硬的铸件
- Aircasts
- 高压氧治疗
- 激光治疗
- 封闭式伤口负压引流

Resources

Patient resources

www.woundsinternational.com/pdf/content_10803.pdf (last accessed June 2015).

脊髓空洞症

定义和术语

脊髓空洞症是描述脊髓内出现异常液体空洞的情况。syrinx 是脊髓实质中一个充满液体的腔。

> **同义名**
> - 脊髓积水
> - 脊髓囊肿
> - Morvan 病
> - 脊髓空洞积水症

概述

脊髓空洞症是一种罕见疾病，特征是颈髓和(或)髓质(延髓空洞症)中的中央管道进行性扩张，通常不对称地向两侧扩展。中枢神经系统紊乱导致分离性感觉缺失，手指和上肢早期出现疼痛和温觉丧失，故常有手和前臂无痛性烧伤和割伤的倾向。

流行病学

发病率和患病率

估计每 10 万人中有 8.4 个人发病[1]。

年龄

年轻人多见，常在 20－30 岁缓慢进展。成年人[2]和儿童[3,4]对症状的自我愈合能力是有限的。

相关疾病

Chiari 畸形Ⅰ型(CM-1)是一种发育异常，通常与 syrinx 相关，涉及枕骨大孔下小脑扁桃体的先天性伸展[5]。

病理生理学

确切发病机制尚不清楚。该病有几种独特的空洞模式，这可能会决定其发病机制和临床特征[6]。大多数病变发生与Ⅰ型 Chiari 综合征相关。有人提议空洞的发展，尤其在 CM-1 患者，是由于枕骨大孔处类似阀门的作用导致颅内压力和脊柱压力的差异[6]。其他原因包括创伤和肿瘤[3]。

临床特征

病史

症状多见于年轻人，成年人[3]和儿童[4,5]的自我愈合能力有限，疾病在 20－30 岁缓慢进展。症状与其他畸形如短颈和低发际线相关，提示可能有共同的发病起源。身体不对称或躯体偏侧肥大，也可发生在脊髓空洞症患者。

临床表现

痛觉和温觉纤维的早期参与，导致特征性分离感觉缺失，即上肢疼痛和温度感觉早期丧失，而其他感觉(如触觉、振动和位置觉)在后柱仍保持相对完整。最早的临床表现是手部和前臂出现无痛性烧伤和割伤。随后，腿部的上运动神经元信号可能会伴随手臂条件反射的消失而减弱甚至丧失。偶尔发生 Morvan 综合征，包括进行性痛觉丧失、皮肤溃疡形成、软组织缺损、指骨溶解性损害和肌肉萎缩。

据报道，60％的患者有排汗紊乱(多汗症或少汗症)[7]。排汗紊乱，通常出现在面部和上臂，可能是自发，或进食热或调味食物后诱发[7]。多汗症可能是由于刺激交感节前神经元引起，随着疾病发展，高反应性被低反应性取代。局部多汗症可能是脊髓有损伤但相对完整的一个特点。头皮毛发的不对称也可出现，去神经化区域毛发数量较少，生长缓慢。

并发症和共病

脊髓空洞症可以与其他疾病共存。脊柱侧凸的风险增加，也有报道与格林-巴利综合征共存。并发症包括感染和压疮。

病程和预后

疾病在多年间缓慢进展。重复的烧伤和其他损伤，导致手指皮肤增厚、肿胀、青紫和角化。坏疽很少出现，但是可以出现指骨末端或指甲的损伤和缺失。

空洞向髓质延伸，也许会破坏前庭神经、三叉神经、交感神经和味觉神经及舌下神经。患者可能会出现眩晕伴眼球震颤，分离性面部感觉缺失，味觉丧失，Horner 综合征和偶尔伴有感觉缺失区域的声带瘫痪或面部水肿[7]。

检查

后脑和脊髓上部的 MRI 扫描是检查空洞最好的办法[3-8]。

治疗

所有患者的脊髓空洞都要进行神经外科和骨科的评估。手术指征有进展性运动/感觉丧失、脊柱侧凸、疼痛和空洞较大/增大[9]。

Resources

Patient resources

http://emedicine.medscape.com/article/1151685-overview (last accessed June2015).

脊柱裂

定义和术语

由于胚胎脊柱结构对称融合的失败导致脊髓畸形的神经障碍称为脊柱裂。

同义名

- 神经管闭合不全
- 脊髓拴系
- 先天性皮肤窦道
- 终丝牵拉
- 脂肪瘤型脊髓拴系
- 脊髓纵裂畸形(脊髓纵裂)
- 皮肤窦道
- 皮样囊肿
- 囊样腔

概述

脊髓发育发生在胚胎第2—6周。闭合不全是指对称的胚胎结构融合失败[1],导致中线背部结构畸形[2]。早期胚胎缺陷产生脊柱裂,临床分为两个亚组:开放暴露于环境中(如脊柱裂、脊柱脊膜膨出或MMC);封闭-覆盖完整皮肤。

先天性皮肤窦道(CDS)是由于皮肤外胚层与神经外胚层未完全分离而形成的上皮内衬束。CDS可能与皮样囊肿有关,并且可通过肿块效应和作为感染途径而引起并发症[3]。

脊柱裂和CDS在这一章节讨论。

流行病学

发病率和患病率

脊柱开放性闭合不全发病率约为1∶1000。过去20年里,由于孕妇营养状况改善,叶酸的及时补充及采用高分辨率超声进行产前检查,该病的全球发病率有所下降[4]。脊柱裂是最常见的先天性疾病之一[5]。

年龄

自出生开始。

种族

在欧洲,发病率最高的地区是爱尔兰和威尔士(每1000个活产婴儿中有5个),其次是欧洲东南部(每1000人有0.1~0.6个)。

据报道,在加拿大和美国,东海岸发病率更高。而在美国,西班牙裔人群的风险最高。

相关疾病

开放闭合不全与某些遗传病有关,包括13或18三体综合征、伴有鱼鳞病样红皮病和肢体缺陷的先天性半身发育异常(CHILD综合征)、Fraser综合征、Waardenburg综合征和Meckel-Gruber综合征[6]。

病理生理学

发病诱因

目前,神经管缺陷的病因未知。但是遗传、叶酸缺乏、抗癫痫药物(丙戊酸钠、卡马西平)和环境状况如辐射可以成为诱因[6]。叶酸缺乏是开放闭合不全的主要原因,怀孕前和怀孕早期补充叶酸可在很大程度上预防这一疾病[7]。

病理

闭合不全发生在胚胎发育的三个阶段:初级神经胚形成,次级神经胚形成和原肠胚形成[4]。

临床特征

临床表现

回顾已发表的200例脊柱裂的病例[8],其中102例常伴有皮肤异常。皮肤科医师也许是最先看到这样患者的医师,应意识到可能与潜在神经异常相关。尾椎窝也许与闭合不全无关,不需要进一步检查,而腰骶窝存在潜在问题的风险更高[9,10]。最近,骶骨窝与闭合不全的关系受到质疑[11]。先天性巨大黑素细胞痣位于头皮或脊柱背侧上的患者,MRI可显示大脑异常。

据报道,很多腰骶皮肤异常与脊柱裂和脊髓拴系相关,包括脂肪瘤[12],鲜红斑痣,血管瘤[13,14],农牧神尾(多毛症),色素斑点、坑或凹痕。椎管内皮样囊肿通常与腰椎发育不全或真皮窦道相关[15]。

对于隐匿性闭合不全,中线皮肤异常具有相当的诊断价值,可分为三个风险组[6]。

- 组1(高风险):两个或更多的病变,皮下脂肪瘤,真皮窦,queue de faune(农牧神尾)
- 组2(低风险):非典型浅凹,皮肤发育不全,臀沟偏差
- 组3(极低风险):血管瘤,鲜红斑痣,多毛症,纤维瘤,色素痣,尾骨浅凹

几种脊柱裂的类型已被描述,脊柱缺陷的性质和严重程度上有所不同。严重情况下,一个囊从椎体开口伸出,尤其在有想哭或咳嗽的冲动时。最轻的病例(隐匿性脊柱裂)没有这样的凸出,但是存在椎骨板的缺陷可被发现,有时被一簇毛发或一个浅凹覆盖(图85.11)。当皮肤的表现与皮下病变(如脂肪瘤)相关时,中线融合缺陷的可能性会增加[12]。隐匿性脊柱裂可被常规检查偶然发现。

在正常生长过程中阻止脊髓上升的病变,可导致对脊髓下端和马尾的过度牵拉。神经系统的变化将

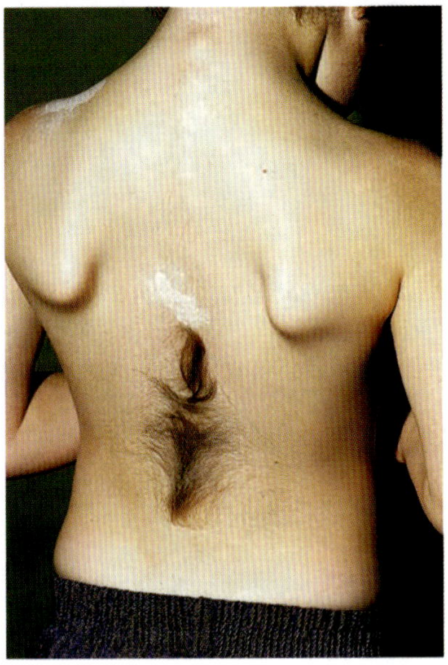

图 85.11 一簇毛发，与脊柱裂有关

是慢性马尾病变。可能这些患者在学习走路时相对慢于正常人。骶神经末段支配区域的感觉可能受损，导致臀部和大腿背部出现典型的鞍状阵痛区。营养变化偶尔很明显。在较轻的病例，足部通常感觉寒冷和发绀。皮损愈合缓慢，往往形成溃疡，尤其在脚部和臀部及大腿镇痛的皮肤上。最严重的神经系统异常是伴有括约肌麻痹的弛缓性下肢轻瘫。

并发症和共病

大面积皮肤缺损可引起伤口开裂、伤口感染和脑脊液渗漏等并发症。手术治疗中伤口未愈合和脑脊液渗漏的发病率呈现巨大的挑战[4]。伤口不愈合和脑脊液泄漏对手术治疗提出了重大挑战。

患有脊柱裂的儿童有超重的危险，这进一步减少了他们的活动，增加了上厕所的困难和导尿频率，给已脆弱的皮肤增加了压力，增加患者社交孤立和社会隔离。尿路感染是脊柱裂患儿常见的症状之一[16]。

脊柱裂患者在手术时和留置导尿管时暴露于乳胶制品，容易产生乳胶过敏[17]。应使用乳胶特异的血清免疫球蛋白 E(IgE)、放射性变应原吸附试验(RAST)、乳胶悬液点刺试验和乳胶手套使用试验来评估是否有乳胶过敏[17,18]。乳胶过敏患者可表现为荨麻疹、结膜炎、血管水肿、鼻炎和支气管哮喘。他们在医疗保健过程中有发生过敏反应的危险，而且由于交叉过敏，他们可能对新鲜食物也过敏，包括猕猴桃、梨、橙子、菠萝、西红柿和香蕉。

检查

测定羊水或产妇血清中的甲胎蛋白水平，可能有助于成功地鉴定胎儿是否有严重的中枢神经系统畸形，如脊柱裂包囊或先天无脑畸形。当有多种临床指征时，脊柱超声(SUS)最有帮助。它比只检测单独的异常或危险因素的影像学检查，更有可能检测到脊柱裂[11]。经产前诊断后，有开放闭合不全胎儿的孕妇，常被建议行剖宫产，避免胎儿出生过程中额外的创伤和感染[19]。决定继续怀孕还是终止妊娠，导致了孕妇与父母、社会争论的许多道德和伦理困境。

出生头 4 个月的新生儿如有提示性皮肤病变，脊柱超声检查是一种有用的筛选方法。X 线摄影可以确诊[20]，它显示受累区域的椎板融合不良，通常是 L_5 和 S_1。有学者对超声或 MRI 检查的适应证进行了综述[9]。因为脊髓拴系是可以治疗的，如果不治疗，可能导致进行性神经退行性变，因此提倡对腰骶区有巨大黑素细胞痣的婴儿进行脊髓 MRI 扫描[21-23]。

治疗

在开放闭合不全中，开始的治疗是使用 37℃ 的生理盐水纱布和不可渗透的敷料[6]。治疗的目的是在 24～48 小时闭合神经管缺损，而皮肤不产生任何不良张力。尽管神经后遗症的风险取决于异常的严重程度[4]，但早期初级闭合通常有极好的结果。

出生后开放性脊柱裂手术旨在覆盖暴露的脊髓，防止感染和治疗有脑室分流的脑积水。对最严重形式脊柱裂 MMC 胎儿进行手术，也是一个选择[24,25]。

由于存在神经系统恶化的风险，对于伴有或不伴有椎管内皮样囊肿的 CDS，推荐的治疗方法是及时给予抗生素和手术干预[3]。

Resources

Patient resources

http://www.spinabifidaassociation.org/site/c.evKRI7OXIoJ8H/b.8755685/k.F19B/Patient_Information.htm (last accessed June 2015).

与脊髓损伤有关的皮肤病

定义

脊髓损伤导致脊髓缺损，可导致多种残疾，并可因皮肤问题复杂化。

概述

脊髓可由直接穿透伤，或更常见的脊柱脱位或骨折后脱位引起损伤[1]。脊髓损伤的原因有：创伤，包括机动车事故（36%～48%）、暴力（5%～29%）、坠楼（17%～21%）及娱乐活动（7%～16%）。残疾的严重程度差别很大，主要取决于受伤的程度：最糟糕的情况是在 C_1～C_3 的损伤，导致对呼吸机依赖，说话能力受限和需要使用头部或下巴控制的轮椅。除了有压迫性溃疡的问题（见第 124 章），脊髓损伤患者的皮肤容易出现多种炎症性皮肤病和排汗紊乱。

临床特征

在四肢瘫痪的患者中，有皮脂溢出和脂溢性皮炎的报道[2,3]。一项研究报告称，约 2/3 的患者在受伤几周内出现这种情况。钱币状湿疹也可能发生在病变水平以下[3]，背部和臀部的痤疮可能在瘫痪后出现[3]。脊髓损伤后外泌汗腺出汗的变化是复杂的[4]。病灶在 T_6 或 T_6 以上，患者的面部、颈部和上躯干大量出汗，可能是对肠道或膀胱扩张等刺激的过度反应（自主反射障碍）。这些症状可能包括面部潮红和头痛。其他患者出现由体位性低血压引起的头晕后，面部和手臂出汗。创伤后脊髓空洞症可以导致多汗症[5]。皮肤干燥，尤其是脚底干燥，是无汗症的一种结果。

治疗

压疮的管理方法见第 124 章。与脊髓损伤相关的炎症性皮肤病应采用适当的局部和（或）全身治疗。

Resources

Further information

http://guidance. nice. org. uk/index. jsp? action = byID&o=13897 (last accessed June2015).

Patient resources

http://www. spinalcord. org/resource-center/askus/index. php? pg= kb. page&id=392 (last accessed June 2015).

遗传性感觉和自主神经病变

定义和术语

遗传性感觉和自主神经病变（HSANs）包括许多与感觉功能障碍相关的遗传性疾病（反射减弱，疼痛和温度感知改变），以及不同程度的自主神经功能障碍（胃食管反流，体位性低血压，出汗过多）[1]。

Dyck 将 HSANs 的分类修改为五个主要症状组，每组内都有共同的临床、病理生理和遗传表型[2]。

同义名

- HSANⅠ型（HSAN Ⅰ）：Thévenard 病
- HSANⅡ型（HSAN Ⅱ）：Riley-Day 综合征
- HSANⅢ型（HSAN Ⅲ）：家族性自主神经异常
- HSANⅣ型（HSAN Ⅳ）
- HSANⅤ型（HSAN Ⅴ）

概述

对于皮肤科医师来说，HSAN 通常发生在伴有严重感觉功能障碍的出汗紊乱患者身上。在识别不同类型 HSANs 中，涉及的特定位点和基因及由此产生的疾病机制方面已取得了进展。

流行病学

发病率和患病率

HSAN 作为一个群体，是一种罕见的遗传性疾病，影响着两性，并且倾向于发生在亲代有血缘关系的家庭中[1,2]。数百例 HSAN Ⅳ病例已被报道[1]。HSAN Ⅲ型几乎是欧洲东部犹太血统独有的，出生比例为 1∶3600。HSAN Ⅱ型的全球患病率非常低。除了 HSAN Ⅰ型在 20 岁出现外，其他所有类型在出生时都存在[1]。

遗传性感觉和自主神经病变Ⅰ型

HSAN Ⅰ与所有其他 HSANs 的不同之处在于其症状出现较晚，而不是从出生时开始。它是最常见的 HSAN，感觉背根神经节进行性退化，小的有髓和无髓神经均丧失，导致远端感觉和运动丧失，尤其在下肢[3,5]。它在童年晚期或青春期出现，下肢逐渐失去所有感觉，尤其是疼痛和温度觉。这常会导致足部负重区域的慢性营养性溃疡，相关骨髓炎和致残畸形[6,7]。后期表现包括肌肉萎缩、下肢无力和刺痛及感觉症状蔓延至上肢。神经性聋很常见，先天性白内障和学习困难也有报道[8]。

HSAN Ⅰ是一种常染色体显性遗传病，定位于染色体 9q22.1-q.22.3[3]。受累基因已被识别，是丝氨酸棕榈酰转移酶长链基亚基 1（SPTLC1），导致影响鞘脂类合成关键酶系统[4]。

遗传性感觉和自主神经病变Ⅱ型

HSAN Ⅱ是一种先天或早发的常染色体隐性遗传病[2]。失去感觉、运动和自主运动神经元及无髓神经[2,8]。婴儿肌张力减退很常见。感觉丧失发生在手和足部，导致溃疡在前额、躯干、舌头和嘴唇的位置形成，反复受伤。手指可以出现类似阿洪病样的收缩带和自发截肢。深部感觉的丧失导致深在溃疡、骨髓炎、应力性溃疡和长骨受伤[8]。腱反射和无汗症发生在感觉减退的区域，尽管无汗症不像 HSAN Ⅳ那么明显。相关特征包括学习困难、神经性聋、味觉和嗅觉受损、色素性视网膜炎和白内障。

鞘磷脂和卵磷脂的高尿排泄提示磷脂代谢紊乱[7,9]。

遗传性感觉和自主神经病变Ⅲ型

HSAN Ⅲ(以前称为家族性自主神经功能异常)是 HSAN 最常见的类型[10-12]。它是一种常染色体隐性遗传病，在德系犹太人中普遍存在。非犹太个体的散发病例也有报道。现在可以进行产前诊断[13]。最开始症状均在出生时出现，有先天性肌张力减退、吸吮困难、哭闹不畅和呕吐。自主特征，如泪液生成受损、体温控制不稳定、体位性低血压和出汗过多(尤其是在感染期间)是显著的。食管运动功能受损引起肺炎，并伴有呼吸暂停发作，可导致儿童期死亡。身体过热或情绪沮丧时躯干和四肢出现红斑[13-15]。在婴儿期，可以通过觉察到哭泣却没有眼泪做出诊断。其他诊断标准包括舌部缺乏菌状乳头、肌腱和角膜反射缺失、皮内注射组胺后无轴突反应和滴注醋甲胆碱后瞳孔缩小。后来，孩子可能会表现出发育迟缓和体位性低血压。智力仍然正常，但情绪不稳定常见。皮肤温度辨别和伤害性感受的进行性异常很常见[10]。现在有 50%的患者能活到成年[14]。呕吐发作时误吸可导致死亡。低血压和心搏骤停是全身麻醉的风险因素[15]。

遗传性感觉和自主神经病变Ⅳ型

HSAN Ⅳ可能包含一个异质性群体，通过常染色体隐性遗传传播[16,17]。临床上，很难区分 HSAN Ⅱ和Ⅳ。HSAN Ⅳ以反复发热、无汗、痛觉缺失、自残和学习困难为特征[18,19]。婴儿有肌张力减退和无反射。高热，与不能出汗有关，可与癫痫发作相关[18,19]。对疼痛不敏感与自伤，会导致多种伤痕和骨折、牙齿脱落、舌、嘴唇和颊黏膜溃疡形成。疼痛和温度感觉异常是由于组织损伤刺激激活的传入神经元的缺失，无汗症是由于丧失外泌汗腺神经支配[19]。

遗传性感觉和自主神经病变Ⅴ型

HSAN Ⅴ是一种罕见的常染色体隐性 HSAN，特点是对疼痛不敏感(也被称为先天性对疼痛不敏感)、自残行为、无汗、反复高热和学习困难[19]。HSAN Ⅴ由感觉和自主周围神经发育不良引起[20]，伴无髓和小的有髓纤维丧失[20]。当婴儿开始爬行时，症状在儿童早期出现。受影响的儿童不知道受伤的后果，也不会因软组织损伤而哭泣。因为自咬，手指和脚趾的皮肤溃疡很常见。无汗症引起热耐受不良，在 3 岁前，高热发作可导致多达 10%的患者死亡。晒伤和冻伤也许会出现。交感皮肤反应(SSR)显著缺失。神经系统检查常发现完全的痛觉缺失，尽管触觉识别、冷、热、振动感觉可能正常。角膜反射通常存在，但深部肌腱反射缺失。新生儿肌张力减退和精神运动迟缓常见，如骨折愈合缓慢、关节畸形、骨髓炎、缺血性坏死和手指端骨质溶解[21]。

鉴别诊断

其他伴随自残行为的疾病可以与先天性 HSAN 在某些方面相似，如 Lesch-Nyhan 综合征和未治疗的苯丙酮尿症。糖尿病神经病变可模仿成人发病的 HSAN 的某些方面。

并发症和共病

HSAN Ⅳ最常见的并发症是角膜瘢痕、多发性骨折、关节畸形、骨髓炎和致残疾的自残。恶性高热和败血症是导致死亡的主要原因。死亡率、行为失常和学习困难在 3 岁后显著下降[18]。

检查

诊断有赖于临床发现和突变基因的分子遗传学检测。电生理学和神经组织病理学检查也有帮助[3]。

治疗

环境温度必须控制，以帮助解决与出汗功能障碍相关的问题。使用保护工具有助于减少自残损伤。必要时，应开始进行伤口护理和抗菌处理。频繁在神经病变四肢的皮肤涂上油性润肤剂可减少胼胝形成。

Resources

Patient resources

http://www.ncbi.nlm.nih.gov/books/NBK49247/

http://www.ncbi.nlm.nih.gov/books/NBK1769/

For HSAN II, III and IV http://www.ojrd.com/content/2/1/39

All last accessed June 2015.

交感神经损伤

定义

皮肤交感神经支配的中断导致血管收缩冲动和出汗的共同丧失。

概述

神经损伤后，失去对皮肤的交感神经的调节，将导致血管扩张(引起红斑)和无汗症。

病理生理学

交感神经损伤通常发生在影响主要神经的创伤后,交感神经轴突受到损伤。交感神经节截除术后可出现促汗运动和立毛运动的分离[1]。血管扩张区域一般与无汗区域相匹配,提示血管收缩纤维与促汗运动密切相关。

临床特征

当皮肤的交感神经供应中断时,血管收缩冲动丧失会导致红斑出现伴被动血管扩张。去神经支配区域也是止汗的。受影响的皮肤可能有脱屑和开裂。在去神经支配区域,皮肤感觉没有缺失,可能是由于神经节后胆碱能纤维的再生。一些患者报道有感觉过敏。

当交感神经去神经支配伴躯体感觉丧失时,如周围神经损伤或严重的周围神经病变,可能会出现神经营养性溃疡。这些溃疡是由于轻微的局部创伤所致,而且呈现典型地无痛和愈合缓慢。交感神经去神经支配也可能减缓或阻止头发的正常变白,并可能导致受累区域皮肤的色素沉着。

检查

受累部位皮肤应进行出汗、温度、触摸痛和痛觉敏感的物理检查。瞳孔检查也是提倡的。出汗和血管舒缩反应的测量可帮助判定自主神经去神经支配的程度[2]。

实验室检查包括交感皮肤反应(SSR)、体温调节出汗测试(TST)、定量促汗轴突反射试验(Q-SART)、水浸泡致皮肤起皱现象和显微神经照相术。

治疗

以适当的神经病学/神经外科方法治疗受损神经。

Resources

Patient resources

http://wiki. cns. org/wiki/index. php/Injury,_Sympathetic_Nerve (last accessed June 2015).

复杂的局部疼痛综合征

定义和术语

复杂的局部疼痛综合征(CRPS)是一种使人衰弱、疼痛的肢体状况,通常发生在受伤后,与感觉、运动、自主神经问题及受影响肢体的骨骼和皮肤异常相关[1]。

同义名

- 灼性神经痛
- 痛性神经营养不良
- 反射性交感神经营养不良
- 反射性神经血管营养不良
- Sudeck 萎缩
- 肩-手综合征

概述

CRPS 是一种影响肢体、使人衰弱的疾病,通常由身体的物理损伤引起。它似乎与创伤的严重程度无关;确实在少数病例中没有急性创伤。CRPS 导致受影响肢体的神经、皮肤和骨骼异常。CRPS 缺乏有效治疗,治疗的主要目的是减轻疼痛和保持或恢复功能。

流行病学

发病率和患病率

欧洲 CRPS 年发病率为 26/1 000 000[2]。

年龄

通常发生在 30—50 岁年龄组。

性别

女性以 4∶1的比例占主导地位。

病理生理学

发病机制尚不清楚,尽管已发现周围和中枢神经系统的异常,伴或不伴主要神经病变。早期认为交感神经功能障碍和阶段性发生 CRPS,这一观点现已过时。CRPS 与之前的心理问题史无关,也与躯体症状或装病无关[3]。疾病假说包括周围无髓纤维释放神经肽,这会引起疼痛和血管舒张。其他提议的发病途径,是增强 α-肾上腺素能受体的活动和传入 nocio 受体上调,作为对去甲肾上腺素从交感传出神经释放的回应。损伤部位的过多炎症、免疫系统或中枢神经系统的参与,也可能与 CRPS 发病有关[4]。

发病诱因

中风、心肌梗死、肺结核、带状疱疹和某些药物可能会导致 CRPS[4]。皮肤状况,如血管炎和脂膜炎可能在此之前出现。皮肤活检,包括指甲活检,已被报道可触发 CRPS[5]。

框图 85.1 列出了相关的皮肤病学病因[4]。

临床特征

临床表现

CRPS 通常发生在创伤之后,尽管与创伤的严重程度无关[2]。CRPS 可被分为两型：Ⅰ型 CRPS(较常见)缺乏主要神经病变；Ⅱ型 CRPS(较少见)有主要神经病变[5]。CRPS 常累及一侧肢体，但 7%的病例会传播到另一侧[6,7]。症状通常在肢体受伤或固定后 1 个月内出现。

框图 85.1 复杂的局部疼痛综合征(CRPS)的皮肤病学相关原因

- Hallopeau 连续性肢端皮炎
- 慢性静脉溃疡
- Dupuytren 挛缩
- 上皮样血管内皮瘤
- 带状疱疹
- 人类细小病毒 B19
- 小手术(指甲、皮肤活检)
- 成骨不全
- 银屑病性关节炎
- 系统性红斑狼疮
- 血管炎
- 脂膜炎

来自 Veldman *et al*，1993[1]，Phelps and Wilentz，2000[4]，Royal College of Physicians，2012[5]，Harden 2001[6]，McBride and Atkins，2005[7]。

症状分为三个阶段。第一阶段始于受伤数天或数周后，持续约 1 个月，包括自发的烧灼痛和刺痛，或撕裂痛或闪痛及由机械刺激如洗澡、穿衣或通风气流引起的疼痛[7]。

第二阶段发生在受伤 1～7 个月后，持续 3－6 个月。症状与交感神经过度活跃有关，包括皮肤变冷、水肿、多汗和发绀，或青斑样改变。头发生长可能增加或减少。指甲生长可能减慢或加快或增厚，变脆弱或出现条纹。疼痛是多变的，并且神经痛增加或减少。

第三阶段大约从受伤后 8 个月开始，涉及进展性组织损伤，这种损伤可能成为永久性的。这些变化可能是由于血管收缩(导致皮肤缺氧)，或皮下关节、肌腱或韧带不活动导致皮肤活动减少引起。通常，皮肤变得光泽、萎缩和干燥；指尖可能萎缩。部分患者无皮肤营养性改变[8]。更深的结构，包括筋膜，可变厚，导致挛缩。如果疼痛因物理刺激加重，患者可能会因为保护肢体而导致骨骼、肌肉和皮肤的营养性变化(Sudeck 萎缩)。

框图 85.2 列出了 CRPS 的皮肤病学表现[4]。

框图 85.2 复杂的局部疼痛综合征(CRPS)的皮肤病学表现

- 汗液分泌改变和水肿
- 红斑和温暖
- 苍白或发绀
- 多毛症或少毛症
- 少汗症或多汗症
- 博氏线或指甲下凹，白甲病，甲营养不良
- 人为溃疡
- 大疱

来自 Phelps and Wilentz，2000[4]。

鉴别诊断

英国皇家医学院提供了一份详尽的制订诊断的条件清单，从关节炎和关节感染到骨骼、软组织或神经损伤，不一而足[5]。

病程和预后

大约 15%的患者在 CRPS 发病 2 年后会有持续的疼痛和身体损伤，尽管更多的患者持续性疼痛和功能障碍会减少[8]。

检查

电诊断研究(针极肌电图和神经传导)在 CRPS Ⅰ型正常，但在Ⅱ型显示周围神经病变[4]。部分 CRPS Ⅱ型 X 线平片可见片状骨质疏松。CT 或 MRI 扫描可显示萎缩或软组织肿胀，骨矿化改变。使用三相骨扫描的骨闪烁成像术可以有效地识别早期变化。其他测试包括：α_1-肾上腺素能阻滞与静脉注射酚妥拉明缓解疼痛；可乐定刺激 α_2 加重疼痛；以及冷刺激引起剧烈疼痛。这些测试有助于识别交感神经持续性疼痛(SMP)的患者。尽管有类似的症状和体征，只有部分 CRPS Ⅰ型患者显示疼痛可通过选择性交感神经系统或者 α-肾上腺素能受体阻滞缓解。SMP 也可以出现在 CRPS Ⅱ型患者中，尽管机制可能不同[5,8]。

布达佩斯标准适用于 CRPS 的诊断。这些包括触摸痛和(或)痛觉敏感；体温不对称和(或)皮肤颜色变化/不对称；水肿和(或)出汗改变/不对称；运动范围和(或)运动功能障碍(无力、震颤、肌张力障碍)和(或)营养状况改变[5,8]。

治疗

及时诊断和早期治疗被认为是避免继发性身体问题的最佳措施，这些身体问题与受累肢体使用受限，和生活在未诊断明确的慢性疼痛中造成的心理后果有关。

目前还没有治愈 CRPS 的有效方法，推荐综合的跨学科治疗方法[5,8]。主要目的是减轻疼痛，保持或恢复

功能,使患者能够控制自己的病情[8]。保健的四个"支柱"(教育、减轻疼痛、身体康复和心理干预)强调这些目标同等重要。然而,即使早期进行适当治疗,完全恢复可能难以实现[8]。尽管没有证据表明早期物理疗法可以预防CRPS,采用由专业治疗师提供的早期诊断和物理治疗和(或)职业治疗来改善功能,并预防如挛缩等并发症的出现和加快恢复是推荐的[8]。

药物治疗可以减轻疼痛和帮助身体康复。等待看疼痛专家的患者应定期就诊,并建议使用简单的止痛剂。

如果简单的药物治疗在3~4周仍不能将疼痛减轻到较轻程度,则应根据神经疼痛指南来考虑药物治疗[8]。早期使用可能是更合适的。患者还应到疼痛门诊接受多学科疼痛疗法治疗,理想的治疗应该在发病3个月内开始[8]。

对疑似有CRPS或CRPS伴随的病理改变及还没有被排除本病的患者的最佳功能性建议,目前尚不清楚。从实用的角度来说,鼓励患者温和地使用肢体和采用积极的生活方式是推荐的[8]。

包括生物反馈、认知行为和放松技巧在内的心理干预是至关重要的,尽管这些措施常被忽视。如果怀疑有心理因素(如明显的痛苦),及早咨询专门研究疼痛的心理学家也许是明智的[5]。

手术治疗很少考虑。骨科医师应了解慢性CRPS的特殊治疗方法,如专业物理疗法和职业治疗、多学科疼痛管理方案、脊髓刺激和专业康复方案[5,8]。

阶梯治疗

一线治疗
- 受累关节的活动和脱敏
- 心理干预

二线治疗
- 双磷酸盐类
- 疼痛门诊管理
- 吗啡、羟考酮、曲马朵、美沙酮、左啡诺

三线治疗
- 静脉局部交感神经阻滞
- 手术(极少的)

Resources

Patient resources

http://www.rcplondon.ac.uk/sites/default/files/documents/complex-regionalpain-full-guideline.pdf

http://www.thblack.com/links/RSD/CRESTManagementNeuropathicPain-Guidelines.pdf

http://guidance.nice.org.uk/CG173 All last accessed June 2015.

Horner 综合征

定义和术语

Horner综合征发生在面部交感神经通路部分或完全阻断之后。特点是上睑下垂、瞳孔缩小和无汗症。

同义名
- Bernard-Horner 综合征
- 眼交感神经麻痹

概述

当三级神经元交感神经通路,从下丘脑后外侧核经脊髓到眼的任何位置阻断时,可引起Horner综合征[1]。它的特点是上睑下垂、瞳孔缩小和无汗症。

病理生理学

供应面部皮肤的交感神经纤维从下丘脑经脊髓传递到脊髓灰质侧柱的第一胸段和第二胸段。神经节前纤维起源于第一、二段胸脊神经,经颈交感神经链向上传递至颈上神经节。从这里,神经节后纤维通过颈内动脉交感神经丛进入面部,供应眼和面部一小块中央区域的皮肤。其他纤维通过颈外动脉及其分支通过血管舒缩和促汗纤维支配面部大部分皮肤。

这一通路可在脊髓中央被阻断,如脊髓梗死、脊髓空洞症、多发性硬化或椎管内肿瘤。外周纤维可被主动脉瘤、颈淋巴结增大、手术、局部麻醉过程或肿瘤损害。Horner综合征可能发生在用于治疗手掌和腋窝多汗症的交感神经切除术后,在开放式颈交感神经切除术后发生的患者可达40%,在经胸廓内镜交感神经切除术后发生的患者可达8%[2]。在这样的情况下,可能会出现长期存在的位于身体同侧的汗疱疹型手部湿疹,提示一些内源性汗疱疹患者有神经系统的发病机制[3,4]。

临床特征

Horner综合征通常见于成人,很少见于儿童,可为先天性或后天获得性[1]。Horner综合征开始时很少出现刺激期,其特征是短暂的单侧多汗症和血管收缩。麻痹期包括眼睑下垂(上睑下垂)和睑裂变窄。瞳孔很小,但对光线有正常的反射性收缩和适应。结膜炎症经常出现。面部同侧不出汗。眼球可轻微回

缩至眼眶内(眼球内陷)。双侧病例很少。前额中部和外侧的汗腺分别受到不同神经支配,前者由来自颈内动脉交感神经丛的纤维支配,后者由围绕颈外动脉的神经丛支配[5]。这种神经支配的方式解释了在Raeder综合征中观察到的临床表现,即颈内动脉血管周围神经丛受损导致只在前额中部出现无汗症[6]。

3 例双侧 Horner 综合征和 3 例单侧 Horner 综合征已被报道[7-10]。

检查

使用羟基苯丙胺滴眼液进行体格检查和瞳孔扩张试验有助于明确诊断[11]。为找出潜在病因,X 线、MRI 和血液或尿液检测可能是需要的。

治疗

治疗应针对根本原因。

Resources

Further information

http://www. mayoclinic. org/diseases-conditions/horner-syndrome/basics/definition/CON-20034650 (last accessed June 2015).

味觉性多汗症

定义和术语

味觉性多汗症是指吃了辛辣或热的食物后立即出汗过多。味觉性出汗局限于某些区域,包括头皮、上唇、口周区域和胸骨。

> **同义名**
> • Frey 综合征
> • 局部多汗

概述

味觉性多汗症是一种疾病,特征是在吃了辛辣或热的食物后立即在头皮、上唇、口周区域或胸骨前大量出汗。它可以发生在交感神经颈干、迷走神经或耳颞神经损伤之后[1]。

病理生理学

味觉性多汗症可能使涉及腮腺或颞下颌关节的手术复杂化。上下颌关节创伤封闭治疗后,耳颞部神经损伤也可导致这种形式的局灶多汗症。

自主神经系统有再生的倾向[2]。邻近的神经节前副交感神经纤维和神经节后交感神经纤维损伤,可能导致副交感神经纤维再生进入交感神经,从而直接控制汗腺功能。例如,在颈部由甲状腺切除术或创伤引起的交感神经颈干和迷走神经(副交感神经)受损后,这种神经再支配可能会导致味觉性多汗症,即使是进食清淡食物[1]。腮腺或下颌下腺手术后,面颊或下巴也可能出现类似情况-耳颞部综合征(Frey 综合征)[3]。分泌性出汗更常见于经内镜胸交感神经切除术后[4-6]。最近的一篇综述报道了味觉多汗症的比例是 1.1%[7]。

临床特征

在进食辛辣或热的食物后,立即出现局部出汗,通常是在头皮、上唇、口周区域或胸骨前。Frey 综合征表现为味觉性出汗和面部潮红[7],在涉及腮腺或颞下颌关节的手术后 3~24 个月开始出现[7,8]。

检查

应检查主观症状。微量淀粉碘试验和红外热成像法可用于检查症状和确诊[9]。医学热成像技术是在患者咀嚼催涎剂后拍摄图像[9,10]。

治疗

含有六水合氯化铝的外用制剂可以控制症状,但可能产生刺激性皮炎。肉毒杆菌毒素已被证明治疗味觉性出汗是有效和安全的[11]。局部使用 0.5% 的格隆溴铵水溶液已证明对治疗糖尿病相关味觉性出汗是有效、安全、耐受良好和方便的[12]。

Resources

Further information

https://www. neurology. org/content/65/11/E24. full(last accessed June 2015).

不宁腿综合征/足部烧灼综合征

定义和术语

不宁腿综合征(RLS)的特点是坐下或躺下时,腿部肌肉有一种不舒服的抽搐感,只有移动双腿才能缓解这种感觉。

足部烧灼综合征(BFS)的特点是足部烧灼和疼痛(感觉过敏),伴有血管舒缩改变,导致出汗过多。

> **同义名**
> • Grierson-Gopalan 综合征
> • Willis-Ekbom 病(RLS)

概述

RLS 是一种常见的睡眠和运动紊乱，特点是腿部感觉异常，在休息时有一种不可抗拒的冲动去移动双腿。腿部的运动可使患者放松。BFS 是一种尚未被充分认识和诊断不足的疾病，包括可由热或冷加重的足部烧灼感[1]。相关的自主神经特征包括皮肤、眼和嘴唇干燥，伴有周围寒冷、烧灼或面红的血管舒缩症状、高血压和阳痿[1]。

流行病学

发病率和患病率

一项人口学研究估计，7.2%的人在前一年至少每周发作 RLS 症状；2.7%的人被报道每周至少有 2 次发作轻微或严重的 RLS 症状[2]。

年龄

平均发病年龄在 30—40 岁。

性别

这两种情况在女性中都更为普遍。

发病诱因

- 糖尿病。
- 慢性肾疾病(尿毒症)。
- 维生素缺乏(维生素 B_{12}，偶尔是维生素 B_6)。
- 酗酒。
- 甲状腺功能减退。
- 莱姆病。
- HIV/AIDS。
- 淀粉样多神经病。
- 药物不良反应，包括化疗药物、维生素 B_6 过量、治疗艾滋病药物、异烟肼、胺碘酮、二甲双胍等。
- 重金属中毒(铅、汞、砷)。
- 血管炎。
- 结节病。
- 格林-巴利综合征。
- 动脉病。
- 高血压。

病理生理学

RLS 是一种临床多样性的综合征，可能反映多种遗传和后天因素。它可能代表亚临床感觉神经病变[3]。另一些人则认为是因为多巴胺失衡，根据是存在运动障碍和对左旋多巴治疗有反应。使用正电子发射断层扫描(PET)对基底神经节的研究表明，多巴胺与其受体的结合减少，内源性阿片类物质参与作用最近也被发现[1]。高达 30%的患者有铁缺乏[4]。RLS 常见于血液透析患者[4]，并已注意到与妊娠、纤维肌痛症、类风湿关节炎和多发性硬化症有关[1]。

在 2 型糖尿病[1]和特发病例中都发现有小纤维感觉神经缺失。自主神经系统的测试显示，与其他自主神经疾病不同，胆碱能缺陷占主导地位。促汗轴突反射试验的定量异常与皮肤小神经纤维缺失之间有密切相关性。

遗传学

RLS 与染色体 12q 有一定联系[5]。家族形式的 BFS 已被描述[6]。已发现有常染色体显性遗传的 BFS 家族[7]。

临床特征

临床表现

RLS 的特点是腿部感觉异常，与休息时发生的一种不可抗拒的移动腿的冲动有关。腿部运动可使患者放松[1]。症状在夜间更严重——昼夜节律和躺卧都对之起作用[1]，并且经常导致正常生活的扰乱和慢性睡眠剥夺。儿童可能在学校表现不佳，出现注意力缺陷多动障碍(ADHD)的症状[1]。

RLS 有两种亚型被识别。第一种，发病较早，约占 25%，通常是家族性的，与儿童时期“发育期痛”有关[8]。第二种(特发性 RLS)缺乏家族史，发病较晚，有轻度感觉异常或感觉迟钝及失眠。

感觉症状包括腿部和手臂疼痛，以及“内脏”部位疼痛。许多 RLS 患者被诊断为肌肉骨骼疾病，如关节和背部疼痛。RLS 与沮丧和其他神经精神症状有显著联系[1,2]。早晨和白天头痛频繁发生，男性中高血压和心脏问题也有报道。

国际不宁腿综合征研究小组评定量表[国际不宁腿严重程度量表(IRLS)]是一个有效的测量 RLS 存在和严重程度的方法。四个基本标准必须同时存在来做出一个阳性诊断[9]。

- 移动腿的欲望，通常伴随着不舒服或不愉快的感觉。
- 不愉快的感觉或冲动在休息或不活动时开始或加重的。
- 不愉快的感觉或想要活动的欲望，部分或全部通过活动来缓解，如行走、弯曲、伸展等，至少在活动中是这样。
- 不愉快的感觉或活动的欲望，在晚上或夜间加重(或唯一的)。

最近的第五版标准规定，这四个标准不能仅仅用另一种医学或行为状况来解释[10]。

BFS 的主要临床特征是足部烧灼感，热或冷加重。相关的自主神经特征通常伴随足部感觉异常，包括皮肤干燥、眼和口干燥、血管舒缩症状伴周围寒冷、灼烧或面部潮红、高血压和阳痿[1]。

第7部分

鉴别诊断

不宁腿综合征
- 周围神经病变。
- 帕金森症。
- 夜间腿部痛性痉挛。
- 周围血管病变。
- 儿童多动症。

灼热足部综合征
- 周围神经病变。

检查

要排除周围神经病变。

治疗

一些人认为,治疗 RLS 的首选药物应该是多巴胺能药物,如左旋多巴,或者作用更长的卡麦角林[11]。左旋多巴在 RLS 的短期治疗中是有效的[11]。最近有研究表明,加巴喷丁对先天性 RLS[12] 和血液透析患者的病情均有明显改善[4]。其他推荐的二线选择包括阿片类药物(羟考酮、可待因和美沙酮)和苯二氮䓬类药物(氯硝西泮或地西泮)[10]。多巴胺受体激动药的治疗可能会因不良反应而变得复杂,这是一种医源性效应,症状会随着时间推移而恶化[10]。

阶梯治疗

一线治疗
- 睡眠卫生

二线治疗
- 左旋多巴
- 多巴胺激动药

三线治疗
- BFS 的治疗选择似乎没有 RLS 那么明确,但对后者有效的治疗可能也会对 BFS 有帮助

Resources

Patient resources

http://www.patient.co.uk/doctor/restless-legs-syndrome#ref-3 (last accessed June2015)

(**译者**:梁齐飞 **一审**:周琼艳 **二审**:侯麦花 应为红 **三审**:毕晓东 刘莎 **润色**:徐劲)

参考文献

所有文献请查阅网址:www.rooksdermatology.com.
以下列出的是重要参考文献。

Introduction

[4] Bridges B, Thompson SWN, Rice ASC. Mechanisms of neuropathic pain. *Br J Anaesth* 2001;87:12-26.

[8] Steinhoff M, Ständer S, Seeliger S, *et al*. Modern aspects of cutaneous neurogenic inflammation. *Arch Dermatol* 2003;139:1479-88.

[9] Eedy DJ. Neuropeptides in skin. *Br J Dermatol* 1993;128:597-605.

[16] Peters EMJ, Ericson ME, Hosoi J, *et al*. Neuropeptide control mechanisms in cutaneous biology: physiological and clinical significance. *J Invest Dermatol* 2006;126:1937-47.

[34] Rosa AC, Fantozzi R. The role of histamine in neurogenic inflammation. *Br J Pharmacol* 2013;170(1):38-45.

Neuropathic ulcer

[3] Sumpio BE. Foot ulcers. *N Engl J Med* 2000;343:787-93.

[7] Clayton W, Elasy TA. A review of the pathophysiology, classification, and treatment of foot ulcers in diabetic patients. *Clin Diabetes* 2009;27(2):52-8.

[9] Widatalla AH, Mahadi SE, Shawer MA, *et al*. Implementation of diabetic foot ulcer classification system for research purposes to predict lower extremity amputation. *Int J Diabetes Dev Ctries* 2009 Jan;29(1):1-5.

[19] Tsourdi E, Barthel A, Rietzsch H, *et al*. Current aspects in the pathophysiology and treatment of chronic wounds in diabetes mellitus. *Biomed Res Int* 2013 Mar:1-6.

[20] International Best Practice Guidelines: Wound management in diabetic foot ulcers. Wounds International, 2013 www.woundsinternational.com (last accessed June 2015).

[21] Bennett SP, Griffiths GD, Schor AM, *et al*. Growth factors in the treatment of diabetic foot ulcers. *Br J Surg* 2003;90:133-46.

[22] Papanas N, Maltezos E. Benefit-risk assessment of becaplermin in the treatment of diabetic foot ulcers. *Drug Safety* 2010;33(6):455-61.

[27] Ndip A, Ebah L, Mbako A. Neuropathic diabetic foot ulcers-evidence-to-practice. *Int J Gen Med* 2012;5:129-34.

[28] Larsson J, Apelqvist J, Agardh CD, Stenstrom A. Decreasing incidence of major amputation in diabetic patients: a consequence of a multidisciplinary foot care team approach? *Diabet Med* 1995;12:770-6.

[29] Myerly SM, Stavosky JW. An alternative method for reducing plantar pressures in neuropathic ulcers. *Adv Wound Care* 1997;10:26-9.

[30] Laing P. Diabetic foot ulcers. *Am J Surg* 1994;167(Suppl. 1A):S31-6.

[31] Morona JK, Buckley ES, Jones S, *et al*. Comparison of the clinical effectiveness of different off-loading devices for the treatment of neuropathic foot ulcers in patients with diabetes: a systematic review and meta-analysis. *Diabetes Metab Res Rev* 2013;29(3):183-93.

Syringomyelia

[1] Sharma M, Coppa N, Sandhu FA. Syringomyelia: A Review. *Semin Spine Surg* 2006;18(3):180-4.

[2] Kastrup A, Nägele T, Topka H. Spontaneous resolution of idiopathic syringomyelia. *Neurology* 2001;57:1519-20.

[3] Jack CRJ, Kokmen E, Onofrio BM. Spontaneous decompression of syringomyelia: magnetic resonance imaging findings. Case report. *J Neurosurg* 1991;74:283-6.

[4] Yeager BA, Lusser MA. Spontaneous resolution of idiopathic syringomyelia: MR features. *J Comput Assist Tomogr* 1992;

第7部分

16:323-4.

[6] Williams B. Progress in syringomyelia. *Neurol Res* 1986;8(3):130-45.

[8] Wolf M, Fürstenberg CH, Hähnel S, *et al*. Spinal cord injury and syringomyelia (Rückenmarktrauma und Syringomyelie). *Radiologe* 2013 Apr;53(4):353-66.

Spinal dysraphism

[1] Storer JS, Hawk RJ. Cutaneous signs of spinal dysraphism. In: Schachner LA, Hansen RC, eds. *Paediatric Dermatology*, Vol. 1. New York: Churchill Livingstone, 1988:275-7.

[6] Zerah M, Kulkarni, AV. Spinal cord malformations. In: Dulac O, Lassonde M, Sarnat HB, eds. *Handbook of Clinical Neurology*, Vol. 112. New York: Barnes & Noble, 2013:975-91.

[11] McGovern M, Mulligan S, Carney O, *et al*. Ultrasound investigation of sacral dimples and other stigmata of spinal dysraphism. *Arch Dis Child* 2013;98(10):784-6.

[12] Pierre-Kahn A, Zerah M, Renier D, *et al*. Congenital lumbosacral lipomas. *Child Nerv Syst* 1997;13:298-334.

[13] Boyvat A, Yazar T, Ekmekci P, Gurgey E. Lumbosacral vascular malformation: a hallmark for occult spinal dysraphism. *Dermatology* 2000;201:374-6.

[14] Tubbs RS, Wellons JC, Iskandar BJ, Oakes WJ. Isolated flat capillary midline lumbosacral hemangiomas as indicators of occult spinal dysraphism. *J Neurosurg* 2004;100(Suppl. Pediatrics 2):86-9.

[15] Najjar MW, Kusske JA, Hasso AN. Dorsal intramedullary dermoids. *Neurosurg Rev* 2005;28:320-5.

[19] Hamrick SE. Cesarean delivery and its impact on the anomalous infant. *Clin Perinatol* 2008;35:395-406.

[21] Foster RD, Williams ML, Barovich AJ, *et al*. Giant congenital melanocytic naevi: the significance of neurocutaneous melanosis in neurologically asymptomatic children. *Plast Reconstr Surg* 2001;107:933-41.

Dermatoses associated with spinal cord injury

[1] McDonald JW, Sadowsky C. Spinal cord injury. *Lancet* 2002;359:417-25.

Hereditary sensory and autonomic neuropathies

[1] Axelrod F, Gold-von Simson G. Hereditary sensory and autonomic neuropathies: types Ⅱ, Ⅲ, and Ⅳ. *Orphanet J Rare Dis* 2007;2:39 www. ojrd. com/content/2/1/39 (last accessed June 2015).

[2] Dyck PJ. Neuronal atrophy and degeneration predominantly affecting peripheral sensory and autonomic neurones. In: Dyck PJ, Thomas PK, Griffin JW, *et al*., eds. *Peripheral Neuropathy*. Philadelphia: Saunders, 1993:1065-93.

[5] Axelrod FB. Autonomic and sensory disorders. In: Emory AEH, Rimoin DL, eds. *Principles of Medical Genetics*. Edinburgh: Churchill Livingstone, 1996:397-411.

[8] Heckmann JM, Carr JA, Bell N. Hereditary sensory and autonomic neuropathy with cataracts, mental retardation and skin lesions: five cases. *Neurology* 1995;45:1405-8.

[12] Mahloudji M, Brunt PW, McKusick VA. Clinical neurological aspects of familial dysautonomia. *J Neurol Sci* 1970;11:383-95.

[18] Verzé L, Viglietti-Panzica C, Plumari L, *et al*. Cutaneous innervation in hereditary sensory and autonomic neuropathy type Ⅳ. *Neurology* 2000;55:126-8.

[19] Shorer Z, Moses SW, Hershkovitz E, *et al*. Neurophysiological studies in congenital insensitivity to pain with anhidrosis. *Pediatr Neurol* 2001;25:397-400.

[21] Schulman H, Tsodikow V, Einhorn M, *et al*. Congenital insensitivity to pain with anhidrosis (CIPA): the spectrum of radiological findings. *Pediatr Radiol* 2001;31:701-5.

Complex regional pain syndrome

[3] Beerthuizen A, Stronks DL, Huygen FJ, *et al*. The association between psychological factors and the development of complex regional pain syndrome type 1 (CRPS1)-a prospective multicenter study. *Eur J Pain* 2011;15(9):971-5.

[7] McBride A, Atkins B. Complex regional pain syndrome. *Curr Orthop* 2005;19:155-65.

Horner syndrome

[1] Lazar I, Cavari Y, Rosenberg E, Knyazer B. Horner's syndrome in patients admitted to the paediatric intensive care unit: epidemiology, diagnosis and clinical practice. *Anaesth Intensive Care* 2013 Jan;41(1):20-3.

Gustatory hyperhidrosis

[7] Rustemeyer J, Eufinger H, Bremerich A. The incidence of Frey's syndrome. *J Craniomaxillofac Surg* 2008;36:34-7.

Restless legs syndrome/burning feet syndrome

[1] Walters AS. Restless legs syndrome and periodic limb movements in sleep. *Continuum Lifelong Learning in Neurology* 2007;13:115-38.

[3] Polydefkis M, Allen RP, Hauer P, *et al*. Subclinical sensory neuropathy in lateonset restless legs syndrome. *Neurology* 2000;55:1115-21.

[4] Thorp ML, Morris CD, Bagby SP. A crossover study of gabapentin in treatment of restless legs syndrome among haemodialysis patients. *Am J Kidney Dis* 2001;38:104-8.

[5] Desautels A, Turecki G, Montplaisir J, *et al*. Identification of a major susceptibility locus for restless legs syndrome on chromosome 12q. *Am J Hum Genet* 2001;69:1266-70.

[6] Stögbauer F, Young P, Kuhlenbäumer G, *et al*. Autosomal dominant burning feet syndrome. *J Neurol Neurosurg Psychiatry* 1999;67(1):78-81.

[7] Kuhlenbaumer G, Young P, Kiefer R, *et al*. A second family with autosomal dominant burning feet syndrome. *Ann NY Acad Sci* 1999;883:445-8.

[8] Allen RP, Earley CJ. Restless legs syndrome: a review of clinical and pathophysiological features. *J Clin Neurophysiol* 2001;18:128-47.

[10] Chokroverty S. Therapeutic dilemma for restless legs syndrome. *N Engl J Med* 2014;370:7.

第 86 章

精神皮肤病学和精神性皮肤疾病

Anthony Bewley[1], *Ruth E. Taylor*[2]

[1]Department of Dermatology, Barts Health NHS Trust, London; and Queen Mary College of Medicine, University of London, London, UK

[2]Department of Liaison Psychiatry, Barts Health NHS Trust, London; and Queen Mary College of Medicine, University of London, London, UK

概述

什么是精神皮肤病学

人们对精神和皮肤之间的关系早已达成共识。皮肤是精神状况的一面镜子，所以在精神病学和皮肤病学之间出现一种新生的学科并不奇怪。精神皮肤病学作为精神病学的一个分支，已占据重要地位并日益得到认可。这门学科涵盖的疾病，涉及脑、皮神经和皮肤免疫系统之间复杂的相互作用。在一般的皮肤科诊所，皮肤科医师为了满足精神性皮肤病患者多种要求，对这些患者所采取的治疗方法往往各不相同。大多数精神皮肤病患者不愿意去精神科诊所就诊。基于这些原因，为了满足这类患者的临床要求，在过去的几十年中，出现了精神皮肤病学的亚专业。

皮肤-精神的相互作用可表现为以下任意一种

形式。

1. 主要为皮肤疾病，但可受到精神因素的严重影响，如银屑病（牛皮癣）。

2. 主要为精神疾病，但就诊于皮肤科，进行专业护理，如幻想性感染、躯体变形障碍。

3. 皮肤疾病导致了精神疾病的发展，如抑郁或（和）焦虑。

4. 皮肤病和精神疾病的共病现象，如酒精中毒。

精神皮肤病学多学科团队

虽然患者通常就诊于皮肤科，但是皮肤科医师在治疗精神皮肤病时，通常需要多个团队相互支持和协作。越来越多的证据表明，精神皮肤病多学科小组（MDT）的治疗会提高精神皮肤病患者的治疗效果[1,2]。精神皮肤病 MDT 组内的专家（框图 86.1）需要接受如何治疗精神皮肤病患者的专门培训。接受这类培训并非易事，但是，在满足精神皮肤病学 MDT 培训需求，以及支持亚专业临床-学术发展方面，国内和国际小组的工作正日益完善（框图 86.2）。

框图 86.1　组成精神皮肤病学多学科团队专家

- 皮肤科医师
- 精神科医师
- 心理学专家
- 皮肤科和其他护理人员
- 少年儿童心理健康专家（CaMHS）
- 儿科医师
- 老年病专家和老年精神病专家
- 社会工作者
- 初级保健医师
- 毛发专家
- 儿童或（和）弱势成年人保护团队
- 患者的支持和互助小组
- 其他

框图 86.2　国内和国际精神皮肤病学组织

- 北美心理精神皮肤医学协会（APMNA）：www. psychodermatology. us
- 欧洲皮肤病和精神病社团（ESDaP）：www. psychodermatology. net
- 日本皮肤病精神疾病社团（JPSD）：www. Jpsd-ac. org
- 英国精神皮肤病：www. psychodermatology. co. uk
- Skin Support：www. skinsupport. org. uk

以上最终访问日期：2015 年 8 月

精神皮肤病学服务标准模型

有若干种精神皮肤病学服务模型，它们与精神皮肤病多学科团队相结合，其中包括以下内容。

- 皮肤科医师向近距离的精神科医师或心理学家寻求帮助。
- 皮肤科医师可以得到精神科医师或心理学家远程的支持、指导。
- 皮肤科和神经科医师联合坐诊，患者同时接受这两位专家的诊断和治疗。
- 皮肤科医师就近向心理学家寻求参考（心理学家很少和皮肤科医师或精神科医师同时坐诊）。

分类

和最初比较，目前精神皮肤病的分类可能更为复杂[1]。美国精神病学协会发表了《心理健康障碍的诊断和分级指南 5》（DSM-5）[2]。DSM 指南旨在为精神异常提供分类和诊断标准，该指南只是专业护理人员的工具，而不能代替专家的临床意见。世界卫生组织的《国际疾病分类 10》（ICD10）提供了总体的疾病分类但并没有对精神疾病或心理疾病进行分类[3]。目前，将要发布 ICD-11[4]。

慢性皮肤病的精神共病，以及精神皮肤病学的“黄金法则”

精神压力是诱发或加剧皮肤病病情必不可缺的因素，它导致皮肤病的发病率增高（请参阅第 11 章），故在治疗皮肤病的同时治疗精神疾病（或者心理或精神因素）是非常重要的。精神或心理疾病合理治疗，包括评估患者风险和自杀倾向，每一次皮肤科医师会诊时都要牢记这一点。只治疗皮肤病而不治疗精神或心理疾病是没有意义的，大量的皮肤病学培训对心理疾病的疗效甚微，这就引出精神皮肤病学的“黄金法则”。

1. 不包括器质性疾病。

2. 评估和治疗皮肤病的同时，也要正确评估和治疗精神疾病。

以下对四个不同疾病的讨论说明了上述法则规则。

1. 特应性皮炎　患者身心要面对复杂的社会性综合困扰是不争的事实（访问 www. atopicskindisease. com 可获得更多相关有用信息，最后一次访问于 2015 年 8 月）。患有特应性皮炎的少年儿童易焦虑，处理问题能力差，且更易被激怒。在学校里，当这类患者与同龄群体相处时，毁容和污名化的感受会对患者心理造成创伤，压力会使湿疹恶化[1]。在整体的（包括心理和皮肤疾病）的治疗计划中，心理疗法占据一席之地。

2. 银屑病 其不只是一种皮肤病，功能性磁共振成像（fMRI）结果显示银屑病患者的大脑会因为"恶心"的照片而发生改变[2]。与湿疹、痤疮和脱发患者相比，银屑病患者更容易出现焦虑、抑郁和自杀念头[3]。其中，抑郁是最容易出现且可能不被发现的症状，但是在整体治疗中，这一症状又很重要[4]。很多患者表示压力可诱发皮肤病发作，但是生活压力增大和疾病发作之间的潜伏期很难界定。无论疾病的严重程度、病程、患者的性别、年龄和皮肤类型，光疗法对焦虑患者的疗效仅仅是非焦虑患者的一半[5]。

3. 慢性荨麻疹 对生活质量有显著的影响，它与重度抑郁、情绪恶劣和焦虑有明显关联。心理因素对疾病的发作和进展有明显影响，消极的处事方式可使病情加重。

4. 斑秃 一直以来都推测斑秃的复发与情绪和生活中的重大事件有关联[7]。对悲伤情绪和脱发带给患者生活影响的管理是病情管理的一部分。不断有患者通过心理治疗，或服用抗抑郁药如丙咪嗪或选择性 5-羟色胺再摄取抑制药（SSRI）成功治愈，这些患者并不一定出现临床抑郁[7]。

污名化、可见病变和应对措施

英文中"污名"一词，在希腊语中的本意是奴隶身上的烙印，用以区分他们和自由人，现在被用来形容不被社会接纳的现象。被污名化的个体与常人没有差异，令他们变得不正常的是来自社会的观点。先天性皮肤病患者较早出现这种污名化现象，而获得性外貌改变的患者较晚出现污名化，但这种污名化不只发生于可见的身体变化。污名化可能对人的行为和社会因素都产生影响，如药物滥用和失业，也与精神疾病有关。此外，还存在种族和宗教歧视。患者在以下几种常见情形下可能会遭遇污名化。

- 可见的身体变化，如先天性痣（如葡萄酒色斑）；获得性的可见病变，如白癜风、广泛性炎性皮肤病和手术或创伤后可见性病变。
- 社会行为因素，如酗酒和药物滥用、监禁。
- 心理疾病和学习障碍。
- 种族和宗教信仰。

较晚发生的污名化可使患者呈现一种不同态度，因为患者心理上的改变让他们变成了自己所不熟知的陌生人，这在有面部瘢痕的患者中表现得极为明显，也可见于迟发性皮肤病患者或有异味的汗腺炎患者。被污名化的患者经常由于罪恶和羞耻感而不去寻求帮助。

精神性污名

一些人对心理疾病患者的印象较差[1]。就像对皮肤病患者一样，人们对精神病患者也存在着传统的成见。在工作中没有遇到精神病患者的专业健康护理人员可能缺乏如何应对这个群体需求的经验。社会排斥理论更有助于解释减轻污名化影响的重要性[2]，该理论认为：①人类有一种避免社会排斥的基本动机。②很多社会行为都旨在提升被接纳的可能性。③当一个人没有或不能达到他所期望的社会接纳程度时[3]，就会产生消极影响（包括抑郁和孤独）。

对皮肤病和心理疾病患者，污名化的衡量可依据心理健康测量，包括抑郁和焦虑评分，也可以依据心理自尊测量，如罗森博格自尊量表，它已经被用于评估湿疹、银屑病的污名化程度，也被用于评估心理疾病。此外，心理疾病的污名化量表，旨在检测对心理疾病的歧视，披露和潜在的积极反应，该量表得分已被证明与公共自信无关。对皮肤病污名化的干预主要集中在以下两方面：首先使患者的外观改善，其次是在精神层面上预先阻止污名化的发生。

对污名化者的帮助，起始于心理医师和家庭的信息控制。自助和与患者支持机构（如英国的 Changing Faces，框图 86.3）取得联系是非常有用的。一个宽容开放且有学识的群体有利于人正常表达发展技能。而改变社会对精神病和皮肤病的根深蒂固的看法则更难。

框图 86.3 Changing Faces 建议的处理策略

3-2-1-Go

通过以下策略让外观上改变的患者做好准备

- 当别人盯着你的时候，可以做以下事情
  看着他微笑
  看着他微笑，并问，"抱歉，我们认识吗"
- 当别人问你发生了什么，你可以按照下面两种方式回答
  "我有皮肤问题，但是我并不想谈论它"
  "我患银屑病好几年了，但是并不传染。"
- 如果有人避开你，要记得这一个想法
  "没关系，他们没有恶意"

REACHOUT

- R：保证（reassurance）——让别人自在

(续框图)

- E:动力(energy)——对别人所说的内容产生兴趣
- A:自信(assertiveness)——提出倡议
- C:勇气(courage)——做一个强大的人,掌控话题
- H:幽默(humour)——以有趣的话或笑话开场
- O:在那!(over there!)——将话题从皮肤病上转移到别处
- U:理解(understanding)——要意识到让别人明白皮肤状况会很困难
- T:坚韧(tenacity)——再试一次!如果第一次没有成功的话

From www. changingfaces. org. uk (last accessed August 2015).

精神皮肤病学造成的残疾、生活质量下降及其评估

生活质量(QoL)的定义是指人们在其生活环境和价值体系下对自己生活定位的感知,与人的目标、期望、要求标准和关心内容有关。它是一个广义的概念,人的心理健康状态、独立程度、社会人脉及他们与环境的特征关系都会对其产生复杂的影响。皮肤病专家愈发清晰地意识到,心理疾病和生活质量密切相关,但它们之间并非线性关系。皮肤病患者通常明白他们的疾病对生活有影响,这种影响可能很明显,也可能无关紧要。然而,皮肤病的数量和精神病共病的程度无关,严重的疾病和长寿不一定与较低的生活质量相关。

临床医师需要评估患者的感受和疾病对他们生活质量的影响,以便对患者进行全面治疗。评估可能是苏格拉底式的非程序化问答,也可能采取有法律效力和可重复的方法(框图 86.4),目前人们对累计生活质量(也称终身生活质量)评估越来越感兴趣。

有些筛查方法非常简单,如广泛性焦虑障碍(GAD)的两问题筛查,如果患者对以下两个问题的答案是肯定的,则需要进一步评估。

问题 1:在过去四周大多数时候,你是否感到担忧、紧张和焦虑?

问题 2:你是否经常感到紧张、易怒和入睡困难?

框图 86. 4 有法律效力的衡量生活质量(QoL)方法

皮肤科特异(但非疾病特异)
- 皮肤科生活质量指标(DLQI)
- 皮肤指数 16 和 29

皮肤病特异(通常在生理和心理社会疾病方面有法律效力)
- 卡迪夫痤疮残疾指数

(续框图)

- 简化银屑病指数
- SCORAD(湿疹)评分非皮肤病的心理测评

非皮肤病心理社会评估
- 医院焦虑抑郁评分(HADS)
- 广泛性焦虑症(GAD,GAD-7)评分
- 患者健康问卷 9 (PHQ-9)

评估皮肤病对护理人员和年轻患者的影响
- 皮肤病患儿的生活质量指数(CDLQI)
- 家庭皮肤病生活质量指数(CDLQI)

这些问题广泛应用于研究中,但是,近来它们在皮肤病患者的日常生活中发挥越来越重要的作用,因为它们是衡量患者心理状况的指标(一些调查结果还包括疾病程度评分)。此外,人们还逐渐意识到,皮肤病不仅影响患者自身的生活质量,而且患者的家人、朋友、爱人和照顾患者的人都在治疗过程中受到影响,评估患者伴侣和家人的影响对患者的健康至关重要。人们对评估累计生活质量分数和生活质量荟萃分析方法越来越感兴趣。

妄想性信念

概述

真正的原发性妄想是患者内心产生的一个虚假的不可动摇的信念,它不符合逻辑,并且与患者的教育和文化背景无关。原发性妄想可以是一种孤立的现象(一种单发臆想病,如妄想性爬虫症),或者更广义的精神病(如精神分裂症)。继发性妄想常见于情感障碍,并且由情绪改变引发(如严重抑郁的患者,可能因为虚无妄想而觉得自己的皮肤正在腐烂)。妄想性信念的强度是可变的,如妄想性爬虫症,可作为一种价值观念出现,而这种不强烈的信念更容易通过理论和交涉而改变[1]。

爬虫妄想症

同义名
- Ekbom 病
- 寄生虫妄想病症
- 寄生虫恐惧症
- 单症状妄想性疑病症

概述

爬虫妄想症(DI)是一种罕见但非致残的疾病症状,患者相信自己感染了螨、寄生虫、细菌、蠕虫、昆虫、病毒或者其他生物[1]。当出现这种妄想障碍时,患者会坚定不移地坚持这种顽固的想法,即使临床医师并没有发现感染的生物体或物质。尽管妄想通常是不可动摇和不变的,但是少数患者会表现出夸张的感染念头(即,尽管有相反的证据,但患者毫不动摇地相信自己已感染)。DI 患者通常去皮肤科就诊,并极不情愿去看精神病医师,他们会频繁地阅读大量资料,并通常看过大量的专业健康护理人员,同时并不预约治疗[2]。一些特殊的 DI 表现如下。

- DI 作为一种分享性妄想(二联性精神病等)时,患者的家庭成员、看护者或朋友会相信他们也感染了寄生虫,或者与 DI 患者产生了相同的妄想。这种情况很常见。
- 代理 DI。患者会抱怨说他们的小孩、宠物或者朋友感染了寄生虫,尽管有相反的证据。

DI 可以是原发的(没有找到根本的原因),也可以是继发的(与器质性或精神性疾病同时发病)。大约有半数的 DI 患者都是继发性 DI。这种情况通常表现为单症状的妄想,并不伴有其他的妄想信念(正如精神分裂症),患者偶尔也会并发其他妄想念头(通常是当 DI 继发于其他精神病时)。大多数患者可以"看见"昆虫,但是部分患者并不清楚他们看到的到底是寄生虫还是其他东西。患者通常独来独往,长期陪伴他们的只有他们的疾病,鉴于区分不易试图说服他们,疾病只是存在于他们的脑海中,大多数患者缺乏专业的治疗与管理。然而,疾病会对患者的生活造成极大的破坏,患者通常失业、负债(如有些患者为了在自己家驱虫,反复购买新的家具和地毯)、孤独(因为他们的爱人会变得越来越怒不可遏)和心烦意乱(很多患者在清洗他们的身体上花了过长时间)。

过去用在 DI 上的术语"恐惧症"(DI 是一种妄想症而不是恐惧症)和"寄生虫妄想症"(DI 的范围包括爬虫微生物和动物源性物质)现在已经不适用了。

流行病学

发病率和患病率

估计每百万人中会有 17 人,尽管这可能低于实际值。

年龄

任何年龄的成年人都可能罹患 DI,但是患者年龄多集中在 50 岁。尽管有报道显示,DI 患者的孩子患有分享性妄想,但这种病在儿童中较为罕见。

性别

据报道,DI 患者的男女比例为 1∶2.5,但鉴于男性患者就诊率要远小于女性患者,DI 的发生可能没有性别差异。

种族特点

各种族都有 DI 的发病。

相关疾病

继发 DI 的相关疾病详见表 86.1。

表 86.1 与爬虫妄想症(DI)相关或引起 DI 的疾病

原发性 DI	继发于器质性病变的 DI	继发于心理疾病的 DI
无潜在疾病	药物滥用(见图 86.1)	精神分裂症
	乙醇	双相抑郁伴精神病症状
	软性毒品	边缘性人格障碍
	抗帕金森药,如罗匹罗尼	焦虑症
	感染	
	结核病	
	HIV	
	内分泌紊乱	
	甲状腺疾病	
	癌症	
	良性肿瘤	
	白血病	
	急性或慢性肝病	
	肾衰竭	
	代谢性疾病	
	维生素 B_{12} 缺乏	
	自身免疫性疾病	
	系统性红斑狼疮	
	多发性硬化	
	脑部病变	
	脑血管疾病	
	帕金森病	

病理生理学

很多患者会描述一个起始事件,可为昆虫叮咬、感知的错误判断(一种幻觉)或者真性幻觉(在没有感官刺激时产生的感官体验)。患者被感染的错觉不会打消,他们会出现与常人不同的推理[可能是建立在遗传或(和)精神病基础上的],这会使患者相信他们真的被感染了。功能性磁共振成像结果显示患者的

第7部分

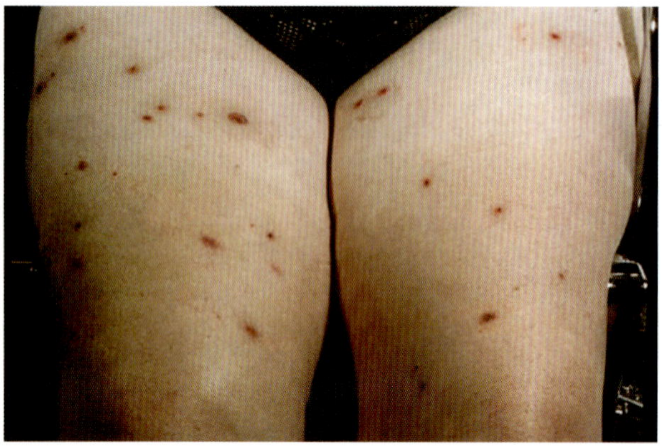

图 86.1 苯丙胺成瘾者寄生虫妄想症中抓痕

脑皮质和中脑区域出现了异常，这与感知的错误解释有关[3]。中脑多巴胺能结构的参与及 D_2 多巴胺拮抗剂对 DI 患者的疗效都表明 DI 患者可能存在多巴胺功能障碍。对于继发于器质性疾病的 DI 患者，通常存在脑功能受损的原因(表 86.1)。

发病诱因

原发性和继发于精神疾病的 DI 患者可能有遗传易感性。DI 患者可能比正常人在社交中更容易显得孤僻。

病理学

如果不是要排除其他皮肤病变，最好避免皮肤组织活检检查。组织学检查(如果有)显示在愈合过程的不同阶段皮肤抓痕或外部创伤。

临床特征

病史

DI 的诊断通常不难，只根据病史就可以做出初步诊断。患者会相信自己感染了微生物或者有生命的物质，他们通常会自诉皮肤有局部或广泛的瘙痒感、虫咬感、烧灼感或者虫爬感。这种感觉可能是间断的，但是更多情况下是持续的且致残的。患者通常会努力证实他们被感染了(见章节"样本标志")[4]。

临床表现

专业健康护理人员需要仔细检查可能患有 DI 的患者的皮肤，这是非常重要的，理由如下[2]：首先，检查真正的感染；其次，排除 DI 的鉴别诊断并寻找继发性 DI 的临床证据；患者必须经历临床医师检查感染的过程，从而确认其症状已经得到解决。检查通常发现患者有局部或广泛性抓痕、外伤和溃疡，这些创伤是患者为了驱除活体物质而造成的，他们通常使用指甲，偶尔也会有指甲锉、剪刀、针、折叠小刀、镊子和指甲剪，有的患者为了根除他们所感受到的爬虫，还会使用手术器械、美工刀和有腐蚀性的化学物质(图 86.2)，以上情况都可以造成显著的损伤。偶尔会没有任何体征，但患者仍坚信存在感染，并且有瘙痒感或虫咬感或针刺感。

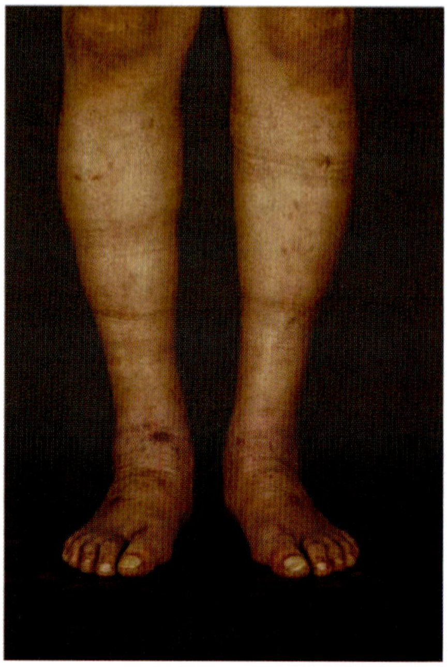

图 86.2 爬虫妄想症(DI)患者

腿上的痕迹为橡皮筋勒痕，是患者为了防止皮肤下的"虫子"顺着他的腿向上移动所致。

鉴别诊断

- 真正的感染。
- 造成广泛瘙痒的原因(见第 83 章)。
- 免疫性大疱病(通过临床图片很容易与 DI 区分)。
- 导致继发性 DI 的器质性病变。

并发症和共病

DI 患者同时患情感性疾病[焦虑或(和)抑郁]的情况很常见。对精神病共病的评估很重要。DI 患者有相当大的自杀风险(虽然未经具体统计)。抓伤和刺激性皮炎(如患者自行使用清洁剂)的双重病变很常见。有的患者为了驱除他们所感知到的活物，还经常造成外伤和溃疡。

病程和预后

治疗 DI 患者的关键步骤是介入他们的病情[5,6]。与治疗所有精神性皮肤病一样，健康专业护理人员应该同时治疗皮肤病和精神病(黄金法则)。精神性皮肤病中心很可能是治疗 DI 患者的最佳地点，大多数精神皮肤病学专家在患者第一次就诊时就试着制定治疗方案。治疗通常会持续数月直到妄想的症状消失，此时，患者会告诉医师他感染的生物消失了。此外，可能还需要治疗药物滥用和情感性共病。在妄想症消除后，在随后的几个月中可逐步停止治疗[6,7]。但是，33%的患者可能复发，尤其是没有控制假性毒品和乙醇滥用患者。报道称，一旦药物介入治疗，坚持药物治疗就对患者有益[6]，但是，这可能是在有丰富治疗 DI 患者经验的专家中心得出的结果。在这些中心治疗的患者预后良好，高达 75%的患者对治疗有反应。DI 患者一直以来都存在自杀风险，临床医师必须了解当地服务，以便紧急解救自杀患者[8]。

检查和“样本标志”

DI 患者通常会急于证实他们的感染，很多患者就诊时会携带他们认为所感染的活物“样本”（图 86.3），这被称作“火柴盒标志”。但是，近来临床医师意识到患者可通过精妙的设备带来他们自己分析活物的高科技合成音频或电脑合成的图片，称为“样本标志”[4]。临床医师很有必要将这些样本标志认真处理，仔细评述。皮肤碎片和样本材料可送检至当地微生物实验室进行人类病原学分析。常规结果有助于患者理解临床医师了解患者的经历，并且接着寻找并排除真正的感染。患者会反复要求医师做皮肤组织活检来证明存在感染，并且对组织检查所显示没有感染的结果表示不满。否则，检查也会依据临床照片进行。一些中心会例行进行瘙痒筛查，但是，通常也可以接受根据临床照片进行的调查。有必要对情感性共病和自杀进行评估，假性毒品和乙醇滥用的评估也很重要。

治疗

对 DI 患者的介入在治疗中非常关键[9]，专业健康护理人员必须以同情、理解的心态对待患者。试图劝阻患者往往是徒劳的。相比之下，让患者知道你理解他们所经历的困难，你曾治愈过症状与之相同的患者，这是更好的选择。患者经历的极大痛苦是促使患者去寻找治疗的主要原因。

开展 DI 研究很困难，并且随机对照临床试验很少。证据大多数来自一系列病例，并且是基于医师的声誉而不是基于证据。选择抗精神病药物多依据患者的年龄、共病和生活方式而不是单纯的药物效能。大多数精神皮肤科医师现已避免使用匹莫齐特，因为它具有心脏毒性。相反，大多数人建议将非典型抗精神病药作为一线治疗，同时对皮肤病和其他情感性共病进行治疗（图 86.4）。

即使药物不治疗寄生虫，患者也会接受治疗。如果有经验的医师用术语提出用该药，“曾治愈过其他患者”“会带来某方面的帮助”“用于治疗皮肤状况”，抗精神病药就可被用于皮肤科的临床治疗[10]。如果精神病科和皮肤科密切联系治疗疾病，效果会非常理想，如果患者出现自杀倾向，应立即求助精神病医师。患者一旦开始使用药物治疗，坚持用药会对患者有益，疾病的预后也会改善。

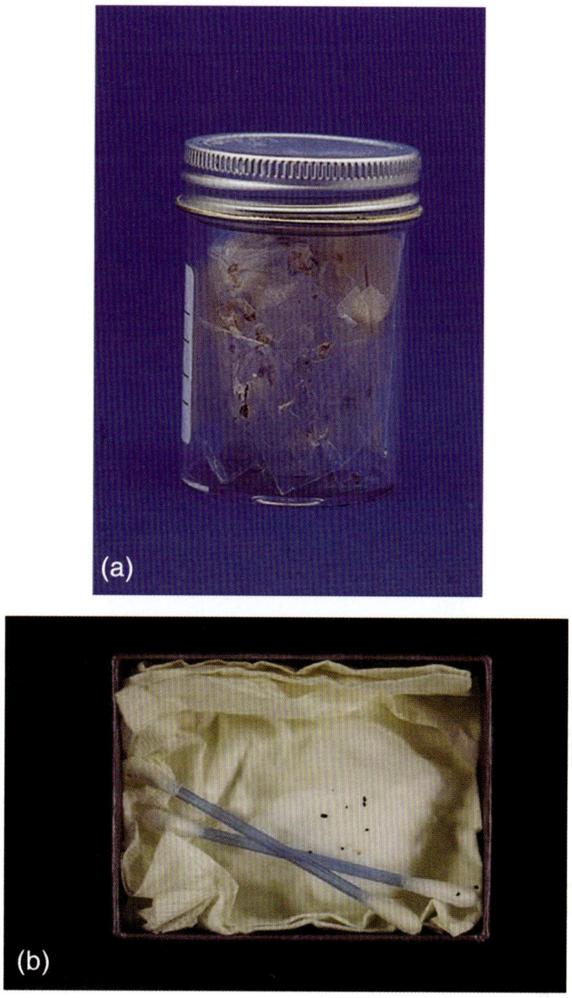

图 86.3　(a)寄生虫妄想症患者带来的容器；(b)爬虫妄想症(DI)的样本标志

一线治疗

目前只有一项（非常少）匹莫齐特与安慰剂对照随机化临床试验。然而非常规抗精神病药比传统抗精神病药物可能更加有效但不良反应更明显[6]。抗精神病药利培酮既是多巴胺阻断药，又是血清素拮抗药，且有证据显示在每天 1～8mg 的用量下能进一步发挥疗效[7]。奥氮平对血清素拮抗的亲和力比多巴胺阻断更强，并且在使用非常小的剂量时可以发挥疗效。

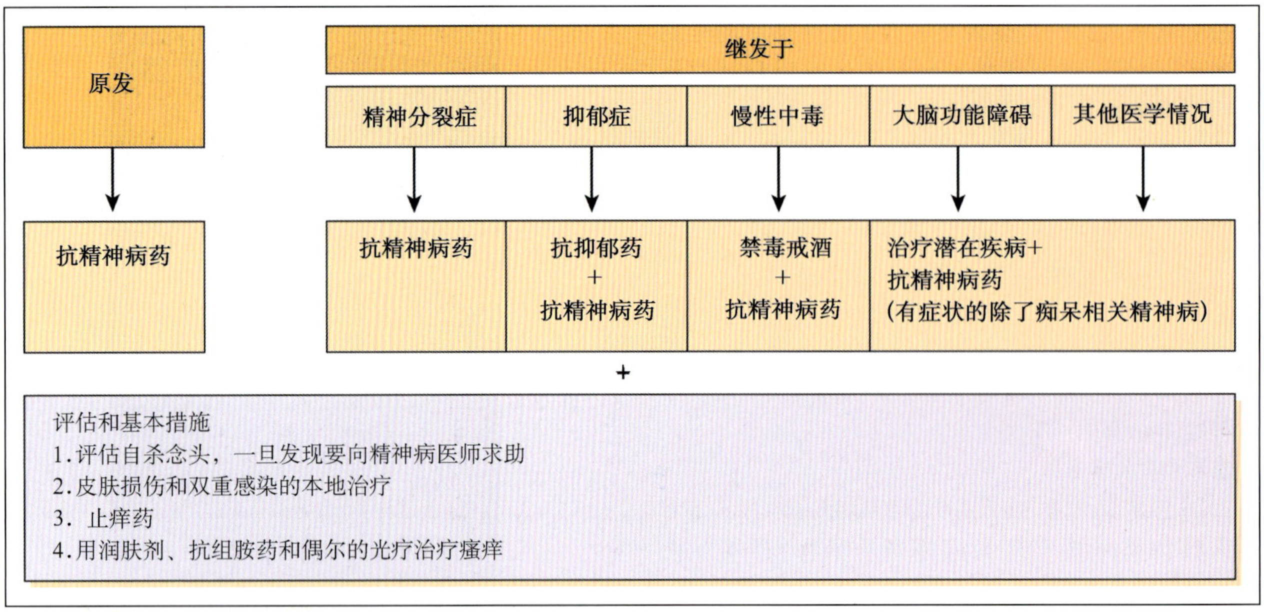

图 86.4　爬虫妄想症的治疗流程(源自 Lepping et al,2014[9],经 Wiley 许可后复制)

阶梯治疗

一线治疗

- 抗精神病药(根据患者的生活方式选择)
- 利培酮(0.5～4mg)
- 奥氮平(2.5～10mg)
- 氨磺必利(50～400mg)
- 喹硫平(25～100mg)
- 阿立哌唑(5～15mg)
- 含有防腐剂的润肤剂
- 风险、自杀率和情感性疾病的评估
- 如果适当的话,转交至药物滥用组织

二线治疗

- 氟哌啶醇
- 哌迷清
- 三环抗抑郁药(如用于治疗瘙痒的阿米替林)
- 光疗
- 如果有双重感染,需使用抗生素

三线治疗

- 有人提倡精神治疗,但是患者可能不会坚持

Resources

Patient resources

Mind：www.mind.org.uk.

Samaritans：www.samaritans.org.

Skin Support：www.skinsupport.org.uk.

(All last accessed August 2015.)

嗅觉参考综合征

同义名

- 嗅觉错觉
- 嗅觉妄想综合征
- 嗅觉妄想
- 臭汗恐怖
- 恶臭
- 选择性味觉缺失

概述

嗅觉参考综合征(ORS)是皮肤病专家接触的几个独特的原发性精神病之一。根据资料记载,ORS 可追溯至 19 世纪晚期,已报道的病例遍及全球。ORS 由 Pryse-Phillips[1] 命名,将其描述为“固有”的嗅觉错觉与“懊悔”反应相关,但不伴前期的抑郁(虽然焦虑和抑郁也许是 ORS 所导致的结果)。ORS 可能是处于不同疾病的谱系,目前,人们对其分类仍存争议。患者也许存在真正的妄想和幻觉性疾病,但一些患者也许是身体变形症或强迫症的部分症状。

典型的 ORS 气味来自患者自身——这是内在的,而不是外在的(通常由颞叶癫痫或精神分裂症患者所诉)。"懊悔反应"一词在近来的文献中被描述为"偏执于体味",患者也许对关联概念非常敏感(如捂/挠鼻,或开窗户),过度洗浴和更换衣服,不愿与人交往,部分患者轻度抑郁[2]。各种类型的幻觉均参与许多疾病的发病,但是 ORS 中的幻觉仅为嗅觉。目前,人们普遍认为,偏执于身体气味可见于多种精神疾病,或者与器质性脑损伤有关,因此,在诊断 ORS 时,需排除此类疾病[3,4]。

关于 ORS 的分类尚存许多争议[5]。这主要是由于本病的原发症状可见于其他疾病。多数人认为 ORS 是一种妄想障碍。因为懊悔反应的行为常见于痴迷症患者,可是,问题在于 ORS 是否为强迫症(OCD)的亚型。许多出版的文献都是以病例报告的形式发表,这为本病的研究带来更多困难。但是,特别模式已经显现,不伴任何精神疾病的年轻男性已被确定为本病最为好发人群。

流行病学

该病罕见,好发于青年男性,男女比例为 4.5∶1,可发病于任何种族。相关疾病包括以下几种。

- 抑郁。
- 强迫症。
- 身体变形症。
- 痴呆症。
- 颞叶癫痫。

病理生理学

有关嗅觉参考综合征的研究较少,其病理生理学尚不清楚[6]。但是,病例报告提供了一些线索。一些患者在痴呆症发病时出现嗅觉妄想综合征,一些患者由治疗帕金森病的多巴胺药物所诱发。一些患者表现出的 ORS 是其他精神病的部分症状。

临床特征

通常,患者病史较长,他们从特殊部位或全身闻到难闻的气味[7]。这种气味总是令人不愉快,可以是粪便、腐败、出汗、金属,也可以是辛辣的气味。患者通常不遗余力地清除自身的气味,并拒绝其他未闻到这种气味的人的任何建议。一些患者有器质性脑病。一些患者有身体变形症、强迫症(OCD)或者二者兼具的特点。

框图 86.5 列出了建议的 ORS 诊断标准[8]。

鉴别诊断

可能需要鉴别的疾病如下。

- 真正的体味。
- 三甲基胺尿症(鱼臭综合征)是一种遗传性氨基酸代谢综合征,由含单氧酶 3 的酶黄素产生/功能异常所致,其导致体液中三甲胺(TMA)升高。客观上可以闻到三甲胺(TMA)的能力是遗传性和可变的。尿液的三甲胺(通常与三甲胺氧化物对比)分析有助于确诊。
- 颞叶癫痫(嗅觉妄想综合征很常见)。
- 其他器质性脑病,如痴呆、帕金森病和脑瘤。

框图 86.5 嗅觉参考综合征(ORS)的拟议诊断标准

- 偏执于体味或口臭,尽管气味不被他人感知,但是依旧坚持
- 一些患者承认偏执是不合理的或过度的
- 导致显著的抑郁或功能损害
- 不是继发于其他疾病(如抑郁、焦虑)
- 或者是由于物质性或器质性原因。可被描述为"洞察力"较差的 ORS,只有在这种情况下,患者有时才意识到偏执是过度的/不合理的。但是,在这些情况下,必须排除精神性疾病

源自 Lochner 和 Stein,2003[8]。

检查

尿液分析可用于排除三甲基胺尿症。应对患者进行临床体格检查及合理的神经病学检查。

治疗[7-9]

治疗方法源自病例报告和病例系列研究。一些患者的主要目的是治疗潜在的身体变形症或强迫症(OCD)。任何病因性神经病的治疗都需要优先考虑。

阶梯治疗

一线治疗

- 抗抑郁药物(通常是 SSRI)联合合理的皮肤治疗(这可能要求患者减少洗浴)

二线治疗

- 小剂量非经典型抗精神病药

三线治疗

- 认知行为疗法(虽然许多人认为这是一种重要的辅助疗法)

Morgellons 症

2001 年,一位生物学家发现她 2 岁孩子出现疼痛性皮损,皮损内有多种颜色的纤维,许多内科医师无法确诊。1674 年,Thomas Browne 将法国朗格多克的一个群体描述为 Morgellons 症,其特征之一是背部多毛[1]。Morgellons 用来命名该综合征,并成立研究基金,筹集资金,且引起媒体和互联网的巨大兴趣。

该病症现象包括以下几种。

- 皮肤下方有爬行、蜇刺和叮咬感。
- 疼痛无法缓解。
- 皮损内或其下方出现纤维状伤口、颗粒和晶体（图 86.5）。
- 关节和肌肉痛，以及纤维肌痛。
- 虚弱、乏力。
- 认知障碍、注意力和记忆力差。

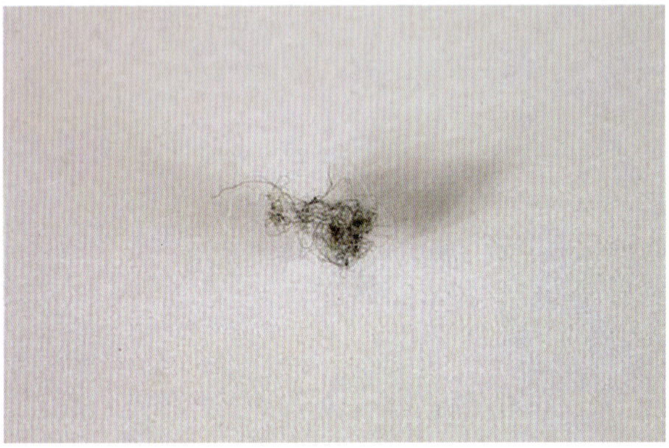

图 86.5 Morgellons 症患者诊所就诊时带来的纤维样本

许多皮肤病专家指出，这些症状和 DI 患者间存在共性[2]。尽管如此，一项互联网调查显示，Morgellons 症患者非常肯定本病不是 DI，虽仍未得到认可，Morgellons 症是真实存在的。Morgellons 症基金会曾提到，莱姆病被认为是农业丝状酵母所致，为评估该现象，美国疾控中心已经进行了独立研究，结论是尚无“不明原因的皮肤病”相关的客观证据[3-5]。报道显示，匹莫唑、利培酮及联合外用抗生素、系统应用抗生素和（有时）光疗，对本病有疗效。

Resources

Patient resources

Morgellons UK：www. morgellonsuk. org. uk.

Skin Support：www. skinsupport. org. uk.

（Both last accessed August 2015.）

强迫性行为

概述

对皮肤科门诊患者的强迫性行为研究显示，25%以上患者患有强迫症，其中可能包括一些身体变形症[1,2]。但是，除去这些患者群后，仍有 15%的患者有其他强迫行为[1,2]。

- 身体变形症。
- 慢性单纯性苔藓。
- 结节性痒疹。
- 捏皮症。
- 剥脱性痤疮。
- 拔毛癖。
- 剔甲癖和咬甲癖。
- 健康焦虑症。

一般治疗原则

1. HPC 的同情心和支持性方法至关重要。

2. 尝试查明患者这种“习惯”的原因。

3. 永远不要尝试告诉患者，这全是在“头脑之中”或者他们需要“振作起来”。

4. 心理治疗可以取得显著疗效。尽管潜在人格障碍的治疗可能需要心理治疗师的特殊技能，但是单独的认知行为治疗（CBT）对一些患者有疗效。

5. 习惯的戒除课程可能有用，这可通过在线课程或资助材料进行。

6. 选择性 5-羟色胺再摄取抑制药有助于治疗。通常需要鼓励患者开始治疗，并告知患者在治疗 4～6 周后会获益。可能需要大剂量，但不能超量使用。据报道，氯丙嗪和多塞平的疗效也很好。

7. A-B-C 习惯障碍模型——情感调节，行为调节和认知控制，利用所有形式帮助患者概念化和治疗捏皮行为。

8. 治疗通常基于恰当的皮肤治疗和相关的心理疾病治疗。

9. 复杂疾病最好由精神皮肤病的多学科会诊治疗。

10. 二线和三线治疗应由精神皮肤病多学科会诊或由合适的专家进行。

身体变形障碍

同义名

- 畸形恐怖（最好不用，因为本病症状并非恐怖）
- 皮肤类非疾病（最好不用，因为这个术语不准确）

概述

身体变形障碍（BDD）以偏见为特征，偏见源自身体真的或假想的躯体外观异常，或者患者躯体外观轻微异常，但患者对其关注超出了异常本身。本病呈谱系，从患者过高评估至患者被妄想的信念控制。对客观评估患者来说，患者经历的缺陷似乎微不足道，但这是患者意识中的主要焦点[1,2]。

身体变形障碍非常普遍，在一般人群中的发病率是 1%～2%[3]。在寻求美容和整形手术的人群中更为常见[4]。本病伴发情绪障碍、强迫症和社会恐惧症的概率很高。本病难以治疗，主要的困难之一是大多数患者缺乏对本病觉察，不愿接受心理治疗或指引。患者也许会有一种参考的想法（认为他们的"缺陷"已被他人所关注，且他人行为因其"缺陷"而进行调整）。身体变形障碍对患者心智有很大影响，因为对于患者周围的人来说，关注感知的缺陷似乎不合逻辑，但也不可撼动。该病症常伴发情感疾病，因此患者经常有自杀的想法（高达 25% 的患者有自杀倾向）[1]。因此，在可能的情况下，患者最好就诊于心理皮肤科。医师通过筛查工具可以确定患有身体变形障碍的患者（尤其是那些寻求整形手术的患者，因为手术并不能解决原发性 BDD 的病理学问题）。

流行病学

性别

患者男女比例约为 1∶2，但这个比例可能还在发生变化（男性求美者现在接近女性）。

年龄

身体变形障碍通常在青春期发病，但可累及任何年龄。这通常和自卑有关（因此青少年患者数量多）。年轻患者预后较好，因为该患者群对身体不满也许是一种相对正常的体验，且可能是自限性的。健康保健医师需要更加关注有严重症状的患者，如回避社交、伴发情绪障碍（框图 86.6 和框图 86.7）。

种族

本病可累及所有种族。

框图 86.6 身体变形障碍（BDD）的评估标准

- 耶鲁-布朗强迫症量表（Y-BOCS）。有成人版和非成人版。这是医师（HCP）使用的评估方法，驱动的，具有可靠和重复的记录的优点
- 整容程序筛选问卷（COPS）。这是美容或皮肤科筛查身体变形症非常好的方法[12]
- 身体变形障碍问卷。这是筛查身体变形症的另一种方法[13]。
- 身体变形障碍症状量表[14]

框图 86.7 评估身体变形障碍（BDD）的筛查问题

- 目前你对皮肤的关注程度如何
- 你平均每天花费多少小时关注你的皮肤？请汇总你的关注时间，并做最好的评估
- 你觉得你的皮肤丑陋或非常不吸引人吗
- 你觉得你的皮肤有多引人关注
- 你的皮肤目前给你带来很大压力吗
- 你每天检查几次皮肤（照镜子检查或用手指感知）
- 社交中你经常为你的皮肤感到焦虑吗？它是否让你回避社交
- 你的皮肤会影响约会或现有的人际关系吗
- 你的皮肤影响你的工作（或研究）能力，或者家庭主妇的角色吗

引自 Veale *et al*，2012[12]。

相关疾病

- 慢性撕皮症。
- 60%患者出现抑郁，终身发生率达 80%以上。
- 社交恐惧，恐惧发生率达 37%。
- 精神药物滥用（40%）。
- 蓄意自残。
- 回避型人格障碍。
- 精神性厌食症患者经常患有一定程度的 BDD。
- 自杀。

病理生理学[1,3,5]

理论提示，身体变形障碍患者有自我挫败感、认知扭曲和对自身、外形有破坏性信念。对身体形象、外观和人际交往等情感信息的选择性加工可能与焦虑和社交恐惧相关。身体变形障碍患者表现出更多的完美主义思维和不适应吸引力的信念，并假定这些是本病的病因而非症状。有人认为，儿童期受虐经历可导致身体不满意、身体羞耻感、自卑和身体意象扭曲。神经生物学理论显示，身体变形障碍与获得性大脑异常及顶叶功能相关。神经化学和心理药理学证据表明，5-羟色胺的异常分泌也与本病有关。相比之下，在当下媒体驱动主导的社会，由于人们对美的感知和对完美的追求社会和文化的影响在个人身体外观上的重要性逐渐增加。这些压力塑造了男性和女性的生活态度。传统上，女性被当作玩物，而男性通常被要求难以达到的肌肉完美的猛男形象。

临床特征

身体变形障碍患者因性别出现不同的症状。女性可能主要关注面部皮肤、乳房、鼻和腹部，而男性可能关注毛发（通常是稀少）、鼻、耳、外阴和体格。

第7部分

面部症状很常见，但是身体变形障碍可能会感知身体任何部位的“缺陷”。患者经常关注毛发（太多、太少和“错误”之处的毛发）。一些作者指出，当患者的缺陷在外阴和（女性）乳房时，健康保健医师需要询问性虐待的问题。众所周知，患者对身体缺陷的关注是持久的。

患者通常有如下行为方式。

- 社交障碍。
- 和镜子的关系（必须靠镜子振作或完全拒绝镜子）。
- 捏皮。
- 掩盖“缺陷”。
- 对其感知的缺陷有非常持久和侵扰性想法。
- 反复向医师寻求帮助（“逛医师”）。
- 反复进行美容或整形手术。

极少见的是，妄想性身体变形障碍会导致家族性身体变形障碍，身体变形障碍患者将妄想强加于其孩子，进而使孩子发展为身体变形障碍。或者更为罕见的是，身体变形障碍患者认为其孩子有身体缺陷——代理身体变形障碍。

预后

身体变形障碍（BDD）患者的预后不一[6,7]。当患者接受专业 BDD 团队的治疗时，预后较好。

检查

身体变形障碍是一种临床诊断，但确实存在客观评价本病严重程度和筛查的方法。

- 评估自杀倾向（必要时参考）。
- 评估任何可能的虐待（对易受伤害的成人/儿童的身心虐待）。
- 评估潜在的心理疾病（抑郁、焦虑或二者兼具）。
- 确认真正的皮肤病（脱发或皮肤色素的变化）。
- 适当地检查皮肤的变化（这可能意味着根本不检查，或进行适当的鉴别诊断）。
- 询问精神药物的滥用。
- 合理检查任何潜在的心理疾病。

框图 86.6 是身体变形症的分级标准，框图 86.7 是筛查问卷。

治疗

除了本节开始概述的一般治疗方法外，这些治疗方法也适用。

一线治疗

皮肤治疗

精神性皮肤病患者需要同时进行皮肤和心理治疗。适当的皮肤治疗能促进患者的参与。但是不合理的手术治疗，不能达到患者所期待的效果。从治疗皮肤病开始之时，治疗心理疾病就非常重要。患者通常会出现皮肤变化（但轻微），确认而不忽略这些皮肤变化将有利于患者的配合。

患者及其朋友和家人教育

有非常好的患者支持手册和组织（详见资料）。

心理药理学治疗

选择性 5-羟色胺再摄取抑制药和认知行为疗法是可选择的治疗方案。研究表明，氟西汀[8]、氟伏沙明和西酞普兰是最好的 SSRI 药物，但近来的证据显示，所有 SSRI 都可能是治疗本病的有效药物。通常需要比抑郁症患者的剂量更大。患者需要接受 12～16 周的治疗后再行疗效评估[9]。如果一种药物治疗失败，可选择另一种替代，因为一些患者仅对其中一种药物反应特别好。尽管事实是身体变形障碍有时可能是妄想症，但有趣的是，SSRI 的疗效可能比抗抑郁药更好。然而，仅 20% 的身体变形障碍患者在使用 SSRI 治疗后摆脱妄想。但是，对于妄想型身体变形障碍患者来说，SSRI 可以在很大程度上减轻其痛苦的思想，许多患者能恢复一些社交和职业活动。SSRI 可与认知行为疗法（CBT）联合或单独进行[10]。

谈话治疗

尽管没有随机对照的临床试验比较不同认知行为疗法（CBT）的疗效，但是各种 CBT 已用于治疗 BDD[10,11]。支持性心理治疗有益于过高评估，并非真的妄想患者，但这种治疗耗时，且有情感需求。BDD 患者通常不善交流，人际关系障碍是本病中心、关键和最早的特点之一。选择 CBT 的内科医师必须有耐心，并意识到进一步的技巧性指导干预，最终需要精神病专家或临床精神病专家实施。BDD 患者通常很少去诊所就诊，但是咨询也许是一些患者与另一个人说话的唯一机会，这反映了这些患者孤立的生活。皮肤病专家的基本职责是认识到问题，并心怀同情地引导患者选择正确的治疗途径。叙事疗法解决了社会文化原因，以便患者建立躯体信念。叙事疗法的变化过程包括帮助患者用他们的问题和生活中更喜欢的故事来替代这些影响。个案研究结果令人鼓舞。

认知行为疗法（CBT）对躯体变形障碍患者的治疗是有效的，但其临床试验通常是开放或无对照的。尽管参与临床试验的患者数量很少，但个别随机对照的临床试验清晰地证实 CBT 的有效性。

二线治疗

抗精神病药

抗抑郁药有益于身体变形障碍患者（甚至是妄想性身体变形障碍患者）的证据较少，仅基于病例研究。

使用抗精神病药物进行身体变形障碍(BDD)患者的临床对照试验是十分困难的。尽管证据不充分,但一些患者仍需接受抗精神药物(通常是新的、非典型药物)治疗,如利培酮、阿立哌唑等。这些药物的应用需要具有丰富相关经验的专家推荐和监控。

Resources

Patient resources

Mind: www.mind.org.uk.

OCD-UK: www.ocduk.org.

Phillips KA. The Broken Mirror: Understanding and Treating Body Dysmorphic Disorder. Oxford: Oxford University Press, 2005.

Skin Support: www.skinsupport.org.uk.

(All last accessed August 2015.)

慢性单纯性苔藓样和结节性痒疹

同义名

- 慢性单纯性苔藓
- 神经性皮炎
- 抠皮性结节

概述

单纯性苔藓是指特征性局限性皮肤增厚,源于反复摩擦和抓挠(参见第 83 章)。在某些情况下,轻微的始发性事件,如外伤、感染或昆虫叮咬,会引起持续性抓挠和摩擦。患者的主诉是难以抗拒的瘙痒,搔抓是其伴发表现。但是,大多数患者中,本病是对焦虑、强迫症或难以抗拒的持续瘙痒的反应[1]。结节性痒疹更为泛发和复杂(见第 83 章)。多数人认为,结节性痒疹可归为特应性皮肤疾病(见第 41 章)和慢性抠皮性疾病(详见下文)。

流行病学

发病率和患病率

慢性单纯性苔藓和结节性痒疹均为常见疾病,报道显示,其发病率为 1%～10%。

年龄

患者可分为两个群体:一为早发特应性群体,平均年龄 19 岁;一为晚发非特应性群体,平均年龄 48 岁。早发群体包括男性和女性,但晚发群体主要是女性。

性别

女性患者更为常见。

种族

非裔加勒比海人和东方人更为常见,但任何种族均可累及。

临床特征

反复的搔抓和压迫皮肤导致特征性增厚、粗糙、条纹状丘疹和结节,伴色素沉着(图 86.6)。最常见部位是手易触及处,尤其是项部和颈两侧、肘、大腿、膝和踝部。这些部位皮肤可随皮损不同时期发生改变,从早期小的、紫色、伴剥脱的丘疹,到慢性期的增生性斑块、色素变化,即“皮肤病性排忧串珠”。受累部位通常是局限性的,慢行单纯性苔藓的斑片十分容易累及外阴或阴囊皮肤[2]。患者以手、甲背或指关节,有时采用一些传统的器具,如梳子或笔进行摩擦或搔抓。搔抓可以是有意识的,更为常见的是患者有意识地阵发性搔抓,持续至瘙痒减轻和被疼痛取代。由痒至痛的变化十分突然,这种突然的中止被称为“皮肤高潮”。

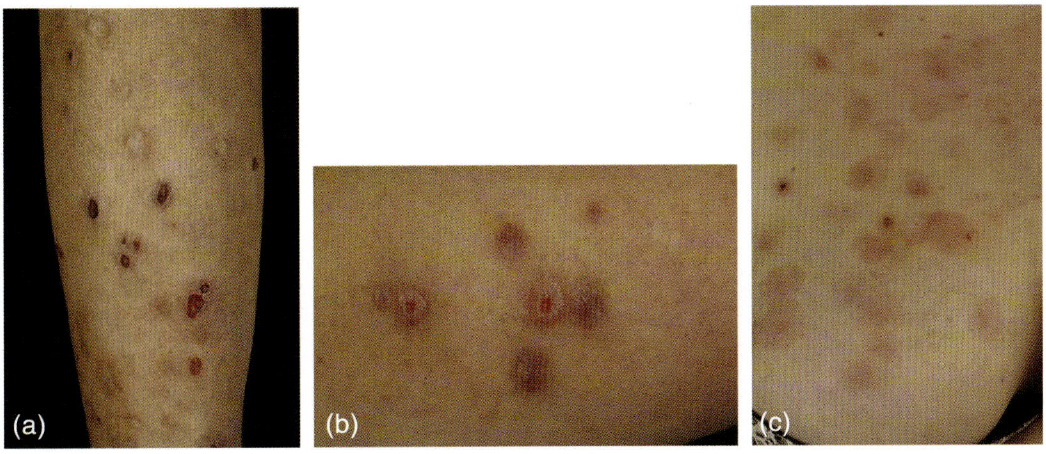

图 86.6　(a)结节性痒疹患者;(b,c)结节性痒疹的微距照

并发症和共病

多数人已评论了情绪紧张和搔抓之间的关系。患者通常具有稳定但焦虑的个性[3]，这种个性的患者通常采用习惯性行为(如搔抓)减轻压力。与情绪紊乱引起的焦虑相关的攻击和敌意可能会导致瘙痒。有充分证据显示，习惯性搔抓会引起大脑内神经递质变化，而这种变化是暂时的“应激障碍者压力阻滞剂”。习惯性搔抓通常是机会性的(即当患者能触及皮肤时)，但也许会“成瘾”，因此可能失控。患者压力增大，搔抓发作的频率就增加，搔抓发作的频率通常随着感觉到压力而增加。

治疗

除了本节开始概述的一般治疗之外，还有很多其他治疗方法[5-8]。

阶梯治疗

一线治疗

皮肤治疗
- 润肤剂
- 外用抗炎剂(糖皮质激素、钙调神经磷酸酶抑制剂、焦油)

瘙痒治疗
- 抗组胺药
- 三环类抗抑郁药(阿米替林和多塞平)
- 外用止痒剂(薄荷脑、laromacrogols 月桂醇)

习惯治疗(关键)[7]
- 习惯戒除(www.atopicskindisease.com；最近的访问时间2015.08)
- 谈话治疗

二线治疗

皮肤治疗
- 光疗/光化学疗法

瘙痒治疗
- 5-羟色胺再摄取抑制药(SSRI)
- 情绪稳定剂(普瑞巴林/加巴喷丁)

共病治疗
- 其他抗抑郁药，如米氮平(镇静)
- 谈话治疗

三线治疗
- 胶带和封包
- 系统治疗(如环孢素、硫唑嘌呤)
- 皮损内注射糖皮质激素

撕皮症

同义名
- 精神性表皮脱落
- 神经性表皮脱落
- 强迫性撕皮
- 抓痕性障碍
- 精神性撕皮

流行病学

发病率

这种疾病发生率约2%，但其中大多数患者的病理性撕皮与特应性皮炎及其他皮肤病相关。在没有皮肤炎症疾病的情况下，撕皮症少见，但不罕见[1]。

年龄

有两个发病高峰：青春期和成年早期[2,3]；中年女性。任何年龄均可累及，尽管未成年患者罕见。

性别

女性较男性更为常见。

种族

任何种族均可累及。

临床特征[4]

本病不同于其他人为性皮肤病，因为患者认为抠、抓自己皮肤有害(图86.7)。患者也许不愿承认自我毁损皮肤，但通常将撕皮归为压力反应。任何部位均可累及。平均病程长达10年。患者每天花费3小时考虑如何撕皮或抵制撕皮的冲动。这个过程仪式化发生在特定时间和地点，通常在浴室和就寝时。尽管这些行为多数发生在患者完全清醒时，但蒙眬或昏睡状态也可发生。损害可能很深，累及真皮，好发于优势手所及之处。陈旧性皮损呈粉红色或红色瘢痕，有一些则为增生性瘢痕。慢性皮损可显示为萎缩性瘢痕，并最终表现为线状、融合性皮损。各阶段皮损可共存，数量从少数几个至几百个不等。65%的慢性病例有掩盖皮损的行为，如化妆或用衣服遮盖；40%病例主动回避社交场合。多达1/4的患者通过增加饮酒、吸烟或消遣性物质的习惯应对本病所带来的压力。

鉴别诊断

排除泛发性瘙痒、大疱性疾病(如天疱疮)和线状剥脱性损害引起的抓痕是十分重要的，这些可能是扁平苔藓或红斑狼疮的表现。导致瘢痕的罕见物质如黏蛋白通常是可区分的实体。剥脱性痤疮也需要鉴别(见单独章节)。

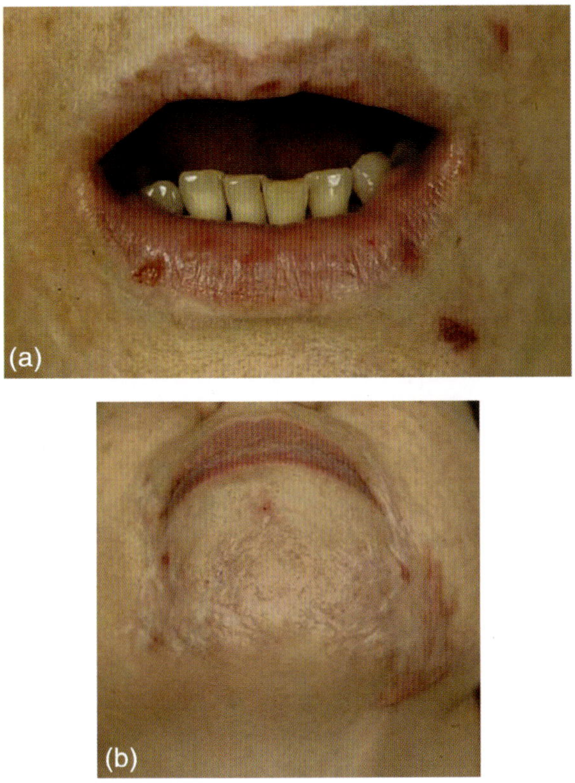

图 86.7 (a,b)面部撕皮症

并发症和共病[5]

先前存在的皮肤病(如特应性湿疹或痤疮)是精神性疾病十分常见的共病。可能会出现精神性事件,如离婚、亲人伤亡、流产或分居等。患者经常出现抑郁和(或)焦虑。家庭成员常患有慢性病并发症,包括以下几种。

- 蜂窝织炎、菌血症和败血症。
- 瘢痕。
- 忧虑、抑郁和罪恶感。
- 罕见,身体结构自残(如乳房)。
- 自杀倾向。

治疗[6-9]

阶梯治疗

一线治疗

皮肤治疗

- 合理的治疗(如继发感染,应用抗生素)
- 抗组胺药物
- 三环类抗抑郁药
- 慢性瘙痒的治疗

撕皮习惯和共病的治疗

- 戒除习惯
- 其他谈话治疗

(续)

- 5-羟色胺再摄取抑制药(SSRI)(通常使用较大剂量)

二线治疗

皮肤治疗

- 光疗/光化学疗法

撕皮习惯的治疗

- 情绪稳定药(普瑞巴林/加巴喷丁)
- 其他抗抑郁药,如米氮平(镇静)
- 谈话治疗

三线治疗

- 胶带和封包
- 皮损内注射糖皮质激素
- 拉莫三嗪
- 托吡酯[10]

剥脱性痤疮

同义名

- 清除性痤疮
- 少女剥脱性痤疮
- Brocq 剥脱性痤疮

概述

不挤压皮损的痤疮患者很少。Brocq 将剥脱性痤疮描述为:在情绪压力之下,清除和挤压痤疮皮损[1],尤其是少女。虽然一些患者挤压痤疮皮损后发展为剥脱性痤疮,但是大多数患者并无痤疮。当皮损大多局限于面部时,应当将这种情况视为皮损清除性疾病的变体(图 86.8 和图 86.9)[1-3]。

流行病学

剥脱性痤疮常见于年轻女性(多为白种人)[3],第二个发病高峰是 30 岁以上的女性。

临床特征[4]

临床皮损类似慢性皮肤剥脱(图 86.8b)。皮损好发于发际、前额、耳前和下颌。颈部和枕部发际处也是常见受累处。慢性皮损的特征是白色萎缩性瘢痕,周围有色沉。皮损显然是对瘙痒或疼痛的清除反应。皮损是“清除”后的剥脱。至少在疾病初期,皮损通常呈痤疮样。

鉴别诊断

鉴别诊断包括面部清除性疾病(由清除习惯导致的非痤疮样皮损)、三叉神经营养综合征(见第 84 章)和人工性皮炎。

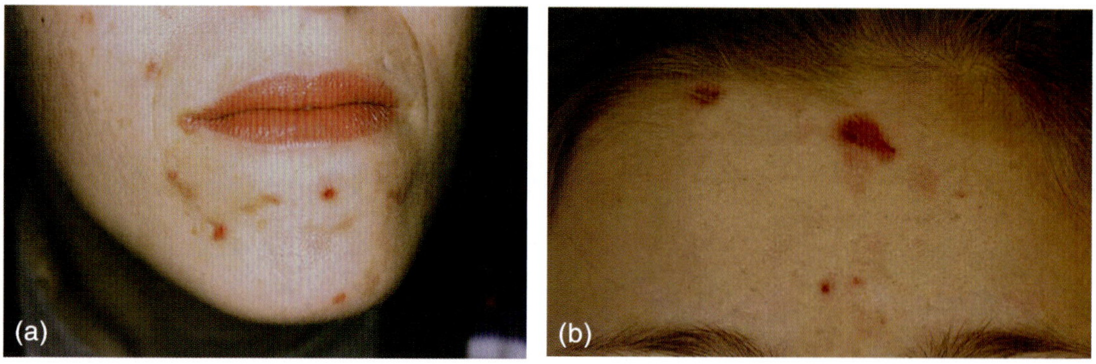

图 86.8 剥脱性痤疮
(a)面颊和颏部习惯性瘢痕损害;(b)前额的损害。

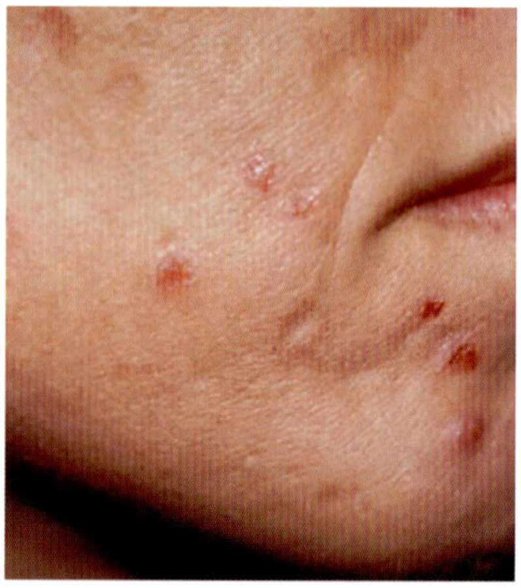

图 86.9 剥脱性痤疮

治疗[5-8]

阶梯治疗

一线治疗

痤疮样损害治疗
- 外用维A酸/抗生素
- 全身抗生素

对习惯和共病的治疗
- 戒除习惯[5]
- 认知行为疗法(CBT)和其他谈话治疗[6]
- 5-羟色胺再摄取抑制药(SSRI)

二线治疗

痤疮样损害的治疗
- 异维A酸(通常使用超低剂量,如5~10mg/d;需要密切监测可能的不良反应,尤其是情感性疾病)
- 光疗

对习惯和共病的治疗
- 其他抗抑郁药物,如米氮平(镇静)

(续)

- 情绪稳定药(如普瑞巴林和加巴喷丁)[7]
- 谈话治疗

三线治疗
- 最好避免激光和磨削,除非联合认知行为疗法(CBT)[6]
- 避免皮损内注射糖皮质激素,除非已戒除清除习惯
- 拉莫三嗪
- 托吡酯
- 催眠疗法[8]

拔毛症/拔毛癖

同义名
- 拔毛发病

概述

术语"拔毛症"最早由Hallopeau于1889年提出,其源于希腊语thrix(毛发),tillein(拔出)和mania(疯狂)。目前认为,术语拔毛癖更为精确,因为该病不是一种"狂热",而是一种强迫症。该病的诊断标准如下。

- 反复拔除自己的毛发致秃发。
- 在拔毛前或企图抗拒这种行为时,立即有越来越强的紧张感。
- 拔毛时会快乐、满足或放松。
- 疾病不能以其他精神病解释。
- 该病临床上引起显著的焦虑和(或)对职业、社交和工作的不良影响。

许多人将患者分为年青组、年老组及分离性障碍组[1]。发病早、进展有限的患者通常预后较好。顽固、强迫和专注性拔毛通常发生于老年女性，患者可能否认拔毛。也可能无意识的拔毛，一些患者在分离性障碍或神游状态下拔毛。

流行病学

发病率和患病率

本病在儿童和大学生中更为常见(有报道发病率为 0.6%～3%)。总体上说，晚发和严重的拔毛癖少见。因美容而拔毛极为常见，但是大多数情况不符合强迫症(OCD)的诊断标准。

年龄

似乎有两个不同的人群：一个主要是 5—12 岁的儿童群；另外一个是慢性病成人患者群，但是他们拔毛起始于青少年或成年生活早期[2]。儿童病例是成年人的 7 倍；证据显示，患病年龄呈双峰，分别是学龄前和青少年期[3]。学龄前患儿多为男孩(62%)，尽管此后年龄较大的男孩和男性少年患者仅占 30%。早发：人群的患者年龄通常是 2—10 岁，表现出良性、自我限制性行为，大多数人可能患有习惯性障碍，也许是捻发习惯和儿童期压力。少年组患者多为女性，男女比例达 1∶3.5。成年患者有更大的精神功能障碍，主要是女性，通常是 4∶1，但在最老群体中更为明显(F∶M 15∶1)。

种族

拔毛癖无种族特异性。

相关疾病

拔毛癖的病因尚不完全清楚，但可能与如下因素有关[4]。

- 内在的焦虑。
- 抑郁。
- 身体畸形恐惧症。
- 心理社会诱因。
- 家庭失和(常见)。
- 其他皮肤“习惯”，如咬甲和拔甲。
- 故意自残，如“切”等。
- 节食过度而致进食障碍。
- 精神性药物滥用。

该病的家族性倾向相当常见，曾有连续几代发病的报道。需要考虑与冷暴力或性虐待(比较罕见)的关系。

临床特征

大多数患者认为拔毛癖难以抗拒，当拔除毛发时会有短暂的放松和释放感。但这种放松迅速带来罪恶和无助感。拔毛癖患者通常对伴侣或亲密的家庭成员隐瞒这种拔毛习惯，脱落的毛发常被遮盖。患者可以描述对其身体或心理社会状态的控制感，这种控制感可以通过他们的拔毛习惯简单促进。一些患者则提及在疲惫的状态下，无法控制阵发性拔毛的冲动。

头皮是拔毛癖最常累及部位。一些患者选择感觉或质地明显异常的毛发，并将其牵拉至附近区域。大多数患者拔掉头顶的毛发，而不是明显人为的颞部、枕部和额部毛发。秃发可以很轻，常呈孤立的片状，但是毛发明显变薄，可发展为完全脱落，成年女性尤为明显。拔毛行为通常不是对任何皮肤症状的反应，而是有意识的或者更常见的潜意识行为，在一些儿童患者中属于催眠(入梦)状态。一些患者可能没有完全意识到拔毛习惯的形成。睫毛、眉毛、面部和阴部毛发也可能被累及。儿童也可拔掉眉毛和睫毛(图 86.10)，但成人几乎只能拔体毛。2/3 的成人患者从两处或更多部位拔毛，1/3 患者从三部位拔毛。平均 8 年以后，拔毛区波及第二个部位。拔掉体毛或阴毛可成为一种习惯，在男性更常见，独自进行或与配偶一起，这提示一种人格障碍或心理疾病。自头皮拔毛平均每天 2～3 次，其他部位每天 1 次。拔毛持续的时间和频率各异，但是成年患者更为持久和频繁。儿童易在休闲时间拔毛，如看电视、疲惫时和晚上。成年患者的拔毛则是一种有意识的固定活动，最初寻求较厚或变形的毛发，随后发展为更大部位，拔毛花费的时间越来越多。这可能类似于采用器具(如镊子)的仪式性强迫。患者拔毛愈频繁，对身体形象的不满意程度愈大，患者发生抑郁和焦虑的可能性愈大。在一些病例中，拔毛癖和强迫症很相似，且有交叉。

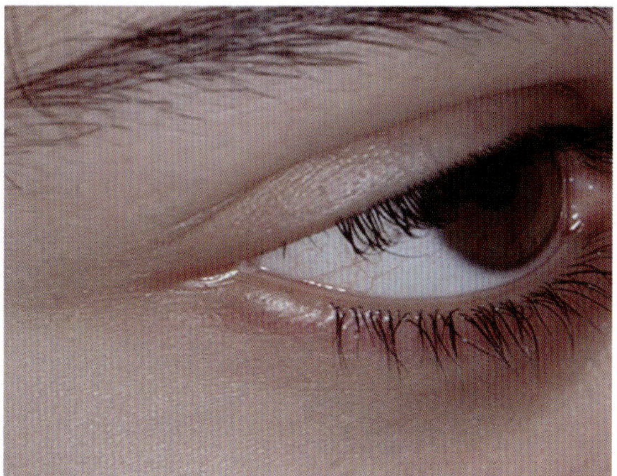

图 86.10 儿童拔毛癖

眼睫毛受累，表现为毛发脱落和破碎毛发，该患儿头皮也受累。

查体时，通常可见毛发脱失与毛发再生（短发和长发）并存（图 86.11）。这种模式可累及眉毛和睫毛。当拔毛习惯不停地重复时，偶见明显的瘢痕，毛囊处瘢痕化。拔毛活动模式从单个点、线开始，呈波浪状离心式发展。在极端病例中，这种离心式拔毛几乎累及所有头发，除了最难拔除部位，即枕部。这如同剃头或塔克修道士发型。患者采用假发、织发、假睫毛和半永久性帽子、围巾来掩盖秃发。拔毛导致颈部、面颊、胸部、外阴和大腿出现慢性毛囊炎，这也可成为患者的主诉。

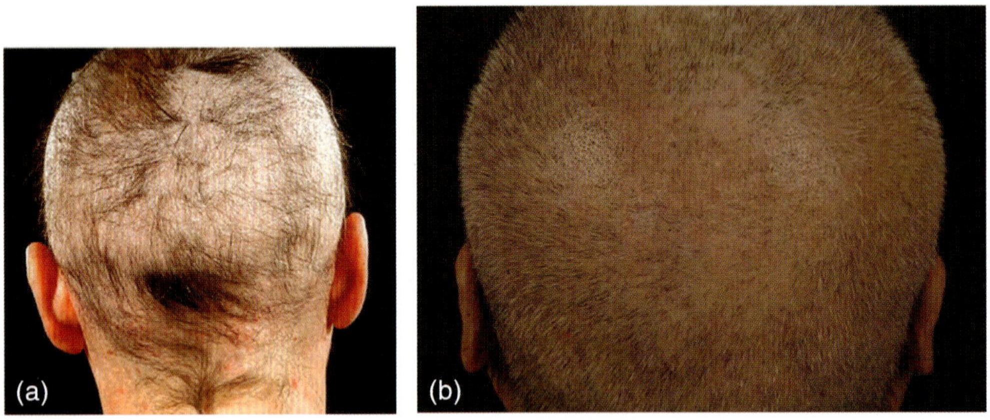

图 86.11 成人拔毛癖

(a)仅遗留枕部丛状毛发的大面积毛发脱落；(b)患者毛发长短不齐。

在咀嚼和吞咽剩下的毛发前，儿童可能会拔出毛发，抚摸或吸吮毛根。单独的毛根可被悄悄吞咽（食毛根癖），少数患者则吞下整个毛发（食毛癖）。食毛癖患者易吞下更长的毛发，个别患者会出现胃肠结石。

并发症和共病

- 瘢痕性秃发。
- 瘢痕疙瘩。
- 毛石。该名字源自阿拉伯语 badzahr，是指解毒剂或中毒指示剂（请参阅哈利波特故事）。此外，它还与叙利亚山羊第四胃中的坚硬物有关（是治疗多种疾病的珍贵药物）。胃肠结石是胃和小肠内蔬菜或纤维样物质呈球状集结（图 86.12）。毛石的真实发病率尚不清楚。该病几乎只发生于女孩和年轻女性。尽管罕见，但重要的是其发病率较高，伴慢性和严重并发症，并可能导致患者死亡。长头发更可能因胃蠕动而陷入结石球内，之后因球体太大而无法通过幽门离开胃部。结石球越大，胃痉挛发生的可能性就越大，导致恶心、消化不良、胃胀和疼痛。毛发球最终可填满整个胃部。该情况尽管非常罕见，但是儿童拔毛癖者如果发生以下任何一种症状时需考虑该情况：腹痛、体重减轻、恶心、呕吐、厌食和口臭。更常见的是父母对孩子的威胁，即“如果你继续咬嚼你的头发，最终你的胃部会有一个毛球”。

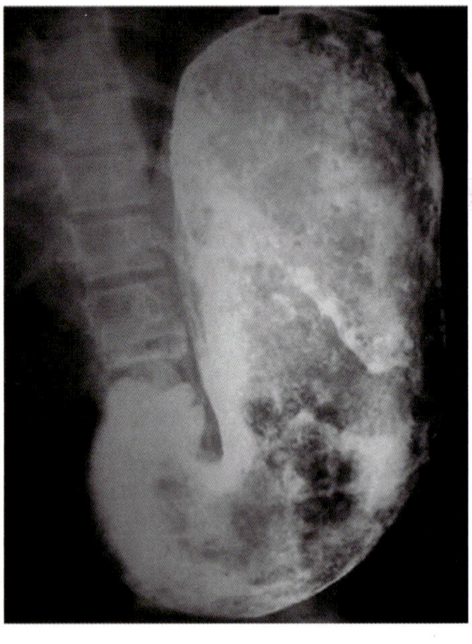

图 86.12 钡造影检查时可见胃部有带状毛发团块的毛石

- Rapunzel 综合征[5]。这是指毛石，其尾部至少延伸至空肠；患者胃肠道梗阻的风险高。在针对 27 例患者进行的回顾性研究中，仅有 1 例男性，患者平均年龄 10.8 岁。尽管有人代理记录了胃石的案例，大多数患者还是吞进了自己的毛发，其中 1 个人的头发被患者吃掉。在本组患者中，37%的患者出现腹痛，33%的患者恶心和呕吐，26%出现梗阻，18.5%的患者出现腹膜炎。毛球尾部长达 195cm，尾部溃破为无数的片段，散布于整个小肠。曾报道复发性 Rapunzel 综合征[5]。致命性肠梗阻需要手术治疗。

检查

通常基于临床特点进行诊断[6]。很少需要头皮活检，除非临床医师需要区分拔毛癖与瘢痕性秃发，毛囊软化是指毛球部的扭曲和卷曲。严重病例可见表皮内和毛囊周围的破坏。结合病史，毛发镜/皮肤镜对诊断很有帮助（毛干破坏、毛发长短不齐和毛干创伤）。

治疗

治疗方法包括一般治疗和本节开始所提到的治疗。

阶梯治疗

一线治疗

习惯纠正

- 习惯消除[7]
- 其他认知行为疗法（CBT）[8]
- 5-羟色胺再摄取抑制药（SSRI）通常需要大剂量（尤其是对伴发焦虑或抑郁症的患者）[9]

毛发脱落

- 植发
- 假发
- 治疗缺铁
- 瘢痕疙瘩治疗

二线治疗

- 稳定情绪（如加巴喷丁和普瑞巴林）[10]

三线治疗

- 抗精神病药（在精神皮肤病专业指导下）
- 托吡酯
- 光疗
- 转诊至分离性状态障碍诊所

剔甲癖和咬甲癖

有充分证据表明，强制性剔甲（剔甲癖）和咬甲（咬甲癖）的习惯常见于儿童和青少年[1]。其原因包括压力、模仿家族成员和吸吮拇指习惯的转变。咬甲通常局限于手指，而剔甲可累及所有指甲，尤其是成年人。甲小皮和甲的破坏导致甲沟炎、甲萎缩和甲纵向瘢痕[2]。有些慢性病患者伴发拔毛癖。强制性啃咬、采用器具（如剪刀、小刀，或剃刀）撕或剔可导致甲的永久性破坏。

剔甲癖是儿童发育问题的一个特征，也是 Tourette 和 Prader-Willi 综合征自我破坏的表现之一。在成人中，慢性咬甲是最常见的孤独、自我破坏的习惯，这也许是对认知行为训练的反应[3]，也是强迫症的常见强制行为之一，并非总是压力所致。剔甲癖罕见于有自杀倾向的抑郁症。自我诱导的趾甲无甲症是患者采用钳子拔掉趾甲，而不是之前趾甲被挤压所产生的复发性甲沟炎所致。

健康焦虑

同义名

- 皮肤恐惧症

概述

健康焦虑是与客观现实不成比例的非理性恐惧，严重影响患者日常生活，是一种强迫性神经官能症。皮肤病患者可能会关注各种皮肤疾病的进展。主要的皮肤焦虑（或恐惧症）可分为以下几种。

1. 污染焦虑，如污垢恐惧症，细菌恐惧症，疣恐惧症。
2. 肿瘤恐惧，如癌症恐惧症，痣恐惧症。
3. 其他，如面红恐惧症，出汗恐惧症。
4. 一般健康焦虑。

污垢，感染和疣恐惧症[1]

这是患者极度担心自身皮肤或身体被污染或感染的一种强迫性神经官能症。常因过度洗手导致皮炎，甚至高达 10%的人强迫清洗身体。诱因是担心被已经感染了病原微生物（如耐甲氧西林金黄色葡萄球菌或 MRSA），或被感染过的其他人（如最近出院的人）传染。工作中暴露于污物和废物的情境可能会引发恐惧。患者甚至每天洗手可达 100 次，强迫沐浴 10～20 次。如果给予患者足够建议，却没有解决出现的刺激性皮炎，则应立即进行调查，不仅是关于强迫洗涤的原因，还要检查洗涤的方式。

痣和癌症恐惧症[2,3]

这是一种强迫性神经官能症，患者对患癌有极大的恐惧，且有可能会发展成妄想症。讨厌痣和雀斑可能是 BDD 的一种表现形式，大多数患者存在潜在的癌症恐怖症，反复要求进行痣检查，有的患者甚至要求切除痣。它是对各种刺激发生的反应。例如，虽然患者可能已经切除了恶性病变，但仍需要不断地保证来消除恐惧。可能是家人或朋友因恶性肿瘤或黑素瘤死亡，或因媒体、医疗或家庭压力产生担忧。这是对疾病的过度反应，通常与焦虑有关。患者定期和突然地出现在疾病筛查诊所或初级保健医师处。他们可能要求去除部分或全部痣，甚至尝试自我手术。儿童监护人的痣恐惧症并不罕见，因父母担心他们的孩子及其痣的性质，甚至由于担心日晒而限制他们正常的游戏活动和假期。除非强迫症和焦虑症得到改善，否则病情可能会继续发展。

其他焦虑和恐惧症[4]

局部皮质类固醇症恐惧症的主要表现是皮肤变薄及较小程度阻碍儿童的生长发育。

治疗[5]

以下治疗方法是对本节开头概述的一般治疗的补充。

> **阶梯疗法**
>
> **一线治疗**
>
> • 选择性血清素再摄取抑制药通常使用较大剂量，已被证明有助于强迫症及焦虑症。米氮平是一种抗抑郁药，可用于睡眠障碍。西肽普兰现在最大使用剂量为40mg，而氟西汀的剂量可达60mg
>
> • 谈话疗法对于解决患者的焦虑和对疾病产生更合理的观点至关重要
>
> • 必要的皮肤治疗（如对强迫症中因过度洗手导致手部刺激性皮炎的治疗）
>
> • 减压法和放松技巧是非常有益的
>
> **二线和三线治疗**
>
> • 如果患者出现妄想症，偶尔使用抗精神病药可能会有所帮助
>
> • 情绪稳定药（如拉莫三嗪）
>
> • 治疗合并的情感疾病
>
> • 催眠疗法

饮食障碍

概述

饮食障碍是一种具有严重身体并发症的精神疾病，可分为神经性厌食症、神经性暴食症和未分类的饮食障碍。此类疾病在年轻女性中特别常见，且发病率逐年增加。

神经性厌食症和贪食症

概述

诊断神经性厌食症，必须具有以下条件。

1. 无法维持正常年龄和身高要求的标准或最低体重，同时对体重增加具有强烈担忧；体重指数(BMI)＜17.5kg/m^2。

2. 对体重、大小和身体形态具有扭曲的认知。

3. 闭经。

诊断神经性贪食症，必须具有以下条件。

1. 反复发作和强迫性过量饮食或暴饮暴食。

2. 为避免体重增加而导致的经常性和不适当的补偿行为，包括诱发呕吐和滥用利尿药和泻药。

3. 暴食和减肥行为每周至少发生2次，持续3个月。

4. 自尊易受体重和身体形态的影响。

流行病学

发病率和患病率

目前，神经性厌食症的发病率高达1%，贪食症高达5%[1]。文献回顾表明，终身患病率为2.2%，超过一半的病例最初未在医疗保健系统中检测出来。厌食症的年患病率约为0.3%，贪食症的年患病率约为1%，但15—24岁的女性患病率可能更高[2]。这一组年轻女性中每10万人有270人发病，而整个女性人群则每10万人有8人发病。

年龄、性别和种族

厌食症常发生较早，通常在青春期，而贪食症则在十几岁和二十出头时达到顶峰。大多数患者都是年轻女性；男女比例为1∶20，然而有越来越多的证据显示这一比例接近1∶5。在已发表的研究中显示，白种人多见，加勒比黑人妇女和亚洲妇女的患病率极低。此类疾病在工业化社会中发病更为普遍，在高社会阶层中尤为频繁。

临床特征

皮肤并发症[3]

在厌食症和贪食症患者中常见的皮肤问题有很多。

- 干燥症和瘙痒症。
- Russell征（因牙齿与皮肤摩擦导致指节垫形成）（图86.13）。
- 营养疾病
  - 糙皮病。
  - 肠病性皮炎。
  - 缺铁性贫血和脱发。

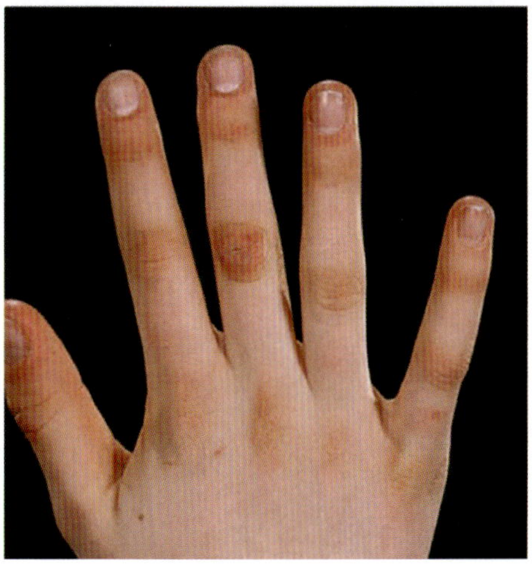

图 86.13 Russell 征
贪食症患者因强迫呕吐导致指关节骨化。

> 框图 86.8 SCOFF 诊断饮食障碍的调查问卷
> - 你是否因为胀满不适而感到恶心
> - 你是否担心自己已经无法控制自己的食量
> - 你最近是否在 3 个月内减掉了超过 14 磅的体重
> - 当别人说你太瘦时，你是否认为自己太胖
> - 你会说食物主宰你的生活吗
>
> 回答"是"计 1 分；得分≥2 表示可能出现神经性厌食症或贪食症
>
> 来自 Luck 等，2002[8]，经英国医学杂志出版集团许可转载。

- 影响皮肤微血管
  - 雷诺现象。
  - 手足发绀和冻疮。
- 头发异常
  - 多毛症。
  - 脱发。

精神皮肤病学并发症

- 自残行为[5]。
- 拔毛癖。
- 严重的咬甲癖。
- 假性皮炎。
- 自杀（风险比正常人群高得多[6]）。
- 物质滥用。
- 身体畸形恐惧症[7]。

检查和治疗

如果患者存在上述症状，尤其是体重过轻的女孩，皮肤科医师应该高度怀疑其患有神经性厌食症。一份简单的调查问卷有助于发现饮食障碍（框图 86.8）。饮食障碍在社区中很难被发现。不抗拒专科治疗的患者应向精神科医师转诊，皮肤科医师可对皮肤症状的治疗提供建议。

心源性瘙痒

心源性瘙痒症

概述

瘙痒症是一种多因素引发的症状。皮肤病、神经精神疾病、医源性疾病和内科疾病是公认的原因[1]（另可见第 83 章）。通过观察昆虫、皮疹和其他受试者抓痕的图片进行心理刺激后，个体感到瘙痒的倾向表明简单措施可具有诱发身体心源性瘙痒症的能力。Misery 和同事们提出了原发性心源性瘙痒症的诊断标准[2]。以下是三个强制性标准。

1. 无诱因的局部或全身性瘙痒症。
2. 慢性瘙痒症（>6 周）。
3. 缺乏躯体器质性原因。

局部或全身性心源性瘙痒可能因应激反应开始[3]。瘙痒和搔抓的模式可能主要发生在放松或空闲期间。瘙痒的发作不可预测，常常突然发生又突然停止。瘙痒的特征可能不常见，多描述为爬行样、刺痛或灼痛。2/3 受试者的好发部位是腿、手臂和背部。局部瘙痒可能在短时间内导致全身瘙痒。在一些个体中，强烈的搔抓可以引起快感，这可能与阿片类物质的集中释放有关。

心源性瘙痒患者可能继续发展[4,5]。

- 结节性痒疹。
- 抑郁症（约 30%）。
- 焦虑和抑郁（门诊患者 10%，住院患者 20%）。

治疗[6-10]

治疗心源性瘙痒引起的搔抓，同时应该治疗潜在的或相关的社会心理共病。

> **阶梯疗法**
>
> **一线治疗**
> - 润肤剂、保湿剂、肥皂替代品和沐浴添加剂等基本措施通常是皮肤护理的基础
> - 如果存在并发皮炎，可考虑外用糖皮质激素和其他局部抗炎药
> - 非镇静抗组胺药
> - 镇静抗组胺药可能比非镇静抗组胺药更好（如每日 50～75mg 羟嗪）

（续）

- 行为导向治疗可能非常有帮助，特别是习惯逆转治疗[7]

二线治疗

- 三环类[6]（通常是在镇静抗组胺药之外，如多塞平从10mg开始增加至125mg/d，或阿米替林10～150mg/d）
- SSRIs是次之的选择[9]（如氟西汀20～40mg/d或西肽普兰20～40mg/d）
- 光疗和光化学疗法可能有助于改善顽固性瘙痒
- 冷霜可以缓解症状，如加入2%薄荷脑的水乳膏

三线治疗

- 稳定情绪的抗抑郁药，如曲唑酮或度洛西汀
- 最近报道显示托吡酯有益[10]

人工性皮肤病

概述

医师通常会相信患者告诉他们的情况。咨询过程中不成文的约定是患者将尽可能真实地描述疾病的细节，并尽可能公开地回答医师的问题，而不是刻意隐瞒和歪曲事实，医师在评估这些疾病体征和症状的组合时做出假设。一些患者可能会夸大或减少症状的描述。患者可能会根据经验、文化及疾病背景的需要而错误地归因于某种因果关系。患者可能由于来自其他医疗，尤其越来越多的媒体或互联网的启发或建议产生错误的观念。这些咨询行为是常见的，并不构成捏造，但如果这种行为持续下去可能会降低临床医师的客观性。

临床欺骗是指一系列疾病，这些疾病处于连续状态，具体取决于行为发生时的欺骗意图水平和诱发疾病动机。由于意图不同，对人工行为的定义尚不明确，但对皮肤科医师而言，DSM-5诊断特征如下。

A. 可明确识别虚假的身体/心理体征、症状，或诱发伤害/疾病。

B. 患者在他人的印象中表现为生病，残障或受伤。

C. 即便不为获取外部利益所驱动，该行为仍具有明显的欺骗性。

D. 该行为不能很好地被另一种精神疾病解释，如妄想症或其他精神病。

在强加给代理人的人为障碍中，DSM-5标准类似，不同之处在于标准“B”是个体表现为受到伤害或以某些方式伤害他人。

假设标准A排除了无意产生症状为特征的疾病，从而区分开人工疾病与身心性疾病，转化与分离性疾病。标准B假定患者可能会否认自己的内在动机，而标准C排除为了获得外部利益而故意产生的症状，从而与装病区分开。

如上述诊断标准中，由患者自行产生皮肤病损的命名法是多种多样的。“诡计”是一个名词，意思是使用狡猾的计划或装置来哄骗或欺骗，而“人工制品”被定义为人造品、艺术品或装饰品。在某些情况下，制造物通常是具有欺骗性意图的发明，而人为是指人造的或非自然的形容词。作为人为诱发的疾病（FII），“人工皮炎”这样的术语相较于改进后的代理型孟乔森综合征的定义，在医学界更为广泛应用。人工伪造的信息，即谎言，可以是人为制造的皮肤损伤、对他人的隐秘的利用（代理型疾病）和为物质利益或赔偿而谎称的疾病。在不同情况下，撒谎可能具有不同的特点，如冲动、不成熟年轻女性的社会心理谎言主要用于避免遭受羞辱和诋毁，而老练装病者的病态谎言（假的幻想）被用来美化他们的表现。

存在一系列公认的人为皮肤病，具有以下特征：首先，皮肤病患者意识完全清楚；其次，想要向医师隐瞒病因。这一定义包括人工皮炎，模拟性皮炎，皮肤病学和皮肤垢着病。这些综合征还可以与其他有明显二次获益的综合征区别开来，如孟乔森综合征，代理型孟乔森综合征和伪病。

对于所有人为皮肤病（包括人工皮炎），重点是排除器质性疾病及优先考虑患者的发病原因，而不是治疗措施。

人工皮炎

概述

人工皮炎是一种完全由患者的自我行动（即无意识活动）引起皮肤、头发、头皮、指甲或黏膜损伤的皮肤病（图86.14）[1]。这些患者向医师隐瞒自己的行为责任。有意自我伤害与人工皮炎的不同之处在于，患者通常会意识到他们正在“伤害”自己的皮肤（图86.15）。

流行病学

所有研究均显示，成人中女性多见，女性与男性的比例从20∶1～4∶1。8岁以下儿童也可以发生；青春期前儿童的性别比例相等，在青春期早期阶段，女性多见，比例可达3∶1[2]。这些结果表明，大多数患者是青春期儿童和30岁以下的成年人，虽然有一个

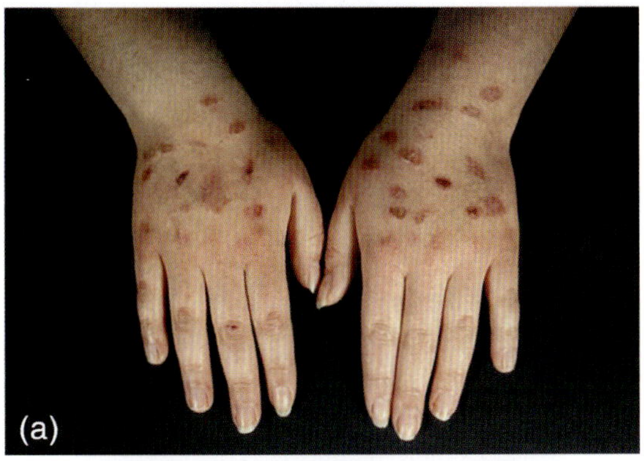

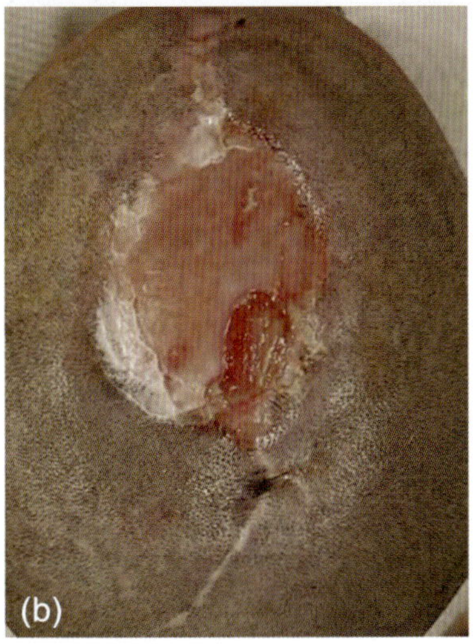

图 86.14 手部和头皮人工皮炎

(a)手部对称性和主要单纯性病变;(b)由于患者广泛撕开头皮并需要进行塑料修复而导致的人工皮炎。

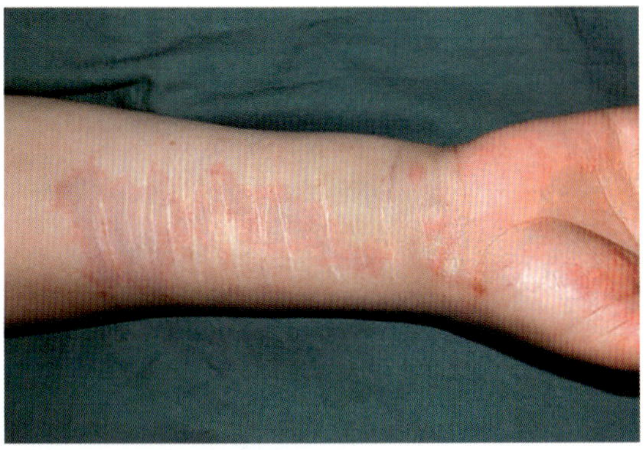

图 86.15 故意切割胎记造成的瘢痕

重要的亚组,其发病年龄明显更大。但后者的特点是男性反而多见(男性与女性的比例为 2:1),皮肤病变更微小,既往有躯体化障碍疾病史。疾病可表现为假性癫痫发作、腹痛、晕厥、慢性疲劳和背痛。

病理生理学[3]

患者的动机是可变的。病、症和证是有区别的。病主要指的是病理的生物形式,症指的是患病的主观感受,证涉及的是患病的过程。人们根据他们经验,在症状感知、评估、采取行动或放弃行动方面存在差异。这被认为是个人的"病态行为",首先在家庭内部形成,其次与专业健康顾问有关。人为病变的精神病理学将患者希望产生的疾病作用作为其基本病理学特征。这表明这些患者具有复杂的潜在驱动因素,如自我厌恶和内疚,疾病允许的不适当退化和避免成人责任。人为疾病象征着对权威人物的愤怒和(或)抵触,如学校恐惧症。精神或医疗护理可满足大量的依赖性需求(如因应对策略不足而产生)。

在许多情况下,重大生活事件产生的社会心理压力是显然的。儿童和青少年在应对失调的亲子关系、欺凌、身体变化和药物滥用,通常表现出焦虑和应对方式的不成熟。成年人对不利的情况也可能表现出一种不成熟的、冲动的反应。大多的慢性患者可能具有明显的人格障碍,最常见的是边缘性人格障碍。

临床特征[4]

人工皮炎可以被较早地发现。其两大特点是身体症状和虚构的故事。

"空洞的历史"和共同的信念

这个故事要么是一系列捏造的谎言,或者更常见的是"不知道皮肤损伤是如何发生的"(即"空洞历史")。患者通常描述为整体病变的突然出现,很少或没有前驱症状,对个别皮损的成因无完整的描述,病变通常是在醒来时出现或被"发现"。病变发展常在一个完全相同的阶段,以群、组模式对称出现,很少分散,具有明显随机性,且常缺乏疾病进展史。与之形成对照的是,对并发症和无法愈合的情况进行了长时间和详尽的描述。其特征性是,当新的病变出现时,已形成的病变可能会突然恶化。极少的患者使用多种方法来产生病变。有人认为,这些患者对自己的处境表现出一种"美女式冷漠"。他们在具有明显疾病的情况下,通过一种神秘的"蒙娜丽莎的微笑"表现出一种冷漠和无辜的分离状态(图 86.16)。尽管患者广泛存在毁容,但患者的举动往往是被动而不是主动的。然而,父母、配偶或伴侣普遍表现出愤怒,他们常因许多医师的无能为力而抱怨。患者及其亲属可能会消耗大量的医疗资源来寻找"问题"的原因和解决方案。亲属通常确信患者的症状是完全由疾病导致,可能会向医院管理层及当地或其他政府官员提出正式投诉。

临床表现[5,6]

对于所有年龄组,最常见的发病部位是面部,特

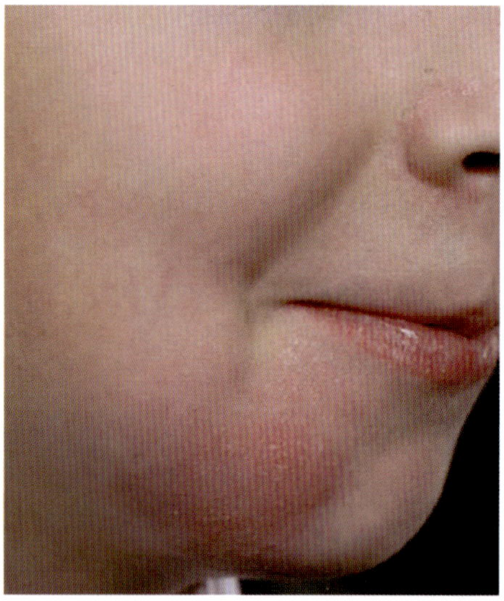

图 86.16 下颌部皮肤的人为疾病和“蒙娜丽莎的微笑”

别是面颊，尤其是儿童，约占报道病例的一半以上(图86.16)。其次的常见部位是手背部而不是手掌部，然后是前臂，总的来说常见的部位是非优势肢体。皮肤上存在特定的隐蔽部位，往往出现在衣服遮蔽的乳房、腹部区域和生殖器部位。年轻女孩如果出现这些部位损害应该迅速调查是否存在性虐待。背部、腋窝和外耳较为少见。

患者通过各种方法产生的皮损具有多态性、奇异性，可以模仿任何已知炎症反应(图86.17)。人工皮炎应与每个慢性的、复杂的和复发性皮肤病进行鉴别诊断。人工皮炎皮损通常是线性、角状或不符合公认的皮肤病形态的模式，并且通常是热损伤、化学或器械损伤的结果(图86.18)。常见的是大小均匀的圆形损伤或水疱(如通过香烟灼烧或来自紧密的加压气溶胶如止汗剂或哮喘吸入器的低温损伤)。几天后，可以在病灶中闻到香水味。不太常见的是，异物注射如牛奶、化妆油或工业油脂引起的钝性创伤的皮肤病变，表现为奇怪的出血或严重的皮肤硬化和坏死[7]。这些更常见于乳房、大腿或阴茎等隐蔽的部位。

指甲锉、砂光板、奶酪刨丝器或钢丝刷可产生具有几何边缘特征的擦伤、硬结、线性或弓形损伤。荨麻疹样病变最初是由化学损伤产生的，随后会出现水疱、结痂和瘢痕形成(图86.19)。特征性的症状是这些区域可能显示“滴水标志”，因腐蚀性液体不受控制并可在皮肤上流动(图86.20)。漂白剂、肥皂和家用清洁剂最常用于女性；男性常见使用的是工业酸和汽油。这些化学物质可能会在皮肤上产生持久的，可察觉到的气味。

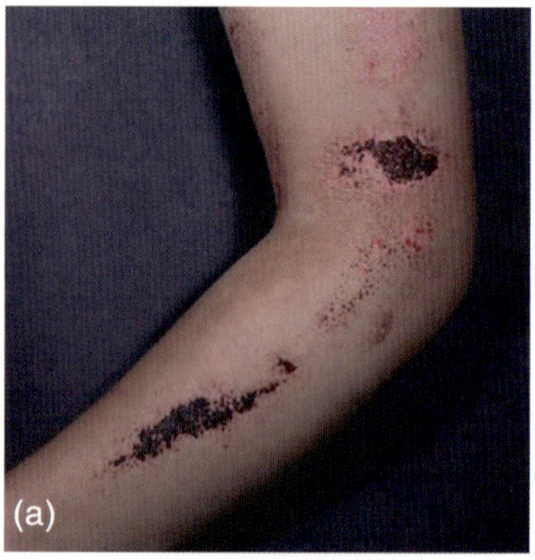

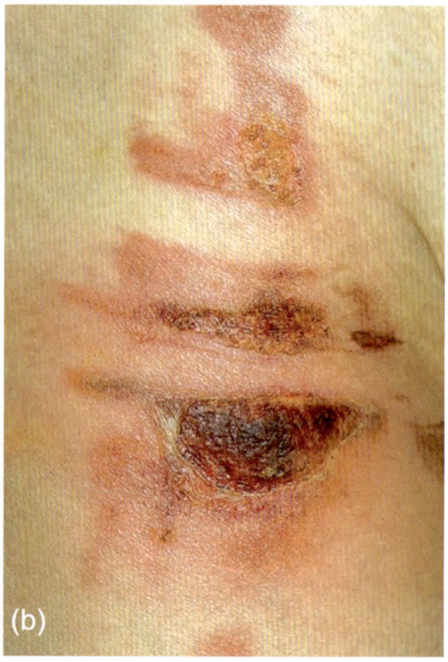

图 86.17 面部人工皮炎

(a)原发性、线状、角状和破坏性的人工皮炎；(b)注意一些病变的直边和锐角。

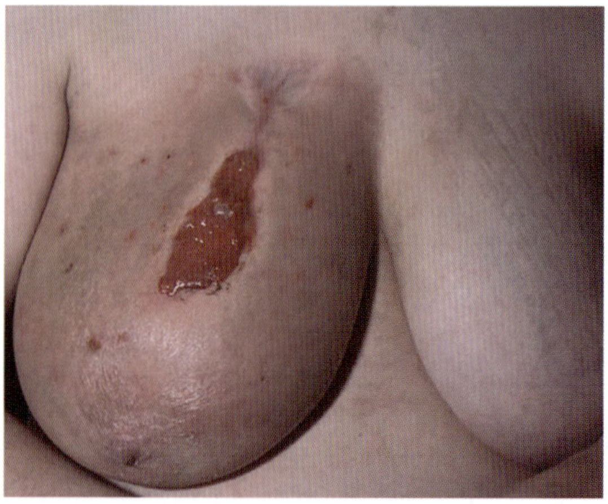

图 86.18 秘密注射牛奶和滑石粉产生的乳房持续性溃疡

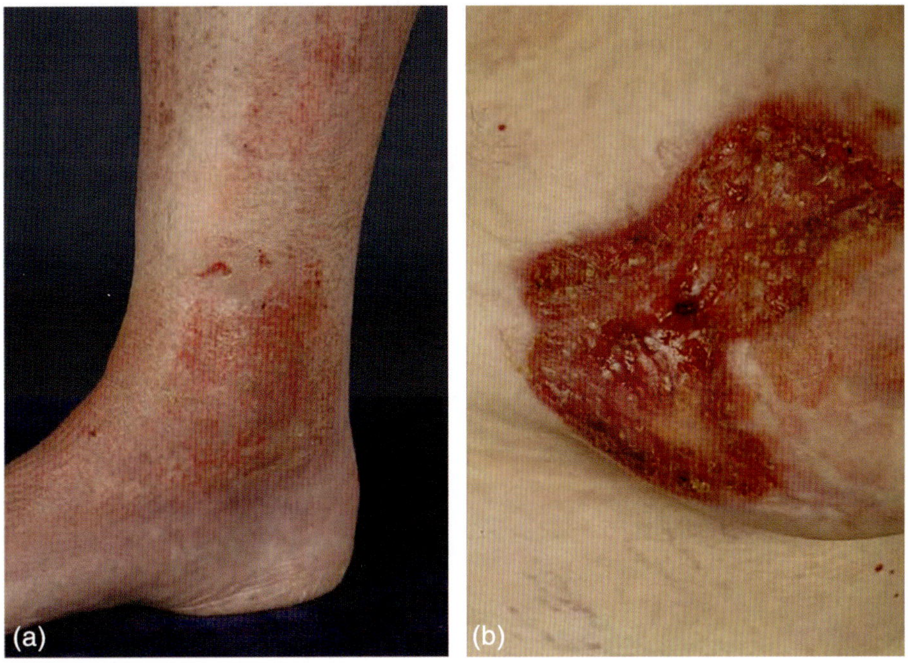

图 86.19 踝关节皮炎(a)和病变(b)的特写

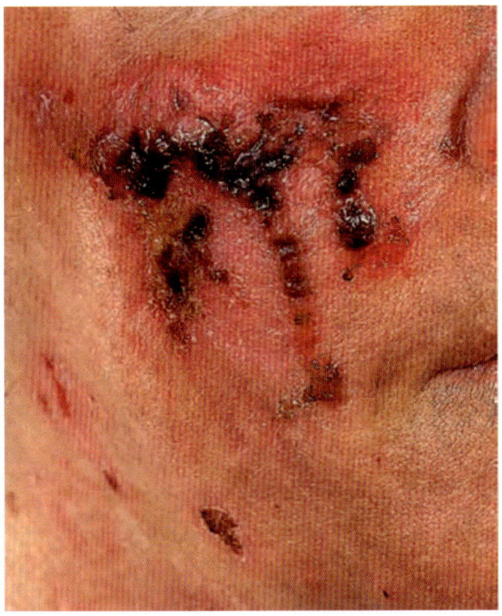

图 86.20 显示“滴水标志”的人工皮炎

临床亚型

人工唇炎：人为唇炎（人工唇炎）是因为嘴唇的人为损伤而产生的，较为少见。在女孩和年轻女性中最常见，但老年男性和女性患者的发病率大抵相同。通过使用纸、胶水和着色剂来制造唇炎进行模拟。嘴唇的反应是局限的，尤其表现为持续的炎症伴有结痂和出血。结痂可能非常厚，具有一系列类似于甲壳或牡蛎壳的凝固的血性渗出物。凝固的血浆和血液存在嘴唇上时，亦可出现出血症状。这是由于撕、咬、舔引起的。偶尔，青少年会因为他们不正当清洗嘴唇而产生一种残存的嘴唇硬皮。去除硬皮会留下相对正常的唇部，尽管随着时间的推移会有一些表面磨损。鉴别诊断包括接触皮炎、光化学损伤、慢性舔唇习惯和肉芽肿性唇炎。

人工指甲病：儿童和成人均可发生的指甲和指甲褶皱的创伤和化学损伤。儿科病例显示可因插入钉子、别针或碎片引起慢性甲沟炎。想要逃避责任的士兵习惯性地使用腐蚀剂来损伤他们的手指。特征性病变显示指甲周围有紫癜和出血，但也有甲下出血和脓疱。一个重要的迹象是，重复的创伤性指甲缺损仅在一只手上单独或多次发生。

人工头发疾病：切割或剃须后可能会出现的明显脱发。它不同于拔毛的毛状外观，有明显的粗糙、裁剪不齐的脱发区域的毛发变化，也有头皮或眉毛的不自然的改变，毛发脱落形成特殊的图案。

巫术综合征[8,9]：人工皮炎可以通过他人在不知情和毫无戒心的受害者身上发生。例如，作为报复行为，理发师将苯醚用于顾客的皮肤，因此在 10 分钟内可引起充血、水肿。由于手掌上的药物吸收率非常低，故对行凶者没有影响，因此可以很容易地将它应用到顾客的皮肤而不会伤害自己。

人工皮炎斑贴试验：一名女性兽医助理用治疗动物的封闭敷料引起大疱性皮炎，在另一只手臂上的新大疱促使父母要求进行“过敏”测试。对背部施加了10次黄凡士林贴剂试验，2天后在其中一个部位引起非炎性大疱[10]。在另一个案例中斑贴试验反应通过划痕来模仿以试图要求补偿[11]。

人工收缩：有文献报道，因束带造成肢体水肿（分泌综合征）。它的特点是一个手指或脚趾，通常是一个脚趾，会在一段时间内收缩，而其他的不受影响。重复的单个、不同脚趾的缺血，而其他都是健康的，应该引起怀疑外部束带。血管扫描可以排除栓塞性疾病。

人工紫癜：吸力、摩擦或钝性外伤后可见紫癜和瘀斑。儿童通过直接口腔吸吮杯子和四肢或使用玩具或工具吸附，在下巴上产生紫癜。剪切也产生紫癜，可以表现为线性肢体病变。儿童身上广泛的瘀青和出血提示不是人工和诱发的疾病（见捏造和诱发疾病），这不仅可由创伤引起，也可由抗凝血药物引起。

人工真皮炎：真皮皮损可表现为脂膜炎型皮损和沼泽状、波动性肿胀。仔细检查急性病变可发现针迹存在，针管中注入了牛奶、空气、粪便、尿液、食用油、硅酮、油脂或机油。可以通过医疗或辅助医疗人员的家人和朋友获得针头和注射器。

人工手术：有一组表现为术后未愈合的伤口（图86.21）。在轻微的皮肤损伤、乳房活检或腹腔镜检查等之后进行小手术。伤口在缝合线拆除后“破裂”，反复感染病原微生物，如 MRSA 等。不幸的是，进一步的伤口修复加重并使伤口持续存在合理化。在转诊至皮肤科医师之前，有的患者做了多达8次的手术修复，这种情况也并不罕见。

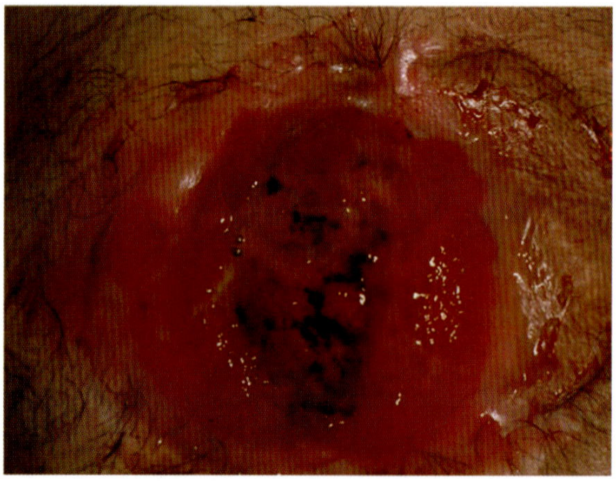

图 86.21 手术后未愈合的伤口，伴有特征性的中央“干扰性出血”

并发症和共病

20%的患者患有躯体化障碍和疑病症。常常伴随着焦虑、抑郁和药物滥用。边缘型人格障碍是导致男女慢性病的一个因素。真正的不可控制存在长时间的争论，是自我伤害行为和行为意识之间的分离，是基于患者可能出于无意识原因而进行有意识行为的前提下进行的。

人工皮炎的并发症包括以下几点。

- 色素沉着紊乱。
- 瘢痕。
- 皮肤感染。
- 骨髓炎。
- 瘘。
- 严重感染如脑脓肿。

检查[12]

诊断通常不是很难，并且在患者的病程中很早就被确诊。然而，排除器质性疾病至关重要（参见“精神皮肤病学的黄金法则”）。必须仔细评估任何皮肤活检，并且具有非常接近的临床病理学相关性，以避免过度诊断。由于一系列原因，人工皮炎必须在精神皮肤科 MDT 环境中进行诊疗。皮肤活检可以提供必要的支持信息，虽可能有助于排除器质性疾病，但在大多数情况下不需要进行皮肤活检。

组织学表现可包括由摩擦导致的表皮受损，化学物质导致的具有海绵水肿性皮炎，退化的角质形成细胞及周围的淋巴细胞。因物理和化学损伤引起的急性和剧烈的表皮坏死是皮肤暴力损伤的特征。表皮起疱可以通过热损伤和冷冻损伤产生。相反，较深的真皮组织可不受影响。一些化学物质，如牙膏，可以诱导异常的炎性皮肤表现，提示皮肤淋巴瘤（假淋巴瘤）。皮下注射也可以产生更深的病变，表现为血管炎或异常的脂膜炎。墨水表现为炎症程度有限的色素沉着，滑石粉可引起巨噬细胞聚集、吞噬，异物巨细胞形成肉芽肿性炎。注射的油类和油脂会产生持续的深层脂膜炎。

特殊着色剂可显示硝酸银的腐蚀性损伤。在偏振光下检查可以识别异物，并且可以通过能量色散X射线分析和红外光谱法进一步细化。与疾病状态不同，人工疾病的组织病理学可能随时间而变化，并且已有证据显示连续活检可以在诊断上有帮助，因为在每种情况下可能存在不同的变化模式。有时，患者会将针头完全埋入皮肤中，可产生复发性脓肿，可通过X线发现。一些患者在整个皮肤上插入了数百枚针，如果确定了一个，那么其他身体区域也应该进行X线照射。也有的插入木刺，可通过 MRI 扫描发现。

有一些心理测试可以用来评估事实性障碍，但这些本质上是研究工具。

治疗[12-14]

人工皮炎的治疗不是一种审问，其治疗目的有三个。

1. 正确对待皮肤　皮肤损伤可能是广泛的，会出现毁容和感染，伴随着潜在的瘢痕和色素沉着。组织修复的过程可能需要时间，但这为建立患者与临床医师的关系提供了机会。重要的是，医师需要提供一个有益的、非侵略性的、富有同情心的诊疗方法。闭塞性包扎偶尔会使损伤愈合（除了那些最坚定的患者）。

2. 应该花时间来确定心理问题的性质和程度　是否正视患者是一个进退两难的问题。一般来说，大多数精神皮肤科医师主张，除非有特殊的益处（附带收益、赋格状态等），否则不要直面患者。医师必须避免个性化发作，需要考虑最有可能改变患者行为的方法。患者的心理问题应以非侵入性的方式处理，允许患者在保密的环境中自由表达自己的困难。孩子们通常对这种方法反应良好，尤其是在能够确定心理社会压力原因的情况下。任何有关虐待的担忧都应立即向保护小组提出，疑似重大精神疾病者应立即转诊到精神病服务机构。

3. 临床医师需要解释患者出现人工皮炎的原因　通常，一旦患者对临床医师和环境感到安全，引起人工皮炎的原因就会被发现。这可能在陈述病情后很快被发现，也可能需要很长时间。患者出现人工皮炎的原因各不相同，有的可能相对容易解决（如父母要求考试成功的压力），也可能很难解决（如性虐待和身体虐待）。并发情感性疾病比较常见，可能需要同时治疗。

成人患者可能会对非对抗性的“狭隘逃避”“准忏悔”“康复”“保全面子”或“荣誉逃避”策略做出反应。这种机制的原理是建议患者做一些“个人作业”，通过提供康复的理由来找到疾病的解决方案。患者可能声称替代疗法如催眠、顺势疗法或手法、芳香疗法等边缘疗法已经治愈了他们。重要的是随访患者，确定心理和社会因素是缓解病情的内在因素。

另一种技术是双盲策略，医师解释说治疗及康复的预期。如果不这样做，他们将被迫得出这样的结论，即未能改善构成问题是心理或人为的确凿证据。一项关于此类急性和慢性非器质性（转化/人为）运动障碍的行为干预的研究表明，这为抵抗更多被动技术的慢性病例提供了积极的解决办法。当家庭成员对症状的性质感到愤怒或怀疑时，这种策略尤其有效。

原发性精神障碍的预后。急性应激反应可以在更换敷料时通过一系列简短的咨询来解决。1/3～1/2 的患者继续发展为慢性病变。这类患者可能有人格障碍（通常为边缘性人格障碍），需要进行精神病评估。不幸的是，对于可能不去诊所就诊或要求转诊到其他地方的患者来说，这通常难以实现。

模拟皮炎

明显的皮肤病可以通过巧妙地利用外部伪装来模拟疾病（图 86.22）。这些患者的皮肤没有受到明显损伤。用化妆涂抹皮疹或模拟胎记，这在儿童中最常见。胶水和结晶糖可以产生一种凝结物来模拟脱皮皮疹或慢性唇炎，药物可以诱导皮肤变色，局部印刷染料可以产生变色的汗水。这些变色可以用水溶液或乙醇拭子去除，并在必要时进行分析。糖衣在水中很容易溶解，角蛋白则不然。用红色化妆品来模拟面部葡萄酒色斑。这些欺骗手段可能聪明到足以让他们的医师困惑好几个月。

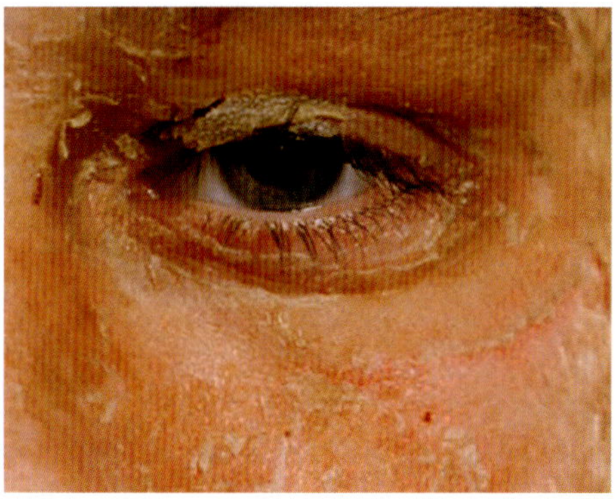

图 86.22　涂上胶水使其看起来像带状疱疹

皮肤性模仿病

一些患者可能会利用其皮肤科医师给出的解释来故意加重现有的皮肤病。它与人工皮炎不同，因为这种疾病看起来像是一种已确定的皮肤病的恶化，没有任何典型的机械、化学或热干扰的怪异物理症状。它还应该与由自己造成的手术创伤和创伤性损伤的延迟愈合相区别，后者通过外部损伤实现的。当患者出现不明原因的疾病恶化或对足够的监督治疗无反应时，应引起临床怀疑。更直接地面对面讨论而不相互指责可能会有用。

皮肤垢着病

同义名

- 陆地样皮肤病
- 疏忽性皮肤病

缺乏正常的皮肤清洁会导致角质层的堆积。这常见于老年或精神错乱的患者，他们自我忽视，其极端的形式被称为 Diogenes 综合征。这些病变是自我忽视的结果，包括角蛋白和脏碎屑的积累增加，随着时间的推移形成厚厚的甲壳（图 86.23）。病变通常发生在上胸部中央、背部，并在腹股沟处积聚成凝固的碎片。老年患者可能偏执，有情绪障碍或有颞额叶痴呆。酗酒可能是一个共同因素。年轻患者可能出现头皮、面部或手臂的病变，且一定有父母或家人陪同。显著的精神病理学常见于精神分裂性思维障碍和社交退缩。通常需要专科心理治疗，包括日间护理和社区精神支持。

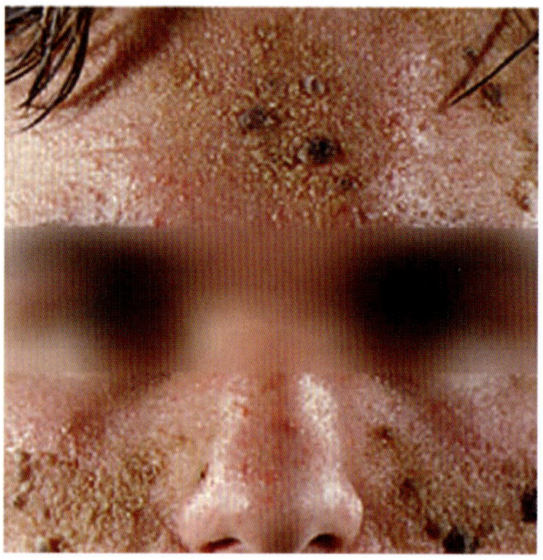

图 86.23 年轻男性 Diogenes 综合征
表现为面部角蛋白和碎屑的增生。

伪病

Asher 将伪病定义为故意模仿，产生或鼓励疾病的行为[1]。美国精神病学协会《精神障碍诊断与统计手册》（第 5 版）中的定义指出，“伪病的本质特征是故意产生虚假或严重夸大的生理或心理症状，其动机是外部激励，如逃避兵役、逃避工作、寻求经济补偿、逃避刑事起诉或获取毒品”。

伪病可能与转换障碍[2]、人格障碍[3]和其他人为行为共同致病。然而，它通常与大多数人为疾病的不同之处在于它是短期的和机会性的。其他疾病的捏造往往是长期和持久的。恐惧、欲望和逃避是产生虚假或严重夸大的生理或心理症状的三个主要动机。假装疾病和残疾的士兵希望逃避兵役、暂停调任或者退伍[5]。员工可以延长病假，推迟公司更换工作，或因明显病情加重而寻求提前退休。有些患者可能会因为一种人工的疾病（如所谓的烧伤）而寻求赔偿，或者出于不满或报复，加重或延续一种现有疾病（如工业性皮炎）。人工疾病患者，对医师或对他们的照顾不满，长时间的所谓医疗疏忽的法律案件很常见，这些患者可能会得到一笔经济赔偿[6]。慢性、非愈合、术后瘢痕可通过器械操作，甚至粪便注射，以维持败血症。手部皮炎，无论是刺激性接触还是过敏性接触，都可能会长期存在，以寻求更高的赔偿金。

如果可以发现重要的精神病理学，治疗取决于潜在的精神疾病，但潜在人格障碍患者的机会主义反应是糟糕的[7]。

幻想性谎言癖和 Münchausen 综合征

Asher 用 Münchausen 综合征这个术语来描述臭名昭著的医院跳楼者，虚构一个戏剧性的、不真实的疾病故事[1]。这是一种慢性、严重和戏剧性的人工疾病亚型。其基本要素是疾病的复发性，以及不同医院（巡回）重复投诉模式的频率和相似性。患者通常会向医师出示档案，这些伪造的疾病可能是罕见的。虽然皮肤病主诉在 Münchausen 综合征中并不常见，如虚构卟啉症和结缔组织疾病可能会出现在皮肤科医师面前。该综合征的最后一个要素是假性幻觉（病理性谎言）[2,3]。虚构关于过去社会历史和联系、剥削、财富及化名发明的谎言。患者通常是男性，年龄在 30 岁以上，从一家医院到另一家医院。他们自诉腹痛、出血或某些神经功能丧失。皮肤损伤很少见。最常见的症状是伤口未愈合、大面积起疱或伴有其他躯体疾病的多次皮疹。皮肤溃疡引起败血症、截瘫等严重后果。典型的情况是，如果患者感到自己的欺骗行为被发现，他们会自行出院。

互联网为那些对健康和医学感兴趣的人提供了途径，对一些患者来说是一个丰富的资源[4]。由于互联网提供“虚拟支持团体”，这些人可能会提供“虚拟的”人为障碍。据报道的案例表明，他们可以利用这些设施吸引注意力、调动同情心和控制他人。

捏造和诱发疾病

同义名
- 代理型 Münchausen 综合征

1977 年，Meadow 在临床上表现出敏锐的观察力和个人勇气，通过代理来虚构 Münchausen 综合征，即儿童的疾病是由父母（通常是母亲）或其他代替父母的人捏造的[1]。这一现象被重新定义为捏造和诱发疾病[2]。其他护理人员也可能参与其中，其中可能包括卫生专业人员[3]。

医师和其他人不仅不能了解儿童症状的起源，而且可能通过不适当的检查、治疗和手术造成进一步的伤害。疾病鉴别诊断的指南中包括许多针对人工皮炎的标准。病史是“空洞的”，缺乏细节。大多数父母和护理人员都能清楚地描述事故。危险因素包括单亲、既往虐待、经常去看全科医师或急诊、贫穷、过度拥挤和年轻父母[4]。受害者患有难以解释的持续性或复发性疾病。既往史中诊断描述是不严格的。症状的反应与实验室检测也不一致。自觉症状与目前的健康状况不一致，而且在没有特定父母（通常是母亲）的情况下，症状不会出现[5]。行凶者甚至几分钟都不愿离开孩子，但奇怪的是，即使在紧急情况下，他依然对孩子无动于衷。他们拒绝接受治疗和住院治疗，可能会变得充满敌意和虐待。典型的是，这些护理人员试图与一些医务人员（通常是护士）建立密切的关系，故意模糊专业人员与患儿父母的客观关系。可能存在捏造家庭细节、扰乱婚姻和社会结构的情况。很少有父母自己表现出这种症状，并对孩子造成间接伤害。

受害者通常是平均年龄为 40 个月的婴幼儿。从报告到诊断的平均延迟约为 15 个月。文献综述中[6]最常见的表现是出血和瘀伤（44%）、中枢神经系统抑郁（19%）、呼吸暂停（15%）、腹泻（11%）、呕吐（10%）、发热（10%）和皮疹（9%）。皮肤损伤是 5 个最常见的体征之一。儿童瘀伤常见于小腿和手臂。某些部位的瘀伤应引起注意——1 岁以下儿童的面部和头部、面部的两侧和耳、眼及臀部/腰背部和大腿外侧的瘀伤。这些是“惩罚”点[7]。瘀伤的类型可表现为指尖痕、拍击造成的纹状指痕或相对的月牙形病变捏痕。下肢踢出不规则、大而深的瘀伤。以平行的曲线印记出现在躯体主干的是皮带损伤。其他的皮肤损伤通常是由热烧伤或皮肤上的腐蚀剂引起的严重型人工皮炎[8]。

一项对英语国家以外的工业化人口进行的大规模调查得出了类似的结果[9]。儿童受害的长期后果可能导致成人生活中人工疾病的发展。儿童受害者经历的无助感、自我支配感和对医师的失望感，是伪造发展独立疾病的动力。在这些案例中，提供充分儿科服务至关重要。

在老人、特殊照顾或其他易受伤害的成年人中，亲属、护士和护理院工作人员偶尔会制造和诱发疾病[10]。

疑似人工皮肤病的医学法律问题

对于怀疑人工疾病的医师来说，最重要的行动是在早期阶段与同事分享这种怀疑[1]。小组讨论之后，病例会议讨论及机构管理和法律服务的参与有助于避免医师的孤立和被迫害。每个国家的医疗机构的结构各不相同，但如果出现有争议的结论并诉诸法律，孤立的医师可能因很难得到支持而失望。

故意自我伤害

定义和术语

自残的皮肤可表现为广泛的损害。割伤和抓伤很常见，但也可以看到其他方法，如抓伤、用火或化学品燃烧或在皮肤下插入异物[1]。这种损害可能会波及身体的各个部位，包括面部和生殖器。自残病例可能会出现在需要处理急性损伤事故的科室和急诊部门，也可出现在接诊慢性损伤或瘢痕的诊所[2]。

这种自残行为和自杀之间的关系是复杂的，在不同案例中存在差异。有学者报道了自杀意念或自杀矛盾心理背景下出现的重复自残案例及其与那些明显发生自杀意念的案例的区别[3]。然而，应注意的是，由于难以衡量或分类“意图”，重复的自残案例（显然没有自杀意图）进展到完全自杀的界限，因此两种情况之间存在重叠的可能性[4]。

同义名

- 自伤
- 自残

有自杀意念的故意自残

自残行为通常与其他行为相结合，如自我中毒、试图上吊或从高处跳下，如“准自杀”或“故意自残”[4]。患者在精神状态检查中描述了自杀意念或对继续生活的矛盾心理。最常见的损伤是由自我切割引起的，通常是手腕。也可以看到烧伤和结扎痕迹及瘢痕。这种行为可能的发病诱因是很多的。该行为可能存在潜在精神疾病，如抑郁症、药物滥用或精神分裂症的反应症状。易受伤害的个体可能会对社会或人际压力做出准自杀行为的反应。通常，病史是由精神和社会因素的结合引发的。患者常到急诊科就诊并伴有急性病变;标准做法是通过各个领域的专家服务对此类病例进行精神病学筛查。然而,有些患者会做出不能接受紧急医疗的行为。当慢性应激源是未治疗的疾病或持续的社会问题,而患者的行为是对应激源的一种常见反应时,可能会出现慢性损伤或瘢痕。需要转诊治疗潜在的精神疾病。有证据表明,当这些潜在的疾病或持续的社会问题是促成自残因素时,社会干预有助于改善结果[5]。

无自杀意图的故意自残

概述

许多作者提出了在有意识的自杀意念之外发生的一种明显的自残行为或自残综合征的案例。根据组织损伤程度和破坏行为的速度和模式,进一步分类[6]。

- 重度。
- 中度。
- 轻度。

流行病学

性别

据报道,女性患病率增加。

年龄

发病年龄通常在 30 岁以下。该综合征的平均持续时间为 12 年。

病理生理学

发病诱因

最近的研究发现有潜在的基因联系[7]。故意自残与许多其他精神疾病有关。在许多研究和综述中均提到患者存在人格障碍,尤其是边缘型人格障碍[8]。这与童年创伤有关,包括虐待。还提到饮食障碍、抑郁和双相情感障碍、焦虑障碍、躯体形式障碍、强迫症、物质滥用障碍和精神分裂症也与自残有关。另一组自残的主要患者是学习障碍者。

重复自残患者所描述的心理症状包括烦躁、焦虑、人格解体和攻击。患者可能经历并自诉一种强烈的自残强迫,类似于强迫症中的强迫。自残的行为可以缓解不愉快的情绪或自残强迫,也可以诱导自我控制、有力或欣快的感觉。缓解可能会持续几个小时到几个星期。此外,自残者疼痛感明显降低,或疼痛耐受性增加,这种表现在各个患者中并不一致。自残行为通常是私下进行。

对自残行为的生物学相关性的研究发现,阿片类药物、多巴胺能和血清素系统发生了变化[9]。一项研究发现,血小板中丙咪嗪结合位点降低与自残有关,这是血清素能障碍的标志。提出的其他生物学机制包括由于多巴胺系统失调导致的自残行为的强化。

治疗[10]

如果疾病与另一个已确诊的精神疾病相关,应转诊治疗。对于自残综合征本身的药理学治疗没有明确的指南,也缺乏随机试验。事实上,没有任何关于应用精神药物的一般性建议。按照血清素能低功能假说,提出建议应用 SSRIs。也有建议应用多巴胺拮抗药和阿片类拮抗药。应用情绪稳定剂,β 受体阻滞药和镇痛药。

心理治疗方法多种多样。行为和精神动力技术用于群体和个人环境。辩证行为疗法是成功的,但这种疗法的可行性因地区而异。有学者指出,治疗可能是长期的、困难的,在严重情况下,需要对患者长时间的护理。

自残患者是一个异质性群体,在任何生理、心理和社会领域都可能存在复杂的问题。了解患者病史隐藏的病因是决定治疗方案的关键第一步。可能包括药理学策略,但目前针对这些病例,没有明确的特效药物,治疗往往是复杂和专业的。

其他精神障碍性皮肤病

皮肤病和乙醇滥用

乙醇可能直接(毒性)或间接(通过肥大细胞和周围及中枢神经系统)对皮肤产生影响[1,2]。乙醇对肝的影响也可能导致皮肤疾病(迟发性皮肤卟啉症)。乙醇依赖和乙醇滥用正在增加。他们是社区中最常见的三种精神疾病之一。乙醇滥用和依赖的患病率分别为 4.65%和 3.8%[3]。由于乙醇对新陈代谢、健康、治疗行为和动机的影响不同,会产生重大的医疗和经济后果。

尽管乙醇滥用是常见的问题,但经验丰富的医师也可能会忽略乙醇滥用引起的诊断问题。筛选和短期干预机制已经建立,并显示出强大的说服力[4]。作为一般健康咨询的一部分,使用的四题 CAGE 问卷(框图 86.9)是乙醇问题的一致指标[5]。一个包含两个问题的屏幕,第一个问题是询问过去的乙醇问题,第二个问题是是否在过去 24 小时内大量饮酒,这也是一个敏感指标。这些测试的综合灵敏度为 90%。

多达 15%的住院患者直接或部分与乙醇摄入有

关。乙醇滥用还与抑郁症、强迫症和焦虑症等精神疾病并存。

乙醇滥用的皮肤表现包括乙醇可能加重或引起的疾病(框图 86.10)[6,7]。

患者对慢性、毁容性皮肤病常常产生耻辱感和排斥感。乙醇等消遣性物质是患者常用的消极应对方式[8]。大多数皮肤瘙痒性疾病至少会因为酗酒而加重。乙醇滥用者脂溢性皮炎发病增加 2 倍,这可能与其免疫抑制和影响皮肤微生态有关。

框图 86.9 CAGE 问卷

- 你是否曾觉得应该少喝酒
- 有人批评你喝酒让你生气了吗
- 你是否曾经因为喝酒而感到内疚
- 你是否曾经在早晨第一件事就是喝一杯来镇定神经或者消除宿醉

项目反应分为 0 分或 1 分,超过 2 分为临床显著性。

框图 86.10 与酗酒有关的皮肤病

乙醇可能加重的疾病

- 银屑病
- 酒渣鼻
- 特应性和其他湿疹(尤其是脂溢性皮炎)
- 瘙痒(大多数原因)
- 慢性自发性荨麻疹
- 其他炎症性皮肤病
- 结节性痒疹
- 与代谢性疾病相关的皮肤病(如糖尿病和甲状腺功能障碍的皮肤表现)

可能由乙醇引起的疾病

- 迟发性皮肤卟啉症
- 妄想性侵扰
- 慢性皮肤搔抓障碍

来自 Rao 2004[6] and Kostovic et al,2004[7]。

研究表明,女性和男性银屑病患者酒精中毒的比率都高于正常人[9]。此外,虽然乙醇滥用不是银屑病发病的一个因素,但在该疾病出现后,乙醇滥用在妇女中变得尤为突出。多达 30% 的银屑病患者认为他们有饮酒困难,13% 的患者有饮酒行为。此外,每天摄入超过 80g 乙醇的银屑病患者对治疗反应较差。同时,银屑病的特点和分布的改变也使得治疗难度加大。在对银屑病患者的研究中,乙醇滥用并不表现为肝功升高[10]。戒酒有助于缓解病情,而反复饮酒则会引起复发。现认为乙醇对免疫功能和皮肤血管系统的影响是导致酒渣鼻和青春期后痤疮恶化的原因。

真正的皮肤感染(疥疮和虱病)和浅表皮肤感染(通常与金黄色葡萄球菌有关)在酗酒者中比在非酗酒者和有其他精神障碍的人中更常见。这也表明,与乙醇相关的免疫因子可能更为特异。

皮肤病患者的抑郁

抑郁症的概念经常被用来表示幻灭、醒悟、无助、沮丧或精神疲劳。对于非精神病学家来说,真正的抑郁症是一种重要但经常被忽略的诊断。多达 1/3 的内科患者有抑郁症状,抑郁对平均健康评分的影响大于心绞痛、哮喘或糖尿病,与慢性身体疾病结合时更是如此[1]。皮肤科同样如此。一项英国综合实践研究,涉及 90 多万患者,发现,伴发抑郁的银屑病患者比对照组高出 37%,且这一比例随着病情严重程度而增加[2]。在 Musalek[3] 调查的 500 名非入选皮肤科患者中,抑郁症及其他各种形式的药物滥用是皮肤科医师最容易忽视的诊断。对皮肤病患者的抑郁症筛查显示,重度抑郁症患病率为 8.4%,心境恶劣患病率为 6.3%。临床医师可能低估了抑郁症的重要性,认为它在严重的慢性皮肤疾病中几乎不可避免。但是,情绪障碍在皮肤病中的重要性在于,它可能增加患者痛苦,导致功能丧失,降低治疗依从性(见第 11 章)。

抑郁会以多种方式影响皮肤。

- 皮肤病会导致自尊的丧失,从而导致抑郁。
- 抑郁症可能是皮肤病的一种并发症。
- 抑郁可能导致皮肤病。
- 治疗抑郁症的药物可能导致皮肤病(如锂和银屑病)。

临床医师需要明确区分生活事件的适当悲伤反应和临床抑郁症。这并不是说应该摒弃或不解决适当的悲伤(如建议在适当的情况下提供丧亲咨询或其他支持)。情绪障碍有三种主要类型。

- 重度抑郁症。
- 心境恶劣障碍。
- 双相情感障碍。

重度抑郁症:《精神疾病诊断与统计手册(第 5 版)》(DSM-5)重度抑郁症的诊断标准是以下一种症状,持续时间为 2 周或更长。

1. 情绪低落,几乎每天都有。

2. 对日常活动的乐趣或兴趣减退(享乐缺乏症)。

再加上以下三种或三种以上。

3. 一个月内体重减轻超过5%或食欲持续增加或减少。

4. 大部分时间失眠或嗜睡。

5. 精神运动迟缓或激动。

6. 疲劳或丧失精力。

7. 觉得自己一无是处或有罪恶感(可能是妄想)。

8. 注意力不集中或优柔寡断。

9. 有自杀的想法。

心境恶劣障碍:这是一种慢性抑郁状态,可能还没有严重到足以满足重度抑郁的标准。抑郁情绪必须存在至少2年的大部分时间里,每天的大部分时间里都存在。患者必须在2个月之内没有出现以下至少两种症状。

1. 食欲缺乏或饮食过量。

2. 失眠或嗜睡。

3. 自卑。

4. 注意力不集中。

5. 感到绝望。

双相情感障碍:这是由情绪低落和情绪高涨所定义的。躁狂发作发生在1型,而轻度躁狂发作在2型。

《精神疾病诊断与统计手册(第5版)》(DSM-5)对躁狂症的定义是以下情况出现3种(如果情绪仅为急躁,则4种),且持续一周(或任何需要住院治疗的时间)。

1. 自我膨胀/自大。

2. 睡眠需求减少。

3. 更加健谈。

4. 天马行空。

5. 目标导向的活动或骚动增加。

6. 胡思乱想。

7. 追求快乐的风险增加。

《精神疾病诊断与统计手册(第5版)》(DSM-5)对轻度躁狂的定义是具有以上3种躁狂症状(如果情绪仅为急躁,则为4种)并持续4天或者更长时间,再加上以下3种症状。

- 行为中明显的反常变化。
- 他人可观察到的情绪障碍。
- 发作没有那么严重,明显影响功能,不需要住院治疗,无精神病特征。

情绪障碍评估

这是通过仔细的历史记录和精神状态检查来进行的。有几个抑郁筛查问题是皮肤科保健医师可以问患者的。

患有慢性抑郁症的患者,有罹患严重抑郁症、严重社交障碍、饮食不良、酗酒和吸烟等不健康生活方式的风险。与传统症状相比,老年人的抑郁更多地表现为易怒、自我忽视、躯体不适或健忘。在儿童中,抑郁可能是潜伏的,表现为破坏性行为、易怒、旷课或躯体抱怨[4]。许多强大的筛查仪器[5]已经开发出来,并被证实可以检测抑郁症。这些可以由医师执行(如贝克抑郁量表或医院焦虑和抑郁量表)或自行报告。一题和两题的筛选工具具有速度快的优点,但误报率高。抑郁症患者健康问卷9(PHQ 9)作为一种诊断和治疗结果的衡量标准似乎得到了很好的验证[6]。

皮肤病患者自杀

非皮肤科保健医师常犯的错误是认为皮肤病不具有死亡风险。自杀是指一系列的自毁行为,从非致命性行为(自杀姿势、自杀未遂、准自杀及最近的自残行为)到致命行为(患者死亡,定义为完全自杀)。在英国,每10万人中有8~10人自杀,而美国的自杀率略高[1]。在年轻男性中,这一比例正在上升,尤其是在那些有行为障碍、滥用药物(25%)和持续存在心理社会困难的男性中。自杀是抑郁症的一个基本特征,15%的重度抑郁症患者自杀。因此,它是英国十大最常见的死因之一。精神疾病是主要的危险因素,但许多研究也确认身体疾病是一个重要的因素。

慢性疾病是自杀意念的一个危险因素,50%企图自杀的患者有身体疾病,尤其是慢性衰弱和疼痛[2]。不足为奇的是,毁容的慢性皮肤病已被证明会使患者出现自杀倾向。在一项对217例银屑病患者的研究中[3],10%的患者在研究期间有死亡愿望,6%的患者报告有主动的自杀念头。另一组中,2.5%的门诊患者和7.2%的住院患者表达了自杀想法。银屑病的严重程度反映在自杀意念的频率和可测量的临床抑郁水平上。面部痤疮也与自杀风险(5.6%)显著相关[4],这也高于一般医疗患者报告的水平。在11名患有皮肤病缺陷、难治性、社会排斥和气味有关的毛囊角化病的患者中,发现7人有自杀念头[5]。

不幸的是,一些皮肤病患者成功自杀了。16名患者,其中7名男性和9名女性在向同一皮肤科的两名皮肤科医师提出皮肤科问题后自杀[6]。这些患者中的大多数要么身体形象障碍(BDD),要么是慢性、潜在的毁容性皮肤疾病。重要的是要认识到 BDD 患者,尤其是有面部症状的女性患者,可能极度抑郁并有自杀的危险。更引人注目的是,儿童和青少年的 BDD 风险要大得多,67%的人有过自杀念头,21%的人曾试图自杀[7]。

痤疮瘢痕对身体形象、自尊和自信的影响和炎症性痤疮一样,甚至更深远。异维 A 酸在中重度痤疮治疗中的积极治疗作用已经多年[8],考虑到最近报告的异维 A 酸治疗与患者自杀意念的相关性,这也需要医师时刻警惕这种现象。异维 A 酸与自杀念头之间的关系仍存在争议。因此,对于处方医师来说,监控自杀念头并将高危患者转诊到心理健康服务机构是非常重要的。

风险评估

皮肤科医师并不习惯询问患者的自残意图。然而,当一个抑郁的患者倾诉他们的痛苦时,询问他们关于自杀的想法是很重要的。皮肤科的卫生保健专业人员 HCPs,有责任评估自杀风险并确保患者的安全。皮肤科医师应该意识到自杀的危险因素。

- 自杀未遂。
- 自杀计划。
- 关于自杀的沉思。
- 抑郁或焦虑障碍。
- 精神病症状。
- 不稳定的情绪状态,如情绪不稳定的人格障碍或双相情感障碍。
- 无望。
- 物质滥用。
- 社会隔离。
- 身体疾病,尤其是那些慢性、痛苦和虚弱的疾病。
- 最近的重大损失,如丧亲、失业、关系破裂或最近的健康恶化。
- 洞察力受损或冲动。

皮肤科医师必须探索自杀的想法。可以先询问"事情变得有多难了?你想知道你是否能继续下去?",逐渐过渡到"你有没有想过你不能继续下去,甚至不想继续下去?",最后是"你有没有想过伤害自己,甚至结束自己的生命?"重要的不是试图通过虚假的保证来说服患者放弃自杀倾向,而是评估他们是否有自杀的想法,是否有采取行动的意图,是否有计划及有实施计划的手段。记录下谈话过程,并请求允许打电话给精神科医师。

皮肤科 HCPs 需要通过评估患者是否有伤害自己或周围人的危险,对患者的自杀念头采取行动;如果太担心,那么立即转诊到当地的急性精神卫生小组是至关重要的。但采用急症治疗小组有风险,因为可能会损害患者与皮肤科医师的关系。因此,若有可能,在自杀风险较高的情况下,急性精神卫生小组将鼓励患者在必要时自愿住院。在这种情况下,依据《国家精神卫生法案》,很少违反患者的意愿收治患者。

异维 A 酸和情绪变化

1982 年,采用口服异维 A 酸治疗痤疮后,人们对这种治疗与抑郁自杀高发间的关系产生了质疑。在口服异维 A 酸后不久,出现了情绪变化和抑郁的个案报道。大剂量维生素 A 具有公认的毒性作用,包括疲劳、意识模糊、头痛和复视。据报道,心理影响包括攻击性、人格变化、注意力不集中、流泪、抑郁、自罪心理及精神症状。现认为这些神经心理不良反应是典型的类视黄醇不良反应。个别自杀案例的报道使药物与抑郁症之间的关系更加尖锐。一些病例报告描述治疗过程中出现抑郁症,一些在停药期间消退,还有一些在重新用药后症状复发。此外还报告随着病情严重程度增加剂量,抑郁程度自杀频率增加,存在剂量-效应关系。

最近的一项研究报道,异维 A 酸治疗期间和治疗后患者自杀未遂的风险增加(发生率比 1.57,95%置信区间 0.86~2.63)[1,2]。然而,在治疗开始前自杀未遂的风险一直在增加,因此无法确定治疗期间和治疗后自杀未遂的风险是否由异维 A 酸引起。经过对报道异维 A 酸治疗痤疮患者抑郁和自杀行为原始数据的系统性文献检索,得到的 214 项研究中只有 9 项研究符合纳入标准并进行分析[3]。抑郁症的发生率为 1%~11%。在一项研究中,4 个月治疗期的患病率为 11%,而在另一项研究中,每月患病率为 4%[2]。这些发病率与美国(10%)、加拿大(6%)和欧洲(9%)的年患病率相似[4]。服用异维 A 酸后 20 周内新诊断的抑郁症发生率为 1.5%[5]。不同国家抑郁症的年发病率为 1.6%~7.5%[6]。在其他对照研究中,用异 A 酸治疗可改善自尊降低和可测量的抑郁程度。对比接受抗生素或异维 A 酸治疗的两组患者的情绪变化,治疗前后没有差异。

第7部分

对于异维A酸与情绪变化的相关性仍有很多疑问,因此临床医师在每次门诊时都需要特别询问抑郁症的情况。大多数国家,皮肤病协会已经制定指南,来评估异维A酸患者情绪变化的风险。现在,大多数皮肤科医师在每次就诊时都会例行询问患者的情绪变化,如果有需要,还会使用抑郁量表,如贝克抑郁量表(Beck depression inventory,BDI)或医院焦虑与抑郁量表(hospital anxiety and depression,HAD)。阳性分数(BDI>10)应立即停药并转诊给精神科团队。同样,对于痤疮和有心理社会共病,尤其是那些服用异维A酸的患者,在治疗前、治疗中和治疗后,应该常规定期评估患者的自杀情况。同样重要的是,异维A酸是一种非常有效的药物,极大恢复许多痤疮患者的健康。

皮肤病学的精神疗法

精神病治疗传统上分为生理治疗和心理治疗。生理治疗现在通常指的是药物治疗,但也包括一些其他不常应用的方法,如电惊厥疗法、光疗,甚至精神外科手术。心理治疗包括广泛的干预措施,包括焦虑管理技术、认知行为疗法和精神分析疗法。精神疾病的治疗也常常涉及社会干预,如关注住房、职业或教育干预,并安排适当的福利或获取资源的途径。综合使用这三种方法通常被称为生物-心理-社会方法。

一些皮肤科医师开始越来越熟悉精神药理学的干预措施,并推荐谈话疗法。随着精神皮肤科作为一门亚专业的兴起,越来越多的皮肤科医师在基础精神病学和心理干预方面获得了经验和训练(尽管是在训练有素的精神科医师和心理学家的监督下)。这方面的有益指导,可在英国国家卫生与保健卓越研究所(NICE)针对涵盖初级保健和二级保健的精神病干预措施发布的建议中找到。针对焦虑、双相情感障碍、痴呆、抑郁(包括成人和儿童及有慢性身体健康问题的成人)、药物滥用、饮食障碍、强迫症(包括BDD的具体指南)、创伤后应激障碍、产前和产后精神健康障碍、精神分裂症和自残,已经制定了指南[1-8]。常见精神健康障碍的"NICE[9]",是一个"一站式"咨询服务;这将NICE针对所有非精神病性精神健康状况的所有建议汇集在一起。在精神皮肤病学方面也有越来越多的文献,是在精神皮肤科诊所工作的皮肤科医师、精神病学家和心理学家撰写的,它们为精神皮肤病的精神药理学和心理学管理提供了明确的指导[10]。

药物治疗

抗抑郁药

抗抑郁药被广泛使用,不仅用于抑郁症,也用于焦虑症和恐慌症、强迫症和BDD、创伤后应激障碍、神经性贪食症和疼痛。在双相情感障碍的背景下,它们偶尔也被谨慎地用于抑郁症,但由于有引发躁狂发作的风险,它们只应由精神健康专家在此类患者中开出。近年来,由于抗抑郁药的安全剂量超过了旧的三环类药物,因此处方数量有所增加。有观点认为现在存在处方过量,有人担心SSRIs可能与自杀有关,尤其是青少年[11]。这些担忧一直存在争议,但治疗指南反映出开具抗抑郁药处方的谨慎性增加。氟西汀是唯一一种在临床试验中证明对治疗儿童抑郁和焦虑有效的抗抑郁药,但与其他SSRIs一样,它有自杀念头和自残行为的风险。它只应由儿童和青少年心理健康专家开具,绝不应作为儿童的一线治疗。

抗抑郁药处方的一般注意事项

在开始使用抗抑郁药物之前,重要的是要确保患者了解使用抗抑郁药物的基本原理,并了解可能发生的情况。向患者强调抑郁症是一种可以治疗的疾病。解释说抗抑郁药是通过提高某些大脑化学物质的水平起作用的,这需要一段时间,所以不会立即产生治疗效果。抗抑郁作用在1周时可以很明显,在2~3周的治疗剂量时通常可以看到效果。如果效果很小,可在3~4周后增加剂量,但如果3~4周后没有任何反应,考虑更换其他药物。然而,不良反应可能更为直接,如米氮平的不良反应为镇静和食欲增加。解释预期的不良反应及这些不良反应是否会消失。例如,SSRIs通常会立即引起恶心,有时还会增加焦虑,但这通常会在几天内缓解。患者常常担心抗抑郁药会上瘾。其实它们不是上瘾,但有一种停药综合征,如果抗抑郁药突然停药,患者可能会出现类似流感的症状和奇怪的电击感觉。这些症状在重新开始服用抗抑郁药物后消失,然后逐渐停用。半衰期较短的抗抑郁药,如帕罗西汀,尤其容易出现停药综合征,而半衰期较长的氟西汀则不太可能出现这一症状。开始服用抗抑郁药后,应谨慎监测患者的自杀意念,这对25岁以下的患者尤其重要,因为25岁以下的患者自杀意念的风险更大。一周后复查对那些自我伤害高危人群或25岁以下人群可能很重要,而2~6周后复查则适用于其他人。症状缓解后，应继续服用抗抑郁药6～9个月，因为这有助于降低复发的风险。英国出版的莫德斯利处方指南为精神药物处方提供了最新和全面的参考[12]。

选择性血清素再摄取抑制药

目前，选择性血清素再摄取抑制药为抑郁症和强迫症的首选药物，特别是BDD和焦虑症，因为与较老的三环类抗抑郁药相比，它们的不良反应相对较低，过量服用的毒性也较低(表86.2)。通常耐受性好，最常见的不良反应是恶心、消化不良和肠胃不适、头痛、焦虑不安、出汗、皮疹、失眠和性功能障碍。SSRIs最初很少会导致焦虑加剧，而且在18岁以下人群中，因与导致自杀行为增多和敌意增加的躁动有关，建议SSRIs类药物只能由儿童和青少年心理健康专家(CAMHs)开具。也很少发生因血小板受影响而引起的出血风险及增加低钠血症的不良反应。越来越多的人担心，一些精神药物倾向于延长QT间隔，从而增加致命心律失常的风险。SSRIs一般被认为具有较低的心脏毒性，但最近的研究表明，该组西酞普兰和艾司西酞普兰可延长QT间期。每天应用西酞普兰不应超过40mg。千万注意，处方医师应避免与已知会导致QT间隔时间延长的其他药物联合使用。

表 86.2 选择性血清素再摄取抑制药(SSRI)抗抑郁药在抑郁症中的使用

名称	剂量 (成人65岁以下)	适应证[27,28]	备注
西酞普兰	10～40mg/d	抑郁症 恐慌症	推荐作为肝功能损害的良好选择[30] 药物相互作用少 延长QT间期
度洛西汀	30～120mg/d	抑郁症 广泛性焦虑症	有证据表明，其对神经性疼痛有帮助，经常被疼痛门诊所使用
艾司西酞普兰	5～20mg/d	抑郁症 恐慌症 社交焦虑障碍 广泛性焦虑障碍	西酞普兰异构体 不良反应少，耐受性好 药物相互作用少 延长QT间期
氟伏沙明	50～300mg/d	抑郁症 OCD	150mg/d以上分次给药
氟西汀	20～60mg/d	抑郁症 强迫症 BDD 神经性厌食症	半衰期长，适用于依从性差、可能弄错剂量的患者 突然停药不会引起停药综合征 SSRI在妊娠期使用的经验最多
米氮平	15～45mg/d	抑郁症	性不良反应和恶心不常见 食欲增加、体重增加 镇静药，晚上给药
帕罗西汀	10～60mg/d	抑郁症 OCD 恐慌症 PTSD 社交焦虑症 广泛性焦虑症	明显的戒断综合征 与锥体外系不良反应相关 推荐作为肝功能损害的良好选择[29] 推荐作为母乳喂养的好选择[30]
舍曲林	50～200mg/d	抑郁症 OCD 恐慌症 PTSD(女性)	推荐作为肝功能损害的良好选择[30] 不良反应和药物相互作用少
文拉法辛	37.5～225mg/d	抑郁症 广泛性焦虑症	高剂量时监测血压

BDD，身体变形症；OCD，强迫症；PTSD，创伤后应激障碍。

其他新型抗抑郁药

血清素和去甲肾上腺素再摄取抑制药(SNRIs)作用于血清素和去甲肾上腺素(如文拉法辛和杜谢汀)。它们往往被用作二线药。一般来说,它们的耐受性不如SSRIs类药物,但比旧的三环类药物要好。在胃肠道不良反应和增加焦虑方面,它们与SSRIs类药物有类似的不良反应,但通常对性功能的不良反应更少(表86.3)。这些药使患者保持警觉状态,这可能会加剧失眠。米氮平属于去甲肾上腺素能和特异性血清素能抗抑郁药(NaSSAs)。它对性功能的不良反应很小,但有镇静作用,会增加食欲和体重。这些不良反应对失眠和食欲缺乏的患者是有帮助的,但重要的是要警告体重正常的患者有增重的倾向,对于超重的患者最好避免。

表86.3 抑郁症患者去甲肾上腺素能、特定血清素能抗抑郁药(NaSSAs)及血清素去甲肾上腺素再摄取抑制药(SNRIs)的使用情况

名称	剂量(成人65岁以下)	适应证	备注
度洛西汀	30～120mg/d	抑郁症 广泛性焦虑障碍(糖尿病神经病变和压力性尿失禁)	SNRI 有证据表明,其对神经性疼痛有帮助,经常被疼痛诊所使用
米氮平	15～45mg/d	抑郁症	NaSSA 相对没有抗胆碱能和性不良反应 食欲增加和体重增加 镇静药,通常在睡眠不佳时使用
瑞波西汀	8～12mg/d	抑郁症	非镇静 可能会发生性功能的不良反应 分开给药
文拉法辛	37.5～225mg/d	抑郁症 广泛性焦虑症	SNRI 倾向于二线用药 可以给予分次剂量或高达225mg/d的改良释放形式 大剂量时监测血压

三环类抗抑郁药

三环类抗抑郁药不再被推荐用于抑郁症的一线治疗。当需要镇静时,它们仍然很有用,因为这可以为抑郁状态的失眠提供一些即时缓解,并有助于调和(表86.4)。在较低的剂量下,三环类药物通常被皮肤科医师用于治疗瘙痒和荨麻疹(因为患者可能会发现止痒和镇静药的效果都很有效),以及用于感觉异常和非典型疼痛综合征(如口腔灼烧综合征)。不良反应包括口干、视物模糊、便秘、镇静、尿潴留、开放性青光眼和体位性低血压。包括心传导阻滞在内的心脏毒性被认为是大剂量和过量所致。大多数三环类药物引起的QT时间间隔的延长,尤其是阿米替林可以引起明显的QT时间延长,因此在使用大剂量或与其他延长QT时间间隔的药物联合使用时需要谨慎。不要给有过量用药危险的患者开处方,因为过量用药会致命。其癫痫发作阈值的降低大于SSRIs类药,因此在癫痫发作时应避免使用。

更换抗抑郁药

更换抗抑郁药物很常见,因为第一种药物的有效率约为50%[13],对不良反应的不耐受或药物间不良的相互作用。当从一种药物更换为另一种药物时,既要考虑第一种药物可能的撤药反应,也要考虑新旧药物可能发生的相互作用。建议连续服用抗抑郁药物6周或以上,除非发生严重不良事件(如心律失常),否则不要突然停用抗抑郁药物。这些药物应该逐步停用,如果可能的话,新药的剂量应该逐步加大。调药反应包括血清素综合征、胆碱能反弹、药物动力学相互作用导致的药物水平升高,以及药效学相互作用导致的过度不良反应。某些药物在转换中尤其麻烦,如单胺氧化酶抑制药(MAOIs)(由于其作用机制)和氟西汀(由于其半衰期较长)。一个好的经验法则是,在停用抗抑郁药物2周后开始服用MAOI,在停用MAOI 2周后开始服用另一种药物,但由于其半衰期较长,氟西汀应延长至6周。阅读药商的药品说明书;MAOIs最好让心理健康专家出具处方。

表 86.4 抑郁患者使用三环类抗抑郁药(TCAs)情况

名称	剂量（成人 65 岁以下）	适应证[31]	备注
阿米替林	10～200mg/d	抑郁症 神经性疼痛	注意到心脏毒性
氯米帕明	10～250mg/d	抑郁症 恐怖状态 强迫症状	心脏毒性
度硫平	75～225mg/d	抑郁症	心脏毒性 之前的名字 dothiepin
丙咪嗪	75～300mg/d	抑郁症	心脏毒性 镇静作用减弱 每日分 2 次服，每天剂量 150mg 以上
洛非帕明	140～210mg/d	抑郁症	比其他 TCA 的心脏毒性小 每日分 2 次服 过量服用时毒性较低 偶尔肝毒性
去甲替林	10～150mg/d	抑郁症 神经性疼痛	心脏毒性 血浆水平可监测到
曲美拉明	50～300mg/d	抑郁症	被认为是最具镇静作用的

抗精神病药物

越来越多有经验的皮肤科医师(受过正规的培训)能够开具抗精神病药。皮肤科医师最有可能为 DI 或其他妄想性疾病的患者，开出抗精神病药物处方。尤其是有躯体错觉和没有洞察力的情况下，患者不太可能接受精神病学的转诊，因此皮肤科医师的处方是尝试药物干预的唯一可能。对于 DI 或其他妄想性疾病的治疗，目前尚无来自随机对照试验的可靠证据[14]。然而，正如 DI 章节中提到的，有一系列的案例证明抗精神病药物有帮助[15]，Manschrek 和 Khan[16] 的一篇综述表明，抗精神病药物对妄想性疾病有效。

第二代以后的抗精神病药

对于大多数与皮肤科相关的精神病患者来说，首选的药物是二代以后的抗精神病药物，因为它们的锥体外系和心脏毒性不良反应发生率较低(表 86.5)。一些二代以后的抗精神病药物可能与嗜睡、体重增

表 86.5 二代以后的抗精神病药物在抑郁症中的使用情况

名称	剂量（成人 65 岁以下）	适应证[31]	备注
阿米舒必利	400～1200mg/d	精神分裂症	催乳素的有效增强剂 分开给药
阿立哌唑	10～30mg/d	精神分裂症	引起恶心。通常体重适中
奥氮平	5～20mg/d	精神分裂症 躁狂	体重增加 镇静 避免在中风和老年痴呆症中使用
喹硫平	25～800mg/d	精神分裂症 躁狂	分开给药或以改良释放剂型
利培酮	2～16mg/d	急慢性精神病 躁狂	避免在中风和老年痴呆症中使用

第7部分

加、代谢综合征(糖耐量和脂质代谢异常)和高泌乳素血症有关。奥氮平在引起代谢综合征方面尤其明显。尽管与第一代抗精神病药物相比,这种情况并不常见,但仍有一些与QT间期延长和可能的心脏毒性有关。二代以后的抗精神病药很少引起糖耐量受损。氯氮平比较特殊,因为它与严重的粒细胞缺乏症有关,需要密切监测血常规,所以仅供精神科医师开具处方。

第一代抗精神病药物

大量的第一代抗精神病药物仍然可用,尽管这些药物不太可能由皮肤科医师开出。目前,第一代抗精神病药氯丙嗪仍应用于市场。氟哌啶醇有广泛的用途,不仅适用于精神病,也适用于抽搐、呃逆和恶心。一些皮肤科医师在早期用它来治疗老年患者的谵妄。舒必利在结构上与阿米舒必利非常相似,而且价格较低。许多抗精神病药延长QT的间期,这是氟哌啶醇和匹莫齐特的一个突出问题。没有发现新的抗精神病药物阿立哌唑、氨磺胺和奥氮平可以延长QT间期。一些皮肤科医师可能仍然习惯将匹莫齐特用于DI的治疗,但它与猝死综合征有关,因此应该避免使用,建议采用更新、更安全的药物。在心脏病患者中应谨慎使用抗精神病药物,对一些患者,应进行治疗前后的心电图(ECG)监测。对于老年痴呆患者,抗精神病药物的使用有增加中风和短暂性脑缺血的发作风险。有一种说法,喹硫平和阿立哌唑可使脑血管意外的风险降低。在给老年人开处方前应考虑这些风险,并应进行适当的监测。

尽管没有关于使用第二代抗精神病药物的随机对照试验,但文献中有大量的数据。一项系统分析发现,第二代抗精神病药物的应答率约为75%,而第一代抗精神病药物的应答率为60%~100%[15]。最广泛用于DI的药物可能是利培酮和奥氮平,也推荐使用氨舒必利。与精神分裂症患者相比,DI通常对较低剂量的药物有反应(如利培酮0.5~4mg/d,奥氮平2.5~10mg/d,阿米舒必利200~400mg/d)。

抗焦虑药

苯二氮䓬类抗焦虑药物在缓解焦虑症状和焦虑状态方面初显成效,但容易产生耐受和依赖。应尽可能避免应用,但如有需要,应限于短期(2周)使用。丁螺环酮具有较低的依赖性,很少被误用,可用于焦虑症的短期治疗。阻滞药用于自主焦虑症状,但不影响精神症状或肌肉紧张。许多SSRIs和其他一些抗抑郁药用于治疗焦虑症(见表86.2、表86.3和表86.4),是有效的抗焦虑药。

情绪稳定药

情绪稳定药通常用于治疗皮肤科感觉障碍和疱疹后神经痛,或在其他专家初步了解时使用。许多抗惊厥药被用作情绪稳定药。普瑞巴林和加巴喷丁是皮肤科医师最常用的药物。这些药物通常以低剂量开始,然后根据临床效果逐步增加至合适剂量。有些患者会出现镇静和(或)体重增加。不同形式的丙戊酸盐用于不同原因的皮肤病(包括触觉障碍和热后神经痛)。丙戊酸钠的改良型释放剂经常在许可的情况下,用于预防双相情感障碍。卡马西平用来预防双相情感障碍,也作为治疗难治性抑郁症的增强策略。其他抗癫痫药物也被用于该病的治疗和预防。拉莫三嗪的应用广泛,有时也应用托吡酯和加巴喷丁。锂是最古老的情绪稳定药,目前仍广泛应用,作为急性躁狂、双相情感障碍的预防和难治性抑郁症的强化治疗。但其治疗指征狭窄,不良反应广泛,尤其对肾和甲状腺,需要进行严密的血液监测。还可导致银屑病病情加剧。已明确锂和抗惊厥药致畸,育龄妇女应避免应用。如果患者怀孕,应适当考虑风险和潜在危害的情况下才可应用。

心理疗法

心理疗法在结合躯体和心理因素疾病中的应用非常广泛,但有关其应用条件仍令人困惑,也缺乏完整的医学循证[17]。最近Cochrane对转换障碍[18]的综述表述了这一领域困难,43篇文献综述中,3篇由于质量问题被排除在外。在某些精神疾病中有很多具体的治疗方法,这些治疗方法的应用已纳入临床指南[1-8]。

治疗关系

即使不包括正规的心理技术,临床医师和患者之间良好的医患关系也具有潜在的强大治疗(或有时相反)效果。移情方法在那些与皮肤病相关的情绪困扰的病例中非常有效。部分患者可能会因皮肤和精神症状而感到羞耻,尽管其一直在努力减少羞耻。让患者表达他们的焦虑和恐惧,可能会大大缓解这种羞耻感。临床医师应温和耐心地询问患者那些可能有所保留的症状描述。在检查过程中,触摸可能会有效减轻患者的焦虑。医师积极倾听有助于患者解决自己的问题,这是Rogers[19]所描述的以客户为中心的咨询基础。当然,皮肤科医师需要以一种自信、权威而非专制的方法提供临床建议，即要求临床医师提供解释和临床建议，也能够容忍患者部分采纳或推诿该建议，这将有助于患者持续参与。

值得注意的是，少数明显病态的患者通过医患关系可能体验到显著的负面影响。这类患者通常有严重的神经质或病态人格，临床医师会在非常规决定、非常规检查和竭尽全力处理患者焦虑、愤怒和需求中感到有压力。这类患者最初表现出的印象是，临床医师是"他们见过的最好的"或"唯一理解他们的医师"——可能迅速转变为不满、抱怨或诉讼，这种情况并不罕见。这类患者中表现为寻求"治愈"，但可能有一种未说出口或无意识的需要继续扮演患者的角色，而这显然是临床医师一项不可能完成的任务。对于临床医师来说，重要的是要认识到其何谓潜在的扭曲行为，在怀疑其有严重的神经症或人格障碍时转诊。

认知行为疗法(CBT)

CBT 逐渐成为抑郁症和焦虑症(包括 BDD)的一线心理治疗方法[1-8]。随机试验已经证实 CBT 治疗 BDD 的疗效[20]，并且推荐用于国家治疗 BDD 的指南[1]。

CBT 的理论是，患者对特定情况和刺激，会采用固有的消极想法自动做出反应。这些想法反过来导致负面情绪，如恐惧或抑郁，产生逃避等行为后果。CBT 的治疗以同情心为基础，围绕改变无意识负面想法及探索不引起身心疾病的替代想法展开的。治疗过程可能包括暴露和反应预防，让患者暴露令人不安的想法或刺激(通常最初是想象或抽象的)，并鼓励其探索对其固有的病理反应的替代想法和反应。通常，辅助放松和焦虑管理技术是治疗的一个组成部分。CBT 技术被广泛应用，并以"自助"的形式发表，如 *Overcoming Depression and Low Mood*[21]。临床医师在临床实践中可以将 CBT 的原则和技术结合。虽然指南指出，与强迫症相比，抑郁症和焦虑症患者的证据更好，但已经开发出了计算机程序包来提供 CBT[22]。

正式的 CBT 治疗，由训练有素的治疗师提供，可以包含 6～20 个小时或更长时间的治疗，视情况的严重性、复杂性、共发病和反应来选择。许多医疗服务提供者的主要担忧是，治疗师的工作时间不足，无法满足需求，导致长长的等待名单。治疗可以小组进行，也可以单独进行。在英国，通过"促进心理治疗获得性"(IAPT)项目，心理治疗的提供得到了加强。这是一项政府资助的计划，旨在提供心理治疗，主要增加心理学家认知行为治疗。通过 IAPT 网站(www.iapt.nhs.uk；上次访问日期：2015 年 8 月)提供更多信息和服务列表。虽然 CBT 通常有效，但并不适用于所有病例，仍需考虑替代疗法。

人际心理治疗和人际咨询

这些治疗形式基于 Klerman 及其同事的研究[23]。人际心理治疗(IPT)的重点在于患者的人际关系及其对情绪状态的影响。人际关系中的问题被归类为争议、角色变化、悲伤或缺陷。然后，治疗师使用角色扮演和分析人际关系中的沟通等技巧帮助患者解决问题。与 CBT 一样，这种治疗也要经过几个小时的疗程，通常是 12～16 个小时。

人际咨询(IPC)是对 IPT 的一种修改，其形式较为简单，可以整合到卫生专业人员的工作中。它是为初级保健而设计的，但可以用于其他健康环境。已证明 IPT 有效，相当于 CBT 在抑郁症和饮食障碍中的应用。与 CBT 不同的是，尚未证明其在 OCD 或 BDD 的有效性。有人建议，对于喜欢这种方法的患者，IPT 可作为 CBT 的替代方案。然而，特别在美国以外的地区，训练有素的从业人员的短缺，从而使其应用受到限制。

动态心理疗法和精神分析

无法明确定义心理治疗的范围。西方和欧洲文化对 Freud 首先描述的概念逐步了解和熟悉。许多治疗师和理论家写过这个主题。移情、反移情、投射和鉴定等心理学概念有助于临床访谈，对《心理治疗导论》等教科书感兴趣的人可以从中找到很好的阐述[24]。

已证明短期动态疗法(定义为少于 40 个疗程)对广泛的常见精神健康障碍有效[25]。许多形式的动力疗法和精神分析疗法需要长期和密集的治疗，每周 3 次以上。由于长期治疗形式复杂，特别是在进行对照研究和确定结果方面，难以用循证的方法证明其疗效[26]。虽然这一领域的从业者已经公认这一点，但通常认为这些形式的治疗是复杂的，并且在复杂的情况下使用，其中"药物范例"或"单一条件的单一干预"方法可能不具有严格相关性。

向皮肤科医师提供的各种精神病综合征，无论是作为皮肤表现的一部分还是与皮肤表现一起，都可以由在初级保健中熟悉治疗措施临床医师进行有效的治疗。虽然提供正式的心理治疗需要专业的知识和培训，但心理治疗的技巧——尤其是同理心，一种非评判性的方法，理解、耐心和反思——可以用于指定的安全处方的增强治疗。当症状严重或需要专门药物治疗时，应安排专家转诊。

替代疗法

皮肤科应用补充疗法的传统由来已久，尤其是对那些有心理因素的疾病。大多数关于治疗的报道都是道听途说，缺乏随机对照试验。据称，具有神经源性基础的治疗方法通过神经免疫起作用，尽管没有确凿的证据。Shenefelt[1] 和 Freid[2] 总结了针刺、生物反馈和催眠在皮肤病中的主要应用。机制可能与心理支持治疗和放松产生的益处有关，而不是与每种治疗的任何特定成分有关。催眠疗法是西方文学中研究最多的。尽管缺乏试验，倡导者仍强烈主张催眠作为控制瘙痒[3] 和疼痛[4] 的辅助手段。儿童疣的催眠，在治疗 3 个月时显示出 53% 的成功率，相比之下，对照组没有任何效果[5]。目前未见对其实用性和成本进行评估的报道。

替代草药可在局部和全身应用。在文献的循证综述[6] 中，没有令人信服的证据表明，饮食、草药或膳食对特应性皮炎有明确疗效。有学者对催眠、自生训练和生物反馈等心理治疗提出了有希望的数据。对于慢性静脉功能不全，口服马蹄籽提取物似乎有确切的疗效，而局部用芦荟凝胶或茶树油则无效。对植物性药物制剂的两篇综述，不仅更全面探讨了中草药的治疗用途，还探讨了中草药的毒性和皮肤的过敏反应[7,8]。

Resources

Further information

Association of Psychoneurocutaneous Medicine of North American (APMNA): www. psychodermatology. us.

European Society for Dermatology and Psychiatry: http://www. psychodermatology. net/.

Psychodermatology UK Society: www. psychodermatology. co. uk

(All last accessed August 2015.)

Patient resources

Atopic Skin Disease: www. atopicskindisease. com.

Changing Faces: www. changingfaces. org. uk. Changing Faces is a UK-based charity that has advice for patients with visible differences. The coping strategies used are 3-2-1 Go! and REACHOUT.

Skin Support: www. skinsupport. org. uk.

(All last accessed August 2015.)

（译者：李欣 张江安 一审：黄晨 毕晓东 二审：侯麦花 应为红 三审：毕晓东 王春花 润色：徐劲）

参考文献

所有文献请查阅网址：www. rooksdermatology. com.
以下列出的是重要参考文献。

Introduction

Psychodermatology multidisciplinary teams

[2] Bewley A, Affleck A, Bundy C, Higgins E, McBride S. Psychodermatology services guidance: the report of the British Association of Dermatologists' Psychodermatology Working Party. *Br J Dermatol* 2013;168(6):1149-503.

Delusional beliefs

Delusional infestation

[3] Eccles JA, Garfinkel SN, Ward J, Taylor RE, Bewley AP, Critchley HD. Sensations of skin infestation linked to abnormal cortical and midbrain reactivity and differences in self-representation in patients with delusional infestation (in press).

Olfactory delusions

[1] Pryse-Phillips W. An olfactory reference syndrome. *Acta Psychiatr Scand* 1971;47(4):484-509.

索 引

C

D

G

H

M

N

O

P

Q

R

S

U

V

W

Z

扫一扫,查阅英文版索引